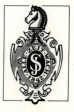

W. F. Ganong

Lehrbuch der Medizinischen
Physiologie
Die Physiologie des Menschen für
Studierende der Medizin und Ärzte

Übersetzt, bearbeitet und ergänzt von
W. Auerswald
in Zusammenarbeit mit B. Binder und J. Mlczoch

Vierte, überarbeitete Auflage

Mit 590 Abbildungen, 158 Tabellen
und einem Anhang

Springer-Verlag
Berlin Heidelberg New York 1979

William F. Ganong
Professor of Physiology, University of California,
School of Medicine, San Francisco

Univ.-Prof. Dr. med. W. Auerswald
Vorstand des Physiologischen Institutes der Universität Wien,
Schwarzspanierstraße 17, A-1090 Wien

Univ.-Dozent Dr. med. B. Binder
Oberarzt am Physiologischen Institut der Universität Wien,
Schwarzspanierstraße 17, A-1090 Wien

Dr. med. J. Mlczoch
Assistenzarzt an der Kardiologischen Klinik der Universität Wien,
A-1090 Wien

Titel der amerikanischen Originalausgabe:
Ganong, Review of Medical Physiology. 8th Edition 1977
Lange Medical Publications, Los Altos, California, USA

ISBN 3-540-08908-X Springer-Verlag Berlin Heidelberg New York
ISBN 0-387-08908-X Springer-Verlag New York Heidelberg Berlin

ISBN 3-540-06440-0 3. Auflage Springer-Verlag Berlin Heidelberg New York
ISBN 0-387-06440-0 3rd edition Springer-Verlag New York Heidelberg Berlin

CIP-Kurztitelaufnahme der Deutschen Bibliothek
Ganong, William F.: Lehrbuch der medizinischen Physiologie : d. Physiologie d. Menschen
für Studierende d. Medizin u. Ärzte ; mit Tab. u.e. Anh. / W. F. Ganong. Übers., bearb. u.
erg. von W. Auerswald in Zusammenarb. mit B. Binder ; J. Mlczoch. - 4., überarb. Aufl. -
Berlin, Heidelberg, New York : Springer, 1979.
Einheitssacht.: Review of medical physiology <dt.>
ISBN 3-540-08908-X (Berlin, Heidelberg, New York)
ISBN 0-387-08908-X (New York, Heidelberg, Berlin)
NE: Auerswald, Wilhelm [Bearb.]

Das Werk ist urheberrechtlich geschützt. Die dadurch begründeten Rechte, insbesondere die
der Übersetzung, des Nachdruckes, der Entnahme von Abbildungen, der Funksendung, der
Wiedergabe auf photomechanischem oder ähnlichem Wege und der Speicherung in Daten-
verarbeitungsanlagen bleiben, auch bei nur auszugsweiser Verwertung, vorbehalten. Bei
Vervielfältigungen für gewerbliche Zwecke ist gemäß § 54 UrhG eine Vergütung an den Verlag
zu zahlen, deren Höhe mit dem Verlag zu vereinbaren ist.
© Springer-Verlag Berlin · Heidelberg 1971, 1972, 1974, 1979
Printed in Germany.
Die Wiedergabe von Gebrauchsnamen, Warenbezeichnungen usw. in diesem Werk berechtigt
auch ohne besondere Kennzeichnung nicht zu der Annahme, daß solche Namen im Sinne der
Warenzeichen- und Markenschutzgesetzgebung als frei zu betrachten wären und daher von
jedermann benutzt werden dürften.
Satz und Druck: Beltz Offsetdruck, Hemsbach/Bergstr.
Bindearbeiten: Universitätsdruckerei H. Stürtz AG, Würzburg
2124/3140-5 4 3 2 1 0

Vorwort zur vierten Auflage

Die 4. Auflage der »Medizinischen Physiologie« wurde weitgehend überarbeitet und weist insbesondere in den Abschnitten über hormonale Regulationen und Blut entscheidende Veränderungen auf. Es wurden einerseits alle in der 1977 erschienenen 8. Auflage von GANONGS »Review of Medical Physiology« enthaltenen neuen Tatsachen berücksichtigt und andererseits vor allem die Darstellungen der Abwehrmechanismen und Schutzfunktionen des Blutes dem letzten Stand des Wissens entsprechend neu gestaltet. Ferner wurde im einführenden 1. Kapitel der Abschnitt »Homöostase« durch eine kurze Abhandlung über Regelvorgänge im Organismus ergänzt.

Da seit der 3. Auflage der »Medizinischen Physiologie« die Anwendung des »Système International d'Unitées« (SI-Einheiten) im deutschsprachigen Raum auch für die Medizin zwingend vorgeschrieben wurde, sind in der 4. Auflage alle Mengen in SI-Einheiten angegeben, wobei zur Erleichterung des Übergangs jeweils in Klammern die bisher üblichen Einheiten angeführt werden.

Nach Fertigstellung der 4. Auflage soll an dieser Stelle allen gedankt werden, die sich um deren Zustandekommen bemüht haben. Unser Dank gebührt L. WÜNDSCH für wertvolle Anregungen auf sinnesphysiologischem Gebiet und für die Neugestaltung einschlägiger Abbildungen.

A. KAFKA-V. LÜTZOW hat in dankenswerter Weise die vorher erwähnte Abhandlung über Regelvorgänge beigesteuert und H. BORNSCHEIN † hat uns durch Kritik und in Diskussionen wertvolle Hinweise für die Herstellung der neuen Auflage gegeben.

Zu danken haben wir ferner dem Verlag Lange Medical Publications Inc., der uns Korrektur-Manuskripte der 8. Auflage der englischsprachigen Version des Buches frühzeitig zur Verfügung stellte sowie dem Springer Verlag, der auf unsere Wünsche, insbesondere auch betreffend die Gestaltung neuer Abbildungen und Schemata, stets in zuvorkommender Weise einging.

Schließlich ist es uns ein Bedürfnis, A. HAIDENTHALER für seine langjährige Mitarbeit an der »Medizinischen Physiologie« besonders zu danken, da er — nunmehr nicht in Wien tätig — infolge seiner beruflichen Belastung als unser Co-Autor ausscheiden mußte.

Wien, im April 1979   W. AUERSWALD

Vorwort zur ersten Auflage

Die »Medizinische Physiologie« bringt einen knappen, aber umfassenden Überblick über die Physiologie des Menschen, wobei die normalen Körperfunktionen und die Ansatzpunkte zu pathologischen Abweichungen unter dem Gesichtspunkt der medizinischen Erfordernisse dargestellt werden. Das Buch wendet sich an einen Leserkreis mit anatomischen und biochemischen Grundkenntnissen, wobei diese jedoch jeweils durch kurze Hinweise aufgefrischt werden. Die Darlegungen geben theoretischen und methodischen Details nur insoweit Raum, wie dies vom Standpunkt praktischer ärztlicher Tätigkeit relevant erscheint. Trotz des relativ beschränkten Umfanges wird jedoch soviel an Information geboten, daß aufgrund der Literaturhinweise einem vertieften Studium von Teilproblemen der Weg offen steht.

Bei der Behandlung des Stoffes wird besonders Gewicht auf regulatorische Zusammenhänge und Wechselbeziehungen gelegt. Beispiele aus der klinischen Medizin werden, wo dies zum Verständnis beiträgt, angeführt; die Interpretation klinischer Syndrome soll dabei die Wichtigkeit physiologischer Überlegungen für den Arzt verdeutlichen.

Die »Medizinische Physiologie« will nicht nur physiologischen Lern- und Prüfungsstoff vermitteln, sondern auch im besonderen den Mediziner zu funktionellem Denken hinführen; dem bereits praktizierenden Arzt aber will das Buch eine Übersicht bieten, die es ihm — ohne übermäßigen Zeitaufwand — ermöglicht, sein funktionell-medizinisches Wissen auf den derzeit gültigen Stand zu bringen.

Bei der Bearbeitung des Textes wurde versucht, unter Wahrung der Besonderheiten des Originalwerkes eine — dem angesprochenen Leserkreis vielleicht näherliegende — straffere Gliederung zu erreichen. Außerdem wurden überall dort, wo eine über das Original hinausgehende Information vorteilhaft erschien, Ergänzungen vorgenommen, die insbesondere in den Abschnitten Gesichtssinn, Zirkulation, Atmung und Niere größeren Umfang erreichten; ebenso wurden zur Verdeutlichung der textlichen Aussage an verschiedenen Stellen zusätzlich Abbildungen und Tabellen eingefügt.

Besondere Sorgfalt wurde auf die Neugestaltung des Sachverzeichnisses verwendet, das einerseits dem Arzt ein rasches Auffinden der Information zu Detailfragen ermöglichen und andererseits dem Studenten — insbesondere in Hinblick auf die publizierten »Examensfragen Physiologie« — einen brauchbaren Behelf bieten soll. In diesem Zusammenhang verdient die große Mühe der Mitarbeiter des Physiologischen Institutes Wien, vor allem von cand. phil. ELFRIEDE HATTAY und Frl. ULLA HÖLD besondere Erwähnung.

Unser Dank gebührt dem Verlag Lange Medical Publications, Los Altos, Californien, für die Genehmigung der deutschsprachigen Bearbeitung von Ganongs »Review of Medical Physiology«; dem Springer-Verlag danken wir für die Bereitschaft, diese als »Medizinische Physiologie« herauszubringen.

Wien, im Januar 1971   W. AUERSWALD

Inhaltsverzeichnis

Einleitung

Kapitel 1
Physiologische Grundlagen 3
    Celluläre Struktur und Funktion 4
    Körperflüssigkeit und ihre Compartments 9
    Einheiten zur Messung von Menge und Konzentration
    gelöster Substanzen 12
    Zusammensetzung der Körperflüssigkeiten 12
    Kräfte, die zu Substanzverschiebungen zwischen
    Compartments führen 12
    Zellmembran und Ruhe-Membranpotential 17
    Permeabilität der Capillarwand 22
    Natrium- und Kaliumverteilung, Osmolalität des
    Gesamtorganismus 22
    pH und Puffer 24
    Homöostase im Organismus 25

Literatur 27

Teil I
Physiologie der Nerven- und Muskelzellen

Kapitel 2
Erregbares Gewebe: Nerv 31
    Bau der funktionellen Einheit des Nervensystems (Neuron) . . 31
    Protein-Synthese und axoplasmatischer Transport 32
    Erregbarkeit des Nerven 33
    Elektrische Phänomene in Nervenzellen 33
    Ionale Grundlagen der Erregungsbildung und
    Erregungsleitung 40
    Eigenschaften gemischter Nerven 42
    Nervenfasertypen und deren Funktion 43
    Glia 45

Kapitel 3
Erregbares Gewebe: Muskel 46
  A. Skeletmuskel 47
    Elektrische Phänomene und Ionen-Fluxe im Skeletmuskel . . 49
    Kontraktile Reizbeantwortung 49
    Eigenschaften des Muskels im intakten Organismus 56
  B. Herzmuskel 58
    Aufbau des Herzmuskels 58
    Elektrische Eigenschaften des Herzmuskels 60

	Mechanische Eigenschaften des Herzmuskels	61
	Stoffwechsel des Herzmuskels	61
	Schrittmacher-Gewebe im Herzmuskel (Erregungsbildung)	62
C.	Glatte Muskulatur	62
	Aufbau der glatten Muskulatur	62
	Viscerale glatte Muskeln	63
	»Multi-unit«-Typ glatter Muskulatur	65

Kapitel 4
Synaptische und neuromusculäre Erregungsübertragung 66

A.	Synaptische Erregungsübertragung	67
	Anatomie der Synapse	67
	Elektrische Erscheinungen an Synapsen	68
	Chemische Übertragung der synaptischen Aktivität	71
	Hemmung und Bahnung an Synapsen	73
	Post-tetanische Potenzierung	76
B.	Neuromusculäre Erregungsübertragung	76
	Neuromusculäre Verbindung am Skeletmuskel	76
	Nervenendigungen in glatten Muskeln und im Herzmuskel	78
	Denervations-Hypersensitivität	79

Kapitel 5
Entstehung von Impulsen in Sinnesorganen 81

Sinnesorgane und Receptoren 81
Sinne 81
Elektrische und ionale Vorgänge in Receptoren 83
»Codierung« der Sinnesinformation 86
Literatur 87

Teil II
Funktionen des Nervensystems

Kapitel 6
Reflexe 91

Reflexbogen 91
Monosynaptischer Reflex (Muskel-Eigenreflex) 92
Polysynaptische Reflexe 98
Allgemeine Eigenschaften von Reflexen 100

Kapitel 7
Haut-, Tiefen- und viscerale Sensibilität 101

Afferente sensorische Leitungssysteme 101
Berührung und Druck 104
Tiefensibilität 104
Temperatur 105
Schmerz 105
Unterschiede zwischen somatischen und visceralen
sensorischen Mechanismen 108
Eingeweide-Schmerz 109
Fortgeleiteter Schmerz und Schmerzhemmung 109
Jucken und Kitzeln 111
Andere Sensationen 112

Kapitel 8
Gesichtssinn 114
    Anatomie des Auges 114
    Bild-Entwerfung im Auge 118
    Photoreceptorischer Mechanismus: Entstehung der
    neutralen Aktivität 122
    Neurale Erregungs-Vorgänge im visuellen System 126
    Farbsehen 133
    Augenbewegungen 135
    Kammerwasser, intraoculärer Druck 137

Kapitel 9
Funktion des Ohrs 138
  A. Anatomie des Ohrs 138
    Äußeres Ohr und Mittelohr 138
    Innenohr 139
  B. Gehör 142
    Beantwortung akustischer Reize 142
    Schall-Übertragung 144
    Elektrische Phänomene beim Hörvorgang 146
    Cerebrale Mechanismen des Hörens 148
    Taubheit 149
  C. Vestibuläre Funktion 151
    Beantwortung von Dreh- und Linearbeschleunigungen 151
    Orientierung im Raum 152
    Auswirkungen von Labyrinthektomie 152

Kapitel 10
Geruchs- und Geschmackssinn 154
  A. Geruch 154
    Receptoren und nervöse Leitungen des olfactorischen
    Systems 154
    Physiologie der Geruchswahrnehmung 156
  B. Geschmack 157
    Receptoren und Bahnen des
    Geschmacks-Wahrnehmungs-Systems 157
    Physiologie der Geschmackswahrnehmung 158

Kapitel 11
Aktivierendes reticuläres System, Schlaf und elektrische Aktivität des Gehirns 161
    Formatio reticularis und aktivierendes reticuläres
    System (ARS) 161
    Thalamus und Cerebraler Cortex 161
    Evocierte corticale Potentiale (»evoked potentials«) ... 163
    Elektroencephalogramm (EEG) 164
    Physiologische Grundlage des EEG, Wachzustand ... 165
    Schlaf 170
    Modulation sensorischer Impulse 172

Kapitel 12
Kontrolle von Körperstellung und -bewegung 174
  A. Corticaler Anteil der Bewegungs-Kontrolle
    (»Pyramidensystem«) 175

      Motorischer Cortex 175
      Funktion der cortico-spinalen Bahnen 177
B. Subcorticaler Anteil der Bewegungs-Kontrolle
   (»extrapyramidales System«) 178
   Mechanismen der Bewegungs-Kontrolle im Rückenmark
   (spinale Integration) 179
   Mechanismen der Bewegungs-Kontrolle in der
   Medulla oblongata 182
   Mechanismen der Bewegungs-Kontrolle im Mittelhirn 184
   Corticale Mitwirkung bei der Bewegungs-Kontrolle 184
   Basalganglien und Bewegungs-Kontrolle 186
C. Kleinhirn und Bewegungskoordination 188
   Funktion des Kleinhirns 192
   Lobus flocculonodularis 192
   Bewegungskrankheit (»motion sickness«) 192
   Uvula und Paraflocculus 192
   Folium, Tuber und Lobuli ansiformes 192
   Folia I–VI, Pyramis und Lobuli paramedianes 194
   Einfluß des Kleinhirns auf Dehnungs-Reflexe 194
   Einfluß des Kleinhirns auf die Motorik 194
   Durch Läsion des menschlichen Kleinhirns verursachte
   Störungen 194
   Mechanismen der cerebellaren Kontroll-Funktion 195

Kapitel 13
Efferente Leitungen zu visceralen Erfolgsorganen 196

   Anatomische Organisation der autonomen Leitungen 196
   Chemische Erregungs-Übertragung an den autonomen
   Verbindungsstellen 198
   Antworten der Erfolgsorgane auf Impulse autonomer
   Nerven 202

Kapitel 14
Regulationszentren visceraler Funktionen 206

A. Medulla oblongata 206
B. Hypothalamus 207
   Anatomie des Hypothalamus 207
   Funktion des Hypothalamus 211
   Beziehung des Hypothalamus zu autonomen Funktionen . . . 211
   Schlaf und Hypothalamus 211
C. Hypothalamus und cyclische Phänomene 212
   Hunger und Hypothalamus 212
   Durst und Hypothalamus 213
   Kontrolle der HHL-Funktion 214
   Kontrolle der HVL-Sekretion 218
   Temperatur-Regulation 219
D. Temperaturregulationszentrum 224

Kapitel 15
**Neurophysiologische Grundlagen von Instinkt-Verhalten
und Emotionen** 226

   Limbisches System 226
   Limbische Funktionen 227
   Sexuelles Verhalten 227

Wirkung von Sexualhormonen in der Frühkindheit auf das
Verhalten im Erwachsenenalter 229
Furcht und Wut 230
Motivation 231
Chemismus des Gehirns; Verhaltensweisen und synaptische
Erregungsübertragung im ZNS 232

Kapitel 16
»Höhere Funktionen« des Nervensystems, bedingte Reflexe, Lernvorgänge und zugehörige Phänomene 242

Lernen 242
Gedächtnis 246
Neocortex und »höhere Funktionen« des Nervensystems . . . 248
Literatur 251

Teil III
Endokrinologie und Zwischenstoffwechsel

Kapitel 17
Energie-Gleichgewicht, Stoffwechsel und Ernährung 255

A. Energie-Umsatz 255
    Stoffwechsel-Rate 255
    Energie-Gleichgewicht, Energiebilanz 260
B. Intermediär-Stoffwechsel 261
    Mechanismen der Energiegewinnung 261
    Kohlenhydratstoffwechsel 265
    Proteinstoffwechsel 273
    Lipidstoffwechsel 285
C. Ernährung 293

Kapitel 18
Schilddrüse 298

Anatomie der Schilddrüse 298
Bildung und Sekretion der Schilddrüsenhormone 298
Transport und Stoffwechsel der Schilddrüsenhormone 302
Wirkungsmechanismen der Schilddrüsenhormone 308
Regulation der Schilddrüsen-Hormonsekretion 309
Auswirkungen gestörter Schilddrüsenfunktion 310

Kapitel 19
Endokrine Funktion des Pankreas und Regulation des Kohlenhydratstoffwechsels 315

Inselzellstruktur und Hormonspeicherung bzw. -sekretion . . 315
A. Insulin 315
    Struktur, Biosynthese, Sekretion und Stoffwechsel des Insulins 315
    Insulinwirkungen, Insulinmangel, Diabetes mellitus 318
    Wirkungen von Insulinüberschuß 325
    Wirkungsmechanismus des Insulins 326
    Regulation der Insulinsekretion 327
B. Glucagon 330
C. Weitere endokrine Regulationsmechanismen des
    Kohlenhydratstoffwechsels 333

D. Klinische Manifestationen von Kohlenhydrat-Stoffwechselstörungen 335

Kapitel 20
Nebennierenmark und Nebennierenrinde 337

A. Nebennieren-Morphologie 337
B. Nebennierenmark 338
    Struktur und Funktion der Markhormone 338
    Regulation der Nebennierenmark-Sekretion 340
C. Nebennierenrinde 341
    Struktur und Biosynthese der Nebennierenrinden-Hormone 341
    Transport, Stoffwechsel und Ausscheidung der
    Nebennierenrinden-Hormone 346
    Wirkungen von Nebennieren-Androgenen und -Oestrogenen 348
D. Glucocorticoide 349
    Physiologische Wirkungen der Glucocorticoide 349
    Pharmakologie und Pathologie der Glucocorticoide 351
    Regulation der Glucocortiocid-Sekretion 353
E. Mineralocorticoide 357
    Wirkung und Wirkungsmechanismen der Mineralocorticoide 357
    Regulation der Aldosteron-Sekretion 358
    Mineralocorticoid-Regulation des Natrium-Gleichgewichtes 362
F. Typische klinische Syndrome bei Störungen der
    NN-Funktion 362

Kapitel 21
Nebenschilddrüse, Calciumstoffwechsel und Knochenphysiologie 364

A. Knochenphysiologie 364
    Knochenstruktur 364
    Knochenstoffwechsel 365
B. Calcium-Stoffwechsel 366
    Calcium-Verteilung im Organismus 366
    Regulation des Calciumstoffwechsels 367
C. Vitamin D und Hydroxycalciferole 367
D. Parathyreoidea 368
    Wirkungen von Parathyreoidektomie und
    Nebenschilddrüsen-Extrakten 368
    Chemie und Stoffwechsel des Parathormons 369
    Wirkungen des Parathormons 370
    Regulation der Parathormon-Sekretion 371
E. Calcitonin 371
F. Wirkung anderer Hormone auf den Calciumstoffwechsel . . 373

Kapitel 22
Hypophyse 374

A. Struktur der Hypophyse 375
    Morphologie der Hypophyse 375
    Hormonsynthese in den HVL-Zellen 375
B. Wachstum 376
    Wachstums-Hormon 376
    Mechanismen des Wachstums 380
C. Hypophysen-Zwischenlappen 382
    Zwischenlappen-Hormone 382
    MSH-Wirkungen beim Menschen 382

D. Störungen der Hypophysen-Gesamtfunktion 383
    Hypophyseninsuffizienz 383
    Hypophysenüberfunktion 385

Kapitel 23
Gonaden: Entwicklung und Funktion des Fortpflanzungssystems   386

A. Geschlechts-Differenzierung und -Entwicklung 386
    Chromosomales Geschlecht 386
    Embryologie des menschlichen Fortpflanzungsapparates . . . 388
    Abnormale Geschlechtsdifferenzierung 391
    Reifung, Pubertät, Menopause 392
    Hypophysäre Steuerung des Fortpflanzungssystems 394
B. Männliches Fortpflanzungssystem 396
    Generative Funktion des männlichen Fortpflanzungssystems   396
    Endokrine Funktion des Hodens (Androgene) 399
    Regulation der Hodenfunktion 402
    Anomalien der Hodenfunktion 402
C. Weibliches Fortpflanzungssystem 403
    Menstruationscyclus 403
    Oestrogene Ovarialhormone 407
    Gestagene Ovarialhormone 411
    Kontrolle der Ovarfunktion 412
    Störungen der Ovarfunktion 414
    Schwangerschaft und Auslösung der Geburt 415
    Hormonelle Steuerung der Brustdrüse, Lactation 418

Kapitel 24
Endokrine Funktionen von Niere (Renin, renaler erythropoetischer Faktor, Erythropoetin) und Epiphyse 420

    Endokrine Funktionen der Niere: Renin und Erythropoetin   420
    Epiphyse (Glandula pinealis) 424
Literatur 426

Teil IV
Gastrointestinale Funktionen

Kapitel 25
Verdauung und Resorption 429

    Verdauung und Resorption der Kohlenhydrate 429
    Verdauung und Resorption der Proteine und Nucleinsäuren   433
    Verdauung und Resorption der Lipide 434
    Resorption von Vitaminen, Wasser und Mineralstoffen 436

Kapitel 26
Gastrointestinale Motilität und Sekretion 440

    Innervation des Gastrointestinaltraktes 440
A. Mund und Oesophagus 441
    Saugen, Kauen 441
    Speichel 441
    Schluckakt 442
B. Magen 442
    Magen-Motilität und -Entleerung 443

Magensaftsekretionen 444
Gastrointestinale Hormone 445
Sekretion und Motilität des Magens 450
Andere Funktionen des Magens 451
C. Dünndarm 453
Intestinale Mobilität 454
Regulation der Darmsaft-Sekretion 455
Störungen der Dünndarmfunktion 455
D. Exokriner Anteil des Pankreas 456
Pankreassaft 456
E. Leber und Gallensystem 458
Funktionen der Gallenblase 462
F. Colon und Enddarm 463
Motilität und Sekretion des Colon 463
Resorption in Colon und Rectum 464
Störungen der Dickdarmfunktion 466
Literatur 467

Teil V
Zirkulation

Kapitel 27
Zirkulierende Körperflüssigkeit (Blut, Lymphe, Abwehr-Mechanismen, Hämostase) 471

A. Zirkulatorisches System 471
B. Geformte Elemente des Blutes 471
Knochenmark 471
Weiße Blutkörperchen 473
Erythrocyten 478
Thrombocyten 484
C. Blutflüssigkeit (Plasma, Lymphe) 485
Plasma 485
Lymphe, Gewebsflüssigkeit, transcelluläre Flüssigkeiten . . . 492
D. Abwehrmechanismen 493
Terminologie des Immunsystems
(Antigen, Immunogen, immun-kompetente Zellen) 494
Entwicklung des Immun-Systems 495
Immun-Reaktion als Teil eines komplexen Regel-Systems . . 497
Abwehrsysteme im fetalen, kindlichen und Erwachsenen-
Alter 503
Passive und aktive Immunisierung 504
Immunologische Labormethoden in der Medizin 504
E. Blutgruppen, Blutfaktoren und Gewebetypen 506
AB0-Blutgruppen-System 506
Andere Blutgruppen- und -faktoren-Systeme 510
Rh-(C,D,E)-System 510
HLA-System und andere Zell-Antigene (Gewebe-Typen) . . 511
F. Hämostase, Blutgerinnung und Fibrinolyse 512
Blutgerinnungs-System 513
Fibrinolytisches System 517
Zusammenwirken der an der Hämostase beteiligten Systeme . 518
Störungen der hämostatisch wirksamen Systeme 519
Klinische Untersuchungs-Methode der Blutgerinnung
und Fibrinolyse 520

Kapitel 28
Ursache der Herztätigkeit und elektrische Aktivität des Herzens (EKG) 522

- Entstehung und Ausbreitung der Erregung im Herzen 522
- Struktur des erregungsbildenden und -leitenden Systems ... 522
- Elektrokardiogramm (EKG) 525
- Kardiale Arrhythmien 529
- EKG-Veränderungen bei anderen Herz- und Systemerkrankungen 537

Kapitel 29
Pumpleistung des Herzens 542

A. Herzmechanik 542
- Herzcyclus 542
- Herzarbeit 544

B. Puls 545
- Arterien-Puls, Venenpuls 545

C. Akustische Phänomene am Kreislaufsystem 547
- Herztöne 547
- Herzgeräusche, Gefäßgeräusche 547

D. Herz-Minuten-Volumen (HMV), Herz-Zeit-Volumen (HZV) 548
- Regulation des Herz-Minuten Volumens 550
- O_2-Verbrauch des Herzens 555

Kapitel 30
Dynamik von Blut- und Lymphströmungen 556

A. Anatomie des Gefäßsystems 556
B. Biophysikalische Vorbemerkungen 558
- Anwendbarkeit physikalischer Strömungs-Gesetze auf die Zirkulation 559

C. Zirkulation in Arterien und Arteriolen 563
- Arterieller Druck 564
- Blutdruckmessung 565
- Normaler arterieller Blutdruck 566

D. Capillar-Zirkulation 567
- Capillar-Druck und -Strömung 567

E. Lymphsystem und Interstitial-Flüssigkeit 568
- Lymphkreislauf 568
- Interstitial-Flüssigkeits-Volumen, Ödem 569

F. Venöse Zirkulation 570
- Druck und Strömung im venösen System 570
- Venöse Druck-Messung 571

Kapitel 31
Kardiovasculäre Regulations-Mechanismen 573

A. Lokale Regulations-Mechanismen der Durchblutung 573
- Autoregulation des Gefäßtonus 573

B. Allgemeine Regulationsmechanismen des Kreislaufes 574
- Humorale Einflüsse auf das Gefäßsystem 574
- Nervöse Steuerung des Gefäßsystems 575
- Receptoren-Funktion bei der Kreislauf-Regulation 579
- Sympathisches Vasodilatatoren-System 583
- Wechselwirkungen zwischen Herzfrequenz und Kreislaufkontrolle 583

Kapitel 32
Zirkulation in speziellen Körperregionen 585

- A. Cerebrale Zirkulation 585
  - Anatomie der cerebralen Gefäßversorgung 585
  - Liquor und ECF des Gehirns 586
  - Blut-Hirn-Schranke 589
  - Hirndurchblutung 591
  - Regulation der Gehirndurchblutung 593
  - Stoffwechsel und Sauerstoffbedarf des Gehirns 595
- B. Coronarkreislauf 596
  - Anatomie der Coronargefäße 596
  - Druckgradienten und Strömung in den Coronar-Gefäßen . . . 597
  - Änderungen der coronaren Durchblutung 598
- C. Splanchnicus-Zirkulation 598
  - Leber-Durchblutung 599
  - Blutspeicher 599
- D. Haut-Zirkulation 599
  - Lokale Regulation der Hautdurchblutung 599
  - Beeinflussung der Gesamt-Haut-Durchblutung 600
- E. Placentare und fetale Zirkulation 601
  - Uterine Zirkulation 601
  - Kreislauf und Sauerstofftransport beim Fetus 602
  - Perinatale kardiovasculäre Situation von Mutter und Kind, Geburtsrisiko 604

Kapitel 33
Kardiovasculäre Homöostase unter physiologischen und patho-physiologischen Bedingungen 606

- A. Kompensation der Schwerkaft-Wirkung durch den Kreislauf 606
  - Wirkung der Schwerkraft auf den Kreislauf 606
  - Formen der Schwerkraftwirkung auf den Kreislauf 607
- B. Muskel-Arbeit und Kreislaufanpassung 608
  - Kreislaufumstellung bei Muskelarbeit 608
  - Temperatur-Regulation bei Muskelarbeit 611
  - Training 611
- C. Entzündung 611
- D. Blutverlust und Kompensations-Mechanismen 612
  - Auswirkungen von Blutverlust 612
  - Kompensation von Blutverlust 612
- E. Arten des Schocks 615
  - Hypovolämischer Schock 616
  - Kardiogener Schock 617
  - Widerstandsverlust-Schock (»low resistance shock«) 618
  - Mischform des Schocks 618
  - Behandlung des Schocks 619
  - Ohnmacht 619
- F. Herzversagen 620
- G. Arterieller Hochdruck (Hypertonie, Hypertension) 621
  - Experimenteller Hochdruck 621
  - Hochdruck als Krankheit 622

Literatur 624

Teil VI
Atmung

Kapitel 34
Funktion der Lungen (Ventilation, Perfusion, Diffusion) 629

- A. Atemgase 629
- B. Pulmonale Ventilation 630
  - Mechanik der Atmung 630
  - Schutzfunktion des oberen Respirationstraktes 633
  - Compliance von Lunge und Thorax (statische Compliance) 635
  - Atemarbeit und dynamische Druck-Volumen-Beziehung, Resistance 637
  - Alveolarer Gaswechsel 639
- C. Pulmonale Perfusion 641
  - Pulmonale Zirkulation 641
  - Verhältnis Ventilation/Perfusion 642
  - Einflüsse auf die Weite der Lungengefäße 643
- D. Alveolare Diffusion 644
  - Diffusion 644
- E. Stoffwechselfunktionen der Lunge 645

Kapitel 35
Gastransport zwischen Lunge und Gewebe 646

- Sauerstofftransport 646
- Puffer im Blut 650
- Kohlendioxid-Transport 652

Kapitel 36
Regulation der Atmung 655

- Zentrale Steuerung der Atmung 655
- Chemische Kontrolle der Atmung 657
- Nicht-chemische Einflüsse auf die Atmung 663

Kapitel 37
Anpassung der Atmung unter physiologischen und pathologischen Bedingungen 665

- A. Arten der Atmung 665
  - Normale Atmungsformen 665
  - Pathologische Atmungsformen 666
- B. Respiratorische Anpassung an physische Arbeit 667
  - Veränderungen der Ventilation 667
  - Veränderungen im arbeitenden Muskel 669
- C. Hypoxie 670
  - Hypoxische Hypoxie (respiratorische Hypoxie) 671
  - Andere Formen der Hypoxie 675
  - Sauerstofftherapie 676
- D. Hyperkapnie und Hypokapnie 678
  - Erstickung, Asphyxie 678
  - Hypokapnie 678
- E. Atmung bei supraatmosphärischem Druck 679
  - Tauchen 679
  - Dekompressionskrankheit, Dysbarismus 680
- F. Künstliche Beatmung 681

Literatur 682

Teil VII
Nierenfunktion, Wasser- und Elektrolyt-Haushalt

Kapitel 38
Funktion der Niere 685

- A. Funktionelle Anatomie der Niere 685
  - Nephron 685
  - Gefäßversorgung der Niere 686
  - Nieren-Kapsel 688
- B. Zirkulation der Niere 688
  - Durchblutung der Niere 688
  - Regulation der Nierendurchblutung 689
- C. Glomeruläre Filtration 691
  - Glomeruläre Filtrationsrate (GFR) 691
- D. Tubulusfunktion 694
  - Mechanismen der tubulären Rückresorption und Sekretion . . 694
  - Wasserausscheidung durch die Niere 698
  - Gegenstrom-Multiplikation und Gegenstrom-Austausch in der Niere 701
- E. Ausscheidungs- und Regulatorische Funktion der Niere 703
  - Beeinflussung der Harnkonzentration, Diurese 703
  - Ansäuerung des Harnes und Bicarbonatausscheidung 706
  - Natrium- und Chloridausscheidung 710
  - Kalium-Ausscheidung 712
  - Einfluß von Diuretica auf die Elektrolytausscheidung . . . 712
- F. Auswirkungen gestörter Nierenfunktion 713

Kapitel 39
Harnblasenfunktion, Harnentleerung, Harn 717

- Funktion der Ureteren, Füllung der Blase 717
- Entleerung der Blase 717
- Miktionsstörungen infolge neuraler Läsionen 718
- Miktionsstörungen infolge Abflußbehinderung 719
- Zusammensetzung des Harnes 719

Kapitel 40
Regulation von Zusammensetzung und Volumen der Extracellulärflüssigkeit 723

- A. Erhaltung von Osmolalität und Volumen der ECF 723
  - Erhaltung der Osmolalität (Tonizität) der ECF 723
  - Erhaltung des Volumens der ECF 723
  - Erhaltung der spezifischen ionalen Zusammensetzung der ECF 724
- B. Erhaltung der H^+-Konzentration 725
- C. Störungen des Säure-Basen-Gleichgewichtes 727
  - Respiratorische Acidose und Alkalose 727
  - Metabolische Acidose 728
  - Metabolische Alkalose und Kompensationsmechanismen . . . 729
- D. Klinische Bedeutung des Säure-Basen-Gleichgewichtes . . . 729
  - Methoden zur Beurteilung des Säure-Basen-Gleichgewichtes . 729
  - Korrekturmöglichkeiten eines gestörten Säure-Basen-Gleichgewichtes 734

Literatur 734

Anhang 735
    Häufig verwendete Abkürzungen und Symbole 735
    Internationale Symbole für Atmung und Kreislauf 737
    Spezielle Abkürzungen 738
    Zusammenstellung einiger Normalwerte und Daten von
    praktisch-medizinischer Bedeutung 739

Sachverzeichnis 747

Einleitung

Kapitel 1. Physiologische Grundlagen

Kapitel 1
Physiologische Grundlagen

Bei Einzellern spielen sich alle vitalen Prozesse in einer einzigen Zelle ab. Mit Fortschreiten der Evolution mehrzelliger Organismen kam es zur Übernahme besonderer Teilfunktionen durch verschiedene Zellgruppen. Bei höheren Stufen der Tiere und beim Menschen sind insbesondere folgende spezialisierte Zellgruppen wichtig: Gastrointestinales System (Verdauung und Resorption der Nahrungsstoffe), Respirationssystem (O_2-Aufnahme und CO_2-Abgabe), Harnbereitungssystem (Abgabe von Abfallstoffen), kardiovasculäres System (Verteilung von Nahrungsstoffen, O_2 und Stoffwechselprodukten), Reproduktionssystem (Erhaltung der Art) und

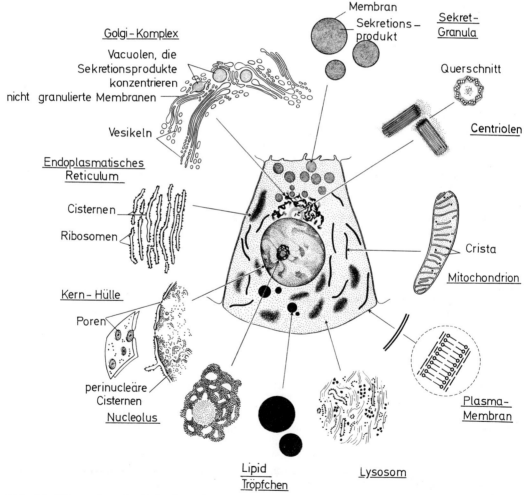

Abb. 1.1. Ultrastruktur der Zelle, ihrer Organellen und Einschlüsse. Am granulierten endoplasmatischen Reticulum haften Ribosomen; das nicht-granulierte endoplasmatische Reticulum besteht aus schlauchartigen Einstülpungen der Membran. Die Poren der Kernhülle sind durch eine dünne, homogene Membran verschlossen (nach BLOOM and FAWCETT: A Textbook of Histology, 9th Ed. Philadelphia: Saunders 1968)

schließlich Nerven- und endokrines System (Koordinierung und Integration von Funktionen der anderen Systeme). Es ist Ziel dieses Buches, die Funktionsarten dieser Systeme und ihren Beitrag zur Gesamtkörperfunktion zu erläutern.

Celluläre Struktur und Funktion

Durch Elektronenmikroskopie und andere moderne Techniken wurde das Verständnis der Zellstruktur und -funktion wesentlich erweitert. Wegen des hohen Grades von Zelldifferenzierung in den verschiedenen Organen kann man zwar nicht bestimmte Zellen als »typisch« für alle Körperzellen bezeichnen, dennoch ist den meisten Zellen eine Reihe von Strukturen oder *Organellen* gemeinsam (Abb. 1.1).

Plasma-Membran (Zellmembran, »unit membrane«)

Die Membran, welche die Zelle umgibt, hat besondere funktionelle Bedeutung. Sie ist für verschiedene Substanzen ungleich durchlässig (»semipermeabel«), ihre Permeabilität ist außerdem veränderlich *(Plasma-Membran, Zellmembran).* Neben der Zelloberfläche sind auch Kern und *Organellen* von Membranen umgeben. Die chemische Struktur der Membranen und ihre Eigenschaften schwanken beträchtlich, dennoch haben sie gewisse gemeinsame Eigenschaften. Sie sind im allgemeinen 7,5 nm (75 Å) dick. Sie sind vorwiegend aus Protein und Lipiden aufgebaut, wobei die Lipide hauptsächlich aus Phospholipiden bestehen (z.B. Phosphatidylcholin, Phosphatidyläthanolamin, Kap. 17). Die Form der Phospholipid-Moleküle entspricht grob derjenigen einer »Wäscheklammer« (Abb. 1.2). Das Kopfende dieser Moleküle enthält den Phosphat-Anteil, ist positiv geladen und gut wasserlöslich (polar, hydrophil). Die Schwanzteile der Moleküle sind wasserunlöslich (nichtpolar, hydrophob). In der Struktur der Membran sind die hydrophilen Enden so angeordnet, daß sie dem wäßrigen Milieu exponiert sind, welches einerseits die Außenflächen der Zellen »umgibt« und welches andererseits das wäßrige Cytoplasma bildet; die hydrophoben Anteile sind einander im wasserarmen Inneren der Membran zugekehrt.
In die Membran sind zahlreiche unterschiedliche Proteine eingebettet. Sie bestehen als gesonderte globuläre Einheiten und sind in die

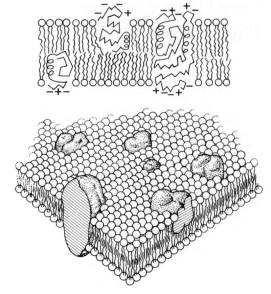

Abb. 1.2. Die biologische Membran. Oben; Modell der Membran-Struktur. Jedes Phospholipid-Molekül trägt zwei an den Phosphat-Kopf (Kreis) angefügte Fettsäure-Ketten (Wellenlinien). Die durch fette Linien gekennzeichneten Proteine haben z.T. eine α-Helix-Konfiguration, z.T. sind sie gefaltet, wobei die geladenen Enden (+ und −) an der Außen- oder Innenseite der Membran liegen. Unten: Dreidimensionale Ansicht der Membran. Proteine sind als unregelmäßige dunkelgetönte globuläre Gebilde dargestellt (nach SINGER and NICOLSON: The fluid mosaic model of the structure of cell Membranes. Science **175**, 720 (1972))

Innenseite wie auch in die Außenseite der Membran eingefügt (Abb. 1.2). Dabei befinden sich einige der Proteine nur an der Innenfläche der Membran, einige an der Außenfläche, während manche sich durch die Membran hindurch erstrecken *(»Durch-und-durch-Proteine«).* Im allgemeinen sind die ungeladenen hydrophoben Teile der Proteinmoleküle im Inneren der Membran lokalisiert, während die geladenen hydrophilen Teile an der Oberfläche liegen. Einige der Proteine enthalten Lipide (Lipoproteine) und einige Kohlenhydrate (Glykoproteine). »Durch-und-durch«-Glykoproteine mit ihrem Kohlenhydrat-Anteil am äußeren Ende wirken als Receptoren für Hormone und Neurotransmitter. Andere Proteine funktionieren als Enzyme und wahrscheinlich als Ionen-Kanäle.
Die antigenen Eigenschaften solcher Glykoproteine können u.a. auch genetisch determinierte individuelle Variationen zeigen (Gruppeneigenschaften, Kap. 27).
Die Proteinstruktur und insbesondere die Enzyme, welche in den biologischen Membranen

vorkommen, sind nicht nur von Zelle zu Zelle verschieden, sondern auch in derselben Zelle. So enthält z.B. die Plasmamembran verhältnismäßig große Mengen von Magnesium-Adenosin-Triphosphatase, während in der Außenmembran von Mitochondrien Monoamino-Oxydase in hoher Konzentration gefunden wird. Die Membranen sind dynamische Strukturen und ihre Bestandteile unterliegen einer ständigen Erneuerung mit unterschiedlichen Umsatzraten. Hinzu kommt, daß sich Glykoproteine in der Membran lateral verschieben können. So können z.B. Membran-Proteine, die Antikörper binden, sich an einer oder an mehreren Stellen der Membran aggregieren oder sich diffus über die Oberfläche ausbreiten. Es gibt Beweise dafür, daß es sich bei der Lateral-Verschiebung nicht um ein statistisches Phänomen handelt, sondern daß sie intracellulären Kontroll-Mechanismen unterliegt, an denen wahrscheinlich Mikrofilamente und Mikrotubuli beteiligt sind (s. später).

Die meisten Zellen liegen auf einer dünnen, diffusen Schicht mit einigen Fibrillen, die als *Basalmembran* oder besser *Lamina basalis* bezeichnet wird; sie besteht aus einem Kollagen-Derivat und zwei Arten von Glykoproteinen.

Intercellulare Verbindungen

Die meisten Zellen hören auf, sich zu teilen und sich zu bewegen, wenn sie mit anderen Zellen in Kontakt treten. Diese *Kontakt-Hemmung,* die bei Krebs-Zellen fehlt, weist darauf hin, daß Zellen offenbar miteinander in Wechselwirkung stehen. Die Mechanismen einer solchen Art von Informations-Austausch sind Gegenstand intensiver Forschungen. Möglicherweise spielen membranständige Glykoproteine (z.B. Fibrinonectin, Kap. 27) hierbei eine Rolle.

In Geweben gibt es morphologisch nachweisbare Verbindungen zwischen den Zellen. Zwei Arten solcher Verbindungen dienen der Adhäsion zwischen den Zellen sowie der Aufrechterhaltung der Gewebe-Festigkeit und der Strukturbildung im Gewebe. Die eine Form ist die sogenannte »tight junction«, an welcher sich die Membranen zweier Zellen aneinanderlegen und die Außenschichten der Membranen verschmelzen; die andere Form ist der sogenannte *adhärente Typ* einer Verbindung, bei welchem verschiedene Formen von Membran-Modifikationen gefunden werden, wobei aber die beiden Membranen stets durch einen Zwischenraum von 15 bis 35 nm getrennt sind. Eine besondere Art solcher Verbindungen stehen für den Transport von Ionen zwischen dem Darm- bzw. Nierentubulus-Lumen und einem besonderen Anteil des Interstitialflüssigkeitsraumes (»interspace«, Kap. 38) zur Verfügung. Eine dritte Verbindungsart, die *»gap junction«* (Lücken-Verbindung) oder der *Nexus,* gestattet eine direkte Verschiebung von Ionen und anderen kleinen Molekülen zwischen Zellen, ohne daß der extracelluläre Raum durchschritten werden muß. Die »gap junction« ist charakterisiert durch einen 2 nm großen Zwischenraum zwischen den aneinander gelagerten Membranen; dieser ist gefüllt mit dicht gepackten Partikeln, durch welche jeweils ein Kanal hindurchlaufen dürfte, der die beiden Zellen verbindet. Dadurch ermöglicht ein Nexus die rasche Propagation elektrischer Potential-Änderungen von einer Zelle zur anderen.

Kern und Kernstrukturen

Alle teilungsfähigen tierischen Zellen besitzen einen Kern; nach Durchschneiden einer Zelle geht der kernlose Teil zugrunde, ohne sich zu teilen. Ein großer Teil des Kernes besteht aus *Chromosomen;* diese enthalten ein komplettes Baumuster aller erblichen und individuellen Charakteristika eines Lebewesens. Während der Teilung werden Chromosomenpaare sichtbar, in den Zwischenperioden aber bilden unregelmäßige Klumpen *(Chromatin)* den einzigen Hinweis auf ihre Existenz. Jedes Chromosom besteht aus Trägerprotein und einem Riesenmolekül *Desoxyribonucleinsäure (DNA).* Die Erbmerkmale sind in Genen verschlüsselt; jedes *Gen* bildet einen Teil des DNA-Moleküls des Chromosoms.

Während der gewöhnlichen Zellteilung *(Mitose)* kommt es zur Reduplikation der Chromosomen und jede der beiden Tochterzellen erhält einen kompletten Chromosomensatz *(diploide Zahl).* Generative Zellen hingegen machen im letzten Reifungsstadium eine besondere Teilungsart ohne Reduplikation der Chromosomen durch; bei dieser *Reduktionsteilung (Meiose)* wird nur die Hälfte der Chromosomen an jede Tochterzelle weitergegeben. Reife Spermien bzw. Eizellen enthalten daher nur je einen halben Chromosomensatz *(haploide Zahl);* nach Vereinigung von Spermium und Eizelle resultiert wieder eine Zelle *(Zygot)* mit voller *(diploider)* Chromosomenzahl, die zur Hälfte vom weiblichen bzw. vom männlichen Elternteil stammt. (Chemie der DNA bei Mitose und Meiose, Kap. 17.)

Der Kern der meisten Zellen enthält einen Nucleolus (Abb. 1.1), eine Ansammlung von Granula reich an *Ribonucleinsäure (RNA)*. In manchen, insbesondere in wachsenden Zellen enthält der Kern mehrere Nucleoli. Die DNA des Kerns ist die Matrize für die RNA-Synthese; die RNA gelangt dann in das Cytoplasma und steuert dort die Proteinsynthese. Im Nucleolus werden wahrscheinlich jene RNA gebildet, die in den Ribosomen (s. später) gefunden werden. Die Enzyme, welche den Zellmetabolismus regeln, sind Proteine; die Proteinsynthese ist daher der Schlüssel zur Lebenstätigkeit der Zelle (RNA-Chemismus und Proteinsynthese, Kap. 17).

Der Kern ist von der *Kernmembran (Kernhülle,* Abb. 1.1) umgeben; der Raum zwischen den beiden Einzelmembranen dieser Doppelmembran bildet die *perinucleären Cisternen*. Die Kernmembran besitzt offenbar hohe Permeabilität, so daß Riesenmoleküle wie RNA aus dem Kern in das Zellplasma durchtreten können; man findet in ihr auch Unterbrechungen, doch sind diese »Poren« durch eine dünne homogene Schicht verschlossen.

Endoplasmatisches Reticulum

Eine komplexe Anordnung schlauchartiger Gebilde im Zellplasma bildet das endoplasmatische Reticulum (Abb. 1.1), dessen Wände aus Plasma-Membran bestehen. Im *granulären* endoplasmatischen Reticulum (Ergastoplasma) haften der cytoplasmatischen Seite der Membran Granula *(Ribosomen)* an, die im *agranulären* endoplasmatischen Reticulum fehlen. Freie Ribosomen kommen auch im Cytoplasma vor. Die Ribosomen haben etwa 15 nm Durchmesser; sie bestehen aus einer größeren und einer kleineren Untereinheit, die entsprechend ihrer Sedimentationskonstanten mit S (Svedberg-Einheiten) gekennzeichnet werden. Bei bakteriellen Ribosomen unterscheidet man eine 50-S- und eine 30-S-Einheit, bei Säugetier- und menschlichen Zellen bestehen die Ribosomen jedoch aus einer 60-S- und einer 40-S-Einheit, was auf einen höheren Proteingehalt zurückzuführen ist. Gelegentlich verklumpen 3–5 Ribosomen zu *Polyribosomen (Polysomen)*. Die Ribosomen enthalten etwa 65% RNA und 35% Protein; sie sind der Ort der Proteinsynthese. Die am endoplasmatischen Reticulum haftenden Ribosomen synthetisieren Proteine wie z.B. Hormone, die von der Zelle sezerniert werden; die Polypeptid-Ketten werden in das Schlauchsystem des endoplasmatischen Reticulums abgegeben. Die freien Ribosomen synthetisieren cytoplasmatische Eiweiß-Körper wie z.B. Hämoglobin (Kap. 27). Im agranulären endoplasmatischen Reticulum steroid-sezernierender Zellen erfolgt die Steroid-Synthese, in anderen Zellen finden dort Entgiftungsprozesse statt; im Skelet- und Herzmuskel hat es als sarcoplasmatisches Reticulum (Kap. 3) eine wichtige Funktion bei der Erregungs-Kontraktions-Kopplung.

Golgi-Komplex

Der Golgi-Komplex ist eine Ansammlung von Schläuchen und Bläschen aus Plasma-Membran; er liegt meist in Kernnähe und ist in aktiv sezernierenden Zellen besonders stark ausgebildet. Hormone und Enzyme werden in proteinsezernierenden Zellen als *Sekret-Granula*, die von einer Membran umschlossen sind, gespeichert. Diese Granula werden im Golgi-Komplex gebildet, welcher sozusagen Proteine »verpackt«. Der Golgi-Komplex ist auch der Bildungsort von *Lysosomen* (s. unten). Ferner dürfte er bestimmte Kohlenhydrate zu Proteinen hinzufügen und so Glykoproteine bilden (Kap. 17); die kohlenhydrathaltigen Proteine spielen an der Zelloberfläche wahrscheinlich eine wichtige Rolle bei der Assoziation von Zellen, welche Gewebe aufbauen.

Mitochondrien

Trotz Unterschieden von Zelle zu Zelle hat jedes Mitochondrion im wesentlichen wurstförmige Gestalt (Abb. 1.1 und 1.3). Es besteht aus einer äußeren und einer inneren Membran, die zu Leisten gefaltet ist *(Cristae)*. Die Mitochondrien sind die »Kraftwerke« der Zelle; sie sind die stärksten entwickelten und zahlreichsten Strukturen in Zellen, in denen energiefordernde Prozesse ablaufen (Kap. 17). Die äußere Membran des Mitochondrion ist mit Enzymen besetzt, die der biologischen Oxydation dienen und das Rohmaterial für die im Inneren stattfindenden Reaktionen bereitstellen. Das Innere der Mitochondrien enthält Enzyme, die den Citronensäurecyclus aufrechterhalten, sowie die Enzyme der Atmungskette, mit deren Hilfe die im Stoffwechsel entstehenden 2C-Bruchstücke zu CO_2 und H_2O verbrannt werden (Kap. 17). In diesem Prozeß werden Elektronen entlang der Atmungskette verschoben. Gekoppelt mit dem Elektronen-Transport findet die oxydative

Phosphorylierung statt, d.i. die Synthese der energiereichen Phosphatverbindung Adenosintriphosphat (ATP). Dieses überall vorkommende Molekül bildet die Hauptenergiequelle für energiefordernde Reaktionen im tierischen und pflanzlichen Organismus. Die Innenmembran der Mitochondrien ist offenbar aus — sich immer wiederholenden — Grundeinheiten aufgebaut, von denen jede aus einem basalen Stück, einem Stiel und einem sphärischen Kopfteil besteht. Die Basisteile enthalten die Enzyme der elektronen-transferierenden Kette, während die Stiele und Kopfstücke Adenosintriphosphatase und andere Enzyme enthalten, die mit der Synthese von ATP aus Adenosindiphosphat (ADP) und anorganischem Phosphat befaßt sind.

Die Mitochondrien enthalten Desoxyribonucleinsäure (DNA) und können auch Protein synthetisieren. Es hat jetzt den Anschein, daß die mitochondrale DNA ein zweites genetisches System in der Zelle darstellt. Diese mitochondralen DNA enthalten jedoch nicht genügend genetische Information, um das Baumuster für alle mitochondralen Komponenten zu bilden; die im Kern und in den Mitochondrien enthaltenen genetischen Systeme ergänzen einander offenbar bei der Bildung der Protein-Systeme der Mitochondrien.

Bei der Zellteilung werden jeder Tochterzelle etwa 50% der Mitochondrien der Mutterzelle mitgegeben; die Vermehrung der Mitochondrien selbst erfolgt unabhängig von den Teilungsprozessen ihrer Zelle. Die Zahl der Mitochondrien einer Zelle wird durch deren Energiebedarf determiniert, da nur mitochondrale Enzyme die aerobe ATP-Bildung katalysieren. Es dürfte sich bei den Mitochondrien um aerobe bakterielle Organismen handeln, die im Laufe der Evolution von prokarioten Zellen als Symbionten aufgenommen wurden.

Lysosomen

Im Cytoplasma findet man große, unregelmäßig geformte Organellen, die von Plasma-Membran umgeben sind und in denen Bruchstücke anderer Zellstrukturen vorhanden sein können *(Lysosomen);* manche Granula weißer Blutkörperchen sind Lysosomen. Jedes Lysosom enthält zahlreiche Enzyme (Tabelle 1.1); diese würden zur Zerstörung der eigenen Zelle führen, wenn sie nicht von ihr durch die Membran getrennt wären.

Die Lysosomen sind eine Art Verdauungssystem der Zelle; bei Aufnahme von Fremdsubstanzen (z.B. Bakterien) bilden sich um diese membran-umschlossene Vacuolen *(phagocytäre Vacuolen),* die sich dann schließlich mit einem Lysosom vereinigen. So werden die Inhalte beider Strukturen von einer gemeinsamen Membran umschlossen und können durchmischt werden. Produkte der »Verdauung« phagocy-

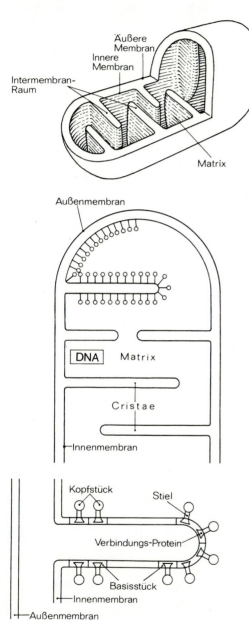

Abb. 1.3. Schnitte durch ein Mitochondrion: Die innere Membran ist gefaltet und bildet Leisten (Cristae). Diese Leisten tragen die ETP (Electron Transfer Particles). Auch an der äußeren Oberfläche befinden sich Enzympakete für den anaeroben Teil des Glucose-Metabolismus (nach HARPER: Review of Physiological Chemistry, 13th Ed. Los Alamos: Lange 1971)

Tabelle 1.1. Einige in Lysosomen gefundene Enzyme und deren Substrat; da sie bei leicht saurem pH optimal wirken, werden sie als saure Hydrolasen bezeichnet. Als Maß für die Degranulation von Lysosomen dient die Freisetzung von β-Glucuronidase und saurer Phosphatase

Enzym	Substrat
Ribonuclease	RNA
Desoxyribonuclease	DNA
Phosphatase	Phosphatester
Glykosidasen	Glykoside und Polysaccharide
Sulfatasen	Sulfatester
Kollagenase	Protein
Kathepsine	Protein

tierten Materials können z.T. durch die Vacuolenwand hindurch resorbiert werden, während der Rest an die Zelloberfläche herangebracht und — durch Öffnung der Vacuole nach außen — ausgeschieden wird. Die Lysosomen eliminieren aber auch nicht mehr funktionstüchtige Zellbestandteile durch Bildung *autophagocytärer Vacuolen;* bei Zugrundegehen einer Zelle bewirken lysosomale Enzyme die Autolyse der Zellreste. Bei Vitamin-A-Vergiftung, aber auch bei anderen pathologischen Situationen treten lysosomale Enzyme aus der Zelle aus, wodurch es zu Zerstörung von Zwischenzell-Substanz kommen kann; bei Gicht nehmen Phagocyten Harnsäure-Kristalle auf, wodurch lysosomale Enzyme freigesetzt und dann z.T. entzündliche Veränderungen der Gelenke ausgelöst werden. Bei kongenitalem Fehlen eines lysosomalen Enzyms kommt es zu einer Anhäufung des normalerweise abgebauten Materials in den Lysosomen. Dieses sprengt schließlich die Zellen mit defekten Lysosomen und verursacht eine der *lysosomalen Speicherkrankheiten.* Bisher wurden mehr als 25 solcher Erkrankungen beschrieben. Sie sind selten vorkommend, doch gehören zu ihnen auch bekannte Störungen wie die Tay-Sachs-Krankheit (Speicherung von Lipiden, Gangliosiden).

Neben Lysosomen spielt auch die Erzeugung von H_2O_2 und des Superoxid-Radikals in der Zelle eine bedeutende Rolle bei der Vernichtung aufgenommener Bakterien. Die Enzymsysteme zur H_2O_2-Bildung werden in eigenen Partikeln *(Peroxisomen)* bei der Trennung von Zellbestandteilen gefunden.

Centriolen

Im Cytoplasma der meisten Zellen gibt es zwei kurze Zylinder, die sog. *Centriolen.* Diese sind nahe dem Kern gelegen und so angeordnet, daß sie zueinander einen rechten Winkel bilden. In den Wänden der Centriolen verlaufen — in Dreiergruppen angeordnete — longitudinale Tubuli (Abb. 1.1). Neun dieser Triplets sind mit regelmäßigen Zwischenräumen um die Achse gruppiert. Cilien, härchen-artige bewegliche Fortsätze, die bei höheren Tieren aus verschiedenen Arten epithelialer Zellen hervorragen, zeigen ebenfalls eine Anordnung von neun tubulären Strukturen in ihren Wänden, doch besitzen sie zusätzlich ein Paar von Tubuli im Zentrum und man findet eher 2 als 3 Tubuli in jeder der 9 in der Wand enthaltenen Strukturen. Die Basalgranula, in denen die Cilien verankert sind, enthalten ebenso wie die Centriolen 9 zirkulär angeordnete Triplets. Die Centriolen sind offenbar für die Bewegung der Chromosomen während der Zellteilung bedeutsam. Beim Beginn der Mitose verdoppeln sie sich und die Paare trennen sich, um die Pole der Mitosespindeln zu bilden. In multinucleären Zellen findet sich nahe jedem Kern ein Centriolen-Paar.

Mikrotubuli und Mikrofilamente

Viele Zellen enthalten *Mikrotubuli,* lange hohle Strukturen von etwa 25 nm Durchmesser und *Mikrofilamente,* solide Fasern von 4 bis 6 nm Durchmesser. Mikrotubuli und Mikrofilamente kommen in der Mitosespindel sich teilender Zellen vor und haben mit der Bewegung der Chromosomen zu tun.

Sie spielen auch eine Rolle bei der Zellbewegung, bei den Prozessen, welche Sekret-Granula in der Zelle transportieren, sowie bei der Bewegung von Proteinen in der Zell-Membran. Die Struktur der Mikrotubuli wird durch das Pharmakon Colchicin zerstört. Die Mikrotubuli enthalten Aktin, einen Bestandteil der kontraktilen Filamente des Muskels (Kap. 3); auch der andere Bestandteil der Filamente, *Myosin,* läßt sich in vielen Zellen nachweisen. Die Funktion der Mikrofilamente wird durch Cytochalasin, ein Produkt bestimmter Pilze, gestört. Mikrotubuli bilden vielleicht die Strukturen von »Markierungen«, entlang welcher sich Chromosomen und Sekretgranula bewegen, während die Mikrofilamente für die Bewegung selbst verantwortlich sein dürften.

Sekret-Granula

Die *Sekretgranula* protein-sezernierender Zellen wurden bereits beim Golgi-Komplex erwähnt; typisch dafür sind die Granula der Hypophysenvorderlappen-Hormone (Kap. 22), die Renin-Granula in den juxta-glomerulären Zellen der Niere (Kap. 24) und die Granula von Vorstufen proteolytischer Enzyme in den exokrinen Pankreaszellen (Kap. 26). Die Proteine dieser Granula werden im endoplasmatischen Reticulum synthetisiert, in membran-umschlossenen Granula »verpackt«, die im Golgi-Apparat liegen, und im Cytoplasma solange gespeichert, bis sie von der Zelle durch Exocytose (s. unten) ausgeschieden werden.

Andere Zell-Strukturen

Durch Homogenisierung von Zellen und Zentrifugieren der resultierenden Suspension lassen sich verschiedene Zellkomponenten trennen. Als erste sedimentieren die Kerne, hierauf folgen die Mitochondrien. Hochtouriges Zentrifugieren (Schwerefelder über 100000 g) führt zur Sedimentation der sogenannten *Mikrosomen;* diese Fraktion enthält die Ribosomen, aber auch andere granuläre Bestandteile. Durch Ultrazentrifugation kann man die Mikrosomen noch weiter fraktionieren und dabei insbesondere die Ribosomen gewinnen.

Körperflüssigkeit und ihre Compartments

Die Zellen fast aller vielzelligen Lebewesen — sowohl von Land- wie Wasserbewohnern — befinden sich in einem *»inneren Meeresmilieu« (Extra-Cellulär-Flüssigkeit = ECF)*, das von der Körperoberflächen-Bedeckung umschlossen wird. Aus der ECF entnehmen die Zellen O_2 und Nahrungsstoffe, in die ECF werden die Stoffwechsel-Endprodukte ausgeschieden. Die ECF ist weniger konzentriert als das Meerwasser der Gegenwart; sie ähnelt dem Urmeer, auf welches das irdische Leben zurückgeführt wird.

Bei Lebewesen mit einem geschlossenen Gefäßsystem ist die ECF auf zwei Flüssigkeitsräume aufgeteilt: *Interstitial-Flüssigkeit* und zirkulierendes *Blut-Plasma*. Blutplasma und celluläre Blutelemente, insbesondere die roten Blutkörperchen erfüllen das Gefäßsystem und bilden das *Blut-Volumen*. Die Interstitial-Flüssigkeit ist der extravasculäre Anteil der ECF, in dem die Zellen »baden«. Etwa $^1/_3$ des *Gesamt-Körper-Wassers* ist extracellulär, die restlichen $^2/_3$ sind intracellulär *(Intra-Cellulär-Flüssigkeit, IFC).*

Größe der Flüssigkeits-Compartments

Beim durchschnittlichen jugendlichen männlichen Individuum sind 18% des Körpergewichts (KG) Protein und verwandte Substanzen, 7% Mineralstoffe und 15% Fett; die übrigen 60% sind Wasser (Abb. 1.4).

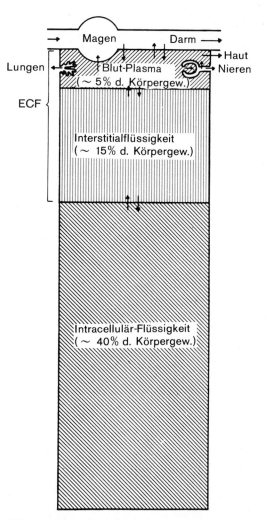

Abb. 1.4. Körperflüssigkeits-Compartments (die Pfeile bezeichnen Flüssigkeitsverschiebungen). ECF = Extracellulär-Flüssigkeit (~20% d. Körpergew.), inclusive Transcellulär-Flüssigkeit (1–2% d. Körpergew.) (nach GAMBLE: Chemical Anatomy, Physiology, and Pathology of Extracellular Fluid, 6th Ed. Harvard University Press 1954)

Der intracelluläre Teil des Körperwassers macht etwa 40% des KG aus, der extracelluläre Teil etwa 20%. Etwa $^1/_4$ der ECF ist intravasculär (Plasma = 4–5% des KG) und $^3/_4$ sind extravasculär (Interstitialflüssigkeit = 15% des KG). Das Gesamt-Blutvolumen beträgt etwa 8% des KG.

Bestimmungen der Körperflüssigkeits-Volumina

Theoretisch ist die Größe jedes einzelnen Körperflüssigkeitsvolumens bestimmbar, indem man Substanzen, die sich nur in einem Flüssigkeitscompartment verteilen, injiziert und deren *Verteilungsvolumen* berechnet (Abb. 1.5); dieses ist gleich der injizierten Menge (abzüglich dessen, was durch Stoffwechsel oder Ausscheidung während der Durchmischungszeit verschwunden ist) dividiert durch die Konzentration der injizierten Substanz in der entnommenen Flüssigkeitsprobe.

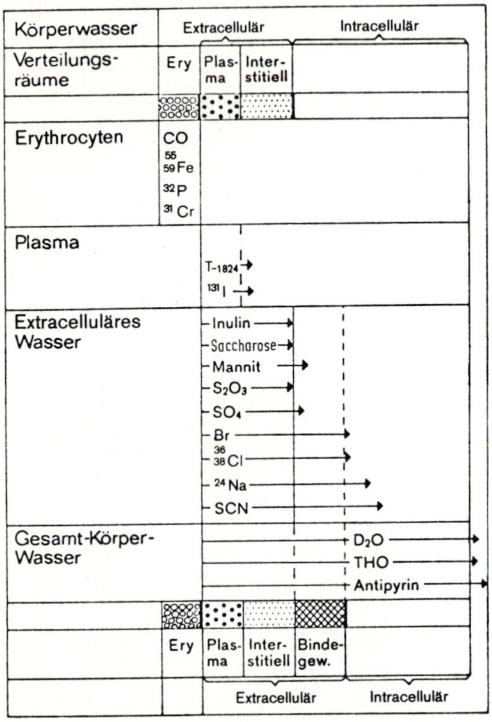

Abb. 1.5. Größe der Flüssigkeitsräume in Abhängigkeit von der verwendeten Testsubstanz (nach DEUTSCH-GEYER: Laboratoriumsdiagnostik. Berlin: Steinkopf 1969)

Beispiel: 435 µmol (150 mg) Saccharose werden einem 70 kg schweren Mann injiziert. Nach Durchmischung beträgt die Saccharose-Konzentration im Plasma 29 µmol/l (0,01 mg/ml) und 29 µmol (10 mg) wurden während der Durchmischungszeit metabolisiert oder ausgeschieden. Das Verteilungsvolumen ist:

$$\frac{450 \; \mu mol - 30 \; \mu mol}{30 \; \mu/l} \approx 14 \; l$$

$$\left(\frac{150 \; mg - 10 \; mg}{0{,}01 \; mg/ml} = 14{,}000 \; ml \right)$$

Da 14,000 ml der Raum ist, in welchem Saccharose verteilt wurde, wird er auch *Saccharose-Raum* genannt. Verteilungsvolumina lassen sich für jede beliebige Substanz errechnen, sofern diese Substanz injizierbar ist und sich ihre Konzentration in den Körperflüssigkeiten sowie die Mengen, welche durch Stoffwechsel und Ausscheidung verlorengehen, exakt bestimmen lassen.

Trotz der Einfachheit dieses Prinzips erschweren verschiedene Faktoren die Anwendung der Methode. Die zu injizierende Substanz darf nicht toxisch sein, muß sich gleichmäßig im zu bestimmenden Compartment verteilen und darf selbst keinen Einfluß auf die Verteilung von Wasser oder anderen Substanzen im Körper ausüben. Sie soll möglichst wenig während der Mischungsperiode verändert werden und soll leicht meßbar sein.

Plasma-Volumen, Blut-Volumen, Erythrocyten-Volumen

Plasma-Volumen-Bestimmungen wurden mittels Farbstoffen durchgeführt, die an die Plasma-Eiweißkörper gebunden werden, insbesondere Evans blue (T-1824). Auch mit radioaktivem Jod markiertes Albumin eignet sich zur Ermittlung des Plasma-Volumens; es müssen dabei die verwendete Albuminlösung und Plasmaproben nach deren Injektion auf ihre Aktivität geprüft werden. Als Ergebnis ist bei einem 70 kg schweren Mann ein Plasma-Volumen von etwa 3 000 ml (4–5% des KG) zu erwarten.

Sind Plasma-Volumen und Hämatokrit (prozentueller Anteil der Erythrocyten am Blutvolumen) bekannt, dann kann das *Gesamt-Blut-Volumen* errechnet werden, indem man das Plasma-Volumen mit

$$\frac{100}{100 - Hämatokrit}$$

multipliziert.

Beispiel: Der Hämatokrit beträgt 45 und das Plasma-Volumen 3 000 ml; das Gesamt-Blut-Volumen ist

$$3\,000 \times \frac{100}{100 - 45} = 5455 \; ml.$$

Das *Erythrocyten-Volumen* (Volumen, das von allen zirkulierenden Erythrocyten des Körpers eingenommen wird) kann durch Subtraktion des Plasma-Volumens vom Gesamt-Blut-Volumen errechnet werden. Es kann aber auch unabhängig bestimmt werden; man injiziert markierte Erythrocyten, stellt nach deren Durchmischung im Blut des Probanden den Anteil markierter roter Blutkörperchen an den gesamten Blutkörperchen in einer Blutprobe fest und errechnet das Verteilungsvolumen. Als Markierungsmittel wird häufig ^{51}Cr verwendet, ein Isotop, welches sich bei Inkubation von Erythrocyten in einer geeigneten Chromatlösung an die Blutkörperchen bindet; auch Eisen- und Phosphor-Isotope (^{59}Fe, ^{32}P), CO- sowie Antigen-Markierung wurden erfolgreich angewandt.

Extra-Cellulär-Flüssigkeits-Volumen (ECF-Volumen)

Die Bestimmung des ECF-Volumens ist schwierig; die Begrenzung dieses Flüssigkeitsraumes ist ungenau definiert und nur wenige Substanzen verteilen sich rasch in allen Teilen dieses Raumes, ohne ihn zu verlassen. Die Lymphe läßt sich nicht vom ECF-Raum trennen und wird gemeinsam mit diesem gemessen. Viele Substanzen treten ferner langsam in die Cerebrospinal-Flüssigkeit über, wenn ihr Übertritt auch durch die Blut-Hirn-Schranke erschwert wird (Kap. 32). Die Einstellung eines Verteilungsgleichgewichtes mit der Gelenksflüssigkeit, dem Kammerwasser des Auges und der ECF wenig durchbluteter Gebiete (dichtes Bindegewebe, Knorpel und Teile des Skeletes) erfolgt ebenfalls langsam. Andererseits erscheinen Substanzen, die sich in der ECF rasch verteilen, in Drüsensekreten und im Inhalt des Verdauungstraktes. Da die genannten Flüssigkeiten (Cerebrospinalflüssigkeit, Kammerwasser und die anderen speziellen Flüssigkeiten) nicht im strengen Sinne Teile der ECF sind, werden sie auch *Trans-Cellulär-Flüssigkeiten* genannt.

Die vielleicht genaueste Bestimmungsmethode des ECF-Volumens ist die *Inulin-Methode;* die chemische Bestimmung dieses Polysaccharides ist zwar mühevoll, doch hat die Einführung des radioaktiven Inulin (ein C-Atom durch ^{14}C substituiert) seine quantitative Erfassung sehr erleichtert. Auch *Mannit* und *Saccharose* wurden für ECF-Bestimmungen herangezogen. Wegen der vorwiegend extracellulären Verteilung der Chlorid-Ionen wurden Chlor-Isotope (^{36}Cl, ^{38}Cl) für den gleichen Zweck verwendet; ein Nachteil liegt hier darin, daß Cl^- auch intracellulär verteilt wird; dasselbe gilt für ^{82}Br, das sich im Körper gegen Chlor austauscht. Andere Anionen, die zur ECF-Bestimmung Verwendung fanden, sind Sulfat, Thiosulfat, Thiocyanat und Ferrocyanid (Abb. 1.5).

Sorgfältige Messungen unter Verwendung der verschiedenen erwähnten Substanzen ergeben abweichende Werte, was auf ein jeweils unterschiedliches Verteilungsvolumen hinweist. Ein allgemein angenommener Wert für die ECF ist 20% des KG oder etwa 14 Liter für einen 70 kg schweren Mann (3 l Plasma + 11 l Interstitial-Flüssigkeit).

Interstitial-Flüssigkeits-Volumen

Eine direkte Messung des Interstitial-Flüssigkeits-Volumens ist kaum möglich; es ist schwierig, Proben dieser Flüssigkeit zu gewinnen; außerdem gehen Substanzen, die sich darin verteilen, in das Plasma über. Die Bestimmung erfolgt daher durch Subtraktion des Plasma- vom Extra-Cellulär-Flüssigkeits-Volumen. Der Quotient ECF/ICF-Volumen ist bei Säuglingen und Kindern größer als beim Erwachsenen; dementsprechend kann sich im Kindesalter bei Flüssigkeitsverlust rascher der gefährliche Symptomenkomplex der *Dehydratation* entwickeln (Kap. 40).

Intra-Cellulär-Flüssigkeits-Volumen (ICF-Volumen)

Auch das ICF-Volumen kann nur indirekt bestimmt werden, indem man das ECF-Volumen vom Gesamt-Körper-Wasser (GKW) abzieht. Das Gesamtwasser wird nach demselben Verdünnungsprinzip erfaßt wie die anderen Flüssigkeitsräume. Am häufigsten benützt man *schweres Wasser* (D_2O) als Testsubstanz; zwar unterscheidet sich dieses etwas von H_2O, doch sind die erhaltenen Resultate ausreichend genau. Auch Tritiumoxid und Antipyrin wurden für den gleichen Zweck verwendet.

Der Wassergehalt der fettfreien Körpergewebe (»lean body tissue«) liegt konstant bei 71–72 ml/100 g Gewebe; da aber Fett fast wasserfrei ist, schwankt die Relation Gesamt-

Tabelle 1.2. Gesamt-Körperwasser (in % des Körpergewichtes) in Abhängigkeit von Alter und Geschlecht[a]

Alter	männlich	weiblich
10–18	59	57
18–40	61	51
40–60	55	47
über 60	52	46

[a] Nach EDELMANN und LIEBMANN: Anatomy of body water and electrolytes. Amer. J. Med. **27**, 256 (1959).

körperwasser/KG je nach dem Fettgehalt des Körpers. Bei jungen männlichen Erwachsenen beträgt der Wassergehalt etwa 60% des KG; die Werte für Frauen liegen etwas niedriger. Bei beiden Geschlechtern sinkt der Wassergehalt mit zunehmendem Alter (Tabelle 1.2).

Einheiten zur Messung von Menge und Konzentration gelöster Substanzen

Um die Effekte verschiedener physiologisch bedeutsamer Substanzen und deren Wechselbeziehungen beurteilen zu können, ist die bloße Kenntnis des Gewichtes pro Volumeneinheit unzureichend. Viel wichtiger ist die Information über die Zahl von Molekülen, elektrischen Ladungen oder Teilchen pro Volumeneinheit. Konzentrationen werden daher in der Medizin häufig in Mol, Äquivalenten (Val) oder Osmol pro Volumeneinheit (meist Liter) ausgedrückt. Durch die gesetzliche Einführung der SI-Einheiten müssen sich jetzt aber alle Mengen- und Konzentrations-Angaben ausschließlich auf die Einheit Mol (Einheitszeichen mol) beziehen.

Gramm-Molekül (Mol, mol)

Das Mol ist als Gramm-Molekulargewicht einer Substanz definiert (Molekulargewicht der Substanz in Gramm; jedes mol besteht aus $6{,}06 \times 10^{23}$ Molekülen, bzw. Teilchen oder Ionen). 1 Millimol (mmol) = 10^{-3} mol, 1 Mikromol (µmol) = 10^{-6} mol. 1 mol NaCl ist daher = $23 + 35{,}5$ g = $58{,}5$ g, 1 mmol NaCl = $58{,}5$ mg, 1 µmol NaCl = $58{,}5$ µg; 1 mol Na^+ = 23 g.

Maßeinheit der elektrischen Aktivität

Die Berücksichtigung der elektrischen Äquivalente ist deshalb physiologisch wichtig, weil zahlreiche im Körper gelöste Substanzen in Form geladener Partikeln vorliegen. Es wurde daher bisher — besonders bei Angaben über Elektrolyt-Konzentrationen — die Verwendung der Äquivalent-Einheiten bevorzugt. Da in vielen Tabellen, Beschreibungen von Infusionslösungen etc. noch die alten Maßeinheiten verwendet enthalten sind, werden sie nachstehend kurz erläutert.
1 Gramm-Äquivalent (Val) einer ionisierten Substanz ist 1 Mol dieser Substanz dividiert durch die Wertigkeit. 1 Millival (mVal) ist 1/1000 eines Val. 1 Val Na^+ = 23 g/1 = 23 g, aber 1 Val Ca^{2+} = 40 g/2 = 20 g.
Normalität einer Lösung (N) bedeutet die Zahl der Gramm-Äquivalente in 1 Liter; eine 1 normale Lösung HCl enthält $(1 + 35{,}5)$ g/l = $36{,}5$ g/l.

Maßeinheit der osmotischen Aktivität

Die Höhe des osmotischen Druckes, der durch eine gelöste Substanz bei konstanter Temperatur ausgeübt wird, ist der Zahl der Teilchen in der Lösung proportional. Die Angabe dieser Teilchenzahl erfolgte bisher in der medizinisch-biologischen Literatur häufig in Osmol (osm). 1 Osmol bedeutete die Masse von $6{,}06 \cdot 10^{23}$ osmotisch wirksamer Teilchen in einer Lösung, wobei es sich von einem Mol einer definierten Substanz dann unterschied, wenn diese dissoziiert ist. Die Bezeichnung Osmol bezog sich dabei oft nicht auf eine reine Substanz, sondern auf Gemische gelöster Teilchen.
Ein Osmol einer Substanz bedeutete das Molekulargewicht in Gramm dividiert durch die Anzahl der frei beweglichen Teilchen, die in der Lösung pro Molekül freigesetzt werden; das Milliosmol (mosm) war 1/1000 eines Osmol.
Die Bestimmung osmotisch wirksamer Konzentration gelöster Substanzen in Wasser kann durch eine Messung der Gefrierpunktserniedrigung erfolgen. 1 mol einer nicht dissoziablen Substanz (z.B. Glucose) in einem Liter wäßriger Lösung erniedrigt den Gefrierpunkt um 1,86°C. Die Angabe der osmotischen Aktivität in mmol bezogen auf ein Liter einer wäßrigen Lösung ergibt sich aus der Gefrierpunktserniedrigung dividiert durch 0,00186.
Wird die Konzentration aller in einer Lösung befindlicher osmotisch wirksamer Teilchen pro Volumeneinheit der Gesamtlösung angegeben, spricht man von Osmolarität; hingegen ist der Terminus für ihre Angabe pro Gewichtseinheit Lösungsmittel Osmola*li*tät (mmol/kg H_2O, häufig auch mmol/l H_2O). In diesem Buch sind im allgemeinen osmo*la*le Konzentrationen berücksichtigt.

Zusammensetzung der Körperflüssigkeiten

Die Verteilung der Elektrolyte in den verschiedenen Flüssigkeits-Compartments ist in Abb. 1.6 dargestellt. Die Zahlen für die intracellulären Verhältnisse sind angenäherte Werte, da die Zusammensetzung der Intracellulär-Flüssigkeit je nach Funktion der Zellen schwankt.
Abb. 1.6 macht deutlich, daß die Elektrolyt-Konzentrationen in den verschiedenen Compartments ungleich sind. Ein besonders auffallender Unterschied ist die verhältnismäßig niedrige Eiweißkonzentration in der Interstitialflüssigkeit im Vergleich zu Plasma und intracellulärer Flüssigkeit; ebenfalls wichtig ist die vorwiegend extracelluläre Verteilung von Na^+ und Cl^- gegenüber der hauptsächlich intracellulären Verteilung des K^+.

Kräfte, die zu Substanzverschiebungen zwischen Compartments führen

Die Verteilungsunterschiede zwischen den Flüssigkeitsräumen sind vorwiegend auf die Art der

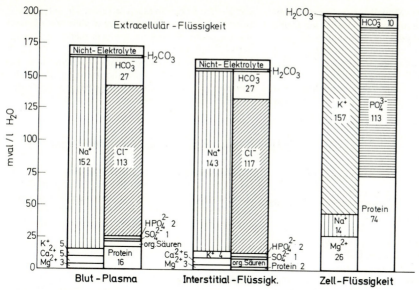

Abb. 1.6. Elektrolyt-Zusammensetzung der Körperflüssigkeiten des Menschen. In dieser Abb. sind zur Verdeutlichung des Beitrages der Elektrolyte zu den diversen elektrischen Gradienten die Konzentrationen noch — im Gegensatz zu den SI-Einheiten — in Äquivalenten angegeben. Die Proteine sind hierbei entsprechend ihrer Wirkung als Anionen(*) eingesetzt (die Werte sind in mval/Liter Wasser, nicht Körperflüssigkeit angegeben) (nach Leaf u. Newburgh: Significance of Body Fluids in Clinical Medicine, 2nd Ed. Springfield/Ill.: Ch. C. Thomas 1955)

Barrieren zurückzuführen, welche diese voneinander trennen. Die Plasma-Membran der Zellen scheidet ICF von ECF, die Capillarwand trennt das Plasma von der Interstitialflüssigkeit. Bewegung von Wasser und anderen Teilchen durch die Barrieren hindurch erfolgt durch Diffusion, Lösungsmittel-Sog (»solvent drag«), Osmose, aktiven Transport und weitere Prozesse wie Exocytose und Endocytose.

Diffusion

Diffusion bedeutet den Vorgang, bei welchem ein Gas oder eine gelöste Substanz sich aufgrund der Bewegung ihrer Teilchen ausdehnt, um das verfügbare Volumen zu erfüllen. Die Teilchen (Moleküle oder Ionen) einer gelösten Substanz befinden sich in ständiger ungeordneter Bewegung, die bei hoher Konzentration zu häufigen Zusammenstößen führt. Sie streben daher, sich von Orten hoher Konzentration gegen solche niedriger Konzentration auszubreiten, bis sie überall gleichmäßig verteilt sind. Gelöste Teilchen bewegen sich zwar sowohl in Richtung der niedrigeren wie auch der höheren Konzentration, doch resultiert ein *Netto-Flux* in Richtung der geringeren Konzentration eines bestimmten Moleküls. Die Größe der Diffusionstendenz ist proportional der Konzentrationsdifferenz einer Substanz zwischen 2 Orten *(Konzentrations-* oder *chemischer Gradient).* Die Diffusion von Ionen hängt aber auch von deren elektrischer Ladung ab; wenn eine Potentialdifferenz zwischen 2 Orten in einer Lösung besteht, wandern positiv geladene Ionen entlang diesem *elektrischen Gradienten* in das stärker negativ geladene Gebiet, während negativ geladene Ionen in entgegengesetzter Richtung wandern.

Im Körper erfolgt Diffusion nicht nur innerhalb eines Flüssigkeitsraumes, sondern auch von einem in das andere Compartment, sofern die *Barriere* für die diffundierenden Substanzen durchlässig ist. Die Diffusionsrate der meisten gelösten Substanzen durch Barrieren hindurch ist viel langsamer als diejenige des Wassers. Trotzdem ist Diffusion ein Hauptfaktor für die Verteilung nicht nur von Wasser, sondern auch von gelösten Substanzen.

Donnan-Effekt

Befindet sich auf einer Seite einer Membran ein Ion, das nicht durch diese diffundieren kann, dann wird dadurch die Verteilung anderer Ionen, für welche die Barriere permeabel ist, beeinflußt. So behindert z.B. die negative Ladung eines nicht-diffusiblen Anions die Diffusion der diffusiblen Kationen und begünstigt die Diffusion diffusibler Anionen durch die Membran.

Dies kann an folgendem Modell demonstriert werden: Eine Collodiummembran (m; permeabel für kleine, impermeabel für kolloidale Teilchen) trennt einen inneren (i) von einem externen (e) Flüssigkeitsraum. Zunächst ist in i Proteinat und in e KCl gelöst und es befinden sich gleichgroße Konzentrationen von Anionen und Kationen auf beiden Seiten der Membran; Cl^- diffundiert gemäß seines Konzentrationsgradienten von e nach i, und etwas K^+ diffundiert mit.

	i	m	e		i	m	e
Be- ginn:	K^+ $Prot^-$		K^+ Cl^-	Gleich- ge- wicht:	K^+ Cl^- $Prot^-$		K^+ Cl^-

Nach Gleichgewichtseinstellung verhalten sich die ionalen Konzentrationen wie folgt:

$$[K_i^+] > [K_e^+] \text{ und } [Cl_i^-] < [Cl_e^-], \text{ bzw.}$$
$$[K_i^+] + [Cl_i^-] + [Prot_i^-] > [K_e^+] + [Cl_e^-],$$

es befinden sich daher in i *samt dem Protein mehr osmotisch aktive Teilchen* als in e (Bedeutung für den *kolloid-osmotischen Druck*).
Nach DONNAN und GIBBS stellen sich in einem solchen System die Konzentrationen der diffusiblen Ionen wie folgt ein:

$$\frac{[K_e^+]}{[K_i^+]} = \frac{[Cl_i^-]}{[Cl_e^-]}, \text{ bzw. } [K_i^+][Cl_i^+] = [K_e^+][Cl_e^+].$$

Die Erhaltung der *elektrochemischen Neutralität* erfordert, daß sowohl im $Prot^-$-haltigen Raum i, wie auch im nur diffusible Ionen enthaltenden Raum e die Summe aller Ladungen Null ist:

$$[K_i^+] = [Cl_i^-] + [Prot_i^-], \text{ bzw. } [K_e^+] = [Cl_e^-]$$

Es muß berücksichtigt werden, daß tatsächlich das Gleichgewicht aus dem *Wechselspiel* einander *ausschließender Tendenzen* resultiert, nämlich: (1) *Konzentrationsgleichheit* der diffusiblen Ionen beiderseits der Membran und (2) *Elektronenneutralität* in i und e zu erreichen. Infolgedessen besteht zwar in i und in e Elektronenneutralität, als Ausdruck der Tendenz zum Konzentrationsausgleich kommt es jedoch an der *Außenseite der Membran* zu einer *Anhäufung von Kationen*, bzw. von Anionen an der Membraninnenseite. Die Zahl der an diesem Phänomen beteiligten Ionen ist — verglichen mit deren Gesamtzahl — unbedeutend, bildet jedoch die Grundlage für die *Potentialdifferenz* zwischen positiver Außen- und negativer Innenfläche der Membran. Diese lokale Ionenverteilung an der Membran ist von der Konzentrationsdifferenz der diffusiblen Ionen zwischen i und e abhängig, so daß das *Membranpotential* daraus errechnet werden kann (Nernst-Gleichung, s. später).
Die Zellmembran und z. T. auch die Capillarbarriere zeigen Analogien zum Membranmodell. Manche biophysikalische Phänomene lassen sich allein auf Donnan-Gleichgewichte zwischen z. B. Zellinnerem und ECF zurückführen. *In vivo* beeinflussen jedoch zahlreiche weitere Faktoren (aktiver Transport, unterschiedliche und variable Membranpermeabilität für Ionen) die ionale Verteilung in den verschiedenen Flüssigkeits-Compartments des Organismus. Schließlich können Donnan-Gleichgewichte — auch ohne Membran — entstehen, wenn die Beweglichkeit einer Ionenart durch irgendwelche Kräfte gegenüber den anderen Ionen behindert ist.

Lösungsmittel-»Sog« (»solvent-drag«)

Wenn Lösungsmittel in einer Richtung verschoben wird (»bulk flow«), dann hat das Lösungsmittel die Tendenz, gelöste Teilchen mitzureißen. Man bezeichnet diese Wirkung als Lösungsmittel-»Sog« (»solvent-drag«). Wo dieser Effekt im Organismus auftritt, ist sein Ausmaß jedoch gering.

Filtration

Filtration ist ein Vorgang, bei dem Flüssigkeit aufgrund einer *hydrostatischen Druckdifferenz* beiderseits einer Membran durch diese gepreßt wird. Die Menge gefilterter Flüssigkeit ist der Druckdifferenz und der Filterfläche proportional. Moleküle mit geringerem Durchmesser als die *Poren der Membran* passieren das Filter, während größere Teilchen zurückgehalten werden. Kleine Moleküle werden durch die Capillarwand »filtriert«, wenn der hydrostatische Druck in den Gefäßen denjenigen der ECF im Gewebe überwiegt.

Osmose

Unter Osmose versteht man die Bewegung von *Lösungsmittel-Molekülen* durch eine Membran hindurch in ein Gebiet, in dem eine höhere Konzentration einer *gelösten Substanz* besteht, für welche die Membran impermeabel ist. Osmose ist von überragender Bedeutung für physiologische Vorgänge. Man kann die Bewegung des Lösungsmittels in Richtung der höheren Konzentration der gelösten Substanz dadurch verhindern, daß man einen Druck auf die höher konzentrierte Lösung ausübt; jener Druck, der gerade die Flüssigkeitsbewegung zum Stehen bringt, wird als *effektiver osmotischer Druck* der Lösung bezeichnet.
Ebenso wie andere Erscheinungen (Dampfdruck-Erniedrigung, Gefrierpunkt-Erniedrigung, Siedepunkt-Erhöhung) hängt auch der osmotische Druck vorwiegend von der Teilchenzahl und nicht von der Art der Teilchen in Lösungen ab; er ist eine grundlegende, allen Lösungen gemeinsame Eigenschaft. Ursache des osmotischen Druckes ist die Beeinträchti-

gung der *Aktivität* des Lösungsmittels in einer Lösung; diese Aktivität entspricht dabei der *effektiven Konzentration* des Lösungsmittels, wie sie aufgrund seines Verhaltens in einer Lösung erfaßt werden kann. Wird eine Substanz in einem Lösungsmittel gelöst, dann kommt es zu einer *Verminderung der Aktivität der Lösungsmittel-Moleküle*. Eine homogene Lösung einer Substanz besitzt zwar einen osmotischen Druck, dieser kann jedoch nur dann zum Ausdruck kommen (d. h. die Lösung kann nur dann einen *effektiven osmotischen Druck* ausüben), wenn die Lösung mit einer Lösung geringerer Konzentration durch eine Membran in Verbindung tritt, die nur für das Lösungsmittel, nicht aber für die gelöste Substanz permeabel ist. In diesem Falle werden Lösungsmittel-Moleküle vom Ort ihrer größeren Aktivität (*verdünntere* Lösung) in Richtung ihrer geringeren Aktivität (*konzentriertere* Lösung) verschoben werden. Wenn z. B. eine 10% Glucoselösung in Wasser durch eine für Glucose impermeable Membran mit destilliertem Wasser in Kontakt tritt, wird das Volumen der Glucoselösung zunehmen und ihre Konzentration entsprechend dem Zustrom von Wassermolekülen abnehmen (Abb. 1.7).

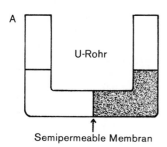

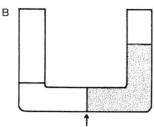

Abb. 1.7. Demonstration des osmotischen Druckes. A: Zustand unmittelbar nach Einbringen einer Glucoselösung (20 mmol/Liter, dunkle Fläche) in den rechten Schenkel des U-Rohrs und eines gleichen Volumens Wasser (helle Fläche) in den anderen Schenkel. B: Zustand nach Einstellung des Gleichgewichtes. Wasser ist in die Glucoselösung eingeströmt, deren Volumen zu- und deren Konzentration abgenommen hat

Der osmotische Druck (P) steht in gleicher Weise in Beziehung zu Temperatur und Volumen wie der Druck eines Gases:

$$P = \frac{nRT}{V}$$

wobei n die Zahl der Teilchen, R die Gaskonstante, T die absolute Temperatur und V das Volumen bedeuten; bei konstanter Temperatur ist daher der osmotische Druck der Zahl gelöster Teilchen pro Volumeneinheit proportional. Ist die gelöste Substanz (z. B. Glucose) nicht ionisierbar, dann ist der osmotische Druck eine Funktion der gelösten Glucosemoleküle; ist die Substanz aber ionisierbar und bildet sie eine ideale Lösung, dann wird jedes Ion ein osmotisch aktives Teilchen.

1 mmol NaCl würde z. B. in je ein mmol Na^+- und Cl^--Ionen dissoziieren, so daß die osmotische Wirksamkeit 2 mmol betragen würde; 1 mmol Na_2SO_4 würde in 2 mmol Na^+ und 1 mmol SO_4^{2-} dissoziieren, wobei eine osmotische Aktivität von 3 mmol (3 mosm) resultieren würde. Die Körperflüssigkeiten sind allerdings keine idealen Lösungen; obwohl die starken Elektrolyte völlig dissoziiert sind, vermindern die ionalen Wechselwirkungen die Zahl dieser Teilchen, die osmotisch wirksam werden können. Es bestimmt also die effektive Konzentration den osmotischen Druck; daher macht auch z. B. 1 mmol/l NaCl etwas weniger als 2 mmol/l osmotisch aktiver Teilchen verfügbar.

Osmolale Konzentration des Plasmas: Tonizität

Der Gefrierpunkt des menschlichen Plasmas liegt bei $-0,54°C$, was einer osmolalen Konzentration von 290 mmol/l osmotisch aktiver Teilchen entspricht, bzw. einem osmotischen Druck von 730 kPa (7,3 Atmosphären). Man würde eine etwas höhere Osmolalität erwarten, da die Summe aller Anionen- und Kationen über 300 mmol beträgt, doch handelt es sich beim Plasma um keine ideale Lösung und die Ionen-Wechselwirkungen vermindern die Zahl osmotisch aktiver Teilchen. Die Flüssigkeits-Compartments stehen untereinander nahezu im osmotischen Gleichgewicht, es sei denn, daß nach einer plötzlichen Änderung der Flüssigkeitszusammensetzung ungenügend Zeit zur Äquilibrierung vorhanden war. Der Terminus *Tonizität* dient dazu, den effektiven osmotischen Druck einer Lösung im Vergleich zum Plasma auszudrücken. *Isoton* sind Lösungen mit gleichem osmotischen Druck wie das Plasma. Lösungen mit höherem osmotischen Druck sind *hyperton*, und solche mit geringerem osmotischen Druck *hypoton.* Alle mit dem Plasma isoosmotischen Lösungen (Lösungen mit demselben aktuellen osmotischen Druck oder derselben Gefrierpunkterniedrigung wie Plasma) müßten auch isoton sein, wenn nicht bestimmte gelöste Substanzen in die Zellen hineindiffundierten und andere derartige Substanzen metabolisiert würden. Eine 0,9%-NaCl-Lösung (weitgehend dissoziiert, daher osmotische Aktivität 310 mmol) ist daher isoton, da bei ihr im allgemeinen keine Nettoverschiebung osmotisch aktiver Teilchen in die Zellen stattfindet bzw. ihre Bestandteile nicht metabolisiert werden. Harnstoff hingegen diffundiert rasch in die Zellen hinein; dementsprechend sinkt der effektive osmotische Druck einer dem Plasma isoosmotischen (290 mmol/l osmotisch aktiver Teilchen) wäßrigen Harnstofflösung ab, wenn darin Zellen suspendiert werden. Eine 5%-Glucose-Lösung (etwa 280 mmol/l) ist bei intravenöser Verabreichung zunächst annähernd dem Blut isoton; da die Glucose jedoch metabolisiert wird, entspricht der osmotische Netto-Effekt dem einer hypotonen Lösung.

Die verschiedenen Plasmabestandteile tragen ihren Teil zur gesamten osmolalen Konzentration bei. Etwa 270 der gesamten 290 mmol/l osmotisch aktiver Teilchen entfallen auf Na^+ und seine begleitenden Anionen, vorwiegend Cl^- und HCO_3^-. Andere Kat- und Anionen sind nur wenig beteiligt. Glucose trägt mit etwa 5 mmol/l nur wenig zum osmotischen Druck bei, da sie nicht dissoziiert und ein Molekulargewicht von 180 hat.

Wegen ihres hohen Molekulargewichtes tragen die Plasmaproteine trotz ihrer relativ hohen Konzentration im Plasma nur wenig zum osmotischen Druck bei. Durch ihr hohes Wasserbindungsvermögen und die geringe Permeabilität der Capillarbarriere sind die Plasmaproteine jedoch verantwortlich für den onkotischen (kolloid-osmotischen) Druck des Plasmas von ~ 3.3 kPa (~ 25 mm Hg) (s. später und Kap. 30).

Die osmotische Wirksamkeit von Protein-Metaboliten (Nicht-Elektrolyten) beträgt etwa das 0,5fache des Blut-Harnstoff-Stickstoffes (BUN) d. i. äquivalent etwa 6 mmol/l osmotisch aktiver Teilchen. Da Plasma keine ideale Lösung ist, kann die Plasma-Osmolalität nach der folgenden Faustregel, in welcher die osmotische Wirksamkeit der Anionen durch Multiplikation der Na^+-Konzentration mit dem Faktor 2 berücksichtigt ist berechnet werden:

Osmolalität = 2[Na^+] + [Glucose] + 0,5[BUN]
(mmol/l)   (mmol/l)   (mmol/l)   (mmol/l)

Diese Formel ist brauchbar, um den Zustand von Patienten zu beurteilen, aber auch zur Illustration des Beitrages verschiedener Komponenten zur normalen Plasma-Osmolalität. Hyperosmolalität kann zu Koma führen (hyperosmolales Koma, Kap. 19).

Nicht-ionale Diffusion

Manche schwache Säuren und Basen sind in undissoziierter Form in Zellmembranen gut löslich, während sie ionisiert Zellmembranen nur schwer passieren können. Moleküle der undissoziierten Substanz diffundieren daher von einer zur anderen Seite der Membran und dissoziieren dann, so daß sie im Effekt auf diese Weise Ionen durch die Membran hindurch transportieren. Dieses im Gastrointestinal-Trakt (Kap. 25) und in den Nieren (Kap. 38) zu beobachtende Phänomen wird als *nicht-ionale Diffusion* bezeichnet.

Träger-geförderter Transport

Zusätzlich zur Bewegung von Substanzen durch die Zellmembran hindurch infolge Diffusion, Osmose und des oben beschriebenen Mechanismus können Ionen und größere nicht-ionisierte Moleküle mit Hilfe von Träger-Molekülen in der Membran transportiert werden. Erfolgt ein solcher trägergeförderter Transport von einem Ort höherer zu einem solchen niedriger Konzentration, dann ist hierfür keine Energie erforderlich und man bezeichnet ihn als *geförderte Diffusion.* Vielfach unterliegt die geförderte Diffusion einer hormonalen Regulation; so steigert z.B. Insulin die geförderte Diffusion von Glucose in die Muskelzelle (Kap. 19). Erfolgt andererseits ein Transport vom Ort niedriger Konzentration zu einem solchen höherer Konzentration, dann benötigt der Prozeß Energie und man spricht von *aktivem Transport;* die Energie hierfür stammt vom Zellstoffwechsel, meist durch Vermittlung von Adenosintriphosphat (ATP, Kap. 17). Aktiver Transport ist im gesamten Organismus von größter Bedeutung.

Transport von Proteinen und anderen großen Molekülen

In bestimmten Situationen treten Proteine in Zellen ein und verschiedene Hormone, die von endokrinen Zellen sezerniert werden, sind Proteine oder große Polypeptide. Der Eintritt von Proteinen und großen Polypeptiden in Zellen erfolgt durch *Endocytose,* während die Sekretion von Proteinen und Polypeptiden durch *Exocytose* zustande kommt. Diese Prozesse ermöglichen es, daß große Moleküle in Zellen ein- und aus diesen austreten können, ohne daß die Zellmembran gesprengt wird.

Bei der *Exocytose,* die auch *inverse Pinocytose* oder *Emeiocytose* (»Zell-Erbrechen«) genannt wurde, verschmilzt die Membran um eine Vacuole oder Sekret-Granula mit der Zellmembran und die Region der Membran-Fusion bricht zusammen, so daß der Inhalt der Vacuole oder die Sekretgranula sich schließlich außerhalb der Zelle befinden, während die Zell-Membran intakt bleibt (Abb. 1.8). Dieser Prozeß erfordert Ca^{2+} und Energie.

Endocytose ist der umgekehrte Prozeß. Eine Form der Endocytose ist die *Phagocytose* (»Zell-Essen«), wobei Bakterien, abgestorbenes Gewebe und andere Material-Teilchen, die sich mikroskopisch nachweisen lassen, von Zellen wie z. B. polymorphkernigen Leukocyten aufgenommen werden. Das Material tritt zuerst in Kontakt mit der Zellmembran und es kommt zu deren Invagination; der invaginierte Teil wird abgeschnürt und schließlich befindet sich die Fremdensubstanz in einer membranbegrenzten Vacuole. *Pinocytose* (»Zell-Trinken«) bezeichnet den grundsätzlich gleichen Vorgang, nur handelt es sich um gelöstes Material, das mikroskopisch nicht sichtbar ist. Die Membran, welche eine *pinocytotische* oder *phagocytotische Vacuole* umschließt, kann mit derjenigen eines Lysosoms verschmelzen, wobei es zur Mischung des Inhaltes mit den »Verdauungs«-Enzymen des Lysosoms kommt; vielleicht wird dabei auch die Membran verdaut, doch ist diese Annahme nicht gesichert.

Die Pinocytose-Rate wird durch sogenannte »*Inducer*« stark beschleunigt. Albumin und Globuline sind für die Zellen starke Inducer b; Insulin wirkt offenbar als Inducer für Fettzellen. Pinocytose und auch Phagocytose dürften aktive Prozesse sein; sie kommen zum Erliegen, wenn die Energieproduktion der Zelle blockiert wird. Durch Exocytose kommt es zu einer Flächenzunahme der Zell-Membran, die zu einer Zell-Vergrößerung führen müßte, wenn nicht äquivalent Zell-Membran entfernt würde; durch Endocytose kommt es hingegen zu einer Zell-Membran-Verkleinerung. Durch entsprechende Exocytose-Endocytose-Kopplung wird jedoch die normale Zellgröße aufrechterhalten.

Zellmembran und Ruhe-Membranpotential

Ionenverteilung beiderseits der Zellmembran

Die besonderen Eigenschaften der Zellmembran sind verantwortlich für die unterschiedliche Zusammensetzung der Intracellulär- bzw. der Interstitial-Flüssigkeit. Durchschnittswerte für

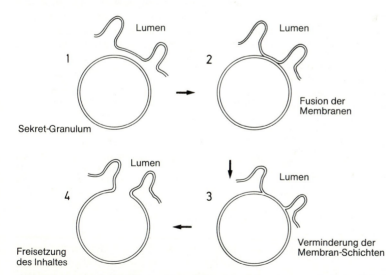

Abb. 1.8. Exocytose. Bei diesem Prozeß bewegen sich Sekretgranula zur Zellmembran und die Membran des Sekretgranulum verschmilzt mit der Zellmembran. Dann bricht das Gebiet der Membran-Fusion zusammen, wobei der Inhalt des Granulum nach außen gelangt (nach PALADE: Intracellular aspects of the process of protein synthesis. Science **189,** 347, 1975)

Tabelle 1.3. Konzentration einiger Ionen in und außerhalb einer Skeletmuskelzelle des Frosches[a]

Ion	Konzentration (mmol/kg H$_2$O)		Äquilibrium-Potential (mV)
	Zellinneres	außerhalb der Zelle	
Na$^+$	13,0	110,0	+ 55
K$^+$	138,0	2,5	−101
Cl$^-$	3,0	90,0	− 86

Ruhe-Membranpotential = −99 mV

[a] Nach DAVIES: Membrane Theory and Resting Potential. In: Medical Physiology (V. MOUNTCASTLE, Ed.), Vol. 2, Chap. 52. St. Louis: Mosby 1968.

die Zusammensetzung der Körperflüssigkeit beim Menschen sind in Abb. 1.6 dargestellt, während Tabelle 1.3 die besonderen Verhältnisse für den Frosch-Skeletmuskel zeigt.

Membranpotential

Bei fast allen Zellen besteht eine Potentialdifferenz über die Zellmembran hinweg, wobei das Zellinnere sich negativ gegenüber der Zellaußenseite verhält; übereinkunftsgemäß wird dieses *Ruhe-Membran-Potential* mit negativem Vorzeichen geschrieben (Zellinneres negativ gegenüber außen). Das Ruhepotential unterscheidet sich beträchtlich von Zellart zu Zellart (Bereich von −10 mV bis −100 mV).

Membranpermeabilität

Die Zellmembran ist praktisch undurchlässig für intracelluläres Protein und die anderen organischen Anionen, die den Großteil der intracellulären Ionen ausmachen (gewöhnlich durch das

Tabelle 1.4. Permeabilitätskoeffizienten (P) für die Zellmembran des Skeletmuskels des Frosches. Die Werte bedeuten Mole, die durch 1 cm^2 Membran unter den speziellen Versuchsbedingungen diffundieren. Zum Vergleich: P_{K+} in Wasser = 10[a]. (A$^-$ bedeutet nicht-diffusibles Anion)

P_{A-}	~ 0
P_{Na+}	2 × 10^{-8}
P_{K+}	2 × 10^{-6}
P_{Cl-}	4 × 10^{-6}

[a] Nach HODKIN and HOROWICZ: The influence of potassium and chloride ions on the membrane potential of single muscle fibers. J. Physiol. (Lond.) **148**, 127 (1959).

Symbol A$^-$ gekennzeichnet). Sie ist mäßig durchlässig für Na$^+$ und ziemlich gut permeabel für K$^+$ und Cl$^-$. Die K$^+$-Permeabilität ist 50–100mal größer als diejenige für Na$^+$. Die in Tabelle 1.4 gezeigten Permeabilitätswerte des Froschmuskels können als repräsentativ für die Zellmembran angesehen werden. Es muß beachtet werden, daß die — wenn auch bedeutende — Membranpermeabilität für K$^+$ und Cl$^-$ nur einen Bruchteil der freien Permeabilität dieser Ionen in Wasser ausmacht.

Die Ursache für die Permeabilitätsunterschiede der Zellmembran gegenüber verschiedenen kleinen Ionen ist unbekannt. Es liegt nahe, Spekulationen über Poren in der Membran und die Bedeutung ihres Durchmessers im Verhältnis zur Teilchengröße anzustellen. Wie schon erwähnt, verhalten sich die meisten Membranen so, als enthielten sie Poren von 70 nm Durchmesser; zum Vergleich sind in Tabelle 1.5 die Größen einiger wichtiger anorganischer Ionen zusammengestellt.

Tabelle 1.5. Größen hydratisierter Ionen (im Vergleich mit K$^+$ = 1,00, dessen Durchmesser im hydratisierten Zustand etwa 0,4 nm ist[a]

Cl$^-$	0,96	CH$_3$COO$^-$	1,80
K$^+$	1,00	SO$_4^{2-}$	1,84
Na$^+$	1,47	H$_2$PO$_4^-$	2,04
HCO$_3^-$	1,65	HPO$_4^{2-}$	2,58

[a] Nach ECCLES: The Physiology of Nerve Cells. John Hopkins University Press 1957.

Die Ionen im Körper sind hydratisiert; obwohl das Atomgewicht von Kalium (39) größer ist als das von Natrium (23), ist ein komplett hydratisiertes Na$^+$ größer als das hydratisierte K$^+$. Erwartungsgemäß treten auch Natriumionen mit größerer Schwierigkeit als Kaliumionen

Zellmembran und Ruhe-Membranpotential

durch die Membran. Trotzdem ist einzuwenden, daß der Nachweis der postulierten »Poren« noch fehlt; es ist daher durchaus möglich, daß die Ionen durch lipidlösliche Träger oder andere Mechanismen zur Permeation veranlaßt werden. Um die Ionen-Fluxe zu analysieren, bedarf es jedoch keiner exakten Erklärung dieser Phänomene; die empirischen Daten über die Ionenpermeabilität reichen für diesen Zweck aus.

Kräfte, die auf Ionen wirken

Man kann die Kräfte, die auf jedes einzelne Ion über die Membran hinweg wirken, wie folgt analysieren. Chlorid-Ionen z.B. sind in der ECF in höherer Konzentration vorhanden als im Zellinneren; sie trachten entlang des *Konzentrations-Gradienten* in die Zelle zu gelangen; das Zellinnere ist jedoch negativ gegenüber dem Äußeren, so daß Chlorid-Ionen aus der Zelle entlang einem *elektrischen Gradienten* verdrängt werden. Es gibt ein Gleichgewicht, bei welchem Cl^--Influx und -Efflux einander die Waage halten; dasjenige Membranpotential, bei welchem dieses Gleichgewicht besteht, ist das *Äquilibrium-Potential*.

Die Größe des Äquilibrium-Potentials läßt sich mittels der *Nernst-Gleichung* bestimmen:

$$E_{Cl} = \frac{RT}{FZ_{Cl}} \ln \frac{[Cl_e^-]}{[Cl_i^-]}$$

Wobei E_{Cl} = Äquilibrium-Potential für Cl^-
R = Gaskonstante
T = absolute Temperatur
F = Faraday (Zahl der Coulomb pro Mol Ladung)
Z_{Cl} = Valenz von Cl^- (-1)
$[Cl_i^-]$ = Cl^--Konzentration intracellulär
$[Cl_e^-]$ = Cl^--Konzentration extracellulär

Transformiert man vom natürlichen zum dekadischen Logarithmus und ersetzt man einige Konstanten durch Zahlenwerte, dann lautet die obenstehende Gleichung:

$$E_{Cl} = 61{,}5 \log \frac{[Cl_i^-]}{[Cl_e^-]} \quad \text{bei } 37°C$$

Es ist zu beachten, daß bei der Transformation zu der vereinfachten Formel der Konzentrations-Quotient umgekehrt wurde, da die -1-Valenz von Cl^- aus der Gleichung eliminiert wurde.
Unter Verwendung der vorstehenden Formel kann z.B. das Äquilibrium-Potential für Cl^- (E_{Cl}) in der Froschmuskel-Zelle berechnet werden; verwendet man die in Tabelle 1.3 enthaltenen Werte, dann erhält man -86 mV. Dieses Äquilibrium-Potential ist fast gleich dem experimentell bestimmbaren Ruhepotential dieser Zellmembran. Es ist daher der Schluß berechtigt, daß keine zusätzlichen Kräfte — neben den wirksamen chemischen und elektrischen Gradienten — auf die Bewegung der Chlorionen durch die Membran Einfluß üben.

In analoger Weise kann man ein Äquilibrium-Potential für die K^+-Ionen berechnen,

$$E_K = \frac{RT}{FZ_K} \ln \frac{[K_e^+]}{[K_i^+]} = 61{,}5 \log \frac{[K_e^+]}{[K_i^+]} \quad \text{bei } 37°C$$

wobei E_K = Äquilibrium-Potential für K^+
Z_K = Valenz von K^+ ($+1$)
$[K_i^+]$ = K^+-Konzentration intracellulär
$[K_e^+]$ = K^+-Konzentration extracellulär
R, T, F siehe oben.

In diesem Fall ist der Konzentrationsgradient zellauswärts gerichtet und der elektrische Gradient einwärts. Beim Froschmuskel ergibt sich rechnerisch ein Äquilibrium-Potential von $E_K = -101$ mV. Da das Ruhe-

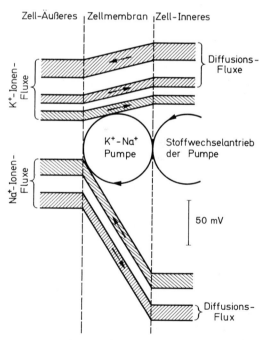

Abb. 1.9. Na^+- und K^+-Fluxe durch die Nerven-Zellmembran im Ruhestand. Die nicht als »Diffusions-Fluxe« gekennzeichneten Na^+- und K^+-Fluxe kommen durch aktiven Transport zustande. Der Diffusions-Efflux des Na^+ (weniger als 1% des Influx) wurde nicht eingezeichnet (nach Eccles: The Physiology of Nerve Cells. Johns Hopkins University Press 1957)

Membranpotential mit −99 mV fast gleich hoch ist, läßt sich die Verteilung von K^+ vor allem auf passive Vorgänge zurückführen. Trotzdem wird eine kleine Menge von K^+ auch aktiv in die Zelle transportiert (s. unten).

Die Situation für Na^+ ist völlig anders als diejenige für K^+ und Cl^-. Die Richtung des chemischen Gradienten für Na^+ ist zelleinwärts, wo seine Konzentration niedriger ist, und der elektrische Gradient ist gleichgerichtet. Es wurde experimentell festgestellt, daß die Membran eine zwar niedrige, aber merkliche Permeabilität auch für Na^+ aufweist (Tabelle 1.4); trotzdem bleibt die intracelluläre Na^+-Konzentration niedrig. Es muß daher ein aktiver Transport von Natrium sowohl entgegen dem elektrischen wie dem chemischen Gradienten vorliegen. Die Verhältnisse sind offensichtlich in Nervenfasern ähnlich; dort beträgt, wie z.B. im Riesenaxon des Tintenfisches, das Ruhe-Membranpotential −77 mV und das jeweilige Äquilibrium-Potential für K^+, Cl^- und Na^+ −89 mV, −48 mV bzw. +49 mV. Die Ionen-Fluxe durch die Nerven-Zellmembran sind in Abb. 1.9 dargestellt. In Erythrocyten hingegen ist das Membranpotential niedrig (−9 mV) und nahe dem Äquilibrium-Potential für Cl^-, während sowohl Na^+ wie K^+ aktiv durch die Zellmembran transportiert werden müssen. Cl^- wird offenbar in manchen Neuronen von Säugern aktiv transportiert und unterliegt in der Niere einem aktiven Transport.

Natrium-Kalium-Pumpe

Der für den aktiven Transport von Na^+ aus der Zelle und von K^+ in die Zelle verantwortliche Mechanismus wirkt als *Natrium-Kalium-»Pumpe«* (Abb. 1.9; vereinfacht auch als Natrium-Pumpe bezeichnet). Diese Pumpe ist in der Membran lokalisiert, die Energie wird durch ATP bereitgestellt und stammt aus dem Zellstoffwechsel. Bringt man ATP in das Zellinnere ein, dann steigt die Transportleistung an, während eine ATP-Zufuhr zum Zelläußeren ohne Effekt bleibt. Der Na^+-Transport ist mit dem K^+-Transport gekoppelt, wobei die Kopplungs-Rate von Na^+/K^+ zwischen 1 und 4 oder mehr variieren kann.

Die Aktivität der Pumpe ist ferner direkt proportional der Na^+-Konzentration im Zellinneren, und die Na^+-Ausstoßung aus der Zelle ist daher dem Na^+-Gehalt der Zelle proportional; es liegt also ein Rückkopplungsmechanismus vor, welcher der Konstanterhaltung des inneren Milieus der Zelle dient. Wenn die Kopplungs-Rate von Na^+/K^+ gleich 1 ist, kommt es zu keiner Netto-Ladungsverschiebung durch die Pumpe *(elektrisch neutrale* oder *nicht-elektrogene Pumpe).* Wird hingegen aus der Zelle mehr als 1 Na^+ für jedes zelleinwärts verschobene K^+ transportiert, dann ergibt sich ein Netto-Flux positiver Ladungen aus der Zelle mit der Folge einer Hyperpolarisation *(elektrogene* Pumpe; Kap. 38, Ethacrynsäure-hemmbare Pumpe). Der Transportmechanismus wird durch Ouabain und verwandte Herzglycoside gehemmt, ebenso auch durch Stoffwechselgifte, welche die ATP-Bildung behindern. Der Transportmechanismus zeigt ausgeprägte Temperaturabhängigkeit, wie bei einem stoffwechsel-abhängigen Prozeß zu erwarten ist; Na^+-Efflux und K^+-Influx nehmen bei Temperatur-Senkung um ein Vielfaches stärker ab, als dies bei rein passiven Na^+-, bzw. K^+-Fluxen aus thermodynamischen Gründen der Fall wäre. Die *Temperatur-Abhängigkeit solcher Prozesse* wird durch den Q_{10} gekennzeichnet, d.i. die Änderung eines energiefordernden Vorganges bei Änderung der Reaktionstemperatur um 10°C. Bei den meisten biologischen Prozessen dieser Art liegt Q_{10} bei etwa 2; es bestehen jedoch je nach dem untersuchten spezifischen Vorgang deutliche Unterschiede.

Die Einzelheiten des *Pumpmechanismus* sind Gegenstand intensiver Untersuchungen. Bisher wurde ein Enzym identifiziert, das eng mit dem Pumpmechanismus zusammenhängt, und zwar in Erythrocyten, Hirngewebe und zahlreichen anderen Zellen einer großen Anzahl verschiedener Species. Dieses Enzym hydrolysiert ATP zu Adenosindiphosphat (ADP, Kap. 17) und wird durch Na^+ sowie K^+ aktiviert; es wurde daher als *Natrium-Kalium-aktivierte Adenosintriphosphatase* oder *Na/K-ATPase* bezeichnet. Seine Konzentration in der Zellmembran ist proportional dem Na^+- und K^+-Transport in den entsprechenden Zellen. Es ist ein Lipoprotein mit einem Molekulargewicht von 670.000, das für seine Aktivität Mg^{2+} braucht und durch Ouabain gehemmt wird.

Offenbar erstreckt es sich durch die Membran hindurch und enthält 2 Polypeptid-Einheiten, die einen Kanal durch die Membran bilden. Es wird die Existenz von 2 Konformations-Zuständen angenommen.

In dem einen Zustand hat das Enzym eine Bindungsstelle für Na^+, die nur von der intracellulären Seite der Membran zugänglich ist. Erfolgt dort Bindung von Na^+, dann kommt es hierdurch zu einer Konformationsänderung, welche das Na^+ an die Zell-Außenseite bringt und eine K^+-Bindungsstelle an der Außenseite der Membran verfügbar macht. Erfolgt dort eine Bindung von K^+, dann nimmt das Enzym die erstgenannte Konformation wieder an, wobei dieses K^+ in das Zell-Innere gebracht wird.

Na⁺-Bindung dürfte mit Phosphorylierung einer Membrankomponente verbunden sein, K⁺-Bindung jedoch mit deren Dephosphorylierung.

Entstehung des Membranpotentials

Ionenverteilung beiderseits der Zellmembran und Membraneigenschaften erklären die Entstehung des Membranpotentials. K⁺ *diffundiert* entlang seinem Konzentrationsgradienten aus der Zelle, während die *nicht-diffusiblen Anionen in der Zelle* verbleiben, wodurch eine Potentialdifferenz an der Membran entsteht. Es besteht leichter Kationenüberschuß außerhalb, leichter Anionenüberschuß innerhalb der Membran; die Ionenzahl, die das Membranpotential verursacht, ist im Vergleich zur vorhandenen Gesamtionenzahl nur klein. Der Na⁺-Influx kompensiert nicht den K⁺-Efflux, da die ruhende Membran viel weniger für Na⁺ als für K⁺ durchlässig ist; Cl⁻ diffundiert zwar entlang seinem Konzentrationsgradienten, diese Bewegung wird aber durch den elektrischen Gradienten ausbalanciert. Die Natriumpumpe läßt kein Membranpotential entstehen, wenn die Kopplungs-Rate 1 ist, da sie die gleiche Zahl von Kationen in beiden Richtungen bewegt. Sie hält jedoch die Konzentrationsgradienten aufrecht, von denen das Membranpotential abhängt. Wird die Pumpe durch Stoffwechsel-Hemmstoffe abgeschaltet, dann tritt Na⁺ in die Zelle ein, K⁺ verläßt sie und das Membranpotential nimmt ab; die Schnelligkeit dieser Abnahme hängt von der Größe der Zelle ab. Bei großen Zellen kann es Stunden dauern, bei Nervenfasern mit Durchmessern unter 1 μm braucht es aber weniger als 4 min, bis komplette Depolarisation eintritt.

Die Größe des Membralpotentials zu einem bestimmten Zeitpunkt hängt von der Verteilung der Na⁺, K⁺ und Cl⁻ sowie von der Permeabilität der Membran für jedes dieser Ionen ab. Die *Goldmansche »constant-field«-Gleichung* beschreibt diese Zusammenhänge mit ziemlicher Genauigkeit:

$$V = \frac{RT}{F} \ln \left(\frac{P_{K^+}[K_e^+] + P_{Na^+}[Na_e^+] + P_{Cl^-}[Cl_i^-]}{P_{K^+}[K_i^+] + P_{Na^+}[Na_i^+] + P_{Cl^-}[Cl_e^-]} \right)$$

wobei V das Membranpotential bedeutet, R die Gaskonstante, T die absolute Temperatur, F die Faradaykonstante, P_{K^+}, P_{Na^+} und P_{Cl^-} die Permeabilität der Membran gegenüber dem jeweiligen Ion; in eckigen Klammern stehen die ionalen Konzentrationen (i kennzeichnet die intra- und e die extracelluläre Konzentration). Da P_{Na^+} in der ruhenden Zelle verhältnismäßig niedrig im Vergleich zu P_{K^+} und P_{Cl^-} ist, trägt Na⁺ nur wenig zum Membranpotential bei. Nach der Goldmanschen Gleichung kann man vorhersehen, daß Änderungen der extracellulären Natriumkonzentration nur geringen Einfluß auf das Membranpotential haben, während Erhöhung der extracellulären Kaliumkonzentration zu einer Senkung des Membranpotentials führen muß.

Änderungen des Membranpotentials

Wird das Membranpotential durch einen elektrischen Strom, der die Membran durchfließt, vermindert, so wird der elektrische Gradient kleiner, der K⁺ innerhalb der Zelle hält, und es kommt zu einer vermehrten Diffusion von K⁺ nach auswärts. Dieser K⁺-Efflux und der gleichzeitige Einstrom von Cl⁻ in die Zelle führen zu einer Netto-Verschiebung positiver Ladung aus der Zelle mit nachfolgender *Wiederherstellung des Ruhepotentials;* wird das Membranpotential hingegen erhöht, dann kommt es zu einer Verschiebung dieser Ionen in entgegengesetzter Richtung. Solche Prozesse spielen sich in allen polarisierten Zellen ab und zielen darauf ab, das Membranpotential innerhalb enger Grenzen konstant zu erhalten. Das jeweilige Membranpotential einer Zelle ist somit Ausdruck ihres Funktionszustandes. Elektrophysiologische Untersuchungen können daher Aufschlüsse über die Lokalisation von Faktoren, welche das Membranverhalten beeinflussen, geben. Ein *besonderes Verhalten* zeigen allerdings die *Muskel- und Nervenzellen;* bei diesen löst eine Verminderung des Membranpotentials eine plötzliche Steigerung der Na⁺-Permeabilität aus. Durch dieses Charakteristikum sind Muskel- und Nervenzellen imstande, *Impulse zu bilden*, die sich von selbst fortpflanzen; die Membran kann so Impulse über große Distanzen weiterleiten (Kap. 2).

Wirkungen der Natrium-Kalium-Pumpe auf die Stoffwechselrate

Aktiver Na⁺- und K⁺-Transport ist einer der *bedeutendsten energie-verbrauchenden Prozesse* des Organismus; er macht wahrscheinlich einen wesentlichen Teil des Grundumsatzes aus. Es besteht ein direkter Zusammenhang zwischen Na⁺- und K⁺-Transport und Umsatz, denn je mehr die Pumpe leistet, desto mehr ADP fällt an; das verfügbare ADP andererseits bestimmt wieder die Rate der ATP-Bildung durch oxydative Phosphorylierung (Kap. 17).

Wirkungen der Natrium-Kalium-Pumpe auf das Zellvolumen

Die Aufrechterhaltung eines *normalen Zellvolumens* und intracellulären Druckes hängt von der Na^+- und K^+-Pumpe ab. Bei Fehlen dieser Pumpleistung würden Cl^- und Na^+ dem Konzentrationsgradienten folgend in die Zelle eindringen und Wasser müßte dem so entstandenen osmotischen Gradienten folgen; die Zelle würde solange anschwellen, bis der Innendruck dem Influx das Gleichgewicht halten kann. Normalerweise werden aber durch die Pumpe Osmolalität und Druck der Zelle gleich hoch gehalten wie in der Interstitialflüssigkeit.

Permeabilität der Capillarwand

Die Struktur der Capillarwand — die Barriere zwischen Plasma und Interstitialflüssigkeit — ist in den verschiedenen Gefäß-Gebieten ungleich (Kap. 30). Im Skelet-Muskel und vielen anderen Organen sind jedoch Wasser und relativ kleine gelöste Bestandteile die einzigen Substanzen, welche die Wand leicht passieren können. Die Öffnungen in der Capillarwand (wahrscheinlich an den Kontaktstellen der Endothelzellen) sind jedenfalls zu klein, um einen Durchtritt größerer Mengen von Proteinen und anderer Kolloide zu gestatten. Die Capillarwand verhält sich daher wie eine für Kolloide undurchlässige Membran; die Kolloide des Plasmas üben einen osmotischen Druck von 3,3 kPA (25 mm Hg) aus *(kolloid-osmotischer Druck)*. Der Filtrationsdruck auf die Capillarmembran, der durch den hydrostatischen Druck des Blutes bedingt ist, ist dem onkotischen Druck entgegengesetzt (Regelung des Materialaustausches durch die Capillarwand mittels der hydrostatischen und onkotischen Druckgradienten, Kap. 30).

Aufgrund des Durchtritts der erwähnten geringen Eiweißmengen durch die Capillarwand in die Interstitial-Flüssigkeit wurden Größe und Häufigkeit der für diesen Proteindurchtritt erforderlichen speziellen »Poren« berechnet. Elektronenoptische Untersuchungen zeigten jedoch statt Poren zahlreiche Vesikel im Capillarendothel; darin konnten markierte Eiweißmoleküle nachgewiesen werden, so daß ein Transport von Proteinen aus dem Capillarlumen durch die Capillarwand hindurch mittels Pinocytose mit nachfolgender Exocytose angenommen wird.

Transport mittels dieses hypothetischen Mechanismus wurde *vesikulärer Transport* oder *Cytopempsis* genannt.

Natrium- und Kaliumverteilung, Osmolalität des Gesamtorganismus

Die vorangegangene Besprechung der Körperflüssigkeitsräume und der Barrieren zwischen ihnen erleichtert die Erörterung der im Körper vorhandenen Gesamtmenge der wichtigen Kationen Na^+ und K^+.

Gesamt-Körpernatrium

Die Gesamtmenge austauschbaren Na^+ im Körper (Na_E) kann nach demselben Verdünnungsprinzip bestimmt werden wie die Flüssigkeitscompartments. Ein radioaktives Natriumisotop (meist ^{24}Na) wird injiziert und nach Einstellung des Gleichgewichts wird der radioaktive Anteil des im Körper vorhandenen Na^+ bestimmt. Der Anteil radioaktiven Na^+ ist die *spezifische Aktivität* (s. A.), d. i. die Konzentration radioaktiver Moleküle dividiert durch die Konzentration der radioaktiven plus der nicht-radioaktiven Moleküle. Die s. A. für Natrium im Plasma nach Injektion von ^{24}Na beträgt z. B.

$$\text{s. A.} = \frac{^{24}Na \text{ (counts pro min/Liter)}}{^{24}Na + \text{nicht-radioaktives Na (mol/kg/Liter)}},$$

womit weiter das gesamte austauschbare Natrium (Na_E) berechnet werden kann

$$Na_E = \frac{\text{injiziertes } ^{24}Na - \text{ausgeschiedenes } ^{24}Na}{\text{s. A. des Plasmas}}.$$

Der durchschnittliche Normalwert Na_E ist bei gesunden Erwachsenen etwa 41 mmol/kg, während der Gesamtnatriumgehalt des Körpers bei 58 mmol/kg liegt. Es sind also etwa 17 mmol/kg Natrium nicht für einen Austausch erreichbar; der Hauptanteil dieser Menge befindet sich im Hydroxyapatit-Kristallgerüst des Knochens. Der Gehalt an Na^+ in den verschiedenen Körperflüssigkeits-Compartments ist in Tabelle 1.6 zusammengefaßt.

Gesamt-Körperkalium

Die Gesamtmenge austauschbaren K^+ im Körper kann mit radioaktivem Kalium (^{42}K) be-

Tabelle 1.6. Natriumverteilung im Körper in mmol/kg Körpergewicht und Prozenten des Gesamt-Körpernatriums[a]

	mmol/kg	% d. Gesamtmenge
Gesamtmenge	58	100
austauschbares Körpernatrium (Na$_E$)	41	70,7
intracellulär (gesamt)	5,2	9,0
extracellulär (gesamt)	52,8	91,0
Plasma	6,5	11,2
Interstitialflüssigkeit	16,8	29,0
dichtes Bindegewebe und Knorpel	6,8	11,7
Knochen (austauschbar)	6,4	11,0
Knochen (nicht austauschbar)	14,8	25,5
transcellulär	1,5	2,6

[a] Mit Genehmigung von I. S. EDELMAN.

stimmt werden; sie beträgt bei jungen Männern etwa 45 mmol/kg KG, bei Frauen etwas weniger und sinkt mit zunehmendem Alter geringfügig ab. Etwa 10% des Gesamt-Körperkaliums ist gebunden, vorwiegend in Erythrocyten, Gehirn und Knochen, während 90% austauschbar sind (Abb. 1.10).

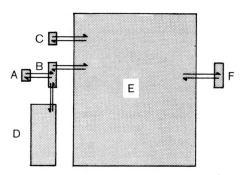

Abb. 1.10. Verteilung des Körper-Kaliums (die Zahlen bedeuten % des Gesamtkörper-Kaliums)
A: Plasma-Kalium (0,4%)
B: Interstitial-Flüssigkeits-Kalium (1%)
C: Kalium des dichten Bindegewebes und der Knorpel (0,4%)
D: Knochen Kalium (7,6%)
E: Intracelluläres Kalium (89,6%)
F: Transcelluläres Kalium (1%)
(nach EDELMAN and LIEBMAN: Amer. J. Med. **27**, 256 (1956))

Bedeutung von Natrium und Kalium für die Osmolalität

Da die Natrium- und Kaliumsalze weitgehend dissoziiert vorliegen und ihre Menge so groß ist, bestimmen sie die Osmolalität der Körperflüssigkeiten. Änderungen der Elektrolytkonzentration in einem Compartment führen zu vorhersehbaren Veränderungen in den anderen Flüssigkeitsräumen. Abb. 1.11 veranschaulicht z.B. die Änderungen der osmolalen Konzentration und der Volumina von ICF und ECF, die nach Entzug von 500 mmol eines Elektrolyten eintreten. Elektrolytverlust aus der ECF, der den Wasserverlust übersteigt, führt zur Hypotonizität der ECF im Vergleich mit der ICF; es kommt daher anschließend durch Osmose zum Eindringen von Wasser in die Zellen, bis das osmotische Gleichgewicht zwischen ICF und ECF wiederhergestellt ist (siehe Kap. 40).

Osmolalität des Gesamtkörpers

Da Na$^+$ das Hauptkation des Plasmas ist, besteht gute Korrelation zwischen osmotischem Druck und Na$^+$-Spiegel des Plasmas. Das Plasma-Na$^+$ muß aber deswegen nicht unbedingt in Korrelation mit dem gesamten austauschbaren Natrium (Na$_E$) stehen. Die *Gesamt-Osmolalität* des Körpers jedoch zeigt die Elektrolyt-Konzentration des Organismus entsprechend an, d.i. das gesamte austauschbare Natrium plus Kalium dividiert durch das Gesamt-Körperwasser (GKW):

$$\text{Gesamt-Osmolalität} = \frac{\text{Na}_E + \text{K}_E}{\text{GKW}}$$

Da die Gesamt-Osmolalität gut mit dem Plasma-Na$^+$ korreliert, ist dieses als orientierendes Maß der Gesamt-Osmolalität verwendbar; es muß beachtet werden, daß Plasma-Na$^+$ durch jeden der drei Faktoren Na$_E$, K$_E$ und GKW beeinflußt werden kann. Es würde den Rahmen

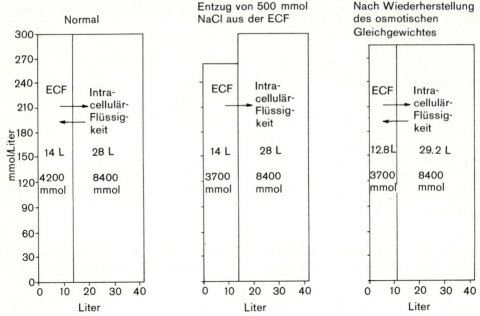

Abb. 1.11. Wirkung des Entzuges von 500 mmol osmotisch wirksamer Teilchen (früher mOsm) aus der ECF, deren ursprüngliche Osmolalität mit 300 mmol/l angenommen wird (ohne Veränderung des Gesamt-Körper-Wasser-Gehaltes), auf das Flüssigkeitsgleichgewicht eines 70 kg schweren Mannes. Die Hypotonizität der ECF verursacht Wassereintritt in die Zellen, bis das osmotische Gleichgewicht wiederhergestellt ist. Gesamt-Osmolalität im Körper nach Entzug von 500 mmol = $(14 \times 300) + (28 \times 300) - 500 =$ 12.100 mmol. Neues osmotisches Gleichgewicht = $12.100/(28 + 14) = 288$ mmol/Liter. Dies bedeutet, daß das neue ECF-Volumen $(4200 - 500)/288 =$ 12,9 Liter und das neue intracelluläre Flüssigkeitsvolumen $8400/288 = 29,1$ Liter beträgt (modifiziert nach DARROW and YANNET. GAMBLE: Chemical Anatomy, Physiology and Pathology of Extracellular Fluid. New York: Harvard University Press 1942)

dieses Buches sprengen, den Einfluß pathologischer Zustände auf Elektrolyt- und Flüssigkeitsgleichgewicht zu diskutieren; die besprochenen Tatsachen bilden jedenfalls die Grundlage zum Verständnis solcher pathologischer Veränderungen.

Das Plasma-K^+ ist kein guter Indikator für das Gesamt-Körperkalium, da der Großteil des K^+ intracellulär liegt; es besteht jedoch eine wichtige Korrelation zwischen K^+- und H^+-Gehalt des Plasmas, die beide gemeinsam ansteigen oder fallen.

pH und Puffer

Die Aufrechterhaltung eines stabilen pH im Organismus ist lebenswichtig. Das pH einer Lösung ist der dekadische Logarithmus des reziproken Wertes der H^+-Konzentration, d.i. der negative Logarithmus der H^+-Konzentration $\left(pH = \log \dfrac{1}{[H^+]} = -\log[H^+]\right)$. Das pH von Wasser, in dem H^+- und OH^--Ionen in gleicher Zahl vorhanden sind, ist 7,0. Für jede pH-Einheit weniger als 7,0 ist $[H^+]$ um das Zehnfache größer, für jede pH-Einheit über 7,0 ist sie um eine Zehnerpotenz kleiner.

Puffer

Das pH der ECF wird bei 7,40 konstant gehalten. Beim Gesunden schwankt dieser Wert unter Ruhebedingungen um weniger als ±0,05 pH-Einheiten; bei schwerer physischer Belastung (sportliche Höchstleistung) kann sich allerdings das arterielle pH bis zu 6,9 erniedrigen. Das Körper-pH wird durch die *Puffer-Kapazität* der Körperflüssigkeit stabilisiert. Ein Puffer ist eine Substanz, die in Lösung H^+ binden oder abgeben kann; auf diese Weise kann der Puffer trotz Zufuhr größerer Säure- oder Basenmengen das pH relativ konstant erhalten. Ein wichtiger Puffer des Körpers ist Kohlensäure, die normalerweise nur wenig dissoziiert ist: $H_2CO_3 \rightleftharpoons H^+$

+ HCO_3^-. Wird zu einer Kohlensäure-Lösung H^+ hinzugefügt, kommt es zu einer Gleichgewichtsverschiebung und der Großteil des zugesetzten H^+ verschwindet aus der Lösung. Wird OH^- zugesetzt, dann verbinden sich H^+ und OH^- und mehr H_2CO_3 dissoziiert. Andere Puffer sind Hämoglobin, Bluteiweißkörper und Zellproteine (quantitative Aspekte der Pufferung; respiratorische und renale Anpassungsvorgänge, die mit den Puffern zusammenarbeiten, um ein stabiles pH der ECF von 7,40 sicherzustellen; Kap. 35 und 40).

Homöostase im Organismus

Die eigentliche Umgebung für die Körperzellen ist der interstitielle Teil der ECF. Da die normale Zellfunktion von der Konstanz dieser Flüssigkeit abhängt, ist es verständlich, daß bei höheren Organismen eine Vielfalt von regulatorischen Mechanismen entwickelt wurde, um jene aufrechtzuerhalten. CANNON hat den Terminus *Homöostase* geprägt, um »die verschiedenen physiologischen Einrichtungen zu beschreiben, die dazu dienen, nach einer Störung des Normalzustandes diesen wiederherzustellen«.

Regelvorgänge, Regelkreis

Die Mechanismen im Organismus, die der Aufrechterhaltung der inneren Bedingungen (Homöostase) — im Bereich zahlreicher verschiedenartiger Parameter — dienen, lassen sich sinnvoll mit Hilfe des aus der Technik übernommenen Prinzipes des *Regelkreises* beschreiben.

In seiner einfachsten Form besteht ein Regelkreis aus 3 Teilkomponenten (Abb. 1.12). Der Abschnitt, in dessen Bereich eine Größe geregelt werden soll, heißt *Regelstrecke* (z. B. Pupille mit Irismuskulatur). Die Information, wie zu regeln ist, wird als die *Stellgröße* bezeichnet (z. B. die Aktionspotential-Frequenz der efferenten vegetativen Nervenfasern); die Stellgröße beeinflußt das *Stellglied* der Regelstrecke (im vorliegenden Beispiel Iris-Muskel). Die *Regelgröße* (Netzhautbeleuchtung) wird durch einen Meßfühler (Receptoren der Retina) registriert und über afferente Fasern des N. opticus als *Istwert* dem Regler (System: Prätectale Region in Verbindung mit Kerngebieten der Pupillomotorik) gemeldet. Im Regler wird der *Istwert* mit einem *Sollwert* verglichen und die *Differenz* gebildet *(Regelabweichung).* Wenn durch Veränderung der Umgebungsleuchtdichte eine Regelabwei-

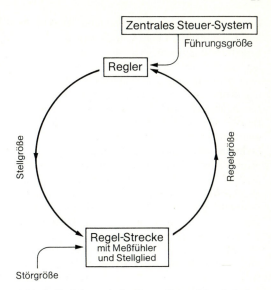

Abb. 1.12. Schematische Darstellung eines einfachen Regelkreises

chung entsteht, wird das Stellglied der Regelstrecke über die Stellgröße (Aktionspotentiale in Oculomotorius-Fasern aus dem Westphal-Edinger-Kern, bzw. sympathischen Fasern aus dem Hals-Sympathicus) verändert. Es handelt sich hier um einen *Festwert-* oder *Halte-Regler,* wie dies auch für andere Bereiche wie z. B. Blut-pH, CO_2-Partialdruck im Blut oder Blutzuckerspiegel gilt.

Bei einem *Folge-* oder *Servoregler* folgt dagegen die Regelgröße einer verstellbaren Führungsgröße (und damit einem verstellbaren Sollwert) nach. Außer über eine direkte Sollwertverstellung am Regler kann ein solcher Servomechanismus auch indirekt über eine Beeinflussung des Meßfühlers ablaufen. So erfolgt bei einer Bewegung die Angleichung der Muskelspannung an eine beliebige Muskellänge über die γ-Schleife (Kap. 6 und 12): Kontraktion der intrafusalen Muskelfasern der Muskelspindel führt zu einer Dehnung des rezeptiven Teils in der aequatorialen Region der Spindel. Damit steigt die Impulsfrequenz in den afferenten Nervenfasern und die extrafusalen Fasern kontrahieren sich reflektorisch bis zur Angleichung an den neuen Sollwert. Die Rückstellung der Muskellänge nach Dehnung des Muskels (Dehnungs-Reflex) stellt hingegen einen Halte-Regelmechanismus dar, dessen Fühler Dehnungsreceptoren in Muskel- und Sehnenspindeln sind. Für jede *Regelung* ist also prinzipiell eine *Rückkopplung* erforderlich. Fließt jedoch die Information nur in einer Richtung (z. B. vom Zen-

trum zur Peripherie bei fehlender Rückkopplung), dann spricht man von *Steuerung*.
Regelkreise spielen, wie aus den Beispielen hervorgeht, auch außerhalb der unmittelbaren Aufrechterhaltung der Homöostase eine wichtige Rolle. Besonders bedeutsam sind sie beim Bewegungs-Ablauf langsamer zielgerichteter Bewegungen, bei Muskelkontraktionen im Rahmen von Stütz- und Halte-Funktionen und bei Dehnungs-Reflexen. Die Regelkreise des Organismus sind vielfältig miteinander *»vernetzt«*. Stellgröße eines Regelmechanismus kann gleichzeitig Führungsgröße eines anderen Systems sein (z.B. hypothalamisch-hypophysäre Hormonproduktion). Ein Stellglied eines Regelkreises (z.B. Gesamt-Querschnitt des Strombettes im Hautgefäß-Bereich für den Temperatur-Regelkreis) kann gleichzeitig als Störgröße für einen anderen Kreis (Blutdruck-Regulation) wirksam werden. Von vielen Regel-Systemen sind nur Teil-Komponenten bekannt; vor allem das Wissen über die Rückkopplung ist vielfach unvollständig, so daß sich fälschlich der Anschein einer Steuerung ergeben kann.

In den Leitungen, welche die Teil-Komponenten des Regelkreises miteinander verbinden, wird *Information* in codierter Form weitergegeben. Vom Fühler ausgehend erfolgt die Codierung des Ist-Wertes. Während sich dabei die Reiz-Intensität am Fühler (z.B. Receptor eines Sinnesorgans) als Höhe der Amplitude des Signals (Receptor-Potential) manifestiert *(kontinuierlich analoges Signal)*, erfolgt die Codierung in der Nervenfaser als Frequenz der Aktionspotentiale *(diskret analoge Übertragung*, Impuls-Frequenz-Modulation).

Vor der Übertragung auf das nächste Neuron (an der Synapse) wird die Information wieder decodiert. Da bei den Vorgängen der Codierung, Decodierung, Recodierung usw. Störungen auftreten können, die zu Verzerrung oder sogar Auslöschen des Signals führen könnten, wird Information im Organismus mittels zahlreicher Parallel-Signale übertragen; die Information ist demnach mehr oder weniger *redundant*.

Um ein Maß für Informationsgehalt und Redundanz zu erhalten, bedient man sich des einfachsten Falles einer Informations-Übertragung mittels etwa eines Schalters mit den 2 Stellungen »ein« und »aus«, bzw. in Zahlen ausgedrückt »0« und »1«. Ein solches Modell-System nennt man ein *binäres System* (es ist zugleich die einfachste Form einer *digitalen* Übertragungsart). Mit einem Schalter können somit 2 Zeichen übertragen werden; es kann eine Auswahl zwischen 2 Möglichkeiten getroffen werden. Man definiert die Informations-Menge, die pro Binär-Zeichen maximal übertragen werden kann als *1 bit (binary digit)*. Wenn man mehrere derartige Binär-Entscheidungen hintereinanderschaltet, dann kann man für jede Binär-Entscheidung die jeweilige Stellung in Form eines »Wortes« aus Binär-Zeichen definieren. Bei 2 Binär-Entscheidungen ergeben sich 4 Möglichkeiten (»Wörter«), nämlich 00, 01, 10, 11; bei 3 Binär-Entscheidungen sind es 8 verschiedene »Wörter« (unterscheidbare Zustände, Abb. 1.13); bei m solchen Binär-Entscheidungen sind

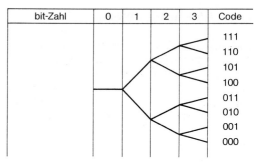

Abb. 1.13. Beispiel der Codierung in einem binären System mit 3 bit ($2^3 = 8$ Möglichkeiten)

dies 2^m Möglichkeiten. Für den Informationsgehalt I gilt bei der Übertragung von n gleich wahrscheinlichen, unterscheidbaren Zuständen

$$I \text{ (gemessen in bit)} = ld\,n \quad (ld = \log.\text{ dualis})$$

Um z.B. die Buchstaben des Alphabets zu übertragen, benötigt man 5 hintereinanderliegende Binär-Entscheidungen (5 bit); damit lassen sich $2^5 = 32$ verschiedene Buchstaben oder Zeichen darstellen. Den *Informations-Fluß* gibt man in *bit/s* an.

Für eine Nervenfaser ist der maximale Informations-Fluß theoretisch durch die Anzahl der pro Sekunde maximal möglichen Aktionspotentiale gegeben, wobei auch das Fehlen von Aktionspotentialen als Information zu werten ist. Praktisch schwankt jedoch die Zahl der Aktionspotentiale, die einer bestimmten Reizintensität entsprechen, um einen Mittelwert; diese — durch verschiedene Störfaktoren bedingte — Streubreite reduziert die Anzahl der verläßlich signalisierbaren Intensitäts-Stufen beträchtlich. Während nämlich im Idealfall eine nicht spontan aktive, rasch leitende Nervenfaser (entsprechend Aktionspotential-Dauer und Refraktär-Zeit) etwa 500–800 Intensitäts-Stufen bei einem 1 s dauernden Reiz unterscheiden könnte (also >9 bit), geht tatsächlich mehr als die Hälfte der Information durch »Rauschen« verloren, so daß pro Reiz kaum mehr als 5 bit übertragen werden können. Die Sicherheit der Übertragung läßt sich durch Verlängerung der Reiz-Dauer und damit der Übertragungs-Dauer sowie durch Parallelübertragung in verschiedenen Fasern (Redundanz, s. oben) etwas verbessern.

Nur ein Bruchteil der über die Sinnesorgane eintreffenden Informationen gelangt ins Bewußtsein und wieder nur ein Teil dieser Informationen ist später willkürlich aus dem Gedächtnis abrufbar.

Literatur

ALTMAN, P. L., and KATZ, P. D. eds.: Cell Biology FASEB 1976.
BERLIN, R. D., and others: The cell surface. New Engl. J. Med. **292,** 515 (1975).
BLOOM, W., and FAWCETT, D. W.: A Textbook of Histology, 10th Ed. Philadelphia: Saunders 1975.
CANNON, W. B.: The Wisdom of the Body. New York: Norton 1932.
COHEN, S. S.: Are/Were mitochondria and chloroplasts microorganisms. Am. Sci. **58,** 281 (1970).
EDELMAN, G. M.: Surface modulation in cell recognition and cell growth. Science **192,** 218 (1976).
FAWCETT, D. W.: Die Zelle. München-Wien: Urban & Schwarzenberg 1969
HAGGIS, G. H., and others: Introduction to Molecular Biology. 2nd Ed. New York: Wiley 1973.
HAYFLICK, L.: The cell biology of human aging. New Engl. J. Med. **295,** 1302 (1976).
JACKSON, R. L., and GOTTO, A. M. Jr.: Phospholipids in biology and medicine. New Engl. J Med. **290,** 24 (1974).
KOBLET, H.: Physikalische Begriffe in der klinischen Biochemie. Stuttgart: Thieme 1964.
KOLODNY, E. H.: Lysosomal storage diseases. New Engl. J. Med. **294,** 1217 (1976).
KÜPFMÜLLER, K.: Grundlagen der Informations-Theorie und der Kybernetik. In: *Gauer, Kramer, Jung:* Physiologie des Menschen, Band 10. Allgemeine Neurophysiologie. München-Berlin-Wien: Urban & Schwarzenberg 1971.
LOEB, J. N.: The hyperosmolar state. New Engl. J. Med. **290,** 1184 (1974).
LOEWY, A. G. und SIEKEVITZ, P.: Die Zelle. Aus der Serie moderne Biologie. München-Basel-Wien: Bayerischer Landwirtschafts-Verlag 1967.
MCELROY, W. D.: Biochemie und Physiologie der Zelle. Stuttgart: Franckh'sche Verlagsbuchhandlung 1964.
OPPELT, W.: Kleines Handbuch der technischen Regelvorgänge. 4. Aufl. Verlag Chemie 1964.
PALADE, S. G.: Intracellular aspects of the process of protein synthesis. Science **189,** 347 (1975).
SCHWARTZ, A., LINDENMAYÉ, G. E., and ALLEN, J. C.: The sodium-potassium adenosine triphosphatase: pharmacological physiological and biochemical aspects. Pharmacol. Rev. **27,** 3 (1975).
STEPHENS, R. E., and EDDS, F. T.: Microtubules: Structure, chemistry and function. Physiol. Rev. **56,** 709 (1976).
TRAPPL, R. (Hrsg.): Cybernetics: A Sourcebook, Washington Hemisphere. New York: Wiley 1978.
WEISSMAN, G., CLAIBORNE, R. (eds.): Cell Membranes: Biochemistry, Cell Biology and Pathology. HP 1975.
WELT, L.: Clinical Disorders of Hydration and Acid-Base Equilibrium, 3rd Ed. Little, Brown 1971.
WESSELS, N. K.: How living cells change shape. Sci. Amer. **225,** 76 (1971).
WHALEY, W. G., DAUWALDER, M., and KEPHART, J. E.: Golgi apparatus: influence on cell surfaces. Science **175,** 596 (1972).
Symposium: Comparative aspects of transport of hypertonic, isotonic and hypotonic solutions by epithelial membranes. Fed. Proc. **30,** 3 (1971).
Symposium: The nature and function of peroxisomes (microbodies, glyoxysomes). Ann. N. Y. Acad. Sci. **168,** 209 (1969).

Teil I

Physiologie der Nerven- und Muskelzellen

Kapitel 2. Erregbares Gewebe: Nerv
Kapitel 3. Erregbares Gewebe: Muskel
Kapitel 4. Synaptische und neuromusculäre Erregungsübertragung
Kapitel 5. Entstehung von Impulsen in Sinnesorganen

Kapitel 2

Erregbares Gewebe: Nerv

Das menschliche Nervensystem enthält etwa 30 Milliarden Neuronen. Diese Grundbauelemente des Nervensystems entwickelten sich aus primitiven Neuroeffectorzellen, welche auf verschiedene Reize mit Kontraktion reagieren. Bei höheren Organismen spezialisierten sich die Muskelzellen auf die Kontraktion, während die Weiterleitung von nervösen Impulsen die Spezialaufgabe der Neuronen wurde.

Bau der funktionellen Einheit des Nervensystems (Neuron)

Ein typisches spinales motorisches Neuron (Abb. 2.1) besitzt 5–7 Fortsätze *(Dendriten)*, die vom Zellkörper ausgehen und sich vielfältig verzweigen. Ferner geht ein langes faserförmiges *Axon* von einer verdickten Stelle des Zelleibes, dem *Axonhügel*, aus. Kurz nach seinem Ursprung erhält das Axon eine *Myelinscheide*, diese besteht aus zahlreichen Lagen von Plasmamembran (Schichten von Protein-Lipidkomplexen, Abb. 2.2) und umhüllt das Axon mit Ausnahme des Endes und der in etwa 1-mm-Abständen gelegenen Einschnürungen *(Ranviersche Knoten* oder *Schnürringe)*. Das Axon endet in einer Zahl von Endknöpfen (Axon-Telodendrien). Diese synaptischen Endknöpfe enthalten Granula oder Vesikeln, in welchen die synaptischen Überträgersubstanzen, die vom Nerv sezerniert werden, gespeichert sind (Kap. 4). Manche Neuronen von Säugern und die meisten Neuronen der Wirbellosen sind myelinfrei; bei den nichtmyelinisierten Neuronen ist das Axon zwar von Schwannschen Zellen umhüllt, doch kam es nicht zur Rotation des Axons mit der

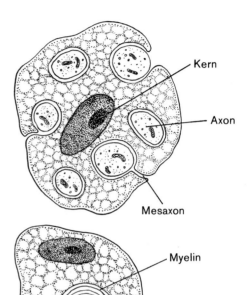

Abb. 2.2. Beziehung der Axonen zu Schwannschen Zellen in nicht-myelinisierten (*oben*) und myelinisierten Nerven (*unten*). Bei ersteren sind die Axonen einfach in die Zelle eingebettet. Bei letzteren ist die Schwannsche Zellmembran einige Male um das Axon gewickelt und diese Vielschichtigkeit ergibt das Myelin (nach WYBURN: The Nervous System. New York: Academic press 1960

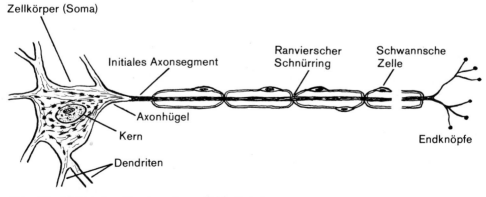

Abb. 2.1. Motorisches Neuron mit myelinisiertem Axon

daraus resultierenden Vielschichtigkeit der Membran (Abb. 2.2).

Die vorstehend angewandte konventionelle Terminologie ist zwar für spinale motorische Neuronen und Zwischenneuronen brauchbar, nicht aber für bipolare Neuronen und andere Neuronentypen, wie sie im Nervensystem ebenfalls vorkommen (Abb. 2.3). Die neuere — im folgenden verwendete — vorteilhaftere Bezeichnungsweise nimmt sowohl auf morphologische wie funktionelle Gesichtspunkte Rücksicht und ist auf alle Typen von Nerven anwendbar (Abb. 2.4); ihr zufolge ist die *dendritische Zone* des Neurons die Receptormembran des Neurons (nachstehend, sowie Kap. 4 und 5). Das Axon ist die einzige elongierte cytoplasmatische Struktur mit der Aufgabe, Impulse von der dendritischen Zone weg zu leiten. Der Zellkörper ist meist nahe der dendritischen Zone gelegen, er kann sich aber auch in der Mitte des Axons (z.B. akustische Neuronen) oder an der Seite des Axons (z.B. bipolare Neuronen) befinden. Seine Lokalisation ist ohne Bedeutung für die Receptorfunktion der dendritischen Zone und die Leitungsfunktion des Axons.

Es soll jedoch darauf hingewiesen werden, daß bestimmte Dendriten offenbar imstande sind, sowohl Aktionspotentiale zu bilden wie auch eine integrative Leistung zu erbringen. Im ZNS jedenfalls konnte die Weiterleitung von Impulsen von einem zu einem anderen Dendriten nachgewiesen werden.

Größe der Neuronen und Länge ihrer Fortsätze variieren stark in den verschiedenen Abschnitten des Nervensystems. In manchen Fällen handelt es sich um bemerkenswerte Dimensionen; so würde z.B. vergleichsweise das spinale motorische Neuron, welches die Fußmuskeln versorgt — bei Annahme der Größe eines Tennisballes für die Nervenzelle – mit seinen Dendriten den Raum eines Zimmers erfüllen und das Axon wäre bei 1 cm Dicke über 1 km lang.

Protein-Synthese und axoplasmatischer Transport

Trotz der extremen Länge der Axonen mancher Neuronen ist der Zell-Körper imstande, die funktionelle und anatomische Einheit des Axons aufrechtzuerhalten; wird das Axon durchschnitten, dann degeneriert der distal von der Durchschneidungsstelle gelegene Teil *(Wallersche Degeneration)*. Die für die Funktionstüchtigkeit des Axons verantwortlichen Substanzen, insbesondere Proteine, werden im Zellkörper gebildet und entlang des Axons transportiert *(axoplasmatischer Transport)*. Proteine, die mit der Funktion synaptischer Überträgersubstanzen zu tun haben, werden ebenfalls im endoplasmatischen Reticulum des Zellkörpers synthetisiert und zu den Enden des Axons transportiert.

Man unterscheidet einen schnellen (400 mm/Tag) und einen langsamen (etwa 200 mm/Tag) Transport. Der Mechanismus des schnellen Transports hängt vom oxydativen Stoffwechsel des Neurons ab und wahrscheinlich von ATP (Kap. 17). Offenbar spielen bei diesem Transportprozeß die Mikrotubuli eine Rolle und es

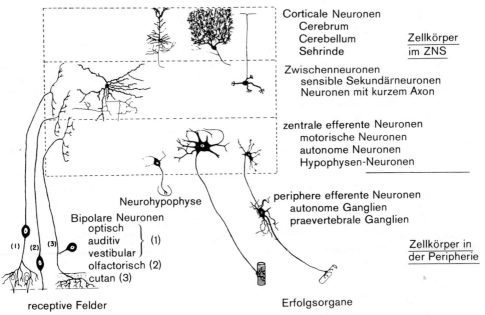

Abb. 2.3. Neuronentypen im Nervensystem der Säuger (nach BODIAN: Introductory survey of neurons. Cold Spr. Harb. Symp. quant. Biol. **17**, 1 (1952))

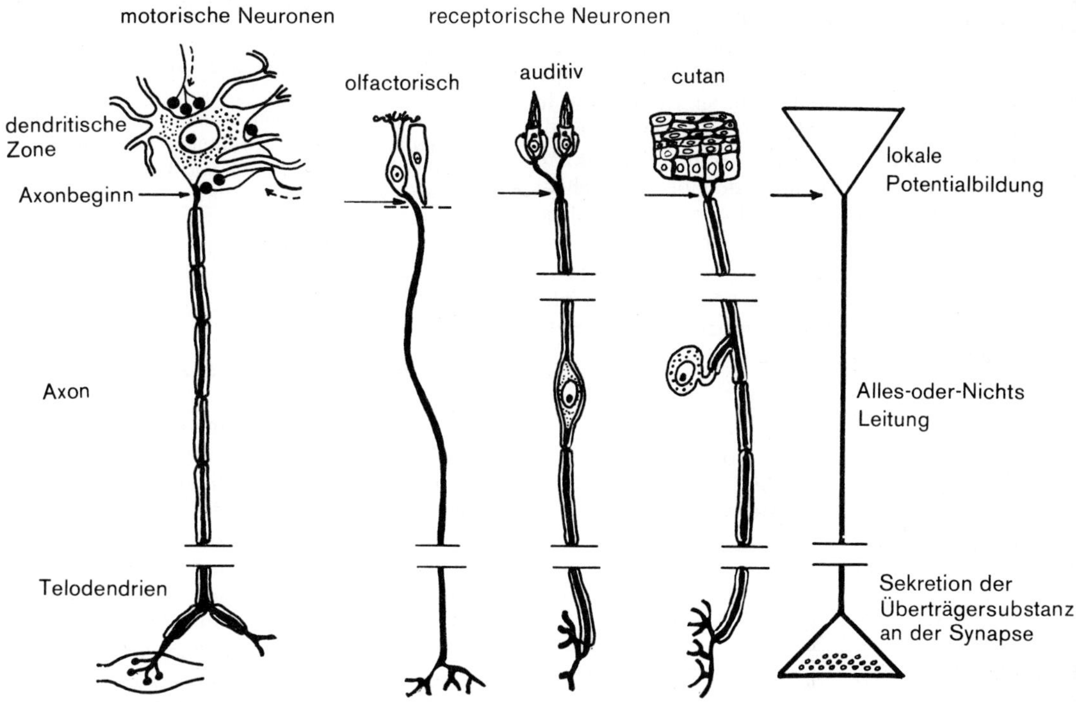

Abb. 2.4. Verschiedene receptorische und effectorische Neuronen. Die Anordnung der Neuronen soll zeigen, daß für die funktionelle Beurteilung eher der Impulsursprung (durch Pfeil gekennzeichnet), als die Lokalisation des Zellkörpers Bedeutung hat. Dendriten oder Zellkörper können die dendritische Zone (Ort der Aktivität die zur Impulsbildung führt) darstellen. Das Axon leitet die Impulse zu den Axon-Telodendrien. Die Lokalisation des Zellkörpers ist verschieden und hat keinen direkten Effekt auf die Impuls-Bildung oder -Leitung (nach BODIAN: The generalized vertebrate neuron. Science **137**, 323 (1962))

bestehen gewisse Analogien zwischen diesen Vorgängen und der Muskelkontraktion. Vielleicht wird das im Axon zu transportierende Material an Filamente, die im Zellkörper des Neurons gebildet werden, gebunden und gleitet entlang der Mikrotubuli in ähnlicher Weise wie sich Actin im Skeletmuskel entlang des Myosins verschiebt (Kap. 3).

Erregbarkeit des Nerven

Nervenzellen haben eine niedere Erregbarkeitsschwelle. Der wirksame Reiz kann elektrisch, chemisch oder mechanisch sein. Die physikochemische Störung, die durch den Reiz entsteht, der *Impuls,* wird normalerweise entlang des Axons bis zu dessen Ende propagiert (»fortgeleitet«). Nerven sind keine »Telephondrähte«, welche Impulse passiv leiten; die Leitung von nervösen Impulsen ist, wenn auch schnell, viel langsamer als die elektrische Leitung. Tatsächlich ist das Nervengewebe ein schlechter elektrischer Leiter, so daß es Potentiale von mehreren Volt braucht, um — bei Fehlen aktiver nervöser Prozesse — am anderen Ende eines 1 m langen Axons ein Signal von Bruchteilen von Volt zu erhalten. Die nervöse Leitung ist ein aktiver, sich selbst propagierender, Energie verbrauchender Vorgang; der nervöse Impuls bewegt sich entlang des Nerven mit konstanter Amplitude und Geschwindigkeit. Dieser Prozeß wird mit dem Phänomen nach Entzünden eines Zündschnur-Endes verglichen, wobei sich — unter fortschreitendem Abbrennen des Pulvers — eine Flamme stetig bis zum Ende der Zündschnur fortbewegt.

Elektrische Phänomene in Nervenzellen

Seit über 100 Jahren ist bekannt, daß in Nerven Potentialänderungen auftreten, wenn Impulse geleitet werden; erst seit dem Vorliegen geeigneter Apparaturen ist es möglich geworden, diese Erscheinungen im Detail zu untersuchen.

Spezielle Geräte sind deshalb erforderlich, weil die nervösen Vorgänge sehr rasch ablaufen (Messung in *Millisekunden* = ms) und die Potentialschwankungen sehr klein sind (Messung in *Millivolt* = mV); erst die Entwicklung elektronischer Verstärker und des *Kathodenstrahloscillographen* brachte den entscheidenden Fortschritt auf dem Gebiet der Neurophysiologie, da solche Geräte eine weit über 1000fache Verstärkung kleiner Potentiale gestatten und insbesondere der Kathodenstrahloscillograph (Abb. 2.5) eine praktisch trägheitslose Registrierung der elektrischen Phänomene erlaubt.

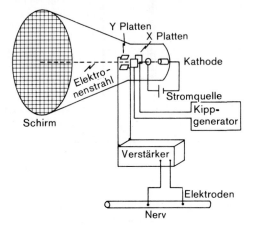

Abb. 2.5. Kathodenstrahloscillograph. Vereinfachtes Schaltschema zur Registrierung von Potentialänderungen am Nerven (nach ERLANGER and GASSER: Electrical Signs of Nervous Activity Philadelphia: University of Pennsylvania Press 1937)

Registrierung von einem einzelnen Axon

Man kann die elektrischen Erscheinungen an einem Abschnitt des peripheren Nerven eines Versuchstiers ohne weiteres mit dem Kathodenstrahloscillographen registrieren, doch besteht eine solche Präparation aus zahlreichen Axonen; zum klaren Verständnis der Nervenfunktion bedarf es der Untersuchung an einzelnen Neuronen, den Repräsentanten der nervösen Funktion. Da Warmblüteraxonen sehr dünn sind (20 μm und weniger im Durchmesser), sind diese schwer zu isolieren, doch bieten die nicht-myelinisierten bis 1 mm dicken Riesenaxonen bestimmter Wirbelloser (Krabben, Tintenfische) gut zu handhabende Versuchsobjekte. Man glaubt annehmen zu dürfen, daß diese Riesenaxonen in ihren wesentlichen Eigenschaften sich analog den Axonen der Säuger verhalten.

Eine wichtige technische Voraussetzung für neurophysiologische Grundlagenforschung bildet die Entwicklung von *Mikroelektroden*, die in die Nervenzellen eingeführt werden können. Diese Elektroden werden aus Glascapillaren gezogen, so daß sie außerordentlich feine Spitzen erhalten; ihr Inneres wird mit einer Elektrolytlösung, meist Kaliumchlorid gefüllt. Mit Spitzendurchmessern von einigen μm eignen sich solche Elektroden für Untersuchungen an Riesenaxonen; es gibt ferner bereits Ultramikroelektroden, die auch in Säuger-Nervenzellen eingestochen werden können (Spitzendurchmesser <1 μm).

Ruhe-Membranpotential des Axons

Werden 2 Elektroden, die mit einem Verstärker und einem Oscillographen verbunden sind, an die Oberfläche eines einzelnen Axons angelegt, dann wird keine Potentialdifferenz beobachtet. Wird hingegen eine Elektrode in das Zellinnere eingeführt, dann sieht man eine dauernde Potentialdifferenz zwischen dem Inneren und der Außenseite der Zelle, solange sie sich in Ruhe befindet. Dieses *Ruhe-Membranpotential* beträgt bei den meisten Neuronen etwa 70 mV; es wird als negatives Potential (-70 mV) ausgedrückt, da das Innere der Nervenzellen gegenüber außen negativ geladen ist.

Latenz-Periode (Leitungsgeschwindigkeit im Axon)

Tritt nach Reizung eines Axons ein fortgeleiteter Impuls auf, dann lassen sich eine Reihe charakteristischer Potentialänderungen beobachten, während der Impuls die intracelluläre Elektrode passiert. Im Moment der artifiziellen Reizung tritt eine kurze irreguläre Ablenkung der Basislinie auf *(Reiz-Artefakt);* dieses ist Folge eines Stromübergangs von der Reizelektrode auf die registrierenden Elektroden. Es ist meist trotz sorgfältiger Abschirmung unvermeidlich, hat aber den Vorteil, daß es eine exakte Feststellung des Reizmomentes gestattet.

Auf das Reiz-Artefakt folgt ein isoelektrisches Intervall *(Latenzperiode)*, das mit der nächstfolgenden Potentialänderung endet; die Latenz-Periode entspricht dem Zeitbedarf des Impulses, um vom Reizort zu den Registrierelektroden zu gelangen; ihre Dauer ist proportional der Distanz zwischen Reiz- und Registrierelektroden und der *Leitungsgeschwindigkeit im Axon* indirekt proportional.

Bei bekannter Distanz zwischen den genannten Elektroden und ermittelter Latenzperiode läßt sich die Impuls-Leitungsgeschwindigkeit errechnen; ist z. B.

der Abstand zwischen Reizkathode und äußerer Elektrode (Abb. 2.6) 4 cm und die Latenz-Periode 2 ms, so beträgt die Leitungsgeschwindigkeit 4 cm/2 ms = 20 m/s.

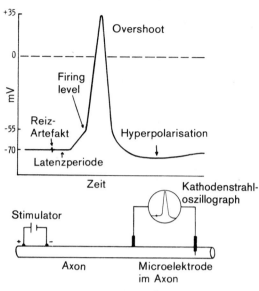

Abb 2.6. Aktionspotential (»Spitzenpotential«), abgeleitet mit einer intracellulären Elektrode. (Unteres Bild: Versuchsanordnung; Oberes Bild: Schematisiertes Aktionspotential)

Aktionspotential der Nervenfaser

Die erste Manifestation des herannahenden Impulses ist eine beginnende Depolarisation der Membran. Nach einer initialen Depolarisation von 15 mV steigt die Depolarisationsrate steil an; der Punkt, an welchem diese Änderung der Depolarisationsrate eintritt, wird *»Zünd«-Schwelle (»firing level«, »Membran-Schwelle«)* genannt. Hierauf erreicht das Potential rasch die Isopotential-Linie (Nullpotential) und *überschießt diese (»overshoot«)* bis etwa +35 mV. Dann kehrt der Strahl um und bewegt sich rasch in Richtung des Ruhepotentials; wenn jedoch diese Repolarisation zum Großteil vollzogen ist, kommt es zu einer Verlangsamung des Abfalls bis zum Niveau des Ruhepotentials. Der initiale steile Anstieg und Abfall wird als *Spitzenpotential (»spike«)* des Axons bezeichnet. Die Gesamtheit der Potentialänderungen vom Beginn der Depolarisation bis zum Wiedererreichen des Ausgangspotentials stellt das Nerven-Aktionspotential dar. Nach Erreichen des Ruhe-Membranpotentials verbleibt das Membran-Potential jedoch meist nicht auf diesem Niveau, sondern weicht längere Zeit von diesem ab, was als »Nachpotential« bezeichnet wird. Je nach der Art der jeweiligen Nerven-Membran kann sich dieses als Hyperpolarisation, bzw. als leichte Depolarisation manifestieren, es kann aber auch zu einem allmählichen Übergang eines depolarisierenden in ein hyperpolarisierendes Nachpotential kommen.

Die Proportionen der Kurve in Abb. 2.6 sind absichtlich etwas verzerrt, um die verschiedenen Komponenten des Aktionspotentials besser zu veranschaulichen; Abb. 2.7 zeigt zum Vergleich, wie das Aktionspotential eines Säugerneurons bei genauer Einhaltung der Zeit- und Potentialbeziehungen aussieht. Der Anstieg des Potentials ist so steil, daß die Änderungen der Depolarisationsrate an der »Zünd«-Schwelle nicht erkennbar ist; auf das Spitzenpotential folgt im vorliegenden Beispiel eine relativ lange (35–40 ms) Phase der Hyperpolarisation. Ohne sonstige Änderung des Aktionspotentials kann z. B. nach wiederholter Impuls-Leitung in einem Nerven die Hyperpolarisation bedeutend stärker werden. Diese »Nachpotentiale« sind eher Ausdruck der Erholungsprozesse im Nerven und haben wahrscheinlich nichts mit den Vorgängen während des »spike« zu tun.

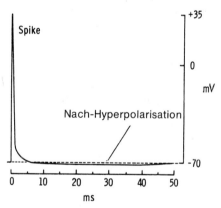

Abb. 2.7. Aktionspotential-Oszillogramm einer großen myelinisierten Säuger-Nervenfaser, ohne Veränderung der Zeit- und Potentialbeziehungen, um die Proportionen der einzelnen Komponenten zu verdeutlichen (nach GASSER: The control of excitation in the nervous system. Harvey Lectures **32**, 169 (1957))

»Alles-oder-Nichts«-Gesetz

Bei einer Registrierungsanordnung wie in Abb. 2.6, bei der sich die Reizelektroden in beträchtlicher Entfernung von den Registrierungselektroden befinden, kann man die minimale Intensität eines Reizstromes *(Schwellen-Intensität)* bestimmen, die eben zum Auftreten eines Impulses führt. Diese Schwelle ist je nach Art der Versuchsbedingungen und des Axons zwar verschieden, wird sie aber erreicht, dann kommt es zum Auftreten eines vollen Aktionspotentials; weiteres Ansteigen der Reizintensität führt bei sonst konstanten Versuchsbedingungen zu keiner Verstärkung oder anderen Veränderungen des Aktionspotentials. Bei unterschwelligen Reizen bleibt das Aktionspotential aus, bei Schwellen- oder überschwelligen Reizen tritt das Aktionspotential stets mit konstanter Amplitude und Form auf. Das Aktionspotential ist daher ein »Alles-oder-Nichts«-Effekt, es gehorcht dem *»Alles–oder-Nichts«-Gesetz.*

Reizzeit-Intensitäts-Kurve (»Chronaxie«)

An einer Präparation wie in Abb. 2.6 kann man mittels Gleichstromreizen (rechteckförmige Stromstöße) die *Beziehung* zwischen der *Stärke eines Reizes* und seiner *Einwirkungsdauer,* die zum Auftreten eines Reizeffektes notwendig ist, ermitteln. Reize von extrem kurzer Dauer lösen — wie groß auch die Reizstärke sein mag — keine Reizantwort aus (es kommt lediglich zu Wärmebildung, praktische Anwendung in der *Diathermie* und *Kurzwellentherapie);* bei Reizen längerer Dauer besteht negative Korrelation zwischen wirksamer Reizintensität und erforderlicher Dauer der Reizeinwirkung (Abb. 2.8), bei ganz schwachen Reizen schließlich ist — wie lange auch der Reiz dauert — kein Reizeffekt erzielbar. Die in Abb. 2.8 gezeigte Beziehung gilt nur für Reize, bei denen die Spitzenintensität rasch erreicht wird; *langsam ansteigende Reizströme* vermögen manchmal nicht, den Impuls

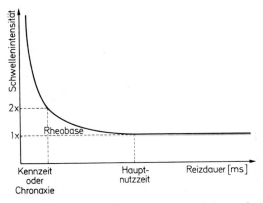

Abb. 2.8. Intensitäts-Zeit-Kurve. Korrelation zwischen Reiz-Größe und wirksamer Reizdauer

auszulösen, da sich der Nerv an den Reiz »anpassen« kann *(Akkommodation).*

Die Intensität eines Reizstromes, die gerade ausreicht, um einen bestimmten Nerven oder Muskel in Erregung zu versetzen, heißt *Rheobase* (Grundschwelle), die minimale Zeit, die der Strom einwirken muß, ist die *Nutzzeit* (Zeitschwelle). Ein anderes übliches Maß der Erregbarkeit ist die *Chronaxie* (Kennzeit), d. i. die minimale Einwirkungsdauer eines Stromes von der doppelten Stärke der Rheobase, die eben zum Reizeffekt führt. Die Chronaxie eines bestimmten erregbaren Gewebes ist annähernd konstant; Chronaxie-Werte wurden daher zum Vergleich der Erregbarkeit verschiedener Gewebe verwendet (Chronaxie eines schnelleitenden Nerven etwa 0,1 ms, eines Skeletmuskels <0,7 ms, eines glatten Muskels >10 ms).

Elektrotonische Potentiale, lokale Reizantwort und »Zünd«-Schwelle

Obwohl *unterschwellige Reize* kein Aktionspotential auslösen, sind sie dennoch *nicht ohne Wirkung* auf das Membranpotential; dies läßt sich nachweisen, wenn man Registrier-Elektroden wenige Millimeter von Reizelektroden entfernt anlegt und unterschwellige Dauerreize setzt. Die Einwirkung solcher Reizströme führt an der Reizkathode zu depolarisierenden Potentialänderungen, die zuerst steil ansteigen und mit der Zeit exponentiell abfallen; die Größe dieses Effektes nimmt mit zunehmender Distanz von den stimulierenden Elektroden stark ab. Umgekehrt verursacht der Strom an der Anode eine hyperpolarisierende Potentialänderung ähnlicher Dauer. Diese Potentialänderungen werden *elektrotonische Potentiale* (an der Kathode *katelektrotonisches,* an der Anode *anelektrotonisches* Potential) genannt; es handelt sich dabei um passive Änderungen der Membranpolarisation durch Addition, bzw. Subtraktion von Ladung durch die jeweilige Elektrode.

Bei niedrigen Stromstärken, die bis zu 7 mV De-, bzw. Hyperpolarisation erzeugen, besteht Proportionalität zwischen Reizgröße und Potentialänderung. Bei stärkeren Reizen bleibt die Proportionalität für anelektrotonische Effekte aufrecht, während die katelektrotonischen Wirkungen stärker als erwartet zunehmen. Reicht schließlich die kathodische Reizung aus, um Depolarisation von 15 mV herbeizuführen (Membranpotential −55 mV), dann setzt plötzlich steile Depolarisation ein und ein fortgeleitetes Aktionspotential entsteht. Der vergrößerte

katelektrotonische Effekt von Reizen, die zwischen 7 und 15 mV Depolarisation erzeugen, spricht für aktive Beteiligung der Membran und wird als »lokale Reizantwort« (»local response«) bezeichnet (Abb. 2.9).
Der Punkt, an dem das Spitzenpotential ausgelöst wird, ist die »Zünd-Schwelle« (»firing level«). Ströme, die an der Kathode bis zu 7 mV Depolarisation erzeugen, bewirken rein passive Veränderungen, die durch die Addition negativer Ladung bedingt sind. Ströme, die im Ausmaß von 7 bis 15 mV depolarisieren, verursachen bereits eine zusätzliche geringe aktive Änderung in der Membran, die ebenfalls zum Depolarisationsprozeß beiträgt; trotzdem überwiegen die Repolarisationsvorgänge noch die Depolarisationskräfte, so daß die Potentialänderung abnimmt. Bei 15 mV sind die depolarisierenden Kräfte bereits stärker als die repolarisierenden und es entsteht daher ein Aktionspotential. Bei 15 mV Depolarisation tritt offenbar eine grundlegende Änderung in der Membran ein, die zur Propagation des Aktionspotentials führt.
Reizung erfolgt gewöhnlich an der Kathode, da kathodische Reize depolarisierend wirken; anodische Ströme rücken hingegen das Membranpotential weiter vom »firing level« weg und hemmen daher die Impulsbildung. Das Aufhören eines anodischen Stromes allerdings kann zu einer in Richtung der Depolarisation überschießenden Änderung des Membranpotentials führen; dieses Zurückschwingen (»rebound«) kann u. U. stark genug sein, um den Nerv zur Bildung eines Impulses am Ende einer anodischen Stimulierung zu veranlassen.

Änderungen der Erregbarkeit während elektrotonischer Potentiale und während des Aktionspotentials

Während des Aktionspotentials, aber auch während der Dauer kat- und anelektrotonischer Potentiale sowie der lokalen Reizantwort ist die *Reizschwelle* des Neurons *verändert*. Hyperpolarisierende anelektrotonische Wirkungen erhöhen die Schwelle, katelektrotonische Wirkungen senken sie, da sie das Membranpotential der »Zünd«-Schwelle annähern; auch während der lokalen Reizantwort ist die Schwelle erniedrigt. Während der ansteigenden und der abfallenden Phase des Aktionspotentials bis zum Erreichen des Ruhemembranpotentials ist das Neuron völlig unerregbar für Reize *(absolute Refraktär-Periode)*. Darauf folgt eine — je nach Art des Nerven verschieden lange — *relative Refraktär-Periode*, während der stärkere Reize als sonst zur Auslösung eines Aktionspotentials erforderlich sind, das u. U. auch kleiner als normal ist. Nach dem Ende der relativen Refraktär-Periode kann die Erregbarkeits-Schwelle der Nerven-Membran noch längere Zeit nicht der Normalbedingung entsprechen. Dies hängt davon ab, ob und in welchem Sinn es zur Ausbildung eines »Nachpotentials« kommt (hyper- oder depolarisie-

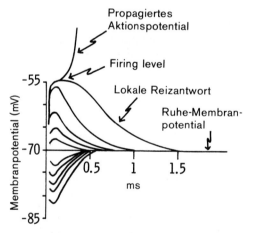

Abb. 2.9. Elektrotonische Potentiale und lokale Reizantwort. Die Änderungen im Membranpotential eines Neurons nach Reizen, die 0,2, 0,4, 0,6, 0,8 und 1,0mal die Schwellenintensität haben, sind auf derselben Zeitskala eingezeichnet. Unter der horizontalen Linie liegen die Antworten, die nahe der Anode, über der Linie jene, die nahe der Kathode aufgezeichnet werden. Der Reiz der Schwellenintensität wurde zweimal gesetzt; einmal verursachte er ein propagiertes Aktionspotential (oberste Linie), einmal nicht (nach HODGKIN: The subthreshold potentials in a crustacean nerve fiber. Proc. Roy. Soc. London s. B **126**, 87 (1938))

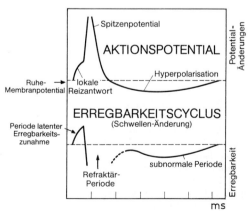

Abb. 2.10. Relative Erregbarkeitsänderungen einer Nervenzellmembran bei Impulsdurchgang.

rend), was von der spezifischen Beschaffenheit der Membran abhängt. In Abb. 2.10 wird am Beispiel eines Nerven mit einem hyperpolarisierenden Nachpotential die Korrelation zwischen dem jeweiligen Membranpotential und den Veränderungen der Erregbarkeitsschwelle dargestellt.

Elektrische Ursachen des Aktionspotentials

Die bisher beschriebenen Phänomene können durch Erläuterung der elektrischen Erscheinungen, die dem Aktionspotential zugrundeliegen,

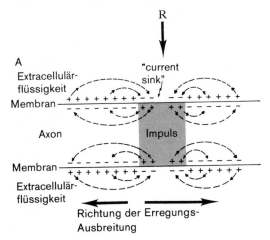

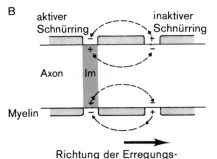

Abb. 2.11. A u. B. Lokaler Stromfluß im Bereich eines Impulses in einem Axon. Der Stromfluß ist als Bewegung positiver Ladungen dargestellt. A zeigt die Erregungsausbreitung nach künstlicher Reizung (R = Reizstelle) einer nicht-myelinisierten Nerven-Membran; im Gegensatz zur natürlichen Erregungspropagation läuft die Depolarisationswelle hier in beiden Richtungen (»orthodrom« und »antidrom«) ab. B zeigt die Verhältnisse in einem myelinisierten Nerven bei natürlichem Erregungsablauf (Im = Impuls läuft »orthodrom« ab). Bei natürlicher Erregungsausbreitung kann sich in antidromer Richtung kein Kreisstrom ausbilden, da die Membran dort refraktär ist

besser verständlich gemacht werden. Die Nervenzellmembran ist im Ruhestand polarisiert; positive Ladungen bedecken sie außen, während sich an ihrer Innenseite negative Ladungen befinden. Während des Aktionspotentials geht diese Polarität verloren und ist kurzzeitig sogar umgekehrt (Abb. 2.11). Positive Ladungen vor und hinter dem Ort des Aktionspotentials strömen in ein — durch das Aktionspotential repräsentiertes — Gebiet der Negativität (»current sink«, Stromabfluß). Durch Abziehen positiver Ladungen vermindert dieser Strom die Polarität der Membran vor dem Aktionspotential; die elektrotonische Depolarisation führt zu einer lokalen Reizantwort, die — sobald die »Zünd«-Schwelle erreicht ist — in einen propagierten Impuls übergeht; dieser verursacht seinerseits wieder vor sich elektrotonische Depolarisation der Membran, usw. Diese Ereignisfolge setzt sich in einem nicht-myelinisierten Nerv kontinuierlich bis ans Ende des Axons fort. Die sich selbst propagierende Form des nervösen Impulses ist also Folge eines zirkulären Stromflusses mit elektrotonischer Depolarisation — bis zur »Zünd«-Schwelle der Membran — im nächstfolgenden Abschnitt des Axons. Einmal ausgelöst, kann ein sich bewegender Impuls die Membran hinter sich nicht depolarisieren, da diese refraktär ist.

Die Entstehung von Aktionspotentialen an synaptischen Verbindungsstellen hängt ebenfalls von der elektrotonischen Depolarisation der Zellmembran ab (Wirkung von Nervenzellkörper und Dendriten als großer »current sink«, der positive Ladungen vom Axon abzieht, Kap 4).

Saltatorische Erregungsleitung im myelinisierten Nerven

Auch die Erregungsleitung im myelinisierten Nerven geht auf einen zirkulären Stromfluß zurück, doch wirkt hier das *Myelin* als starker *Isolator*, durch welchen praktisch kein Stromfluß stattfindet. Die Depolarisation springt bei myelinisierten Axonen von einem Ranvierschen Schnürring zum nächsten; der Strom-»sink« des aktiven Schnürrings verursacht hier elektrotonische Depolarisation des nächstfolgenden Schnürrings bis zur Erreichung von dessen »Zünd«-Schwelle, usw. (Abb. 2.11). Dieses Weiterspringen der Depolarisation von Schnürring zu Schnürring *(saltatorische Erregungsleitung)* erfolgt sehr schnell; myelinisierte Axonen leiten bis 50mal schneller als die schnellstleitenden nicht-myelinisierten Fasern.

Orthodrome und antidrome Erregungsleitung im Nerven

Ein Axon ist zur Impulspropagation in beiden Richtungen befähigt; bei Auslösung eines Aktionspotentials in seiner Mitte kommt es zur Wanderung zweier Impulse in entgegengesetzter Richtung, da beiderseits des primären Strom-»sink« elektrotonische Depolarisation erfolgt.

Im lebenden Organismus kommt es normalerweise nur zu Impulspropagation in einer Richtung, d.i. ausgehend von synaptischen Verbindungen oder Receptoren bis zum Axonende (*orthodrome* Erregungsleitung); eine gegensinnige Leitung wäre *antidrom* zu nennen. Da Synapsen — anders als Axonen — eine Weiterleitung von Impulsen nur in einer Richtung zulassen, könnten eventuell auftretende antidrome Impulse bereits die erste Synapse, auf die sie treffen, nicht passieren und würden dort ausgelöscht (Kap. 4).

Registrierung biphasischer und monophasischer Nerven-Aktionspotentiale

Die bisherige Beschreibung des Ruhepotentials bezog sich auf Registrierung mit einer oberflächlich und einer intracellulär lokalisierten Elektrode. Legt man jedoch *beide Elektroden* an der *Axon-Oberfläche* an, dann ist vorerst keine Potentialdifferenz festzustellen. Wird der Nerv gereizt und ein Impuls wandert an den beiden Registrier-Elektroden vorbei, dann kommt es zu einer charakteristischen Folge von Potentialänderungen. Wenn die Depolarisationswelle die näher zum Reizort gelegene Elektrode erreicht, wird diese Elektrode negativ gegenüber der anderen (Abb. 2.12); durchläuft dann der Impuls die Axonstrecke zwischen beiden Elektroden, kehrt das Potential zum Nullwert zurück, bis die Erregung schließlich die zweite Elektrode passiert, wobei die erste Elektrode positiv gegenüber der zweiten wird. Die Schaltung wird dabei meist so vorgenommen, daß es bei Negativwerden der ersten Elektrode im Kurvenbild zu einer nach oben gerichteten Zacke kommt; man sieht daher eine initiale Ablenkung nach oben, ein isoelektrisches Zwischenstück und dann eine Ablenkung nach unten (*biphasisches Aktionspotential*, Abb. 2.12). Die Länge des isoelektrischen Intervalls ist der Leitungsgeschwindigkeit im Nerven indirekt und der Distanz zwischen den Registrier-Elektroden direkt proportional.

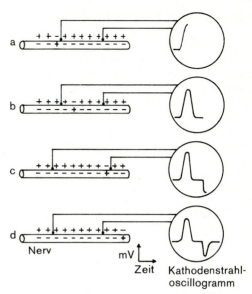

Abb. 2.12. Biphasisches Aktionspotential. Beide Registrierelektroden liegen an der Außenseite des Nerven (a–d: aufeinanderfolgende Zeitpunkte des Erregungsablaufes im Nerven)

Ist das Axon unter einer der beiden Oberflächen-Elektroden geschädigt (z. B. durch mechanische Einwirkung), dann ist das geschädigte Gebiet negativ gegenüber dem intakten Teil der Oberfläche. Die Potentialdifferenz zwischen beiden Elektroden wird in diesem Falle *Demarkationspotential* genannt. Seine Größe hängt vom Grad der Nervenmembranschädigung ab; die Negativität ist eine Folge des Zusammenbruches der Membran. Bei Reizung eines solchen Nervenpräparates registriert man, wenn der Impuls die Elektrode über der intakten Membran passiert, eine nach oben gerichtete Zacke; es kommt zu keiner Ablenkung nach unten, da der Impuls an der geschädigten Stelle erlischt; diese Ablenkung in nur einer Richtung wird *monophasisches Aktionspotential* genannt (Abb. 2.13).

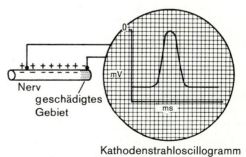

Abb. 2.13. Monophasisches Aktionspotential

Leitung in einem Volumen-Leiter

Da die Körperflüssigkeit große Mengen an Elektrolyten enthält, vollzieht sich die Funktion der Nerven *in vivo* in einem leitenden Medium *(Volumen-Leiter)*. Die beschriebenen bi- und monophasischen Aktionspotentiale treten dann auf, wenn ein Axon außerhalb des Körpers in einem nicht-leitenden Medium gereizt wird. Potentialänderungen, die bei extracellulärer Ableitung in einem Volumen-Leiter registriert werden, sind zwar grundsätzlich den erwähnten Aktionspotentialen ähnlich, die Verhältnisse sind jedoch durch die Folgen des Stromflusses im Volumen-Leiter kompliziert. Diese komplexen Phänomene hängen von der Orientierung der Elektroden im Verhältnis zur Bewegungs-

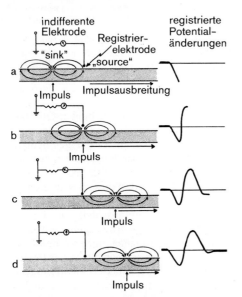

Abb. 2.14. Potentialänderungen bei Erregungsablauf eines in einem Volumen-Leiter befindlichen Nerven. Eine Elektrode (Registrierelektrode) liegt an der Oberfläche des Axon, die andere (indifferente Elektrode) über inaktivem Gewebe in einem gewissen Abstand im leitenden Medium (a–d: aufeinanderfolgende Phasen der Impulsausbreitung) nach BRAZIER: The Electrical Activity of the Nervous System, 3rd Ed. New York: Pitman 1968)

richtung des Aktionspotentials ab sowie von der Distanz zwischen Registrier-Elektrode (über dem aktiven Gewebe) und indifferenter Gegenelektrode. Im allgemeinen ergeben sich bei Ableitungen in Volumen-Leitern vor und nach dem negativen Spitzenpotential mehr oder minder starke positive Ablenkungen, Abb. 2.14).

Ionale Grundlagen der Erregungsbildung und Erregungsleitung

Ionale Grundlage des Ruhe-Membranpotentials

Die ionale Grundlage des Ruhepotentials wurde in Kap. 1 besprochen, wobei der Froschmuskel als Beispiel diente. Wie in anderen Geweben wird auch im Nerven aktiv Na^+ aus der Zelle und eine kleine Menge K^+ in die Zelle transportiert. Entsprechend seinem Konzentrationsgradienten diffundiert K^+ aus der Zelle, während Na^+ in umgekehrter Richtung diffundiert; bei ruhender Zelle ist die Membran-Permeabilität für K^+ viel größer als für Na^+, der passive Efflux des K^+ ist daher viel stärker als der passive Influx des Na^+. Da die Membran für die meisten intracellulären Anionen impermeabel ist wird der K^+-Efflux nicht von einem gleichstarken Anionen-Flux begleitet und die Membran wird in einem Polarisationszustand erhalten, wobei ihre Außenseite positiv gegenüber der Innenseite ist. Abb. 1.9 faßt diese Ionenverschiebungen zusammen.

Ionen-Fluxe während des Aktionspotentials

Wie in anderen Geweben führt auch im Nerven eine geringe Verminderung des Ruhe-Membranpotentials zu einer gesteigerten K^+-Bewegung nach auswärts und Cl^--Verschiebung nach dem Zellinneren, wodurch das Ruhemembranpotential wiederhergestellt wird. Bei *Nerv* und *Muskel* besteht aber die Besonderheit, daß eine wesentliche *Änderung des Membranverhaltens* eintritt, sobald die Depolarisation 7 mV überschreitet; es handelt sich dabei um eine spannungs-abhängige *Steigerung der Membranpermeabilität für* Na^+, die um so mehr ansteigt, je näher das Membranpotential der »Zünd«-Schwelle kommt. Sowohl der elektrische wie der Konzentrationsgradient für Na^+ sind einwärts gerichtet; während der lokalen Reizantwort ist zwar die Na^+-Permeabilität bereits erhöht, doch vermag der K^+-Efflux noch das Ruhe-Membranpotential wiederherzustellen. Ist aber die »Zünd«-Schwelle erreicht, dann ist die Permeabilitätserhöhung bereits so stark, daß der Na^+-Influx das Membranpotential weiter senken kann und dadurch ein weiteres Ansteigen der Permeabilität für Na^+ herbeiführt; dieser *fortschreitende* Na^+-*Einstrom* »überflutet« alle anderen Prozesse, die zu einer Repolarisierung führen könnten, und es kommt zu fortschreitender Depolarisierung.

Das Äquilibrium-Potential für Na$^+$ im Säuger-Nerven liegt nach der Nernstschen Gleichung bei etwa +60 mV; durch die starke Erhöhung der Membranpermeabilität für Na$^+$ zu Beginn des Aktionspotentials nähert sich dieses dem Äquilibrium-Potential an, ohne es jedoch zu erreichen, da die Na$^+$-Permeabilitätssteigerung nur kurzdauernd ist. Schon während der Anstiegsphase des Spitzenpotentials beginnt die Na$^+$-Permeabilität sich wieder dem Ruhewert anzunähern, und die Na$^+$-Leitfähigkeit ist während der Repolarisation vermindert. Außerdem ist während des »overshoot« der elektrische Gradient für Na$^+$ umgekehrt; beide Faktoren *begrenzen den Na$^+$-Influx* und helfen, die Repolarisation einzuleiten. Ein weiterer bedeutsamer Faktor für die Repolarisation ist die *gesteigerte K$^+$-Permeabilität*, welche die Steigerung der Na$^+$-Permeabilität begleitet. Dieser K$^+$-Permeabilitätswechsel beginnt langsamer und erreicht seinen Höhepunkt während der abfallenden Phase des Aktionspotentials; er verringert die Barrière gegenüber der K$^+$-Diffusion und K$^+$ kann die Zelle verlassen. Die resultierende *Netto-Verschiebung positiver Ladungen* aus der Zelle dient der *Vollendung der Repolarisation*.

Die Änderungen der Membranpermeabilität während des Aktionspotentials wurden in verschiedener Weise nachgewiesen, am klarsten durch die sogenannte »voltage clamp«-Technik, auf die im Detail einzugehen über den Rahmen dieses Buches hinausginge. Mit dieser Methode gelang es, Änderungen der Leitfähigkeit der Membran für verschiedene Ionen zu messen; die Leitfähigkeit für ein Ion entspricht dem reziproken Wert des elektrischen Widerstandes einer Membran, sie ist ein Maß der Membranpermeabilität für das betreffende Ion. Die Änderungen der Na$^+$- und K$^+$-Leitfähigkeiten während des Aktionspotentials sind in Abb. 2.15 dargestellt. Ein weiterer Beweis für die Gültigkeit dieser Ionen-Hypothese für das Aktionspotential ergibt sich aus der Beobachtung, daß Erniedrigung der extracellulären Na$^+$-Konzentration eine Abnahme des Aktionspotentials bewirkt, ohne stärkeren Einfluß auf das Ruhe-Membranpotential auszuüben. Dieses Ausbleiben einer Wirkung auf das Ruhe-Membranpotential ist aufgrund der Goldmanschen Gleichung (Kap. 1) vorauszusehen, da die Permeabilität der ruhenden Membran für Na$^+$ relativ gering ist. Erhöht man aber andererseits die extracelluläre K$^+$-Konzentration, dann kommt es zu einer Abnahme des Ruhe-Membranpotentials. Der Mechanismus, aufgrund dessen teilweise Depolarisation eine Veränderung der Membranpermea-

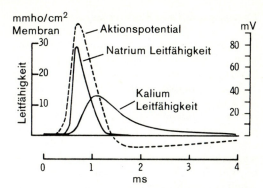

Abb. 2.15. Äderung der Natrium- und Kalium-Leitfähigkeit während eines Aktionspotentials im Riesenaxon eines Tintenfisches. Das Aktionspotential (gestrichelte Linie) ist auf derselben Zeitkoordinate eingezeichnet. Die Einheit der Leitfähigkeit (mho) ist der Einheit des Widerstandes (ohm) reziprok (nach HODGKIN: Ionic movements and electrical activity in giant nerve fibers. Proc. roy. Soc. B. **148**, 1 (1958)

bilität für Na$^+$ verursacht, konnte noch nicht aufgeklärt werden. Doch existieren offenbar gesonderte »Poren« oder Kanäle für den Transport von Na$^+$ und K$^+$. Die Na$^+$-Kanäle können durch Tetrodotoxin (TTX, das Gift des japanischen Fugu- oder Kugelfisches) blockiert werden, ohne daß die K$^+$-Kanäle beeinflußt werden.

Obwohl während des Aktionspotentials Na$^+$ in die Nervenzellen eintritt und K$^+$ diese verläßt, ist die Zahl an dieser Verschiebung beteiligter Ionen — verglichen mit der Gesamtzahl vorhandener Ionen — nicht bedeutend. Zunahme des Na$^+$- und Abnahme des K$^+$-Gehalts während der Nervenaktivität lassen sich experimentell nachweisen, doch erhält man — wegen der kleinen Zahl beteiligter Ionen — erst nach wiederholter Nervenreizung signifikante Resultate.

Wie schon ausgeführt, ist die Tatsache, daß sich nach Beendigung des Aktionspotentials nicht sofort das Ruhemembran-Potential einstellt, Ausdruck von Erholungsprozessen in der Nervenzelle, die nichts mit den Prozessen bei der Entstehung des Aktionspotentials gemeinsam haben; es ist jedoch wenig über ihre Ursache bekannt. Die Nach-Depolarisation wird durch Hemmstoffe des Stoffwechsels vermindert, ebenso die Nach-Hyperpolarisation; offensichtlich ist dies dadurch verursacht, daß die Natrium-Pumpe hier als elektrogene Pumpe wirkt. Der Netto-Flux von Na$^+$ nach außen hyperpolarisiert die Membran.

Energiequellen und Stoffwechsel des Nerven

Der Energiebedarf des Nerven ergibt sich vorwiegend aus der Aufrechterhaltung der Membranpolarisation; die *Natrium-Kalium-Pumpe* bezieht ihre Energie aus der Hydrolyse des *ATP*. Die Stoffwechselrate des Nerven steigt während seiner Aktivität auf das Doppelte an; vergleichsweise kommt es im tätigen Skeletmuskel zu einer 100fachen Steigerung seines Ruhestoffwechsels. Hemmung der Milchsäureproduktion ist ohne Einfluß auf die Nervenfunktion.

Ähnlich dem Muskel hat der Nerv eine *Ruhe-Wärmeproduktion;* während des Aktionspotentials tritt *Initial-Wärme* auf und nach Beendigung der Aktivität kommt es zur Produktion von *Erholungswärme.* Beim Nerv beträgt die Erholungswärme etwa das 30fache der Initialwärme; die Initialwärme dürfte eher während der Nach-Depolarisation entstehen als während des Spitzenpotentials (vgl. Muskelstoffwechsel, Kap. 3).

Eigenschaften gemischter Nerven

Periphere Nerven von Säugern bestehen aus zahlreichen Axonen, die durch eine fibröse Hülle *(Epineurium)* zusammengehalten werden; Potentialänderungen, die nach Reizung gemischter Nerven registriert werden, repräsentieren daher die algebraische Summe der »Alles-oder-Nichts«-Erregungen vieler Axonen, wobei die Schwellen der einzelnen Axonen und ihre Entfernung von den Reizelektroden verschieden sind. Mit unterschwelligen Reizen ist kein Effekt erreichbar; wendet man Reize mit Schwellenintensität an, dann werden einige Axonen mit niedriger Schwelle »feuern« und es wird eine kleine Potentialänderung zu beobachten sein. Steigert man die Reizintensität, dann werden auch Axonen mit hoher Schwelle wirksam gereizt; die elektrische Reizantwort steigt dabei entsprechend an, bis schließlich alle Axonen in Aktion versetzt sind. Als *maximalen Reiz* bezeichnet man einen Reiz von so großer Stärke, daß alle Axonen durch ihn erregt werden; noch stärkere Reize *(supramaximale Reize)* führen zu keiner weiteren Vergrößerung des beobachteten Potentials.

Summen-Aktionspotential (Aktionspotential-Registrierung an gemischten Nerven)

Im Gegensatz zu Einzelaxonen beobachtet man an gemischten Nerven das Auftreten mehrerer Gipfel im Aktionspotential; ein solches mehrgipfeliges Aktionspotential wird als *Summen-Aktionspotential (»compound action potential«)* bezeichnet. Seine Form rührt daher, daß im gemischten Nerven verschiedene Faserarten mit verschiedenen Erregungsleitungs-Geschwindig-

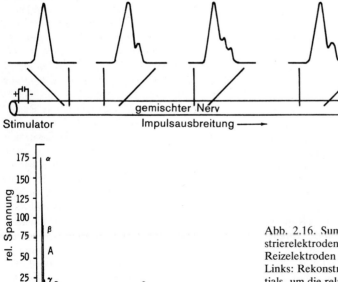

Abb. 2.16. Summen-Aktionspotential. Oben: Registrierelektroden in verschiedenen Abständen von den Reizelektroden entlang eines gemischten Nerven. Links: Rekonstruktion eines Summen-Aktionspotentials, um die relativen Größen und Zeit-Beziehungen der einzelnen Komponenten zu zeigen (nach ERLANGER and GASSER: Electrical Signs of Nervous Activity. Philadelphia: University of Pennsylvania Press 1937)

keiten zusammengefaßt sind. Werden alle Fasern gleichzeitig gereizt, dann treffen die Erregungen der raschleitenden Fasern früher an den Registrier-Elektroden ein als diejenigen der langsam-leitenden Axonen; je weiter die Registrierungsstelle von der Reizstelle entfernt ist, desto stärker werden die Gipfel der schnell- und der langsamer-leitenden Fasern auseinandergezogen. Zahl und Größe der Gipfel schwankt je nach Zahl und Art der im gemischten Nerven vorhandenen Fasertypen. Werden submaximale Reize angewendet, dann hängt die Form des Summenpotentials auch von der Zahl und Type der wirksam gereizten Axonen ab.

ERLANGER und GASSER haben die Säugernerven in Gruppen eingeteilt, und zwar in A-, B- und C-Gruppen, wobei die A-Gruppe nochmals in α-, β-, γ- und δ-Fasern unterteilt wurde. Die unterschiedlichen Leitungsgeschwindigkeiten dieser Gruppen sind in Abb. 2.16 dargestellt; bei dem Diagramm handelt es sich jedoch nicht um das tatsächliche Summen-Aktionspotential eines bestimmten gemischten Nerven, es wurden vielmehr zur besseren Übersicht alle bekannten Fasertypen in einem einzigen Diagramm zusammengefaßt. *In vivo* enthält kein Nerv alle Fasertypen zugleich.

Nervenfasertypen und deren Funktion

Durch Vergleich der neurologischen Ausfallserscheinungen mit den histologischen Veränderungen nach Hinterwurzel- und anderen Nervendurchschneidungsversuchen gelang es, die einzelnen Axongruppen, die für die verschiedenen Gipfel im Summen-Aktionspotential verantwortlich sind, histologisch und funktionell zu charakterisieren. Je größer der Durchmesser einer Nervenfaser, desto größer ist ihre Leitungsgeschwindigkeit; die dickeren Axonen dienen proprioceptiv-sensiblen sowie somatisch-motorischen Funktionen, die dünneren der Schmerzempfindung und vegetativen Funktionen. In Tabelle 2.1 sind die verschiedenen Fasertypen mit ihren Durchmessern, elektrischen Charakteristika und Funktionen zusammengefaßt. Die C-Fasern der Hinterwurzeln leiten offenbar Impulse von Berührungs- und anderen Hautreceptoren, wobei jedoch nur der Schmerz zum Bewußtsein gelangt; die anderen Fasern dieser Gruppe sind Teile von Reflexschaltungen, die über Rückenmark und Hirnstamm ablaufen.

Weitere Untersuchungen haben gezeigt, daß nicht alle der ursprünglich mit Buchstaben gekennzeichneten Fasergruppen wirklich einheitlich sind; es wurde daher von manchen Physiologen ein Zahlensystem eingeführt, um

Tabelle 2.2. Zusammenstellung der manchmal verwendeten Zahlenklassifikation sensorischer Neuronen

Fasertyp	Zahl	afferentes Neuron von
A α	I a	Muskelspindel (anulospirale Endigung)
A α	b	Golgi-Sehnenorgan
A β	II	Muskelspindel (»flower spray«-Endigung) Berührungs-, Druckreceptoren
A δ	III	Schmerz-, Temperaturreceptoren
C (Hinterw.)	IV	Schmerz- u. a. Receptoren

Tabelle 2.1. Nervenfasertypen im Säugernerven

Fasertyp		Funktion	Faserdurchmesser (μm)	Leitungsgeschw. (m/s)	Spitzenpotentialdauer (ms)	absolute Refraktperiode (ms)
A	α	proprioceptiv, somatisch motorisch	12 –20	70 –120		
	β	Berührung, Druck	5 –12	30 – 70	0,4–0,5	0,4–1
	γ	motorisch zu Muskelspindeln	3 – 6	15 – 30		
	δ	Schmerz, Temperatur, Berührung	2 – 5	12 – 30		
B		präganglionär autonom	< 3	3 – 50	1,2	1,2
C	Hinterwurzel	Schmerz, Reflexe	0,4–1,2	0,5– 2	2	2
	sympath.	postganglionär sympathisch	0,3– 1,3	0,7– 2,3	2	2

sensorische Fasergruppen (Ia, Ib, II, III und IV-Fasern) zu kennzeichnen. Wegen der dadurch entstandenen nomenklatorischen Verwirrung erscheint es angebracht, die beiden Systeme einander gegenüberzustellen (Tabelle 2.2).

Neben Unterschieden von Leitungsgeschwindigkeit und Dicke unterscheiden sich die verschiedenen Faserklassen auch durch *verschiedene Empfindlichkeit gegenüber Hypoxie und Anaesthetica* (Tabelle 2.3). Diese Tatsache ist nicht nur von physiologischer, sondern auch von klinischer Bedeutung. Lokalanaesthetica beeinträchtigen die Erregungsübertragung in C-Fasern, bevor sie die — Berührungsimpulse leitenden — A-Fasern beeinflussen; andererseits kann Druck auf einen Nerven zum Verlust der Leitungsfähigkeit in motorischen, Berührungs- und Druckfasern führen, während die Schmerzleistung kaum verändert wird.

Dies entsteht manchmal durch eine Schlafstellung, bei welcher der Arm unter dem Kopf gehalten und die Armnerven komprimiert werden; da sehr tiefer Schlaf oft unter Alkoholintoxikation auftritt, beobachtet man die erwähnte motorische Leitungsstörung besonders an Wochenenden (»Samstag-Nacht«- oder »Sonntag-Morgen«-Lähmung).

Man unterteilt die Nerven auch nach rein anatomischen Gesichtspunkten. Dabei unterscheidet man afferente und efferente Nerven (Tabelle 2.4); die weitere Unterteilung berücksichtigt dann, ob die Nerven somatische oder viscerale, bzw. allgemeine oder spezielle Aufgaben erfüllen. Der Terminus »speziell« bezeichnet dabei Nerven, welche Sinnesorgane sowie Muskeln branchiomeren Ursprungs (von den embryonalen Kiemenbögen stammend) versorgen.

Die Speicheldrüsen bestimmter Laboratoriumstiere enthalten einen *Nerven-Wachstums-Faktor* (Nerve growth factor, NGF). Dieser aus 5 Untereinheiten bestehende Eiweißkörper stimuliert das Wachstum von Neuronen, u. zw.

Tabelle 2.3. Relative Empfindlichkeit von A-, B- und C-Fasern für Leitungsblockierung durch verschiedene Einflüsse

Empfindlichkeit gegen	am stärksten	mittelmäßig	am wenigsten
Hypoxie	B	A	C
Druck	A	B	C
Cocain, Lokalanaesthetica	C	B	A

Tabelle 2.4. Funktionelle Faserarten in peripheren und Hirnnerven

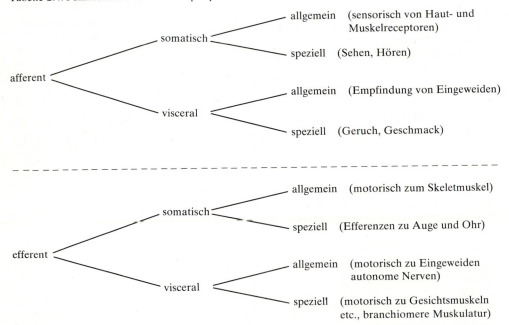

besonders im autonomen Nervensystem. Es wurde ein Antiserum gegen diesen Faktor hergestellt, dessen Injektion bei neugeborenen Tieren zur fast völligen Zerstörung der sympathischen Ganglien führt; es kommt hier also zu einer *Immuno-Sympathektomie*. Die Struktur des NGF ähnelt etwas derjenigen des Insulins; es handelt sich wahrscheinlich um eines der hormon-artigen Proteine, die das Gewebe-Wachstum im Körper stimulieren. NGF wird in der Zirkulation gefunden und wird wahrscheinlich auch in Neuronen von den Enden in Richtung des Zellkörpers transportiert (andere Wachstumsfaktoren Kap. 22).

Glia

Zusätzlich zu den Neuronen enthält das Nervensystem Gliazellen (Neuroglia). Gliazellen sind sehr zahlreich; es gibt etwa zehnmal soviel Gliazellen wie Neuronen. Die Schwannschen Zellen, welche die Axonen im peripheren Nerven umkleiden, werden ebenfalls als Glia klassifiziert. Im Zentralnervensystem existieren drei Typen von Gliazellen (Abb. 2.17). *Mikroglia*-Zellen bilden Verbindungen zwischen Blutgefäßen und dem Nervensystem; sie erfüllen eine »Reinigungs«-Funktion (»scavanger cells«). Die *Oligodendroglia* hat mit der Myelinbildung zu tun. Die *Astrocyten* schließlich kommen im gesamten Gehirn vor und viele von ihnen entsenden Endfüßchen zu den Blutgefäßen (Kap. 32); sie haben ein — mit der extracellulären K^+-Konzentration schwankendes — Membranpotential, bilden aber keine fortgeleiteten Potentiale; ihre Funktion ist noch unklar.

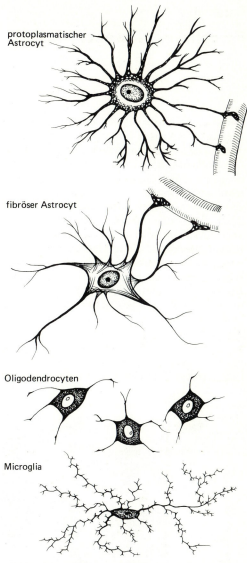

Abb. 2.17. Verschiedene Glia-Zellen (nach JUNQUEIRA, CARNEIRO und CONTOPOULOS: Basic Histology, 2nd Ed. Los Alamos: Lange 1975)

Kapitel 3
Erregbares Gewebe: Muskel

Muskelzellen können — wie Neuronen — chemisch, elektrisch und mechanisch in Erregung versetzt werden; dabei entsteht ein Aktionspotential, das sich entlang der Zellmembran fortpflanzt. Sie enthalten kontraktile Proteine und verfügen — anders als Neuronen — über einen Kontraktionsmechanismus, der durch das Aktionspotential aktiviert wird.

Die Muskulatur wird in 3 Typen eingeteilt, d.s. Skelet-, Herz- und glatte Muskulatur. Die *Skeletmuskulatur* umfaßt die große Masse somatischer Muskeln; sie zeigt gut entwickelte Querstreifung, ihre Kontraktion wird normalerweise nervös ausgelöst. Sie besitzt keine anatomischen und funktionellen Verbindungen zwischen einzelnen Muskelfasern und steht unter der Kontrolle der Willkür. Der *Herzmuskel* besitzt ebenfalls Querstreifung, er bildet — zumindest funktionell — ein Syncytium und kontrahiert sich rhythmisch ohne äußere Innervation infolge der Anwesenheit von Schrittmacher-Zellen im Myokard, die sich spontan entladen. Die *glatte Muskulatur* hat keine Querstreifung, bildet im übrigen aber keine einheitliche Gruppe. Die glatten Muskeln der meisten Hohlorgane haben funktionell syncytiale Eigenschaften und enthalten Schrittmacher, die sich unregelmäßig entladen.

Dem im Auge und an anderen Stellen vorkommenden Typ glatter Muskeln fehlt Spontanaktivität; er ähnelt in manchen Eigenschaften dem Skeletmuskel. Schließlich gibt es kontraktile Proteine — ähnlich denjenigen im Muskel — in zahlreichen anderen Zellen. Diese Proteine sind wahrscheinlich verantwortlich für Zell-Motilität, Mitose und die Bewegung verschiedener Komponenten innerhalb der Zellen wie auch

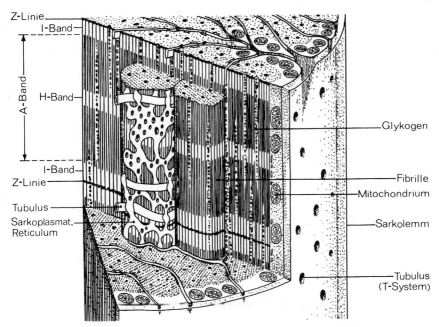

Abb. 3.1. Struktur einer Skeletmuskelfaser. Die Faser besteht aus einer Anzahl von Fibrillen; sie ist von einer Membran, dem Sarkolemm, umgeben. Jede Fibrille ist von sarkoplasmatischem Reticulum umhüllt sowie vom T-System der Tubuli, welche sich gegen die Außenoberfläche der Faser öffnen (nach HOYLE: How is muscle turned on and off. Sc. Amer. **222**, 84 (1970). Copyright 1970 by Scientific American Inc. All Rights reserved)

A. Skeletmuskel

Neurotransmitter- und Hormon-Freisetzung (Kap. 1).

A. Skeletmuskel

Aufbau des Skeletmuskels

Der Skeletmuskel besteht aus einzelnen Muskelfasern, den Grundeinheiten des muskulären Systems. Die meisten Skeletmuskeln gehen an den Enden in Sehnen über; die Muskelfasern sind so parallel zwischen den sehnigen Enden angeordnet, daß sich die Kontraktionskräfte der Einzelfasern addieren. Jede Muskelfaser ist ein syncytialer Verband mit vielen Kernen und hat eine langgestreckte Gestalt. In den meisten Muskeln sind die Muskelfasern so lang wie die makroskopisch sichtbaren Muskelbündel und können dementsprechend Längen bis zu 30 cm erreichen. *Zwischen den einzelnen Muskelfasern gibt es keine* syncytialen Brücken.
Die Muskelfasern bestehen aus Fibrillen (Abb. 3.1); diese lassen sich in Filamente unterteilen, welche aus den kontraktilen Proteinen zusammengesetzt sind.
Der Muskel enthält die Proteine *Myosin* (Mol.-Gew. 500.000), *Actin* (Mol.-Gew. 45.000), *Tropomyosin* (Mol.-Gew. 70.000) und *Troponin;* Troponin besteht aus 3 Untereinheiten, *Troponin I, Troponin T* und *Troponin C* (Mol.-Gew. 18.000–35.000).

Funktionelle Bedeutung der Querstreifung des Skeletmuskels

Ursache der typischen Querstreifung des Skeletmuskels sind Brechungsindex-Unterschiede in den verschiedenen Teilen der Muskelfaser. Die Anteile der Querstreifung werden mit Buchstaben bezeichnet (Abb. 3.2). Das helle I-Band hat in seiner Mitte die dunkle Z-Linie und das dunkle A-Band enthält das weniger dunkle H-Band; in der Mitte des H-Bandes befindet sich die M-Linie (diese mit der angrenzenden schmalen Aufhellung wird auch manchmal als Pseudo-H-Zone bezeichnet). Das Gebiet zwischen 2 benachbarten Z-Linien wird *Sarkomer* genannt. Die Anordnung dicker und dünner Filamente bildet die Grundlage der Streifung (Abb. 3.3). Die dicken Filamente, deren Durchmesser etwa dem doppelten Durchmesser der dünnen Filamente entspricht, bestehen aus

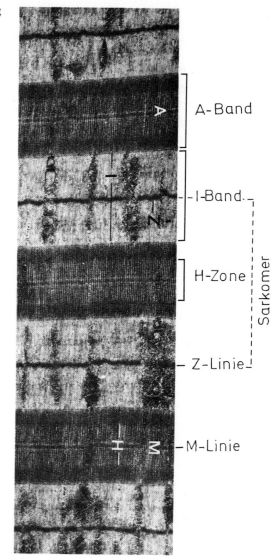

Abb. 3.2. Elektronenoptische Darstellung des menschlichen M. gastrocnemius (x 13,500) (mit Bewilligung von S. M. WALKER und G. R. SCHRODT)

Myosin; die dünnen Filamente bestehen aus Actin, Tropomyosin und Troponin. Die dicken Myosinfilamente erscheinen als A-Band; die dünneren Actinfilamente formen die weniger dichten I-Bänder. In der Mitte der A-Bänder zeigen hellere H-Zonen den Bereich an, in dem — bei erschlafftem Muskel — Actin- und Myosinfilamente nicht mehr ineinandergreifen. Die Z-Linien dürften Schichten repräsentieren, welche zugleich die Actinfilamente verbinden und die Fibrillen unterteilen. Elektronenoptisch sieht man am Querschnitt durch das A-Band,

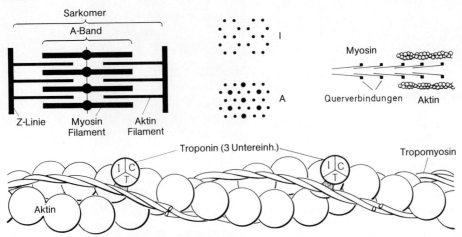

Abb. 3.3. Oben links und Mitte: Anordnung der Actin- und Myosin-Filamente im Skelet-Muskel. I und A repräsentieren Querschnitte durch das I-Band und den seitlichen Teil des A-Bandes. Oben rechts: Einzelheiten der Struktur von Myosin und Actin. Unten: Diagrammatische Darstellung der Anordnung von Actin, Tropomyosin und der Troponin-Trimere

daß jedes Myosinfilament regelmäßig von 6 Actinfilamenten umgeben ist.

Beobachtungen mit Röntgenstrahlenbeugungs- und elektronenoptischer Technik zeigen, daß die Myosin-Moleküle Verdickungen (»Köpfe«) besitzen und sich, wie in Abb. 3.3 gezeigt, anordnen; dabei bilden sich Querverbindungen zwischen den Myosin-Köpfen und den Actin-Molekülen. Die Myosin-Moleküle ordnen sich beiderseits von der Mitte des Sarkomers symmetrisch an, wodurch es zur Aufhellung in der Pseudo-H-Zone kommt. Die M-Linie ist die Folge einer Auftreibung der Mitte der dicken Filamente; dort befinden sich zarte Querverbindungen, welche die Myosin-Filamente in ihrer Anordnung sichern. In jedem dicken Filament sind mehrere hundert Myosin-Moleküle enthalten.

Die Actinfilamente werden von 2 Ketten globulärer Einheiten gebildet, die sich zu einer langen Doppelschraube anordnen. Die Tropomyosin-Moleküle sind lange Filamente (Abb. 3.3), die sich in die Rille zwischen den beiden Actinketten einfügen. Jedes dünne Filament enthält 300–400 Actin- und 40–60 Tropomyosin-Moleküle.

Die Troponin-Moleküle sind kleine globuläre Einheiten und ordnen sich mit Zwischenräumen entlang dem Tropomyosin-Molekül an. Troponin T bindet die anderen Troponin-Komponenten an das Tropomyosin, Troponin I hemmt die Wechselwirkung zwischen Myosin und Actin (s. unten) und Troponin C enthält Bindungsstellen für Ca^{2+}, welches die Kontraktion einleitet.

Sarkotubuläres System und Erregungsausbreitung im Skeletmuskel

Die Muskelfibrillen sind von Strukturen umgeben, die aus Plasmamembran bestehen und im Elektronenmikroskop als Vesikeln und tubuläre Gebilde erscheinen; sie bilden das *sarkotubuläre System (T-System und sarkoplasmatisches Reticulum)*. Das mit der Muskelfaser-Zellmembran kontinuierlich zusammenhängende T-System transversaler Tubuli wird von den einzelnen Muskelfibrillen wie ein Sieb durchsetzt; der Raum zwischen den beiden Lagen des T-Systems ist eine Fortsetzung des ECF-Raumes. Das sarkoplasmatische Reticulum formt zwischen seinen Verbindungen mit dem T-System um jede Fibrille einen unregelmäßigen Vorhang; diese Verbindungen des zentralen T-Systems (beim Säugermuskel jeweils an der Grenze zwischen A- und I-Band) nach beiden Seiten zum sarkoplasmatischen Reticulum werden als *Triaden* bezeichnet. Das T-System dürfte der raschen Weiterleitung des Aktionspotentials von der äußeren Zellmembran an die Muskelfibrillen dienen, während das sarkoplasmatische Reticulum mit der Calciumverschiebung und dem Zellstoffwechsel zu tun hat (s. unten).

Elektrische Phänomene und Ionen-Fluxe im Skeletmuskel

Elektrische Eigenschaften des Skeletmuskels

Elektrische Vorgänge und Ionen-Fluxe im Skeletmuskel sind denjenigen im Nerven sehr ähnlich, doch bestehen quantitative Unterschiede hinsichtlich Zeitablauf und Ausmaß. Das Ruhe-Membranpotential des Muskels beträgt etwa -90 mV, das Aktionspotential dauert 2–4 ms und wird über die Muskelfaser mit etwa 5 m/s weitergeleitet; die absolute Refraktärzeit dauert 1–3 ms, Nach-Polarisation und zugehörige Veränderungen der Schwelle gegenüber elektrischen Reizen dauern relativ lang. Die Chronaxie des Skeletmuskels ist meist etwas länger als die des Nerven. Die Auslösung von Impulsen an der neuromuskulären Verbindung wird in Kap. 4 besprochen.

Die elektrischen Eigenschaften der einzelnen Muskelfasern sind nicht so verschieden, daß bei Reizung eines Muskels ein Summen-Aktionspotential wie bei Reizung eines gemischten Nerven auftreten könnte. Es bestehen jedoch Schwellenunterschiede zwischen den einzelnen Fasern und bei artifizieller Reizung sind stets einige Fasern weiter von den Reizelektroden entfernt als andere; die Größe des von einem Muskelpräparat abgeleiteten Aktionspotentials nimmt daher mit der Stärke des Reizstromes — im Bereich zwischen Schwellen- und Maximalstromstärke — proportional zu.

Ionen-Verteilung und -Fluxe (Funktion der Muskel-Zellmembran)

Die Ionenverteilung beiderseits der Muskelfaser ist ähnlich derjenigen an der Nervenzellmembran. Die Werte für die verschiedenen Ionen und deren Äquilibrium-Potentiale sind in den Tabellen 1.3 und 3.1 zusammengestellt. Depolarisation ist eine Manifestation von Na^+-Influx, Repolarisation von K^+-Efflux (analog dem Nerven, Kap. 2).

Kontraktile Reizbeantwortung

Man muß genau zwischen elektrischen und mechanischen Vorgängen im Muskel unterscheiden, obwohl normalerweise ein Vorgang nie ohne den anderen abläuft. Die *Muskelfaser-Depolarisation* beginnt an den *motorischen Endplatten* (spezialisierte Struktur unter der Endigung des motorischen Nerven, Kap. 4); das über die Muskelfaser fortgeleitete Aktionspotential löst den Kontraktionsvorgang aus.

Muskelzuckung

Ein einzelnes Aktionspotential verursacht eine kurze Kontraktion gefolgt von einer Erschlaffung: dieser mechanische Effekt wird als Muskelzuckung (Einzelzuckung) bezeichnet. In Abb. 3.4 sind Aktionspotential und Zuckung auf derselben Zeitskala dargestellt; die Zuckung

Tabelle 3.1. Ionales Verteilungsgleichgewicht zwischen intra- und extracellulärem Flüssigkeitscompartment eines Säuger-Skeletmuskels und Äquilibrium-Potentiale dieser Ionen. A^- bezeichnet organische Anionen. Der Wert für das intracelluläre Cl^- wurde aus dem Membranpotential aufgrund der Nernst-Gleichung errechnet[a]

Ion	Konzentration (mmol/l)		Äquilibrium-Potential (mV)
	intracellulär	extracellulär	
Na^+	12	145	$+65$
K^+	155	4	-95
H^+	13×10^{-5}	$3,8 \times 10^{-5}$	-32
Cl^-	3,8	120	-90
HCO_3^-	8	27	-32
A^-	155	0	–

Membranpotential = -90 mV

[a] Nach T. C. Ruch and H. D. Patton, Eds.: Physiology and Biophysics, 19th Ed. Philadelphia: Saunders 1965.

beginnt etwa 2 ms nach Beginn der Depolarisation und noch vor vollendeter Repolarisation. Die Zuckungsdauer variiert mit der Art des gereizten Muskels; »*schnelle*« *Muskel-Fasern* (für feine, schnelle und präzise Bewegungen) haben eine Zuckungsdauer von nicht mehr als 7,5 ms, bei »*langsamen*« *Muskel-Fasern* (für kraftvolle, grobe und langanhaltende Bewegungen) kann die Zuckungsdauer bis zu 100 ms betragen. Muskeleinzelzuckungen treten *in vivo* nur bei Dehnungsreflexen (Kap. 6) auf. Alle Willkür-Kontraktionen bestehen aus summierten Einzelzuckungen und haben tetanischen Charakter (s. unten).

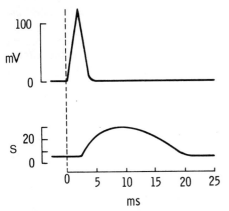

Abb. 3.4. Elektrische und mechanische Reizbeantwortung einer Skeletmuskelfaser auf einen einzelnen maximalen Reiz. Die mechanische (Spannung) und elektrische (Potentialänderung) Antwort sind auf derselben Zeitskala dargestellt. S = Spannung in willkürlichen Einheiten

Molekulare Grundlage der Kontraktion

Die Verkürzung der kontraktilen Elemente des Muskels dürfte durch ein Darübergleiten der Actin- über die Myosin-Filamente entstehen. Für diese Annahme spricht die vom Kontraktionszustand unabhängige konstante Breite des A-Bandes und die variable Distanz der Z-Linien, die bei Kontraktion des Muskels enger zusammen-, bei seiner Dehnung aber auseinanderrücken (Abb. 3.5); bei Verkürzung des Muskels erfolgt eine Annäherung einander gegenüberliegender Actinfilamente, bei sehr starker Kontraktion kommt es dabei sogar zu ihrer teilweisen Überlappung.

Die Verschiebung der Filamente gegeneinander wird wahrscheinlich durch Veränderung der Querverbindungen zwischen Actin- und Myosin-Molekülen verursacht. Die Köpfe der Myosin-Moleküle binden sich unter einem Winkel an Actin, bewirken hierdurch eine Bewegung des Myosins am Actin unter Rotation, bis es zur Lösung der Bindung kommt, und binden sich an der nächsten Bindungsstelle des Actins; dieser Vorgang wiederholt sich fortlaufend (Abb. 3.6).

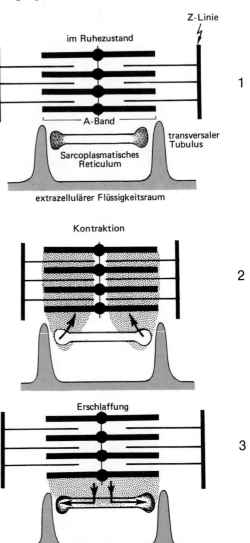

Abb. 3.5. Muskelkontraktion. (1) Ca^{2+} (schwarze Punkte) wird normalerweise in den Zisternen des sarkoplasmatischen Reticulums gespeichert. (2) Die Aktionspotentiale breiten sich über die transversen Tubuli aus und setzen Ca^{2+} frei. Die Actin-Filamente (dünne Linien) gleiten über die Myosin-Filamente und die Z-Linien rücken näher aneinander. (3) Ca^{2+} wird dann in das sarkoplasmatische Reticulum gepumpt und der Muskel erschlafft. (modifiz. nach LAYZER and ROWLAND: Cramps. New Engl. J. Med. **285**, 31 (1972))

Jeder einzelne Zyklus von Bindung, Drehung und Lösung der Bindung bewirkt eine Verkürzung des Muskels um 1% seiner Länge.

Die unmittelbare Energie-Quelle für die Muskelkontraktion ist ATP (Abb. 17.4). Hydrolyse der Phosphatbindung setzt eine große Energiemenge frei (sog. energiereiche-Phosphatbindung). Im Muskel wird die Spaltung von ATP zu Adenosin-Diphosphat (ADP) durch das kontraktile Protein Myosin katalysiert; diese *Adenosintriphosphatase-Aktivität* findet sich in den Köpfen der Myosin-Moleküle, wo sie mit Actin in Kontakt stehen.

Der Vorgang, durch welchen die Depolarisation der Muskelfasern die Kontraktion auslöst, wird *Erregungs-Kontraktions-Kopplung* genannt. Das Aktionspotential wird zu den Fibrillen in der Muskelfaser über das T-System propagiert. Es löst die Freisetzung von Ca^{2+} aus den terminalen Zisternen, den lateralen Ausstülpungen des sarkoplasmatischen Reticulums in der Nachbarschaft des T-Systems aus (Abb. 3.5).

Ca^{2+} leitet die Kontraktion ein, indem es sich an Troponin C bindet. Beim ruhenden Muskel ist Troponin I fest an Actin gebunden und Tropomyosin bedeckt die Stellen, an denen sich die Myosin-Köpfe an Actin binden können. Der Troponin-Tropomyosin-Komplex bildet daher ein »Erschlaffungs-Protein«, das die Wechselwirkung zwischen Actin und Myosin verhindert. Bindet sich aber Ca^{2+}, das durch Aktionspotentiale freigesetzt wurde, an Troponin C, dann dürfte es zu einer Schwächung der Bindung von Troponin I an Actin kommen, so daß es dem Tropomyosin ermöglicht wird, sich lateral zu bewegen (Abb. 3.6). Diese Bewegung legt Bindungsstellen für die Myosin-Köpfe frei, so daß ATP gespalten werden kann und die Kontraktion erfolgt. Es werden für jedes Troponin-Molekül, das ein Calcium-Ion bindet, sieben Bindungsstellen für Myosin freigelegt.

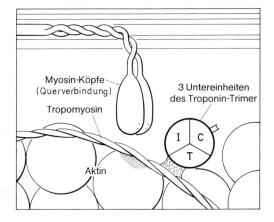

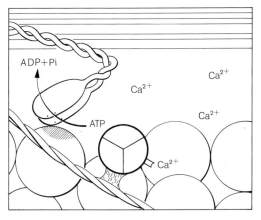

Abb. 3.6. Einleitung der Muskel-Kontraktion durch Ca^{2+}. Die im erschlafften Zustand des Muskels von Tropomyosin verdeckten Actin-Bindungsstellen (im Bild schraffiert) werden freigegeben, die Köpfe der Myosin-Moleküle bilden Querverbindungen zu den Actin-Bindungsstellen und drehen sich, während sich Tropomyosin infolge der Bindung von Ca^{2+} an das C-Monomer des Troponin seitlich verschiebt. Oben: Erschlafft. Unten: Einleitung eines Kontraktions-Zyklus (mod. nach KATZ: Congestive Heart failure, New Engl. J. Med. **293**, 1184 (1975))

Tabelle 3.2. Folge der Ereignisse bei der Kontraktion und Relaxation des Skelet-Muskels. (Die Schritte 1–4 bei der Kontraktion werden in Kap. 4 besprochen.)

Kontraktion
1. Entladung des motorischen Neurons.
2. Freisetzung des Transmitters (Acetylcholin) an der motorischen Endplatte.
3. Bildung des Endplatten-Potentials.
4. Bildung des Aktionspotentials in den Muskelfasern.
5. Ausbreitung der Depolarisationswelle über das T-System ins Innere der Muskelfaser.
6. Freisetzung von Ca^{2+} aus den lateralen Säcken des sarkoplasmatischen Reticulums und Diffusion zu den dicken und dünnen Filamenten.
7. Bindung von Ca^{2+} an Troponin C, Freilegung der Bindungsstellen am Actin.
8. Bildung von Querverbindungen zwischen Actin und Myosin und Übereinandergleiten der dünnen Filamente entlang der dicken Filamente, wodurch es zur Verkürzung kommt.

Erschlaffung
1. Rückpumpen von Ca^{2+} in das sarkoplasmatische Reticulum.
2. Lösung der Ca^{2+}-Bindung am Troponin.
3. Beendigung der Wechselwirkung zwischen Actin und Myosin.

Kurz nach der Freisetzung von Ca^{2+} beginnt das sarkoplasmatische Reticulum wieder Ca^{2+} anzuhäufen. Ca^{2+} wird aktiv in die longitudinalen Teile des Reticulums gepumpt und diffundiert von dort zu den Zisternen, wo es gespeichert wird (Abb. 3.5). Sobald die Ca^{2+}-Konzentration außerhalb des Reticulums genügend abgenommen hat, hört die chemische Wechselwirkung zwischen Myosin und Actin auf und der Muskel erschlafft. Wird der aktive Transport von Ca^{2+} gehemmt, dann findet keine Erschlaffung statt, obwohl keine weiteren Aktionspotentiale propagiert werden; die so resultierende anhaltende Kontraktion wird als *Kontraktur* bezeichnet. Es ist zu beachten, daß ATP auch die Energie für den aktiven Transport von Ca^{2+} in das sarkoplasmatische Reticulum liefert. Sowohl Kontraktion wie Relaxation des Muskels erfordern also ATP. Die Ereigniskette bei der Muskel-Kontraktion und -Erschlaffung ist in Tabelle 3.2 zusammengefaßt.

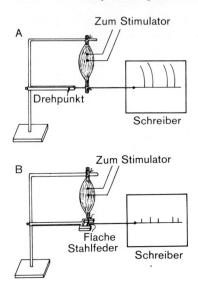

Abb. 3.7. A u. B. A: Muskelpräparation zur Registrierung isotonischer Kontraktionen. B: Muskelpräparation zur Registrierung isometrischer Kontraktionen

Kontraktions-Typen des quergestreiften Muskels

Die Muskelkontraktion läuft unter Verkürzung der kontraktilen Elemente ab. Da die Muskeln auch elastisch-viscöse Strukturen — in Serie mit den kontraktilen Elementen geschaltet — enthalten, kann eine Muskelkontraktion u. U. (bei Verhinderung der Verkürzung) ohne merkliche Änderung der Gesamt-Muskellänge erfolgen *(isometrische Kontraktion,* »gleiche Länge«). Bei Kontraktion unter konstanter Belastung kommt es gewöhnlich zur Annäherung der Muskelenden, d. i. zur Verkürzung des Gesamtmuskels *(isotonische Kontraktion,* »gleiche Spannung«). Die isometrische bzw. isotonische Kontraktionsform des Skeletmuskels sind Extremfälle der Muskeltätigkeit; *in vivo* findet man häufig Mischformen der Kontraktion, bei denen es sowohl zu Verkürzung wie auch zu Spannungszunahme der Muskelfasern kommt *(auxotone Kontraktionsform).*
Abb. 3.7A zeigt eine Versuchsanordnung zur Registrierung isotonischer Muskelkontraktionen; hier leistet der Muskel äußere Arbeit durch Bewegen einer Last (Schreibhebel). Bei isometrischen Kontraktionen (Abb. 3.7B) kommt es nur zur Spannungszunahme, wobei die Deformierung einer Stahlfeder durch den Muskel der jeweils entwickelten Spannung proportional ist; die geleistete äußere Arbeit (Kraft mal Weg) ist sehr gering. In bestimmten Situationen (Abb. 3.8) leistet der aktivierte Muskel überhaupt keine oder sogar »negative« äußere Arbeit; so setzt z.B. der M.biceps beim Senken eines schweren Gewichtes auf einen Tisch der Abwärtsbewegung des Objektes aktiv Widerstand entgegen und der Nettoeffekt ist trotz Kontraktion Verlängerung des Muskels.

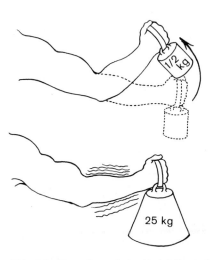

Abb. 3.8. Oben: Isotonische (freie) Kontraktion. Der Biceps verkürzt sich, das Gewicht wird gehoben. Unten: Isometrische Kontraktion. Der Biceps leistet Arbeit, kann sich jedoch weder verkürzen, noch das Gewicht heben

Summation der Kontraktionen im quergestreiften Muskel, Tetanus

Zwischen der Membran-Erregbarkeit einer Muskel- und einer Nervenfaser bestehen Analogien, aber auch gewisse Unterschiede bezüglich der Refraktärperiode (Kap. 2), die für die Wirkung wiederholter Muskelreizung bedeutsam sind; die *Muskelfaser* ist *nur kurz* — vom Beginn des Aktionspotential-Anstieges bis zu einem Teil des abfallenden Spitzenpotentials — *refraktär.* Zu diesem Zeitpunkt beginnt die durch den primären Reiz ausgelöste Kontraktion; da der kontraktile Mechanismus selbst keine Refraktärperiode hat, können noch *vor Einsetzen der Erschlaffung* gesetzte *repetitive Reize* wirksam werden; es erfolgen weitere — *sich summierende — Aktivierungen* der kontraktilen Strukturen, die zu einer weit über das Ausmaß einer Einzelzuckung hinausgehenden Verkürzung und Spannungszunahme im Muskel führen *(Summation der Kontraktionen, Superposition von Einzelzuckungen).*

Bei andauernder Einwirkung frequenter Reize verschmelzen die einzelnen Reizantworten zu einer *Dauerkontraktion (Tetanus, tetanische Kontraktion).* Beim *inkompletten Tetanus* treten Perioden unvollständiger Erschlaffung zwischen den summierten Reizeffekten auf. Der *komplette* (»glatte«) *Tetanus* zeigt keinerlei Zeichen einer Erschlaffung; bei kontinuierlich ansteigender Reizfrequenz kann ein inkompletter in einen kompletten Tetanus übergehen (Abb. 3.9). Die zur Auslösung eines kompletten Tetanus notwendige Impulsfrequenz (*Verschmelzungs-* oder *Fusionsfrequenz*) ist je nach Art des Muskels verschieden hoch (Froschmuskel ~20 Hz; Warmblütermuskel ~50 bis >100 Hz). Bei Ermüdung (Anhäufung von Metaboliten) nimmt die Fusionsfrequenz ab. Die Muskelspannung beim glatten Tetanus ist etwa 4mal so groß wie bei Einzelzuckung.

»Treppe«

Werden einem Skeletmuskel Maximalreize mit einer gerade unter der tetanisierenden Frequenz liegenden Häufigkeit zugeführt, dann kann man bei jeder der aufeinanderfolgenden Zuckungen eine Zunahme der Spannung beobachten, bis — nach einigen Zuckungen — die Kontraktionen gleich bleiben. Dieses Phänomen ist unter dem Namen »Treppe« bekannt; es tritt unter analogen Reizbedingungen auch am Herzmuskel auf. Als Ursache für die »Treppe« wurde angenommen, daß Ca^{2+} in erhöhtem Maße für die Bindung an Troponin C verfügbar ist. Das »Treppen«-Phänomen hat nichts mit Summation zu tun und darf mit dieser nicht verwechselt werden.

Beziehung zwischen Muskellänge, Spannung und Kontraktions-Geschwindigkeit

Sowohl die vom Muskel bei isometrischer Kontraktion entwickelte Spannung *(Gesamtspannung)* wie die im unerregten Muskel herrschende *passive Spannung* variieren mit der Länge der Muskelfaser. Diese Relation kann an einem Muskelpräparat (wie in Abb. 3.7B) demonstriert werden. Man ändert die Länge des Muskels durch Einstellung verschiedener Distanzen zwischen seinen 2 Fixationspunkten und bestimmt bei jeder eingestellten Länge sowohl die passive Spannung wie die durch elektrische Reizung erzielte *Gesamt-Spannung;* die Differenz beider Werte bei der jeweiligen Muskellänge ergibt die *aktive Spannung,* d.i. der bei der Kontraktion entstandene Spannungsbetrag. In Abb. 3.10 sind die Ergebnisse eines solchen Versuches in Diagrammform zusammengefaßt; auch mit einzelnen Muskelfasern erhält man ähnliche Kurven. Die passive Spannung des Muskels steigt bei zunehmender Länge erst langsam, dann aber mit fortschreitender Dehnung steil an. Muskelruptur erfolgt bei Dehnung auf etwa das 3fache der Länge, die ein erschlaffter, von seiner Fixierung am Knochen gelöster Muskel einnimmt *(Äquilibrium-Länge).*

Die *Gesamt-Spannungs-Kurve* des Muskels *steigt mit zunehmender Ausgangslänge* bis zu einem Maximum an und sinkt dann bis zur Kurve der passiven Spannung ab, d.h. bis durch Reizung

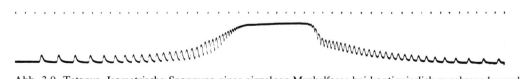

Abb. 3.9. Tetanus. Isometrische Spannung einer einzelnen Muskelfaser bei kontinuierlich zunehmender und wieder abnehmender Reizfrequenz. Die Punkte geben 0,2 s Intervalle an (nach BUCHTHAL: Dan. Biol. Med. **17**, 1 (1942))

keine zusätzliche Spannung mehr erzielt werden kann. Jene Muskellänge, bei der maximale aktive Spannung erreicht werden kann, wird gewöhnlich *Ruhe-Länge* genannt; diese Bezeichnung stammt von der Beobachtung, daß viele ruhende Muskeln *in situ* jene Länge *(Vordehnung)* aufweisen, von der aus sie Maximalspannung entwickeln können.

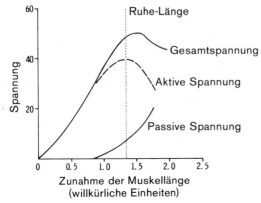

Abb. 3.10. Länge-Spannungs-Diagramm für einen Skeletmuskel (menschlicher M. triceps). Die passive Spannungskurve mißt die Spannung im unerregten Muskel in Abhängigkeit von der Muskellänge. Die Gesamtspannungskurve kommt durch isometrische Kontraktion nach einem maximalen Reiz bei jeweils verschiedener Ausgangslänge zustande. Die aktive Spannungskurve ergibt sich als Differenz der beiden andern Kurven (nach Report to the N.R.C., Committee on Artificial Limbs, on Fundamental Studies of humen Locomotion and other Information. Relating to Design of Artificial Limbs. BERKELEY: University of California 1947, Vol. 2)

Die Länge-Spannungs-Relation im Skeletmuskel läßt sich aufgrund des Gleitmechanismus bei der Muskelkontraktion erklären. Wenn sich die Muskelfasern isometrisch kontrahieren, dann ist die entwickelte Spannung der Zahl von Querverbindungen zwischen Actin- und Myosin-Molekülen proportional. Wird der Muskel gedehnt, dann verringert sich die Überlappung zwischen Actin und Myosin und die Zahl der Querverbindungen wird verringert. Ist der Muskel hingegen kürzer als die Ruhelänge, dann überlappen die Actin-Filamente und das führt ebenfalls zu einer Verringerung der Zahl der Querverbindungen. Die Schnelligkeit der Muskelkontraktion ändert sich umgekehrt proportional der Belastung. Bei gegebener Belastung ist die Kontraktionsgeschwindigkeit bei Ruhe-Länge am größten und nimmt sowohl bei größerer wie bei kleinerer Muskellänge ab.

Die Muskelkontraktion erfordert Energie; ihre unmittelbare Energiequelle sind die energiereichen Phosphatverbindungen, die ihrerseits durch den Intermediär-Stoffwechsel von Kohlenhydraten und Fetten gebildet werden.

Energiespeicher im Skeletmuskel (ATP, Kreatinphosphat)

ATP wird aus ADP durch Bindung einer Phosphatgruppe resynthetisiert; die Energie für diese endotherme Reaktion stammt aus dem Glucoseabbau. Es steht jedoch im Muskel als weitere energiereiche Phosphatverbindung *Kreatinphosphat* für die Energielieferung bereit (Abb. 17.25), dessen Spaltung zu Kreatin und Phosphat bedeutende Energiemengen freisetzt; bei Ruhe überträgt ein Teil des ATP ein Phosphat auf Kreatin, wodurch ein Kreatinphosphat-Vorrat gebildet wird. Bei Muskeltätigkeit wird dann Kreatinphosphat hydrolysiert und ATP aus ADP gebildet, wodurch die Kontraktion fortgesetzt werden kann. Kreatinphosphat bildet die sog. »anaerobe Reserve« im Muskel, die bei Beginn einer Muskeltätigkeit sofort verfügbar ist, bevor noch das Atmungs-Kreislauf-System den Sauerstoff-Antransport zum Muskel steigern kann.

Energiegewinnung im Skeletmuskel (Kohlenhydrat-Abbau)

Die Hauptenergie für die Kreatinphosphat- und ATP-Resynthese stammt vom Kohlenhydrat-Abbau bis zu CO_2 und H_2O (zugehörige Stoffwechselwege, Kap. 17). Glucose tritt aus dem Blutstrom in die Zellen über, wo sie durch eine Reihe chemischer Reaktionen zu Brenztraubensäure abgebaut wird; intracelluläre Glucose stammt aber auch z.T. aus Glykogen, dem vor allem in Leber und Skeletmuskel reichlich vorhandenen Kohlenhydrat-Polymer. Bei ausreichender O_2-Versorgung tritt die Brenztraubensäure in den Citronensäurecyclus ein und wird — durch diesen und die Atmungs-Enzymkette — zu CO_2 und H_2O abgebaut *(aerobe Glykolyse)*. Der Abbau von Glucose oder Glykogen bis zu CO_2 und H_2O setzt ausreichend Energie frei, um große Mengen ATP aus ADP aufzubauen. Bei ungenügender O_2-Zufuhr tritt jedoch die aus Glucose stammende Brenztraubensäure nicht in den Citronensäurecyclus ein, sondern wird zu Milchsäure reduziert; dieser Prozeß *(anaerobe Glykolyse)* ergibt eine viel kleinere Netto-Pro-

$$ATP + H_2O \rightarrow ADP + H_3PO_4 + 12.000 \text{ Calorien}$$

$$\text{Kreatinphosphat} + ADP \rightleftarrows \text{Kreatin} + ATP$$

$$\text{Glucose} + 2\,ATP \text{ (oder Glykogen} + 1\,ATP) \xrightarrow{\text{Anaerob}} 2\,\text{Milchsäure} + 4\,ATP$$

$$\text{Glucose} + 2\,ATP \text{ (oder Glykogen} + 1\,ATP) \xrightarrow{\text{Sauerstoff}} 6\,CO_2 + 6\,H_2O + 40\,ATP$$

$$FFS \xrightarrow{\text{Sauerstoff}} CO_2 + H_2O + ATP$$

Abb. 3.11. Energiequellen der Muskelkontraktion. Die gebildete ATP-Menge pro mol oxydierter freier Fettsäure (FFS) ist groß, sie wechselt mit der Kettenlänge der FFS; so werden z. B. bei völliger Oxidation von 1 mol Palmitinsäure 140 mol ATP frei. (Kap. 17)

duktion energiereicher Phosphatbindungen, er bedarf allerdings nicht des Sauerstoffes. Man weiß nunmehr auch, daß der Skeletmuskel freie Fettsäuren aus dem Blut aufnehmen kann, um diese zu CO_2 und H_2O zu oxidieren; freie Fettsäuren sind offenbar ein wichtiges Substrat für den Muskel in Ruhe und während der Erholungsperiode. Die verschiedenen für den Muskel wichtigen energieliefernden Reaktionen sind in Abb. 3.11 dargestellt.

Energiereserve des Skeletmuskels durch anaerobe Glykolyse (Sauerstoff-Schuld)

Während der Muskelarbeit erweitern sich die Muskelblutgefäße, das zugeführte Blutvolumen ist vergrößert und das O_2-Angebot ist erhöht. Bis zu einem gewissen Punkt ist die Zunahme des O_2-Verbrauches den Energie-Erfordernissen proportional, so daß der gesamte Energiebedarf durch aerobe Prozesse gedeckt werden kann. Bei sehr schwerer Muskelarbeit allerdings kann die aerobe Resynthese der Energiereserven nicht mit deren Verbrauch Schritt halten; es wird dann Kreatinphosphat zur Resynthese von ATP herangezogen und der Wiederaufbau von Kreatinphosphat erfolgt mittels der aus dem anaeroben Glucose-Abbau zu Milchsäure stammenden Energie. Die Benützung des anaeroben Weges ist aber dadurch begrenzt, daß — trotz der raschen Diffusion der Milchsäure in den Blutstrom — so viel *Milchsäure* im Muskel angehäuft wird, bis schließlich die Pufferkapazität des Gewebes überschritten wird und pH-Erniedrigung zur Enzymhemmung führt. Für kürzere Zeiträume ermöglicht jedoch der anaerobe Glucose-Abbauweg eine vergrößerte Arbeitsleistung, die ohne ihn unerreichbar wäre. Ohne anaeroben Mechanismus könnte man zwar langsam gehen oder laufen, Sprint oder andere Formen von Höchstleistungen wären jedoch unmöglich.

Nach Beendigung einer muskulären Leistung wird zusätzlich O_2 für den Abbau des Milchsäure-Überschusses sowie für das Wiederauffüllen der ATP- und Kreatinphosphat-Speicher verbraucht. Dieser zusätzliche O_2-Verbrauch läßt erkennen, um wieviel der Energiebedarf während der Muskelarbeit die Energiereserven überschritten hat *(Sauerstoff-Schuld)*. Zur Bestimmung der O_2-Schuld mißt man vom Arbeitsende bis zum Erreichen des Ausgangsniveaus vor Arbeitsbeginn den O_2-Verbrauch und subtrahiert davon den basalen O_2-Verbrauch. Die O_2-Schuld kann z. B. das 6fache des basalen O_2-Bedarfs betragen; in diesem Falle war die Leistung das 6fache derjenigen, die ohne Hilfe des O_2-Schuld-Mechanismus erreichbar gewesen wären. Die maximale Sauerstoff-Schuld kann rasch oder langsam erreicht werden (bei trainierten Sportlern langsamer als bei Untrainierten); Höchstleistungen können daher nur für kurze Zeit, mittlere Leistungen jedoch über längere Zeiträume durchgehalten werden. Trainierte Athleten können den O_2-Verbrauch ihrer Muskeln in höherem Maße steigern als Untrainierte. Dementsprechend sind sie zu größeren muskulären Leistungen befähigt, ohne dabei ihre Milchsäureproduktion zu steigern, und bei einer bestimmten Größe der Leistung ist ihre Sauerstoff-Schuld geringer als diejenige des Untrainierten.

Wärmeproduktion im Muskel

Entsprechend der Thermodynamik muß die einem Muskel zugeführte Energie gleich der verbrauchten Energie sein; sie erscheint in Form geleisteter Arbeit, energiereicher Bindungen und freigesetzter Wärme. Der mechanische Wirkungsgrad eines Skeletmuskels (geleistete Arbeit/Gesamt-Energieausgabe) variiert zwischen durchschnittlich 20% (Heben eines Gewichtes durch isotonische Kontraktion) und 0%

(isometrische Kontraktion). Energiespeicherung in Form von Phosphatbindungen ist zum geringeren, Wärmeproduktion zum weitaus größeren Teil am Energieumsatz beteiligt; die Wärmeproduktion im Muskel kann mit geeigneten Thermoelementen genau gemessen werden. *Ruhe-Wärme* (die bei ruhendem Muskel abgegebene Wärme) ist die äußere Manifestation der basalen Stoffwechselvorgänge. Unter *Initial-Wärme* versteht man die während der Kontraktion über die Ruhe-Wärme hinaus produzierte Wärme; sie umfaßt die *Aktivierungs-Wärme,* welche bei jeder Art von Kontraktion auftritt, und die *Verkürzungs-Wärme,* deren Bildung dem Ausmaß der Verkürzung proportional ist; die Verkürzungs-Wärme hat offenbar mit der Strukturänderung des Muskels während der Verkürzung zu tun.

Nach Beendigung der Kontraktion dauert eine über die Ruhe-Wärme hinausgehende Wärmeproduktion bis zu 30 min an *(Erholungs-Wärme).* Die Erholungs-Wärme wird durch Stoffwechselprozesse freigesetzt, welche den Ausgangszustand des Muskels wiederherstellen; sie entspricht mengenmäßig etwa der Initial-Wärme. Wird ein Muskel, der sich isotonisch kontrahiert hat, wieder auf seine ursprüngliche Länge gebraucht, dann wird — zusätzlich zur Erholungs-Wärme — *Relaxations-Wärme* produziert. Es muß äußere Arbeit geleistet werden, um die ursprüngliche Länge des Muskels wiederherzustellen; die Relaxations-Wärme ist vorwiegend Ausdruck dieser Arbeit.

Tonus, Kontraktur, Starre

Unter Muskeltonus versteht man teils den »Widerstand eines Muskels gegen Formänderungen«, teils einen »Ruhe-Zustand innerer Spannung«, wobei diesem Begriff jedoch eine physiologisch und klinisch einheitliche Definition fehlt. Die *passive* Spannung eines *in vivo* zwischen seinen Fixationspunkten aufgehängten und nicht innervierten Muskels (s. oben) wird auch als *Ruhe-Tonus* (Vordehnung) bezeichnet. Klinisch bedeutungsvoll ist der *Reflex-Tonus,* ein bei intakter Innervation stets vorhandener basaler Kontraktionszustand, der über das γ-motorische System gesteuert wird (Kap. 6). Eine pathologische Steigerung des Tonus kann entweder bei Läsionen der Pyramidenbahn (*Spastizität,* Kap. 12) oder bei gesteigerter extrapyramidaler Aktivität (*Rigidität,* Kap. 12) auftreten. Durch ruckartige Dehnung des Muskels kann es bei erhöhter γ-motorischer Aktivität zur Synchronisation motorischer Entladungen kommen (*Klonus,* Kap. 6).

Eine *reversible* Verkürzung der Muskulatur durch nicht fortgeleitete längerdauernde Depolarisation der Muskelzell-Membran wird als *Kontraktur* bezeichnet. Sie kann durch depolarisierende Einflüsse (z. B.: Erhöhung der extracellulären K^+-Konzentration, Kälte, Säure, Gleichstrom) ausgelöst werden. *In vivo* kann eine Kontraktur bei Dauer-Muskelleistungen und unzureichender Sauerstoff-Versorgung infolge Anhäufung von Metaboliten auftreten (*»Ermüdungs«-Kontraktur*).

Bei langdauernder oder starker Einwirkung des auslösenden Agens wird jede Kontraktion zur *irreversiblen Starre* infolge extremer Abnahme des ATP-Gehaltes im Muskel. Deshalb kommt es auch postmortal zur *Totenstarre (Rigor mortis),* die sich erst unter bakterieller Einwirkung wieder löst.

Eigenschaften des Muskels im intakten Organismus

Effekte der Denervation des Skeletmuskels

Im intakten Organismus kontrahiert sich ein Muskel *in situ* nur als Antwort auf Reizung seiner motorischen nervösen Versorgung. Zerstörung dieser nervösen Versorgung führt zur *Muskelatrophie;* sie verursacht ferner abnorme Erregbarkeit des Muskels und steigert seine Empfindlichkeit gegenüber zirkulierendem Acetylcholin (Denervations-Hypersensitivität, Kap. 4). Es kommt zu feinen, irregulären Kontraktionen einzelner Fasern *(Fibrillationen).* Erfolgt eine Regeneration des Nerven, dann bilden sich diese Erscheinungen zurück. Fibrillationen sind nicht grob erkennbar und dürfen nicht mit *Fasciculationen* verwechselt werden. Fasciculationen sind ruckartige, sichtbare Kontraktionen ganzer Gruppen von Muskelfasern, die durch pathologische Entladungen in spinalen motorischen Neuronen entstehen.

Motorische Einheit

Die Axonen motorischer Spinal-Nerven zweigen sich auf, so daß jedes Axon mehrere Muskelfasern innerviert; Reizung eines einzelnen motorischen Neurons wird daher stets von allen durch dieses Neuron versorgten Muskelfasern beantwortet. Jedes einzelne motorische

Neuron bildet mit den von ihm innervierten Muskelfasern eine *motorische Einheit;* die Zahl der Muskelfasern pro motorischer Einheit ist verschieden. In Muskeln für feinabgestufte und präzise Bewegungen (z.B. in Hand- oder Augenmuskeln) kommen nur wenige (3–6) Muskelfasern auf eine motorische Einheit, während in Muskeln für Kraftleistungen (z.B. Rückenmuskeln) die Zahl von Muskelfasern pro motorischer Einheit groß ist (in Beinmuskeln der Katze 120–165 Muskelfasern pro motorischer Einheit, in den Rückenmuskeln des Menschen sogar mehr).

Elektromyographie

Die Aktivierung motorischer Einheiten kann *in situ* mit Hilfe der *Elektromyographie* (Registrierung der verstärkten elektrischen Aktivität des Muskels) studiert werden; dies kann ohne Anaesthesie durch Aufbringen von Oberflächenelektroden auf die Haut über den zu untersuchenden Muskeln erfolgen oder durch subcutan eingestochene Nadelelektroden. Das Ergebnis einer solchen Registrierung wird als *Elektromyogramm (EMG)* vezeichnet; mit Nadelelektroden kann man sogar die Aktivität einzelner Muskelfasern erfassen. Abb. 3.12 zeigt ein typisches EMG.

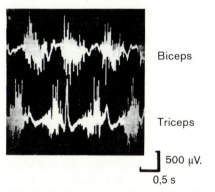

Abb. 3.12. Elektromyogramm von M. biceps und M. triceps bei alternierender Beugung und Streckung des Ellbogens (nach B. C. GAROUTTE)

Für die Abstufung der Muskelaktivität verantwortliche Faktoren

Die Elektromyographie zeigt bei normalen Skeletmuskeln in Ruhe fast keine oder nur geringe Spontanaktivität; bei geringer willkürlicher Aktivierung werden einige wenige, mit wachsender Anstrengung zunehmend mehr motorische Einheiten aktiviert (*Rekrutierung motorischer Einheiten,* »recruitment«). Die Abstufung der muskulären Reizbeantwortung ist daher z.T. eine Funktion der Zahl aktivierter motorischer Einheiten; auch die Impuls-Frequenz in den versorgenden Nervenfasern ist bedeutsam, wie die Vergrößerung der muskulären Spannung durch tetanische Kontraktion zeigt; schließlich ist auch die Länge des Muskels *(Vordehnung)* für die Abstufung seiner Leistung wichtig. Die motorischen Einheiten weisen ein asynchrones Impulsmuster auf (sie arbeiten phasenverschoben); dadurch kommt eine gleichmäßige, glatte Kontraktion des Gesamtmuskels zustande.

Muskeltypen des Menschen

Die Eigenschaften der verschiedenen Muskeln des menschlichen Organismus sind je nach Art der Muskelfasern verschieden. Es gibt 3 Typen von Skeletmuskel-Fasern: *A-Fasern,* die groß und blaß sind und relativ wenig mitochondrale ATPase enthalten; *C-Fasern,* die klein und dunkel sind und viel ATPase enthalten; schließlich *B-Fasern,* die bezüglich Größe und ATPase-Gehalt in der Mitte liegen. Die meisten Muskeln enthalten eine Mischung aller 3 Faser-Typen und sind blaß oder weiß. Bestimmte Muskeln jedoch bestehen nur aus B-Fasern; sie werden *rote Muskeln* genannt, da sie dunkler als die übrigen Muskeln sind. Diese roten Muskeln, die auch als »langsame« Muskeln bezeichnet werden, reagieren langsam und haben eine längere Latenzzeit als andere Muskeln. Sie sind für langanhaltende, die Körperhaltung aufrechterhaltende Kontraktionen bestimmt. Die langen Muskeln des Rückens sind rote Muskeln. Weiße Muskeln haben im allgemeinen kurze Zuckungsdauer und werden »schnelle« Muskeln genannt. Sie sind für feinabgestimmte Bewegungen spezialisiert. Die äußeren Augenmuskeln und manche der Handmuskeln enthalten eine große Zahl weißer Fasern. Jedes spinale motorische Neuron innerviert jeweils nur eine Art von Muskelfasern, so daß alle Muskelfasern einer motorischen Einheit demselben Typ angehören.

Die Unterschiede zwischen diesen Muskeltypen sind nicht inhärent, sondern werden z.T. durch ihre Innervation bestimmt. Experimentell wurden Nerven schneller und langsamer Muskeln durchtrennt und gekreuzt vereint, so daß nach Regeneration die Nerven der langsamen Muskeln die schnellen Muskeln versorgten und umgekehrt; in der Folge änderten die schnellen

Muskeln ihren Charakter und wurden zu langsamen, die langsamen Muskeln verwandelten sich hingegen in schnelle.

Es ergaben sich auch entsprechende Änderungen des ATPase-Gehaltes. Es gibt Anhaltspunkte dafür, daß Substanzen durch Neuronen wandern können und in den Muskel eintreten. Doch dürfte die Wirkung der Nerven auf den Stoffwechsel des Muskels eher auf das Entladungsmuster des Nerven zurückzuführen sein, als auf einen trophischen Faktor.

Denervierung von Skelet-Muskeln führt zur Atrophie und schlaffer Lähmung mit in der Folge auftretenden fibrillären Zuckungen. Diese Phänomene sind die klassische Folge der Schädigung peripherer Nerven. Der Muskel wird dabei auch überempfindlich gegenüber Acetylcholin (Denervierungs-Hypersensitivität, Kap. 4).

Stärke von Skeletmuskeln

Der menschliche Skeletmuskel kann 3–4 kg Spannung pro cm^2 Querschnitt erbringen; dieser Wert entspricht etwa den Ergebnissen bei verschiedenen Versuchstieren und dürfte ziemlich konstant für alle Säuger gelten. Da viele menschliche Muskeln einen großen Querschnitt besitzen, ist ihre Kraft beträchtlich. Der M. gastrocnemius z. B. hebt nicht nur das Gewicht des ganzen Körpers beim Steigen, er wirkt auch einer mehrfachen Kraft entgegen, wenn der Fuß beim Laufen oder Springen auf den Boden auftritt; bemerkenswert ist auch die Kraft des M. glutaeus maximus, der Spannungen bis zu 1200 kg erbringen kann. Die Gesamtspannung aller Muskeln eines erwachsenen Mannes würde etwa 22 Tonnen ergeben.

Mechanik des Körpers

Die Körperbewegungen sind meist so eingerichtet, daß die Muskeln optimal wirken können. Die meisten Muskeln sind so am Skelet befestigt, daß sie im erschlafften Zustand ihre Ruhe-Länge (optimale Vordehnung) aufweisen. Wo Muskeln über mehr als ein Gelenk verlaufen, kompensieren Bewegungen in einem Gelenk die Bewegungen in einem anderen Gelenk so, daß während der Kontraktion nur eine verhältnismäßig geringe Verkürzung resultiert; fast isometrische Kontraktionen dieser Art ermöglichen die Entwicklung der Maximalspannung. Die Beuger des Beines z. B. verlaufen vom Becken über das Hüft- und Kniegelenk zur Tibia und Fibula; bei Beugung des Oberschenkels in der Hüfte und gleichzeitiger Beugung des Unterschenkels im Knie wird die Verlängerung der Muskeln über dem Hüftgelenk durch die Verkürzung im Kniegelenk kompensiert. Beim Gehen und anderen Bewegungen wird dieser Vorteil ausgenützt.

Faktoren wie Schwung und Balance sind in die Körperbewegungen so integriert, daß ein Maximum an Bewegung mit einem Minimum an Muskelarbeit ermöglicht wird. Beim Gehen z. B. kommt es zu einer kurzzeitigen Aktivierung der Unterschenkelbeuger zu Beginn jedes Schrittes, dann wird das Bein vorgeschwungen, ohne daß es noch bedeutender aktiver Muskelleistungen bedarf; die Muskeln sind daher nur während eines Teils jedes Schrittes aktiviert, so daß auch Gehen über lange Strecken nur wenig Ermüdung verursacht.

B. Herzmuskel

Aufbau des Herzmuskels

Die Querstreifung des Herzmuskels ist derjenigen des Skeletmuskels ähnlich, vor allem sind deutliche Z-Linien vorhanden. Die Muskelfasern zweigen sich jedoch auf und greifen ineinander; jede Muskelfaser bildet dabei jedoch eine vollständige Einheit, umgeben von einer Zellmembran (Abb. 3.13). Wo das Ende einer Muskelfaser an das einer anderen anschließt, laufen deren Zellmembranen unter Faltenbildung parallel. Diese Stellen ergeben sich stets an Z-Linien und werden *Glanzstreifen* (»intercaleted disk«) genannt; sie sichern *durch Kohäsion gute Verbindung* zwischen den Fasern, so daß der Zug einer kontraktilen Einheit achsengerecht auf die nächste übergehen kann. An den Muskelfasern kommt es seitlich in Nähe der Glanzstreifen über längere Strecken zur Verschmelzung der Zellmembranen *(»tight junction«), diese Brücken niedrigen Widerstandes* erleichtern die Erregungsausbreitung von einer Faser auf die andere (Kap. 1). So kann der Herzmuskel wie ein Syncytium funktionieren, obwohl keine protoplasmatischen Übergänge zwischen den Zellen bestehen. Das T-System des Herzmuskels ist — anders als beim Skeletmuskel — vorwiegend an den Z-Linien lokalisiert. Der Herzmuskel enthält eine große Zahl langer Mitochondrien in engem Kontakt mit den Fibrillen. Die Funktion

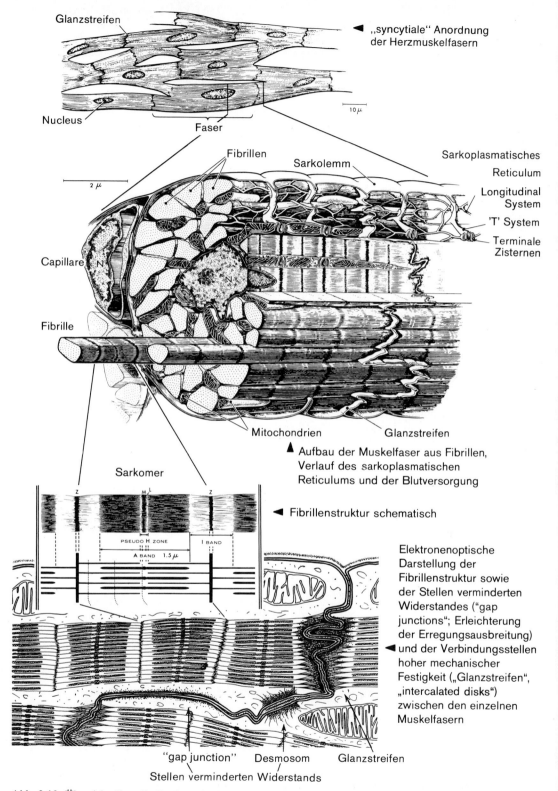

Abb. 3.13. Übersicht über die Struktur des Herzmuskels (modifiziert nach BRAUNSWALD u.a.: Mechanism of contraction of the normal and failing heart. New Engl. J. Med. **277**, 794, 853, 910, 1012 (1967); und STOCKINGER, L.: Zwischenzellverbindungen und Kontakte. Münch. med. Wschr. **1969**, 27)

des Herzens als Pumpe und das Elektrokardiogramm sind in den Kap. 28 und 29 behandelt.

Elektrische Eigenschaften des Herzmuskels

Membran- und Aktionspotentiale

Das Ruhe-Membranpotential der einzelnen Herzmuskelfaser des Säugers beträgt etwa −80 mV. Reizung verursacht ein fortgeleitetes Aktionspotential, das für den Beginn der Kontraktion verantwortlich ist. Die Depolarisation erfolgt schnell und überschießend (»overshoot«) wie in Skeletmuskel und Nerv; die *Repolarisation* verläuft jedoch *langsam* (Abb. 3.14). Im Säugerherzen benötigt die Depolarisation etwa 2 ms, die Repolarisation aber 200 ms oder mehr; die Repolarisation ist daher erst vollendet, wenn die Kontraktion bereits zur Hälfte abgelaufen ist. Bei extracellulärer Registrierung umfassen die elektrischen Veränderungen ein Spitzenpotential mit nachfolgender Welle, die zusammen dem QRS-Komplex und der T-Welle des Elektrokardiogramms ähnlich sind. Bei intracellulärer Registrierung erweist sich die *Repolarisation* als *dreiphasischer Prozeß;* sie beginnt nach dem Spitzenpotential mit hoher Geschwindigkeit, verlangsamt sich dann unter Bildung eines Plateaus und stellt schließlich wieder rasch das Ruhe-Membranpotential her. Diese 3 Phasen zeigen verschiedene Temperaturempfindlichkeit; dies spricht für das Vorliegen verschiedenartiger Teilprozesse. Wie in anderen erregbaren Geweben beeinflussen Änderungen der extracellulären K^+-Konzentration des Ruhemembranpotential des Herzmuskels, während Änderungen der extracellulären Na^+-Konzentration die Größe des Aktionspotentials verändern (Abb. 3.15). Depolarisation und die erste schnelle Phase der Repolarisation dürften durch plötzliche Permeabilitätsänderung der Membran für Na^+ — wie im Nerven und Skeletmuskel — bedingt sein; die zweite langgezogene Plateau-Phase der Repolarisation ist wahrscheinlich Ausdruck einer langsamer beginnenden, schwächeren und länger andauernden Ca^{2+}-Permeabilitätserhöhung; in der dritten Phase schließlich dürfte ein verzögert einsetzender Anstieg der K^+-Permeabilität den zum Abschluß der Repolarisation notwendigen K^+-Efflux ermöglichen.

Die Repolarisationsdauer im Herzmuskel nimmt mit zunehmender Schlagfrequenz ab; bei einer Frequenz von 75/min ist die Gesamtdauer des Aktionspotentials mit 0,25 s fast um 70% länger als bei einer Herzfrequenz von 200 (0,15 s).

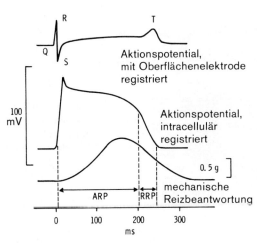

Abb. 3.14. Aktionspotentiale und kontraktile Reizbeantwortung einer Herzmuskelfaser, auf derselben Zeitskala dargestellt. ARP: absolute Refraktärperiode; RRP: relative Refraktärperiode

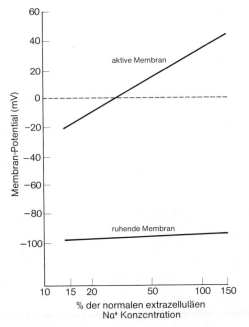

Abb. 3.15. Effekt von Änderungen der extracellulären Na^+-Konzentration auf die Höhe des Spitzenpotentials (obere Kurve) und das Ruhe-Membranpotential (untere Kurve) des Herzmuskels (mod. nach WEIDMANN: Elektro-Physiologie der Herzmuskelfaser, Basel: Huber 1956)

Mechanische Eigenschaften des Herzmuskels

Refraktärperiode

Die Kontraktion des Herzmuskels beginnt unmittelbar nach Beginn der Depolarisation und dauert etwa 1,5mal so lang wie das Aktionspotential (Abb. 3.14). Die Rolle von Ca^{2+} bei der Erregungs-Kontraktions-Kopplung ist ähnlich wie im Skeletmuskel (s. oben). Der Herzmuskel gehorcht dem »Alles-oder-Nichts«-Gesetz, so daß überschwellige Reize stets zu voller Kontraktion führen. Da sich der Herzmuskel während des größten Teiles des Aktionspotentials absolut refraktär verhält, läuft mehr als die Hälfte der Kontraktion ab, ehe ein zweiter Reiz wirksam werden kann. *Tetanus* wie im Skeletmuskel ist daher im Herzmuskel *unmöglich;* Nicht-Tetanisierbarkeit ist ein wichtiger Schutzmechanismus, da tetanische Dauerkontraktion des Herzens unmittelbar lebensbedrohend wäre. Die Ventrikelmuskulatur befindet sich jedoch gegen Ende des Aktionspotentials in einer *»vulnerablen Phase«,* d.h. Reizung zu diesem Zeitpunkt kann u. U. ventriculäre Fibrillation *(»Flimmern«)* auslösen.

Korrelation zwischen Muskelfaser-Länge und -Spannung im Herzmuskel

Die Beziehung zwischen initialer Faserlänge und Gesamtspannung des Herzmuskels bei Kontraktion ist derjenigen beim Skeletmuskel ähnlich; auch die Herzmuskelfaser hat eine bestimmte Ruhe-Länge *(Vordehnung),* von der aus bei Kontraktion Maximalspannung erreicht wird. *In vivo* wird die Ausgangslänge der Fasern durch das Ausmaß der diastolischen Füllung bestimmt; die *Druckleistung* der Herzkammer ist der entwickelten *Gesamtspannung proportional.* Mit zunehmender diastolischer Füllung (verstärkter Vordehnung) nimmt die Kraft der Ventrikelkontraktion zu (Abb. 3.16), siehe Kap. 29).
Die Kontraktionskraft des Herzens wird auch durch Catecholamine erhöht (Kap. 13 und 20) und diese Steigerung erfolgt ohne Änderung der Muskel-Länge. Eine solche Zunahme der Kontraktilität wird als positiv inotroper Effekt bezeichnet und wird durch β-adrenerge Receptoren und cAMP vermittelt (Kap. 17). cAMP seinerseits erhöht den Ca^{2+}-Einstrom aus der ECF, so daß mehr Ca^{2+} für die Bindung von Troponin C verfügbar wird. cAMP steigert auch über eine Protein-Kinase den aktiven Transport von Ca^{2+} in das sarkoplasmatische Reticulum, wodurch die Erschlaffung beschleunigt wird und in der Folge eine Verkürzung der Systole resultiert. Das ist wichtig, wenn die Herz-Frequenz erhöht ist, da hierdurch eine adäquate distolische Füllung sichergestellt wird (Kap. 29). Digitalis-Glykoside erhöhen die Herz-Kontraktionskraft, indem sie den Ca^{2+}-Efflux vermindern.

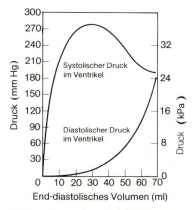

Abb. 3.16. „Länge-Spannung"-Beziehungen für den Herzmuskel (Hund) (nach PATTERSON: The regulation of the heart beat. J. Physiol. (Lond.) **48**, 465 (1914))

Stoffwechsel des Herzmuskels

Der Stoffwechsel des Herzmuskels unterscheidet sich — trotz vieler Gemeinsamkeiten — von demjenigen des Skeletmuskels. Herzmuskelfasern von Säugern haben reichliche Blutversorgung, zahlreiche Mitochondrien sowie hohen Myoglobingehalt (O_2-Speicherung). Normalerweise werden unter 1%, bei Hypoxie jedoch höchstens 10% der freigesetzten Gesamtenergie anaerob gewonnen; bei völligem Sauerstoffmangel reicht daher die Energiefreisetzung nicht aus, um die Ventrikeltätigkeit weiter aufrechtzuerhalten. Unter basalen Verhältnissen werden 35% der *energischen Erfordernisse* des menschlichen Herzens durch *Kohlenhydrate* gedeckt, 5% durch *Ketone und Aminosäuren,* sowie 60% durch *Fett.* Die Proportion dieser Substrate verschiebt sich aber beträchtlich je nach dem Ernährungszustand. Nach Zufuhr großer Glucosemengen werden Milchsäure und Brenztraubensäure vom Herzen verwertet; nach längerem Fasten erhöht sich die Menge des verwerteten

Fettes. Zirkulierende freie Fettsäuren bilden normalerweise fast die Hälfte der ausgenutzten Lipide. Bei unbehandeltem Diabetes ist die Ausnutzung von Kohlenhydraten durch den Herzmuskel vermindert, diejenige von Fett gesteigert. Die Faktoren, welche den O_2-Verbrauch des Herzmuskels beim Menschen beeinflussen, werden in Kap. 29 behandelt.

Schrittmacher-Gewebe im Herzmuskel (Erregungsbildung)

Das Herz setzt seine Tätigkeit fort, auch nachdem alle Herznerven unterbrochen wurden; selbst wenn das Herz in Stücke zerschnitten wird, schlagen die einzelnen Stücke weiter. Dies ist auf das Vorhandensein von speziellem Schrittmachergewebe im Herzen zurückzuführen, das die Bildung repetitiver Aktionspotentiale auslösen kann. Das Schrittmachergewebe bildet das Erregungs-Leitungs-System, das normalerweise für die Ausbreitung der Impulse über das Myokard sorgt (Kap. 28).

Schrittmachergewebe ist durch sein *instabiles Membranpotential* charakterisiert. An Stelle eines konstanten Potentials zwischen den Impulsen sinkt das Membranpotential — nach jedem Aktionspotential — ständig ab, bis die »Zünd«-Schwelle (»firing level«) erreicht und dadurch ein weiteres Aktionspotential ausgelöst wird. Diese langsame Depolarisation zwischen den Aktionspotentialen wird als *Schrittmacher-Potential* oder *Präpotential* (Abb. 3.17, 28.2) bezeichnet; je steiler seine Neigung, desto höher ist die Impuls-Frequenz des Schrittmachers. Einige Agentien, welche die Frequenz von Schrittmachern ändern, tun dies durch Veränderung der Steilheit des Präpotentials; andere Substanzen wirken auf die Schrittmacher-Frequenz durch Änderung des Membran-Potentials, wodurch die Zeit beeinflußt wird, die zum Erreichen der »Zünd-Spannung« (»firing level«) erforderlich ist. Das Präpotential ist durch langsame Abnahme der Membranpermeabilität für K^+ verursacht; fortschreitende Verminderung des K^+-Efflux führt zur Abnahme des Membranpotentials. In der Vorhof- und Ventrikelmuskulatur findet man keine Präpotentiale; in diesen Zellen ist die Kaliumpermeabilität während der Diastole konstant.

C. Glatte Muskulatur

Aufbau der glatten Muskulatur

Der glatte Muskel unterscheidet sich anatomisch vom Skelet- und Herzmuskel durch den Mangel sichtbarer Querstreifung. Elektronenoptische Untersuchungen lassen zahlreiche parallele dünne Filamente erkennen, doch fehlt eine geregelte Anordnung zu Filament-Mustern. Es existiert ein — jedoch schwach ausgebildetes — sarkoplasmatisches Reticulum. Der Muskel enthält Actin und Myosin; die Anordnung der Filamente ist nicht restlos klargestellt. Bei den glatten Muskeln der Eingeweide bestehen die kontraktilen Einheiten aus Bündeln von ineinandergreifenden dicken und dünnen Filamenten, die unregelmäßig gestaltet und angeordnet sind. Bei der Kontraktion gleiten die dicken und dünnen Filamente wahrscheinlich aneinander entlang.

Typen glatter Muskeln

Man kann *glatte Muskeln vom visceralen Typ* und *glatte Muskeln vom »multi-unit«-Typ* (aus vielen Einheiten gebildet) unterscheiden. Der viscerale Typ kommt in schichtförmigen Muskellagen vor und besitzt Brücken niedrigen Widerstandes zwischen den einzelnen Muskelzellen, so daß er nach Art eines Syncytium funktionieren kann; diese Brücken bilden wie beim Herzmuskel feste Verbindungen (»tight junction«), an denen benachbare Zellmembranen verschmelzen. Man findet die visceralen glatten Muskeln vor allem in der Wand von Hohlorganen (z.B. Darm, Ureter oder Uterus). Der »multi-unit«-Typ des glatten Muskels ist aus einzelnen Muskelzellen aufgebaut, die keine Brücken niedrigen Widerstandes besitzen; man findet ihn z.B. in der Iris des Auges, in der feinabgestufte Kontraktionen erforderlich sind. Glatte Muskeln stehen nicht

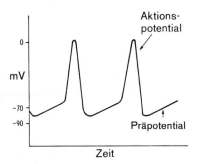

Abb. 3.17. Membranpotential des Schrittmachergewebes

unter dem Einfluß der Willkür, haben aber im übrigen viele funktionelle Gemeinsamkeiten mit dem Skeletmuskel.

Viscerale glatte Muskeln

Elektrische und mechanische Aktivität

Viscerale glatte Muskeln sind durch die Instabilität ihres Ruhe-Membranpotentials gekennzeichnet; sie können sich — unabhängig von ihrer nervösen Versorgung — über lange Zeiträume kontrahieren. Dieser Kontraktionszustand wird als *Tonus* bezeichnet. Das Membranpotential hat keinen eigentlichen »Ruhe«-Wert; man findet lediglich ein verhältnismäßig niedriges Potential beim aktiven Muskel und unter hemmenden Einflüssen ein höheres Potential (in Perioden relativer Ruhe beträgt es um -50 mV). Das Membranpotential wird von Wellen verschiedener Art überlagert (Abb. 3.18); man sieht langsame sinusartige Schwankungen von wenigen mV sowie andererseits Spitzenpotentiale, die manchmal das Null-Potential überschießen. In vielen glatten Muskeln dauern solche Spitzenpotentiale etwa 50 ms; bei manchen glatten Muskeln zeigen jedoch die Aktionspotentiale — ähnlich den Verhältnissen im Herzmuskel — während der Repolarisation ein längeranhaltendes Plateau. Spitzenpotentiale können im auf- oder absteigenden Teil der sinusförmigen Oscillationen des Membranpotentials entstehen. Man kann auch, ähnlich wie beim Herzen, Schrittmacherpotentiale beobachten; diese entstehen in visceralen glatten Muskeln multifocal mit laufend sich ändernden Ursprungsstellen. Spitzenpotentiale, die in einem Schrittmacher-Focus entstehen, pflanzen sich im glatten Muskel über einige Entfernung fort. Wegen der ständigen Aktivitätsänderungen ist es schwer, die Beziehung zwischen elektrischen und mechanischen Phänomenen zu untersuchen. Nur bei sehr schonender Präparation glatter Muskeln gelingt es, einzelne Spitzenpotentiale auszulösen; etwa 200 ms nach Beginn bzw. 150 ms nach Beendigung des Spitzenpotentials setzt die Kontraktion ein, ihr Gipfel wird erst etwa 500 ms nach dem Spitzenpotential erreicht. Der *Erregungs-Kontraktions-Kopplungsprozeß* dauert beim glatten Muskel offenbar *sehr lang,* während bei Skelet- und Herzmuskel vom Beginn der Depolarisation bis zur Kontraktion weniger als 10 ms vergehen. Ca^{2+} ist bei der Auslösung der Kontraktion des glatten Muskels beteiligt, doch sind die Einzelheiten seiner Funktion noch unbekannt.

Nur beim visceralen Typ des glatten Muskels kann *Dehnung* — ohne jede Innervation — *Kontraktion* auslösen. Dehnung führt im übrigen zu Abnahme des Membranpotentials, Erhöhung der Frequenz entstehender Spitzenpotentiale und allgemeiner Tonussteigerung.

Wirkung nervöser Übertragersubstanzen am visceralen glatten Muskel

Wird dem Flüssigkeitsbad eines Darmmuskel-Präparates *Adrenalin* zugesetzt, dann vergrößert sich das Membranpotential (Hyperpolarisation), die Frequenz der Spitzenpotentiale nimmt ab und der Muskel erschlafft (Abb. 3.19); Reizung der adrenergen nervösen Versorgung des Muskels führt zum gleichen Ergebnis. Dieser Effekt ist im intakten Organismus bedeutsam; Noradrenalin ist die Übertragersubstanz an adrenergen Nervenendigungen (Kap. 13) und Reizung adrenerger, den Darm versorgender Nerven hemmt *in vivo* die Peristaltik. Noradrenalin kann sowohl α- wie auch β-receptorische Wirkungen am Darmmuskel auslösen (Kap. 13). Der β-Effekt, d. i. verminderte Muskelspannung in Beantwortung des Reizes, ist vielleicht die Folge verstärkter intracellulärer Ca^{2+}-Bindung. Der α-Effekt, ebenfalls Kontraktionshemmung, hängt mit verstärktem Ca^{2+}-Ausstrom aus den Muskelzellen zusammen.

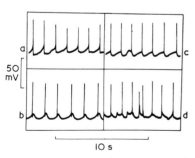

Abb. 3.18. Spontane elektrische Aktivität in isolierten glatten Muskelzellen der Taenia coli eines Meerschweinchencolons. a: Schrittmachertyp; b: sinusförmige Wellen mit Aktionspotentialen in der aufsteigenden Phase; c: sinusförmige Wellen mit Aktionspotentialen in der absteigenden Phase; d: Gemisch von Schrittmacher-, oscillatorischen und fortgeleiteten Aktionspotentialen (nach BULBRING: Physiology and pharmacology of intestinal smooth muscle. Lect. sc. Basis Med. **7**, 374 (1957))

Acetylcholin hat eine dem Noradrenalin entgegengesetzte Wirkung auf Membranpotential und kontraktile Aktivität der intestinalen Muskulatur. Bei Acetylcholinzusatz zu einem Darmpräparat sinkt das Membranpotential und die Spitzenpotentiale nehmen an Häufigkeit zu (Abb. 3.19); Muskelaktivität, Tonus und Kontraktionsfrequenz steigen an. Die Depolarisation ist offenbar durch erhöhte Na^+-Permeabilität bedingt. Reizung cholinerger Nerven bewirkt daher *in vivo* Steigerung der Darmperistaltik; ähnliche Wirkungen haben Kälte und Dehnung *in vitro*.

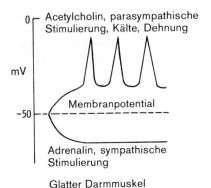

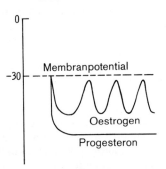

Glatter Uterusmuskel

Abb. 3.19. Oben: Effekte verschiedener Substanzen auf das Membranpotential glatter Darmmuskelfasern. Unten: Effekte von Oestrogen und Progesteron auf das Membranpotential des Uterus von ovarektomierten Kaninchen oder Ratten (nach BURNSTOCK: Electrophysiology of smooth muscle. Physiol. Rev. **43**, 482 (1963))

Die Effekte von Acetylcholin und Noradrenalin betreffen 2 wichtige Eigenschaften des glatten Muskels: (1) Spontanaktivität und (2) Empfindlichkeit gegenüber chemischen Agentien (lokal von Nerven freigesetzt oder in Zirkulation). Der glatte Muskel des Säugers besitzt gewöhnlich *zweifache nervöse Versorgung* durch *parasympathische* (cholinerge) und *sympathische* (adrenerge) *Fasern;* sie dient weniger der Auslösung als vielmehr der Modifikation seiner Aktivität. Meist verursacht Reizung eines Teils des autonomen Nervensystems Steigerung, Reizung des anderen Verminderung der Aktivität glatter Muskeln. Bei einigen Erfolgsorganen verursachen adrenerge Nerven Zunahme, cholinerge Nerven Abnahme der Muskelaktivität (z.B. Hautgefäßmuskulatur, α-Receptoren); bei anderen glatten Muskeln ist es umgekehrt, d.h. adrenerge Nerven hemmen die Aktivität und cholinerge Nerven fördern sie (z.B. Darmmuskulatur, β-Receptoren). Erregungsübertragung an Endigungen autonomer Nerven, siehe Kap. 4.

Hormonale und sonstige humorale Einflüsse

Auch andere Agentien beeinflussen den glatten Muskel; hierfür bietet der Uterus ein bemerkenswertes Beispiel. Während des Dioestrus ist die glatte Muskulatur des Uterus relativ unerregbar, ebenso bei ovarektomierten Tieren; während des Oestrus aber und bei *oestrogen*-behandelten ovarektomierten Tieren ist die Erregbarkeit gesteigert und es kommt zu Tonussteigerung mit Spontankontraktionen, obwohl Oestrogen das Membranpotential eher erhöht als senkt (Abb. 3.16). *Progesteron* allerdings führt zu einer stärkeren Erhöhung des Membranpotentials und hemmt so die elektrische und kontraktile Aktivität der Uterusmuskultar sowie ihre Erregbarkeit durch Ocytocin (Kap. 23). Zu den Hormonen mit Einfluß auf die glatte Muskulatur zählen auch die *Glucocorticoide;* diese sind eine Voraussetzung für die durch Catecholamine ausgelöste Kontraktion der glatten Gefäßmuskulatur (»permissive Wirkung«; Kap. 20). Nicht völlig klargestellt ist der je nach *Prostaglandin-Gruppe* unterschiedliche Effekt dieser Fettsäuren auf den glatten Muskel. So führen Prostaglandine der Gruppe F zu einer Uteruskontraktion und einer Blutdruckerhöhung, während Prostaglandine der Gruppe A und E den Blutdruck senken (Kap. 17).

Die besondere Stellung des glatten Muskels geht auch daraus hervor, daß entscheidende Wirkungen zahlreicher *Gewebehormone* über Beeinflussung glatter Muskeln zustandekommen (s. Gastrointestinale Hormone, Kap. 26, und Gefäßwirksame Hormone, Kap. 31).

Beziehung von Länge und Spannung im glatten Muskel; Plastizität visceraler Muskeln

Eine weitere Besonderheit glatter Muskeln ist die bei der jeweiligen Länge variable Spannung. Wird ein Stück eines Eingeweidemuskels gedehnt, dann bildet er zunächst erhöhte Spannung (s. oben); wird er auf dieser neuen Länge gehalten, so kommt es zu allmählicher Abnahme der Spannung und zwar manchmal bis zum oder sogar unter den Ausgangswert. Es ist daher unmöglich, exakt Länge und zugehörige Spannung zu korrelieren, d.h. dem glatten Muskel kann keine eigentliche Ruhe-Länge zugeordnet werden. Der glatte Muskel verhält sich eher wie eine viscöse Masse *(Plastizität)*.

Die Bedeutung der Plastizität wird durch das Verhalten der Harnblase veranschaulicht. Man kann bei verschiedenem Füllungszustand die Spannung der glatten Wandmuskeln messen; Abb. 3.20 zeigt die Ergebnisse der Blaseninnendruckmessung, wenn mittels Katheter in die Blase in 50 ml-Portionen ein ansteigendes Flüssigkeitsvolumen eingebracht wird. Unmittelbar nach jeder einzelnen Flüssigkeitszufuhr erhöht sich die Spannung der glatten Muskeln, sinkt aber schon nach kurzer Zeit wieder ab; die Füllungskurve ist daher nicht glatt, sondern ergibt eine gezackte Linie. Nach Erreichen einer Füllung von 700 ml kommt es zur Harnentleerung; die Entleerungskurve ist jedoch von der Füllungskurve verschieden, ein weiterer Beweis für das Fehlen einer konstanten Beziehung zwischen Faserlänge und Spannung des glatten Muskels.

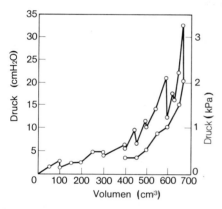

Abb. 3.20. Druckänderung in der Blase des Menschen bei Füllung und Entleerung. Wasser wurde in 50 ml Portionen in die Blase eingebracht und nach jeder Zufuhr der Druck gemessen (obere Kurve). Nach Zufuhr von 700 ml wurde die Blase jeweils um 50 ml entleert (untere Kurve) (nach DENNY-BROWN and ROBERTSON: Physiology of micturition. Brain **56**, 149 (1933))

»Multi-unit«-Typ glatter Muskulatur

Der aus vielen einzelnen Einheiten aufgebaute »Multi-unit«-Typ des glatten Muskels zeigt kein »syncytiales« Verhalten und Kontraktionen breiten sich nur über kurze Strecken aus.

Die Kontraktionen sind daher genauer, feiner abgestuft und besser lokalisiert als diejenigen des visceralen Typs. Der »Multi-unit«-Typ zeigt hohe Empfindlichkeit gegenüber zirkulierenden chemischen Agentien und wird normalerweise durch vegetativ-nervöse Übertragersubstanzen, d.i. Acetylcholin und Noradrenalin beeinflußt. Insbesondere im Fall von *Noradrenalin* zeigt sich, daß die Wirkung länger anhaltend ist; Noradrenalin verursacht nach einmaliger Reizung eher eine *Impulsfolge* als ein einzelnes Aktionspotential. Die kontraktile Reizbeantwortung hat daher mehr den Charakter eines unvollkommenen Tetanus als einer Einzelzuckung. Wird eine Einzelzuckung ausgelöst, dann ist diese der Einzelzuckung eines Skeletmuskels nicht unähnlich, wenn man von der bis 10mal längeren Zuckungsdauer absieht.

Kapitel 4
Synaptische und neuromusculäre Erregungsübertragung

Der »Alles-oder-Nichts«-Charakter der Erregungsleitung in Axonen und Muskeln wurde in Kap. 2 und 3 besprochen. Die Überleitung von Erregungsimpulsen von einer Nervenzelle auf eine andere erfolgt an *Synapsen* (Abb. 4.1); diese verbinden das axonale Ende eines Neurons *(präsynaptische Zelle)* mit dem Zellkörper, den Dendriten oder einem anderen Teil einer anderen Nervenzelle *(postsynaptische Zelle)*. Es ist zu beachten, daß Dendriten und Axonen sowohl präsynaptisch wie auch postsynaptisch geschaltet sein können. An den meisten dieser Synapsen erfolgt die Erregungsübertragung *chemisch;* der Impuls im präsynaptischen Axon setzt an dessen Ende eine chemische Übertragersubstanz frei. Die Übertragersubstanz bindet sich an Receptoren der postsynaptischen Zelle und löst Vorgänge aus, welche die Permeabilität der Zellmembran des postsynaptischen Neurons verändern.

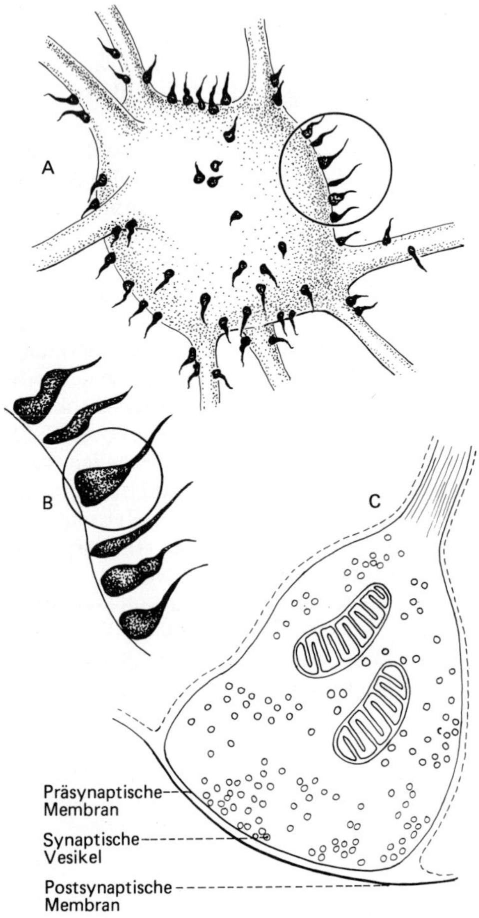

An einigen Synapsen erfolgt die Erregungsübertragung jedoch *elektrisch* bzw. an den in sehr geringer Zahl vorkommenden *»conjoint«-Synapsen elektrisch und chemisch* (Abb. 4.2). Impulse in einer excitatorischen präsynaptischen Zelle regen in jedem Fall in der postsynaptischen Zelle die Bildung fortgeleiteter Impulse an; diese Erregungsübertragung ist nicht als einfaches Überspringen des Aktionspotentials von einem auf das andere Neuron zu verstehen. Es handelt sich um einen komplexen Vorgang, der Abstufung und Modulation der neuralen Aktivität gestattet, ohne die eine normale Funktion des Nervensystems unmöglich wäre.

Im Falle elektrischer Synapsen kommen die Membranen der prä- und postsynaptischen Neuronen ganz nahe zusammen und bilden eine »gap junction« (Kap. 1). Ähnlich den intercellulären Verbindungen in anderen Geweben (Kap. 1) bilden diese Verbindungen Stellen niederen Widerstandes, durch welche Ionen leicht hindurchtreten können. In zunehmendem Maße findet man bei Säugern elektrische und »conjoint«-Synapsen; so besteht z. B. elektrische Kopplung zwischen bestimmten Neuronen im Nucleus vestibularis. Die meisten Synapsen arbeiten jedoch mittels chemischer Übertragung. Die Darlegungen des vorliegenden Kapitels beziehen sich, falls nicht gesondert vermerkt, nur auf die chemische Erregungsübertragung.

Als *neuromusculäre Verbindung* (»myoneural junction«) bezeichnet man die besonders differenzierte Endigung eines motorischen Axons an einem Skeletmuskel; sie vermittelt einen der synaptischen Erregungsübertragung ähnlichen, jedoch einfacheren Übertragungsvorgang. Die Kontaktstellen zwischen autonomen Neuronen und glatten Muskeln bzw. dem Herzmuskel sind weniger spezialisiert und die Erregungsübertragung hat dort einen mehr diffusen Charakter.

Abb. 4.1. Synapsen an einem spinalen motorischen Neuron. A: Zellkörper des spinalen motorischen Neuron. Die dunklen Teile sind synaptische Endknöpfe an den Enden der Axone des präsynaptischen Neurons. Die rechteckig eingerahmte Stelle in A wird in B vergrößert gezeigt und diese wiederum ist in C vergrößert dargestellt (mod. nach JUNQUIERE et al. Basis Histology. Los Alamos: Lange 1975)

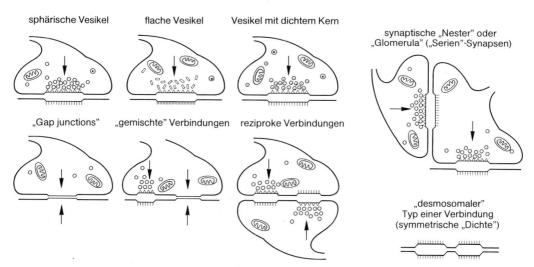

Abb. 4.2. Haupt-Typen synaptischer Verbindungen. An Synapsen mit Vesikeln erfolgt die Erregungsübertragung chemisch, an Synapsen mit »gap junctions« jedoch elektrisch. Flache Vesikeln dürften hemmende Überträger-Substanzen enthalten; Vesikeln mit dichtem Kern enthalten Catecholamine. Der »desmosomale« Typ einer synaptischen Verbindung kommt in sympathischen Ganglien vor, doch ist seine Funktion unbekannt (Wiedergabe mit Bewilligung von BODIAN aus: Neuron Junctions: A revolutionary decade. Anat. Rec. **174**, 73 (1973))

A. Synaptische Erregungsübertragung

Anatomie der Synapse

Es bestehen beträchtliche Unterschiede im Bau der in verschiedenen Teilen des Nervensystems lokalisierten Synapsen. Stets verdicken sich die Endigungen präsynaptischer Fasern zu *Endknöpfen (synaptische Knöpfe,* Abb. 4.1 und 4.2). Diese finden meist mit dendritischen Fortsätzen Kontakt, welche als kleine Auftreibungen aus den Dendriten hervorragen. In manchen Fällen bilden die Endverzweigungen des präsynaptischen Neurons Körbe oder Netze um den Zellkörper postsynaptischer Zellen (»Korbzellen«, z. B. in Kleinhirn und autonomen Ganglien). An anderen Stellen verflechten sie sich mit den Dendriten der postsynaptischen Zellen (Kletterzellen im Kleinhirn) oder enden direkt an Dendriten (apicale Dendriten der corticalen Pyramidenzellen) bzw. an Axonen (axo-axonale Endigung). Im Rückenmark stehen die präsynaptischen Enden in enger Beziehung zu Soma und proximalen Teilen der Dendriten des postsynaptischen Neurons. Die Zahl der Endknöpfe pro einzelner postsynaptischer Zelle schwankt zwischen eins (im Mittelhirn) und etlichen tausend; an einer motorischen Vorderhornzelle dürften z. B. etwa 5500 Endknöpfe anliegen, so daß die Zelle wie bedeckt von synaptischen Knöpfen erscheint. Wenn auch die von einem einzelnen Endknopf beanspruchte Kontaktfläche sehr klein ist, dürften doch in extremen Fällen bis über 40% der postsynaptischen Zellmembran von Endknöpfen bedeckt sein (Abb. 4.1); fast noch mehr Endigungen finden sich an den Dendriten.

Synaptischer Spalt (synaptische Endknöpfe)

Elektronenoptisch erscheinen die Endknöpfe von der postsynaptischen Zelle, wenn es sich um chemische Erregungsübertragung handelt, durch einen *synaptischen Spalt* von etwa 20 nm Weite getrennt; die Kontinuität der Zellmembran von Knopf bzw. Zelle ist an der Synapse nicht unterbrochen. Im Endknopf sind viele *Mitochondrien, Vesikel* und *Granula* vorhanden, die in der spaltnahen Region besonders zahlreich sind. Bläschen und Granula enthalten kleine »Pakete« chemischer Überträgersubstanz (siehe unten); ihre Gestalt ist je nach dem Überträger, den sie enthalten, verschieden.
Die Überträgersubstanz (»Transmitter«) wird aus den synaptischen Endknöpfen freigesetzt, wenn Aktionspotentiale über das Axon bis zu dessen Ende propagiert werden. Die Membranen der Vesikel oder Granula verschmelzen mit

der Nervenzellmembran; dort bricht dann die Membran zusammen und der Inhalt wird durch Exocytose freigesetzt (Kap. 1). Ca^{2+} löst diesen Vorgang aus, nachdem das Aktionspotential die Permeabilität der Membran für Ca^{2+} erhöht hat. Die Menge der freigesetzten Überträgersubstanz ist dem Ca^{2+}-Influx proportional.

Konvergenz und Divergenz bei Neuronenschaltungen

Nur wenige synaptische Knöpfe an einem postsynaptischen Neuron stammen von derselben präsynaptischen Zelle. Die postsynaptische Zelle unterliegt vielfältigen Einflüssen; so erhält z.B. die spinale motorische Zelle synaptische Verbindungen direkt von der Hinterwurzel, von den langen absteigenden Rückenmarksbahnen und von zahlreichen *Zwischenneuronen* (kurze Verbindungsleitungen des Rückenmarks). Viele präsynaptische Neuronen *konvergieren* also zu einer einzigen postsynaptischen Zelle. Andererseits verzweigen sich häufig Axonen präsynaptischer Zellen und *divergieren*, um an mehreren postsynaptischen Neuronen zu enden. *Konvergenz* und *Divergenz* sind die anatomische Grundlage für Phänomene wie *Bahnung, Occlusion, Hemmung* und »*reverberation*« (s. unten). Man errechnete, daß es etwa 10^{14} Synapsen im menschlichen Gehirn gibt, und daß im Durchschnitt jedes der mehr als 10 Milliarden Neuronen durch Konvergenz etwa 100 Zuleitungen erhält und andererseits — im Mittel — zu etwa 100 Neuronen divergierende Verbindungen abgibt; die Zahl verschiedener Schaltungsmöglichkeiten im Neuronen-Netzwerk des ZNS ist dementsprechend groß.

Elektrische Erscheinungen an Synapsen

Mittels *Mikroelektroden-Technik* wurden wichtige Erkenntnisse über die synaptische Aktivität im Rückenmark gewonnen. Man kann z.B. bei der Katze eine Mikroelektrode in das Soma der motorischen Vorderhornzelle einführen und Veränderungen des Membran-Potentials registrieren. Zur Identifizierung der Ganglienzelle dringt man solange mit der Elektrode ventral im Rückenmark vor, bis eine Ganglien-Zellmembran durchstoßen wird, was am plötzlichen Auftreten einer Potentialdifferenz von 70 mV gegenüber der extracellulären Elektrode erkennbar wird; reizt man ferner an geeigneter Stelle die Vorderwurzel, dann aktiviert ein antidromer Impuls (Kap. 2) die Vorderhornzelle und bei richtiger Lage der intracellulären Elektrode in einer Nervenzelle wird ein Aktionspotential registriert, bevor der Impuls erlischt. Mit dieser Anordnung kann man z.B. Potential-Änderungen erfassen, die bei Reizung hemmender oder bahnender Zuleitungen zur Vorderhornzelle auftreten, oder man kann die Hinterwurzel reizen, dadurch präsynaptische Endigungen an der untersuchten Zelle aktivieren und die Auswirkungen auf das Membranpotential studieren (Abb. 4.3).

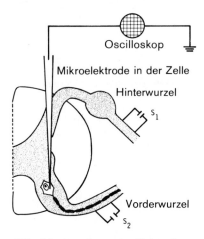

Abb. 4.3. Anordnung der Elektroden und des Stimulators zum Studium der Synapsenaktivität an spinalen motorischen Neuronen bei Säugern. Ein Stimulator (S_2) wird zur Identifizierung der Zelle mittels antidromem Impuls verwendet, der andere (S_1) zur orthodromen Stimulierung über Reflex-Verbindungen von der Hinterwurzel

Excitatorisches postsynaptisches Potential (EPSP), Summation

Wenn in der beschriebenen Versuchsanordnung ein Einzelreiz auf die sensiblen Nerven der Hinterwurzel einwirkt, dann erfolgt keine Propagation des Impulses, d.h. es entsteht kein Aktionspotential im postsynaptischen Neuron, die Reizung führt lediglich zu flüchtiger *teilweiser Depolarisation* (bzw. teilweiser Hyperpolarisation bei Zwischenschaltung eines hemmenden Neurons). Die depolarisierende Reizantwort auf einen solchen Einzelreiz beginnt etwa 0,5 ms nach Eintritt des afferenten Impulses ins Rückenmark, erreicht 1–1,5 ms später das Maximum und sinkt dann exponential mit einer *Zeitkonstante* von etwa 4 ms ab (Zeitkonstante = die Zeit, die zum Absinken des Potentials auf

1/e, d.i. 1/2,719 des Maximalwertes erforderlich ist). Während dieses Potentials ist die Erregbarkeit des Neurons gegenüber anderen Reizen erhöht *(excitatorisches postsynaptisches Potential = EPSP).*

Das *EPSP* ist durch umschriebene Depolarisation der postsynaptischen Zellmembran unmittelbar unter dem Endknopf verursacht. Das so entstehende Areal eines zelleinwärts gerichteten Stromflusses ist so klein, daß nicht genug positive Ladung abgezogen wird, um die ganze Membran zu depolarisieren. Wenn auch das EPSP bei Aktivierung eines einzelnen Endknopfes klein ist, kann der Depolarisationseffekt durch Summation verstärkt werden.

Summation kann *räumlich* oder *zeitlich* erfolgen. Räumliche Summation tritt ein, wenn mehrere synaptische Knöpfe gleichzeitig aktiviert werden; die Aktivität eines Knopfes *bahnt* dabei den Weg, damit die Aktivität eines anderen Endknopfes die Erreichung der »Zünd«-Schwelle (»firing level«) herbeiführen kann. Zeitliche Summation erfolgt, wenn wiederholte Reize weitere EPSP unter einem synaptischen Knopf verursachen, bevor noch die vorherigen EPSP schwinden konnten (Abb. 4.4). Das EPSP ist

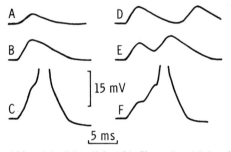

Abb. 4.4. Räumliche (A-C) und zeitliche (D-F) Summation von EPSP. Abgebildet sind Potentialänderungen, die mit einer Elektrode in der postsynaptischen Zelle abgeleitet wurden. In A-C wurde durch afferente Reizung mit ansteigender Intensität zunehmende postsynaptische Depolarisation bewirkt; in C wurde der firing level erreicht und ein Aktionspotential ausgelöst. In D-F wurden aufeinander folgende Einzelreize derselben Intensität mit jeweils kürzeren Zeitintervallen angewandt in F wurde der firing level erreicht und ein Aktionspotential ausgelöst (nach ECCLES: The Physiology of Nerve Cells. Baltimore: Johns Hopkins University Press 1957)

daher kein »Alles-oder-Nichts«-Effekt, sondern proportional der Stärke der afferenten Reizung. Ist das EPSP so groß, daß die »Zünd«-Schwelle erreicht wird, dann kommt es zur Auslösung eines vollen Aktionspotentials.

Ionale Basis des EPSP

Depolarisation des Endknopfes führt durch Freisetzung excitatorischer Überträgersubstanzen zu einer Permeabilitätserhöhung der anschließenden postsynaptischen Zellmembran für kleine Kationen. Na^+ folgt seinem Konzentrations- und elektrischen Gradienten in die Zelle (Kap. 2) und es kommt zur Bildung eines depolarisierenden Potentials; das Membran-Areal, durch welches der Influx erfolgt, ist jedoch so klein, daß die repolarisierenden Kräfte seine Wirksamkeit übersteigen und es zu keiner fortlaufenden Depolarisation kommt. Werden mehr excitatorische Endknöpfe aktiv, dann wird schließlich der Na^+-Influx so groß, daß die Repolarisationskräfte nicht mehr die Depolarisation bis zur »Zünd«-Schwelle aufhalten können.

Synaptische Verzögerung

Wenn ein Impuls den präsynaptischen Endknopf erreicht, dauert es etwa 0,5 ms — *synaptische Verzögerung* —, ehe eine Antwort im postsynaptischen Neuron erfolgt. Die Verzögerung, welche auf Maximalreizung des präsynaptischen Neurons folgt, stimmt mit der Latenzzeit des EPSP überein; sie ist Ausdruck der Zeit, die erforderlich ist, bis die synaptische Überträgersubstanz freigesetzt wird und auf die Membran der postsynaptischen Zelle wirken kann. Dies ist der Grund, warum die Erregungsleitung über eine Neuronenkette langsamer ist, wenn die Kette zahlreiche Synapsen aufweist, gegenüber einer Neuronenkette mit nur wenigen Synapsen. Diese Tatsache wird deutlich, wenn man z. B. die Erregungsübertragung in den sensorischen Leitungen von den Lemnisci zum cerebralen Cortex mit der Erregungsübertragung im retikulären aktivierenden System (Kap. 11) vergleicht. Da die minimale Zeit für die Erregungsübertragung über eine Synapse 0,5 ms beträgt, kann man auch durch Messung der Verzögerung zwischen der dorsalen und ventralen Wurzel des Rückenmarkes feststellen, ob es sich bei einem bestimmten Reflexbogen um einen monosynaptischen oder polysynaptischen (mehr als eine Synapse) Bogen handelt.

Inhibitorisches postsynaptisches Potential (IPSP)

Reizung afferenter Nerven führt meist zur Bildung von EPSP, Reizung bestimmter präsynaptischer Fasern bewirkt jedoch einen *hyperpolarisierenden Effekt* in der motorischen Vorderhornzelle. Diese lokale Hyperpolarisation beginnt 1–1,25 ms nach Eintritt des afferenten Impulses ins Rückenmark, erreicht nach 1,5–2 ms ihr Maximum und sinkt exponential mit einer Zeitkonstante von 3 ms ab. Während dieses Potentials ist die Erregbarkeit des Neurons für andere Reize vermindert *(inhibitorisches postsynaptisches Potential = IPSP)*. Auch beim IPSP gibt es räumliche Summation; das Potential wird größer, wenn die Stärke eines afferenten hemmenden Reizes mehrere hemmende Endknöpfe gleichzeitig aktiviert; ebenso ist zeitliche Summation von IPSP möglich. Die beschriebene Art der Hemmung durch IPSP wird als *postsynaptische oder direkte Hemmung* (im Gegensatz zur später behandelten präsynaptischen Hemmung) bezeichnet.

Ionale Basis des IPSP

Das IPSP ist in erster Linie durch erhöhte Membranpermeabilität für Cl^- und für K^+ bedingt. Durch Aktivierung eines inhibitorischen präsynaptischen Knopfes und die dabei freigesetzten inhibitorischen Übertragersubstanzen wird die dort anschließende postsynaptische Membran veranlaßt, entsprechend dem Konzentrationsgradienten erhöhten Cl^--Influx und K^+-Efflux zu ermöglichen; der Netto-Effekt ist Überführung negativer Ladung in die Zelle und damit Erhöhung des Membranpotentials.

Wegen der Kurzlebigkeit der Membranpermeabilitäts-Erhöhung kann jedoch die Ruhebedingung sehr rasch wieder hergestellt werden. Offenbar ist dies auf aktive Transportmechanismen zurückzuführen.

Die verminderte Erregbarkeit der Nervenzelle während des IPSP ist Folge der Hyperpolarisation; es ist daher mehr depolarisierende (excitatorische) Aktivität nötig, um die »Zünd«-Schwelle zu erreichen und ein Aktionspotential auszulösen. Daneben sind aber offenbar noch andere Faktoren wirksam; bei Erreichen eines Membranpotentials von -80 mV vermindern nämlich zusätzliche inhibitorische Impulse zwar weiter die Erregbarkeit, die Hyperpolarisation von -80 mV verändert sich aber nicht mehr, die Wirkung excitatorischer und inhibitorischer Aktivität auf die postsynaptische Zelle ist in Abb. 4.5 dargestellt.

Für die postsynaptische Hemmung verantwortliche Neuronen

Reizung bestimmter sensibler Nervenfasern, die zu motorischen Vorderhornzellen des Rückenmarks verlaufen, führt gleichzeitig in den einen postsynaptischen Neuronen zur Entstehung von EPSP, in anderen hingegen zur Bildung von IPSP. Dieser scheinbar von einer afferenten Nervenfaser bewirkte gegensinnige Effekt wurde dahingehend aufgeklärt, daß stets, wenn eine afferente Faser an der Vorderhornzelle hemmend wirkt, ein *hemmendes Zwischenneuron* in die Leitung eingeschaltet ist. Dieses spezielle Zwischenneuron (Golgisches »Flaschen«-Neuron) ist plump, kurz und hat ein dickes Axon. Aktivierung seiner Endknöpfe erzeugt ein IPSP; unter einem solchen aktivierten Endknopf erhöht sich die Membranpermeabilität des postsynaptischen Neurons für K^+ und Cl^-, nicht aber für Na^+. Impulse in einer excitatorischen Leitung können durch Vermittlung eines — zwischen excitatorischer Endigung und motorisches Neuron geschalteten — Zwischenneurons in hemmende Impulse »umgewandelt« werden.

Entstehung des Aktionspotentials im postsynaptischen Neuron

Das ständige Zusammenspiel excitatorischer und inhibitorischer Aktivität gegenüber dem

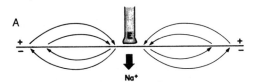

excitatorischer Transmitter →
erhöhte Permeabilität der postsynaptischen Zellmembran für Na^+

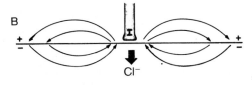

inhibitorischer Transmitter →
erhöhte Permeabilität der postsynaptischen Zellmembran für Cl^- und für K^+

Abb. 4.5. A u. B. Zusammenfassung der Vorgänge an Synapsen. A: Excitatorische Übertragersubstanz bewirkt Depolarisation. B: Inhibitorische Übertragersubstanz bewirkt Hyperpolarisation

postsynaptischen Neuron verursacht ein fluktuierendes Membranpotential, das die algebraische Summe aller de- und hyperpolarisierenden Aktivitäten darstellt; der Zelleib des postsynaptischen Neurons wirkt als »Integrator«. Kommt es *in summa* zu jenen 10 bis 15 mV Depolarisation, die zur Erreichung der »Zünd«-Schwelle notwendig sind, dann entsteht ein propagiertes Spitzenpotential; genauer betrachtet ist die Entladung des Neurons aber nicht so einfach. In motorischen Neuronen befindet sich die Stelle mit der niedrigsten Schwelle für die Entstehung eines vollen Aktionspotentials am *Initial-Segment* (unmittelbar am Anfang des Axons); dieser nicht-myelinisierte Abschnitt wird elektrotonisch de- oder hyperpolarisiert, je nachdem Strom-Abflüsse (»sink«) oder -Quellen (»source«) unter den excitatorischen bzw. inhibitorischen Knöpfen wirksam werden. Das Initialsegment ist der Teil des Neurons, der als erster »feuert«, wobei seine Entladung in 2 Richtungen propagiert wird, d.i. einerseits entlang des Axons zu dessen Ende hin, andererseits rückläufig gegen den Zellkörper (antidrom); diese retrograde Leitung hat offenbar die Aufgabe, die *»Bahn reinzufegen«,* damit anschließend das Zwischenspiel zwischen excitatorischen und inhibitorischen Aktivitäten der Zelle wieder beginnen kann.

Funktion der Dendriten

Im ZNS haben die Dendriten meist keine Erregungsleitungs-Funktion, die mit derjenigen der Axonen vergleichbar wäre. Bei manchen Dendriten werden zwar Aktionspotentiale gebildet, doch sind diese der »Receptor-Membran« des Neurons zugehörig (Kap. 2); es ist dies jenes Membran-Areal, von dem aus Strom-Abflüsse (»sink«) und -Quellen (»source«) elektrotonisch das Membranpotential am Axonhügel, also an der Stelle verändern, von wo das Aktionspotential seinen Ausgang nimmt. Im ZNS gibt es auch Neuronen mit Dendriten, aber ohne Axonen. Diese Zellen übertragen Aktionspotentiale oder verbreiten EPSPs und IPSPs von einem Neuron zum anderen, ohne daß propagierte Aktionspotentiale auftreten. Ist der Dendritenbaum eines Neurons sehr umfangreich und enden an ihm zahlreiche Endknöpfe, dann besteht die Voraussetzung für ein vielfältiges Zwischenspiel zwischen excitatorischen und inhibitorischen Aktivitäten. Der Stromfluß zu und von den Dendriten wird in solchen Situationen an- und abschwellen (Bedeutung der Dendriten für die Entstehung des Elektroencephalogramms, Kap. 11).

Elektrische synaptische Erregungsübertragung

An synaptischen Verbindungen, an denen die Erregungsübertragung *elektrisch* erfolgt, löst der Impuls, der den präsynaptischen Endknopf erreicht, ein EPSP in der postsynaptischen Zelle aus; infolge der Brücke niedrigen Widerstandes zwischen den beiden Neuronen hat das EPSP eine viel kürzere Latenzzeit als an Synapsen mit chemischer Erregungsübertragung. An »conjoint«-Synapsen gibt es sowohl eine elektrisch übertragene Antwort mit kurzer Latenzzeit wie auch eine chemisch ausgelöste postsynaptische Antwort mit längerer Latenz.

Chemische Übertragung der synaptischen Aktivität

Für verschiedene Typen von Synapsen ist Erregungsübertragung durch *chemische Überträgersubstanzen,* die an den Endigungen des präsynaptischen Neurons frei werden, nachgewiesen. Bei Fischen und Vögeln ist offenbar auch rein elektrische Erregungsübertragung an Kontaktstellen zweier Neuronen mit niedrigem Widerstand (»tight junction«) möglich, beim Säuger erfolgen aber wahrscheinlich die meisten, wenn nicht alle synaptischen Erregungsübertragungen chemisch. Für viele Synapsen ist die *chemische Natur der Überträgersubstanzen* noch unbekannt; *Acetylcholin* jedenfalls ist die Überträgersubstanz an allen Synapsen zwischen prä- und postganglionären Neuronen des vegetativen Nervensystems, an den neuromuskulären Verbindungsstellen (»myo-neural junction«), an den Endigungen aller parasympathischen postganglionären Neuronen und an manchen postganglionären Endigungen sympathischer Neuronen; Acetylcholin wirkt auch im Zentralnervensystem als Überträgersubstanz. Die chemischen und biophysikalischen Effekte an Synapsen, wo Acetylcholin wirkt, sind weitgehend aufgeklärt; Acetylcholin bietet daher ein gutes Beispiel zur Erläuterung chemischer Überträgerwirkungen an Synapsen. Man muß sich aber dabei im klaren sein, daß Acetylcholin nur eine der im Nervensystem wirksamen Überträgersubstanzen ist und der Überträgerchemismus an vielen Synapsen noch ungeklärt ist. Neuronen, die Acetylcholin freisetzen, werden als *cholinerg* bezeichnet.

Acetylcholin als synaptische Überträgersubstanz (Transmitter)

Die relativ einfache Struktur des Acetylcholins zeigt Abb. 4.6. Acetylcholin ist in hoher Konzentration in den Endknöpfen *cholinerger Neuronen* (in synaptischen Bläschen) enthalten. Ankunft eines Impulses im synaptischen Knopf steigert die Ca^{2+}-Permeabilität der Membran und der resultierende Ca^{2+}-Influx bewirkt die Freisetzung von Acetylcholin in den synaptischen Spalt durch Exocytose und die Überträgersubstanz durchschreitet den Spalt. An synaptischen Verbindungen, an denen Acetylcholin excitatorisch wirkt, bewirkt Acetylcholin über Receptoren der postsynaptischen Membran eine Permeabilitätssteigerung dieser Membran für Na^+ und alle anderen kleinen Ionen.

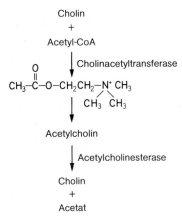

Abb. 4.6. Biosynthese und Abbau von Acetylcholin

Cholinesterase an Synapsen

Acetylcholin muß rasch aus dem synaptischen Spalt entfernt werden, um die Repolarisation nicht zu behindern; zu einem kleinen Teil wird es wieder von den präsynaptischen Endigungen aufgenommen, die Hauptmenge jedoch wird hydrolysiert, wobei *Acetylcholinesterase* als Katalysator wirkt. Dieses Enzym wird auch als *echte oder spezifische Cholinesterase* bezeichnet; sie ist in hoher Konzentration in der Membran cholinerger Nervenendigungen enthalten, wird aber auch in einigen anderen Membranen (in Erythrocyten und in der Placenta) gefunden. Ihre höchste Affinität besteht gegenüber Acetylcholin, doch hydrolysiert sie auch andere Cholin-Ester. Auch das Plasma enthält eine Esterase, die Acetylcholin spalten kann, sich aber von der echten Acetylcholinesterase unterscheidet (*Pseudo-Cholinesterase* oder *unspezifische Cholinesterase*); sie steht z.T. unter endokriner Kontrolle und wird durch Schwankungen in der Leberfunktion beeinflußt. Die spezifische Cholinesterase in den Nervenendigungen ist hingegen streng lokal wirksam; sie hydrolysiert Acetylcholin genügend schnell, um die Änderungen von Na^+-Permeabilität und elektrischer Aktivität während der synaptischen Erregungsübertragung zu erklären.

Acetylcholin-Synthese im Nervensystem

Zur Synthese von Acetylcholin ist das Zusammenwirken von Cholin und Acetat notwendig. Es besteht eine aktive Aufnahme von Cholin in die cholinergen Neuronen (Abb. 13.5). Die Essigsäure wird durch die Kombination von Acetat mit reduziertem Co-Enzym A (HS-CoA) aktiviert. Die Reaktion zwischen aktivierter Essigsäure (Acetyl-CoA) und Cholin wird durch *Cholinacetyltransferase* katalysiert; diese wird in hoher Konzentration im Cytoplasma cholinerger Nervenendigungen gefunden. Das Vorkommen hoher Cholinacetylase-Konzentrationen in bestimmten Bezirken des ZNS wird als Beweis für den cholinergen Charakter dort lokalisierter Synapsen gewertet.

Hemmende synaptische Überträgersubstanzen

Der chemische Überträger, der an den Endigungen hemmender Zwischenneuronen im Rückenmark freigesetzt wird, verursacht die Entstehung von IPSPs an den postsynaptischen Neuronen. Die chemische Natur dieser hemmenden Überträgersubstanz wurde noch nicht endgültig klargestellt, doch dürfte es sich um die Aminosäure *Glycin* handeln.
Die Wirksamkeit des inhibitorischen Überträgers läßt sich durch *Strychnin* und *Tetanustoxin* blockieren; diese 2 Gifte hemmen somit die Hemmung, wodurch es zu allgemeiner Erregung ohne Gegenwirkung kommt. Das klinische Bild der Krämpfe und muskulären Hyperaktivität unter Strychnin- oder Tetanustoxinwirkung macht die Bedeutung der postsynaptischen Hemmung augenfällig.

Andere Überträgersubstanzen im Nervensystem

Noradrenalin ist die Überträgersubstanz der Erregung in den meisten postganglionären sympathischen Endigungen im autonomen Nervensystem (Synthese und Stoffwechsel, Kap. 13). Neuronen, welche Noradrenalin freisetzen, werden als *adrenerge Neuronen* bezeichnet. Dopamin-sezernierende Neuronen, welche die Aktivität adrenerger Neuronen modulieren, werden in sympathischen Ganglien gefunden. Noradrenalin, Dopamin, Adrenalin und 5-Hydroxytryptamin (Serotonin) sind Überträgersubstanzen im ZNS. Im Gegensatz zu Acetylcholin werden diese Amine in Vesikeln gefunden, welche einen dichten Inhalt aufweisen (granulierte Vesikel). Histamin, Polypeptide wie »Substanz P«, Somatostatin und andere Wirkstoffe sind möglicherweise ebenfalls Überträgersubstanzen im Gehirn (Kap. 15).

»Einbahn«-Leitung an Synapsen

Synapsen lassen im allgemeinen Erregungsleitung nur in einer Richtung (vom prä- zum postsynaptischen Neuron) zu. Ein antidromer Impuls, der z. B. zentripetal über das Axon einer Vorderwurzelzelle läuft, erlischt nach Depolarisation der Nervenzelle. Da Axonen in beiden Richtungen Erregungen leiten können, ist die *»Einbahn«-Ventilwirkung der Synapse* ein notwendiger Schutzmechanismus für die normale Nervenfunktion; Überträgersubstanz ist praktisch nur im präsynaptischen Endknopf enthalten, ein antidrom an der postsynaptischen Membran ankommender Impuls kann daher keine Überträgersubstanz freisetzen. Weiterleitung von Impulsen über Synapsen ist nur möglich, wenn an der präsynaptischen Endigung des Neurons ein Aktionspotential einläuft.

Pharmakologische Beeinflußbarkeit nervöser Überträgermechanismen

Die Tatsache der chemischen Erregungsübertragung ist von großer pharmakologischer Bedeutung. Chemische Überträgersubstanzen spielen nicht nur an Synapsen eine Rolle, sondern auch an den neuromuskulären Verbindungen zwischen motorischen Nerven und Skeletmuskeln sowie zwischen vegetativen Nerven und glatten Muskeln (s. später und Kap. 13).
Die biochemischen Vorgänge an Synapsen sind wesentlich empfindlicher als die Prozesse in den Nervenfasern selbst gegenüber *Hypoxie* und *Pharmaka*. So sind z. B. polysynaptische neuronale Schaltungen empfindlicher gegenüber Anaesthetica als solche mit weniger Synapsen, eine Tatsache, die für die Interpretation des Mechanismus der Allgemein-Narkose bedeutsam ist (Kap. 11). Während tiefer Anaesthesie ist die synaptische Erregungsübertragung blockiert, während die Nervenfasern noch immer Impulse leiten können.

Man nennt die *Nervenendigungen* auch *biologische »transducer«*, da sie elektrische in chemische Energie umwandeln; dieser Umwandlungsprozeß umfaßt (1) Synthese der Überträgersubstanz, (2) deren Speicherung, (3) ihre Freisetzung durch Nervenimpulse im Endknopf und ihren Übertritt in den synaptischen Spalt, ferner (4) ihre Wirkung auf die postsynaptische Zellmembran und schließlich (5) ihre Entfernung oder Zerstörung, die durch Enzyme am Ort der Wirkung katalysiert wird. Theoretisch kann man jeden dieser Teilprozesse durch Pharmaka hemmen oder fördern, was zur Änderung der synaptischen Übertragung führen muß. Die Synapsen sind daher ein wichtiger Angriffspunkt für eine pharmakologische Manipulation der nervösen Funktionen. Da sich derartige Überträgerstellen nicht nur im autonomen Nervensystem und an den neuromuskulären Verbindungen, sondern vor allem auch im ZNS befinden, hat die Pharmakologie nicht nur Aussicht, somatische und viscerale Funktionen regelnd zu beeinflussen, sondern auch auf Emotionen, Verhalten und noch komplexere Funktionen des Gehirns einzuwirken.

Hemmung und Bahnung an Synapsen

Direkte und indirekte Hemmung

Die postsynaptische Hemmung während eines IPSP wird auch als *direkte Hemmung* bezeichnet. Daneben gibt es verschiedene Formen *indirekter Hemmung*, die als Folge vorangegangener postsynaptischer Neuronenaktivität entstehen; so ist z. B. die postsynaptische Zelle refraktär gegenüber einer Erregung, wenn sie gerade »gefeuert« hat und sich in ihrer Refraktärperiode befindet. Auch in der Nach-Repolarisationsperiode ist sie weniger erregbar; besonders in spinalen Neuronen kann nach wiederholter Aktivität die Nachhyperpolarisation stark sein und länger andauern. Es bestehen Beweise dafür, daß bei wiederholter Stimulierung einer bestimmten Bahn die Menge der freigesetzten Überträgersubstanz oder die Empfindlichkeit der postsynaptischen Membran gegenüber dieser Überträgersubstanz abnimmt.

Postsynaptische Hemmung im Rückenmark

Die Rückenmark-Bahnen und -Schaltungen werden zwar erst in Kap. 6 besprochen, ihre Funktion soll aber schon hier als wichtiges Beispiel postsynaptischer Hemmung erwähnt werden. Afferente Fasern von Muskelspindeln (Dehnungsreceptoren) des Skeletmuskels verlaufen zur motorischen Vorderhornzelle, die denselben Muskel versorgt. Impulse in dieser afferenten Leitung verursachen EPSP, die — summiert — fortgeleitete Impulse in den postsynaptischen motorischen Neuronen auslösen; gleichzeitig werden jedoch auch IPSP in motorischen Neuronen antagonistischer Muskeln hervorgerufen, wahrscheinlich über Kollateralen der afferenten Neuronen zu hemmenden Zwischenneuronen, die ihrerseits an den motorischen Vorderhornzellen der Antagonisten enden (Abb. 4.7). Aktivität in afferenten Fasern

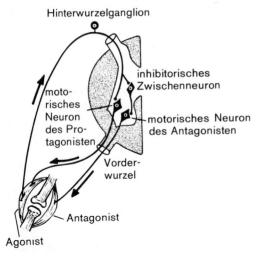

Abb. 4.7. Schema der wahrscheinlich für die Hemmung der Antagonisten verantwortlichen anatomischen Verbindungen bei Muskelkontraktion nach Dehnung. Die Aktivität geht von der Muskelspindel des Agonisten aus. Die Impulse gehen direkt zu den denselben Muskel versorgenden, motorischen Neuronen und über Collateralen zu inhibitorischen Zwischenneuronen, die an den motorischen Neuronen des Antagonisten endigen

wirkt daher excitatorisch auf die motorischen Neuronen desjenigen Muskels, aus dem die afferenten Impulse stammen; dieselbe afferente Aktivität hemmt aber gleichzeitig über hemmende Zwischenneuronen motorische Vorderhornzellen, welche Antagonisten des erwähnten Muskels versorgen.

Präsynaptische Hemmung im ZNS

Eine besondere Art von Hemmung im ZNS ist die *präsynaptische Hemmung;* hierbei wird die Menge synaptischer Übertragersubstanz, die bei Eintreffen eines Aktionspotentials im Endknopf freigesetzt wird, herabgesetzt. Wenn das einlaufende Aktionspotential an einem excitatorischen synaptischen Knopf nicht die volle Höhe hat, wird vermindert Übertragersubstanz frei; *präsynaptisch hemmende Neuronen* enden an den Endknöpfen excitatorischer Neuronen (Abb. 4.8) und *bewirken* bei Aktivierung eine *partielle Depolarisation der excitatorischen Endigung.* Durch Verschiebung des Membranpotentials dieser Endigungen in Richtung der »Zünd«-Schwelle steigt zwar ihre Erregbarkeit, gleichzeitig bewirkt jedoch die — der Depolarisation entsprechende — Verkleinerung des Aktionspotentials eine Verminderung freigesetzter Übertragersubstanz und dadurch verringerte Erregung der postsynaptischen Zelle. Präsynaptisch hemmende Neuronen »feuern« oft repetitiv, wodurch eine bis 100 ms andauernde partielle Depolarisation eines excitatorischen Endknopfes entstehen kann.

Der Antagonist der Übertragersubstanz an Neuronen, welche die präsynaptische Hemmung bewirken, ist das Krampfgift *Picrotoxin;* bei der Übertragersubstanz dürfte es sich um *Gamma-Amino-Buttersäure (GABA)* handeln.

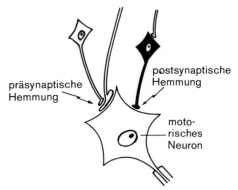

Abb. 4.8. Anordnung der Neuronen bei präsynaptischer und postsynaptischer Hemmung. Das Neuron, welches präsynaptische Hemmung verursacht, endet an einem excitatorischen Endknopf. Viele dieser Neuronen enden allerdings höher am Axon der excitatorischen Zelle

Organisation des nervösen Hemmungssystems

Prä- und postsynaptische Hemmung wird gewöhnlich durch Reizung bestimmter, gegen ein postsynaptisches Neuron konvergierender Systeme erreicht (»afferente Hemmung«). Neuronen können sich jedoch auch selbst nach Art *negativer Rückkopplung* hemmen (»*negative feedback inhibition*«); z.B. geben motorische Vorderhornzellen regelmäßig eine rückläufige Kollaterale zu einem hemmenden Zwischenneuron (nach seinem Entdecker »*Renshaw-Zelle*«) ab, das an der motorischen Zelle endet (Abb. 4.9); dieser Hemmungsmechanismus bremst oder unterdrückt die Aktivität der motorischen Zelle. Auch in der Hirnrinde und im limbischen System spielen rückläufige Kollateralen eine ähnliche Rolle. Die präsynaptische Hemmung dürfte meist im Sinne einer negativen Rückkopplung wirken, wobei Impulse von der Haut und anderen Sinnesorganen über ein präsynaptisches Zwischenneuron ihre eigenen und umliegende zentrale Endigungen hemmen. Nervenfasern, die von der Medulla oblongata in den Pyramidenbahnen absteigen, enden an excitatorischen Endigungen afferenter, von Muskelspindeln kommender Fasern; da Muskelspindeln Receptoren für den Dehnungsreflex sind (Kap. 6), dürften diese absteigenden Fasern die Dehnungsreflex-Aktivität dämpfen.

Ein weiterer Hemmungstyp wird im Kleinhirn beobachtet. Reizung der Korbzellen löst IPSP in den Purkinje-Zellen aus; diese Vorwärtskopplungs-Hemmung (»*feed-forward inhibition*«) beschränkt wahrscheinlich die Dauer von Erregungen, die afferenten Impulsen folgen.

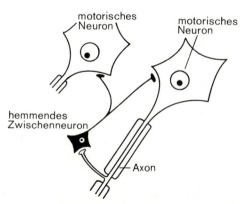

Abb. 4.9. Negative Rückkoppelung eines spinalen motorischen Neurons über ein postsynaptisch hemmendes Zwischenneuron (Renshaw-Zelle)

Summation und Occlusion als Phänomene synaptischer Schaltungen

An der postsynaptischen Membran besteht ein ständiges Wechselspiel excitatorischer und inhibitorischer Einflüsse; die Art, wie Impulse in einem *Neuronen-Netzwerk* einander bahnen und hemmen, macht die integrierende und modulierende Funktion des Nervensystems verständlich.

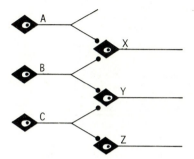

Abb. 4.10. Einfaches Neuronen-Netz. Die Neuronen A, B und C haben excitatorische Endigungen an den Neuronen X, Y und Z

In einem hypothetischen Neuronen-Netz (Abb. 4.10) konvergieren Neuronen A und B nach X, Neuron B divergiert nach X und Y. Reizwirkung von A oder B löst ein EPSP in X aus. Bei gleichzeitiger Reizung von A und B entstehen 2 sich summierende Depolarisationsstellen in X; das resultierende EPSP in X ist doppelt so groß wie das durch Reizung von A oder B allein erzeugte und kann u.U. die »Zünd«-Schwelle von X erreichen. Der durch Reizung von A entstandene Depolarisationseffekt wird durch den bei Aktivierung von B ausgelösten gebahnt und umgekehrt (*räumliche Summation*). Y hingegen hat nicht »gefeuert«, seine Erregbarkeit ist jedoch erhöht; während der Dauer der EPSP in Y ist es für das Neuron C leichter, Y zur Entladung zu bringen (Y befindet sich in der »unterschwelligen Randzone« von X). In einer »*unterschwelligen Randzone*« befindliche Neuronen werden zwar nicht durch die afferente Impulssalve entladen (sie liegen außerhalb der »Entladungszone«), ihre Erregbarkeit ist jedoch erhöht; Neuronen mit vielen anliegenden Endknöpfen sind in der »*Entladungszone*«, Neuronen mit wenigen Endknöpfen in der »unterschwelligen Randzone«. Mit ansteigender Stärke der afferenten Reizung nimmt die Größe der »Entladungszone« zu; wird z.B. die Hinterwurzel zunehmend stark gereizt, dann steigt die Zahl der sich entladenden Neuronen auf ein Maximum an, aber auch die »unterschwellige Randzone« dehnt sich aus (Abb. 4.11). Hemmende Impulse zeigen ähnliche zeitliche und

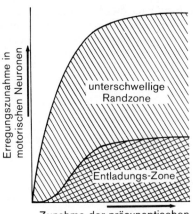

Abb. 4.11. Beziehung der Größe der Entladungszone und der unterschwelligen Randzone zu der Stärke der präsynaptischen Entladungen (nach LLOYD: Reflex action in relation to pattern and peripheral source of afferent stimulation. J. Neurophysiol. **6**, 111 (1943))

räumliche Summationseffekte und »unterschwellige Randzonen«-Phänomene.
Bei wiederholter Reizung des Neurons B (Abb. 4.10) kommt es als Folge *zeitlicher Summation* zur Entladung von X und Y; wiederholte Reizung von C verursacht Entladung von Y und Z. Gleichzeitige wiederholte Reizung von B und C bringt X, Y und Z zum »Feuern«; diese gleichzeitige Reizung hat also eine kleinere Wirkung als die Summe der Effekte, wenn B bzw. C einzeln zu verschiedenen Zeiten gereizt werden, da sowohl B wie C an Neuron Y enden. Diese Verminderung der erwarteten Reizwirkung *(Occlusion)* tritt dann ein, wenn sich präsynaptische Fasern in die Versorgung postsynaptischer Neuronen teilen.
Excitatorische und inhibitorische »unterschwellige Randzonen«-Effekte sowie Occlusionsphänomene können ausgeprägte Wirkungen auf die Erregungsleitung in einem Neuronen-System haben. Durch diese Effekte kommt es meist zu Veränderungen des von peripheren Nerven stammenden Impulsmusters auf seinem Weg zum Gehirn. Solche Effekte sind vielleicht für wichtige Erscheinungen wie z. B. den »fortgeleiteten Schmerz« (Kap. 7) von Bedeutung.

Post-tetanische Potenzierung

Die — bisher besprochene — fluktuierende Kombination von Bahnung und Hemmung hat meist ziemlich kurzdauernde Wirkungen auf die neuronale Erregbarkeit. Eine synaptische Aktivität mit wesentlich länger anhaltendem Effekt ist dagegen die *post-tetanische Potenzierung*, d. i. die Senkung der Erregbarkeits-Schwelle eines Neuronenpools im ZNS für afferente Impulse, nachdem die zuführende Leitung längerdauernder wiederholter Reizung ausgesetzt war; man findet dieses Phänomen auch an autonomen Ganglien und an neuromuskulären Verbindungen. Die Potenzierung kann mehrere Stunden anhalten und bleibt der afferenten Leitung zugeordnet, die stimuliert wurde; es kommt zu keiner Ausbreitung auf andere afferente Leitungen. Auch inhibitorische Leitungssysteme zeigen post-tetanische Potenzierung; die Potenzierung betrifft dabei nicht nur direkt aktivierte Neuronen, sondern auch die »unterschwellige Randzone«. Diese Bahnung der Erregungsleitung bei wiederholter Benützung eines Impulsweges ist gewissermaßen eine elementare Form des Lernprozesses. Die Potenzierung dürfte präsynaptisch erfolgen, wahrscheinlich durch Steigerung der Überträger-Freisetzung oder -Wirksamkeit, doch ist der exakte Mechanismus unbekannt.

B. Neuromusculäre Erregungsübertragung

Neuromusculäre Verbindung am Skeletmuskel

Motorische Endplatte

Nahe seinem Ende verliert das den Skeletmuskel versorgende Axon seine Myelinscheide und teilt sich in eine Anzahl von Endknöpfen oder -füßchen auf (Abb. 4.12); diese enthalten viele kleine Vesikeln mit Acetylcholin. Die Endfüßchen passen in Vertiefungen der dort verdickten Muskel-Zellmembran *(motorische Endplatte)*, die an dieser Stelle Falten *(Palisaden)* bildet; der Raum zwischen den Nerven-Endigungen und der Muskel-Zellmembran ist dem synaptischen Spalt vergleichbar. Diese Struktur dient der *neuromusculären Verbindung* (»*myoneural junction*«). An einer motorischen Endplatte endet jeweils nur eine einzige Nervenfaser; es gibt keine Konvergenz mehrerer efferenter Neuronen zu einer Endplatte.

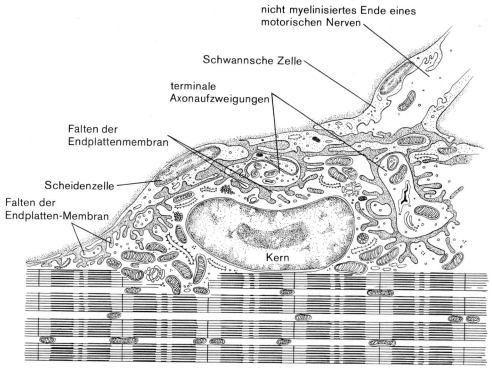

Abb. 4.12. Neuromusculäre Verbindung. Das Schema basiert auf elektronenmikroskopischen Aufnahmen von Geweben der Maus und zeigt eine Nervenendigung eingebettet in das Cytoplasma der Endplatte, umgeben von der stark gefalteten Endplattenmembran (nach ANDERSON-CEDERGREN: Ultrastructure of motor end plate and sarcoplasmic components of skeletal muscle fiber. J. Ultrastruct. Res., Supplement 1, 1959)

Erregungsübertragung am Skeletmuskel

Die Erregungsübertragung vom Nerv auf den Muskel ähnelt derjenigen an Synapsen; der in die Endigung des motorischen Axons einlaufende Impuls setzt Acetylcholin aus den dort vorhandenen Vesikeln frei. Acetylcholin steigert die Permeabilität der Endplatten-Membran und der Na^+-Influx produziert ein depolarisierendes lokales Potential *(Endplatten-Potential)*. Der dadurch verursachte Stromabfluß (»sink«) depolarisiert anschließende Membranstellen bis zur »Zünd«-Schwelle; beiderseits der Endplatte entstehen Aktionspotentiale, diese werden in beiden Richtungen über die Muskelfaser weitergeleitet und lösen die Muskelkontraktion aus (Kap. 3).

Endplatten-Potential

Das Endplatten-Potential wird meist durch das über den Muskel ablaufende Aktionspotential verdeckt; hält man jedoch experimentell das Endplatten-Potential so klein, daß kein Aktionspotential ausgelöst wird, dann gelingt sein Nachweis. *Curare* hemmt die Acetylcholin-Wirkung auf die Endplatten-Membran kompetitiv; es bildet mit den Receptoren an der Membran feste Komplexe. Mit niedrigen Curaredosen werden nicht alle Receptoren blockiert, so daß Acetylcholin zwar mit den wenigen verfügbaren Receptoren reagieren kann, jedoch lediglich ein schwaches Endplatten-Potential bildet. Dieses kann nur direkt an der Endplattenregion registriert werden und zeigt ringsum steilen Abfall. Unter solchen Versuchsbedingungen kann man die zeitliche Summation von Endplatten-Potentialen demonstrieren; Summation an Endplatten ist jedoch kein normales Phänomen, da gewöhnlich jeder Impuls ein Aktionspotential auslöst.

An der Endplatte bewirkt wahrscheinlich der Komplex aus Acetylcholin und den Membranreceptoren die Permeabilitätsänderung; es kommt zu simultaner Steigerung der Permeabilität für

Na$^+$ und K$^+$ und damit zu Ausbildung eines Endplatten-Potentials von etwa -10 mV. Das Endplatten-Potential erreicht kaum positive Werte wie das Nerven- oder Muskel-Aktionspotential, bei welchen das Maximum der Permeabilität für K$^+$ zeitlich nach demjenigen für Na$^+$ eintritt. Nach Auslösung des Endplatten-Potentials wird Acetylcholin vielleicht an Acetylcholin-Esterase gebunden und hydrolysiert. Durch Auftropfen von Acetylcholin auf die Endplatten-Membran kann diese depolarisiert werden; Einbringung von Acetylcholin an die Innenseite der Membran mittels Pipette hat hingegen keinen depolarisierenden Effekt.

Quanten-mäßige Freisetzung der Überträgersubstanz

Auch bei Ruhe werden von der Nervenzellmembran kleine Quanten oder »Pakete« von Acetylcholin freigesetzt, die jeweils kleinste Depolarisation (»Miniatur«-Endplatten-Potentiale) mit Amplituden von etwa 0,5 mV verursachen. Die so auftretenden Acetylcholinmengen sind der Ca^{2+}-Konzentration direkt und der Mg^{2+}-Konzentration in der Endplatte indirekt proportional. Wenn ein Nervenimpuls die Nervenendigung erreicht, nimmt die Zahl der freigesetzten Quanten um mehrere Größenordnungen zu. Es resultiert ein großes Endplatten-Potential, das die Membranschwelle (»Zünd«-Schwelle) der Muskelfaser übersteigt. Die nervösen Impulse steigern die Permeabilität der Nervenendigungen für Ca^{2+} und Ca^{2+} ist für die gesteigerte Quanten-Freisetzung verantwortlich.
Quantenweise Acetylcholin-Freisetzung — ähnlich derjenigen an neuro-musculären Verbindungen — wurde auch an anderen cholinergen Synapsen beobachtet. Ähnliche Freisetzungs-Mechanismen sind wahrscheinlich auch an sympathischen und anderen synaptischen Verbindungen wirksam.

Pharmakologische Beeinflussung der neuromusculären Erregungsübertragung

Verlängerte und verstärkte Acetylcholin-Wirkung an der neuromuskulären Verbindung kann durch *Hemmung der Acetylcholin-Esterase* ausgelöst werden. Eine solche Wirkung kann reversibel durch kompetitiv wirkende tertiäre oder quaternäre N-Verbindungen (Eserin = Physostigmin, Prostigmin, etc.) oder irreversibel durch Alkylphosphate (Insektizide wie E 605, »Nervengase«, etc.) erreicht werden.

Andererseits kann *Blockierung der neuromusculären Erregungsübertragung* durch pharmakologische Beeinflussung des Membranpotentials erfolgen. Curare und curariforme Pharmaka (*»Stabilisationsblocker«*) bewirken eine Stabilisierung des Muskel-Membranpotentials und verhindern so eine Aktivierung der Muskelzellen. Die sogenannten *»Depolarisationsblocker«* (Succinylbischolin, Decamethonium) verhindern hingegen durch Dauer-Depolarisation eine Erregung der Muskelfasern. Sowohl Stabilisations- wie auch Depolarisations-Blocker werden klinisch zur Muskelrelaxierung (z. B. bei Narkose) angewandt.

Pathologie der motorischen Endplatte

Bei manchen Erkrankungen kommt es zu einer Störung der neuromusculären Erregungsübertragung. Bei der *Myasthenia gravis* dürfte unzureichende Acetylcholin-Freisetzung, verstärkte Acetylcholin-Esterase-Aktivität und/oder verminderte Reaktionsfähigkeit der motorischen Endplatte mit Acetylcholin pathogenetisch von Bedeutung sein; dementsprechend kann daher bei dieser Krankheit, die sich mit zunehmender Ermüdung einzelner Muskeln bei Belastung manifestiert, durch Hemmung der Acetylcholin-Esterase (Prostigmin, Eserin) eine symptomatische Besserung erreicht werden.
Im Gegensatz zur Myasthenia gravis besteht bei der *Myotonia congenita Thomsen* (verzögerte Erschlaffung nach Kontraktion) eine Überempfindlichkeit der Endplatte und der Muskelmembran für Acetylcholin, so daß erregungsdämpfende Mittel (Ca^{2+}, Chinidin) therapeutisch angewandt werden.

Nervenendigungen in glatten Muskeln und im Herzmuskel

Struktur der Nervenendigungen an glatten Muskeln und am Herzmuskel

Die postganglionären Neuronen in glatten Muskeln zweigen sich vielfältig auf und treten in engen Kontakt mit den Muskelzellen. Manche dieser Nervenfasern enthalten Vesikeln und sind wahrscheinlich cholinerg, andere Fasern enthalten charakteristische dichte Granula aus Noradrenalin (Kap. 13). Es gibt keine erkennbaren Endplatten und es wurden auch keine deutlichen Nerven-Endigungen gefunden; die Nervenfasern laufen die Membran entlang und sind auch teilweise in deren Fläche eingesenkt. Die *adrenergen Neuronen* haben zahlreiche Aufzweigungen und weisen *knotenartige Auftreibungen (Varicositäten)* auf, welche adrenerge Granula enthalten (Abb. 4.13); wahrscheinlich kann Überträgersubstanz an jeder dieser Varicositäten, also an vielen Stellen entlang eines Axons freigesetzt werden. Auf diese Weise kann ein Neuron zahlreiche Effector-Zellen im Erfolgsorgan versorgen. Die so postulierte Verbindung, bei der ein Neuron sich in die Oberfläche einer glatten Muskelzelle »eingräbt«, weiterläuft, mit einer weiteren Muskelzelle einen analogen Kontakt bildet usw., wurde *Synapse »en passant«* genannt.

Im Herzen enden cholinerge und adrenerge Nervenfasern am Sinusknoten, am Atrioventricularknoten und am Hisschen Bündel; adrenerge Fasern innervieren auch die Ventrikelmuskulatur. Die genaue Art der Endigungen an Sinus- und AV-Knoten ist unbekannt; die Verbindungen zwischen adrenergen Fasern und den Herzmuskelfasern sind denjenigen im glatten Muskel ähnlich.

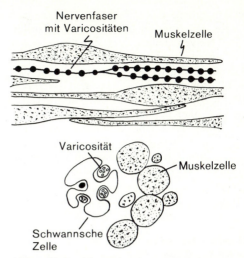

Abb. 4.13. Beziehung des glatten Muskels zu autonomen Nervenfasern. Längsschnitt (oben) und Querschnitt (unten). Im oberen Schema wurden die Schwannschen Zellen weggelassen. Beachte die Membrankontakte zwischen den Muskelzellen (nach BENNET und BURNSTOCK. In: Handbook of Physiology (CODE, C. F., Ed. Sect. **6**, p. 1709–1732. Washington: The American Physiological Society 1968)

Elektrische Reizantwort glatter Muskeln auf nervöse Impulse

Glatte Muskeln, in denen adrenerge Impulse excitatorisch wirken, zeigen bei Reizung adrenerger Nerven kleine, Endplattenpotentialen ähnliche Teil-Depolarisationen *(excitatorische junktionale Potentiale, EJP)*; diese werden bei wiederholter Reizung summiert. Ähnliche Potentiale bilden glatte Muskeln, auf die Acetylcholin excitatorisch wirkt. In Muskeln, die durch adrenerge Impulse gehemmt werden, entstehen hyperpolarisierende *inhibitorische junktionale Potentiale* (IJP).

Bei Reizung des einen glatten Muskel versorgenden Nerven sind die vorher beschriebenen Phänomene keineswegs in allen Muskelfasern erkennbar; häufig bemerkt man nur eine unterschiedliche Latenz der verschiedenen Muskelfasern. Eine Erklärung hierfür könnte die Funktion der Synapse »en passant« geben; auch die Erregungsleitung über Membrankontakte zwischen den Zellen (»tight junctions«) kommt als Ursache für das besondere Verhalten glatter Muskelfasern in Frage; schließlich könnte die Diffusion der Überträgersubstanz vom Freisetzungsort in zahlreiche vom Nerven nicht direkt versorgte Muskelzellen eine Rolle spielen. Ähnlich dem »Miniatur«-Endplatten-Potential im Skeletmuskel konnte man an Präparationen glatter Muskeln »Miniatur«-EJP nachweisen, doch zeigten diese bezüglich Größe und Dauer beträchtliche Schwankungen; sie repräsentieren vielleicht Effekte einzelner »Pakete« von Überträgersubstanz, die durch verschieden lange Diffusionswege modifiziert sind.

Denervations-Hypersensitivität

Wenn ein motorischer Nerv durchschnitten wird und degeneriert, dann wird der zugehörige Muskel allmählich *überempfindlich gegenüber Acetylcholin* (Denervations-Hypersensitivität); dies gilt auch für den glatten Muskel. Der glatte Muskel atrophiert nach Denervierung — im Gegensatz zum quergestreiften Muskel — nicht, wohl aber wird er gegen die Überträgersubstanz, durch die er gewöhnlich aktiviert wird, überempfindlich; auch bei Drüsen, außer den Schweißdrüsen, führt Denervierung zur Überempfindlichkeit. Ein Beispiel für dieses Phänomen bietet die denervierte Iris; werden im Tierexperiment die postganglionären sympathischen Verbindungen zur Pupille einer Seite durchschnitten und injiziert man nach einigen Wochen intravenös Noradrenalin, dann erfolgt starke Dilatation der denervierten Pupille, auf der intakten Seite aber ist der Effekt viel kleiner und kürzerdauernd. Offenbar reagieren auch nervöse Strukturen auf den Verlust ihrer zuführenden Nerven ähnlich; nach Zerstörung höherer Zentren des Nervensystems ist meist die Aktivität tiefergelegener Zentren, die von diesen kontrolliert wurden, gesteigert (»release«-Phänomen), was z.T. durch Denervations-Überempfindlichkeit der tieferen Zentren verursacht sein könnte. Nach einer Theorie werden viele Symptome neurologischer Erkrankungen mit einer solchen Überempfindlichkeit verschiedener cerebraler Neuronen zu erklären versucht.

Die Hypersensitivität ist auf die Strukturen beschränkt, die unmittelbar von den zerstörten Neuronen versorgt waren; sie entsteht nicht in weiter »strom-abwärts« gelegenen Neuronen und Muskeln. Oberhalb eines bestimmten Segmentes lokalisierte Rückenmarksläsionen führen nicht zu Hypersensitivität der aus diesem Segment versorgten gelähmten Muskeln, ebenso werden viscerale Muskeln nach Zerstörung der präganglionären autonomen Neuronen nicht überempfindlich gegen Acetylcholin. Die Kenntnis dieser Tatsache ist von praktischer Bedeutung für die Behandlung von Gefäß-Spasmen in den Extremitäten; wird z.B. die obere Extremität durch Entfernung des oberen Teils des Grenzstranges und des Ganglion stellatum sympathektomiert, dann können die überempfindlichen glatten Gefäßmuskeln durch zirkulierendes Noradrenalin erregt werden und der Vasospasmus dauert an. Wird aber eine präganglionäre Sympathektomie mittels Durchschneidung des Grenzstranges unter dem dritten Ganglion durchgeführt (um aufsteigende präganglionäre Fasern zu unterbrechen) und werden ferner die Rami communicantes albi der ersten drei Thorakalnerven durchtrennt, dann kommt es zu keiner Hypersensitivität.

Die Ursache der beschriebenen Überempfindlichkeit ist unklar. Beim Skeletmuskel ist sie mit einer Vergrößerung des für Acetylcholin empfindlichen Areals der Muskelmembran verbunden. Normalerweise wird nur die Endplattenregion durch die Übertragersubstanz depolarisiert. Nach Denervation besteht nicht eine eigentliche Überempfindlichkeit der Endplatte, die Reaktion mit Acetylcholin ist nur räumlich ausgedehnter. Nach Regeneration des Nerven kehrt die Empfindlichkeit zur Norm zurück. Eine ähnliche Ausbreitung einer Überempfindlichkeit gegenüber Acetylcholin wurde an denervierten postganglionären cholinergen Neuronen festgestellt. Die Hypersensitivität des glatten Muskels kann z.T. durch Verlust von Monoaminooxydase-Aktivität bedingt sein; auch verminderte Wiederaufnahme von Catecholaminen in die Nervenendigungen nach Degeneration könnte beteiligt sein, so daß mehr Noradrenalin für die Receptoren verfügbar bleibt (Kap. 13).

Kapitel 5

Entstehung von Impulsen in Sinnesorganen

Sinnesorgane und Receptoren

Die vielfältigen Informationen über das innere und äußere Milieu des Organismus werden dem Zentralnervensystem (ZNS) über eine Vielzahl von *Sinnes-Receptoren* vermittelt. Diese Receptoren sind Wandler *(»Transducer«)*, die verschiedene Energieformen in ihrer Umgebung so verarbeiten, daß schließlich Aktionspotentiale in Neuronen entstehen. Der Sinnes-Receptor kann Teil eines Neuron sein oder, wie im Falle des Auges, eine spezialisierte Zelle, die die Bildung von Aktionspotentialen in nachfolgenden Neuronen auslöst. Ein Receptor steht häufig in enger Beziehung zu nicht-neuralen Zellen, die ihn umgeben, wodurch ein *Sinnes-Organ* entsteht. Die Energieformen, die durch Receptoren umgesetzt werden, können in verschiedener Weise wirksam werden, z.B. mechanisch (Druck, Berührung, Vibration), thermisch (Erwärmung), elektromagnetisch (Licht) oder chemisch (Geruch, Geschmack, O_2- und CO_2-Gehalt des Blutes). Die Receptoren in einem bestimmten Sinnesorgan reagieren mit wesentlich niedrigerer Schwelle auf eine bestimmte Energieform als andere Receptoren; die Energieform, für die ein Receptor am empfindlichsten ist, wirkt auf ihn als *adäquater Reiz*. So ist z.B. für die Stäbchen und Zapfen des Auges Licht der adäquate Reiz; diese Receptoren reagieren zwar auch auf Druck und der für das Auge inadäquate Druckreiz führt ebenfalls zu einer Lichtempfindung. Die Druck-Schwelle der Receptoren des Auges liegt übrigens viel höher als etwa diejenige der Haut-Druckreceptoren, für welche mechanische Einwirkung den adäquaten Reiz bildet.

Sinne

Sensorische Modalitäten

Die Sinnes-Receptoren sind jeweils für eine bestimmte Energieform spezialisiert; den zahlreichen wahrzunehmenden Variablen der Umwelt stehen ebenso viele verschiedene Receptor-Typen gegenüber. Die Zusammenstellung der zahlreichen sensorischen Modalitäten und der menschlichen Sinnes-Receptoren (Tabelle 5.1) veranschaulicht die Unrichtigkeit der verbreiteten Auffassung von den »fünf« Sinnen. Diese Liste enthält mindestens 11 zum Bewußtsein gelangende Sinnesformen. Zusätzlich gibt es zahlreiche Receptoren, welche Informationen vermitteln, die unbewußt bleiben. So informieren z.B. die Muskelspindeln über die Länge der Muskeln; andere Receptoren geben Informationen über so verschiedene Variable weiter, wie z.B. arterieller Blutdruck, Bluttemperatur im Kopf oder pH des Liquor cerebrospinalis. Die Existenz weiterer Receptoren solcher Art wird angenommen und die Forschung wird sicher zu einer Erweiterung der Liste »unbewußter« Sinne führen. Es muß ferner bedacht werden, daß jede Einteilung willkürlich ist und sich jede Reihe verschiedener Receptor-Mechanismen beliebig erweitern ließe.

Neben den Begriffen des *adäquaten* und *inadäquaten Reizes* und der *Modalität* (der Art des Sinnes) sind auch noch jene der *Quantität* (Intensität) und bei vielen Sinnen auch der *Qualität* für die Beschreibung des Reizes und der Empfindung wichtig.

Bei der Sinnesmodalität »Gesicht« z.B. entsprechen der Stärke des Reizes (und der Empfindung) die Intensitäten (Quantität) »hell« oder »dunkel«, die Farben entsprechen den Qualitäten.

Die Modalität »Geschmack« besitzt die Qualitäten süß, sauer, salzig und bitter, welche ihrerseits wieder verschieden intensiv sein können.

Beim »Gehör« sind die Quantität (Intensität) durch die Lautstärke, die Qualität durch die Tonhöhe repräsentiert.

Um einen Reiz und eine Empfindung genau zu bestimmen, müssen außerdem noch deren *räumliche* und *zeitliche* Eigenschaften berücksichtigt werden.

Klassifikation der Sinnesorgane

Es gibt keine voll befriedigende Einteilung der Sinnesorgane. Traditionsgemäß versteht man unter »*speziellen Sinnen*«, Geruchs-, Gesichts-, Gehör-, Gleichgewichts- und Geschmackssinn. »*Hautsinne*« sind solche mit Receptoren in der Haut; »*viscerale Sinne*« schließlich dienen der Wahrnehmung innerer Bedingungen des Organismus (Eingeweideschmerz wird meist den visceralen Sinnen zugeordnet). Eine Einteilung der Art der Reception unterscheidet (1) *Teleception* (Reception entfernter Vorgänge), (2) *Exteroception* (für die unmittelbare äußere Umgebung bestimmt), (3) *Interoception* (mit dem inneren Milieu befaßt) und (4) *Proprioception*

Tabelle 5.1. Die hauptsächlichen Sinnes-Modalitäten. (Die ersten 11 betreffen bewußte Sinnes-Wahrnehmungen)

1 Sinnesmodalität	2 adäquater Reiz	3 Sinnesorgan/ recept. Struktur	4 Receptor	5 Art der Reception	6 Sinne
Gesicht	Licht	Auge/Retina	Stäbchen und Zapfen		
Gehör	Schallwellen	Ohr/Cortisches Organ	Haarzellen	Teleception	spezielle Sinne
Geruch	gasförmige Stoffe	»Nase«/Regio olfactoria	olf. Sinnesneuronen		
Geschmack	gelöste Stoffe	»Zunge«/Geschmacksknospen	Geschmackssinneszellen	Interoception	
Gleichgewicht	Beschleunigungen	Ohr/Labyrinth	Haarzellen		
»Tastsinn«	stat. Deformation (Eindrucktiefe = *Druck*)	Haut/Merkelzellen, Ruffini-Körperchen, Tastscheiben	terminale Dendriten an und in — siehe Spalte 3		
	dynam. Deformat. (Verformungsgeschw. = *Berührung*)	Haut/Meissner-K., Haarfolikelreceptoren, Krause-Endkolben	siehe Spalte 3	Exteroception	Haut-Sinne
	beschleunigte Deformation (*Vibration*)	Haut/Vater-Pacini K. (Subcutis)	terminale Dendriten in — siehe Spalte 3		
Temperatursinn	Wärme, Kälte	Haut	freie Nervenendigungen		
Schmerz	Noxen (mechanisch, thermisch, chemisch)	Haut usw.	freie Nervenendigungen		
Tiefen- u. Lagesinn	Muskel-Länge u. -Längenänderung	Muskelspindeln	dendritische Endigungen in — siehe Spalte 3		
	Muskel- u. Sehnenspannung	Sehnenspindel (Golgi-Organe)	siehe Spalte 3	Proprioception	
	Gelenkswinkel- u. -bewegungen	Gelenksreceptoren	siehe Spalte 3 und freie Nervenendigungen		
Hunger	Leerkontraktionen des Magens	Mechanoreceptoren in der Magenwand	freie Nervenendigungen		
	arterio-venöse Blutglucosedifferenz	Zellen im Hypothalamus (Glucostaten)	siehe Spalte 3		»Allgemeingefühle«
	Fettsäure-Konzentration	Lipostaten	siehe Spalte 3		
Durst	Zentraler Venendruck	gr. Venen u. Vorhöfe Dehnungsreceptoren	freie Nervenendigung		
	osmot. Druck des Plasmas	Zellen im vorderen Hypothalamus	siehe Spalte 3		
	Art. Blutdruck	Carotissinus u. Aortenbogen	freie Nervenendigung		
	Lungendehnung	Lungenparenchym Dehnungsreceptoren	freie Nervenendigung	Interoception	viscerale Sinne
	Bluttemperatur im Kopf	Neuronen im Hypothalamus	siehe Spalte 3		
	arterieller P_{O_2}	Carotis- u. Aortenkörperchen	freie Nervenendigung		
	pH des Liquor cerebro-spinalis	Receptoren an der ventralen Fläche der Medulla oblongata	siehe Spalte 3		

(über die jeweilige Lage des Körpers im Raum informierend); die bewußte Komponente der Proprioception (»body image«) entsteht allerdings aus komplexen Informationen von Receptoren in und um Gelenke sowie von Berührungs- und Druckreceptoren der Haut.

Zusätzlich werden gelegentlich noch andere spezielle sinnesphysiologische Ausdrücke verwendet: *Tiefenempfindung und -schmerz* von Muskeln, Sehnen und tiefen Fascien ausgehend, werden als besondere Sinnesqualitäten behandelt, da sie sich qualitativ von entsprechenden *Oberflächenempfindungen* unterscheiden. Manchmal werden Schmerzreceptoren als *Nociceptoren* bezeichnet, da sie durch potentiell schädliche oder schädigende Einflüsse aktiviert werden und heftige Flucht-Reflexe auslösen können. Der Terminus *Chemoreceptor* wird schließlich auf Sinnesorgane angewandt, die durch eine Änderung des chemischen Milieus erregt werden; zu ihnen zählen Geschmacks- und Geruchsreceptoren ebenso wie Receptoren, die Änderungen von H^+-, O_2- und indirekt CO_2-Konzentration, bzw. Osmolalität des Plasmas registrieren.

Sinnesorgane der Haut

Es gibt 3 Arten von Hautsinnen: *Mechanoreception; Thermoreception* und *Nociception.* Die Haut enthält verschiedene Typen sensorischer Nervenendigungen. Diese können entweder frei im Gewebe, oder aber zwischen speziellen Anordnungen von Zellen liegen, die sog. »Körperchen« bildend. Bei den *Meissnerschen Körperchen* sind die terminalen Abschnitte der Nervenfasern keulenförmig aufgetrieben. In *Ruffini-Körperchen* verzweigt sich die Axon-Endigung innerhalb der Kapsel stark, während die sensible Endigung im *Vater-Pacinischen Körperchen* morphologisch wenig auffällig ist. Bei allen drei Beispielen verlieren die Axonen die Myelinscheide erst innerhalb des Körperchens.

Auch um den Haarfollikel zieht sich ein Nervengeflecht u. zw. zirkuläre Fasern und longitudinale Fasern (im Bereich des Follikels nicht mehr myelinisiert). Eine Sonderstellung scheint den *Merkel-Zellen* und damit auch den ihnen homologen Tastscheiben (Pinkus-Iggo) zuzukommen; hier bilden die terminalen Abschnitte der Nervenfaser Scheiben, auf denen die Merkelzellen aufsitzen. Zwischen den Merkelzellen und den neuronalen Scheiben wurden synapsenähnliche Strukturen gefunden; offenbar sind die Merkelzellen die einzigen echten Sinneszellen in der Haut.

Es muß jedoch erwähnt werden, daß auch an Körperregionen, in deren Haut außer freien Nervenendigungen keine speziellen sensorischen Strukturen existieren, alle drei Sinnesmodalitäten repräsentiert sind. Die *mikromorphologischen Hilfsstrukturen* scheinen also nur zur Erhöhung der »Spezifität« der Nervenendigungen beizutragen; auch bei fehlender histologischer »Spezifität« ist die *funktionelle Spezifität* gegeben: eine bestimmte Endigung signalisiert jeweils nur eine Art von Sinneswahrnehmung.

Elektrische und ionale Vorgänge in Receptoren

Receptorische Strukturen

Umfangreiche Untersuchungen galten der Frage, wie Receptoren Energie zu Aktionspotentialen in Sinnesnerven umformen. In den komplexen Sinnesorganen für Gehör, Gesicht, Gleichgewicht und Geschmack gibt es spezielle Receptorzellen sowie synaptische Verbindungen zwischen diesen und afferenten Nerven; in den meisten Haut-Sinnesorganen hingegen dienen spezialisierte, histologisch modifizierte Endigungen sensibler Nervenfasern als Receptoren.

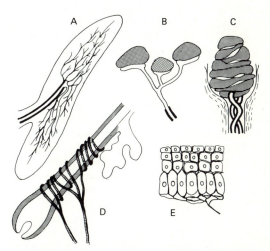

Abb. 5.1. Sinnes-Receptororgane und -receptoren der Haut. (A) Ruffini-Endorgan, (B) Merkel-Scheibchen mit Merkel-Zellen, (C) Meissner-Körperchen, (D) Haarfollikel-Receptoren, (E) nicht myelinisierte Nervenendigungen; das Vater-Pacini-Körperchen ist in Abb. 5.2 dargestellt. In A-D stellen die dicken schwarzen Ränder die Myelinscheiden dar, zellige Anteile sind — soweit eingezeichnet — punktiert gekennzeichnet, die nicht myelinisierten terminalen Axonanteile sind dünn ausgezogen.

Sehr eingehend wurden die Vater-Pacinischen Körperchen (Vibrations- und Beschleunigungs-Receptoren) untersucht, da sie sich — wegen ihrer Größe — leicht aus dem Mesenterium von Versuchstieren isolieren lassen; sie sind gerade, nicht-myelinisierte Endigungen sensibler Nervenfasern (Durchmesser etwa 2 µm), die von konzentrischen Bindegewebslamellen zwiebelschalenartig umgeben sind. Die Myelinscheide des Nerven beginnt bereits im Inneren des Vater-Pacinischen Körperchens, innerhalb dessen auch noch der erste Ranviersche Schnürring liegt; der zweite Schnürring befindet sich jedoch meist schon außerhalb des Gebildes nahe der Nervenaustritt-Stelle (Abb. 5.2).

Generator-Potential (Receptor-Potential)

Legt man an den sensiblen Nerv Registrierelektroden nahe seiner Austritt-Stelle aus dem Vater-Pacinischen Körperchen und übt auf dieses kurzen, rasch einsetzenden und wieder rasch abfallenden Druck aus, dann kann man ein depolarisierendes nicht-fortgeleitetes Potential (ähnlich dem EPSP) feststellen *(Generator- oder Receptor-Potential)*. Die Amplitude des jeweiligen Receptor-Potentials korreliert unter den oben genannten Bedingungen mit der des jeweilig angewandten mechanischen Reizes. Wenn ein Receptor-Potential eine Depolarisation von 10 mV erreicht hat, entsteht im sensiblen Nerven ein *Aktionspotential;* Nach Entfernung der Kapsel des Vater-Pacinischen Körperchens kommt man bei den oben geschilderten Reizbedingungen zu gleichen Ergebnissen. Die Anwendung länger dauernder Reize allerdings zeigt einen deutlichen Unterschied: hierbei zeigt es sich, daß die »nackte« Endigung des Vater-Pacinischen Körperchens dem physikalischen Druckreiz mit einem tonischen Receptor-Potential folgt, während das vollständige Körperchen extrem phasisch reagiert: nur auf die Druckbelastung und -entlastung erfolgt eine Reaktion. Während also der receptorische Anteil des Dendriten sehr wohl auf Druck reagieren kann, verwandelt die Hülle das Körperchen in einen Beschleunigungsdetektor (ein Beispiel wie die morphologische Ausgestaltung einer receptiven Struktur für die Art des adäquaten Reizes bestimmend sein kann). Bei fortgesetzter Druckzunahme auf solch eine denudierte Endigung steigt das Receptor-Potential weiter an und es entstehen im Nerven *repetitive Aktionspotentiale*. Schließlich erreicht — im Falle des Vater-Pacinischen Körperchens — das Generator-Potential ein Maximum; seine Anstiegs-Steilheit nimmt jedoch bei zusätzlicher Steigerung des einwirkenden Druckes noch weiter zu.

Entstehung des Generator-Potentials als Reizantwort

Entfernung der Lamellen des Vater-Pacinischen Körperchens von der nicht-myelinisierten Nervenendigung verhindert also keineswegs die Entstehung des Generator-Potentials; auch Blockierung des ersten Ranvierschen Schnürringes durch Druck oder Narkotica beeinträchtigt nicht das Generator-Potential, sondern unterbindet lediglich die Weiterleitung des Impulses (Abb. 5.2). Degeneriert andererseits — nach Durchschneidung des sensiblen Nerven — das nicht-myelinisierte periphere Ende, dann wird kein Generator-Potential mehr gebildet. Demnach entsteht das *Generator-Potential* offensichtlich *in der nicht-myelinisierten Nervenendigung* und depolarisiert dann elektrotonisch den ersten Ranvierschen Schnürring. Der *Receptor wandelt* also mechanische Energie in elektrische Reizantwort *um,* deren Größe der Reizintensität *proportional* ist; das Generator-Potential seinerseits depolarisiert — je nach Größe — den Nerv am ersten Ranvierschen Schnürring. Sobald die Zündschwelle (»firing level«) erreicht ist, entsteht ein Aktionspotential. Da die Schrittmacherregion für Aktionspotentiale (»pace maker«) des Vater-Pacinischen Körperchens rasch adaptiert, sei für die folgenden Ausführungen ein anderes Beispiel gewählt: etwa eine sensible afferente Faser, die von Druck-Receptoren kommt. Ist dort das Generator-Potential genügend groß, »feuert« das Neuron wieder, sobald es repolarisiert ist, und »feuert« weiter, solange das Generator-Potential ausreichend groß bleibt, um das Membranpotential bis zum »firing level« zu depolarisieren. So wird die *der Reizgröße proportionale Antwort des Receptors* in *Aktionspotentiale* umgewandelt, deren *Frequenz* sodann der Größe des angewandten *Reizes proportional* ist.

In ähnlicher Weise wurden Generator-Potentiale in der Muskelspindel untersucht; auch im Cortischen Organ, im Geruchs- und Geschmacksorgan sowie in anderen Sinnesorganen wurden Generator-Potentiale nachgewiesen. Im allgemeinen entspricht die Relation zwischen der Frequenz der Aktionspotentiale und der Intensität des Reizes einer Potenzfunktion (s. unten).

Elektrische und ionale Vorgänge in Receptoren

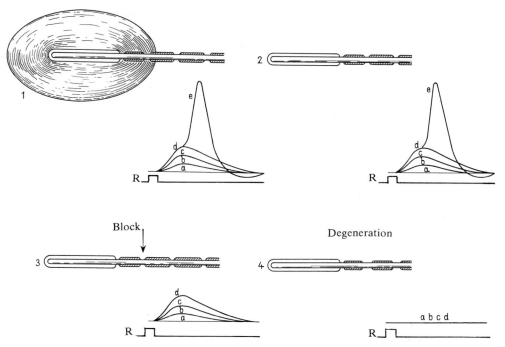

Abb. 5.2. In einer Versuchsserie wird gezeigt, daß das Generator-Potential in einem Pacinischen Körperchen in der nicht-myelinisierten Nervenendigung beginnt. (1) Registrierung der elektrischen Antwort auf Druck-Reize ansteigender Reiz-Intensität; a) niedrigste; b) doppelte; c) dreifache; d) vierfache Intensität; e) bei der höchsten Reizstärke wird ein Aktionspotential im sensiblen Nerven ausgelöst. (2) Nach Entfernung der Bindegewebskapsel kommt es zu denselben Antworten auf die verschiedenen Drucke. (3) Bei Blockierung des ersten Ranvierschen Schnürrings mittels Druck oder Anaestheticum (Pfeil) bleiben die Generatorpotentiale zwar bestehen, das Aktionspotential fehlt jedoch. (4) Nach Durchtrennung und Degeneration des sensiblen Nerven bleiben alle Reaktionen aus, R, Reizmarkierung; Reizdauer 0,5 ms (nach Biological transducers, by LOWENSTEIN, Sci. Amer. **205**, 98 (1960). Copyright (c) 1960 by Sci. Amer., Inc. All rights reserved)

Ionale Grundlage der Generatorpotential-Entstehung

Die biophysikalische Ursache des Generator-Potentials ist nicht völlig aufgeklärt; fest steht lediglich, daß Natriumentzug das Generator-Potential vermindert und schließlich unterdrückt. Reizung des Receptors löst wahrscheinlich Permeabilitätszunahme der nicht-myelinisierten Nervenmembran für Na^+ aus, wobei die Permeabilitätsänderung der Reizintensität proportional ist; der resultierende Na^+-Influx erzeugt dann das Generator-Potential.
Wie ein mechanischer Reiz Änderung der Membranpermeabilität bewirkt, ist nicht bekannt; es könnte sich dabei um Beeinflussung der Permeabilität durch Deformation oder Dehnung der Membran oder um Freisetzung einer chemischen »Vermittler«-Substanz (»Mediator«) handeln.

Adaptation von Receptoren

Bei *Einwirkung eines Dauerreizes* konstanter Stärke auf einem Receptor *nimmt* mit der Zeit die *Aktionspotential-Frequenz* im Sinnesnerven *ab (Adaptation)*; das Ausmaß dieser Adaptation ist je nach Sinnesorgan verschieden (Abb. 5.3). Berührungs- und Vibrations-Receptoren adaptieren rasch bzw. sehr rasch; sie werden als *phasische Receptoren* bezeichnet. In einem Vater-Pacinischen Körperchen nimmt das Generator-Potential unter konstanter Druckwirkung schnell ab. Druck-Receptoren, Carotis-Sinus, Muskelspindeln sowie Receptoren für Lungendehnung hingegen zeigen sehr langsame und unvollständige Adaptation; ebenso sinkt das Generator-Potential in Muskelspindeln bei Dauerreizung tatsächlich nur langsam ab. Schmerz zeigt überhaupt keine Adaptation. Bei der Kälte-Empfindung sinkt die Adaptation mit zunehmendem Abstand vom Indifferenz-Bereich bis zur Nicht-Adaptation ab (d. h. starke Kälte bleibt über die ganze Einwirkungsdauer fühlbar). Die hier beteiligten Receptoren heißen *tonische Receptoren*. Bei Dauerdruck auf ein Vater-Pacinisches Körperchen ergibt sich — trotz anhaltender Verschiebung der äußeren — ein Zurückgleiten der inneren Lamellen in die Ausgangsposition und die abnehmende Deformierung der Nervenendigung verursacht dann das Absinken des Generator-Potentials. Auch nach Entfernung der äußeren Lamellen vermindert sich jedoch die Aktionspotential-Frequenz eines Vater-Pacinischen Körperchens bei Dauerreizung rasch; es wirkt sich hier nämlich zusätzlich die Akkommodation (Kap. 2) der sensiblen Nervenfaser an das Generator-Potential aus.

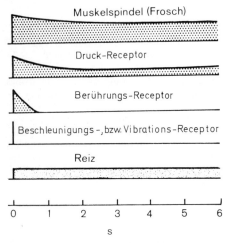

Abb. 5.3. Adaptation. Die Höhe der Kurve gibt die Frequenz der Entladungen in afferenten Nervenfasern zu verschiedenen Zeiten nach Beginn der Dauerreizung an (nach ADRIAN: Basis of Sensation. New York: Christophers 1928)

Die langsame unvollständige bzw. fehlende Adaptation des Carotis-Sinus sowie der Receptoren für Muskeldehnung, Kälte und Schmerz ist wichtig für den Organismus. Muskeldehnung ist bedeutsam für die längerdauernde Anpassung an die Körperlage; Schmerz- und Kälteempfindungen — durch potentiell schädigende Einflüsse verursacht — würden bei rascher Adaptation ihren Warneffekt verlieren; Adaptation der kontinuierlich im Dienst der Blutdruckregulation tätigen Carotis- und Aorten-Receptoren würde die Präzision des regulatorischen Systems beeinträchtigen.

»Codierung« der Sinnesinformation

Trotz Unterschieden von Leitungsgeschwindigkeit und anderen Eigenschaften der Sinnesnerven (Kap. 2) sind die Aktionspotentiale in all diesen Nerven gleichartig; so sind z. B. im Prinzip Aktionspotentiale in Nerven, die von Druckreceptoren kommen, jenen in Nerven von Wärmereceptoren analog. Es ergibt sich die Frage, warum Reizung eines Druckreceptors Druck- und nicht Wärme-Empfindung auslöst und wieso Stärkeunterschiede wahrnehmbar sind.

»Spezifische Sinnesenergie«

Die *Art der Empfindung*, welche durch die in einem bestimmten Receptor gebildeten Impulse hervorgerufen wird, hängt von der durch diese Impulse *aktivierten spezifischen Gehirnregion* ab. Spezifische Sinnesleitungen verlaufen vom jeweiligen Sinnesorgan aus bis zum Cortex getrennt; bei Reizung einer solchen, von einem bestimmten Sinnesorgan stammenden Nervenleitung resultiert stets die für den Receptor spezifische Empfindung, unabhängig davon, wie und an welcher Stelle des Leitungssystems Reizung erfolgt (*Gesetz der »spezifischen Sinnesenergie« nach J. MÜLLER*). Bei Reizung z. B. des sensiblen, von einem Druckreceptor der Haut stammenden Nerven tritt Druckempfindung auf, ob nun der Nerv durch Druck auf den Ellbogen oder durch einen Tumor des Plexus brachialis gereizt wird; könnte man das zugehörige afferente Leitungssystem im Hinterstrang des Rückenmarks oder im Thalamus bzw. seine Projektionsstelle in der hinteren Zentralwindung des Cortex gezielt reizen, würde ebenfalls jedesmal Druckempfindung auftreten.

Projektion der Sinneswahrnehmung

Unabhängig von der Reizstelle in einem sensiblen Leitungssystem, wird die Sinneswahrnehmung stets an den Ort des Receptors verlegt *(Gesetz von der Projektion der Sinneswahrnehmung)*. Cortiale Reizversuche während neurochirurgischer Eingriffe am wachen Patienten bestätigen diese Gesetzmäßigkeit; so lokalisierte der Patient z. B. bei Reizung der für Impulse von der linken Hand zuständigen Rindenregion die Empfindung in der linken Hand und nicht im Kopf. Ein anderes Beispiel bieten Amputierte; diese geben häufig Schmerzen und proprioceptive Empfindungen in der fehlenden Extremität (»Phantomschmerz«) an (s. Kap. 7, fortgeleiteter Schmerz).

Intensitäts-Diskriminierung

Das Gehirn kann seine Informationen über die Stärke eines Reizes in zweifacher Weise erhalten: (1) durch die je nach Aktivität eines Receptors variable Frequenz afferenter Impulse (Aktionspotentiale), bzw. (2) durch die je nach Reizstärke variable Anzahl aktivierter Receptoren. Lange Zeit bestand die Auffassung, die Stärke einer Empfindung sei dem Logarithmus der Reizstärke proportional *(Fechnersches Gesetz);* diese Relation kann jedoch durch eine *Potenzfunktion* genauer beschrieben werden ($E = kR^n$; E bedeutet die Empfindungsstärke, R die Reizstärke abzüglich der Schwellen-Reizstärke, k und n sind Konstanten für die jeweilige Sinnesmodalität). Bei einer linearen Beziehung wie z.B. bei der Anzeige der Muskellänge durch die Muskelspindeln wäre $n = 1$. Sinnesmodalitäten, die in der Lage sind, auf einen großen Intensitätsbereich differenziert zu reagieren, zeigen ein $n < 1$. Entsprechend der Alarmfunktion ist für den Schmerz $n > 1$ (~ 3). Auch die Impuls-Frequenz in einem sensiblen Nerven bei Reizung eines Receptors steht zur Reizstärke in einer durch eine Potenzfunktion definierbaren Beziehung; innerhalb des ZNS dürfte die Relation zwischen Erregung und Empfindung jedoch linear sein. Die für seine Sinnesmodalität geltende Beziehung zwischen Empfindung und Reiz wird daher wahrscheinlich vor allem durch die Eigenschaften der peripheren Receptoren bestimmt.

Sensorische Einheit

Unter *sensorischer Einheit* versteht man ein einzelnes sensorisches Axon mit seinen peripheren Aufzweigungen und das von diesem versorgte Gebiet. Die Zahl der Aufzweigungen ist unterschiedlich, kann aber —insbesondere bei Hautsinnen — sehr hoch sein; in der Hornhaut und der angrenzenden Sklera umfaßt das von einer sensorischen Einheit versorgte Areal z.B. etwa 200 mm². Gewöhnlich überlappen sich die einzelnen sensorischen Einheiten zugehörigen Gebiete.

Rezeptives Feld (Receptorisches Feld)

Unter rezeptivem Feld versteht man das periphere Versorgungsgebiet einer Ganglienzelle, d.h. die Summe der zu ihr konvergierenden Einheiten. Im einfachsten Fall entspricht dem rezeptiven Feld die sensorische Einheit; in komplizierteren Systemen, wie z.B. der Retina, entspricht dem rezeptiven Feld einer Bipolarzelle die Fläche der von ihr versorgten Receptoren (Stäbchen bzw. Zapfen), folglich entspricht dem rezeptiven Feld der nachgeordneten retinalen Ganglienzelle die Summe der rezeptiven Felder der zu ihr konvergierenden Bipolarzellen.

»Rekrutierung« sensorischer Einheiten

Mit zunehmender Intensität eines Reizes breitet sich dieser über ein größeres Gebiet aus; er aktiviert dann nicht nur die unmittelbar betroffenen sensorischen Strukturen, sondern »rekrutiert« auch Receptoren der Umgebung. Während schwache Reize nur Receptoren mit der niedrigsten Schwelle aktivieren, kommt es bei zunehmender Reizstärke auch zur Aktivierung der Receptoren mit höherer Schwelle; da manche der so aktivierten Receptoren derselben sensorischen Einheit angehören, resultiert eine Steigerung der Impulsfrequenz in dieser Einheit.

Wegen der Überlappung und Verzahnung benachbarter sensorischer Einheiten werden mit steigender Reizintensität auch Receptoren anderer Einheiten stimuliert, so daß zusätzliche afferente Leitungen aktiviert werden. Dies wird vom Gehirn als Zunahme der Reizstärke interpretiert (Zunahme der Empfindungsstärke).

Literatur

Basmajian, J. V. Electromyography comes of age. Science **176,** 603 (1972).

Gauer, O. H., Kramer, K., Jung, R. (Hrsg.): Physiologie des Menschen. Band 10: Allgemeine Neurophysiologie. München: Urban & Schwarzenberg 1974.

Geffen, L. B., and Livett, B. G.: Synaptiv vesicles in sympathetic neurons. Physiol. Rev. **51,** 98 (1971).

Hasselbach, W.: Muskel. Gauer-Kramer-Jung: Physiologie des Menschen, Band IV. Wien: Urban & Schwarzenberg (1971).

Hodgkin, A. L.: The ionic basis of nervous conduction. Science **145,** 1148 (1964).

Hopf, H. C., Struppler, A.: Elektromyographie. Stuttgart: Thieme 1974.

Hubbard, J. I.: Microphysiology of vertebrate neuromuscular transmission. Physiol., Rev **53,** 874 (1973).

Huxley, A. F.: Excitation and conduction in nerve: Quantitative analysis, Science **145,** 1154 (1964).

Huxley, A. F.: Muscular contraction. J. Physiol. **243,** 1 (1974).

KATZ, B.: Nerv, Muskel, Synapse; Einführung in die Elektrophysiologie. Übersetzt von F. W. BENTRUP und R. HENGSTENBERG (Flexibles Taschenbuch). Stuttgart: Thieme 1970.

KATZ, B.: Quantal mechanism of neurol transmitter release. Science **173,** 123 (1971).

LLINÁS, R.: Electrical synaptic transmission in the nammalian central nervous system. In: Golgi Centennial Symposium Proceedings. Santini, M. Ed. Raven 1975.

OCHS, S.: Fast transport of materials in mammalian nerve fibers. Science **176,** 252 (1972).

PAPPAS, G. D., PURPURA, D. P., eds.: Structure and Function of Synapses. Raven 1972.

SCHMIDT, R. F.: Control of the access of afferent activity to somatosensory pathways. In: Handb. of Sensory Physiology. Vol. II: Somatosensory System (Ed. IGGO, A.). p. 151 Berlin-Heidelberg-New York: Springer 1973.

STEVENS, C. F.: Nervenphysiologie. Reihe Moderne Biologie. München-Basel-Wien: BLV Verlagsgesellschaft 1969.

WATSON, W. E.: Physiology of neuroglia. Physiol. Rev. **54,** 245 (1974).

Teil II

Funktionen des Nervensystems

Kapitel 6. Reflexe
Kapitel 7. Haut-, Tiefen- und viscerale Sensibilität
Kapitel 8. Gesichtssinn
Kapitel 9. Funktion des Ohrs
Kapitel 10. Geruchs- und Geschmackssinn
Kapitel 11. Aktivierendes retikuläres System, Schlaf und elektrische Aktivität des Gehirns
Kapitel 12. Kontrolle von Körperstellung und -bewegung
Kapitel 13. Efferente Leitungen zu visceralen Erfolgsorganen
Kapitel 14. Regulationszentren visceraler Funktionen
Kapitel 15. Neurophysiologische Grundlagen von Instinktverhalten und Emotionen
Kapitel 16. »Höhere Funktionen« des Nervensystems, bedingte Reflexe, Lernvorgänge und zugehörige Phänomene

Kapitel 6
Reflexe

Reflexbogen

Grundeinheit der integrierten Nerventätigkeit ist der *Reflexbogen (Sinnesorgan → afferentes Neuron → eine oder mehrere Synapsen in einer zentralen Integrationsstation → efferentes Neuron → Erfolgsorgan)*. Bei Mensch und Säugetier liegt die zentrale Integrationsstation im Gehirn oder im Rückenmark. Die afferenten Neuronen treten über die Hinterwurzeln oder Hirnnerven ins ZNS ein und haben ihre Ganglienzellen in den Spinalganglien oder in analogen Ganglien der Hirnnerven. Die efferenten Fasern verlassen das ZNS über die Vorderwurzeln oder die entsprechenden motorischen Hirnnerven. Die Tatsache, daß im Rückenmark die sensiblen Impulse über die Hinterwurzel ein- und die motorischen über die Vorderwurzel austreten, wurde als *Bell-Magendiesches Gesetz* bezeichnet. Besser spricht man von der *Bell-Magendieschen Regel*, da auch einzelne efferente Fasern *(Strickersche Gefäßnerven)* durch die Hinterwurzel austreten und die Vorderwurzel selbst sensibel versorgt ist *(Sensibilité recourrente)*.

Die Funktionen der einzelnen am Reflexbogen beteiligten Komponenten wurden bereits beschrieben; die in Axonen efferenter und afferenter Neuronen sowie im Muskel gebildeten Aktionspotentiale haben »Alles-oder-Nichts«-Charakter (Kap. 2 und 3); der Reflexbogen besitzt jedoch 3 Verbindungsstellen, in denen eine Modifizierung der Reizantwort erfolgen kann (Abb. 6.1) das ist die Verbindungsstelle Receptor — afferentes Neuron, die Synapse zwischen afferentem und efferentem Neuron sowie die neuromuskuläre Kontaktstelle. An jeder dieser Schaltstellen wird ein nicht-fortgeleitetes — der jeweiligen Reizgröße bzw. den ankommenden Impulsen proportionales — lokales Potential gebildet; diese lokalen Potentiale bewirken elektrotonische Depolarisation der benachbarten Nerven- oder Muskelmembran und lösen u. U. »Alles-oder-Nichts«-Effekte aus. Die Zahl der Aktionspotentiale im afferenten Nerven ist der Reizintensität am Sinnesorgan proportional; es besteht auch eine grobe Beziehung zwischen Reizgröße und der Aktionspotential-Frequenz im efferenten Nerven. Da jedoch die Schaltstelle zwischen afferentem und efferentem Nerven im ZNS liegt, wird die Aktivität im Reflexbogen durch die vielfältigen — gegen das efferente Neuron konvergierenden — Einflüsse modifiziert.

Der einfachste Reflexbogen besitzt nur eine Synapse zwischen afferentem und efferentem Neuron; in ihm laufen *monosynaptische Reflexe* ab. Bei *polysynaptischen Reflexen* sind ein oder mehrere Zwischenneuronen zwischen afferentem und efferentem Schenkel eingeschaltet; die Zahl der Synapsen kann zwischen 2 und vielen

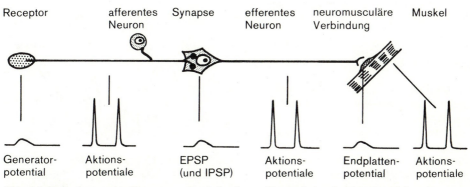

Abb. 6.1. Reflexbogen. Am Receptor und an jeder der Verbindungen des Reflexbogens besteht eine nicht-propagierte abgestufte Reizbeantwortung, die der Größe des Reizes proportional ist, während in den zur Transmission bestimmten Teilen (Axonen, Muskelmembran) die Reizbeantwortung »Alles-oder-Nichts«-Charakter besitzt

Hunderten schwanken. In beiden Arten von Reflexbögen kann die Reflexantwort durch räumliche und zeitliche Summation (Bahnung bzw. Hemmung), Occlusion und unterschwellige Randzonenphänomene modifiziert werden.

Monosynaptischer Reflex (Muskel-Eigenreflex)

Bei Dehnung eines Skeletmuskels mit intakter nervöser Versorgung kommt es zu einer Kontraktion *(Dehnungs-Reflex* oder *Muskel-Eigenreflex).* Der wirksame Reiz ist Dehnung des Muskels, das beteiligte Sinnesorgan ist die Muskelspindel. In der Spindel gebildete Impulse werden durch schnelleitende sensible Fasern dem ZNS zugeleitet und dort direkt auf α-motorische, denselben Muskel versorgende Neuronen (Aα-Fasern nach ERLANGER und GASSER) umgeschaltet. Dehnungsreflexe sind die einzigen monosynaptischen Reflexe im Organismus.

Klinische Beispiele monosynaptischer Reflexe

Beklopfen der Patellarsehne löst durch Dehnung des M. quadriceps femoris *(Patellarsehnen-Reflex)* einen Dehnungsreflex dieses Muskels aus; derselbe Effekt wird durch manuelle Dehnung des Muskels erzielt. Von den meisten großen Muskeln des Körpers lassen sich Dehnungsreflexe auslösen; weitere klinisch wichtige Dehnungsreflexe sind u. a. *Triceps-Reflex* (Beklopfen der Sehne des M. triceps brachii — Streckung im Ellenbogengelenk), *Achillessehnen-Reflex* (Beklopfen der Achillessehne — Plantarflexion des Fußes durch Kontraktion des M. gastrocnemius) und *Masseter-Reflex* (Beklopfen einer Seite des Gesichts — Kontraktion des M. masseter). Es ist zu beachten, daß diese klinisch als »Sehnen«-Reflexe bezeichneten Reflexe nicht durch Dehnung der Sehne ausgelöst werden, diese Reflexe dürfen nicht mit den »wahren« Sehnenreflexen (inverser Dehnungsreflex, s. unten) verwechselt werden.

Struktur der Muskelspindeln

Jede Muskelspindel besteht aus einigen Muskelfasern, die in einer Bindegewebskapsel eingeschlossen sind; diese Fasern eines eher embryonalen Typs haben weniger Querstreifen als die übrigen Muskelfasern. Sie werden als *intrafusale Fasern* bezeichnet, um sie von den *extrafusalen Fasern,* den die Muskelarbeit leistenden kontraktilen Elementen zu unterscheiden. Die intrafusalen Fasern sind mit den übrigen Muskelfasern parallelgeschaltet, da die Enden ihrer Bindegewebskapsel an den beiderseitigen Sehnen des Muskels oder seitlich an den extrafusalen Fasern befestigt sind.

Es gibt 2 Typen intrafusaler Fasern in Muskelspindeln beim Säuger. Der erste Typ enthält zahlreiche Kerne in einer aufgetriebenen Mittelregion und wird daher als *»Kernsack«-Faser* bezeichnet (Abb. 6.2). Der andere Typ, die *»Kernketten«-Faser* ist dünner und kürzer; ihr fehlt eine deutliche Sackregion. Die Enden der Kernkettenfasern verbinden sich mit den Seiten der Kernsack-Fasern. Die Endigungen der intrafusalen Fasern sind kontraktil, was bei den mittleren Regionen nicht der Fall ist.

Es gibt 2 Arten sensorischer Nervenendigungen in jeder Muskelspindel. Die *primären* oder *Anulospiral-Endigungen* sind Enden von rasch-leitenden afferenten Nerven der Gruppe Ia; sie sind um die Mittelteile der Kernsack- und Kernketten-Fasern gewunden. Die *sekundären* oder *»Flower-spray«-(»Blütendolden«)-Endigungen* sind Enden von sensorischen Nerven der Gruppe II; sie liegen näher zu den Enden der intrafusalen Fasern, wahrscheinlich nur an den Kernketten-Fasern.

Die Muskelspindeln besitzen eine Versorgung mit motorischen Nerven. Diese Nerven haben einen Durchmesser von 3–6 μm und bilden etwa 30% der Rückenmarks-Vorderwurzeln; sie gehören dem Typ Aγ nach ERLANGER und GASSER an. Wegen ihrer charakteristischen Dimension werden sie auch als *kleines motorisches Nervensystem* nach LEKSELL bezeichnet. Es dürfte auch eine spärliche Innervation der Spindeln mit motorischen Fasern eines Zwischentyps geben; die Funktion dieser β-Innervation ist jedoch bekannt.

Die Endigungen der efferenten γ-Fasern lassen sich histologisch in 2 Typen differenzieren. Es

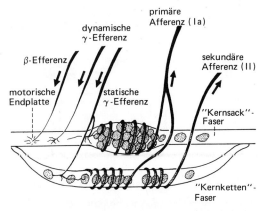

Abb. 6.2. Schematische Darstellung der Muskelspindel (modifiziert nach STEIN: Peripheral control of movement. Physiol. Rev. **54,** 215, 1974)

gibt motorische Endplatten an den Kernsack-Fasern, bzw. stark verzweigte Nervenendigungen (Endnetze) vor allem an den Kernketten-Fasern. Es ist bekannt, daß die Muskelspindeln 2 funktionell verschiedene Arten der Innervation aufweisen, nämlich *dynamische* und *statische γ-Efferenzen* (s. unten); es ist anzunehmen, daß die dynamischen γ-Efferenzen an den Endplatten und die statischen γ-Efferenzen an den Endnetzen enden.

Zentrale Verbindungen der afferenten Fasern

Die von den primären Endigungen kommenden Fasern enden direkt an α-motorischen — die extrafusalen Fasern desselben Muskels versorgenden — Neuronen. Die Zeit zwischen Reiz und Reflexantwort wird als *Reflexzeit* bezeichnet; sie beträgt beim Menschen für Dehnungsreflexe (z. B. Patellarsehnenreflex) 19–24 ms. Da die Leitungsgeschwindigkeit in sensiblen und motorischen Nerven bekannt ist und die Entfernung des Muskels vom ZNS gemessen werden kann, lassen sich die Leitungszeiten vom und zum Rückenmark errechnen; durch deren Subtraktion von der Reflexzeit erhält man die *zentrale Verzögerung* (Leitungszeit im Rückenmark; z. B. beim Patellarreflex 0,6–0,9 ms). Die minimale synaptische Verzögerung beträgt 0,5 ms (Kap. 4); beim Patellarsehnenreflex kann daher nur eine einzige Synapse beteiligt sein. Es wurde nachgewiesen, daß Muskelspindeln auch Verbindungen besitzen, die über polysynaptische Schaltungen Muskelkontraktionen auslösen.

Afferenzen von den sekundären Endigungen an den Muskelspindeln sind möglicherweise so geschaltet, daß sie Strecker-Muskeln bevorzugt aktivieren.

Funktion der Muskelspindeln

Wenn eine Muskelspindel gedehnt wird, dann werden die primären Endigungen deformiert und es entstehen Receptorpotentiale; diese lösen die Bildung von Aktionspotentialen in den sensorischen Fasern aus, deren Frequenz dem Grad der Dehnung proportional ist. Die Muskelspindeln sind den extrafusalen Fasern parallel geschaltet, so daß bei passiver Dehnung des Muskels auch die Spindeln gedehnt werden. Dies bewirkt Reflex-Kontraktionen der extrafusalen Muskelfasern. Andererseits hören die Efferenzen von den Spindeln in charakteristi-

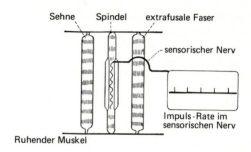

Ruhender Muskel

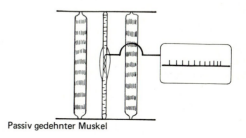

Passiv gedehnter Muskel

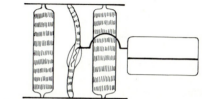

Kontrahierter Muskel **ohne** erhöhte Entladungs-Rate im γ-motorischen Nerven

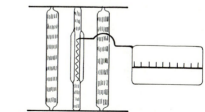

Erhöhte Entladungs-Rate im γ-motorischen Nerven

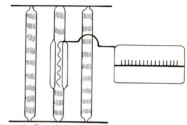

Erhöhte Impuls-Rate im γ-motorischen Nerven bei Dehnung des Gesamt-Muskels

Abb. 6.3. Wirkung verschiedener Situationen auf die Impuls-Rate in den afferenten Nerven von der Muskelspindel (nach PATTON. In: *Physiology and Biophysics*, 19th Ed. (RUTCH T. C., PATTON H. D., Eds.). Philadelphia: Saunders, 1965)

scher Weise auf zu »feuern«, wenn der Muskel durch elektrische Reizung der motorischen Innervation der extrafusalen Muskelfasern zur Kontraktion gebracht wird, da sich der Muskel zwar verkürzt, die Spindeln jedoch nicht (Abb. 6.3).

Die Muskelspindel und ihre Reflex-Verbindungen bilden ein Rückkopplungs-System, welches die Aufrechterhaltung der Muskel-Länge zum Ziel hat. Wird der Muskel gedehnt, dann nimmt die Entladungsfrequenz aus den Spindel-Nerven zu und es kommt zu einer reflektorischen Verkürzung des Muskels. Wird andererseits der Muskel ohne gleichzeitige Änderung der Entladungsfrequenz im γ-motorischen System verkürzt, dann nimmt die Entladungsfrequenz von den Spindeln ab und der Muskel erschlafft.

Bei Dehnung der Spindel werden sowohl primäre wie sekundäre Endigungen stimuliert, aber das Entladungsmuster der beiden ist verschieden. Die Nerven von den primären Endigungen antworten mit raschen Entladungen, wenn der Muskel gedehnt wird, und mit weniger raschen Entladungen während eines andauernden Dehnungszustandes (Abb. 6.4). Die Nerven von den sekundären Endigungen »feuern« mit erhöhter Entladungsrate während der Muskel sich in gedehntem Zustand befindet. Die primären Endigungen reagieren also sowohl auf Änderungen der Länge wie auch auf die Geschwindigkeit der Längenänderung, während die sekundären Endigungen vorwiegend allein die Länge des Muskels signalisieren; d. h. die primären Endigungen »messen« Länge und die Geschwindigkeit des Dehnungsvorganges, während die sekundären Fasern nur vorwiegend die Länge des Muskels »registrieren«. Die Antwort der primären Endigungen sowohl auf phasische wie tonische Vorgänge im Muskel ist wichtig, da die prompten und ausgeprägten phasischen Antworten zu einer Dämpfung von Oscillationen beitragen, die sonst infolge der Leitungsverzögerung in der Rückkopplungs-Schleife die Regelung der Muskel-Länge stören würden. Normalerweise tritt eine nur geringfügige Oscillation in dieser Rückkopplungs-Schleife auf; diese bewirkt den physiologischen Tremor, der eine Frequenz von etwa 10 Hz aufweist. Dieser Tremor wäre viel stärker, wenn nicht die Spindel auf die Geschwindigkeit der Dehnung reagieren würde.

Wirkungen der efferenten Impulse im γ-motorischen System

Reizung der γ-motorischen efferenten Nerven bewirkt völlig andere Effekte als Reizung der extrafusalen Fasern. Eine solche Reizung bewirkt nicht direkt eine merkbare Kontraktion des gesamten Muskels, da die intrafusalen Fasern nicht genügend stark oder kräftig sind, um eine Muskelverkürzung herbeizuführen. Es kommt jedoch zu einer Erregung der kontraktilen Enden der intrafusalen Fasern, so daß sich diese verkürzen, die Kernsack-Region der Spindeln gedehnt wird und die anulospiralen Nervenendigungen deformiert werden, was schließlich zur Bildung von afferenten Impulsen in den Ia-Nervenfasern führt. Hierdurch kommt es dann zu einer Reflex-Kontraktion des Muskels. Der Muskel kann also direkt vermittels Stimulation der motorischen Neuronen, welche die extrafusalen Fasern innervieren, oder indirekt über die efferenten Neuronen, welche den Dehnungsreflex auslösen, zur Kontraktion gebracht werden. Bei Ausführung von Willkürbewegungen kann eine Aktivierung des α- und des γ-motorischen Systems angenommen werden.

Wenn die Frequenz der γ-motorischen Impulse zunimmt, werden die intrafusalen Fasern kürzer als die extrafusalen. Wird der Gesamtmuskel während der Stimulation der γ-Efferenzen gedehnt, dann kommt es zur Bildung zusätzlicher Aktionspotentiale durch die verstärkte Dehnung der Kernsack-Region, und die Impulsrate in den Ia-Fasern steigt weiter an (Abb. 6.3). Verstärkte Aktivität in den γ-Efferenzen erhöht also die Empfindlichkeit der Spindeln; die Sensitivität der Spindeln variiert somit in Abhängigkeit von der Impulsrate im γ-motorischen System.

Offensichtlich kommt es zu einer Steigerung der Entladungsrate im γ-motorischen System, wenn die Impulsrate im α-motorischen System bei der Einleitung einer Bewegung zunimmt. Infolge

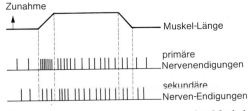

Abb. 6.4. Antwort der Afferenzen von den Muskelspindeln auf Dehnung des Muskels. Die beiden unteren Diagramme zeigen die Zahl der Entladungen von den primären und sekundären Nervenendigungen während der Dehnung des Muskels und während der Rückkehr des Muskels in die Ausgangslage

dieser »α-γ-Kopplung« verkürzt sich die Spindel zugleich mit dem Muskel und die Spindel-Entladungen können während der ganzen Kontraktion aufrechterhalten werden. Auf diese Weise bleibt die Spindel fähig, jederzeit auf Dehnung zu reagieren und reflektorisch die Entladungsrate den Erfordernissen während der ganzen Kontraktionsdauer anzupassen.

Die Existenz dynamischer und tonischer γ-Efferenzen wurde bereits erwähnt. Erregung der dynamischen Efferenzen, die an den Kernsack-Fasern motorische Endplatten besitzen, steigert die Empfindlichkeit der Spindeln für die Änderungsrate der Dehnung. Reizung der tonischen Efferenzen, die wahrscheinlich mittels Endnetzen an den Kernketten-Fasern enden, erhöht die Sensitivität der Spindeln für einen andauernden Dehnungszustand. Dadurch ist es möglich, die Spindel-Antworten phasischen und tonischen Ereignissen gesondert anzupassen.

Kontrolle der efferenten Impulse im γ-motorischen System

Die motorischen Neuronen des γ-motorischen Systems werden in hohem Maße durch absteigende Bahnen von verschiedenen Gehirngebieten geregelt. Über diese Leitungen wird die Empfindlichkeit der Muskelspindeln und dadurch auch die Schwellen-Einstellung der Reflexe in verschiedenen Körperregionen abgestimmt und so eingestellt, wie es die Kontrolle der Körperhaltung erfordert (*Stell- und Haltungs-Reflexe*, Kap. 12).

Auch andere Faktoren beeinflussen die Entladungen des γ-motorischen Systems; dies erklärt vielleicht auch die erhöhte Reflex-Erregbarkeit bei den Muskeleigenreflexen mancher überängstlicher Patienten. Reizung der Haut, insbesondere durch Schmerzreize, steigert die Impulsrate im γ-motorischen System der ipsilateralen Beugemuskel-Spindeln, während gleichzeitig die entsprechende Impulsrate in den gleichseitigen Streckern abnimmt; bei den kontralateralen Beugern und Streckern ergibt sich das umgekehrte Verhalten der γ-Motorik. Bekanntlich kommt es zu einer Bahnung des Patellar-Reflexes, wenn die Versuchsperson mit aller Kraft versucht, bei eingehakten Fingern die beiden Hände auseinanderzuziehen *(Jendrassikscher Handgriff)*; dieses Phänomen dürfte auch durch gesteigerte γ-motorische Aktivität verursacht werden, die über die afferenten Impulse von den Händen ausgelöst wird.

Reziproke Innervation

Beim Dehnungsreflex kommt es zur Erschlaffung der Antagonisten des beteiligten Muskels *(reziproke Innervation)*. Impulse in Ia-Fasern von Muskelspindeln des Agonisten bewirken postsynaptische Hemmung der motorischen Neuronen der Antagonisten; dabei bildet jeweils eine Kollaterale jeder afferenten Ia-Faser im Rückenmark eine Synapse mit einem *hemmenden Zwischenneuron*, das seinerseits am α-motorischen Neuron eines Antagonisten mit einer hemmenden Synapse endet (Abb. 4.8; postsynaptische Hemmung, Kap. 4).

Inverser Dehnungsreflex

Bis zu einem bestimmten Grad bewirkt zunehmende Muskeldehnung zunehmend stärkere Reflexkontraktion; bei Überschreiten dieser Gesetze läßt die Kontraktion plötzlich nach und

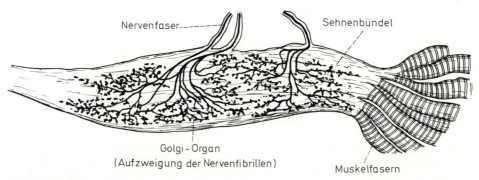

Abb. 6.5. Golgisches Sehnenorgan (nach GRAY's Anatomy of the Human Body. 28th Ed. (C. M. Goss, Ed.). Philadelphia: Lea & Febiger 1966)

der Muskel erschlafft *(inverser Dehnungsreflex oder autogene Hemmung)*.

Receptor für den inversen Dehnungsreflex ist das *Golgische Sehnenorgan* (Abb. 6.5); dieses besteht aus einem Netzwerk knötchenartiger Nervenendigungen in den Sehnenfaszikeln. Auf 3–25 Muskelfasern kommt ein Sehnenorgan; die zugehörigen afferenten Leitungen bestehen aus schnelleitenden myelinisierten Ib-Fasern. Reizung dieser Fasern verursacht — über hemmende Zwischenneuronen — Hemmung der motorischen Vorderhornzellen des Muskels, aus dem sie stammen (Abb. 6.6).

Die Golgischen Sehnenorgane sind — im Gegensatz zu den Muskelspindeln — mit den extrafusalen Muskelfasern *in Serie geschaltet;* sie werden sowohl durch passive Dehnung wie durch aktive Kontraktion des Muskels erregt. Da die Muskelelastizität einen großen Teil der Dehnung aufnimmt, führt — trotz niederer Reizschwelle der Sehnenorgane — nur starke passive Muskeldehnung zur reflektorischen Muskelerschlaffung. Andererseits erfolgt jedoch bei jeder Muskelkontraktion regelmäßig Aktivierung der afferenten Fasern von den Sehnenorganen; offenbar dient das *Golgische Sehnenorgan* als Fühler in einem Rückkopplungs-Kreis für die *Regelung der Muskel-Span-*

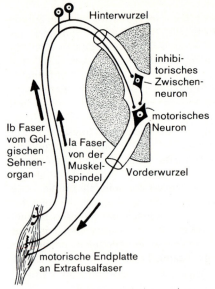

Abb. 6.6. Reflexbahn für Dehnungsreflex und inversen Dehnungsreflex. Dehnung stimuliert die Spindel und Impulse gehen über die Ia-Faser und erregen das motorische Neuron. Ebenso wird das Golgische Sehnenorgan stimuliert und Impulse über die Ib-Faser aktivieren das Zwischenneuron, das die Hemmung auslöst. Bei starker Dehnung ist die Hyperpolarisation des motorischen Neurons so groß, daß es die Entladung einstellt

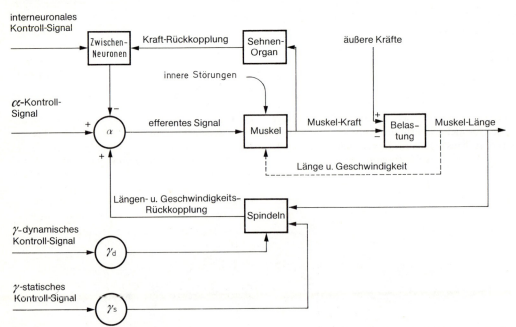

Abb. 6.7. Block-Diagramm des peripheren motorischen Kontroll-Systems. Die gestrichelte Linie bedeutet die nicht-neurale Rückkopplung vom Muskel, welche die Länge und Geschwindigkeit durch die inhärenten mechanischen Eigenschaften des Muskels begrenzt. γ_d, dynamische (phasische) γ-motorische Neuronen; γ_s, statische (tonische) γ-motorische Neuronen (nach HOUK. In: Medical Physiology, 13th Ed. (MOUNTCASTLE, V. B., Ed.). St. Louis: Mosby 1974)

nung, die *Muskelspindeln* jedoch in einem Regelkreis für die *Steuerung der Muskel-Länge*.
Für die Bedeutung der primären und der sekundären sensorischen Endigungen in den Muskelspindeln sowie der Golgischen Sehnenorgane für die Regelung von Muskel-Kontraktionsgeschwindigkeit, -Länge und -Spannung spricht die Tatsache, daß die Durchschneidung der afferenten Nerven einer Extremität bei dieser einen lähmungsähnlichen Zustand verursacht, bei dem die Gliedmaße schlaff herabhängen. Abb. 6.7 veranschaulicht die Organisation dieses Regelsystems, während die Wechselwirkung zwischen Spindel-Aktivität, Sehnenorgan-Impulsen und reziproker Innervation in ihrer Auswirkung auf die Entladungsrate der motorischen Vorderhornzelle *(gemeinsame motorische Endstrecke)* in Abb. 6.8 gezeigt wird.

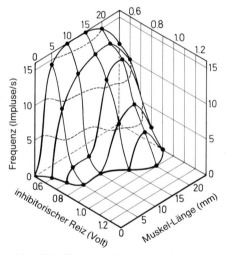

Abb. 6.8. Entladungsfrequenz eines motorischen Neurons, welches einen Bein-Muskel der Katze innerviert. Die Entladungsfrequenz ist gegen die Muskellänge bei verschiedenen Reizgrößen, mit denen ein Nerv vom Antagonisten des vorerwähnten Muskels stimuliert wurde, aufgetragen (nach HENNEMAN et al.: Excitability and inhibitability of motor neurons of different sizes. J. Neurophysiol. **28**, 299 (1965))

Reflex-Tonus

Der nicht willkürlich aktivierte, normal innervierte quergestreifte Muskel befindet sich in einem mäßigen Dauer-Spannungszustand (Reflex-Tonus), der infolge der reflektorischen Aktivierung des α-motorischen Neuronenpools durch einen ständigen afferenten Impuls-Einstrom (vor allem von den Muskelspindeln)

besteht. Diese reflektorische Aktivierung versetzt in abwechselnder Folge eine geringe Zahl motorischer Einheiten in tetanische Kontraktion; Aufrechterhaltung des Tonus führt wegen dieses ständigen Wechsels der tätigen Muskelfasern praktisch nicht zur Ermüdung (Rotation der Aktivität). Durch die regulierenden Einflüsse des extrapyramidalen Systems auf die Reflexzentren im Rückenmark, die vor allem auf das γ-motorische System wirken, wird der Reflex-Tonus der jeweiligen Körpersituation angepaßt. Im Schlaf ist der Reflex-Tonus erniedrigt.
Nach Durchschneidung eines motorischen Nerven erlischt der Reflex-Tonus in dem von ihm versorgten Muskel und dieser wird schlaff (periphere schlaffe Lähmung; es verbleibt lediglich die in Ruhestellung vorhandene passive Vordehnung, Kap. 3). Wird bei sonst intakten Reflexbogen das Rückenmark oberhalb des Reflexzentrums · unterbrochen, dann fehlt die extrapyramidale Regulation des Reflex-Tonus und es kommt zu gesteigerter Reflexerregbarkeit und Spastizität (fehlende willkürliche Aktivierbarkeit des Muskels, spastische Lähmung, Kap. 12).
Der — schwer definierbare — normale Tonus liegt zwischen den Extremen Schlaffheit und Spastizität. Er ist der Ausdruck der jeweils bestehenden Aktivität des γ-motorischen Systems. Verminderter bzw. gesteigerter Muskeltonus gestattet Rückschlüsse auf den funktionellen Zustand dieses Systems; die Tonus-Prüfung zählt daher zu den Routine-Untersuchungsmethoden des neurologischen Status eines Patienten.

»Verlängerungs«-Reaktion

Bei Spastizität eines Muskels kommt es — aufeinanderfolgend — zuerst unter mäßiger Dehnung zur Kontraktion und dann bei Zunahme der Dehnung zur Erschlaffung. Beugt man z. B. den Arm eines Spastikers im Ellbogengelenk, so begegnet man zu Beginn der passiven Bewegung starkem Widerstand (Dehnungsreflex des M. triceps), bei fortgesetzter Bewegung hört der Widerstand plötzlich auf (Aktivierung des inversen Dehnungsreflexes des M. triceps) und der Arm geht in Beugestellung *(»Klappmesser«-Effekt).* Die exakte Bezeichnung hierfür ist *»Verlängerungs«-Reaktion,* da es sich um die Antwort eines Muskels mit gesteigertem Tonus auf fortschreitende Längenzunahme handelt (vgl. »Zahnrad«-Phänomen bei Rigor, Kap. 12).

Clonus

Ein weiteres charakteristisches Phänomen bei gesteigerter γ-motorischer Aktivität ist der *Clonus* (rhythmische Kontraktionen bei plötzlicher, anhaltender Dehnung eines Muskels).
Ein typisches Beispiel hierfür ist der Fuß-Clonus, der — durch brüske Dorsalflexion des Fußes ausgelöst — sich in rhythmischen Plantarflexionen manifestiert; aufeinanderfolgende Dehnungs- und inverse Dehnungsreflexe dürften eine Rolle spielen, wenn auch — ohne Beteiligung des Golgischen Sehnenorgans — Clonus allein durch synchronisierte motorische Impulse entstehen kann. Bei überaktiven Muskelspindeln des geprüften Muskels kann ein Impulssturm aus diesen durch gleichzeitige Entladung aller motorischen Einheiten Kontraktion auslösen und die Spindelaktivität dadurch auslöschen; wird der Muskel — nach eingetretener Erschlaffung — weiterhin gedehnt, dann werden die Spindeln neuerlich gereizt usw.

Polysynaptische Reflexe

Polysynaptische Reflexbögen weisen komplizierte Verzweigungen auf (Abb. 6.9); jede Verzweigung kann eine verschiedene Zahl von Synapsen aufweisen. Wegen der an den einzelnen Synapsen wirksamen synaptischen Verzögerung erreichen Impulse über die Leitung mit den wenigsten Synapsen das motorische Neuron zuerst, Impulse über Verbindungen mit vielen Synapsen aber treffen dort verzögert ein; dies verursacht ein *längerandauerndes Bombardement des motorischen Neurons,* so daß schon ein einzelner auslösender Reiz einen längerdauernden Effekt bewirken kann. Außerdem kehren zumindest einige der Verzweigungen (Abb. 6.9) zu ihrem Ausgangspunkt zurück, so daß ein *»Widerhall«-Effekt* (»reverberating«) entsteht; Impulse laufen solange hin und her, bis sie keine fortgeleiteten Aktionspotentiale mehr auslösen können und erlöschen. Solche *»Widerhall«-Kreisschaltungen (»reverberating circuit«)* sind in Gehirn und Rückenmark häufig zu finden.

Flucht-Reflex (*»withdrawal reflex«*)

Der Fluchtreflex ist ein typischer polysynaptischer Reflex; er entsteht meist als Antwort auf einen schädigenden, schmerzhaften Reiz im Bereich von Haut, Subcutis oder Muskel. Dabei kommt es zur Kontraktion der Beuger und Hemmung der Strecker, so daß der gereizte Körperteil gebeugt und von dem Reiz weggezogen wird. Wird ein starker Reiz auf eine Extremität ausgeübt, dann umfaßt die Reizantwort nicht nur Beugung und Zurückziehen des betroffenen Gliedes, sondern auch Streckung der gegenseitigen Extremität *(gekreuzter Streck-Reflex)* als obligaten Teil eines Fluchtreflexes.
Bei Versuchstieren können sehr starke Reize so hohe Aktivität im Zwischenneuronen-Lager auslösen, daß die Reflexe sich auf alle vier Extremitäten ausbreiten; bei normalen Tieren sind diese nur schwer zu demonstrieren, wenn jedoch infolge Rückenmarksdurchschneidung die modulierenden Impulse vom Gehirn fehlen *(Rückenmarks-Tier, spinale Präparation),* ist das Phänomen sehr deutlich. Wird z. B. die Hinterpfote einer Spinal-Katze schmerzhaft gereizt, dann wird diese Extremität zurückgezogen, die kontralaterale hintere Extremität gestreckt, das ipsilaterale Vorderbein gestreckt und das kontralaterale Vorderbein gebeugt. Diese Erregungsausbreitung auf eine zunehmende Zahl motorischer Rückenmarks-Neuronen wird als *Irradiation,* die Zunahme der Zahl aktiver Neuronen als *Rekrutierung motorischer Neuronen (»recruitment«)* bezeichnet.

Bedeutung des Flucht-Reflexes

Aktivierung der Beugemuskeln kann durch Hautreizung oder durch Dehnung des Muskels (über die »flower-spray«-Endigungen) ausgelöst werden; eine übersteigerte Beugung mit Flucht-Tendenz jedoch kommt nur bei schädigenden oder zumindest potentiell schädlichen Reizen *(nociceptive Reize)* zustande. SHERRINGTON wies auf die Bedeutung dieser Reflexe für das Überleben hin; Beugung der gereizten

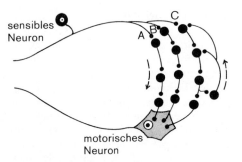

Abb. 6.9. Schema der polysynaptischen Verbindungen zwischen afferenten und efferenten Neuronen im Rückenmark. Die Hinterwurzelfaser aktiviert die Verzweigung A mit 3 Zwischenneuronen, Verzweigung B mit 4 Zwischenneuronen und Verzweigung C mit 4 Zwischenneuronen. Eines der Zwischenneuronen in C ist mit einem Neuron verbunden, das zu anderen Zwischenneuronen zurückkehrt, wodurch eine »Widerhall«-Kreisschaltung entsteht

Gliedmaße entfernt diese von der Irritationsursache, die Streckung auf der Gegenseite unterstützt den Körper und das Reflexmuster aller 4 Extremitäten befähigt das Tier, vor dem bedrohenden Reiz zu fliehen. Fluchtreflexe sind »präpotent«; sie beanspruchen bevorzugt die spinalen Neuronenschaltungen vor jeder anderen gerade vorhandenen Reflexaktivität.

Viele Eigenschaften polysynaptischer Reflexe können unter Laboratoriumsbedingungen am Fluchtreflex demonstriert werden. Ein schwacher schädlicher Reiz an einem Fuß führt zu einem minimalen Beugeeffekt; stärkere Reize lösen immer stärkere Beugung aus, da es zur Irradiation der Erregung auf eine zunehmende Zahl von Neuronen im motorischen Neuronen-Pool kommt, außerdem bewirken sie eine längere Dauer des Effektes. Ein schwacher Reiz verursacht eine rasche Beugebewegung, stärkere Reize führen zu längeren Beugungen, die manchmal in eine Serie von Bewegungen übergehen; die Ursache hierfür ist längere, repetitive Aktivität der motorischen Vorderhornzellen *(Nachentladung, »after-discharge«),* die durch komplizierte Kreisschaltungen im Zwischenneuronenlager bedingt ist.

Bei Stärkezunahme eines schädigenden Reizes kommt es zu Verkürzung der Reflexzeit; es erfolgt räumliche und zeitliche Summation an den verschiedenen Synapsen des polysynaptischen Reflexbogens. Stärkere Reize produzieren mehr Aktionspotentiale pro Zeiteinheit in den aktiven Verzweigungen und aktivieren eine größere Zahl von Neuronen; die Summation von EPSP bis zur »Zünd«-Schwelle erfolgt daher beschleunigt.

Lokalzeichen

Das genaue Muster der Muskelaktionen bei Fluchtreflexen variiert je nach dem vom Reiz getroffenen Extremitäten-Abschnitt. Wird z. B. die mediale Oberfläche einer Gliedmaße gereizt, dann enthält die Reizantwort u. a. auch eine abductorische Komponente, während Reizung der lateralen Oberfläche neben der Beugung auch zu einer mäßigen Adduktion führt. Die reflektorische Reizantwort dient in jedem Falle dazu, die betroffene Extremität vom Reiz zu entfernen; die besondere Form des Reflexes ist vom Reizort abhängig *(Lokalzeichen).* Abb. 6.10 zeigt, wie stark das Lokalzeichen das jeweilige Reflexmuster beeinflußt.

Fraktionierung und Occlusion

Ein weiteres Merkmal des Fluchtreflexes ist die Tatsache, daß supramaximale Nervenreizung

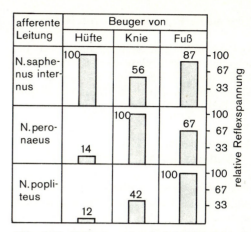

Abb. 6.10. Bedeutung des Lokalzeichens bei der Bestimmung des Charakters eines Fluchtreflexes am Bein. Werden afferente Fasern jeweils einem der drei Nerven stimuliert, so kontrahieren sich die Beuger von Hüfte, Knie und Fuß, die jeweilige relative Spannung (Säulen) ist jedoch verschieden (nach CREED und SHERRINGTON: Observations on concurrent contraction of flexor muscles in the flexion reflex. Proc. roy. Soc. B **100,** 258 (1926))

eines sensiblen Extremitätennerven niemals gleichstarke Beugemuskelkontraktion bewirkt wie direkte elektrische Muskelreizung; die afferenten Nervenimpulse *»fraktionieren«* den motorischen Neuronenpool, d. h. jede ankommende Erregung geht lediglich auf einen Teil motorischer Neuronen für die Beuger der betreffenden Extremität über. Wenn man andererseits nach Freilegung aller sensiblen Zuleitungen diese der Reihe nach reizt, dann ist die Summe der über jede einzelne Leitung ausgelösten Muskelspannungen größer als die durch direkte elektrische Muskelreizung, aber auch durch gleichzeitige Reizung aller sensiblen Zuleitungen erreichbare; dies beweist, daß die verschiedenen sensiblen Zuleitungen jeweils mehrere motorische Neuronen gemeinsam versorgen. Wenn alle sensiblen Zuleitungen gleichzeitig gereizt werden, kommt es zur Occlusion (Kap. 4).

Andere polysynaptische Reflexe

Neben dem Fluchtreflex existieren viele andere Reflexe mit ähnlichen Eigenschaften; *Bauchdecken-* und *Cremaster-Reflex* z. B. sind Formen des Fluchtreflexes. Andere polysynaptische Reflexe enthalten auch viscerale Komponenten; solche Reflexe mit besonderen regulatorischen Funktionen sind in den jeweiligen Kapiteln beschrieben.

Allgemeine Eigenschaften von Reflexen

Aus der bisherigen Besprechung mono- und polysynaptischer Reflexe geht hervor, daß der Reflexablauf ein stereotyper Vorgang ist; er ist jedoch insofern spezifisch, als bestimmte Reize ganz bestimmte Reizantworten auslösen.

Adäquater Reiz
(unbedingte und bedingte Reflexe)

Im allgemeinen ist der reflexauslösende Reiz für den jeweiligen Reflex genau definiert *(adäquater Reiz).*

Ein typisches Beispiel hierfür ist der *Kratzreflex beim Hund;* dieser Spinalreflex wird durch *wiederholte lineare Berührungsreize,* wie sie beim Krabbeln eines Insektes über die Haut entstehen, ausgelöst und die Reizantwort besteht in heftigem Kratzen der gereizten Hautregion (die Präzision, mit welcher der kratzende Fuß die irritierte Stelle trifft, ist zugleich ein gutes Beispiel für das »Lokalzeichen«). Wenn die mehrfachen Berührungsreize über ein großes Gebiet verteilt sind oder nicht in einer Linie liegen, dann besteht kein adäquater Reiz und es kommt nicht zur Kratzbewegung. Flöhe krabbeln, aber springen auch; durch das Hüpfen entstehen weit entfernte Berührungsreize, so daß kein adäquater Reiz für den Kratzreflex zustandekommt; ohne die Fähigkeit zu springen, würde eine Flohpopulation kaum lange überleben können.

Im Gegensatz zu den Reflexen mit präformiertem (angeborenem) Reflexbogen, die durch einen von vornherein feststehenden adäquaten (unkonditionierten) Reiz ausgelöst werden *(unbedingte Reflexe),* stehen die sogenannten *bedingten (konditionierten) Reflexe,* deren Reflexbogen nicht präformiert ist, sondern erst durch einen Lernprozeß (wiederholte Paarung des adäquaten mit einem nicht adäquaten Reiz, Konditionierung) aufgebaut werden muß (Kap. 16).

»Gemeinsame motorische Endstrecke«

Die α-motorischen Neuronen, welche die extrafusalen Fasern der Skeletmuskeln versorgen, bilden den efferenten Schenkel des Reflexbogens. Alle nervösen Einflüsse, die auf die muskuläre Aktivität einwirken, werden schließlich durch diese motorischen Neuronen geleitet *(gemeinsame Endstrecke);* zahlreiche Zuleitungen konvergieren dorthin und u. U. haben bis zu 5500 synaptische Endknöpfe mit einem motorischen Neuron Kontakt. Mindestens 5 verschiedene Einflüsse aus einem Spinalsegment, wirken auf eine typische motorische Vorderhornzelle ein. Zusätzlich beeinflussen noch excitatorische und inhibitorische Impulse von anderen Rückenmarksegmenten und absteigende Bahnen aus dem Gehirn die gemeinsame motorische Endstrecke.

Zentrale Erregungs- und Hemmungszustände

Die im Rückenmark auf- und abwärts wirkende Ausbreitung unterschwelliger Randzoneneffekte als Folge excitatorischer Aktivität wurde bereits besprochen; auch direkte und präsynaptische Hemmungseffekte können sich ausbreiten. Gewöhnlich sind derartige Ausbreitungsphänomene flüchtig, doch kann es im Rückenmark auch zu längerdauernder Änderung der Erregbarkeit kommen, die möglicherweise durch »Widerhall«-Wirkungen in Kreisschaltungen oder länger anhaltende Effekte synaptischer Überträgersubstanzen verursacht ist. Solche Gleichgewichtsverschiebungen im ZNS, in denen excitatorische bzw. hemmende Einflüsse überwiegen, werden auch als *zentrale Erregungs- bzw. Hemmungszustände* bezeichnet. Bei ausgeprägten zentralen Erregungszuständen strahlen die erregenden Impulse u. U. nicht nur in die somatischen Gebiete des Rückenmarks, sondern auch in die autonomen Ursprungsareale aus. Bei Paraplegikern (Querschnittsgelähmten) kann ein milder Hautreiz ausreichen, um neben länger dauernden Fluchtreflex-Reaktionen der Extremitäten Harnentleerung, Stuhlabgang, Schweißausbruch und Blutdruckschwankungen auszulösen *(»Massen«-Reflex).*

Angesichts der vielfältigen, schwankenden und oft antagonistischen Einflüsse auf die »gemeinsame motorische Endstrecke« ist es erstaunlich, daß es nicht zu chaotischen Auswirkungen kommt. »Es herrscht vielmehr«, wie es MOUNTCASTLE ausdrückt, »Ordnung und das Endergebnis der Reflexaktivität ist stets von funktionellem Wert für den Organismus; zeitlich aufeinanderfolgende Reflexe unterliegen einer *sinnvollen Koordination.* Die integrative Tätigkeit des Nervensystems richtet sich vor allem auf die Sicherung des räumlichen und zeitlichen Zusammenhanges der einzelnen nervösen Teilprozesse«.

Kapitel 7

Haut-, Tiefen- und viscerale Sensibilität

Afferente sensorische Leitungssysteme

Die Sinnesorgane für mechanische Reize, Wärme, Kälte und Schmerz wurden in Kap. 5 erwähnt; die Fasertypen, welche die Sinnesimpulse zum ZNS leiten, sind in Kap. 2 dargestellt. Diese afferenten Fasern enden an Zwischenneuronen, die polysynaptische Reflexverbindungen mit motorischen Neuronen auf verschiedenen Niveaus des Rückenmarks herstellen; sie treten aber auch mit Neuronen aufsteigender Leitungen, die Impulse zur Hirnrinde weiterleiten, in Kontakt.

Die Hauptverbindungen der erwähnten Sinnesorgane direkt zum Cortex sind in Abb. 7.1 skizziert. Nach Eintritt in die Hinterwurzel nehmen die Fasern entsprechend ihren Funktionen einen verschiedenen Verlauf. Fasern, die *feine Berührungs-* und *Druckempfindungen* sowie *Tiefensibilität* vermitteln, steigen in den Hintersträngen bis zur Medulla oblongata auf, wo sie in den Nuclei cuneatus et gracilis umgeschaltet werden. Die Neuronen 2. Ordnung vom Nucleus gracilis und cuneatus kreuzen die Seite, steigen im Lemniscus medialis auf und enden in den spezifischen sensorischen Relais-Kernen des Thalamus. Dieses aufsteigende System wird häufig auch als *Hinterstrang-* oder *Lemniscus-System* bezeichnet.

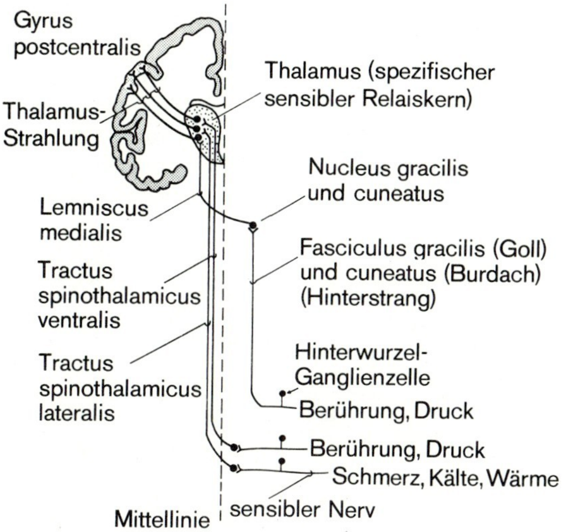

Andere Fasern des Tastsinnes bilden zusammen mit Fasern für Temperatur- und Schmerzempfindungen Synapsen mit Neuronen im Hinterhorn, deren Axonen die Mittellinie kreuzen und im antero-lateralen Quadranten des Rückenmarksquerschnittes aufsteigen *(antero-laterales aufsteigendes System)*. Im allgemeinen ist Tast-Wahrnehmung mit dem Tractus spinothalamicus ventralis verbunden, während Schmerz und Temperatur im Tractus spinothalamicus lateralis signalisiert werden; eine strenge Lokalisation dieser Funktionen besteht jedoch nicht. Manche Fasern des antero-lateralen Systems enden in den spezifischen Relais-Kernen des Thalamus, andere gelangen zu den medianen und intralaminaren nicht-spezifischen Projektionskernen. Eine bedeutende Verbindung vom antero-lateralen System führt zur Formatio reticularis; sensorische Signale aktivieren so das retikuläre Aktivierungs-System, welches wiederum den Cortex im Alarm-Zustand erhält (Kap. 11).

Kollateralen der Fasern, welche in die Hinterhörner eintreten, verlaufen zur Substantia gelatinosa (schwach färbbare Region dorsal vom Rückenmarksgrau). Diese Kollateralen können offenbar den Impulseinstrom in andere sensorische Systeme einschließlich des Schmerzsystems, modifizieren. Das Hinterhorn bildet ein »Tor«, in welchem eine Umsetzung der Impulse aus den peripheren sensorischen Nervenfasern in die Impulsmuster in den aufsteigenden Rückenmarkssystemen erfolgt; anscheinend hängt das Durchlaufen dieses »Tors« von der Art und dem Muster der Impulse ab, welche die Substantia gelatinosa erreichen. Dieses »Tor« wird jedoch auch durch Impulse beeinflußt, die ihm vom Gehirn in absteigenden Bahnen zufließen.

Axonen der Tractus spinothalamici aus sacralen und lumbalen Segmenten werden nach lateral durch Axonen verdrängt, welche die Mittellinie in fortschreitend höheren Ebenen kreuzen; sa-

Abb. 7.1. Berührungs-, Druck-, Schmerz- und Temperaturbahnen. Das antero-laterale System (Tractus spinothalamicus ventralis und lateralis) hat auch Projektionen zur mesencephalen Formatio reticularis und zu den nichtspezifischen Thalamus-Kernen. Leitungen aus der Kopfregion sind in dem Diagramm nicht enthalten.

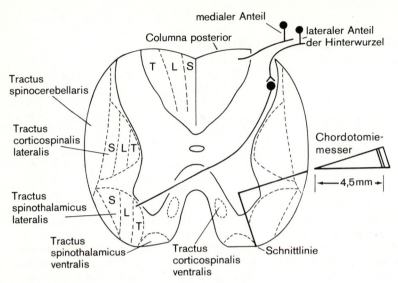

Abb. 7.2. Rückenmarkquerschnitt mit den wichtigsten Bahnen. Die stark ausgezogene Linie auf der rechten Seite ist die Schnittlinie für eine anterolaterale Chordotomie. S, sacral; L, lumbal; T, thoracal

crale und lumbale Hinterstrangfasern werden hingegen durch hinzutretende Fasern aus höheren Segmenten nach medial verdrängt (Abb. 7.2). Es sind also beide aufsteigenden Systeme geschichtet, wobei die Th- bis S-Segmente in den antero-lateralen Bahnen von medial nach lateral, in den Hintersträngen aber von lateral nach medial repräsentiert sind. Wegen dieser Schichtung komprimieren außerhalb des Rückenmarks gelegene Tumoren zuerst die spinothalamischen Fasern aus sacralen und lumbalen Regionen, wobei als Frühsymptom Verlust der Schmerz und Temperaturempfindung in der Sacralregion auftritt; intraspinale Tumoren hingegen führen zuerst zu Sensibilitätsstörungen in höheren Segmenten.

Die Fasern innerhalb des Hinterstrang- und des antero-lateralen Systems vereinigen sich im Hirnstamm mit Fasern, welche Schmerz-Empfindungen aus der Kopfregion vermitteln. Schmerz- und Temperatur-Impulse werden über den Spinal-Kern des N. trigeminus geschaltet, Berührung, Druck und proprioceptive Impulse jedoch vorwiegend über die sensorischen und mesencephalen Kerne dieses Nerven.

Corticale Repräsentation (Senso-motorischer Cortex)

Von den spezifischen sensorischen Kernen des Thalamus gelangen Projektionsfasern in hochspezifischer Weise zu den 2 somato-sensorischen Arealen des Cortex, d.s. die *somato-sensorische Area I* (S I) im Gyrus postcentralis und die *somato-sensorische Area II* (S II) in der Wand der Fissura Sylvii (lateraler cerebraler Sulcus). Diesen früher vorwiegend als sensorisch betrachteten Gebieten kommt jedoch nach neuerer Auffassung auch *entscheidende Bedeutung für die motorischen Funktionen zu*; sie werden daher auch als *senso-motorische Rindenregion* bezeichnet (Kap. 12).

Die Fasern der Thalamus-Strahlung sind so angeordnet, daß die Körperregionen entlang des Gyrus postcentralis repräsentiert sind (Beine oben und Kopf am unteren Ende der hinteren Zentralwindung; Abb. 7.3). Es besteht jedoch

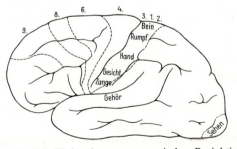

Abb. 7.3. Einige der senso-motorischen Projektionsflächen. Die Zahlen entsprechen den Brodmannschen Feldern. Die Gehörregion liegt in der Tiefe der Fissur an der Spitze des Gyrus temporalis superior und ist beim Menschen nicht sichtbar (nach BRAZIER: The Electrical Activity of the Nervous System, 3rd Ed. New York: Pitman 1968)

nicht nur eine detaillierte Repräsentation der Körperteile, sondern die Größe der corticalen Projektionsfläche entspricht auch der Anzahl von Receptoren, die sich in dem jeweils repräsentierten Körpergebiet befindet. In Abb. 7.4 sind die relativen Größen der corticalen Projektionsflächen veranschaulicht, wobei die Proportionen des »Homunculus« entsprechend verzerrt sind; die corticalen Gebiete für Rumpf und Rücken sind klein, diejenigen für Impulse von Hand und Mund jedoch sehr groß.

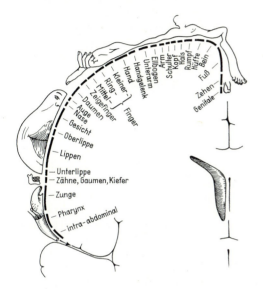

Abb. 7.4. Sensorischer Homunculus (Schnitt durch Gyrus postcentralis) (nach PENFIELD and RASMUSSEN: The Cerebral Cortes of Man. New York: Macmillan 1950)

Untersuchungen der *sensorischen Projektionsflächen* bestätigen die *genaue punktweise Lokalisation* der peripheren Gebiete und stützen die Anschauung von der »spezifischen Sinnesenergie« (Kap. 5). Reizung verschiedener Punkte der hinteren Zentralwindung verursacht Empfindungen, die in die zugehörigen Gebiete der Peripherie projiziert werden. Die so ausgelösten Empfindungen sind meist lokales »Taubheits«-Gefühl, Prickeln oder ein Bewegungsempfinden; mit genügend feinen Reizelektroden gelang es, relativ reine Empfindungen des Tastsinnes, von Wärme, Kälte bzw. Schmerz hervorzurufen. Die Zellen der postzentralen Windung sind offenbar in vertikalen Säulen angeordnet, ähnlich den Zellen im visuellen Cortex (Kap. 8). Die Zellen einer bestimmten Säule werden jeweils durch Afferenzen aus einer bestimmten Körperregion aktiviert und antworten stets auf dieselbe Sinnes-Modalität.

Die somato-sensorische Area II liegt im Bereich der oberen Wand der Fissura Sylvii; dort ist der Kopf am unteren Ende der hinteren Zentralwindung repräsentiert und das Areal für die Füße unten an der Fissura Sylvii, doch ist die Vertretung der Körperteile nicht so komplett oder genau ist wie im Gyrus postcentralis. Die Funktion von S II ist unbekannt, doch mag sie mit der Schmerzempfindung zu tun haben. Ihre Abtragung im Tierexperiment führt zu keinen merklichen Defekten sensorischer Modalitäten.

Effekte corticaler Läsionen

Bei Mensch und Tier beeinträchtigen Läsionen des Gyrus postcentralis die Empfindungen, ohne sie jedoch völlig auszulöschen. Tiefensensibilität und feine Tastempfindungen sind von solchen Läsionen am stärksten betroffen, in geringem Ausmaß die Temperaturempfindung; die Schmerzempfindung ist nur leicht beeinträchtigt. Diese Befunde deuten darauf hin, daß ein gewisser Grad von Perception auch ohne Cortex möglich ist. Nach Erholung von den akuten Symptomen einer Läsion kehrt die Schmerzempfindung zuerst wieder, gefolgt vom Temperatursinn und schließlich der Tiefensensibilität sowie der Empfindung der feinen Berührung.

Funktionsweise der Leitungssysteme

Die wichtigsten allgemeinen für die Sinnesphysiologie geltenden Prinzipien sind in Kap. 5 dargelegt. Jedes Sinnesorgan ist darauf spezialisiert, eine besondere Form der Energie so umzuwandeln, daß es zur Bildung von Aktionspotentialen in den Sinnesnerven kommt. *Jede Sinnesmodalität besitzt ein besonderes Leitungssystem* zum Gehirn; die Sinneswahrnehmung und deren Zuordnung zu einem bestimmten Körperteil (ihre Lokalisation) ist eine Leistung des jeweils aktivierten Gehirnabschnittes. *Intensitätsunterschiede* einer bestimmten Empfindung werden in *zwei Formen signalisiert*, durch Unterschiede der Aktionspotential-Frequenz im Sinnesnerven sowie durch Unterschiede in der Zahl aktivierter Sinnesreceptoren. Steigerung der Reizstärke hat wenig (wenn überhaupt) Einfluß auf die Qualität der hervorgerufenen Empfindung.

Ein für Hautempfindungen geltendes Prinzip ist die *punktförmige Repräsentation*. Wenn man mit einem Tasthaar eine genaue »Landkarte« der Oberflächensensibilität aufnimmt, dann zeigt sich, daß Tastempfindung von jenen Punkten ausgelöst wird, die über den Receptoren liegen; von den dazwischen liegenden Stellen kann keine entsprechende Empfindung ausgelöst werden. In ähnlicher Weise können auch Schmerz-, Druck- und Temperaturempfindungen nur durch Hautreizung über jenen Stellen hervorgerufen werden, unter denen sich Receptoren für die betreffende Modalität befinden.

Berührung und Druck

Berührungsreceptoren adaptieren rasch. Sie sind in Fingern und Lippen am zahlreichsten, verhältnismäßig selten am Stamm. Zusätzlich zu den Receptoren in der Cutis haarloser Hautpartien befinden sich viele Receptoren um die Haarfollikel. Bei Bewegung eines Haares wirkt dieses wie ein Hebel mit dem Stützpunkt am Follikelrand, so daß leichte Bewegung des Haares zu einer stärkeren Reizung der um den Follikel angeordneten Nervenendigungen führt; die steifen Barthaare an der Schnauze mancher Tiere sind Beispiele hochentwickelter Hebel zur Reizverstärkung. Die *Vater-Pacinischen Körperchen* im subcutanen Gewebe, Muskeln und Gelenken adaptieren sehr rasch, sie fungieren als Vibrations-(Beschleunigungs-)Receptoren. Sie sind reichlich auch im Mesenterium vorhanden, doch ist ihre Aufgabe in diesem Gewebe nicht bekannt. Druckreceptoren adaptieren langsam; sie sind wie die Berührungsreceptoren verteilt.

Die sensiblen II-Fasern, die Impulse von Druck- und Berührungs-Receptoren zum ZNS leiten, sind 5–12 μm dick und haben eine Leitungsgeschwindigkeit von 30–70 m/s; Berührungsimpulse werden jedoch gelegentlich auch in C-Fasern weitergeleitet. Informationen über Mechanoreceptoren werden sowohl im Hinterstrang wie auch im antero-lateralen System geleitet, so daß nur sehr ausgedehnte Läsionen die Berührungsempfindungen zur Gänze unterbrechen können. Es bestehen jedoch Unterschiede hinsichtlich des Typs von Berührungs-Empfindung, der durch die 2 Systeme vermittelt wird. Nach Zerstörung der Hinterstränge fehlt die *Vibrations- und Tiefen-Sensibilität*, die Berührungs- und Druckschwelle ist erhöht und die Zahl der berührungs-empfindlichen Hautstellen ist vermindert; außerdem ist die Lokalisation beeinträchtigt. Auch nach Durchtrennung des Tractus spinothalamicus beobachtet man eine Erhöhung der Empfindungsschwelle und eine Verminderung der Tastpunkte, doch ist diese Verminderung gering und Lokalisation ist erhalten. Die über das Hinterstrang-System vermittelte Information bezieht sich vor allem auf die *detaillierte Lokalisation,* die räumliche Anordnung und die zeitliche Aufeinanderfolge taktiler Reize. Die Information, die im *Tractus spinothalamicus ventralis* verläuft, hat andererseits mit den wenig lokalisierten *groben Tastempfindungen* zu tun.

Auf den Gyrus postcentralis beschränkte Läsionen führen zu Verlust der feinen Unterscheidung der Tastempfindung auf der Gegenseite; Läsionen des Schläfenlappens der »repräsentationalen« Hemisphäre verursachen kontralaterale Störungen der räumlichen Orientierung, während Läsionen des Schläfenlappens der »kategorialen« Hemisphäre Agnosien erzeugen (Kap. 16).

Tiefensensibilität

Proprioceptive Information wird in den Hintersträngen des Rückenmarks weitergeleitet. Ein wesentlicher Teil dieser Information wird dem Kleinhirn zugeführt, doch wird ein Teil auch über die Lemniscus medialis und den Thalamus dem Cortex zugeleitet. Erkrankungen der Hinterstränge verursachen Ataxie, die auf den Ausfall der proprioceptiven Informationen für das Kleinhirn zurückzuführen ist. Es liegen Beweise dafür vor, daß Tiefensensibilität auch über die anterolateralen Stränge des Rückenmarks zum Bewußtsein gelangen kann. Da Reizung von sensiblen Fasern der Gruppe I zu keiner elektrischen Reizantwort in der Hirnrinde führt, dürften in Muskelspindeln und Golgischen Sehnenorganen entstehende Impulse nicht ins Bewußtsein gelangen. Das *bewußte Erfassen der Lage der Körperteile* im Raum hängt von den Impulsen aus Sinnesorganen ab, die in und um die Gelenke lokalisiert sind; es handelt sich dabei um langsam adaptierende Endigungen (Gebilde ähnlich den Golgischen Sehnenorganen) und vielleicht um Vater-Pacinische Körperchen in Synovia und Ligamenten. Die von diesen Organen sowie den Berührungs-Receptoren in anderen Organen stammenden Impulse werden im Cortex zu einem bewußten Bild der Körperlage im Raum zusammengefaßt.

Untersuchungen mit Mikroelektroden haben gezeigt, daß zahlreiche *Neuronen im sensorischen Cortex* auf bestimmte *Bewegungen* reagieren und nicht einfach auf Berührung oder eine bestimmte Körperstellung. In dieser Hinsicht ist der sensorische Cortex ähnlich organisiert wie der visuelle Cortex (Kap. 8).

Temperatur

Es gibt zwei Arten von Temperaturreceptoren; die einen antworten maximal auf Temperaturen oberhalb der Körpertemperatur *(Wärmereceptoren)*, die anderen auf solche unterhalb von 30°C *(Kältereceptoren);* der adäquate Reiz ist dabei stets die Temperatur der Haut. An der Körperoberfläche kann man kälte- bzw. wärmeempfindliche Hautstellen *(Wärme- bzw. Kältepunkte)* nachweisen; die Zahl der Kältepunkte ist 4–10mal größer als diejenige der Wärmepunkte. Die Sinnesorgane für die Temperaturempfindung sind nicht-myelinisierte Nervenendigungen, die auf die absolute Temperatur und besonders auf Temperaturänderungen ansprechen. Temperaturinformationen werden durch dünne myelinisierte Fasern vermittelt (Dicke 2,5 μm, Aδ nach ERLANGER und GASSER, III-Fasern; Kap. 2). Ihre Impulse gelangen über den Tractus spinothalamicus lateralis und die Thalamus-Strahlung zur hinteren Zentralwindung.

Da die Sinnesorgane subepithelial gelagert sind, bestimmt die Temperatur des subcutanen Gewebes ihre Reizantwort. Kühle metallische Objekte fühlen sich kälter an als gleichtemperierte Holzgegenstände; Metall leitet rascher Wärme von der Haut ab, so daß es zu einer stärkeren Abkühlung des subcutanen Gewebes kommt.

Bei Hauttemperaturen unter 20° sowie über 40°C gibt es keine Adaptation. Im Temperaturbereich zwischen 30°–37°C jedoch kommt es zur vollständigen *Adaptation,* so daß die — durch eine Temperaturänderung verursachte — Temperaturempfindung langsam bis zur thermischen Neutralität abklingt. Die Intensitäten von Wärme- bzw. Kälte-Empfindungen entsprechen in ihrer Proportionalität gegenüber der Temperatur des Reizes einer Potenz-Funktion, deren Exponent knapp unter 1 liegt (Kap. 5). Bei Hauttemperaturen über 45°C kommt es bereits zu Gewebeschädigung und es tritt Schmerzempfindung auf. Dabei muß aber bedacht werden, daß eine solche Temperatur auch trotz höherer Außentemperatur infolge der abkühlenden Wirkung von Transpiration und Zirkulation nur selten erreicht wird.

Schmerz

Die Sinnesorgane für Schmerz sind nicht-myelinisierte, in fast allen Körpergeweben vorhandene Nervenendigungen. Zwei Fasersysteme leiten Schmerzimpulse zum ZNS; das eine System besteht aus dünnen, myelinisierten Aδ-Fasern (Dicke 2–5 μm, Leitungsgeschwindigkeit 12–30 m/s), das andere aus nicht-myelinisierten C-Fasern (0,4–1,2 μm dick); diese C-Fasern finden sich im lateralen Teil der Hinterwurzel (Hinterwurzel-C-Fasern) und sind langsam leitend (0,5–2,0 m/s). Beide Fasergruppen enden an Neuronen des Tractus spinothalamicus lateralis, in welchem die Impulse zu den posteromedialen und posterolateralen Kernen des Thalamus aufsteigen; von dort werden sie zur hinteren Zentralwindung des Cortex geschaltet. Obwohl in den Hintersträngen keine Schmerz-Fasern vorkommen, tragen bestimmte Fasern in diesen Leitungen vielleicht dazu bei, daß Schmerzen deutlicher und besonders unangenehm empfunden werden (s. unten).

»Schneller« und »langsamer« Schmerz

Die Existenz eines schnell- und langsamleitenden Systems erklärt die Beobachtung zweier Schmerzarten. Ein Schmerzreiz verursacht zuerst eine »helle«, scharfe, gut lokalisierte Empfindung, auf welche ein dumpfes, bohrendes, diffuses unangenehmes Gefühl folgt (»schneller« und »langsamer«, bzw. »erster« und »zweiter« Schmerz). Je entfernter die Reizstelle vom Gehirn, desto größer ist die Zeitdifferenz zwischen beiden Komponenten; der »schnelle« Schmerz beruht wohl auf Aktivität der Aδ-Fasern, der »langsame« auf Aktivität der C-Fasern.

Subcorticale Schmerz-Wahrnehmung und Affekt

Wahrscheinlich können sensible Reize, insbesondere Schmerzreize auch ohne Mitwirkung des Cortex wahrgenommen werden. Die corticalen Wahrnehmungsfelder haben offensichtlich mit der Diskrimination und der sinnvollen Interpretation des Schmerzes zu tun, die Wahrnehmung allein jedoch bedarf nicht unbedingt der Hirnrinde.

Der Schmerz wurde von SHERRINGTON als »das psychische Korrelat eines vitalen Schutzreflexes« bezeichnet; schmerzhafte Reize lösen meist heftige Flucht- und Ausweich-Reaktionen aus. Schmerz ist ferner durch eine starke emotionale Komponente gekennzeichnet; während durch höhere Sinne übermittelte Informationen erst sekundär — je nach Erfahrung — angenehme oder unangenehme Empfindungen hervorrufen können, ist allein in die Schmerzempfindung primär eine unangenehme Komponente gleichsam »eingebaut«. Wahrscheinlich ist diese affektive Reizantwort von Umschaltungen der Schmerzbahnen im Thalamus abhängig. Thalamus-Schädigung kann mit einer übersteigerten Reaktion auf Schmerzreize verbunden sein *(Thalamus-Syndrom);* hierbei — gewöhnlich als Folge einer Unterbrechung des Ramus thalamogeniculatus der A. cerebri posterior mit Schädigung der hinteren Thalamuskerne — können geringfügige Reize zu lang andauernden, heftigen und quälenden Schmerzen führen. Solche Schmerzanfälle können auch spontan oder zumindest ohne erkennbare Reize auftreten. Die Schmerzempfindung kann ferner u. U. vom unangenehmen subjektiven Affekt getrennt werden; nach Durchschneidung der tiefgelegenen Verbindungen zwischen Stirnlappen und dem übrigen Gehirn *(präfrontale Lobotomie)* fühlen Patienten zwar weiterhin den vorher quälenden Schmerz, ohne ihn jedoch emotionell zu bewerten (Schmerz wird nicht mehr »störend« empfunden). Diese Operation kann gelegentlich von Nutzen sein, wenn es sich um unerträgliche Schmerzen im Endstadium einer malignen Erkrankung handelt.

Lobotomie ist nur eine der möglichen neurochirurgischen Maßnahmen gegen Schmerzzustände (Abb. 7.5); sie führt zu tiefgreifenden Persönlichkeitsveränderungen (Kap. 16). Am häufigsten wird die *anterolaterale Chordotomie* angewandt; bei dieser wird das Messer seitlich in das Rückenmark eingeführt und nach vorne sowie lateral geschwenkt (Abb. 7.2), wodurch die lateralen spinothalamischen Schmerzfasern durchtrennt werden, ohne die ventralen spinothalamischen Tastfasern gänzlich zu zerstören; doch selbst bei ausgedehnter Schädigung der Tastfasern im anterolateralen Quadranten wird die Tastempfindung wenig beeinträchtigt, da das Hinterstrangsystem intakt ist.

Tiefenschmerz

Der prinzipielle Unterschied zwischen Oberflächen- und Tiefensensibilität kommt deutlicher bei der jeweiligen Schmerzempfindung zum Ausdruck, die durch Oberflächen- bzw. Tiefen-Schmerzreize ausgelöst wird. Tiefenschmerz ist schlecht lokalisiert, erregt Übelkeit und ist oft mit Schweißausbruch und Blutdruckschwankungen verbunden. Bei experimenteller Schmerzauslösung kommt es zu Reflexkontraktionen benachbarter Muskeln, ähnlich den bei Knochen-, Sehnen- und Gelenksverletzungen beobachteten Muskelspasmen. Die in Dauerkontraktion befindlichen Muskeln werden ischämisch und die Ischämie reizt die Schmerzreceptoren der Muskeln (s. unten) und dieser Schmerz verursacht wieder verstärkten Spasmus (Circulus vitiosus).

Adäquater Reiz für Schmerzreceptoren

Die Schmerzrezeptoren bilden eine eigene Gruppe von Receptoren; es gelingt nicht durch übermäßige Reizung anderer Sinnesreceptoren, Schmerzempfindungen auszulösen. Der adäquate Reiz für die Schmerzreceptoren jedoch ist nicht ebenso spezifisch wie dies bei Reizen für andere Receptoren der Fall ist. Eine Vielzahl von Reiz-Arten kann Schmerz verursachen; so reagieren z.B. Schmerzreceptoren auf Wärme; ihre Reizschwelle für Wärmeenergie liegt jedoch über 100mal höher als diejenige der

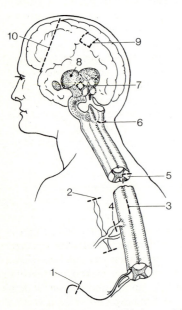

Abb. 7.5. Schema verschiedener chirurgischer Maßnahmen zur Schmerzlinderung. 1, Nervendurchtrennung; 2, Sympathektomie (bei Eingeweideschmerz); 3, Myelotomie zur Durchtrennung spinothalamischer Fasern in der Commissura anterior alba; 4, hintere Rhizotomie; 5, Chordotomie; 6, medulläre Tractotomie; 7, mesencephale Tractotomie; 8, Thalamotomie; 9, Gyrektomie; 10, präfrontale Lobotomie (nach MacCarty and Drake: Neurosurgical procedures for the control of pain. Proc. Mayo Clin. **31,** 208 (1956))

Wärmereceptoren. Schmerzreceptoren können durch elektrische, mechanische und insbesondere chemische Energie aktiviert werden.

Es wurde in Betracht gezogen, daß bei der Erregung der Schmerzreceptoren ein chemischer Überträger beteiligt ist; es könnte daher allen Arten von Schmerzreizen gemeinsam sein, daß sie ein chemisches Agens freisetzen, vielleicht ein Kinin, das Nervenendigungen erregt. Kinine sind Polypeptide, die aus Eiweißkörpern durch proteolytische Enzyme freigesetzt werden (Bildung und Stoffwechsel der Kinine, Kap. 31). Durch schädigende Einflüsse können Kinine im Gewebe wirksam werden; sie verursachen u.U. heftigen Schmerz, doch sind nach Kinin-Injektion auftretende Schmerzen gewöhnlich flüchtig. Auch Histamin wurde mit Schmerzentstehung in Zusammenhang gebracht; es bewirkt nach Injektion ins Gewebe lokale Kininfreisetzung.

Muskelschmerz

Wenn sich ein Muskel rhythmisch bei ausreichender Blutversorgung kontrahiert, treten gewöhnlich keine Schmerzen auf; wird jedoch die Blutzufuhr unterbrochen, dann kommt es rasch zu Schmerzen. Der Schmerz hält auch nach Ende der Kontraktion so lange an, bis die Durchblutung wiederhergestellt ist. Wird ein normal mit Blut versorgter Muskel zu einer Dauerkontraktion ohne Erholungsperioden veranlaßt, dann beginnt er ebenfalls zu schmerzen, da Dauerkontraktion die Durchblutung drosselt.

Diese Beobachtungen sind schwer zu interpretieren, außer man nimmt die Freisetzung eines chemischen Agens (»P-Faktor« nach LEWIS) während der Kontraktion an: ein solches Agens könnte bei Erreichen genügend hoher, lokaler Konzentration Schmerz hervorrufen, während es bei freier Durchblutung ausgewaschen und abgebaut würde. Die Identität des P-Faktors ist unklar; vielleicht handelt es sich um K^+ oder ein Kinin.

Klinisch ist der substernale Schmerz, der bei Ischämie des Myokards während Arbeit auftritt (Angina pectoris), ein Beispiel für die Anhäufung von »P-Faktor« in einem Muskel; der anginöse Herzschmerz schwindet bei Ruhe, da hierdurch der Herzstoffwechsel sinkt und das Blut zum Wegschaffen des Faktors ausreicht. Ähnlich treten bei Claudicatio intermittens (intermittierendes Hinken; Schmerzzustand in den Beinmuskeln von Patienten mit arteriellem Durchblutungs-Defizit der unteren Extremität infolge Gefäßverschluß-Krankheit) beim Gehen Schmerzen auf, die bei Ruhe wieder verschwinden.

Hyperalgesie

Unter pathologischen Bedingungen kann die Empfindlichkeit der Schmerzreceptoren verändert sein. Man unterscheidet dabei 2 Typen der Veränderung, primäre und sekundäre Hyperalgesie. In der Umgebung eines entzündeten oder verletzten Gebietes ist die Schmerzschwelle erniedrigt, so daß unbedeutende Reize schmerzhaft werden können *(primäre Hyperalgesie);* dies beobachtet man im Gebiet der Rötung, einer in der Verletzungs-Umgebung bestehenden Zone der Vasodilatation. Im verletzten Gebiet selbst ist die Schmerzentstehung durch chemische Substanzen aus verletzten Zellen bedingt; in der — im unverletzten Bereich befindlichen — Rötungszone handelt es sich um die Wirkung eines durch antidrome Impulse in sensiblen Nervenfasern freigesetzten Agens (Kap. 32). Dieses ist vielleicht ein proteolytisches Enzym, das Freisetzung von vasodilatatorischen Kininen bewirkt; die Kinine senken die Reizschwelle der Nervenfasern im betreffenden Gebiet, können aber auch selbst schmerzauslösend wirken. Für diese Hypothese spricht, daß Reizung des peripheren Endes einer durchschnittenen Hinterwurzel im Versorgungsgebiet Vasodilatation verursacht; bei Perfusion dieses subcutanen Gebietes tritt im Perfusat ein Peptid auf, das — in normal innervierte Haut injiziert — Schmerz hervorruft.

Die andere Veränderung der Schmerzempfindung nach Verletzungen ist *sekundäre Hyperalgesie;* im betroffenen Gebiet ist zwar die Schmerzschwelle erhöht, doch ist der Schmerz selbst besonders unangenehm, langanhaltend und heftig. Dieses Phänomen erstreckt sich über ein weit über die verletzte Stelle hinausreichendes Areal; sekundäre Hyperalgesie dauert nicht solange an wie primäre. Es handelt sich dabei vielleicht um eine Art zentraler Bahnung durch Impulse aus dem verletzten Gebiet; diese könnte sich auf diejenigen Bahnen beziehen, die für die unangenehme Komponente der Schmerzempfindung verantwortlich sind. Möglicherweise ist dies ein unterschwelliges Randzonen-Phänomen, die Ursache kann aber auch höher im Thalamus oder in der Hirnrinde liegen.

Unterschiede zwischen somatischen und visceralen sensorischen Mechanismen

Das autonome Nervensystem enthält — so wie das somatische — afferente Komponenten, zentrale Integrationsstationen und effectorische Leitungssysteme. Die visceralen afferenten Leitungen spielen eine entscheidende Rolle bei der Aufrechterhaltung der Homöostase. In den Eingeweiden gibt es verschiedene spezielle Receptoren (Osmo-, Baro-, Chemoreceptoren usw.), die auf Änderung des inneren Milieus ansprechen. Die afferenten Nerven von diesen Receptoren stellen Reflexverbindungen her; sie dienen der Regulation jener funktionellen Systeme, mit denen sie in Verbindung stehen (ihre Arbeitsweise ist bei den jeweiligen Kapiteln beschrieben).

Die Receptoren für Schmerz und andere Sinnesmodalitäten in den Eingeweiden sind denjenigen in der Haut ähnlich, doch bestehen ausgeprägte Unterschiede hinsichtlich ihrer Verteilung. Es gibt in den Eingeweiden keine Proprioceptoren und nur wenig Temperatur- bzw. Druckreceptoren. Nach Anaesthesie der Bauchwand kann die Bauchhöhle eröffnet werden und die Eingeweide lassen sich verlagern, schneiden, ja sogar kauterisieren, ohne daß unangenehme Sensationen auftreten. Es sind jedoch *Schmerzreceptoren* in den Eingeweiden vorhanden; trotz geringerer Zahl als an der Körperoberfläche können bestimmte Reizarten heftigen Eingeweideschmerz hervorrufen. Es gibt zahlreiche Vater-Pacinische Körperchen im Mesenterium, ihre Funktion ist jedoch unbekannt.

Afferente Fasern von Eingeweiden erreichen das ZNS über sympathische und parasympathische Leitungssysteme; ihre Ganglienzellen sind in den Hinterwurzeln lokalisiert, bzw. in den entsprechenden Hirnnervenganglien. Viscerale

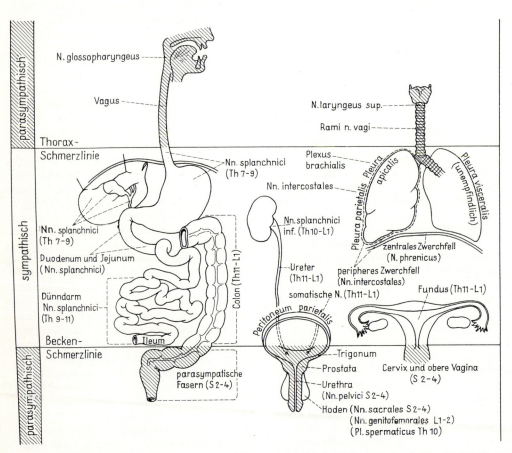

Abb. 7.6. Schmerzinnervation der Eingeweide. Afferenzen von Strukturen über der Thorax-Schmerzlinie und unter der Becken-Schmerzlinie laufen über parasympathische Leitungen (nach WHITE. Aus PATTON. In: Physiology and Biophysics. 19th Ed. (T. C. RUCH, H. D. PATTON, Eds.). Philadelphia: Saunders 1965)

Afferenzen finden sich im N. facialis, N. glossopharyngeus und N. vagus, in den thorakalen, oberen lumbalen sowie in den sacralen Hinterwurzeln. Viscerale afferente Fasern vom Auge verlaufen vielleicht auch im N. trigeminus. In den Nn. spanchnici sind afferente $A\beta$- und $A\delta$-Fasern enthalten, in den Nn. pelvici und dem N. vagus jedoch nur $A\delta$-Fasern. Viscerale sensible Impulse verlaufen so wie somatische in den Tractus spinothalamici und der Thalamus-Strahlung; die corticale Region für viscerale Empfindungen ist mit derjenigen für somatische Sensationen in der hinteren Zentralwindung gemischt.

Eingeweide-Schmerz

Eingeweideschmerzen sind schlecht lokalisiert, unangenehm sowie von Übelkeit und anderen vegetativen Symptomen begleitet; sie strahlen oft in andere Gebiete aus.

Schmerzreceptoren von Eingeweiden

Wegen der geringen Zahl von Schmerzreceptoren in den Eingeweiden ist der viscerale Schmerz wenig lokalisiert, doch kann er sehr heftig sein. Die Receptoren in der Wand von Hohlorganen sind besonders empfindlich gegen Dehnung; dies kann experimentell durch Aufblasen eines verschluckten, an eine Schlauchsonde angeschlossenen Ballons demonstriert werden. Auf diese Weise entsteht ein an- und abschwellender Schmerz *(intestinale Kolik),* während sich der Darm kontrahiert und wieder erschlafft; ähnliche Kolikschmerzen entstehen durch Kontraktion des vor einem Passagehindernis erweiterten Darmes. Wenn ein inneres Organ entzündet oder hyperämisch ist, können geringfügige Reize schwere Schmerzen hervorrufen; es handelt sich dabei wahrscheinlich um eine Form primärer Hyperalgesie ähnlich derjenigen in somatischen Strukturen. Auch Zerrung des Mesenteriums verursacht angeblich Schmerzen; die Bedeutung dieses Faktors für Entstehung von Eingeweideschmerzen ist jedoch nicht klar. Visceraler Schmerz ist nicht nur wegen der allen Schmerzsensationen eigenen affektiven Komponente besonders unangenehm; viscerale durch Erkrankung innerer Organe aktivierte afferente Leitungen besitzen meist auch reflektorische Verbindungen, die Übelkeit, Erbrechen und andere autonome Effekte auslösen.

Nervöse Leitung des Eingeweideschmerzes

Schmerzimpulse aus Thorax und Abdomen werden fast ausschließlich über das sympathische Nervensystem und die Hinterwurzeln von T_1 bis L_2 geleitet; Sympathektomie beseitigt daher Schmerzen von Herz, Magen und Eingeweiden. Schmerzimpulse von Oesophagus, Trachea und Pharynx verlaufen über afferente Fasern im N. vagus und Schmerzen aus dem Becken kommen über die sacralen parasympathischen Leitungen zustande (»Schmerzlinien«; Abb. 7.6).

Muskelspasmus und Rigidität

Viscerale Schmerzen verursachen so wie somatischer Tiefenschmerz Reflexkontraktionen benachbarter Skeletmuskeln. Ein solcher Reflex-Spasmus tritt häufig in der Bauchwand auf und macht diese hart. Dies ist besonders bei entzündlichen Prozessen mit Beteiligung des Peritoneums der Fall, kann jedoch auch ohne peritoneale Affektion zustandekommen. Die anatomischen Einzelheiten der Reflexbahnen über die Impulse aus erkrankten Eingeweiden Muskelspasmen erzeugen, sind ungeklärt. Da der Spasmus die unter der Körperoberfläche liegenden entzündeten Strukturen vor unerwarteten Traumen schützt, wird er auch als *»défense«* bezeichnet.

Die klassischen Entzündungszeichen von Bauchorganen sind Schmerz, Druckempfindlichkeit und vegetative Veränderungen (erniedrigter Blutdruck, Schwitzen etc.). Nach dem bereits Gesagten ist die Ursache dieser Symptome verständlich; Druckempfindlichkeit ist die Folge erhöhter Empfindlichkeit der Schmerzreceptoren, die vegetativen Erscheinungen ergeben sich aus der Aktivierung visceraler Reflexe und der Spasmus ist durch die Reflexkontraktion der Skeletmuskeln in der Bauchwand verursacht.

Fortgeleiteter Schmerz und Schmerzhemmung

Fortgeleiteter Schmerz

Irritation eines Hohlorgans löst häufig Schmerzen aus, die nicht im Organ selbst, sondern in einer somatischen Region auftreten (oft weit vom Reizort entfernt; *fortgeleiteter Schmerz*). Auch somatischer Tiefenschmerz kann zu fortgeleitetem Schmerz führen, nicht aber Oberflächenschmerz. Tritt Eingeweideschmerz sowohl lokal wie fortgeleitet auf, dann täuscht dies manchmal eine Ausbreitung vom Reizort vor *(Irradiation)*.

Die Kenntnis des fortgeleiteten Schmerzes sowie der charakteristischen Stellen, wohin von Eingeweiden ausgehende Schmerzen projiziert werden können *(Headsche Zonen)*, ist von großer Bedeutung für den Arzt.

Am bekanntesten ist die Ausstrahlung von Herzschmerzen an die Innenseite des linken Armes; Irritation des Zwerchfells kann zu Schmerzen in der Schulter führen, Dehnung des Ureters kann sich beim Mann als Hodenschmerz, bei der Frau als Schmerzhaftigkeit der Oberschenkel-Innenseite manifestieren. Man könnte noch zahlreiche Beispiele aus innerer Medizin, Chirurgie und Zahnheilkunde anführen. Es muß betont werden, daß die Orte, an denen fortgeleitete Schmerzen auftreten, nicht stereotyp sind; solche Schmerzen können oft auch an ungewöhnlichen Stellen auftreten. Herzschmerzen können so gelegentlich als Bauchschmerzen gedeutet werden, manchmal treten sie auch im rechten Arm, ja sogar im Halsbereich auf. Fortgeleitete Schmerzen können experimentell nach Splanchnicus-Durchschneidung durch Reizung des zentralen Nervenstumpfes ausgelöst werden.

Dermatom-Regel

Gewöhnlich treten fortgeleitete Schmerzen in Strukturen auf, die von demselben Embryonalsegment *(Dermatom)* stammen wie das Organ, in dem der Schmerz entsteht *(Dermatom-Regel)*. Das Zwerchfell z. B. stammt aus der Halsregion und nimmt während der embryonalen Entwicklung seine nervöse Versorgung (N. phrenicus) in die Abdominalregion mit; ein Drittel der Fasern im N. phrenicus sind afferent und treten bei C_{2-4} in das Rückenmark ein, wo auch sensible Fasern von der Schulter einstrahlen. Ähnlich stammen Herz und Arm aus einem Segment; der Hoden entwickelt sich, wie Niere und Ureter, aus der primitiven Urogenitalleiste.

Bedeutung der Konvergenz für den fortgeleiteten Schmerz

Nicht nur der gemeinsame Eintritt visceraler und somatischer Nervenleitungen in dasselbe Rückenmarkssegment ist für die Entstehung des fortgeleiteten Schmerzes bedeutungsvoll; auch die Zahl sensibler Fasern in den peripheren Nerven ist viel größer als die Zahl der in den lateralen spinothalamischen Bahnen zur Verfügung stehenden Axonen, so daß in hohem Maße Konvergenz sensibler Fasern zu Neuronen des Tractus spinothalamicus lat. besteht. Eine Hypothese bezieht sich auf diese *Konvergenz somatischer und visceraler Impulse gegen dasselbe spinothalamische Neuron* (Abb. 7.7); da somatischer Schmerz viel häufiger als Eingeweideschmerz vorkommt, hat es das Gehirn »erlernt«, Aktivität in einer bestimmten aufsteigenden Schmerzbahn einem bestimmten Areal der Körperoberfläche zuzuordnen; wird diese Schmerzbahn ausnahmsweise durch Impulse in einem viszeralen sensiblen Nerven aktiviert, dann wird das Signal vom Gehirn in gewohnter Weise interpretiert und der Schmerz an die Körperoberfläche projiziert. Erfahrung ist für den fortgeleiteten Schmerz bedeutungsvoll; während von entzündeten Baucheingeweiden ausgehender Schmerz gewöhnlich in die Mittellinie projiziert wird, ist er nach bauchchirurgischen Eingriffen im Bereich der Operationsnarbe lokalisiert. Schmerzen in den Maxillar-Sinus werden meist in den nächstgelegenen Zähnen empfunden; nach schmerzhaften Zahnbehandlungen hingegen werden sie zu den früher traumatisierten Zähnen fortgeleitet, auch wenn diese weit vom Sinus entfernt sind.

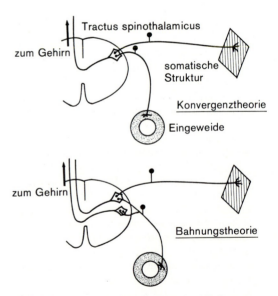

Abb. 7.7. Schema der Konvergenz- und Bahnungstheorien des fortgeleiteten Schmerzes

Bahnungseffekte und fortgeleiteter Schmerz

Eine andere Theorie über den fortgeleiteten Schmerz erklärt diesen mit »*unterschwelligen Randzoneneffekten*«; dabei würden die von Eingeweiden ankommenden Impulse eine Schwellen-Erniedrigung spinothalamischer Neuronen für Impulse von der Körperoberfläche bewirken. Unterschwellige Aktivitäten in Schmerzleitungen somatischer Regionen, die normalerweise im Rückenmark erlöschen, könnten so weitergeleitet und wahrgenommen werden.

Wäre Konvergenz die einzige Ursache für den fortgeleiteten Schmerz, dann dürfte Anaesthesie der somatischen Region keinen Effekt haben; wäre andererseits der »unterschwellige Randzoneneffekt« verantwortlich, müßte der Schmerz bei örtlicher Betäubung des entsprechenden Oberflächenareals verschwinden. Tatsächlich ist die Wirkung von Lokalanaesthetica auf den fortgeleiteten Schmerz unterschiedlich; heftige Schmerzen bleiben gewöhnlich unbeeinflußt, leichter Schmerz verschwindet jedoch meist völlig. Sowohl Konvergenz wie Bahnung scheinen daher bei der Entstehung des fortgeleiteten Schmerzes beteiligt zu sein.

Zentrale Schmerz-Hemmung

Es ist bekannt, daß Verwundete während des Kampfes u. U. noch keinen Schmerz empfinden. Aus praktischer Erfahrung weiß man ferner, daß Berührung oder Schütteln einer verletzten Stelle den Schmerz mildert. Akupunktur steht seit 4000 Jahren in Gebrauch, um Schmerzen vorzubeugen oder sie aufzuheben; mit dieser Technik gelingt es sogar u. U. große chirurgische Eingriffe ohne andere Anaesthesie durchzuführen. Es ist daher feststehend, daß Schmerz-Leitung und -Empfindung Mechanismen der Hemmung oder Modifikation unterliegen können.

Experimentelle Beweise für die Modifizierbarkeit der Schmerzleitung liefert die Beobachtung der evocierten Potentiale des cerebralen Cortex; bei Reizung des N. splanchnicus verschwinden diese Potentiale, wenn vorher oder gleichzeitig somatische Afferenzen gereizt werden. Eine andere Beobachtung, die für zentrale Hemmung in afferenten Systemen spricht, ist das Kleinerwerden eines Areals sekundärer Hyperalgesie nach wiederholter Reizung.

Ein Ort, an welchem wahrscheinlich eine Hemmung der Schmerzleitung stattfindet, ist die Substantia gelatinosa, das »Tor«, durch welches Schmerz-Impulse das laterale spinothalamische System erreichen. Ausgedehnte Stimulierung in einem Areal, von welchem Schmerz ausgeht, vermindert die Schmerzempfindung. Kollaterale Fasern von den Berührungs-Afferenzen treten in die Substantia gelatinosa ein und offenbar bewirken die Impulse in diesen oder in zugehörigen Zwischenneuronen eine Hemmung der Erregungsübertragung von den in den Hinterwurzeln einlaufenden Schmerzfasern zu den Neuronen des Tractus spinothalamicus. Dabei dürfte es sich um eine präsynaptische Hemmung (Kap. 4) der Endigungen von primären Afferenzen handeln, welche Schmerzimpulse leiten.

Es ist wohlbekannt, daß Morphin Schmerzen lindert und Euphorie verursacht. Es gibt Receptoren für Morphin im Gehirn, im Rückenmark und im Verdauungstrakt; auch zahlreiche natürlich vorkommende Peptide werden von diesen Receptoren gebunden. Die größeren derartigen Peptide werden *Endorphine* und die kleineren *Enkephaline* genannt (Kap. 15). Es gibt Hinweise dafür, daß Akupunktur die Freisetzung dieser Peptide, möglicherweise in der Substantia gelatinosa bewirkt; ihre genaue Wirkung und Bedeutung für die Sinnesphysiologie ist jedoch noch unbekannt.

Es wurde behauptet, daß die Weiterleitung in der Substantia gelatinosa durch Impulse gehemmt werden kann, die ihr durch absteigende Bahnen vom Gehirn zugeführt werden. Chronische Reizung der Hinterhorn-Region mit implantierten Elektroden wurde klinisch als Methode zur Linderung unerträglicher Schmerzen verwendet. Diese Schmerzlinderung könnte die Folge einer antidromen Leitung zu dem »Tor« in der Substantia gelatinosa sein, oder es könnte sich um die Wirkung einer orthodromen Leitung zu einem ähnlichen »Tor« handelnd, das an anderer Stelle, vielleicht im Bereich des Hirnstammes gelegen ist. Jedenfalls ist es wahrscheinlich, daß eine Wirkung auf dem Niveau des Hinterhorns vorliegt, um so mehr als Durchschneidung der Hintersäulen zu einer Verstärkung der Antwort auf schmerzhafte Reize führt.

Eine mögliche Hemmung zentraler sensibler Bahnen macht auch die Wirkung von Maßnahmen zur Verminderung von Irritationen verständlich. Reizung der Haut über einer entzündeten Eingeweideregion kann u. U. zu einer Linderung der Schmerzen führen; das bekannte Senfpflaster wirkt vielleicht auf diese Weise. Durch einen ähnlichen Mechanismus mag lauter Schall bei Zahnbehandlung die Schmerzen vermindern, obwohl hier sicher auch eine Suggestionswirkung vorliegt.

Jucken und Kitzeln

Jucken entsteht möglicherweise durch wiederholte Reizung von C-Fasern mit niedriger Reizfrequenz. Man kann an der Haut ähnlich den Schmerzpunkten auch »*Juck*«-*Punkte* identifizieren; es handelt sich dabei um Regionen, unter denen zahlreiche »nackte« Endigungen nichtmyelinisierter Nerven liegen. Wenn in Nerven-Blockierungsversuchen nur C-Fasern funktionsfähig bleiben, dann ist die Empfindung für Jucken und brennenden Schmerz erhalten; nach Unterbrechung der spinothalamischen Bahnen verschwindet sowohl Juck- wie Schmerzempfindung. Die regionale Verteilung der Juck-Stellen ist von derjenigen der Schmerzpunkte verschieden; Jucken tritt nur an Haut, Augen und bestimmten Schleimhäuten, nicht aber in tiefen Geweben und Eingeweiden auf. Niederfrequente Reizung von Schmerzfasern verursacht im allgemeinen Schmerz und nicht Jucken; hochfrequente Reizung von Juckpunkten erhöht die Juckintensität, ohne Schmerzen auszulösen. Offenbar sind also die für das Jucken entscheidenden C-Fasersysteme nicht mit denjenigen für Schmerz identisch.

Jucken kann nicht nur durch wiederholte mechanische Hautreizung entstehen, sondern auch durch zahlreiche chemische Agentien. Histamin verursacht intensives Jucken; viele mit Jucken verbundenen Zustände werden aber offenbar nicht durch Histamin bewirkt, da Histaminmengen, die zur Auslösung von Jucken zu gering sind, bereits Rötung und Schwellung verursachen und andererseits heftiges Jucken ohne alle sichtbaren Hautveränderungen vor sich gehen kann. Kinine erzeugen heftiges Jucken; es könnte daher sein, daß Kinine die chemischen Überträger sind, welche Jucken hervorrufen. In diesem Zusammenhang ist bemerkenswert, daß aus Stachelhaaren von Schoten einer tropischen Bohnenart erzeugtes Juckpulver ein proteolytisches Enzym enthält, das durch Freisetzung von Peptiden in der Haut Juckreiz verursacht. Kitzelempfindung wird vor allem durch Berührungsreize ausgelöst, die durch niedrigschwellige Mechanoreceptoren registriert werden.

Andere Sensationen

»Synthetische Sinne«

Die Hautsinne mit wahrscheinlich gesonderten Receptoren betreffen Berührung, Druck, Vibration, Wärme, Kälte, Schmerz und möglicherweise Jucken. Kombination dieser Empfindungen im Zusammenwirken mit corticalen Komponenten ergibt »*synthetische*« Sinnesleistungen wie z.B. Zweipunkt-Diskriminierung und Stereognosis.

Vibrationsempfindung

Bei Anlegen einer vibrierenden Stimmgabel an die Haut fühlt man ein Summen oder Beben; dieses Gefühl ist am deutlichsten über Knochen, kann aber auch an anderen Stellen empfunden werden. Es handelt sich dabei um eine Leistung der Mechanoreceptoren, bei welcher der Zeitfaktor bedeutsam ist; rhythmische Reizung dieser Receptoren wird als Vibration interpretiert. Die Impulse für Vibrationsempfindung werden in den Hintersträngen geleitet; die Hinterstrangbahnen degenerieren insbesondere bei ungenügend behandeltem Diabetes, perniziöser Anämie sowie verschiedenen Vitaminmangelzuständen, so daß als Frühsymptom eine Veränderung der Schwelle für Vibrationsreize auftritt. Vibrations- und Tiefensensibilität hängen eng zusammen; Störung der einen ist meist mit Störung der anderen Empfindungsart verbunden.

Hauptsächlich werden solche Empfindungen über Vater-Pacinischen Körperchen vermittelt (Kap. 5).

Zweipunkt-Diskriminierung

Die kleinste noch getrennt wahrnehmbare Distanz zweier Berührungsreize wird als *räumliche Unterschiedsschwelle* bezeichnet; sie hängt von den Berührungsreizen sowie von einer corticalen Komponente ab, ihre Größe ist je nach Zahl der Berührungsreceptoren lokal verschieden. Punkte am Rücken z.B. werden erst bei Entfernung von 65 mm oder mehr als getrennt erkannt, während es an den Fingern hierzu weniger als 3 mm Abstand braucht. An der Hand ist die Größe der Zweipunkt-Diskriminierungsschwelle etwa mit dem Durchmesser des von einer sensorischen Einheit versorgten Hautareals identisch. Die simultane Unterschiedsschwelle liegt immer höher als die sukzessive. Die periphere neurale Ursache der Diskriminationsfähigkeit ist nicht völlig klar; sie dürfte wegen der Überlappung und Verzahnung der sensorischen Einheiten sehr komplex sein.

Stereognosis

Die Fähigkeit, Objekte — ohne sie zu sehen — durch Befühlen zu erkennen, wird Stereognosis genannt; man kann so normalerweise Objekte (z.B. Schlüssel oder Münzen) identifizieren. Stereognosis hängt von intaktem Druck- und Tastgefühl ab, doch ist auch eine corticale Komponente notwendig. Störung der Stereognosis ist ein *Frühzeichen einer Hirnrinden-Schädigung;* häufig tritt sie, wenn eine Läsion des Schläfenlappens hinter dem Gyrus postcentralis vorliegt, ohne jede Beeinträchtigung der Tastempfindung auf.

Kapitel 8

Gesichtssinn

Das Auge ist ein komplexes Sinnesorgan, das sich aus primitiven, lichtempfindlichen Flecken an der Körperoberfläche der Wirbellosen entwickelt hat. Innerhalb seiner Schutzhüllen enthält jedes Auge eine Lage von Receptoren, ein Linsensystem zur Focusierung des Lichtes auf diesen Receptoren und ein System von Nerven zur Leitung von Impulsen, die von den Receptoren zum Gehirn gelangen.

Anatomie des Auges

Die äußere schützende Hülle des Bulbus (Sklera, Abb. 8.1) ist am vorderen Pol zur durchsichtigen *Cornea* modifiziert, durch die Lichtstrahlen ins Auge eintreten können. Innerhalb der Sklera befindet sich die Chorioidea, eine pigmentierte Schicht mit zahlreichen, das Auge versorgenden Gefäßen. In den hinteren zwei Dritteln ist die Chorioidea von der *Retina* ausgekleidet, dem nervösen Gewebe, in dem sich die Receptoren befinden. Die *Linse* ist durchsichtig und durch einen zirkulären Halteapparat *(Zonula)* in ihrer Lage fixiert; die *Zonula* ist an einer Verdickung des vorderen Teiles der Chorioidea *(Corpus ciliare)* befestigt. Dieser Ciliarkörper enthält den »Akkomodations-Muskel«, das sind zirkuläre Muskelfasern (Müllerscher Muskel), longitudinale Fasern (Brückescher Muskel) und radiäre Fasern (Verbindung zirkulärer und longitudinaler Muskelfasern), die nahe dem Corneoskleral-Winkel ansetzen. Vor der Linse liegt die pigmentierte und opake Iris, der gefärbte Teil des Auges. Die Iris weist zirkuläre Muskelfasern auf, welche die Pupille verengen, und radiäre Fasern, welche sie erweitern; Veränderung der Pupillenweite kann die Lichtmenge, welche die Retina erreicht, um den Faktor 5 verändern. Vorder- und Hinterkammer des Auges (zwischen Cornea und Linse) sind von *Kammerwasser* erfüllt, einer Flüssigkeit mit niedrigem Eiweißgehalt, die aus dem Blutplasma — z.T. durch Diffusion, z.T. durch aktiven Transport) gebildet wird. Der Raum zwischen Linse und Retina ist von einem klaren, gelatinösen Material *(Glaskörper)* erfüllt.

Retina

Die Retina ist eine komplexe Struktur aus zehn Lagen, die sich nach vorne fast bis zum Ciliarkörper erstreckt. Sie enthält die visuellen Receptoren *Stäbchen* und *Zapfen* sowie 4 Typen von Neuronen, nämlich *Bipolare, Ganglien-Zellen, Horizontal-Zellen* und *Amacrine* (Abb. 8.2). Die Stäbchen und Zapfen, die der Chorioidea am nächsten liegen, bilden Synapsen mit den Bipolaren und diese wieder haben Synapsen mit den Ganglien-Zellen. Die Axonen der Ganglien-Zellen konvergieren und verlassen das Auge als N. opticus. Horizontal-Zellen schaffen Querverbindungen auf dem Niveau der Synapsen zwischen Receptoren und bipolaren Zellen (äußere plexiforme Schicht), während die Amacrinen die Querverbindungen auf dem Niveau der Synapsen zwischen Bipolaren und Ganglienzellen herstellen (innere plexiforme Schicht). Es besteht beträchtliche Konvergenz von Receptoren zu Bipolaren, bzw. von Bipolaren zu Ganglien-Zellen (s. unten). Da die Receptoren-Schicht der Chorioidea anliegt, müssen Lichtstrahlen die Schichten der Ganglien-Zellen und der Bipolaren durchdringen, bis sie die Stäbchen und Zapfen erreichen. Die Pigmentschicht der Chorioidea, die an die Retina grenzt, verhindert Reflexion dieser Strahlen in die Retina. Solche Reflexionen würden die Schärfe der retinalen Abbildung beeinträchtigen.

Die Zellen der Retina bilden wohlgeordnete Schichten (Abb. 8.2). Zwischen neuronalen

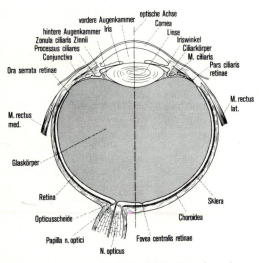

Abb. 8.1. Horizontalschnitt durch ein rechtes Auge (nach EYCLESHYMER and JONES. Aus JONES and SHEPARD: A Manual of Surgical Anatomy. Philadelphia: Saunders 1945)

Anatomie des Auges

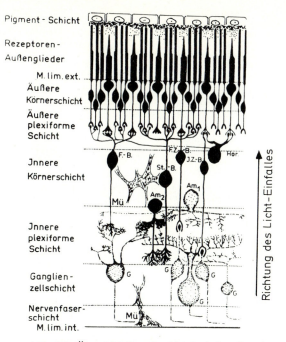

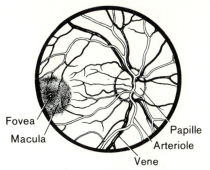

Abb. 8.3. Augenhintergrund (schematisch; rechtes Auge)

Abb. 8.2. Übersicht über den histologischen Bau der Primatennetzhaut (es sind Beispiele typischer Netzhautzellen mit ihren Verbindungen ohne Berücksichtigung der zahlenmäßigen Verhältnisse angegeben): *Die synaptischen Verbindungen in der äußeren plexiformen Schicht* sind relativ gut bekannt: *Stäbchen»Kanal«* mit Stäbchen, Stäbchenbipolaren (St.-B.) und Amakrinen mit kleinem Feld (»bistratified narrow field amacrine«, Am_2); *Zapfen»Kanal«* mit Zapfen, Horizontalzellen (Hor.), flachen Zwergbipolaren (F.Z.B.), invaginierenden Zwergbipolaren (I.Z.B.) und flachen Bipolaren (F.B.). *Die synaptischen Verbindungen in der inneren plexiformen Schicht*, bes. zu den Ganglienzellen (G) sind weitgehend unbekannt. Am_1 = Amacrine mit weitem Feld. Mü = Müllersche Zellen (nach H. BORNSCHEIN in Sehen-Sinnesphysiologie III, Bd. 13 der Physiologie des Menschen, Hrsg. GAUER, KRAMER und JUNG, Urban & Schwarzenberg, München-Berlin-Wien, 1977)

Komponenten liegen Glia-Zellen (Müllersche Zellen), die mit ihren Fortsätzen die Membrana limitans interna an der Innenfläche der Retina und die Membrana limitans externa in der Receptor-Schicht bilden.
Die Stelle, an welcher der N. opticus das Auge verläßt bzw. die retinalen Blutgefäße in das Auge eintreten, befindet sich 3 mm medial und etwas über dem hintern Pol des Bulbus (durch das Ophthalmoskop als Opticus-Eintritt sichtbar, Abb. 8.3); sie enthält keine Receptoren und ist daher nicht am Sehvorgang beteiligt *(blinder Fleck)*. Am Hinterpol des Auges befindet sich ein gelb gefärbtes Areal *(Macula lutea, Fovea centralis);* an dieser verdünnten, stäbchenfreien Stelle der Retina sind die Zapfen dicht gepackt und es liegen wenig Zellen sowie keine Blutgefäße über den Receptoren. Die Fovea centralis ist der Ort des schärfsten Sehens; wenn sich die Aufmerksamkeit auf ein Objekt richtet, werden die Augen normalerweise so bewegt, daß die vom fixierten Objekt ausgehenden Strahlen auf die Fovea centralis fallen.
Arterien, Arteriolen und Venen in der glaskörper-nahen Schicht der Retina können durch das Ophthalmoskop betrachtet werden. Dies ist die einzige Stelle des Körpers, an der Arteriolen direkt beobachtet werden können; die ophthalmoskopische Untersuchung ist daher, abgesehen von ihrer augenärztlichen Bedeutung auch wichtig für die Diagnose von Diabetes, Hochdruck und anderen Gefäßerkrankungen. Die bipolaren Ganglienzellen werden von den Netzhautgefäßen, die Receptoren der Retina hingegen vorwiegend vom Capillarplexus der Chorioidea aus versorgt. Dies ist der Grund, weshalb Netzhaut-Ablösung so schwere Schäden an den Receptor-Zellen verursacht.

Sehbahn

Die Axonen der Ganglienzellen verlaufen afferent durch *N. opticus* und *Tractus opticus* und enden im *Corpus geniculatum laterale*, einem Teil des Thalamus; die Fasern aus den beiden nasalen Retinahälften kreuzen die Seite im *Chiasma opticum*. Im Corpus geniculatum laterale bilden die Fasern der nasalen Retinahälfte des einen und der temporalen Hälfte des anderen Auges vor allem Synapsen mit den Zellen, deren Axonen den *Tractus geniculocalcarinus (Sehstrahlung)* bilden und zum Occipitallappen des Cortex verlaufen. Die primäre Projektionsfläche des

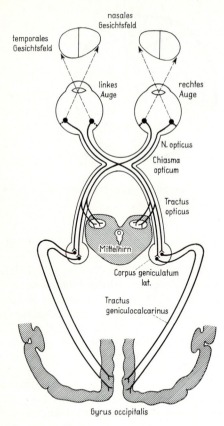

Abb. 8.4. Sehbahn

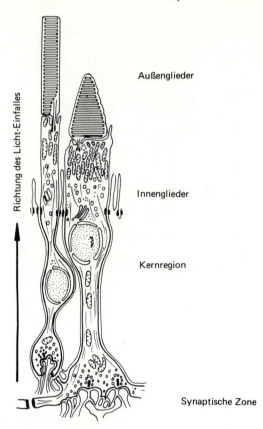

Abb. 8.5. Vertebraten-Stäbchen (links) und -Zapfen (rechts, Außenglied stark vereinfacht) (nach MISSOTTEN: The Ultrastructure of the Human Retina. Edition. Arscia 1965)

Sehens (visueller Cortex; Brodmann-Areal 17) befindet sich hauptsächlich an den Seiten der *Fissura calcarina*. Einige Fasern des N. opticus oder vielleicht deren Kollateralen verlaufen vom Tractus opticus zur *prätectalen Region des Mittelhirns* und den *oberen Vierhügeln;* sie bilden Verbindungen *für visuelle Reflexe* (Abb. 8.4).

Receptorsysteme der Retina

Jedes Stäbchen und jeder Zapfen ist unterteilt in Außenglied, Innenglied, Kernregion und synaptische Zone (Abb. 8.5). Die äußeren Segmente — modifizierte Cilien — bestehen bei den Stäbchen aus regelmäßig geschichteten, abgeplatteten Scheibchen, die aus Membran gebildet werden (Disci), und bei den Zapfen aus Membran-Einfaltungen (Lamellae, vielfach ebenfalls Disci genannten), in denen sich photosensibles Pigment befindet; die inneren Segmente sind reich an Mitochondrien. Die Stäbchen sind wegen der dünnen, stäbchenartigen Form ihres äußeren Außenglieds so benannt; die Morphologie der plumperen Zapfen ist an verschiedenen Stellen der Retina ungleich. Die Außenglieder der Stäbchen werden ständig durch Bildung neuer Disci an ihrem inneren Ende erneuert, während die alten Disci am äußeren Ende des Außengliedes durch Zellen des Pigment-Epithels phagocytiert werden. Bei der Retinopathia pigmentosa ist dieser Phagocytose-Prozeß mangelhaft und es sammelt sich eine Schicht von Abfall-Material zwischen den Receptoren und dem Pigment-Epithel an. Der Erneuerungsprozeß der Zapfen ist ein mehr diffuser Vorgang, der sich offenbar an vielen Stellen des Außengliedes abspielt.

Die Fovea centralis enthält keine Stäbchen und jeder foveale Zapfen ist nur *einer* einzigen bipolaren Zelle zugeordnet, die wiederum mit einer einzigen Ganglienzelle eine Synapse bildet; auf diese Weise ist jeder Zapfen in der Fovea durch eine eigene Faser im N. opticus

Anatomie des Auges

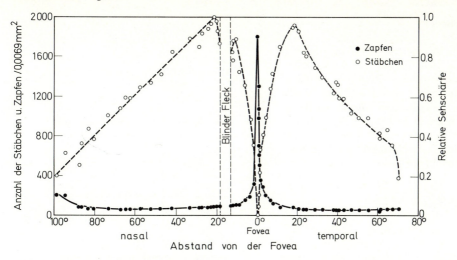

Abb. 8.6. Verteilung der Stäbchen und Zapfen, sowie relative Sehschärfe (gestrichelte Linie = dunkeladaptiert, ausgezogene Linie = helladaptiert) entlang des horizontalen Meridians einer menschlichen Retina (nach OSTERBERG: Topography of the rods and cones in the human retina. Acta ophthal. (Kbh.). Suppl. 16, 1935; sowie WERTHEIM: Z. Psychol. **7,** 177–187 (1894))

repräsentiert. In anderen Regionen der Retina überwiegen die Stäbchen (Abb. 8.6) und man findet dort in großem Umfang Konvergenz; bei etwa 6×10^6 Zapfen und 120×10^6 Stäbchen in einem menschlichen Auge, jedoch nur 1 Million Nervenfasern in einem N. opticus beträgt die durchschnittliche Konvergenz (Receptoren → Bipolare → Ganglienzellen) 100:1. In den peripheren Abschnitten der Netzhaut konvergieren nicht selten Stäbchen und Zapfen gegen dieselbe Ganglienzelle.

Die Retina enthält außerdem *Horizontalzellen* (Abb. 8.2, verbinden Receptorzellen miteinander) und *Amacrine* (verbinden Ganglienzellen untereinander); diese Zellen ermöglichen komplexe Kurzschlußbildungen und Divergenzen der Aktivität einzelner Receptoren zu mehreren Ganglienzellen. Das außerordentlich lichtempfindliche Stäbchensystem ist für das Sehen während der Dämmerung *(skotopisches Sehen)* bestimmt. Der skotopische Sehapparat ist nicht zur Wahrnehmung von Details befähigt; er kann weder Objekte genau abgrenzen, noch deren Farben unterscheiden. Das Zapfensystem hat zwar eine viel höhere Schwelle, besitzt jedoch eine viel größere Sehschärfe; die von seinen Receptoren ausgehenden Neuronen-Schaltungen zeigen verhältnismäßig geringe Konvergenz, insbesondere die im Bereich der Macula gelegenen Zapfen sind cortical individuell repräsentiert. Das Zapfensystem ist für das Sehen bei hellem Licht *(photopisches Sehen)* und das Farbensehen verantwortlich.

Es gibt daher 2 Arten des Signal-Zuflusses vom Auge zum ZNS, einerseits von den Stäbchen und andererseits von den Zapfen. Die Existenz dieser 2 Arten von »Eingang«, die in jeweils verschiedenen Helligkeitsbereichen maximal empfindlich sind, ist Gegenstand der *»Duplizitäts-Theorie«.*

Augenmuskeln

Das Auge wird in der Augenhöhle durch 6 Muskeln bewegt (Abb. 8.7), die durch die Nn. oculomotorius, trochlearis und abducens inneviert sind (Funktion s. Ende dieses Kapitels).

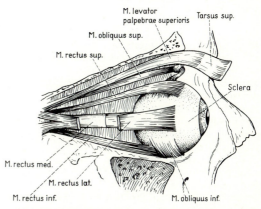

Abb. 8.7. Muskeln der rechten Orbita. 6 Muskeln, die den Augapfel bewegen, sowie der M. levator palpebrae sup., der das obere Lid hebt (nach GRAY's Anatomy of the Human Body, 28 th Ed. (C. M. Goss, Ed. Philadelphia: Lea & Febiger 1966

Schutzeinrichtungen

Dem mechanischen Schutz des Auges dienen vorwiegend die Skeletanteile der Augenhöhle. Um die Cornea vor Austrocknung zu schützen, wird Tränenflüssigkeit von den Tränendrüsen im oberen Teil der Orbita über die Vorderfläche des Auges abgegeben und durch Blinzelbewegungen auf der Cornea verteilt *(Corneal-Reflex)*. Der Abfluß der Tränenflüssigkeit erfolgt über den Tränenkanal in die Nase.

Bild-Entwerfung im Auge

Das Auge wandelt Energie im sichtbaren Bereich des Spektrums in Aktionspotentiale, die im N. opticus propagiert werden, um; der Wellenlängen-Bereich des sichtbaren Lichtes umfaßt 400–700 nm. Beim Sehvorgang werden die Objekte der Umwelt auf der Retina abgebildet und die auftreffenden Lichtstrahlen verursachen die Bildung von Potentialen in Stäbchen und Zapfen; aus der Retina werden dann Impulse zur Hirnrinde geleitet, wo es zur Entstehung der Gesichtswahrnehmung kommt.

Optische Grundlagen

Lichtstrahlen, die aus einem Medium in ein anderes Medium mit verschiedener optischer Dichte einfallen, werden — sofern sie nicht senkrecht zur Trennungsfläche der beiden Medien verlaufen — gebrochen (Abb. 8.8); die Beziehung zwischen Einfalls- und Brechungswinkel entspricht dabei der

Gleichung $\dfrac{\sin \alpha}{\sin \beta} = \dfrac{v_I}{v_{II}} = \dfrac{n_{II}}{n_I}$

(wobei $v_{I,II}$ = Lichtgeschwindigkeit im jeweiligen Medium und $n_{I,II}$ = zugehörige Brechungsindices; wenn das zweite Medium optisch dichter als das erste ist, erfolgt Brechung zum Lot, da $\sin \alpha > \sin \beta$). Nach diesen Gesetzmäßigkeiten läßt sich auch der Strahlengang ermitteln, wenn 2 Medien durch eine gekrümmte (kugelförmige) Fläche getrennt sind *(einfaches optisches System,* Abb. 8.8); auch hier verlaufen solche Strahlen ungebrochen weiter, die senkrecht auf die Trennungsfläche auftreffen und durch den Krümmungsmittelpunkt ziehen (Richtungsstrahlen), während andere Strahlen gebrochen werden. Nach dem Prinzip der Homozentrizität vereinigen sich im 1. Medium achsenparallel verlaufende Strahlen im Brennpunkt F_2 und — umgekehrt — im 2. Medium achsenparallel verlaufende Strahlen im Brennpunkt F_1; für die Lage von F_1

und F_2 gelten die Beziehungen $\dfrac{n_I}{n_{II}} = \dfrac{f_1}{f_2}$ sowie

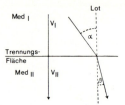

Strahlengang an einer ebenen Grenzfläche zweier Medien.

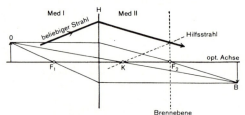

Strahlengang in einem einfachen optischen System.

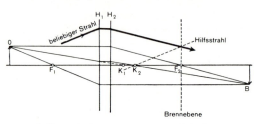

Strahlengang in einem zusammengesetzten optischen System.

Abb. 8.8. Strahlengang in verschiedenen optischen Systemen. Im einfachen optischen System ist $HK = r$; im zusammengesetzten optischen System sind F_1, H_1, H_2, K_1, K_2, F_2 die 6 Kardinalpunkte. f_1 = vordere Brennweite, f_2 = hintere Brennweite, r = Krümmungsradius, H = Hauptebene, K = Knotenpunkt (nach C. SCHWARZ-WENDL und W. AUERSWALD: Physiologische Übungen. Wien: Urban & Schwarzenberg 1948)

$f_2 - f_1 = r$ ($f_1 = F_1H$, $f_2 = HF_2$, $r = HK$). In der Realität — auch im Auge – handelt es sich meist nicht um einfache optische Systeme, sondern um Kombinationen mehrerer, verschieden brechender Medien mit den zugehörigen Trennungsflächen; statt in einem solchen *zusammengesetzten optischen System* den Strahlengang schrittweise durchzukonstruieren, kann man durch Berechnung aufgrund der Krümmungsradien, der Distanzen der Begrenzungsflächen und der Brechungsindices 6 Kardinalpunkte ermitteln, mit deren Hilfe die Konstruktion des Strahlenverlaufes ähnlich wie im einfachen System möglich ist (zusammengesetztes optisches System, Abb. 8.8). Einen Spezialfall eines zusammengesetzten Systems bilden die sphärischen Linsen, bei denen die Medien Luft-Glas-Luft aneinandergrenzen; infolge der Identität des 1. und 3. Mediums ergibt sich $f_1 = f_2$ bzw. die Knotenpunkte fallen mit den Hauptebenen zusammen (bei dünnen Linsen wird konventionell nur eine Hauptebene und ein Knotenpunkt verwendet, Abb. 8.9). Die Brech-

Bild-Entwerfung im Auge

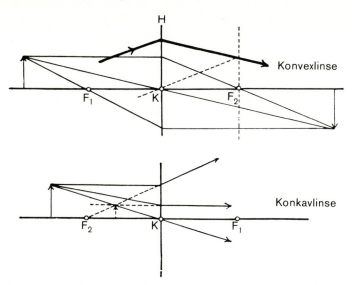

Abb. 8.9. Strahlengang bei sphärischen Linsen (nach C. SCHWARZ-WENDL und W. AUERSWALD: Physiologische Übungen. Wien: Urban & Schwarzenberg 1948)

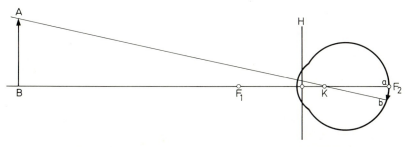

Abb. 8.10. »Reduziertes Auge«. Darstellung des Auges als einfaches optisches System, Entstehung des Netzhautbildes ab, bei Betrachtung des Objektes AB (Distanzen im reduzierten Auge: $f_1 = F_1H = 17$ mm, $r = HK = 5{,}6$ mm, $f_2 = HF_2 = 22{,}6$ mm)

kraft eines optischen Systems wird in Dioptrien angegeben:

$$\left(\text{Anzahl der Dioptrien} = \frac{100}{f_1 \text{ (in cm)}}\right).$$

Das Auge als zusammengesetztes optisches System mit den Medien Hornhaut, Kammerwasser, Linse und Glaskörper kann aufgrund der erwähnten Berechnung durch 6 Kardinalpunkte charakterisiert werden (»schematisches Auge«), für viele konstruktive Zwecke bedient man sich jedoch vereinfachend des sog. »reduzierten Auges« (Abb. 8.10); tatsächlich ist der Abstand der Knotenpunkte K_1K_2 bzw. der Hauptebenen H_1H_2 mit 0,3 mm so klein, daß man ohne allzu großen Fehler das Auge als einfaches System mit der vorderen Brennweite 17 mm darstellen kann. Die aus diesem Wert errechnete Brechkraft von etwa 58 Dioptrien kommt den wahren Verhältnissen nahe; Entfernung der Linse vermindert die Brechkraft des Auges um etwa 15 Dioptrien auf 43 Dioptrien (aphakes Auge).

Akkommodation

Die Brechkraft des in die Ferne blickenden normalen (emmetropen) Auges wird auch als *statische Refraktion* bezeichnet (Parallelstrahlen vereinigen sich auf der Retina). Bei Fixierung näher gelegener Objekte (von denen ausgehende Strahlen divergent ins Auge einfallen) würden unscharfe Netzhautbilder entstehen, wenn nicht die Brechkraft des Systems erhöht werden könnte (Akkommodation, Abb. 8.11); beim Blick in die Ferne wird die Linse durch die Zonulafasern in Spannung gehalten, während bei Fixierung nahegelegener Objekte durch Kontraktion des M. ciliaris die Zonulafasern entspannt werden, so daß die Linse mehr kugelförmige Gestalt annimmt und dadurch ihre Brechkraft erhöht.

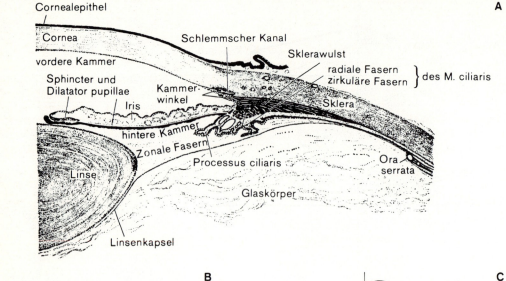

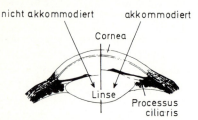

Abb. 8.11. Akkommodation. A: Ciliarmuskel und Zonula-Fasern. B: Formänderung der Linse bei Akkommodation. C: Veranschaulichung der Brechkraft-Erhöhung durch maximale Akkommodation; der Brechkraft-Zuwachs A ermöglicht die scharfe Abbildung des Nahpunktes Np (A bietet die aus dem Np divergent ankommenden Strahlen dem akkommodationslos gezeichneten Auge als Parallelstrahlen an)

(A: Nach BLOOM and FAWCETT: A Textbook of histology. Philadelphia: Saunders 1962. B: Nach REIN-SCHNEIDER. Physiologie des Menschen. Berlin-Göttingen-Heidelberg-New York: Springer 1964. C: Nach C. SCHWARZ-WENDL und W. AUERSWALD. Physiologische Übungen. Wien: Urban & Schwarzenberg 1948)

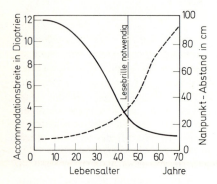

Abb. 8.12. Abhängigkeit von Akkommodationsbreite und Nahpunkt-Distanz vom Lebensalter (nach DUANE und F. W. WEYMOUTH. In: RUCH-PATTON: Physiology and Biophysics. Philadelphia: Saunders 1965)

Beim Jugendlichen kann durch diese Formänderung eine maximale Zunahme der Brechkraft um 12 Dioptrien erfolgen *(Akkommodationsbreite, dynamische Refraktion)*. Die Altersabhängigkeit dieser Funktion zeigt Abb. 8.12. Die Änderung der Linsenkrümmung bei der Akkommodation betrifft vorwiegend die vordere Kurvatur, wie man an der verschiedenen Größenänderung von Spiegelbildern auf der vorderen bzw. hinteren Linsenfläche während Naheinstellung des Auges erkennen kann.

Nahpunkt

Das Ausmaß der Akkommodationsfähigkeit läßt sich durch die Bestimmung des *Nahpunktes* (der minimale Abstand eines Objektes, das —

bei größtmöglicher Akkommodation — noch scharf gesehen wird) erfassen. Mit zunehmendem Alter rückt der Nahpunkt in die Ferne; dies ist vor allem durch die zunehmende Härte der Linsensubstanz verursacht, wodurch eine Krümmungszunahme immer schwieriger wird. Meist ist im Alter von etwa 45 Jahren der Nahpunkt weiter entfernt als der übliche Leseabstand von 33 cm, so daß für feinere Arbeiten ein Ersatz der verlorenen dynamischen Refraktion durch eine Konvexlinse notwendig wird (Lesebrille).

Netzhautbild

Aufgrund der Berechnung ähnlicher Dreiecke kann man die Größe des Netzhautbildes ermitteln (Abb. 8.10, Bildgröße = ab = $\dfrac{\text{Objektgröße AB} \cdot KF_2}{BK}$). Trotz der gegenüber dem Objekt verkehrten Lage des Netzhaut-Bildes findet der nervöse Integrationsprozeß so statt, daß die Gesichtswahrnehmung mit der Lage des Objektes übereinstimmt. Diese Zuordnung der Lage des Objektes zu derjenigen des Netzhautbildes könnte angeboren sein; sie ist bereits beim Säugling nachweisbar und ebenso vorhanden, wenn die Sehfähigkeit bei vorher wegen angeborener Linsentrübung Blinder chirurgisch hergestellt wird. Umkehrung der Netzhautbilder durch Prismen läßt zuerst die Welt »auf dem Kopf« stehend erscheinen, doch kommt es bald durch Anpassung wieder zum normalen Sehen; bei Wegnahme der Umkehr-Prismen muß dann wieder eine Rückanpassung an die normale Lage der Netzhautbilder erfolgen.

Häufige Mängel des bildentwerfenden Systems (Ametropien)

Gegenüber dem Normalzustand *(Emmetropie,* Vereinigung parallel einfallender Strahlen auf der Netzhaut des nicht akkommodierten Auges) sind verschiedene *Ametropien* (abnorme statische Refraktion) möglich; hierbei erfolgt keine punktförmige Strahlenvereinigung auf der Retina, da entweder die Bulbus-Länge von der Norm abweicht *(Achsen-Ametropie)* oder die Brechkraft des Systems nicht normal ist *(Brechungs-Ametropie).* Die häufigsten Formen von Ametropien sind Achsenametropien; man unterscheidet dabei *Kurzsichtigkeit (Myopie,* Strahlenvereinigung vor der Netzhaut; der normalerweise im Unendlichen gelegene Fernpunkt liegt im Endlichen) und »*Weitsichtigkeit« (Hyperopie*

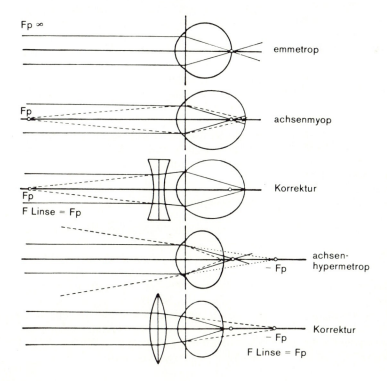

Abb. 8.13. *Brechungsfehler und deren Korrektur* (Fp = Lage des Fernpunktes, die Korrekturlinse erteilt jeweils den Parallelstrahlen jenen Grad von Divergenz, bzw. Konvergenz, der zur Entstehung einer punktförmigen Strahlenvereinigung auf der Retina des ametropen Auges notwendig ist) (nach C. SCHWARZ-WENDL und W. AUERSWALD: Physiologische Übungen. Wien: Urban & Schwarzenberg 1948)

oder *Hypermetropie;* das akkommodationslose hyperoge Auge hat keinen Fernpunkt, da es nur konvergente Strahlen, die ohne optische Hilfsmittel nicht vorkommen, auf der Netzhaut vereinigt). In Abb. 8.13 sind die verschiedenen Ametropien und ihre Korrektur durch Linsen dargestellt.

Die *Altersichtigkeit (Presbyopie),* ist, wie bereits dargelegt, durch Verminderung oder Verlust der Akkommodationsfähigkeit verursacht und daher keine Ametropie. Die Korrektur bei völligem Fehlen der Akkommodation muß u. U. dadurch die Erfordernisse des täglichen Lebens berücksichtigen, daß sie Gläser mit verschiedener Dioptrienzahl (bifocal, trifocal) oder — in Nachahmung der normalen Funktion — Konvexgläser mit von oben nach unten kontinuierlich zunehmender Brechkraft anwendet (multifocal).

Astigmatismus entsteht durch ungleichmäßige Krümmung der Hornhaut. Bei fast allen Menschen ist die Hornhaut im vertikalen Meridian stärker gekrümmt als im horizontalen. Dieser Krümmungsunterschied beträgt weniger als 0,5 Dioptrien (physiologischer Astigmatismus). Ist die Krümmung in einem Meridian von derjenigen in einem dazu senkrecht stehenden verschieden, dann wird ein Lichtpunkt in Form aufeinander senkrecht stehender Brennlinien in hintereinander liegenden Projektionsebenen abgebildet und das Bild wird unscharf. Bei stärkerer Abweichung im vorher erwähnten Sinn besteht ein Astigmatismus »nach der Regel«; bei stärkerer Krümmung im horizontalen Meridian liegt ein Astigmatismus »gegen die Regel« vor. Ähnliche Störungen können durch Verschiebung der Linse aus ihrer normalen Lage oder durch ungleichmäßige Linsenkrümmung entstehen, was jedoch seltener vorkommt. Die Korrektur des Astigmatismus erfolgt mit Zylinderlinsen, welche die unterschiedliche Brechung in den verschiedenen Meridianen ausgleichen; bei unregelmäßigem Astigmatismus (auch nach Hornhaut-Narbenbildung) können Kontaktschalen Abhilfe schaffen.

Naheinstellungs-Reaktionen

Zusätzlich zur Akkommodation kommt es *bei Fixierung* nahe gelegener Objekte zur Konvergenz der Augenachsen und zur Verengung der Pupillen. Dieser Vorgang mit 3 Komponenten (Akkommodation, Konvergenz, Pupillenverengung) wird *Naheinstellungs-Reaktion* genannt.

Andere Pupillenreflexe

Bei Lichteinfall in ein Auge verengt sich dessen Pupille *(Lichtreflex der Pupille),* aber auch die Pupille des anderen Auges *(konsensueller Lichtreflex).* Die Fasern des N. opticus, welche Impulse für die Pupillenreflexe leiten, enden in der prätectalen Region und in den oberen Vierhügeln. Die Nervenleitung, die wahrscheinlich von der prätectalen Region zu den Oculomotoriuskernen (Westphal-Edingersche Kerne) der gleichen und Gegenseite verläuft und den Lichtreflex ermöglicht, ist von derjenigen für die Akkommodation verschieden. In bestimmten pathologischen Situationen (insbesondere Neurosyphilis) kann Pupillenreaktion auf Lichteinfall fehlen, während sie bei Akkommodation erhalten ist *(Argyll-Robertsonsches Phänomen);* dies wird auf destruktive Prozesse in der tectalen Region zurückgeführt.

Photoreceptorischer Mechanismus: Entstehung der neuralen Aktivität

Potentialänderungen, die Aktionspotentiale in der Retina auslösen, entstehen durch Lichteinwirkung auf photosensitive chemische Verbindungen in Stäbchen und Zapfen. Diese Substanzen ändern bei Lichtabsorption ihre Struktur; in nicht voll aufgeklärter Weise führt dies schließlich zur Auslösung der neuralen Aktivität. Die photosensitiven Substanzen im Auge des Menschen und der meisten Säuger bestehen aus einem Protein *(Opsin)* und einem Aldehyd des Vitamin A_1; Vitamin A — ein Alkohol — wird auch als Retinol, sein Aldehyd als Retinal (synonym *Retinin*) bezeichnet. Man unterscheidet das in der menschlichen Retina vorkommende Retinal$_1$ vom Retinal$_2$, das bei einigen anderen Species (Süßwasserformen niederer Vertebraten) gefunden wurde.

Stäbchenpigment (Rhodopsin)

Das photosensitive Pigment der Stäbchen ist der *Sehpurpur (Rhodopsin);* Rhodopsin besteht aus der Farbstoff-Komponente *Retinal* (Vitamin-A-Aldehyd) und einer Eiweißkomponente, welche im Falle des Rhodopsins auch als *Scotopsin* bezeichnet wird. Bei Belichtung wird der Sehpurpur ausgebleicht, wobei die Bindung Retinal-Scotopsin unter Entstehung kurzlebiger Zwischenstufen gelöst und schließlich Retinal und Scotopsin freigesetzt wird.

Photoreceptorischer Mechanismus: Entstehung der neuralen Aktivität

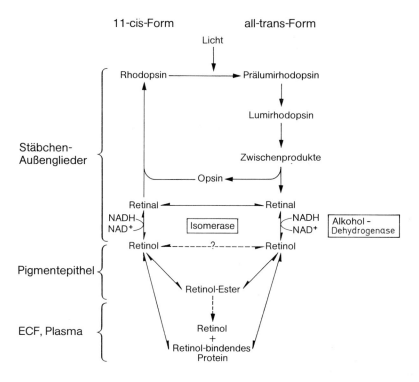

Abb. 8.14. Oben: Schema der in den Stäbchen vermuteten Vorgänge. Licht wandelt Retinal von der cis- in die trans-Isomerform um, streckt das Molekül und erlaubt dem Opsin sich zu öffnen. HS und X stellen hypothetische aktive Gruppen im Opsin dar, die durch die Streckung des Retinal-Moleküls freigelegt werden. Unten: Rhodopsin-Cyclus (zusammengestellt aus Befunden bei verschiedenen Vertebraten). Der Photopsin-Cyclus ist wahrscheinlich ähnlich (obere Abb.: nach: BROWN in MOUNTCASTLE, (Ed.): Medical Physiology, 13th Ed., St. Louis: Mosby 1973)

In Abb. 8.14 ist der Wirkungsmechanismus des Lichtes auf Rhodopsin dargestellt. Im Sehpurpur liegt Retinal als 11-cis-Isomer vor und die einzige Wirkung des Lichtes dürfte in dessen Umwandlung zum all-trans-Isomer (»Prälumirhodopsin«) bestehen; hierdurch wird das Retinal gestreckt und der nächste Reaktionsschritt kann spontan unter Formänderung des Opsins ablaufen. Durch Bloßlegung tiefergelegener Teile der Opsinoberfläche werden vielleicht reaktive Gruppen befähigt, jene Reaktionen zu katalysieren, die für die Entstehung der elektrischen Aktivität erforderlich sind. Die Endstufe der Reaktionskette ist dann die eigentliche Ausbleichung des Sehpurpurs (hydrolytische Trennung von Retinal und Opsin). Die Regeneration des Rhodopsins erfolgt im Dunkeln z.T. spontan, nachdem Retinal aus der all-trans- in die 11-cis-Form durch eine in der Retina nachweisbare *Retinal-Isomerase* rückgewandelt wurde; z.T. wird Retinal durch Alkoholdehydrogenase in Gegenwart von NADH zu Vitamin A_1 reduziert, das seinerseits mit Scotopsin wieder Rhodopsin bildet.

Die Regeneration ausgehend von Retinal ist ebenso wie der weitere Abbau des isomerisierten Photopigments (Prälumirhodopsin) vom Licht unabhängig. Aus den bei Körpertemperatur äußerst kurzlebigen Zwischenprodukten kann jedoch wahrscheinlich auch eine direkte Regeneration von Rhodopsin durch Belichtung erfolgen (Photoregeneration); dabei entsteht jedoch neben 11 cis- auch 9-cis-Rhodopsin (Isorhodopsin).

Rhodopsinlösungen haben ihr Absorptionsmaximum bei der Wellenlänge 505 nm (Abb. 8.15); das gleiche Maximum hat die bei schwachem Licht aufgenommene Empfindlichkeitskurve des Auges für Licht verschiedener Wellenlängen. Die Übereinstimmung dieser *skotopischen Sichtbarkeitskurve* mit der Absorptionskurve des Rhodopsins *in vitro* beweist, daß Rhodopsin das für das Dämmerungssehen verantwortliche Stäbchenpigment ist.

Zapfen-Pigmente

Bei den Primaten werden 3 morphologisch nicht differenzierbare Zapfen-Typen unterschieden (s. unten), aber es existieren 3 verschiedene Zapfen-Pigmente. Es ist beim Säuger noch nicht gelungen, diese zu isolieren; lediglich aus Hühner-Retina wurde ein Zapfen-Farbstoff (Iodopsin) dargestellt. Die Zapfen-Farbstoffe bestehen aus Retinal und Photopsin (vom Scotopsin verschiedenes Opsin). Die *photopische Empfindlichkeitskurve* (Abb. 8.15) ergibt sich durch Kombination der Empfindlichkeiten der 3 Zapfen-Systeme.

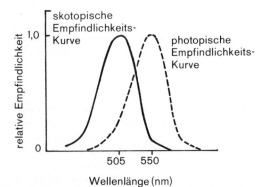

Abb. 8.15. Skotopische und photopische Empfindlichkeits-Kurve. Beide Kurven wurden auf ein relatives Empfindlichkeitsmaximum von 1,0 normiert. Unter skotopischen Bedingungen ergibt sich daher eine Verschiebung des subjektiven Helligkeitsmaximums in dem kurzwelligen Spektralbereich (Purkinje-Verschiebung)

Receptor-Potentiale

Die Stäbchen und Zapfen bilden keine Aktionspotentiale und sie sind insofern einzigartig unter den Sinnes-Receptoren, daß ihre Antwort auf den adäquaten Reiz Licht beim Vertebraten eine Hyper- und keine Depolarisation ist. Von grundsätzlichem Interesse sind dabei die durch Potentialmessungen an einzelnen Photoreceptoren gewonnenen Erkenntnisse. Bei Lichteinfall wird die Receptormembran hyperpolarisiert, somit ein Verhalten, das, wie erwähnt, im Gegensatz zu den depolarisierenden Generator-Potentialen anderer Sinnesreceptoren steht. Das Zapfenreceptorpotential hat einen steilen Anstieg und einen steilen Abfall, während das Stäbchenreceptorpotential langsamer beginnt und langsamer abklingt. Durch extracelluläre Messungen in der Receptorregion konnte gezeigt werden, daß bei unerregtem Photoreceptor (in Dunkelheit) eine Spannungsdifferenz in der Längsachse des Receptors besteht, wobei die Region der Außengliedmembran negativ gegenüber den Innengliedern und der Kernregion ist. Durch diese Situation entsteht ein meßbarer distalwärts (in Richtung der Außenglieder) gerichteter Stromfluß (20 µA/cm^2) im Interstitium (*»Dunkelstrom«*). Die Wirkung von Licht vermindert diesen Stromfluß. Die *Hyperpolarisation* der Receptoren bewirkt abgestufte Antworten der Bipolaren (s. unten); sie ist von einer Erhöhung des Membranwiderstands begleitet. Die Einzelheiten des Mechanismus, der bei Streckung des Retinal infolge Belichtung zur Hyperpolarisation führt, werden noch diskutiert, doch gibt es Hinweise dafür, daß dieser Vorgang eine Abnahme der Na$^+$-Leitfähigkeit in den Außengliedern auslöst. Diese Leitfähigkeitsänderung könnte durch Freisetzung einer Substanz bewirkt werden, welche die Na$^+$-Kanäle in den Membranen der Disci blokkiert; als »innerer« Transmitter wird vor allem Ca^{2+} vermutet. Die neuralen Vorgänge vom Entstehen der Receptorpotentiale bis zu den Erregungsvorgängen im Gehirn werden — soweit bekannt — im einzelnen unten beschrieben.

Den Receptorpotentialen von Stäbchen und auch Zapfen geht eine biphasische elektrische Schwankung voraus, bei der mit den derzeit verfügbaren Methoden keine Latenz nachweisbar ist *(»early receptor potential«)*. Sie hängt eng mit den raschen molekularen Vorgängen zusammen, die der Absorption von Licht durch das Sehpigment folgen. Die Registrierung des »early receptor potential« bietet daher eine Möglichkeit, diese rasch ablaufenden chemischen Prozesse zu verfolgen, wobei die Amplitude des Potentials der Konzentration des von Lichtquanten getroffenen Photopigmentes proportional ist. Dieses Potential hat jedoch keinen Anteil an der direkten Kette der Erregungsbildung in den Receptoren.

Dunkel-Adaptation

Nach längerem Aufenthalt in hell erleuchteter Umgebung wird das Auge in einem schwach beleuchteten Raum langsam stärker lichtempfindlich (es »gewöhnt« sich an Dunkelheit). Dieses Absinken der Helligkeitsschwelle (*Dunkel-Adaptation*, nähert sich nach etwa 20 min dem Empfindlichkeitsmaximum, das nach 45 min voll erreicht wird. Umgekehrt erscheint bei Übertritt aus einem dunklen in einen hellen Raum das Licht intensiv und unangenehm hell; der Anstieg der Schwelle (*»Hell-Adaptation*, photopisches Sehen, eigentlich »Verschwinden« der Dunkel-Adaptation) ist hierbei in 5 min vollendet.

Der Dunkel-Adaptationsvorgang besteht aus 2 Komponenten (Abb. 8.16), wobei der initiale geringe Abfall der Adaptationskurve durch die *Zapfen-Adaptation* bedingt ist. Bei Prüfung des fovealen (stäbchenfreien) Teiles der Retina findet man nach 5 min keine weitere Adaptations-Zunahme, während in den peripheren Gebieten der Netzhaut die Adaptation weiter zunimmt *(Adaptation der Stäbchen).* Die Gesamtänderung der Schwelle zwischen den Zuständen der Hell- und vollständigen Dunkel-Adaptation ist außerordentlich groß.

Röntgenologen, Flugzeugführr u.a., die maximale Sehleistung bei geringer Helligkeit benötigen, können die zur Dunkeladaptation nötigen 20 min Wartezeit im Dunkeln durch Tragen roter Adaptationsbrillen im Hellen ersparen; Licht mit Wellenlängen aus dem Rotbereich des Spektrums stimuliert die Stäbchen nur wenig, während es den Zapfen ein verhältnismäßig gutes Funktionieren ermöglicht (Abb. 8.15). Mit roten Brillen kann man daher bei hellem Licht sehen, gleichzeitig können sich jedoch die Stäbchen dunkeladaptieren.

Die Dunkeladaptation ist ein Vorgang, dem zwei verschiedene Mechanismen zugrundeliegen. Einerseits kommt es in der neuralen Verschaltung zu einer Umschichtung der receptiven Feld-Organisation (s. später, »neurale« Adaptation). Andererseits wird das durch vorangegangene Belichtung ausgebleichte Photopigment wieder aufgebaut, dieser zeitraubende Prozeß schlägt sich in der Gesamtdauer der Dunkeladaptation nieder.

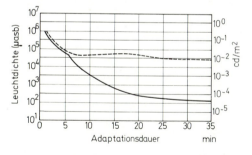

Abb. 8.16. Dunkeladaptationsverlauf. Die Prüfung der Dunkeladaptation erfolgt nach vorausgegangener Helladaptation (15 min), um eine definierte Ausgangssituation sicherzustellen. Die ausgezogene Kurve entspricht den normalen Verhältnissen (der Kohlrauschsche Knick zeigt den Zeitpunkt der erreichten Zapfen-Adaptation an), die gestrichelte Kurve stammt von einem Patienten mit Nachtblindheit (fehlende Stäbchen-Adaptation). Bei normaler Dunkeladaptation erfolgt eine Empfindlichkeitssteigerung des receptorischen Systems um etwa 4 Zehnerpotenzen (als Maß für die, der jeweiligen Schwellenbedingung entsprechende Reiz-Intensität dient die Leuchtdichte der Lichtquelle in Candela/m² (cd/m²), früher in Mikro-Apostilb (μabs)

Einfluß von Vitaminmangel auf den photoreceptorischen Mechanismus

Wegen der Rolle des Vitamin A bei der Rhodopsin- bzw. Zapfenfarbstoff-Bildung muß Vitamin-A-Mangel u.a. auch zu Störungen der Sehfunktion führen *(Nachtblindheit, Hemeralopie).* Ursprünglich meinte man, Vitamin-A-Mangel beeinträchtige nur die Stäbchenfunktion, doch ist dies auch für die Zapfen der Fall. Langdauernder Vitamin A-Mangel (ungenügende Zufuhr oder mangelhafte Resorption des fettlöslichen Vitamins) bewirkt darüber hinaus anatomische Veränderungen an Stäbchen und Zapfen mit anschließender Degeneration nervöser Retina-Elemente. Vor dem Auftreten irreversibler Schäden kann Vitamin A-Gabe die gestörte Netzhautfunktion wieder herstellen.

Andere Vitamine, insbesondere solche aus dem B-Komplex, werden für normale Funktion der Retina und anderer nervöser Strukturen gebraucht; insbesondere Nicotinsäureamid (Bestandteil des NAD^+) spielt eine Rolle bei der Interkonversion von Retinal und Vitamin A im Rhodopsin-Cyclus.

Neurale Erregungs-Vorgänge im visuellen System

Antworten der Bipolaren, Amacrinen und Horizontal-Zellen

Intracelluläre Registrierungen von Bipolaren wurden an Netzhäuten von Kaltblütern durchgeführt; es zeigte sich, daß die Bipolaren — so wie die Photoreceptoren — keine Aktionspotentiale, sondern langsame tonische Hyper- und Depolarisationen des Ruhe-Membranpotentiales erzeugen. Bei einigen Zellen wurde Hyperpolarisation durch einen Lichtpunkt hervorgerufen, während durch einen Lichtring Depolarisation entstand. Es wurden aber auch Zellen mit einer umgekehrten Reaktionsweise gefunden, d.h. es kam bei Belichtung mit einem Lichtpunkt zu Depolarisation und zu Hyperpolarisation unter Einwirkung eines Lichtringes. Offenbar sind die receptiven Felder der Bipolaren in zentrale und periphere Anteile gegliedert, die jeweils gegensinnige Reaktionen auslösen und wie die retinalen Ganglienzellen eine konzentrische Organisation aufweisen. Das *receptive Feld* einer bestimmten Zelle ist das Areal, von dem aus ein Reiz eine Antwort dieser Zelle auszulösen vermag. Wenn die Peripherie und das Zentrum gleichzeitig stimuliert werden, dann haben die Aktivitäten die Tendenz, einander aufzuheben, jedoch überwiegt in der Regel die Antwort des Feldzentrums.

Die Horizontal-Zellen bilden abgestufte hyper- und depolarisierende Antworten ohne Feldorganisation. Diese Zellen integrieren Stäbchen- und Zapfen-Antworten über große Netzhaut-Areale und dürften u.a. eine Rolle bei der Codierung der Farben spielen (s. unten). Sie steigern auch die Empfindlichkeit der Retina durch Verbesserung des Kontrastes.

Die Amacrinen erzeugen rasche phasische Depolarisationen zu Beginn und am Ende eines visuellen Reizes. Sie sind die ersten Zellen im optischen System, welche Impulse (»spikes«) bilden können; diese Impulse entstehen während der Depolarisation. Die Amacrinen dürften eher mit der Erfassung der Helligkeitsänderungen zu tun haben als mit der Registrierung gleichbleibender Belichtungsstärken. Generell ist aus dem Verlauf der Belichtungspotentiale der »Assoziationsneuronen« in der Netzhaut (Horizontal-Zellen und Amacrine) anzunehmen, daß die räumliche Differenzierung vorwiegend auf dem Niveau der Horizontal-Zellen und die zeitliche Differenzierung vorwiegend auf dem Niveau der Amacrinen verankert ist.

Antwort-Muster der Ganglien-Zellen

Die Ganglien-Zellen erzeugen Aktionspotentiale, die über ihre Axonen zum Corpus geniculatum laterale geleitet werden. Die starke Konvergenz und Divergenz im neuronalen System der Retina wurde bereits oben besprochen. Diese ermöglicht beträchtliche Organisation und Strukturierung der visuellen Information, noch ehe diese die Retina verläßt. Die charakteristischen Muster der Ganglienzell-Antworten zeigt Abb. 8.17. Die Ganglienzellen bilden im allgemeinen bei Fehlen von Reizen eine niedrige Impulsrate (Spontanaktivität). Bestimmte Zellen antworten mit erhöhter Impuls-Frequenz, wenn ein dünner, kreisförmig begrenzter Lichtstrahl in das Zentrum ihres receptiven Feldes fällt (*»on«-Zentrum-Zellen*), und andere Zellen antworten mit einer Hemmung ihrer Aktivität (*»off«-Zentrum-Zellen*). Diese Hemmung ist gefolgt von einer Impulssalve, wenn der Reiz abgeschaltet wird.

Wenn das Areal beleuchtet wird, welches die Retinastelle umgibt, an der Reizung einen »on«-Effekt bewirkte, erfolgt eine Hemmung der Ganglienzell-Aktivität. Wird hingegen die Umgebung einer Retinastelle beleuchtet, von der aus ein »off«-Effekt ausgelöst wurde, dann wird die Impulsrate der Ganglienzelle erhöht. Die Antworten der Ganglienzellen erinnern in ihrer antagonistischen Feldorganisation also an das Verhalten der Bipolaren. Dieses Hemmungs-

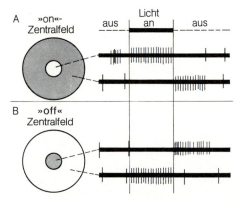

Abb. 8.17. Organisation der »on« und »off« receptiven Zentralfelder der Ganglienzellen. Im ersten Fall (A) erhöht Stimulation des Zentrums die Zahl der Aktionspotentiale (oberes Oscillogramm), während Stimulation der umgebenden Zone die Entladung hemmt, aber von einer »off«-Salve gefolgt wird (unteres Oscillogramm). Im Falle des »off«-Zentralfeldes (B) sind die Reaktionen umgekehrt (nach: The visual cortex of the brain, by Hubel. Sci. Amer., Inc. All rights reserved)

phänomen ist ein Beispiel für die *laterale Hemmung*, d. i. jene Form von Hemmung, bei welcher die Aktivierung einer bestimmten nervösen Einheit mit der Hemmung diese umgebender anderer Einheiten verbunden ist. Dieses allgemein in Sinnessystemen wirksame Prinzip trägt dazu bei, daß die Konturen eines Reizes stärker hervorgehoben werden und dadurch das Unterscheidungsvermögen *(»Diskrimination«)* verbessert wird. Dieses Verhalten besteht nur unter den Bedingungen des photopischen Sehens, während das receptive Feld bei Dunkeladaptation auf Lichtreize einheitlich antwortet, d. h. es weist dann keine antagonistische Feldorganisation auf.

Manche Ganglienzellen antworten auf Dauerbelichtung, während andere nur auf Belichtungsänderungen reagieren; diese letztgenannten werden vorwiegend durch die Amacrinen beeinflußt. Bestimmte Ganglienzellen reagieren am deutlichsten auf Bewegungen des Reizes in einer bestimmten Richtung.

Elektroretinogramm (ERG)

Die elektrische Aktivität des Auges kann mit zwei Elektroden, die an der Cornea und in der Umgebung des Auges angelegt werden, registriert werden. Bei unerregter Retina besteht eine Potential-Differenz von etwa 6 mV zwischen vorderem und hinterem Pol des menschlichen Auges *(Bestandpotential,* vorderer Augenpol positiv). Die laufende Erfassung von Änderungen des durch das Bestandpotential bestimmten elektrischen Feldes um das Auge kann zur Registrierung von Augenbewegungen verwendet werden *(Elektro-Oculogramm = EOG,* Kap. 11; *Elektro-Nystagmogramm = ENG,* Kap. 9).

Bei Lichteinfall ins Auge kommt es zu einer charakteristischen Folge von Potential-Schwankungen, die als *Elektroretinogramm (ERG)* bezeichnet werden. Bei Einschalten des Lichtes treten die *a-Welle,* die *b-Welle* und schließlich die *c-Welle* auf; der Verlauf der c-Welle ist so langsam, daß sie bei kurzdauerndem Lichtreiz ihren Gipfel erst nach dem Reiz-Ende erreicht. Abschalten des Lichtes führt — je nach den Bedingungen (Reiz-Stärke, Adaptationszustand der Retina) — zu einer negativen *»off«-Schwankung* und/oder einer positiven *d-Welle* (Abb. 8.18A). Unter photopischen Bedingungen (Lichtreize hoher Intensität, Hell-Adaptation) geht der b-Welle (*»skotopische«* b-Welle) eine rasche positive Schwankung (x-Welle oder *»photopische«* b-Welle) voraus (Abb. 8.19A).

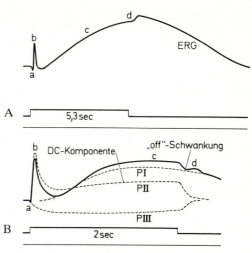

Abb. 8.18. Elektroretinogramm (ERG)
A: Normales menschliches ERG, Belichtung 5,3 s; Gleichspannungsregistrierung, dunkeladaptiertes Auge (nach HANITZSCH, HOMMER und BORNSCHEIN: Vision Res. **6,** 245 (1966))
B: Komponenten-Schema (dieses Schema beruht auf der unterschiedlichen Ätherempfindlichkeit der Einzelkomponenten des ERG), Säuger-ERG, Registrierung bei dunkeladaptierter Retina, Reizung mit längerdauerndem Reiz mittlerer Intensität (ausgezogene Linie: Summenpotential; gestrichelte Linien; ERG-Komponenten) (nach GRANIT: J. Physiol. (Lond.) **77,** 207 (1933), sowie WUNDSCH: Langsame Potentiale im Säuger-ERG, Diss. Phil. Fak. Univ. Wien 1971)

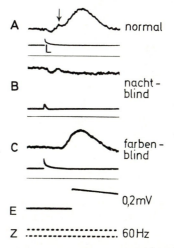

Abb. 8.19. Beispiele pathologischer ERGs (A) ERG unter photopischen Reizbedingungen (x-Welle durch Pfeil gekennzeichnet; L, Lichtblitz hoher Intensität im Rotbereich; E, Eichung; Z, Zeitmarkierung, hohe Registrierungsgeschwindigkeit; beim Farbenblinden fehlt die photopische x-Welle, beim Nachtblinden die skotopische b-Welle) (nach GOODMAN and BORNSCHEIN: Arch. Ophthal. **58,** 174 (1957))

Durch Analyse von Pharmaka-Wirkungen auf die Retina und mittels Mikroelektroden-Registrierung der elektrischen Aktivität in verschiedenen Schichten der Netzhaut versuchte man klarzustellen, aus welchen Potential-Komponenten das ERG als Summenpotential resultiert und ob solche Komponenten der Aktivität bestimmter Retina-Strukturen zugeordnet werden können. Das Schema in Abb. 8.18 B zeigt das Ergebnis einer solchen versuchsweisen Auflösung des ERG in seine Komponenten. Demnach ist die c-Welle Ausdruck der — wahrscheinlich vorwiegend im Pigment-Epithel entstehenden — Komponente P I. Die a-Welle wird als Manifestation des Beginnes der Receptor-Aktivität (Komponente P III) interpretiert. Schwieriger ist die Deutung der übrigen Potential-Schwankungen, da die hypothetische Komponente P II bei dunkeladaptiertem Auge und niedriger Reiz-Intensität zwar als sog. *DC-Komponente* (DC = direct current = Gleichstrom, wegen der Ähnlichkeit mit einer Gleichstrom-Schwankung) dominiert, bei zunehmender Reiz-Stärke jedoch die b-Welle im ERG immer stärker hervortritt; dabei besteht Unklarheit über den Entstehungsort der b-Welle, der u. a. in den Bipolaren, aber auch in den Müllerschen Glia-Zellen postuliert wurde.

Als Beispiel für die klinische Bedeutung des ERG kann der Befund bei der Frühdiagnose der Retinopathia pigmentosa angeführt werden, bei welcher trotz noch bestehenden Sehvermögens das ERG bereits völlig ausgelöscht sein kann. Auch totale Farbenblindheit und schwere Störungen des Dunkelanpassungs-Vermögens (Hemeralopie, s. oben) manifestieren sich in Veränderungen des ERG (Abb. 8.19).

Synaptische Überträgersubstanzen in der Retina

Es gibt Beweise dafür, daß Acetylcholin an verschiedenen Synapsen in der Retina als Überträgersubstanz vorkommt. Die Retina enthält auch verhältnismäßig große Mengen von Dopamin, Serotonin, Gamma-Aminobuttersäure (GABA) Taurin, Melatonin und das Polypeptid Substanz P (die Bedeutung dieser Substanzen als mögliche Überträger im Gehirn, Kap. 15). Eines der Phänomene, das auf eine wichtige Rolle von GABA als Überträgersubstanz im Auge hinweist, ist die Tatsache, daß Injektion von Picrotoxin (Antagonist von GABA) in die Blutbahn des Auges die Richtungsempfindlichkeit jener Ganglienzellen zum Schwinden bringt, die normalerweise auf Änderungen der Richtung des Reizes reagieren. Dopamin konnte histochemisch in Neuronen der Retina nachgewiesen werden, ferner setzen Monoaminooxydase-Hemmer die Rot-Grün-Unterscheidungsfähigkeit herab; Monoaminooxydase katalysiert Oxydation von 5-Hydroxytryptamin und Dopamin (Kap. 15).

Aktivität von Neuronen des visuellen Systems im Gehirn

Die Axonen der Ganglienzellen projizieren eine genaue räumliche Wiedergabe der Retina auf das Corpus geniculatum laterale; dieses vermittelt wiederum eine ähnliche Punkt-zu-Punkt-Projektion auf den visuellen Cortex. Offenbar ziehen etwa doppelt so viele Nervenfasern vom Corpus geniculatum laterale zum Cortex als von der Retina zum Corpus gelangen. Im visuellen Cortex sind jeweils zahlreiche Nervenzellen einer einzelnen ankommenden Nervenfaser zugeordnet.

Die receptiven Felder der Neuronen im Corpus geniculatum laterale sind denjenigen der Ganglienzellen ähnlich, nur antworten sie mehr auf Reizung der peripheren Anteile ihrer receptiven Felder. Im visuellen Cortex hingegen antworten einzelne Zellen eher auf Linien und Kanten in ihren receptiven Felder als auf kreisförmig begrenzte Areale. Nach der Art ihrer Reizantwort wurden solche Zellen in »einfache« und »komplexe« Ganglienzellen des visuellen Cortex eingeteilt. *»Einfache Zellen«* antworten maximal, wenn dem Auge als Reiz spaltförmige Lichtreize, dunkle Linien oder kantenförmige Grenzen zwischen hellen und dunklen Feldern angeboten werden; sie sprechen aber nur dann an, wenn ein solcher Reiz eine bestimmte Richtung aufweist. Je mehr die stimulierende Linie aus der optimalen Orientierung gedreht wird, desto geringer wird die Reizantwort; diese erreicht ihr Minimum, wenn die Linie senkrecht zur optimalen Richtung liegt (Abb. 8.20). Ebenso wie die Ganglienzellen der Retina weisen die »einfachen« Zellen des Cortex in bezug auf ihr rezeptives Feld »on-off«-Wechselbeziehungen auf. In typischer Weise ist ein schmales langes »on«-Areal zwischen 2 »off«-Areale gelagert; es finden sich auch andere Muster, doch handelt es sich stets um lineare Anordnungen. Die »einfachen« Zellen antworten auch auf Bewegungen des Reizes, doch nur mit vorübergehendem Aktivitätsanstieg.

Die *»komplexen« Zellen* antworten ebenfalls auf richtungsorientierte lineare Reizung des rezeptiven Feldes; bei ihnen kommt es jedoch zu einer andauernden Entladungsfolge, wenn der Reiz bewegt ist. Eine beträchtliche Zahl von Neuronen des visuellen Cortex sind in dieser Art richtungsempfindlich. *»Hyperkomplexe« Zellen* sind den komplexen Zellen ähnlich, doch hängt

Neurale Erregungs-Vorgänge im visuellen System

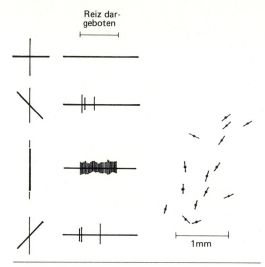

Abb. 8.20. *Links:* Antwort eines Neurons im Occipital-Cortex auf einen linearen visuellen Reiz mit verschiedener Orientierung. Registrierung der Aktionspotentiale während der Reizung des Auges. Maximale Impuls-Frequenz bei vertikalem, keine Impulse bei horizontalem Reiz. *Rechts:* Zuordnung oberflächlicher Neuronen im Occipital-Cortex zur Orientierung des receptiven Feldes. Die Lage der Neuronen ist auf der Hirnoberfläche durch Punkte gekennzeichnet; die Orientierung des Reizes, auf den das jeweilige Neuron antwortet, ist mittels eines Striches durch den Punkt dargestellt (nach HUBEL and WIESEL: J. Physiol. (Lond.) **148**, 574 (1959) und **165**, 559 (1963))

ihre Antwort von der Länge der Kante oder Linie ab. Einfache Zellen sind sternförmige Neuronen, während die »komplexen« und »hyperkomplexen« Zellen größere pyramidenzell-ähnliche Neuronen sind. Da diese verschiedenen Zellen in der Sehrinde jeweils auf ein bestimmtes Charakteristikum des Reizes ansprechen, dienen sie offenbar der Erkennung von speziellen Reiz-Eigenschaften (»*feature detectors*«); solche Zellen kommen auch in corticalen Projektionsfeldern für andere Sinnes-Modalitäten vor (»*Gestalt-Erkennung*«).

Im visuellen Cortex — wie in anderen primären sensorischen Projektionsfeldern — sind die Ganglienzellen möglicherweise in vertikal orientierten Zellreihen angeordnet, wobei viele »einfache« Zellen jeweils auf eine »komplexe« Zelle konvergieren. Unter den Millionen Neuronen des visuellen Cortex sind wahrscheinlich »einfache« Zellen zahlreicher Varianten vorhanden; eine Variante könnte dabei jeweils auf eine der möglichen Orientierungen in den verschiedenen Gesichtsfeld-Bereichen maximal antworten. Die »komplexen« Zellen integrieren offenbar die Impulse der »einfachen« Zellen und aus der Aktivität der »komplexen« Zellen wird durch einen noch unbekannten Mechanismus die Gesichtswahrnehmung gebildet.

Fixationsblindheit

Selbst bei scheinbar starrer Fixierung befinden sich die Bulbi nicht in Ruhe, sondern führen dauernd kleine, ruckartige Bewegungen aus *(physiologisches Augenzittern, fälschlicherweise auch als oscillatorischer »Nystagmus« bezeichnet)*, die wahrscheinlich für den Sehvorgang wesentlich sind. Die Receptoren der Retina adaptieren sich zwar nicht plötzlich an konstante Belichtung, ihre nervösen Verbindungen tun dies jedoch sehr rasch; wird z. B. ein Objekt durch ein optisches Hebelsystem ständig auf demselben Netzhaut-Areal abgebildet, dann wird es nicht mehr wahrgenommen (»*Fixationsblindheit*«). Offenbar erfordert die dauernde Wahrnehmung eines Seh-Objektes ständige und rasch wechselnde Verschiebung des Netzhautbildes von einer Receptorengruppe auf eine andere.

Seh-Leistung, Seh-Schärfe

Sehleistung (nicht mit Sehschärfe bzw. Sehschwelle zu verwechseln) ist der Grad, bis zu welchem das *unkorrigierte Auge* Einzelheiten und Konturen eines Objektes wahrnehmen kann. Sehleistung ist ein komplexes Phänomen; die daran beteiligten Faktoren sind *optisch* (Zustand des bild-entwerfenden Systems), *retinal* (Zustand des für die Bildauflösung entscheidenden Zapfensystems), mit dem *Reiz* zusammenhängend (Beleuchtungsstärke, Helligkeit des Reizes, Kontrast zwischen Reiz und Hintergrund, Reizdauer) sowie die *Augenbewegungen* betreffend (das physiologische Augenzittern, d. s. Augenbewegungen mit einer Amplitude von etwa 1′, ist für die normale Sehleistung notwendig, da sonst »Fixationsblindheit« entsteht).

Unter *Sehschärfe* versteht man die Sehleistung eines Auges unter Optimalbedingungen bezüglich seines optischen Apparates (Linsenkorrektur von Ametropien) und hinsichtlich der Reizqualität (optimale Beleuchtung und kontrastreiche Sehproben). Unter diesen Voraussetzungen informiert die Sehschärfe über den Zustand des receptorischen und nervösen Teiles des visuellen Sinnesapparates.

Die Sehschärfe ist vom räumlichen Auflösungsvermögen der Netzhaut abhängig; entsprechend

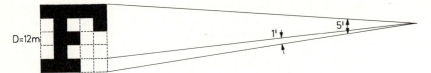

Abb. 8.21. Buchstabe der Snellenschen Tafel, dessen Einzelheiten aus 12 m Entfernung unter dem Grenzwinkel des Auflösungsvermögens auf der Netzhaut abgebildet werden

der Größe der Zapfen liegt der Grenzwinkel des Auflösungsvermögens bei einer Bogenminute (die von zwei Objekten ausgehenden Richtungsstrahlen müssen unter einem Winkel von 40–60″ ins Auge einfallen, damit zwischen 2 erregten ein unerregter Zapfen liegen kann; *Minimum separabile*).

Unter *Minimum visibile* versteht man den Grenzwinkel, unter dem ein punktförmiges Objekt gesehen werden kann; er beträgt etwa 1″.

Klinisch wird zur Orientierung über den Zustand eines Auges meist zuerst die Sehleistung (*Visus naturalis,* unkorrigiertes Auge) geprüft.

Die dazu verwendete *Snellensche Sehproben-Tafel* ist nach den Erfordernissen des Minimum separabile gestaltet; sie zeigt zeilenweise angeordnet Reihen von Buchstaben, wobei eine Zahl neben jeder Zeile die Entfernung angibt, aus der die Buchstaben der betreffenden Reihe mit ihren Details unter dem Grenzwinkel des Auflösungsvermögens erscheinen (ganzer Buchstabe 5′, Einzelheiten 1′, Abb. 8.21). Beim Probanden wird — bei Betrachtung der Tafel aus 6 m Entfernung — die Zeile mit der geringsten Buchstabengröße festgestellt, die noch fehlerfrei gelesen wird; das Ergebnis wird als Bruch angegeben, wobei im Zähler die Zahl 6 (Entfernung von der Tafel), im Nenner die Zahl neben der noch lesbaren Zeile (Entfernung, aus der ein Normalsichtiger diese Zeile lesen müßte) steht. Die normale Sehleistung beträgt 6/6 (es besteht gleichzeitig normale Sehschärfe); 6/5 bedeutet ein besonders gutes Auflösungsvermögen der Netzhaut, während z.B. 6/36 eine subnormale Sehleistung anzeigt (falls durch Korrektur mit Linsen 6/6 erreichbar ist, liegt bei normaler Sehschärfe ein optischer Fehler — Ametropie — vor).

Eine normale Sehleistung muß nicht unbedingt mit einem einwandfreien optischen Apparat des Auges verbunden sein; ein zu schwaches Brechungsvermögen des Auges (Hypermetropie) kann — vor allem von Jugendlichen — durch Akkommodation (Erhöhung der Brechkraft) kompensiert werden (Dauerakkommodation ist allerdings meist mit störenden Begleiterscheinungen wie Kopfschmerzen verbunden).

Kritische Fusions-Frequenz

Das zeitliche Auflösungsvermögen des Auges kann durch Bestimmung der Flimmer-Fusions-Frequenz (FFF) beurteilt werden. Darunter versteht man jene Reiz-Frequenz, bei welcher die aufeinanderfolgenden Einzelreize nicht mehr unterschieden werden können. Die Expositionszeit der Einzelbilder beim Betrachten einer Kinofilm-Projektion ergibt bei der verwendeten Licht-Intensität eine Bildfrequenz über der FFF, so daß keine Einzelbilder wahrgenommen werden, sondern ein kontinuierlich bewegtes Bild gesehen wird. Wenn die Lauf-Geschwindigkeit des Filmes abnimmt, beginnt das Bild zu flimmern.

Gesichtsfeld, Blickfeld und binoculäres Sehen

Das Gesichtsfeld ist der vom fixierten Auge aus sichtbare Teil der Umwelt; theoretisch sollte es kreisrund begrenzt sein, doch ist es medial durch die Nase und nach oben zu durch den Rand der Orbita eingeengt (Abb. 8.22); das *Blickfeld* ist dagegen der bei fixiertem Kopf, aber frei beweglichen Augen foveal erfaßbare Seh-Raum. Die Bestimmung der Gesichtsfeldgrenzen (auch wichtig für die neurologische Diagnostik) erfolgt mit Hilfe eines *Perimeters* (Perimetrie); dabei wird ein Auge abgedeckt, während das untersuchte Auge einen zentralen Fixationspunkt betrachtet. Ein kleines Objekt (weiße bzw. farbige Marke) wird entlang verschiedener vorgewählter Meridiane von peripher gegen den Fixationspunkt bewegt; für jeden untersuchten Meridian wird die Stelle (in Bogengraden) bestimmt, an der das Objekt eben sichtbar wird (Abb. 8.22). Im Gegensatz zum peripheren wird das zentrale Gesichtsfeld mittels eines *Tangenten-Schirms* (schwarze Filzfläche, über die ein weißes Objekt bewegt wird) geprüft; man kann dabei den »*blinden Fleck*« (Stelle an der das Objekt verschwindet bzw. wiedererscheint) sowie *Skotome* (durch Krankheit verursachte »blinde Flecken«) bestimmen.

In ihren temporalen Randpartien sind rechtes und linkes Gesichtsfeld nicht kongruent; im Hauptanteil (zentrales Gesichtsfeld) fallen die beiden Gesichtsfelder zusammen. Innerhalb

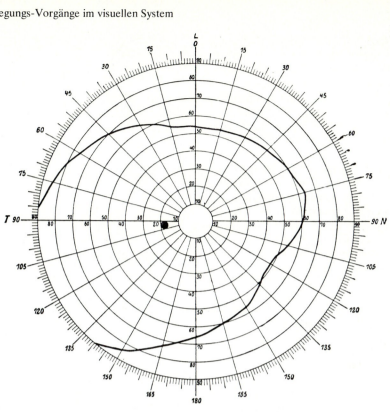

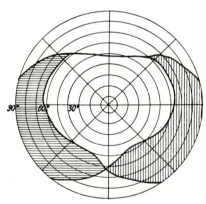

Abb. 8.22. Gesichtsfeld; links: Zur Perimetrie verwendetes Schema (für das linke Auge, T = temporal, N = nasal); rechts: Binoculäres Gesichtsfeld (das zentrale helle Areal wird von beiden Augen wahrgenommen; temporal reicht das jeweilige Gesichtsfeld etwas über 100°, da die optische und die anatomische Achse des Auges nicht zusammenfallen) (nach H. LAUBR. Das Gesichtsfeld. Berlin: Springer 1944)

dieses Areals gelegene Objekte werden beim beidäugigen *(binoculären)* Sehen *einfach* wahrgenommen (die von der rechten und linken Retina kommenden Impulse werden auf corticalem Niveau zu einem einzigen Bild *»fusioniert«*), sofern sie auf *korrespondierenden Netzhautpunkten* abgebildet werden. Diese Bedingung ist theoretisch für alle Objekte erfüllt, die auf einem Kreis liegen, welcher durch den jeweiligen Fixationspunkt und die Knotenpunkte beider Augen gelegt werden kann (*Horopter;* in der Realität ist der Horopter kein Kreis, sondern eine gekrümmte Fläche höherer Ordnung); alle an-

deren auf *disparaten* Netzhautstellen abgebildeten Objekte werden nicht fusioniert und tragen daher zur räumlichen bzw. Tiefenwahrnehmung bei. Wird ein Auge mechanisch aus der Fixationsrichtung verschoben, während ein Objekt in der Gesichtsfeld-Mitte beidäugig betrachtet wird, dann treten erst ab einem gewissen Grad der Verschiebung Doppelbilder auf (*Diplopie;* Abbildung auf disparaten, nicht-korrespondierenden Netzhautpunkten), da geringe Abweichungen von der Abbildung auf korrespondierenden Netzhautpunkten zentral kompensiert werden können (in der Umgebung korrespondierender Netzhautpunkte diesen noch zugeordnete Netzhautgebiete, *Panumsche Areale).* Beim Schielen *(Strabismus)* ist die Abweichung so groß, daß Doppelbilder entstehen; wenn allerdings bei Kindern unter 6 Jahren infolge Schielens dauernd Doppelbilder vorhanden sind, dann wird — offenbar auch durch einen zentralen Vorgang — die Diplopie unterdrückt und für das visuelle System des Schiel-Auges ist die Wahrnehmungsfähigkeit herabgesetzt *(Amblyopie).* Dieses Phänomen entwickelt sich meist nicht bei schielenden Kindern, wenn diese entsprechend trainiert werden (Abdecken des gesunden Auges) und ebenso nicht, wenn Schielen erst im späteren Lebensalter auftritt.

Das binoculäre Sehen ist für die Tiefenwahrnehmung sehr wichtig, dennoch sind auch zahlreiche monoculäre Faktoren für das räumliche Sehen bedeutsam (relative Größe der Objekte, Schattenbildung, relative Bewegung bewegter Objekte oder Bewegungsparallaxe).

Effekte von Läsionen des optischen Leitungssystems

Abb. 8.4 zeigt die Leitungs-Bahnen vom Auge zum Gehirn, Abb. 8.23 die Ausfallserscheinungen im Bereich der beiden Gesichtsfelder bei Schädigungen im Verlauf dieser Bahnen. Aufgrund solcher Ausfallserscheinungen lassen sich Läsionen an den Nervenleitungen mit beträchtlicher Präzision lokalisieren.

Die Fasern von den nasalen Netzhaut-Hälften kreuzen im Chiasma opticum die Seite, so daß im Tractus opticus jeweils die Fasern von der temporalen Hälfte der ipsilateralen und von der nasalen Hälfte der kontralateralen Retina verlaufen (jeder Tractus opticus vermittelt daher die Wahrnehmung der kontralateralen Hälften des rechts- wie des linksäugigen Gesichtsfeldes). Unterbrechung des N. opticus eines Auges verursacht dessen totale Blindheit, Unterbrechung des Tractus opticus aber *Halbseiten-Blindheit* (Abb. 8.23); da dieser Defekt in beiden Gesichtsfeldern dieselbe Seite betrifft, wird er als *homonyme Hemianopsie* bezeichnet. Läsionen des Chiasma opticum (z.B. durch Hypophysen-Tumoren, die an der Sella turcica die Leitungen von beiden nasalen Halb-Netzhäuten zerstören) bewirken eine *heteronyme* (entgegengesetzte Seiten beider Gesichtsfelder betreffende) *Hemianopsie;* da die Fasern von den Maculae (Foveae centrales) im Chiasma hinten verlaufen, treten zu Beginn der Läsion hemianoptische Skotome auf, ehe komplette Hemianopsie eintritt. Gesichtsfeld-Ausfälle werden ferner als

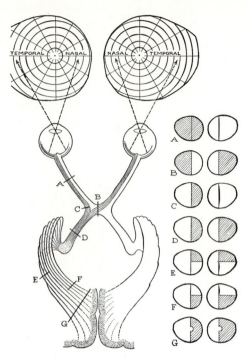

Abb. 8.23. Gesichtsfeld-Ausfälle bei Läsionen an verschiedenen Stellen des visuellen Leitungssystems (links die Lokalisation der Läsionen; rechts die zugehörigen Ausfälle). A: Durchtrennung des li N. opticus; komplette Blindheit des linken Auges; B: sagittale Durchtrennung des Chiasma opticum; bitemporale Hemianopsie; C: Läsion der linken lateralen Anteile des Chiasma; unilaterale nasale Hemianopsie; D: Durchtrennung des linken Tractus opticus bzw. der linken geniculo-calcarinen Projektionsfasern; rechtsseitige homonyme Hemianopsie (Ausfall der gesamten rechten Gesichtsfeldhälfte); E: und F: Durchtrennung der Fasern zur unteren bzw. oberen Lippe der Fissura calcarina; obere bzw. untere rechtsseitige homonyme Quadranten-Hemianopsie; G. umfassende Läsion der li Fissura calcarina; rechtsseitige homonyme Hemianopsie mit fovealer Aussparung (zentrales Sehen gesondert cortical repräsentiert) (nach HOMANS: A text-book of surgery, 5th Ed. Springfield Ill.: Ch. C. Thomas 1941)

bitemporal, binasal, rechts- oder linksseitig klassifiziert.

Von seinem Ursprung im Corpus geniculatum laterale fächert der Tractus geniculocalcarinus in 3 mehr oder weniger differenzierbare Komponenten aus. Fasern vom medialen Teil des Corpus geniculatum lat. (Objekten in der unteren Hälfte der jeweiligen Gesichtshälfte zugeordnet) ziehen über dem hinteren Horn des Seitenventrikels vorbei und enden an der oberen Lippe der Fissura calcarina; Fasern vom Seiten-

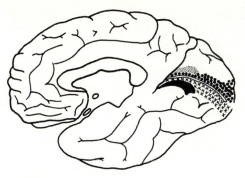

- ▓ oberer äußerer Quadrant der Retina
- ▒ oberer Quadrant der Macula
- ■ unterer äußerer Quadrant der Retina
- ▦ unterer Quadrant der Macula

Abb. 8.24. Mediale Großhirnhemisphäre mit Projektion der Retina auf die Fissura calcarina beim Menschen (nach BROUWER: Projection of the retina on the cortex in man. Res. Publ. Ass. nerv. ment. Dis. **13**, 529 (1934))

teil des Corpus geniculatum lat. (der Oberhälfte der jeweiligen Gesichtsfeldhälfte zugeordnet) ziehen unter dem Horn des Ventrikels vorbei und enden an der Unterlippe der Fissura calcarina; Fasern vom Corpus geniculatum lat., die dem fovealen Sehen (zentrales Sehen) dienen, verlaufen gesondert von den Fasern für das periphere Sehen und enden im hinteren Teil der Fissura calcarina (Abb. 8.24). Wegen dieser Anordnung können einseitige Occipital-Läsionen zu Ausfällen von Quadranten des Gesichtsfeldes führen *(Quadranten-Hemianopsien);* bei entsprechender beidseitiger Lokalisation können u. U. auch Hemianopsien der unteren oder oberen Gesichtsfeld-Hälften entstehen. Da das foveale gesondert vom peripheren Sehen cortical repräsentiert ist, können ansonsten umfangreiche Läsionen diesen Rindenbezirk aussparen und es kommt zum sog. *Röhrensehen (foveale Aussparung).*

Beiderseitige Zerstörung des occipitalen Cortex führt beim Menschen zu kompletter Blindheit *(Rinden-Blindheit),* während bei niedrigeren Säugern noch ein bedeutender Sehrest (besonders Stäbchensehen) erhalten bleibt. Das primäre Projektionsfeld des Sehens (im wesentlichen Brodman-Areal 17) spielt auch eine wichtige Rolle bei der visuellen Diskrimination. Die sogenannten Assoziationsfelder des Sehens (Areale 18 und 19) haben offensichtlich mit der visuellen Orientierung, Tiefenwahrnehmung und der Umschaltung visueller Informationen zu anderen Regionen des Gehirns zu tun.

Die Fasern für den Pupillen-Lichtreflex verlassen den jeweiligen Tractus opticus vor dem Corpus geniculatum laterale und treten in die prätectale Region ein; Blindheit mit erhaltener Pupillenreaktion auf Lichteinfall ist daher immer auf eine Läsion hinter dem Tractus opticus zurückzuführen.

Farbsehen

Charakteristika der Farbe

Farben haben 3 Eigenschaften: *Farbton, Intensität* und *Sättigung* (Grad der Freiheit von Weiß-Beimengung). Für jede Farbe existiert eine *Komplementärfarbe;* entsprechende Mischung einer Farbe mit ihrer Komplementärfarbe ruft die Empfindung Weiß hervor. Die Empfindung bei Abwesenheit von Licht ist das sogenannte Eigengrau (wahrscheinlich durch spontane Aktivität im receptorischen System hervorgerufen). Schwarz ist eine positive Empfindung, die durch Hemmungsmechanismen ausgelöst wird; die Empfindung bei Blindheit (*Skotom,* blinder Fleck) ist nicht »schwarz«, sondern »nichts«. Für das Farbsehen sind noch weitere Phänomene von Bedeutung, wie z.B. Sukzessiv- und Simultan-Kontrast, optische Tricks (Entstehung von Farbempfindung bei Abwesenheit von Farbe), negative und positive Nachbilder sowie verschiedene psychologische Erscheinungen. Einzelheiten zu diesen Phänomenen müssen in Handbüchern der physiologischen Optik nachgelesen werden.

Von grundlegender Bedeutung für das Verständnis der Farbwahrnehmung ist die Beobachtung, daß die Empfindung jeder beliebigen Farbe, durch *Mischung* entsprechender Anteile von rotem (723–647 nm), grünem (575–492 nm) und blauem Licht (492–450 nm) hervorgerufen werden kann; Rot, Grün und Blau wurden daher auch als *Primär-Farben* bezeichnet.

Retinale Mechanismen

Schon vor der Jahrhundertwende meinte man, das Farbsehen werde durch 3 Typen von Zapfen hervorgerufen, von denen jeder eine andere photo-sensitive Substanz enthält und für eine der 3 Primärfarben maximal empfindlich ist *(Young-Helmholtzsche Theorie);* man nahm ferner an, die Empfindung der jeweiligen Farbe sei durch die Relation der das Gehirn erreichenden Impulsfrequenzen von den 3 Zapfen-Systemen bestimmt.

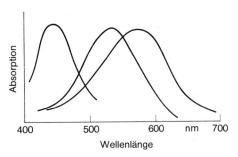

Abb. 8.25. Absorptions-Spektrum der 3 Zapfen-Pigmente in der menschlichen Retina. Das Pigment mit dem Maximum bei 445 nm reagiert auf Blau, dasjenige mit dem Maximum bei 535 nm auf Grün. Das Pigment mit dem Absorptions-Maximum bei 570 nm im Gelbbereich reicht mit seinem Spektrum genügend weit in den langwelligen Bereich, um auf Rot zu reagieren (nach MICHAEL: Color Vision. New Engl. J. Med. **288**, 729 (1973)

Die Existenz von 3 Zapfen-Typen wurde tatsächlich für die Augen von Fischen, Affen und schließlich des Menschen durch Messung der Absorptionsspektren verschiedener Zapfen nachgewiesen (Abb. 8.25). Von den 3 Zapfen-Typen des Menschen absorbiert der erste maximal Licht im Blau-Violett-, der zweite im Grün- und der dritte im Gelb-Bereich des Spektrums. Die Primärfarben sind aber Blau, Grün und Rot; die Zapfen mit der höchsten Empfindlichkeit im Gelb-Bereich sind jedoch auch noch im Rot-Bereich genügend empfindlich, um auf rotes Licht mit niedrigerer Schwelle zu antworten als auf grünes Licht, so daß sich aus dem Absorptionsspektrum kein Widerspruch gegen die Young-Helmholtzsche Theorie ergibt. Die Drei-Receptoren-Theorie des Farbsehens erscheint somit gesichert.

Die derzeitigen experimentellen Hinweise stützen aber andererseits nicht die Auffassung, daß die einzelnen Zapfensysteme über spezielle Verbindungen zum Gehirn verfügen. Offensichtlich besteht vielmehr auf retinalem Niveau eine Art Codierungsprozeß, der Farbinformationen in »on«- und »off«-Impulse in bestimmten Fasern des N. opticus umsetzt. In der Fisch-Retina erhalten die Horizontal-Zellen z. B. depolarisierende Einflüsse von rot- und hyperpolarisierende Einflüsse von grün-empfindlichen Zellen und umgekehrt. Größe und Polarität der Potentiale in jeder dieser Horizontal-Zellen ergibt sich also aus dem gleichzeitigen Grad der Stimulierung von rot- und grünempfindlichen Zapfen, die zu der jeweiligen Horizontal-Zelle gehören. Andere Horizontal-Zellen werden durch gelbes Licht de- und durch blaues Licht hyperpolarisiert; sie stehen mit Rot- und Grün-Zapfen, die beide auf gelbes Licht reagieren, in Verbindung sowie mit blau-empfindlichen Zapfen. Ihre Antwort hängt von der Proportion gelbes/blaues Licht ab, die das receptive Feld beeinflußt. Die Farbe wird dementsprechend in den Kategorien der Größe und der Polarität der Horizontal-Zellen-Potentiale über ein Gelb-Blau- und ein Rot-Grün-Spektrum codiert. Ein solcher Mechanismus würde erklären, daß die 4 subjektiven Hauptfarben des Spektrums Gelb, Rot, Grün und Blau sind. Es würde auch die Tatsache erklären, daß Rot und Grün *Komplementär-Farben* sind, bei deren entsprechender Mischung die Farbwirkung verschwindet. Ähnlich sind auch Gelb- und Blau-Komplementärfarben. Es ist noch unklar, wie diese abgestuften Horizontal-Zellen-Potentiale in Form von Ganglienzell-Aktionspotentialen codiert werden. Bestimmte Ganglienzellen fungieren als Rot-»on«-Grün-»off«-Zellen, andere als Grün-»on«-Rot-»off«-Zellen usw. Einzelableitungen beim Affen ergaben prinzipiell ähnliche Befunde, jedoch ist die Existenz eines Gelb-Blau-Antagonismus noch umstritten.

Farbenblindheit

Zahlreiche Tests dienen dem Nachweis der Farbenblindheit; beim *Wollfadentest* z. B. müssen zu verschieden gefärbten Fäden die Fäden gleicher Farbe aus einem Fadenbündel aussortiert werden, beim *Farbtafel-Test* (Ishihara-Tafeln, Stillingsche pseudo-isochromatische Tafeln) müssen aus Farbflecken zusammengesetzte Ziffern auf einem Untergrund gleichgroßer, verschiedengefärbter Farbflecken gleicher Helligkeit erkannt werden (die Farben von Ziffern und Hintergrund sind für Farbblinde nicht unterscheidbar, die Ziffern daher nicht lesbar). Manche Individuen sind völlig außerstande, bestimmte Farben zu unterscheiden, während andere nur eine »Farbschwäche« aufweisen; der Zusatz »*Anomalie*« bedeutet Farbwahrnehmungs-Schwäche, während »*Anopie*« Farbenblindheit anzeigt.

Die gebräuchlichste Einteilung der Farbenblindheit stützt sich auf die Drei-Receptoren-Theorie; die Vorsilbe Prot-, Deuter- und Trit- weist auf Defekte im rot-, grün-, bzw. blauempfindlichen Zapfen-System hin. Menschen mit normalem Farbsehen bzw. Prot-, Deuter- oder Tritanomalie werden als *Trichromate* bezeichnet; sie verfügen über alle drei Zapfensysteme, wobei eines in seiner Funktion beeinträchtigt sein kann. *Dichromate* besitzen nur 2 Zapfensysteme; bei ihnen kann Prot-, Deuter- oder Tritanopie vorliegen. *Monochromate* besitzen entweder nur ein Zapfen-System (*Zapfen-Monochromasie;* Fehlen des Farbensehens bei sonst intaktem photopischem Sehen) oder es mangelt zur Gänze an einem funktionsfähigem Zapfen-System (*Stäbchen-Monochromasie,* schwere Störung des photopischen Sehens, Lichtscheu). Dichromate stützen sich bei ihrer Farbwahrnehmung auf die Mischung von 2 statt 3 Primärfarben, Monochromate hingegen können für ihre spektrale Wahrnehmung nur Aktivitäts-Unterschiede in einem einzigen farbempfindlichen System ausnützen (sie dürften nur Weiß, Schwarz und Abstufungen von Grau wahrnehmen).

Erblichkeit der Farbenblindheit

Abnormes Farbensehen kommt bei etwa 8% der Männer und 0,4% der Frauen vor. Farbenblindheit ist selten Begleiterscheinung einer anderen Augenerkrankung, sondern meist eine ererbte Störung. Am häufigsten ist Deuteranomalie gefolgt von Deuteranopie, Protanopie und Protanomalie; diese Abnormitäten sind recessiv geschlechtsgebunden erblich, hängen also mit einer an das X-Chromosom gebundenen Gen-Mutante zusammen. Da alle männlichen Zellen — mit Ausnahme der Samenzellen — ein X- und ein Y-Chromosom neben den 44 somatischen Chromosomen enthalten (Kap. 23), wird Farbenblindheit bei Männern manifest, wenn ihr X-Chromosom das abnorme Gen enthält; da andererseits normale weibliche Zellen 2 X-Chromosomen enthalten (je eines von jedem Elternteil) und Farbenblindheit ein recessives Merkmal ist, zeigen Frauen die Störung nur, wenn beide X-Chromosomen das abnorme Gen enthalten. Töchter farbenblinder Männer sind jedoch Überträger der Anomalie und übertragen diese mit 50% Wahrscheinlichkeit auf ihre Söhne; Farbenblindheit überspringt daher Generationen und erscheint bei den Männern jeder zweiten Generation (ähnlich anderen vererbbaren Störungen — wie z.B. Hämophilie, Duchennesche Muskeldystrophie und zahlreiche andere Erbkrankheiten —, die ebenfalls durch Genmutanten am X-Chromosom verursacht werden).

Augenbewegungen

Die Richtung, in welche jeder einzelne Augenmuskel den Bulbus bewegt, und die Termini, die zur Beschreibung der Augenbewegungen verwendet werden, sind in Tabelle 8.1 zusammengestellt. Da die Mm. obliquus superior und inferior am hinteren Teil des Bulbus ansetzen (Abb. 8.7, 8.26), hängt ihre Wirkung von der jeweiligen Augenstellung ab; ist das Auge nach nasal gerichtet, dann heben oder senken die Mm. obliqui den Bulbus, während er durch die Mm. rectus superior und inferior rotiert wird. Ist das Auge aber nach temporal gerichtet, dann heben oder senken die Mm. recti den Bulbus, die Mm. obliqui hingegen rotieren ihn.

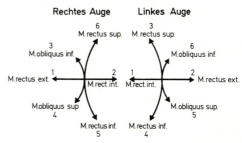

Abb. 8.26. Die Funktion der Muskeln des rechten und linken Auges (schematisch dargestellt nach HERING). Übereinstimmende Zahlen bezeichnen die assoziiert funktionierenden Muskelpaare

Tabelle 8.1. Wirkung der äußeren Augenmuskeln. Ab- und Adduktion bezieht sich auf eine Rotation des Bulbus um eine vertikale Achse mit Bewegung der Pupille von oder zu der Mittellinie; Hebung und Senkung bedeutet Rotation um eine transversale horizontale Achse mit Pupillenbewegung auf- oder abwärts; Rollung bezieht sich auf eine Rotation um eine sagittale Achse mit Bewegung des Pupillenoberteils zur Nase (Innenrollung), bzw. von der Nase weg (Außenrollung) (nach VAUGHAN et al.: General Opthalmology, 5th Ed. (Los Alamos) Lange 1968)

Muskel	primäre Wirkung	sekundäre Wirkung
Rectus lateralis	Abduktion	Keine
Rectus medialis	Adduktion	Keine
Rectus superior	Hebung	Adduktion, Innenrollung
Rectus inferior	Senkung	Adduktion, Außenrollung
Obliquus superior	Senkung	Innenrollung, Abduktion
Obliquus inferior	Hebung	Außenrollung, Abduktion

Da ein großer Teil des Gesichtsfeldes binoculär ist, kann nur ein sehr hohes Maß von Bewegungs-Koordination beider Augen die dauernde Abbildung auf korrespondierenden Netzhautstellen sicherstellen und damit Diplopie verhindern.
Es gibt 4 Typen von Augenbewegungen, deren jede von einem eigenen nervösen System kontrolliert wird; diese Systeme greifen aber alle an einer gemeinsamen motorischen Endstrecke (motorische Neuronen der äußeren Augenmuskeln) an (Abb. 8.27). (1) *Sakkaden* sind ruckartige Augenbewegungen bei Wechseln des Blickes von einem Objekt zu einem anderen; (2) *glatte Folgebewegungen* dienen dem Verfolgen eines bewegten Objektes mit den Augen; (3) *vestibuläre Bewegungen* (Nystagmus) sind Anpassungsbewegungen, die von Impulsen des Bogengang-Systems ausgehen und dem Festhalten des Fixationspunktes bei Kopfbewegungen dienen; (4) *Konvergenzbewegungen* lassen die Sehachse konvergieren, wenn sich die Aufmerksamkeit auf ein nahegelegenes Objekt richtet. Die Ähnlichkeit der koordinierten Augenbewegungen mit einem »tracking system« auf einer instabilen Plattform, etwa einem Schiff, ist offensichtlich; sakkadenartige Bewegungen suchen ein sichtbares Ziel auf, Folgebewegungen verfolgen es während seiner Bahn und vestibuläre Bewegungen stabilisieren das Zielgerät, während sich die Plattform, auf der es steht (Kopf, Körper), bewegt.

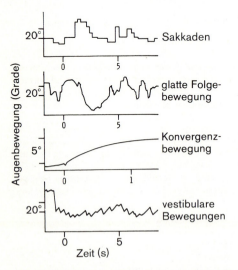

Abb. 8.27. Typen der Augenbewegung (nach ROBINSON: Eye movement control in primates. Science **161**, 1219 (1968). Copyright 1968 by the American Association for the Advancement of Science)

Nystagmus

Das Phänomen des Nystagmus (»Augenzittern«, ruckartige Augenbewegungen) und seine verschiedenen Formen bieten die Möglichkeit, einzelne Komponenten der Augenbewegungen näher zu erläutern. Beim sogenannten »*physiologischen Nystagmus*« handelt es sich im wesentlichen um jene ständig vorhandenen Sakkaden, die eine »Fixationsblindheit« verhindern (s. vorher).

Der *optokinetische Nystagmus* (»Eisenbahn«-Nystagmus) entsteht durch langsame Folgebewegungen gegenüber einem bewegten Objekt und raschen ruckartigen gegensinnigen Nachholbewegungen, die ebenfalls zu den Folgebewegungen zu zählen sind; der optokinetische Nystagmus wird rein optisch ausgelöst und kann z. B. beim Blick aus einem Eisenbahnfenster beobachtet werden (die Augen folgen einem Fixationspunkt in einer vorbeigleitenden Landschaft, bis dieser entschwindet, und suchen mit einer ruckartigen Bewegung einen neuen Fixationspunkt in der Fahrtrichtung). Optokinetischer Nystagmus kann nicht nur in horizontaler, sondern auch in anderen Ebenen manifest werden (z. B. vertikal im Lift).

Der *vestibuläre Nystagmus* (Kap. 9, rotatorisch, calorisch, galvanisch auslösbar, aber auch bei pathologischen Veränderungen des vestibulären Apparates und seiner neuralen Verbindungen) äußert sich in Form einer vestibulären Anpassungsbewegung der Augen. Bei Winkelbeschleunigung des Kopfes kommt es zu einer langsamen, vestibulär gesteuerten Deviation der Bulbi entgegengesetzt der Drehbewegung; diese langsame Komponente des Nystagmus dient dem Festhalten des Fixationspunktes bei rascher Kopfbewegung, um Scheinbewegungen des Raumes zu verhindern. Die schnelle, in der Drehrichtung verlaufende Bewegungskomponente des vestibulären Nystagmus (nach dieser wird konventionell die Richtung des Nystagmus benannt) ist eine rein optisch (nicht vestibulär) ausgelöste Korrektur-(Nachhol-)Bewegung.

Schließlich ist noch der *pathologische cerebellare Nystagmus* zu erwähnen, der bei Läsionen des Archicerebellum (Lobi flocculonodulares, Kap. 12) auftreten kann; bei fehlender Kleinhirnbeteiligung an der Steuerung der vestibulären Augenbewegung verhält sich das System offenbar so wie bei einer Dauerreizung des Bogengangapparates.

Strabismus

Wenn die Sehachsen nicht so eingestellt werden können, daß sich Objekte auf korrespondierenden Netzhautpunkten abbilden, dann entstehen Doppelbilder. Die Ursache für die Unfähigkeit, die jeweils erforderliche Augenstellung herzustellen, liegt in jedem Falle in einer Störung des Koordinations-Mechanismus der Augenbewegungen. Man unterscheidet dabei zwischen *Lähmungs-Schielen* (infolge Paralyse von Augenmuskeln) und *konkomitierendem oder Begleit-Schielen* (infolge Insuffizienz des nervösen Koordinationssystems). Bei manchen Arten des Schielens ist eine Besserung durch chirurgische Maßnahmen (sorgfältige Kürzung bestimmter Augenmuskeln) möglich. Auch Training der Augenmuskeln durch gezielte Übungen kann u. U. Abhilfe schaffen. Schließlich kommt auch die Anwendung von Augengläsern mit Prismen in Frage, welche die Lichtstrahlen so brechen, daß die abnorme Stellung der Bulbi kompensiert wird.

Beim sogenannten »latenten Schielen« wird zwar durch vermehrte Aktivität eines oder mehrerer Augenmuskeln ein Abweichen der Augen-Achsen und damit das Auftreten von Doppelbildern verhindert, bei Ermüdung, Alkoholeinwirkung sowie beim Anbieten getrennter Objekte für rechtes und linkes Auge (Maddox-Wing-Test) wird das Schielen jedoch manifest.

Kammerwasser, intraoculärer Druck

Das Kammerwasser zählt zu den transcellulären Flüssigkeiten (Kap. 1); es dient einerseits der Formerhaltung des Auges, andererseits ermöglicht es die Versorgung nicht-vascularisierter Strukturen (Linse, Glaskörper, Cornea) durch Diffusion. Das Kammerwasser wird durch die Processus ciliares (teils durch Diffusion, teils durch aktiven Transport) gebildet, wobei vorerst Flüssigkeit aus dem Plasma in den Interstitial-Raum des Ciliarkörpers übertritt und dann erst durch das Ciliarepithel in die hintere Augenkammer abgegeben wird *(Blut-Kammerwasserschranke)*. Die resultierende Flüssigkeit ist eiweißarm (etwa 0,3 g pro Liter), unterscheidet sich aber im übrigen wenig vom Plasma (das pH ist etwas höher, der K^+-Gehalt niedriger als im Plasma). Die Schranke ist nicht nur für Eiweiß, sondern auch für kleinere Moleküle (z. B. Saccharose, Kreatinin) weniger durchlässig als für Wasser; hohe Durchlässigkeit besteht für Lipidlösliche Substanzen, ebenso für Glucose. Das Kammerwasser unterliegt einem ständigen Austausch; sein Abstrom erfolgt durch den Schlemmschen Kanal (zirkulärer Kanal im Bereich des Cornea-Limbus, in Verbindung mit dem vorderen Kammerwinkel) in Richtung der intraskleralen Venenplexus. Das Kammerwasser trägt zur Erhaltung des intraoculären Druckes bei; dieser beträgt beim Gesunden im Mittel 2 kPa (15 mm Hg); Werte über 3,3 kPa (25 mm Hg) sind pathologisch (intraoculare Drucksteigerung, *Glaukom*). Die Messung des intraoculären Druckes kann mittels verschiedener Tonometer erfolgen, wobei im Prinzip die Abhängigkeit der Deformation (Abflachung) des Bulbus vom einwirkenden Druck geprüft wird.

Kapitel 9

Funktion des Ohrs

Im Ohr sind Receptoren für 2 sensorische Modalitäten, Gehör und Gleichgewicht, lokalisiert. Äußeres Ohr, Mittelohr und der Cochlea-Anteil des Innenohrs dienen dem Gehör, während Bogengänge, Utriculus und wahrscheinlich auch Sacculus mit der Aufrechterhaltung der Lage im Raum zu tun haben.

A. Anatomie des Ohrs

Äußeres Ohr und Mittelohr

Das äußere Ohr leitet Schallwellen in den äußeren Gehörgang. Bei manchen Tieren kann das Ohr bewegt werden und wie eine Radarantenne den Schall suchen. Der äußere Gehörgang führt zum Trommelfell (Abb. 9.1).
Das Mittelohr ist eine luftgefüllte Höhle im Schläfenbein, die durch die Tuba Eustachii mit dem Nasopharynx und über diesen mit der Außenwelt in Verbindung steht. Die Tube ist gewöhnlich geschlossen, öffnet sich jedoch während des Schluckens, Kauens und Gähnens, wodurch der Luftdruck beiderseits des Trommelfelles gleich gehalten wird. Die 3 Gehörknö-

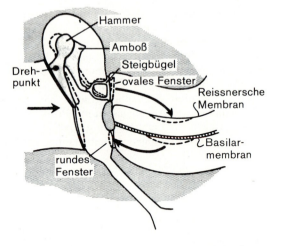

Abb. 9.2. Schematische Darstellung der Gehörknöchelchen und des Übertragungs-Mechanismus von Trommelfellbewegungen auf die Innenohr-Flüssigkeit. Die Flüssigkeits-Welle wird am runden Fenster gedämpft. Die Bewegungen der Knöchelchen, des häutigen Labyrinths, und des runden Fensters sind gestrichelt dargestellt (nach NETTER: In: Ciba Clinical Symposia, copyright 1962, Ciba Pharmaceutical Co)

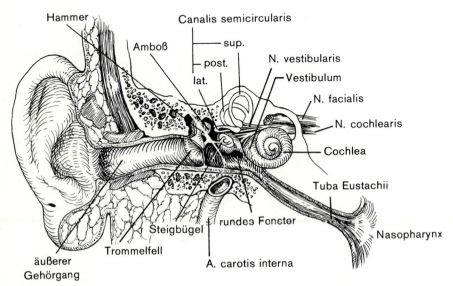

Abb. 9.1. Ohr (halbschematisch, unter Weglassung der Mittelohrmuskulatur) (nach BRÖDEL: Three Unpublished Drawings of The Anatomy of the Human Ear. Philadelphia: Saunders 1946)

Innenohr

chelchen (Hammer, Amboß und Steigbügel) befinden sich im Mittelohr. Der Hammergriff ist an der Hinterseite des Trommelfelles befestigt, sein Kopf ist an der Mittelohrwand und sein kurzer Fortsatz am Amboß fixiert, der seinerseits mit dem Steigbügelkopf ein Gelenk bildet. Die Steigbügel-*Fußplatte* ist durch ein ringförmiges Band mit dem Rand des *ovalen Fensters* verbunden (Abb. 9.2). Zwei kleine Skeletmuskeln im Mittelohr (*M. tensor tympani* und *M. stapedius*) dienen ebenfalls dem Hörvorgang; Kontraktion des M. tensor tympani zieht den Hammergriff nach medial und vermindert so die Schwingungen des Trommelfelles, während der M. stapedius die Steigbügel-Fußplatte aus dem ovalen Fenster zieht.

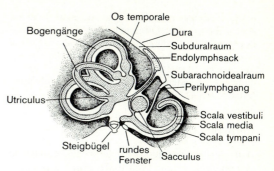

Abb. 9.3. Beziehung zwischen häutigem und knöchernem Labyrinth (schematisch)

Innenohr

Das Innenohr *(Labyrinth)* besteht aus zwei Teilen: Eine Reihe von Kanälen im Felsenbein bildet das *knöcherne Labyrinth;* in diesem befindet sich — von *Perilymphe* umgeben — das *häutige Labyrinth*, das in seiner Form annähernd dem knöchernen Kanalsystem entspricht (Abb. 9.3). Das häutige Labyrinth ist von *Endolymphe* erfüllt und umfaßt Scala media, Sacculus, die 3 Bogengänge, die sich im Utriculus vereinigen, sowie den endolymphatischen Sack; es besteht *keine Kommunikation* zwischen den von Endo- und Perilymphe erfüllten Räumen.

Schnecke

Das Schneckenanteil des Labyrinths besteht aus einem spiralig gewundenen Rohr von 35 mm Länge, welches beim Menschen $2^{3}/_{4}$ Windungen aufweist. Über seine gesamte Länge ist dieses Rohr durch die Basilarmembran und die Reissnersche Membran in 3 Kammern unterteilt, die sogenannten *Scalae* (Abb. 9.4); die obere *Scala vestibuli* und die untere *Scala tympani* enthalten Perilymphe und sind untereinander an der Schneckenspitze durch eine kleine Öffnung *(Helicotrema)* verbunden; an der Schneckenbasis endet die Scala vestibuli am ovalen Fenster, das von der Steigbügel-

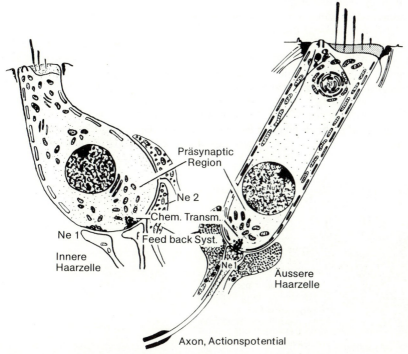

Abb. 9.4. Querschnitt eines Schneckenganges. A: Gesamt-Übersicht, B: Schematische Darstellung der Inneren und Äußeren Haarzellen mit ihren nervösen Verbindungen; Ne 1, afferente Nervenendigung; Ne 2, efferente Nervenendigung (nach Davis: Acoustic trauma in the guinea pig. J. acoust. Soc. Amer. **25**, 1180 (1953) und nach Ades H. W. und H. Engström, in Handb. Sensory Physiol. V/1 p. 129)

platte verschlossen wird; die Scala tympani endet am *runden Fenster,* einer Öffnung an der medialen Wand des Mittelohrs, die durch die flexible *Membrana tympani secundaria,* abgeschlossen wird. Die *Scala media* ist ein Teil des häutigen Labyrinths und hat keine Verbindung mit den anderen Scalae; sie enthält Endolymphe (Abb. 9.3, 9.4).

Cortisches Organ

Auf der Basilarmembran liegt das Cortische Organ, welches die Gehör-Receptorzellen enthält. Es erstreckt sich von der Spitze bis zur Basis der Schnecke und hat daher Spiralform. Die Receptorzellen sind in 2 Gruppen angeordnete *Haarzellen* (Abb. 9.4). Es gibt 3 Reihen äußerer Haarzellen und eine Reihe innerer Haarzellen; sie durchstoßen mit ihren Fortsätzen die membranartige *Lamina reticularis.* In jeder menschlichen Schnecke gibt es 3500 innere und 20000 äußere Haarzellen. Die Lamina reticularis wird durch die Cortischen Pfeiler gestützt. Über den Reihen der Haarzellen liegt die dünne, viscöse, jedoch elastische *Membrana tectoria,* in welche die Spitzen der Haarzellenfortsätze eingebettet sind. Die Zellkörper der afferenten Neuronen, die sich um die Haarzellen intensiv verzweigen, liegen im *Ganglion spirale* in der Schneckenspindel *(Modiolus).* Ihre Axonen bilden den Gehöranteil des N. acusticus und enden im *dorsalen* und *ventralen Nucleus cochlearis* in der Medulla oblongata. Jeder Gehörnerv enthält etwa 28000 Nervenfasern; es besteht also offensichtlich keine Netto-Konvergenz von den Receptoren zu den ersten Neuronen der akustischen Bahn, doch stehen die meisten Fasern, besonders jene von den äußeren Haarzellen, mit mehr als einer Receptorzelle in Verbindung.

Zentrale Hörbahn

Von den Cochlearis-Kernen verlaufen zahlreiche Verbindungen zu den *Colliculi inferiores* (untere Vierhügel), den Zentren der akustischen Reflexe, bzw. über die *Corpora geniculata medialia* des Thalamus zur *Hörrinde;* andere Verbindungen treten in die Formatio reticularis ein (Abb. 9.5). Informationen von beiden Ohren konvergieren zu jeder der beiden oberen Oliven; auf höherem Niveau antworten dann die meisten Neuronen auf Impulse von beiden Seiten. Beim Menschen liegt die Hörrinde (Brodmann-Areal 41) im oberen Teil des Temporallappens am Boden der Fissura lateralis (Abb. 7.3). Es besteht Grund zur Annahme, daß verschiedene zusätzliche Projektionsflächen des Hörens bestehen, wie auch sekundäre receptive Areale für Empfindungen von der Haut existieren. Die Assoziationsfelder des Hörens erstrecken sich angrenzend an das primäre Projektionsfeld weit ausgedehnt bis zur Insel. Das *olivo-cochleare Bündel,* ein Strang efferenter Fasern in jedem N. acusticus, entspringt in der Olive der Gegenseite und endet an der Basis der Haarzellen des Cortischen Organs.

Bogengänge

Auf beiden Seiten des Kopfes stehen die 3 Bogengänge jeweils zueinander senkrecht, so daß sie in den 3 Raumebenen orientiert sind. Innerhalb der knöchernen Kanäle befinden sich die membranösen Kanäle von Perilymphe umgeben. Im erweiterten Ende jedes häutigen Bogenganges *(Ampulle)* befinden sich auf einer sattelförmigen Erhebung (Crista ampullaris) die

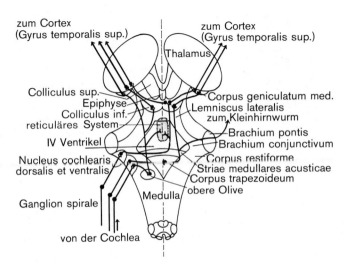

Abb. 9.5. Vereinfachtes Schema der zentralen Hörbahn

Innenohr

Receptorzellen. Zwischen ihnen liegen Stützzellen. Die Receptorzellen sind Haarzellen, deren Cilien in ein darüber liegendes gelatinöses Gebilde (Cupula) hineinragen, welches die Ampulle wie eine Schwingtür verschließt (Abb. 9.6). Endigungen afferenter Fasern des vestibulären Anteils des N. stato-acusticus stehen in enger Beziehung zu den Haarzellen.

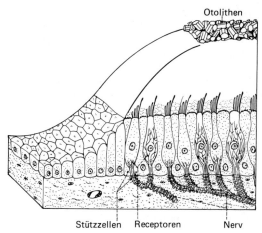

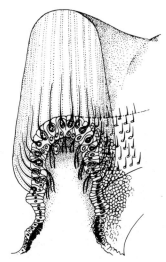

Abb. 9.7. Otolithen-Organ (mit Bewilligung von JUNGEIRA et al., Basic Histology, Lange 1975)

Abb. 9.6. Unten: Bewegungen der Cupula in der Crista ampullaris bei Drehbeschleunigung. Die Pfeile geben die Richtung der Flüssigkeitsbewegung an. Oben: Schematischer Querschnitt einer Crista ampullaris (nach WERSÄLL: Studies on the structure and innervation of the sensory epithelium of the cristae ampullares in the guinea pig. Acta otolaryng. (Stockh.) Suppl. **126,** 1 (1956))

funktionelle Unterschied der beiden Zelltypen ist unklar. Die afferenten Nervenfasern von den Haarzellen verlaufen mit den von den Cristae kommenden gemeinsam weiter.

Nervöse Verbindungen

Die Zellkörper der 19 000 Neuronen, welche die Cristae und Maculae einer Seite versorgen, sind im Ganglion vestibulare gelegen. Jeder der beiden Vestibularnerven endet im gleichseitigen vierteiligen Nucleus vestibularis sowie im Lobus flocculonodularis des Kleinhirns. Weitere Neu-

Otolithen-Organ in Utriculus und Sacculus

Innerhalb des häutigen Labyrinths ist am Boden des Utriculus das *Otolithen-Organ (Macula utriculi)* gelegen. Eine weitere Macula befindet sich an der Wand des Sacculus, 30° gegen die Vertikalebene gekippt. Die Maculae enthalten Haar- und Stützzellen, die von einer Membran bedeckt sind, in welcher Calciumcarbonat-Kristalle *(Otolithen = Statolithen)* eingelagert sind (Abb. 9.7). In den Maculae und Cristae befinden sich Haarzellen, die von den Nervenfasern umgeben sind, wobei jede Sinneszelle nur mit einer Nervenfaser verbunden ist (Typ I), und Haarzellen, an deren Basis Nerven enden, die jeweils mit vielen Axonen verbunden sind (Typ II). Die Sinneshaare bestehen aus W-förmig angeordneten Stereocilien und einem an der mittleren Spitze des W lokalisiertem Kinocilium. Der

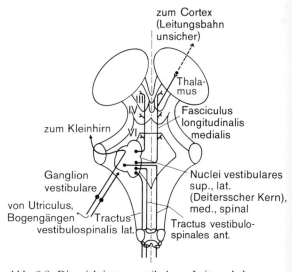

Abb. 9.8. Die wichtigsten vestibularen Leitungsbahnen

ronen verlaufen im Rückenmark abwärts von den Vestibularkernen in den *Tractus vestibulospinales* bzw. steigen im *medialen Längsbündel* zu den motorischen Kernen jener Hirnnerven auf, welche die Augenbewegungen kontrollieren. Weiter besteht eine anatomisch wenig definierte Bahn, durch die Impulse von vestibularen Receptoren über den Thalamus zur Hirnrinde geleitet werden (Abb. 9.8).

B. Gehör

Beantwortung akustischer Reize

Schall, Schallstärke, Lautstärke

Schall ist die Wahrnehmung, die durch Longitudinalschwingungen von Molekülen in der Außenwelt ausgelöst wird, d.h. durch alternierende Verdichtungs- und Verdünnungsphasen der dem Trommelfell angrenzenden Luftmoleküle. Wenn man diese Bewegungen als Druckänderungen an der Trommelfell-Membran pro Zeiteinheit darstellt, erhält man eine Serie von Wellen (Abb. 9.9). Die Schallwellen wandern durch Luft mit einer Geschwindigkeit von etwa 344 m/s bei 20°C in Meereshöhe; die Schallgeschwindigkeit nimmt mit Temperatur und Seehöhe zu. Auch andere Medien, in denen sich der Mensch u.U. aufhält, leiten den Schall, jedoch mit verschiedener Geschwindigkeit (z.B. Schall-Leitungsgeschwindigkeit im Wasser = 1428 m/s).

Die *Lautstärke* eines Schalles ist von der *Amplitude* der Schallwelle abhängig, die *Tonhöhe* jedoch von der *Frequenz* (Zahl der Wellen oder Schwingungen pro Zeiteinheit); je größer die Amplitude, desto lauter der Schall, bzw. je höher die Frequenz, desto höher der Ton. Die Tonhöhe wird aber auch – zusätzlich zur Frequenz durch andere, wenig verstandene Faktoren beeinflußt. Die Frequenz hat andererseits aber auch Einfluß auf die Lautstärke; so ist die Hörschwelle für bestimmte Frequenzen niedriger als für andere (s. unten). Schallwellen, die reine Sinus-Schwingungen darstellen, werden als Töne bezeichnet, aperiodische, sich nicht regelmäßig wiederholende Schwingungsmuster rufen die Empfindung eines Geräusches hervor. Die meisten »musikalischen Töne« (physikalische Klänge) bestehen aus Wellen mit einer *Grundfrequenz*, welche die Tonhöhe bestimmt, und einer Anzahl harmonischer Schwingungen *(Obertöne)*, welche dem Ton die charakteristische Klangfarbe verleihen. Unterschiede der Klangfarbe ermöglichen die Identifizierung von Tönen der verschiedenen Musikinstrumente, auch wenn die Tonhöhe jeweils gleich ist.

Zur Bestimmung der *Hörschwelle* kann die Messung des *Schalldruckes (Amplitude* des Wechseldruckes am Trommelfell, gemessen in Newton/m² [$1 \text{ N/m}^2 = 10 \text{ dyn/cm}^2 = 10 \text{ μbar}$]) verwendet werden; die *Absolutschwelle des Hörens* (Frequenzbereich 2000–4000 Hertz) liegt unter 2×10^{-5} N/m² (Abb. 9.10).

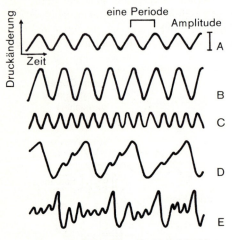

Abb. 9.9. Charakteristika von Schallwellen. A, reiner Ton: B, größere Amplitude und lauter als A; C, dieselbe Amplitude wie A, aber höhere Frequenz; der Ton ist daher höher; D, komplexe Wellenform, die sich regelmäßig wiederholt; solche Formen werden als musikalischer Ton (Klang) empfunden, während unregelmäßige Wellen (E) als Geräusch empfunden werden

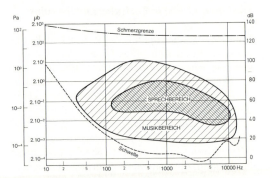

Abb. 9.10. Hör-Fläche (untere Begrenzung = ideale Hörschwellenkurve, obere Begrenzung = Fühlschwelle, bei welcher ein Kitzeln im Ohr auftritt, \\\\\\ Haupt-Sprachgebiet, ///// Gebiet musikalischer Wahrnehmung). Im Sprachgebiet liegt die Hörschwelle um mehrere Zehnerpotenzen tiefer als in den Grenzbereichen des Hörens

Die *Schallstärke* (Schall-*Intensität* = Schall-*Leistung*, die durch eine senkrecht zur Ausbreitungsrichtung stehende Flächen-Einheit fließt, gemessen in Watt/cm^2) ist dem *Quadrat des Schalldruckes* proportional. Für praktische Zwecke eignet sich — im Hinblick auf die logarithmische Beziehung von Reizintensität und Empfindungsstärke (Kap. 5) — die Verwendung einer *relativen Maßeinheit für die Schallstärke* besser, wie sie in Form des *Bel* (B) vorliegt (1 B = 10 Dezibel oder dB).

Um den Verhältnischarakter anzudeuten und Verwechslungen zu vermeiden, bezeichnet man die in dB gemessene relative Schallstärke als *Schallintensitäts-Pegel,* bzw. spricht man bei Einsetzen des Schalldruckes vom *Schalldruck-Pegel.*

In B ausgedrückt entspricht der Schallintensitäts-Pegel eines Tones dem Logarithmus der Quotienten aus seiner Intensität (I) und der Intensität eines Bezugstones (I_o):

Anzahl der B = $\log \dfrac{I}{I_o}$; dieses relative Maß wird zu einem *absoluten Maß,* wenn man als I_o stets eine festgesetzte Größe verwendet. Als Bezugsdruck wird der Schalldruck 2×10^{-5} N/m^2 verwendet, der in ursprünglichen Messungen als Schwellendruck für einen 1000-Hz-Ton gefunden wurde. Da ferner die Intensität dem Quadrat des Schalldruckes proportional ist, ergibt sich in diesem Falle:

Anzahl der B

= $2 \log \dfrac{\text{Schalldruck eines Tones}}{\text{Schalldruck d. Bezugstones}}$, bzw.

Anzahl der dB

= $10 \times 2 \log \dfrac{\text{Schalldruck eines Tones}}{\text{Schalldruck d. Bezugstones}}$.

Es muß stets berücksichtigt werden, daß die Dezibel-Skala eine logarithmische Skala ist; ein Wert von 0 dB bedeutet daher nicht das Fehlen von Schall, sondern das Vorliegen einer mit der Bezugs-Intensität gleichen Intensität. Da genaue Messungen ergeben haben, daß der Schwellenschalldruck für einen 1000-Hz-Ton höher liegt als die ursprünglich gemessenen 2×10^{-5} N/m^2, muß der Schalldruck-Pegel für die Hörschwelle bei 1000 Hz mit 4 dB angenommen werden. Der im Frequenzbereich um 4000 Hz <0–140 dB umfassende Bereich von der Hörschwelle bis zur Schmerzschwelle umgreift eine 10^{14}fache Änderung der Schallintensität.

Während die Schallstärke-Messung in konventioneller Weise die Relation zwischen der Intensität eines Tones und der Bezugs-Intensität berücksichtigt und die Dezibel-Skala daher frequenzunabhängig verwendet wird, ist zur Beurteilung des subjektiven Phänomens der *Lautstärke* eine andere Verfahrensweise notwendig, die auf die Unterschiede der Hörempfindung bei Einwirkung verschiedener Frequenzen Rücksicht nimmt. Hierfür wurde die Maßeinheit *Phon* (Maß der Lautstärke) geschaffen. Die Verwendung der Phon-Einheit ist von großer praktischer Bedeutung für die Beurteilung des Lärmgeschehens in der Umwelt (Abb. 9.11).

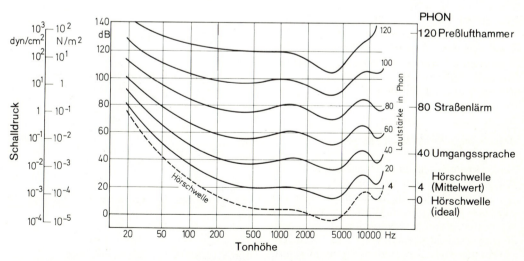

Abb. 9.11. Beziehungen zwischen dem Schalldruck, der Dezibelskala und den Kurven gleicher subjektiver Lautstärke der Phonskala (nach ROBINSON und DADSON; entsprechend DIN 45630, Sept. 1967)

Um die Lautstärken für Töne verschiedener Frequenzen bestimmen zu können, wird der jeweils geprüfte Ton mit einem 1 000-Hz-Ton verglichen, dessen Schalldruck-Pegel solange verändert wird, bis er subjektiv gleich laut wie der zu prüfende Ton erscheint. Die Lautstärke (in Phon) des zu prüfenden Tones ergibt sich dann aus dem Schalldruck-Pegel des 1 000-Hz-Tones. Für 1 000 Hz stimmen demnach dB- und Phon-Skala überein, wobei die Hörschwelle bei 4 Phon (s. oben) liegt. Durch Verbinden der Töne gleicher Phon-Werte erhält man Kurvenscharen gleicher Lautstärke (»Isophonen«) über den gesamten Frequenzbereich des Hörens (Vergleichsstärken-Methode). Während dabei für den 1 000-Hertz-Ton der Lautstärke-Bereich 4–120 Phon den Schalldruck-Pegel 4–120 dB umfaßt, liegen insbesondere bei niedrigen Frequenzen die Lautstärken 4–120 Phon in einem höheren Schalldruck-Pegel-Bereich und drängen sich z. B. beim 50-Hertz-Ton zwischen 40 und 130 dB zusammen. Um bei Schallbelastungsmessungen die unterschiedliche Frequenz-Empfindlichkeit des menschlichen Ohres zu berücksichtigen, werden häufig die Schalldruck-Pegel-Meßgeräte mit eingebauten Filtern versehen, die dem Gerät eine der Hörschwellenkurve angepaßte Empfindlichkeit verleihen (stärkere Abschwächung sehr hoher und niedriger Frequenzen). Den mit solchen Geräten gemessenen Schalldruck-Pegel gibt man in dB (A) an.

Die für das menschliche Ohr hörbaren Schallfrequenzen reichen von 18 bis zu 20 000 Hertz, doch nimmt mit zunehmendem Alter das Hörvermögen für die hohen Frequenzen ab *(Presbyakusis)*. Bei bestimmten Tieren (Fledermaus, Hund) liegt die obere Hörgrenze bedeutend höher. Die Hörschwelle des Menschen ist im Bereich 2 000–4 000 Hertz am niedrigsten, in welchem auch z. T. die Frequenzen der menschlichen Sprache liegen (Abb. 9.11). Das Unterscheidungsvermögen für verschiedene Tonhöhen umfaßt beim Ungeübten etwa 2 000 verschiedene Töne, doch können geübte Musiker Tonhöhen wesentlich feiner differenzieren. Die Tonhöhen-Diskrimination ist im 2 000–4 000-Hertz-Bereich am besten, bei hohen und tiefen Tönen erheblich schlechter.

Maskierungs-Effekt beim Hören

Das Vorhandensein eines Tones vermindert die Fähigkeit, einen anderen Ton wahrzunehmen *(»Maskierung«)*; dies dürfte durch ein relatives oder absolutes Refraktär-Verhalten vorher erregter Receptoren und Nervenfasern für andere Reize verursacht werden. Der Grad, bis zu dem ein bestimmter Ton andere Töne maskiert, hängt von seiner Höhe ab. Der maskierende Effekt des in der Umwelt stets vorhandenen Hintergrund-Geräusches (außer in einer »schalltoten« Camera silens) führt zu einer meßbaren Erhöhung der Hörschwelle.

Schall-Übertragung

Das Ohr wandelt Schallwellen der Außenwelt in Aktionspotentiale im N. acusticus um. Die Wellen werden durch Trommelfell und Gehörknöchelchen in Bewegungen der Steigbügelplatte umgesetzt, die ihrerseits Wellen in der Innenohr-Flüssigkeit auslösen. Diese Wellen verursachen Veränderungen im Cortischen Organ, die schließlich zum Entstehen der Aktionspotentiale in den Nervenfasern führen.

Funktion des Trommelfelles und der Gehörknöchelchen (Mittelohrfunktion)

Aufgrund der Druckschwankungen, die durch die Schallwellen an der äußeren Trommelfellfläche entstehen, bewegt sich die Membran ein- und auswärts; sie funktioniert daher als *Resonanzfläche*, welche die Schwingungen der Schallquelle reproduziert. Das Trommelfell beendet seine Schwingungen fast unmittelbar, sobald die Schallwellen aufhören, d. h. es ist fast *kritisch gedämpft*. Die Trommelfellbewegungen werden dem Hammergriff mitgeteilt. Der Hammer schlägt längs einer Achse durch seinen langen und kurzen Fortsatz aus, so daß der kurze Fortsatz die Schwingungen des Griffes auf den Amboß überträgt. Der Amboß leitet die Schwingungen auf den Steigbügelkopf weiter, wodurch die Steigbügelplatte wie ein Torflügel, dessen Angeln am hinteren Rand des ovalen Fensters befestigt sind, hin- und herschwingt.

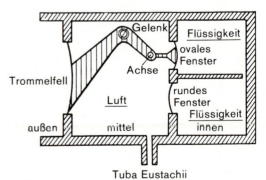

Abb. 9.12. Schema der Schwingungsübertragung über das Mittelohr (nach LIPPOLD und WINTON: Human Physiology, 6th Ed. London: Churchill 1970)

Schallübertragung

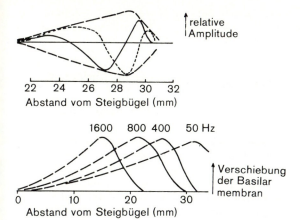

Abb. 9.13. Oben: Wander-Wellen. Die ausgezogene und die kurz-gestrichelte Linie zeigen die Welle zu zwei verschiedenen Zeitpunkten. Die lang-gestrichelte Linie zeigt die Hüllkurve der Welle durch Verbindung der aufeinanderfolgenden Amplitudenmaxima. Unten: Auslenkung der Basilarmembran durch Wellen, die durch Vibration des Steigbügels mit den oben angegebenen Frequenzen ausgelöst werden (nach BEKESY and ROSENBLITH. In: Handbook of Experimental Psychology (S. S. STEVENS, Ed.). New York: Wiley 1951)

Die Gehörknöchelchen funktionieren als Hebelsystem, das die Schwingungen des Trommelfelles mechanisch in Schwingungen der Steigbügelplatte gegen die perilymphe-gefüllte Scala vestibuli umwandelt (Abb. 9.12, 9.13). Die Gehörknöchelchenkette des Mittelohrs bewirkt, daß der Energieverlust der durch eine direkte Luft-Perilymphekoppelung entstehen würde, wesentlich vermindert wird. Ohne den Mittelohrapparat würden 98% der Schallenergie reflektiert und 2% für den Hörprozeß verfügbar sein. Die Funktion des Mittelohres beinhaltet eine *relative Verstärkung*, die durch 2 Mechanismen bewirkt wird; nämlich einerseits die unterschiedliche Länge der Hebelarme von Hammer und Amboß und andererseits die unterschiedliche Größe der Auflageflächen des Hammers auf dem Trommelfell und der Steigbügelplatte (Druck = Kraft/Fläche). Dadurch ändert sich das Übertragungsverhältnis so, daß — frequenzabhängig — nur etwa 40% der Schallenergie verloren gehen (mechanischer Verstärkungsfaktor ca. 22fach, relative Verminderung des Energieverlustes ~26 dB).

Tympanischer Reflex

Wenn sich die Mittelohrmuskeln (M. tensor tympani und M. stapedius) kontrahieren, ziehen sie den Hammergriff einwärts und die Fußplatte des Steigbügels aufwärts, wodurch die Schallübertragung vermindert wird. Laute Töne verursachen eine reflektorische Kontraktion dieser Muskeln (tympanischer Reflex); dieser Schutzreflex verhindert, daß Schallwellen hoher Intensität zu einer übermäßigen Reizung der Schallreceptoren führen. Die Reflexzeit beträgt allerdings 40–160 ms; es kommt daher bei kurzen intensiven Schallreizen (z. B. Knall eines Schusses) zu keinem wirksamen Schutz. Hauptaufgabe der Mittelohrmuskeln dürfte es sein, besonders bei der Übertragung hoher Frequenzen den Klirrfaktor in den Gelenken der Gehörknöchelchen zu reduzieren (v. Békésy).

Luft-Leitung, Knochen-Leitung

Die Leitung von Schallwellen zur Innenohrflüssigkeit über Trommelfell und Gehörknöchelchen ist im strengen Sinn eine *ossiculäre Leitung* (Gehörknöchelchen-Leitung), die jedoch im klinischen Sprachgebrauch als »Luft-Leitung« bezeichnet wird. Im eigentlichen Sinn handelt es sich um Luftleitung, wenn Schallwellen Vibrationen der Membrana tympani secundaria, die das runde Fenster verschließt, verursachen (für den normalen Hörvorgang unbedeutend). Eine weitere Art der Schalleitung besteht in der Übertragung von Schwingungen durch den knöchernen Schädel auf das innere Ohr *(Knochen-Leitung)*. Wird eine Stimmgabel direkt an den Schädel angelegt, kommt es zu beträchtlicher Schalleitung durch den Knochen; dieser Leitungstyp spielt auch bei der Übertragung extrem lauter Töne eine Rolle. Bei intaktem Reiz-Antransport-»Organ« (Gehörgang, Mittelohr) ist die Luftleitung in allen Frequenzbereichen besser als die Knochenleitung. Nur beim Hören der eigenen Stimme spielt die Knochenleitung eine größere Rolle. Dadurch entsteht der subjektive Eindruck einer Stimmveränderung bei Anhören der eigenen Stimme z. B. über ein Tonbandgerät.

Wander-Wellen

Die Bewegungen der Steigbügelplatte verursachen eine Serie von Wanderwellen in der Perilymphe der Scala vestibuli; Abb. 9.13 zeigt diagrammatisch eine derartige Welle. Während die Welle die Schnecke aufwärts wandert, nimmt ihre Höhe bis zu einem Maximum zu und sinkt dann rasch ab. Die Distanz vom Steigbügel bis zum Ort der Maximalhöhe ändert sich je nach der Frequenz der Schwingungen, welche die Welle verursachen. Hohe Töne verursachen Wellen, die ihre Maximalamplitude nahe der Schneckenbasis ereichen; von tiefen Tönen ausgelöste Wellen haben ihr Maximum nahe der Schneckenspitze.

Während die knöchernen Wände der Scala vestibuli starr sind, ist die Reissnersche Membran flexibel und die Basilarmembran steht — entgegen früheren Meinungen — nicht unter Spannung, so daß auch sie leicht durch die in der Scala vestibuli entstehenden Wellenberge in die Scala tympani hinuntergedrückt wird. Flüssigkeitsverschiebungen in der Scala tympani werden an der Membran des runden Fensters gegen den Luftraum des Mittelohrs ausgeglichen und abgebremst. Schall verursacht also Deformation der Basilarmembran, wobei der Ort der maximalen Ausbuchtung durch die Frequenz der Schallwellen bestimmt wird.

Die oberen Enden der Haarzellen im Cortischen Organ werden durch die Lamina reticularis festgehalten, während ihre Haarfortsätze in die Membrana tectoria hineinragen (Abb. 9.4, 9.14). Wenn die Basilarmembran nach abwärts gedrückt wird, kommt es durch die Verschiebung der Membrana tectoria gegenüber der Lamina reticularis zu einer Verbiegung der Haarzellen-Fortsätze. Diese Deformierung ruft in einer nicht bekannten Weise die Entstehung der Aktionspotentiale im N. acusticus hervor.

Elektrische Phänomene beim Hörvorgang

Endocochleare Potentiale (Bestandpotential)

In Ruhe besteht eine ständige Potentialdifferenz von 80 mV zwischen der Endolymphe der Scala media und der Perilymphe *(endocochleares Potential, »Bestandpotential«)*. Die Endolymphe ist gegenüber der Perilymphe positiv, während das Innere der großen Zellen des Cortischen Organs, insbesondere der Haarzellen, 40–60 mV negativ gegenüber der Perilymphe ist; auf diese Weise ergibt sich zwischen den Zellen und der Endolymphe eine Gesamtpotentialdifferenz von etwa 140 mV. In Abb. 9.15 wird gezeigt, von welchen Stellen der Flüssigkeitsräume des Innenohres endocochleare Potentiale registriert werden können; der Cortische Tunnel befindet sich außerhalb des für die Registrierung in Frage kommenden Raumes. Die ionale Zusammensetzung der Peri- und der Endolymphe sind sehr

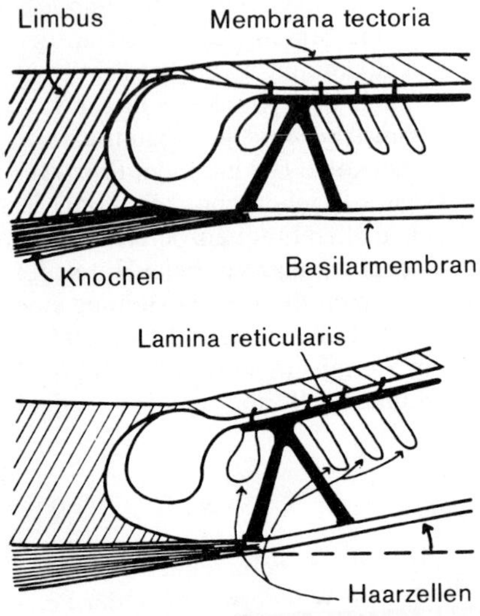

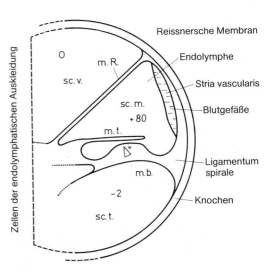

Abb. 9.14. Auswirkungen von Bewegungen auf das Cortische Organ. Die Verschiebung der Membrana tectoria gegenüber der Lamina reticularis verbiegt die Fortsätze der Haarzellen (nach DAVIS. In: Physiological Triggers and Discontinuous Rate Processes (T. H. BULLOCK, Ed.). Washington: American Physiological Society 1957)

Abb. 9.15. Schematische Darstellung der Verteilung der positiven endocochlearen Potentiale (Feld im Bereich der Scala media, sc.m.). Dieses Potential ist gegenüber der Perilymphe in der Scala vestibuli (sc.v.) (0) relativ positiv (+). Das Minuszeichen zeigt die relative Negativität der Perilymphe in der Scala tympani (sc.t.) gegenüber der Scala vestibuli (sc.v.) an; * Haarzellen (nach TASAKI: Exploration of cochlear potentials in guinea pig with a microelectrode. J. acoust. Soc. Amer. **26,** 765 (1954))

verschieden; die Endolymphe ist der einzige Extracellulärflüssigkeitsraum des Körpers mit hohem Kaliumgehalt (Tabelle 9.1).

Tabelle 9.1. Zusammensetzung von Endolymphe, Perilymphe und Liquor cerebrospinalis[a]

	Endo-lymphe	Peri-lymphe	Liquor
Kalium, mmol/l (mval/l)	144,8	4,8	2,9
Natrium, mmol/l (mval/l)	15,8	150,3	152
Chlorid, mmol/l (mval/l)	107,1	121,5	122,4
Protein, g/l (mg/100 ml)	0,25 (25)	0,8 (80)	0,21 (21)

[a] Modifiziert nach SMITH and others. Laryngoscope (St. Louis) **6**, 141 (1954).

Die Bedeutung dieser Tatsache hinsichtlich der Potentialdifferenzen ist noch nicht entschieden; der ionale Unterschied besteht nicht nur in der Schnecke, wo die Potentialdifferenz zwischen Endo- und Perilymphe 80 mV beträgt, sondern auch im Utriculus, wo die Potentialdifferenz zwischen den beiden Lymphen jedoch nur 5 mV ausmacht. Eines scheint klar, daß das endocochleare Potential durch eine Ionenpumpe gebildet und aufrechterhalten wird, die in der Stria vascularis lokalisiert ist. Es konnte ein Natrium-Kalium-aktiviertes ATPase-System (Kap. 1) in der Stria vascularis nachgewiesen werden.

Cochleare Mikrophon-Potentiale

Eine der elektrischen Antworten der Schnecke auf Schallreize ist die Bildung von cochlearen Mikrophon-Potentialen (»*cochlear microphonics*«, »*Reizfolgeströme*«), die zwischen einer an oder nahe der Schnecke gelegenen Elektrode und einer indifferenten Gegenelektrode registriert werden können. Sie entstehen bei Deformierung der Haarzellen und stellen wahrscheinlich die Summe aller extracellulär ableitbaren Receptor-Potentiale dar. Sie sind dem Ausmaß der Basilarmembran-Verschiebung linear proportional und reproduzieren dementsprechend die Wellenform der Schallreize. Tatsächlich ist die Wiedergabe von Frequenz und Amplitude so getreu, daß Musik, die in das Ohr eines Versuchstieres ertönt, mittels Ableitung der Mikrophon-Potentiale zu einem Verstärker und Lautsprecher in guter Tonqualität hörbar gemacht werden kann. Die Mikrophon-Potentiale können auch vom N. acusticus nahe der Schnecke abgeleitet werden.

Aktionspotentiale in den Fasern des N. acusticus

Die Frequenz der Aktionspotentiale in einzelnen Fasern des N. acusticus ist der Lautstärke der Reiztöne proportional. Bei geringer Lautstärke antwortet ein Axon nur auf Töne einer Frequenz; diese Frequenz ist von Axon zu Axon verschieden, je nachdem von welchem Teil der Schnecke das betreffende Axon kommt. Bei höheren Schallintensitäten sprechen die einzelnen Axonen auf ein breiteres Spektrum von Frequenzen an, insbesondere auf tiefere Frequenzen als diejenige, welche den Schwellenbedingungen entspricht (Frequenzband nur in Richtung höherer Töne schärfer »abgeschnitten«). Die so für eine Nervenfaser erhaltenen frequenz-abhängigen Schwellenkurven nennt man »tuning curves« (Abstimmkurven) (Abb. 9.16).

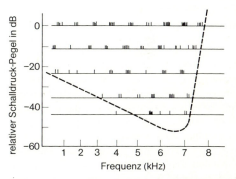

Abb. 9.16. »tuning«-Kurve und Impuls-Aktivität einer Einzelfaser aus dem N. acusticus des Meerschweinchens. Die Ordinaten-Skala entspricht der Schall-Abschwächung in dB ausgehend von einem willkürlich gewählten Ausgangs-Schalldruck-Pegel. Die Aktionspotentiale (Impulse) sind als vertikale Striche auf dem jeweiligen Schalldruck-Niveau den verschiedenen Reizton-Frequenzen zugeordnet. Die gestrichelte Linie bedeutet die »tuning«-Kurve. Zu beachten ist, daß die »tuning«-Kurve im oberen Frequenz-Bereich die Impuls-Aktivitäten schärfer abschneidet, während im unteren Frequenzbereich sich das Aktivitäts-Spektrum mit zunehmender Reiz-Intensität verbreitert (nach TASAKI: Nerve impulses in individual nerve fibers of guinea pig. J. Neurophysiol. **17**, 97 (1954))

Entstehung der Aktionspotentiale

Es ist bisher noch nicht klargestellt, wie die verschiedenen Potentialschwankungen in der Schnecke mit der Entstehung der Aktionspotentiale in den afferenten Nerven zusammenhängen. Das endocochleare Bestand-Potential dürfte die Receptoren, indem es die Potentialdifferenz zwischen den Haarzellen und deren Fortsätzen aufrechterhält, in einem Bereitschaftszustand erhalten.

Entscheidend für die Höhe einer Tonwahrnehmung ist die Stelle des Cortischen Organes, die maximal gereizt wird. Die von einem Ton ausgelöste Wanderwelle verursacht dort die stärkste Ausbuchtung der Basilarmembran und dementsprechend maximale Reizung der Receptoren in diesem Bereich. Die Distanz zwischen dieser Stelle und dem Steigbügel ist umgekehrt proportional der einwirkenden Tonhöhe; tiefe Töne führen zu maximaler Reizung an der Schneckenspitze, hohe Töne an der Schneckenbasis. Von den verschiedenen Teilen der Schnecke führen gesonderte nervöse Leitungen zum Cortex; in der Hörrinde sind die verschiedenen Tonhöhen dementsprechend topisch repräsentiert, wobei jedoch die zentralen Neuronen häufig weniger auf einzelne Frequenzen als vielmehr auf bestimmte komplexe Schallmuster antworten. An der Wahrnehmung von Tonhöhen unter 4000 Hertz dürfte ein zusätzlicher Faktor beteiligt sein; bei entsprechend niedriger Frequenz beginnen nämlich die Nervenfasern in besonderer Weise an bestimmten Stellen im Schallwellenablauf zu antworten, indem sie frequenzgekoppelte Entladungen bilden. Entsprechend der Refraktärperiode eines Axons (mindestens 1 ms) bedeutet das Auftreten von schallfrequenz-gleichen Frequenzen im N. acusticus bei Tönen über 1000 Hz, daß hierbei mehrere Axonen beteiligt sein müssen (*»Salventheorie«*). Dieser Effekt ist jedoch von begrenzter Bedeutung; die Frequenz der Aktionspotentiale in einer bestimmten Faser des Hörnerven ist vor allem für die Lautstärke und weniger für die Wahrnehmung der Tonhöhe entscheidend.

Cerebrale Mechanismen des Hörens

Beantwortung akustischer Impulse durch Neuronen in der Medulla oblongata

Die Effekte in einzelnen Nervenfasern des sekundären Neurons der Hörbahn (Neuronen der Nuclei cochleares), die bei akustischer Reizung des Gehörganges auftreten, entsprechen denjenigen in einzelnen Fasern des Hörnerven. Die Frequenzen, bei welchen Töne geringer Intensität Aktivität auslösen, sind von Neuron zu Neuron verschieden; bei zunehmender Intensität wird das Frequenzband, auf welches eine

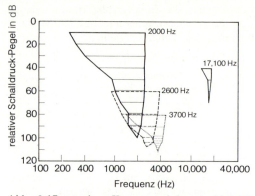

Abb. 9.17. »tuning«-Kurven und Impuls-Aktivität von 4 »sekundären« Neuronen der Hörbahn in den Nuclei cochleares der Katze. Man vergleiche diese »tuning«-Kurven mit derjenigen des »primären« Neuron in Abb. 9.16 (nach GALAMBOS et al. The response of single auditory nerve fibers to acoustic stimulation. J. Neurophysiol. **6**, 39 (1943))

Faser reagiert, breiter. Der Hauptunterschied zwischen dem Verhalten der ersten bzw. der zweiten Neuronen der Hörbahn besteht darin, daß bei den medullären Neuronen das Frequenzband, auf das sie reagieren, im Bereich der niedrigen Frequenzen schärfer »abgeschnitten« ist (Abb. 9.17, »tuning«-Kurven von 4 nachgeschalteten Nerven aus den Cochlearis-Kernen der Katze; Ordinaten-Skalierung wie in Abb. 9.16). Diese höhere Spezifität der sekundären Neuronen ist vielleicht durch einen Hemmungsvorgang im Hirnstamm bedingt, dessen Natur jedoch unbekannt ist.

Obwohl die Tonhöhenwahrnehmung vor allem von der Frequenz der Schallwelle abhängt, spielt dabei die Lautstärke ebenfalls eine gewisse Rolle; tiefe Töne (unterhalb 500 Hertz) erscheinen tiefer und hohe Töne (über 4000 Hertz) höher, wenn ihre Lautstärke zunimmt. Auch die Dauer eine Tones beeinflußt in geringem Maß die Tonhöhe. Die Tonhöhe kann nicht wahrgenommen werden, wenn der Ton nicht wenigstens 0,01 s dauert und bei einer Einwirkungsdauer zwischen 0,01 und 0,1 s nimmt die wahrgenommene Tonhöhe mit der Dauer des Tones zu.

Hör-Rinde

Die Bahnen von der Schnecke zur Hörrinde sind im ersten Teil dieses Kapitels beschrieben. Impulse steigen von den dorsalen und ventralen cochlearen Kernen über ein komplexes Leitungssystem, das sowohl gekreuzte wie ungekreuzte Fasern umfaßt, auf. Bei Tieren findet man ein wohlorganisiertes Muster der tonalen Lokalisation an den corticalen Projektionsflächen des Hörens in einer Weise, als ob die Schnecke auf den Cortex abgerollt worden wäre. Beim Menschen sind tiefe Töne antero-lateral und hohe Töne postero-medial in der Hörrinde repräsentiert. Es antworten jedoch individuelle Neuronen in der Hörrinde auf Parameter wie Beginn, Dauer und Wiederholungsrate auditiver Stimuli und insbesondere auf die Richtung, aus der sie einwirken. Es bestehen daher gewisse Analogien zu Neuronen im visuellen Cortex (Kap. 8). Viele Species haben ein besseres Hörvermögen als der Mensch, obwohl bei ihnen keine Hörrinde vorhanden ist. Bei den üblichen Laboratoriumstieren verursacht Abtragung des auditiven Cortex nicht nur keine Taubheit, es kommt auch nicht zu einer Auslöschung bedingter Reflexe, die durch Töne bestimmter Frequenz ausgelöst werden. Andererseits fehlen jedoch Reflexantworten auf eine vorgegebene Reihe von drei oder mehr Tönen. Diese Erfahrungen legen nahe, daß die Hörrinde vor allem mit dem Erkennen tonaler Muster befaßt ist, wie auch mit der Analyse von Ton-Qualität und -Lokalisation.

Schall-Lokalisation

Die Feststellung der Richtung, in der sich eine Schallquelle befindet, wird durch die Zeitdifferenz ermöglicht, die zwischen dem Eintreffen des Schalles an den beiden Ohren besteht sowie durch den Phasenunterschied der Schallwellen an beiden Seiten des Kopfes; auch die Tatsache ist von Bedeutung, daß der Ton an der Seite, die der Schallwelle zugekehrt ist, lauter erscheint. Es wird behauptet, daß die Zeitdifferenz für Frequenzen unter 3 000 Hertz, der Lautstärkenunterschied aber für Frequenzen darüber der wichtigste Lokalisationsfaktor ist.

Zahlreiche Neuronen in der Hörrinde erhalten Impulse von beiden Ohren und antworten maximal oder minimal, wenn die Ankunftszeit eines Signals in einem Ohr um ein bestimmtes Zeitintervall gegenüber der Ankunftszeit im anderen Ohr verzögert ist. Dieses feststehende Zeitintervall variiert von Neuron zu Neuron.

Schall, der genau von vorne wirkt, unterscheidet sich wahrscheinlich qualitativ von solchem, der von hinten ankommt, da die äußeren Gehörgänge leicht nach vorne gedreht sind. Die Schall-Lokalisation ist empfindlich gestört, wenn Schädigungen der Hörrinde auftreten, wie auch Untersuchungen an verschiedenen Versuchstieren und am Menschen gezeigt haben.

Efferente Hemmungsmechanismen des Hörens

Reizung des efferenten olivo-cochlearen Bündels im Hörnerven vermindert die Reizbeantwortung in den afferenten Neuronen. Andere Mechanismen hemmen die Erregungsübertragung an synaptischen Verbindungen im Hirnstamm. Diese und ähnliche Mechanismen, die in allen spezifischen Sinnessystemen als »Stärkeregelung« *(Volumenkontrolle)* wirken, werden in Kap. 11 diskutiert.

Taubheit

Taubheit bzw. Schwerhörigkeit kann die Folge einer beeinträchtigten Schalleitung im äußeren oder Mittelohr *(Leitungs-Schwerhörigkeit)* sein oder durch eine Schädigung der nervösen Elemente *(Nerven-* bzw. *Innenohr-Schwerhörigkeit)* bedingt sein. Zur Leitungs-Schwerhörigkeit kann Verstopfung des äußeren Gehörganges (Cerumen oder Fremdkörper), Zerstörung der Gehörknöchelchen, Verdickung des Trommelfelles nach wiederholten Mittelohrentzündungen oder abnorme Starre der Steigbügel-Verbindung mit dem ovalen Fenster führen. Ursache der Innenohr-Schwerhörigkeit kann eine toxische Degeneration des Hörnerven (etwa durch Streptomycin) sein, ferner ein Tumor des N. acusticus und schließlich eine Gefäßschädigung der Medulla oblongata.

Leitungs- und Innenohr-Schwerhörigkeit lassen sich durch einige einfache Stimmgabel-Tests diferenzieren. Drei dieser Tests (nach RINNE, WEBER und SCHWABACH) sind in Tabelle 9.2 beschrieben. Die Tests nach WEBER und SCHWABACH demonstrieren den bedeutenden Maskierungseffekt der Umweltgeräusche auf die Hörschwelle.

Audiometrie

Die Hörleistung wird gewöhnlich mittels des *Audiometers* geprüft. Hierbei werden dem Probanden reine Töne verschiedener Frequenz durch Kopfhörer angeboten (Reinton-Audiometrie); es wird für jede Frequenz die Schwellenintensität festgestellt und in ein Koordinatensystem eingetragen (Audiogramm), in welchem der Unterschied der ermittelten Schwellenwerte

Tabelle 9.2. Stimmgabeltests zur Differenzierung von Innenohr-(Nerven) und Mittelohr-(Leitungs-)Schwerhörigkeit

	RINNE	WEBER	SCHWABACH
Durchführung der Hörprobe	Fuß der schwingenden Stimmgabel wird auf Processus mastoideus gesetzt, bis der Proband den Ton nicht mehr hört, dann wird Stimmgabel vor den Gehörgang gehalten	Stimmgabelfuß wird auf Scheitel gesetzt	Knochenleitung des Patienten wird mit derjenigen eines Normalhörenden verglichen
normal	Ton wird über Luftleitung wieder gehört, nachdem er über Knochenleitung nicht mehr gehört wurde	Ton wird beiderseits gleich laut gehört	
Leitungsschwerhörigkeit (eines Ohres)	Ton wird über Luftleitung nicht mehr gehört, nachdem er über Knochenleitung nicht mehr gehört wurde	Ton erscheint im erkrankten Ohr lauter (Lateralisation), da der Maskierungseffekt der Umweltgeräusche im erkrankten Ohr fehlt	Knochenleitung ist übernormal (Fehlen des Maskierungseffektes infolge gestörter Luftleitung)
Innenohrschwerhörigkeit (eines Ohres)	Ton wird über Luftleitung gehört, nachdem er über Knochenleitung nicht mehr gehört wurde.	Ton erscheint im gesunden Ohr lauter (Lateralisation nach der gesunden Seite)	Knochenleitung ist unternormal

gegenüber dem der normalen Hörschwelle in Dezibel ersichtlich wird. Das Audiogramm gibt ein objektives Maß für den Grad der Schwerhörigkeit und orientiert über den am stärksten betroffenen Frequenzbereich.

Neben der Reinton-Audiometrie wird als Spezialmethode auch die *Sprach-Audiometrie* angewandt. Bei dieser werden dem Probanden über ein Tonbandgerät Test-Worte angeboten; durch Variation der Schallintensität wird jene Schallstärke ermittelt, bei welcher 50% der Testworte verstanden werden. Mittels der Sprach-Audiometrie wird nicht nur das bewußte Hören eines Tones, sondern auch die höhere zentralnervöse Leistung des Sprachverständnisses erfaßt. Es hat sich insbesondere bei der Korrektur der Altersschwerhörigkeit mittels Hörgeräten gezeigt, daß Patienten trotz entsprechender Verstärkung zwar hören, aber Schwierigkeiten haben, Gesprochenes zu verstehen.

Neben den erwähnten audiometrischen Methoden, deren Ergebnisse auf die subjektive Leistung des Probanden angewiesen sind, wurde in den letzten Jahren eine objektive Methode zur Untersuchung der auro-corticalen Signalübermittlung eingeführt, die sich der Elektroencephalographie (EEG, evozierte Potentiale, Kap. 11) bedient. Bei dieser als *ERA (evoked response audiometry)* bezeichneten Methode wird der Versuchsperson ein Ton angeboten und gleichzeitig das EEG registriert. Bei einer einmaligen Aufnahme würde ein an der Kopfhaut im Bereich der Hörrinde auftretendes evoziertes Potential in den Potentialschwankungen des EEG nicht erkennbar sein; daher müssen zahlreiche Reiz-Antworten überlagert und — meist elektronisch — gemittelt werden, wobei sich die Amplituden der zeitlich nicht reiz-korrelierenden EEG-Wellen in Abhängigkeit von der Anzahl der summierten Einzelregistrierungen durch die gegenseitige Kompensation vermindern, während sich das stets zeitlich koinzident auftretende, akustisch ausgelöste evozierte Potential zu einem deutlich erkennbaren Potential-Komplex summiert.

Mittels Registrierung des ERA ist es möglich, schon bei Säuglingen die Hörfunktion zu überprüfen, d. h. zumindest die Funktionstüchtigkeit von schallperzipierendem System und der Leitung bis zum Cortex.

Fenestration

Eine häufige Form der Leitungsschwerhörigkeit ist eine Folge der Otosklerose, bei der die Verbindung der Steigbügelplatte mit dem ovalen Fenster abnorm starr ist. Bei Patienten mit dieser Krankheit kann die Luftleitung (s. oben) dazu ausgenützt werden, um die Hörleistung zu verbessern. Man schafft eine membranüberzogene Öffnung in der Wand des knöchernen Labyrinths, so daß Wellen, die durch Schwingungen der Membrana tympani secundaria entstehen, ausschwingen können. Bei der Fenestrations-Operation wird ein solcher »Auslaß« dadurch gebildet, daß man ein Loch in den horizontalen Bogengangskanal bohrt und mit Haut deckt.

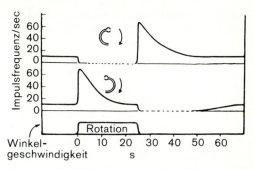

Abb. 9.18. Auswirkung von Rotation auf die Ampulla. Durchschnittliche Impulsabgabe von Neuronen aus der Ampulla zweier Bogengänge während Winkelbeschleunigung, konstanter Winkelgeschwindigkeit und Deceleration (nach ADRIAN: Discharges from vestibular receptors in the cat. J. Physiol. (Lond.), **101,** 389 (1943))

C. Vestibuläre Funktion

Beantwortung von Dreh- und Linearbeschleunigungen

Bogengänge

Dreh-(Winkel-)Beschleunigung bzw. *Deceleration* in der Ebene eines bestimmten Bogenganges führt zur Reizung seiner Receptorstruktur. Durch ihre Trägheit bleibt die Endolymphe zu Beginn einer Drehung zurück. Dies entspricht einer Relativbewegung in der gegenüber der Drehrichtung entgegengesetzten Richtung; die Flüssigkeit stößt die Cupula und diese schwingt wie eine Türe aus (Abb. 9.6), wobei die Fortsätze der Haarzellen verbogen werden. Sobald eine konstante Drehungsgeschwindigkeit erreicht ist, besteht kein Unterschied mehr zwischen der Bewegung der Endolymphe und derjenigen des Körpers und die Cupula schwingt in ihre aufrechte Ruhelage zurück. Wird die Rotation abgestoppt, dann verursacht die *Deceleration* entsprechend der Trägheit der Flüssigkeit ein längeres Weiterströmen der Endolymphe in Richtung der vorangegangenen Drehung und die Cupula schwingt in die entgegengesetzte Richtung gegenüber ihrer Bewegung während der initialen Beschleunigung beim »Andrehen«. Innerhalb 25–30 s kehrt die Cupula wieder in die Ruhelage zurück. Ableitungen von einzelnen Fasern des N. vestibularis zeigten, daß Abscherung der Sinneshaare in Richtung auf das Kinocilium *Erregung* der Nervenfasern verursachen, während die *gegensinnige Bewegung* zu einer *Hemmung führt* (Abb. 9.18).

Rotationsbeschleunigung bewirkt maximale Reizung der Bogengänge, deren Ebene der Rotationsebene am ehesten entspricht. Da die Bogengänge einer Kopfseite spiegelbildlich zu denen der Gegenseite angeordnet sind, wird die Endolymphe auf der einen Seite in Richtung der Ampulle, auf der Gegenseite von der Ampulle wegströmen. Das *Erregungsmuster*, das dem Gehirn zugeleitet wird, ist daher je nach der Drehrichtung, aber auch nach der Drehungsebene verschieden. Linearbeschleunigungen dürften kaum zu einer Verbiegung der Cupula und damit zu einer Reizung der Cristae führen. Es bestehen jedoch Hinweise dafür, daß nach Zerstörung eines Teiles des Labyrinths andere Teile dessen Funktion übernehmen können. Es ist daher sehr schwer, Labyrinthfunktionen exakt zu lokalisieren.

Die Nervenbahnen, die von den Vestibulariskernen im Rückenmark abwärts steigen, dienen vorwiegend der Körperlage-Anpassung (Kap. 12); die aufsteigenden Verbindungen zu den Hirnnervenkernen beeinflussen die Augenbewegungen.

Nystagmus

Die charakteristischen ruckartigen Augenbewegungen zu Beginn und am Ende einer Drehbewegung werden als *rotarischer* bzw. *postrotatorischer Nystagmus* bezeichnet; sie können als Elektronystagmogramm (ENG, Kap. 8) registriert werden. Es handelt sich dabei um einen Reflex, der die Fixation von ruhenden Sehobjekten ermöglichen sollen, während sich der Körper dreht; dieser Reflex wird jedoch nicht durch visuelle Reize ausgelöst und ist auch bei Blinden vorhanden. Wenn die Rotation beginnt, bewegen sich die Augen langsam in entgegengesetzter Richtung; sobald die Grenze dieser Bewegung erreicht ist, schwingen die Augen ruckartig in der Drehrichtung zu einem neuen Fixationspunkt aus, um sich dann wieder langsam in der Gegenrichtung zu bewegen. Die langsame Bewegung wird durch Impulse vom Labyrinth gesteuert, während die schnelle Bewegung von einem Zentrum im Hirnstamm ausgelöst wird. Der Nystagmus ist meist horizontal, d. h. die Augen schwingen in einer horizontalen Ebene; er kann jedoch auch vertikal sein, wenn der Kopf während Drehbeschleunigung in der Horizontalebene seitwärts geneigt, bzw. rotatorisch, wenn der Kopf vorwärts geneigt wird. Übereinkunftsgemäß wird der *Nystagmus nach der schnellen Komponente der Augenbewegung benannt.* Die Richtung der schnellen Komponente während der Rotation entspricht der Drehrichtung, hingegen ist beim postrotatorischen Nystagmus (nach Abstoppen der Drehung) die schnelle Komponente entgegengesetzt der früheren Drehrichtung (nicht-labyrinthäre »Nystagmus«-Formen, Kap. 8).

Calorische Reizung des Bogengangapparates

Die horizontalen Bogengänge (Lage zunächst dem äußeren Gehörgang) können auch durch Einbringen von warmem oder kaltem Wasser in den äußeren Gehörgang gereizt werden. Die Temperaturdifferenz verursacht möglicherweise Konvektionsströmungen in der Endolymphe mit nachfolgender Bewegung der Cupula. Die *calorische Stimulierung*, die manchmal zu diagnostischen Zwecken angewandt wird, kann Nystagmus, Schwindel und Übelkeit auslösen. Wenn daher eine Spülung des Ohrkanals therapeutisch erforderlich ist, muß auf richtige Temperierung der Spülflüssigkeit (Körpertemperatur) geachtet werden, um die geschilderten Nebeneffekte zu vermeiden.

Receptorfunktionen der Maculae

Bei Säugern reagieren die Maculae des Utriculus und Sacculus auf *Linearbeschleunigungen.* Die Otolithen sind dichter als die Endolymphe und Beschleunigung in beliebiger Richtung verursacht ihre Verlagerung in entgegengesetzter Richtung, wodurch die Haarzellen deformiert werden und Aktivität in den Nervenfasern gebildet wird. Die Maculae bilden aber auch bei Fehlen von Kopfbewegungen tonische Impulse, die durch den Angriff der Schwerkraft an den Otolithen verursacht werden. Die von diesen Receptoren gebildeten Impulse sind für *Stellreflexe des Kopfes* verantwortlich, sie haben aber auch mit anderen wichtigen Formen der *Haltungs-Anpassung* zu tun (Kap. 12).

Obwohl es sich bei den meisten Antworten auf Reizung der Maculae um Reflexe handelt, erreichen jedoch auch vestibuläre Impulse die Hirnrinde; sie sind wahrscheinlich für die Wahrnehmung von Bewegungen wichtig und vermitteln einen Teil jener Informationen, die für die Orientierung im Raum erforderlich sind.

Kinetosen

Exzessive Reizung des gesamten vestibulären Apparates führt zu Übelkeit, Blutdruckschwankungen, Transpiration, Blässe und Erbrechen; dieses Zustandsbild (Kinetosen, Kap. 12) ist wahrscheinlich auf Reflexe zurückzuführen, die über die vestibulären Leitungen und Reflexzentren im Hirnstamm zustande kommen. Drehschwindel *(Vertigo)* ist die Empfindung einer Drehung bei Fehlen einer tatsächlichen Rotation.

Orientierung im Raum

Die räumliche Orientierung hängt wesentlich von den Informationen ab, die von den *vestibulären* Receptoren stammen, doch ist auch die *visuelle* Komponente wichtig.

Wesentliche Informationen stammen ferner von *Proprioceptoren in Gelenkkapseln,* die Daten über die Lagebeziehungen der einzelnen Körperteile liefern, sowie von *Haut-Exteroceptoren,* insbesondere Berührungs- und Druckreceptoren. Diese 4 Gruppen von Informationen werden auf corticalem Niveau zu einem Gesamtbild der räumlichen Lage des Individuums integriert.

Auswirkungen von Labyrinthektomie

Die Effekte unilateraler Labyrinthektomie sind wahrscheinlich die Folge der einseitigen Entladungen von der gesunden Seite, denen die Ausbalancierung durch die Gegenseite fehlt. Diese Effekte sind je nach der Species verschieden und hängen auch davon ab, wie rasch die Ausschaltung des Labyrinths erfolgte. Ratten nehmen abnorme Körperhaltungen an und führen bei dem Versuch sich aufzurichten, ständig

Rollbewegungen aus. Beim Menschen sind die Haltungsveränderungen weniger ausgeprägt, doch sind die Symptome sehr unangenehm; sie werden durch Bewegungen verschärft, aber auch der Versuch, durch völliges Stilliegen die Labyrinthreizung weitestgehend zu vermeiden, wird immer wieder durch Wellen von Übelkeit, Erbrechen und u.U. Durchfälle unterbrochen. Nach längerer Zeit (1–2 Monate) tritt jedoch eine Kompensation der Ausfallserscheinungen ein und die geschilderten Symptome schwinden völlig.

Nach bilateraler Zerstörung des Labyrinths fehlen derartige Symptome, doch zeigen sich Störungen der Orientierung. So ist z. B. Tauchen für Personen mit fehlender Labyrinthfunktion gefährlich; die einzige Möglichkeit zum Auffinden der Wasseroberfläche bietet der Gesichtssinn, da auch die Haut-Exteroceptoren wegen des im Wasser allseits gleichen Druckes die Richtungswahrnehmung nicht unterstützen können. Wenn durch irgendwelche Umstände die Sicht bei einem beiderseits labyrinthgestörten Taucher behindert ist, dann kann er statt zur Wasseroberfläche von dieser wegschwimmen und ertrinken.

Kapitel 10

Geruchs- und Geschmackssinn

Geruchs- und Geschmackssinn werden meist als viscerale Sinne bezeichnet, da sie eng mit der gastro-intestinalen Funktion zusammenhängen. Sie sind einander funktionsgemäß zugeordnet; das Aroma vieler Nahrungsstoffe resultiert häufig aus einer Kombination von Geruch und Geschmack. Nahrungsmittel schmecken »fade«, wenn man infolge Schnupfen eine beeinträchtigte Geruchswahrnehmung hat. Die Receptoren für Geschmack und Geruch sind *Chemoreceptoren*, die durch — in den Sekreten von Nase und Mund gelöste — Moleküle gereizt werden. Die Geruchsreceptoren sind auf Distanz wirksam *(Telereceptoren);* sie haben keine nervöse Verbindung zum Thalamus und es besteht keine neocorticale Projektionsfläche für die Geruchsempfindung. Die nervösen Leitungen von den Geschmacksreceptoren verlaufen zum Thalamus und die Geschmacksimpulse finden ihre Projektion in der hinteren Zentralwindung, zusammen mit den Projektionen von Berührungs- und Druckreceptoren der Mundhöhle.

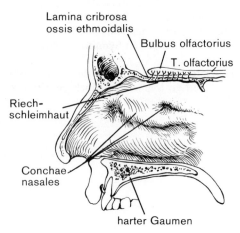

Abb. 10.1. Riech-Schleimhaut (nach Chusid and McDonald: Correlative Neuroanatomy and Functional Neurology, 15th Ed. Los Alamos: Lange 1973)

A. Geruch

Receptoren und nervöse Leitungen des olfactorischen Systems

Riech-Schleimhaut

Die Geruchsreceptoren sind in einem besonders differenzierten Abschnitt der Nasenschleimhaut lokalisiert, der gelblich pigmentierten *Riech-Schleimhaut*. Beim Hund und anderen Tieren mit hochentwickeltem Geruchssinn ist das von dieser Membran bedeckte Areal groß *(Makrosmaten);* bei *Mikrosmaten,* wie den Menschen, ist dieses Areal klein (5 cm^2) und befindet sich am Dach der Nasenhöhle, nahe dem Septum (Abb. 10.1). Die Stützzellen sezernieren eine Schleimschicht, die das Epithel ständig bedeckt, und senden Mikrovilli in diese Schicht. Zwischen den Stützzellen sind 10–20 Millionen Receptorzellen eingestreut. Die Geruchsreceptoren sind primäre Sinneszellen, die olfactorische Mem-

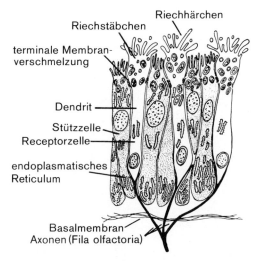

Abb. 10.2. Struktur der Riech-Schleimhaut (nach De Lorenzo: Olfaction and Teste (Y. Zotterman, Ed.) New York: Macmillan 1963)

bran ist jene Stelle des Körpers, an der das Nervensystem am engsten mit der Außenwelt in Kontakt tritt. Diese Neuronen haben kurze, dicke Dendriten mit fortsatzartigen Endigungen, den sog. Riechstäbchen (Abb. 10.2). Von diesen Fortsätzen ragen Cilien an die Oberfläche der Schleimschicht hervor. Die Cilien sind nicht-myelinisierte Fortsätze von etwa 2 μm Länge und 0,1 μm Dicke; ein Receptorneuron besitzt 10–20 Cilien. Die Axone der Riechreceptoren durchstoßen die Siebplatte des Ethmoids und treten in den Bulbus olfactorius ein.

Bulbi olfactorii

Im jeweiligen Bulbus olfactorius enden die Receptoraxonen an den Dendriten der *Mitral- und Pinsel-Zellen* (Abb. 10.3) und bilden komplexe Synapsen (olfactorische Glomerula). Etwa 26000 Receptoraxonen ziehen weiter nach hinten durch die Stria olfactoria medialis, kreuzen in der *vorderen Commissur* und ziehen zum Bulbus olfactorius der Gegenseite.

Die funktionelle Bedeutung dieser besonderen Verlaufsform der Fasern ist nicht bekannt. Bei Versuchstieren führt jedenfalls Durchschneidung der vorderen Commissur zu einer beträchtlichen Verminderung des Riechvermögens, doch führt Zerstörung eines Bulbus olfactorius nur zu einseitigem Verlust des Geruchssinnes (Anosmie).

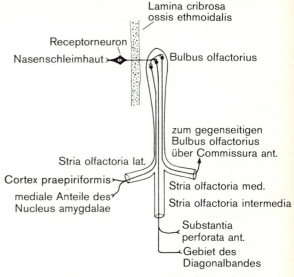

Abb. 10.4. Schema der Riechbahn (Anm. Cortex praepiriformis, in der Literatur auch Cortex praepyriformis; beim Menschen rudimentär in Form einzelner Ganglienzellgruppen entlang des Innenrandes des Tractus olfact. lat.)

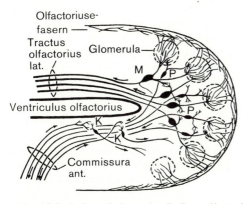

Abb. 10.3. Leitungsbahnen im Bulbus olfactorius. Olfactoriusfasern treten von der Oberfläche in die Glomerula. Dort bilden sie Synapsen mit den Dendriten der Mitralzellen (M) und der Pinselzellen (P). Die Axone der Mitralzellen bilden den lateralen Tractus olfactorius, während die der Pinselzellen hauptsächlich den medialen Tractus olfactorius über die Commissura anterior zum gegenseitigen Bulbus bilden. Fasern von kontralateralen Bulbus olfactorius enden an den Körnerzellen (K). Der Ventriculus olfactorius ist eine Ausstülpung der Hirnventrikel bei niederen Tieren, nicht aber beim Menschen (nach ADEY. In: Handbook of Physiology (ed. by J. FIELD and H. W. MAGOUN) Sect. 1, p. 535–548. Washington: The American Physiological Society 1959)

Andere Fasern ziehen durch die *Stria olfactoria intermedia* und enden in der *Substantia perforata anterior* und dem Gebiet des *Diagonalbandes*. Impulse, die Geruchsreflexen dienen, verlaufen von hier zum übrigen limbischen System und zum Hypothalamus. Eine dritte Fasergruppe, vorwiegend Axonen von Mitralzellen, zieht von den Glomerula durch die *Stria olfactoria lateralis* zu den ipsilateralen corticalen und medialen Anteilen des Nucleus amygdalae sowie zur anschließenden Hirnrinde. Es bestehen keine direkten Verbindungen zum Hippocampus oder zum Gyrus hippocampi; die *Projektionsfläche des Riechens* befindet sich im präpiriformen und periamygdaloiden Cortex (Abb. 10.4). Man konnte als Antwort auf Geruchsreize beim Menschen Potentiale (»evoked potentials«) in dieser Rindenregion registrieren.

Limbisches System

Die unteren frontalen und um den Hirnstamm gelegenen Regionen der Hirnrinde wurden ursprünglich als *Rhinencephalon* bezeichnet, da man diesem Teil des Gehirns lediglich olfactorische Funktionen zuschrieb. Beim Menschen und bei Säugetieren dient jedoch nur ein Teil des erwähnten Gebietes direkt der Geruchsfunktion, während der größere *Teil mit emotionellen Reaktionen, Instinkten und komplexen neuroendokrinen Regulationsfunktionen* zu tun hat (Kap. 15). Es ist daher zweckmäßig, anstelle des Namens Rhinencephalon die Bezeichnung *limbisches System* oder *limbischer Cortex* zu verwenden.

Efferente Hemmungsbahnen im olfactorischen System

In den Striae olfactoriae verlaufen auch efferente Fasern; Reizung dieser Fasern führt zu verminderter elektrischer Aktivität der Bulbi olfactorii. Es existieren also auch im Geruchssystem Hemmungsmechanismen, ähnlich denjenigen in anderen Sinnessystemen.

Physiologie der Geruchswahrnehmung

Adäquate Reize für Geruchs-Receptoren

Die Geruchsreceptoren antworten nur auf Substanzen, die in Kontakt mit dem Riechepithel stehen und in der es bedeckenden dünnen Schleimschicht gelöst sind; diese Flüssigkeit wird von Drüsenzellen der Membran sezerniert. Die Liste der Riechschwellen für repräsentative Substanzen (Tabelle 10.1) illustriert die bemerkenswerte Empfindlichkeit der Receptoren für bestimmte Stoffe; z.B. Methylmercaptan, die für den charakteristischen Geruch des Knoblauchs verantwortliche Substanz, kann in einer Konzentration von weniger als 10^{-6} mg pro Liter Luft Geruchswahrnehmung auslösen. Andererseits ist die Unterscheidungsfähigkeit von Geruchsintensitäten wenig ausgebildet; die Konzentration einer geruchsproduzierenden Substanz muß etwa um 30% geändert werden, ehe ein Unterschied festgestellt werden kann. Zum Vergleich sei die visuelle Diskriminationsfähigkeit angeführt, die bei einer 1%igen Änderung der Lichtintensität liegt.

Tabelle 10.1. Typische Riechschwellen[a]

Substanz	mg/Liter Luft
Äthyläther	5,83
Chloroform	3,30
Pyridin	0,03
Pfefferminzöl	0,02
Jodoform	0,02
Buttersaure	0,009
Propylmercaptan	0,006
künstl. Moschus	0,00004
Methylmercaptan	0,0000004

[a] Nach ALLISON and KATZ: J. indust. Chem. **11**, 336 (1919).

Wenn geruchswirksame Moleküle mit einem Receptor reagieren, dann entsteht ein Receptorpotential; der Mechanismus dieses Vorganges ist unbekannt. Geruchswirksame Moleküle enthalten meist zwischen 3 und 20 Kohlenstoffatome; Moleküle mit der gleichen C-Atomanzahl, aber verschiedener Konfiguration haben einen verschiedenen Geruch. Stark riechende Substanzen sind durch relativen Wasserreichtum und gute Lipidlöslichkeit gekennzeichnet. Geruchswirksame Moleküle hemmen vielleicht Enzymsysteme im Riechepithel und verändern so dessen chemische Reaktion; möglicherweise beeinflussen sie aber die Oberfläche der Receptorzellen und dadurch ihren elektrischen Zustand; nach einer dritten Hypothese führt der Geruchsreiz lediglich zu einer Änderung der Natriumpermeabilität der Receptormembran.

Geruchs-Diskriminierung

Der Mensch kann 2000–4000 verschiedene Gerüche unterscheiden; die physiologische Basis dieses Unterscheidungsvermögens ist unbekannt. Man hat versucht, die Geruchsreceptoren in verschiedene Grundtypen einzuteilen; diese Versuche waren jedoch nicht sehr erfolgreich. Es gibt Hinweise dafür, daß die Geruchs-Diskrimination von einem räumlichen Muster der Receptoren abhängt, die in der Schleimhaut gereizt werden. Die Richtung, aus der ein Geruch wirkt, dürfte dadurch festgestellt werden, daß, je nach Kopfstellung, die geruchserzeugenden Moleküle mit einer Zeitdifferenz an den beiden Nasenöffnungen eintreffen.

Hinweise auf einen Zusammenhang zwischen sexuellen und olfactorischen Funktionen ergab die Beobachtung, daß Frauen mit intakten Ovarien Exaltolid (Komponente eines Parfums) riechen können, nicht aber Männer und ovarektomierte Frauen. Die Geruchsempfindung ist im allgemeinen bei Frauen stärker ausgeprägt als bei Männern und am stärksten zur Zeit der Ovulation. Geruch und Geschmack sind bei Patienten mit Nebennieren-Insuffizienz übermäßig empfindlich (s. Kap. 20).

Schnüffeln

Der Geruchswahrnehmungen dienende Teil der Nasenhöhle ist schlecht ventiliert, denn der Großteil der Luft zieht normalerweise bei jedem Atemzug durch den unteren Teil der Nase. Durch *Wirbelbildung* beim Auftreffen kühler Luft auf die warme Schleimhaut gelangt jedoch

Luft zum Riechepithel. Durch Schnüffeln wird diese Luftmenge sehr vergrößert. Beim Schnüffeln wird die Luft infolge einer Kontraktion im unteren Bereich der Nasenöffnung nach aufwärts in die Nasenhöhle gelenkt; es handelt sich dabei um eine Art Reflex bei Erregung der Aufmerksamkeit durch einen neuen Geruch.

Schmerzfasern in der Nase

In der olfactorischen Schleimhautmembran findet man zahlreiche freie Nervenendigungen von Schmerzfasern des N. trigeminus. Diese werden durch irritierende Substanzen erregt; eine Schmerzkomponente bildet einen Teil des charakteristischen »Geruches« von Substanzen wie Pfefferminz, Menthol oder Chlor. Diese Schmerzfasern sind auch für die Auslösung von Niesen, Tränenfluß, Atemhemmung und anderer Reflexe verantwortlich, die durch Reizung der Nasenschleimhaut zustande kommen.

Adaptation des olfactorischen Systems

Bei Dauerexposition gegenüber einem — sogar äußerst unangenehmen — Geruch läßt die Geruchsempfindung nach und hört schließlich auf; dies ist die Folge der ziemlich *raschen Adaptation des olfactorischen Systems*. Die Adaptation ist auf den gerade wahrgenommenen Geruch beschränkt, während die Schwelle für andere Gerüche unverändert bleibt. Die Geruchsadaptation ist z.T. ein zentraler Vorgang, doch spielt dabei auch eine Veränderung in den Receptoren eine Rolle.

B. Geschmack

Receptoren und Bahnen des Geschmack-Wahrnehmungs-Systems

Geschmacksknospen

Die Geschmacksknospen, die Sinnesorgane für den Geschmack, sind 50–70 µm große eiförmige Gebilde; jede Knospe besteht aus Stütz- und 5–18 Haarzellen *(Geschmacksreceptoren)*. Jede Receptorzelle besitzt mehrere haarförmige Fortsätze, die in die *Geschmacks-Pore* (Öffnung der Knospe an der Epitheloberfläche, Abb. 10.5) hineinragen. Die nicht-myelinisierten Endigungen der Sinnesnerven-Fasern sind um die

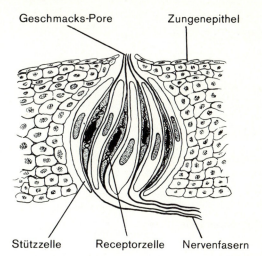

Abb. 10.5. Geschmacksknospe

Receptorzellen gewunden. Jede Geschmacksknospe wird von etwa 50 Nervenfasern versorgt, andererseits erhält jede Nervenfaser Impulse von ungefähr 5 Geschmacksknospen. Wird der Sinnesnerv durchschnitten, dann degeneriert die zugehörige Geschmacksknospe und verschwindet schließlich. Kommt es jedoch zu einer Regeneration des Nerven, dann organisieren sich die benachbarten Zellen wieder zu einer neuen Knospe, was einer chemischen induktiven Wirkung der sich regenerierenden Faser zugeschrieben wurde.

Die Geschmacksknospen sind in der Schleimhaut der Epiglottis, des Gaumens, des Pharynx sowie der *Papillae fungiformes* und *circumvallatae* der Zunge lokalisiert. Die fungiformen Papillen sind rundliche Strukturen an Zungenspitze und -rändern, während die Papillae circumvallatae sich von der Oberfläche abheben und eine v-förmige Anordnung am Zungenrücken bilden. Es gibt bis zu 5 Geschmacksknospen pro Papilla fungiformis, und sie sind meist oben an der Papille lokalisiert. Die größeren Papillae circumvallatae umfassen bis zu 100 Geschmacksknospen, die meist an den Seiten der Papille liegen. Die kleinen *Papillae filiformes*, die den Zungenrücken bedecken, enthalten meist keine Knospen. Insgesamt findet man beim Menschen etwa 10 000 Geschmacksknospen.

Geschmacks-Leitungsbahnen

Die sensorischen Nervenfasern von den Geschmacksknospen der vorderen zwei Drittel der Zunge ziehen über die Chorda tympani der Nn.

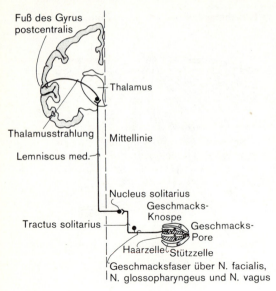

Abb. 10.6. Schema der Geschmacksbahn

gieren, um diese Potentiale zu erzeugen, ist unbekannt. Jedenfalls wirken die geschmacksauslösenden Moleküle auf die Membran der Receptor-Zellen oder deren Fortsätze ein. Nach einer Hypothese sind die Haare der Receptorzellen von einem Polyelektrolyt-Film überzogen, der bei Bindung von Ionen seine geordnete Struktur verliert, so daß eine Veränderung der Ladungsdichte-Verteilung resultiert. Es bestehen aber auch Beweise dafür, daß geschmackserzeugende Moleküle spezifische Proteine in den Geschmacksknospen binden; es dürfte sich jedoch um eine sehr lockere Bindung handeln, da kurzdauerndes Spülen mit Wasser zu einem Schwinden der Geschmacksempfindung führt.

Geschmack (Geschmacksqualitäten)

Es gibt beim Menschen *4 primäre Geschmacks-Qualitäten:* Süß, sauer, bitter und salzig. Bittere Substanzen werden am Zungengrund wahrgenommen, saure an den Rändern, süße an der Spitze und salzige vorne am Rücken der Zunge (Abb. 10.7). Der Geschmack von sauren und bitteren Substanzen kann auch am Gaumen wahrgenommen werden, was auch in geringem Maß für die Empfindungen süß und salzig gilt. Alle 4 Qualitäten können im Bereich von Pharynx und Epiglottis wahrgenommen werden.

faciales, während die Fasern vom hinteren Drittel der Zunge den Hirnstamm über die Nn. glossopharyngei erreichen. Geschmacksfasern von nicht auf der Zunge gelegenen Receptoren gelangen über die Nn. vagi zum Gehirn. Auf beiden Seiten vereinigen sich die myelinisierten, aber verhältnismäßig langsam leitenden Geschmacksfasern aus den drei genannten Nerven zum *Tractus solitarius* (Abb. 10.6). Die zweiten Neuronen der Geschmacksbahn haben ihre Zellkörper im Kern dieser Bahn, ihre Axonen kreuzen die Seite und vereinigen sich mit dem Lemniscus medialis; sie enden gemeinsam mit Berührungs-, Schmerz- und Temperaturleitungen in den spezifischen sensorischen Relais-Kernen des Thalamus. Von dort werden Impulse zur *Projektionsfläche des Geschmacks* am Fuß der hinteren Zentralwindung geleitet. Der Geschmack hat keine eigene Projektionsfläche; er ist gemeinsam mit der Hautsensibilität des Gesichtes im Gyrus postcentralis repräsentiert.

Physiologie der Geschmackswahrnehmung

Adäquate Reize für Geschmacks-Receptoren

Die Geschmacksreceptoren sind *Chemoreceptoren,* die auf in der Mundhöhlenflüssigkeit gelöste Substanzen reagieren. Solche Substanzen rufen offenbar Generator-Potentiale hervor; wie die gelösten Moleküle mit den Receptorzellen rea-

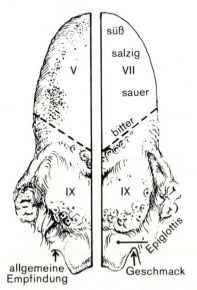

Abb. 10.7. Sensible Innervation der Zunge. V, VII, IX: Versorgungsgebiete der entsprechenden Hirnnerven (nach CHUSID and MCDONALD: Correlative Neuroanatomy and Functional Neurology, 13th Ed. Los Alamos: Lange 1967)

Anaesthesie des Gaumens erhöht die Schwelle für sauer und bitter, während Anaesthesie der Zunge die Geschmacksschwellen für salzig und süß anhebt. Die Geschmacksknospen in diesen Arealen sind voneinander zwar histologisch nicht verschieden, doch konnten funktionelle Unterschiede durch Aktionspotential-Registrierung von der nervösen Versorgung einzelner Knospen nachgewiesen werden; manche Geschmacksknospen reagieren nur auf bittere Reize, andere wieder nur auf salzige, süße oder saure Reize, während bestimmte Knospen auf mehrere, nie aber auf alle vier Qualitäten zugleich antworten. Ein sonderbarer, ungeklärter Befund zeigt, daß bei Katze, Hund, Schwein und Rhesusaffen Knospen existieren, die auf Applikation von destilliertem Wasser reagieren; diese Tiere besitzen offenbar eine Geschmacksempfindung »wäßrig«. Beim Menschen und bei der Ratte fehlen derartige Geschmacksknospen (Abb. 10.8).

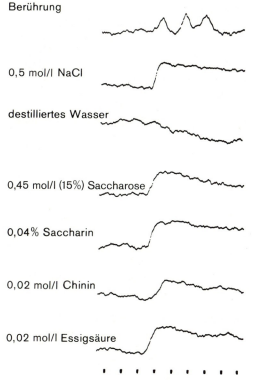

Abb. 10.8. Integrierte Reizbeantwortung der Chorda tympani des Menschen auf verschiedene der Zunge angebotenen Lösungen. Die Höhe jeder Kurve ist der Impulsrate proportional. Die Punkte sind in Intervallen von einer Sekunde aufgetragen (nach ZOTTERMAN: The nervous mechanism of taste. Ann. N. Y. Acad. Sci. **81**, 358 (1959))

Geschmacks-Schwelle und -Intensitätsunterscheidung

Beim Menschen ist die Fähigkeit zur Unterscheidung verschiedener Geschmacksintensitäten, ähnlich wie beim Geruchssinn, verhältnismäßig schlecht entwickelt. Eine 30%ige Konzentrationsänderung der Geschmacksempfindung auslösenden Substanz ist erforderlich, ehe ein Unterschied wahrgenommen werden kann. Die Schwellenkonzentration, auf welche die Geschmacksknospen eingestellt sind, ist je nach der Substanz verschieden (Tabelle 10.2).

Tabelle 10.2. Typische Geschmacksschwellen

Substanz	Geschmack	Konzentration (mol/l)
Salzsäure (pH = 4,0)	sauer	0,0001
Natriumchlorid	salzig	0,02
Strychninhydrochlorid	bitter	0,0000016
Glucose	süß	0,08
Rohrzucker	süß	0,01
Saccharin	süß	0,000023

Auslösung der primären Geschmacksempfindungen

Säuren schmecken *sauer*. Die H^+-Ionen — nicht die begleitenden Anionen — stimulieren wahrscheinlich die Receptoren. Für verschiedene Säuren ist der Grad der Empfindung »sauer« der H^+-Konzentration proportional, doch erscheinen organische Säuren bei gleicher H^+-Konzentration häufig stärker sauer als anorganische Säuren; dies ist wahrscheinlich Folge des raschen Eindringens organischer Säuren in die Zelle.

Ein *salziger* Geschmack wird durch Anionen anorganischer Salze hervorgerufen; Halogene sind besonders wirksam, doch schmecken auch organische Verbindungen salzig.

Zur Prüfung der Geschmacksempfindung *bitter* wird gewöhnlich Chininsulfat verwendet; diese Substanz kann bereits in einer Konzentration von 8 µmol/l wahrgenommen werden. Für Strychninchlorid liegt die Schwelle sogar noch tiefer (Tabelle 10.2). Auch andere organische Verbindungen (besonders Morphin, Nicotin, Coffein und Harnstoff) schmecken bitter. Anorganische Magnesium-, Ammonium- und Calciumsalze schmecken ebenfalls bitter; der Geschmack ist durch das Kation bedingt. Bei den bitter schmeckenden Substanzen ist keine offensichtlich gemeinsame Eigenschaft der molekularen Struktur erkennbar.

Die meisten *süß* schmeckenden Stoffe sind organischer Natur; Saccharose, Maltose, Lactose und Glucose sind die vertrautesten Beispiele dafür. Es schmecken jedoch auch Polysaccharide, Glycerin, einige Alkohole und Ketone sowie mit diesen gar nicht verwandte Substanzen, wie Chloroform und Berylliumsalze, aber auch verschiedene Amide der Asparaginsäure. Saccharin und Cyclamat haben in kleinsten Mengen einen süßenden Effekt und kommen daher als Austauschstoffe für den energiereichen Zucker in Frage. Ihre Zulassung zur allgemeinen Anwendung — außer für spezielle diätetische Zwecke — wird jedoch in letzter Zeit wegen tier-experimentell beobachteter cancerogener Wirkungen von verschiedenen nationalen Gesundheitsbehörden einer Überprüfung unterzogen. Bleisalze schmecken ebenfalls süß; dies ist der Grund für den unangenehmen, süßen Geschmack, der beim Spritzlackieren mit bleihaltigen Farben auftritt.

Schmackhaftigkeit

Die Vielfalt von Geschmacksarten, die vom Feinschmecker geschätzt wird, ergibt sich aus der Kombination der 4 primären Geschmacksqualitäten. Manchmal schließt der erwünschte Geschmack eine Schmerzkomponente ein (z. B. bei »scharf« gewürzten Speisen). Außerdem spielt der Geruch eine bedeutende Rolle bei der Gesamtempfindung, die durch Speisen hervorgerufen wird; auch die Konsistenz und Temperatur tragen zur Schmackhaftigkeit eines Gerichtes bei.

Geschmacks-aktive Proteine

Kürzlich wurden geschmacks-aktive Proteine entdeckt. Es handelt sich dabei um basische Eiweißkörper mit Mol.-Gew. 11.000–21.000 (Monellin, Thaumatin), die in tropischen Früchten vorkommen. Sie wirken als spezifische Chemostimulatoren, indem sie wahrscheinlich mit Strukturen der Receptormembran eine Bindung eingehen. Ihr Effekt ist etwa 10^5mal intensiver als derjenige von Rohrzucker und hält länger an als bei anderen geschmacksaktiven Substanzen.

Ebenfalls in tropischen Pflanzen wurde das Glykoprotein Miraculin, Mol.-Gew. 44.000, nachgewiesen, das als Geschmacks-Modifikator wirkt. Nach Vorbehandlung der Zunge mit diesem Eiweißkörper schmecken Säuren süß.

Genetische Unterschiede der Geschmacks-Empfindung und -Nachwirkung

Bei den verschiedenen Species bestehen beträchtliche Unterschiede in der Verteilung der 4 Typen von Geschmacksknospen, aber auch individuelle Unterschiede können vorkommen. Als Beispiel hierfür kann beim Menschen die Tatsache gelten, daß *Phenylthiocarbamid (PTC)* — eine dem Süßstoff Dulcin nahe verwandte Substanz — von 70% der weißen Bevölkerung in verdünnter Lösung als sauer empfunden wird, während es bei dem Rest keine Geschmacksempfindung auslöst. Die Unfähigkeit, PTC zu schmecken, wird als recessives Merkmal vererbt; diese Erscheinung kann für genetische Studien verwendet werden.

Geschmacksempfindungen können Nachwirkungen und Kontrastphänomene hervorrufen, die eine gewisse Analogie zu Nachbildern und visuellen Kontrasterscheinungen aufweisen. Bei manchen dieser Erscheinungen mag es sich um rein chemische Phänomene handeln, während andere durch echte zentralnervöse Vorgänge verursacht sein dürften. Hierzu gehört vielleicht der Effekt des vorher erwähnten *Miraculin*.

Manche Menschen und Tiere entwickeln eine heftige Abneigung gegen neuartige Nahrungsmittel, wenn nach dem Verzehren solcher Substanzen Krankheitszeichen auftraten. Der Schutzwert solcher Verhaltensweisen ist offensichtlich, wenn es sich um die Vermeidung der Aufnahme von Giften handelt.

Kapitel 11

Aktivierendes reticuläres System, Schlaf und elektrische Aktivität des Gehirns

Formatio reticularis und aktivierendes reticuläres System (ARS)

Die verschiedenen sensorischen Bahnen (Kapitel 7–10) leiten Impulse von Sinnesorganen über Drei- und Vierneuronen-Ketten zu den jeweiligen Projektionsflächen des Cortex; diese Impulse vermitteln Wahrnehmung und Lokalisation der verschiedenen Sinnesreize. Impulse in diesem Symstem werden über Kollateralen auch zum *aktivierenden reticulären System (aufsteigendes reticuläres System, ARS)* in der Formatio reticularis des Hirnstammes geleitet; Aktivität in diesem System hält das Bewußtsein (Wachzustand) aufrecht und ermöglicht damit Wahrnehmungen.

Die — phylogenetisch alte — *Formatio reticularis* des Gehirns umfaßt den mittleren ventralen Teil der Medulla oblongata und des Mittelhirns; sie besteht aus einer überaus großen Zahl kleiner — ein komplexes Netzwerk bildender — Neuronen mit Zentren für die Regelung von Atmung, Blutdruck, Herzfrequenz und anderer vegetativer Funktionen. Die Formatio reticularis besitzt ferner auf- und absteigende Anteile; diese haben eine wichtige Funktion bei der Anpassung endokriner Leistungen sowie beim Aufbau bedingter Reflexe und nehmen Einfluß auf die Aufnahme sensorischer Informationen (Lernen, Regulation der Bewußtseinslage). In diesem Kapitel werden die Aufgaben des ARS bezüglich Bewußtsein und Modulation von Sinnesinformationen behandelt; die vegetativen Leistungen der Formatio reticularis werden in den Kapiteln über endokrine Organe, gastrointestinales, kardiovasculäres und respiratorisches System besprochen, die dem Lernen dienenden »höheren Funktionen des Nervensystems« in Kap. 16.

Das ARS ist eine komplexe polysynaptische Anordnung von Neuronen; Kollateralen treffen nicht nur von den langen aufsteigenden Sinnesbahnen ein, sondern auch vom N. trigeminus sowie den Sinnessystemen für Hören, Sehen und Geruchswahrnehmung. Die komplexen Schaltungen und das hohe Maß von Konvergenz löschen die Spezifität sensorischer Modalitäten aus; die meisten retikulären Neuronen werden unterschiedslos durch verschiedene Sinnesreize stimuliert; das ARS ist daher *unspezifisch*, die sensorischen Leitungen sind jedoch *spezifisch* (ihre Fasern werden nur durch *einen* Typ von Reizen aktiviert). Aktivität des ARS pflanzt sich aufwärts fort und gelangt — unter teilweiser Umgehung des Thalamus — zu diffuser Projektion im Cortex; ein anderer Teil des ARS endet in den intralaminaren Kernen des Thalamus, von wo aus unspezifische diffuse Projektion zum gesamten Neocortex erfolgt (Abb. 11.1). Das ARS hat wesentlichen Einfluß auf die elektrische Aktivität des Cortex.

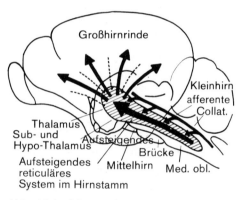

Abb. 11.1. Schema des aufsteigenden reticulären Systems (Sagittalschnitt eines Katzenhirns) (nach STARZL: Collateral afferent excitation of reticular formation of brain stem. J. Neurophysiol. **14**, 479 (1951))

Thalamus und Cerebraler Cortex

Thalamuskerne

Nach phylogenetischen und topographischen Gesichtspunkten kann man am rechten und linken Thalamus je 3 Teile unterscheiden. Epithalamus, dorsaler und ventraler Thalamus. Der *Epithalamus* hat Verbindung zum olfactorischen System; Projektionen und Funktionen des *ventralen Thalamus* sind unklar; der *dorsale Thalamus* umfaßt Kerne, die Projektionsfasern diffus zum gesamten Neocortex entsenden, sowie andere

Kerne, deren Projektionen in spezifischen Arealen des Neocortex und im limbischen System liegen. Die mit allen Teilen des Neocortex in Verbindung stehenden Kerne sind die medialen und intralaminaren Kerne *(unspezifische Projektionskerne des Thalamus)*; sie erhalten Impulse vom ARS und lösen ihrerseits die »diffuse sekundäre Reizantwort« und den Alarmeffekt (s. später) aus. Die *zu spezifischen Projektionsflächen führenden Kerne* des dorsalen Thalamus bestehen aus 3 Gruppen: (1) spezifische sensorische Relais-Kerne, (2) Kerne für efferente Kontrollmechanismen und (3) Kerne für komplexe integrative Funktionen.

Die *spezifischen sensorischen Relais-Kerne* bestehen aus dem medialen und lateralen Corpus geniculatum, die akustische und visuelle Impulse zur Hör- bzw. Sehrinde leiten, und der ventro-basalen Kerngruppe, die Informationen über somatische Empfindungen zur hinteren Zentralwindung weitergibt. Die *Kerne für efferente Kontrollmechanismen* bestehen aus einigen der motorischen Funktion dienenden Kernen, die Impulse von den Basalganglien und dem Kleinhirn erhalten und deren Projektionsareale im motosensorischen Cortex liegen. Diese thalamischen Schaltstellen haben einen wichtigen Platz im komplexen System der Bewegungs- und Haltungskontrolle (Kap. 12, schematische Zusammenfassung in Abb. 12.5 sowie Abb. 12.10). Hierzu gehören ebenfalls die vorderen Kerne, die afferente Impulse von den Corpora mamillaria erhalten und zum limbischen Cortex weiterleiten; sie bilden einen Teil der limbischen Kreisschaltungen, die mit dem Kurzzeit-Gedächtnis und der emotionalen Lage zu tun haben (Kap. 15 u. 16). *Die Kerne für komplexe integrative Funktionen* sind die dorsalen Kerne, die ihre Projektionsfasern zu den corticalen Assoziationsfeldern entsenden und insbesondere komplizierten Funktionen wie der Sprache dienen.

Corticale Organisation

Der Neocortex ist im allgemeinen in 6 Schichten angeordnet (Abb. 11.2). Bei den Neuronen handelt es sich meist um Pyramidenzellen mit ausgedehnten vertikalen Dendriten-»Bäumen« (Abb. 11.2, 11.3), die bis an die corticale Oberfläche heranreichen. Die Axonen dieser Zellen geben meist rückläufige Kollateralen ab,

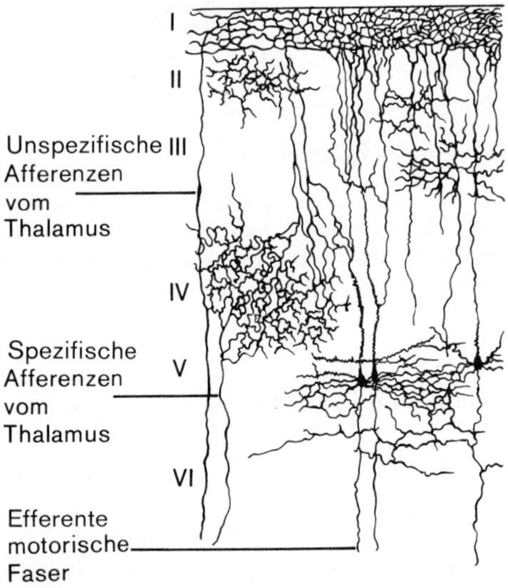

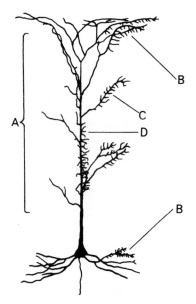

Abb. 11.3. Corticale Pyramidenzelle (Verteilung der Stellen, an welchen präsynaptische Endigungen Kontakte bilden).
A: Nicht-spezifische Afferenzen von der Formatio reticularis und dem Thalamus; B: Rückläufige Kollateralen von Axonen der Pyramidenzellen; C: Commissuren-Fasern von spiegelbildlich gelegenen Stellen der kontralateralen Hemisphäre; D: Spezifische Afferenzen von den sensorischen Relais-Kernen des Thalamus (nach CHEW und LEIMAN: The structural and functional organization of the cortes. Neurosc. Res. Progr. Bull. **8,** 157 (1970))

Abb. 11.2. Neuronale Verbindungen im Neocortex. Links afferente Fasern vom Thalamus. Die Zahlen bezeichnen die Cortex-Schichten. Ausgedehnte dendritische Fortsätze, besonders der Zellen in den tiefen Schichten (nach LORENTE DE NO. In: FULLTON: Physiology of the Nervous System. Oxford University Press 1943)

die mit oberflächen-nahen Anteilen der Dendriten-»Bäume« Synapsen bilden. Afferenzen von den spezifischen Thalamus-Kernen enden vorwiegend in der corticalen Schicht IV, während nicht-spezifische Afferenzen über alle corticalen Schichten verteilt enden.

Evozierte corticale Potentiale (»evoked potentials«)

Die — nach Reizung eines Sinnesorgans — im Cortex auftretenden elektrischen Effekte können mit einer cortical angelegten Registrierelektrode gegen eine indifferente, entfernt angelegte Elektrode abgeleitet werden. Bei Versuchstieren in Barbiturat-Narkose lassen sich in dieser Weise typische Phänomene beobachten; wenn die Registrierelektrode über der primären Projektionsfläche einer bestimmten Sinnesart liegt, dann tritt nach peripherer Reizung mit einer Latenz von 5–12 ms eine initiale oberflächenpositive Welle auf, auf die zuerst eine kleine negative und dann mit 20 bis 80 ms Latenz eine größere, längeranhaltende positive Welle folgt (Abb. 11.4). Die initiale positiv-negative Ablenkung wird als »primäres evoziertes Potential«, die spätere zweite Ablenkung als »diffuse sekundäre Reizantwort« (»diffuse secondary response«) bezeichnet.

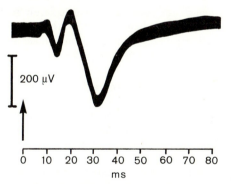

Abb. 11.4. Typisches „evoziertes Potential" (evoked potential). Reizantwort im kontralateralen sensorischen Cortex der Katze nach Stimulation (Pfeil) des N.ischiadicus in Barbiturat-Narkose. Ausschlag nach oben ist oberflächennegativ (nach FORBES and MORRISON: Cortical response to sensory stimulation under deep barbiturate narcosis. J. Neurophysiol. **2**, 112 (1939))

»Primäres evoziertes Potential«

Das primäre evozierte Potential (»evoked potential«) im Cortex ist hochspezifisch in seiner Lokalisation und kann nur an der Stelle beobachtet werden, an der die aufsteigende Bahn von dem betreffenden Sinnesorgan endet; die *Lokalisation* ist *so genau*, daß man mit dieser Methode eine *»Landkarte« der spezifischen Sinnesareale* aufnehmen konnte. Man meinte früher, das »primäre evozierte Potential« würde durch die in der Thalamusstrahlung zum Cortex aufsteigende Aktivität ausgelöst; es zeigte sich jedoch, daß bei Verwendung von Oberflächenelektroden Aktivitäten nur bis in eine Tiefe von 0,3–0,6 mm erfaßbar sind. Führt man hingegen eine *Mikroelektrode tiefer* bis in die Schichten II–VI des Cortex ein, dann erhält man im Cortexinneren eher eine *initiale negative Welle,* auf die eine *positive Welle* folgt; dies spricht für eine anfängliche Depolarisation an Dendriten und Zellkörpern tieferer corticaler Neuronen mit anschließender Hyperpolarisation. Bei Registrierung von der corticalen Oberfläche entsteht die positiv-negative Welle offenbar dadurch, daß die oberflächlichen Rindenschichten zuerst positiv gegenüber der in den tieferen Schichten auftretenden initialen Negativität sind; anschließend werden diese dann negativ gegenüber der Hyperpolarisation in der Tiefe. Bei nicht-narkotisierten Tieren wird das »primäre evozierte Potential« zwar weitgehend durch die Spontanaktivität der Rinde überlagert, doch läßt es sich mit spezieller Technik nachweisen; es ist dann zwar diffuser als am narkotisierten Tier, aber immer noch — im Vergleich mit der »diffusen sekundären Reizantwort« — präzise lokalisiert.

»Diffuse sekundäre Reizantwort«

Die oberflächen-positive »diffuse sekundäre Reizantwort« ist manchmal von einer negativen Einzelwelle oder einer Reihe von Wellen gefolgt; sie ist im Gegensatz zum primären Potential nur ungenau lokalisiert und erscheint zugleich über weiten Arealen des Cortex sowie in anderen Gehirnregionen. Die sekundäre Reizantwort wird nicht durch laterale Ausbreitung des primären Potentials hervorgerufen; gegen eine laterale Ausbreitung spricht die an verschiedenen Stellen des Gehirns gleichlange Latenzzeit, außerdem beeinträchtigt Isolierung eines Rindenbezirkes mittels zirkulärer Durchschneidung der grauen Substanz das Auftreten des sekundären Potentials in diesem Rindenareal keineswegs. Die »diffuse sekundäre Reizantwort« wird also durch eine von tieferen Teilen des Gehirns *aufsteigende Aktivierung* ausgelöst, offenbar auf dem Wege des *unspezifischen thalamischen Projektionssystems,* das vom medialen Thalamusteil mit seinen Kernen aufsteigt. Die »diffuse sekundäre Reizantwort« ist am nicht-anaesthesierten Tier nachweisbar; sie wird durch zahlreiche emotionelle Faktoren und durch Motivation beeinflußt. Wenn das Tier mit einem Reiz, an den es gewöhnt wurde, stimuliert wird, dann ist die „diffuse sekundäre Antwort" sehr klein; wenn jedoch bei der Gewöhnung regelmäßig auf den Reiz eine Serie elektrischer Schläge folgte, dann ist die »diffuse sekundäre Antwort« groß und überall in der Rinde, aber auch in verschiedenen subcorticalen Regionen nachweisbar.

Elektroencephalogramm (EEG)

Die frühesten Beobachtungen elektrischer Gehirnaktivität wurden im 19. Jahrhundert an nichtnarkotisierten Tieren gemacht; die erste systematische Analyse stammt von dem Psychiater BERGER, der auch für die vom Gehirn registrierten Potentialschwankungen die Bezeichnung *Elektroencephalogramm (EEG)* einführte. Das EEG kann mittels Kopfhautelektroden vom uneröffneten Schädel oder direkt von der Gehirnoberfläche, bzw. aus dem Gehirn abgeleitet werden. Gelegentlich verwendet man die Bezeichnung *Elektrocorticogramm (ECG)* für die von der Gehirnoberfläche registrierten Potentiale. Bei EEG-Aufzeichnungen können Potentialschwankungen *bipolar* (zwischen 2 Oberflächenelektroden) oder *unipolar* (mit einer Registrierelektrode gegenüber einer »indifferenten« Elektrode an einer entfernten Körperstelle) abgeleitet werden.

α-Rhythmus

Bei einem wachen, mit geschlossenen Augen ruhenden Erwachsenen weist das EEG (Ableitung von der Kopfhaut) als auffallendes Merkmal sich regelmäßig wiederholende Wellen mit etwa 50 μV Amplitude und einer Frequenz von 8–12/s auf *(α-Rhythmus);* dieser Rhythmus ist in der parieto-occipitalen Region am deutlichsten, wird aber manchmal auch an anderen Stellen beobachtet. Ein ähnlicher Rhythmus ist auch bei zahlreichen Tierarten zu finden (Abb. 11.5); bei der Katze ist er etwas schneller als beim Menschen, seine Ähnlichkeit bei allen Säugern ist aber erstaunlich.

Andere Rhythmen (β-, ϑ-, δ-Rhythmus)

Zusätzlich zum dominierenden α-Rhythmus findet man manchmal über der frontalen Region einen 18- bis 30/s-Rhythmus mit geringerer Amplitude *(β-Rhythmus);* der β-Rhythmus kann u. U. eine harmonische Frequenz des α-Rhythmus darstellen. Bei normalen Kindern treten noch große, regelmäßige Wellen von 4–7 s *(ϑ-Rhythmus)* auf, die bei Versuchstieren im Hippocampus entstehen (s. unten). Große, langsame Wellen mit einer Frequenz von weniger als 4 s werden manchmal *δ-Wellen* genannt.

Einflüsse auf das EEG, Altersabhängigkeit

Beim Menschen ändert sich die Frequenz des dominierenden EEG-Rhythmus mit dem Alter. Bei Säuglingen besteht ein schneller, β-artiger Rhythmus und in der Occipitalregion ein langsamer 0,5- bis 2/s-Rhythmus; dieser erfährt während der Kindheit eine fortschreitende Beschleunigung, bis während der Pubertät der α-Rhythmus des Erwachsenen erscheint. Die α-Frequenz nimmt bei gesenktem Blutzuckerspiegel ab, ebenso bei erniedrigter Körpertemperatur, niedrigem Glucocorticoid-Spiegel und bei erhöhtem arteriellem CO_2-Partialdruck (P_{CO_2}); bei Verschiebung der genannten Parameter in umgekehrter Richtung wird der α-Rhythmus beschleunigt. Senkung des arteriellen P_{CO_2} durch forcierte Hyperventilation wird manchmal klinisch dazu benutzt, um latente Störungen im EEG manifest werden zu lassen.

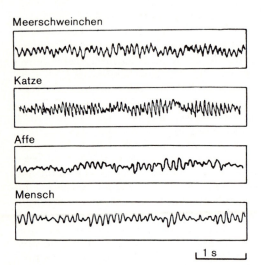

Abb. 11.5. EEG. α-Rhythmus vier verschiedener Species (nach BRAZIER: Electrical Activity of the Nervous System, 2nd Ed. New York: Pitman 1960)

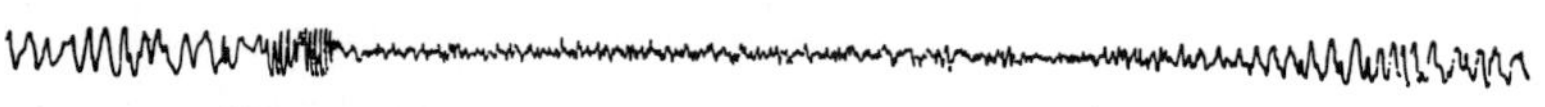

Abb. 11.6. Desynchronisation des corticalen EEG eines Kaninchens durch einen Olfactoriusreiz (Reizdauer entspricht Linie nach Olf.) (nach GREEN and ARDUINI: Hippocampal electrical activity during arousal. J. Neurophysiol. **17**, 533 (1954))

α-Block

Werden die vorerst geschlossenen Augen geöffnet, dann tritt anstelle des α-Rhythmus eine schnelle, unregelmäßige Aktivität niederer Amplitude ohne dominierende Frequenz *(α-Block)*; Unterbrechung des α-Rhythmus kann durch jede Form von Sinnesreiz ausgelöst werden (Abb. 11.6), ebenso durch geistige Konzentration (z.B. Lösen mathematischer Aufgaben). Diese Ablösung des regelmäßigen α-Rhythmus durch eine unregelmäßige Niedervolt-Aktivität wird auch als *Desynchronisation* bezeichnet; sie ist Ausdruck einer Unterbrechung der für den α-Rhythmus maßgeblichen synchronisierten Aktivität neuraler Elemente. Da die Desynchronisation — durch Sinnesreize ausgelöst — den abwehrbereiten Wachzustand herstellt, wird sie auch als *»arousal«-Reaktion (Alarm-Reaktion, Aufwach-Reaktion)* bezeichnet.

Schlaf-EEG

Wenn ein Individuum aus einem Zustand der Entspannung schläfrig wird und einschläft, dann wird der α-Rhythmus durch größere, *langsame Wellen* ersetzt. Im Tiefschlaf (»Schlaf mit langsamen Wellen«) kann man sehr große, etwas unregelmäßige *δ-Wellen* mit einer Frequenz unter 4/s beobachten. Eingestreut in diesen Rhythmus kommt es bei mäßig tiefem Schlaf zu Perioden α-ähnlicher Wellen (10–14/s, 50 μV, *Schlaf-Spindeln*). Es gibt jedoch eine besondere Form des Schlafes, bei welchem eine rasche und irreguläre corticale Aktivität auftritt (REM-Schlaf, s. unten). Sowohl α-Rhythmus wie die Rhythmen des schläfrigen, bzw. schlafenden Individuums sind — im Gegensatz zur desynchronisierten, unregelmäßigen Wachaktivität und der Aktivität im REM-Schlaf — synchronisiert.

Physiologische Grundlage des EEG, Wachzustand

Das Vorhandensein rhythmischer Wellen beim α-Rhythmus und beim Schlaf »mit langsamen Wellen« ist — ohne vorerst auf die Ursachen einzugehen — ein Hinweis dafür, daß neurale Komponenten irgend eine Art rhythmische Entladungen aufweisen, da statistisch gestreute Entladungen der einzelnen neuralen Einheiten einander auslöschen würden und daher keine Wellen entstehen könnten. Es gilt daher, im folgenden die Frage zu beantworten, in welchen Einheiten der *Ursprung der synchronen Entladungen* gelegen ist und welche Mechanismen für die Phänomene der *Desynchronisation* bzw. *Synchronisation* verantwortlich sind.

Ursprung des EEG

Ursprünglich hielt man die EEG-Wellen für summierte Aktionspotentiale corticaler — sich in einem Volumen-Leiter entladender — Zellen. Tatsächlich entsteht jedoch die registrierte Aktivität in den der Gehirnoberfläche nächsten Schichten der grauen Substanz, wo sich nur wenige Nerven-Zellkörper befinden; die Potentialschwankungen des *corticalen EEG* dürften also durch Stromfluß in *fluktuierenden* — sich zwischen Dendriten und Zellkörpern der Rindenzellen bildenden — *Dipolen* entstehen. Die Dendriten der corticalen Zellen bilden einen »Wald« dicht gepackter, ähnlich orientierter Einheiten in den oberflächlichen Cortex-Schichten (Abb. 11.2); Dendriten fungieren meist nicht als Leiter für Aktionspotentiale, sondern als Orte de- bzw. hyperpolarisierender lokaler Potentialänderungen (Kap. 4). Aktivität excitatorischer bzw. inhibitorischer Endigungen an Dendriten verursacht Stromabfluß vom Zellkörper zu jeweils hypopolarisierten »sinks« an den Dendriten, bzw. umgekehrt Stromzufluß zur Zelle; die Beziehung zwischen Zelle und Dendriten entspricht daher einem sich ständig wandelnden Dipol. Der Stromfluß in solchen Dipolen muß erwartungsgemäß in einem Volumen-Leiter zu wellenartigen Potentialschwankungen führen (Abb. 11.7). Wenn die Summe dendritischer Aktivitäten negativ gegenüber der Zelle ist, dann ist die Zelle hypopolarisiert und übererregbar, ist die Summe positiv gegenüber der Zelle, dann besteht Hyperpolarisation und verminderte Erregbarkeit. Zusätzlich kann offen-

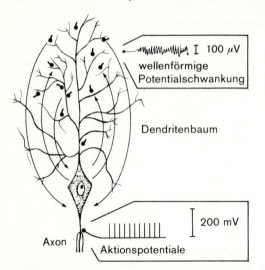

Abb. 11.7. Vergleich der elektrischen Reizantwort eines Axons und der Dendriten eines großen corticalen Neurons. Stromfluß zu und von aktiven synaptischen Knöpfchen der Dendriten rufen wellenförmige Potentialschwankungen hervor, während »Alles-oder-Nichts«-Aktionspotentiale im Axon fortgeleitet werden (nach BLICKFORD: Computational aspects of brain function. Institute of Radio Engineers. Medical Electronics Series (IRE, ME) **6**, 164 (1959))

bar Information rein elektrotonisch von Dendrit zu Dendrit weitergegeben werden (Kap. 4). *Kleinhirnrinde* und *Hippocampus* sind zwei weitere Teile des ZNS, in denen zahlreiche komplexe, parallel angeordnete Dendriten subpial über einer Lage von Ganglienzellen lokalisiert sind; in beiden Regionen kann man daher — dem corticalen EEG ähnliche — *rhythmische Fluktuationen* von Oberflächenpotentialen nachweisen.

Desynchronisations-Mechanismen

Desynchronisation (unregelmäßige Aktivität geringen Potentials anstelle eines rhythmischen EEG) kann durch Reizung der *spezifischen Sinnessysteme* nur bis hinauf zum Niveau des Mittelhirns ausgelöst werden; Reizung oberhalb dieses Niveaus, d. i. Stimulierung der spezifischen Relais-Kerne des Thalamus oder der corticalen Projektionsflächen, bewirkt jedoch keine Desynchronisation. Frequente Reizung der *Formatio reticularis* des Mittelhirns sowie der unspezifischen Projektionskerne des Thalamus verursacht ebenfalls *Desynchronisation* und Aufwachen des schlafenden Tieres. Ausgedehnte Läsionen der lateralen und oberen Anteile des Mittelhirns mit Zerstörung des Lemniscus me-

diales und anderer aufsteigender Sinnessysteme vermögen nicht, Desynchronisation durch sensorische Reizung zu verhindern; wird hingegen durch Läsion des Mittelhirn-Tegmentum das ARS unterbrochen, ohne dabei die spezifischen Systeme zu zerstören, dann beobachtet man einen synchronisierten EEG-Rhythmus, der durch Sinnesreize nicht mehr beeinflußt werden kann (Abb. 11.8). Tiere mit der erstgenannten Läsion sind wach, solche mit der Tegmentum-Läsion befinden sich hingegen über lange Perioden in einem komatösen Zustand. Die desynchronisierende aufsteigende Aktivität nach Sinnesreizen dürfte also über das spezifische sensorische System bis zum Mittelhirn aufsteigen, dann über Kollateralen in das ARS eintreten und schließlich über Thalamus und das unspezifische thalamische Projektionssystem den Cortex erreichen.

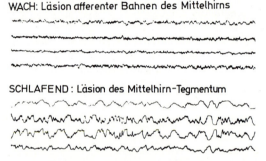

Abb. 11.8. Typisches EEG einer Katze mit Läsion der Lemnisci (oben), bzw. mit Läsion des Mittelhirn-Tectum (unten) (nach LINDSLEY u. a.: Behavioural and EEG changes following chronic brain stem lesions in the cat. Electroencephalog. Clin. Neurophysiol. **2**, 483 (1950))

Generalisierte und lokalisierte Aufwachreaktion (»arousal«)

Innerhalb des ARS besitzen verschiedene Funktionen wahrscheinlich ihre besondere Lokalisation. Der caudale Teil des retikulären Systems dürfte für die allgemeine Umstellung zwischen Schlaf- und Wachzustand verantwortlich sein; seine thalamischen Anteile dürften andererseits — je nach Erfordernis — lokalisierte corticale Arousal-Reaktionen bewirken, die — jeweils durch spezifische Reize ausgelöst — *gezielte Aufmerksamkeit* sichern. Einzelne Teile des Gehirns können so unter bestimmten Bedingungen aktiviert werden, was für das Erlernen bedingter Reflexe bedeutsam ist (Kap. 16).

Wirkung von ARS-Stimulierung auf corticale Neuronen

Es ist unbekannt, wie im ARS aufsteigende Impulse synchronisierte corticale Aktivität aufheben. Reizung des ARS hemmt »burst activity«, das Rekrutierungs-Phänomen (s. später) sowie durch Strychnin-Einwirkung auf bestimmte Gehirnteile ausgelöste corticale Wellen. ARS-Stimulierung »weckt« und »alarmiert«, so daß eher Erhöhung als Verminderung der Erregbarkeit corticaler Neuronen zu erwarten wäre. Tatsächlich zeigen aber die Neuronen der corticalen sensorischen Projektionsfelder im Schlaf eine dauernde Grundaktivität, während sie beim wachen Versuchstier nur als Antwort auf spezifische periphere Reize »feuern«. Möglicherweise unterdrückt ARS-Aktivität die Ruheaktivität der Rinde durch corticale Hemmung und macht dadurch die betroffenen Neuronen »frei«, damit sie ausschließlich auf sensorische Signale antworten können; der »Netto«-Effekt der ARS-Aktivität besteht somit vielleicht in einer Erhöhung des »Störpegel-Abstandes« (»signal-noise-ratio«) auf Kosten leichter Verminderung der absoluten Erregbarkeit.

Aufwachreaktionen nach corticaler Stimulation

Elektrische Reizung bestimmter corticaler Areale löst gesteigerte Aktivität des retikulären Systems aus und bewirkt im EEG eine »arousal«-Reaktion; die hierfür optimalen Reizstellen sind — beim Affen — oberer Schläfenlappen und orbitale Region des Stirnlappens. Stimulierung dieser Stellen weckt ein schlafendes Tier auf, verursacht aber keine Bewegungen, beim wachen Tier hat diese Reizung kaum erkennbare Wirkungen. Reizung anderer Rindenbezirke — auch mit starken Reizen — hat weder im EEG noch im Verhalten eine »arousal«-Reaktion zur Folge. Offenbar existiert also ein System *corticofugaler Fasern*, die zur Formatio reticularis ziehen; sie ermöglichen wahrscheinlich intracorticalen Vorgängen die Auslösung einer Aufwachreaktion. Ein solches System könnte für Alarmreaktionen als Antwort auf emotionelle Vorgänge verantwortlich sein, die auch bei völligem Fehlen äußerer Reize auftreten können.

»Alarm«-Wirkungen von Adrenalin und verwandten Verbindungen

Von bemerkenswertem Einfluß auf das ARS (»arousal«-Wirkung) sind Pharmaka, welche die Wirkung des sympathischen Nervensystems nachahmen. *Amphetamin* erzeugt so wie *Adrenalin* und *Noradrenalin* eine »arousal«-Reaktion durch Schwellen-Erniedrigung der Neuronen des Hirnstammes. Vom Nebennierenmark eines Individuums unter »Streß« ausgeschüttetes Adrenalin bzw. Noradrenalin hat die gleiche Wirkung. Adrenerge Massenentladung in *Notfall-Situationen* (Kap. 13) verstärkt daher den Bereitschafts- und Wachzustand wie er für zielführendes Handeln nötig ist.

Nach früherer Ansicht wurde der Alarm-Effekt einer direkten Wirkung blutdrucksteigernder Substanzen auf Neuronen des Mittelhirns zugeschrieben; tatsächlich erhöht jedoch jede allgemeine Blutdrucksteigerung die Erregbarkeit des ARS. Offenbar befinden sich drucksensible Neuronen im Mittelhirn; nach Hirnstamm-Durchschneidung am Oberrand der Brücke verursachen nämlich pressorische Substanzen beim Versuchstier EEG-»arousal«, während diese nach höherer Durchschneidung im analogen Versuch ausbleibt.

Klinische Manifestationen von Störungen im ARS

Unterbrechung des ARS durch Tumoren oder Läsionen verursachen meist Koma. Das ARS ist im oberen Bereich des Mittelhirns und des hinteren Hypothalamus besonders empfindlich, da es dort durch andere Fasersysteme nach der Mitte verdrängt wird; verhältnismäßig geringe Läsionen an diesen Stellen können daher langanhaltendes Koma verursachen, ohne daß weitere Symptome entstehen. Bei Tieren konnte gezeigt werden, daß Gehirnerschütterung die Aktivität des ARS vermindert; es kommt zur Ausbildung eines Schlafrhythmus im EEG, der während der Gesamtdauer der Bewußtlosigkeit anhält.

ARS und Allgemein-Anaesthesie

Allgemein-Anaesthesie bewirkt wahrscheinlich z. T. durch Verminderung der Erregungsleitung im ARS Bewußtseinsverlust. In Abb. 11.9 ist der Effekt von Äther auf die Aktivität der Formatio reticularis und der Lemniscus mediales dargestellt; ähnlich blockierende Wirkungen können durch anaesthesierende Dosen von Barbituraten erzielt werden. Möglicherweise ist die synaptische Erregungsübertragung der Hauptangriffsort der Anaesthetica; im ARS befinden sich Hunderte synaptischer Schaltungen pro

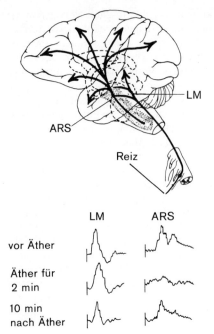

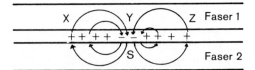

nächsten Faser in unmittelbarer Nachbarschaft teilweise Depolarisation und beiderseits davon Hyperpolarisation; an Fasern in Nähe aktiver inhibitorischer Endigungen hingegen erzeugt ein entgegengesetzter äußerer Stromfluß Hyperpolarisation (Abb. 11.10). In einer großen Gruppe ähnlich orientierter Nervenfortsätze fördert eine solche parallele Bildung von Stromabflüssen (»sinks«) bzw. -quellen in benachbarten Fasern Synchronisierung des Stromflusses.

Abb. 11.10. Gegenseitige Beeinflussung zweier benachbarter markloser Nervenfasern in einem Volumenleiter. Bei Aktivierung der Faser 2 (Depolarisation bei S) erfaßt der extracelluläre Stromkreis auch die Membran der Faser 1, wo sich bei X und Z positive Ladungen anhäufen (Hyperpolarisation der Membran), während von Y positive Ladungen abgezogen werden (Hypopolarisation)

Abb. 11.9. Wirkung einer Äthernarkose auf die Aktivität des Lemniscus med. (LM) und der Formatio reticularis (ARS) nach Reizung des N.ischiadicus (nach FRENCH and KING: Mechanisms involved in the anesthetic state. Surgery **38**, 228 (1955))

Leitung verglichen mit bloß 2–4 in den spezifischen sensorischen Leitungssystemen. An jeder dieser vielen Synapsen müssen EPSP gebildet werden, bis die jeweilige »Zünd«-Schwelle erreicht ist (Kap. 4); jedes Agens mit auch nur geringer depressiver Wirkung auf diesen Vorgang wird zuerst die multisynaptischen Systeme blockieren, bevor es zur Hemmung der Systeme mit wenigen Synapsen kommt.

Synchronisations-Mechanismen

Während des α-Rhythmus dürfte die Aktivität zahlreicher Dendriten *synchronisiert* sein. Dies wird wahrscheinlich durch den — einander synchronisierenden — Effekt benachbarter, parallel verlaufender Fasern bewirkt sowie durch rhythmische Entladungen vom Thalamus.

Wenn 2 Nervenfasern sich Seite an Seite in einem Volumenleiter befinden, dann führt Depolarisation der einen Faser fast nie zum Entstehen eines Aktionspotentials in der anderen, wohl aber zur Beeinflussung ihrer Erregbarkeit. Der äußere Stromfluß zur depolarisierten Zone an der aktiven Faser bewirkt nämlich an der

Die Dendriten-Potentiale des Cortex werden durch Projektionsfasern vom Thalamus beeinflußt. Ein zirkulärer Schnitt um ein Rindengebiet beeinträchtigt — bei intakter Blutversorgung — dessen synchronisierte Aktivität nicht; nach Durchtrennung der tiefen Verbindung eines solchen Rindenareals hingegen nimmt die Rhythmizität deutlich ab. Einseitige Läsionen *des Thalamus desynchronisieren* das homolaterale EEG, hingegen bewirkt Reizung der Thalamus-Kerne mit einer Frequenz von 8/s Entstehung eines charakteristischen 8/s-Rhythmus im größten Teil des gleichseitigen Cortex (wegen der an- und abschwellenden Amplitude der Potentiale als *Rekrutierungs-Phänomen* — »recruiting response« — bezeichnet, Abb. 11.11).

Das Rekrutierungs-Phänomen ähnelt dem α-Rhythmus sowie der »*burst activity*« (Auftreten kurzer Perioden α-artiger Wellen, die sich langsameren Wellen überlagern, z.B. Schlaf-Spin-

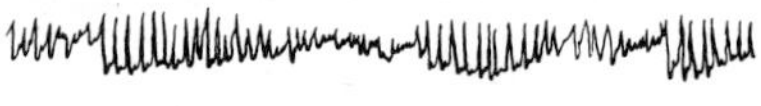

Abb. 11.11. Rekrutierungseffekt am Cortex, hervorgerufen durch Stimulation der intralaminaren thalamischen Region (Reizfrequenz 8/s) (nach MORRISON and DEMPSEY: A study of thalamocortical relations. Amer. J. Physiol. **135**, 281 (1942))

deln). »Burst activity« ergibt bei Simultan-Ableitung von Cortex bzw. unspezifischen Projektionskernen des Thalamus fast identische Kurvenbilder. Normalerweise erfolgt offenbar Projektion der Thalamus-Aktivität zum Cortex; gleichzeitig besteht aber vielleicht auch eine — für die Synchronisation des EEG-Rhythmus bedeutsame — »Widerhall«-Beziehung (»reverberating activity«) zwischen Thalamus und Cortex.

Offenbar entsteht die Synchronie durch eine thalamische Kreis-Schaltung, welche ein Schaltelement für eine *rückläufige kollaterale Hemmung* enthält (Abb. 11.12). Nach dieser Hypothese aktiviert bei jeder Entladung eines zentralen Neurons diese über eine Kollaterale ein hemmendes Zwischen-Neuron, das IPSPs am »feuernden« Neuron und in dessen Nachbarschaft erzeugt. Die thalamischen Neuronen dürften ferner nach einer Periode ihrer Hemmung übererregbar sein und während dieses »rebound« spontane Entladungen zeigen *(postinhibitorische »Rebound«-Erregung).* Aus diesen Gründen kommt es zu einer rhythmischen Entladung.

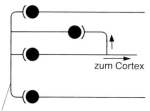

Abb. 11.12. Hypothetische Kreisschaltung im Thalamus, die rhythmische Entladungen in Richtung des Cortex auslöst. Die dicken Pfeile geben die Richtung der Aktionspotential-Propagation an, wenn das mittlere Neuron »feuert«

Es ist zu beachten, daß Schlaf mit langsamen Wellen nicht einfach ein passives Phänomen ist, das bei Wegfall von Sinnesreizen zustande kommt; es handelt sich dabei vielmehr um einen aktiven Synchronisations-Mechanismus, wobei Aktivierung des Hirnstammes synchronisierend wirkt. In diesem Zusammenhang ist von Interesse, daß Stimulierung von Thalamus-Strukturen mit höheren Reiz-Frequenzen zu Desynchronisation führt, während nieder-frequente Reize (8 s) synchronisierend wirken. Diese Beobachtungen sind keineswegs einander widersprechend; entscheidend ist, daß je nach der Reiz-Frequenz verschiedene Reiz-Antworten zustandekommen.

Es ist unklar, ob die vorstehenden Beobachtungen in Beziehung zum Phänomen des *Elektro-Schlafes* oder der *elektrischen Anaesthesie* stehen. Hier handelt es sich um den Zustand der Bewußtlosigkeit, der bei manchen Menschen durch die Einwirkung schwacher elektrischer Ströme auf den Kopf mit Frequenzen von 20 bis 40 Hz ausgelöst werden kann. Es gelingt jedoch nicht bei allen Menschen, auf diese Weise Schlaf und Schmerz-Unempfindlichkeit zu erzeugen.

Klinische Anwendungen des EEG

Das EEG dient u.a. zur Lokalisierung pathologischer Prozesse. Liegt z.B. eine Flüssigkeitsansammlung über dem Cortex, dann ist die Aktivität über diesem Areal abgeschwächt (Lokalisation subduraler Hämatome); Läsionen des Cortex verursachen lokal unregelmäßige oder langsame Wellen, deren Lage durch die verschiedenen Ableitungen des EEG festgestellt werden kann; epileptogene Herde können manchmal durch lokales Auftreten von Wellen hohen Potentials erkannt werden.

Von korrespondierenden Stellen der beiden Hemisphären werden normalerweise nach Form und Rhythmus analoge EEG-Kurven abgeleitet; offenbar hält ein zentraler »Schrittmacher« die Aktivität beider Hemisphären »in Phase«. Läsion einer Hirnhälfte stört diese Gleichförmigkeit und kann zu Phasenverschiedenheit des EEG bei Ableitung von homologen Punkten beider Hemisphären führen.

Im epileptischen Anfall erhält man typische EEG-Kurven, im anfallfreien Intervall jedoch ist das EEG häufig unauffällig. »Grandmal«-Anfälle (nach vorangehender Aura generalisierte Krämpfe mit tonischen Muskelkontraktionen und clonischen Zuckungen) zeigen im EEG

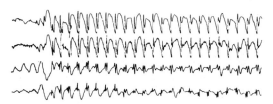

Abb. 11.13. Petit Mal-Epilepsie. Registrierung von 4 corticalen EEG-Ableitungen bei einem 6 Jahre alten Knaben, der während der Registrierung einen seiner Anfälle (»Absence«) hatte; während des Anfalles war er kurzzeitig desorientiert und zeigte Zuckungen der Augenlider (nach CHUSIK: Correlative Neuroanatomy and Functional Neurology, 16th Ed. Los Alamos: Lange 1976)

während der tonischen Phase schnelle Aktivität und während jeder clonischen Zuckung langsame Wellen, denen jeweils ein »spike« vorangeht; nach dem Anfall sind für einige Zeit langsame Wellen zu beobachten. An Versuchstieren sieht man ähnliche EEG-Formen im elektrischen Schock. »Petit mal«-Anfälle (u.a. plötzliche Bewußtlosigkeit) sind durch Doppelpotentiale mit einem 3/s-Rhythmus gekennzeichnet, die aus je einem »spike« mit nachfolgender abgerundeter Welle bestehen (Abb. 11.13). *Psychomotorische Anfälle* (emotionelle Labilität und Stereotypie des Verhaltens als Folge von Entladungen am Temporallappen) verlaufen ohne typische Änderungen im EEG, ebenso verschiedene Arten diencephaler Anfälle (Ursache im Hirnstamm).

Schlaf

Schlaf-Stadien

Es gibt 2 Arten von Schlaf, den *REM-Schlaf* (Rapid Eye Movements, rasche Augenbewegungen) und den *NREM-Schlaf* (non-REM) oder *Schlaf mit langsamen Wellen.* NREM-Schlaf läßt sich in 4 Stadien unterteilen. Beim Einschlafen tritt man zuerst in das Schlaf-Stadium 1 ein, das durch eine EEG-Aktivität mit geringer Amplitude und hoher Frequenz gekennzeichnet ist (Abb. 11.14). Im Stadium 2 treten Schlaf-Spindeln auf (s. oben). Im Stadium 3 nimmt die Frequenz im EEG ab und die Amplitude wird größer. Das Maximum der Frequenz-Abnahme mit großen langsamen Wellen ist im Stadium 4 zu beobachten. Das Charakteristikum des Tiefschlafes ist daher ein EEG-Muster mit synchronisierten langsamen Wellen.

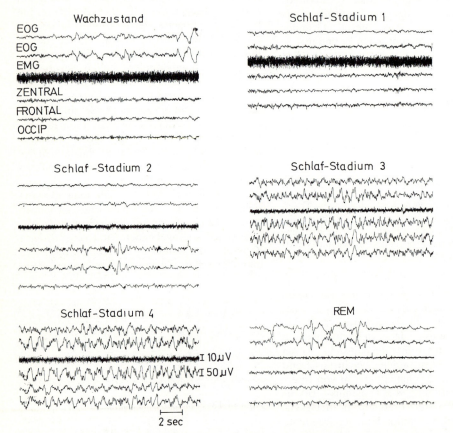

Abb. 11.14. Schlaf-Stadien. EOG: Elektrooculogramm (Registrierung der Augenbewegungen); EMG: Elektromyogramm (Registrierung der elektrischen Muskelaktivität); central, frontal, occip.: 3 EEG-Ableitungen. Zu beachten ist der niedere Muskeltonus während der extensiven Augenbewegungen im REM-Schlaf (nach Kales et al.: Sleep and dreams: Recent research in clinical aspects. Ann. intern. Med. **68,** 1078 (1968))

REM-Schlaf

Die langsamen Wellen großer Amplitude im Schlaf-EEG werden zeitweise durch eine rasche, irreguläre EEG-Aktivität mit niedrigen Potentialen abgelöst, welche Ähnlichkeit mit dem EEG bei Menschen und Tieren im hellwachen Zustand zeigen. Doch wird dabei der Schlafzustand nicht unterbrochen; vielmehr ist sogar die Aufweckschwelle durch Sinnesreize oder Stimulierung der Formatio reticularis erhöht. Der Zustand wurde daher auch als »*paradoxer Schlaf*« bezeichnet, bzw. wegen der dabei auftretenden raschen, schwingenden Augenbewegungen als REM-Schlaf. Solche Augenbewegungen fehlen beim Schlaf mit langsamen Wellen, weshalb dieser auch NREM-Schlaf genannt wurde. REM-Schlaf konnte bisher bei allen untersuchten Säugern und bei Vögeln nachgewiesen werden, dürfte aber bei anderen Tieren nicht vorkommen. Wenn man Menschen aus dem REM-Schlaf aufweckt, geben sie meist an, geträumt zu haben, was nach Aufwecken aus »Spindel«-Schlaf nicht der Fall ist. Offensichtlich besteht ein enger Zusammenhang zwischen REM-Schlaf und dem Traum-Erlebnis. Während des REM-Schlafs ist der allgemeine Muskeltonus — ungeachtet der raschen Augenbewegungen — stark herabgesetzt. Das Zähne-Knirschen (»bruxism«), das bei manchen Menschen im Schlaf zu beobachten ist, hängt ebenfalls mit dem Träumen zusammen.

Wenn man jemand jedesmal, wenn REM-Schlaf auftritt, aufweckt, dann entwickelt er Anzeichen von Irritabilität und Ängstlichkeit; läßt man ihn hernach ohne Unterbrechung schlafen, dann kommt es während einiger Nächte zu viel mehr REM-Schlaf als normal. Auch bei Tieren kann man nach analoger Behandlung diesen »Rebound«-Effekt sehen. Aufgrund solcher Beobachtungen wurde die Meinung geäußert, Träumen sei für die psychische Gesundheit notwendig. Doch führt längerdauernde Behandlung mit Pharmaka, die den REM-Schlaf unterdrücken (s. unten), zu keinen psychischen Störungen.

Verteilung der Schlaf-Stadien

Während einer typischen nächtlichen Schlafperiode durchläuft ein junger Erwachsener die Stadien 1 und 2 und verbringt dann 70–100 min in den Stadien 3 und 4. Dann wird der Schlaf leichter und es folgt eine REM-Periode. Dieser Cyclus wiederholt sich in etwa 90minütigen Intervallen während der ganzen Nacht (Abb. 11.15). Die einzelnen Cyclen sind ähnlich, doch nimmt der Anteil der Stadien 3 und 4 gegen Morgen ab, während der REM-Schlaf zunimmt. Es treten also während einer Nacht 4–6 REM-Perioden auf. In allen Altersgruppen betrifft der REM-Schlaf etwa 25% der gesamten Schlaf-Dauer. Die Stadien 3 und 4 sind bei Kindern länger, bei alten Menschen viel kürzer als bei jungen Erwachsenen.

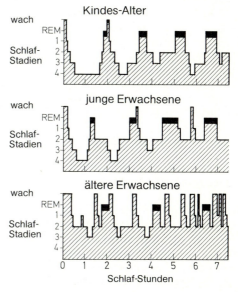

Abb. 11.15. Normale Schlaf-Cyclen in verschiedenen Lebensaltern. REM-Schlaf ist durch die dunklen Felder gekennzeichnet (nach KALES et al.: Sleep disorders. New Engl. J. Med. **290,** 487 (1974))

Entstehung des Schlafes mit langsamen Wellen

Der *Schlaf mit langsamen Wellen* entsteht z.T. durch das Fehlen desynchronisierender Aktivität, die über das aufsteigende retikuläre System vermittelt wird. Doch dürfte gleichzeitig die synchronisierende Aktivität des Thalamus durch aufsteigende Verbindungen von Brücke und Mittelhirn beeinflußt werden, da Reizung des zentralen Teiles des Mittelhirns mit niedrigen Reiz-Frequenzen Synchronie und Schlaf auszulösen vermag, während Durchtrennung in der Mitte des Hirnstammes zu einer Desynchronisierung des Cortex führt. Stimulierung von Afferenzen von Mechanoreceptoren der Haut mit Frequenzen von 10 Hz oder weniger verursachen bei Tieren — offenbar über den Hirnstamm — Schlaf; es ist ferner bekannt, daß monotone Sinnesreize beim Menschen schlaffördernd wirken. Reizung der Stirnhirn-Basis löst Schlaf aus, wobei wahrscheinlich absteigende Leitungen die schlafsteuernden Zentren im Hirnstamm beeinflussen.

Der Mechanismus, mittels dessen das Mittelhirn Synchronie bewirkt, ist unbekannt. Doch sind offenbar Serotonin-serzernierende Neuronen bei der Entstehung des Schlafes mit langsamen Wellen beteiligt, und serotoninerge Neuronen, die Projektionen zum limbischen System und anderen rostralen Regionen entsenden, haben ihre Zellkörper in den Raphe-Kernen in der Mittelhirn-Region. Die Bedeutung von Serotonin als synaptischer Überträger-Substanz im ZNS wird in Kap. 15 besprochen. Parachlorphenylamin, ein Pharmakon, das Abnahme des Serotoningehaltes im Gehirn bewirkt, verursacht bei Katzen Schlaflosigkeit; dieser Effekt kann durch Gabe von 5-Hydroxytryptophan aufgehoben werden, das den Serotonin-Gehalt des Gehirns wieder normalisiert.

Entstehung des REM-Schlafes

REM-Schlaf dürfte durch Kerne in der Brücke hervorgerufen werden. Phasische Entladungen in dieser Region kündigen das Einsetzen des REM-Schlafes an. Zerstörung des medialen Anteiles des oralen retikulären Brückenkernes bringt REM-Schlaf zum Schwinden, ohne dabei gewöhnlich den Schlaf mit langsamen Wellen oder die »arousal« zu beeinträchtigen. Wie es zu den Entladungen in der Brücke kommt und wie diese die vielfältigen Phänomene des REM-Schlafes bewirken, ist unbekannt. Manches weist auf die Beteiligung adrenerger Mechanismen im Gehirn hin, da REM-Schlaf durch Hirnstamm-Läsionen unterdrückt wird, die zu einer Noradrenalin-Abnahme im Vorderhirn führen, wahrscheinlich durch Unterbrechung aufsteigender adrenerger Fasern. Andererseits wird der REM-Schlaf durch Pharmaka vermindert, welche die Monoaminooxidase hemmen und dadurch zu einer Vermehrung von Noradrenalin im Gehirn führen. Auch Barbiturate verursachen eine Abnahme des REM-Schlafes.

Schlaf-Störungen

Schlafwandeln *(Somnambulismus)* und Bettnässen (nächtliche *Enurese)* ereignen sich während des Schlafes mit langsamen Wellen oder — präziser ausgedrückt — während des Aufwachens aus dieser Schlaf-Form. Sie stehen in keinem Zusammenhang mit REM-Schlaf. Episoden von Schlafwandeln sind bei Kindern häufiger als bei Erwachsenen; sie treten bevorzugt beim männlichen Geschlecht auf. Sie können einige Minuten andauern. Schlafwandler bewegen sich mit offenen Augen und weichen Hindernissen aus, können sich jedoch nach dem Aufwecken nicht an das Ereignis erinnern.

Narkolepsie ist eine nicht allzu seltene Erkrankung unbekannter Ursache, bei welcher ein schließlich unwiderstehlicher Schlaf-Drang während der Tätigkeit am Tage auftritt. Gelegentlich ließ sich dabei ein plötzliches Einsetzen von REM-Schlaf nachweisen, während normalerweise REM-Schlaf fast nie ohne vorangehenden Schlaf mit langsamen Wellen auftritt.

Modulation sensorischer Impulse

Das Gehirn dürfte *regulierenden Einfluß* auf Bildung oder Weiterleitung sensorischer Impulse in den *spezifischen Sinnes-Leitungssystemen* ausüben; Reizung der bulbären Formatio reticularis hemmt die Erregungsübertragung an den ersten Synapsen der lemniscalen und spinothalamischen Leitungssysteme, in den Trigeminuskernen, aber auch im Nucleus cochlearis. Hemmwirkungen im Hörsystem wurden z. T. auf Kontraktionen des M. stapedius und M. tensor tympani zurückgeführt (Kap. 9), doch verlaufen auch *efferente Fasern im N. acusticus* zur Schnecke, deren Reizung die Impulsbildung im Cortischen Organ hemmt. Ähnlich wirksame *efferente Fasern* wurden auch für den Sehnerven postuliert, die möglicherweise die *retinale Aktivität* hemmen oder fördern. Die Existenz von cerebralen Mechanismen ist jedenfalls in Betracht zu ziehen, die das »*Volumen*« (z. B. »Lautstärke«) des sensorischen Apparates »*auf- oder abdrehen*« können, indem sie die afferente Impulszahl im Sinnesorgan selbst oder in den spezifischen Leitungen beeinflussen. Manche dieser Mechanismen sind retikulär, andere jedoch nicht; Reizung des sensorischen Cortex führt z. B. zu präsynaptischer Hemmung an den Synapsen der Kerne des Fasciculus gracilis und cuneatus. Ferner gibt es Hemmungsmechanismen, welche die Erregungsleitung in den Hinterhörnern und den spezifischen Thalamuskernen und im Cortex selbst beeinflussen. Über Zusammenhänge mit Habituation, Kap. 16.

Einige dieser modulierbaren Mechanismen kommen dann zur Wirkung, wenn die Aufmerksamkeit des Individuums auf ein bestimmtes Objekt konzentriert ist.

Modulation sensorischer Impulse

Bei Registrierung der Aktivität im Nucleus cochlearis der Katze mittels implantierter Elektroden trat bei einem sich regelmäßig wiederholenden akustischen Signal jedesmal ein Spitzenpotential auf, solange das Tier ungestört war; wenn jedoch die Aufmerksamkeit der Katze auf zwei vor ihr befindliche Mäuse gerichtet war, dann verschwand die Antwort auf das akustische Signal fast völlig (Abb. 11.16). Nach Entfernung der Mäuse trat das Potential wieder auf, verschwand jedoch neuerlich, wenn die Aufmerksamkeit des Tieres durch Fischgeruch erregt wurde. Die Einengung des Wahrnehmungsfeldes während konzentrierter Aufmerksamkeit dürfte also zumindest z.T. durch das „Abschalten" einfließender Impulse bedingt sein, noch bevor diese die Hirnrinde erreichen können. Diese Interpretation der erwähnten Ergebnisse wurde jedoch in Frage gestellt; es wurde eingewendet, daß bei der Ablenkung des Versuchstieres vom akustischen Signal auch eine Änderung der Ohrenstellung erfolgte, was möglicherweise auch den akustischen »input« veränderte. Tatsache bleibt jedenfalls die Wirkung des »Ablenkungseffektes« auf corticaler Ebene, wie immer dieser auch zustande kommt.

Ein anderes Beispiel für die zentrale Kontrolle des sensorischen Impulszuflusses bietet der regulatorische Effekt von Hirnzentren auf die Muskelspindel-Erregbarkeit (Kap. 5 u. 12).

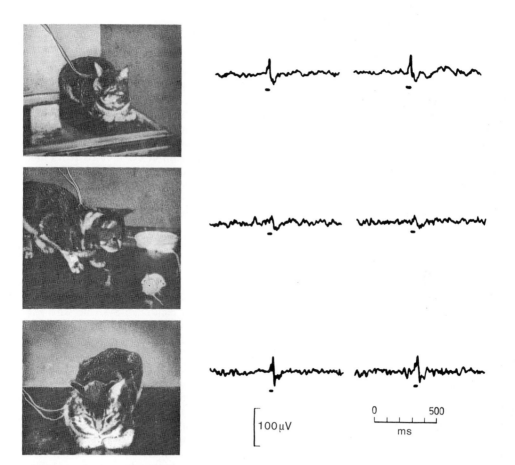

Abb. 11.16. Änderung der Reiz-Antwort im Nucleus cochlearis der Katze auf wiederholtes akustisches Signal (Pfeil) vor (oben), während (Mitte) und nach (unten) Fixierung der Aufmerksamkeit auf ein Objekt (Maus) (nach HERNANDÉZ-PÉRON, SCHERRER, Jouvet: Modification of electrical activity in cochlear nucleus during »attention«. Science **123**, 33 (1956))

Kapitel 12
Kontrolle von Körperstellung und -bewegung

Die somatische motorische Aktivität hängt prinzipiell von Entladungsmuster und -rate der spinalen motorischen Neuronen und der analogen Neuronen in den motorischen Kernen der Hirnnerven ab. Diese Neuronen (»gemeinsame motorische Endstrecke« zu den Skeletmuskeln) werden von Impulsen aus einer Vielzahl von Leitungsbahnen »bombardiert«. Allein aus demselben Segment erreichen zahlreiche verschiedene Zuleitungen das spinale motorische Neuron (Kap. 6). Auch zahlreiche supra-segmentale Leitungen konvergieren z. T. direkt zu dieser Stelle, z. T. indirekt (über efferente γ-motorische Neuronen — Muskelspindeln — afferente Ia-Fasern — Rückenmark). Die integrierte Aktivität der zahlreichen Einflüsse von Rückenmark, Medulla oblongata, Mittelhirn und corticalem Niveau reguliert die Körperstellung und ermöglicht koordinierte Bewegungen.

Die *zum motorischen Neuron konvergierenden Einflüsse* erfüllen 3 Funktionen: (1) Sie lösen muskuläre *Willkür-Bewegungen* aus, (2) passen die *Körperstellung* den Erfordernissen so an, daß ein stabiler Hintergrund für die Motorik ereicht wird, und (3) *koordinieren* die Tätigkeit der verschiedenen Muskeln mit dem Ziel glatter und präziser Bewegungen.

Das Muster der musculären Willkür-Aktivität wird im Gehirn geplant; die Ausführungs-Kommandos an die Muskulatur werden über efferente Leitungen vermittelt, an denen »Pyramiden«- und »extrapyramidale« Bahnen beteiligt sind; es muß dabei betont werden, daß in funktioneller Hinsicht eine scharfe Trennung, wie sie anatomischen Gesichtspunkten entspräche, nicht mehr aufrechterhalten werden kann. Dennoch wird aus Gründen einer besseren Übersicht bei den folgenden Darlegungen noch an dieser Einteilung festgehalten.

Die »Pyramiden«-Bahn dient offenbar vorwiegend den präzisen, fein-abgestimmten Bewegungen, während die »extrapyramidalen« Leitungen mehr mit den gröberen Bewegungen und der Körperhaltung befaßt sind. Beim Zusammenwirken der verschiedenen der Motorik dienenden Mechanismen hat das Kleinhirn mit seinen vielfältigen Verbindungen die Aufgabe, die Bewegungen zu koordinieren und zu glätten;

es gibt aber auch Hinweise dafür, daß Teile des »extrapyramidalen« Systems und die Basalganglien langsame und andauernde Bewegungen (»ramp movements«) auslösen, während das Kleinhirn rasch ablaufende, ruckartige schleudernde Bewegungen (»ballistische Bewegungen«) bewirkt.

Encephalisation

Bei Species mit hoch entwickeltem cerebralem Cortex ist der Prozeß der *Encephalisation* (Übernahme subcorticaler Funktionen durch den Cortex) ein bedeutsames Phänomen; daher führt auch Abtragung der Hirnrinde bei Primaten meist zu schwereren Folgen als bei Katze, Hund oder anderen Laboratoriumstieren. Da dieses Kapitel sich mit der motorischen Funktion beim Menschen befaßt, wird das Hauptgewicht auf pathologische und klinische Beobachtungen beim Menschen und Versuchsergebnisse an Primaten gelegt.

»Zentrale« und »periphere« motorische Neuronen

Bei der Beschreibung von Störungen im Verlauf der motorischen Neuronen-Systeme wird z. T. zwischen »zentralen« und »peripheren« Lokalisationen unterschieden. Läsionen der »peripheren« motorischen Neuronen (spinale und craniale motorische Neuronen) sind begleitet von schlaffer Lähmung, Muskelatrophie und Fehlen der Reflexerregbarkeit. Das Syndrom spastischer Lähmung mit Übererregbarkeit der Dehnungsreflexe ohne muskuläre Atrophie entsteht durch Zerstörung »zentraler« motorischer Neuronen (Neuronen in Gehirn und Rückenmark, die »periphere« motorische Neuronen aktivieren). Man muß allerdings 3 Typen »zentraler« motorischer Neuronen berücksichtigen, denn: (1) Läsion extrapyramidaler körperstellungs-regulierender Bahnen führt eher zu spastischer Lähmung, (2) auf die Pyramidenbahn beschränkte Läsionen verursachen eher Muskelschwäche (Parese, Tonusverminderung) als

Motorischer Cortex (Ursprungsgebiet der »Pyramidenbahn«)

Lähmung und (3) Störungen im cerebellaren Leitungssystem bewirken Beeinträchtigung der muskulären Koordination.

A. Corticaler Anteil der Bewegungskontrolle (»Pyramidensystem«)

Die Nervenfasern, welche die Pyramiden im Rückenmark bilden und daher als Pyramidenbahn-System bezeichnet werden, steigen in der Capsula interna von der Hirnrinde abwärts. Etwa 80% der Fasern kreuzen die Seite in der Decussatio pyramidum und bilden den *Pyramidenseitenstrang* (Tractus corticospinalis lat.), während der Rest als *Pyramidenvorderstrang* (Tractus corticospinalis ant.) weiterzieht und kurz vor seinem Ende die Seite kreuzt (Abb. 12.1); möglicherweise gibt es noch weitere ungekreuzte corticospinale Fasern. Bei den meisten Tieren enden die corticospinalen Axonen nicht direkt an den motorischen Neuronen, sondern an Zwischenneuronen; beim Menschen bilden mindestens 10% der Fasern direkte Synapsen mit den motorischen Neuronen. 90% der Fasern im Pyramidenbahn-System sind dünn und etwa 50% sind nicht-myelinisiert.

Schaltstelle eines komplexen senso-motorischen Regelmechanismus zwischen dem Großhirn mit seinen Kernen, dem Kleinhirn und der Peripherie. Er wird deshalb auch in der Literatur z. T. als *moto-sensorischer Cortex* im Gegensatz zum senso-motorischen Cortex (Kap. 7) bezeichnet.
Im allgemeinen versteht man unter den Ursprungsgebieten des Pyramidenbahn-Systems jene Areale, deren Reizung prompt definierte Bewegungen auslöst.

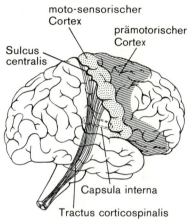

Abb. 12.2. Schema der klassischen motorischen Areale des Cortex

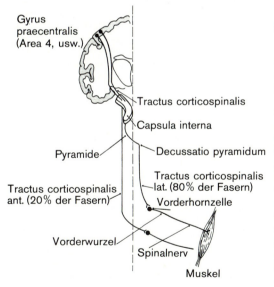

Abb. 12.1. Tractus corticospinalis

Motorischer Cortex (Ursprungsgebiet der »Pyramidenbahn«)

Der motorische Cortex ist beim Menschen — neben zahlreichen anderen efferenten motorischen Systemen — die bedeutendste efferente

Es gibt 4 solcher Areale im Cortex; das bestuntersuchte ist der motorische Cortex im Gyrus praecentralis (Abb. 12.2). Es gibt jedoch ein *zusätzliches motorisches Areal* unbekannter Funktion an und über dem oberen Rand des Sulcus cinguli an der medialen Seite der Hemisphäre (Abb. 12.3).
Motorische Effekte werden auch durch Reizung der Körperfühlsphäre (Area I) im Gyrus postcentralis (senso-motorischer Cortex) ausgelöst sowie durch Reizung der sensorischen Region (Area II) in der Wand des Sulcus Sylvii (Kap. 7). Möglicherweise geben alle diese Areale Fasern sowohl zum Pyramidenbahn- wie zum extrapyramidalen System ab. Etwa 60% der Pyramiden-Fasern stammen vom Gyrus praecentralis, aber nur 2% kommen von den Betzschen Zellen der Area 4.
Durch Reizversuche an Patienten, die unter Lokalanaesthesie der Craniotomie unterzogen wurden, konnten die meisten der motorischen Projektionen vom Gyrus praecentralis lokalisiert werden (Abb. 12.4). Die verschiedenen Körperregionen sind im Gyrus praecentralis mit den Füßen oben und dem Gesicht am Unterende des Gyrus repräsentiert. Die Gesichtsregion ist bilateral, der Rest aber unilateral vertreten, wobei die corticale motorische Region jeweils die Muskulatur der Körpergegenseite kontrolliert. Die Größe der corticalen Repräsentation verschiedener Körperabschnitte entspricht dem Ausmaß der Ge-

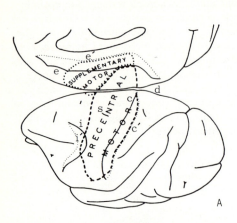 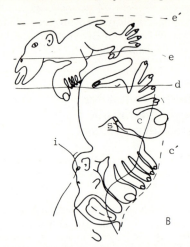

Abb. 12.3. Motorische »Simunculi«, Lokalisation der motorischen Funktionen beim Affen. B ist eine vergrößerte Darstellung von A, die verschiedenen Linien repräsentieren die verschiedenen Sulci und die mediale Kante der Hemisphäre, wie sie in A bezeichnet sind. c, Sulcus centralis; c', Grund des Sulcus centralis; d, mediale Kante der Hemisphäre; e, Sulcus cinguli; e', Grund des Sulcus cinguli; i, unterer Sulcus praecentralis; i', Grund des unteren Sulcus praecentralis; s, oberer Sulcus praecentralis (nach WOOLSEY et al.: Patterns of localization in pre-central and »supplementary« motor areas and their relation to the concept of a pre-motor area. Res. Publ. Ass. nerv. ment. Dis. **30**, 238 (1950)

Die erwähnten Untersuchungen am Menschen schlossen Reizung in den Rindenfurchen und anderen unzugänglichen Gebieten aus. Aufgrund von Experimenten an Affen ist das Areal der Hand nicht zwischen den Arealen für Rumpf und Gesicht anzunehmen; der Körper dürfte vielmehr regelmäßig repräsentiert sein (axiale Muskulatur und proximale Teile der Extremitäten entlang der Vorderkante und distale Teile der Extremitäten entlang der Hinterkante des Gyrus praecentralis).

Die Zellen der motorischen Areale des Cortex sind in Säulen angeordnet. Die Zellen jeder Säule erhalten beträchtliche sensorische Informationen von jenen peripheren Regionen, in welchen sie Bewegungen auslösen.

Bedeutung des prämotorischen Cortex

Brodmann-Areal 6 (die vor dem Gyrus praecentralis gelegene Region) wird traditionell als *prämotorischer Cortex (prämotorisches Areal)* bezeichnet (Abb. 12.2). Unter bestimmten Bedingungen führt Reizung dieser Region zu *gegensinnigen Bewegungen* (grobe Rotation der Augen, des Kopfes und Rumpfes nach der Gegenseite); diese könnten durch Aktivierung extrapyramidaler Bahnen, aber auch durch intracorticale Erregungsausbreitung zum Pyramidensystem bedingt sein. Die Existenz einer prämotorischen Region als besondere Einheit wurde daher in Frage gestellt.

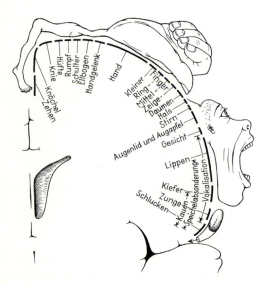

Abb. 12.4. Motorischer Homunculus. Schnitt durch den Gyrus praecentralis (nach PENFIELD and RASMUSSEN: The Cerebral Cortex of Man: A Clinical Study of Localization of Function. Macmillan 1950)

schicklichkeit, mit dem der betreffende Körperteil feine Willkürbewegungen ausführen kann. Der Sprache und Handbewegungen dienende Muskeln sind besonders reichlich cortical vertreten, da der Gebrauch von Pharynx, Lippen sowie der opponierbaren Daumen besondere Geschicklichkeit erfordert.

Einfluß anderer Areale auf die Motorik

Reizung des frontalen Cortex vor und unterhalb Areal 6 verursacht bei Primaten Augenbewegungen; meist erfolgt Bewegung beider Augen in derselben Richtung *(konjugierte Deviation),* doch wurden auch Pupillenerweiterung und Nystagmus beobachtet. Möglicherweise ist dieses *frontale Augenfeld* ein Integrationszentrum für Augenbewegungen mit noch nicht völlig geklärter Funktion. Reizung des occipitalen Cortex nahe der Sehrinde führt ebenfalls zu konjugierter Deviation der Augen, allerdings nach der Gegenseite.

Reizung eines Areals neben der Hörrinde verursacht Ohrenbewegungen bei Tieren.

Funktion der cortico-spinalen Bahnen

Kontrolle der Bewegung

Die vorwiegende Aufgabe des Pyramidenbahn-Systems ist Einleitung feinabgestimmter Willkürbewegungen. Dies bedeutet nicht, daß Bewegungen nicht ohne Pyramidensystem möglich wären. Wirbeltiere, die nicht zu den Säugern zählen, besitzen im wesentlichen kein Pyramidenbahn-System und bewegen sich trotzdem mit großer Behendigkeit; Katzen und Hunde können nach kompletter Ausschaltung des Pyramidensystems stehen, gehen, laufen, ja sogar Nahrung aufnehmen.

Bei Primaten ist es schwierig, selektiv die Pyramidenbahn-Funktion auszuschalten; dieser Umstand hat zu gutem Teil Schuld an der Verwirrung, die bezüglich der Rolle des Pyramidensystems beim Menschen besteht. Selbst die genauest lokalisierte Läsion der motorischen Rindenregion zerstört auch Zellen, die extrapyramidalen und Kleinhirnfunktionen dienen. Sorgfältige chirurgische Durchschneidung der Pyramidenbahnen im Rückenmark ist wahrscheinlich noch die am ehesten selektive Methode, doch werden auch hierbei andere Fasern geschädigt.

Nach Durchschneidung einer Pyramidenbahn oberhalb der Decussatio pyramidum bei Affen kommt es zu einer Schwäche in den Extremitäten der Gegenseite — ohne Paralyse — mit Hinken. Hüpf- und Haltungsreaktionen sind zwar mangelhaft (s. unten), doch benützt der Affe seine Extremitäten dazu, um die Haltung beizubehalten und sich in normaler Weise aufzurichten; wird ferner die Benützung des normalen Armes behindert, dann greift er mit dem betroffenen Arm nach Futter und anderen Gegenständen, besonders wenn die Motivation stark ist. Die Bewegungen zeigen jedoch Mangel an Präzision, die Feinabstimmung der Fingerbewegungen ist vermindert und es besteht insbesondere Schwierigkeit beim Ergreifen von Objekten.

Die wichtigsten Defekte nach Läsion der Pyramidenbahnen sind daher Muskelschwäche und Unbeholfenheit.

Bei der Frage nach der eigentlichen Bedeutung des präzentralen motorischen Cortex für die Ausführung fein-abgestimmter Bewegungen erscheint — beim derzeitigen Stand des Wissens — die Annahme berechtigt, daß Vorstellungen von oder »Kommandos« für feinabgestimmte Bewegungen in Assoziations-Arealen des Cortex entstehen (Abb. 12.5); ebenso ist wahrscheinlich, daß Bewegungsmuster in den Basalganglien und im Kleinhirn gebildet werden; solche Bewegungsmuster werden vielleicht im Cortex moduliert, wobei der somato-sensorische Impulsfluß von den Afferenzen der Peripherie Einfluß nimmt, so daß das Pyramidenbahn-System einen »letzten gemeinsamen Weg« für die genannten Bewegungsmuster in Richtung der spinal-motorischen Neuronen darstellt. Die Tatsache, daß etwa die Bewegungen der Finger, die am meisten von der somato-sensorischen Information abhängig sind, am schwersten durch Pyramidenbahnläsionen betroffen werden, spricht für die vorstehende Hypothese.

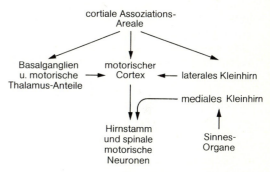

Abb. 12.5. Rolle des motorischen Cortex und anderer Strukturen bei der Bewegungskontrolle. Neben dem Impuls-»input« zum medialen Kleinhirn bestehen Einflüsse von Sinnesorganen auf sämtlichen anderen Niveaus, die in diesem Schema nicht eingezeichnet sind (motorische Thalamus-Anteile, Kap. 7)

Fraglicher Einfluß der Pyramidenbahn auf Dehnungsreflexe

Durchschneidung der Pyramidenbahn beim Affen verursacht eher langanhaltende Hypotonie und Schlaffheit als Spastizität. Beim Menschen ist die anatomische Anordnung so, daß kaum eine Schädigung des Pyramidensystems — wo immer in seinem

Verlauf — zustande kommen kann, ohne daß auch extrapyramidale haltungsregulierende Fasern betroffen sind. Wenn Spastizität vorliegt, dann ist sie wahrscheinlich auf Schädigung dieser Fasern, nicht aber des Pyramidenbahnsystems selbst zurückzuführen.

Schädigung der Pyramidenbahn führt beim Menschen zum *Babinskischen Zeichen,* d. i. Dorsal-Flexion der großen Zehe und Spreizen der anderen Zehen bei Bestreichen des lateralen Randes der Fußsohle. Normalerweise führt dieser Reiz zu einer Plantar-Flexion aller Zehen. Das Babinskische Zeichen ist wertvoll für die Lokalisation von Krankheitsprozessen, doch ist seine physiologische Bedeutung unbekannt.

Beziehung zwischen Bewegung und Wahrnehmung

Wenn die apparente Lage von Objekten im Gesichtsfeld durch Vorschalten von Prismen vor das Auge verändert wird, ergeben sich anfangs Schwierigkeiten beim Ergreifen solcher Gegenstände. Es kommt dann zu fortschreitender Korrektur der Fehlleistungen, wobei diese Korrektur jedoch nicht allein durch Erkennen des Fehlers und seiner Verbesserung zustande kommt. Diese *Korrektur* ist — so konnte auch in anderen Experimenten mit visuellen und akustischen Täuschungen gezeigt werden — unabhängig vom Erkennen der Situation, jedoch *abhängig von den aktiven Bewegungen* des Individuums. Ohne diese Bewegungen kommt es zu keiner Korrektur; bloß passive Bewegungen vermögen ebenfalls nicht, dem Wahrnehmungsapparat die erforderlichen Informationen zuzuleiten. Nur die aktiven Bewegungen des Probanden vermögen die Korrektur zu bewirken.

Es gibt weitere Hinweise auf die enge Beziehung zwischen sensorischen Informationen und motorischem Signalfluß. Wird eine Extremität mittels Durchschneidung der sie versorgenden spinalen Hinterwurzeln »desafferenziert«, kommt es zu einer schweren Lähmung; diese Lähmung ist schwerer als diejenige nach Durchschneidung der Pyramidenbahn. Dies verdeutlicht die Bedeutung von Reflexen und sensorischem Signalzufluß für die Bewegungs-Steuerung. Diese Lähmung dauert allerdings nicht an, sondern die motorische Funktion erwacht langsam wieder. Nach einer gewissen Zeit kann das desafferenzierte Tier seine Extremität wieder einigermaßen gut gebrauchen, selbst wenn visuelle und andere äußere Einflüsse ausgeschaltet werden. Es muß also — zusätzlich zum sensorischen Informationssystem — ein zentraler Programmierungs-Mechanismus existieren, der u. U. unabhängig von den peripheren Sinnessignalen eingesetzt werden kann.

B. Subcorticaler Anteil der Bewegungskontrolle (»extrapyramidales System«)

Nach der älteren, funktionell nicht mehr aufrechtzuerhaltenden Auffassung wurde dem »extrapyramidalen« System (Anteile des ZNS, die — neben Pyramidenbahnen und Kleinhirn — der Motorik dienen) eine Sonderstellung eingeräumt. Heute kann die Funktion von Kernen und Strukturen, die im zentralen Cortex, den Basalganglien, dem Mittelhirn, der Medulla oblongata und dem Rückenmark lokalisiert sind, nur in ihrer Gesamtheit und im Zusammenwirken mit dem senso-motorischen sowie moto-sensorischen Cortex und dem Kleinhirn verstanden werden. Das gesamte System dient der Programmierung und Auslösung von Bewegungen sowie der Körperhaltung. Im Bereich des Rückenmarks dienen der Erfüllung dieser Aufgabe zahlreiche absteigende Bahnen, wie z. B. die Tractus rubrospinalis, reticulospinalis, vestibulospinalis und tectospinalis.

Integration der Bewegungs-Kontrolle

Die Mechanismen der Bewegungs-Kontrolle sind auf verschiedenen Niveaus — vom Rückenmark bis zur Hirnrinde — integriert. Auf spinaler Ebene bewirken afferente Impulse einfache Reflexantworten. Auf fortschreitend höheren Niveaus vermitteln nervöse Verbindungen steigender Komplexität zunehmend komplizierte motorische Effekte *(Prinzip der stufenweisen motorischen Integration,* Tabelle 12.1). Am intakten Tier werden motorische Einzelantworten in das Gesamtmuster motorischer Aktivität eingefügt. Wird die neurale Achse durchschnitten, dann wird die unterhalb der Durchschneidung integrierte Aktivität von der *»Kontrolle höherer Zentren«* abgeschnitten oder losgelöst; die tiefergelegene Aktivität erscheint dann oft gesteigert. Dieser Zustand, dem man in der Neurologie große Bedeutung beilegte, dürfte u. a. dem *Wegfall hemmender Einflüsse von höheren Zentren* zuzuschreiben sein. Ein sehr wichtiger Faktor, der gesteigerte Aktivität auslösen kann, ist *Verlust der Fähigkeit zur Feinabstimmung* der Einzelreaktion, so daß sich diese nicht mehr in ein umfassenderes motorisches Aktivitätsmu-

Tabelle 12.1. Integrationsebenen verschiedener nervöser Funktionen[a]

Funktion	Art der Tierpräparation						Integrationsebene
	normal	decorticiert	Mittelhirn	decerebriert	spinal	decerebelliert	
Initiative, Gedächtnis etc.	+	0	0	0	0	+	Großhirnrinde
Bedingte Reflexe	+	+[b]	0	0	0	+	Großhirnrinde
Emotionelle Reaktionen	+	+ +	0	0	0	+	Hypothalamus, limbisches System
Locomotorische Reflexe	+	+ +	+	0	0	Nicht koordiniert	Mittelhirn, Thalamus
Stellreflexe	+	+	+ +	0	0	Nicht koordiniert	Mittelhirn
Anti-Schwerkraft Reflexe	+	+	+	+ +	0	Nicht koordiniert	Medulla oblongata
Atmung	+	+	+	+	0	+	untere Medulla oblongata
Spinalreflexe	+	+	+	+	+ +	+	Rückenmark

0 = fehlend; + = vorhanden; + + = verstärkt.
[a] Nach Cobb: Foundations of Neuropsychiatry, 6th Ed. Baltimore: Williams & Wilkins 1958.
[b] Bedingte Reflexe können bei decorticierten Tierpräparationen nur mit Spezialmethoden aufgebaut werden.

ster einfügt. Ein weiterer Faktor könnte *die Denervierungs-Hypersensitivität* in den unterhalb der Durchschneidung gelegenen Zentren sein, über die jedoch nicht Genügendes bekannt ist.

Haltungskontrolle (Haltungsreflexe)

Haltungsanpassung und Willkürmotorik können kaum scharf getrennt werden; man kann jedoch eine Reihe von *Haltungsreflexen* differenzieren (Tabelle 12.2), die den Körper in aufrechter, balancierter Stellung erhalten, aber auch die fortwährenden Anpassungen vornehmen, die zur Beibehaltung eines stabilen Haltungshintergrundes — als Basis für die Willkürbewegungen — notwendig sind. Diese Anpassungen umfassen längerdauernde *statische Reflexe* und dynamische, kurzzeitige *phasische Reflexe*. Die statischen Reflexe sind mit Dauerkontraktion der Muskulatur verbunden, während die phasischen Reflexe vorübergehende Bewegungen auslösen. Beide Typen sind auf verschiedenen Ebenen des ZNS — vom Rückenmark bis zur Hirnrinde — integriert und werden stark durch extrapyramidale Leitungssysteme beeinflußt. Ein Hauptfaktor der Haltungskontrolle ist die Variabilität der Schwelle für spinale Dehnungsreflexe, die ihrerseits durch Erregbarkeitsänderungen der α-motorischen Neuronen und — indirekt — durch die Entladungsrate der γ-motorischen Neuronen bedingt ist.

Mechanismen der Bewegungs-Kontrolle im Rückenmark (spinale Integration)

Die Effekte nach Durchtrennung des Rückenmarks in der Halsregion illustrieren die Reflexintegration auf spinaler Ebene (spinale Reflexe, Kap. 6).

Spinaler Schock nach Rückenmarksdurchtrennung

Bei allen Vertebraten folgt auf Rückenmarksdurchtrennung eine Periode des *spinalen Schocks*, während der alle Reflexaktivität maximal herabgesetzt ist. Während des spinalen Schocks ist das Ruhe-Membranpotential der spinalen motorischen Neuronen um 2 bis 6 mV größer als normal *(Hyperpolarisation)*. Später kehrt die Reflexerregbarkeit wieder zurück und es kommt zu relativer Hyperaktivität. Die Dauer des spinalen Schocks ist dem Encephalisationsgrad der motorischen Funktionen bei den verschiedenen Species proportional; beim Frosch dauert der Zustand nur Minuten, bei Hund und Katze 1–2 Stunden, beim Affen Tage und beim Menschen mindestens 2 Wochen.

Tabelle 12.2. Haltungs- und Stellreflexe

Reflex	Reiz	Reflex-Antwort	Receptoren	Reflex integriert in
Dehnungs-Reflexe	Dehnung	Kontraktion des Muskels	Muskel-Spindeln	Rückenmark, Medulla oblongata
positive Unterstützungs-(Magnet-) Reaktion	Kontakt mit Fußsohle oder Handfläche	Streckung des Fußes, um Körper zu unterstützen	Proprioceptoren in distalen Beugern und cutane Druckreceptoren	Rückenmark
negative Unterstützungs-Reaktion	Dehnung	Aufhebung der positiven Unterstützungs-Reaktion	Proprioceptoren in Streckern	Rückenmark
tonische Labyrinth-Reflexe	Schwerkraft	Rigidität der Strecker	Otolithen	Medulla oblongata
tonische Hals-Reflexe	Drehung des Kopfes		Proprioceptoren der Halsmuskulatur	Medulla oblongata
	(1) seitwärts	Streckung der Extremitäten auf der Seite, wohin Kopf gedreht		
	(2) aufwärts	Beugung der hinteren Extremitäten		
	(3) abwärts	Beugung der vorderen Extremitäten		
Labyrinth-Stell-Reflexe	Schwerkraft	horizontale Kopfhaltung	Otolithen	Mittelhirn
Hals-Stell-Reflexe	Dehnung von Halsmuskeln	Aufrichtung von Thorax und Schultern, dann Becken	Muskelspindeln	Mittelhirn
Körper-Kopf-Stell-Reflexe	Druck auf eine Körperseite	Aufrichten des Kopfes	Exteroceptoren	Mittelhirn
Körper-Körper-Stell-Reflexe	Druck auf eine Körperseite	Aufrichten des Körpers, auch bei seitwärts gehaltenem Kopf	Exteroceptoren	Mittelhirn
optische Stell-Reflexe	visuelle Anhaltspunkte	Aufrichten des Kopfes	Auge	Großhirn-Rinde
Plazierungs-Reaktionen	visuelle, extero- und proprioceptive Anhaltspunkte	Stellen des Fußes auf die unterstützende Fläche, um den Körper zu stützen	verschiedene	Großhirn-Rinde
Hüpf-Reaktionen	seitliche Verschiebung während des Stehens	Hüpfen, um Extremitäten in eine den Körper unterstützende Position zu bringen	Muskelspindeln	Großhirn-Rinde

Die Ursache des spinalen Schocks ist unklar. Ohne Zweifel spielt dabei der Wegfall des »Dauerbombardements« der motorischen Zellen durch absteigende Bahnen eine Rolle, doch bedarf auch die Wiederkehr der Erregbarkeit und die anschließende Hyperaktivität einer Erklärung. Die »Erholung« der Reflexerregbarkeit könnte u. U. durch die Entwicklung einer »Denervations-Überempfindlichkeit« gegenüber den von den verbliebenen spinalen Endigungen freigesetzten excitatorischen Überträgersubstanzen bedingt sein. Eine weitere Möglichkeit besteht im Aussprossen von Kollateralen aus vorhandenen Neuronen, die zur Bildung zusätzlicher excitatorischer Endigungen an Zwischenneuronen und motorischen Vorderhornzellen führt.

Beim Menschen ist der erste nach Abklingen des spinalen Schocks auftretende Reflex meist eine leichte Kontraktion der Beuger und Adductoren der Beine in Beantwortung stärkerer Reize; bei manchen Patienten erscheint als erstes der Patellarsehnenreflex. Wenn keine Komplikationen bestehen, tritt die erste Reflexerregbarkeit etwa 2 Wochen nach der Verletzung auf, sonst dauert es oft viel länger. Es ist nicht bekannt, wieso Infektionen, Mangelernährung und andere Komplikationen die spinale Reflexaktivität hemmen.

Komplikationen der Querschnittsläsion

Die Probleme der Behandlung von Para- und Tetraplegikern (Querschnittsgelähmte mit tiefer bzw. hoher Läsion) sind komplex. Wie bei allen immobilisierten Patienten kommt es bei ihnen zu einer negativen Stickstoffbilanz, da sie große Mengen von Körpereiweiß abbauen. Das Körpergewicht komprimiert die Hautgefäße über vorspringenden Skeletteilen; sofern der Kranke nicht häufig bewegt wird, kommt es zur Schädigung der Haut an diesen Stellen und zum Auftreten von *Decubitalgeschwüren*. Solche Ulcera haben schlechte Heilungstendenz und neigen zu Infektionen. Die Gewebedestruktion umfaßt auch die Eiweißmatrix des Knochens, so daß Calcium in großen Mengen freigesetzt wird. Die Hypercalciämie verursacht Hypercalciurie, so daß sich oft Calciumsteine in den Harnwegen bilden. Harnsteine und Blasenlähmung fördern Harnretention, die wiederum Harnweg-Infektionen begünstigt. Die Prognose für Patienten mit Querschnittsläsionen des Rückenmarkes war früher schlecht; Tod durch Sepsis, Urämie und Unterernährung war die Regel. Seit dem II. Weltkrieg jedoch haben Anwendung von Antibiotica, sorgfältige Überwachung der Ernährung und des Flüssigkeitshaushaltes, Hautpflege, Überwachung der Blase und allgemein pflegerische Maßnahmen eine Wende herbeigeführt, so daß heute die meisten derartigen Patienten überleben und weitgehend rehabilitiert werden können.

Reflektorische Reizantworten bei Querschnittsläsion des Rückenmarks

Wenn die Reflexe bei *Querschnittsgelähmten*, bzw. bei »Spinaltieren« nach Schwinden des spinalen Schocks wieder erwachen, kommt es zu einer fortschreitenden Erniedrigung der Reflex-Schwelle. Bei Tetraplegikern ist die Schwelle für den Fluchtreflex besonders niedrig; selbst geringe Reize können nicht nur ein lang anhaltendes Zurückziehen einer Extremität auslösen, sondern auch typische Kombination von Streckung und Beugung in den 3 anderen Gliedmaßen hervorrufen. Es kann zu wiederholten Beugebewegungen über längere Zeiträume kommen, wobei Kontrakturen von Beugemuskeln auftreten können. Auch Dehnungsreflexe, ebenso wie komplexere Reflexkombinationen, die durch Dehnungsreflexe ausgelöst werden, sind hyperaktiv. Berührt man z.B. mit einem Finger die Fußsohle eines »Spinaltieres« (Tierpräparation mit Rückenmarkdurchtrennung), dann wird gewöhnlich die Extremität so gestreckt, daß sie dem untersuchenden Finger folgt; diese *Magnet-Reaktion (positive Unterstützungsreaktion)* — durch proprioceptive und taktile afferente Impulse hervorgerufen — verwandelt die Extremität in eine starre Säule, die der Schwerkraft entgegenwirkt und das Tier aufrechterhält. Auch das Fehlen dieser Reaktion ist z.T. ein aktiver Vorgang *(negative Unterstützungsreaktion)*, der durch Dehnung von Streckmuskeln zustande kommt. Mit Hilfe der positiven Unterstützungsreaktion können spinale Katzen und Hunde zum Stehen gebracht werden, so daß sie 2–3 Minuten, wenn auch unbeholfen, stehen können.

Autonome Reflexe nach Querschnittsläsion

Sowohl bei Querschnittsgelähmten wie bei Spinaltieren kommt es zu — meist jedoch unvollständigen — Reflexentleerungen der gefüllten Blase bzw. des Rectum; übermäßige Blasenreflexe können die Blase so lange in kontrahiertem Zustand erhalten, bis Hypertrophie und Fibrose der Wand eintritt. Der Blutdruck ist bei Ruhe meist normal, doch kann die präzise Rückkoppelungs-Regulation durch die Baroreceptoren unter dem Läsionsniveau peripher nicht wirksam werden, so daß große Blutdruckschwankungen häufig sind. Schweißausbrüche und Erblassen der Haut werden ebenfalls oft beobachtet.
Die intermedio-lateralen Teile der grauen Rückenmarksubstanz sind normalerweise verhältnismäßig reich an Noradrenalin und Serotonin. Sieben Tage nach Rückenmarksdurchschneidung findet man beim Kaninchen — die autonomen Reflexe sind dann bereits hyperaktiv — beträchtlich unter der Norm liegende Noradrenalin- und Serotoninwerte; wahrscheinlich sind Noradrenalin und Serotonin Übertragersubstanzen an Endigungen absteigender Bahnen, die normalerweise zur Hemmung autonomer Funktionen beitragen.

Sexualreflexe nach Querschnittsläsion

Nach Rückenmarksdurchtrennung bleiben noch andere typische Reflexe als Teile von Mechanismen, die beim Gesunden zu einem sinnvollen Ganzen integriert sind, erhalten; die Sexualreflexe bieten hierfür ein Beispiel. Koordinierte Sexualaktivität umfaßt eine Reihe von Reflexen, die auf verschiedenen neuralen Ebenen integriert sind, so daß bei Rückenmarksunterbrechung ein Teil dieser Koordination fehlt; trotzdem kann auch nach Querschnittsläsion beim Mann durch taktile Reize am Genitale Erektion, u.U. Ejaculation ausgelöst werden. An weiblichen Spinalhunden bewirkt vaginale Reizung neben typischer Schwanzhaltung die Einnahme der Kopulationsstellung des Beckens.

»Massen«-Reflexe nach Querschnittsläsion

An Spinaltieren bewirkt Reizung afferenter Leitungen Reflex-Irradiation von einem Reflexzentrum zum anderen; selbst schwache Hautreize können durch Irradiation der Impulse zu autonomen Zentren Harn- und Stuhlabgang, Schweißausbruch, Blässe und Blutdruckschwankungen neben Fluchtreflexen auslösen. Diese unangenehmen »Massen«-Reflexe können bei Paraplegikern u. U. für eine — wenn auch unvollkommene — *Kontrolle über Harn- und Stuhlentleerung* verwendet werden; nach Training kann der Paraplegiker durch Hautreize am Oberschenkel — Auslösung eines milden »Massen«-Reflexes — »willkürlich« Miktion bzw. Defäkation einleiten.

Mechanismen der Bewegungs-Kontrolle in der Medulla oblongata

Intercolliculäre Durchschneidung des Hirnstammes *(»Enthirnung«, »Decerebration«)* verursacht im Tierexperiment als Hauptsymptom ausgeprägte Spastizität der Körpermuskulatur *(»Enthirnungsstarre«)*. Enthirnung verursacht keine dem spinalen Schock vergleichbaren Symptome. Die Starre tritt unmittelbar nach Hirnstamm-Durchschneidung ein; sowohl Beuge- wie Streckmuskeln sind betroffen, doch überwiegt bei Hund und Katze Strecker-Starre; bei der typischen Enthirnungs-Haltung sind Hals und Gliedmaßen gestreckt, der Rücken gekrümmt und der Schwanz erhoben.

Mechanismus der Enthirnungsstarre

Die Enthirnungsstarre ist im wesentlichen auf eine diffuse Bahnung der Dehnungsreflexe zurückzuführen, für welche 2 Faktoren verantwortlich sind: (1) gesteigerte Erregbarkeit des motorischen Neuronen-Pools und (2) erhöhte Impulsrate in den efferenten γ-Neuronen.

Supraspinale Regulation der Dehnungsreflexe

Die Hirnregionen, welche Dehnungsreflexe bahnen, bzw. hemmen, sind in Abb. 12.6 dargestellt; mit Ausnahme der Vestibularis-Kerne wirken diese Regionen durch Steigerung bzw. Verminderung der Muskelspindelerregbarkeit (Abb. 12.7). Die ausgedehnten *Bahnungsgebiete in der Formatio reticularis* des Hirnstammes sind — möglicherweise in Beantwortung afferenter Impulse — spontan aktiv; dem kleineren, die Aktivität der efferenten γ-Fasern *hemmenden Hirnstammgebiet* fehlt jedoch Spontanaktivität,

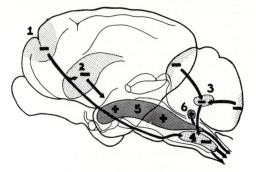

Abb. 12.6. Bahnungs-(+) und Hemmungs-(−) Areale von Dehnungsreflexen im Gehirn der Katze. 1. Großhirnrinde; 2. Basalganglien; 3. Kleinhirn; 4. reticuläre Hemmareale; 5. reticuläre Bahnungsareale; 6. Nuclei vestibulares (nach LINDSLEY, SCHREINER and MAGOUN: An electromyographic study of spasticity. J. Neurophysiol. **12**, 197 (1949))

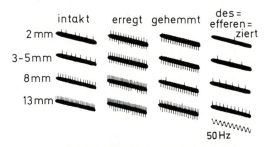

Abb. 12.7. Antwort einer einzelnen afferenten Nervenfaser von einer Muskelspindel auf verschiedene Grade der Muskeldehnung (die mm-Angaben links bezeichnen die Dehnung). Die aufwärts gerichteten Potentiale sind Aktionspotentiale, die abwärts gerichteten »spikes« sind Reiz-Artefakte. Die Registrierung erfolgte vor Reizung des Gehirns (Kolonne 1), während Reizung von Gehirn-Arealen, die bahnend (2) bzw. hemmend (3) auf Dehnungs-Reflexe wirken, sowie nach Durchschneidung des motorischen Nerven (4) (nach ELDRED, GRANIT, MERTON: Supraspinal control of muscle spindles. J. Physiol. (Lond.) **122**, 498 (1953))

es erhält vielmehr seinen Antrieb durch Fasern aus Großhirnrinde und Kleinhirn.

Das Hemmungsgebiet in den Basalganglien schließlich dürfte entweder über absteigende Verbindungen (Abb. 12.6), oder durch Aktivierung corticaler Hemmungszentren wirken. Die Impulse von den retikulären Bahnungs- und Hemmungs-Regionen ziehen in den Seitenstrangbahnen des Rückenmarks abwärts. Nach Durchtrennung des Hirnstammes am oberen Brückenrand sind 2 oder 3 übergeordnete Hemmungszentren, die das retikuläre Hemmungs-zentrum »antreiben«, ausgeschaltet; während die Entladungen des fördernden Gebietes in vollem Umfang weitergehen, ist die Aktivität des Hemmungsgebietes vermindert.

Als Folge kommt es zu einer *Gleichgewichtsverschiebung zwischen* den zu den efferenten γ-Neuronen konvergierenden *bahnenden und hemmenden Impulsen,* und zwar zugunsten der Bahnung. Die Entladungen der γ-Neuronen sind gesteigert, daher sind auch die Dehnungsreflexe übersteigert. Die Hemmung durch das Kleinhirn ist noch wirksam; Abtragung des Kleinhirns führt daher bei decerebrierten Tieren zu einer Verstärkung der Enthirnungsstarre. Die Einflüsse des Kleinhirns sind jedoch sehr komplex, so daß Zerstörung des Kleinhirns beim Menschen eher vermindertem Muskeltonus als Spastizität hervorruft.

Die *vestibulo-spinalen Bahnen* haben ebenfalls einen bahnenden Einfluß auf die Dehnungsreflexe und fördern daher die Enthirnungsstarre; sie verlaufen vorwiegend im Vorderstrang des Rückenmarks. Durch gesteigerte Aktivität der vestibulo-spinalen Bahnen bewirkte Starre wird durch Desafferenzierung der Muskeln nicht beseitigt. Diese Starre dürfte durch direkte vestibulo-spinale Wirkung auf die motorischen Neuronen entstehen; wäre sie Folge eines Einflusses auf das γ-motorische System, dann müßte sie durch Desafferenzierung beseitigt werden.

Bedeutung der Enthirnungsstarre

SHERRINGTON hat darauf hingewiesen, daß die Streckmuskeln bei Hund und Katze der Schwerkraft entgegenwirken; die *Enthirnungs-Körperhaltung* ist daher — nach seinen Worten — *»eine Karikatur der normalen Haltung«* dieser Tiere.

Durch die Enthirnungsexperimente wurden die tonischen statischen Haltungsreflex-Mechanismen entdeckt, welche dem Tier entgegen der Schwerkraft das Stehen ermöglichen. Die Richtigkeit dieser Interpretation ergaben Enthirnungsversuche am Faultier, das meist mit dem Rücken nach unten an Baumzweigen hängt; hier kam es zu ausgeprägter Rigidität der Beugemuskeln. Beim Menschen verursacht echte Decerebrierung ebenso wie bei Hund und Katze Starre der Strecker aller 4 Extremitäten; der Mensch ist offenbar phylogenetisch vom Vierbeiner nicht genügend weit entfernt, als daß es zu einer Änderung des Reflexmusters in den oberen Extremitäten gekommen wäre. Enthirnungsstarre ist beim Menschen außerordentlich selten und die damit verbundenen Störungen sind meist mit dem Leben unvereinbar. Die häufigere Kombination von Strecker-Rigidität der Beine und mäßiger Beugung der Arme findet man bei Schädigungen der Hirnrinde mit vorwiegend intaktem Hirnstamm *(Decortications-Starre,* Abb. 12.8).

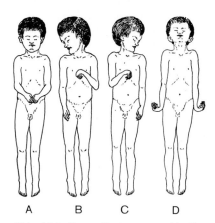

Abb. 12.8. Decortikationsstarre (A-C) und Enthirnungsstarre (D) beim Menschen. In A liegt der Patient am Rücken mit gerader Kopfhaltung. Passive Drehung des Kopfes löst tonische Halsreflexe aus (B und C) (nach J. F. FULTON: Textbook of Physiology, 17th Ed. Philadelphia: Saunders 1955)

Tonische Labyrinth-Reflexe

Das Bild der Starre bei einem decerebrierten Tier variiert je nach der Lage; Stellreflexe fehlen und das Tier verharrt in der Lage, in die es gebracht wurde. Wird das Versuchstier auf den Rücken gelegt, dann ist die Streckung aller 4 Extremitäten maximal. Erfolgt Drehung nach einer Seite, dann nimmt die Starre ab; in aufrechter Stellung ist die Starre minimal, aber noch immer deutlich nachweisbar. Diese Änderungen der Rigidität wird durch Einfluß der Schwerkraft auf die Otolithen-Organe verursacht und über die vestibulo-spinalen Bahnen bewirkt *(tonische Labyrinth-Reflexe).* Die Funktion der tonischen Labyrinth-Reflexe ist in Hinblick auf die Bedeutung der Starre für das Stehen nicht völlig klar.

Tonische Halsreflexe

Bei Änderung der Kopfstellung eines decerebrierten Tieres gegenüber dem Körper kommt es zu Änderungen der Starre. Wird der Kopf nach einer Seite gedreht, dann nimmt die Streck-Starre der gleichseitigen Extremitäten zu, diejenige der gegenseitigen jedoch ab; dies ist analog zur häufig eingenommenen Stellung eines normalen Tieres, wenn es nach einer Seite blickt. Kopfbeugung verursacht Beugung der Vorderbeine und verstärkte Streckung der Hinterbeine, wie dies bei einem in ein Loch blickenden Tier der Fall wäre. Streckung des Kopfes hingegen führt zu Beugung der Hinter- und Streckung der Vorderbeine entsprechend der Stellung bei Blicken über ein Hindernis. Diese *tonischen Halsreflexe* werden durch Dehnung von Proprioceptoren im oberen Teil des Halses ausgelöst, wobei die Reflexantwort länger Zeit andauert.

Mechanismen der Bewegungs-Kontrolle im Mittelhirn

Nach Durchschneidung des ZNS an der oberen Grenze des Mittelhirns *(»Mittelhirn-Tier«-Präparation)* zeigt sich nur dann Streckmuskelstarre ähnlich der Enthirnungsstarre, wenn das Tier ruhig auf dem Rücken liegt. Beim decerebrierten Tier ist die Starre Folge eines übersteigerten statischen Haltungsreflexes mit Fehlen modifizierender phasischer Haltungsreflexe. Chronische Mittelhirn-Präparationen hingegen können aufstehen, gehen und die Körperhaltung den Erfordernissen anpassen; solange bei ihnen die verschiedenen phasischen Aktivitäten ablaufen, kommt es nicht zur Manifestation des statischen Phänomens der Starre.

Stell-Reflexe

Alle höher entwickelten Lebewesen verfügen neben den bereits erwähnten einfacheren Haltungsreflexen über kompliziertere, im Mittelhirnbereich integrierte *Stellreflexe.* Diese dienen dadurch der Aufrechterhaltung der normalen Körper-, Kopf- und Augenstellung im Raum, daß sie — meist in Form einer Folge von Reflexen *(Reflexkette),* die von Labyrinth und Proprioceptoren des Halses ausgelöst werden — die *Wiederherstellung* der Körperstellung bewirken, wenn Kopf oder Körper aus der normalen Lage gebracht wurden. Diese Stellreflexe lassen sich an Versuchstieren, deren Hirnstamm an der oberen Grenze des Mittelhirns durchtrennt wurde *(Mittelhirn-Präparation),* demonstrieren.
Wenn man ein so präpariertes Tier am Körper festhält und seitlich kippt, dann verbleibt der Kopf in horizontaler Stellung; diese wird durch *labyrinthäre Stellreflexe* erhalten. Kippung des Kopfes wirkt als Reiz auf die Otolithen-Organe, worauf eine kompensatorische Kontraktion der entsprechenden Halsmuskeln erfolgt, um den Kopf horizontal zu halten. Wird das Tier auf die Seite gelegt, dann löst der Druck auf diese Körperseite den Kopfstellreflex aus, selbst wenn die Labyrinthe zerstört wurden *(Körper-Kopf-Stellreflex).* Wenn der Kopf durch einen dieser Mechanismen in die Normalstellung gebracht wurde und der Körper in gekippter Lage verharrt, dann kommt es zur Dehnung der Halsmuskeln; diese Dehnung beeinflußt die Stellung des Thorax und löst eine Welle ähnlicher Dehnungsreflexe aus, die körperabwärts wandern und Bauch- sowie Hinterteil des Tieres »stellen« *(Hals-Stellreflexe).* Druck auf eine Körperseite kann Stellreflexe des Körpers auslösen, selbst wenn die Normalisierung der Kopfstellung verhindert wird *(Körper-Körper-Stellreflex).*
Bei Katze, Hund und Primaten können visuelle Hilfen *optische Stellreflexe* auslösen, die ohne Labyrinth- oder Körperreizung ablaufen können. Die optischen Stellreflexe sind jedoch im Gegensatz zu den anderen Stellreflexen an eine intakte Hirnrinde gebunden.

Greif-Reflex

Wenn ein Primate, dessen Gehirn oberhalb des Thalamus abgetragen wurde, auf der Seite liegt, dann sind die der Unterlage zugekehrten Extremitäten gestreckt, während die beiden anderen Extremitäten gebeugt sind; die oben befindliche Hand greift nach jedem Objekt, mit dem sie in Kontakt gebracht sind *(Greif-Reflex).* Es handelt sich hier wahrscheinlich um eine Hilfsreaktion, die zur Stabilisierung des Körpers beiträgt und dem Tier hilft, sich hochzuziehen.

Andere Mittelhirn-Effekte

Tiere mit intaktem Mittelhirn und ebenfalls intakten Sehnerven zeigen Pupillenreflexe bei Lichteinfall ins Auge; auch Nystagmus (reflektorische Antwort auf Winkelbeschleunigung, Kap. 9), ist bei solchen Tieren nachweisbar. Wenn man das Tier mit verbundenen Augen rasch fallen läßt, dann kommt es zur Streckung der Vorderbeine und zur Spreizung der Zehen; diese Antwort auf Linearbeschleunigung ist eine vestibuläre Zielreaktion, die das Tier auf die Landung am Boden vorbereitet.

Corticale Mitwirkung bei der Bewegungs-Kontrolle

Effekte der Decortikation

Abtragung der Hirnrinde *(Decortikation)* verursacht bei niederen Tieren nur geringe motorische Störungen. Bei Primaten ist das motorische Defizit ausgeprägter, doch bleibt ein Großteil der Bewegungen erhalten. Großhirnrindenlose Tiere weisen alle Reflexkombinationen der Mittelhirn-Präparationen auf; die Reflexe sind meist schon unmittelbar postoperativ vorhanden, während es bei den Mittelhirn-Präparationen 2–3 Wochen bis zum Wiedererwachen dieser Reflexe dauert. Offenbar sind zwischen Hirnrinde und Mittelhirn noch weitere — die Hirnstammreflexe bahnende — subcorticale Zentren vorhanden. Rindenlose Tiere lassen sich leichter in gutem Zustand erhalten als Mittelhirn-Tiere, da Temperaturregulation und andere viscerale — im Hypothalamus integrierte — homöostatische Mechanismen funktionieren. Der auffallendste Defekt besteht im Unvermögen, Erfahrungen zu verwerten. Es ist zwar möglich, mit Spezialmethoden bedingte Reflexe bei Fehlen des Großhirns aufzubauen, doch unter gewöhnlichen Laboratoriumsbedingungen ist ein Lern- und Konditionierungseffekt nicht erreichbar.

Decortikations-Starre

Beim *Großhirnrinden-losen Tier* besteht ein *mäßiger Grad von Starre;* es fehlt das corticale Areal, das über die Formatio reticularis die Entladungen der efferenten γ-Fasern hemmt. Wie die Effekte aller anderen — oberhalb der Obergrenze des Mittelhirns gesetzten — Durchschneidungen wird auch die Decortikations-Starre durch phasische Haltungsreflexe überdeckt und kommt daher nur bei ruhendem Tier klar zum Ausdruck. Beim Menschen kommt es — nach *Blutungen* oder *Thrombosen* in der *Capsula interna* – kontralateral zur Läsion neben Lähmung (Hemiplegie) zur Ausbildung einer Decortikations-Starre. Vielleicht wegen ihrer anatomischen Beschaffenheit sind die kleinen Arterien der Capsula interna besonders für Ruptur oder thrombotischen Verschluß anfällig; der erwähnte Typ von Decortikations-Starre ist daher häufig zu beobachten.

Suppressor-Areale

Die genaue Lage des corticalen Ursprungsareals der Dehnungsreflexe-hemmenden Fasern ist noch umstritten. Unter bestimmten Versuchsbedingungen führt Reizung des Vorderrandes der vorderen Zentralwindung (Abb. 12.2) zu Hemmung der Dehnungsreflexe und cortical ausgelöster Bewegungen. Dieses Gebiet, von dem auch Leitungen zu den Basalganglien führen, wurde Areal 4s *(Suppressor-Streifen)* genannt, doch wurden noch 4 andere Suppressor-Areale (Brodmann-Areale 2, 8, 19 und 24) beschrieben. Abtragung des Areals 4s verursacht Spastizität der Rumpf- und proximalen Extremitätenmuskeln auf der kontralateralen Seite, während Zerstörung des caudalen Teils des Areal 4 Spastizität der distalen Extremitätenmuskeln hervorruft. Neuere Versuche einer »Kartographie« der Hirnrinde zeigten, daß die Muskulatur des Rumpfes und der proximalen Gliedmaßen im vorderen Teil des Gyrus praecentralis repräsentiert ist, diejenige der distalen Gliedmaßenteile jedoch dahinter. Wahrscheinlich entspringen daher die Hemmungsfasern zusammen mit den Pyramidenfasern von allen Teilen der präzentralen motorischen Rinde; durch Läsionen dieses Areals verursachte Spastizität dürfte von der jeweiligen engeren Lokalisation der Läsion innerhalb der vorderen Zentralwindung abhängen.

Plazierungs- und Hüpf-Reaktion

Zwei besondere Formen von Haltungsreflexen, *Hüpf- und Plazierungs-Reaktionen,* werden durch Decortikation empfindlich gestört. Bei der Hüpf-Reaktion erhalten hüpfende Bewegungen die Extremitäten in der für die Unterstützung des Körpers richtigen Stellung, wenn ein stehendes Tier zur Seite gestoßen wird. Die Plazierungs-Reaktion ermöglicht es dem Fuß, auf der unterstützenden Fläche festen Stand zu nehmen; sie kann am — mit verbundenen Augen — in der Luft gehaltenen Tier demonstriert werden, wenn die Unterlage mit einem Teil des Fußes in Berührung kommt. In ähnlicher Weise führt Berührung eines Tisches durch die Schnauze oder Barthaare eines Tieres in horizontaler Hängelage dazu, daß dieses sofort die Vorderpfoten auf den Tisch stellt. Wenn man ein Bein des stehenden Tieres unter diesem wegzieht, dann stellt es das Bein sogleich wieder auf die Unterlage. Die vestibulären Plazierungs-Reaktionen wurden bereits früher erwähnt. Katzen, Hunde und Primaten strecken die Extremitäten auch zur Unterstützung des Körpers, wenn sie gegen eine Fläche, die sie sehen können, gesenkt werden. All diese Plazierungs-Reaktionen verschwinden nach unilateraler Decortikation auf der Gegenseite; einige werden jedoch wieder manifest, wenn auch die zweite Hemisphäre ausgeschaltet wird. Es besteht daher einiger Zweifel, ob die Plazierungs-Reaktionen ausschließlich von der motorischen Hirnrinde abhängen, wenn diese Region auch sicher von sehr großer Bedeutung für die Auslösung der Plazierungs-Reaktion ist.

Basalganglien und Bewegungs-Kontrolle

Anatomie der Basalganglien

Der Terminus *Basalganglien* wird gewöhnlich auf *Nucleus caudatus*, *Putamen* und *Globus pallidus* (die 3 großen Kernmassen unterhalb des corticalen Mantels, Abb. 12.9) zusammen mit den funktionell zugehörigen *Nucleus subthalamicus* (Corpus Luysi), *Substantia nigra* und *Nucleus ruber* beider Seiten angewandt. Teile des Thalamus stehen in enger Beziehung zu diesem System, wobei jedoch das Claustrum und das Corpus amygdalae wahrscheinlich nicht einzuschließen sind, wenn dies auch in einigen Klassifikationen erfolgte. Nucleus caudatus und Putamen werden gelegentlich als *Striatum* bezeichnet, während Putamen und Globus pallidus manchmal *Nucleus lenticularis* genannt werden (Tabelle 12.3.

Tabelle 12.3. Basalganglien

	Nucleus caudatus	Striatum (Neostriatum)
Nucleus lentiformis	Putamen	
	Globus pallidus (Pallidum)	
	Nucleus subthalamicus (Luysi)	
	Substantia nigra	
	Nucleus ruber	

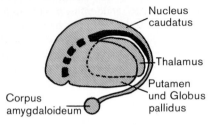

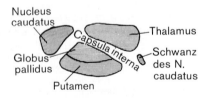

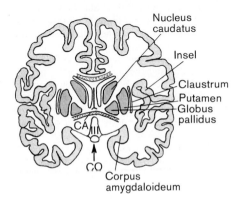

Abb. 12.9. Lateralansicht sowie Horizontal- und Frontal-Schnitt durch die Basalganglien. CA, Commissura anterior; CO, Chiasma opticum

Die Verbindungen zwischen diesen Kernen sind komplex (Abb. 12.10). Beiderseits sendet der Nucleus caudatus Fasern zum Putamen, das Putamen zum Globus pallidus; der Globus pallidus wieder hat über die *Ansa lenticularis* (die hauptsächliche efferente Leitung vom Nucleus lentiformis) Verbindungen zum Thalamus, den subthalamischen Kernen, den roten Kernen und anderen Strukturen. Offenbar besteht ein Rückkopplungsmechanismus, der vom motorischen Cortex ausgehend zum Nucleus caudatus und von hier zurück — über Nucleus lentiformis, Ansa lenticularis und ventro-laterale Thalamuskerne — zum Cortex führt. Es existiert ein bedeutendes System Dopaminerger Neuronen, welche von der Substantia nigra in Richtung des Striatums verlaufen (nigrostriatale Bahnen, Kap. 15). Auch cholinerge Fasern enden im Striatum.

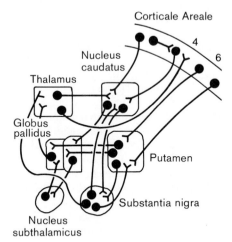

Abb. 12.10. Verbindungen zwischen Großhirnrinde und Basalganglien (nach CARMAN: Anatomic basis of surgical treatment of Parkinson's disease. New Engl. J. Med. **279**, 919 (1968). Courtesy of Little, Brown, Inc.)

Stoffwechsel der Basalganglien

Der Stoffwechsel der Basalganglien ist in mehrfacher Beziehung bemerkenswert. Der Sauerstoffverbrauch pro Gramm Gewebe ist beim

Hund in diesen Strukturen größer als derjenige des Cortex (Kap. 32). Der Kupfergehalt der Substantia nigra und des benachbarten Locus caeruleus ist besonders hoch. Bei der Wilsonschen Erkrankung, einer hereditären Störung des Kupfer-Stoffwechsels, bei welcher die Konzentration des Kupfer-bindenden Plasmaproteins *Caeruloplasmin* erniedrigt ist, besteht eine schwere Degeneration des Nucleus lenticularis. Die genaue Kenntnis des Defektes im Kupferstoffwechsel bei dieser Erkrankung fehlt jedoch noch.

Funktion der Basalganglien

Die genaue Funktion der Basalganglien ist noch immer unklar. Bei Vögeln, Reptilien und anderen Tieren mit rudimentärem Cortex sind die Basalganglien stark entwickelt und erfüllen Funktionen des Cortex. Abtragung des Striatum und Pallidum bei Tieren mit Decortikation führt zu keiner weiteren erkennbaren Beeinträchtigung der motorischen Funktionen; offenbar haben diese Strukturen keine entscheidende Aufgabe bei Lage-Erhaltung. Stimulationsexperimente bei Tieren ergaben im allgemeinen keine positiven Resultate; Stimulation des Nucleus caudatus bewirkt jedoch zumindest Hemmung der Dehnungs-Reflexe. Diese Hemmung wird möglicherweise durch die Aktivierung corticaler Hemmungs-Areale bewirkt, die über ein thalamo-corticales Rückkopplungs-System erfolgt. Reizung des Globus pallidus und des Nucleus caudatus hemmt Bewegungen, die durch corticale Stimulation ausgelöst werden können. Vor kurzem wurde auch gezeigt, daß während langsamer Bewegungen Neuronen in den Basalganglien ständig aktiv sind, während sie im Verlauf rascher, sakkadenartiger Bewegungen keine Aktivität zeigen. Wie beim motorischen Cortex und dem Kleinhirn setzten ihre Entladungen bereits vor Beginn der Bewegungen ein. Offenbar haben die Basalganglien mit der Planung und Programmierung von Bewegungen zu tun.

Auch die Störungen beim Menschen bei Erkrankungen der Basalganglien legen die Annahme nahe, daß die Basalganglien mit der Regulierung der Bewegungen zu tun haben.

Erkrankungen der Basalganglien

Störungen der Motorik bei Erkrankungen der Basalganglien manifestiert sich in 2 Haupttypen: (1) *Hyperkinetische Störungen* (mit übersteigerten und abnormen Bewegungen, insbesondere Chorea, Athetose und Ballismus); (2) *hypokinetische Störungen*. Beim Morbus Parkinson bestehen sowohl hyper- wie auch hypokinetische Erscheinungen.

Hyperkinetische Störungen

Chorea (Degeneration des Nucleus caudatus) ist charakterisiert durch rasche, unwillkürliche »Tanz«-Bewegungen, die sich aus einer Mischung unkoordinierter oder widersinniger corticaler Automatismen ergeben. *Athetose* (Läsionen des Nucleus lentiformis) ist durch andauernde langsame, wurmartige Bewegungen gekennzeichnet, die eine tonische Form von Ausweich- oder Greif-Reaktionen darstellen dürften. Beim *Ballismus* (Schädigung der subthalamischen Kerne) sind die unwillkürlichen Bewegungen schleudernd und heftig; plötzliches Einsetzen solcher Bewegungen auf einer Körperseite *(Hemiballismus)* als Folge einer Blutung im kontralateralen subthalamischen Kern ist ein überaus dramatisches klinisches Syndrom.

Morbus Parkinson (Paralysis agitans)

Bei dem von PARKINSON erstmals beschriebenen Syndrom *(Parkinsonsche Erkrankung, Paralysis agitans)* bestehen pathologische Veränderungen im nigro-striatalen System dopaminerger Neuronen. Parkinsonismus war eine häufige Spätkomplikation der Kopfgrippe im I. Weltkrieg; er ist auch bei Patienten mit cerebraler Arteriosklerose nicht selten zu beobachten. Neuerdings tritt er auch als Komplikation der Tranquilizer-Behandlung mit Mitteln der Phenothiazingruppe auf. Die Hauptmerkmale der Erkrankung sind *Akinese* oder *Bewegungsarmut,* (ein hypokinetisches Erscheinungsbild), sowie ein hypertones Erscheinungsbild mit *Rigidität* und *Tremor.* Das Fehlen motorischer Aktivität kann sehr auffallend sein. Es bestehen Schwierigkeiten beim Beginn willkürlicher Bewegungen; es besteht aber auch eine Verminderung der assoziierten Bewegungen; diese normalen, unbewußten Bewegungen (»Begleitbewegungen«) umfassen Schwingen der Arme beim Gehen, Ausdrucksbewegungen des Gesichtes (Mimik) und zahlreiche kleine Gesten.

Die *Rigidität* bei Parkinsonismus unterscheidet sich von der Spastizität, da gleichzeitig gesteigerte Aktivität in den motorischen Neuronen zu den Agonisten und Antagonisten besteht. Passive Bewegung einer Extremität stößt auf einen »plastischen« Widerstand, der mit demjenigen beim Biegen eines Bleirohres verglichen wurde (*»Bleirohr-Rigidität«*). Manchmal kommt es bei solchen passiven Bewegungen zu einem sich wiederholenden »Einschnappen« (*»Zahnrad«-Rigidität*), doch fehlt das plötzliche völlige Aufhören des Widerstandes, wie es für eine spastische Extremität charakteristisch ist. Der *Tremor,* der bei Ruhe besteht und bei Aktivität verschwindet, ist durch regelmäßig alternierende (8/s) Kontraktionen antagonistischer Muskeln bedingt.

Es stößt auf Schwierigkeiten, Parkinsonismus im Tierversuch durch Läsion bestimmter Kerngebiete auszulösen. Bemerkenswerterweise kann zunehmende Zerstörung im Bereich der Basalganglien und anderer motorischer Systeme u. U. klinische Besserung verursachen; Abtragung von Teilen des motorischen Cortex, Durchschneidung der Pedunculi cerebri, posterolaterale spinale Chordotomie, Zerstörung der medialen Anteile des Globus pallidus und Läsion des ventro-lateralen Thalamuskernes — durch Elektrocoagulation oder Alkoholinjektion (Chemipallidektomie) — führten jeweils zu Verminderung von Rigidität und Tremor.

Diese Behandlungsformen wurden durch die Anwendung von L-Dopa abgelöst, das bei vielen Patienten zu dramatischen Besserungen führt. Dopamin (Übertragersubstanz nigro-striataler Bahnen) dürfte eine Hemmwirkung auf Neuronen des Striatum ausüben, während Acetylcholin excitatorisch wirkt. Tatsächlich bewirken Pharmaka, welche die Acetylcholinesterase hemmen, bei der Ratte Tremor und Rigidität, Erhöhung der Dopamin-Zufuhr mittels L-Dopa bzw. Senkung der cholinergen Wirkungen durch eine anticholinerge Therapie kann zur Wiederherstellung des Gleichgewichtes zwischen beiden Wirkungen bei der Parkinsonschen Erkrankung beitragen (Kap. 15).

Schlußfolgerungen hinsichtlich der Basalganglienfunktion beim Menschen

Die vorher beschriebenen experimentellen und klinischen Erfahrungen lassen annehmen, daß die *Basalganglien* in irgendeiner Weise an der Programmierung von Bewegungen beteiligt sind, indem sie *Oszillationen* und *Nach-Entladungen* im motorischen System *unterdrücken.* Vor allem dürfte den Basalganglien eine *entscheidende Rolle beim Ablauf langsamer Bewegungen* (»ramp movements«) zukommen.

C. Kleinhirn und Bewegungskoordination

Das Kleinhirn ist vorwiegend mit der Koordination, Anpassung und Glättung der Bewegungen befaßt. Es erhält Informationen von den motorischen Arealen des Cortex, ferner von Proprioceptoren, taktilen Hautreceptoren, akustischen und visuellen Receptoren und sogar von visceralen Receptoren. Die genaue Art und Weise, wie das Kleinhirn auf Bewegungen einwirkt, ist jedoch nicht völlig klar.

Struktur des Kleinhirns

Das Kleinhirn befindet sich im *Nebenschluß* zu den wichtigen sensorischen und motorischen Leitungssystemen des Hirnstammes (Abb. 12.11).

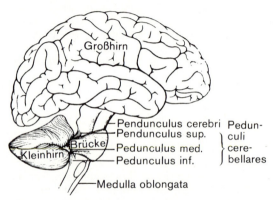

Abb. 12.11. Schematische Darstellung der wichtigsten Hirnanteile. (auseinandergezogen dargestellt, um die Pedunculi cerebellares und die Ringbildung von Kleinhirn, Brücke und Pedunculus medialis um den Hirnstamm zu zeigen.) (nach GRAY's Anatomy of the Human Body. 27th Ed. (C. M. Goss, Ed.). Philadelphia: Lea & Febiger 1959)

Es ist beiderseits mit dem Hirnstamm durch die *Pedunculi superiores* (Brachia conjunctiva), die *Pedunculi mediales* (Brachia pontis) und die *Pedunculi inferiores* (Corpora restiformia) verbunden.

Die Oberfläche des Kleinhirns enthält zahlreiche Furchen, so daß eine tiefgreifende Lappung entsteht. Tiefe Fissuren lassen größere *Lappen* entstehen, während flachere Fissuren eine weitere Unterteilung in *Lobuli* bzw. *Folia* ergeben. Durch die im Vergleich zur Großhirnrinde stärkere Faltung erreicht das Kleinhirn bei nur 10% des Großhirngewichtes etwa 75% der Großhirnoberfläche.

Das Kleinhirn besteht aus einem unpaaren Mittelteil, dem *Wurm,* und 2 großen lateralen Massen, den *Hemisphären.* Vom phylogenetischen Standpunkt unterscheidet man (1) das älteste *Archicerebellum* (der durch die Fissura posterolateralis vom davor gelegenen Kleinhirnkörper getrennte *Lobus flocculonodularis*) und am Kleinhirnkörper (2) das ältere *Palaeocerebellum* (»physiologischer Vorderlappen«), das durch die Fissura postclivalis vom (3) jüngeren *Neocerebellum* (»physiologischer Hinterlappen«) getrennt wird. Die Nomenklatur des Kleinhirns ist in Abb. 12.12 zusammengestellt.

Afferente und efferente Verbindungen des Kleinhirns

Das Kleinhirn besitzt einen äußeren *cerebellaren Cortex*, der durch weiße Substanz von den tiefer gelegenen *Kleinhirn-Kernen* getrennt ist. Die Afferenzen gehen zum Cortex und über Kollateralen zu den tiefen Kernen. Vom Cortex gehen Projektionen zu den tiefen Kernen und von diesen bestehen auf jeder Seite Verbindungen zum Nucleus ruber, dem ventrolateralen Thalamus-Kern, den Vestibularis-Kernen und zur Formatio reticularis.

Die afferenten Wege zum Kleinhirn sind in Tabelle 12.4 zusammengefaßt. Sie übermitteln proprioceptive und sensorische Informationen von allen Körperregionen. Ein Teil des proprioceptiven Signal-Zuflusses wird über die untere

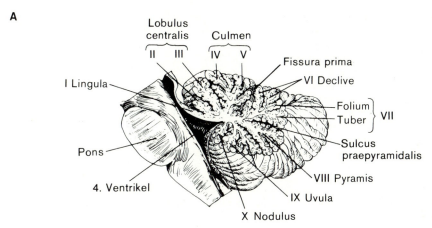

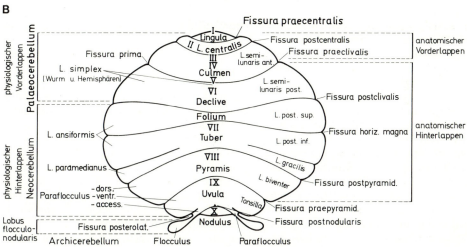

Abb. 12.12 A u. B. Sagittalschnitt (A) sowie schematische Aufsicht (B) des Kleinhirns. Die 10 verschiedenen Folia bzw. Lobuli sind mit Namen und Nummern (I–X) entsprechend der vergleichenden Studien von LARSELL (The cerebellum of the cat and the monkey. J. comp. Neurol. **99**, 135, 1953) angegeben. In B ist das Kleinhirn schematisch von oben dargestellt; links die in der vergleichenden Physiologie verwendeten Termini für die Lobuli; rechts die in der menschlichen Anatomie üblichen Bezeichnungen; Mitte Zusammenstellung der Bezeichnungen und Nummern für Folia bzw. Lobuli des Wurmes (A: Nach CHUSID and MCDONALD: Correlative Neuroanatomy und Function Neurology, 15th Ed. Los Alamos: Lange 1973. B: Nach CROSBY, HUMPHREY and LAUER: Correlative Anatomy of the Nervous System New York: Macmillan 1962)

Tabelle 12.4. Funktion und Hauptendigungen der wichtigsten zum Kleinhirn führenden afferenten Systeme[a]

Afferente Bahnen (Tractus)	übermitteln	Verteilung in Richtung	Pedunculus, durch den das Kleinhirn erreicht wird
Tr. spinocerebellaris dorsalis	proprio- und exteroceptive Impulse vom Körper	Folia I-VI, Pyramide u. Lobulus paramedianus	inferior
Tr. spinocerebellaris ventralis	proprio- und exteroceptive Impulse vom Körper	Folia V-VI, Pyramide u. Lobulus	superior
Tr. cuneocerebellaris (Fibrae arcuatae externae)	proprioceptive Impulse, insbes. von Kopf u. Hals	Folia I-VI, paramedianus	inferior
Tr. tectocerebellaris	Gehör- u. visuelle Impulse via Collic. inf.	Folium, Tuber, Lobulus ansiformis	superior
Tr. vestibulocerebellaris	vestibulare Impulse direkt vom Labyrinth u. via Vestibulariskerne	Lobus flocculonodularis	inferior
Tr. pontocerebellaris	Impulse von der motorischen Großhirnrinde und anderen corticalen Regionen via Brückenkerne	cerebellarer Cortex mit Ausnahme d. Lobus flocculonodularis	medius
Tr. olivocerebellaris	Proprioceptive Impulse vom ganzen Körper via untere Olive	gesamter cerebellarer Cortex u. tiefe Kerne	inferior

[a] Verschiedene andere Verbindungen übermitteln Impulse von Kernen im Hirnstamm zur Kleinhirn-Rinde und zu den tiefen Kernen.

Olive geschaltet und die olivocerebellaren Fasern bilden den excitatorischen Kletterfasern-»Input« (s. unten). Zusätzlich werden dem Kleinhirn Informationen von allen motorischen Arealen der Großhirn-Rinde über die Brücken-Kerne zugeführt.

Der cerebellare Cortex besteht aus 3 Schichten (Abb. 12.13), einer äußeren molekularen Schicht (Stratum moleculare), der Purkinje-Zellschicht, die bloß die Dicke einer Zelle hat, und einer inneren granulären Schicht (Stratum granulosum). Die *Purkinje-Zellen* zählen zu den größten Neuronen des Körpers; sie besitzen sehr stark verzweigte Dendriten-»Bäume«, die sich tief in und durch die molekulare Schicht hindurch erstrecken. Ihre Axonen, welche den einzigen »Output« von der Kleinhirn-Rinde vermitteln, laufen zu den tiefen Kernen, d.s. Nucleus fastigii, Nucleus globosus, Nucleus emboliformis und Nucleus dentatus. Der *Nucleus fastigii* bezieht Axonen vom Wurm; die *Nuclei globosus, emboliformis* und *dentatus* erhalten Axonen von den lateralen Anteilen der Hemisphären. Die Kleinhirnrinde enthält auch *Körner-Zellen*. Jede dieser Zellen erhält einen Impuls-Zustrom (»Input«) von den Moos-Fasern (s. unten) und innerviert die Purkinje-Zellen. Die Körner-Zellen haben ihre Zellkörper in der granularen (Körner-)Schicht und senden ihr Axon zur molekularen Schicht, wo es sich zu einem T gabelt; die Balken des T verlaufen gerade über große Distanzen und werden dementsprechend auch als *Parallel-Fasern* bezeichnet. Die Dendriten-»Bäume« der Purkinje-Zellen sind abgeflacht (Abb. 12.13) und rechtwinkelig gegen die Parallelfasern orientiert; die Parallelfasern bilden synaptische Kontakte mit den Dendriten zahlreicher Purkinje-Zellen, so daß ein bemerkenswert regelmäßiges Netzwerk zwischen beiden Strukturen entsteht.

Die anderen 3 Typen von Neuronen in der Kleinhirn-Rinde sind hemmende Zwischen-Neuronen. Die *Korb-Zellen* liegen in der molekularen Schicht; sie erhalten ihren »Input« von den Parallel-Fasern und jede Korb-Zelle entsendet Verbindungen zu zahlreichen Purkinje-Zellen. Ihre Axonen bilden einen Korb um den Zell-Körper und Axon-Hügel jeder Purkinje-Zelle, die sie innervieren. Die *Stern-Zellen* ähneln den Korb-Zellen, doch liegen sie oberfläch-

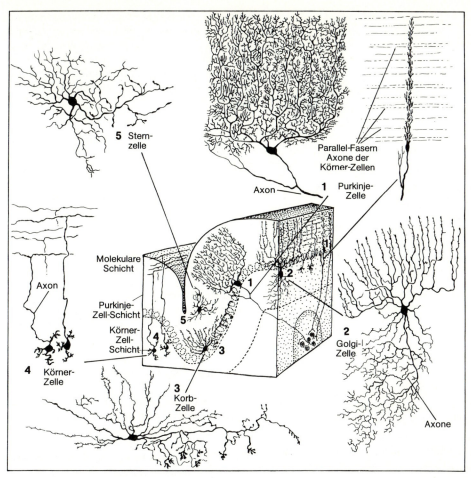

Abb. 12.13. Lage und Struktur der Neuronen im cerebellaren Cortex (nach KUFFLER and NICHOLLS: From Neuron to Brain. Sinauer 1976)

licher. Die *Golgi-Zellen* befinden sich in der granulären Schicht; ihre Dendriten, die sich in die molekulare Schicht erstrecken, erhalten ihren »Input« von den Parallel-Fasern und ihre Zell-Körper erhalten Signale über Kollateralen von den ankommenden Kletter-Fasern (s. unten) und den Purkinje-Zellen. Die Axonen der Golgi-Zellen bilden Projektionen zu den Dendriten der Körner-Zellen.

Es gibt 2 Haupt-Komponenten des Informations-Zuflusses zur Kleinhirn-Rinde, nämlich über die *Kletter-Fasern* und über die *Moos-Fasern*. Die Kletter-Fasern kommen von den unteren Oliven-Kernen und jede von ihnen nimmt Verbindung mit dem Primär-Dendriten einer Purkinje-Zelle auf, um den sie sich wie eine Schlingpflanze emporwindet. Die Moos-Fasern hingegen enden an den Dendriten der Körner-Zellen in komplexen synaptischen Verbindungen den sogenannten *Glomeruli*. Die Glomeruli enthalten auch die hemmenden Endigungen der Golgi-Zellen, wie bereits erwähnt.

Die wesentlichen Schalt-Kreise des cerebellaren Cortex sind also relativ einfach (Abb. 12.14) Kletter-Fasern üben einen starken erregenden Einfluß auf einzelne Purkinje-Zellen aus, während Moos-Fasern über Körner-Zellen einen schwachen erregenden Effekt an zahlreichen Purkinje-Zellen auslösen. Auch die Korb- und Stern-Zellen werden durch Körner-Zellen via Parallel-Fasern erregt und ihre Aktivität wirkt hemmend auf die Entladungen der Purkinje-Zellen. Die Golgi-Zellen werden durch Kollateralen der Kletter-Fasern und der Purkinje-Zellen sowie durch Parallel-Fasern erregt und sie hemmen ihrerseits die Erregungsübertragung von den Moos-Fasern zu den Körner-Zellen. Die von den Purkinje-Zellen ausgehenden Im-

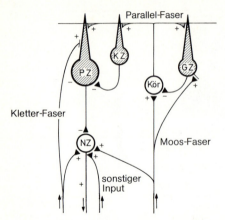

Abb. 12.14. Diagramm der neuronalen Verbindungen im Kleinhirn. Dunkel gezeichnete Neuronen sind inhibitorisch, und + bzw. − zeigt an, ob eine synaptische Endigung excitatorisch bzw. inhibitorisch wirkt. PZ, Purkinje-Zelle; KZ, Korb-Zelle; GZ, Golgi-Zelle; Kör., Körner-Zelle; NZ, nukleäre Zellen = Zellen von Kleinhirn-Kernen. Die Verbindungen der hier nicht dargestellten Stern-Zellen sind ähnlich denjenigen der Korb-Zellen, außer daß sie meist an Dendriten der Purkinje-Zellen enden (nach ECCLES et al., The cerebellum as a neuronal machine. Berlin-Heidelberg-New York, Springer 1967

pulse wirken wiederum hemmend auf die tiefen Kleinhirn-Kerne. Diese Kerne erhalten auch erregende Impulse über Kollateralen von den Moos- und Kletter-Fasern, bzw. vielleicht auch von anderen Stellen. In diesem Zusammenhang ist es bemerkenswert, daß — ungeachtet des hemmenden »Input« von den Purkinje-Zellen — die Impulse der tiefen Kleinhirnkerne zum Gehirn und zum Thalamus immer excitatorisch sind. Es hat daher den Anschein, daß das gesamte Schaltsystem des Kleinhirns lediglich der Modulation, vielleicht auch der zeitlichen Abstimmung des Impulsstromes dient, den die tiefen Kleinhirnkerne zum Gehirn und zum Thalamus entsenden.

Funktion des Kleinhirns

Lobus flocculonodularis

Dieser phylogenetisch älteste Teil des Kleinhirns besteht aus dem in der Mitte befindlichen *Nodulus* und beiderseits je einem *Flocculus;* seine Verbindungen sind durchwegs vestibulär. Nach Ausschaltung des Lobus flocculonodularis zeigen Versuchstiere schwankenden, breitspurigen Gang; sie neigen zum Hinfallen und bewegen sich nur zögernd ohne Stütze. Ähnliche Symptome sieht man bei Kindern als erstes Zeichen eines Tumors der Kleinhirnmitte (Medulloblastom); dieser maligne Tumor entsteht aus Zellresten im Nodulus und verursacht schon frühzeitig meist im Lobus flocculonodularis lokalisierte Schäden.

Bewegungskrankheit (»motion sickness«)

Selektive Abtragung des Lobus flocculonodularis bringt bei Hunden das Syndrom der *Bewegungskrankheit* zum Verschwinden, während Läsionen in anderen Teilen des Kleinhirns und im restlichen Gehirn unwirksam sind. Diese »Krankheit« (»motion sickness«, Seekrankheit, Luftkrankheit, Kinetose, Kap. 9) ist eine häufige Komplikation des Reisens und wird durch intensive und wiederholte Reizung des Labyrinths als Folge der Bewegung eines Fahrzeuges verursacht. Sie kann durch verschiedene antiemetische Medikamente und Tranquilizer unterdrückt werden.

Uvula und Paraflocculus

Manche Autoren zählen Uvula und Paraflocculus zu den der Bewegungskoordination dienenden Kleinhirnteilen. Während die Uvula in der phylogenetischen Reihe ständig vorkommt, ist der Paraflocculus sehr unterschiedlich entwickelt. Bei den meisten Landbewohnern — auch *beim Menschen* — ist er *rudimentär* oder fehlt gänzlich; bei Wasserbewohnern aber, die tauchen, ist er stark ausgebildet. Der Paraflocculus dürfte für die ausgedehnten *reflektorischen Anpassungsvorgänge beim Tauchen* notwendig sein.

Folium, Tuber und Lobuli ansiformes

Akustische und visuelle Reize führen zu elektrischen Antworten in Folium, Tuber und den Lobuli ansiformes, häufig auch in den anschließenden Teil des Lobulus simplex. Die Größe dieser cerebellaren Strukturen entspricht der Entwicklung des Großhirns, sie sind daher bei Primaten sehr groß. Beim Menschen bilden die Lobuli ansiformes einen bedeutenden Teil der Kleinhirnhemisphären. *Akustische und visuelle Impulse* erreichen offenbar das Kleinhirn über den Tractus tectocerebellaris von den unteren und oberen Vierhügeln. Jeder Reiz verursacht eine Reizantwort an 2 Stellen: im Tuber (Area II in Abb. 12.15) sowie im Folium und dessen

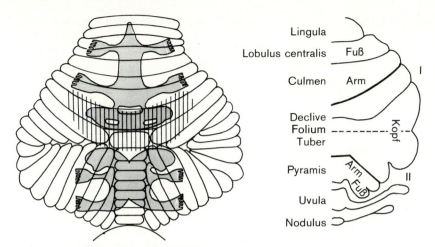

Abb. 12.15. Links: Kleinhirn-Homunculi. Proprioceptive und taktile Reize sind entsprechend den eingezeichneten Figuren repräsentiert. In der längsgestreiften Region werden evocierte Potentiale auf auditive und visuelle Reize beobachtet (nach: The cerebellum, by SNIDER. Sci. Amer. **199,** 84 (1958). Copyright (c) 1958 by Sci. Amer. Inc. All rights reserved) Rechts: Projektion des Körpers auf das Kleinhirn. Area I und II (ober und unter der gestrichelten Linie) sind die 2 Projektionsflächen für auditive und visuelle Reize (nach HAMPSON: Cerebrocerebellar projections and the somatotopic localization of motor function in the cerebellum. Res. Publ. A. Nerv. and Ment. Dis. **30,** 299 (1950))

Nachbarschaft (Area I in Abb. 12.15). Die Bedeutung dieser Projektion ist nicht völlig aufgeklärt. Reizung dieser Region löst Hinwendung von Kopf und Augen zur ipsilateralen Seite aus. Lokalisierte Läsionen dieser Region haben meist geringe Auswirkungen; Affen mit solchen Läsionen stießen allerdings beim Laufen — trotz unbehindertem Sehen und intakter Koordination — gegen Wände. Purkinje-Zellen in Folia VI und VII »feuern« vor Augenbewegungen und die Impulsrate ist indirekt der Größe der Augenbewegung proportional (Abb. 12.16)

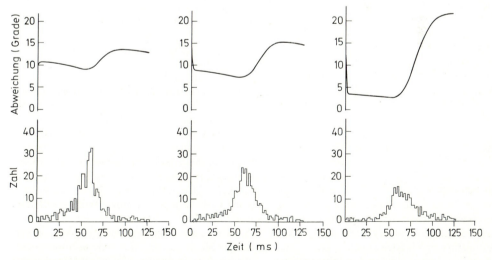

Abb. 12.16. Beziehung zwischen Augen-Bewegungen und Entladungs-Rate der Purkinje-Zellen. Abweichung der Augen eines Affen in Bogengraden (oben) und Zahl der Spitzen-Potentiale (»spikes«/2 ms) (unten). Je größer der Ausschlag der sakkaden-artigen Augenbewegungen ist, desto kleiner ist die Entladungsfrequenz der Purkinje-Fasern *vor* dem Beginn der Augenbewegung (nach R. LLINÁS: Motor Aspects of cerebellar control. The Physiologist 17:19, 1974)

Folia I–VI, Pyramis und Lobuli paramedianes

Die vorwiegend mit der *Anpassung von Körperhaltung und -bewegungen* befaßten Kleinhirnteile sind Folia I–VI des Wurms und ihre zugeordneten Gebiete inklusive Pyramis und Lobuli paramedianes. Diese Gebiete beziehen Impulse vom motorischen Cortex über die Brücke; sie erhalten aber auch proprioceptive Impulse von der gesamten Körperperipherie. Sowohl im oberen Gebiet (Folia I–VI) wie im unteren Areal (Lobuli paramediani, Pyramis) besteht eine *punktweise Projektion* der peripheren Receptorgebiete, so daß zwei Homunculi auf der jeweiligen Kleinhirnoberfläche eingezeichnet werden können (Abb. 12.15).

Einfluß des Kleinhirns auf Dehnungs-Reflexe

Reizung der Kleinhirnareale, die proprioceptive Impulse erhalten, führt manchmal zu Hemmung, manchmal zu Bahnung von Bewegungen, die durch Reizung der Großhirnrinde ausgelöst werden. Bei ruhenden Tieren bewirkt Kleinhirn-Reizung Muskeltonusänderungen durch Beeinflussung der Entladungsrate in den efferenten γ-motorischen Neuronen; die Dehnungsreflexe werden meist gehemmt, besonders wenn der Reizort nahe der Mittellinie ist. Mehr laterale Reizung kann jedoch Spastizität hervorrufen, wobei der Effekt von der Art der Reizung abhängt. Läsionen der Folia I–VI und der paramedianen Areale verursacht bei Versuchstieren Spastizität; diese tritt in Körperteilen auf, die in der zerstörten Kleinhirnregion repräsentiert waren. Beim Menschen ist hingegen *Tonusverlust* eine typische Folge der Kleinhirn-Schädigung.

Einfluß des Kleinhirns auf die Motorik

Mit Ausnahme der Dehnungsreflex-Änderung zeigen ruhende Tiere mit Kleinhirnläsionen keine weiteren abnormen Zeichen; erst wenn sie sich bewegen, kommt es zu ausgeprägten Symptomen. Es besteht weder Lähmung, noch Sensibilitätsstörung, jedoch sind alle Bewegungen mangelhaft koordiniert und es fehlen ihnen richtige Dosierung, Kraft und Zielsicherheit *(Ataxie)*. Bei umschriebenen Läsionen kann die Ataxie auf einen bestimmten Körperteil beschränkt sein. Ist lediglich die Kleinhirnrinde betroffen, dann verschwinden die Störungen allmählich (Kompensation); Läsionen der Kleinhirnkerne erzeugen ausgedehnte und bleibende Störungen.

Durch Läsion des menschlichen Kleinhirns verursachte Störungen

Die cerebellaren Ausfallerscheinungen beim Menschen illustrieren die Bedeutung der Kleinhirnmechanismen für die Kontrolle der Motorik. Bei lokalisierten pathologischen Prozessen können die Ausfallerscheinungen ebenfalls umgrenzt sein. Läsionen der Kleinhirnrinde können bei Mensch und Tier kompensiert werden, nicht aber Läsionen der Kleinhirnkerne. Es ist daher besondere Sorgfalt bei chirurgischen Eingriffen am Kleinhirn notwendig, um Schädigungen der Kerne zu vermeiden.

Tonusverlust bei Kleinhirnläsionen und die Symptome nach selektiver Zerstörung des Lobus flocculonodularis wurden bereits beschrieben. Allen Störungen der Kleinhirnfunktion gemeinsam ist die mangelhafte Regulierung von Ausmaß, Kraft und Richtung der Bewegungen; die *cerebellare Ataxie* äußert sich nicht nur in breitspurigem Gang (der Patient geht »wie betrunken«), sondern auch in einer Störung der feinabgestimmten Sprechbewegungen (typisch »verwaschene«, scandierende Sprache). Auch andere Willkürbewegungen sind in hohem Maße abnorm; wenn ein Patient z.B. ein Objekt berühren will, dann zeigt sein Finger in einer überschießenden Bewegung an diesem vorbei; diese *Dysmetrie (Vorbeizeigen)* löst prompt eine grobe Korrekturbewegung aus, die wiederum nach der Gegenseite überschießt; so oscilliert der Finger hin und her, wobei die Oscillationen an Größe zunehmen *(Intentions-Tremor)*. Bei Ruhe fehlt der Intentionstremor; im Gegensatz zum Ruhetremor bei Parkinsonismus tritt er immer dann auf, wenn der Patient eine Willkürbewegung ausführen will. Ein anderes Charakteristikum der Kleinhirnschädigung ist das Unvermögen, Bewegungen »abzubremsen«, um sie prompt zu beenden; beugt z.B. ein Gesunder seinen Unterarm gegen einen Widerstand, der plötzlich aufhört, dann kommt der Arm rasch zur Ruhe; ein Kleinhirngeschädigter kann in der gleichen Situation den Arm nicht abbremsen, so daß der Arm in weitem Bogen nach rückwärts geschleudert wird *(»rebound«-Phänomen)*. Ein weiteres Symptom der Kleinhirnläsion ist die *Adiadochokinese;* es handelt sich dabei um die Unfähigkeit rasch aufeinanderfolgend entgegengesetzte Bewegungen (z.B. Pro- und Supination der Hand) auszuführen. Kleinhirngeschädigte haben ferner Schwierigkeiten, Bewegungen unter Beteiligung mehrerer Gelenke durchzuführen; sie »zerlegen« solche Bewegungen und führen sie der Reihe nach in jeweils einem Gelenk aus *(Zerfall der Bewegung)*.

Mechanismen der cerebellaren Kontroll-Funktion

Bewegung hängt nicht nur von der koordinierten Aktivität der Muskeln ab, die primär für die Bewegungen verantwortlich sind *(Agonisten, Protagonisten)*; auch die *antagonistischen* Muskeln und die *synergistisch wirksamen* Muskeln sind von Bedeutung, sowie jene Muskeln, die verschiedene Teile des Körpers so verankern, daß sie eine Basis für die Bewegungen bilden *(Fixations-Muskeln)*. Phasische Reflexantworten sowie fein-abgestimmte Willkürbewegungen erfordern eine genaue Zusammenarbeit all dieser Muskeln. Diese *»Kooperation im Rahmen der Motorik«* wird vorwiegend als eine Funktion des Kleinhirns angesehen.

Im allgemeinen verlaufen Projektionen vom motorischen Cortex zum Kleinhirn und dieses entsendet seinerseits über die ventrolateralen Kerne des Thalamus Projektionen zum Cortex. Basalganglien, cerebraler Cortex und Kleinhirn entsenden Leitungen zu den Skeletmuskeln über die motorischen Neuronen des Rückenmarks und den Hirnstamm (Abb. 12.5). Der cerebrale Cortex und das Kleinhirn erhalten Impulse von den Sinnesorganen. Offenbar erfüllt das Kleinhirn eine *zweifache Funktion* bei der Regelung der Motorik, nämlich einerseits vor Beginn und andererseits während der in Gang befindlichen Bewegung.

Der laterale Teil der Kleinhirnrinde hat dabei wahrscheinlich mit der Entstehung rascher, »schleudernder« Bewegungen *(ballistische Bewegungen)* zu tun und diese Bewegungen *unterliegen nicht* — anders als die langsamen Bewegungen — *einer Rückkopplungs-Kontrolle*. Die Purkinje-Zellen »feuern« vielmehr schon bevor eine Bewegung erfolgt (Abb. 12.16). Demnach ist es vielleicht die Aufgabe der Kleinhirn-Rinde, den für verschiedene Bewegungsformen erforderlichen Antrieb in Impuls-Folgen verschiedener Dauer in Richtung der motorischen Neuronen umzusetzen. Dieses Konzept, demzufolge der cerebellare Cortex als *»Zeitgeber«* funktioniert, der die Dauer rascher Bewegungen programmiert, sollte weitere Untersuchungen des Problems anregen, wie das Kleinhirn tatsächlich auf den Bewegungsablauf einwirkt.

Der mittlere Anteil der Kleinhirnrinde erhält einen massiven »Input« von Proprioceptoren des gesamten Körpers und regelt offenbar Bewegungen, die in Gang sind. Das Kleinhirn wirkt so in einer *Rückkopplungs- und Stabilisierungs-Kreisschaltung,* indem es ständig das motorische Programm mit seiner tatsächlichen Ausführung vergleicht; es paßt so die Bewegungen den Erfordernissen derart an, daß sie glatt und präzise ablaufen (Abb. 12.5).

Eine andere interessante Frage betrifft das Verhältnis der elektrischen Ereignisse im Kleinhirn zu seiner Funktion bei der motorischen Kontrolle. Der cerebellare Cortex hat einen basalen 150- bis 300/s-Rhythmus (Amplitude 200 µV), welchem ein 1000- bis 2000/s-Rhythmus kleinerer Amplitude überlagert ist. Die Frequenz des basalen cerebellaren Rhythmus ist also etwa zehnmal größer als diejenige des in analoger Weise registrierten Elektroencephalogramms vom cerebralen Cortex; die Amplitude jedoch ist beträchtlich geringer als beim Electrocorticogramm (ECoG; Kap. 11). Einlaufende Impulse vermindern im allgemeinen die Amplitude der cerebellaren Potentiale ähnlich einem Radiosignal, welches eine Trägerfrequenz moduliert. Die Bedeutung dieser elektrischen Phänomene für die Kleinhirnfunktion ist noch keineswegs klargestellt.

Kapitel 13
Efferente Leitungen zu visceralen Erfolgsorganen

Das autonome (vegetative) Nervensystem ist ebenso wie das somatische auf der Grundlage des Reflexbogens organisiert; Impulse, die in visceralen Receptoren entstehen, werden über afferente Neuronen zum ZNS geleitet, in diesem auf verschiedenen Ebenen integriert und über efferente Neuronen zu den visceralen Erfolgsorganen (Eingeweiden) befördert. Auf diese Tatsache muß besonders hingewiesen werden, da den funktionell bedeutungsvollen afferenten Komponenten des vegetativen Nervensystems oft ungenügende Beachtung geschenkt wurde. Die visceralen Receptoren und die afferenten Leitungen wurden in Kap. 5 und 7 besprochen, das wichtigste autonom innervierte Erfolgsorgan, der glatte Muskel, in Kap. 3. Das vorliegende Kapitel ist den efferenten Leitungen zu den Eingeweiden gewidmet, während die Integration des autonomen Nervensystems in das ZNS in Kap. 14 behandelt wird.

Anatomische Organisation der autonomen Leitungen

Der periphere motorische Anteil des autonomen Nervensystems besteht aus *präganglionären* und *postganglionären Neuronen* (Abb. 13.1). Die Zellkörper der präganglionären Neuronen sind im Seitenhorn des Rückenmarkgrau und den entsprechenden Kernen der Hirnnerven lokalisiert. Ihre Axonen sind meist myelinisierte, verhältnismäßig langsam leitende B-Fasern und bilden an den Zellkörpern der postganglionären Neuronen Synapsen, die stets außerhalb des ZNS liegen. Jedes präganglionäre Axon divergiert gegen durchschnittlich 8–9 postganglionäre Neuronen, wodurch die autonomen Effekte *diffusen Charakter* erhalten. Die Axonen der postganglionären Neuronen, meist nicht-myelinisierte C-Fasern, enden an den visceralen Erfolgsorganen.

Der autonome Ursprung kann anatomisch in 2 Kategorien unterteilt werden, den *sympathischen* und den *parasympathischen* Teil des autonomen Nervensystems.

Sympathicus

Die Axonen der sympathischen präganglionären Neuronen verlassen das Rückenmark mit den Vorderwurzeln der thorakalen (Th_1–Th_{12}) und der Mehrzahl der lumbalen (L_1–L_3 oder L_4) Spinalnerven. Sie ziehen über die *Rami communicantes albi* zur *paravertebralen sympathischen Ganglienkette* (Cervicalganglien und Grenzstrang), wo die meisten von ihnen an den Zellkörpern der postganglionären Neuronen enden. Die Axonen einiger postganglionärer Neuronen zie-

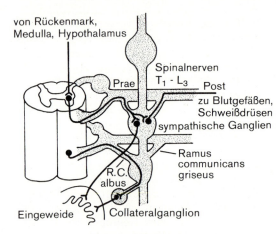

SYMPATHISCHER TEIL

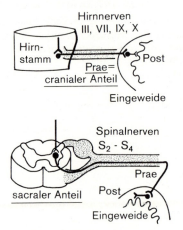

PARASYMPATHISCHER TEIL

Abb. 13.1. Autonomes Nervensystem. Prae, präganglionäres Neuron; Post, postganglionäres Neuron; R. C. Ramus communicans albus

Anatomische Organisation der autonomen Leitungen

hen in speziellen sympathischen Leitungen zu den Eingeweiden, während zahlreiche andere postganglionäre Fasern vom Grenzstrang über die *Rami communicantes grisei* wieder in Spinalnerven eintreten und mit diesen zu den Versorgungsgebieten autonomer Erfolgsorgane verlaufen. Die postganglionären sympathischen Leitungen zum Kopf entspringen im *Ganglion cervicale superius* bzw. *medium* und im *Ganglion stellatum* der sympathischen Ganglienkette und

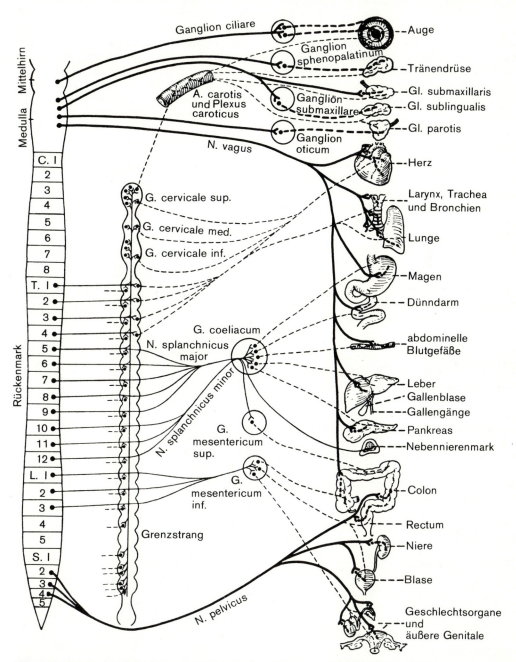

Abb. 13.2. Schema der efferenten autonomen Leitungsbahnen. Präganglionäre Neuronen sind durchgehend, postganglionäre gestrichelt gezeichnet. Die dicken Linien sind parasympathische Fasern, die dünneren sympathische (nach YOUMANS: Fundamentals of Human Physiology, 2nd Ed. New York: Publ. Year Book 1962)

ziehen mit den Blutgefäßen zu den Erfolgsorgangen.
Einige präganglionäre Neuronen ziehen durch die paravertebrale Ganglienkette hindurch und enden an postganglionären Neuronen, die in den Kollateral-Ganglien nahe den Eingeweiden liegen. Das Myometrium des Uterus wird — im Gegensatz zum übrigen Teil des Organs — durch ein spezielles System kurzer adrenerger Neuronen (nicht dargestellt in Abb. 13.2) innerviert, deren Zellkörper im Uterus selbst lokalisiert sind und die als postganglionäre Neuronen direkt durch präganglionäre Fasern erreicht werden.

Parasympathicus

Der *craniale Ursprung* des Parasympathicus versorgt die visceralen Organe des Kopfes über die Nn. oculomotorius, facialis und glossopharyngeus, die Organe von Thorax und oberem Abdomen über die Nn. vagi. Der *sacrale Ursprung* ist für die Beckeneingeweide bestimmt und seine Axonen verlaufen in den N. pelvicus-Ästen des 2. bis 4. sacralen Spinalnerven. Die präganglionären Neuronen beider Ursprünge enden an kurzen postganglionären Neuronen, an oder nahe den visceralen Erfolgsorganen (Abb. 13.2).

Chemische Erregungs-Übertragung an den autonomen Verbindungsstellen

Die Erregungsübertragung an synaptischen Verbindungen zwischen prä- und postganglionären Neuronen bzw. zwischen postganglionären Neuronen und autonomen Erfolgsorganen erfolgt durch chemische Übertragersubstanzen; die hauptsächlich beteiligten Substanzen sind *Acetylcholin* und *Noradrenalin*.

Acetylcholin

Übertragersubstanz an allen präganglionären Endigungen sowie an den anatomisch als parasympathisch definierten postganglionären Endigungen ist Acetylcholin (Biosynthese, Stoffwechsel und Wirkungsweise, Kap. 4); es wird in Vesikeln der synaptischen Endigungen cholinerger Neuronen gespeichert und durch Nervenimpulse dort freigesetzt. Das sezernierte Acetylcholin wird dann hydrolysiert. *Acetylcholinesterase* ist für diese Hydrolyse verantwortlich, während *Cholin-Acetyl-Transferase* die Synthese von Acetylcholin aus Cholin und aktivierter Essigsäure katalisiert. Der Körper verfügt über verschiedene Esterasen inklusive der *Pseudocholinesterase* des Plasmas, die Acetylcholin spalten können; in cholinergen Nervenendigungen wird jedoch nur *Acetylcholinesterase* in hoher Konzentration gefunden.

Obwohl die gleiche Übertragersubstanz von den präganglionären Neuronen und von den postganglionären cholinergen Neuronen freigesetzt wird, sind die Eigenschaften der Receptoren, auf die Acetylcholin an den beiden Orten einwirkt, verschieden. Muscarin, das giftige Alkaloid des Fliegenpilzes, hat geringen Effekt an den autonomen Ganglien, wirkt aber ähnlich dem Acetylcholin auf glatte Muskeln und Drüsen. Diese Acetylcholin-Wirkungen werden daher auch als *Muscarin-artige Acetylcholin-Effekte* bezeichnet; die *Muscarin-empfindlichen Receptoren* werden auch γ-*Receptoren* genannt. Muscarin-empfindliche Receptoren werden durch *Atropin* blockiert und es gibt Hinweise dafür, daß diese Receptoren über intracelluläre Freisetzung von cyclischem GMP (Guanosinmonophosphat, Kap. 17) wirken. In sympathischen Ganglien stimulieren niedrige Konzentrationen von Acetylcholin die postganglionären Neuronen, während große Mengen die Erregungsübertragung von prä- auf postganglionär blockieren. Diese Wirkungen werden durch Atropin nicht beeinflußt, jedoch durch Nicotin imitiert; sie werden dementsprechend auch als *Nicotin-artige Acetylcholin-Effekte* bezeichnet und die betroffenen Receptoren als *Nicotin-empfindliche Receptoren*. Die Receptoren an den motorischen Endplatten der Skeletmuskeln werden auch durch Nicotin erregt, doch sind sie von den Receptoren der sympathischen Ganglien verschieden, da sie unterschiedlich auf bestimmte Pharmaka reagieren (z.B. werden sie durch *Curare* blockiert).

Noradrenalin

Der chemische Überträger an den meisten sympathischen postganglionären Endigungen ist Noradrenalin. Diese Übertragersubstanz wird in den synaptischen Endknöpfen adrenerger Neuronen in charakteristischen Vesikeln mit einem dichteren Mittelteil *(granulierte Vesikeln)* gespeichert. Noradrenalin und dessen methyliertes Derivat Adrenalin werden ferner im Nebennierenmark (NNM) sezerniert (Kap. 20); Adrenalin ist normalerweise keine Übertragersubstanz an postganglionären sympathischen Endigungen. Die Endigungen sympathischer postganglionärer Neuronen am glatten Muskel hat zahlreiche Varicositäten in seinem Endverlauf, an denen jeweils Noradrenalin freigesetzt wird. Im Gehirn gibt es ferner Noradrenalin-, Dopamin- und Adrenalin-sezernierende Neuronen (Kap. 15).

Biosynthese und Freisetzung der Catecholamine

Die wichtigsten *Catecholamine* im Körper (Noradrenalin, Adrenalin, Dopamin) werden durch Hydroxylierung und Decarboxylierung der Aminosäuren Phenylalanin und Tyrosin gebildet (Abb. 13.3). Phenylalanin-Hydroxylase wird in der Leber gefunden; Tyrosin wird durch einen Konzentrierungsmechanismus in adrenerge Nervenendigungen transportiert; durch Tyrosin-Hydroxylase und aromatische-L-Aminosäure-Decarboxylase (Dopa-Decarboxylase), die sich im Cytoplasma der Neuronen befinden, wird Tyrosin in Dopa und dann in Dopamin umgewandelt. Dieses tritt in die granulierten Vesikeln ein, wo aus ihm durch Dopamin-β-Hydroxylase Noradrenalin entsteht. Bei diesen Vorgängen handelt es sich um das Isomer L-Dopa und es entsteht das L-Isomer des Noradrenalin. Der die Syntheserate limitierende Schritt ist dabei die Umwandlung von Tyrosin in Dopa. Tyrosin-Hydroxylase, die diesen Schritt katalysiert, unterliegt einer Rückkopplungs-Hemmung durch Dopamin und Noradrenalin, wodurch der intraneuronale Synthese-Prozeß geregelt wird. Der Co-Faktor für die Tyroxin-Hydroxylase ist Tetrahydro-Biopterin, das in Dihydro-Biopterin umgewandelt wird, wenn Tyrosin zu Dopa wird.

Die Catecholamin-Synthese in den Zellen des Nebennierenmarkes erfolgt wahrscheinlich ähnlich wie in den Neuronen; zum Unterschied von den postganglionären adrenergen Endigungen enthalten jedoch manche Granula in den NNM-Zellen das Enzym Phenyläthanolamin-N-Methyltransferase (PNMT), welches die Umwandlung von Noradrenalin in Adrenalin fördert. In den granulierten Vesikeln sind Noradrenalin und Adrenalin wahrscheinlich an ATP und ein Bindungs-Protein *(Chromagranin)* gebunden und werden durch einen aktiven Transport-Mechanismus festgehalten, der durch das Medikament Reserpin gehemmt wird (»Entspeicherung« der Catecholamine durch Reserpin).

Catecholamine werden aus autonomen Neuronen und den NNM-Zellen durch Exocytose (Kap. 1) freigesetzt. Es werden daher auch ATP, Chromagranin und Dopamin-β-Hydroxylase zusammen mit Noradrenalin und Adrenalin im selben Verhältnis freigesetzt, wie sie in den granulierten Vesikeln vorliegen. Man hielt früher den Blutspiegel von Dopamin-β-Hydroxylase für einen guten Indikator der Aktivität des Sympathicus, doch ist die biologische Halbwertzeit der zirkulierenden Dopamin-β-Hydroxylase viel länger als diejenige der Catecholamine; ferner wird der Spiegel des Enzyms durch genetische und andere Faktoren zusätzlich zur Sympathicus-Aktivität beeinflußt.

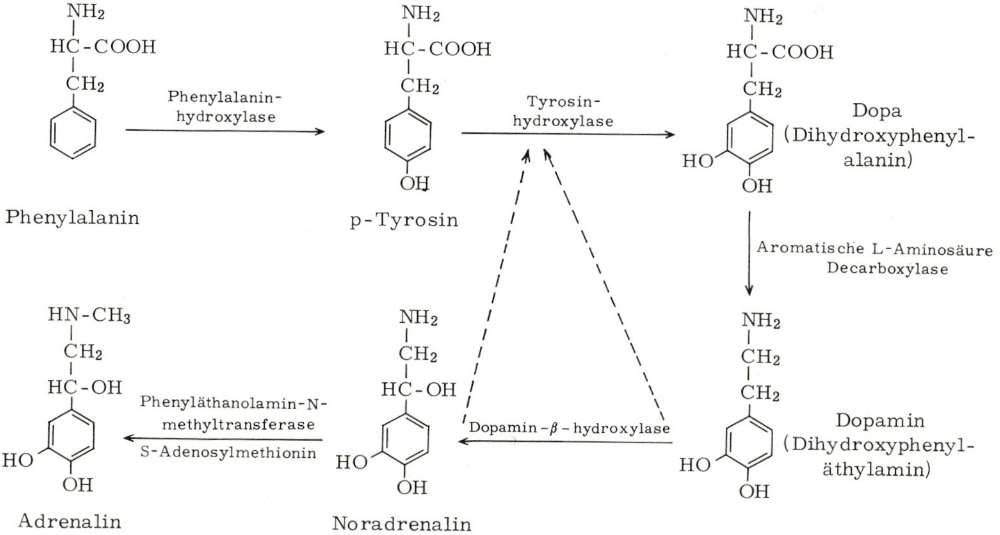

Abb. 13.3. Biosynthese der Catecholamine

Ein Teil des in Nervenendigungen enthaltenen Noradrenalins wird dort gebildet, ein Teil wird aber auch sezerniert und dann wieder in die adrenergen Neuronen aufgenommen. Für adrenerge Neuronen ist ein *aktiver Wiederaufnahme-Mechanismus* charakteristisch. Auch zirkulierendes Noradrenalin und Adrenalin wird in kleinen Mengen durch adrenerge Neuronen des autonomen Nervensystems aufgenommen. In dieser Hinsicht unterscheiden sich adrenerge von cholinergen Neuronen; Acetylcholin wird nicht in merklichen Mengen aufgenommen; Cholin, das unter Acetylcholin-Esterasewirkung entstanden ist, wird jedoch aktiv aufgenommen und rezirkuliert (Abb. 13.5).

Die Stufen des Phenylalanin-Stoffwechsels haben beträchtliche klinische Bedeutung; an ihnen können sich *angeborene Stoffwechselstörungen* (»*inborn errors of metabolism*«) manifestieren, die durch kongenitales Fehlen verschiedener spezifischer Enzyme bedingt sind. Jede dieser krankhaften Störungen dürfte durch eine bestimmte — von beiden Elternteilen ererbte — Genmutante verursacht sein, welche die Synthese eines der erwähnten Enzyme nicht einzuleiten vermag.

Phenylketonurie (Phenylpyruvat-Oligophrenie) ist eine durch schwere Intelligenzdefekte gekennzeichnete Erkrankung, bei der Phenylalanin und dessen Ketosäure-Derivate in großen Mengen in Blut und Gewebe angehäuft werden, da das Enzym Phenylalanin-Hydroxylase fehlt (Abb. 13.3). Dies führt aber nicht zu einem Catecholamin-Mangel, da Catecholamine auch aus dem mit der Nahrung aufgenommenen Tyrosin synthetisiert werden. Die mentale Störung ist offenbar auf die Anhäufung von Phenylalanin-Derivaten zurückzuführen; wird der Zustand bei der Geburt erkannt und sofort mit einer Phenylalanin-freien Diät begonnen, dann läßt sich die mentale Retardierung häufig zumindest teilweise verhüten. Es bestehen Hinweise dafür, daß ein hoher Phenylalanin-Spiegel im Blut die Protein-Synthese im Gehirn hemmt. Bei dieser Krankheit besteht auch im Gehirn ein Mangel an Catecholaminen und Serotonin (Kap. 15) und der Serotonin-Mangel ist vielleicht ein Hauptfaktor bei der Entstehung der mentalen Retardierung. Mit der Nahrung aufgenommenes Tyrosin gleicht wahrscheinlich den Mangel der Tyrosin-Bildung aus Phenylalanin aus, doch ist offenbar die Bildung von Catecholaminen aus Tyrosin gestört; dies ist wahrscheinlich die Folge der Hemmung der Tyrosin-Hydroxylase durch den Phenylalanin-Überschuß.

Catecholamin-Abbau

Adrenalin und Noradrenalin werden durch Oxydation und Methylierung zu biologisch inaktiven Produkten abgebaut (Abb. 13.4); die beteiligten Enzyme sind *Monoaminooxidase (MAO)* und *Catechol-O-Methyltransferase*

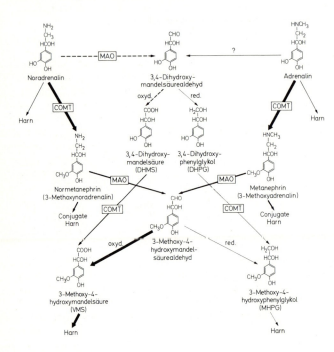

Abb. 13.4. Abbau von Noradrenalin und Adrenalin. Der Abbau von Noradrenalin in der adrenergen Nervenendigung erfolgt zuerst über MAO; DHMS und DHPG treten in die Zirkulation und werden dann zu VMS und MHPG abgebaut. Zirkulierendes Noradrenalin und Adrenalin werden zunächst O-methyliert und dann monoamino-oxydiert. Der Abbauweg über die Reduktion der Aldehyde ist für den Menschen kaum von Bedeutung (Hauptabbauweg bei Nagern). MAO, Monoaminooxidase; COMT, Catechol-O-Methyl-Transferase; ---, Abbau in adrenerger Nervenendigung; ——, Abbau zirkulierender Catecholamine (vorwiegend in der Leber); die Stärke der Pfeile soll in etwa die metabolisierten Mengen symbolisieren

Acetylcholin

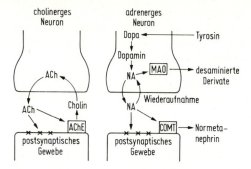

Abb. 13.5. Vergleich der biochemischen Vorgänge an cholinergen Endigungen mit denen an adrenergen Endigungen.
ACh, Acetylcholin; AChE, Acetylcholinesterase; NA, Noradrenalin; X, Receptor. Monoaminooxidase (MAO) liegt intracellulär, so daß etwas Noradrenalin ständig in den adrenergen Endigungen desaminiert wird. Catechol-O-Methyl-Transferase (COMT) wirkt auf Noradrenalin, das bereits sezerniert wurde

(COMT). MAO wird in den Mitochondrien gefunden; sie ist weitverbreitet und besonders reichlich in Gehirn, Leber und Nieren vorhanden; große Mengen kommen auch in den adrenergen Nervenendigungen vor (Abb. 13.5). Auch COMT ist weitverbreitet, sie kommt in Leber und Nieren in hoher Konzentration vor, fehlt aber in den adrenergen Endigungen. Es gibt offenbar zwei verschiedene Abbauwege der Catecholamine.

Zirkulierendes Adrenalin und Noradrenalin werden zum Großteil O-methyliert und Messungen der O-methylierten Derivate Nor-Metanephrin und Metanephrin im Harn geben ein gutes Maß für die Sekretionsrate von Noradrenalin und Adrenalin. Die O-methylierten Derivate, die nicht ausgeschieden werden, werden größtenteils oxydiert; beim Menschen ist VMS (Abb. 13.4) der mengenmäßig dominierende Catecholamin-Metabolit im Harn.

In den adrenergen Nerven-Endigungen wird andererseits Noradrenalin ständig durch MAO in das physiologisch inaktive desaminierte Derivat 3,4-Dihydroxy-Mandelsäure und deren entsprechendes Glykol umgewandelt. Diese Verbindungen gelangen dann in die Zirkulation und können anschließend in ihre entsprechenden O-Methyl-Derivate übergeführt werden. Die vorher erwähnte Wiederaufnahme des freigesetzten Noradrenalins ist ein Hauptmechanismus für dessen Beseitigung aus der Umgebung der autonomen Nervenendigungen. Die Überempfindlichkeit von Strukturen, deren sympathische Innervation zerstört wurde (Kap. 4), kann vielleicht mit diesem Mechanismus erklärt werden; nach Durchschneidung adrenerger Neuronen degenerieren deren Endigungen, es gibt keine Wiederaufnahme, so daß ein größerer Teil einer gegebenen Noradrenalinmenge als unter normalen Verhältnissen die Receptoren autonomer Erfolgsorgane stimulieren kann.

Chemische Einteilung des autonomen Nervensystems

Aufgrund der chemischen Überträgersubstanzen kann das autonome Nervensystem in einen cholinergen und einen adrenergen Teil gegliedert werden. *Cholinerge Neuronen* sind (1) alle präganglionären Neuronen, (2) anatomisch parasympathische postganglionäre Neuronen, (3) anatomisch sympathische postganglionäre Neuronen, die Schweißdrüsen innervieren, und (4) anatomisch sympathische Neuronen, die an Blutgefäßen der Skeletmuskeln enden und bei Reizung Vasodilatation auslösen (sympathische vasodilatorische Nerven, Kap. 31). Die übrigen postganglionären sympathischen Neuronen sind *adrenerg*. Das Nebennierenmark ist im wesentlichen ein sympathisches Ganglion, in welchem die postganglionären Zellen ihre Axonen verloren haben und sich auf Sekretion direkt in den Blutstrom spezialisiert haben. Die cholinergen präganglionären Neuronen dieser Zellen fungieren dementsprechend als sekretorische Versorgung dieser Drüse.

Erregungsübertragung in sympathischen Ganglien

Die Antworten in postganglionären Neuronen, die durch Stimulierung ihrer präganglionären Innervation zustandekommen, sind nicht nur rasche Depolarisationen (schnelle EPSPs), die Aktionspotentiale auslösen (Abb. 13.6), sondern auch ein längerdauerndes inhibitorisches postsynaptisches Potential (langsames IPSP) und ein längerdauerndes excitatorisches postsynaptisches Potential (langsames EPSP). Diese beiden letztgenannten Antworten modulieren und regulieren offenbar die Erregungsübertragung in den sympathischen Ganglien. Die initiale Depolarisation wird dabei wahrscheinlich durch Acetylcholin mittels Nicotin-empfindlichen Receptoren hervorgerufen. Das langsame IPSP wird durch Dopamin erzeugt, das von einem Zwischenneuron im Ganglion freigesetzt werden dürfte; dieses Zwischenneuron wird durch Aktivierung eines Muscarin-empfindli-

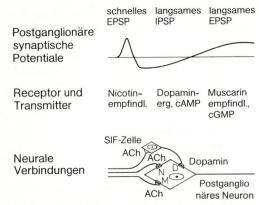

Abb. 13.6. Synaptische Potentiale an postganglionären Neuronen. Die dargestellten neuronalen Verbindungen sind jene, die vermutlich für die Potentiale verantwortlich sind. ACh, Acetylcholin; N, D, M, nicotin-empfindliche, dopaminerge, muscarin-empfindliche Receptoren. Die Receptoren an den SIF-Zellen (small-*i*ntensely-*f*luorescent cells) sind muscarin-empfindlich (nach GREENGARD and KEBABIAN: Role of cAMP in synaptic transmission in the mammalian peripheral nervous System. Fed. Proc. **33**, 1059 (1974))

chen Receptors erregt. Sympathische Ganglien enthalten bekanntlich kleine, intensiv fluorescierende Zellen (SIF-Zellen, »small intensely fluorescent« cells), bei denen es sich wahrscheinlich um die dopaminergen Zwischen-Neuronen handelt. Die langsamen EPSPs entstehen durch Acetylcholin, das auf einen Muscarin-empfindlichen Receptor in der Membran des postganglionären Neurons einwirkt. Die Aktivierung des Dopamin-Receptors dürfte intracellulär durch cAMP vermittelt werden, während die Aktivierung des Muscarin-empfindlichen Receptors wahrscheinlich über cyclisches GMP zustande kommt (Kap. 17).

Antworten der Erfolgsorgane auf Impulse autonomer Nerven

Allgemeine Grundlagen

Die Wirkungen von Reizung postganglionärer adrenerger bzw. cholinerger Nervenfasern auf die visceralen Erfolgsorgane sind in Tabelle 13.1 zusammengestellt. Die glatte Muskulatur der Eingeweide-Hohlorgane ist meist sowohl von adrenergen wie auch von cholinergen Fasern innerviert, wobei Aktivität in einem der beiden Systeme die Aktivität des glatten Muskels steigert, während Aktivität im anderen System hemmend wirkt; es besteht jedoch keine einfache Regel darüber, welches System fördert und welches hemmt. Im Falle von Sphincter-Muskeln wirken — im Gegensatz zur Wandmuskulatur von Hohlorganen — adrenerge Fasern fördernd, also tonussteigernd, während cholinerge Fasern hemmend, also tonusvermindernd, wirken.

Im strömenden Blut ist meist kein Acetylcholin vorhanden; die Wirkungen lokaler Acetylcholin-Freisetzung sind gewöhnlich umschrieben und kurzdauernd wegen der hohen Acetylcholinesterase-Konzentration an cholinergen Endigungen. Noradrenalin breitet sich weiter aus und ist längerwirkend als Acetylcholin; normales Plasma enthält etwa 300 pg Noradrenalin sowie 200 pg Dopamin und 30 pg Adrenalin pro ml. Dieser Catecholamin-Titer ist z. T. durch die NNM-Secretion bedingt, doch ein bedeutender Teil stammt offenbar von dem Noradrenalin, das an andrenergen Nervenendigungen ins Blut gelangt.

Cholinerge Aktivität

Allgemein betrachtet handelt es sich bei den durch Aktivität des cholinergen Systems geförderten Funktionen um »alltägliche« vegetative Leistungen, z.B. Steigerung der intestinalen Muskelaktivität im Interesse von Verdauung und Resorption, Steigerung der Magensaftsekretion und Erschlaffung des Sphincter pylori. Das cholinerge System wird daher auch gelegentlich als »*trophotropes*« *Nervensystem* im Gegensatz zum »*ergotropen*« adrenergen System bezeichnet.

Adrenerge Aktivität

Das adrenerge System wird als ganzes in *Notfall-Situationen* aktiviert; es macht das Individuum bereit, einer Gefahr zu begegnen. Adrenerge Aktivität führt z.B. zum Nachlassen der Akkommodation und zur Pupillenerweiterung (erhöhter Lichteinfall ins Auge), Steigerung der Herzfrequenz und des Blutdruckes (verbesserte Durchblutung wichtiger Organe, insbesondere der Muskulatur) und Constriction der Hautgefäße (verminderter Blutverlust im Verletzungsfall); ferner kommt es zu Schwellenerniedrigung in der Formatio reticularis (Verstärkung der Bereitschaft und der Aufmerksamkeit), sowie zu Konzentrationserhöhung von Blutzucker und freien Fettsäuren (vermehrtes Energieangebot). CANNON bezeichnete daher die Aktivierung des

Allgemeine Grundlagen

Tabelle 13.1. Reaktionsweise vegetativ innervierter Erfolgsorgane auf Aktivierung des cholinergen bzw. des adrenergen Systems[a]

Erfolgsorgan		Cholinerge Impulse	Adrenerge Impulse	
		Effekt (über γ-Receptoren)	Receptor	Effekt
Auge	radial. Irismuskel	-----	α	Kontraktion (Mydriasis)
	Sphincter iridis	Kontraktion (Miosis)		-----
	Ciliarmuskel	Kontrakt. f. Nahsicht	β	Relaxation f. Fernsicht
Herz	Sinusknoten	Abnahme d. Frequenz, Vagaler Herzstillstand	β[b]	Zunahme d. Herzfrequenz
	Vorhöfe	Abnahme d. Kontraktilität, Zunahme der Leitungsgeschw.	β[b]	Zunahme d. Kontraktilität, Zunahme der Leitungsgeschwindigkeit
	AV-Knoten u. Leitungssystem	Abnahme d. Leitungsgeschw., AV-Block	β[b]	Zunahme der Leitungsgeschwindigkeit
	Ventrikel	-----	β[b]	Zunahme d. Kontraktilität, d. Leitungsgeschw., d. Automatizität
Blutgefäße	Coronargefäße	Dilatation	α	Constriction
			β	Dilatation
	Haut u. Mucosa-G.	-----	α	Constriction
	Skeletmuskel-G.	Dilatation	α	Constriction
			β	Dilatation
	Cerebral-G.	-----	α	Constriction (gering)
	Lungen-G.	-----	α	Constriction
	Baucheingeweide-G.	-----	α	Constriction
			β	Dilatation
	Niere	-----	α	Constriction
	Speicheldrüsen-G.	Dilatation	α	Constriction
Lunge	Bronchialmuskeln	Kontraktion	β	Relaxation
	Bronchialdrüsen	Stimulation		Hemmung (?)
Magen	Motilität u. Tonus	Zunahme	β	Abnahme
	Sphincteren	Relaxation	α	Kontraktion
	Sekretion	Stimulation		Hemmung (?)
Darm	Motilität u. Tonus	Zunahme	α, β	Abnahme
	Sphincteren	Relaxation	α	Kontraktion
	Sekretion	Stimulation		Hemmung (?)
Gallenblase u. -gänge		Kontraktion		Relaxation
Harnblase	Detrusor	Kontraktion	β	Relaxation
	Sphincter, Trigon.	Relaxation	α	Kontraktion
Ureter Motilit., Tonus		Zunahme (?)		Zunahme
Uterus		Variabel (je nach Cyclus, Hormon.)	α, β	Variabel (je nach Cyclus, Hormon.)
Männl. Sexualorgane		Erektion		Ejaculation
Haut	Pilomotoren	-----	α	Kontraktion
	Schweißdrüsen	generalisierte Sekretion	α	leichte, lokalisierte Sekretion an Handflächen etc., »adrenerges Schwitzen«
Milzkapsel		-----	α	Kontraktion
Nebennieren-Mark		Sekr. v. Adren. u. Nora.		-----
Leber		-----	β	Glykogenolyse
Pankr.	Acini	Sekretion		-----
	Insel-Apparat	Insulinsekretion	α	Hemmung der Insulinsekretion
			β	Insulinsekretion
Speicheldrüsen		Profuse wäßr. Sekretion	α	Dicke viscöse Sekretion
Tränen-, nasoph. Drüsen		Sekretion		-----
Fettgewebe		-----	β	Lipolyse
Juxtaglomeruläre Zellen		-----	β	Reninsekretion

[a] Nach GOODMAN and GILMAN: The Pharmacological Basis of Therapeutics, 5th Ed. New York: Macmillan 1975.
[b] β-Receptoren des Herzens wurden als $β_1$-Receptoren klassifiziert, die meisten anderen β-Receptoren als $β_2$-Receptoren.

adrenergen Systems bei Gefahr als »Vorbereitung für Kampf oder Flucht«.
Die Betonung der massiven Reaktionsweise des Systems bei »Streß« darf nicht zur Unterschätzung seiner übrigen Funktion verleiten. Tonische adrenerge Aktivität an den Arteriolen erhält den Blutdruck konstant; Variationen dieser tonischen adrenergen Entladungen sind ein wichtiger Faktor im Carotis-Sinus-Regelkreis des Blutdruckes.

α- und β-Receptoren

Die Erfolgsorgane, an denen Adrenalin und Noradrenalin angreifen, können entsprechend ihrer verschiedenen Empfindlichkeit gegenüber bestimmten Pharmaka in 2 Kategorien unterteilt werden. Als Ursache für diese Verschiedenheit wird die Existenz von 2 Receptoren-Typen — α- und β-Receptoren — an den Erfolgsorganen postuliert (Tabelle 13.1). Die *α-Receptoren* vermitteln z.B. Vasoconstriction, während die *β-Receptoren* Effekte wie Erhöhung der Herzfrequenz und Zunahme der Herzkontraktionsstärke bewirken (Kap. 20 und 29). In neuerer Zeit konnten aufgrund von Struktur-Wirkungsbeziehungen die β-Receptoren noch weiter unterteilt werden. Typische, durch Stimulierung von *$β_1$-Receptoren* hervorgerufene Effekte sind z.B. am Herzen positive Ino- und Chronotropie, Erschlaffung der Darmmuskulatur, Lipolyse am Fettgewebe und die Calorigenese. Zu den von *$β_2$-Receptoren* vermittelten Wirkungen wird neben der Vasodilatation und der Glykogenolyse vor allem die Erschlaffung der Bronchialmuskulatur gerechnet. Die Wirkungen der β-Receptoren-Stimulierung kommen durch Aktivierung der Adenylcyclase mit nachfolgender Vermehrung des intracellulären cAMP zustande (Kap. 17). Ferner bestehen Hinweise dafür, daß an manchen Erfolgsorganen α-Receptor-Aktivierung die Adenylcyclase hemmt.

Pharmakologie des autonomen Nervensystems

Die Verbindungsstellen in den peripheren autonomen Leitungen sind wichtige Angriffsorte für pharmakologische Beeinflussung visceraler Funktionen; dies ergibt sich aus der chemischen Natur der Übertragermechanismen. Übertragersubstanzen werden in Nervenendigungen synthetisiert, gespeichert und in Nachbarschaft von Neuronen, Muskelzellen bzw. Drüsen freigesetzt; sie binden sich an den Receptoren der betreffenden Zellmembran und lösen die jeweils charakteristische Antwort der Zelle aus. Die Übertragersubstanzen werden dann rückresorbiert oder abgebaut. Jeder dieser 5 Schritte kann mit vorhersehbaren Folgen gefördert oder gehemmt werden. Bei adrenergen Endigungen können bestimmte Pharmaka auch die Entstehung chemischer Verbindungen verursachen, welche Noradrenalin in den Granula ersetzen; bei Einlaufen von Aktionspotentialen werden dann von der Nervenendigung diese schwachen oder inaktiven *»falschen Transmitter«* freigesetzt.

Pharmaka mit Muscarin-artiger Wirkung sind Verwandte des Acetylcholins sowie Acetylcholinesterase-Hemmer; unter den letztgenannten befinden sich Diisopropylfluorphosphat (DFP) und Derivate der sogenannten Nervengase (Kampfmittel, die durch massive Hemmung der Acetylcholinesterase wirken). *Atropin, Scopolamin* und natürliche, bzw. synthetische Belladonna-Alkaloid-ähnliche Stoffe blockieren die Muscarin-empfindlichen Receptoren.

Eine Liste gebräuchlicher Pharmaka, die auf die *Sympathicusaktivität* wirken, und ihrer Wirkungsmechanismen enthält Tabelle 13.2. Substanzen, die Noradrenalineffekte auf viscerale Erfolgsorgane blockieren, werden oft *Adreno-* bzw. *Sympathicolytica* genannt. Blocker der Monoaminooxydase (MAO-Blocker) steigern den Catecholamin-Gehalt des Gehirns, ohne den Blutspiegel dieser Substanzen zu beeinflussen. Wenn COMT blockiert wird, dann ergibt sich eine geringe Verlängerung der physiologischen Catecholamin-Wirkung. Doch selbst bei gleichzeitiger Anwendung von MAO und COMT-Blockern ist der Adrenalin- und Noradrenalin-Abbau noch immer schnell; möglicherweise werden die Catecholamine dann über andere Stoffwechselwege abgebaut, die sonst nur für einen kleinen Teil des Abbaues in Frage kommen.

Purinerge Nerven

Die Tatsache, daß einige vegetativ-nervöse Phänomene durch das Konzept einer Zweiteilung des autonomen Nervensystems in cholinerge und adrenerge Teilsysteme nicht erklärbar sind, regte im letzten Jahrzehnt eine intensive Suche nach weiteren Neuronentypen im vegetativen Nervensystem an. Die bisher vorliegenden Befunde legen die Annahme nahe, daß auch beim

Tabelle 13.2. Einige Pharmaka, welche die sympathische Aktivität beeinflussen. Nur die Hauptwirkungen sind angeführt; für Guanethidin nimmt man 2 Hauptwirkungen an

Angriffsort	Pharmaka, welche die sympathische Aktivität steigern durch	Pharmaka, welche die sympathische Aktivität vermindern durch

Sympathisches Ganglion	*Stimulierung der postganglionären Neuronen*
	  Acetylcholin
	  Nicotin
	  Dimethphenylpiperazin
	Hemmung der Acetylcholinesterase
	  Diisopropylfluorphosphat (DFP)
	  Physostigmin (Eserin)
	  Neostigmin (Prostigmin®)
	  Parathion
		Blockierung der Erregungs-Leitung
		  Chlorisondamin (Ecolid®)
		  Hexamethonium (Bistrium®)
		  Mecamylamin (Inversin®)
		  Pentolinium (Ansolysen®)
		  Tetraäthylammonium (Etamon® TEA)
		  Trimethaphan (Arfonad®)
		  Hohe Konzentration von Acetylcholin u. Anticholinesterase-Mitteln

Endigungen der postganglionären Neuronen	*Freisetzung von Noradrenalin*
	  Tyramin
	  Ephedrin
	  Amphetamin
		Blockierung der Noradrenalin-Synthese
		  α-Methyl-p-Tyrosin
		Interferierung mit Noradrenalinspeicherung
		  Reserpin
		  Guanethidin (Ismelin®)
		Verhinderung der Noradrenalin-Freisetzung
		  Bretyliumtosylat (Darenthin®)
		  Guanethidin (Ismelin®)
		Bildung »falscher« Überträger
		  α-Methyldopa (Aldomet®)

α-Receptoren	*Stimulierung der α-Receptoren*
	  Methoxamin (Vasoxyl®)
	  Phenylephrin (Neo-Synephrin®)
	  Metaraminol (Aramin®)
	  Noradrenalin (Levarterenol)
	  Adrenalin
		Blockierung der α-Receptoren
		  Phenoxybenzamin (Dibenzylin®)
		  Phentolamin (Regitin®)
		  Mutterkorn-Alkaloide

β-Receptoren	*Stimulierung der β-Receptoren*
	  Isoproterenol (Isuprel®)
	  Oxiprenalin (Alupent®)
	  Adrenalin
	  Noradrenalin
		Blockierung der β-Receptoren
		  Dichlorisoproterenol (historisch)
		  Practolol (Eraldin®)
		  Pinodolol (Visken®)
		  Propranolol (Inderal®)

Menschen neben Neuronen mit Noradrenalin bzw. Acetylcholin als Überträgersubstanz zumindest im Intestinaltrakt ein Neuronentyp existiert, der bei Erregung eine Purinverbindung freisetzt.

Die Effekte dieser »purinergen Neuronen« sind überwiegend hemmend (Entstehung von inhibitorischen junktionalen Potentialen an der glatten Muskelfasermembran). Hinsichtlich der präganglionären Einflüsse auf purinerge Neuronen wird angenommen, daß die purinergen Neuronen im Magen und Rectum durch efferente cholinerge parasympathische Fasern beeinflußt werden, während im übrigen Intestinaltrakt lediglich Synapsen auf dem Niveau der intramuralen Plexus bestehen. Die Effekte der purinergen Neuronen an der glatten Muskulatur lassen sich durch ATP nachahmen.

Kapitel 14

Regulationszentren visceraler Funktionen

Die Niveaus autonomer Integration im ZNS sind — wie das somatische Gegenstück — hierarchisch angeordnet. Einfache Reflexe (z. B. die Blasenentleerung) sind im Rückenmark (Kap. 12), komplexere Reflexe für Atmungs- und Blutdruckregulation in der Medulla oblongata integriert, Reflexe für Pupillenreaktion auf Licht und Akkommodation haben ihr Zentrum im Mittelhirn; die komplizierten autonomen Mechanismen für Konstanterhaltung von Temperatur und innerem Milieu sind im Hypothalamus integriert. Im vorliegenden Kapitel wird die im Hirnstamm und Zwischenhirn lokalisierte zentral-viscerale Regulation besprochen; der Hypothalamus steht im übrigen in enger Beziehung zum limbischen System (Regulation von emotionellem und Instinkt-Verhalten, Kap. 15).

A. Medulla oblongata

Kontrolle von Atmung, Herzfrequenz und Blutdruck

Die medullären Zentren für die autonome Reflexkontrolle von Zirkulation, Herz und Lunge gelten als *lebenswichtige Zentren,* da ihre Schädigung meist zum Tod führt; die afferenten Fasern zu diesen Zentren kommen z.T. von hoch spezialisierten visceralen Receptoren. Es sind dies Receptoren im Carotissinus, sowie Aortenbogen, aber offenbar auch Receptorzellen in der Medulla oblongata selbst. Die Reflex-Antworten sind fein abgestuft und umfassen sowohl somatisch-motorische wie visceral-effectorische Komponente (Einzelheiten der Reflexmechanismen für Kreislauf und Atmung, Kap. 31 und 36).

Andere medulläre autonome Reflexe

Kauen, Saugen, Schlucken, Würgen, Erbrechen, Husten und *Niesen* sind in der Medulla oblongata integriert. Der Schluckreflex wird durch willkürliches Zurückschieben des Mundinhaltes gegen die Pharynxrückwand eingeleitet (Kap. 26). Husten wird durch Irritation des Epithels des Respirationstraktes ausgelöst; die Glottis verschließt sich, starke Kontraktion der Atemmuskeln erzeugt hohen intrapulmonalen Druck und die Glottis öffnet sich plötzlich unter explosivem Luftaustritt (Kap. 36). Niesen ist ein ähnlicher Vorgang, der durch Irritation der Nasenschleimhaut zustande kommt; auslösend wirkt dabei die Reizung von Schmerzfasern im N. trigeminus.

Erbrechen

Auch beim Brechakt umfaßt der in der Medulla integrierte viscerale Reflex zeitlich abgestimmte, koordinierte somatische und viscerale Komponenten. Erbrechen beginnt mit Speichelfluß und Übelkeitsgefühl; Glottisschluß verhindert Aspiration von Erbrochenem in die Trachea, der Atem wird in Inspirations-Mittellage angehalten, die Bauchmuskeln kontrahieren sich und erhöhen den intraabdominalen Druck, bis es zum Auswerfen des Mageninhaltes kommt.
Ein »*Brechzentrum*« in der Formatio reticularis der Medulla oblongata auf der Höhe der Olivenkerne kontrolliert diese Vorgänge (Abb. 14.1).

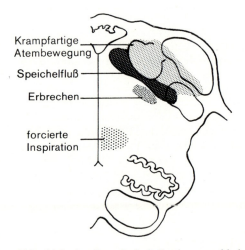

Abb. 14.1. Annähernde Lokalisation verschiedener Komponenten des Brechreflexes in der Medulla oblongata (nach: Research in the Service of Medicine, Vol. 44. G. D. Searle & Co. 1956)

Anatomie des Hypothalamus

Afferenzen zum Brechzentrum

Irritation der Schleimhaut des oberen Verdauungstraktes verursacht Erbrechen; afferente Impulse werden dem Brechzentrum über viscerale sensible Fasern im Verlauf des Sympathicus und der Nn. vagi zugeleitet. Andere afferente Leitungen erreichen das Brechzentrum wahrscheinlich von Zwischenhirn und limbischem System; Erbrechen kann auch als Antwort auf Reize mit emotionellem Inhalt (z. B. »ekelerregende Gerüche«, »übelkeitserregender Anblick«) auftreten.

Chemoreceptorische Zellen in der Medulla oblongata dürften ebenfalls bei Reizung durch zirkulierende chemische Agentien Erbrechen auslösen; eine solche chemoreceptorische Zone befindet sich in der Area postrema (V-förmiger Gewebestreifen an den Seitenwänden des IV. Ventrikels nahe dem Obex) (Abb. 14.2). Diese Region ist für zahlreiche Substanzen stärker permeabel als die Medulla (Kap. 32); Läsionen der Area postrema haben wenig Einfluß auf gastro-intestinal ausgelöstes Erbrechen, unterdrücken jedoch durch Apomorphin-Injektion und andere Brechmittel verursachtes Erbrechen. Solche Läsionen vermindern auch bei Urämie und Strahlenkrankheit auftretendes Erbrechen, das vielleicht mit endogener Bildung emetischer Substanzen zusammenhängt. Existenz eines auf Toxine reagierenden Chemoreceptor-Mechanismus würde das Erbrechen bei zahlreichen klinischen Zuständen erklären.

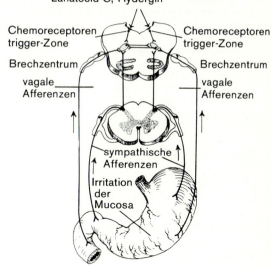

Abb. 14.2. Afferenzen für den Brechreflex sowie Chemoreceptoren (trigger-Zone) in der Medulla. (nach: Research in the Service of Medicine, Vol. 44. G. D. Searle & Co. 1956)

B. Hypothalamus

Anatomie des Hypothalamus

Der Hypothalamus ist jener Teil des vorderen Zwischenhirns, der unter dem Thalamus und vor den

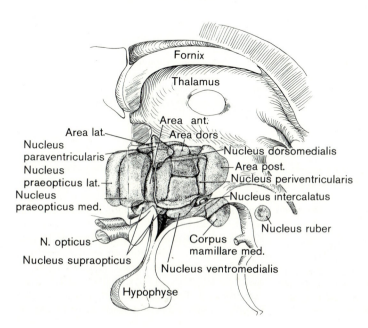

Abb. 14.3. Menschlicher Hypothalamus (nach NETTER. In: Ciba Clinical Symposia, copyright 1956, Ciba Pharmaceutical Co. Reproduced with permission)

Nuclei interpedunculares liegt. Er bildet den Boden des 3. Ventrikels (mit den Corpora mamillaria, dem Tuber cinereum und dem Infundibulum), sowie den unteren Teil der beiden Seitenwände (unterhalb der Sulci hypothalamici). Die in einem der Seitenteile des Hypothalamus befindlichen Kerne und Kerngebiete sind in Abb. 14.3 skizziert; während die supraoptischen, paraventriculären und (bei manchen Species) ventromedialen Kerne klar umschrieben sind, bilden die anderen Kerngebiete nur undeutlich begrenzte Anhäufungen kleiner Zellen.

Beziehung des Hypothalamus zur Hypophyse

Es bestehen nervöse Beziehungen zwischen Hypothalamus und Hypophysen-Hinterlappen (HHL), sowie Gefäß-Verbindungen zwischen Hypothalamus und Hypophysen-Vorderlappen (HVL). Abb. 14.4 zeigt die Einzelheiten der Hypophyse und des anschließenden ventralen Hypothalamus.

Der HHL stammt von einer Ausstülpung des Bodens des dritten Ventrikels und hat seinen im wesentlichen neuralen Charakter beibehalten; er erhält eine überreiche Zufuhr von Nervenfasern (Tractus hypothalamohypophyseus) von den Nuclei supraoptici und paraventriculares. Die meisten Fasern vom Nucleus supraopticus enden im HHL selbst, während zahlreiche der paraventriculären Fasern im Hypophysenstiel enden (Abb. 14.5). Vorder- und Zwischenlappen der Hypophyse stammen aus der Rathkeschen Tasche, einer Ausstülpung des Pharynxdaches (Abb. 22.1).

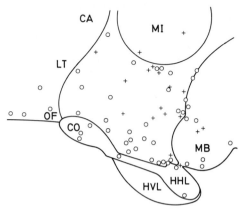

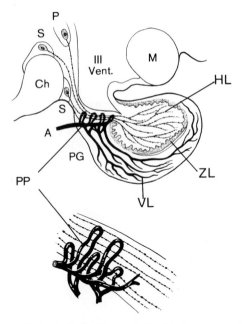

Abb. 14.4. Oben: Schema der Verbindungen zwischen Hypothalamus und Hypophyse beim Säuger. Unten: Capillarschlingen (Primärplexus, PP) in der Eminentia mediana des Hypothalamus, welche in die portalen Hypophysengefäße münden. Ch, Chiasma; S, Nucleus supraopticus; A, vordere Hypophysenarterie; P, Nucleus paraventricularis; PG, portale Gefäße; M, Corpus mamillare; III Vent., 3. Ventrikel, HL, VL, ZL; Hinter-, Vorder-, Zwischen-Lappen (nach ORTMAN. In: Handbook of Physiology (Ed. J. FIELD and H. W. MAGOUN), Sect. 1, p. 1039–1066. Washington: The American Physiological Society 1960)

Abb. 14.5. Stellen im Hypothalamus des Hundes, deren schwache Reizung zu vermehrter Catecholamin-Ausschüttung im Nebennierenmark führt. Die Punkte sind auf einen Sagittal-Schnitt des Hypothalamus projiziert. + = gesteigerte, O = unveränderte Catecholamin-Ausschüttung. MI, Massa intermedia; CO, Chiasma opticum; HVL, Hypophysen-Vorderlappen; HHL, Hypophysen-Hinterlappen; CM, Corpus mamillare; OF, orbitale Fläche des Frontallappens; CA, Commissura anterior; LT, Lamina terminalis (nach GOLDFIEN and GANONG: The adrenal medullary and adrenal cortical response to stimulation of the diencephalon. Amer. J. Physiol. **202**, 205 (1962))

Sympathische Fasern erreichen den HVL über seine Kapsel, parasympathische Fasern über die Nn. petrosi; vom Hypothalamus gelangen nur ganz wenige Fasern zum Vorderlappen, jedoch bilden die Gefäße des *hypophysären »Pfortader«-Systems* eine direkte, vasculäre Verbindung zwischen Hypothalamus und HVL. Arterielle Zweige von Carotiden und Circulus Willisi bilden fenestrierte Capillaren an der Ventralseite des Hypothalamus, den sogenannten »Primärplexus« (Abb. 14.4); Capillarschleifen dringen auch in die Eminentia mediana ein. Die Capillaren leiten das Blut in sinusartige Gefäße, die über den Hypophysenstiel hinab zu den Capillaren des HVL führen. Da dieses System in Capillaren beginnt und endet, ohne durchs Herz zu gehen, handelt es sich um ein echtes Portalsystem. Bei Vögeln, einigen Säugern und auch beim Menschen fehlt — abgesehen von Kapselgefäßen und anastomosierenden Capillarverbindungen zum HHL — eine andere arterielle Versorgung des HVL; bei anderen Säugern besteht auch eine eigene arterielle Versorgung des HVL, die Hauptmenge des den Vorderlappen erreichenden Blutes wird aber bei allen Vertebraten über das Portalsystem zugeführt. Unter *Eminentia mediana* versteht man die Region des ventralen Hypothalamus, von der die Portalgefäße ausgehen. Diese Region liegt außerhalb der »Blut-Hirn-Schranke« (Kap. 32).

Afferente und efferente Verbindungen des Hypothalamus

Die wichtigsten afferenten, bzw. efferenten Leitungen zum und vom Hypothalamus sind in Tabelle 14.1 zusammengestellt; die meisten Fasern sind myelinfrei. Zahlreiche Fasern verbinden den Hypothalamus mit dem limbischen System; wichtige Verbindungen bestehen auch zwischen Hypothalamus und Tegmentum des Mittelhirns. Der Hypothalamus bildet nach

Tabelle 14.1. Hauptverbindungen zum und vom Hypothalamus

Bahn		Beschreibung
Mediales Vorderhirnbündel	A, E	Verbindet limbischen Cortex und Mittelhirn via lateralen Hypothalamus, wo Fasern ein- und austreten (enthält auch amygdalohypothalamische Fasern, die manchmal als gesonderte Bahn beschrieben werden)
Fornix	A	Verbindet Hippocampus mit Hypothalamus, vorwiegend die Corpora mamillaria (auch efferente Fasern?)
Stria terminalis	A	Verbindet Amygdala mit Hypothalamus, insbes. ventromediale Region
Pedunculus mamillaris	A	Divergiert von sensiblen Bahnen des Mittelhirns zum Hypothalamus; möglicherweise die Bahn, durch die sensible Reize eintreten
Serotoninerge Fasern	A	Serotonin-sezernierende Leitungen von den Raphe-Kernen zum Hypothalamus
Adrenerge Fasern	A	Adrenalin-sezernierende Leitungen von der Medulla oblongata zum Hypothalamus
Ventrales noradrenerges Bündel	A	Noradrenalin-sezernierende Neuronen von den Occipitalhirn-Kernen zum ventralen Hypothalamus
Basales noradrenerges Bündel	A	Noradrenerge Neuronen vom Locus caeruleus zum dorsalen Hypothalamus
Retinohypothalamische Fasern	A	Optische Nervenfasern vom Chiasma opticum zu den suprachiasmatischen Kernen
Thalamo- und pallido-hypothalamische Fasern	A	Verbindungen vom Thalamus und Nucleus lentiformis
Periventriculares System (inkl. dorsales Longitudinalbündel v. Schütz)	A, E	Verbindet Hypothalamus und Mittelhirn; efferente Projektionen zum Rückenmark, afferente von sensorischen Leitungen
Tractus mamillothalamicus (Vicq d'Azyr)	E	Verbindet Kerne der Corpora mamillaria mit vorderen Thalamuskernen
Tractus mamillotegmentalis	E	Verbindet Hypothalamus mit reticulären Anteilen des Mittelhirns
Tractus hypothalamohypophyseus (Tr. supraopticohypophyseus und paraventriculohypophyseus)	E	Axone aus den supraoptischen und paraventricularen Kernen, die im Hypophysenstiel und Hypophysenhinterlappen enden

A = vorwiegend afferent,   E = vorwiegend efferent.

NAUTA einen »Knotenpunkt« der Schaltsysteme, die limbisches System und »limbisches Mittelhirngebiet« verbinden. Noradrenalin-sezernierende Neuronen, deren Zellkörper im Hinterhirn liegen, enden an den supraoptischen und paraventriculären Kernen, sowie an der Eminentia mediana und der periventriculären Region (Abb. 15.4). Wenige Neuronen, die

Tabelle 14.2. Zusammenfassung hypothalamischer Regulationsmechanismen

Funktion	Afferenzen von	Integrierende Areale
Temperaturregulation	Kältereceptoren der Haut; temperaturempfindliche Zellen im Hypothalamus	Vorderer Hypothalamus — Antwort auf Wärme; hinterer Hypothalamus — Antwort auf Kälte
Neuroendokrine Kontrolle für:		
Catecholamine	Emotionelle Reize, wahrscheinlich via limbisches System	Dorsomedialer und hinterer Hypothalamus
Vasopressin	Osmoreceptoren, »Volumen«-Receptoren und andere	Nuclei supraoptici und paraventriculares
Ocytocin	Berührungsreceptoren in Brust, Uterus, Genitale	Nuclei supraoptici und paraventriculares
Thyreoidea-stimulierendes Hormon (TSH)	Temperaturreceptoren, vielleicht andere (?)	Vordere Eminentia mediana und vorderer Hypothalamus
Adrenocorticotropes Hormon (ACTH)	Limbisches System (emotionelle Reize); aufsteigendes reticuläres System (ARS, »System«-Reize); Hypothalamus- oder Hypophysen-Vorderlappenzellen, die gegen Blut-Corticoid-Spiegel empfindlich sind; sonstige (?)	Ventraler Hypothalamus
Follikel-stimulierendes Hormon (FSH) und Luteinisierungshormon (LH)	Hypothalamuszellen, die oestrogenempfindlich sind; Augen, Berührungsreceptoren in Haut und Genitale bei Species mit Reflexovulation	Vorderer Hypothalamus und andere Gebiete
Prolactin	Berührungs-Receptoren in der Region der Mammae, andere unbekannte Receptoren	Nucleus arcuatus, Eminentia mediana (Hypothalamus hemmt Sekretion)
Wachstumshormon (STH)	Unbekannte Receptoren	Vordere Eminentia mediana
»Appetitives« Verhalten		
Durst	Osmoreceptoren	Seitlicher oberer Hypothalamus
Hunger	»Glucostaten«-Zellen, die für die Ausnutzungsrate der Glucose empfindlich sind	Ventromediales Sattheitszentrum, laterales Hungerzentrum, limbische Komponenten
Sexualverhalten	Zellen, die für zirkulierendes Oestrogen und Androgen empfindlich sind, sonstige	Vorderer ventraler Hypothalamus, und beim Mann Cortex piriformis
Abwehrreaktionen		
Furcht, Wucht	Sinnesorgane und Neocortex, Bahnen unbekannt	Diffus, im limbischen System und Hypothalamus
Kontrolle verschiedener endokriner und Aktivitäts-Rhythmen	Retina über retino-hypothalamische Fasern	Suprachiasmatische Kerne

Wer regiert den Gelbkörper?

Parakrine Substanzen meßbar gemacht / Oxytocin spielt wichtige Rolle

Der Wunsch nach einem Kind bleibt oftmals unerfüllt. Eine häufige Ursache dafür ist die sogenannte Gelbkörperschwäche der Frau. Dabei produziert der Gelbkörper, der nach dem Eisprung aus dem im Eierstock zurückbleibenden Follikel entsteht, nicht genügend Hormone, um den Körper auf eine mögliche Schwangerschaft vorzubereiten. Vor allem in der Gebärmutter fehlt der Anstoß für die Veränderung der Schleimhaut, der die Voraussetzung für das Einnisten des befruchteten Eis schafft. Bisher war nicht bekannt, welchen Regulationsvorgängen der Gelbkörper unterliegt und welche Störungen zu einer Unterfunktion führen. Einer Göttinger Forschergruppe ist es jetzt gelungen, die Aufklärung dieser Fragen voranzutreiben. Ihre Versuche an Schweinen wurden in diesem Jahr mit dem Schoeller-Junkmann-Preis der Deutschen Gesellschaft für Endokrinologie ausgezeichnet.

Die Tierärztin Almuth Einspanier und der Biologe Hubertus Jarry haben ein System zur Bestimmung sogenannter „parakriner" Substanzen entwickelt. Dies sind Botenstoffe, die direkt zwischen den Zellen eines Organs ausgetauscht werden. Im Blut sind sie nur in ganz geringem Umfang nachweisbar. Mit einem feinen Kunststoffröhrchen, das sie in den Eierstock eines Schweines einpflanzten, gelang es ihnen, diese Substanzen aufzufangen, über Schläuche aus dem Körper zu leiten und so die Konzentrationen zu messen. Dabei fanden sie heraus, daß die Funktion des Gelbkörpers im wesentlichen von zwei Hormonen abhängt: von dem Eiweißhormon Oxytocin, das eigentlich für die Milchproduktion in der Brustdrüse sorgt und die Wehen anregt, und dem weiblichen Sexualhormon Östradiol. Im Eierstock scheint das Oxytocin auf zweierlei Weise zu wirken. Zum einen fördert es die Produktion des Östradiols, zum anderen hemmt es die Entstehung des Gelbkörperhormons Progesteron, das für die Erhaltung der Schwangerschaft verantwortlich ist. Am Anfang der Gelbkörperphase überwiegt die stimulierende Wirkung auf das Östradiol, das wiederum die Produktion des Progesterons anregt. So wird über einen Umweg viel Progesteron gebildet. Wird das Ei nicht befruchtet, dauert diese Phase knapp vierzehn Tage. Dann tritt die hemmende Funktion des Oxytocins in den Vordergrund: der Progesteron-Spiegel im Blut sinkt ab, das unbefruchtete Ei und die Gebärmutterschleimhaut werden abgestoßen. Das gleiche geschieht mit einem befruchteten Ei, wenn Oxytocin und Östradiol nicht in der Lage sind, über längere Zeit die Progesteron-Produktion aufrechtzuerhalten.

Da Mensch und Schwein physiologisch ähnlich reagieren, könnten diese Ergebnisse entscheidend zur Aufklärung der Gelbkörperschwäche beitragen. Erste Untersuchungen an der Göttinger Frauenklinik deuten in der Tat darauf hin, daß dabei ein gestörtes Gleichgewicht zwischen Oxytocin und Östradiol eine wichtige Rolle spielt. Professor Wolfgang Wuttke, der Leiter der Klinik, hält es durchaus für möglich, daß sich aus diesen Erkenntnissen therapeutische Konsequenzen ergeben werden. Zum jetzigen Zeitpunkt sei es jedoch verfrüht, Spekulationen darüber anzustellen. Das nächste Ziel sei es, eine künstliche Gelbkörperschwäche beim Schwein zu erzeugen. Daran könnten dann zukünftige Therapieverfahren erprobt werden.   mo

...tragen werden. Inzwischen weiß man, aß die Mittel auch vom Boden oder von er Pflanze aus in die Luft gelangen und ...oden und das Grundwaser wandern.

Fortsetzung auf der folgenden Seite

...u wartet auf die Ariane 5

...of beträchtlich erweitert / Erste Booster-Tests im kommenden Jahr

Dockbereich schließlich wird sie mit ihren Zusatzraketen („Boostern") vereint. Insgesamt wird das Gebäude, von dem bisher erst ein Teil der Stahlstruktur montiert worden ist, 126 Meter lang sein bei einer größten Höhe von „nur" 58 Metern. Das Montagegebäude von Ela 2 ist 10 Meter höher. Der Unterschied ergibt sich aus der gedrungeneren Bauweise der Ariane 5.

Vom Dockbereich aus wird die Ariane 5 mit ihren Feststoff-Boostern auf dem Starttisch zu einem 96 Meter hohen Montagegebäude gefahren, in dem Techniker die Nutzlast aufsetzen. Dieses Gebäude existiert noch nicht. Man will zunächst abwarten, wie die bemannte Raumfähre Hermes endgültig aussehen wird, die ebenso wie unbemannte Nutzlasten mit der Ariane 5 in den Weltraum fliegen soll. Mit der Entwicklung von Hermes haben die Europäer beträchtliche Schwierigkeiten. Die Nutzlastkapazität der Raumfähre ist in den vergangenen Wochen immer geringer geworden, und mehr und mehr wird der Sinn von Hermes angezweifelt.

Der Startplatz als Prüfstand

Vom Nutzlast-Montagegebäude schließlich gelangt die Ariane 5 zum eigentlichen Startplatz, der fast nur aus Beton besteht und deshalb bei einer möglichen Explosion der Rakete keinen großen Schaden nähme. Auffallend sind die mächtigen Beton-Deflektoren, die die Treibgase der Rakete während des Starts zur Seite ableiten sollen. Ganz in der Nähe steht ein großer Wasserturm, aus dem bei Bedarf Wasser auf den mittleren Deflektor geleitet wird. Der Startplatz soll nämlich auch als

Tagen vollständig mit Grundwasser. Ohne Erfolg hat man versucht, das Eindringen von Wasser mit Planen am Grubenrand einzudämmen. Jetzt überlegt man, ob es nicht sinnvoll wäre, die Grube später nur vor den Booster-Tests freizupumpen und die übrige Zeit mit Wasser vollaufen zu lassen.

Schwierigkeiten bereiteten auch die örtlichen Indianer, die offenbar ein großes Geschäft witterten und einen Baum auf dem Transportweg vom Booster-Montagegebäude zum Teststand als heilig erklärten. Sie waren zwar bereit, diese Heiligkeit gegen eine entsprechende Bezahlung auf einen anderen Baum zu übertragen, aber der französischen Raumfahrtbehörde CNES waren die Forderungen zu hoch. Also beschloß man, das Erdreich rings um den Baum abzutragen. Dadurch ist der Baum schließlich ausgetrocknet.

Der Zusammenbau der Ariane 5 erfolgt im Dockbereich des Hauptmontagegebäudes. Dort steht immer einer der beiden fast 10 Meter hohen und 26 Meter langen mobilen Starttische, auf denen jeweils ein 58 Meter hoher Versorgungsturm fest montiert ist. Der Starttisch rollt auf 64 Rädern, hat ein Eigengewicht von 740 Tonnen und wiegt beladen 1600 Tonnen. Er muß besonders stabil sein, weil er nicht nur die leere Zentralstruktur der Rakete befördert, sondern gleichzeitig die beiden mit Treibstoffpulver gefüllten, je 270 Tonnen schweren Booster. Bei der Ariane 4 werden diese Booster erst am Startplatz montiert, so daß man bisher mit einem Starttisch mit 500 Tonnen Eigengewicht und 550 Tonnen Fahrgewicht auskommt. Damit sich die neue, wesentlich größeren

Adrenalin sezernieren dürften, haben ihre Zellkörper im Hinterhirn und enden im ventralen Hypothalamus. Es besteht auch ein intra-hypothalamisches System dopaminenthaltender Neuronen, die ihre Zellkörper im Bereich des Nucleus arcuatus haben und an den — die Portalgefäße der Eminentia mediana bildenden — Capillaren enden.

Funktion des Hypothalamus

Die Hauptfunktionen des Hypothalamus sind in Tabelle 14.2 zusammengestellt. Einige davon dienen eindeutig visceralen Reflexmechanismen, andere hingegen komplexen emotionellen und Verhaltens-Reaktionen; alle Funktionen betreffen aber wohldefinierte Antworten auf bestimmte Reize. Bei der Betrachtung der Hypothalamusfunktion muß stets die Kombination Reiz → Integration → Reizantwort berücksichtigt werden.

Beziehung des Hypothalamus zu autonomen Funktionen

SHERRINGTON bezeichnete einmal den Hypothalamus als »Hauptganglion des autonomen Nervensystems«; tatsächlich führt Reizung des Hypothalamus zu zahlreichen autonomen Effekten, doch gibt es wenig Anhaltspunkte für eine Regulation der visceralen Funktionen als Ganzes durch den Hypothalamus. Die über den Hypothalamus ausgelösten autonomen Effekte sind häufig Begleiterscheinungen komplexer Phänomene (z. B. Wut und andere Emotionen).

»Parasympathisches Zentrum« im Hypothalamus

Reizung des vorderen Hypothalamus verursacht gelegentlich Blasenkontraktion, einen parasympathischen Effekt. Dies dürfte zur Annahme der Existenz eines »parasympathischen Zentrums« im vorderen Hypothalamus geführt haben; Blasenkontraktion kann jedoch auch von anderen Hypothalamus-Stellen ausgelöst werden und im übrigen findet man kaum parasympathische Effekte. Hypothalamusreizung verursacht u. U. Herzarrhythmien, möglicherweise infolge gleichzeitiger Aktivierung vagaler und sympathischer Fasern zum Herzen (Kap. 28). Für ein lokalisiertes »parasympathisches Zentrum« fehlen jedenfalls gesicherte Hinweise.

Hypothalamische Sympathicus-Effekte

Reizung verschiedener, besonders lateraler Hypothalamus-Gebiete bewirkt Blutdrucksteigerung, Pupillenerweiterung, Piloerektion und andere Zeichen diffuser adrenerger Aktivierung. Reize, die diese Effekte am intakten Versuchstier hervorrufen, sind nicht regulatorische Impulse aus den Eingeweiden, sondern emotioneller Art, insbesondere Wut oder Furcht. Adrenerge Antworten sind auch ein Teil von Reaktionen, die Wärmeverluste verhindern sollen (s. später). Elektrische Stimulierung der mittleren Anteile des dorsalen Hypothalamus führt zu Vasodilatation im Muskel, gleichzeitige Vasoconstriction der Hautgefäße und an anderen Stellen erhält jedoch dabei den Blutdruck ziemlich konstant. Dies spricht für die Annahme eines »cholinergen sympathischen Vasodilatatorensystems« mit Ursprung in der Großhirnrinde und einer wichtigen Zwischenstation im Hypothalamus; dieses System könnte die Erweiterung der Muskelblutgefäße zu Beginn physischer Art auslösen (Kap. 31). Reizung der Nuclei dorsomediales und der hinteren Hypothalamusregion bewirkt gesteigerte Adrenalin- und Noradrenalinsekretion im Nebennierenmark (Abb. 14.5); dieser Nebeneffekt von Wut und Furcht kann auch auftreten, während das »cholinerge sympathische Vasodilatatorensystem« aktiviert wird. Man hat gesonderte hypothalamische Kontrollzentren für Adrenalin- bzw. Noradrenalin-Sekretion postuliert, da in verschiedenen physiologischen Situationen unterschiedliche Proportionen der Sekretion beider Catecholamine beobachtet werden; die Existenz solcher separater Kontrollzentren ist jedoch unbewiesen.

Schlaf und Hypothalamus

Läsionen des hinteren Hypothalamus verursachen langanhaltenden Schlaf; Reizung dieser Region läßt wache Tiere einschlafen. Dies führte zu Spekulationen über ein »Schlafzentrum« und ein »Wachzentrum« im Hypothalamus, doch ergab das Studium des ARS und der unspezifischen Projektionskerne des Thalamus eine andere Erklärung (Kap. 11). Die Hypothalamusgebiete, deren Reizung Schlaf erzeugt, liegen nahe den unspezifischen Thalamuskernen; die schlafproduzierende Reizfrequenz ist etwa 8/s, während höhere Frequenzen das Versuchstier eher erregen als beruhigen. Wie in Kap. 11 ausgeführt, bewirkt Reizung des Thalamus, des orbitalen Stirnhirn-Abschnittes und von Teilen des Hirnstammes mit einer Frequenz von 8/s Schlaf. Die beobachteten Effekte der Hypothalamus-Reizung dürften daher durch Stimulierung eines diffusen Systems zustande kommen, dessen niederfrequente Reizung schlafauslösend wirkt.

Läsionen des hinteren Hypothalamus, die Koma erzeugen, erfassen zwangsläufig auch Fasern des ARS, die zu Thalamus und Cortex ziehen. Aktivität im ARS ist für den Wachzustand wesentlich, Unterbrechung des ARS oberhalb des Mittelhirns bewirkt Bewußtlosigkeit. Die Symptome bei Läsion des hinteren Thalamus sind wohl Folgen einer Schädigung des ARS und nicht eines hypothetischen »Wachzentrums«. Eine direkte Mitwirkung des Hypothalamus bei der Schlafregulation ist daher unwahrscheinlich.

C. Hypothalamus und cyclische Phänomene

Läsion der suprachiasmatischen Kerne schaltet den circadianen Rhythmus der ACTH-Sekretion (Kap. 20) wie auch der Melatonin-Sekretion (Kap. 24) aus. Außerdem unterbrechen solche Läsionen den Östrus-Cyclus und die Aktivitäts-Muster von Laboratoriums-Tieren. Die suprachiasmatischen Kerne erhalten bedeutende Impulse von den Augen über retino-hypothalamische Fasern; offenbar spielen sie eine wichtige Rolle bei der Synchronisation verschiedener Körper-Rhythmen mit dem 24stündigen Tag-Nacht-Cyclus. Es besteht auch ein deutlicher Einfluß serotoninerger Neuronen von den Raphekernen auf die suprachiasmatischen Kerne (Kap. 15), doch ist die funktionelle Bedeutung dieser Tatsache noch unklar.

Hunger und Hypothalamus

Appetit- und Sattheits-Zentrum

Die hypothalamische Regelung des Appetits beruht auf der Wechselwirkung zweier Zentren, (1) eines lateralen *Appetit-Zentrums* im Gebiet des medialen Vorderhirnbündels (Abb. 15.2) an seiner Verbindung mit den pallidohypothalamischen Fasern und (2) eines medialen *Sattheits-Zentrums* im ventromedialen Kern. Reizung des Appetit-Zentrums bewirkt bei wachen Versuchstieren Freßverhalten, seine Zerstörung bei Fehlen sonstiger Störungen schwere, schließlich tödliche Anorexie; Reizung des ventromedialen Kernes bewirkt Aufhören der Nahrungsaufnahme; während Zerstörung dieses Zentrums Hyperphagie verursacht, die bei reichlichem Futterangebot zum Syndrom der *hypothalamischen Fettsucht* führt. Zerstörung des Appetit-Zentrums bei Ratten mit ventro-medialer Läsion löst Anorexie aus; dies beweist, daß das Sattheits-Zentrum nur durch Hemmung des Appetit-Zentrums funktioniert. Das Appetit-Zentrum besitzt offenbar Daueraktivität, die nach Nahrungsaufnahme vorübergehend durch Aktivität des Sattheits-Zentrums gehemmt wird.

Es ist jedoch nicht sicher, ob das Hunger- und das Sattheitszentrum nur das Verlangen nach Nahrung kontrollieren. So nehmen zwar Ratten mit ventro-medialen Läsionen zuerst an Gewicht zu, doch bald läßt ihre Nahrungsaufnahme wieder nach. Ihr Appetit-Mechanismus stellt sich dann auf jenem Niveau ein, das die Aufrechterhaltung des erhöhten Körpergewichtes bewirkt. Verursacht man dann Erhöhung des Körpergewichtes durch Zwangsfütterung, so sinkt die spontane Nahrungsaufnahme ab, bis das Ausgangsgewicht wieder erreicht ist; läßt man diese Ratten hungern, dann nimmt nachher die Nahrungsaufnahme solange zu, bis das verlorene Gewicht wiederhergestellt ist. Man hat aufgrund dieser Beobachtungen in Betracht gezogen, daß die hypothalamischen Zentren eher einen »Sollwert« des Körpergewichtes einstellen und nicht die Nahrungsaufnahme an sich regulieren.

Afferente Einflüsse auf die Nahrungsaufnahme

Es besteht noch beträchtliche Unklarheit über die Art der Signale, die vom Hunger- und Sattheits-Zentrum verarbeitet werden, um die Nahrungsaufnahme zu regeln.

Die Aktivität des Sattheits-Zentrums wird vielleicht durch den Grad der Glucose-Utilisation in Zellen dieses Zentrums (*»Glucostaten«*) gesteuert; ist ihre Glucose-Verwertung niedrig (niedrige lokale arteriovenöse Blutzuckerdifferenz), dann sind sie wenig aktiv und hemmen daher das Appetitzentrum nicht (das Individuum ist hungrig). Bei hoher Zuckerausnützung der »Glucostaten« ist ihre Aktivität erhöht, das Appetit-Zentrum wird gehemmt (es besteht Sättigungsgefühl).

Die »Glucostaten«-Hypothese der Appetitregulation ist durch zahlreiche experimentelle

Ergebnisse gestützt. Ohne Zweifel haben auch andere Faktoren Einfluß auf den Appetit, aber die »Glucostaten«-Hypothese hat den Vorteil, den erhöhten Appetit bei Diabetes zu erklären, bei dem der Blutzucker hoch, die Glucose-Utilisation durch die Zellen jedoch infolge des Insulin-Mangels erniedrigt ist.

Gegen diese — zunehmend experimentell gestützte — Hypothese wurde eingewendet, das Nervengewebe sei in seiner Glucoseverwertung von Insulin unabhängig; wie nachgewiesen werden konnte, unterscheidet sich jedoch der Nucleus ventromedialis vom übrigen Gehirn dadurch, daß sich seine Glucose-Utilisation in Abhängigkeit vom Blut-Insulinspiegel ändert. Die Glucoseaufnahme (radioaktive Glucose) durch die ventromedialen Kerne ist beträchtlich; dies erklärt vielleicht, warum Gold-Thioglucose-Injektionen bei Mäusen Fettsucht erzeugen. Die in die ventromedialen Zellen aufgenommenen, mit Gold substituierten toxischen Glucosemoleküle bewirken Zerstörung der »Glucostaten«, so daß die Hemmung des Appetit-Zentrums ausfällt; die Läsion der ventromedialen Kerne wurde hierbei histologisch nachgewiesen.

Auch das limbische System ist in die Appetitregelung eingeschaltet. Läsion der Nuclei amygdalae hat mäßige Hyperphagie zur Folge; im Gegensatz zur Läsion des Sattheits-Zentrums fressen jedoch Versuchstiere mit amygdaloider Schädigung auch simuliertes oder verdorbenes Futter (Omniphagie, Fressen aller Arten von Objekten; Kap. 16). Hyperphagie dürfte also jeweils durch völlig verschiedene Mechanismen ausgelöst werden. Die aufsteigenden noradrenergen Fasern im ventralen Bündel (Kap. 15) hemmen den Appetit und gezielte beiderseitige Läsion des Bündels führt zu Hyperphagie. Die Hyperphagie, die durch solche Läsionen verursacht wird, unterscheidet sich jedoch deutlich von Freßsucht infolge ventro-medialer Läsionen; ventro-mediale Läsionen führen auch nicht zu einem Noradrenalin-Verlust im Hypothalamus. Amphetamin dürfte seine Appetit-hemmende Wirkung durch Freisetzung von Noradrenalin an den Endigungen der aufsteigenden noradrenergen Fasern ausüben.

Andere Einflüsse auf die Nahrungsaufnahme

Es gibt Hinweise dafür, daß die Größe des Körper-Fettdepots registriert wird, sei es durch nervöse oder humorale Signale zum Gehirn; der Appetit könnte dadurch kontrolliert werden (*lipostatische Hypothese*). Der »Glucostaten«-Mechanismus dürfte wohl der Hauptregulator der Nahrungsaufnahme sein; dennoch gibt es weitere regulierende Einflüsse. Kälte fördert und Wärme vermindert den Appetit. *Dehnung des Gastrointestinaltraktes* hemmt und Kontraktion des leeren Magens (Hungerperistaltik) fördern den Appetit. Denervierung von Magen und Darm ist jedoch ohne Einfluß auf das Ausmaß der Nahrungsaufnahme. Bei Tieren mit Oesophagusfistel verursacht Kauen und Schlucken eine gewisse Sättigung, obgleich kein Futter den Magen erreicht. Beim Menschen wird die Nahrungsaufnahme durch komplexe Faktoren beeinflußt, z. B. durch kulturelle Bedingungen oder Erfahrungen betreffend Aussehen, Geruch und Geschmack der Speisen.

Nettoeffekt aller *Appetit-regulierenden Mechanismen* beim normalen Erwachsenen ist eine solche Anpassung der Nahrungsaufnahme, daß *Energiezufuhr und Energieausgaben im Gleichgewicht* stehen; dies manifestiert sich in konstantem Körpergewicht. Bei Hyperthyreose und Diabetes mellitus besteht gesteigerter Hunger, da die Energieausgaben steigen. Die Verbindung zwischen Energiebedarf und Nahrungsmittelaufnahme ist indirekt; es gibt Situationen, in denen die Nahrungsaufnahme nicht mit dem unmittelbaren Energiebedarf korreliert ist, z. B. erhöhte Nahrungsaufnahme im Wachstum, nach Muskelarbeit und in der Rekonvaleszenz. Diese Anpassungsvorgänge auf lange Sicht sind jedoch noch nicht aufgeklärt.

Durst und Hypothalamus

Ein weiterer, appetitiver Mechanismus unter hypothalamischer Kontrolle ist der Durst. Gezielte Hypothalamusläsionen vermindern oder unterdrücken die Flüssigkeitsaufnahme manchmal ohne Veränderung der Nahrungsaufnahme; elektrische Reizung des Hypothalamus kann Trinken bewirken. Bei der Ratte ist das *Durst-Zentrum* im lateralen Hypothalamus hinter dem Appetit-Zentrum gelegen; bei Hund und Ziege befindet es sich im dorsalen Hypothalamus seitlich und hinter den paraventriculären Kernen.

Es kommt zu vermehrtem Trinken bei Zunahme des effektiven osmotischen Druckes des Plasmas, bei Abnahme des extracellulären Flüssigkeitsvolumens sowie durch psychologische und andere Faktoren. Injektion hypertoner Salzlösungen in den vorderen Hypothalamus verursacht beim wachen Tier Trinken; offenbar befinden sich *dort Osmoreceptoren,* die — durch gesteigerten osmotischen Druck der Körperflüssigkeit gereizt — Durstgefühl und dadurch Flüssigkeitsaufnahme bewirken. Auch Abnahme des ECF-Volumens bewirkt Durst; bei Ratten führt Blutverlust zu vermehrtem Trinken, obwohl keine Änderung der Osmolalität des Plasmas eingetreten ist; die Receptoren für die Abnahme des ECF-Volumens liegen in den Vorhöfen des Herzens und den herznahen großen Venen und lösen bei verminderter

Wandspannung vermehrte Sekretion von Vasopression-ADH sowie Durstgefühl aus (Kap. 31).
Die Wirkung einer Verminderung der ECF auf den Durst-Mechanismus wird auch z. T. über das Renin-Angiotensin-System (Kap. 24) vermittelt. Hypovolämie steigert die Renin-Sekretion, was schließlich zu einer Vermehrung des zirkulierenden Angiotensin II führt. Angiotensin II wirkt auf das *subfornicale Organ,* ein spezielles Receptor-Areal im Diencephalon (Abb. 14.6), welches das Durstzentrum stimuliert. Das subfornicale Areal ist eines der circumventriculären Organe außerhalb der »Blut-Hirn-Schranke« (Kap. 32). Das Bindeglied zwischen dem subfornicalen Organ und den für die Durst-Entstehung zuständigen Arealen besteht offenbar aus cholinergen Neuronen. Pharmaka, welche die Angiotensin II-Wirkung im allgemeinen blokkieren, verursachen keine komplette Ausschaltung der Durst-Reaktion auf Hypovolämie; es scheint, daß hierbei auch Afferenzen von venösen Dehnungsreceptoren im Thorax und von arteriellen Baroreceptoren eine Rolle spielen.

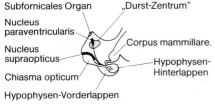

Abb. 14.6. Hypothalamische Areale, die für den Wasserhaushalt bedeutsam sind (Ergebnisse von Experimenten am Hund)

Bei Ausschaltung des Durstgefühls — sei es durch direkte Läsion des Zwischenhirns oder durch Bewußtseinsstörungen — nehmen Patienten nicht mehr die erforderlichen Flüssigkeitsmengen auf; es kommt zur Dehydratation, wenn das Flüssigkeitsgleichgewicht nicht von außen aufrechterhalten wird. Bei Zufuhr oder endogenem Abbau großer Proteinmengen verursachen Abbauprodukte des Eiweiß osmotische Diurese (Kap. 38), so daß große Flüssigkeitsmengen zur Erhaltung des Flüssigkeitsgleichgewichtes gebraucht werden; die meisten Fälle von Hypernatriämie bei Patienten mit Psychosen oder cerebralen Störungen sind Folge einer einfachen Dehydratation, da die Wasserzufuhr trotz Stimulierung des Durst-Zentrums nicht spontan gesteigert wird.

Andere Einflüsse auf die Wasserzufuhr

Eine Reihe anderer Faktoren wirken auf die Regulierung der Wasser-Aufnahme. Psychologische und soziale Faktoren sind bedeutsam. Trockenheit der Pharyngal-Schleimhaut verursacht Durstgefühl; Patienten, bei denen die Flüssigkeitszufuhr eingeschränkt werden muß, erfahren oft beträchtliche Erleichterungen durch das Saugen an Eisstücken oder nassen Stoffstücken. Ratten mit Läsion des Durstzentrums trinken, wenn die Kehle trocken wird, kleine Wassermengen, obwohl sie auf Dehydratation an sich nicht reagieren.
Nach Wasserverlust trinken Hunde, Katzen, Kamele und andere Tiere rasch genausoviel Wasser wie für den Ausgleich ihres Wasserdefizites notwendig ist. Sie hören mit dem Trinken auf, bevor noch das Wasser resorbiert ist (während ihr Plasma also noch hyperton ist), es muß also eine Art von pharyngealem oder gastro-intestinalem »Meß«-System beteiligt sein. Beim Menschen hingegen ist der Mechanismus, durch den die Wasseraufnahme »dosiert« wird, nicht so gut ausgebildet und Wassermangel wird daher gewöhnlich langsamer ausgeglichen.

Kontrolle der HHL-Funktion

Hypophysenhinterlappen-Hormone

Im HHL findet man beim Menschen und den meisten Säugern die 2 Hormone *Ocytocin* und *Arginin-Vasopressin;* sie werden in den Zell-Körpern von Neuronen in den supraoptischen und paraventriculären Kernen synthetisiert und werden über die Axone hinab in den Hypophysen-Hinterlappen transportiert. Beim Schwein und verwandten Arten ist Arginin in der Seitenkette durch Lysin ersetzt (Lysin-Vasopressin) bzw. liegt ein Gemisch von Arginin- und Lysin-Vasopressin vor. Die HHL-Hormone sind Nonapeptide (jede Hälfte eines Cystins wird dabei als eine einzelne Aminosäure gezählt) mit einem

$$\begin{array}{c} \overset{\displaystyle \lceil S \text{————} S \rceil}{Cys-Tyr-Phe-Gln-Asn-Cys-Pro-Arg-Gly-NH_2} \\ 1 \quad 2 \quad 3 \quad 4 \quad 5 \quad 6 \quad 7 \quad 8 \quad 9 \end{array}$$

Arginin - Vasopressin

$$\begin{array}{c} \overset{\displaystyle \lceil S \text{————} S \rceil}{Cys-Tyr-Ile-Gln-Asn-Cys-Pro-Leu-Gly-NH_2} \\ 1 \quad 2 \quad 3 \quad 4 \quad 5 \quad 6 \quad 7 \quad 8 \quad 9 \end{array}$$

Ocytocin

Abb. 14.7. Arginin-Vasopressin-ADH und Ocytocin. Bei Schwein und Flußpferd ist Lysin durch Arginin in der Position 8 des Vasopressin-Moleküls substituiert

Disulfid-Ring an einem Ende (Abb. 14.7). Inzwischen wurden Peptide mit — gegenüber den natürlichen Hormonen — erhöhter Aktivität synthetisiert.

Im HHL werden Ocytocin und Vasopressin-ADH an Polypeptide *(Neurophysine)* gebunden gespeichert. Es gibt ein Neurophysin für Ocytocin und ein anderes für Vasopressin-ADH. Die Speicher-Granula enthalten Ocytocin bzw. Vasopressin-ADH, ferner ATP und Neurophysin. Ihre Freisetzung erfolgt durch Exocytose; bei Reizung des HHL, werden jeweils alle drei Substanzen sezerniert und man kann im peripheren Blut Neurophysine nachweisen und mit Hilfe von Immunoassay quantitativ bestimmen.

Vasopressin-ADH-Wirkungen

Vasopressin-ADH bewirkt vor allem Wasserretention der Niere (daher auch *antidiuretisches Hormon, ADH);* es steigert die Permeabilität der distalen Tubuli und Sammelrohre, dadurch kann Wasser vermehrt in die hypertone Interstitial-Flüssigkeit der Niere übertreten (Kap. 38), der Harn wird konzentriert und sein Volumen nimmt ab. Der Gesamteffekt ist daher — im Verhältnis zu den gelösten Substanzen — erhöhte Wasserretention, so daß der osmotische Druck der Körperflüssigkeiten abnimmt. Bei Fehlen von Vasopressin-ADH ist der Harn gegenüber dem Plasma hypoton, das Harnvolumen erhöht und es besteht Netto-Wasserverlust; in der Folge steigt die Osmolalität der Körperflüssigkeiten an. Vasopressin-ADH steigert außerdem die Harnstoff-Permeabilität der Sammelrohre und vermindert den Blutstrom im Nierenmark.

In vitro erhöht Vasopressin-ADH die Wasserdurchlässigkeit der Krötenblase und der Froschhaut. In hoher Dosierung steigert Vasopressin-ADH durch Wirkung auf die glatte Muskulatur der Arteriolen den arteriellen Blutdruck; es dürfte jedoch kaum jemals soviel Vasopressin-ADH sezerniert werden, daß ein merklicher Blutdruck-Effekt auftritt. Blutverlust führt zwar zu gesteigerter Vasopressinsekretion, nach HHL-Entfernung ist der Blutdruckabfall infolge Blutverlust jedoch weder signifikant vergrößert noch verlängert.

Zirkulierendes Vasopressin-ADH wird in Leber und Niere sehr rasch abgebaut; seine biologische Halbwertszeit (Zeit für Inaktivierung von 50% einer zugefügten Menge) beträgt beim Menschen etwa 18 Minuten. Vasopressin-Wirkung auf die Niere tritt prompt ein, ist aber von kurzer Dauer.

Wirkungsmechanismus von Vasopressin-ADH

Vasopressin-ADH wirkt durch Vermehrung des intracellulären cyclischen Adenosin-3′,5′-Phosphat (cAMP) in den Zellen der Sammelrohre. Das cAMP verursacht dann in einer nicht bekannten Weise eine Permeabilitäts-Steigerung in den Zellen der Sammelrohre der Niere. Auch viele andere Hormone üben ihre Wirkung über eine Vermehrung des cAMP in den Erfolgsorganen aus (Kap. 17).

Osmotische Effekte auf Vasopressin-ADH

Vasopressin-ADH wird im HHL gespeichert; von dort wird es durch hypothalamische Impulse aus Fasern, die das Hormon enthalten, an das Blut abgegeben. Zellkörper vasopressin-sezernierender Neuronen befinden sich sowohl in den supraoptischen wie in den paraventriculären Kernen.

Bei Ansteigen des effektiven osmotischen Druckes im Plasma steigt, bei dessen Sinken fällt die Entladungsrate der supraoptischen Neuronen (Tabelle 14.3); dies wird durch Osmoreceptoren im vorderen Hypothalamus, die auf Änderungen des osmotischen Druckes reagieren, vermittelt. Die Osmoreceptoren sind vielleicht mit den supraoptischen paraventriculären Neuronen identisch, eher liegen sie jedoch perinucleär in deren Umgebung; es ist nicht klargestellt, ob es sich um dieselben Strukturen handelt, die den Durst regeln (s. vorher). Die *Vasopressinsekretion* dient — durch einen fein abgestimmten Rückkopplungsmechanismus geregelt — der *Aufrechterhaltung einer normalen Plasma-Osmolalität* (290 mmol/Liter); bei normaler Osmolalität besteht ständige geringe Va-

Tabelle 14.3. Beeinflussung der Vasopressin-ADH-Sekretion

Vasopressinsekretion gesteigert	Vasopressinsekretion vermindert
Erhöhter effektiver osmotischer Druck des Plasmas	Verminderter effektiver osmotischer Druck des Plasmas
Vermindertes Extracellulärflüssigkeits-Volumen	Vergrößertes Extracellulärflüssigkeits-Volumen
Morphin, Nicotin, Barbiturate	Alkohol
Schmerz, Emotionen, »Streß«, Muskelarbeit	

sopressin-Sekretion (Plasma-Vasopressinspiegel 2 pg/ml), die sich bereits bei Steigerung des effektiven osmotischen Druckes um nur 2% signifikant erhöht und umgekehrt.

Volumen-Effekte auf Vasopressin-ADH

Auch das Volumen der ECF ist von Einfluß auf die Vasopressinsekretion; bei erniedrigtem ECF-Volumen wird die Sekretion gesteigert, bei erhöhtem Volumen gebremst (Tabelle 14.3). Es besteht eine reziproke Beziehung zwischen der Vasopressin-Sekretionsrate und der Impuls-Frequenz in den Afferenzen von den Dehnungs-Receptoren in den Hoch- und Niederdruck-Abschnitten des Kreislaufes. Die Niederdruck-Receptoren befinden sich in den großen Venen, dem rechten und linken Vorhof und in den Pulmonal-Gefäßen; die Hochdruck-Receptoren sind jene im Carotis-Sinus und im Aortenbogen (Kap. 31). Die Niederdruck-Receptoren signalisieren die Füllung des Gefäßsystems. Geringe Abnahmen des ECF-Volumens und nachfolgend des Blutvolumens steigern die Va-

sopressin-Sekretion, ohne daß es noch zu Änderungen des arteriellen Blutdruckes gekommen ist; es scheint daher, daß die Niederdruck-Receptoren bei der Signalübermittlung, die zu Vasopressin-Sekretionssteigerung führt, die Hauptrolle spielen. Wenn jedoch die Volumenänderungen genügend groß sind, um Änderungen des arteriellen Blutdruckes zu verursachen, dann kommen auch die Carotiden- und Aorten-Receptoren ins Spiel.

Es wurde auch nachgewiesen, daß durch Angiotensin-II-Wirkung auf das Gehirn, die Vasopressin-ADH-Sekretion ansteigt. Beim Aufstehen aus dem Liegen erfolgt eine deutliche Erhöhung der Vasopressin-Freisetzung (Abb. 14.8), doch Blutverlust wirkt stärker.

Blutverlust verursacht die Freisetzung viel größerer Vasopressin-Mengen als Hyperosmolalität des Plasmas; Hypovolämie führt zu gesteigerter Vasopressin-Sekretion, selbst wenn das Plasma hypoton ist *(»Vorrang der Volumen-Receptoren«).*

Andere Einflüsse auf Vasopressin-ADH

Neben erhöhtem osmotischem Druck und erniedrigtem ECF-Volumen steigern *Schmerz, Trauma*, verschiedene *Emotionen* und *Pharmaka* (z.B. Morphin, Nicotin, große Barbiturat-Dosen) die Vasopressin-Sekretion.

Klinische Bedeutung von Vasopressin-ADH

Bei vielen klinischen Zuständen überwiegen Volumeneffekte und andere, nicht-osmotische Reize die osmotische Kontrolle der Vasopressinsekretion, so daß es zu *Wasserretention* und Absinken der Plasma-Osmolalität kommen kann; bei Patienten mit einer solchen Vasopressin-Hypersekretion kann große Flüssigkeitszufuhr zur Wasser-Intoxikation führen (Wasserretention und Hyponatriämie nach chirurgischen Eingriffen).

Wasserretention kompliziert auch u. U. die Salz-Retention bei Patienten mit *Ödemen* infolge *Herzinsuffizienz, Lebercirrhose* oder *Nephrose;* man hat dafür verminderten Vasopressin-Abbau durch die geschädigte Leber oder Niere (verlängerte Halbwertszeit) verantwortlich gemacht. Wenn dies auch z.T. stimmen mag, kommt doch Wasserretention nur bei gleichzeitig abnorm gesteigerter Vasopressin-Sekretion vor; bei normal funktionierenden Osmoreceptoren müßte infolge verminderter Plasma-Osmolalität die HHL-Sekretion gehemmt und die Störung behoben werden. Die Ursache der gesteigerten Vasopressin-Sekretion bei Herz-, Leber- und Nierenerkrankungen ist also noch keineswegs klargestellt; wahrscheinlich spielt dabei

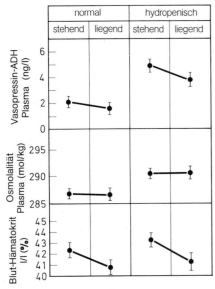

Abb. 14.8. Wirkung der Körperstellung und von Wassermangel auf das Plasma-Vasopressin-ADH bei gesunden Erwachsenen. Die Versuchspersonen mit normalem Wasserhaushalt tranken ad libitum. Die Personen mit Dehydratation (hydropenische Gruppe) hatten 17–25 Stunden keine Flüssigkeit aufgenommen (Modifiziert nach ROBERTSON und ATHAR: The interaction of blood osmolality and blood volume in regulating plasma vasopressin in man. J. Clin. Endocrinal Metab. **42,** 613 (1976))

übersteigerte Aktivität des »volumen-kontrollierenden« Mechanismus eine Rolle.
Vasopressin-Hypersekretion dürfte auch in manchen Fällen cerebraler und pulmonaler Erkrankungen mit gesteigerter Salzausscheidung zur Hyponatriämie führen; bei solchem *cerebralem* bzw. *pulmonalem »Salzlust«* reicht die Wasserretention für so starke ECF-Volumenvermehrung aus, daß sie — über Hemmung des Renin-Aldosteron-Mechanismus (Kap. 20) — renalen Salzverlust bewirkt. Dieses »Salzverlust«-Syndrom muß von der Situation bei den vorher erwähnten Ödem-Patienten (Salzretention bei meist gesteigerter Aldosteron-Sekretion) unterschieden werden. Die Vasopressin-Hypersekretion könnte u. U. bei pulmonalen Affektionen (z. B. bei Lungen-Carcinom) Folge einer Unterbrechung vagaler inhibitorischer Impulse von Dehnungsreceptoren der Gefäße sein; man fand jedoch auch in Lungentumoren Substanzen mit antidiuretischer Wirkung.

Diabetes insipidus, das durch Vasopressinmangel verursachte Syndrom, entsteht durch krankhafte Veränderungen der Nuclei supraoptici und paraventriculares, des Tractus hypothalamohypophyseus oder des HHL, ferner nach operativer HHL-Entfernung (u. U. nur temporär, falls die Vasopressin-Sekretion durch Erholung verbleibender supraoptischer und paraventriculärer Fasern wieder in Gang kommt); es besteht *Polyurie* (Produktion großer Harnmengen) und *Polydipsie* (Trinken großer Flüssigkeitsmengen), soferne der Durst-Mechanismus intakt ist. Die Polydipsie erhält solche Patienten in gutem Zustand; kommt es jedoch infolge Verminderung des Durstes zu inadäquater Flüssigkeitsaufnahme, dann kann sich eine kritische Dehydratation entwickeln. Diabetes insipidus kann durch eine begleitende HVL-Insuffizienz gemildert werden (Kap. 22).

Ocytocin

Bei Säugern wirkt Ocytocin vor allem auf die myoepithelialen Zellen in der Wand der Milchdrüsengänge; es bringt diese Zellen zur Kontraktion, so daß die Milch aus den Alveolen der lactierenden Drüse in die Milch-Sinus und von dort in die Mamillae gepreßt wird *(Milch-Ejektion).* Viele Hormone wirken bei der Vergrößerung der Brust und der Milchsekretion in die Milchgänge zusammen (Kap. 23), die Milchaustreibung erfordert jedoch bei den meisten Species Ocytocin.

Milchaustreibungs-Reflex

Die Milchaustreibung wird normalerweise durch einen neuroendokrinen Reflex eingeleitet. Impulse von Berührungs-Receptoren der Areola mammae werden durch somatische sensible Leitungen, das Schützsche Bündel und die Pedunculi corporis mamillaris zu den supraoptischen und paraventriculären Kernen geleitet, deren Aktivierung Ausschüttung aus Ocytocinhaltigen Neuronen im HHL auslöst. Das saugende Kind reizt die taktilen Receptoren und bringt damit den Milchaustreibungs-Reflex in Gang; bei lactierenden Frauen bewirken auch sexuelle und emotionelle Reize Ocytocinausschüttung, die manchmal zu Milchaustritt aus der Brustdrüse führen kann.

Andere Ocytocin-Wirkung

Ocytocin verursacht auch Kontraktion der glatten Uterusmuskulatur; die Ocytocin-Empfindlichkeit des Uterus wird durch Oestrogon gesteigert, durch Progesteron gehemmt. In der Spätschwangerschaft ist der Uterus verstärkt Ocytocin-empfindlich und während der Wehen ist die Ocytocin-Sekretion gesteigert; nach Cervix-Erweiterung dürfte das Eintreten des Kindes in den Geburtskanal — über afferente Impulse zu den supraoptischen und paraventriculären Kernen — die Ocytocin-Sekretion fördern und so die Wehen steigern. Ocytocin hat vielleicht auch für die Auslösung der Wehen Bedeutung, doch ist die Steuerung des Wehenbeginnes überaus komplex; der neuro-endokrine Reflex ist keineswegs der einzige wehenauslösende Faktor.

Ocytocin erleichtert möglicherweise durch Wirkung auf den nicht-schwangeren Uterus den Spermien-Transport; die Spermien-Bewegung im weiblichen Genitaltrakt bis zu den Tuben, wo normalerweise Fertilisation erfolgt, hängt nicht allein von der motorischen Kraft des Spermiums ab, sondern — zumindest bei einigen Species — auch von Uteruskontraktionen. Genitale Stimulierung beim Coitus führt zu Ocytocinfreisetzung, doch ist nicht bewiesen, daß Ocytocin die für den Spermien-Transport u. U. notwendigen speziellen Uteruskontraktionen bewirkt. Ocytocinsekretion wird ebenso wie Vasopressin-Freisetzung durch Alkohol gehemmt.

Entstehungsort der HHL-Hormone

Nach Gomori-Färbung von Hypothalamus und Hypophyse findet man große Granula in den Nervenendigungen des HHL; es handelt sich dabei um an *Neurophysine* gebundene Aggregate von HHL-Hormon (Herringsche Körper); ähnliche Granula kommen in Axonen und Zellkörpern der supraoptischen und paraventriculären Neuronen vor. Nach Reizen, die erfahrungsgemäß HHL-Hormon-Sekretion bewirken, fehlen die Granula; nach Durchschneidung des Hypophysenstiels verschwinden sie unterhalb der Durchschneidung und häufen sich darüber an. Aus diesen Beobachtungen und anderen experimentellen Ergebnissen ging hervor, daß Vasopressin-ADH und Ocytocin sowie die zugehörigen Neurophysine ihre Synthese-Orte in den Zellen der Nuclei supraopticus und paraventricularis besitzen und daß diese Substanzen über die absteigenden Axonen zu deren Enden im Hypophysen-Hinterlappen transportiert werden. Dort werden sie gespeichert und durch Exocytose an die ECF abgegeben, wenn Aktionspotentiale über die betreffenden Neuronen ablaufen. Es ist durchaus möglich, daß der Hormon-Neurophysin-Komplex des HHL in den Zellkörpern als jeweils ein Molekül gebildet werden und daher ein Beispiel für ein Pro-Hormon darstellen (Kap. 19). Das Peptid würde dann vor der Sekretion von dem Neurophysin-Teil abgespalten.

Neurosekretion

Meist bezeichnet man Neuronen, welche Gomorifärbbare Granula enthalten, als *neurosekretorische Neuronen*. Die Freisetzung hormonartiger chemischer Substanzen an ihren Endigungen heißt *Neurosekretion*. Bei Säugern sind die supraoptischen und paraventriculären Nerven die einzigen normalerweise reichlich Gomori-positive Granula enthaltenen Neuronen. Grundsätzlich sind jedoch alle Neuronen zur Absonderung chemischer Substanzen befähigt; die meisten Neuronen sezernieren allerdings nur synaptische Überträgersubstanzen (Kap. 4), manche Neuronen — teils mit Gomori-positiven Granula — geben Stoffe in den Blutkreislauf ab, die als Hormone auf andere Strukturen wirken.

Angesichts dieser fließenden Übergänge zwischen »Neurotransmittern«, die an Synapsen wirken, und »Neurosekreten«, die — wie andere Hormone — »auf Distanz« über den Blutweg die von ihnen zu beeinflussenden *Ziel-Zellen* (»target«-Zellen) beeinflussen, sollte der Begriff »Neurosekretion« nur im zweitgenannten *engeren Sinne* angewendet werden.

Kontrolle der HVL-Sekretion

Hypophysenvorderlappen-Hormone

Der HVL sezerniert 6 bekannte Hormone: *Adrenocorticotropes Hormon (ACTH)*, *Thyreoidea-stimulierendes Hormon (TSH*, Thyreotropin*)*, *somatotropes Hormon (STH*, Somatotropin, Wachstumshormon*)*, *Follikel-stimulierendes Hormon (FSH)*, *Luteinisierungs-Hormon (LH*, Interstitialzellen-stimulierendes Hormon, ICSH) und *Prolactin* (luteotropes Hormon, LTH). Die Wirkungen dieser Hormone sind in Abb. 14.9 veranschaulicht; andere Synonyme und Abkürzungen sind in Tabelle 22.1 zusammengestellt. Vielleicht gibt es weitere HVL-Hormone (z. B. einen Fettmobilisierungs-Faktor), doch fehlen dafür Beweise.

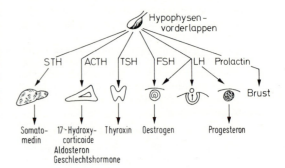

Abb. 14.9. Hypophysenvorderlappen-Hormone. Bei der Frau bewirken FSH und LH aufeinanderfolgend im Ovar Wachstum der Follikel, welche Oestrogene sezernieren, dann Ovulation und Bildung sowie Aufrechterhaltung des Corpus luteum, das Oestrogene und Progesteron sezerniert. Beim Mann kontrollieren FSH und LH die Funktion der Testes (Kap. 23); Prolactin stimuliert die Lactation

Fünf der 6 Hormone sind *trope Hormone* (sie stimulieren als »übergeordnete« Hormone die Sekretion »untergeordneter« endokriner Drüsen); Wachstumshormon stimuliert das Wachstum und ist daher »trop« gegenüber dem Gesamtorganismus. Der Hypothalamus hat entscheidenden regulatorischen Einfluß auf die Sekretion von ACTH, TSH, STH, FSH und LH; er regelt auch die Prolactin-Sekretion jedoch vorwiegend im Sinne der Hemmung (Kap. 18, 20, 22, 23).

Hypothalamische Kontrolle des HVL

Einige wenige Nervenfasern ziehen zwar direkt vom Gehirn zum HVL, sind jedoch ohne Einfluß auf die HVL-Funktion; die Kontrolle der HVL-Funktion erfolgt ausschließlich chemisch durch Substanzen, die vom Hypothalamus über das hypophysäre Pfortadersystem zum HVL gelangen. Diese Substanzen wurden früher als »releasing factors« und »inhibiting factors« bezeichnet, doch hat sich inzwischen die Bezeichnung Hormone auch für sie durchgesetzt. Dies ist auch gerechtfertigt, da sie in den

Blutstrom sezerniert werden und ihre Wirkung entfernt vom Bildungsort erfolgt. Mehrere dieser Substanzen wurden inzwischen synthetisiert und stehen ebenfalls unter der Bezeichnung Hormone im klinischen Gebrauch. Es wird daher im folgenden Text ausschließlich der Terminus Hormon verwendet. Derzeit werden insgesamt 7 (nach früherer Auffassung 8) hypothalamische »*Releasing*«-, bzw. »*Inhibiting*«-Hormone unterschieden, wobei jeweils die Abkürzungen *RH*, bzw. *IH* verwendet werden. Wohl wegen der Umständlichkeit der nicht-abgekürzten Namen und auch wegen der Schwierigkeit, im Deutschen deutsch-englische Wortzusammensetzungen zu verwenden, wurden in jüngster Zeit synonyme Überbegriffe für RH, bzw. IH eingeführt, nämlich »*Liberine*« für hypothalamische, die Ausschüttung von HVL-Hormonen fördernde Neurohormone und »*Statine*« für im selben System hemmende Neurohormone.

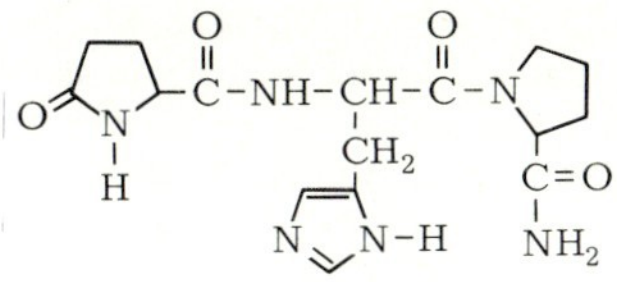

(pyro) Glu-His-Pro-NH$_2$

Abb. 14.10. Struktur des humanen, porcinen und bovinen Thyroliberin (TRH)

chert. Die Struktur der anderen Hormone ist noch nicht bekannt, doch dürfte es sich ebenfalls um kleine Peptide handeln. Eine Ausnahme bildet möglicherweise *Prolactostatin (PIH)*, das vielleicht mit Dopamin identisch ist, das von dopaminergen Neuronen in den Hypothalamus abgegeben wird (Kap. 15).

Somatostatin wurde — ebenso wie im Gehirn — auch im Pankreas und in der Mucosa von Magen und Darm gefunden; es hemmt u. a. die Sekretion von Insulin und Glucagon (Kap. 19) sowie der gastrointestinalen Hormone Gastrin, Sekretin, VIP, GIP und Motilin (Kap. 26). Somatostatin hemmt die Magensaft-Sekretion und die Motilität des Magens, sowie die Sekretion des exokrinen Anteiles des Pankreas. Offensichtlich haben hypothalamische Hormone eine sehr breit gesteuerte Wirksamkeit im Körper.

CRH	Corticotropin-Releasing-Hormon	Corticoliberin
TRH	Thyreotropin-Releasing-Hormon	Thyroliberin
GRH	Growth Hormone-Releasing-Hormon Wachstumshormon-Releasing-Hormon	Somatoliberin
GIH	Growth Hormone-Inhibiting-Hormon Wachstumshormon-Inhibiting-Hormon	Somatostatin
(FRH	Follikelstimulierendes Hormon-Releasing Hormon)	Gonadoliberin
LRH	Luteinisierung-Hormon-Releasing Hormon	
PRH	Prolactin Releasing Hormon	Prolactoliberin
PIH	Prolactin Inhibiting Hormon	Prolactostatin

Thyroliberin (TRH) ist ein Tripeptid (Abb. 14.10), *Gonadoliberin (LRH)* ist ein Decapeptid und Somatostatin ist ein Tetradecapeptid mit einer Disulfid-Bindung (Abb. 14.11). Gonadoliberin stimuliert sowohl die Sekretion von FSH wie die von LH; die Existenz eines gesonderten FRH erscheint daher als nicht eindeutig gesi-

Temperatur-Regulation

Wärme wird im Körper durch Muskelarbeit, Assimilation von Nahrungsstoffen und die zum Grundumsatz beitragenden lebensnotwendigen Prozesse freigesetzt (Kap. 17). Wärmeabgabe erfolgt durch Strahlung, Leitung und Verdampfung von Wasser im Respirationstrakt bzw. an der Haut; unbedeutende Wärmemengen werden auch im Urin und Faeces abgegeben. Das *Gleichgewicht* zwischen *Wärmeproduktion und -abgabe* ist maßgeblich für die *Körpertemperatur*. Die Reaktionsgeschwindigkeit der chemischen Prozesse ist temperaturabhängig und die Enzyme des Organismus funktionieren nur in einem engen Temperaturbereich optimal; konstante Körpertemperatur ist daher Bedingung für die normalen Körperfunktionen.

(pyro) Glu-His-Trp-Ser-Tyr-Gly-Leu-Arg-Pro-Gly-NH$_2$
       1   2   3   4   5   6   7   8   9   10

┌──S─────────────────────────────S──┐
Ala-Gly-Cys-Lys-Asn-Phe-Phe-Trp-Lys-Thr-Phe-Thr-Ser-Cys
 1   2   3   4   5   6   7   8   9 10 11 12 13 14

Abb. 14.11. Porcines Gonadoliberin (LRH) (oben) und ovines Somatostatin (unten)

Während die Wirbellosen ihre Körpertemperatur nicht regulieren können und daher völlig von der Umgebungstemperatur abhängen, verfügen Vertebraten über Einrichtungen zur Konstanthaltung ihrer

Tabelle 14.4. Symptomatik bei autoptisch verifizierten Hypothalamus-Erkrankungen[a]

	Prozent der Fälle
Endokrine und Stoffwechselbefunde	
Pubertas praecox	40
Hypogonadismus	32
Diabetes insipidus	35
Fettsucht	25
Störungen der Temperaturregulation	22
Abmagerung	18
Bulimie (unstillbarer Hunger)	8
Anorexie	7
Neurologische Befunde	
Augensymptome	78
Störungen der Pyramidenbahnen und der Sensorik	75
Kopfschmerzen	65
Extrapyramidale Zeichen	62
Erbrechen	40
Psychische Störungen (Wutanfälle)	35
Somnolenz	30
Krämpfe	15

[a] Nach BAUER: Endocrine and other manifestations of hypothalamic disease. J. clin. Endocr. **14**, 13 (1954). Auch: KAHANA et al: Endocrine manifestations of intracranial extrasellar lesions. J. clin. Endocr. **22**, 304 (1962).

Körpertemperatur. Bei Reptilien, Amphibien und Fischen sind diese Regelmechanismen verhältnismäßig rudimentär (»Kaltblüter«, »Poikilotherme«); ihre Körpertemperatur kann in weiten Grenzen schwanken. Vögel und Säuger (»Warmblüter«, »Homöotherme«) besitzen — vorwiegend im Hypothalamus integrierte — Reflexmechanismen, welche die Körpertemperatur trotz großer Schwankungen der Umgebungstemperatur in engen Grenzen konstant halten. Winterschläfer bilden insofern eine Ausnahme, als sie sich im Wachzustand homöotherm verhalten, während im Winterschlaf ihre Temperatur absinkt.

Normale Körpertemperatur

Bei homöothermen Organismen variiert die normale Körpertemperatur je nach Species, in geringerem Grade aber auch individuell. Beim Menschen gilt als Normalwert für die orale Temperatur 37°C (orale Morgentemperatur junger Erwachsener im Mittel 36,7°C, 95% der Altersgruppe liegen in dem Bereich 36,3 bis 37,1°C). Verschiedene Körperteile haben unterschiedliche Temperatur, wobei die Unterschiede je nach Umgebungstemperatur schwanken (Abb. 14.13); die Extremitäten sind meist kühler als der übrige Körper. Die Rectaltemperatur ist repräsentativ für die sogenannte *Kerntemperatur* des Körpers; sie ändert sich bei Schwankungen der Umgebungstemperatur am wenigsten. Die orale Temperatur liegt meist um 0,5°C unter der Rectaltemperatur; sie wird durch zahlreiche Faktoren (z.B. Aufnahme heißer oder kalter Flüssigkeiten, Rauchen, Mundatmung) beeinflußt.

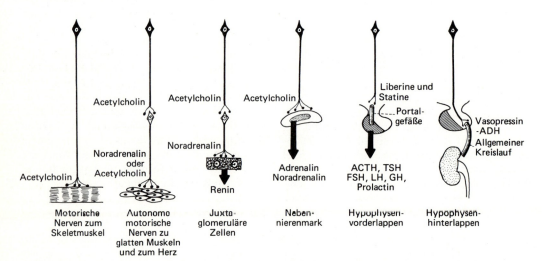

Abb. 14.12. 6 Beispiele neuraler Freisetzung von Wirksubstanzen. Die letzten 2 Beispiele zeigen reine neuroendokrine Sekretion (nach HARRIS. In: Handbook of Physiology (Ed. J. FIELD, H. W. MAGOUN), Sect. 1 p. 1007-1038. Washington: The American Physiological Society 1960)

Temperatur-Regulation

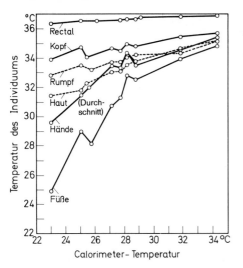

Abb. 14.13. Temperaturen verschiedener Körperteile einer unbekleideten Versuchsperson bei verschiedenen Umgebungstemperaturen in einem Calorimeter (nach Hardy and Dubois: Basal metabolism, radiation, convection and vaporization at temperatures of 22 to 35° C. J. Nutr. **15**, 477 (1938))

Die normale menschliche Kerntemperatur zeigt *regelmäßige Tagesschwankungen* im Ausmaß von 0,5 bis 0,7°C. Menschen, die bei Nacht schlafen und tagsüber wach sind (selbst bei Bettruhe im Krankenhaus) haben das Temperaturminimum um 6 Uhr früh, das Maximum am späten Nachmittag (Abb. 14.14). Im Schlaf ist die Temperatur am niedrigsten, etwas höher im entspannten Wachzustand und am höchsten bei Aktivität. Bei Frauen kommen noch die Temperaturschwankungen durch den *Menstruationscyclus* hinzu (Steigerung der *Basaltemperatur* zur Zeit der Ovulation, Kap. 23). Die Temperatur-

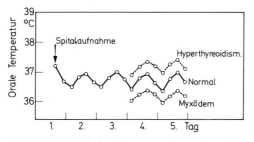

Abb. 14.14. Typische Temperaturkurve eines Krankenhauspatienten ohne fieberhafte Erkrankung. Durch Aufregung bedingte leichte Temperaturerhöhung zur Zeit der Spitalaufnahme und regelmäßig sich circadian wiederholender Temperaturcyclus (zum Vergleich Temperaturkurven von Patienten mit gestörter Schilddrüsen-Funktion)

regulation ist bei jungen Kindern weniger präzise; bei ihnen kann die Temperatur 0,5°C über der Norm des Erwachsenen liegen.

Während *physischer Arbeit* kommt es zu einer Anhäufung der vom tätigen Muskel produzierten Wärme im Organismus, wobei die Rectaltemperatur bis auf 40°C ansteigen kann; z.T. kann der Körper die erzeugte Wärme nicht genügend schnell abgeben, doch erhöht sich bei Arbeit auch die Temperaturschwelle für den Hitzeabgabe-Mechanismus. Auch während *emotioneller Erregung* kann eine geringe Temperatursteigerung auftreten, die möglicherweise durch unbewußte Muskel-Anspannung bedingt ist (Abb. 14.14). Dauernde Körpertemperatur-Erhöhung (maximal um 0,5°C) kann bei *gesteigerter Stoffwechselrate* vorkommen (z.B. bei Hyperthyreose); bei vermindertem Umsatz (z.B. Myxödem) ist die Temperatur erniedrigt. Auch bei offensichtlich Gesunden kann u.U. eine ständig übernormale Temperatur gefunden werden (konstitutionelle Hyperthermie) (Abb. 14.15).

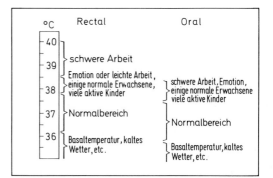

Abb. 14.15. Bereiche der rectalen und oralen Temperaturen beim Gesunden unter verschiedenen Lebensbedingungen (nach Dubois: Fever and the Regulation of Body Temperature. Springfield/Ill.: Ch. C. Thomas 1948)

Wärmeproduktion

Wärmeproduktion und Energie-Gleichgewicht werden in Kapitel 17 erörtert. Zahlreiche chemische Grundreaktionen tragen ständig zur Wärmeproduktion bei. Nahrungsaufnahme steigert die Wärmeproduktion durch spezifisch-dynamische Wirkung der Nahrungsstoffe (Kap. 17), die Haupt-Wärmequelle ergibt sich aus der Muskelaktivität, bei körperlicher Ruhe aufgrund des Reflextonus, bzw. bei physischer Leistung aufgrund der Muskeltätigkeit (Tabelle

14.5). Die Wärmeproduktion kann auch ohne Nahrungsaufnahme oder Muskelarbeit durch endokrine Einflüsse verändert werden; Adrenalin und Noradrenalin verursachen plötzliche, aber kurzdauernde, Thyroxin bewirkt langsam einsetzende, lang anhaltende Steigerung der Wärmeproduktion (»zitterfreie« Thermogenese).

Tabelle 14.5. Wärmeproduktion und -abgabe des Körpers

Körperwärme wird produziert durch:	
basale Stoffwechselvorgänge	
Nahrungsaufnahme	
(spezifisch-dynamische Wirkung)	
Muskeltätigkeit	
Körperwärme wird abgegeben durch:	Prozent der bei 21°C abgegebenen Wärme
Strahlung und Leitung	70
Verdampfung von Schweiß	27
Atmung	2
Harn und Stuhl	1

Eine besondere Rolle bei der Wärmeproduktion kommt dem *braunen Fett* zu, welches über einen β-adrenergen Mechanismus metabolisiert werden kann. Beim braunen Fett handelt es sich um ein spezielles Fettgewebe, dessen Zellen besonders reich an Enzymen für den oxidativen Abbau sind; die Sauerstoffaufnahme dieses Gewebes ist sehr hoch und starke Vascularisation gestattet eine rasche Durchblutungssteigerung auf das etwa 3fache. Es ist zwischen den Schulterblättern und im Mediastinal-Bereich lokalisiert und dient insbesondere der direkten Erwärmung des Körperinneren. Das braune Fett, welches ursprünglich bei Winterschläfern beschrieben wurde, konnte inzwischen bei zahlreichen neugeborenen oder kälteakklimatisierten Säugerarten nachgewiesen werden.

Wärmeabgabe

In Tabelle 14.5 sind die Vorgänge der Wärmeabgabe (bei Umgebungstemperaturen unter der Körpertemperatur) zusammengestellt. *Strahlung* ist Wärmeabgabe von einem Objekt auf ein anderes ohne direkten Kontakt; *Leitung* ist Wärmeaustausch zwischen — in Kontakt stehenden — verschieden temperierten Objekten, wobei die abgegebene Wärmemenge der Temperaturdifferenz beider Objekte proportional ist *(Wärme-Gradient). Konvektion,* die Bewegung von Gas- oder Flüssigkeitsmolekülen bestimmter Temperatur zu einem Ort mit anderer Temperatur, unterstützt die Leitung. In kalter Umgebung verliert man Wärme durch Leitung an die umgebende Luft sowie durch Strahlung zu kühlen Objekten in der Nähe, in heißer Umgebung wird dem Körper durch dieselben Prozesse Wärme zugeführt, was u. U. seine Wärmebelastung erhöht. An kalten, sonnigen Tagen ist allerdings die von hellen Objekten reflektierte Sonnenwärme durch ihre wärmende Wirkung von Vorteil; es ist so z. B. möglich, leicht bekleidet Ski zu laufen, obwohl die Lufttemperatur unter dem Gefrierpunkt liegt.

Da die Wärmeleitung von der Oberflächentemperatur abhängt, ist die *Hauttemperatur* weitgehend dafür bestimmend, inwieweit Wärme abgegeben oder vom Körper aufgenommen wird. Die aus der Körpertiefe die Haut erreichende Wärmemenge kann durch die Hautdurchblutung reguliert werden; bei dilatierten Hautgefäßen strömt warmes Blut in die Haut ein, während bei maximaler Vasoconstriction die Wärme im Körperinneren festgehalten wird. Die Wärmetransport-Rate aus den tieferen Geweben zur Haut wird als *Wärmeleitfähigkeit* des Gewebes bezeichnet.

Vögel besitzen eine Lage von Federn und die meisten Säuger haben eine Schicht von Haaren oder Pelz über der Haut; die Wärme wird so von der Haut zu der dort eingeschlossenen Luft geleitet und erst von dieser an die Umgebung abgegeben. Vergrößerung der Luftschicht durch Aufplustern, bzw. Aufstellen der Haare vermindert den Wärmetransport und schränkt den Wärmeverlust (in heißer Umgebung die Wärmeaufnahme) ein; »Gänsehaut« entsteht durch die kältebedingte Kontraktion der Mm. piloerectores, die das dürftige Haarkleid des Menschen versorgen.

Im bekleideten Zustand ist der Mensch durch die zwischen der *Kleidung* befindlichen Luftschichten isoliert *(»Privatklima«);* die von der Haut an diese abgegebene Wärme muß durch die Schichten der Kleidung geleitet werden, ehe sie an die umgebende Luft gelangen kann. Der Wärmetransport hängt von Material, Textur und Dicke der Kleidung ab, aber auch von den eingeschlossenen Luftschichten; dementsprechend wird eine Kleidung als warm oder kühl empfunden. Dunkle Kleidung absorbiert strahlende Wärme, während helle Stoffe sie in die Umgebung reflektieren.

Ein weiterer für die Wärmeabgabe entscheidender Vorgang ist beim Menschen und den zur Schweißbildung befähigten Tieren die *Wasser-*

Verdampfung von Haut und Schleimhäuten des Respirationstraktes. Verdampfung von 1 Liter Wasser entzieht dem Körper 2400 kJ (580 kcal); eine gewisse Wassermenge wird ständig verdampft (*Perspiratio insensibilis,* beim Menschen etwa 50 ml/Stunde). Wenn vermehrt Schweiß gebildet wird, hängt die Verdampfung von der Feuchtigkeit der Umgebung ab; bekanntlich empfindet man einen feuchten Tag als heißer. Dies ist z.T. Folge der verminderten Schweißverdampfung, doch selbst bei völliger Verdampfung des Schweißes fühlt man sich — aus unbekannter Ursache — in feuchter Umgebung wärmer als in trockener. Bei Muskelarbeit in heißer Umgebung kann die Schweißsekretion 1600 ml/Stunde erreichen; bei trockener Hitze kann diese Menge fast zur Gänze verdampfen, was einen Wärmeentzug von über 3700 kJ (900 kcal) Stunde ergibt.

Manche Säuger geben Wärme durch Wasserverdampfung im Mund und Respirationstrakt ab; in warmer Umgebung steigern sie die Wärmeabgabe durch frequentes flaches Atmen *(»Hecheln«),* das die Zusammensetzung der Alveolarluft nur wenig verändert (Kap. 34).

Der relative Anteil der einzelnen Wärmeabgabeformen (Tabelle 14.5) ändert sich mit der Umgebungstemperatur. Bei 21°C spielt beim ruhenden Menschen die Verdampfung eine untergeordnete Rolle. Bei Annäherung der Umgebungs- an die Körpertemperatur nimmt die Wärmeabgabe durch Strahlung ab, diejenige durch Verdampfung aber zu.

Temperaturregulations-Mechanismen

Die reflektorischen und halbreflektorischen thermoregulatorischen Vorgänge sind in Tabelle 14.6 zusammengestellt. Sie umfassen autonome, somatische, endokrine und Verhaltensänderungen. Eine Gruppe von Effekten steigert die Wärmeabgabe oder vermindert die Wärmeproduktion, während andere Effekte das Gegenteil bewirken.

Im Rahmen der Thermoregulation besteht beim Menschen eine sogenannte *Neutral-* bzw. *Indifferenz-Zone,* die für den Unbekleideten zwischen 26°C und 30°C Umgebungstemperatur liegt. Diese Zone ist mit der *Behaglichkeit* identisch. Innerhalb dieses Bereiches erfolgt die Herstellung des Gleichgewichtes zwischen Wärmeproduktion und Entwärmung — sofern basale Wärmeproduktion besteht — lediglich durch Variation der Hautdurchblutung (Veränderung der Wärmedurchgangszahl in linearer Abhängigkeit von der Umgebungstemperatur). Bei niedrigeren Umgebungstemperaturen kommt es zu fortschreitend verstärkter Vasoconstriction und zusätzlichen physikalischen (Verkleinerung der Oberfläche) und metabolischen Veränderungen (vermehrte Wärmeproduktion vor allem durch Tonussteigerung der Muskulatur).

Kugelförmiges »Einrollen« ist eine typische Reaktion von Tieren auf Kälte, ähnlich verhält sich der Mensch z.B. in einem kalten Bett; Einrollen verkleinert die der Umgebung ausgesetzte Körperoberfläche. Schlottern bzw. Schüt-

Tabelle 14.6. Temperaturregulations-Mechanismen

Durch Kälte aktivierte Mechanismen:	
Kältezittern	
Zitterfreie Thermogenese	
(Aktivierung des »braunen« Fettes, beim Säugling und beim Kälte-Akklimatisierten über adrenerge Mechanismen)	Steigerung der Wärmeproduktion
Hunger	
Gesteigerte willkürliche Aktivität	
Gesteigerte Sekretion von TSH, Noradrenalin und Adrenalin	
Vasoconstriction der Hautgefäße	
Einrollen	Verminderung der Wärmeabgabe
Gänsehaut	
Durch Wärme aktivierte Mechanismen:	
Vasodilatation der Hautgefäße	
Schweißsekretion	Steigerung der Wärmeabgabe
Gesteigerte Atmung	
Apathie und Untätigkeit	Verminderung der Wärmeproduktion
Verminderte Sekretion von TSH	

telfrost ist eine reflektorische Antwort der Skeletmuskulatur, doch führt Kälte auch zu einer halbbewußten Steigerung der motorischen Aktivität (z.B. Stampfen, Armeschwenken, Auf- und Abgehen in der Kälte). Vermehrte Catecholaminsekretion ist eine wichtige endokrine Antwort auf Kälte; adrenalektomierte Ratten gehen bei Kälteexposition früher zugrunde als normale Tiere. Bei Laboratoriumstieren ist die TSH-Sekretion bei Kälte-Einwirkung gesteigert und bei Hitze vermindert, während beim Menschen im Erwachsenenalter die Änderung der TSH-Sekretion unter Kälte-Einwirkung gering und von fraglicher Bedeutung ist.

Bei drohender Überwärmung, sei es durch Überschreiten der Indifferenzzone der Umgebungstemperatur nach oben, sei es durch erhöhte Wärmeproduktion (z.B. Muskelarbeit), kommt es zu fortschreitender Steigerung der Hautdurchblutung und ab einer Hauttemperatur von etwa 34°C zum Schwitzen. Bei Hitze wird die Aktivität entsprechend dem Gefühl »zu heiß, um sich zu bewegen« eingeschränkt.

D. Temperaturregulationszentrum

Die Reflex-Mechanismen, die auf Änderungen des Wärmegleichgewichtes reagieren, sind hauptsächlich im Hypothalamus integriert, wenn auch noch nach Decerebration in der Höhe des rostralen Mittelhirns ein gewisses Maß von Regulation gegen Überwärmung nachweisbar ist. Im Tierversuch bewirkt Reizung des vorderen Hypothalamus Vasodilatation im Hautbereich und Schwitzen, während Zerstörung dieser Region zu Hyperthermie mit Rectal-Temperaturen bis 43°C führt. Stimulierung des hinteren Hypothalamus hingegen verursacht Kältezittern und Läsion an dieser Stelle ist von einem Absinken der Körpertemperatur bis auf die Umgebungstemperatur gefolgt.

Nach derzeitiger Auffassung arbeitet die hypothalamische Integrationsstelle der Körpertemperatur aufgrund eines ständigen Vergleiches der realen Temperatur-Situation mit dem Sollwert der Körpertemperatur. Im vorderen Hypothalamus werden die Informationen über die Kerntemperatur (Bluttemperatur im Kopf) durch temperatursensitive Neuronen und die Meldungen über die Temperatur an der Körperoberfläche durch die Afferenzen von den Temperaturreceptoren der Haut zu einer gemeinsamen Größe verarbeitet. Diese Größe wird mit einem im hinteren Hypothalamus festgelegten *Sollwert,* der normalerweise bei 37°C liegt, verglichen. Bei einer Abweichung vom Sollwert nach unten werden Mechanismen der Erwärmung, bei einer Abweichung nach oben, solche der Abkühlung aktiviert. Beim Zustandekommen des Sollwertes dürfte das Na^+/Ca^{2+}-Verhältnis im Bereich der zuständigen hypothalamischen Neuronen entscheidend sein; dies könnte z.B. die Entstehung des Fiebers bei Dehydratation (»Salzfieber«) bzw. die Wirkung von Calciuminjektionen (Hitzegefühl, Erröten der Haut) erklären. Neurochemische Untersuchungen geben Hinweise, daß am Zustandekommen des »Kalt-Signals« im vorderen Hypothalamus serotoninerge Neuronen an dem des »Warm-Signals« noradrenerge Neuronen beteiligt sind. In den thermoregulatorischen Strukturen des hinteren Hypothalamus wurden cholinerge Neuronen nachgewiesen. Die Abwehrmechanismen des Menschen gegen hohe Temperaturen dürften vorwiegend durch die zentral gelegenen Temperatur-empfindlichen Zellen des Hypothalamus aktiviert werden; diese Problematik wurde mittels Temperaturmessung in den Nasenhöhlen (nahe dem Hypothalamus) untersucht, wobei diese »Kopftemperatur« mit den thermoregulatorischen Effekten auf Umgebungstemperatur-Änderungen korreliert wurde. Im allgemeinen steigt die Wärmeproduktion bei Unterschreiten einer bestimmten »Kopftemperatur« an; bei Erhöhung der Hauttemperatur setzte jedoch Wärmeproduktion erst bei einer tieferen »Kopftemperatur« ein. Dies bedeutet, daß die Schwelle des »Erwärmungszentrums« wahrscheinlich von der Peripherie aus »verstellt« werden kann (Schutz gegen Überwärmung).

Fieber

Fieber ist das vielleicht älteste und bekannteste Zeichen von Krankheit. Entwickelt ein Individuum Fieber, so verhält sich ein thermoregulatorischer Mechanismus so, als würde seine Körpertemperatur auf einen höheren als den normalen Wert von 37°C eingestellt. Seine Temperatur-Receptoren signalisieren in diesem Falle, daß seine aktuelle Kerntemperatur unter dem »Sollwert« liegt und die Mechanismen für die Erhöhung der Kerntemperatur werden aktiviert; es kommt zum Gefühl des Fröstelns, das im Zusammenhang mit der Constriction der Hautgefäße entsteht, und es kann u.U. auch »Schüttelfrost« auftreten. Salicylate wie z.B.

Aspirin vermindern das Fieber, indem sie den thermoregulatorischen Mechanismus auf »normal« zurückstellen.

Fieber kann in verschiedener Weise zustande kommen. Zahlreiche Infektionen verursachen Fieber, indem sie die Produktion von *endogenen Pyrogenen* aus polymorphkernigen Leukocyten im Blut auslösen (Kap. 27). Diese Fieber-erzeugende Substanz wirkt direkt auf die thermoregulatorischen Zentren des Hypothalamus im Sinne einer Abschwächung des zentralen »Warmsignals«. Auch andere Zellen können endogene Pyrogene freisetzen; zu diesen Zellen gehören Monocyten im Zusammenwirken mit Lymphocyten. Die endogene Pyrogene sind Eiweißkörper mit einem Molekulargewicht von 10 000 bis 20 000. Sie werden von Zellen als Antwort auf die Wirkung von Viren, Antigenen, Antigen-Antikörper-Komplexen und sogar Steroid-Hormonen freigesetzt. Sie entstehen auch als Folge der Wirkung von Endotoxin, das in manchen Bakterien gebildet wird und wenn Bakterien von endogenes Pyrogen produzierenden Zellen phagocytiert werden.

Ein Nutzen von Fieber für den Organismus ist nicht bekannt, doch ist ein solcher in irgendeiner Weise denkbar, da bei allen homöothermen Organismen die Fieberreaktion im Verlauf der Evolution ausgebildet und als Antwort auf Infektionen und andere krankhafte Veränderungen bewahrt wurde. Vor der Einführung der Antibiotica wurde Fieber auch künstlich ausgelöst und zwar bei der Behandlung der Neurosyphilis. Ob Fieber auch bei der Überwindung anderer durch Mikroorganismen ausgelöster Erkrankungen von Nutzen ist, ist unklar.

Sehr hohe Kerntemperaturen sind gefährlich; wenn die rectale Temperatur für längere Zeit über 41°C ansteigt, können daraus dauernde Schädigungen des Gehirns resultieren. Wenn die Körpertemperatur Werte über 43°C erreicht, dann kommt es zum Hitzschlag und dieser führt meist zum Tode.

Hypothermie

Bei Winterschläfern sinkt die Körpertemperatur ohne nachteilige Folgen tief ab; dies regte Versuche mit künstlicher Hypothermie an. Senkung der »Kerntemperatur« durch Abkühlen von Haut oder Blut bei nicht winterschlafenden Tieren oder beim Menschen führt zu Verlangsamung der Stoffwechselprozesse; Atmung und Herzfrequenz sind vermindert und es kommt zu Bewußtlosigkeit. Bei einer Rectaltemperatur von etwa 28°C geht die Fähigkeit verloren, die Körpertemperatur wieder spontan zu normalisieren, doch kann der Normalzustand durch Erwärmung von außen wieder hergestellt werden. Wenn man die Bildung von Eiskristallen in den Geweben vermeidet, kann man Versuchstiere bis unter den Gefrierpunkt abkühlen, ohne daß nach dem Auftauen erkennbare Schäden entstehen.

Der Mensch kann Körpertemperaturen von 21 bis 24°C ohne Dauerschaden ertragen (Hibernation); künstliche Hypothermie wurde vielfach in der Chirurgie angewandt, da wegen des verminderten Sauerstoffbedarfes unterkühlter Patienten die Zirkulation für relativ lange Zeit unterbrochen werden kann. Der Blutdruck ist erniedrigt und Blutungen sind minimal. Unter Hypothermie kann das Herz zum Stehen gebracht und eröffnet werden; insbesondere gelingt es Gehirnoperationen durchzuführen, die ohne Hypothermie unmöglich gewesen wären.

Kapitel 15

Neurophysiologische Grundlagen von Instinkt-Verhalten und Emotionen

An *Emotionen* lassen sich sowohl mentale wie physische Komponenten unterscheiden: (1) *Cognition* (Erkennen, d.i. Bewußtwerden einer Empfindung und meist auch ihrer Ursache), (2) *Affekt* (das *Fühlen* selbst), (3) *Conation* (Antrieb, d.i. der Drang zu handeln) und (4) *physische Veränderungen* (z.B. Hypertension, Tachykardie, Schweißausbruch). Die Physiologie befaßt sich vorwiegend mit den physischen Manifestationen emotioneller Zustände, die Psychologie hingegen mit den Emotionen an sich; beider Interessen treffen jedoch bei *Hypothalamus* und *limbischem System* zusammen, da man diesen Gehirnteilen nicht nur eine wichtige Rolle bei der Auslösung der physischen Begleiterscheinungen und Auswirkungen von Emotionen, sondern auch bei der Entstehung der Emotionen selbst zuschreibt.

Limbisches System

Die Bezeichnung *limbischer Cortex (limbisches System)* wird jetzt allgemein für den früher Rhinencephalon genannten Teil des Gehirns verwendet, da nur ein geringer Teil davon mit dem Geruchssinn zu tun hat. Jeder der beiden limbischen Lappen besteht aus einer Schicht von Rindengewebe um den Stiel der jeweiligen Hemisphäre und einer Gruppe zugehöriger tiefer Strukturen, d.s. Amygdala (Nucleus amygdalae, Corpus amygdaloideum), Hippocampus und die Septum-Kerne.

Phylogenetisch ist der limbische Cortex der älteste Teil der Hirnrinde. Histologisch ist er aus primitivem Rindengewebe *(Allocortex)* gebildet, der den Hemisphärenhilus umgibt, sowie aus einem zweiten Ring eines Übergangstyps von Rindengewebe *(Juxtallocortex)* zwischen Allocortex und der übrigen Hemisphäre. Das Rindengewebe des nicht-limbischen Teiles der Hemisphäre wird *Neocortex* genannt; dieser ist am höchsten entwickelt und weist charakteristische 6 Schichten auf. Der Umfang der allo- und juxtallocorticalen Areale hat sich im Laufe der Evolution der Säuger nur wenig verändert im Gegensatz zur gewaltigen Größenzunahme des Neocortex, die beim Menschen ihren Höhepunkt erreichte (Abb. 15.1).

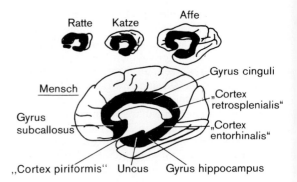

Abb. 15.1. Verhältnis des limbischen Cortex zum restlichen Cortex bei Ratte, Katze, Affe und Mensch (nach MacLean: The limbic system and its hippocampal formation. J. Neurosurg. **11**, 29 (1954))

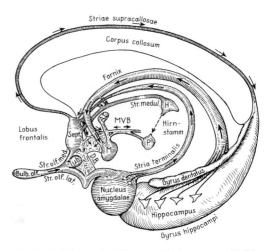

Ab. 15.2. Schema der Hauptverbindungen des limbischen Systems. Str. olf. med. lat., Striae olfact. med. et lat.; Str. medul., Stria medullaris; Tub., Tuberculum olfact.; D. B., Brocasches Diagonalband; Sept., Septum; A. T., Nucleus ant. thalami; M., Corpus mamillare; H. Habenula; P. Nucleus interpeduncularis; MVB, Mediales Vorderhirnbündel; Bulb. olf., Bulbus olfact (nach KRIEG, aus MacLean: Psychosomatic disease and the visceral brain. Psychosom. Med. **11**, 338 (1949))

Afferente und efferente Verbindungen des limbischen Systems

Die Hauptverbindungen des limbischen Systems sind in Abb. 15.2 dargestellt. Der Fornix jeder Seite verbindet den ipsilateralen Hippocampus mit dem Corpus mamillare, das seinerseits durch den Tractus mamillothalamius (Vicq d'Azur) mit den vorderen Thalamuskernen in Beziehung tritt; die vorderen Thalamuskerne entsenden Projektionsfasern zum Gyrus cinguli des Cortex, von wo Verbindungen zum Hippocampus bestehen, so daß auf diese Weise ein *geschlossenes Kreissystem* entsteht. Diese ursprünglich von PAPEZ beschriebene Kreisschaltung wird als »Papez-Kreis« bezeichnet.

Korrelation zwischen Struktur und Funktion des limbischen Systems

Ein Charakteristikum des limbischen Systems ist die Dürftigkeit seiner Verbindungen zum Neocortex. NAUTA hat treffend bemerkt, »der Neocortex sitzt auf dem limbischen System wie ein Reiter auf einem Pferd ohne Zügel«. Es gibt allerdings einige wenige »Zügel«, d.s. Fasern vom Stirnlappen zu benachbarten limbischen Strukturen und vielleicht einige indirekte Verbindungen über den Thalamus. Vom funktionellen Standpunkt modifiziert Aktivität des Neocortex das emotionelle Verhalten und umgekehrt; es ist jedoch ein Merkmal der Emotionen, daß sie nicht willkürlich »auf- und abgedreht« werden können.

Ein weiteres Merkmal des limbischen Systems ist seine langandauernde Nachentladung nach Reizung. Dies könnte die Tatsache erklären, daß emotionelle Reizantworten eher andauernd als flüchtig sind, so daß sie die auslösenden Reize überdauern.

Limbische Funktionen

Stimulations- und Abtragungsversuche zeigten, daß das limbische System neben seiner Rolle beim Riechen (Kap. 10) mit dem Nahrungsaufnahme-Verhalten zu tun hat. Zusammen mit dem Hypothalamus ist es auch mit dem Sexualverhalten, Wut und Furcht sowie mit der Motivation befaßt.

Autonome Effekte und Nahrungsaufnahme-Verhalten

Reizung des limbischen Systems ruft autonome Effekte hervor, insbesondere Änderungen von Blutdruck und Atmung; diese können von zahlreichen Stellen des limbischen Systems ausgelöst werden, so daß wenig Anhaltspunkte für eine klare Lokalisation bestehen. Offenbar sind die autonomen Effekte Teil eines komplexeren Phänomens, vor allem von *emotionellen* und *Verhaltens-Reaktionen.* Reizung der Nuclei amygdalae löst Bewegungen wie *Kauen* und *Lecken* sowie andere mit der Nahrungsaufnahme verbundene Aktivitäten aus. Läsionen der Amygdalae verursachen mäßige *Hyperphagie;* Schläfenlappenläsion führt zu unterschiedsloser Aufnahme aller Arten von Futter. Die Beziehung dieses Typs von Omniphagie zu den hypothalamischen Mechanismen wurde in Kap. 14 besprochen.

Sexuelles Verhalten

Die Paarung ist ein komplexes Phänomen, bei dem viele Teile des Nervensystems zusammenwirken müssen. Die Kopulation besteht aus einer Reihe von Reflexen, die in Rückenmark und unterem Hirnstamm integriert sind; die daran beteiligte Verhaltenskomponente, der Drang zur Vereinigung, die koordinierte Ereigniskette beim männlichen und weiblichen Geschlecht, die schließlich zur Schwangerschaft führt, sind in hohem Maße durch das limbische System und den Hypothalamus reguliert.

Lernvorgänge spielen besonders bei Primaten und beim Menschen eine Rolle bei der Ausbildung des Paarungsverhaltens, während bei niedrigen Tieren Werbung und erfolgreiche Paarung ohne vorherige sexuelle Erfahrung möglich sind. Die basalen Vorgänge sind offenbar angeboren und ohne Zweifel bei allen Säugern vorhanden. Beim Menschen wurde jedoch das Sexualverhalten weitgehend encephalisiert sowie durch soziale und psychische Faktoren konditioniert. Es werden daher in der Folge zuerst die grundlegenden physiologischen Mechanismen des Sexualverhaltens erläutert und dann mit den besonderen Verhältnissen beim Menschen verglichen.

Beziehung zwischen sexuellem Verhalten und endokrinen Funktionen

Bei Tieren, nicht beim Menschen, führt *Kastration* schließlich zum Erlöschen der sexuellen Aktivität beim männlichen wie beim weiblichen Geschlecht, wenn auch bei den Männchen mancher Species dieser Vorgang langsam erfolgt. *Injektion von Gonaden-Hormonen* führt bei kastrierten Tieren zum Wiedererwachen der sexuellen Aktivität, wobei Testosteron beim männlichen und Oestrogen beim weiblichen Geschlecht die stärkste Wirkung haben; große Dosen von Progesteron sind beim Weibchen ebenfalls wirksam.

Die Hauptwirkung des Progesterons ist jedoch Förderung des Oestrogeneffektes; in Gegenwart von Progesteron bedarf es einer geringen Oestrogendosis, um sexuelle Aktivität zu erzeugen. Hohe Dosen von Testosteron und anderen Androgenen lösen bei weiblichen kastrierten Tieren weibliche, hohe Oestrogendosen bei kastrierten Männchen männliche Paarungsreaktionen aus. Es ist unklar, wieso Hormone des anderen Geschlechtes bei den Versuchstieren Sexualreaktionen des eigenen Geschlechtes hervorrufen.

Klinische Korrelate

Bei erwachsenen Frauen verursacht Ovarektomie nicht zwangsläufig eine Verminderung der Libido (im vorliegenden Zusammenhang als Sexual-Interesse und -Antrieb definiert) oder der sexuellen Fähigkeiten. Frauen nach der Menopause können ihre sexuellen Beziehungen häufig ohne besondere Änderungen gegenüber der Situation vor der Menopause fortsetzen. Es wurde behauptet, dies sei auf die fortgesetzte Sekretion von Oestrogen und Androgenen durch die Nebennierenrinde zurückzuführen; wahrscheinlich ist die Ursache jedoch im hohen Grad der Encephalisation menschlicher Sexualfunktionen und deren relativer Emanzipation von Instinkt- sowie hormonaler Kontrolle zu suchen. Behandlung mit Sexualhormonen steigert jedoch auch beim Menschen Sexual-Interesse und -Antrieb. Testosteron z. B. steigert die Libido beim Manne, ebenso wirkt auch Oestrogen, das bei der Behandlung des Prostatacarcinoms Verwendung findet. Das vor der Behandlung mit Sexualhormonen vorhandene Verhaltensmuster wird stimuliert, erhält aber keine neue Richtung; so intensiviert die Gabe von Testosteron bei Homosexuellen den homosexuellen Antrieb und wandelt ihn nicht in einen heterosexuellen Antrieb um.

Neurale Kontrolle des männlichen Sexualverhaltens

Bei männlichen Versuchstieren verursacht Abtragung des Neocortex meist Hemmung des Sexualverhaltens; auch Teilabtragung bedingt eine gewisse Hemmung, deren Ausmaß vom begleitenden motorischen Defizit unabhängig ist; zu den ausgeprägtesten Hemmungseffekten führt Läsion der Stirnlappen. Andererseits entwickeln Katzen und Affen mit beiderseitigen limbischen Läsionen im Bereich des Cortex piriformis über der Amygdala ausgesprochen verstärkte sexuelle Aktivität; diese Tiere begatten sich nicht nur mit Jungtieren und ohne Rücksicht auf das Geschlecht, sondern versuchen sich auch mit Tieren anderer Species und mit unbelebten Gegenständen zu kopulieren. Es handelt sich um ein abnormes Sexualverhalten, das nur bei Vorhandensein von Testosteron zustande kommt, nicht aber durch gesteigerte Testosteronsekretion verursacht wird.

Auch der Hypothalamus ist an der Kontrolle des männlichen Sexualverhaltens beteiligt. Reizung des medialen Vorderhirnbündels und benachbarter Hypothalamus-Gebiete ruft bei Affen Erektion hervor. Bei kastrierten Ratten stellt Testosteron-Implantation in den Hypothalamus das Sexualverhalten wieder her, während bei nicht kastrierten Ratten Läsionen im vorderen Hypothalamusgebiet das sexuelle Interesse zum Erlöschen bringen; Läsionen in der Region der Corpora mamillaria hingegen führen bei Ratten zu gesteigerter sexueller Aktivität.

Weibliches Sexualverhalten und dessen neurale Kontrolle

Während bei den Säugern das männliche Sexualverhalten mehr oder weniger kontinuierlich ist, ist die weibliche Sexualaktivität bei den meisten Species cyclisch; das Weibchen meidet das Männchen die meiste Zeit oder weist dessen Annäherung ab. Periodisch kommt es dann zu einer abrupten Änderung des weiblichen Verhaltens und das Weibchen sucht das Männchen; diese kurzen Episoden des *Oestrus* sind so charakteristisch, daß bei nicht-menstruierenden Säugerarten der Sexualcyclus als *Oestrus*-Cyclus bezeichnet wird.

Die Änderung des weiblichen Sexualverhaltens wird durch einen Anstieg des Oestrogenspiegels im Blut ausgelöst. Manche Tiere, insbesondere Kaninchen und Frettchen kommen in den Oestrus und verbleiben solange darin, bis eine Schwangerschaft oder Pseudoschwangerschaft eintritt; bei diesen Arten ist die Ovulation ein neuroendokriner Reflex. Reizung des Genitales sowie andere sensorische Stimuli während der Copulation bewirken Ausschüttung von Gonadotropinen aus der Hypophyse, wodurch es zum Follikelsprung kommt. Bei vielen anderen Arten erfolgen in regelmäßigen Abständen Spontanovulationen, die mit den Perioden des Oestrus zusammenfallen; dies gilt auch für Affen. Im Gegensatz zum Verhalten in der Gefangenschaft, läßt das Affenweibchen in der Wildnis das Männchen zur Zeit der Ovulation häufiger zu.

Beim Affen ist der männliche Sexualtrieb größer, wenn das Tier zur Zeit der Ovulation zum Weibchen gebracht wird, als wenn dies zu irgend einem anderen

Zeitpunkt des weiblichen Cyclus erfolgt. Die »Botschaft« des Weibchens an das Männchen ist in diesem Falle ein Geruchs-Reiz, der auf bestimmte Fettsäuren im Vaginal-Sekret zurückzuführen ist. Diese Fettsäuren kommen auch im menschlichen Vaginal-Sekret in der Mitte des Cyclus vermehrt vor. Solche Substanzen, die vom Organismus produziert werden, um auf größere Entfernung Änderungen des Verhaltens oder anderer physiologischer Funktionen bei einem Angehörigen derselben Species auszulösen, wurden als *Pheromone* bezeichnet.

Weibliche Tiere hören nach Abtragung des Neocortex sowie des limbischen Cortex auf, während des Oestrus das Männchen zu suchen, während andere Komponenten des Oestrus unverändert bleiben. Läsionen im Bereich der Amygdala und ihrer Umgebung bewirken nicht wie beim Männchen Hypersexualität. Gezielte Läsionen des vorderen Hypothalamus führen jedoch zum Erlöschen des Oestrus-Verhaltens, ohne daß dadurch der regelmäßige Hypophysen-Ovarial-Cyclus (Kap. 23) gestört wird.

Implantationen kleiner Oestrogenmengen in den vorderen Hypothalamus löst bei ovarektomierten Ratten Oestrusverhalten aus (Abb. 23.26), während Implantation in anderen Gehirnregionen oder außerhalb des Gehirns dies nicht bewirkt. Offensichtlich sind Strukturen im Hypothalamus für zirkulierendes Oestrogen empfindlich, von denen aus bei hohem Oestrogenspiegel das Oestrusverhalten in Gang gesetzt wird.

Wirkung von Sexualhormonen in der Frühkindheit auf das Verhalten im Erwachsenenalter

Wenn weibliche Versuchstiere im Uterus oder während der frühen postnatalen Entwicklungsperiode Sexual-Steroiden ausgesetzt werden, kommt es zu ausgeprägten Abnormitäten des Sexualverhaltens nach Erreichen des Erwachsenenalters. *Weibliche Ratten, die vor ihrem fünften Lebenstag* mit einer einzigen kleinen *Androgen-Dosis* behandelt wurden, haben im erwachsenen Zustand keinen normalen Oestrus; sie begatten sich nicht, obwohl ihre, wenn auch cystisch veränderten Ovarien genügend Oestrogen produzieren, um einen andauernden Oestrus-Typ ihres Vaginalabstriches zu bewirken (Kap. 23). Diese Ratten zeigen keine cyclische Freisetzung von Hypophysen-Gonadotropinen, wie dies für die erwachsene Ratte typisch ist, sondern eher eine tonische Dauersekretion, wie sie für das Männchen charakteristisch ist; ihr *Gehirn wurde* offenbar durch eine einzige kurze Exposition gegenüber Androgenen »maskulinisiert«. Männliche, nach der Geburt kastrierte Ratten zeigen hingegen eine cyclische Gonadotropin-Sekretion und entwickeln bei postnataler Gabe von Ovarialhormonen weibliches Verhalten, was bei nicht kastrierten Männchen nicht vorkommt. Offensichtlich kommt die Entwicklung eines »weiblichen Hypothalamus« durch das Fehlen von Androgenen im frühen Leben zustande, während die Exposition gegenüber weiblichen Hormonen zu diesem Zeitpunkt von geringerer Bedeutung ist.

Ratten sind bei der Geburt besonders unreif; Tiere anderer Species, deren Junge weiter entwickelt zur Welt kommen, zeigen die erwähnten Veränderungen nicht, wenn sie während der postnatalen Periode Androgenen ausgesetzt werden. Bei diesen Tieren kommt es jedoch zu Veränderungen der Genitalentwicklung, wenn sie der Einwirkung von Androgenen *in utero* ausgesetzt werden (Kap. 23); werden Affen in utero Androgenen ausgesetzt, dann ändert sich das Muster der Gonadotropin-Sekretion beim weiblichen Tier nicht, aber es kommt zur Ausbildung von abnormem Sexualverhalten im Erwachsenenalter.

Klinische Korrelate

Es ist schwierig, die Ergebnisse von Läsionen in der Amygdala-Region und -Umgebung bei männlichen Tieren auf den Menschen zu übertragen, doch wurden Fälle von *Hypersexualität* bei Patienten mit bilateralen *Läsionen* im Bereich der *Nuclei amygdalae* beschrieben.

Bei der Frau ist die sexuelle Aktivität nicht auf eine bestimmte Periode des Cyclus beschränkt; wenn es einen Zeitpunkt maximaler Libido gibt, dann liegt dieser im Bereich des Ovulationstermins und vielleicht auch nahe dem Eintritt der Menses. Es liegen Berichte über eine vorübergehende Hypersexualität bei Frauen nach hirnchirurgischen Eingriffen vor, die auch den vorderen Hypothalamus und dessen Nachbarschaft betrafen; im Hinblick auf die kurze Dauer dieser Effekte ist anzunehmen, daß es sich um eine unbeabsichtigte Zwischenhirnreizung handelte.

Frühexposition gegenüber Androgenen bei weiblichen menschlichen Individuen verändert nicht das cyclische Muster der Gonadotropin-Sekretion im Erwachsenenalter; es bestehen jedoch Hinweise, daß es zu einem maskulinisierenden Effekt auf das Verhalten kommt.

Mütterliches Verhalten

Läsionen der Cingulum- und retrosplenialen Anteile des *limbischen Cortex* beeinträchtigen das mütterliche Verhalten bei Tieren. Hormone dürften für das Brutverhalten nicht notwendig sein, doch wird dieses durch manche Hormone gefördert; Prolactin, das während der Lactation von der Hypophyse in großer Menge sezerniert wird, übt möglicherweise einen fördernden Einfluß durch direkte Wirkung auf das Gehirn aus.

Furcht und Wut

Furcht und Wut sind nahe verwandte Emotionen. Die äußeren Manifestationen der Furcht- oder Wutreaktion sind bei Tieren autonome Reaktionen wie z.B. Schweißausbruch, Pupillenerweiterung, Zusammenkauern sowie Drehen des Kopfes von Seite zu Seite, um einen Ausweg zu finden. Die *Wut-, Kampf-* oder *Angriffsreaktion* ist bei der Katze mit Fauchen, Spucken, Brummen, Aufstellen der Haare, Pupillenerweiterung sowie gezieltem Beißen und Kratzen verbunden. Beide Reaktionen können einzeln und u.U. kombiniert durch Hypothalamus-Reizung ausgelöst werden. Wenn ein Tier bedroht wird, sucht es gewöhnlich zu fliehen; wenn ihm der Weg abgeschnitten wird, kämpft es. Furcht- und Wutreaktion sind wahrscheinlich Schutzinstinkt-Mechanismen gegen Bedrohung aus der Umwelt.

Furcht

Die Furcht-Reaktion kann am wachen Tier durch Reizung des Hypothalamus und der Nuclei amygdalae ausgelöst werden. Andererseits führt Zerstörung des Amygdalae dazu, daß in Situationen, in denen normalerweise eine Furcht-Reaktion aufträte, diese sowie ihre autonomen und endokrinen Begleiterscheinungen ausbleiben. Ein weiteres dramatisches Beispiel bietet das Verhalten von Affen nach bilateraler Lobektomie gegenüber Schlangen; die Affen, sonst gegenüber Schlangen furchtsam, nähern sich diesen, fassen sie an und versuchen sogar sie zu fressen.

Wut und »Plazidität« (»Gelassenheit«)

Bei den meisten Tieren und auch beim Menschen besteht ein *Gleichgewicht* zwischen *Wut* und einem entgegengesetzten emotionellen Zustand, der mangels eines besseren Ausdrucks hier als »*Plazidität*« bezeichnet wird. Stärkere Irritation bewirkt, daß das Individuum »außer sich gerät«, während geringere Reize ignoriert werden. Bei Versuchstieren mit Gehirnläsionen ist dieses Gleichgewicht verändert; eine bestimmte Läsion verursacht einen Zustand, bei dem minimale Reize bereits zu Wutausbrüchen führen, während bei anders lokalisierten Läsionen selbst die unangenehmsten Reize das Tier nicht aus einem Zustand abnormer Ruhe bringen können.

Wutreaktionen nach minimalen Reizen beobachtet man an Tieren, bei denen der Neocortex abgetragen wurde und an Tieren mit intaktem Cortex, bei denen die ventromedialen Hypothalamuskerne und die septalen Kerne zerstört wurden. Beiderseitige Zerstörung der Nuclei amygdalae bewirkt hingegen bei Affen abnorme »Plazidität«; ähnliche Effekte sieht man an Katzen und Hunden. Wilde Ratten, die besonders bösartig sind, können durch diese Operation so zahm wie die gewöhnlichen weißen Laboratoriumsratten werden. Reizung bestimmter Teile der Amygdalae erzeugt bei der Katze Wut; die durch Läsion der Amygdalae bewirkte »Plazidität« eines Versuchstieres wird durch nachfolgende Zerstörung der ventromedialen Hypothalamuskerne in Wut verwandelt.

Wut kann auch durch Reizung eines Gebietes entstehen, das im lateralen Hypothalamus beginnend nach rückwärts in das zentrale Grau des Mittelhirns reicht; die gewöhnlich durch Reizung der Amygdalae auslösbare Wutreaktion kann durch ipsilaterale Läsion des lateralen Hypothalamus oder des vorderen Mittelhirns zum Schwinden gebracht werden.

Gonaden-Hormone beeinflussen offenbar das aggressive Verhalten; Kastration vermindert dieses bei Versuchstieren, während es durch Androgene gesteigert wird. Auch soziale Komponenten beeinflussen das aggressive Verhalten; es ist ausgeprägter bei männlichen Tieren, die mit Weibchen zusammenleben, und wird gesteigert, wenn ein Fremder in das Territorium des Versuchstieres eingebracht wird.

»Schein-Wut« (»Sham-Rage«)

Man nahm ursprünglich an, daß Wutausbrüche bei Tieren mit Zwischen- und Vorderhirnläsion nur die physischen, insbesondere motorische Manifestationen der Wut umfaßten, und wählte daher die Bezeichnung »Schein-Wut« (»Sham-Rage«) hierfür. Diese Vorstellung erscheint nunmehr unpräzise; obwohl nämlich die Wutausbrüche bei Tieren mit diencephalen Läsionen durch minimale Reize ausgelöst werden, sind sie dennoch meist genau gegen die Irritationsquelle gerichtet. Eine solche Hypothalamusreizung, die Wutreaktionen auslöst, ist offensichtlich für das Tier unangenehm, denn die Tiere werden dadurch gegen den Ort konditioniert, an dem die Versuche vorgenommen werden, und trachten die Versuche zu vermeiden; sie erlernen es z.B. durch Betätigung eines

Hebels den wutauslösenden hypothalamischen Reiz zu vermeiden.

Es ist fast unmöglich, bedingte Reflexe (Kap. 16) durch Reizung rein motorischer Systeme aufzubauen, und es ist ebenso schwierig, wenn der unkonditionierte Reiz nicht ein angenehmes oder unangenehmes Gefühl bewirkt. Die Tatsache, daß Hypothalamus-Reizung ein wirksamer unkonditionierter Reiz zum Aufbau konditionierter »avoidance«-Reaktionen ist und diese über sehr lange Zeit erhalten bleiben, spricht daher für den unangenehmen Charakter des Reizes. Es besteht also kaum Zweifel, daß die Wutausbrüche sowohl mentale wie physische Manifestationen der Wut umfassen; der *Ausdruck »Schein-Wut«* ist daher *unzutreffend*.

Klinische Korrelate

Aufgrund der beschriebenen Ergebnisse liegt es nahe, *2 eng verbundene Mechanismen* im Hypothalamus und limbischen System anzunehmen, von denen der eine *»Gelassenheit«*, der andere *Wut* fördert. Die emotionelle Lage wird wahrscheinlich durch afferente Impulse bestimmt, die das Gleichgewicht zwischen diesen Mechanismen einstellen. Dies wäre den Systemen ähnlich, die Nahrungsaufnahme oder Körpertemperatur regeln.

Wenn auch die Verhältnisse beim Menschen viel komplexer und feiner abgestimmt sind als bei den Tieren, dürfte die nervöse Grundlage im Prinzip analog sein. Wutanfälle auf minimale Reize konnten wiederholt bei Patienten mit Hirnschädigungen beobachtet werden; sie sind eine Komplikation von Eingriffen an der Hypophyse, wenn unbeabsichtigt Schäden an der Hirnbasis gesetzt wurden. Auch nach Erkrankungen des Nervensystems, insbesondere Encephalitis, bei welchen es zu Zerstörungen von Neuronen des limbischen Systems und des Hypothalamus kommt, treten Wutanfälle auf. Reizung der Nuclei amygdalae und von Teilen des Hypothalamus bei wachen Patienten löst das Gefühl von Wut und Furcht aus. In Japan hat man bilaterale Läsionen der Amygdalae an Patienten mit Erregungs- und aggressiven Zuständen vorgenommen; angeblich kam es hierauf zu einer Beruhigung, ohne daß Hypersexualität oder Gedächtnisstörungen auftraten.

Motivation

Wenn ein Versuchstier in einem Käfig mit einem Hebel gehalten wird, dann betätigt es diesen mit der Zeit rein zufällig. OLDS und seine Mitarbeiter konnten zeigen, daß das Tier jedoch immer wieder zum Hebel zurückkehrt und diesen niederdrückt, wenn hierdurch über eine intracerebral implantierte Elektrode bestimmte Gehirnstellen gereizt werden. Die Tiere verbringen bald die meiste Zeit mit dem Betätigen des Hebels und manche vergessen dabei zu fressen und zu trinken, bis sie erschöpft zusammenbrechen. Ratten drücken den Hebel 5000 bis 12000mal, Affen sogar bis 17000mal pro Stunde nieder. Sind die Reizelektroden an anderer Stelle implantiert, dann vermeiden die Tiere den Hebel; diese Reize bilden einen wirkungsvollen unkonditionierten Stimulus zum Aufbau bedingter Ausweich-(»Avoidance«-)Reflexe.

Die Reizpunkte, die wiederholtes Niederdrücken des Hebels auslösen, liegen in einem medialen Gewebestreifen von den Nuclei amygdalae durch den Hypothalamus zum Tegmentum des Mittelhirns; die höchsten Zahlen werden meist bei Reizung im Tegmentum, dem hinteren Hypothalamus und den septalen Kernen erzielt. Die Reizstellen, bei deren Stimulierung die Betätigung des Hebels vermieden wird, liegen im lateralen Teil des hinteren Hypothalamus, im dorsalen Mittelhirn und im entorhinalen Cortex; diese Stellen liegen oft den erstgenannten sehr nahe, gehören aber einem gesonderten System an. Die Stellen, deren Reizung wiederholtes Niederdrücken des Hebels verursacht, sind viel ausgebreiteter als diejenigen, deren Reizung vermieden wird. Man hat errechnet, daß bei Ratten wiederholtes Niederdrücken von 35% des Gehirns, Vermeiden von 5% und indifferente Effekte von 60% des Gehirns aus bewirkt werden können.

Es ist klar, daß eine Wirkung der Reizung das Tier dazu veranlaßt, sich selbst immer wieder zu stimulieren, wobei die Empfindungen des Tieres unbekannt bleiben. Es gibt nun auch einige Ergebnisse von *Menschen mit implantierten Dauerelektroden*, mit denen ähnliche Versuche durchgeführt wurden; die meisten Personen waren Patienten mit Schizophrenie oder Epilepsie, doch waren einige auch wegen unstillbarer Schmerzen bei malignen Erkrankungen in Behandlung. Auch hier kam es zu wiederholtem Betätigen des Reizhebels, wobei im allgemeinen Empfindungen wie »Nachlassen der Spannungen«, »ruhiges, entspanntes Gefühl« angegeben wurden. Selten wurden Empfindungen wie »Freude« oder »ekstatisches Gefühl« geäußert und Personen mit der höchsten Selbst-Stimulierungsrate konnten nicht sagen, warum sie fortgesetzt den Hebel drückten. Waren die Elektroden in den Gebieten implantiert, wo Stimulierung vermieden wird, dann berichten die Patienten Empfindungen, die von unbestimmter Furcht bis zu reinem Schrecken reichten.

Demzufolge ist es nicht angebracht, präzise Termini anzuwenden; es ist vorzuziehen, die beteiligten Gehirnsysteme als *»Belohnungs-* oder

»Annäherungs-System« (»reward«, »approach« system) bzw. als *»Bestrafungs«-* oder *»Flucht«-System* (»punishment«, »avoidance« system) zu bezeichnen.

Reizung des Belohnungssystems ergibt eine starke Motivierung für die Durchführung verschiedener Aufgaben wie z. B. die Orientierung in einem Irrgarten.

Hungrige Ratten werden z. B. ein elektrisch geladenes Gitter nur dann überschreiten, um ein Futter zu erhalten, wenn der Strom unter 70 µA beträgt; wenn aber Selbststimulierung dadurch erreicht werden kann, dann wagen sie sich noch bei Strömen von 300 µA über die geladene Barriere. Eine Ratte wird sogar einen so starken elektrischen Schock riskieren, daß sie bewußtlos umfällt, und doch, wenn sie wieder erwacht, den Versuch fortsetzen, an den Hebel heranzukommen.

Man kann beim Belohnungssystem auch Unter-Systeme feststellen. Bei Ratten mit bestimmten Elektroden-Positionen im lateralen Hypothalamus sind die Selbst-Stimulationsraten im Hungerzustand höher als beim gesättigten Tier. Bei anderen Elektroden-Lokalisationen im Hypothalamus, insbesondere im medialen Vorderbündel, vermindert Kastration und erhöht Androgengabe die Selbst-Stimulationsrate; Fütterung und Androgengabe modifizieren jedoch die Reizeffekte bei anderen Lokalisationen der Reizelektroden nicht.

Die beschriebenen Ergebnisse berechtigen zur Annahme, daß das Verhalten nicht nur durch Verminderung oder Vermeidung unangenehmer Affekte motiviert wird, sondern auch durch primär belohnend wirkende Einflüsse wie Stimulierung des »approach«-Systems. Dies erscheint bedeutsam in bezug auf die klassische »drive reduction«-Theorie der Motivation, auf die Störung oder Bahnung sich aufbauender Verhaltensweisen sowie auf normale und abnorme emotionelle Reizantworten.

Chemismus des Gehirns: Verhaltensweisen und synaptische Erregungsübertragung im ZNS

Pharmaka, die das menschliche Verhalten modifizieren, umfassen *psychosomimetische* Agentien (Drogen, die Halluzinationen und andere Manifestationen von Psychosen auslösen), *»Tranquilizer«* (Drogen, die Angstzustände vermindern) und *»Psycho-Energizer«* (Drogen, die antidepressiv wirken, die Stimmung heben und Interesse sowie Antrieb steigern). Viele dieser Substanzen dürften durch Änderung der Übertragung an synaptischen Verbindungen des Gehirns wirken; ihre Entdeckung hat das Interesse an Beschaffenheit und Wirkungsweise der beteiligten Übertragersubstanzen erhöht.

Zahlreiche Substanzen kommen als »Überträger« in Frage; ungleichmäßige Verteilung einer bestimmten Substanz in den verschiedenen Teilen des ZNS und gleichlaufende Verteilung von Enzymen, die für Synthese sowie Abbau dieser Substanz zuständig sind, legten jeweils die Annahme nahe, daß es sich um eine Übertragersubstanz handelt. Änderung des Verhaltens oder anderer ZNS-Funktionen, die bei einer durch Pharmaka ausgelösten Konzentrationsänderung der betreffenden Substanz auftreten, liefert indirekte Beweise für eine Überträger-Funktion der Substanz.

Präzisere Beweise konnten durch Differential-Zentrifugation von Hirngeweben gewonnen werden, wobei einige der vermuteten Übertragersubstanzen in jenen Fraktionen gefunden wurden, die erfahrungsgemäß Nervenendigungen enthalten; Agentien in dieser Fraktion umfassen *Acetylcholin, Noradrenalin, Adrenalin, Dopamin* und *Serotonin*. Zusätzliche Beweise liefert die Histochemie, die jetzt über Lokalisierungsmöglichkeiten für Acetylcholin, Noradrenalin, Serotonin und Dopamin verfügt. Es konnte ferner gezeigt werden, daß manche der vermuteten Überträger in vitro vom Gehirn freigesetzt werden und daß Acetylcholin und Glutaminsäure sowie andere wahrscheinliche Übertragersubstanzen einzelne Neuronen erregen, wenn sie mit Mikropipetten an deren Membran herangebracht werden *(Mikroelektrophorese).* Die derzeit bekannten oder vermuteten Substanzen, die an Nervenendigungen freigesetzt werden, sind in Tabelle 15.1 zusammengestellt.

Serotonin im ZNS

Serotonin (5-Hydroxytryptamin, 5-HT) ist in der höchsten Konzentration in den Blutplättchen enthalten sowie in den enterochromaffinen Zellen und dem Plexus myentericus des Verdauungstraktes (Kap. 26). Kleinere Mengen sind im Gehirn, besonders im Hypothalamus (Tabelle 15.2) und in der Retina (Kap. 8) vorhanden.

Die Monoamine können in Geweben histochemisch nachgewiesen werden; die angewandte Methode läßt Serotonin, Noradrenalin, Adrenalin und Dopamin fluorescieren. Durch Vergleich der histologischen Bilder von Tieren, die mit Pharmaka behandelt wurden, welche selektiv

Tabelle 15.1. Bekannte und vermutete synaptische Überträgersubstanzen und »Neurohormone« im Säuger-Organismus

Substanz	Orte, an denen die Substanz sezerniert wird	
	bekannt	vermutet
Acetylcholin	Neuromuskuläre Verbindungen Präganglionäre autonome Endigungen Postganglionäre parasympathische Endigungen Postganglionäre Endigungen für Schweißdrüsen und Vasodilatatoren der Muskeln Zahlreiche Stellen im Gehirn	Retina
Noradrenalin	Postganglionäre sympathische Endigungen Großhirnrinde, Hypothalamus, Hirnstamm, Kleinhirn, Rückenmark	
Dopamin	Nucleus caudatus, Putamen, Hypothalamus, limbisches System, Rückenmark	Retina
Adrenalin	Hypothalamus	
Serotonin	Hypothalamus, limbisches System, Rückenmark	Retina
Substanz P	Substantia gelatinosa, zahlreiche andere Stellen im Gehirn	Retina, Darm
Histamin		Hypothalamus
Vasopressin-ADH	HHL	
Ocytocin	HHL	
Hypothalamische Releasing- und Inhibiting Hormone: CRH, TRH, GRH, GIH, LRH, (FRH), PRH, PIH, Kap. 14	Eminentia mediana des Hypothalamus	andere Stellen im Gehirn, Rückenmark
Glycin		Hemmungsneuronen im Rückenmark
Gamma-amino-Buttersäure (GABA)	Kleinhirn, Großhirnrinde, Neuronen, die präsynaptische Hemmung im Rückenmark bewirken, Retina	
Glutaminsäure (Glutamat)		Erregt zahlreiche Säuger-Neuronen
Enkaphaline, Endorphine		Zahlreiche Teile des Gehirns, Verdauungstrakt

Tabelle 15.2. Gehalt des Gehirns an GABA und einigen möglichen Überträgern an Synapsen des ZNS

	Hund					Ratte
	Acetyl-cholin nmol/g (µg/g)[a]	Substanz P Einh./g[a]	Sero-tonin nmol/g (µg/g)[a]	Noradre-nalin nmol/g (µg/g)[a]	Hist-amin nmol/g (µg/g)[a]	GABA[b] µmol/g (µg/g)
Großhirnrinde (sensibel)	16,8 (2,8)	–	–	0	0	2,3 (210)
Großhirnrinde (motorisch)	27,0 (4,5)	19	0,11 (0,02)	1,1 (0,18)	0	
Nucleus caudatus	16,2 (2,7)	46	0,57 (0,10)	0,3 (0,06)	0	–
Thalamus	18,0 (3,0)	13	0,11 (0,02)	0,9 (0,16)	0	–
Hypothalamus	10,8 (1,8)	70	1,4 (0,25)	6,0 (1,03)	270 (30)	4,2 (380)
Hippocampus	–	15	0,28 (0,05)	–	–	–
Medulla oblongata	9,6 (1,6)	25	0,17 (0,03)	–	–	2,9 (260)
Kleinhirn	1,2 (0,2)	2	0,06 (0,01)	0,4 (0,07)	0	1,7 (160)
Rückenmark	9,6 (1,6)	29	0	–	0	–
sympathische Ganglien	180,0 (30)	7	0	36,0 (6,00)	45 (5)	–
Area postrema	–	460	1,36 (0,24)	6,1 (1,04)	–	–

[a] Angaben nach Paton: Ann. Rev. Physiol. **20**, 431 (1958).
[b] Angaben nach Berl and Waelsch: J. Neurochem. **3**, 161.
– Keine Angaben.

die verschiedenen Amine zum Verschwinden bringen, kann jedes einzelne Amin identifiziert werden. Mit dieser Technik konnte nachgewiesen werden, daß sowohl Serotonin, wie Noradrenalin und Dopamin in Nervenendigungen lokalisiert sind. Serotonin wird in verhältnismäßig hoher Konzentration im Seitenhorn des Rückenmarks und in bestimmten Arealen des Gehirns gefunden. Histochemisch kann nachgewiesen werden, daß es ein System Serotoninenthaltender Neuronen gibt, deren Zellkörper in den Raphe-Kernen des Hirnstammes liegen und die Projektionen zu Teilen des Hypothalamus, des Limbischen Systems und des Neocortex entsenden (Abb. 15.3).

Serotonin wird im Körper durch Hydroxylierung und Decarboxylierung der essentiellen Aminosäure Tryptophan gebildet (Abb. 15.4). Es wird vor allem durch Monoaminooxidase inaktiviert (Abb. 15.5), wobei 5-Hydroxindolessigsäue (5-HIAA) entsteht; diese ist der wichtigste im Harn vorkommende Metabolit des Serotonin, so daß die 5-HIAA-Ausscheidung im Harn als Maß für den Serotonin-Umsatz im Körper verwendet wird. In der Zirbeldrüse wird Serotonin in Melatonin umgewandelt (Kap. 24).

Das psychosomimetische Agens *Lysergsäurediäthylamid (LSD)* ist ein Serotonin-Antagonist. Die vorübergehenden Halluzinationen und anderen mentalen Störungen durch diese Droge wurden entdeckt, als bei der Synthese zufällig etwas von der Substanz inhaliert wurde. Wenn auch die Wechselbeziehung zwischen LSD und Hirn-Serotonin unklar ist, hat die Entdeckung des LSD die Aufmerksamkeit auf Zusammenhänge zwischen Verhalten und Schwankungen im Serotoningehalt des Gehirns gelenkt. Verschiedene Substanzen, die wie Serotonin *Derivate des Tryptamins sind*, wirken psychosomimetisch. Psilocybin, eine halluzinogene Substanz aus bestimmten Pilzen, ist davon die bekannteste.

Das Alkaloid *Reserpin* verursacht eine ausgeprägte Entleerung von Serotonin aus seinen Speichern im Körper, einschließlich derjenigen im Gehirn; wird diese Erschöpfung der Serotonin-Reserven verhindert, dann vermag Reserpin seine beruhigende Wirkung nicht auszuüben. Reserpin entleert jedoch auch die Noradrenalin- und Dopaminspeicher des Gehirns, so daß schwer zu entscheiden ist, welche Wirkungen auf Entspeicherung des Serotonins bzw. der Catecholamine zurückzuführen sind.

Monoaminoxidase-Hemmer, die als »Psycho-Energizer« wirken, steigern den Gehalt des Gehirns an Serotonin, aber auch an Noradrenalin und Dopamin. Selektive Serotonin-Entspeicherung des Gehirns ist durch p-Chlorphenylalanin zu erreichen, welches die Umwandlung von Tryptophan in 5-Hydroxytryptophan blockiert; diese Umwandlung ist die umsatzbegrenzende Stufe bei der Serotonin-Synthese. Bei Versuchstieren verursacht p-Chlorphenylalanin einen langanhaltenden Wachzustand, was u. a. auf eine Rolle des Serotonins bei der Schlafentstehung hinweist; beim Menschen gelingt es aber nicht, in dieser Weise einen Wachzustand zu erzeugen, und es sind auch keine anderen deutlichen psychischen Veränderungen — selbst bei hoher Dosierung — zu beobachten. Die Beziehung des Serotonins zu mentalen Funktionen bleibt also unklar. Serotonin spielt vielleicht eine Rolle bei der Regulation der Wachstumshormon-Sekretion und der Freisetzung anderer HVL-Hormone. Es bestehen einige Hinweise dafür, daß Serotonin eine Überträgerfunktion in absteigenden Fasersystemen ausübt, welche die Entstehung autonomer Impulse im Seitenhorn des Rückenmarkes zu hemmen vermag.

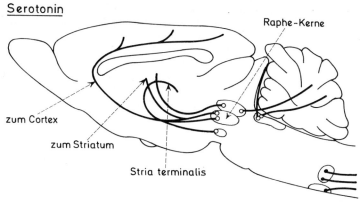
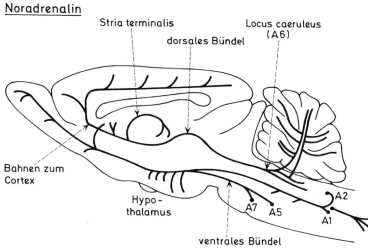
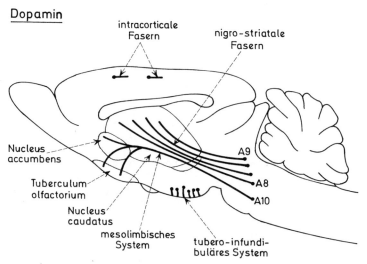

Abb. 15.3. Aminerge Bahnen im Gehirn der Ratte. Die Zahlen und Buchstaben (A1, A2 usw.) bezeichnen spezielle Gruppen Catecholamin-haltiger Zell-Körper. Die Bahnen beim Menschen sind ähnlich (nach UNGERSTEDT: Sterotactic mapping of the monoamine pathways in the rat brain. Acta physiol. scand. Suppl. **367,** 1 (1971))

Noradrenalin im ZNS

Außerdem gibt es eine bedeutende serotoninerge Innervation der suprachiasmatischen Kerne des Hypothalamus; Serotonin steht vielleicht in einem Zusammenhang mit der Regulierung des Circadian-Rhythmus (Kap. 14).

Noradrenalin im ZNS

Die Verteilung von Noradrenalin im Gehirn läuft mit derjenigen des Serotonins parallel (Tabelle 15.2 und 15.3). Zellkörper der meisten, wenn nicht aller Noradrenalin enthaltenden Neuronen liegen in Locus caeruleus und anderen Kernen von Brücke und Medulla oblongata. Manche Axonen steigen im Rückenmark abwärts und innervieren das Hinter- und Vorderhorn sowie das Grau des Seitenhorns. Andere Fasern treten in das Kleinhirn ein und schließlich steigen auch Leitungen im ventralen Bündel (Abb. 15.3) zum Hypothalamus auf bzw. innervieren über das dorsale Bündel den dorsalen Hypothalamus, das limbische System und den Neocortex.

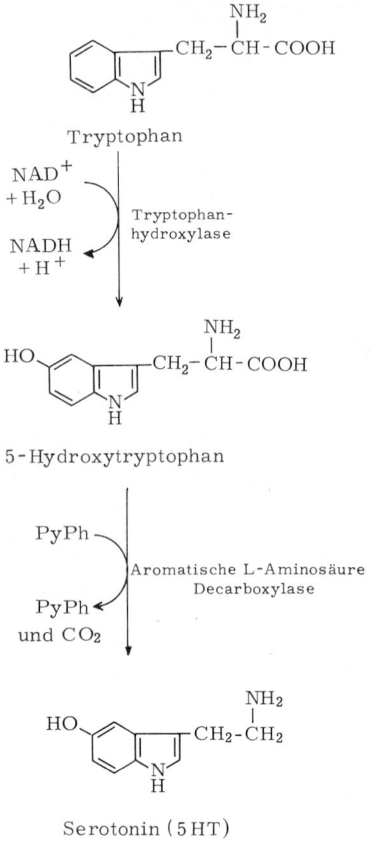

Abb. 15.4. Biosynthese von Serotonin (die aromatische L-Aminosäure-Decarboxylase decarboxyliert auch Dopa zu Dopamin, Abb. 13.3)

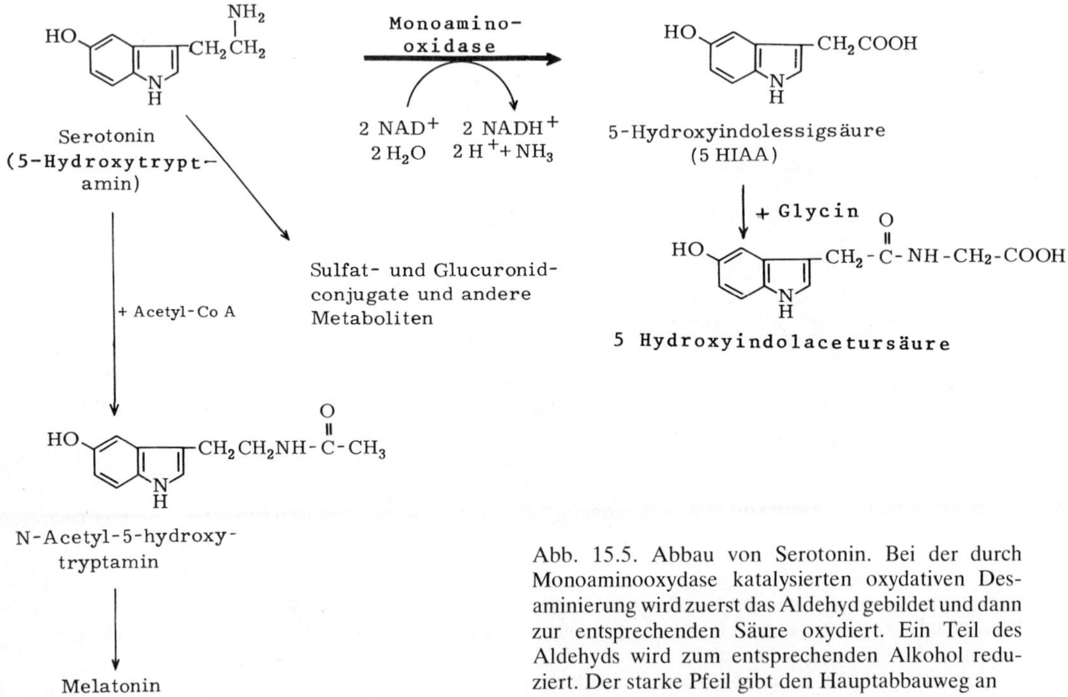

Abb. 15.5. Abbau von Serotonin. Bei der durch Monoaminooxydase katalysierten oxydativen Desaminierung wird zuerst das Aldehyd gebildet und dann zur entsprechenden Säure oxydiert. Ein Teil des Aldehyds wird zum entsprechenden Alkohol reduziert. Der starke Pfeil gibt den Hauptabbauweg an

Chemismus des Gehirns: Verhaltensweisen und synaptische Erregungsübertragung im ZNS

Tabelle 15.3. Gehalt an Aminen und Substanz P in verschiedenen Regionen des menschlichen Gehirns

	Noradrenalin	Dopamin	Serotonin	Histamin	Substanz P (Einh./g)
	nmol/g (µg/g) frisches Gewebe				
Amygdala	1,2 (0,21)	3,9 (0,6)	1,4 (0,26)	–	–
Nucleus caudatus	0,5 (0,09)	22,7 (3,5)	1,9 (0,33)	4,5 (0,5)	85
Putamen	0,7 (0,12)	24,0 (3,7)	1,8 (0,32)	3,5 (0,7)	–
Globus pallidus	0,9 (0,15)	3,2 (0,5)	1,3 (0,23)	5,4 (0,6)	–
Thalamus	0,8 (0,13)	1,9 (0,3)	1,5 (0,26)	3,6 (0,4)	12
Hypothalamus	7,3 (1,25)	5,2 (0,8)	1,7 (0,29)	22,5 (2,5)	102
Substantia nigra	1,2 (0,21)	5,7 (0,9)	3,1 (0,55)	–	699

Die Hinweise häufen sich, daß *Noradrenalin im Gehirn* mit den *mentalen Leistungen* in Zusammenhang steht. Es war bereits bekannt, daß Reserpin zu Depressionen führen kann und daß Monoaminoxidase-Hemmer als »Psycho-Energizer« wirken; diese Pharmaka beeinflussen jedoch Serotonin und Catecholamine. Nach den neuesten Untersuchungen mit Substanzen, die selektiv auf Noradrenalin wirken, korreliert die Stimmungslage jedoch nur mit dem Gehalt an freiem Noradrenalin in den Gehirnsynapsen; wenn zu wenig Noradrenalin verfügbar ist, tritt Depression auf. Monoaminoxidase-Hemmer und Amphetamin heben daher die Stimmungslage, da sie das freie Noradrenalin vermehren. Tricyclische Antidepressiva wie z. B. Desipramin dürften in gleicher Weise wirken; sie vermindern die Wiederaufnahme von freigesetztem Noradrenalin (Kap. 13), so daß mehr für die Wirkung an den postsynaptischen Strukturen vorhanden ist.

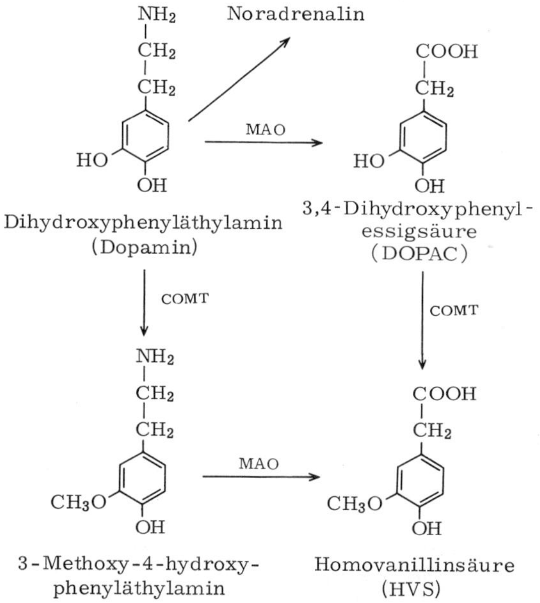

Im Kleinhirn hemmen adrenerge Neuronen Purkinje-Zellen und es bestehen Hinweise, daß diese hemmenden Wirkungen durch einen β-Receptor und cAMP vermittelt werden. Die *Noradrenalin* enthaltenden Endigungen im Hypothalamus dürften auch mit der Regulation von Hormonen des Hypophysen-Vorderlappens zu tun haben (Kap. 14), sowie die Vasopressin- und vielleicht auch die Ocytocinsekretion hemmen. Noradrenalin dürfte ferner mit der Kontrolle der Nahrungsaufnahme und der Selbst-Stimulierung in Beziehung stehen und zusammen mit Serotonin an der Temperaturregulation beteiligt sein (Kap. 14). Schließlich wurde auch eine Hemmwirkung auf die autonome Aktivität des Rückenmarkes in Betracht gezogen.

Es gibt ein System PNMT (Phenyläthanolamin-N-Methyltransferase) enthaltender Neuronen mit Zellkörpern in der Medulla oblongata, die Verbindungen zum Hypothalamus haben. Diese Neuronen sezernieren Adrenalin; ihre Funktion ist noch unklar. Biosynthese und Stoffwechsel von Noradrenalin und Adrenalin werden in Kap. 13 diskutiert. Im ZNS findet sich auch Tyramin in beträchtlichen Mengen, es gelang bisher jedoch nicht, dieser Substanz eine Funktion zuzuordnen.

Dopamin im ZNS

Dopamin ist der unmittelbare Vorläufer des Noradrenalin (Abb. 13.3). In bestimmten Teilen des Gehirns ist die Noradrenalin-Konzentration niedrig, die *Dopaminkonzentration* hingegen sehr *hoch* (Tabelle 15.3). Diese Kerne enthalten die meisten der Enzyme, die in noradrenalinreichen Gehirnteilen gefunden werden, jedoch ist ihre Dopamin-β-Hydroxylase-Aktivität niedrig; dieses Enzym katalysiert die Umwandlung von Dopamin in Noradrenalin, so daß bei geringer Aktivität des Enzyms ein Stop der Catecholaminsynthese auf der Stufe des Dopamin eintreten muß.

Dopamin wird durch Monoaminoxidase und Catechol-O-Methyl-Transferase (COMT) (Abb. 15.6) in

Abb. 15.6. Abbau von Dopamin. MAO, Monoaminooxydase; COMT, Catechol-O-methyltransferase

analoger Weise wie Noradrenalin inaktiviert (Abb. 13.4).

Viele Dopamin-erge Neuronen haben ihre Zellkörper im Mittelhirn (Abb. 15.3). Die Projektionen verlaufen von der Substantia nigra zum Striatum *(nigrostriatales System)* und von anderen Teilen des Mittelhirns zum Tuberculum olfactorium sowie zu benachbarten limbischen Gebieten *(mesolimbisches System)*. Ein besonderes intrahypothalamisches System Dopamin-erger Neuronen sendet Bahnen von den Zellkörpern im Nucleus arcuatus zur äußeren Schicht der Eminentia mediana des Hypothalamus *(tuberoinfundibulares System)*. Dopamin-erge Neuronen finden sich auch in der Hirnrinde.

Immer mehr Hinweise deuten auf Zusammenhänge zwischen Dopamin und motorischer Funktion hin. Bei *Morbus Parkinson* (Kap. 12) ist der *Dopamingehalt von Nucleus caudatus* und *Putamen* auf die Hälfte *vermindert;* auch der Noradrenalingehalt des Hypothalamus ist, wenn auch nicht so stark, herabgesetzt. Pharmaka, die als Nebenwirkung parkinson-artige Erscheinungen verursachen, verändern den Dopaminstoffwechsel des Gehirns oder blockieren Dopamin-Receptoren des Gehirns.

Es hat sich gezeigt, daß Levodopa (L-Dopa), in hohen Dosen angewandt, bei der Behandlung der Parkinsonschen Krankheit wirksam ist. Diese Substanz durchtritt — anders als Dopamin — die Blut-Hirn-Schranke (Kap. 32) und bewirkt einen Anstieg des Dopamin-Gehaltes im Gehirn.

Dopamin hat auch mit der Kontrolle der Prolactin-Sekretion zu tun. L-Dopa hemmt bei Versuchstieren und auch beim Menschen die Prolactin-Ausschüttung und wurde daher bei abnorm gesteigerter Milchsekretion (Galaktorrhoe) angewandt. Andererseits können Medikamente wie Reserpin, welche eine Catecholamin-Verminderung im Gehirn verursachen, zu Galaktorrhoe führen. Dopamin kann den Hypophysenvorderlappen direkt beeinflussen und so die Prolactin-Sekretion hemmen; es wurde im hypophysären Portalblut gefunden. Es ist demnach vorstellbar, daß Dopamin selbst das Prolattin-Inhibiting-Hormon des Hypothalamus ist, doch gibt es Hinweise für die Existenz eines zusätzlichen Peptid-Hormons mit PIH-Wirkung.

Die Hinweise häufen sich, daß Dopamin mit der Entstehung der Schizophrenie zu tun hat. Amphetamin, das die Dopamin-Sekretion stimuliert, löst — in hohen Dosen zugeführt — psychotische Zustände aus, die der Schizophrenie ähnlich sind; manche Dopamin-Derivate sind Halluzinogene. Die Phenothiazin-Tranquilizer hingegen, die manche Symptome der Schizophrenie mildern können, haben die Fähigkeit, Dopamin-Receptoren zu blockieren.

Acetylcholin im ZNS

Acetylcholin ist über das gesamte ZNS verteilt, seine höchste Konzentration besteht im motorischen Cortex und im Thalamus (Tabelle 15.1 und 15.2); die Verteilung von Cholinacetyltransferase und Acetylcholinesterase läuft mit der Acetylcholin-Konzentration parallel. Die meiste Acetylcholinesterase findet sich in Neuronen, doch kommt sie auch in der Glia vor. Pseudocholinesterase ist in zahlreichen Teilen des ZNS vorhanden.

Acetylcholin wurde direkt oder indirekt mit den verschiedensten Gehirnfunktionen in Zusammenhang gebracht. Zahlreiche cholinerge Neuronen im ZNS bilden ein umfangreiches aufsteigendes System. Die Zellkörper dieser Neuronen liegen in der Formatio reticularis, und strahlen zu verschiedenen Teilen des Vorderhirns aus, so zu Hypothalamus, Thalamus, den Sehbahnen, den Basalganglien, dem Hippocampus und dem Neocortex. Dieses System dürfte das aufsteigende retikuläre aktivierende System sein, welches zur EEG-»arousal« führt und den Wachzustand aufrechterhält (Kap. 11). Einige *halluzinogene Drogen* sind *Derivate des Atropin,* das Muscarin-empfindliche cholinerge Receptoren blockiert. Injektionen von Acetylcholin in Hypothalamus und Teile des limbischen Systems verursacht Trinken; Injektion von Acetylcholin in den Nucleus supraopticus beim Hund steigert die Vasopressinsekretion. Bei geblendeten Ratten ist die Cholinesterase-Aktivität in den oberen Vierhügeln gesenkt, in der Occipitalrinde hingegen gesteigert. Die corticalen Konzentrationen von Acetylcholinesterase sind bei Ratten, die in einer abwechslungsreichen Umgebung aufgezogen wurden, höher als bei Kontrolltieren, die isoliert gehalten wurden; diese Befunde sind jedoch nicht beweisend. Acetylcholin dürfte ein excitatorischer Überträger im Bereich der Basalganglien sein, während Dopamin als inhibitorischer Überträger in diesen Strukturen wirkt. Bei Parkinsonismus führt Dopamin-Verlust zu einer Störung der *cholinerg-dopaminergen Balance;* anti-cholinerge Pharmaka sind bei dieser Erkrankung zusammen mit L-Dopa von Nutzen.

γ-Aminobuttersäure (GABA) und andere Aminosäuren im ZNS

γ-Aminobuttersäure (GABA) wirkt als synaptische Überträgersubstanz an den hemmenden neuromuskulären Verbindungen bei Crustaceen. Bei Säugern ist sie vielleicht ein Überträger für die präsynaptische Hemmung im Rückenmark (Kap. 4) und ein hemmender Überträger im Gehirn und in der Retina. Ihre Wirkung kann durch Pikrotoxin aufgehoben werden. Wenn im EEG ein Rhythmus entsprechend dem Schlaf mit langsamen Wellen auftritt, findet man eine Erhöhung der GABA-Menge, die im Gehirn freigesetzt wird.

GABA entsteht durch Decarboxylierung von Glutaminsäure und sie kann durch Umwandlung in Bernsteinsäure (Abb. 15.7) wieder in den Citronensäure-Cyclus eintreten. Glutaminsäure-Decarboxylase konnte mittels immunochemischer Methoden in Nerven-Endigungen nachgewiesen werden. Der Citronensäure-Cyclus ist der Hauptweg, über den — im Katabolismus von Kohlenhydraten, Proteinen und Fetten entstehende — Metaboliten bis zu CO_2 und Wasser abgebaut werden können. Pyridoxalphosphat, ein Derivat von Pyridoxol, einem Vitamin des B-Komplexes, (Vit B_6-Komplex = Pyridoxin, bestehend aus Pyridoxol, Pyridoxal, Pyridoxalamin; Kap. 17) ist ein Co-Faktor für die Decarboxylase, welche die Bildung von GABA aus Glutaminsäure katalysiert. Die Transaminasen, die für die Bildung von Glutaminsäure und Succinyl-Semialdehyd verantwortlich sind, hängen ebenfalls von Pyridoxol ab. Die Decarboxylierung ist jedoch — anders als die Transaminierung — im wesentlichen *irreversibel;* folglich muß der GABA-Gehalt des Gehirns bei Pyridoxol-Mangel erniedrigt sein.

Pyridoxol-Mangel ist daher mit Zeichen nervöser Übererregbarkeit und Krämpfen verbunden; Pyridoxol-Behandlung hat sich jedoch bei den meisten Fällen von idiopathischer Epilepsie als wertlos erwiesen.

Glutaminsäure (Glutamat) wurde als excitatorische Überträgersubstanz an neuromuskulären Verbindungen bestimmter Insekten nachgewiesen. Glutaminsäure und Asparaginsäure (Aspartat) depolarisiert Säuger-Neuronen, wenn sie direkt mittels Mikroelektrophorese auf deren Membran aufgebracht wird, doch konnten sie in keiner wesentlichen Region des Nervensystems von Säugern als Überträgersubstanz sichergestellt werden.

In zunehmendem Maße werden Hinweise gefunden, daß die Aminosäure *Glycin* die für die direkte Hemmung im Rückenmark verantwortliche Überträgersubstanz ist. Bei direkter Auftragung auf Membranen von Neuronen verursacht Glycin Hyperpolarisation, die Glycinwirkung wird durch *Strychnin* aufgehoben.

Als Einwand gegen das Konzept der Wirkung von Glycin und anderen Aminosäuren als Überträgersubstanzen wurde vorgebracht, daß diese Aminosäuren möglicherweise nicht nur in Neuronen, sondern in den meisten lebenden Zellen vorkommen. Dem wird jedoch entgegengehalten, daß die erforderliche Spezifität chemischer Übertragung nicht unbedingt durch anderwärts nicht-wirksame chemische Verbindungen sichergestellt werden muß; die Spezifität kann ohne weiteres auch durch spezialisierte neurochemische Mechanismen für Speicherung, Frei-

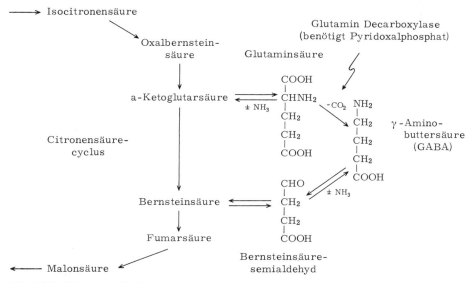

Abb. 15.7. Bildung und Stoffwechsel von γ-Aminobuttersäure

setzung und postsynaptische Wirkung einer auch sonst vorkommenden Substanz erzielt werden. Theoretisch kann daher jede diffusible Substanz mit niedrigem Molekulargewicht als Transmitter in Frage kommen.

Histamin im ZNS

Große Mengen Histamin finden sich im HVL und HHL sowie in der angrenzenden Eminentia mediana des Hypothalamus. Die heparinhaltigen *Mastzellen* haben einen hohen Histamingehalt; im HHL befindet sich das meiste Histamin in Mastzellen, was jedoch beim Histamin in HVL und Hypothalamus nicht der Fall ist. In anderen Gehirnregionen ist der Histamingehalt niedrig, doch hat man in verschiedenen Teilen des Gehirns histamin-aktivierbare Adenyl-Cyclase nachgewiesen. Histamin entsteht durch Decarboxylierung der Aminosäure Histidin (Abb. 15.8). Das Enzym, das diesen Schritt katalysiert, unterscheidet sich von der aromatische-L-Aminosäure-Decarboxylase, die 5-Hydroxytryptophan und Dopa decarboxyliert. Histamin wird in Methylhistamin umgewandelt bzw. in Imidazolessigsäure. Die letztgenannte Reaktion ist beim Menschen viel weniger bedeutend; sie erfordert eher das Enzym *Diaminoxidase (Histaminase)* als Monoaminooxidase, obwohl Monoaminooxidase die Oxidation von Methylhistamin zu Methylimidazolessigsäure katalysiert.

Außer der Feststellung einer ungleichmäßigen Verteilung im Gehirn bestehen wenig Hinweise für eine Funktion des Histamin als synaptische Überträgersubstanz im Gehirn, wenn dieses auch beide Typen bekannter Histamin-Receptoren (H_1-, H_2-Receptoren) enthält (Kap. 26). Man fand lediglich, daß ein Tremor-erzeugendes Pharmakon *Tremorin* zu einem *gesteigerten Histamingehalt des Gehirns* führt; dasselbe sieht man unter Wirkung des psychosomimetischen Agens *Mescalin*, aber auch unter Einfluß des »Tranquilizers« *Chlorpromazin*. Unter Reserpinwirkung ist der Histamingehalt des Gehirns hingegen vermindert.

Substanz P im ZNS

Die Substanz P ist ein Polypeptid (Abb. 15.9). Sie wird in beachtlichen Mengen in den Eingeweiden gefunden, wo sie beim myenterischen Reflex (Kap. 26) möglicherweise als Überträgersubstanz wirkt. Im Nervensystem bestehen hohe Konzentrationen im Hypothalamus und in den Hinterwurzeln der Spinalnerven; besonders große Mengen sind in der Substantia nigra vorhanden (Tabelle 15.2 und 15.3). Wenig ist über Synthese und Abbau dieser Substanz bekannt, doch enthält das Gehirn offenbar Enzyme für beide Vorgänge. Vieles deutet auf eine Funktion der Substanz P als Transmitter in primären sensorischen afferenten Neuronen hin, die in der Gegend des Hinterhorns enden.

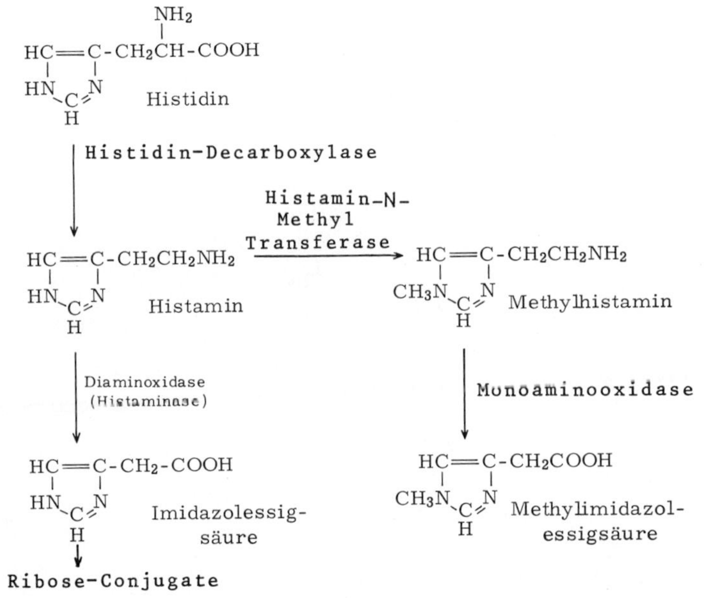

Abb. 15.8. Synthese und Abbau von Histamin

Arg–Pro–Lys–Pro–Gln–Gln–Phe–Phe–Gly–Leu–Met–NH$_2$

1   2   3   4   5   6   7   8   9   10   11

Abb. 15.9. Bovine Substanz P

Andere Peptide

Die hypothalamischen Hormone Somatostatin und TRH (Kap. 14) werden — außer im Hypothalamus — in anderen Teilen des Gehirns gefunden; Somatostatin-haltige Granula wurden in primären sensorischen Afferenzen nachgewiesen, die sich von den Substanz-P-haltigen unterscheiden. Kürzlich wurde über die Existenz des gastrointestinalen Hormones VIP und eines dem CCK ähnlichen Stoffes im Gehirn berichtet, doch fehlen Angaben über deren Funktion an dieser Stelle.

Das Gehirn besitzt Receptoren für Morphin und 2 diesem nahe verwandte Pentapeptide, sog. *Enkephaline* (Abb. 15.10), die sich an solche Morphin-Receptoren binden, konnten aus Gehirngewebe isoliert werden. Ihre Funktion ist zwar unbekannt, doch haben Enkephaline bei Injektion in den Hirnstamm analgetische Wirksamkeit. Auch zwei größere Peptide, genannt

Tyr—Gly—Gly—Phe—Met
   Met-Enkephalin

Tyr—Gly—Gly—Phe—Leu
   Leu-Enkephalin

Abb. 15.10. Die 2 im Gehirngewebe gefundenen Enkephaline

Endorphine, die ebenfalls an Morphin-Receptoren gebunden werden und schmerzstillend wirken, wurden im Körper nachgewiesen. Das eine besteht aus 17 Aminosäureresten (α-Endorphin) und das andere enthält zusätzlich zu den 17 weitere 16 Aminosäurereste (β-Endorphin). In beiden Endorphinen kommt die Aminosäure-Sequenz des Met-Enkephalin vor. Die Aminosäure-Anordnung des β-Endorphin wieder scheint in einem aus dem HVL isolierten Polypeptid, *β-Lipotropin* auf, dessen Funktion bisher unbekannt ist.

Prostaglandine im ZNS

Prostaglandine — Fettsäurederivate, die in hoher Konzentration in der Samenflüssigkeit vorkommen (Kap. 17) — sind auch im Gehirn vorhanden. Sie wurden in der Nervenendigungen enthaltenden Fraktion von Hirnhomogenaten (insbesondere in Cortex-, Kleinhirn- und Rückenmarkgewebe) nachgewiesen. Lokale Applikation von Prostaglandinen an Nervenzell-Membranen verändert die Entladungsfrequenz der Neuronen. Möglicherweise sind sie synaptische Überträger. Wahrscheinlich üben sie ihre Wirkung aber auch dadurch aus, daß sie durch cAMP vermittelte Reaktionen modulieren.

Kapitel 16

»Höhere Funktionen« des Nervensystems, bedingte Reflexe, Lernvorgänge und zugehörige Phänomene

In den vergangenen Kapiteln wurde die Zuleitung somatischer und visceraler Impulse zum Gehirn und die Entsendung von Impulsen an die Peripherie besprochen. Es wurde die Rolle des retikulären Systems für die Erhaltung eines aktionsbereiten Wachzustandes erläutert sowie die Bedeutung der limibischen Kreisschaltungen für die Sicherung des homöostatischen Gleichgewichtes und die Regulierung des instinktmäßigen bzw. emotionellen Verhaltens diskutiert (Abb. 16.1). Es müssen nunmehr die mangels eines präziseren Terminus als »höhere Funktionen« des Nervensystems bezeichneten Phänomene besprochen werden, das sind *Lernen, Gedächtnis, Urteilsfähigkeit, Sprache* und die anderen *mentalen Leistungen.* PENFIELD sagte: „Beim Studium der Neurophysiologie der mentalen Vorgänge befindet man sich in der Situation von Männern am Fuß eines Berges. Sie haben an den untersten Hügeln eine Lichtung geschlagen und blicken den Berg hinauf, den sie zu ersteigen trachten, aber der Gipfel ist durch ewige Wolken verhüllt." Lediglich die »Lichtung am Fuß des Berges« ist Gegenstand des vorliegenden Kapitels.

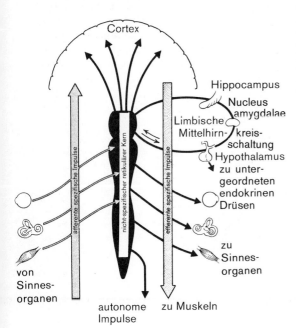

Abb. 16.1. Organisation des Nervensystems (nach GALAMBOS and MORGAN. In Handbook of Physiology (Ed. J. FIELD and H. W. MAGOUN), Sect. 1, p. 1471–1500. Washington: American Physiological Society 1960)

Untersuchungsmethoden mentaler Leistungen

Einige Phänomene mentaler Leistungen wie Lernen und vielleicht Gedächtnis kommen bei zahlreichen Tierarten vor, während andere in signifikantem Ausmaß nur beim Menschen zu finden sind. Dem Studium dieser Phänomene stellen sich große Schwierigkeiten entgegen, da eine Verständigung mit Tieren schwierig ist bzw. moralische und rechtliche Vorbehalte experimentelle Untersuchungen am Menschen entscheidend einschränken. Die verfügbaren Daten stammen im wesentlichen aus der Anwendung von *5 Methoden:* (1) Die älteste Methode besteht in der Korrelierung *klinischer Beobachtungen* am Menschen mit Ort und Ausmaß autoptisch nachgewiesener pathologischer Hirnveränderungen. (2) So gewonnene Erkenntnisse wurden durch das Studium von *Stimulationseffekten* an der freigelegten Großhirnrinde während neurochirurgischer Eingriffe unter Lokalanaesthesie ergänzt. (3) Eine andere Methode studiert die Wirkungen der *Reizung subcorticaler Strukturen* an Patienten mit Parkinsonismus, Schizophrenie, Epilepsie und unheilbaren malignen Erkrankungen, bei denen Dauerelektroden implantiert waren. (4) Ebenfalls wertvolle Informationen wurden durch das Studium morphologischer und biochemischer Veränderungen im Gehirn von Tieren im Zusammenhang mit Lernvorgängen gewonnen. (5) Wichtige funktionelle Aufschlüsse stammen schließlich aus dem *Studium bedingter Reflexe.*

Lernen

Man nimmt manchmal an, daß der *Lernvorgang* eine Funktion der Großhirnrinde sei, doch kommt er auch *bei Tierarten ohne Großhirn* vor; man findet ihn beim Tintenfisch, er wurde bei Würmern nachgewiesen und ist sogar bei Einzellern möglich. Es ist ferner beobachtet worden, daß lernähnliche Vorgänge bei Säugern auf subcorticalem, ja auf spinalem Niveau vorkommen. Die post-tetanische Potenzierung, die wiederholter Reizung folgt (Kap. 4), ist solch ein Phänomen. Ein anderes ist die Langzeitwirkung einer Formalin-Injektion in die Pfote junger Tiere; Entzündungen und andere Begleiterscheinungen verschwinden innerhalb weniger Wochen, wird jedoch nach Monaten, ja sogar nach Jahren des Tier decerebriert, dann kommt es an dem seinerzeit betroffenen Bein eher zu einer Beuger- als zu einer Strecker-Rigidität, obwohl an den anderen 3 Extremitäten die erwartete Strecker-Rigidität auftritt.

Die Schnelligkeit, mit der Dauer-Veränderungen in Nervenleitungen des Rückenmarks entstehen können, wird durch Experimente an *Ratten mit einseitiger Kleinhirnläsion* erkennbar, bei denen die Wirkung der Rückenmarksdurchschneidung untersucht wurde. Die Kleinhirnläsion veranlaßte die Tiere, abnorme Körperhaltung einzunehmen; diese Abnormitäten verschwinden, wenn bis zu 45 min nach Vornahme der Kleinhirnläsion das Rückenmark in der Cervicalgegend durchschnitten wird. Vergehen aber mehr als 45 min nach der Läsion, ehe die Durchschneidung erfolgt, dann persistieren die Haltungsanomalien.

Höher entwickelte Arten des Lernens sind vorwiegend *corticale Phänomene,* doch ist auch der *Hirnstamm* an diesen Prozessen *beteiligt.* Bei bestimmten Arten des Lernens konnten strukturelle Veränderungen in der Hirnrinde nachgewiesen werden. So fand man z. B. bei Ratten, die einer visuell komplexen Umgebung ausgesetzt waren und verschiedene Trainingsaufgaben erfüllen mußten, ein höheres Gewicht der Hirnrinde als bei den Kontrolltieren, die in einer monotonen Umgebung gehalten wurden.

Im Dunkeln aufgezogene Mäuse, die dann dem Licht ausgesetzt werden, entwickeln zusätzliche Fortsätze an den apicalen Dendriten ihrer corticalen Pyramidenzellen.

Bedingte Reflexe und Lernen

Bedingte Reflexe bilden einen wichtigen Bestandteil des Lernens. Ein bedingter Reflex ist eine Reflexantwort auf einen Reiz, der ursprünglich nicht diese Antwort auslöste; er wird durch wiederholte Paarung dieses Reizes mit einem anderen Reiz, der normalerweise die betreffende Reflexantwort hervorruft, erworben. In den klassischen Versuchen PAWLOWS wurde die Speichelsekretion, die normalerweise durch Einbringen von Futter in die Mundhöhle entsteht, untersucht; es ertönte — *unmittelbar bevor* das Fleisch in das Maul des Hundes gebracht wurde — eine Glocke und dieser Vorgang wurde solange wiederholt, bis schließlich auf das Glockensignal allein — ohne Verabreichung von Fleisch — Speichelsekretion eintrat. In diesem Experiment diente das in die Mundhöhle gebrachte Fleisch als *unkonditionierter Stimulus (US,* normalerweise eine angeborene Reflexantwort auslösender Reiz); das Glockensignal war der *konditionierte Stimulus (CS).* Nachdem CS und US genügend oft gepaart wurden, produzierte der CS allein die — ursprünglich nur durch den US auslösbare — Reflexantwort. Eine gewaltige Zahl somatischer, visceraler und anderer nervöser Phänomene kann nach entsprechendem Lernprozeß als Reflexantwort in bedingten Reflexen auftreten.

Wenn der CS wiederholt ohne US angeboten wird, kommt es schließlich zum Erlöschen des bedingten Reflexes; dieser Vorgang wird als »Extinktion« (»innere Hemmung«) bezeichnet. Wenn das Versuchstier durch einen äußeren Reiz unmittelbar nach dem CS gestört wird, dann tritt die bedingte Reflexantwort u. U. nicht auf *(äußere Hemmung).* Wird der bedingte Reflex durch gelegentliches Paaren von CS und US wiederverstärkt *(»Reinforcement«),* dann bleibt er unbegrenzt lange erhalten.

Wenn ein bedingter Reflex einmal erworben ist, dann kann er nicht nur durch den CS, sondern auch durch ähnliche Reize ausgelöst werden. Wird jedoch nur der CS »wieder verstärkt«, die ähnlichen Reize aber nicht, dann kann das Tier es erlernen, zwischen ähnlichen Signalen mit großer Genauigkeit zu unterscheiden; die Eliminierung der Antwort auf die anderen Reize ist ein Beispiel für »innere Hemmung«. Durch solche *diskriminative Konditionierung* können z. B. Hunde dahingebracht werden, zwischen einem Ton von 800 und 812 Hertz zu unterscheiden. Die meisten Daten über Tonhöhe-Unterscheidung, Farbsehen und andere sensorische diskriminative Leistungen von Tieren wurden auf diese Weise erhalten.

Um Konditionierung zu erreichen, muß man den CS *vor* dem US anbieten; bei umgekehrter Reihenfolge tritt keine konditionierte Reizantwort auf. Die konditionierte Antwort folgt auf den CS *mit demselben Zeitintervall,* durch das beim Training CS und US getrennt waren. Die Verzögerung zwischen Reiz und Antwort kann bis zu 90 s betragen; wenn es sich um beträchtliche Zeitintervalle handelt, spricht man von einem *verzögerten bedingten Reflex.*

Wie in Kap. 15 ausgeführt, ist es schwierig, bedingte Reflexe aufzubauen, wenn der US lediglich eine motorische Reflexantwort hervorruft. Bedingte Reflexe werden hingegen leichter erlernt, wenn der US mit einem angenehmen oder unangenehmen Affekt verbunden ist. Reizung des *»Belohnungs-Systems«* im Gehirn ist ein kräftiger US (angenehmes oder *»positives Rein-*

forcement«), ebenso ist Reizung des »Vermeidungssystems« oder ein schmerzhafter elektrischer Schlag an der Haut ein starker US (unangenehmes oder *»negatives Reinforcement«).* Umfangreiche Forschungen befassen sich besonders in den Vereinigten Staaten mit dem sogenannten *»operant conditioning«.* Hierbei wird das Versuchstier gelehrt, eine bestimmte Aufgabe zu erfüllen (»operate on the environment«), um eine Belohnung zu erhalten oder eine Bestrafung zu vermeiden. Der US ist das angenehme oder unangenehme Ereignis und der CS ist ein Signal, welches das Tier alarmiert, die Aufgabe durchzuführen. Wenn solche bedingte motorische Reflexantworten es dem Tier ermöglichen, ein unangenehmes Ereignis zu vermeiden, werden sie als *»bedingte Fluchtreflexe« (»conditioned avoidance reflexes«)* bezeichnet. Das Tier erlernt z.B. auf ein Signal durch Niederdrücken eines Hebels einen elektrischen Schlag am Fuß zu vermeiden; Reflexe dieser Art werden vielfach dazu verwendet, um »Tranquilizer« und andere Pharmaka, die das Verhalten beeinflussen, zu testen.

Physiologische Grundlage der bedingten Reflexe

Das entscheidende Merkmal des bedingten Reflexes ist die *Bildung neuer funktioneller Verbindungen* im Nervensystem. In PAWLOWS klassischem Versuch z.B. zeigt die Salivation in Beantwortung des Glockenzeichens an, daß eine Verbindung zwischen den Leitungen des Gehörsystems und dem autonomen die Speichelsekretion steuernden Zentrum hergestellt wurde. Da Decortikation viele bedingte Reflexe dämpft oder ihren Aufbau stört, glaubte man ursprünglich, die erwähnten Verbindungen seien intracortical; die Wirkungen der Rindenabtragung auf bedingte Reflexe sind jedoch komplex. Wenn der CS ein komplexer Sinnesreiz ist, muß das *sensorische Rindenareal* für die betreffende sensorische Modalität vorhanden sein, während der Rest der Hirnrinde unwichtig ist. Nicht-diskriminative bedingte Reflexe auf einfache Sinnesreize können sogar bei Fehlen der gesamten Hirnrinde aufgebaut werden. Diese Ergebnisse machen es wahrscheinlich, daß die *neuen Verbindungen in den subcorticalen Strukturen* hergestellt werden.

EEG-Veränderungen und Änderungen »evocierter Potentiale« während der Konditionierung

Wenn ein neuer sensorischer Reiz einem Tier erstmalig angeboten wird, verursacht er im Elektroencephalogramm eine diffuse »arousal«-Reaktion und auffallende Sekundär-Antworten (»evocierte Potentiale«) in verschiedenen Gehirnabschnitten. Die Verhaltensänderung bei Mensch oder Tier zeigt einen Zustand gesteigerter Aufmerksamkeit, was PAWLOW als *»Orientierungs-Reflex«* (die »was ist los«?-Reaktion) nannte. Wenn es sich um einen weder angenehmen, noch schädigenden Reiz handelt, dann nimmt die elektrische Begleiterscheinung bei Wiederholung ab, bis schließlich keine EEG- und sonstige Veränderungen mehr auftreten. Das Versuchstier wird an den Reiz »gewöhnt« und beachtet ihn nicht mehr; dieses elektrische Verhaltensphänomen wird als *Habituation (Gewöhnung)* bezeichnet. Änderungen der *sensorischen Reizung* verursachen ebenfalls eine »arousal«-Reaktion; wird z.B. ein Tier an einen regelmäßig wiederkehrenden Ton gewöhnt,

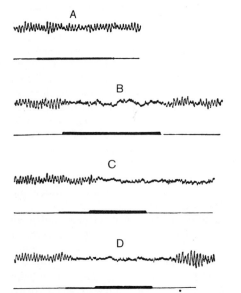

Abb. 16.2. Konditionierte Blockierung des α-Rhythmus in der Occipitalregion eines normalen Menschen. A: Fehlen der Antwort auf einen Ton, für den das Individuum habituiert ist (dünnes schwarzes Signal). B: Unkonditionierter α-Block (Desynchronisation) als Antwort auf helles Licht (dickes schwarzes Signal). C: Keine sofortige Desynchronisation, wenn Ton zum ersten Mal mit nachfolgendem Lichtreiz angeboten wird. D: Nach der neunten Paarung von Ton und Licht, ruft der Ton konditionierten α-Block hervor, bevor das Licht aufgedreht wird (nach MORRELL and ROSS: Central inhibition in cortical reflexes. Arch. Neurol. (chic.) **70,** 611 (1953))

dann bewirkt das plötzliche Ausbleiben des Signals »arousal«.

Wird ein Signal, an das ein Tier gewöhnt wurde (neutraler Reiz), mit einem anderen Reiz, der EEG-»arousal« bewirkt, gepaart, dann erfolgt Konditionierung; nach verhältnismäßig wenigen Paarungen verursacht der vorher neutrale Reiz Desynchronisation. Diese konditionierte Antwort auf den neutralen Reiz ist ein Beispiel für *elektrocorticale Konditionierung;* sie wird gelegentlich als *»α-blockierender bedingter Reflex«* bezeichnet (Abb. 16.2 zeigt ein Beispiel eines solchen Reflexes beim Menschen). Die elektrocorticale Konditionierung bleibt nach Durchschneidung der lateralen Verbindungen der sensorischen Rindenareale unbeeinflußt, während sie durch eine Läsion der unspezifischen Projektionskerne des Thalamus verhindert wird; offenbar wird die neue Verbindung auf oder unter dem Niveau des Thalamus gebildet. Wenn ein α-blockierender bedingter Reflex nicht wiederverstärkt wird, erlischt er; das Erlöschen ist mit dem Auftreten einer *»EEG-Hypersynchronie«* (extrem regelmäßige, große Wellen) im Areal des US verbunden, der den Reflex ursprünglich auslöste. Diese Beobachtungen zusammen mit anderen, vorwiegend psychologischen Daten zeigen an, daß das Erlöschen einer Konditionierung (»Verlernen«) nicht passiv erfolgt, sondern wie das Erlernen eine aktive Leistung des Nervensystems erfordert.

Ein Reiz verursacht nicht nur dann EEG- und Verhalten-»arousal«, wenn er neu ist, sondern auch dann, wenn er mit angenehmen oder unangenehmen Erfahrungen gepaart wird. Wird z. B. ein Ton, an den das Tier gewöhnt wurde, einige Male mit einem elektrischen Schlag am Fuß gepaart, dann löst der Ton starke »evocierte Potentiale« in der Formatio reticularis des Hirnstammes und im Großteil der Hirnrinde aus. Ein ähnlicher Effekt tritt auf, wenn der Ton von einem positiven Reinforcement begleitet wird, wie z. B. mit dem Anbieten von Futter. Hinweise auf die Beteiligung *emotioneller Faktoren bei der Konditionierung* gibt die elektrische Aktivität im Hippocampus; der Hippocampus — nicht im Zug der direkten sensorischen Leitungen gelegen — zeigt regelmäßig »evocierte Potentiale« bei Einwirkung von Sinnesreizen, wahrscheinlich über das ARS (Abb. 16.3).

Bekanntlich sind auch beim Menschen ähnliche Konditionierungen durch den »arousal«-Charakter eines Reizes von praktischer Bedeutung. So schläft eine Mutter z. B. bei verschiedenartigen Geräuschen weiter, doch wacht sie prompt

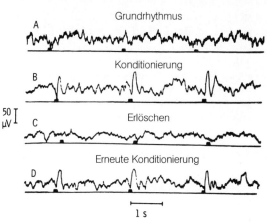

Abb. 16.3. Registrierung der elektrischen Aktivität des Hippocampus beim Affen bei Exposition gegenüber einem akustischen Reiz (schwarze Marken auf der jeweiligen Basislinie). A: Kontrollversuch. B: Nach »Paarung« des Reizes mit einer »Belohnung« (Futter). C: Nach »Exstinction« dieser Reflex-Antwort. D: Nach Reconditionierung durch neuerliche »Paarung« des akustischen Reizes mit Futterangebot (nach HEARST u. M.: Somme electrophysiological correlates of conditioning in the monkey. Encephalogr. Clin. Neurophysiol. **12,** 137 (1960))

auf, wenn das Kind schreit. Der Arzt im Spital nimmt die Anrufe über den Lautsprecher nicht wahr, es sei denn, sein eigener Name wird genannt. Dies sind »arousal«-Antworten, die jeweils auf einen ganz bestimmten konditionierten Reiz erfolgen.

Mechanismen der Konditionierung

Die »arousal«-Antwort auf neue, aber ansonsten neutrale Reize zeigt, daß diese Reize irgendwie aus dem Impuls-Einstrom selektiert werden. Möglicherweise wird irgendwo im Gehirn, vielleicht in der Hirnrinde durch einen Analysator, jeder einwirkende Reiz mit vorhergegangenen Reizen verglichen; der Analysator beeinflußt dann wahrscheinlich durch corticofugale Fasern das ARS. Handelt es sich um einen neuen Reiz, dann wird vom Analysator ein excitatorischer Impuls ausgesandt, was zu EEG- und Verhaltens-»arousal« führt; ist der Reiz hingegen vertraut, dann erfolgt ein hemmender, die retikulären Effekte unterdrückender Impuls und es kommt zu Gewöhnung.

Aufmerksamkeit

Die allgemeine »arousal«-Reaktion auf einen Reiz kann sich zur *gezielten Aufmerksamkeit* steigern; wenn eine solche Konzentration auf ein bestimmtes Ziel erfolgt, wird der Einstrom anderer Impulse gehemmt. Diese Hemmung ist allgemein bekannt; jedermann kennt die Erfahrung, die in den Worten Ausdruck findet: »Es tut mir leid, aber ich hörte sie nicht; ich las gerade die Zeitung.« Bei Tieren kann diese Hemmung auf zahlreichen Ebenen — von den Sinnesorganen selbst bis zur Hirnrinde — erfolgen (Kap. 11).

Intercorticale Transferierung des Lernens

Wenn eine Katze oder ein Affe mit verbundenem linken Auge konditioniert wurden, auf einen visuellen Reiz mit einem bedingten Reflex zu antworten, dann erbrachten sie die erlernte Reflexantwort ebenso, wenn man das vorher sehende rechte Auge verband und das linke freigab. Dieses Ergebnis wurde auch dann erreicht, wenn vor der Konditionierung bei den Tieren das Chiasma opticum so durchtrennt wurde, daß visuelle Impulse von einem Auge nur zum ipsilateralen Cortex gelangen konnten. Wurden aber vor dem Training zusätzlich auch die vordere und hintere Comissur sowie das Corpus callosum durchtrennt (»split brain«-Präparation), dann erfolgte keine Transferierung des Erlernten; die für das »Erinnern mit einem Auge an etwas, das mit dem anderen Auge gelernt wurde« erforderliche Kodierung wird also offensichtlich über die Commissuren zum kontralateralen Cortex transferiert. Es gibt Beweise für ähnliche Transferierung von Informationen, die über andere sensorische Leitungen erworben wurden. »Split brain«-Tierpräparationen können sogar trainiert werden, auf verschiedene und im Konflikt stehende Reize teils mit dem einen, teils mit dem anderen Auge Reflexantworten zu produzieren; dies ist ein Beispiel dafür, wie der Organismus u.U. »die rechte Seite nicht wissen läßt, was die linke Seite tut«. Versuche, derartige Experimente an normalen Tieren oder Menschen durchzuführen, führen zu Verwirrtheit, während Tiere mit »split brains« sich hierbei nicht beirren lassen. Ähnliche Resultate konnten auch beim Menschen erhalten werden, bei denen entweder ein kongenitales Fehlen des Corpus callosum bestand oder das Corpus callosum durchtrennt wurde, um bestimmte Epilepsieformen zu beeinflussen.

Gedächtnis

Bei Besprechung des Gedächtnisses ist es wichtig, zwischen *»Langzeit«-(»remote«-)* und *»Kurzzeit«-(»recent«-)Gedächtnis* zu unterscheiden. Offenbar greifen bei der Bildung des Gedächtnisses *3 verschiedene Mechanismen* ineinander und zwar (1) für die sofortige Erinnerung an die *augenblicklich* ablaufenden Ereignisse, (2) für die Erinnerung an *Minuten bis Stunden* zurückliegenden Vorgänge und (3) für die Erinnerung an die *entfernte Vergangenheit*. Die Erinnerung für rezente Ereignisse ist bei verschiedenen neurologischen Erkrankungen häufig gestört oder verloren, während das »Langzeit«-Gedächtnis erstaunlich widerstandsfähig ist und auch bei schweren Hirnschädigungen erhalten sein kann.

Schläfenlappen und Gedächtnis

Reizung von Teilen *des Schläfenlappens* bei Patienten mit Schläfenlappen-Epilepsie ruft detaillierte — oft über die Fähigkeit des willkürlichen Gedächtnisses hinausreichende — Erinnerungen an weit zurückliegende Ereignisse hervor. Dieser Effekt konnte bisher noch nicht an Individuen mit normaler Schläfenlappenfunktion reproduziert werden, da erst in wenigen Fällen der Schläfenlappen bei Patienten ohne Erkrankung dieses Rindenabschnittes operativ freigelegt wurde. Die Erinnerung bei Schläfenlappenreizung entspricht einer kompletten *»Rückblendung« (»flash back«)*, als ob es sich um das »Wiederabspielen« eines Erfahrungs-Ausschnittes handeln würde. Eine spezielle Erinnerung wird durch Reizung eines bestimmten Punktes erweckt; sie entfaltet sich, solange der Reiz anhält, und hört bei dessen Beendigung auf. Aus verschiedenen Gründen erscheint es unwahrscheinlich, daß die Erinnerungen selbst im Schläfenlappen lokalisiert sind; die dort befindlichen Punkte dienen wahrscheinlich als *»Schlüssel«*, welche die anderswo im Gehirn und Hirnstamm gespeicherten Erinnerungsspuren freigeben. Normalerweise wird ein solcher Schlüssel durch eine Art von *Komparator- oder Assoziations-Schaltung* betätigt, wenn eine Ähnlichkeit zwischen dem Erinnerungsinhalt und dem laufenden Einstrom sensorischer Information oder dem Fluß der Gedanken besteht.

Reizung anderer Stellen des Schläfenlappens veranlaßt manchmal einen Patienten, die *Interpretation seiner Umgebung zu ändern;* so kann er sich z.B. bei Reizung in gewohnter Umgebung fremd fühlen oder er empfindet das aktuelle Geschehen so, als ob es sich bereits früher ereignet hätte. Das Auftreten eines Gefühls der Vertrautheit oder der Fremdheit hilft möglicherweise dem Normalen, sich in entsprechenden Situationen an die Umgebung anzupassen; in fremder Umgebung ist man wach und auf der Hut, während in vertrauter Umgebung die Wachsamkeit entspannt wird. Ein unzutreffendes Gefühl der Vertrautheit bei neuen Ereignissen oder in neuer Umgebung ist klinisch als »*déjà vu*«-*Phänomen* (»bereits gesehen«) bekannt. Dieses Phänomen tritt manchmal auch bei normalen Individuen auf, es kann jedoch auch als Aura (eine unmittelbar einem Anfall vorausgehende Sensation) bei Patienten mit Schläfenlappen-Epilepsie beobachtet werden.

Retrograde Amnesie

Weitere für die Physiologie des Gedächtnisses wichtige Erkenntnisse stammen von der klinischen und experimentellen Erfahrung, daß häufig Erinnerungs-Verlust für unmittelbar einer Gehirnerschütterung oder Elektroschocktherapie vorangegangene Ereignisse eintritt *(retrograde Amnesie)*. Beim Menschen umfaßt eine solche Amnesie längere Perioden als bei Tieren — manchmal Tage, Wochen, sogar Monate —, doch wird das Langzeit-Gedächtnis nicht betroffen. Bei Tieren wird das Erlernen von Antwort-Handlungen verhindert, wenn innerhalb 5 min nach jedem Training eine Anaesthesie oder Elektroschock- bzw. Unterkühlungsbehandlung erfolgt; derartige Behandlungen erst 4 Stunden nach dem Training sind jedoch ohne Einfluß auf den Lernerfolg. Es scheint also, daß eine Periode der *»Encodierung«* oder *»Konsolidierung« des Gedächtnisses* existiert, innerhalb welcher die Erinnerungsspuren verletzbar sind, während später stabile und erstaunlich widerstandsfähige »*Engramme*« vorhanden sind.

Hippocampus und Gedächtnis

Wahrscheinlich erfordert der Encodierungsprozeß die Mitwirkung des Hippocampus und seiner Verbindungen; bilaterale Zerstörung des ventralen Hippocampus beim Menschen und auch beim Tier verursacht auffallende Defekte des Kurzzeit-Gedächtnisses. Menschen mit solchen Läsionen haben zwar ein intaktes Langzeit-Gedächtnis und vermögen adäquat zu handeln, wenn sie sich auf ihre Tätigkeit konzentrieren; wenn sie aber — auch nur für kurze Perioden — abgelenkt werden, geht die gesamte Erinnerung an das, was sie tun oder zu tun beabsichtigen, verloren. Sie können also Neues lernen und alte Erinnerungen bewahren, nicht aber vermögen sie neue Gedächtnisinhalte zu bilden.

Weitere Beweise für die Beteiligung des Hippocampus liefert die Beobachtung an Menschen mit implantierten Dauerelektroden, bei denen *Reizung des Hippocampus* zu Verlust des Kurzzeit-Gedächtnisses führte. Die Hippocampus-Neuronen neigen besonders zu wiederholten Entladungen *(»iterative discharge«);* Auslösung solcher Entladungs-»Stürme« durch Reizung stört offenbar die normale Hippocampus-Funktion. Verschiedene Pharmaka, die das Kurzzeit-Gedächtnis beeinträchtigen, rufen abnorme elektrische Entladungen im Hippocampus hervor. Alkoholiker mit bestimmten Formen von Hirnschädigung zeigen beträchtliche Störungen des Kurzzeit-Gedächtnisses; angeblich sind diese Störungen mit pathologischen Veränderungen in den Corpora mamillaria korreliert.

Ribonucleinsäuren (RNA), Proteinsynthese und Gedächtnis

Die Eigenschaften der stabilen Gedächtnisspur sind weitgehend unbekannt, ihre Widerstandsfähigkeit gegen Erschütterung und Elektroschock deutet aber an, daß das Gedächtnis tatsächlich als eine *»biochemische Veränderung« im Neuronen-Schaltsystem* gespeichert wird.

Die Fähigkeit regenerierter Planarien, erlernte Gewohnheiten beizubehalten, zeigt, daß jedenfalls bei bestimmten Species solche Veränderungen vorkommen; Planarien (Flachwürmer mit rudimentärem Nervensystem) haben bemerkenswerte Regenerierungs-Fähigkeit, wenn sie in Stücke geschnitten werden. Sie können trainiert werden, bestimmten visuellen Reizen auszuweichen, wenn ein solcher trainierter Wurm in zwei Stücke geschnitten wird, dann bewahrt nicht nur der aus dem Kopfstück regenerierte Wurm die erlernte Fähigkeit, sondern auch der aus dem Schwanzstück gebildete.

Dieses Phänomen wurde dahingehend interpretiert, daß die Aneignung der erlernten Antworthandlung mit einer gesteigerten Synthese neuer Ribonucleinsäuren der Zelle einhergeht. RNA liefern die Matrize für die Proteinsynthese (Kap. 1 und 17); wenn der Lernprozeß in nicht bekannter Weise zu einer dauernden Änderung der Proteinstruktur führt, dann wäre eine Weitergabe erlernter Antworthandlungen auch an regenerierte Teile der Planaria vorstellbar. Jedenfalls verhindert Behandlung der Hälften einer trainierten Planaria mit Ribonuclease die Entwicklung eines voll konditionierten Wurmes aus dem Schwanzteil. Ferner bewirkt angeblich Verfütterung des Homogenates aus trainierten Planarien an untrainierte Tiere, daß diese leichter als Kontrolltiere Antworthandlungen erlernen, für welche die trainierten Würmer konditioniert waren. In verschiedenen Untersuchungen an Goldfischen und Ratten konnte gezeigt werden, daß Injektion von Hirn-Extrakten trainierter Tiere bei untrainierten Tieren das Erlernen von Verhaltensweisen der trainierten Tiere erleichtert.

Es gibt noch weitere Hinweise dafür, daß die Proteinsynthese bis zu einem gewissen Grad beim Prozeß des Erwerbens von Gedächtnis-Inhalten eine Rolle spielt. Bei Säugern erfolgt ein *erhöhter RNA-Umsatz in Nervenzellen,* die intensiver Stimulierung unterzogen werden.

Bei Goldfischen verhindern bestimmte Antibiotica (Puromycin und Acetoxycycloheximidin) das Festhalten »bedingter Fluchtreflexe«, wenn diese bis zu einer Stunde nach dem Training verabreicht werden; auf den Lernprozeß selbst sind diese Pharmaka jedoch ohne Einfluß. Puromycin zerstört auch das Gedächtnis bei Mäusen. Diese Antibiotica hemmen die Proteinsynthese (Kap. 17). Es ist theoretisch vorstellbar, daß die Entladungen von Neuronen während des Lernprozesses zu Veränderungen der Phosphorylierung von Proteinen im Zellkern und/oder der Methylierung von DNA-Basen führt. Dies könnte wiederum die Synthese von mRNA und in der Folge die Bildung bestimmter Proteine steigern. Diese Proteine könnten die synaptische Erregungsübertragung modifizieren, indem sie die Transmitter-Synthese, die Membran-Permeabilität oder einen anderen neuralen Parameter beeinflussen. Es ist jedoch ein weiter Weg von solchen Spekulationen bis zu einem Verständnis der Beziehungen zwischen RNA- bzw. Proteinsynthese und der Bildung einer stabilen Gedächtnisspur.

Pharmaka, die den Lernprozeß erleichtern

Verschiedene Stimulantien des ZNS verbessern offenbar den Lerneffekt, wenn sie Versuchstieren unmittelbar vor oder nach dem Unterricht gegeben werden. Hierzu gehören Coffein, Physostigmin, Amphetamin, Nicotin sowie bestimmte krampferzeugende Mittel (Pikrotoxin, Strychnin, Pentylentetrazol); sie scheinen die Konsolidierung der Gedächtnisspur zu erleichtern. Bei senilen Personen scheinen kleine Dosen von Pentylentetrazol (Metrazol) das Gedächtnis und die allgemeine Aufmerksamkeit zu verbessern. Das β-adrenerg-blockierende Pharmakon Propranolol kann möglicherweise den Lernprozeß bei älteren Personen fördern; nach einer Hypothese ist Verminderung der Lernfähigkeit im Alter mit gesteigerter autonomer Aktivität verbunden. Ein anderes Pharmakon, das im Tierexperiment das Lernen erleichtert, ist Pemolin; dieses wirkt als leichtes ZNS-Stimulans, ist aber vor allem deswegen von Interesse, da es die RNA-Synthese stimuliert.

Neocortex und »höhere Funktionen« des Nervensystems

Gedächtnis und Lernen sind Funktionen, die vielfältigen — sowohl corticalen wie subcorticalen — Regionen des Gehirns zugeordnet sind. Fast ausschließlich im *Neocortex* sind einige weitere »höhere Funktionen« des Nervensystems lokalisiert, zu denen insbesondere die mit der *Sprache* zusammenhängenden Mechanismen zählen. Sprache und sonstige intellektuelle Leistungen sind *spezifisch menschliche Eigenschaften;* der neocorticale Mantel des Gehirns hat auch beim Menschen den höchsten Entwicklungsstand erreicht.

Funktioneller Aufbau des Neocortex

Es gibt 3 lebende Species (Delphin, Elefant, Wal) mit größerem Gehirn als dem des Menschen, doch ist der *Quotient aus Gehirngewicht und Körpergewicht* beim Menschen weitaus größer als die analogen Quotienten bei irgendeiner Tierart. Vom vergleichenden Standpunkt aus ist das entscheidende Merkmal des menschlichen Gehirns die außerordentlich starke Entwicklung der *3 Haupt-Assoziations-Areale:* (1) *frontales* (vor dem motorischen Cortex), (2) *temporales* (zwischen dem oberen Gyrus temporalis und dem limbischen Cortex) und (3) *parieto-occipitales* (zwischen dem somatästhetischen und dem visuellen Cortex) *Assoziations-Areal.*

Die Assoziations-Areale sind Teile des sechsschichtigen neocorticalen Mantels grauer Substanz, der sich — von den konzentrischen allocorticalen und juxtallocorticalen Ringen um den Hirnstamm ausgehend — über die lateralen Oberflächen der Hirnhemisphären ausbreitet (Kap. 15). Die geringen histologischen Unterschiede in verschiedenen Teilen des Cortex, welche die Grundlage für die Numerierung der corticalen Areale bilden (Abb. 16.4), stehen jedoch nicht immer in Korrelation mit den unterschiedlichen Funktionen.

Die neuronalen Verbindungen innerhalb des Neocortex bilden ein *kompliziertes Netzwerk* (Abb. 11.2). Die absteigenden Axonen der größeren Zellen innerhalb der Pyramidenzellschicht geben Kollateralen ab, die über Assoziationsneuronen zu den Dendriten jener Zellen rückgekoppelt sind, von denen sie entspringen; auf diese Weise ist eine komplizierte *»Reverberation« (Nachhall-Effekt)* möglich. Die rückläufigen Kollateralen bilden auch zu Nachbarzellen Verbindungen und manche enden an Hemmungs-

Neocortex und »höhere Funktionen« des Nervensystems

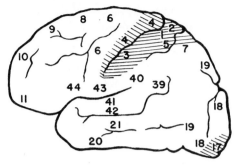

Abb. 16.4. Laterales Großhirn mit Brodmannschen Arealen. Die gestreiften Felder stellen die primären sensiblen und motorischen Areale dar, die weißen Felder die Assoziations-Areale (nach Cobb: Foundations of Neuropsychiatry, 6th Ed. Baltimore: Williams & Wilkins 1958)

Neuronen, die ihrerseits an den Ursprungszellen enden, so daß auch *negative Rückkopplungs-Schaltungen* vorliegen (Kap. 4). Die großen komplexen Dendriten der tiefen Zellen erhalten aszendierende Fasern; die nicht-spezifischen thalamischen und die retikulären Afferenzen sowie die Assoziations-Fasern enden in allen Schichten, während spezifisch-thalamische Afferenzen in der Schicht IV des Cortex enden. Die Funktion der intracorticalen Assoziationsfasern ist unklar; ihre Durchschneidung ist z.T. ohne erkennbare Auswirkungen möglich. Die Bezeichnung Assoziations-Areale ist etwas irreführend; diese Areale haben offensichtlich viel komplexere Funktionen, als einfach die Verbindung corticaler Regionen herzustellen.

Aphasie und zugehörige Störungen

Eine Gruppe von im Neocortex lokalisierten Funktionen umfaßt beim Menschen *das komplexe Gebiet der Sprache* (Verstehen des gesprochenen und geschriebenen Wortes sowie die Fähigkeit, Gedanken in Sprache und Schrift auszudrücken). Störungen dieser Funktionen, die nicht durch Seh- oder Hörstörungen oder motorische Lähmung verursacht sind, werden als *Aphasien* bezeichnet. Zahlreiche Klassifikationen der Aphasien stehen in Verwendung; die Nomenklatur ist dementsprechend chaotisch. Eine allgemeine Einteilung unterscheidet *sensorische (receptive)* und *motorische (expressive)* Aphasien. Spezieller unterteilt man Aphasien in *Worttaubheit* (Unfähigkeit, gesprochene Worte zu verstehen), *Wortblindheit* (Unfähigkeit, geschriebene Worte zu verstehen), *Agraphie* (Unfähigkeit, Gedanken in geschriebener Form auszudrük-

ken) und in die — im engeren Sinne — als *motorische Aphasie* bezeichnete Störung (Unfähigkeit, Gedanken sprechend auszudrücken). Der Ausdruck *Apraxie* wird dann verwendet, wenn man allgemein die Unfähigkeit, erlernte motorische Leistungen auszuführen, bezeichnen will. Die motorische Aphasie wird unterteilt in »non-fluent«-Aphasie, bei der die Sprechgeschwindigkeit verlangsamt und die Wortfindung erschwert ist, und in »fluent«-Aphasie, bei der die Sprechgeschwindigkeit normal oder sogar hoch ist, aber Schlüsselworte im Sprachschatz fehlen. Das Sprechvermögen von Patienten mit »non-fluent« motorischer Aphasie ist auf 2 oder 3 Worte beschränkt, mit denen sie versuchen müssen, einen ganzen Bereich von Intentionen oder Emotionen auszudrücken. Manchmal sind die erhalten gebliebenen Worte jene, die zur Zeit der Hirnverletzung oder -blutung, welche die Aphasie verursacht hat, gesprochen wurden; oft werden häufiger gebrauchte »automatische Wörter« (z.B. Wochentage) bzw. aus unbekannten Gründen »schmutzige« oder Schimpfworte verwendet.

Nur eine der Gehirn-Hemisphären ist primär mit der Sprachfunktion befaßt (s. unten). Die Stellen in dieser Hemisphäre, die — wie angenommen wird — mit den verschiedenen Formen der Aphasie zu tun haben, sind in Abb. 16.4 dargestellt. In klinischen Fällen sind meist mehrere Formen von Aphasie kombiniert vorhanden. Häufig handelt es sich um eine allgemeine Aphasie *(globale Aphasie)*, die sowohl die recepti-

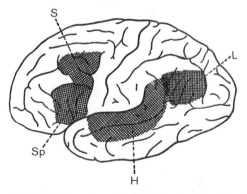

Abb. 16.5. Theorie zur Lokalisation der Sprachfunktion. In der dominierenden Hemisphäre führen Läsionen in S zu Schwierigkeiten, Gedanken schriftlich auszudrücken; in Sp zu Schwierigkeiten, sich mündlich auszudrücken; in H zu Schwierigkeiten, gesprochene Worte zu verstehen; in L zu Schwierigkeiten, geschriebene Worte zu verstehen (nach Physiology and Biophysics, 19th Ed. (T. C. Ruch, H. D. Patton, Eds.) Philadelphia: Saunders 1965)

ven wie die expressiven Funktionen betrifft. Läsionen des Brodman-Areals 44 in der unteren Frontalwindung (Brocasches Sprachzentrum, mit Sp in der Abb. 16.5 bezeichnet) verursachen »non-fluent«-Aphasien; bei Patienten mit »fluent«-Aphasie ist das Brocasche Areal intakt und die Läsionen liegen meist im Temporal- oder Parietal-Lappen.

Komplementäre Spezialisation der Hemisphären und »cerebrale Dominanz«

Die menschliche Sprachfunktion hängt stärker von der einen Hirnhälfte ab als von der anderen. Diese Hemisphäre hat vor allem mit der Bildung von Wort-Kategorien und -Symbolen zu tun; sie wird häufig als *dominante Hemisphäre* bezeichnet. Es wurde jedoch klargestellt, daß die andere Hemisphäre nicht einfach weniger entwickelt oder »nicht-dominant« ist; sie ist vielmehr für die Raum-Zeit-Beziehung spezialisiert. Diese andere Hemisphäre hat z. B. mit dem Erkennen von Gesichtszügen, mit der Identifikation bestimmter Objekt-Formen und mit dem Erkennen musikalischer Themen zu tun. Die Vorstellung von der »cerebralen Dominanz« und der Existenz einer »dominanten« und »nicht-dominanten« Hemisphäre wurde daher durch ein Konzept ersetzt, das die *komplementäre Spezialisation der Hemisphären* berücksichtigt. Man unterscheidet demnach eine *»kategoriale Hemisphäre«* für die Sprachfunktion und eine *»repräsentationale Hemisphäre«* für die Raum-Zeit-Beziehung.

Läsionen der »kategorialen Hemisphäre« führen zur Aphasie, während dies bei ausgedehnten Läsionen der »repräsentationalen Hemisphäre« nicht der Fall ist. Hingegen führen Läsionen der »repräsentationalen Hemisphäre« zu *Astereognosie* (Unfähigkeit, Objekte beim Befühlen zu identifizieren) und anderen *Agnosien* (Unfähigkeit, Objekte mit Hilfe einer bestimmten Sinnesmodalität zu erkennen, selbst wenn die betreffende Sinnesmodalität an sich intakt ist). Läsionen, die derartige Störungen verursachen, haben ihre Lokalisation meist im Parietal-Lappen.

Die Spezialisation der Hemisphären steht im Zusammenhang mit der *»Händigkeit«.* Bei Rechtshändern ist die linke Hemisphäre die »dominante« oder »kategoriale«; bei Linkshändern ist zu etwa 30% die rechte Hemisphäre die »kategoriale«, während bei den restlichen 70% der Linkshänder die linke Hemisphäre die »kategoriale Hemisphäre« ist. Beim Erwachsenen sind die charakteristischen Ausfälle bei Läsionen sowohl der »kategorialen« wie der »repräsentationalen« Hemisphäre langanhaltend. Bei jungen Kindern hingegen, bei denen eine Hemisphärektomie wegen Gehirntumors oder anderer Erkrankungen durchgeführt werden mußte, können die Funktionen der jeweils fehlenden Hemisphäre weitgehend von der verbleibenden Hemisphäre übernommen werden, gleichgültig, um welche Hemisphäre es sich bei der Resezierten gehandelt hat.

Stirnlappen (Lobus frontalis)

Einige Erkenntnisse bezüglich der anderen Funktionen der verschiedenen Hirnrindengebiete wurden aus Abtragungsstudien gewonnen. Bilaterale Abtragung der neocorticalen Stirnlappenregionen bei Primaten führt nach einer Periode der Apathie zu Hyperaktivität und ständigem Auf- und Abgehen; die allgemeine Intelligenz ist wenig verändert und die Prüfung der unmittelbaren Reaktion auf Umweltreize ergibt normale Resultate. Hingegen sind Leistungen, welche die Verwertung früher erworbener Informationen erfordern, abnorm. Beim Menschen führt frontale Lobektomie zu Störungen der zeitlichen Zuordnung von Ereignissen. Nach frontaler Lobektomie haben Patienten z. B. Schwierigkeiten, sich zu erinnern, vor wie langer Zeit ihnen eine Testkarte gezeigt wurde. Bemerkenswerterweise verursacht Lobektomie des linken Frontallappens die schwersten Ausfallserscheinungen, wenn die Testkarten Worte zeigten, während bei Lobektomie rechts die Störungen besonders die Zeit-Erinnerung an Test-Bilder betraf. Frontale Lobektomie bringt ferner auch die »experimentelle Neurose« zum Schwinden.

Experimentelle Neurose

Wie bereits ausgeführt, können Tiere nach entsprechender Konditionierung zwei Reize — selbst wenn diese sehr ähnlich sind — diskriminieren. Wenn allerdings zwei Reize nahezu identisch sind, so daß eine Unterscheidung nicht mehr gelingt, dann wird das Versuchstier erregt, es wimmert, ist nicht mehr kooperativ und versucht zu entkommen. PAWLOW bezeichnete diese Symptomatik als *»experimentelle Neurose«;* wenn auch diese Reaktion kaum einer echten Neurose im psychiatrischen Sinne analog ist, erscheint der Terminus doch brauchbar. Bei manchen Tierarten beeinflußt die »experimentelle Neurose« nicht nur das Verhalten bei

Konditionierungstests, sondern auch das allgemeine Verhalten.

Auch frontal lobektomierte Tiere besitzen zwar noch die Fähigkeit der Diskriminierung ähnlicher Reize, doch versetzt sie zu große Ähnlichkeit der Reize nicht mehr wie normale Tiere in übermäßige Erregung. Die *präfrontale Lobektomie* und andere operative Maßnahmen, die auf Unterbrechung von Verbindungen zwischen Frontallappen und tieferen Hirnabschnitten abzielen, wurden — angeregt durch die erwähnten Experimente — in die Behandlungsmethoden verschiedener Geisteskrankheiten einbezogen. Manchmal sind Spannungen infolge realen oder eingebildeten Leistungsversagens und Spannungen, die durch Wahn- und Zwangsvorstellungen sowie Angstzustände (Phobien) entstehen, so intensiv, daß sie zur Handlungsunfähigkeit des Patienten führen. Erfolgreiche Lobotomie vermindert solche Spannungen; obwohl Wahnvorstellungen und andere Symptome weiterbestehen, stören sie den Patienten nicht mehr. Da in ähnlicher Weise auch schwere Schmerzen nach Lobotomie nicht mehr beachtet werden, hat diese Methode auch bei unstillbaren Schmerzzuständen Anwendung gefunden (Kap. 7). Dieser — in einem bestimmten Bereich erwünschte — Mangel an Anteilnahme dehnt sich allerdings häufig auch auf andere Aspekte der Umwelt (z. B. soziales Verhalten, ja sogar Toilette-Gewohnheiten) aus. Ferner dauert die Erleichterung von Schmerzzuständen meist nur kürzer als ein Jahr an.

Die Persönlichkeits-Veränderungen durch Lobotomie variieren überaus stark; trotz analoger Operationstechnik und auch sonst vergleichbarer Bedingungen differieren die Ergebnisse offenbar in Abhängigkeit von der präoperativen Persönlichkeit und dem Erfahrungshintergrund des Patienten.

Es wurde versucht, die Variabilität der Resultate und die unerwünschten Nebeneffekte durch selektivere Maßnahmen, wie z. B. Eingriffe am vorderen Teil des Gyrus cinguli, zu beeinflussen; dennoch blieben die Komplikationen weiterhin häufig. Daher versucht man, die erwünschten Ergebnisse einer Lobotomie durch Tranquilizer und andere Pharmaka zu erreichen. Die Lobotomie als Operationsmethode bei mentalen Störungen wird dementsprechend kaum mehr angewandt.

Schläfenlappen (Lobus temporalis)

Die Wirkungen bilateraler temporaler Lobektomie wurden erstmals von KLÜVER und BUCY beschrieben. Temporal lobektomierte Affen (*»Klüver-Bucy-Tiere«*) sind zahm und gefräßig, die Männchen zeigen Hypersexualität; alle Symptome sind durch Entfernung limbischer Strukturen bedingt. Die Tiere zeigen ferner visuelle Agnosie und eine beachtliche Steigerung der oralen Aktivität. Die Affen heben wiederholt alle beweglichen Objekte ihrer Umgebung auf, manipulieren sie in zwanghafter Weise, nehmen sie ins Maul, belecken und beißen sie, um sie — sofern sie nicht eßbar sind — wegzuwerfen; weggeworfene Gegenstände werden aber — wie noch nicht vorher gesehene — nach wenigen Minuten wieder aufgegriffen und oral exploriert. Diese Verhaltensweise könnte durch Unfähigkeit zur Identifizierung von Objekten verursacht sein, könnte aber auch Ausdruck eines Gedächtnisverlustes infolge Hippocampus-Abtragung sein. Die Tiere sind außerdem überaus leicht ablenkbar; diese Unvermögen, periphere Reize zu ignorieren, wird als *Hypermetamorphose* bezeichnet.

Klinische Schlußfolgerungen

Verschiedene Komponenten des von KLÜVER und BUCY an Affen beschriebenen Syndroms sind auch an Patienten mit Temporallappen-Erkrankungen zu beobachten; Störung des Kurzzeit-Gedächtnisses tritt z. B. als Folge bilateraler Hippocampusschädigung auf, Hypersexualität kann sich bei bilateraler Läsion der Nuclei amygdalae und der benachbarten corticalen Gebiete entwickeln. Beim derzeitigen Stand des Wissens können jedoch Störungen nach Schläfenlappenläsionen und — allgemeiner ausgedrückt — solche nach anderen neocorticalen Läsionen nicht im Rahmen einer Gesamthypothese der intellektuellen Funktionen interpretiert werden. Von weiteren Forschungen ist eine Synthese und ein besseres Verständnis der neurophysiologischen Grundlagen mentaler Phänomene zu erhoffen.

Literatur

Allgemeine Neurophysiologie. In: Physiologie des Menschen. Bd. 10 (Hrsg. O. H. GAUER, K. KRAMER, R. JUNG). München: Urban & Schwarzenberg 1971.

ANGERMEIER, W. F.: Kontrolle des Verhaltens. Berlin-Heidelberg-New York: Springer 1972.

ANGERMEIER, W. F., PETERS, M.: Bedingte Reaktionen. Berlin-Heidelberg-New York: Springer 1973.

BAUST, W.: Ermüdung, Schlaf und Traum. Bücher der Zeitschrift Naturwissenschaftliche Rundschau.

Stuttgart: Wissenschaftliche Verlagsgesellschaft m. b. H. 1970.

BORNSCHEIN, H. et al.: Sehen (Sinnesphysiologie III). Gauer-Kramer-Jung: Physiologie des Menschen, Band 13. München: Urban & Schwarzenberg 1977.

BRONISCH, F. W.: The Clinically Important Reflexes. New York: Grune & Stratton 1952.

CHUSID, J. G., MCDONALD, J. J.: Correlative Neuroanatomy and Functional Neurology, 15th Ed. New York: Lange 1973.

DAVSON, H.: The Eye. New York-London: Academic Press 1966.

DAW, N. W.: Neurophysiology of color vision. Physiol. Rev. **53,** 571 (1973).

ECCLES, J. C.: The Understanding of the Brain. New York: McGraw Hill 1973.

ELUL, R.: The genesis of the EEG. Int. Rev. Neurobiol. **15,** 1227 (1972).

FITZSIMONS, J. T.: Thirst. Physiol. Rev. **52,** 468 (1972).

FIERDINGSTAD, E. J. (Ed.): Chemical Transfer of Learned Information. New York: Elsevier 1971.

GAUER, O. H., KRAMER, K., JUNG, R. (Hrsg.): Physiologie des Menschen, Bd. 12: Hören, Stimme, Gleichgewicht. München: Urban & Schwarzenberg 1972.

GRANIT, R.: Mechanisms Regulating the Discharge of Motoneurons. Springfield Ill.: Ch. C. Thomas 1972.

Handbook of Sensory Physiology. Vol. 1–8. Berlin-Heidelberg-New York: Springer 1971–1973.

HENSEL, H.: Allgemeine Sinnesphysiologie, Hautsinne, Geschmack, Geruch, S. 1–345. Berlin-Heidelberg-New York: Springer 1966.

KLINKE, R., GALLEY, N.: Efferent Innervation of Vestibular and Auditory Receptors. Physiol. Rev. **54,** 316 (1974).

KORNHUBER, H. H., ASHOFF. J. C. (Hrsg.): Somato-Sensory Systems. Stuttgart: Thieme 1976.

KRNJEVIC, K.: Chemical nature of synaptic transmission in vertebrates. Physiol. Rev. **54,** 419 (1974).

LANGER, H. (Hrsg.): Biochemistry and Physiology of visual pigments. Berlin-Heidelberg-New York: Springer 1973.

LEVI-MONTALCINI, R., ANGELETTI, P. U.: Nerve growth factor. Physiol. Rev. **48,** 534 (1968).

MARTINI, L., GANONG, W. F. (Ed.): Frontiers in Neuroendrocrinology, Vol. 4. New York: Raven, in press 1976.

MOLLER, A. (Ed.): Basic Mechanisms in Hearing. New York-London: Academic Press 1973.

OLDS, J.: Hypothalamic substrates of reward. Physiol. Rev. **42,** 554 (1962).

PAVLOV, L. P.: Conditioned reflexes. Oxford: University Press 1928.

POECK, K.: Neurologie, 3. Aufl. Berlin-Heidelberg-New York: Springer 1974.

SCHMIDT, R. F.: Temperatursinne: Kalt- und Warmreceptoren. In: Physiologie des Menschen, Bd. 11: Somatische Sensibilität, Geruch und Geschmack (Hrsg. Gauer, O. H., Kramer, K., Jung, R.), S. 113–129. München: Urban & Schwarzenberg 1972.

SCHMEIDER, D. (Hrsg.): Olfaction and Taste. Vol. IV. Stuttgart: Wiss. Verlagsges. 1972.

ZIPPEL, H. P. (Ed.): Memory and Transfer of Information. New York-London: Plenum Press 1973.

Teil III

Endokrinologie und Zwischenstoffwechsel

Kapitel 17. Energie-Gleichgewicht, Stoffwechsel und Ernährung
Kapitel 18. Schilddrüse
Kapitel 19. Endokrine Funktion des Pankreas und Regulation des Kohlenhydratstoffwechsels
Kapitel 20. Nebennierenmark und Nebennierenrinde
Kapitel 21. Nebenschilddrüse, Calciumstoffwechsel und Knochenphysiologie
Kapitel 22. Hypophyse
Kapitel 23. Gonaden: Entwicklung und Funktion des Fortpflanzungssystems
Kapitel 24. Endokrine Funktion von Niere (Renin, Erythropoetin) und Epiphyse

Kapitel 17
Energie-Gleichgewicht, Stoffwechsel und Ernährung

Das *endokrine System* reguliert und kontrolliert, gemeinsam mit dem Nervensystem, die Aktivität der verschiedenen Systeme des Körpers und paßt sie den wechselnden Erfordernissen der äußeren und inneren Umgebung an. Diese Integration wird durch die *Sekretion von Hormonen* erbracht; diese chemischen Stoffe werden von innersekretorischen Drüsen produziert und in den Kreislauf freigesetzt, um Stoffwechselprozesse der verschiedenen Zellen zu regulieren. *Metabolismus* bzw. *Stoffwechsel* bedeutet die Gesamtheit chemischer und energetischer Umsetzungen im Organismus.

Der Organismus oxidiert Kohlenhydrate, Fette und Eiweißkörper und setzt dabei in der Hauptsache CO_2, H_2O und die für die Lebensprozesse notwendige Energie frei. CO_2, H_2O und Energie entstehen auch bei Verbrennung von Nahrungsmitteln außerhalb des Körpers; die Oxidation im Körper ist jedoch ein komplizierter, langsamer, stufenweiser Prozeß *(Katabolismus)*, durch den Energie in kleinen, brauchbaren Mengen freigesetzt wird. Energie wird im Körper in Form spezifischer, energiereicher Phosphatverbindungen oder als Eiweißkörper, Fette und komplexere Kohlenhydrate gespeichert, die aus einfacheren Verbindungen synthetisiert wurden. Der Aufbau dieser Substanzen in Prozessen, die mehr Energie verbrauchen als freisetzen, wird *Anabolismus* genannt.

A. Energie-Umsatz

Stoffwechsel-Rate

Die beim Katabolismus von Nahrungsmitteln im Körper freigesetzte Energiemenge ist ebenso groß wie jene, die bei Verbrennung dieser Nahrungsmittel außerhalb des Körpers entsteht. Diese Energie tritt als äußere Arbeit, als Wärme und in Form gespeicherter Energie in Erscheinung:
Energiefreisetzung = äußere Arbeit + gespeicherte Energie + Wärme
Die Gesamt-Energiemenge, die pro Zeiteinheit freigesetzt wird, entspricht dem *Energie-Umsatz* *(Stoffwechsel-Rate)*. Bei Muskelarbeit kann sich der Energie-Umsatz sehr verschieden auf äußere Arbeit (Arbeit = Kraft mal Weg, entlang dessen eine Masse bewegt wird) und Wärmeproduktion verteilen *(Nutzeffekt = äußere Arbeit/ Gesamt-Energieverbrauch)*. Während bei isotonischer Kontraktion durchschnittlich 20% der umgesetzten Energie als Arbeit zutage treten (Nutzeffekt 20%), wird bei isometrischer Arbeit (es erfolgt keine Verkürzung) praktisch keine äußere Arbeit geleistet und die gesamte Energie erscheint als Wärme (Kap. 3).

Energie-Speicherung erfolgt durch Aufbau energiereicher Verbindungen. Je nach dem Zustand des Organismus ist die Menge der jeweils gespeicherten Energie verschieden. Im Hungerzustand wird nichts gespeichert, sondern es wird gespeicherte Energie verbraucht; wenn sich daher der Körper ohne Nahrungsaufnahme in völliger Ruhe befindet, scheint faktisch die gesamte freigesetzte Energie in Form von Wärme auf. Auch wenn Nahrungsmittel außerhalb des Körpers verbrannt werden, wird die gesamte Energie als Wärme freigesetzt.

Joule, Calorie

Die traditionelle Einheit der Wärmeenergie war die *Calorie (cal)*, d.i. die Wärmemenge, die zur Temperaturerhöhung eines Gramms Wasser um einen Grad (von 14,5° auf 15,5°C) erforderlich ist. Diese Einheit wurde als *Grammcalorie*, kleine Calorie oder Standardcalorie bezeichnet. Die bis 1978 in der Medizin verwendete Einheit war die »große« Calorie oder *Kilocalorie (kcal)*, entsprechend 1 000 cal; an ihre Stelle ist nunmehr die Einheit *KiloJoule* (1 kcal = 4,184 kJ) getreten.

Direkte Messung des Energieumsatzes (direkte »Calorimetrie«)

Die Energiefestsetzung bei der Verbrennung von Nahrungsstoffen außerhalb des Körpers kann direkt gemessen werden *(direkte Calorimetrie*.

Hierzu wird eine Substanz z. B. in einer Calorimeterbombe (ein Metallgefäß, das von Wasser umgeben ist und sich innerhalb eines isolierten Behälters befindet) oxidiert. Die Substanz (z. B. eine Nahrungsmittelprobe) wird durch einen elektrischen Funken in reinem O_2 bei Überdruck gezündet, wobei dann die Temperaturänderung des umgebenden Wassers als Maß für die umgesetzte Energie gewertet wird.

Messungen der Energiefreisetzung bei der Verbrennung von Verbindungen im Organismus sind viel komplizierter; es wurden hierfür große Calorimeter konstruiert, in denen Versuchspersonen untergebracht werden können. Die im Körper produzierte Wärme wird aufgrund der Temperaturänderung des durch das Calorimeter zirkulierenden Wassers erfaßt (Abb. 17.1).

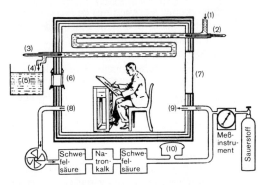

Abb. 17.1. Schematische Darstellung eines Atwater-Benedict-Respirations-Calorimeters. Der Wasserdurchfluß erfolgt von (1) nach (4), wobei die Temperatur des Wassers an der Einstromstelle (2) und Ausstromstelle (3) gemessen wird. Aus der bei (8) ausströmenden Luft wird Wasser mittels Schwefelsäure und CO_2 mittels Natronkalk entfernt; nach Zufügung einer bestimmten Sauerstoffmenge strömt das Gasgemisch wieder in das Calorimeter ein. (6) Schleuse; (7) Fenster; (9) Luft-Einlaß; (10) Druckausgleich (nach BELL and others: Textbook of Physiology and Biochemistry, 7th Ed. Edinburgh, London: Livingstone 1969)

Der »Brennwert« der gewöhnlichen Nahrungsstoffe, gemessen im Bombencalorimeter, beträgt für Kohlenhydrate 17,2 kJ/g (4,1 kcal/g), für Fette 38,9 kJ/g (9,3 kcal/g) und für Eiweiß 22,2 kJ/g (5,3 kcal/g). Im Körper werden für Kohlenhydrate und Fette ähnliche Werte erreicht; die Oxidation der Proteine ist aber unvollständig (Harnstoff und verwandte stickstoffhaltige Verbindungen als Endprodukt des Proteinabbaues neben CO_2 und H_2O; s. unten), daher beträgt der »Brennwert« der Proteine im Organismus nur 17,2 kJ/g (4,1 kcal/g).

Indirekte Messung des Energieumsatzes (indirekte »Calorimetrie«)

Die Energieproduktion kann, zumindest theoretisch, auch durch Messung der Endprodukte der biologischen Oxidation (CO_2, H_2O) und der Produkte des Proteinabbaus bestimmt werden. Eine andere, relativ leicht realisierbare Möglichkeit besteht in der Messung des Sauerstoffverbrauches *(indirekte Methode)*. Sauerstoff wird nicht gespeichert und der Sauerstoffverbrauch steht, außer beim »Eingehen« oder »Abtragen« einer Sauerstoffschuld, immer im Gleichgewicht mit dem momentanen Bedarf; die Menge des verbrauchten Sauerstoffes in der Zeiteinheit ist daher der freigesetzten Energie proportional (»Brenn«-Wert des Sauerstoffs).

Die freigesetzte *Energie pro mol* verbrauchten *Sauerstoffes* ist allerdings bis zu einem gewissen Grad von der Art der oxidierten Verbindung abhängig; durchschnittlich beträgt sie 20,2 kJ (4,82 kcal) pro Liter verbrauchten Sauerstoffs (ein für orientierende Untersuchungen ausreichend genauer Wert bei mittlerer Stoffwechsellage, respiratorischer Quotient 0,85). Präzisere Messungen erfordern Angaben über die Art der oxidierten Nahrungsmittel; diese Daten können aus der Bestimmung des respiratorischen Quotienten und der Stickstoffausscheidung im Harn gewonnen werden, wobei der zugehörige »Brennwert« des Sauerstoffs aus Tabellen entnommen werden kann.

Respiratorischer Quotient (RQ), respiratorisches Austauschverhältnis (R)

Als respiratorischer Quotient (RQ) wird das Verhältnis des produzierten CO_2 zum verbrauchten O_2 pro Zeiteinheit bezeichnet. Er kann für Reaktionen außerhalb des Organismus, für einzelne Organe und Gewebe sowie für den ganzen Körper berechnet werden. Der RQ bei Kohlenhydratverbrennung beträgt 1,0, bei Fett nur etwa 0,7, da in Kohlenhydraten Sauerstoff und Wasserstoff im gleichen Verhältnis wie im Wasser enthalten sind, während bei Fetten zusätzlich O_2 für die Wasserbildung notwendig ist.

RQ von Kohlenhydraten:
$C_6H_{12}O_6 + 6\ O_2 \rightarrow 6\ CO_2 + 6\ H_2O$
(Glucose) RQ = 6/6 = 1,00

RQ von Fetten:
$2\ C_{51}H_{98}O_6 + 145\ O_2 \rightarrow 102\ CO_2 + 98\ H_2O$

(Tripalmitin) RQ = 102/145 = 0,703

Die Bestimmung des RQ von *Proteinen* ist im Organismus umständlich; man verwendet im allgemeinen einen Durchschnittswert von 0,82.
RQ-Werte einiger *anderer wichtiger Substanzen:*

Glycerin	0,86
β-Hydroxybuttersäure	0,89
Acetessigsäure	1,00
Brenztraubensäure	1,20
Äthylalkohol	0,67

Die ungefähre Menge an Kohlenhydrat, Eiweiß und Fett, die im Körper zu einem gegebenen Zeitpunkt oxidiert wird, kann somit aus ausgeatmetem CO_2, eingeatmetem O_2 und der Stickstoffausscheidung im Harn berechnet werden. Die auf diese Art berechneten Werte sind jedoch nur annähernd; zusätzlich kann CO_2 bzw. O_2 auch noch mit anderen, außerhalb des Energie-Stoffwechsels liegenden Faktoren variieren. Bei *Hyperventilation* steigt der RQ des Gesamtorganismus, da CO_2 vermehrt abgeatmet wird. Bei *Arbeit* erreicht der RQ maximal 2,0 aufgrund der hyperventilatorischen CO_2-Abatmung und der eingegangenen O_2-Schuld; danach fällt er für einige Zeit auf 0,5 oder weniger. Bei *metabolischer Acidose* steigt der RQ, da die respiratorische Kompensation der Acidose einen Anstieg der abgeatmeten CO_2-Menge verursacht (Kap. 40). Bei schwerer Acidose kann der RQ auch höhere Werte als 1,0 erreichen; bei *metabolischer Alkalose* fällt er hingegen. Der RQ des Gesamtkörpers wird somit nicht nur durch respiratorische, sondern auch durch metabolische Faktoren beeinflußt; manche Autoren ziehen daher jetzt die Bezeichnung *Respiratorisches Austauschverhältnis (R)* der Bezeichnung RQ vor.

O_2-Verbrauch und CO_2-Produktion eines bestimmten Organs kann durch Multiplikation der Blutdurchflußmenge pro Zeiteinheit mit der arterio-venösen O_2- bzw. CO_2-Differenz des Organs berechnet werden; daraus wird dann der RQ bestimmt. Angaben über den RQ eines Organs sind von beträchtlichem Interesse für Untersuchung der Stoffwechselvorgänge in diesem Organ. Der RQ des Gehirns beträgt z.B. normal 0,97 bis 0,99, d.h., daß hauptsächlich, aber nicht ausschließlich, Kohlenhydrate verbrannt werden. Während der Magensaftproduktion hat der Magen einen negativen RQ, da er mehr CO_2 aus dem arteriellen Blut aufnimmt, als er in das venöse Blut abgibt (Kap. 26).

Einflüsse auf den Energie-Umsatz (spezifisch-dynamische Wirkung, Temperatur)

Der Energie-Umsatz wird von vielen Faktoren, vor allem Muskelarbeit, beeinflußt (Tabelle 17.1). Der O_2-Verbrauch ist jedoch nicht nur während der Arbeit, sondern auch nachher solange erhöht, wie es notwendig ist, die O_2-Schuld wieder abzutragen (Kap. 3). Die Verdauung und Assimilation von Nahrung beeinflußt ebenfalls den Energie-Umsatz; während jedoch die sekretorischen und motorischen Leistungen des Verdauungstraktes kaum ins Gewicht fallen, ist die *spezifisch-dynamische Wirkung der Nahrungsstoffe,* d.h. der zusätzliche Energieverbrauch für die Assimilation, ein bedeutsamer Faktor. Eine Proteinmenge, deren Energiegehalt z. B. 100 kJ ist, steigert den Energie-Umsatz bei ihrer Assimilation um 30 kJ, eine energetisch äquivalente Kohlenhydratmenge erhöht den Umsatz um 6 kJ und eine entsprechende Fettmenge um 4 kJ. Die Wirkung der mit diesen Nahrungsstoffen zugeführten Energiemengen vermindert sich infolgedessen entsprechend (100−30 = 70 kJ, 100−6 = 94 kJ; 100−4 = 96 kJ). Die dabei zur Assimilation verwendete Energie kann aus dem Nahrungsstoff selbst oder aus der im Körper gespeicherten Energie aufgebracht werden. Die starke spezifisch-dynamische Wirkung der Proteine wird wahrscheinlich durch die Desaminierung der einzelnen Aminosäuren in der Leber verursacht. Die spezifisch-dynamische Wirkung der Fette dürfte auf einer direkt-stimulierenden Wirkung der freigesetzten Fettsäuren auf den Stoffwechsel beruhen. Die spezifisch-dynamische Wirkung der Kohlenhydrate ist vielleicht Ausdruck der zur Gly-

---

Tabelle 17.1. Faktoren, welche die Umsatzgröße beeinflussen. Die Faktoren der ersten Gruppe können eliminiert werden, indem man die Umsatzbestimmung unter basalen Bedingungen vornimmt, bzw. einzelne Faktoren rechnerisch berücksichtigt. Die Faktoren der zweiten Gruppe sind in Betracht zu ziehen, wenn man das Ergebnis der Umsatzbestimmung interpretieren muß

(1) Muskelarbeit während oder unmittelbar vor der Umsatzbestimmung
Vorangegangene Nahrungsaufnahme
Hohe oder niedrige Umgebungstemperatur
Größe, Gewicht und Körperoberfläche
(2) Geschlecht
Emotioneller Zustand
Klima
Körpertemperatur
Schwangerschaft oder Menstruation
Blutspiegel der Schilddrüsenhormone
Blutspiegel von Adrenalin und Noradrenalin

kogenbildung zusätzlich erforderlichen Energie. Die stoffwechselstimulierende Wirkung der Nahrungsmittel kann 6 Stunden oder länger andauern.

Ein anderer stoffwechselstimulierender Faktor ist die Umgebungstemperatur. Liegt diese unter der Körpertemperatur, werden Mechanismen zur Wärmeerhaltung (z. B. Muskelzittern) ausgelöst, so daß die Stoffwechsel-Rate steigt. Andererseits tritt bei hohen Außentemperaturen, welche die Körpertemperatur steigern, eine allgemeine Beschleunigung der Stoffwechselvorgänge ein und die Stoffwechsel-Rate steigt ebenfalls (Tabelle 17.2).

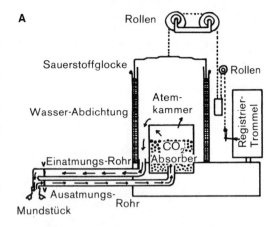

Tabelle 17.2. Einfluß verschiedener Umgebungstemperaturen auf die O_2-Aufnahme bei Ruhe. Die Versuchspersonen waren »in gewohnter Weise« bekleidet[a]

Raumtemperatur (°C)	Sauerstoffverbrauch (ml/min)
0	330
10	290
20	240
30	250
40	255
45	260

[a] Nach GROLLMANN: Physiologic variations of the cardiac output in man. Amer. J. Physiol. **95**, 263 (1930)

Grundumsatz-Bestimmung

Zur *Bestimmung des Energie-Umsatzes* wird gewöhnlich der respiratorische Gaswechsel mit Hilfe eines O_2-gefüllten Spirometers und eines CO_2-absorbierenden Systems gemessen (Abb. 17.2 A, indirekte Umsatzbestimmung (»Calorimetrie«) im geschlossenen System).

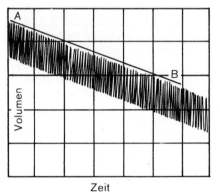

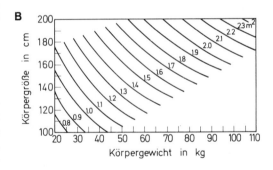

Abb. 17.2 A. Oben: Diagramm eines Benedict-Apparates zur Messung des Sauerstoff-Verbrauches (Grundumsatz). Unten: Grundumsatzkurve; die Neigung der Linie AB ist dem Sauerstoff-Verbrauch proportional. v: Ein-Weg-Ventil. B: Nomogramm zur Bestimmung der Körperoberfläche aus Größe und Gewicht (nach DuBois: Metabolism in Health and Disease. Philadelphia: Lea & Febiger). C: Normalwerte des Grundumsatzes pro m² Körperoberfläche und Stunde für beide Geschlechter und verschiedene Lebensalter (nach GUYTON, A. C.: Textbook of Medical Physiology, 4th Ed. Philadelphia and London: Saunders 1971)

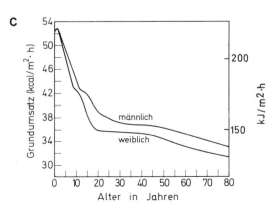

Die Spirometerglocke ist mit einem Schreiber verbunden, der die Exkursionen der Spirometerglocke auf einer rotierenden Trommel (Kymographion) registriert. Der Abfall einer an die Spitzen der Exkursionen der *spirographischen Kurve* gelegten Tangente ist dem O_2-Verbrauch proportional. Die verbrauchte O_2-Menge (in ml pro Zeiteinheit) wird dann auf Standardtemperatur und -druck (0°C und 100 kPa = 760 mmHg) korrigiert.

Durch Multiplikation des auf 24 Std extrapolierten Sauerstoffverbrauches mit dem — für den jeweiligen RQ gültigen — Brennwert des Sauerstoffs erhält man den Wert des Energie-Umsatzes in kJ (kcal); für orientierende Zwecke genügt es, lediglich den Sauerstoffverbrauch zu erfassen und mit dem früher erwähnten Durchschnittswert von 20,2 kJ (4,82 kcal) pro Liter O_2 zu multiplizieren.

Eine insbesondere in der Arbeitsphysiologie angewandte Methode der Umsatzbestimmung ist die indirekte Methode im offenen System *(Douglas-Sack-Methode)*.

Diese Methode arbeitet ohne Spirometer; der Untersuchte atmet durch ein Ventil die Umgebungsluft ein und atmet über eine Gasuhr aus, wobei ein aliquoter Teil der Exspirationsluft in einem Plastiksack gesammelt wird. Aufgrund der pro Zeiteinheit geatmeten Luftmenge und der Konzentrationen von CO_2 sowie O_2 in der Probe des Exspiriums lassen sich Sauerstoffverbrauch, RQ und damit auch die pro Zeiteinheit umgesetzte Energie berechnen. Mit dieser Methode können ohne allzugroße Behinderung des Untersuchten auch Leistungs-Umsatzbestimmungen am Arbeitsplatz oder bei sportlichen Tätigkeiten durchgeführt werden.

Um einen Vergleich der Stoffwechsel-Umsätze verschiedener Individuen und verschiedener Species zu ermöglichen, wird der Umsatz gewöhnlich bei völliger geistiger und körperlicher Ruhe, behaglicher Umgebungstemperatur und 12–14 Stunden nach der letzten Mahlzeit bestimmt. Neben der Erfordernis der Nüchternheit ist es — mit Rücksicht auf die hohe spezifisch-dynamische Wirkung der Eiweißkörper — notwendig, daß einige Tage vor der Untersuchung eine proteinarme Standarddiät eingehalten wird *(Grundumsatzbedingungen)*. Die Stoffwechsel-Rate unter diesen Bedingungen wird *Grundumsatz* (GU, basal metabolic rate, BMR) genannt; er liegt jedoch noch immer etwas über dem Umsatz im Schlaf.

Der GU eines durchschnittlichen Erwachsenen beträgt etwa 6 700–8 400 kJ/Tag (1 600–2 000

Tabelle 17.3. »Basaler« Umsatz bei verschiedenen Tierarten als Funktion von Körpergewicht und Körperoberfläche[a]

Species	Umsatz kJ/Tag	(kcal/Tag)	Gewicht (kg)
Maus	16	(3,82)	0,018
Hund	3 234	(773)	15
			31,2
Mensch	8 563	(2 054)	64
Schwein	10 226	(2 444)	128
Pferd	20 849	(4 983)	441

[a] Nach Rubner: Z. Biol. **19**, 535 (1883) und **30**, 73 (1894)

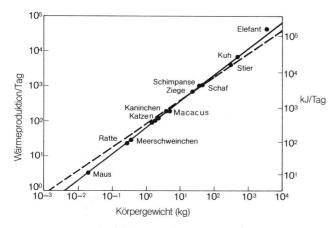

Abb. 17.3. Korrelation zwischen Grundumsatz (Stoffwechsel-Rate) und Körpergewicht (in doppelt logarithmischer Darstellung). Die Neigung der ausgezogenen Linie beträgt 0,75; die gestrichelte Linie gibt an, wie die Oberfläche mit dem Gewicht zunimmt, wobei sich eine Neigung von 0,67 ergibt (modifiziert nach Kleiber, mit Genehmigung von McMahan: Size and slope in Biology. Science **179**, 1201 (1973). Copyright 1973 by the Am. Ass. f. Adv. Science)

kcal/Tag; Tabelle 17.3: Vergleich mit GU anderer Species). Eine Variable, die gut mit dem GU der verschiedenen Species korreliert, ist die *Körperoberfläche*. Eine bessere Korrelation besteht jedoch zwischen dem Grundumsatz und dem $KG^{0,75}$ (Abb. 17.3); diese Korrelation dürfte darauf zurückzuführen sein, daß der GU mit den Körperproportionen korreliert und diese durch die Masse (Körpergewicht) des Organismus bestimmt werden. Üblicherweise wird der GU beim Menschen jedoch auf die Körperoberfläche bezogen.

Das Verhältnis zwischen Körpergewicht, -größe und -oberfläche kann beim Menschen in folgender Formel ausgedrückt werden:

$O = 0,007184 \times KG^{0,425} \times H^{0,725}$
O = Körperoberfläche in m^2
KG = Körpergewicht in kg
H = Körpergröße in cm

Nach dieser Formel konstruierte Nomogramme (Abb. 17.2 B) werden häufig zur Schätzung der Körperoberfläche benutzt. Der normale Grundumsatz eines erwachsenen Mannes beträgt etwa 167 kJ pro m^2 und Stunde (40 kcal/m^2 und Std). Der GU wird gewöhnlich als Abweichung von der Norm in % angegeben; ein GU von + 65 bedeutet demnach, daß der GU-Wert um 65% über dem Standardwert für das jeweilige Alter und Geschlecht liegt (Standardwerte Abb. 17.2 C).

Faktoren, die den GU beeinflussen

Alter, Geschlecht, Rasse, psychischer Zustand, Klima, Körpertemperatur und die Blutspiegel der Hormone Adrenalin, Noradrenalin, Trijodthyronin und Thyroxin beeinflussen den GU, wobei Frauen in jedem Alter niedrigere GU-Werte aufweisen als Männer (Kap. 18 und 20). Der GU/m^2 Körperfläche ist beim Kind hoch und sinkt mit dem Alter. Angst und Spannung verursachen eine Steigerung des Tonus der Muskulatur und der Adrenalinsekretion; durch beide wird der GU erhöht. Andererseits zeigen apathische und depressive Patienten u. U. einen niederen GU. In den Tropen ist der GU ebenfalls niederer als in gemäßigten Klimaten und steht dort in engerer Beziehung zum Körpergewicht als zur Körperoberfläche. Ein Anstieg der Körpertemperatur beschleunigt die chemischen Reaktionen, so daß der GU um ungefähr 14% pro °C Temperaturanstieg steigt. Während längerer Hungerperioden kann der GU fallen; dies ist vielleicht die Erklärung für den niederen GU bei manchen Patienten mit chronisch-konsumierenden Krankheiten bzw. während einer Abmagerungskur.

Energie-Gleichgewicht, Energiebilanz

Das erste Gesetz der Thermodynamik (Energie wird bei der Umwandlung von einer Form in eine andere weder gebildet noch verbraucht) gilt sowohl bei Lebewesen als auch bei leblosen Systemen. Im Organismus besteht daher ein *Energie-Gleichgewicht* zwischen Energieaufnahme und Energieabgabe. Wenn der Energiegehalt der aufgenommenen Nahrungsmittel geringer ist als die insgesamt freigesetzte Energiemenge *(negative Bilanz)* müssen endogene Energiespeicher herangezogen werden. Glykogen, Körpereiweiß und Fett werden abgebaut und das Individuum magert ab. Wenn der energetische Gehalt der aufgenommenen Nahrungsmittel den Energieverbrauch durch Wärme und Arbeit überschreitet und die Nahrungsmittel auch richtig verdaut und resorbiert werden, wird Energie gespeichert *(positive Bilanz)* und das Individuum nimmt an Gewicht zu. Es gibt zwei Wege, um Gewicht zu verlieren: durch Steigerung des Energieverbrauches oder durch Verminderung der Nahrungszufuhr.

Der Appetitmechanismus steuert — außer beim Menschen, einigen Winterschläfern und Haustieren — die Nahrungsaufnahme so genau, daß Fettsucht selten ist; offenbar regelt der Energiebedarf den Appetit, wenn auch beide in keinem direkten Zusammenhang stehen. Direkt dürfte die Nahrungsaufnahme vielmehr unter der Kontrolle eines Mechanismus stehen, der auf Schwankungen der Glucoseausnützung durch Zellen des Hypothalamus (»Glucostaten«, Kap. 14) anspricht.

Um die basalen Stoffwechselvorgänge, die zur Aufrechterhaltung des Lebens notwendig sind, energetisch zu decken, muß der Erwachsene etwa 8 400 kJ/Tag (2 000 kcal/Tag) zuführen; bei mäßiger Tätigkeit (sitzende Lebensweise) sind weitere 2 000 kJ/Tag (etwa 500 kcal/Tag) und bei Schwerarbeit — je nach deren Ausmaß — bis zu 12 000–13 000 kJ/Tag (etwa 3 000 kcal/Tag) zusätzlich erforderlich. Der absolute Energiebedarf von Kindern ist geringer; bezogen auf ihr Körpergewicht ist jedoch die Zufuhr einer relativ größeren Energiemenge zur Aufrechterhaltung des Wachstums notwendig. Richtlinien für die energetischen Erfordernisse der Nahrung sind in Tabelle 17.12 zusammengestellt.

B. Intermediär-Stoffwechsel

Mechanismen der Energiegewinnung

Die Endprodukte der Verdauung (Kap. 25 und 26) sind vor allem Aminosäuren, Fettderivate und Hexosen wie Fructose und Glucose. Diese Verbindungen werden resorbiert und im Körper auf verschiedenen Wegen in den Stoffwechsel eingegliedert (metabolisiert). Eine gewisse Kenntnis der Reaktionswege des Intermediärstoffwechsels ist insbesondere für das Verständnis der Wirkungsweise von Schilddrüsen-, Pankreas- und Nebennierenhormonen notwendig.

Allgemeiner Stoffwechselplan

Die kurzkettigen Fragmente des Glucose-, Aminosäuren- und Fettabbaus sind einander sehr ähnlich. Aus diesem *gemeinsamen Stoffwechselpool* können Kohlenhydrate, Proteine und Fette synthetisiert werden; andererseits können die Fragmente aber auch im Citronensäurecyclus, einer »letzten gemeinsamen Strecke« des Katabolismus, zu Wasserstoffatomen und CO_2 abgebaut werden. Die Wasserstoffatome werden dann über eine Kette von Flavoprotein- und Cytochromenzymen zu H_2O oxidiert.

Energieübertragung

Die beim Katabolismus freigesetzte Energie wird nicht direkt von den Zellen verbraucht, sondern zur Bildung von Esterbindungen zwischen Phosphorsäureresten und bestimmten organischen Verbindungen verwendet. Weil die Bindungsenergie in diesen Phosphaten besonders hoch ist, wird eine relativ große Menge an Energie 40–50 kJ/mol (10–12 kcal/mol) bei der Hydrolyse dieser Bindungen freigesetzt *(energiereiche Phosphatverbindungen)*. Nicht alle organischen Phosphate sind energiereich; bei der Hydrolyse von Glucose-6-P werden z. B. nur 8–12 kJ/mol (2–3 kcal/mol) an Energie freigesetzt *(energiearme Phosphatverbindungen);* andere Zwischenprodukte des Kohlenhydratstoffwechsels sind hingegen energiereich. Die wichtigste energiereiche Phosphatverbindung ist das *Adenosintriphosphat (ATP);* es ist der im gesamten Organismus verwendete Energiespeicher (Abb. 17.4). Bei Hydrolyse von ATP zu *Adenosindiphosphat (ADP)* wird Energie direkt für Prozesse wie Muskelkontraktion, aktiven Transport oder

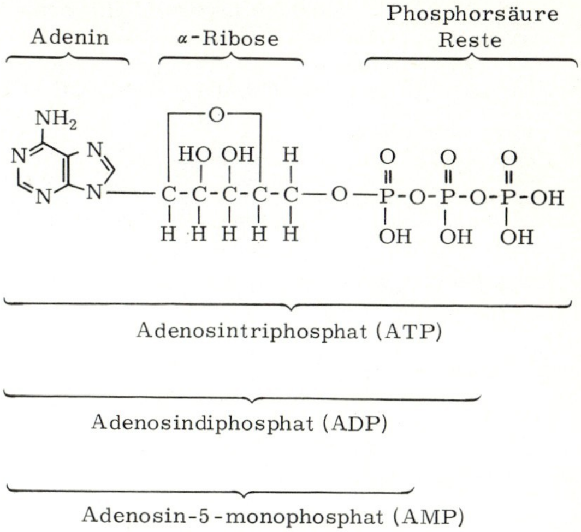

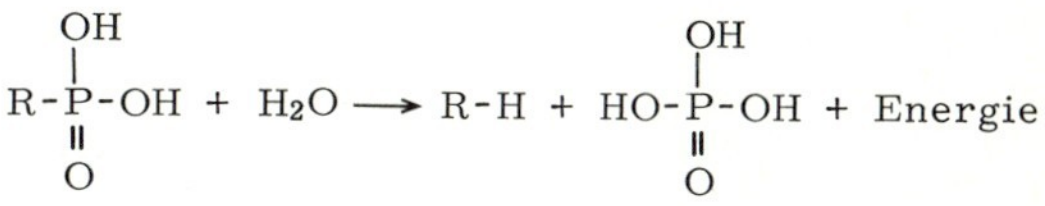

Abb. 17.4. Hydrolyse energiereicher Phosphat-Bindungen

Synthese chemischer Verbindungen frei. Die Abgabe eines weiteren Phosphorsäurerestes unter Bildung von *Adenosinmonophosphat (AMP)* setzt neuerlich Energie frei. Andere energiereiche Phosphatverbindungen sind *Kreatinphosphat* (CrP, Abb. 17.27) sowie die Triphosphatderivate der Pyrimidin- und Purinbasen Guanin, Cytosin, Uracil und Hypoxanthin (Abb. 17.28). *Guanosintriphosphat (GTP), Cytidintriphosphat (CTP), Uridintriphosphat (UTP)* und *Inosintriphosphat (ITP).* Viele katabole Reaktionen sind mit der Bildung energiereicher Phosphate gekoppelt.

Eine andere Gruppe energiereicher Verbindungen sind die *Thioester (Acylderivate der Mercaptane).* Das Mercaptan *Co-Enzym-A (CoA)* enthält Adenin, Ribose, Pantothensäure und Thioäthanolamin (Abb. 17.5). Reduziertes Co-Enzym-A (HS-CoA) reagiert mit Acyl-Gruppen (R-CO) unter R-CO-S-CoA-Bildung. Ein wichtiges Beispiel dafür ist die Reaktion von HS-CoA mit Essigsäure zu Acetyl-CoA, einer Verbindung von zentraler Bedeutung im Intermediärstoffwechsel. Aufgrund des viel größeren Energiegehaltes der Essigsäure in *Acetyl-CoA* (»aktivierte« Essigsäure) kommt es leicht zu Reaktionen mit Substanzen, für die sonst Energiezufuhr nötig wäre. Vom energetischen Standpunkt

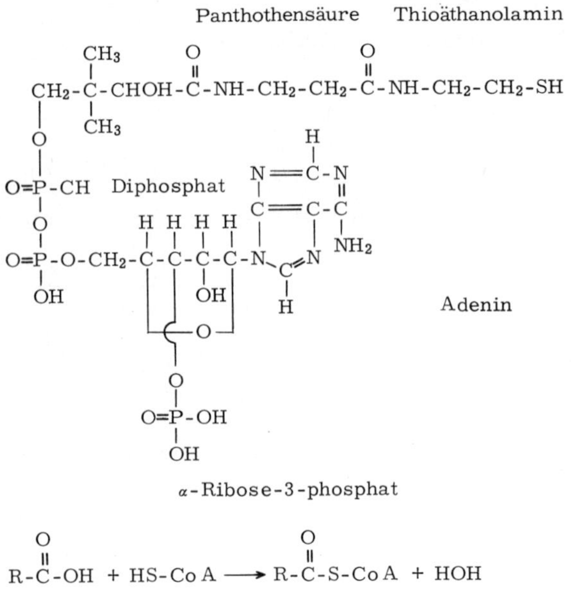

```
              Panthothensäure        Thioäthanolamin
        CH₃        O                O
         |         ||               ||
  CH₂-C-CHOH-C-NH-CH₂-CH₂-C-NH-CH₂-CH₂-SH
         |
        CH₃
     O
     ||                      H
  O=P-CH   Diphosphat        |
     |                    N===C-N
     O              H H H H  |    ||
     ||             | | | |  C===C-C
  O=P-O-CH₂-C-C-C-C-N        \   NH₂
     |            | |         C==N
    OH           OH |         /
                   \-O-/
                                         Adenin
                    O
                    ||
                 O=P-OH
                    |
                   OH
            α-Ribose-3-phosphat
```

   O   O
   || ||
R-C-OH + HS-CoA ⟶ R-C-S-CoA + HOH

Abb. 17.5 Oben: Formel des reduzierten Coenzym A (HS-CoA). Unten: Reaktions-Schema des CoA mit biologisch wichtigen Verbindungen unter Bildung von Thioestern

aus entspricht die Bildung eines Mol einer Acyl-CoA-Verbindung der Bildung eines Mol ATP.

Biologische Oxidation

Oxidation ist Verbindung einer Substanz mit Sauerstoff, bzw. Abgabe von Wasserstoff oder Elektronen. Die umgekehrten Vorgänge werden als *Reduktion* bezeichnet. Biologische Oxidationen werden durch *Enzyme* katalysiert, wobei meist ein bestimmtes Proteinenzym für eine bestimmte Reaktion verantwortlich ist. *Cofaktoren* (einfache Ionen) oder *Co-Enzyme* (organische, aber Nichtprotein-Stoffe) sind Hilfssubstanzen, die gewöhnlich als Träger für Produkte dieser Reaktionen fungieren. Anders als die spezifisch wirksamen Enzyme können Co-Enzyme bei einer Vielfalt chemischer Reaktionen beteiligt sein.

Viele Co-Enzyme dienen als Wasserstoff-Acceptoren, da bei biologischen Oxidationen häu-

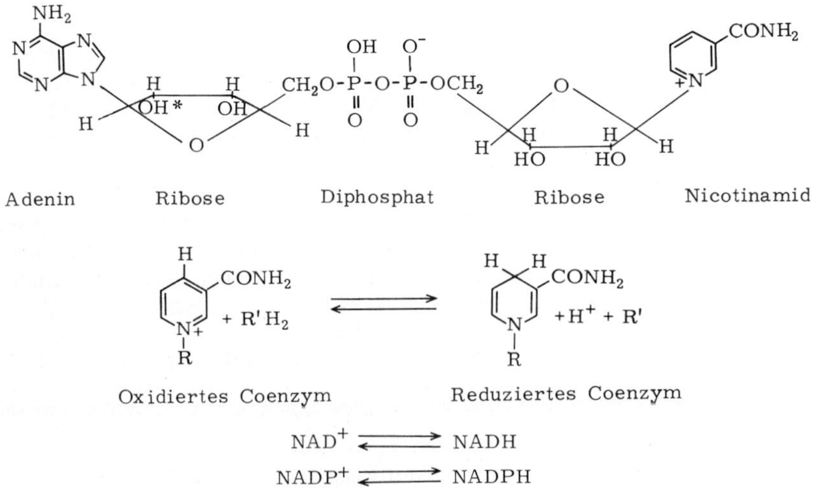

```
   NH₂                          OH  O⁻                          CONH₂
    |                           |   |                          /
  N═══                     CH₂O-P-O-P-OCH₂      O             +N
  |   \\  H     H            ||  ||           H    H          |
  N    N-\    /-            O   O            -\   /-          |
  H   /  \OH*   OH\                           \HO  HO/        H
  H──/    \-O-/                                \-O-/
                                                            
  Adenin    Ribose          Diphosphat          Ribose     Nicotinamid
```

```
      H                                H H
       \CONH₂                           \CONH₂
        /                                /
    ///                              ///
   N+      + R'H₂        ⇌         N      + H⁺ + R'
   |                                |
   R                                R
  Oxidiertes Coenzym           Reduziertes Coenzym
                NAD⁺   ⇌   NADH
                NADP⁺  ⇌   NADPH
```

Abb. 17.6 Oben: Formel der oxidierten Form des Nicotinamid-adenin-dinucleotid (NAD⁺, Coenzym I, DPN). Nicotinamid-adenin-dinucleotid-phosphat (NDAP⁺, Coenzym II, TPN) besitzt eine zusätzliche Phosphatgruppe an der mit Stern bezeichneten Stelle. Unten: Reaktion, bei der NAD⁺ und NADP⁺ zu NADH und NADPH reduziert werden. R. Molekülrest; R', Wasserstoff-Donator

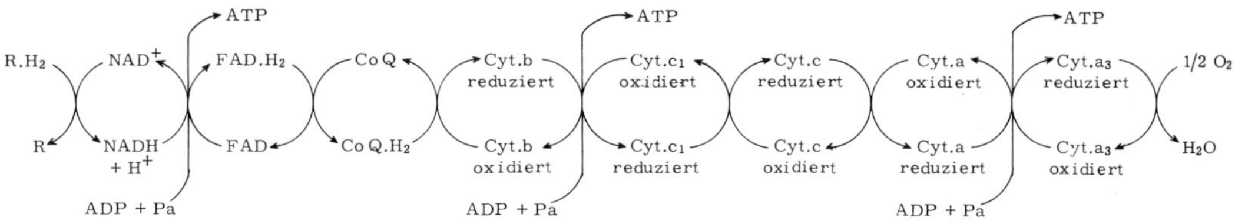

Mechanismen der Energiegewinnung

Abb. 17.7. Ablauf der End-Oxidation in der Atmungskette. Pa, anorganisches Phosphat; FAD, Flavoprotein; CoQ, Coenzym Q; R, Wasserstoff-Donator

fig Wasserstoff von einer R-OH-Gruppe unter Bildung von R = O entfernt werden muß. Bei solchen Dehydrierungen sind *Nicotinamid-Adenin-Dinucleotide* (NAD^+, $NADP^+$) von großer Bedeutung, wobei diese Dinucleotide durch Wasserstoffaufnahme reduziert werden; der Wasserstoff wird dann auf das Flavoprotein-Cytochrom-System weiter übertragen, während die Dinucleotide rückoxidiert werden (Abb. 17.6).

Das *Flavoprotein-Cytochromsystem* ist eine Enzymkette in den Mitochondrien, die Wasserstoff auf Sauerstoff überträgt und dadurch Wasser bildet. Jedes Enzym der Kette wird reduziert und dann wieder oxidiert, wenn der Wasserstoff entlang der Enzymkette weitergegeben wird (Abb. 17.7). Jedes Enzym ist ein Protein mit einer prosthetischen Gruppe, die bei den Flavoproteinen ein Derivat des Riboflavins (Vitamin B-Komplex) und bei den Cytochromen eine eisenhaltige Porphyringruppe (hämoglobinähnlich) ist (Kap. 27).

Die *Übertragung von Wasserstoff* auf Flavoprotein ist mit der Bildung von *ATP aus ADP* verbunden; der weitere Transport entlang des Flavoprotein-Cytochromsystems erzeugt zwei weitere Moleküle ATP pro übertragenem Protonenpaar (oxidative Phosphorylierung = ATP-Bildung gekoppelt mit Oxidation; Abb. 17.7). Der Prozeß ist von einer ausreichenden ADP-Zufuhr abhängig und somit einer Art *Rückkopplung* unterworfen; je schneller die ATP-Ausnutzung im Gewebe, desto größer die ADP-Anhäufung und somit desto schneller die Rate der oxidativen Phosphorylierung.

Cyclisches AMP, cAMP

Zusätzlich zu seiner Funktion in der Energieübertragung ist ATP der »Precursor« von cyclischem 3′,5′-Adenosinmonophosphat (cyclisches 3′,5′-AMP, cAMP, oder cyclisches AMP, Abb. 17.8).

cAMP besitzt eine Schlüssel-Rolle als intracellulärer Überträger für die Effekte verschiedener Hormone und anderer Substanzen, welche Zellfunktionen beeinflussen. cAMP wird aus ATP durch Wirkung der Adenylatcyclase (Adenylcyclase) gebildet. cAMP wird zu 5′ AMP abgebaut, wobei diese Reaktion durch die Phosphodiesterase (Abb. 17.9) katalysiert wird. Die Adenylatcyclase ist in den Zellmembranen lokalisiert und ein spezifischer Receptor ist mit einem Teil dieses Enzyms in Verbindung. Die Verbindung des Receptors mit einem Hormon oder einer anderen Substanz, für welche der Receptor spezifisch ist, aktiviert die Adenylatcyclase und cAMP wird an der inneren Seite der Zelle freigesetzt. So ist das Hormon der »erste Überträger«, welcher außerhalb der Zelle verbleibt und cAMP ist ein »zweiter Überträger«, der die eigentlichen Veränderungen in der Permeabilität, Sekretion usw. auslöst (Abb. 17.9).

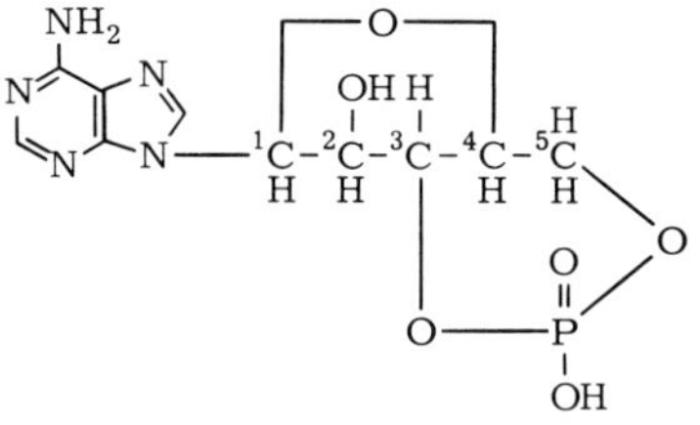

Ursprünglich wurde cAMP als Vermittler der Adrenalineffekte auf das Leberglykogen (s. unten) erforscht. Es konnte jedoch gezeigt werden, daß cAMP eine Vielzahl von Reaktionen vermittelt. cAMP kommt nicht nur bei Säugetieren, sondern im gesamten Tierreich vor; z. B. dürfte es eine wichtige Funktion bei Schleimpilzen und Bakterien haben. Bei Säugetieren ist cAMP für die Wirkungen vieler verschiedener Hormone verantwortlich und dürfte wahrscheinlich auch Reaktionen auf Substanzen wie z. B. Neurotransmitter vermitteln. Die Wirkungen der wichtigsten Hormone und Neurotransmitter, welche durch Anstieg der Konzentration von cAMP vermittelt werden,

Abb. 17.8. Cyclisches Adenosin-3′,5′-Monophosphat (cycl. AMP, cAMP). Die Ziffern bezeichnen die C-Atome des Ribose-Moleküls

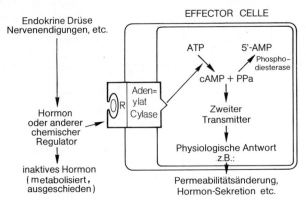

Abb. 17.9. Rolle von cAMP als zweite Überträgersubstanz (nach SUTHERLAND: Studies on the mechanism of hormone action. Science **177,** 401 (1972))

sind in Tabelle 17.4 zusammengefaßt. Weiter dürften auch die Effekte von Histamin auf die Magensaftsekretion durch cAMP hervorgerufen werden. Die in Tabelle 17.4 angeführten Catecholaminwirkungen werden über β-Receptoren (Kap. 13) vermittelt. Es gibt Hinweise dafür, daß α-receptorische Effekte der Catecholamine durch die Abnahme der intracellulären cAMP-Konzentration oder durch Zunahme von cyclischem GMP (s. unten) verursacht werden und daß Insulin die cAMP-Konzentration in Fettzellen und in der Leber vermindert. Einige Prostaglandine (s. unten) wirken den Effekten von Substanzen, welche cAMP stimulieren, entgegen.

Es muß jedoch erwähnt werden, daß trotz der Vermittlung vieler hormonaler Effekte durch cAMP die Effekte der Hormone spezifisch sind. Z.B. stimuliert ACTH, nicht jedoch TSH die NNR-Corticoidsekretion; und TSH, nicht jedoch ACTH stimuliert die Schilddrüsensekretion. Die Spezifität der Hormone hängt offensichtlich von den mit der Adenylcyclase verbundenen Receptoren ab; in jeder Zelle ist der Receptor für Substanzen, die diese normalerweise stimulieren, spezifisch. Eine geringe Menge cAMP tritt aus der Zelle während der Stimulierung durch bestimmte Hormone aus; die Mengen sind jedoch relativ gering im Vergleich zu der cAMP-Konzentration in der Zelle und nur geringste Mengen des in der ECF vorhandenen cAMP gelangt in die Zelle.

In einer Reihe von Geweben konnte gezeigt werden, daß die Effekte von cAMP durch Proteinkinasen ausgeübt werden. Proteinkinasen katalysieren den Transfer von Phosphat von ATP zu verschiedenen Enzymen, wobei hierdurch die Enzyme aktiviert oder in manchen Fällen auch inaktiviert werden. Ein Beispiel einer solchen Wirkung ist die Stimulierung der Phosphorylase in der Leber durch Adrenalin (s. unten und Abb. 17.17). Beobachtungen an solchen Systemen haben zu der allgemeinen Annahme geführt, daß die Effekte von cAMP durch Proteinkinasen vermittelt werden. Die Phosphorylierung von bestimmten Proteinen beeinflußt z.B. die Neurotransmitter-Aktivität oder das Zustandekommen von Genwirkungen, die sonst unterdrückt wären.

Wie kürzlich gezeigt werden konnte, sind zumindest in einigen Geweben Proteinkinasen mit einem cAMP-Receptorprotein verbunden und diese Proteinkinasen sind inaktiv, wenn der betreffende Receptor nicht besetzt ist. cAMP, ATP und Mg^{2+} werden an diese intracellulären Proteine gebunden und diese Bindung aktiviert die Kinase (Abb. 17.10); gleichzeitig schützt die intracelluläre Bindung cAMP vor seinem Abbau. So hängt die intracelluläre Konzentration von cAMP vom Gleichgewicht zwischen der Rate seiner Bildung durch die Adenylcyclase, der Rate seines Abbaus durch die Phosphodiesterase und der Menge von freiem Receptorprotein verbunden mit Proteinkinase ab. Phosphodiesterase wird durch Methylxanthin (Coffein, Theophyllin) gehemmt und daher verstärken solche Verbindungen hormonale Effekte, die durch cAMP vermittelt werden.

Die klinische wie auch theoretische Bedeutung der cAMP-Vermittlung hormonaler und anderer Wirkungen ist sehr groß. Zur Zeit wird das

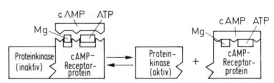

Abb. 17.10. Wechselwirkungen zwischen Proteinkinase, cAMP-Receptorprotein und cAMP

im Harn ausgeschiedene cAMP bei verschiedenen Erkrankungen gemessen. Die Zunahme der Menge cAMP im Harn die normalerweise durch Parathormon-Gabe hervorgerufen wird, wird in der Diagnose von Nebenschilddrüsenerkrankungen verwendet. Die Harnausscheidung von cAMP als Reaktion auf Parathormon ist beim Pseudohypoparathyreoidismus mangelhaft und es erscheint möglich, daß diese Erkrankung durch eine defekte Funktion des Adenylatcyclase-Systems, welches durch Parathormon reguliert wird, hervorgerufen wird.

Tabelle 17.4. Einige Hormone und Neurotransmitter, welche ihre Effekte durch Zunahme der intracellulären cAMP-Konzentration verursachen (nach LIDDLE and HARDMAN: Cyclic AMP as a mediator of hormone action. New Engl. J. Med. **285,** 560 (1971))

Substanz	Wirkungen
Catecholamine	Aktivierung der Phosphorylase in Leber, Herz u. Skeletmuskel Lipolyse Positiv inotrope Herzeffekte Erhöhte Reninsekretion Hemmung der Purkinjeschen Zellen, Entladung im Kleinhirn
Glucagon	Aktivierung der Phosphorylase in der Leber Lipolyse Positiv inotrope Wirkung Stimulierung der Insulinsekretion
Vasopressin-ADH	Erhöhte Wasserpermeabilität der Epithelien der Sammelrohre der Niere
ACTH	Steroidbildung in der NNR
LH	Steroidbildung in Ovar und Hoden
TSH	Erhöhte Schilddrüsenhormonsekretion
FSH	Wirkung auf die Tubuli seminiferi
TRH u. einige andere hypothalamische Hormone	Erhöhte Sekretion von Hormonen des HVL
Parathormon	Erhöhte Ca^{2+}-Mobilisierung aus dem Knochen Erhöhte tubuläre Rückresorption von Ca^{2+} Erhöhte Phosphat-Ausscheidung Erhöhte Resorption von Ca^{2+} in Magen-Darmtrakt
Gastrin	Erhöhte Sekretion von HCl im Magen

Cyclisches GMP

Ein cyclisches Derivat des Guanosins, Guanosin-3',5'-Monophosphat *(cyclisches GMP),* ist in Zellen aller Lebewesen vorhanden. Die Konzentration von cyclischem GMP ist weitaus geringer als die von cAMP, dennoch dürfte es eine Vielzahl intracellulärer Effekte bewirken. Z.B. bewirkt Acetylcholin zumindest einige seiner Effekte über cyclisches GMP. Wahrscheinlich wirken in einigen Systemen cAMP und cyclisches GMP insofern zusammen, als das eine stimulierend, das andere hemmend wirkt. Die *Guanylat-Cyclase,* welche die Bildung von cyclischem GMP katalysiert, dürfte nur lose an die Zellmembran gebunden sein.

Kohlenhydratstoffwechsel

Die Kohlenhydrate der Nahrung sind großteils Polymere von Hexosen (meistens Glucose, Fructose, Galaktose; Abb. 17.11). Die im Körper vorkommenden Monosaccharide sind hauptsächlich D-Isomere. *Glucose,* das Hauptprodukt der Kohlenhydratverdauung, ist auch der wichtigste im Blut zirkulierende Zucker; der *normale Nüchternwert* im peripheren Venenblut liegt zwischen *3,3 und 4,4 mmol/l (60 und 80 mg/100 ml;* enzymatisch mit der Glucoseoxidase-Methode bestimmt). Im arteriellen Blut ist der Glucosespiegel um 0,8–1,6 mmol/l (15–30 mg/100 ml) höher. Bei den früher zur Blutzuckerbestimmung angewandten Reduktionsproben liegen die erhaltenen Werte höher, da neben Glucose auch noch andere reduzierende Substanzen im Blut vorkommen.

Sobald Glucose in die Zelle eintritt, wird sie normalerweise durch eine *Hexokinase* zu Gluco-

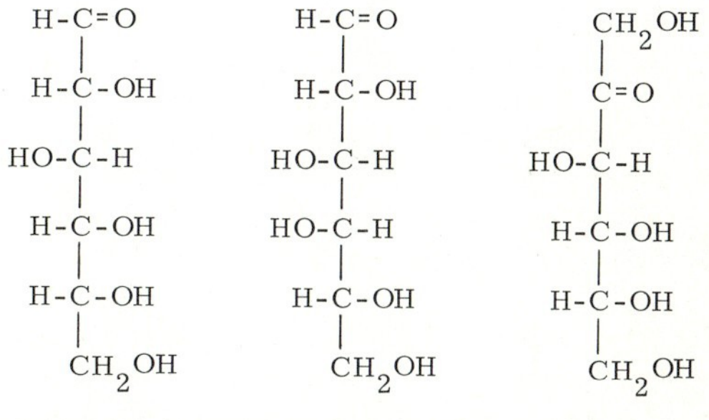

```
   H-C=O           H-C=O           CH2OH
   |               |               |
   H-C-OH          H-C-OH          C=O
   |               |               |
   HO-C-H          HO-C-H          HO-C-H
   |               |               |
   H-C-OH          HO-C-H          H-C-OH
   |               |               |
   H-C-OH          H-C-OH          H-C-OH
   |               |               |
   CH2OH           CH2OH           CH2OH

  D-Glucose       D-Galaktose     D-Fructose
```

Abb. 17.11. Strukturformeln von Glucose, Galaktose und Fructose

se-6-phosphat (Glucose-6-P) phosphoryliert. In der *Leber* kommt neben der Hexokinase auch eine für Glucose höher spezifische *Glucokinase* vor; diese wird, im Gegensatz zur Hexokinase, unter Insulin-Einfluß vermehrt, bei Hunger und Diabetes aber vermindert gebildet. Glucose-6-P wird dann entweder zu Glykogen polymerisiert *(Glykogenese)* oder abgebaut *(Glykolyse)* (Abb. 17.12). Glykogen, die Speicherform der Glucose, ist in den meisten Körpergeweben, vor allem aber in Leber und Skelettmuskel enthalten.

Der Glucoseabbau zu Brenztraubensäure und/oder Milchsäure wird *Glykolyse* genannt. Glucose-Katabolismus kann über zwei Wege erfolgen: (1) Über die Spaltung in Triosen zu Brenztraubensäure, die dann in Acetyl-CoA umgewandelt wird *(Embden-Meyerhof-Abbauweg;* Abb. 17.12) oder (2) durch Oxidation und Decarboxylierung über Gluconat und Pentosen *(direkter oxidativer Abbau* oder *Hexosemonophosphat-»shunt«).* Gegenseitige Umwandlung von Kohlenhydraten, Fetten und Proteinen (s. unten) erfolgt durch

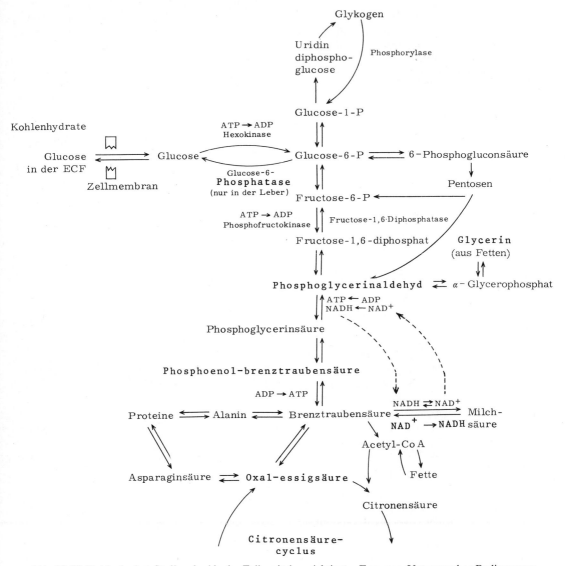

Abb. 17.12. Kohlenhydrat-Stoffwechsel in der Zelle mit den wichtigsten Enzymen. Unter aeroben Bedingungen wird NAD^+ durch die Atmungskette bereitgestellt, unter anaeroben Bedingungen durch die Bildung von Milchsäure aus Brenztraubensäure; aus α-Glycerophosphat entsteht zunächst Dihydroxiacetonphosphat, welches mit Phosphoglycerinaldehyd im Gleichgewicht steht

Umwandlung des Glycerins der Fette in Dihydroxiacetonphosphat bzw. Umwandlung einer Reihe von Aminosäuren, deren Zwischenprodukte nach Desaminierung ähnliche Kohlenstoffgerüste zeigen wie Zwischenprodukte des Embden-Meyerhof-Abbauweges und des Citronensäurecyclus. Auf diesen Wegen und durch die Umwandlung von Lactat zu Glucose können andere Moleküle in Glucose umgewandelt werden *(Gluconeogenese)*. Glucose kann andererseits in Fett über Acetyl-CoA umgewandelt werden; da aber die Umwandlung von Brenztraubensäure in Acetyl-CoA — im Gegensatz zu den meisten Reaktionen der Glykolyse — irreversibel ist, können Fette über diesen Reaktionsweg nicht in Glucose umgewandelt werden. Die Nettoumwandlung von Fetten in Kohlenhydrate ist im Organismus daher sehr gering, da — außer für die quantitativ unwichtige Phosphoglycerinaldehydbildung aus Glycerin — kein Reaktionsweg für eine solche Umwandlung besteht.

Citronensäurecyclus

Der Citronensäurecyclus (*Krebscyclus,* Tricarbonsäurecyclus) ist eine Folge von Reaktionen, bei denen Acetyl-CoA zu CO_2 und H-Atomen abgebaut wird. Acetyl-CoA wird zuerst mit einer 4C-Carbonsäure (Oxalessigsäure) unter Citronensäure- und HS-CoA-Bildung kondensiert. In sieben aufeinanderfolgenden Reaktionen werden zwei Moleküle CO_2 abgespalten und Oxalessigsäure regeneriert (Abb. 17.13); vier H-Atompaare werden auf die Flavoprotein-Cytochromkette übertragen und dadurch 12 ATP und 4 H_2O gebildet; 2 H_2O werden im Cyclus wieder verwendet. Der Citronensäurecyclus ist der übliche Reaktionsweg für die Oxidation von Kohlenhydraten, Fetten und einiger Aminosäuren zu CO_2 und H_2O. Der Haupteintritt in den Cyclus erfolgt über *Acetyl-CoA;* Brenztraubensäure tritt ebenfalls durch CO_2-Aufnahme und Oxalessigsäurebildung in den Cyclus ein. Auch einige Aminosäuren können durch Desaminierung in Citronensäurecyclus-Zwischenprodukte übergeführt werden (Abb. 17.12). Die Verbindung von Brenztraubensäure mit CO_2 zu Oxalessigsäure bietet ein Beispiel für die beachtliche Zahl von Stoffwechselreaktionen, bei denen CO_2 kein Abfallprodukt, sondern ein wichtiger Baustein ist. Der *Citronensäurecyclus* kann unter anaeroben Bedingungen nicht ablaufen, da bei Sauerstoffmangel nicht

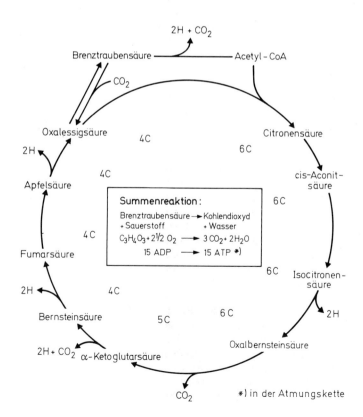

Abb. 17.13. Citronensäurecyclus; die Ziffern innerhalb des Kreises (6 C, 5 C, 4 C) geben die Zahl der C-Atome jeder einzelnen Säure des Cyclus an. Zwei H-Atome werden bei der Brenztraubensäure → Acetyl-CoA-Reaktion und 8 H-Atome bei einmaligem Durchlaufen des Cyclus übertragen; dadurch werden durch oxidative Phosphorylierung in der Atmungskette 15 ATP gebildet

genügend NAD$^+$ für die Aufnahme von H$^+$ im Citratcyclus verfügbar ist.
Bis zu Pyruvat erfolgt die Glykolyse außerhalb der Mitochondrien; Brenztraubensäure tritt dann in die Mitochondrien ein und wird dort metabolisiert. Oxidative Phosphorylierung kann ebenfalls nur in den *Mitochondrien* ablaufen; in ihnen sind die an diesem Prozeß und den Citronensäurecyclus beteiligten Enzyme in geordneter Reihenfolge entlang der Leisten und inneren Wände angeordnet.

Energieproduktion

Die Nettoproduktion an energiereichen Phosphatverbindungen beim Abbau von Glucose und Glykogen zu Brenztraubensäure hängt davon ab, ob der Abbau über den Embden-Meyerhof-Abbauweg oder über den Hexosemonophosphatshunt verläuft. Bei der Umwandlung eines Mol Phosphoglycerinaldehyd zu Phosphoglycerat wird ein Mol ATP und bei der Umwandlung eines Mol Phosphoenolbrenztraubensäure zu Brenztraubensäure ein weiteres Mol ATP gebildet; da aus jedem Mol Glucose-6-P über den Embden-Meyerhof-Abbauweg 2 mol Phosphoglycerinaldehyd entstehen, werden 4 mol ATP pro Mol zu Pyruvat abgebauter Glucose gebildet. Alle diese Reaktionen laufen in Abwesenheit von Sauerstoff ab *(anaerobe Energieproduktion — »anaerobe Oxidation auf Substratebene«)*. Um Fructose-1,6-diP aus Fructose-6-P zu bilden, wird jedoch ein Mol ATP verbraucht, ebenso wie zur Phosphorylierung von Glucose beim Eintritt in die Zelle. Infolgedessen werden bei *Brenztraubensäurebildung* unter anaeroben Bedingungen (NADH wird nicht über die Atmungskette zu NAD$^+$ regeneriert, sondern mittels Bildung von Milchsäure aus Brenztraubensäure) aus *intracellulärem* Glykogen *netto 3 mol ATP* pro Mol Glucose-6-P gebildet; wenn hingegen Brenztraubensäure aus *1 mol Blutglucose,* die erst in die Zelle eintreten muß, gebildet wird, beträgt der *Nettogewinn nur 2 mol ATP*. Eine andere *anaerob* gebildete energiereiche Bindung ist die *Thioesterbindung im Acetyl-CoA*. Diese Energie wird in der weiteren Umwandlung von Acetat im Citronensäurecyclus verwendet.
Für die Umwandlung von Phosphoglycerinaldehyd in Phosphoglycerinsäure ist Zufuhr von NAD$^+$ notwendig. Unter aeroben Bedingungen wird NADH über die Flavoprotein-Cytochromkette oxidiert und dann zu NAD$^+$ regeneriert; dabei werden 6 mol ATP pro 2 mol Phosphoglycerinsäure zusätzlich gebildet. Unter *anaeroben* Bedingungen (anaerobe Glykolyse) entwickelt sich jedoch ein *»Block« der Glykolyse* beim Umwandlungsschritt des Phosphoglycerinaldehyds, sobald das verfügbare NAD$^+$ in NADH umgewandelt ist. Brenztraubensäure kann jedoch auch Wasserstoff von NADH aufnehmen, wodurch NAD$^+$ und *Milchsäure* gebildet werden (Abb. 17.14). Auf diesem Weg können der Glucosestoffwechsel und die Energieproduktion für eine Weile auch ohne Sauerstoff ablaufen. Sobald die Sauerstoffzufuhr wiederhergestellt wird, kann die angehäufte Milchsäure in Brenztraubensäure zurückverwandelt werden und NADH den Wasserstoff auf die Flavoprotein-Cytochromkette übertragen.

$$\begin{array}{c} CH_3 \\ | \\ C=O \\ | \\ COOH \end{array} + 2\,NADH \rightleftharpoons 2\,NAD^+ + \begin{array}{c} CH_3 \\ | \\ HCOH \\ | \\ COOH \end{array}$$

Brenztraubensäure   Milchsäure

Abb. 17.14. Oxidation von NADH durch Reduktion von Brenztraubensäure zu Milchsäure

Bei *aerober Glykolyse* ist die *ATP-Produktion 19mal größer* als unter anaeroben Bedingungen. Es werden nämlich 6 mol ATP bei der Oxidation von je 2 mol NADH über die Flavoprotein-Cytochrom-Kette gebildet. Beim Glucose-Abbau entsteht zunächst 1 mol NADH bei der Umwandlung von Phosphoglycerinaldehyd zu Phosphoglycerinsäure. 1 weiteres mol NADH entsteht bei der Umwandlung von Brenztraubensäure in Acetyl-CoA; im Citronensäurecyclus selbst entsteht je 1 mol NADH bei der Umwandlung von Iso-Citronensäure in Oxal-Bernsteinsäure, von α-Keto-Glutarsäure in Bernsteinsäure und von Apfelsäure in Oxal-Essigsäure; 1 mol FADH$_2$ entsteht bei der Umwandlung von Bernsteinsäure in Fumarsäure mit einem Energiegewinn von 2 mol ATP, bei der gleichen Reaktion wird ein weiteres mol ATP direkt auf Substrat-Ebene gebildet.
Von der Brenztraubensäure beginnend werden somit im Citrat-Cyclus 15 mol ATP pro mol Pyruvat gebildet. Bei der Glykolyse von Glucose unter aeroben Bedingungen werden daher 2 mol ATP auf Substrat-Ebene +(2 × 3) + (2 × 15) mol ATP über die Atmungs-Kette, d. i. insgesamt 38 mol ATP gebildet. Auch die Oxidation von 2 mol NADH, die bei der Umwandlung von 2 mol Brenztraubensäure in Acetyl-CoA gebildet werden, liefert weitere 6 mol ATP, so daß *ein*

Durchlauf des streng aeroben *Citronensäurecyclus 12 mol ATP* liefert. Daher ist die *Nettoproduktion pro mol Blutglucose*, die aerob über den Embden-Meyerhof-Abbauweg und den Citronensäurecyclus metabolisiert wird, *38 mol* [2 + (2 × 3) + (2 × 3) + (2 × 12)] ATP.
Die Glucoseoxidation über den Hexosemonophosphat-Shunt bildet eine große Menge NADPH (Abb. 17.10). Dieses reduzierte Co-Enzym ist für viele Stoffwechselprozesse, vor allem für die Steroidhormonsynthese, notwendig. Die bei diesem Prozeß entstehenden Pentosen bilden Bausteine für Nucleotide (s. unten). Die Menge von gebildeten ATP hängt von der Menge zu NADH umgewandelten und dann oxidierten NADPH ab.

Richtungsregler chemischer Umsetzungen

Der Stoffwechsel wird durch eine Vielzahl von Hormonen und anderen Faktoren geregelt. Zur Erreichung einer effektiven Änderung in einem Stoffwechsel-Teilprozeß müssen regulierende Faktoren eine chemische Reaktion deutlich in eine Richtung lenken. Die meisten Reaktionen im Intermediärstoffwechsel sind frei reversibel; es gibt aber eine Reihe von »*Richtungsreglern*«, d. s. Reaktionen, die unter dem Einfluß eines bestimmten Enzyms oder Transportmechanismus in die eine Richtung, unter dem Einfluß eines anderen in die entgegengesetzte ablaufen (Beispiele hierfür im Kohlenhydratstoffwechsel Abb. 17.15); die unterschiedlichen Reaktionswege für Fettsynthese und -abbau sind ein weiteres Beispiel (s. unten). Regulierende Faktoren üben ihren Einfluß auf den Stoffwechsel durch direkten oder indirekten Angriff auf diese »Richtungsregler« aus.

Phosphorylase

Die Regulation des Glykogenabbaus erfolgt über verschiedene Hormone. Glykogen wird aus Glucose-1-P über Uridindiphosphoglucose (UDPG) gebildet, wobei das Enzym Glykogensynthetase den letzten Schritt katalysiert. Glykogen ist ein Glucosepolymer mit zwei verschiedenen Formen der Glucosebindung. Die Spaltung der α-1,4-Bindung in der Polymerkette wird durch die Phosphorylase katalysiert, während die Spaltung der α-1,6-Bindung durch ein anderes Enzym katalysiert wird.
Die Phosphorylase wird durch Adrenalin in einer Folge von Reaktionen aktiviert, welche ein klassisches Beispiel für die Hormonwirkung über cAMP darstellt. Diese Reaktionen sind in Abb. 17.17 zusammengefaßt. Die Proteinkinase wird durch cAMP (Abb. 17.10) aktiviert und katalysiert den Transfer von Phosphatgruppen zur Phosphorylasekinase, wobei diese zu ihrer

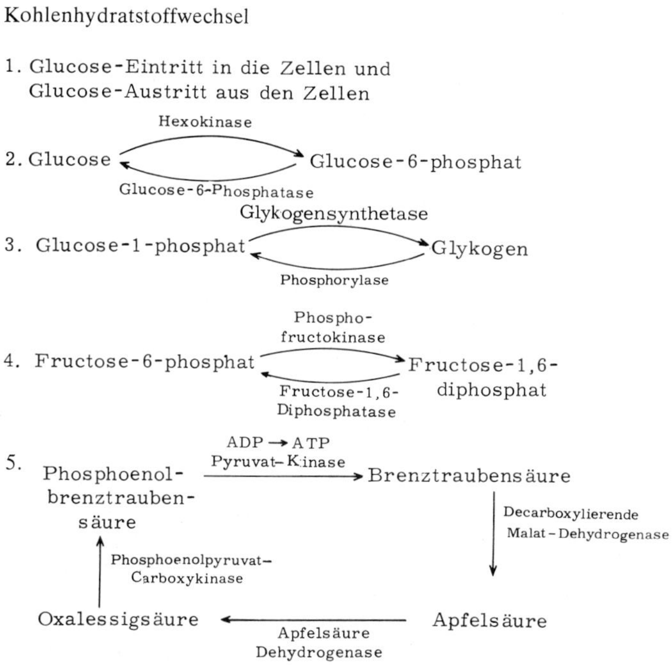

Kohlenhydratstoffwechsel

1. Glucose-Eintritt in die Zellen und Glucose-Austritt aus den Zellen

2. Glucose ⇌ Glucose-6-phosphat (Hexokinase / Glucose-6-Phosphatase)

3. Glucose-1-phosphat ⇌ Glykogen (Glykogensynthetase / Phosphorylase)

4. Fructose-6-phosphat ⇌ Fructose-1,6-diphosphat (Phosphofructokinase / Fructose-1,6-Diphosphatase)

5. Phosphoenolbrenztraubensäure → Brenztraubensäure (Pyruvat-Kinase, ADP → ATP)
   Brenztraubensäure → Apfelsäure (Decarboxylierende Malat-Dehydrogenase)
   Apfelsäure → Oxalessigsäure (Apfelsäure Dehydrogenase)
   Oxalessigsäure → Phosphoenolbrenztraubensäure (Phosphoenolpyruvat-Carboxykinase)

Abb. 17.15. Fünf Beispiele für »Richtungsregler« chemischer Umsetzungen im Kohlenhydratstoffwechsel; direkte Umwandlung von Brenztraubensäure in Phosphoenolbrenztraubensäure ist zwar möglich, aufgrund bioenergetischer Ursachen jedoch schwierig; die Umwandlung verläuft üblicherweise über Apfelsäure

aktiven Form umgewandelt wird (Abb. 17.17). Die Phosphorylasekinase katalysiert in der Folge die Phosphorylierung und damit Aktivierung der Phosphorylase. Inaktive Phosphorylase wird als Phosphorylase B (Dephosphophosphorylase) und aktive Phosphorylase als Phosphorylase A (Phosphophosphorylase) bezeichnet.

Die Aktivierung der Proteinkinase durch cAMP erhöht nicht nur den Glykogen-Abbau, sondern hemmt auch die Glykogensynthese. Glykogensynthetase (Abb. 17.16) ist in der dephosphorylierten Form aktiv und wird durch Phosphorylierung inaktiv; sie wird gemeinsam mit der Phosphorylasekinase phosphoryliert, wenn die Proteinkinase aktiviert ist. Da die Leber das Enzym Glucose-6-Phosphatase enthält, kann viel in diesem Organ gebildetes Glucose-6-P in Glucose umgewandelt und in den Blutstrom abgegeben werden; dadurch steigt der Blutzuckerspiegel. Andere Gewebe enthalten keine Glucose-6-Phosphatase, so daß in ihnen ein Großteil des Glucose-6-P über den Embden-Meyerhof-Abbauweg und den Hexosemonophosphat-Shunt abgebaut wird; Anstieg des Glykogenabbaus im Skelettmuskel verursacht daher erhöhten Blut-Milchsäurespiegel (Kap. 3).

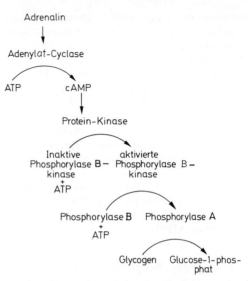

Abb. 17.17. Kaskadenfolge der Reaktionen, durch welche Adrenalin die Phosphorylase aktiviert. Glucagon hat eine ähnliche Wirkung, aber nur auf die Leber und nicht auf den Skeletmuskel (nach PEAKE: The role of cyclic nucleotides in the secretion of pituitary growth hormone. In Frontiers of Neuroendocrinology W. F. GANONG, L. MARTINI, Eds. Oxford University Press 1973)

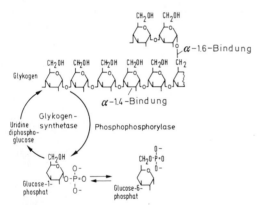

Abb. 17.16. Glykogenbildung und -Abbau. Die Aktivierung der Phosphorylase A ist in Abb. 17.17 zusammengefaßt

Durch *Stimulierung der Adenylcyclase* bewirkt *Adrenalin* die Aktivierung der Phosphorylase in Leber und Skeletmuskel. Die Folgen dieser Aktivierung sind ein Anstieg des Blutzucker- und Blutmilchsäure-Spiegels. *Glucagon* hat ähnliche Wirkung, übt diesen Effekt aber nur auf die Leberphosphorylase aus und verursacht infolgedessen nur einen Blutzuckeranstieg ohne Änderung des Blutmilchsäurespiegels.

McArdle-Syndrom

Beim McArdle-Syndrom oder Myophosphorylase-Mangel-Glykogenose wird Glykogen im Skeletmuskel angehäuft, da ein Mangel der Muskelphosphorylase besteht. Wie vorherzusehen ist, haben Patienten mit einer solchen Erkrankung eine stark verminderte Belastbarkeit; sie können ihr Muskelglykogen nicht abbauen, um Energie für die Muskelkontraktion bereitzustellen, und die Glucose, die ihre Muskel vom Blut her erreicht, genügt nur für die Erfordernisse von sehr leichter Arbeit. Patienten mit McArdle-Syndrom antworten mit einem normalen Anstieg der Blutglucose, wenn Glucagon oder Adrenalin gegeben wird; dies beweist, daß ihre Leberphosphorylase normal ist.

Leber-»Glucostat«

Hoher Blutzucker-Spiegel führt zu Netto-Aufnahme von Glucose durch die Leber, niederer Blutzucker zu einer Netto-Abgabe. In ihren Auswirkungen spielt daher die Leberfunktion die Rolle eines »*Glucostaten*«, der den Blutzucker-Spiegel konstant erhält; diese Funktion ist jedoch keineswegs automatisch wirksam, Glucose-Aufnahme und -Abgabe werden vielmehr durch das Zusammenspiel zahlreicher Hormone beeinflußt (Kap. 19).

Wirkung von Glykogen auf die Leberfunktion

Bei hohem Leberglykogen-Spiegel wird die Desaminierungs-Rate der Aminosäuren herabgesetzt, so daß diese für andere Zwecke verfügbar bleiben. Der Eiweißabbau ist bei Glucoseverabreichung vermindert *(proteinsparender Effekt der Glucose);* diese Wirkung wird wahrscheinlich zum Teil durch den Glykogen-Effekt auf die Desaminierung vermittelt. Bei hohem Leberglykogengehalt ist die Ketonkörperbildung ebenfalls herabgesetzt (s. unten). Auch Acetylierung und Glucuronierung verschiedener Substanzen in der Leber laufen schneller ab und die *Widerstandsfähigkeit der Leber* gegen toxische Einwirkungen und pathologische Prozesse ist größer. Man trachtet daher, z. B. bei infektiöser Hepatitis, vermehrt Kohlenhydrate zuzuführen.

Ausscheidung von Glucose durch die Nieren

In der Niere wird Glucose frei filtriert; bei normalem Blutzuckerspiegel wird aber praktisch die gesamte Glucosemenge im proximalen Tubulus wieder rückresorbiert. Wenn die filtrierte Menge ansteigt, steigt die Reabsorption; es besteht jedoch eine Grenze für die im proximalen Tubulus rückresorbierbare Glucosemenge. Wenn das *tubuläre Transport-Maximum (Tm)* für Glucose (TmG) überschritten ist, erscheinen beträchtliche Glucosemengen im Harn *(Glucosurie).* Die *Nierenschwelle für Glucose* (der arterielle Blutzuckerspiegel, bei welchem Glucosurie auftritt) wird meist bei venösen Blutzuckerkonzentrationen über 10 mmol/l (180 mg%) erreicht; bei niederer Filtrationsrate kann sie auch höher liegen.

Glucosurie

Glucosurie tritt bei erhöhtem Blutzuckerspiegel auf; die Ursache dafür kann Diabetes mellitus (Insulinmangel) oder exzessive Glykogenolyse nach physischen oder psychischen Traumata sein. Bei manchen Individuen ist der Glucosetransportmechanismus angeboren mangelhaft, so daß es schon bei normalen Blutzuckerspiegeln zu Glucosurie kommt. Alimentäre Glucosurie (Glucosurie nach kohlenhydratreichen Mahlzeiten) kann angeblich auch bei normalen Individuen auftreten; viele dieser Menschen haben aber in Wirklichkeit einen milden Diabetes mellitus. Die maximale Resorptionsrate für Glucose aus dem Darm beträgt ungefähr 0.67 mol/Stunde (120 g/Stunde).

Faktoren, die den Blutzuckerspiegel bestimmen

Der Blutzuckerspiegel resultiert aus der Menge an Glucose, die in die Blutbahn eintritt, bzw. diese wieder verläßt; entscheidend sind dabei die Zufuhrrate, die Übertrittsrate in Muskel- und Fettzellen, bzw. in andere Organe, sowie die glucostatische Aktivität der Leber (Abb. 17.18). 5% der aufgenommenen Glucose werden sofort in der Leber in Glykogen umgewandelt; 30-40% werden zu Fett aufgebaut; der Rest wird in Muskel und anderen Geweben metabolisiert.
Während Fastens wird Leberglykogen abgebaut und die Leber gibt Glycose in das Blut ab. Während längeren Fastens kommt es zur völligen Glykogenentspeicherung und zu einer gesteigerten Gluconeogenese aus Aminosäuren und Glycerin in der Leber. Hierbei erfolgt eine leichte Abnahme des Blutzuckerspiegels zu Werten von etwa 3,6 mmol/l (65 mg%) beim Mann und 2,8 mmol/l (40 mg%) bei der geschlechtsreifen Frau; die Gluconeogenese verhindert jedoch das Auftreten einer schwereren Hypoglycämie auch während längerer Nahrungskarenz. Der Grund für die niedrigeren Blutzuckerwerte während Nahrungskarenz bei der Frau ist unbekannt; ähnlich niedere Fasten-Blutzuckerspiegelwerte treten bemerkenswerterweise auch bei Knaben vor der Pubertät auf.

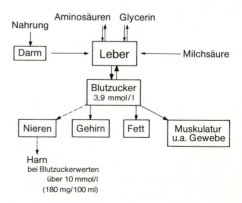

Abb. 17.18. Blutzucker-Homöostase und »glucostatische« Funktion der Leber

Kohlenhydrat-Homeostase während körperlicher Arbeit

Bei einem 70 kg schweren Mann beträgt die Gesamtmenge gespeicherter Kohlenhydrate nur etwa 8000 kJ (~1900 kcal) entsprechend 350 g Muskelglykogen, 85 g Leberglykogen und 20 g Glycose in der ECF. 80–85% der Energiereserve (585000 kJ, bzw. 140000 kcal) wird hingegen in Form von Fett gespeichert, der Rest als Protein. Ruhende Muskeln verbrauchen Fettsäuren für ihren Stoffwechsel.

Während der Arbeit wird der Energiebedarf des Muskels zu Beginn durch erhöhte Glykogenolyse im Muskel und erhöhte Glucoseaufnahme gedeckt. Der Blutzuckerspiegel steigt zu Beginn infolge erhöhter Leber-Glykogenolyse, nicht jedoch bei Andauern einer schweren körperlichen Arbeit. Es kommt zu einer gesteigerten Gluconeogenese (Abb. 17.19) und der Insulinspiegel im Plasma fällt, während der Glucagonspiegel steigt.

Nach der Muskelarbeit wird Leberglykogen durch zusätzliche Gluconeogenese und vermindertem Ausstrom von Glucose aus der Leber wieder aufgefüllt. Der Insulinspiegel steigt steil, besonders im Portalblut an; Insulin fördert wahrscheinlich die Glykogenspeicherung in der Leber (Kap. 19).

Stoffwechsel anderer Hexosen

Andere vom Darm resorbierte Hexosen sind *Galaktose*, die bei der Hydrolyse von Lactose entsteht, und *Fructose*, die z. T. mit der Nahrung aufgenommen und z. T. bei der Hydrolyse von Saccharose freigesetzt wird. Galaktose wird in der Leber in Glucose umgewandelt; nach Phosphorylierung reagiert sie mit Uridindiphosphoglucose; die gebildete Uridindiphosphogalaktose wird in Uridindiphosphoglucose umgewandelt, aus der dann Glykogen synthetisiert wird. Diese Reaktionen sind *reversibel;* für die Bildung der Glykolipide und Mucopolysaccharide notwendige *Galaktose* wird auf diesem Weg *gebildet,* wenn die Aufnahme von Galaktose mit der Nahrung nicht ausreicht. Die Nutzbarmachung von Galaktose ist, ähnlich der von Glucose, von Insulin abhängig (Kap. 19). Bei einem »inborn error of metabolism«, der *Galaktosämie,* besteht ein angeborener Mangel an Phosphogalaktoseuridyl-Transferase, welche normalerweise die

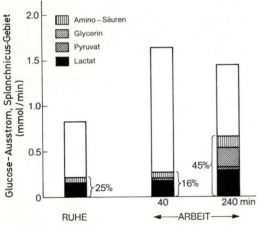

Abb. 17.19. Glucoseausstrom im Splanchnicus-Gefäßgebiet (Leber). Die Säulen stellen den Gesamtausstrom dar; die markierten Flächen-Anteile repräsentieren den Prozentanteil Glucose, der auf Gluconeogenese zurückzuführen ist (seitliche Klammern). Die Werte für Gluconeogenese wurden als Aufnahme von 4 repräsentativen »Precursors« der Gluconeogenese in den Splanchnicusgebiet gemessen. Die offenen Teile der Säulen bezeichnen die Glucose, die als Folge von Glukogenolyse freigesetzt wurde (nach FELIG und WAHREN: Fuel homeostasis in exercise. New England J. Med. **293,** 1078 (1975))

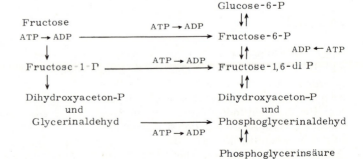

Abb. 17.20. Fructose-Stoffwechsel (Eintritt der Fructose in den Embden-Meyerhof-Reaktionsweg für den Glucose-Abbau)

Reaktion zwischen Galaktose-1-P und Uridindiphosphoglucose katalysiert; die alimentär zugeführte Galaktose häuft sich daher im Blut an und es kommt zu schweren Störungen von Wachstum und Entwicklung. Behandlung mit galaktosefreier Diät bessert diesen Zustand; Galaktosemangel tritt dabei nicht auf, da — wie beim Normalen — das Enzym für die Bildung von Uridindiphosphogalaktose aus Uridindiphosphoglucose vorhanden ist.

Fructose kann am 6-C-Atom phosphoryliert werden; diese Reaktion wird, wie bei Glucose, durch die Hexokinase katalysiert; sie kann aber auch am 1-C-Atom durch die spezifische Fructokinase phosphoryliert werden, wobei Fructose-1-P dann in Dihydroxyacetonphosphat und Glycerinaldehyd gespalten wird; Glycerinaldehyd wird phosphoryliert und tritt dann gemeinsam mit Dihydroxyacetonphosphat in den Abbauweg des Glucosestoffwechsels ein. Fructose-1-P kann nochmals zu Fructose-1,6-diP phosphoryliert werden (Abb. 17.20); diese Reaktion verläuft, da es sich um eine Phosphorylierung der Fructose in der 1. Position handelt, *auch ohne Insulin* in normaler Weise. Fructosezufuhr bei Diabetes zur Aufrechterhaltung der Kohlenhydratspeicher ist jedoch nur von begrenztem Wert, da Fructose außer in Darm und Leber nicht in nennenswerter Menge metabolisiert wird.

Proteinstoffwechsel

Eiweißkörper

Proteine bestehen aus Aminosäuren, die durch Peptidbindung Ketten bilden, wobei jeweils eine Aminogruppe einer Aminosäure mit der Carboxylgruppe der nächsten verknüpft ist. Die Anordnung der Aminosäuren in den Ketten wird als *Primärstruktur* der Proteine bezeichnet. Die Ketten sind in komplizierter Weise gedreht und gefaltet, wodurch eine räumliche Anordnung entsteht *(Sekundärstruktur);* die häufigste Sekundärstruktur ist eine regelmäßige Schraube mit 3,7 Aminosäureresten pro Windung (α-Helix). *Tertiärstruktur* der Proteine ist die Anordnung der gedrehten Ketten in Schichten, Fasern oder globulären Gebilden. Bei manchen Einweißkörpern bezeichnet man die Aggregation mehrerer Untereinheiten mit Tertiärstruktur als *Quartärstruktur* oder *Quaternärstruktur* (z. B. Hämoglobin, Kap. 27). Die Anordnung der Ketten im Raum wird besser als *Kettenkonformation* bezeichnet, da die Trennung zwischen Sekundär- und Tertiärstruktur nicht scharf ist.

Aminosäuren

Die für den Säugerstoffwechsel wichtigen Aminosäuren sind in Tabelle 17.5 zusammengestellt; bei höher entwickelten Species kommen natürlicherweise *nur L-Isomere* vor. L-Isomere

Tabelle 17.5. Aminosäuren von biologischer Bedeutung (die kursivgedruckten sind essentielle Aminosäuren; die durch ein Sternchen gekennzeichneten werden in Nahrungsmittel-Proteinen nicht in erheblichen Mengen gefunden, spielen aber im Stoffwechsel eine bedeutende Rolle; § = Aminosäuren mit einer nachgewiesenen spezifischen tRNA)

Neutrale Aminosäuren
   Aminosäuren mit unsubstituierten Ketten
      Glycin §
      Alanin §
      Valin §
      Leucin §
      Isoleucin §
   Hydroxylsubstituierte Aminosäuren
      Serin §
      Threonin §
   Schwefelhaltige Aminosäuren
      Cystein und Cystin
      Methionin § und Homocystein*
   Aromatische Aminosäuren
      Phenylalanin §
      Tyrosin §
      Tryptophan § und 5-Hydroxytryptophan*
      Thyroxin und verwandte Verbindungen*
Saure Aminosäuren (Monoaminodicarbonsäuren)
   Asparaginsäure §
   Asparagin §
   Glutaminsäure §
   Glutamin §
Basische Aminosäuren
  (Diaminomonocarbonsäuren)
   Arginin §
   Citrullin*
   Ornithin*
   Lysin §
   5-Hydroxylysin* (wird in geringer Menge in
     Kollagen gefunden)
   Histidin
Iminosäuren (enthalten statt der Amino-
  eine Iminogruppe)
   Prolin §
   4-Hydroxyprolin
     (kommt nur in Kollagen
     in kleinen Mengen vor)

von Thyroxin und anderer aus Aminosäuren abgeleiteter Hormone wie z. B. Adrenalin, sind viel wirksamer als deren D-Isomere. Mit Ausnahme einiger Aminosäuren mit spezifischer Funktion (Citrullin, Ornithin, 5-Hydroxytryptophan), findet man die meisten Aminosäuren in großer Menge im *Nahrungseiweiß*. Aminosäuren zeigen saure, neutrale oder basische Reaktion, je nach Überwiegen saurer (−COOH)- oder basischer (−NH₂)-Gruppen im Molekül.

Aminosäurepool

Beim Säugling werden noch Proteine im Gastrointestinaltrakt resorbiert, beim normalen Erwachsenen fast nur mehr Aminosäuren. Insbesondere unter pathologischen Bedingungen können jedoch auch Peptide und u. U. sogar Proteine die Darm-ECF-Schranke überschreiten (Kap. 25 und 27). Körpereigenes Protein wird dauernd zu Aminosäuren hydrolysiert und wieder resynthetisiert. Die Umsatzrate der körpereigenen Proteine beträgt im Durchschnitt ungefähr 80–100 g/Tag; die Umsatzrate der Intestinalmucosa ist am höchsten und die des Kollagen praktisch Null. Beim Abbau körpereigener Proteine entstehende Aminosäuren unterscheiden sich in keiner Weise von den aus dem Darm resorbierten; beide zusammen bilden den *Aminosäurepool*, der den Bedarf des Körpers an Aminosäuren deckt (Abb. 17.21). In der Niere werden die meisten filtrierten Aminosäuren rückresorbiert; bei bestimmten Erkrankungen jedoch (z. B. Fanconi-Syndrom) tritt Aminoacidurie auf, wahrscheinlich als Folge einer angeborenen Funktionsstörung der Nierentubuli. Während des Wachstums verschiebt sich das Gleichgewicht zwischen Aminosäuren und Körpereiweiß zugunsten des Proteins, so daß die Proteinsynthese den Abbau überwiegt. In jedem Alter werden geringe Mengen Eiweiß mit den Haaren verloren; ebenso findet man auch kleinere Proteine im Harn und nicht resorbiertes Protein der Verdauungssäfte im Stuhl. Diese Verluste werden durch Synthese aus dem Aminosäurepool wettgemacht.

Spezifische Stoffwechselfunktion der Aminosäuren

Thyroxin, Catecholamine, Histamin, Serotonin, Melatonin und Zwischenprodukte des Harnstoffcyclus werden aus spezifischen Aminosäuren gebildet. *Methionin, Cystin und Cystein* liefern den Schwefelanteil für Proteine, Co-Enzym A, Taurin und andere biologisch wichtige Verbindungen. Methionin wird in S-Adenosylmethionin umgewandelt, den aktiven Methyldonator für die Synthese von z. B. Adrenalin, Acetylcholin und Kreatin. Es ist der Hauptdonator für biologisch labile Methylgruppen; Methylgruppen können aber auch aus Abkömmlingen der — an Folsäurederivate gebundenen — Ameisensäure synthetisiert werden, wenn die Nahrung genügende Mengen an Folsäure und Cyanocobalamin enthält.

Harnsulfate

Schwefelhaltige Aminosäuren sind die Quelle der im Harn vorkommenden Sulfate. Neben einer geringen Menge nicht-oxidierter schwefelhaltiger Verbindungen im Harn (*»Neutral-Schwefel«*) wird die Hauptmenge des Schwefels als *»Sulfat-Schwefel«* (SO_4^{2-}) in Begleitung der entsprechenden Menge von Kationen (Na^+, K^+, NH_4^+, H^+) ausgeschieden. Die *»Äther-Schwefelsäuren«* sind organische Sulfat-Ester (R-O-SO₃H), die in der Leber aus endogenen und exogenen Phenolen, Oestrogenen und anderen Steroiden, Indolen und diversen Pharmaka gebildet werden.

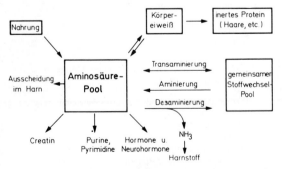

Abb. 17.21. Aminosäure-Stoffwechsel; Quellen und Schicksal der Aminosäuren

Transaminierung, Desaminierung und Aminierung

Die gegenseitige Umwandlung von Aminosäuren und Produktion des KH- und Fettabbaus auf dem Niveau des gemeinsamen Stoffwechselpools und des Citronensäurecyclus erfordert *Übertragung, Beseitigung* oder *Bildung von Aminogruppen*. *Transaminierung,* die Umwandlung einer

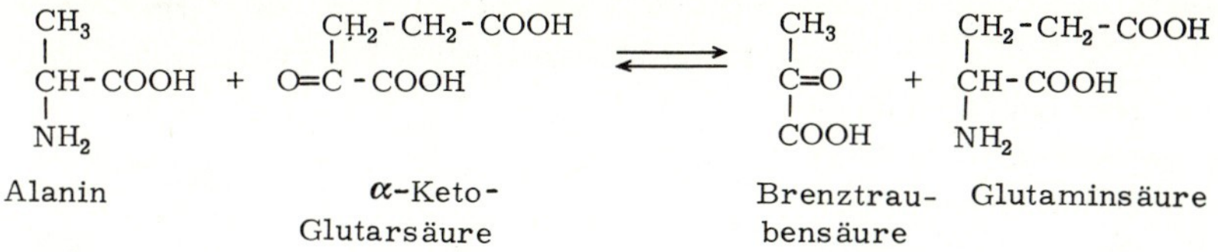

Proteinstoffwechsel

$$\text{CH}_3-\text{CH}(\text{NH}_2)-\text{COOH} + \text{HOOC}-\text{CO}-\text{CH}_2-\text{CH}_2-\text{COOH} \rightleftharpoons \text{CH}_3-\text{CO}-\text{COOH} + \text{HOOC}-\text{CH}(\text{NH}_2)-\text{CH}_2-\text{CH}_2-\text{COOH}$$

Alanin   α-Keto-Glutarsäure   Brenztraubensäure   Glutaminsäure

Abb. 17.22. Transaminierung

Aminosäure in eine entsprechende Ketosäure mit gleichzeitiger Umwandlung einer anderen Ketosäure in eine Aminosäure (Abb. 17.22), findet in vielen Geweben statt. *Transaminasen* treten auch im Kreislauf auf; wenn viele aktive Zellen aufgrund eines pathologischen Prozesses geschädigt werden, steigt der Spiegel der Serumtransaminasen. Ein Beispiel ist der Anstieg der *Serum-Glutamat-Oxalacetat-Transaminase (GOT)* als Folge eines Myokardinfarktes.

Oxidative Desaminierung der Aminosäuren vollzieht sich in der Leber; durch Dehydrogenierung wird eine Iminosäure gebildet und diese unter Freisetzung von *Ammoniak* hydrolysiert (Abb. 17.23). Aminosäuren können ferner unter Bildung der entsprechenden Amine Ammoniak aufnehmen *(Aminierung)* ein Beispiel hierfür bietet die Bindung von NH_3 durch Glutaminsäure im Gehirn (Abb. 17.24), während die umgekehrte Reaktion in der Niere abläuft (Freisetzung von NH_3 in der distalen Tubuluszelle, Reaktion des NH_3 mit H^+ zu NH_4^+, dadurch Ausscheidung von H^+; Kap. 38).

Die gegenseitigen Umwandlungsvorgänge zwischen Aminosäurepool und gemeinsamen Stoffwechselpool sind in Abb. 17.25 zusammengefaßt. Leucin, Isoleucin, Phenylalanin und Tyrosin sind *ketogene Aminosäuren,* weil sie in Ketonkörper (Acetessigsäure, s. unten) umgewandelt werden. Threonin und Valin (in einer irreversiblen Reaktion) und viele andere Aminosäuren (reversibel) sind *glucoplastisch* oder *gluconeogenetisch,* da aus ihnen in Glucose umwandelbare Verbindungen entstehen.

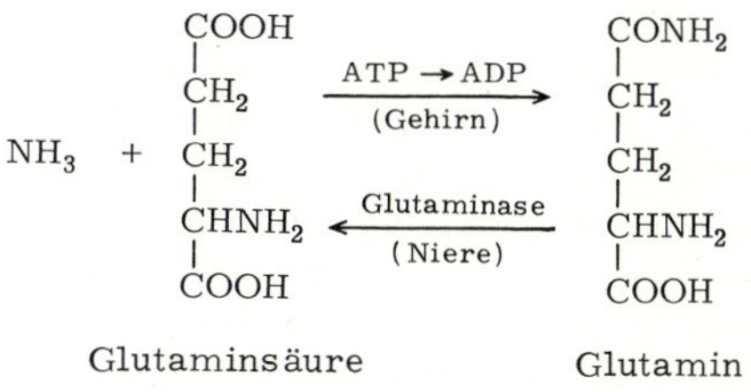

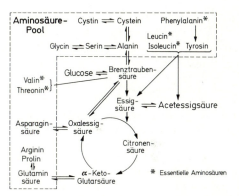

Abb. 17.24. NH_3-Aufnahme und -Freisetzung durch Umwandlung von Glutaminsäure und Glutamin. Die Reaktion verläuft im Gehirn vor allem in Richtung der NH_3-Bindung; in den Nieren vorwiegend unter NH_3-Freisetzung in den Harn

Abb. 17.25. Beziehungen zwischen Aminosäure-Pool und gemeinsamen Stoffwechsel-Pool (Brenztraubensäure und Citronensäurecyclus) (nach KEELE and NEIL: Sampson Whright's Applied Physiology, 12th Ed. Oxford University Press 1971)

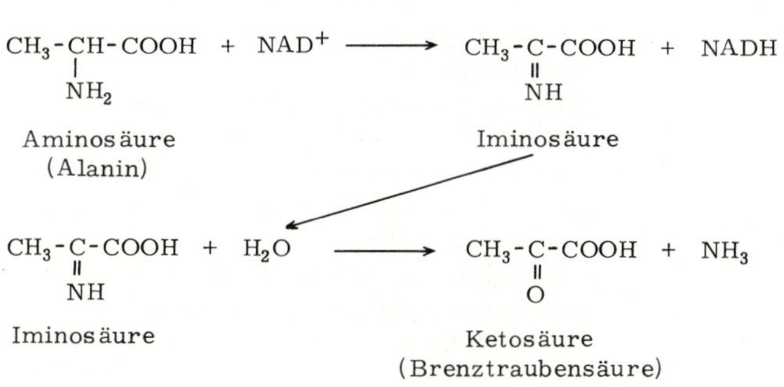

$$\text{CH}_3-\text{CH}(\text{NH}_2)-\text{COOH} + \text{NAD}^+ \longrightarrow \text{CH}_3-\text{C}(=\text{NH})-\text{COOH} + \text{NADH}$$

Aminosäure (Alanin)   Iminosäure

$$\text{CH}_3-\text{C}(=\text{NH})-\text{COOH} + \text{H}_2\text{O} \longrightarrow \text{CH}_3-\text{C}(=\text{O})-\text{COOH} + \text{NH}_3$$

Iminosäure   Ketosäure (Brenztraubensäure)

Abb. 17.23. Oxidative Desaminierung

Harnstoffbildung

Der Großteil des in der Leber bei Desaminierung von Aminosäuren gebildeten Ammoniaks wird in Harnstoff umgewandelt und im Harn ausgeschieden. Die Leber ist — mit Ausnahme des Gehirns — der einzige Ort der Harnstoffbildung, so daß bei schweren Lebererkrankungen der Blutharnstoffstickstoffspiegel sinkt. Das Ausgangsmaterial für die Harnstoffsynthese sind 2 mol NH_3 und 1 mol CO_2 aus dem Plasma-HCO_3^-. Die Synthese erfolgt über den *Harnstoffcyclus (Krebs-Henseleit-Cyclus)*, wobei es zur Umwandlung der Aminisäure Ornithin in Citrullin und dann in Arginin kommt; in der Folge wird Harnstoff abgespalten und Ornithin regeneriert (Abb. 17.26). CO_2 und NH_3 werden in den Cyclus durch *Trägermoleküle* eingebracht, für deren Bildung ATP erforderlich ist.

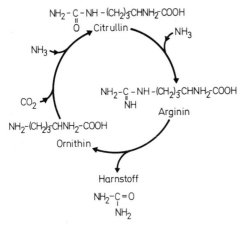

Abb. 17.26. Harnstoffcyclus

Kreatin und Kreatinin

Kreatin wird in der Leber aus Methionin, Glycin und Arginin gebildet; im Skeletmuskel wird es zu Kreatinphosphat phosphoryliert (Abb. 17.27), das als »Reserve-Energiespeicher« für die ATP-Synthese dient (Kap. 3).
Das bei Glykolyse und oxidativer Phosphorylierung gebildete ATP reagiert mit Kreatin unter Bildung von ADP und entsprechender Mengen Kreatinphosphat. Während der Muskelkontraktion ist die Reaktion rückläufig, wodurch die Bereitstellung von ATP, das die unmittelbare Quelle für die Energie zur Muskelkontraktion darstellt, aufrechterhalten wird.
Das im *Harn* ausgeschiedene *Kreatinin* entsteht aus Kreatinphosphat; eine direkte Umwandlung von Kreatin in Kreatinin kommt nicht vor. Die Tagesausscheidung von Kreatinin ist relativ konstant.

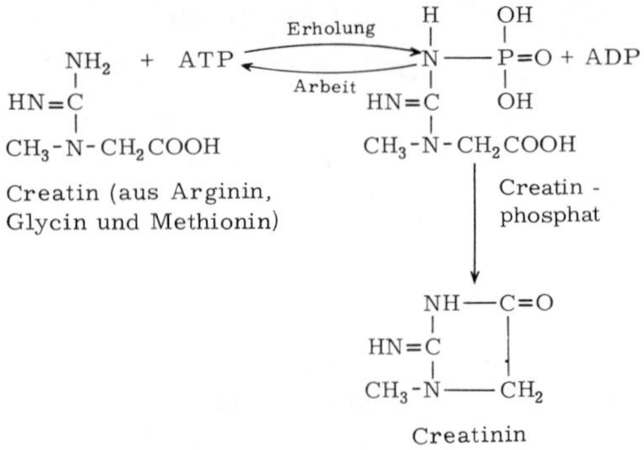

Abb. 17.27. Creatin, Creatinphosphat, Creatinin

Kreatin-Ausscheidung im Harn *(Kreatinurie)* tritt physiologischerweise nur bei Kindern, während und nach der Schwangerschaft und gelegentlich bei nicht-schwangeren Frauen auf, während beim Mann normalerweise fast kein Kreatin im Harn erscheint. Bei *ausgeprägtem Muskelabbau* (Hunger; Thyreotoxikose; schlecht kontrollierter Diabetes mellitus; verschiedene primäre und sekundäre Muskelerkrankungen, Myopathien) kann jedoch erhebliche Kreatinurie bestehen.

Purine und Pyrimidine, Nucleoside und Nucleinsäuren

Die physiologisch wichtigen *Purine* und *Pyrimidine* (Abb. 17.28) bilden verbunden mit Ribose *Nucleoside;* diese sind nicht nur Bestandteile verschiedener Co-Enzyme und verwandter Substanzen (NAD^+, $NADP^+$, ATP, UDPG usw.), sondern auch von *Ribonucleinsäuren (RNA)* und *Desoxyribonucleinsäuren (DNA)* (Tabelle 17.6).

Tabelle 17.6. Purin und Pyrimidin enthaltende Verbindungen

Purin oder Pyrimidin + Ribose = Nucleosid
Nucleosid + Phosphorsäurerest = Nucleotid (Mononucleotid)
Zahlreiche Nucleotide eine Doppelwendel-Struktur (Doppel-Helix) aus 2 Polynucleotidketten bildend = Nucleinsäure
Nucleinsäure + einfach basisches Protein = Nucleoprotein
Ribonucleinsäuren (RNA) enthalten Ribose
Desoxyribonucleinsäuren (DNA) enthalten 2-Desoxyribose

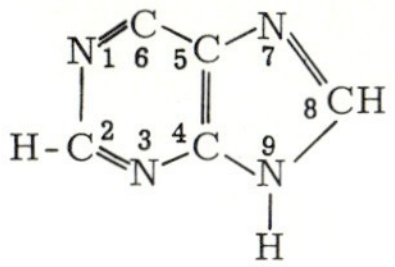

Proteinstoffwechsel

Purin-Kern

Adenin: 6-Aminopurin
Guanin: 2-Amino-6-hydroxypurin
Xanthin: 2,6-Dihydroxypurin
Harnsäure: 2,6,8-Trihydroxypurin

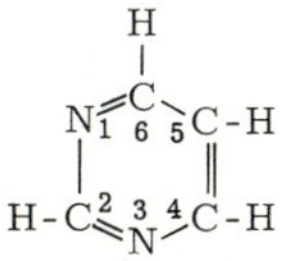

Pyrimidin-Kern

Cytosin: 6-Amino-2-hydroxypyrimidin
Uracil: 2,6-Dihydroxypyrimidin
Thymin: 5-Methyl-2,6-dihydroxypyrimidin

Abb. 17.28. Physiologisch bedeutende Purine und Pyrimidine. Oxypurine und Oxypyrimidine dürften Enol-Derivate (Hydroxypurine und Hydroxypyrimidine) durch Umlagerung des Wasserstoffs zum substituierten Sauerstoff bilden

Die in der Nahrung enthaltenen Nucleinsäuren werden verdaut und die sie bildenden Purine und Pyrimidine resorbiert; die meisten Purine und Pyrimidine werden allerdings vor allem in der Leber aus Aminosäuren synthetisiert. Aus ihnen werden dann Nucleotide, RNA und DNA gebildet. RNA steht im dynamischen Gleichgewicht mit dem Aminosäurepool; hingegen ist die einmal gebildete *DNA stoffwechselmäßig* während des ganzen Lebens *stabil*.

Die beim Abbau der Nucleotide freigesetzten Purine und Pyrimidine können wiederverwendet oder abgebaut werden. Geringe Mengen werden unverändert im Harn ausgeschieden, zum Großteil werden die Pyrimidine aber zu CO_2 und NH_3 abgebaut und die Purine in Harnsäure umgewandelt.

Funktion von DNA und RNA[1]; DNA-abhängige RNA-Synthese (Transkription)

DNA kommt nur im Zellkern und in Mitochondrien vor. Sie besteht aus zwei äußerst langen Nucleotidketten, die Adenin, Guanin, Thymin und Cytosin in verschiedener Reihenfolge enthalten (Abb. 17.29). Die Ketten sind durch Wasserstoffbrücken zwischen den Basen verbunden, wobei jeweils Adenin mit Thymin und Guanin mit Cytosin gekoppelt ist. Daraus resultiert eine *Doppelhelix*-(Doppelwendel-)*Struktur* (Abb. 17.30).

DNA ist jener Bestandteil der Chromosomen, der die »genetische Information« trägt (genom = Bauplan für alle erblichen Charakteristika der Zellen und ihrer Abkömmlinge).

Der wesentliche Bestandteil der *Chromosomen* ist die DNA-Doppelhelix; die genetische Information ist in der Reihenfolge der Purin- und Pyrimidinbasen der Nucleotidkette verschlüsselt. Der Inhalt der Information betrifft Anordnung und Reihenfolge der Aminosäuren in den von der Zelle gebildeten Eiweißkörpern. Die *Information* wird an die Orte der Proteinsynthese im Cytoplasma durch *RNA* überbracht. Die dort gebildeten Proteine umfassen alle Enzyme, die den Stoffwechsel der Zelle kontrollieren. Im allgemeinen wird angenommen, daß im Körper zumindest je *ein Gen für jedes Enzym* vorhanden ist. Wenn die Basensequenz der DNA verändert ist, treten *Mutationen* auf; dies kann durch Röntgenstrahlen, kosmische Strahlung oder andere mutagene Einflüsse hervorgerufen werden. Bei jeder Teilung einer Körperzelle *(Mitose)* trennen sich die 2 DNA-Ketten; jede von beiden dient als Schablone für die Synthese einer komplementären Kette. Diese Reaktion wird durch die *DNA-Polymerase* katalysiert. Je eine der beiden gebildeten Doppelhelices geht zu je einer Tochterzelle, so daß die DNA-Menge in jeder Tochterzelle die gleiche ist wie in der Mutterzelle. Bei den *germinativen Zellen* tritt während der Reifung eine *Reduktionsteilung (Meiose)* auf. Dadurch erhält jede *reife Keimzelle* nur *die Hälfte des chromosomalen Materials* einer Körperzelle; wenn sich daher ein Spermium mit einer Eizelle vereinigt, besitzt die entstehende Zygote die *volle DNA-Menge*, eine Hälfte von der väterlichen, die andere von der mütterlichen Keimzelle (Kap. 23).

Die DNA-Doppelhelixstränge reduplizieren sich nicht nur selbst, sondern dienen auch als *Matrizen*, an denen sich komplementäre Basen für die *Bildung der Messenger-RNA (mRNA)* und der *Transfer-RNA (tRNA;* Gemisch mehrerer

---
[1] Nach den »Empfohlenen Regeln 1965« der IUPAC-IUB Commission on Biochemical Nomenclature (CBN) sollen **auch im Deutschen** bei wissenschaftlichen Publikationen **die englischen Abkürzungen** für die Nucleinsäuren verwendet werden (**DNA** = DNS, **RNA** = RNS) (HOPPE-SEYLERS Z. physiol. Chem. **348,** 245 (1967))

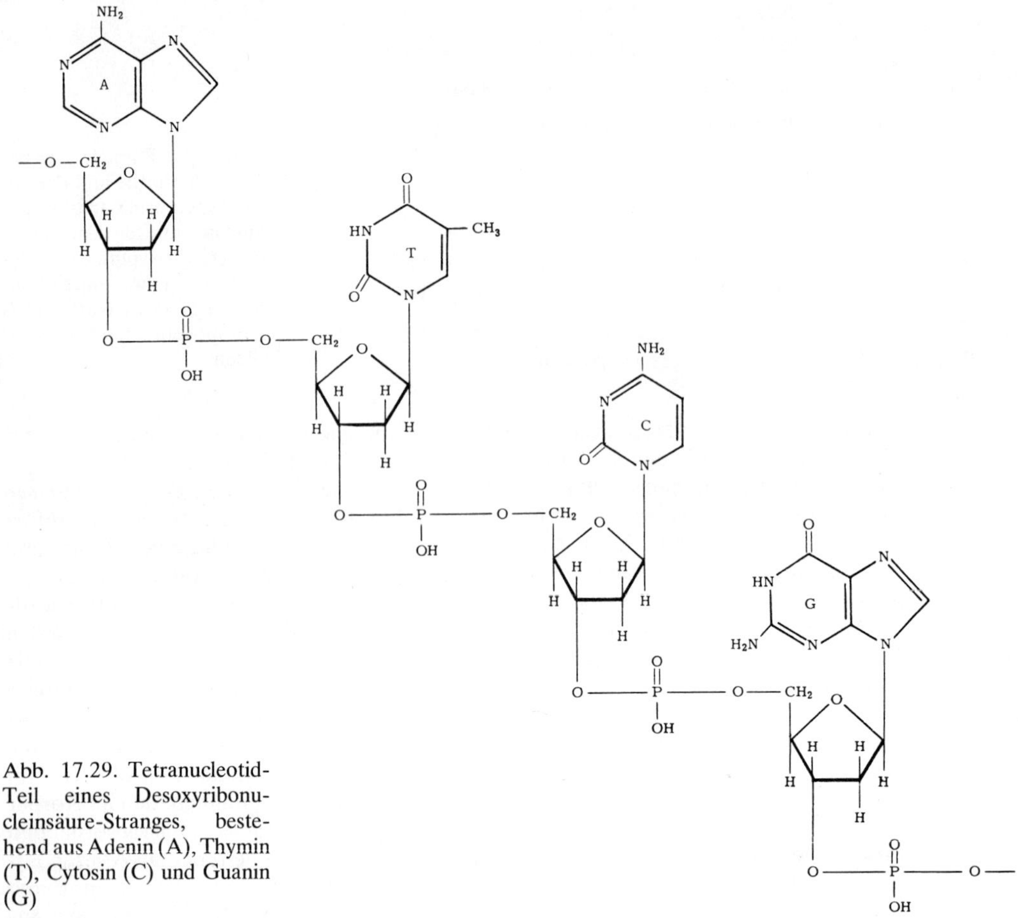

Abb. 17.29. Tetranucleotid-Teil eines Desoxyribonucleinsäure-Stranges, bestehend aus Adenin (A), Thymin (T), Cytosin (C) und Guanin (G)

tRNA wird auch als *lösliche-RNA, soluble-RNA, sRNA* bezeichnet) im Kern anordnen. Die Bildung der mRNA wird durch die RNA-Polymerase katalysiert; mRNA-Moleküle sind kleiner als DNA-Moleküle und jede mRNA repräsentiert die *Transkription* eines kleinen Teiles einer DNA-Kette. tRNA ist ein noch kleineres Molekül, das nur 70–80 Stickstoffbasen im Vergleich zu hunderten in der mRNA und bis zu $0,5 \times 10^9$ in der DNA enthält. mRNA und tRNA sind Einzelketten und enthalten die Base Uracil an Stelle von Thymin. Eine dritte besondere Art von RNA ist die RNA in den Ribosomen (ribosomale RNA).

Nach Bildung der *mRNA* tritt diese aus dem Kern aus und lagert sich an die *Ribosomen im Cytoplasma* an (Kap. 1). An den Ribosomen dient eine *bestimmte mRNA* als Matrize für die Bildung eines *bestimmten Proteins,* wobei die tRNA die erforderlichen Aminosäuren an die mRNA heranbringen (*Translation;* Übersetzung der Basensequenz in Aminosäuresequenz).

Die Rolle der DNA und der RNA bei der Entstehung des individuellen Organismus wie auch bei der Sicherung der Kontinuität einer Species ist in Abb. 17.31 veranschaulicht.

Eiweißsynthese (Translation)

Der erste Schritt der Eiweißsynthese ist die Reaktion einer Aminosäure mit ATP und einem Aminosäure-aktivierenden Enzym, das für diese Aminosäure spezifisch ist; dabei kommt es zur Bildung eines *Komplexes aus Aminosäure, Enzym und AMP (Adenylat).* Diese aktivierte Aminosäure verbindet sich dann mit einem spezifischen tRNA-Molekül. Es gibt mehr als *20 verschiedene tRNA-Moleküle,* mindestens je eines für jede im Organismus vorkommende Aminosäure. Der *tRNA-Aminosäure-Adenylat-Komplex* verknüpft sich dann mit der mRNA-Matrize; dieser Vorgang vollzieht sich an den *Ribosomen* (Abb. 17.32). Die *tRNA* findet die für sie

Proteinstoffwechsel

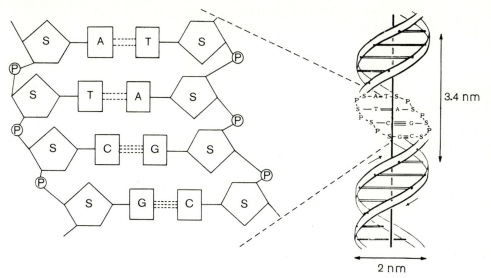

Abb. 17.30. Diagramm der Doppel-Helix-Struktur der DNA (nach Watson und Crick modifiziert). Links: Wasserstoff-Brücken zwischen den Basen zweier Nucleotid-Ketten. A. Adenin; T, Thymin; C, Cytosin; G, Guanin; S, Desoxyribose; P, Phosphat (nach Harper: Review of Physiological Chemistry, 16th Ed. Los Alamos: Lange 1977)

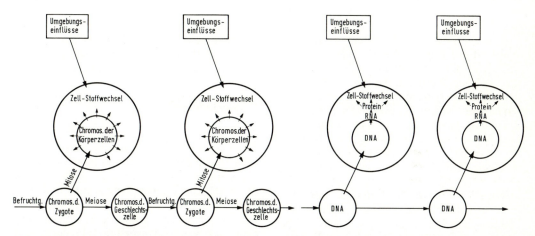

Abb. 17.31. DNA und RNA ermöglichen einerseits die Entstehung eines Individuums, anderseits aber auch die Kontinuität der Species. DNA wird von Generation zu Generation durch die Keim-Zellen weitergegeben, und von dieser »Keimlinie« »sproßt« jeweils eine Generation ab (nach Haggis and others: Introduction to Molecular Biology. New York: Wiley 1964)

passende Stelle an der mRNA, da sie an ihrem aktiven Ende einen *Satz von 3 Basen (Triplet)* besitzt, der zu einem Satz von 3 Basen an einer Teilstelle der mRNA komplementär ist (mRNA ist Träger der einzelnen *Codone,* zu denen die Triplets der tRNA als *Anticodone* jeweils passen; für manche Aminosäuren sind, wie bereits erwähnt, mehrere tRNA vorhanden).
Der *genetische Code* besteht aus solchen *Triplets* (Folgen von 3 Purin- oder Pyrimidinbasen), wobei jedes Triplet einer bestimmten Aminosäure entspricht.
Die Proteinbildung beginnt mit der N-terminalem Aminosäure; die Kette wird dann der Reihe nach um je eine Aminosäure verlängert. Jedes *Ribosom* ist aus einer großen und einer kleinen Einheit aufgebaut, die nach ihrer Sedimentationskonstante bezeichnet werden und zwar bei bakteriellen Ribosomen als 50-S- und 30-S-Einheiten, bei Ribosomen in Vertebraten-Zel-

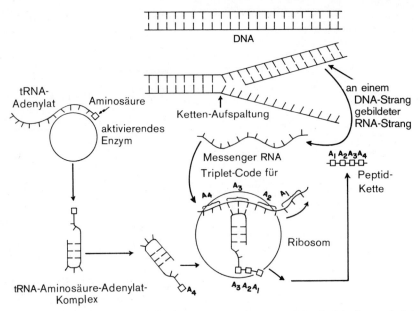

Abb. 17.32. Schematische Darstellung der Proteinsynthese. Die Nucleinsäuren sind durch Linien mit vielen kurzen Ausläufern (individuelle Basen) dargestellt (nach HAGGIS and others: Introduction to Molecular Biology. New York: Wiley 1964)

len als 60-S- und 40-S-Einheiten (Kap. 1). Während der Protein-Synthese lagert sich die mRNA an die kleinere Untereinheit, die gebildete Polypeptidkette an die größere Untereinheit an; die tRNA hat mit beiden Untereinheiten Kontakt. Während sich die Aminosäuren in der durch den Triplet-Code bestimmten Reihenfolge aneinanderreihen, scheinen die Ribosomen entlang des mRNA-Moleküls wie Perlen an einem Faden zu gleiten; typischerweise sind gleichzeitig mehrere Ribosomen hintereinander an der mRNA-Kette aufgereiht. Die mRNA ist daher mit ihrer Ansammlung von Ribosomen elektronenoptisch als eine *Aggregation von Ribosomen* zu sehen *(Polyribosom, Polysom)*. Wenn das Ribosom das Ende der mRNA erreicht hat, wird die Peptidkette freigesetzt und die tRNA-Moleküle stehen zu neuerlichem Gebrauch zur Verfügung. Auch die mRNA-Ketten werden etwa 10mal wiederverwendet, bevor sie durch neusynthetisierte mRNA ersetzt werden.

Wirkung von Antibiotica auf die Proteinsynthese

Viele Antibiotica hemmen die Proteinsynthese, einige vor allem in Bakterien, andere aber auch in tierischen und sogar Säugerzellen. Diese Eigenschaft verleiht ihnen große Bedeutung für experimentelle Zwecke. Antibiotica können eine Vielfalt unterschiedlicher Schritte in der Proteinsynthese unterbrechen (Tabelle 17.7).

Enzym-Induktion

Die Geschwindigkeit Enzym-kontrollierter Reaktionen im Körper kann in verschiedener Weise gesteigert werden, und zwar z.B. durch (1) Vermehrung des vorhandenen Substrates, (2) Entfernung eines Enzym-Inhibitors, (3) Vermehrung eines notwendigen Co-Enzyms oder einer Energiequelle, (4) Umwandlung einer inaktiven Enzymvorstufe (»Precursor«) in ein aktives Enzym oder (5) erhöhte Syntheserate von Enzymmolekülen.
Vermehrte Enzymaktivität kann auch durch die Zufuhr verschiedener organischer Substanzen zu den Zellen induziert werden (*»Inducer«*). Ebenso wird erhöhte Enzymaktivität oft durch Einführung des vorher nicht vorhandenen Substrates bewirkt *(Substratinduktion);* diese Induktion beruht vielleicht z. T. auf Aktivierung vorgeformter inaktiver Enzymmoleküle oder auf gesteigerte Enzymmolekülbildung. Vermehrte Enzymsynthese kann ferner durch sehr unterschiedliche Substanzen, insbesondere *Hormone*, ausgelöst werden; diese erwecken die latente Fähigkeit der Zelle zur Synthese des bestimmten

Proteinstoffwechsel

Tabelle 17.7. Mechanismen, durch die Antibiotica und verwandte Substanzen die Proteinsynthese hemmen

Agens	Wirkung
Chloramphenicol	Verhindert die normale Bindung zwischen mRNA und Ribosomen
Streptomycin Neomycin, Kanamycin	Verursacht Fehler beim »Lesen« des genetischen Code
Cycloheximid, Tetracycline	Hemmt die Überführung der an tRNA gebundenen Aminosäuren in die Polypeptidbindung
Puromycin	Puromycin-Aminosäure-Komplexe treten an die Stelle von tRNA-Aminosäure-Komplexen und verhindern so die weitere Anfügung von Aminosäuren an Polypeptide
Actinomycin D (Dactinomycin, Cosmegen®)	Bindet sich mit DNA und verhindert so RNA-Polymerisation an DNA
Chloroquin Colchicin, Novobiocin	Hemmt die DNA-Polymerase
Stickstoff-Lost Mechloräthamin (Mustargen®)	Bindet sich an Guanin an Stelle der Bildung von Basen-Paaren
Diphtherie-Toxin	Verhindert das Gleiten der Ribosomen an der mRNA

Enzyms, und zwar z. B. durch Aktivierung des für die Bildung der entsprechenden mRNA verantwortlichen Gens.

Hormone, die durch Stimulierung der Enzymsynthese wirken

Der erste Beweis einer hormonalen Stimulierung der Enzymsynthese wurde am Häutungshormon der Insekten (Ecdyson) erbracht. Dieses Hormon stimuliert die mRNA-Synthese in einem Teil eines Chromosoms. In der Folge konnte gezeigt werden, daß viele verschiedene Hormone auf dem Niveau des genetischen Regulationsmechanismus der Proteinsynthese wirken. Ein solcher Wirkungsmechanismus ist für alle Steroidhormone mit größter Wahrscheinlichkeit anzunehmen. Steroide gelangen frei in die Zelle und verbinden sich dort mit einem cytoplasmatischen Receptor-Protein. Der Receptor-Protein-Steroid-Komplex gelangt dann in den Kern, wo er sich reversibel mit der DNA verbindet. Diese Bindung beeinflußt das Gen, mehr mRNA und damit mehr des relevanten Proteins zu bilden (Abb. 17.33).
Polypeptidhormone gelangen wahrscheinlich nicht in die Zelle, aber bei bestimmten Hormonwirkungen dürfte das durch solche Hormone gebildete cAMP die Proteinsynthese auf riboso-

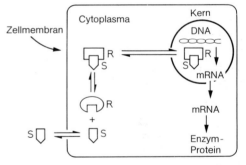

Abb. 17.33. Schematische Darstellung der Glucocorticoidwirkung. S, Steroid; R, Receptor (nach BAXTER et al. In: *Biochemistry of Gene Expression in Higher Organisms*. Australia and New Zealand Publishing Company 1973)

malem Niveau aktivieren (Tabelle 17.4); dies wird wahrscheinlich durch eine Protein-Kinase verursacht. ACTH und LH sind hierfür Beispiele: beide steigern die Umwandlung von Cholesterin-Estern zu Cholesterin in ihren jeweiligen »Ziel«-Zellen, beide steigern aber auch die Bildung eines Proteins, welches die Steroid-Hormon-Synthese erleichtert (Kap. 20 u. 23). Wachstumshormon und möglicherweise Insulin dürften auf ribosomalem Niveau durch Beeinflussung der Proteinsynthese wirken.

Harnsäure

Harnsäure wird beim Purinabbau und durch direkte Synthese aus 5-Phosphoribosylpyrophosphat (5-Prpp) und Glutaminsäure gebildet (Abb. 17.34). Beim Menschen wird Harnsäure im Harn ausgeschieden; bei anderen Säugern, außer beim Dalmatinerhund, wird hingegen Harnsäure vor der Ausscheidung zu Allantoin oxidiert. Der normale Blut-Harnsäurespiegel liegt bei 0,24 mmol/l (4 mg%). In der Niere wird Harnsäure filtriert, rückresorbiert und sezerniert. Normalerweise werden 98% der filtrierten Harnsäure rückresorbiert und die verbleibenden 2% machen etwa 20% der ausgeschiedenen Harnsäuremenge aus; die restlichen 80% stammen von tubulärer Sekretion. Die Harnsäureausscheidung in 24 Stunden ist bei einer purinfreien Diät (keine zellkernreichen tierischen Produkte, Innereien wie z. B. Leber) etwa 3 mmol (0,5 g) und bei einer normalen Diät ungefähr 6 mmol (1 g).

»Primäre« und »sekundäre« Gicht

Gicht ist durch wiederkehrende Attacken von Arthritis, Uratablagerungen in Gelenken, Nieren und anderen Geweben sowie erhöhte Harnsäurespiegel im Blut und Harn charakterisiert; anfangs ist am häufigsten das Metatarsophalangealgelenk der großen Zehe befallen. »Primäre« Gicht kommt in zwei Formen vor:
Einerseits kann aus unbekannten Gründen die Harnsäureproduktion aus 5-Phosphoribosylpyrophosphat (5-Prpp) und Glutaminsäure erhöht sein; andererseits kann der Blut-Harnsäurespiegel infolge verminderter renaler Harnsäureausscheidung ansteigen. Bei »sekundärer« Gicht ist der Harnsäurespiegel in den Körperflüssigkeiten sekundär erhöht, und zwar durch verminderte Ausscheidung, verursacht durch Nierenerkrankungen, oder vermehrte Produktion, verursacht durch excessiven Abbau nucleinsäurereicher weißer Blutzellen (Leukämie, Pneumonie) oder durch erhöhten Nucleinsäureumsatz (Polycythämie oder Knochenmarksmetaplasie). Extremes Hungern verursacht, wahrscheinlich aufgrund eines vermehrten Nucleinsäureabbaus, ebenfalls einen Anstieg des Blut-Harnsäurespiegels und Symptome der Gicht. Die Gichttherapie trachtet, die akute Arthritis durch Pharmaka (Colchicin) zu mildern und den Harnsäurespiegel im Blut zu vermindern. Colchicin beeinflußt nicht den Harnsäurestoffwechsel, sondern vermindert offensichtlich Gichtattakken durch Hemmung der Phagocytose von Harnsäurekristallen. Nebennieren-Glucocorticoide und ihre synthetischen Derivate steigern die Harnsäureausscheidung, ebenso Salicylate und Probenecid, welches die tubuläre Harnsäurerückresorption herabsetzt. Allopurinol hemmt die Xanthinoxidase und vermindert die Harnsäure-Produktion; Xanthinoxidase katalysiert nämlich die Umwandlung von Xanthinen in Harnsäure (Abb. 17.34).

Stickstoffgleichgewicht — Stickstoffbilanz

Zum Ersatz des Protein- und Aminosäureverlustes ist eine mäßige tägliche Eiweiß- bzw. Aminosäureaufnahme notwendig. Da der Protein- und Aminosäureverlust im Stuhl normalerweise unbedeutend ist, bietet die Stickstoffausscheidung im Harn ein zuverlässiges Maß für den irreversiblen Protein- und Aminosäureabbau. Ist die Stickstoffmenge im Harn gleich dem Stickstoffgehalt der aufgenommenen Nahrungsmittel, so befindet sich das Individuum im

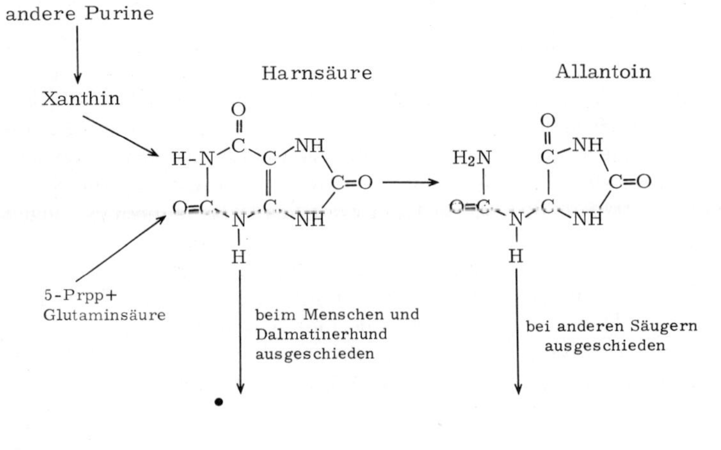

Abb. 17.34. Harnsäure-Abbau

Stickstoffgleichgewicht. Ist die Proteinaufnahme eines normalen Individuums erhöht, werden die überschüssigen Aminosäuren desaminiert und die Harnstickstoffausscheidung steigt — das Stickstoffgleichgewicht bleibt bestehen. Bei gesteigerter Sekretion kataboler NNR-Hormone, herabgesetzter Insulinsekretion, während Fastens oder Immobilisierung (lange Bettlägerigkeit) übersteigen die Stickstoffverluste die -Aufnahme und die *Stickstoffbilanz* wird *negativ.* Während Wachstum, Rekonvaleszenz nach schwerer Krankheit oder als Folge der Verabreichung anaboler Steroide (Testosteron) übersteigt die Stickstoffaufnahme die -Ausscheidung und die *Stickstoffbilanz* wird *positiv.*

Essentielle Aminosäuren und Stickstoffbilanz

Proteinfrei, aber sonst adäquat ernährte Tiere werden krank und gehen schließlich zugrunde; beim Menschen kann die Stickstoffbilanz nicht aufrechterhalten werden, wenn eine von 8-L-Aminosäuren — Phenylalanin, Valin, Tryptophan, Threonin, Lysin, Leucin, Isoleucin und Methionin — in der Nahrung nicht enthalten sind *(essentielle Aminosäuren;* Tabelle 17.5). Histidin und Arginin sind zwar nicht essentiell, werden aber für das normale Wachstum benötigt. Alle anderen Aminosäuren können *in vivo* in genügender Menge durch Aminierung von Kohlenhydrat- und Fettresten synthetisiert werden.

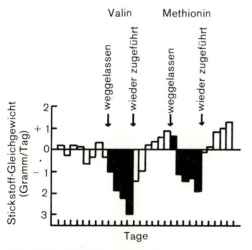

Abb. 17.35. Einfluß des Mangels einzelner essentieller Aminosäuren in der Nahrung auf das Stickstoff-Gleichgewicht (nach ROSE and others: The amino acid requirements of man. J. biol. Chem. **182,** 541 (1950))

Wenn eine für die Synthese eines bestimmten Proteins notwendige Aminosäure in nicht genügender Menge zur Verfügung steht, kann das Protein nicht synthetisiert werden. Die aus diesem Grund nicht verwendeten Aminosäuren werden, wie alle anderen überzähligen Aminosäuren, desaminiert und der Stickstoff wird als Harnstoff ausgeschieden. Das ist wahrscheinlich die Ursache für die *negative Stickstoffbilanz* beim *Fehlen nur einer einzigen essentiellen Aminosäure* in der Nahrung (Abb. 17.35).

Protein-Stoffwechsel und Fasten

Kwashiorkor (protein-calorie deficiency disease), ein in den Tropen häufiges Syndrom, tritt bei energetisch ausreichender, aber hochgradig proteinarmer Ernährung auf. Dabei kommt es zu Anämie, Fettleber, Ödemen und vielen anderen Störungen mit — besonders bei Kindern — schweren Verlaufsformen.

Tabelle 17.8. Einfluß unterschiedlicher Proteinzufuhr auf die tägliche Ausscheidung verschiedener Protein- und Aminosäurederivate bei energetisch ausreichender Ernährung[a]

	Protein-reiche Diät		Protein-arme Diät	
Harnvolumen	1170	ml	385	ml
Gesamtstickstoff	16,8	g	3,6	g
Harnstoff-Stickstoff	14,7	g	2,2	g
Harnsäure-Stickstoff	0,18	g	0,09	g
Ammonium-Stickstoff	0,49	g	0,42	g
Kreatinin-Stickstoff	0,58	g	0,6	g
Anorganisches SO_4	3,27	g	0,46	g
Äther-SO_4	0,19	g	0,10	g
Neutral-Schwefel	0,18	g	0,20	g

[a] Nach FOLIN: Laws Governing the Chemical Composition of Urine. Amer. J. Physiol. **13,** 66 (1905).

Bei einer solchen *proteinarmen* Ernährung nimmt die Ausscheidung von Harnstoff sowie Sulfat-Schwefel und Ätherschwefelsäuren ab. Die Harnsäure-Ausscheidung fällt ebenfalls um etwa 50%, während die Kreatininausscheidung nicht betroffen wird (Tabelle 17.8). Kreatinin- und etwa die Hälfte der Harnsäureausscheidung müssen daher durch »Abnutzungs«-Prozesse verursacht sein, die unabhängig von der Proteinaufnahme ablaufen.

Bei *proteinfreier,* aber *energetisch ausreichender* Ernährung fällt die Harnstoffstickstoff-Ausscheidung nicht unter 2,2 g/Tag, und zwar infolge der durch Mangel essentieller Aminosäuren hervorgerufenen negativen Stickstoffbilanz (Abb. 17.35); bei *energetisch inadäquater, proteinfreier* Diät beträgt die Harnstoffausscheidung hingegen etwa 10 g/Tag, weil Eiweißkörper zur Energiegewinnung abgebaut werden; geringe Glucosemengen wirken diesem Abbau deutlich entgegen (proteinsparender Effekt von Glucose). Dieser Effekt dürfte zum Großteil auf die durch Glucose hervorgerufene erhöhte Insulin-Sekretion zurückzuführen sein, da Insulin den Protein-Abbau im Muskel verhindert.

Auch intravenöse Zufuhr relativ geringer Mengen von Aminosäuren führt zu einem deutlichen Proteinsparenden Effekt. Ebenso wirkt Fettzufuhr proteinsparend. Während längeren Fastens werden Ketonkörper, welche beim Fettabbau entstehen, vom Gehirn und anderen Geweben verwertet. Diese Substanzen sind »Cofaktoren« für den Muskelstoffwechsel der 3kettigen Aminosäuren Leucin, Isoleucin und Valin; in dem Ausmaß, in dem die aus dem Fettabbau stammenden Ketosäuren verwertet werden, werden jene Aminosäuren gespart und Infusion ihrer stickstofffreien Analoge verursacht Protein-

Tabelle 17.9. Lipide

Typische Fettsäuren:	
Palmitinsäure	$CH_3(CH_2)_{14}-\overset{\overset{O}{\|}}{C}-OH$
Stearinsäure	$CH_3(CH_2)_{16}-\overset{\overset{O}{\|}}{C}-OH$
Ölsäure	$CH_3(CH_2)_7CH=CH(CH_2)_7-\overset{\overset{O}{\|}}{C}-OH$ (ungesättigt)
Triglyceride:	Ester von Glycerin und drei Fettsäuren
	$\begin{array}{l} CH_2-O-CO-R \\ CH-O-CO-R \\ CH_2-O-CO-R \end{array} + 3\,H_2O \rightleftharpoons \begin{array}{l} CH_2OH \\ CHOH \\ CH_2OH \end{array} + 3\,HO-CO-R$
	R = alipathische Kette verschiedener Länge und verschiedenen Sättigungsgrades
Phospholipide:	Ester von Glycerin, 2 Fettsäuren und (1) Phosphat = Phosphatidsäure (2) Phosphat + Inosit = Phosphatidyl-Inosit (3) Phosphat + Cholin = Lecithin (4) Phosphat + Äthanolamin = Cephalin (5) Phosphat + Serin = Phosphatidyl-Serin
Sphingomyeline:	Ester von Fettsäure, Phosphat, Cholin und dem Aminoalkohol Sphingosin
Cerebroside:	Verbindungen, die Galaktose, Fettsäure und Sphingosin enthalten
Steroide:	Cholesterin und seine Derivate (Steroid-Hormone, Gallensäuren und verschiedene Vitamine)
Prostaglandine:	Ein-, zweifach ungesättigte cyclische Fettsäure-Endoperoxide

einsparung sowie verminderte Harnstoff- und Ammoniakbildung bei Patienten mit Nieren- oder Leberschäden.

Der Großteil des beim Hungern abgebauten Proteins stammt aus Leber, Milz und Muskulatur und relativ wenig von Herz und Gehirn. Nach Aufbrauchen des Leberglykogens fällt der Blutzuckerspiegel etwas, wird aber durch Gluconeogenese noch über einem Niveau gehalten, das zu hypoglykämischen Symptomen führen würde. Es kommt zu Ketose und Neutralfett wird schnell abgebaut; wenn die Fettspeicher aufgebraucht sind, nimmt der Proteinabbau verstärkt zu und es kommt rasch zum Tod.

Bei hospitalisierten fettleibigen Patienten, die nichts außer Wasser und Vitaminen erhielten, wurden Gewichtsverluste von ungefähr 1 kg/Tag in den ersten 10 Tagen beobachtet. Der Gewichtsverlust nahm dann ab und blieb mit 0,3 kg/Tag konstant. Trotz 36wöchigen Fastens fühlten sich diese Patienten recht wohl, obgleich es bisweilen zu orthostatischer Hypotension und akuten Gichtarthritis-Anfällen kam.

Lipidstoffwechsel

Lipide

Biologisch wichtige Lipide sind *Neutralfette* (Triglyceride), *Phospholipide* und verwandte Verbindungen, sowie *Steroide*. Triglyceride bestehen aus drei an Glycerin gebundenen Fettsäuren (Tabelle 17.9). Natürlich vorkommende Fettsäuren enthalten eine gerade Zahl an C-Atomen und können gesättigt (ohne Doppelbindungen) oder ungesättigt (dehydrogeniert, mit unterschiedlicher Zahl an Doppelbindungen) vorkommen. Phospholipide sind Zellbestandteile, vor allem im Nervensystem. Zu den Steroiden gehören die verschiedenen Steroidhormone und Cholesterin.

Plasma-Lipide

Die Mehrzahl der Lipide des Blutes zirkulieren nicht in ihrer freien Form. Die *freien Fettsäuren* (FFS; FFA, free fatty acids; UFA, un-esterified fatty acids; NEFA, non-esterified fatty acids) werden an *Albumin gebunden,* während Cholesterin, Triglyceride und Phospholipide als *Lipoprotein-Komplexe* (Lipide + Apoprotein) transportiert werden; es werden *Apoproteine A, B und C* unterschieden, die in Darmmucosa- und Leberzellen synthetisiert werden. 5 Arten von Lipoproteinen werden differenziert (Tabelle 17.10), die nach Größe, Lipidgehalt und Apoproteinart verschieden sind. Die Einteilung erfolgte entsprechend ihrer Dichte; hoher Lipidgehalt bedingt geringe Dichte und starke Tendenz zum Flotieren in der Ultrazentrifuge (Klassifikation in S_f = Flotations-Einheiten; S_f = negative Sedimentationskoeffizient).

Chylomikronen werden bei der Resorption langkettiger Fettsäuren in die Lymphe abgegeben (Kap. 25). Nach fettreichen Mahlzeiten können daher zahlreiche dieser großen Lipoproteine niedrigster Dichte im Plasma auftreten, das

Tabelle 17.10. Die wichtigsten Lipoproteine

Lipoprotein-Dichte-Klasse	Molek. Durchm. (nm)	Zusammensetzung (%-Anteil)				Herkunft	Art des Apoproteins
		Protein	Cholesterin	Triglyceride	Phospholipide		
Chylomikronen	75 –100	2	5	90	3	Darm-Mucosa	B, C (I–III)
Very low density lipoprot. (VLDL)	30 – 50	10	12	60	18	Leber und Dünndarm	B, C (I–III)
Intermediate density lipoprot. (IDL)	25 – 40	10	30	40	20	aus VLDL	B, (C)
Low density lipoprot. (LDL)	20	25	50	10	15	aus VLDL	B
High density lipoprot. (HDL)	7,5– 10	50	20	5	25	Leber	A (I–II) C (I–III)

dadurch milchig getrübt erscheint *(Lipämie)*. Chylomikronen und andere Lipoproteine werden durch die Lipoprotein-Lipase in der Zellwand von Kapillarendothelien abgebaut, da diese die Triglyceride in diesen Komplexen in FFS und Glycerin spaltet. FFS treten in Fettzellen ein und werden dort wieder verestert.

Die *Lipoprotein-Lipase* (»Klärfaktor«) wird durch *Insulin* aktiviert; sie ist bei Verdauungsruhe in der Capillarwand in verschiedenen Geweben (insbesondere Fettgewebe) lokalisiert und das Blut enthält hierbei keine merklichen Konzentrationen dieses Enzyms. Durch Injektion von *Heparin* kann man Freisetzung von Lipoprotein-Lipase bewirken und es kommt zur Klärung lipämischen Plasmas *(Klär-Effekt)*. Das Apolipoprotein C-II und Phospholipide wirken als Co-Faktoren der Lipoprotein-Lipase; dies ist bemerkenswert, da Chylomikronen und VLDL für das Enzym einerseits als Substrat dienen, ihre Bestandteile andererseits auch die Funktion von Co-Faktoren ausüben.

Very low density lipoproteins (VLDL) werden auch in der Leber gebildet und transformieren sich unter Verlust von Triglyceriden und Apoproteinen zu *intermediate density lipoproteins (IDL)* und *low density lipoproteins (LDL)*. LDL haften an Receptoren zahlreicher Körperzellen und werden durch Endocytose ins Zell-Innere aufgenommen. Lysosomale Enzyme bauen dann das Apoprotein ab; freies Lipid verbleibt in der Zelle als Material für den Einbau in Membranen oder für andere Zwecke. LDL sind das hauptsächliche Transportmittel für Cholesterin und spielen eine wichtige Rolle beim Cholesterin-Stoffwechsel (s. unten). Die *high density lipoproteins (HDL)* werden in der Leber gebildet; ihre Funktion ist unklar, doch wurden sie in jüngster Zeit mit einem Enzymmechanismus in Zusammenhang gebracht, da Apoprotein A-I die Lecithin-Cholesterin-Acyl-Transferase (LCAT) aktiviert.

Zell-Lipide

Die Lipide der Zellen können in zwei Haupttypen geteilt werden: (1) *Strukturlipide*, die ein spezifischer Bestandteil der Zellmembran und der Zellorganellen sind, und (2) *Neutralfette*, die in den Fettzellen der Fettdepots gespeichert sind. Eine zusätzliche Fettart ist das *braune Fett*, das man gewöhnlich nur im frühkindlichen Alter, beim Erwachsenen jedoch u. U. als Folge einer Kälte-Akklimatisation finden kann; das braune Fett ist durch eine hohe Stoffwechselrate gekennzeichnet und dürfte bedeutsam für die Thermoregulation sein. Bei Langzeit-Akklimatisationsversuchen an extreme Kälte kam es bei adulten Tieren zur Ausbildung von braunem Fett (Kap. 14).

Bei Hunger erfolgt Mobilisierung von Depotfett, nicht aber von Strukturlipiden. Die Größe der Fettdepots variiert individuell stark; im Durchschnitt beträgt sie bei normalen Menschen etwa 10% des Körpergewichtes. *Fettgewebe ist ein aktives, dynamisches Gewebe,* das einem fortwährenden Auf- und Abbau unterliegt. In den Fettdepots wird Glucose zu Fettsäuren metabolisiert und Neutralfett synthetisiert, das wiederum abgebaut wird und FFS in die Zirkulation freisetzt.

Fettoxidation

Das bei Triglycerid-Hydrolyse freigesetzte *Glycerin* kann in Phosphorglycerinaldehyd und dann in Glucose oder CO_2 und H_2O umgewandelt

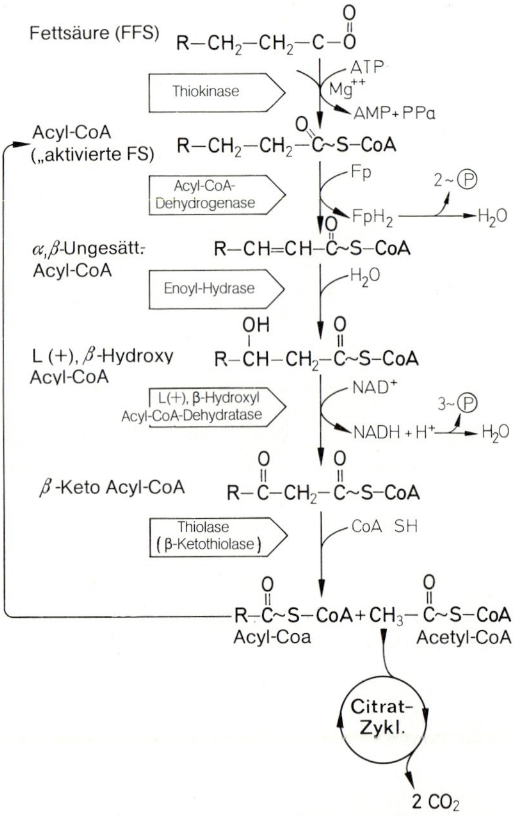

Fettsäure (FFS) $R-CH_2-CH_2-C\overset{O}{\underset{}{-}}\overset{}{O}$

Thiokinase — ATP, Mg^{++}, AMP+PPa

Acyl-CoA („aktivierte FS") $R-CH_2-CH_2-\overset{O}{C}\sim S-CoA$

Acyl-CoA-Dehydrogenase — Fp, FpH_2, $2\sim\text{\textcircled{P}}$, H_2O

α,β-Ungesätt. Acyl-CoA $R-CH=CH-\overset{O}{C}\sim S-CoA$

Enoyl-Hydrase — H_2O

L(+), β-Hydroxy Acyl-CoA $R-\underset{OH}{CH}-CH_2-\overset{O}{C}\sim S-CoA$

L(+), β-Hydroxy Acyl-CoA-Dehydratase — NAD^+, $NADH+H^+$, $3\sim\text{\textcircled{P}}$, H_2O

β-Keto Acyl-CoA $R-\overset{O}{C}-CH_2-\overset{O}{C}\sim S-CoA$

Thiolase (β-Ketothiolase) — CoA SH

$R-\overset{O}{C}\sim S-CoA + CH_3-\overset{O}{C}\sim S-CoA$
Acyl-CoA   Acetyl-CoA

Citrat-Zykl. → 2 CO_2

Abb. 17.36. Fettsäure-Oxidation; sich wiederholende Abspaltung von 2-C-Bruchstücken, bis das Ende der Kette erreicht ist (β-Oxidation). Fp, Flavoprotein; Pa, anorganischer Phosphor

werden. *Fettsäuren* werden zu Acetyl-CoA, das in den Citronensäurecyclus eintritt, abgebaut. Fettsäureoxidation vollzieht sich offensichtlich nur in den *Mitochondrien* (Abb. 17.36). Der *Energie-Ertrag* dieses Prozesses ist *hoch*; so werden z.B. beim Abbau eines Mol einer 6-C-Fettsäure über den Citronensäurecyclus zu CO_2 und H_2O 44 mol ATP im Vergleich zu 38 Mol ATP beim Abbau eines Mol eines 6-C-Kohlenhydrats gebildet.

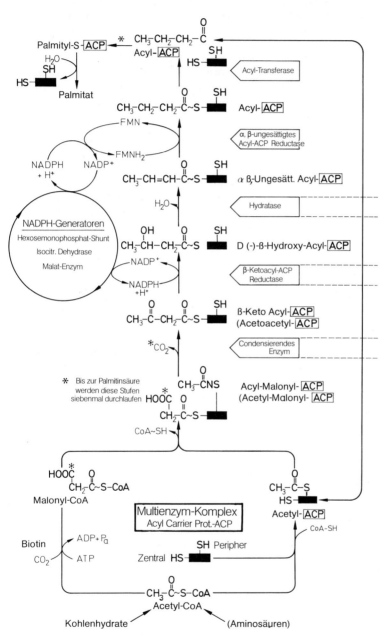

Abb. 17.37. Fettsäure-Synthese in den Mikrosomen. ACP = Acyl-Carrier-Protein (Acyl-Träger-Protein), ein Eiweißkörper, an den Acyl-Reste während der Fettsäure-Synthese gebunden sind. Der Vorgang wiederholt sich, wobei ein Acetyl-ACP an Butyryl-ACP gebunden wird und ein 6-C-Fettsäure-ACP-Derivat entsteht; unter Bindung eines weiteren Acetyl-ACP entsteht eine 8-C-Einheit usw.; FMN, Flavinmononucleotid

Fettsynthese

Viele Gewebe können Fettsäuren aus Acetyl-CoA synthetisieren. Zum Teil vollzieht sich die Synthese langer Fettsäureketten aus kurzen in den Mitochondrien durch einfache Umkehr der in Abb. 17.36 dargestellten Reaktion. Die Hauptsynthese der Fettsäuren verläuft jedoch nicht in den Mitochondrien, sondern in den Mikrosomen (Abb. 17.37).

Aus unbekannten Gründen wird die Fettsäuresynthese in fast allen Zellen bei 16-C-Atom-Ketten beendet; nur wenige 12- und 14-C-Atom-Fettsäureketten und keine mit mehr als 16-C-Atomen werden gebildet. Vor allem in den Fettdepots werden Fettsäuren mit Glycerin zu Neutralfetten verbunden. Diese Reaktion läuft in den Mitochondrien ab.

Ketonkörper

In vielen Geweben kondensieren Acetyl-CoA-Einheiten unter Acetoacetyl-Bildung (Abb. 17.38). In der *Leber,* die (im Gegensatz zu anderen Organen) eine Desacetylase enthält, wird hingegen freie *Acetessigsäure* gebildet, aus der dann *β-Hydroxybuttersäure* und *Aceton* entstehen; weil diese drei Verbindungen (»Ketonkörper«) in der Leber nur schwer metabolisierbar sind, gelangen sie in den Kreislauf. Auch Acetessigsäure wird in der Leber über β-Hydroxy-β-methylglutaryl-CoA (Abb. 17.38) gebildet; dieser Stoffwechselweg ist quantitativ von größerer Bedeutung als die Desacylierung. Andere Gewebe übertragen Co-Enzym A von Succinyl-CoA auf Acetessigsäure und metabolisieren die »aktive« Acetessigsäure über den Citronensäurecyclus zu CO_2 und H_2O; es gibt also Reaktionswege, auf welchen *Ketonkörper* — unter gewissen Bedingungen eine wichtige *Energiequelle* — abgebaut werden können. Die Ausscheidung von Aceton erfolgt im Harn und in der Exspirationsluft.

Der normale Blut-Ketonspiegel ist niedrig (etwa 0,2 mmol/l, bzw. 10 mg/l); da Ketone normalerweise, sobald sie gebildet, auch abgebaut werden, wird weniger als 1 mg/Tag ausgeschieden. Wenn jedoch das Einschleusen von Acetyl-CoA in den Citronensäurecyclus verringert ist oder bei zunehmendem Anfall von Acetyl-CoA nicht zunimmt, wird Acetyl-CoA angehäuft, die Kondensationsrate zu Acetoacetyl-CoA nimmt zu und mehr Acetessigsäure wird in der Leber gebildet; die Fähigkeit der Gewebe, Ketone zu oxidieren, wird bald überschritten und es kommt zu deren Anhäufung im Kreislauf *(Ketose).* Durch Pufferung wird die pH-Abnahme, die sonst durch die vermehrten Mengen an β-Hydroxybuttersäure und Acetessigsäure im Blut entstünde, großteils wieder aufgehoben. Trotzdem kann die Ketose (z. B. bei Diabetes) schwer und sogar letal sein.

Der Hauptgrund für die relative oder absolute Verminderung des Acetyl-CoA-Eintritts in den Citronensäurecyclus ist *intracellulärer Kohlenhydratmangel.* Wenn zu wenig Glucose zu Brenz-

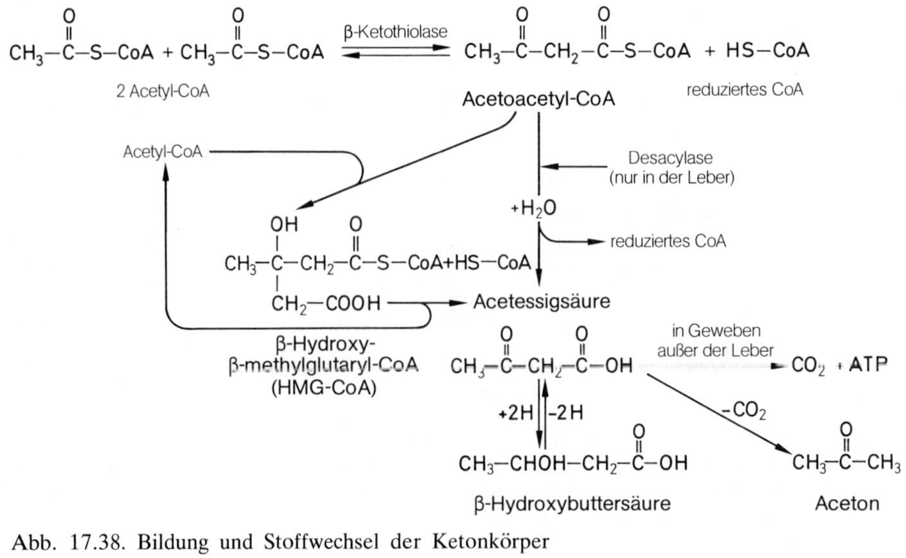

Abb. 17.38. Bildung und Stoffwechsel der Ketonkörper

traubensäure abgebaut wird, ist die Zufuhr von Oxalessigsäure für die Acetyl-CoA-Kondensation im Verhältnis zum anfallenden Acetyl-CoA ungenügend und der Citronensäurecyclus kann nicht alles metabolisieren. Ebenso wird auch weniger Fett aus Acetyl-CoA synthetisiert, wenn der Glucosemetabolismus mangelhaft ist, da für die Fettsäure-Synthese NADPH aus dem Hexose-Mono-Phosphat-shunt notwendig ist; dies trägt zusätzlich zur Anhäufung von Acetyl-CoA bei. Schließlich ist aber auch die Fettoxidationsrate gesteigert. Aus all diesen Gründen werden vermehrt Acetoacetyl-CoA und Ketonkörper gebildet.

Drei Bedingungen können zum *intracellulären Glucosemangel* führen: *Hunger, Diabetes mellitus* und *fettreiche, aber kohlenhydratarme Diät*. Beim Diabetes ist der Glucoseeintritt in die Zellen erschwert. Erfolgt die Energieaufnahme vorwiegend durch Fett, dann entwickelt sich — wegen des metabolischen Engpasses für die Umwandlung von Fett in Kohlenhydrate — Kohlenhydratmangel; die Leberzellen werden mit Fett gefüllt und dadurch geschädigt, das gesamte Glykogen wird entspeichert. Unter diesen Bedingungen entwickelt sich durch übermäßigen Anfall von Ketonen eine Ketose.

Der Acetongeruch in der Atemluft von Kindern nach Erbrechen ist Folge einer durch Hunger entstehenden Ketose. Die parenterale Zufuhr relativ geringer Glucosemengen beseitigt die Ketose *(antiketogene Wirkung der Kohlenhydrate)*.

Umwandlung von Glucose in Fett

Man meinte früher, daß Fettsäuren nur in der Leber aus Glucose synthetisiert, dann in Fettdepots gespeichert und — bei Bedarf mobilisiert — in die Leber zurückgeführt würden, um zur Verwertung durch die Gewebe in Ketonkörper umgewandelt zu werden. Tatsächlich wird aber auch *im Fettgewebe selbst* Glucose in Fettsäuren umgewandelt und zirkulierende freie Fettsäuren werden durch zahlreiche Organe metabolisiert; *Bildung von Fett ist quantitativ ein Hauptweg der Kohlenhydrat-Utilisation*.

Stoffwechsel der freien Fettsäuren

FFS sind eine äußerst labile Fettkomponente mit einer Halbwertszeit von nur einigen Minuten. Sie sind eine wichtige Energiequelle vieler Organe, besonders des Herzens. Vermutlich können alle Organe, auch das Gehirn, FFS zu CO_2 und H_2O oxidieren. Die in den Fettropfen der Fettzellen gespeicherten Triglyceride werden hydrolisiert und FFS in den Kreislauf freigesetzt; dort zirkulieren sie an Albumin gebunden.

Zwei Lipasen sind am Fettstoffwechsel in den Fettdepots beteiligt. Die eine ist die *Lipoproteinlipase* in den Capillar-Endothelien, welche zirkulierende Triglyceride in Fettsäuren und Glycerin spaltet; diese werden dann in den Fettzellen zu neuen Triglyceriden resynthetisiert. Die andere ist die intracelluläre hormonsensitive Lipase des Fettgewebes, welche den Abbau gespeicherter Triglyceride in Glycerin und Fettsäuren katalysiert; diese gelangen als FFS in die Zirkulation. Die hormonsensitive Lipase wird durch cAMP über eine Proteinkinase aktiviert (Abb. 17.39).

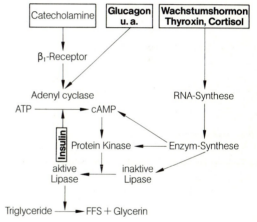

Abb. 17.39. Mechanismus der Catecholaminwirkung auf die hormon-sensitive Lipase im Fettgewebe. Andere Hormone beeinflussen die Adenylcyclase und andere modifizieren die Enzymaktivität durch Stimulierung der Synthese von Proteinen, welche den Aktivierungsprozeß beeinflussen; FFS, freie Fettsäuren

Die Adenylat-Cyclase im Fettgewebe wird wiederum durch Catecholamine über einen β-adrenergen Receptor aktiviert. Sowohl zirkulierende Catecholamine, wie auch an sympathischen Nervenendigungen freigesetztes Noradrenalin bewirken Lipolyse. Die Adenylat-Cyclase wird auch durch Glucagon, ACTH, TSH, LH, Serotonin und Vasopressin-ADH aktiviert; die physiologische Bedeutung dieser Substanzen bei der Lipolyse ist jedoch unklar. Wachstumshormon (STH), Glucocorticoide und Schilddrüsen-Hormone erhöhen ebenfalls die Aktivität der hormonsensitiven Lipase, jedoch über einen langsameren Wirkungsmechanismus, der die Synthese vom neuen Protein erfordert und von cAMP unabhängig ist. STH dürfte die Synthese eines Proteins stimulieren, welches die Fähigkeit von Catecholaminen, cAMP zu aktivieren, steigert. Cortisol dürfte hingegen — ebenfalls über einen Proteinmechanismus — die cAMP-Wirkung erhöhen. Andererseits vermindern Insulin und Prostaglandin E die Aktivität der hormonsensitiven Lipase, wahrscheinlich infolge Hemmung der cAMP-Bildung.

Aus dem vorher Gesagten geht hervor, daß Fasten und Streß die Aktivität der hormonsensitiven Lipase erhöhen, während Nahrungsaufnahme oder Insulin zu einer Abnahme der Aktivität führen. Die Lipoproteinlipase-Aktivität wird hingegen durch Nahrungsaufnahme erhöht und durch Nahrungskarenz sowie Streß vermindert.

Durch 3 Gewebe kann Fett in die Blutbahn übergeführt werden: Fettgewebe, Intestinalmucosa und Leber. Durch die *Intestinalmucosa* wird Fett resorbiert (Kap. 26); die *Leber* nimmt freie Fettsäuren auf, bildet Triglyceride oder Ketonkörper, Triglyceride gelangen dabei als Teil von VLDL-Komplexen in den Kreislauf.

Cholesterinstoffwechsel

Cholesterin ist der Vorläufer der Steroidhormone und der Gallensäuren; es kommt nur im tierischen Organismus vor und die verwandten pflanzlichen Steroide werden nicht vom Gastrointestinaltrakt resorbiert. Der Großteil des mit der *Nahrung aufgenommenen Cholesterins* stammt von Eidotter und tierischen Fetten.

Cholesterin wird aus dem Darm resorbiert und in die Chylomikronen, die in der Darmmucosa gebildet werden, eingebaut. Nachdem die Chylomikronen ihre Triglyceride an das Fettgewebe abgegeben haben, transportieren die verbleibenden Reste Cholesterin zur Leber; die Leber synthetisiert auch Cholesterin. Ein Teil des Cholesterins wird sowohl frei wie auch als Gallensäure in die Galle abgegeben. Der Rest des Cholesterins wird in VLDL eingebaut. Die Biosynthese von Cholesterin erfolgt aus Essigsäure (Abb. 17.40). Cholesterin hemmt in einem Rückkoppelungsmechanismus seine eigene Synthese durch Hemmung des Enzyms, das β-hydroxy-β-methylglutaryl-CoA in Mevalonsäure umwandelt. So kommt es bei einer hohen Zufuhr von Cholesterin in der Nahrung zu einer Unterdrückung der Cholesterinsynthese in der Leber und umgekehrt. Der Rückkoppelungsmechanismus ist jedoch inkomplett und eine cholesterinarme Diät führt zu einer möglichen Abnahme des Blutcholesterinspiegels.

Die meisten Körperzellen können Cholesterin synthetisieren, unter normalen Bedingungen erfolgt die Synthese jedoch nur in der Leber und z. T. in den Darmmucosa-Zellen. Die in der Leber gebildeten VLDL werden zu IDL und LDL umgewandelt; die LDL gelangen dann in die extrahepatischen Gewebe durch Endocytose. Die Zellen dürften ihre Cholesterinaufnah-

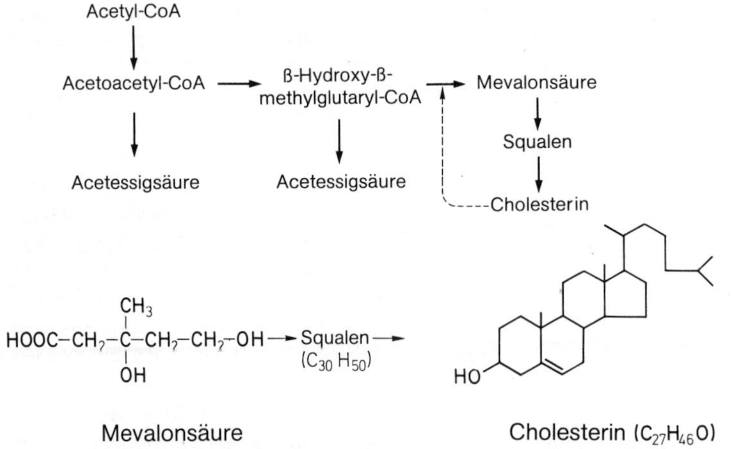

Abb. 17.40. Cholesterin-Biosynthese. Squalen ist in der für den Steroid-Kern üblichen Numerierung gekennzeichnet (Kap. 20) (nach HARPER: Review of Physiological Chemistry. 15th Ed. Los Alamos: Lange, 1975)

me durch Veränderung der Zahl der LDL-Receptoren an ihrer Oberfläche regulieren. Bei hohen Spiegeln an zirkulierenden LDL werden weniger Receptoren synthetisiert.

Faktoren, die den Cholesterin-Blutspiegel beeinflussen

Der Plasma-Cholesterinspiegel wird durch Thyroxin gesenkt, durch Galleabfluß-Behinderung, hereditäre Hypercholesterinämie und unbehandelten Diabetes mellitus erhöht.
Eine *Ernährung mit hohem Neutralfettgehalt steigert* den *Plasmacholesterinspiegel* und ist mit einer Tendenz zu gesteigerter Gerinnbarkeit des Blutes verbunden. Wenn Neutralfette der Nahrung mit hohem Gehalt gesättigter Fettsäuren durch *Fette reich an mehrfach ungesättigten Fettsäuren* ersetzt werden, fällt der Plasmacholesterinspiegel und die Wirkungen auf den Gerinnungsmechanismus schwinden.
Cholesterin ist bei Entstehung und Verlauf der *Atherosklerose* von Bedeutung. Diese weitverbreitete Alterserkrankung, die zu Myokardinfarkten, Cerebralthrombosen und verschiedenen anderen Erkrankungen praedisponiert, ist durch Infiltrationen von Cholesterin in die Arterienwand gekennzeichnet; dadurch werden die Gefäße verändert und starr. Patienten mit einem hohen Spiegel zirkulierender Lipoproteine zeigen eine Prädisposition für Atherosklerose und es gibt epidemiologische und klinische Hinweise, daß niedrige Plasmacholesterinspiegel die atherosklerotischen Veränderungen verringern, bzw. ihnen vorbeugen. Aus diesem Grund wurde die dauernde Verabreichung von verschiedenen Medikamenten und der Ersatz der gesättigten Fette in der Nahrung durch hoch ungesättigte für die Vorbeugung der Atherosklerose in Betracht gezogen. Einige dieser Medikamente wie Clofibrat und Nicotinsäure vermindern die Lipoproteinproduktion, während andere wie D-Thyroxin (Kap. 18) und Cholestyramin einen erhöhten Lipoproteinabbau verursachen. Es ist jedenfalls noch nicht gesichert, daß die Senkung des Blutlipidspiegels das Fortschreiten atherosklerotischer Veränderungen verlangsamt.

Essentielle Fettsäuren

Mit fettfreier Diät ernährte Tiere wachsen nicht, entwickeln Haut- und Nierenläsionen und werden infertil. Durch Zusatz von *Linolensäure* zur Nahrung wird das Wachstum wieder normalisiert; *Linol-* und *Arachidonsäure* beseitigen sämtliche Mangelsymptome. Diese drei, vielfach ungesättigten Fettsäuren sind *sogenannte essentielle Fettsäuren*. Beim Menschen konnten zwar ähnliche Mangelsymptome nicht gezeigt werden, doch dürften dennoch einige ungesättigte Fettsäuren — vor allem für Kinder — notwendige Nahrungsbestandteile sein. Dehydrogenierungen von Fett im Körper sind wohl möglich; die Synthese von Carbonsäureketten mit einer Anordnung von Doppelbindungen, wie in den essentiellen Fettsäuren, ist jedoch unwahrscheinlich.

Prostaglandine

Die Bedeutung von essentiellen Fettsäuren für die Gesundheit dürfte offensichtlich auf ihre Rolle als Vorläufer der *Prostaglandine* zurückzuführen sein. Die Prostaglandine sind eine Reihe von verwandten C_{20} ungesättigten Fettsäuren, welche einen Cyclopentanring enthalten. Sie wurden zunächst in der Samenflüssigkeit isoliert, dürften jedoch in den meisten, wenn nicht allen Organen des Körpers synthetisiert werden. Die Struktur von Prostaglandinen ist in Abb. 17.41 dargestellt. Die Prostaglandine werden in 3 Hauptgruppen (PGA, PGE und PGF) aufgrund der Konfiguration des Cyclopentanringes unterteilt. Die Zahl der Doppelbindungen in den Seitenketten ist durch eine Indexziffer angegeben. Die häufig vorkommenden biologisch aktiven Prostaglandine sind PGA, PGA_2, PGE, PGE_2, PGF_α, $PGF_{2\alpha}$, wobei jedoch mehr als 8 andere Prostaglandine aus Geweben isoliert wurden.
Prostaglandine werden aus Arachidonsäure und anderen essentiellen Fettsäuren über Endoperoxide (Abb. 17.41) synthetisiert. Die Bezeichnung *Prostaglandin-Synthetase* wurde für alle Enzyme verwendet, welche die Prostaglandinbildung katalysieren. Das erste beteiligte Enzym, die *Cyclooxygenase* vermittelt die Umwandlung von Arachidonsäure in ein cyclisches Endoperoxid und wird durch Aspirin, Indomethacin und verschiedene andere Medikamente gehemmt. Einige Prostaglandine dürften auch in die Zirkulation gelangen; die quantitativen Bestimmungsmethoden dieser Prostaglandine im Plasma sind jedoch nicht immer verläßlich. Wahrscheinlich wirken die Prostaglandine hauptsächlich in den Geweben, in welchen sie gebildet werden; sie haben eine kurze Halbwertszeit und werden durch Oxidation und Isomerisierung zu

biologisch inaktiven Verbindungen umgewandelt. Die Inaktivierung erfolgt in vielen verschiedenen Geweben; die höchste Prostaglandininaktivierungsaktivität besteht in der Nierenrinde, in den Lungen und der Leber.

Die Prostaglandine sind auch in geringsten Dosen wirksam und nahe verwandte Prostaglandine haben oft entgegengesetzte Effekte; z.B. hemmt PGE_1 die Plättchenaggregation (Kap. 27), während PGE_2 diese fördert. Prostaglandine zeigen eine große Vielfalt an Wirkungen. Prostaglandine der E-Serie vermindern den Blutdruck durch Vasodilatation der Splanchnicusgefäße; Prostaglandine der A-Serie senken ebenfalls — jedoch aufgrund eines anderen Mechanismus — den Blutdruck (Kap. 33). Prostaglandine dürften auch eine Rolle bei der Regulation der Deformierbarkeit von Erythrocyten beim Durchtritt durch Capillaren spielen (Kap. 30). Einige Prostaglandine vermindern die Magensäuresekretion (Kap. 26) und verhindern so die Ausbildung peptischer

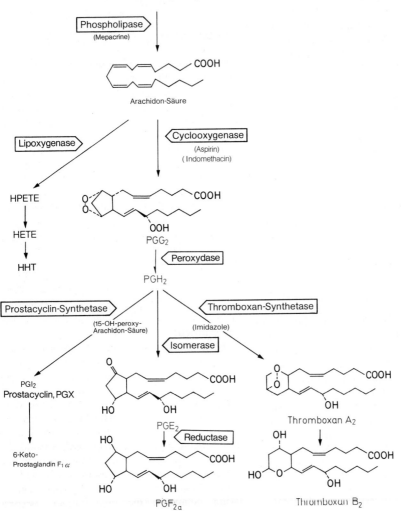

Abb. 17.41. Synthese von Arachidonsäure-Derivaten (Prostaglandine mit 2 Doppel-Bindungen in den Seitenketten; andere Prostaglandine — 1, bzw. 3 Doppelbindungen — entstehen aus entsprechenden anderen mehrfach ungesättigten essentiellen Fettsäuren). In Klammern gesetzt sind Hemmstoffe des jeweiligen Enzyms. HPETE, 15-Hydroxy-Peroxy-Eicosatetraenoat; HETE, Hydroxy-Eicosatetraenoat. In einzelnen Geweben werden vorwiegend entweder Thromboxane (z.B. im Thrombocyten) oder Prostacyclin (z.B. in Endothelzellen) oder Prostaglandine (z.B. in der Niere) gebildet

Ulcera im Tierexperiment. Sie verursachen *Luteolyse* und dürften eine Rolle bei der Regulation des weiblichen Cyclus spielen (Kap. 23). Prostaglandine haben weiters die Fähigkeit, die Reaktion der Hypophyse auf hypothalamische Reize zu modifizieren. Sie führen bei intra-amnionaler Injektion bei einer Schwangerschaft im 1. Trimenon zum Abortus und lösen bei einer Schwangeren nahe am Termin Wehen aus. Prostaglandine können die Effekte von TSH, ACTH und anderer Hormone nachahmen, sie stimulieren auch die Renin-Sekretion. Einige Prostaglandine sind antilipolytisch und dürften gemeinsam mit Glucagon, Catecholaminen und anderen Hormonen an der Regulation der FFS-Freisetzung beteiligt sein (s. oben). Prostaglandine dürften auch aus entzündetem Gewebe freigesetzt werden und verursachen Fieber bei Injektion in den 3. Ventrikel (Kap. 14). Einige Prostaglandine führen zu einer Erschlaffung der Bronchialmuskulatur und dürften eine Rolle bei Asthma und anderen allergischen Erkrankungen spielen. Prostaglandine werden auch im Auge gefunden und bewirken Miose (Kap. 8). Prostaglandine kommen ferner im Gehirn vor und modulieren dort die Freisetzung oder die Effekte von Neurotransmittern.

Es ist schwierig, etwas Gemeinsames in diesen vielfältigen Wirkungen zu finden, aber es könnte hierbei von Bedeutung sein, daß cAMP an vielen, wenn nicht an allen Effekten von Prostaglandinen beteiligt ist. Im allgemeinen erhöhen Prostaglandine den cAMP-Gehalt von Geweben und nur in bestimmten Geweben vermindern einige Prostaglandine cAMP. Die verschiedenen Prostaglandine könnten modifizierend auf die Bildung von cAMP als Antwort auf verschiedene *Stimuli* wirken. Die physiologische Rolle dieser überall vorkommenden Fettsäurederivate ist noch immer weitgehend ungeklärt.

In einigen Geweben ist der Effekt von *Prostaglandin-Endoperoxiden* größer als der von Prostaglandinen selbst. Dies führte zu der Entdeckung der *Thromboxane,* welche ebenfalls aus Endoperoxiden gebildet werden (Abb. 17.41), und in Thrombocyten und glatten Muskelzellen der Gefäße eine größere Aktivität als Prostaglandine besitzen. Im Corpus *luteum* sind Endoperoxide hingegen weniger aktiv als Prostaglandine und einige Gewebe dürften keine Thromboxane synthetisieren.

C. Ernährung

Notwendige Nahrungsbestandteile

Eine optimale Ernährung enthält neben einer ausreichenden Wassermenge (Kap. 38) insgesamt genügend Energie-Träger, ferner Eiweißkörper, Fette, Mineralstoffe, Spurenelemente und Vitamine sowie Ballast-Stoffe.

Energie-Zufuhr und -Verteilung auf die Nahrungsbestandteile (»Calorien-Bedarf«)

Wenn der *Energie-Gehalt der Nahrung* der vom Organismus in Form von Wärme abgegeben und für Arbeit aufgewendeten Energie-Menge entspricht, wird das *Körpergewicht konstant* erhalten. Bei ungenügender Energie-Zufuhr werden Fett und Protein zur Deckung des Energiebedarfes abgebaut und es erfolgt *Gewichtsabnahme,* während es bei excessiver Energie-Aufnahme zum *Fettansatz* kommt. Über die zur Erfüllung der basalen Erfordernisse notwendigen etwa 6 700–8 400 kJ/Tag (1 600–2 000 kcal/Tag; *Erhaltungsumsatz)* hinaus müssen zur Deckung des zusätzlichen Energiebedarfes — je nach Tätigkeit — weitere 2 000–13 000 kJ/Tag (500 bis 3 000 kcal/Tag; *Leistungs-Umsatz)* zugeführt werden. Die Verteilung der Energieträger (Anteil in kJ) auf Kohlenhydrate, Proteine und Fette ist teils durch physiologische Faktoren und teils durch Geschmack und ökonomische Überlegungen bedingt.

Die *tägliche Proteinzufuhr* soll etwa *1 g pro kg Körpergewicht* betragen (zur Hälfte in Form tierischen Proteins); mit dieser Proteinrate werden die notwendigen essentiellen Aminosäuren in ausreichender Menge aufgenommen. Die *Wertigkeit eines Nahrungseiweiß* hängt davon ab, inwieweit die essentiellen Aminosäuren im optimalen Verhältnis enthalten sind. *Hochwertige Proteine* (tierische Eiweißkörper) in Fleisch, Fisch, Eiern) enthalten Aminosäuren etwa in dem Verhältnis, welches für die Proteinsynthese und andere Erfordernisse des Organismus optimal ist; die meisten *pflanzlichen Eiweißkörper* sind — mit wenigen Ausnahmen — *minderwertige Proteine,* deren Aminosäure-Zusammensetzung vom tierischen Protein abweicht, bzw. bei welchen sogar eine oder mehrere essentielle Aminosäuren fehlen. Der Proteinbedarf kann auch mit einer entsprechenden Mischung minderwertiger Proteine gedeckt werden, wobei die aufgenommene Menge allerdings groß sein muß.

Tabelle 17.11. Täglicher Energiebedarf und empfohlene Tageszufuhr einiger wichtiger Nahrungsbestandteile *(Recommended Dietary Allowances*, 8th rev. Ed. Food and Nutrition Board, National Research Council-National Academy of Sciences 1974)[a]

	Alter Jahre	Gewicht (kg) (lbs)		Größe (cm) (in)		Energie kcal[b]	kJ	Protein (g)	Fettlösliche Vitamine				Wasserlösliche Vitamine							Mineralstoffe					
									Vitamin A Aktivität (RE)[c]	(IU)	Vitamin D (IU)	Vitamin E Aktivität[d] (IU)	Ascorbinsäure (mg)	Folacin[e] (μg)	Niacin[f] (mg)	Riboflavin (mg)	Thiamin (mg)	Vitamin B₆ (mg)	Vitamin B₁₂ (μg)	Calcium (mg)	Phosphor (mg)	Jod (μg)	Eisen (mg)	Magnesium (mg)	Zink (mg)
Säuglinge	0,0–0,5	6	14	60	24	kg × 117	kg × 491	kg × 2,2	420[g]	1400	400	4	35	50	5	0,4	0,3	0,3	0,3	360	240	35	10	60	3
	0,5–1,0	9	20	71	28	kg × 108	kg × 454	kg × 2,0	400	2000	400	5	35	50	8	0,6	0,5	0,4	0,3	540	400	45	15	70	5
Kinder	1–3	13	28	86	34	1300	5460	23	400	2000	400	7	40	100	9	0,8	0,7	0,6	1,0	800	800	60	15	150	10
	4–6	20	44	110	44	1800	7560	30	500	2500	400	9	40	200	12	1,1	0,9	0,9	1,5	800	800	80	10	200	10
	7–10	30	66	135	54	2400	10080	36	700	3300	400	10	40	300	16	1,2	1,2	1,2	2,0	800	800	110	10	250	10
männlich	11–14	44	97	158	63	2800	11760	44	1000	5000	400	12	45	400	18	1,5	1,4	1,6	3,0	1200	1200	130	18	350	15
	15–18	61	134	172	69	3000	12600	54	1000	5000	400	15	45	400	20	1,8	1,5	2,0	3,0	1200	1200	150	18	400	15
	19–22	67	147	172	69	3000	12600	54	1000	5000	400	15	45	400	20	1,6	1,4	2,0	3,0	800	800	140	10	350	15
	23–50	70	154	172	69	2700	11340	56	1000	5000		15	45	400	18	1,6	1,4	2,0	3,0	800	800	130	10	350	15
	51+	70	154	172	69	2400	10080	56	1000	5000		15	45	400	16	1,5	1,2	2,0	3,0	800	800	110	10	350	15
weiblich	11–14	44	97	155	62	2400	10080	44	800	4000	400	12	45	400	16	1,3	1,2	1,6	3,0	1200	1200	115	18	300	15
	15–18	54	119	162	65	2100	8820	48	800	4000	400	12	45	400	14	1,4	1,1	2,0	3,0	1200	1200	115	18	300	15
	19–22	58	128	162	65	2100	8820	46	800	4000	400	12	45	400	14	1,4	1,1	2,0	3,0	800	800	100	18	300	15
	23–50	58	128	162	65	2000	8400	46	800	4000		12	45	400	13	1,2	1,0	2,0	3,0	800	800	100	18	300	15
	51+	58	128	162	65	1800	7560	46	800	4000		12	45	400	12	1,1	1,0	2,0	3,0	800	800	80	10	300	15
Schwangere						+300	+1260	+30	1000	5000	400	15	60	800	+2	+0,3	+0,3	2,5	4,0	1200	1200	125	18+[h]	450	20
Stillende						+500	+2100	+20	1200	6000	400	15	80	600	+4	+0,5	+0,3	2,5	4,0	1200	1200	150	18	450	25

[a] Die Empfehlungen versuchen, die individuellen Variationen der meisten normalen Personen unter üblichen Umgebungsbedingungen zu berücksichtigen (insbesondere USA). Die Nahrung sollte aus verschiedenen üblichen Nahrungsbestandteilen bestehen, um die ausreichende Versorgung mit anderen Substanzen sicherzustellen, für welche der Tagesbedarf des Menschen weniger genau definiert ist.
[b] Kilojoule (kJ) ~4,2 kcal.
[c] RE = Retinol-Äquivalent (in einem Retinol-Äquivalent sind ³/₄ als Retinol und ¹/₄ als β-Carotin enthalten; 1 RE ist wirkungsgleich mit 1 μg Vit A; 1 IU Vit A = 0,3 μg Retinol = 0,6 μg β-Carotin).
[d] Gesamte Vitamin-E-Aktivität, angenommen als 80% α-Tocopherol und 20% andere Tocopherole (1 Toc.-Ä. = Tocopherol-Äquivalent.
[e] Die Folacin-Empfehlungen beziehen sich auf das natürliche Vorkommen in diversen Nahrungsquellen, (Blattgemüse), bestimmt mittels Lactobacillus-casei-Test. Reine Formen von Folacin dürften in etwa ¹/₄ der empfohlenen Dosis wirksam sein; für synthetische Folsäure liegt die Tagesdosis bei ¹/₅ der Tabellenwerte.
[f] Obwohl die Empfehlungen an Niacin ausgedrückt sind, ist die Bildung von etwa 60 mg Niacin aus etwa 60 mg zugeführtem Tryptophan berücksichtigt.
[g] Die Vitamin-A-Aktivität wird während der ersten 6 Lebensmonate ausschließlich als Retinol in der Milch aufgenommen. Die gesamte nachfolgende Vitamin-A-Zufuhr wird zu 50% als Retinol und zu 50% als β-Carotin angenommen (Angaben in IU).
[h] Dieser erhöhte Bedarf kann nicht durch normale Ernährung gedeckt werden; die Zufuhr von zusätzlichem Eisen ist daher empfohlen.

Fett ist das Nahrungsmittel mit dem höchsten Energiegehalt (39 kJ/g, 9,3 kcal/g); es ist — abgesehen von seiner Bedeutung für die Nahrungszubereitung — nur insofern unentbehrlicher Nahrungsbestandteil, als es für die Zufuhr essentieller Fettsäuren erforderlich ist.

Kohlenhydrate sind die billigste Energie-Quelle und machen über 50% der durchschnittlichen Nahrung aus.

In der durchschnittlichen Diät industrialisierter Länder stammen etwa 50% der Energie aus Kohlenhydraten, 15% von Protein und 35% von Fetten. Bei der Ernährungsplanung wird meist zuerst der Proteinbedarf festgestellt, dann werden die verbleibenden Joule zwischen Fett und Kohlenhydraten aufgeteilt. Ein 70 kg schwerer Mann braucht z. B. bei sitzender Tätigkeit ungefähr 11 000 kJ/Tag (~2 600 kcal/Tag). Er sollte 70 g Eiweiß (etwa zur Hälfte hochwertiges Protein) pro Tag erhalten (70 × 17,2 = 1204 kJ bzw. 70 × 4,1 = 287 kcal). Die Fettaufnahme ist von den Ernährungsgewohnheiten abhängig; im Durchschnitt werden etwa 60 g ausreichen (60 × 39 = 2 340 kJ bzw. 60 × 9,3 = 558 kcal). Der Rest des Energiebedarfs kann durch Zufuhr von 433 g Kohlenhydraten gedeckt werden (433 × 17,2 = 7 456 kJ bzw. 433 × 4,1 = 1 775 kcal).

Mineralstoffbedarf

Eine Reihe von Mineralstoffen muß täglich zur Aufrechterhaltung der Gesundheit zugeführt werden; *internationale Richtlinien* bestehen für den Bedarf an Eisen und Calcium (Tabelle 17.11) sowie für Kupfer und Jod. Kupfermangel verursacht Neutropenie und Anämie, Eisenmangel verursacht Anämie; Jodmangel Kropf (Kap. 18); Calciummangel Knochenveränderungen (Kap. 21). Eine Vielzahl anderer Mineralstoffe (z. B. Magnesium, Mangan, Kobalt, Brom, Zink) ist in Spuren erforderlich; jede im übrigen ausreichende Diät enthält diese *Spurenelemente* in ausreichender Menge. Auch Kalium und Natrium sind lebensnotwendige, in der normalen Kost reichlich vorhandene Mineralstoffe; es ist hingegen äußerst schwierig, eine natrium- oder kaliumfreie Nahrung herzustellen. Salzarme Diät wird für längere Zeit gut vertragen, da ein Kompensationsmechanismus Natrium im Körper zurückhält. Bedrohliche Salzverarmung tritt jedoch dann ein, wenn Natrium in exzessiven Mengen in Stuhl, Schweiß oder Harn verloren wird.

Vitamine

Zur Gesunderhaltung müssen bei ausreichender Calorienzufuhr und Deckung des Aminosäuren-, Fett- und Mineralstoffbedarfes auch entsprechende Vitamine aufgenommen werden. Vitamine — organische Nahrungsbestandteile — sind für die ordnungsgemäße Aufrechterhaltung von Stoffwechsel und Wachstum notwendig; sie dienen nicht als Energiequelle.

Trotz nur geringer Unterschiede im Stoffwechsel der Säugerspecies benötigt dennoch jede Species ihre spezifischen Vitamine. Die meisten für den Menschen notwendigen Vitamine (Herkunft und Funktion, Tabelle 17.12) haben wichtige Funktionen im Intermediär- bzw. speziellen Stoffwechsel verschiedener Organsysteme. *Wasserlösliche Vitamine* (Vitamin-B-Komplex, Vitamin C) werden leicht, *fettlösliche* (Vitamin A, D, E, K) dagegen ohne Galle oder Pankreaslipase nur schwer resorbiert und für ihre Resorption ist eine gewisse Fettaufnahme notwendig. Bei Verschlußikterus oder Pankreaserkrankungen kann es, trotz ausreichender Zufuhr zu einem Mangel fettlöslicher Vitamine kommen (Kap. 26).

Neben Mangelerscheinungen durch zu geringe Vitaminzufuhr (Tabelle 17.12) kann Überdosierung von Vitamin A, D und K *toxische Hypervitaminosen* bewirken. *Hypervitaminose A* ist durch Anorexie, Kopfschmerzen, Hepatosplenomegalie, Reizbarkeit, Schuppendermatitis, fleckförmigen Haarausfall und Knochenschmerzen gekennzeichnet. Eine akute Vitamin-A-Intoxikation (Kopfschmerzen, Diarrhoen und Schwindel) tritt nach Genuß von Eisbärenleber auf; diese ist besonders Vitamin-A-reich.

Hypervitaminose D ist mit Gewichtsverlust und Calcifikation vieler Weichteile verbunden; exzessive Vitamin-D-Aufnahme führt zu Nierenversagen. Bei *Hypervitaminose K* kommt es zu Gastrointestinalstörungen und Anämie.

Tabelle 17.12. Für die menschliche Ernährung notwendige oder möglicherweise erforderliche Vitamine (Cholin wurde nicht angeführt, da es — außer unter besonderen Verhältnissen — vom Körper in ausreichenden Mengen synthetisiert wird)

Vitamin	Wirkung	Mangelsymptome	Vorkommen in	Chemie
A (A_1 und A_2) (Retinol, β-Carotin)	Bestandteil des Sehpigments (Kap. 8); schützt Epithelien	Nachtblindheit, trockene Haut	Als Vorstufe β-Carotin in gelben Gemüsen u. Früchten als Vitamin in Milch, Butter, Leber	Vitamin A_1 (Alkohol)
B-Komplex Thiamin (B_1)	Co-Faktor für Brenztraubensäure- u. α-Ketoglutarsäure-Decarboxylierung	Beri-Beri, Neuritis	Leber, unbehandelte Getreidekörner	
Riboflavin (B_2)	Bestandteil der Flavoproteine	Glossitis, Cheilose	Leber, Milch	
Niacin	Bestandteil von NAD^+ u. $NADP^+$	Pellagra	Hefe, mageres Fleisch, Leber	Kann im Körper aus Tryptophan synthetisiert werden.
Pyridoxin (B_6) (Pyridoxol, Pyridoxal, Pyridoxamin)	Prosthetische Gruppe von bestimmten Decarboxylasen und Transaminasen. Wird im Körper in Pyridoxalphosphat u. Pyridoxaminphosphat umgewandelt	Krämpfe, Übererregbarkeit	Hefe, Weizen, Mais, Leber	
Pantothensäure	Bestandteil von CoA	Dermatitis, Enteritis, Haarausfall, Nebenniereninsuffizienz	Eier, Leber, Hefe	

Ernährung

Vitamin	Funktion	Mangelerscheinung	Vorkommen	Formel/Bemerkung
Biotin	Katalysiert CO_2-»Fixierung« (bei Fettsynthese etc.)	Dermatitis, Enteritis	Eigelb, Leber, Tomaten	Strukturformel Biotin
Folsäure und verwandte Verbindungen	Co-Enzym für »1 C«-Transfer, Methylierungs-Reaktionen	Sprue, Anämie	Grünes Blattgemüse	$HOOC-CH_2-CH_2-CHNH-C-NH-CH_2-$ ... (Folsäure)
Cyanocobalamin (B_{12})	Co-Enzym bei Aminosäure-Stoffwechsel, stimuliert Erythropoese	Perniziöse Anämie (Kap. 26)	Leber, Fleisch, Eier, Milch	Formel siehe Kap. 26
C	Unbekannt, Rolle bei Hydroxylierung von Lysin in der Kollagensynthese	Skorbut	Citrusfrüchte, grünes Blattgemüse	Ascorbinsäure-Formel; Wird von allen Säugern außer Mensch u. Meerschweinchen synthetisiert
D-Gruppe	Als Metabolit 1,25 Dihydroxycholecalciferol; gesteigerte intestinale Resorption von Calcium u. Phosphat (Kap. 21)	Rachitis	Fischleber	Steroide (Kap. 21)
E-Gruppe	Antioxydans, Co-Faktoren für Elektronentransport in der Cytochrom-Kette?	Muskuläre Dystrophie und fetaler Tod bei Tieren; ? beim Menschen	Milch, Eier, Blattgemüse	α-Tocopherol; β- und γ-Tocopherol sind ebenfalls aktiv
K-Gruppe	Co-Faktor für γ-Carboxylase, ein Enzym, das an der Synthese von Prothrombin und anderen Gerinnungsfaktoren in der Leber beteiligt ist	Blutungsbereitschaft	Grünes Blattgemüse	Vitamin K_3; eine Vielzahl anderer ähnlicher Verbindungen ist auch biologisch aktiv

Kapitel 18
Schilddrüse

Die Schilddrüse hält das für die normale Funktion des Organismus notwendige Stoffwechselniveau aufrecht. Schilddrüsenhormone stimulieren die Sauerstoffaufnahme der meisten Zellen des Körpers, tragen zur Regulation des Lipid- und Kohlenhydratstoffwechsels bei und sind für normales Wachstum und Reifung erforderlich. Die Schilddrüse ist zwar nicht lebensnotwendig, nach ihrer Entfernung kommt es jedoch zu Verringerung der Widerstandsfähigkeit gegen Kälte, mentaler Verlangsamung und — bei Kindern — geistiger Retardierung und Zwergwuchs. Im Gegensatz dazu führt übermäßige Schilddrüsenhormonsekretion zu unökonomischer Energieverwertung, Nervosität, Tachykardie, Tremor und gesteigerter Wärmeproduktion. Die Schilddrüsenfunktion wird durch das Thyreoidea-stimulierende Hormon (TSH) des HVL kontrolliert; die Sekretion dieses übergeordneten Hormons wird durch einen direkten Rückkopplungsmechanismus — hohe Blutspiegel der Schilddrüsenhormone hemmen die TSH-Sekretion — sowie durch einen neuralen Mechanismus über den Hypothalamus reguliert. So kann die Schilddrüsenhormon-Sekretionsrate an Veränderungen des inneren und äußeren Milieus angepaßt werden.

Die Schilddrüse sezerniert auch Calcitonin, ein Calciumspiegel-senkendes Hormon (Kap. 21).

Anatomie der Schilddrüse

Schilddrüsengewebe kommt bei allen Vertebraten vor. Bei Säugern entsteht die Schilddrüse aus einer Einstülpung des Pharynxbodens, von der bisweilen auch beim Erwachsenen ein Ductus thyreoglossus zurückbleibt. Die zwei Lappen der Schilddrüse werden beim Menschen durch eine Gewebsbrücke (Schilddrüsen-Isthmus) verbunden, auf der manchmal noch ein 3. Lappen (Lobus pyramidalis) vor dem Larynx aufsitzt. Die Drüse ist gut vascularisiert und hat eine der höchsten Blut-Durchströmungsraten pro Gramm Gewebe.

Die Schilddrüse besteht aus multiplen Acini (Follikel); jeder dieser sphärischen Follikel ist von einer einreihigen Zellschicht umgeben und mit einem honigfarbenen (im histologischen Präparat rosa gefärbten) eiweißhaltigen Material (Kolloid) erfüllt. In der *inaktiven Drüse* ist reichlich Kolloid, die Follikel sind groß und die umgebenden Zellen flach. Bei *aktiver Drüse* sind hingegen die Follikel klein, die Zellen kubisch oder säulchenförmig und der Rand des Kolloids unter Bildung vieler, kleiner »Reabsorptions-Lakunen« ausgebuchtet (Abb. 18.1).

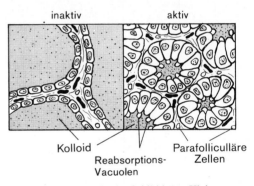

Abb. 18.1. Histologie der Schilddrüse. Kleine, ausgestanzte »Reabsorptions-Vacuolen« im zellnahen Kolloid der aktiven Drüse

Schilddrüsenzellen besitzen in das Kolloid ragende *Mikrovilli*, Canaliculi innerhalb der Zelle, ein besonderes endoplasmatisches Reticulum (gemeinsames Hauptmerkmal der meisten Drüsenzellen) sowie Vacuolen der verschiedensten Typen. Die einzelne Schilddrüsenzelle liegt auf einer Basalmembran; diese trennt sie von der angrenzenden Capillare, deren Endothel an bestimmten Stellen verdünnt ist und Spalten oder »Poren« bildet (Abb. 18.2). Diese »Fensterung« der Capillarwand findet sich auch in den meisten anderen endokrinen Organen.

Bildung und Sekretion der Schilddrüsenhormone

Chemie der Schilddrüsenhormone

Thyroxin (Tetrajod-Thyronin) und *Trijodthyronin* sind die hauptsächlich von der Schilddrüse

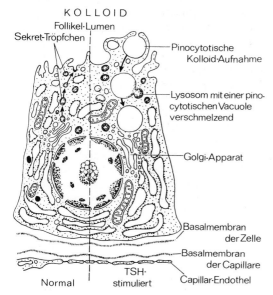

Abb. 18.2. Diagramm einer Schilddrüsen-Zelle. Links: Normalzustand, rechts: Nach ausgeprägter TSH-Stimulierung. Die Pfeile an der linken Seite zeigen die Sekretion von Thyreoglobulin in das Kolloid, rechts ist die Pinocytose von Kolloid und die Verschmelzung der pinocytotischen Vakuole mit einem Lysosom dargestellt. Die Zelle sitzt auf einer Capillare mit fenestriertem Endothel (nach FAWCETT, LONGAND JONES: The ultrastructure of endocrine glands: Recent Progress Hormone Res. **25**, 315 (1969))

sezernierten Hormone. Trijodthyronin wird auch im peripheren Gewebe durch Dejodination von Thyroxin gebildet. Beide Hormone sind jodhaltige Aminosäuren (Abb. 18.3). Daneben werden noch Spuren von inversem Trijodthyronin, Monojodtyrosin und anderer Verbindungen sezerniert. Die natürlich vorkommenden Formen der Schilddrüsenhormone sind L-Iso-

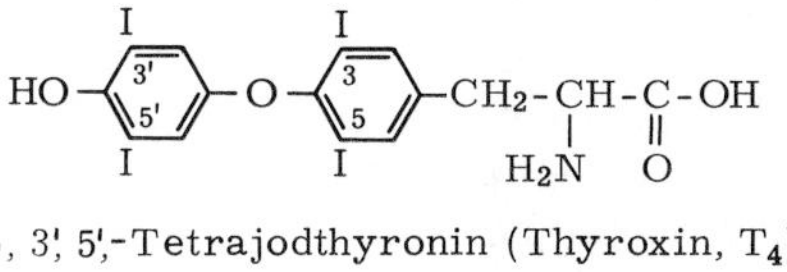

3, 5, 3', 5'-Tetrajodthyronin (Thyroxin, T_4)

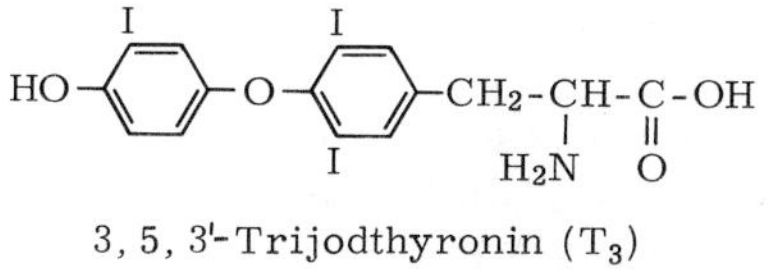

3, 5, 3'-Trijodthyronin (T_3)

Abb. 18.3. Schilddrüsenhormone. Die Ziffern in der Thyroxin-Formel bezeichnen die Positionen im Molekül

mere; D-Thyroxin hat nur einen Teil der Wirkung der L-Form.

Thyreoglobulin

Thyroxin und *Trijodthyronin* werden in der Schilddrüsenzelle durch Jodierung und Kondensierung von Tyrosinmolekülen, die in Peptidbindung an Thyreoglobulin gebunden sind, synthetisiert; *Thyreoglobulin* ist ein aus 4 Polypeptidketten bestehendes Glucoprotein mit einem Molekulargewicht von etwa 670000 und wird in Schilddrüsenzellen synthetisiert und in das Kolloid sezerniert. Die Hormone bleiben in dieser gebundenen Form bis zur Sekretion; dann wird das Kolloid von den Schilddrüsenzellen aufgenommen und die Peptidbindungen werden hydrolysiert, freies Thyroxin und Trijodthyronin werden in die Capillaren freigesetzt. Die *Schilddrüsenzellen* haben somit eine *zweifache Aufgabe:* Einerseits Sammlung und Transport von Jod, Thyreoglobulinsynthese und -abgabe in das Kolloid und andererseits Schilddrüsenhormon-Freisetzung aus dem Thyreoglobulin und -Ausscheidung in die Zirkulation. Andere jodierte Eiweißkörper mit unbekannter Aufgabe kommen ebenfalls in der Schilddrüse vor.

Jodstoffwechsel

Für die Schilddrüsenhormon-Synthese ist Jod von entscheidender Bedeutung. Mit der Nahrung aufgenommenes Jod wird zu Jodid reduziert und resorbiert.

Die minimale tägliche J^--Aufnahme mit der Nahrung beträgt beim Erwachsenen 0,8–1,2 μmol (100–150 μg) (Tabelle 17.11); normalerweise ist sie jedoch 4 μmol (500 μg). Der normale J^--Plasmaspiegel beträgt 23 nmol/l (0,3 μg/ 100 ml) und das Verteilungsvolumen von J^- etwa 25 l (35% des KG). Zirkulierendes J^- wird in der Hauptsache von der Schilddrüse zur Hormonsynthese aufgenommen und von den Nieren im Harn ausgeschieden. Etwa 0,9 μmol (120 μg) J^- werden pro Tag von der Schilddrüse aufgenommen und hiervon 0,6 μmol (80 μg) als Trijodthyronin und Thyroxin und 0,3 μmol (40 μg) als J^- freigesetzt; letzteres stammt zum Großteil aus der Dejodinierung von Mono- und Dijodthyronin (s. unten). Sezerniertes Trijodthyronin und Thyroxin werden in der Leber und anderen Geweben metabolisiert, wodurch 0,5 μmol (60 μg) J^- pro Tag in die ECF gelangen. Geringe Mengen von Schilddrüsen-

Hormon-Derivaten werden in die Galle sezerniert, woraus wieder etwas J^- rückresorbiert wird (enterohepatischer Kreislauf); der Netto-Verlust an J^- in den Faeces beträgt 0,15 µmol/Tag (20 µg/Tag). Insgesamt gelangen 4,8 (4 + 0,3 + 0,47) µmol, bzw. 600 (500 + 40 + 60) µg J^-/Tag in die ECF; hiervon werden 20% d.s. 1 µmol (120 µg) von der Schilddrüse aufgenommen und 80% d.s. 3,8 µmol (480 µg) im Harn ausgeschieden (Abb. 18.4).

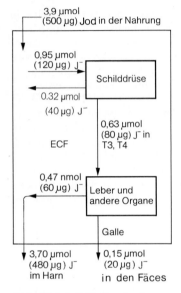

Abb. 18.4. Jod-Stoffwechsel

Jodid-»Einfang«-Mechanismus

Die Schilddrüse konzentriert Jod durch aktiven Transport aus dem Plasma (Jodid-»Einfang«-Mechanismus oder »*Jodpumpe*«). Die Schilddrüsenzelle ist gegen den Interstitialraum und gegen das Kolloid ungefähr 50 mV negativ (Ruhemembranpotential −50 mV); Jodid wird daher wahrscheinlich an der Basis der Zelle gegen den elektrischen Gradienten in die Zelle aufgenommen. Die Jodaufnahme kann durch Gabe radioaktiven Jods in Spuren (»Tracer«; geringe Mengen, welche die Jodidmenge im Körper nicht signifikant erhöhen) verfolgt werden. Meistens wird das Jodisotop ^{131}J, mit einer Halbwertszeit von 8 Tagen angewandt, aber auch ^{132}J und ^{125}J sind verwendbar. Das Verhältnis zwischen Schilddrüsen-(Thyreoidea-) und freiem Plasma- oder Serumjodid (T/S-Verhältnis) schwankt zwischen 10 und etwa 100. In der Drüse wird Jodid schnell oxidiert und an Tyrosin gebunden; wenn diese Bindung aber durch Thyreostatica (z. B. Thiouracil) blockiert ist (s. unten), kann das T/S-Verhältnis bis 250 steigen. Perchlorat und eine Reihe anderer Anionen vermindern den Jodidtransport durch kompetitive Hemmung. Der aktive Transportmechanismus wird durch TSH stimuliert und durch Ouabain gehemmt.

Speicheldrüsen, Magenmucosa, Placenta, Ciliarkörper des Auges, Plexus chorioideus und die Brustdrüse, die als einzige auch Jod binden und Dijodtyrosin bilden kann, transportieren Jod ebenfalls gegen ein Konzentrationsgefälle, werden aber durch TSH nicht beeinflußt. Eine geringe Jodaufnahme erfolgt auch durch HVL und NNR. Die physiologische Bedeutung all dieser extrathyreoidalen Jodkonzentrierungs-mechanismen ist unbekannt.

Schilddrüsenhormon-Synthese

In der Schilddrüse wird Jodid zu Jod oxidiert und sofort an die 3. Position des im Thyreoglobulin enthaltenen Tyrosinmoleküls gebunden (Abb. 18.5). Die Jod-Oxidation wird durch eine Peroxydase mit Wasserstoffperoxid als Elektronenakzeptor katalysiert. Monojodtyrosin wird dann in der 5. Position unter Dijodtyrosinbildung jodiert; zwei Dijodtyrosinmoleküle werden hierauf oxidativ kondensiert, wobei es zur Freisetzung eines Alaninrestes und — noch in der Peptidbindung an Thyreoglobulin — zur Thyroxin-Bildung kommt. Dieser Bildungsmechanismus wurde durch Injektion radioaktiven Jods nachgewiesen; dieses tritt zuerst als Monojodtyrosin, dann als Dijodtyrosin und schließlich als Thyroxin auf. Trijodthyronin wird wahrscheinlich durch Kondensierung von Monojodtyrosin mit Dijodtyrosin und »inverses« Trijodthyronin (3,3′,5′Trijodhyronin) durch Kondensierung von Dijodtyrosin mit Monojodtyrosin (Abb. 18.5) gebildet. Der Kondensierungsvorgang ist eine aerobe, energiefordernde Reaktion. Die Relation der in der normalen Schilddrüse vorhandenen jodierten Verbindungen ist etwa 23% Monojodtyrosin, 33% Dijodtyrosin, 35% Thyroxin und 7% Trijodthyronin, ferner Spuren inversen Trijodthyronins und anderer Verbindungen.

Sekretion der Schilddrüsenhormone

Ungefähr 1 µmol (80 µg) freies Tyroxin (T_4) und bis zu 0,5 µmol (40 µg) Trijodthyronin (T_3) werden von den Schilddrüsenzellen pro Tag in

Bildung und Sekretion der Schilddrüsenhormone

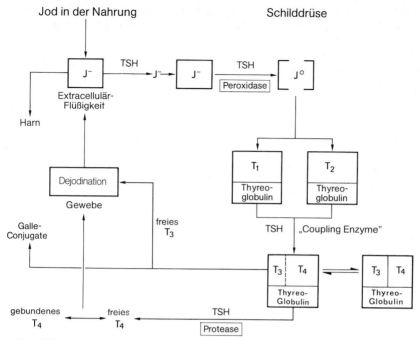

Abb. 18.5. Thyroxin-Biosynthese. Jod- und Schilddrüsenhormon-Stoffwechsel. (JTyr, Monojod-Tyrosin; J$_2$Tyr, Dijod-Tyrosin; J$_3$Thn, Trijod-Thyronin; J$_4$Thn, Tetrajod-Thyronin. Intracelluläres Thyreoglobulin wird an Kolloid abgegeben und von dort wieder aufgenommen

die Capillaren sezerniert. Die Schilddrüsenzellen nehmen das Kolloid durch Pinocytose (Kap. 1) vom Rand des Kolloids unter Bildung typischer Reabsorptions-Lacunen (Zeichen der aktiven Drüse) auf (Abb. 18.1). In den Zellen vereinigen sich die Kolloidkügelchen mit Lysosomen; deren Proteasen spalten die Peptidbindungen zwischen den jodierten Verbindungen im Thyreoglobulin, so daß Thyroxin, Trijodthyronin, sowie Mono- und Dijodtyrosin in das Cytoplasma freigesetzt werden. Die jodierten Tyrosine werden dann durch mikrosomale Jodtyrosin-Dehalogenasen dejodiert und das freigesetzte Jod wiederverwendet; dieses Enzym greift jedoch jodierte Thyronine und Thyroxin nicht an, so daß diese in den Kreislauf gelangen können.

TSH-Wirkungen auf die Schilddrüse

Nach Entfernung der Hypophyse ist die Schilddrüsenfunktion vermindert (Tabelle 18.1); sobald jedoch TSH verabreicht wird, kommt es zur Stimulierung der Schilddrüsenfunktion: Innerhalb weniger Stunden ist die Jodaufnahme der Drüse gesteigert, Mono- und Dijodtyrosin- sowie Thyroxin-Synthese sind erhöht, die Pinocytose des Kolloids nimmt zu und mehr Thyroxin wird sezerniert. Später steigt auch die Durchblutung und bei chronischer TSH-Applikation kommt es zu Hypertrophie der Zellen und Gewichtszunahme der gesamten Drüse. Die primäre Wirkung von TSH ist die Aktivierung der Adenylatcyclase in der Schilddrüsenzellmembran. Der folgende Anstieg des intracellu-

Tabelle 18.1. Effekt der Hypophysektomie auf Schilddrüsengewicht und Aufnahme von radioaktivem Jod beim Hund

	normal	hypophysektomiert
Schilddrüsengewicht (in mg/kg Körpergewicht)	84,4 ± 22,8	70,0 ± 31,4
Aufnahme von ^{131}J (%)[a]	31,5 ± 13,4	3,4 ± 2,4

[a] Prozent der Dosis in der Schilddrüse 72 Stunden nach der Injektion.

lären cAMP verursacht einen raschen Anstieg der Kolloidpinocytose und der Glucoseoxidation über den Hexosemonophosphat-»Shunt«. Die vermehrte Glucoseoxidation verursacht wiederum die gesteigerte Bildung von NADPH und anderer Co-Enzyme, die für viele Reaktionen der Hormonsynthese und -sekretion notwendig sind. TSH steigert auch die Thyreoglobulinsynthese; dieser Effekt wird durch Actinomycin D gehemmt und dürfte nur sekundär sein. Bei langdauernder Stimulierung durch TSH wird die Schilddrüse stets merklich größer *(Kropfbildung)*.

Transport und Stoffwechsel der Schilddrüsenhormone

Eiweißgebundenes Jod (Protein Bound Iodine, PBI)

Der normale Plasma-Thyroxin-Spiegel beträgt etwa 0,1 µmol/l (8 µg/100 ml), und derjenige von Trijodthyronin etwa 4 nmol/l (0,3 µg/ 100 ml). Beide Hormone werden jetzt mittels Radioimmunoassay bestimmt. Beide sind an Plasmaproteine gebunden (s. unten) und das eiweißgebundene Jod (PBI) ist daher ein guter Indikator für den Plasmaspiegel der Schilddrüsenhormone (normalerweise ~0,5 µmol/l bzw. 6 µg/100 ml). Butanol-extrahierbares Jod (BEI) könnte eine noch genauere Messgröße für hormongebundenes Jod sein, wird jedoch selten verwendet. Auch jodhaltige Röntgenkontrastmittel, welche an Albumin gebunden sind, werden bei der PBI- und BEI-Bestimmung miterfaßt, wodurch diese Werte oft noch monatelang nach der Anwendung jodhaltiger Kontrastmittel erhöht sein können.

Kapazität und Affinität der Plasmaeiweißkörper für Schilddrüsenhormone

Schilddrüsenhormon-bindende Plasmaproteine sind *Albumin*, thyroxinbindendes Präalbumin *(TBPA)* und thyroxinbindendes Globulin *(TBG,* elektrophoretische Mobilität zwischen α_1- und α_2-Globulin). Albumin hat unter diesen weitaus die höchste und TBG die geringste Bindungskapazität (Tabelle 18.2); die Affinität dieser Proteine für Thyroxin (Avidität, mit der sie unter physiologischen Bedingungen Thyroxin binden) verhält sich jedoch umgekehrt, so daß der *Großteil des zirkulierenden Thyroxin* an *TBG,* geringe Mengen an TBPA und faktisch nichts an Albumin gebunden ist.

Normalerweise ist 99,98% des Thyroxins im Plasma gebunden; der Spiegel des freien Thyroxins ist nur etwa 20 pmol/l (1,6 ng/100 ml). Im Harn wird sehr wenig Thyroxin ausgeschieden. Seine biologische Halbwertszeit ist lang (6–7 Tage) und sein Verteilungsvolumen geringer als die ECF (10 l oder 15% des KG). Alle diese Eigenschaften charakterisieren eine stark an Proteine gebundene Substanz.

Trijodthyronin liegt ebenfalls vorwiegend gebunden vor; von den 4 nmol/l (0,3 µg/100 ml) im Plasma sind jedoch immerhin 0,5% oder 20 pmol/l (1,5 ng/100 ml) frei und 99,5% sind an Protein gebunden, 75% an TBG und die verbleibenden 25% an Albumin; Trijodthyronin wird nicht an TBPA gebunden. Die geringere Bindung an TBG und stärkere an Albumin

Tabelle 18.2. Thyroxin-Bindungskapazität und -Affinität von Plasmaproteinen (alle Werte sind approximativ)[a]

Protein	Plasmaspiegel des Proteins (mg/l)	Thyroxin-Bindungskapazität µmol/l (µg/100 ml)	Affinität für Thyroxin	Menge von Thyroxin, gebunden in normalem Plasma µmol/l (µg/100 ml)
Thyroxinbindendes Globulin (TBG)	10	0,26 (20)	hoch	0,1 (7)
Thyroxinbindendes Präalbumin (TBPA)	300	3,2 (250)	mäßig	0,01 (1)
Albumin	35 000	13,0 (1000)	niedrig	(0)
Gesamt-Plasmaproteine	—	—		0,11 (8)

[a] Nach DEISS: Transport of thyroid hormones. Fed. Proc. **21**, 630 (1962).

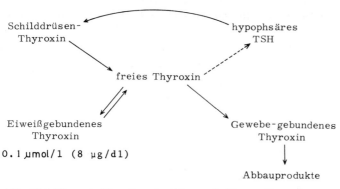

Abb. 18.6. Thyroxin-Verteilung im Körper, die Verteilung von T_3 ist ähnlich. Gestrichelter Pfeil: Hemmung der TSH-Sekretion durch Anstieg des freien Thyroxin in der ECF (Konzentration 20 pmol/l bzw. 2 μg/dl)

stimmt damit überein, daß Trijodthyronin eine geringere Halbwertszeit hat als Thyroxin und daß seine Wirkung auf das Gewebe viel rascher erfolgt. Es ist wichtig zu wissen, daß die Menge zirkulierenden Trijodthyronins so gering ist, daß sie nicht zum PBI-Wert beiträgt.

Die freien Schilddrüsenhormone im Plasma stehen im Gleichgewicht mit jenen, die an Plasma- und Gewebeproteine gebunden sind. Freie Schilddrüsenhormone werden von der Schilddrüse in die Zirkulation freigesetzt und es sind die freien Schilddrüsenhormone im Plasma, die physiologisch aktiv sind; mit hoher Wahrscheinlichkeit dürfte diese Fraktion auch die hypophysäre Sekretion von TSH hemmen (Abb. 18.6).

Aufgrund dieses Gleichgewichtes (Abb. 18.6) muß die Aufnahme von Schilddrüsenhormonen in das Gewebe immer dann erhöht sein, wenn der Plasmaspiegel des freien Hormons erhöht ist. Die Hormone werden im Gewebe metabolisiert und so ist unter diesen Bedingungen auch deren Stoffwechsel erhöht. Umgekehrt ist bei Erniedrigung des Spiegels nichtgebundenen Hormons sowohl die Aufnahme, wie auch die Metabolisierungsrate vermindert (Tabelle 18.3). Erythrocyten binden Schilddrüsenhormone und dieser Effekt kann leicht *in vitro* an einer Suspension von Erythrocyten in Plasma demonstriert werden. Z.B. kann die Thyroxinaufnahme durch Erythrocyten zur Diagnose verschiedener Schilddrüsenerkrankungen ange-

Tabelle 18.3. Schwankungen der Konzentration schilddrüsenhormonbindender Plasmaproteine und deren Wirkung auf verschiedene Parameter der Schilddrüsenfunktion

	Konzentration Schilddrüsenhormonbindender Proteine	Plasma T_3 und T_4	Freies Plasma T_3 und T_4	Klinischer Zustand
Hyperthyreoidismus	normal	hoch	erhöht	hyperthyreot
Hypothyreoidismus	normal	niedrig	vermindert	hypothyreot
Schwangerschaft, Oestrogenbehandlung, kongenitale Erhöhung von TBG	hoch	hoch	normal[a]	euthyreot
Nephrose, Methyltestosteronbehandlung, Diphenylhydantoin, kongenitale Verminderung von TBG	niedrig	niedrig	normal[a]	euthyreot

[a] Nach neuer Gleichgewichtseinstellung.

wandt werden. Plasma hyperthyreoter Patienten enthält einen Überschuß an freiem Thyroxin, so daß die Thyroxinaufnahme durch Erythrocyten größer als normal ist. Umgekehrt ist die Aufnahme bei einem Plasma von hypothyreoten Patienten vermindert. Ähnlich kann man auch ein Kunstharz zur Bestimmung der Trijodthyroninaufnahme verwenden.

Veränderungen der Schilddrüsenhormon-Bindung

Bei einem plötzlichen, deutlichen Anstieg der Konzentration Schilddrüsen-Hormon-bindender Proteine fällt die Konzentration der freien Hormone ab. Es kommt daher zu einer erhöhten TSH-Sekretion, welche dann die Schilddrüsenhormonsekretion steigert. Diese Veränderungen sind jedoch vorübergehend, da es zum Ansteigen des freien Schilddrüsenhormonspiegels kommt, bis ein neues Gleichgewicht eingestellt ist. Entsprechende Veränderungen in die umgekehrte Richtung treten bei Verminderung der Konzentration Schilddrüsen-Hormon-bindender Proteine auf.
Der *TBG-Spiegel* ist bei Oestrogen-behandelten Patienten und während der Schwangerschaft, bei der es auch oft aus diesem Grund zu geringer Besserung einer Hyperthyreose kommt, erhöht (Tabelle 18.3). Nach Methyltestosteron-Behandlung und bei Nephrose kommt es zu Erniedrigung des TBG-Spiegels; vereinzelt kann dieser auch angeboren erhöht oder vermindert sein. Patienten mit abnormen TBG-Spiegeln zeigen nicht regelmäßig Zeichen eines Hypo- oder Hyperthyreoidismus, sondern sind meist euthyreot.
TBPA-Spiegel sind bei schwerkranken Patienten unspezifisch vermindert; dies wirkt sich jedoch auf das PBI kaum aus. Nach Salicylat-Behandlung ist TBPA jedoch so stark vermindert, daß es zu einer merklichen PBI-Abnahme kommt, da die TBPA-Bindung der Schilddrüsenhormone vermindert ist.

Stoffwechsel der Schilddrüsenhormone

Thyroxin und *Trijodthyronin* werden in den meisten Geweben dejodiert und desaminiert. Eine beträchtliche Menge des Plasma-Trijodthyronins stammt aus der Dejodination von Thyroxin. Da Trijodthyronin viel schneller und stärker als Thyroxin wirkt, wurde angenommen, daß Thyroxin bis zu seiner Dejodierung zu Trijodthyronin im Gewebe Stoffwechsel-inaktiv ist (es ist vielleicht ein »Pro-Hormon«). Damit stimmt auch der parallele Anstieg von Stoffwechselrate und *Thyroxin-Dejodinase-Spiegel* im Skeletmuskel überein; als Erklärung für die raschere und stärkere Trijodthyronininwirkung kommt aber auch seine schwächere Proteinbindung in der Zirkulation und dadurch seine verbesserte Gewebsverfügbarkeit in Frage.
Durch Desaminierung im Gewebe entstehen Pyruvat-Analoge des Thyroxins und des Trijodthyronins und durch anschließende Decarboxylierung die Essigsäureanalogen TETRAC und TRIAC (Tabelle 18.4).
Tetrajodthyreoessigsäure (TETRAC) senkt den Plasmacholesterinspiegel noch in Dosen, die den GU nicht beeinflussen; bei gleich stark herzstoffwechselwirksamen Thyroxin- bzw. TETRAC-Dosen hat TETRAC wesentlich geringere Wirksamkeit auf den Nierenstoffwechsel als Thyroxin. Es ist daher nicht ausgeschlossen, daß einzelne Gewebe jeweils Thyroxin-Abbauprodukte bilden, die ihren speziellen Stoffwechselerfordernissen entsprechen.
In der Leber werden Thyroxin und Trijodthyronin an Schwefelsäure bzw. Glucuronsäure gebunden und mit der Galle ausgeschieden. Diese Conjugate werden hydrolysiert, dann teilweise resorbiert (enterohepatischer Kreislauf) oder im Stuhl ausgeschieden (etwa 5% des täglichen Jod-Verlustes).

Wirkungen der Schilddrüsenhormone

Die meisten Thyroxin- und Trijodthyroninwirkungen (im folgenden unter Thyroxin subsumiert) sind Folgen der stimulierenden Wirkung

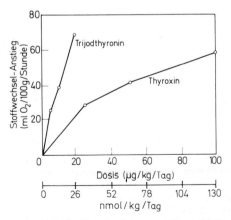

Abb. 18.7. Stoffwechsel-Antwort thyreoidektomierter Ratten auf subcutane Injektion von Thyroxin und 3,5,3'-Trijodthyronin (nach BARKER: Peripheral actions of thyroid hormones. Fed. Proc. **21**, 635 (1962))

Tabelle 18.4. Vergleich der Wirksamkeit von Thyroxin-Derivaten (mit Ausnahme des D-Thyroxin werden wahrscheinlich alle im Körper gebildet), die Wirksamkeiten sind auf Thyroxin (100) bezogen[a]

Formel	Name	Synonym	Relative Wirksamkeit*			
			^{131}J	Antistrumigen	GU	Cholesterinvermind.
HO-⌬(I,I)-O-⌬(I,I)-CH$_2$CH(NH$_2$)COOH	L-3,5,3',5'-Tetrajodthyronin	L-Thyroxin, T$_4$	100	100	100	100
HO-⌬(I,I)-O-⌬(I,I)-CH$_2$CH(NH$_2$)COOH	D-3,5,3',5'-Tetrajodthyronin	D-Thyroxin, D-T$_4$	30	—	—	500
HO-⌬(I,I)-O-⌬(I)-CH$_2$CH(NH$_2$)COOH	L-3,5,3'-Trijodthyronin	Trijodthyronin, TIT, T$_3$	300	800	800	—
HO-⌬(I)-O-⌬(I,I)-CH$_2$CH(NH$_2$)COOH	3,3',5'-Trijodthyronin	inverses T$_3$	75	<1	<1	—
HO-⌬(I,I)-O-⌬(I,I)-CH$_2$CH$_2$COOH	3,5,3',5'-Tetrajodthyropropionsäure	T$_4$PROP	60	14	6	—
HO-⌬(I,I)-O-⌬(I)-CH$_2$CH$_2$COOH	3,5,3'-Trijodthyropropionsäure	T$_3$PROP	60	28	10	—
HO-⌬(I,I)-O-⌬(I,I)-CH$_2$COOH	3,5,3',5'-Tetrajodthyroessigsäure	TETRAC	75	63	9	250
HO-⌬(I,I)-O-⌬(I)-CH$_2$COOH	3,5,3'-Trijodthyroessigsäure	TRIAC	75	—	51	21

* ^{131}J bedeutet Hemmung der Aufnahme von radioaktivem Jod
  Antistrumigen = Verhinderung der Kropfentstehung bei Tieren mit Propylthiouracil-Behandlung (Hypophysen-Hemmungswirkung)
  GU = Grundumsatz (calorigener Effekt).
[a] Nach MONEY and others: Comparative effects of thyroxine analogues in experimental animals. Ann. N. Y. Acad. Sci. **86**, 512 (1960).

auf die Sauerstoffaufnahme (calorigene Wirkung), wobei jedoch auch die Hb-O_2-Dissoziation gesteigert wird. Ursache hierfür ist der thyroxinbedingte Anstieg der 2,3-Diphosphoglycerat-Konzentration im Erythrocyten (2,3-DPG, Kap. 35): Thyroxin fördert jedoch auch Wachstum und Reifung, ist an der Regulation des Lipidstoffwechsels beteiligt und steigert die Resorption von Kohlenhydraten aus dem Darm. Bei diesen Effekten wirkt Trijodthyronin rascher und stärker als Thyroxin (Abb. 18.7); Fettsäureanaloge (z.B. TETRAC) wirken selektiv auf einzelne Organe (Tabelle 18.4). Abgesehen von der geringen Hemmung der Aufnahme radioaktiven Jods ist das inverse Trijodthyronin metabolisch inert.

Calorigene Wirkung der Schilddrüsenhormone

Thyroxin steigert die Sauerstoffaufnahme fast aller metabolisch aktiven Gewebe mit Ausnahme von Gehirn, Hoden, Uterus, Milz und HVL (Abb. 18.8). Die Sauerstoffaufnahme des HVL wird durch Thyroxin wahrscheinlich infolge der TSH-Sekretions-Hemmung sogar vermindert. Die Steigerung der Stoffwechselrate setzt bei einer einzelnen Thyroxin-Dosis nach einer Latenzzeit von nur wenigen Stunden ein und hält mindestens 6 Tage an (Abb. 18.8). Die Stärke der calorigenen Wirkung hängt vom Niveau der Catecholamin-Sekretion und von der Stoffwechselrate vor Thyroxinapplikation ab; bei niederer Ausgangsrate kommt es zu starker Steigerung und umgekehrt. Die Ursache verminderter calorigener Thyroxinwirkung bei hoher Stoffwechselausgangsrate ist ungeklärt; der Effekt tritt nicht nur bei normaler Schilddrüse, sondern auch bei athyreoten Thyroxin-behandelten Patienten auf. Bei thyroidektomierten Patienten kann therapeutisch ein normaler GU mit verschiedenen Schilddrüsenpräparaten aufrechterhalten werden (Tabelle 18.5).

Folgewirkungen der Thyroxin-Calorigenese

Gleichzeitig mit einer Thyroxin-bedingten Steigerung der Stoffwechselrate steigt beim Erwachsenen auch die Stickstoffausscheidung; wird hierbei nicht die Nahrungsaufnahme gesteigert, kommt es zum Abbau körpereigener Proteine sowie der Fettspeicher und somit zum *Gewichtsverlust*. Bei hypothyreoten Kindern hingegen führen kleine Thyroxindosen zu positiver Stickstoffbilanz, da das Wachstum stimuliert

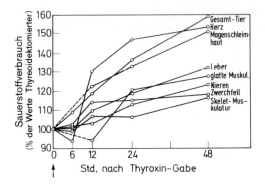

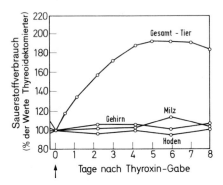

Abb. 18.8. Kurz- und Langzeit-Veränderungen im Stoffwechsel verschiedener Gewebe thyreoidektomierter Ratten nach Injektion einer einzelnen Thyroxin-Dosis (nach BARKER and KLITGAARD: Metabolism of tissues excised from thyroxine-injected rats. Amer. J. Physiol. **170**, 81 (1952))

wird; hohe Dosen verursachen jedoch — wie beim Erwachsenen — Proteinabbau. Die katabole Reaktion kann im Skeletmuskel manchmal so stark sein, daß Muskelschwäche und ausgeprägte Kreatinurie auftritt *(thyreotoxische Myopathie)*. Durch den gesteigerten Proteinabbau kommt es zu vermehrter Kalium-, Hexosamin- und Harnsäureausscheidung im Harn; vermehrte Mobilisierung von Knochenproteinen führt zu *Hypercalciämie* und *-urie* sowie zu *Osteoporose* (Kap. 21).

Beim Hypothyreoidismus werden die normalerweise in der Haut vorhandenen Protein-Polysaccharid-Hyaluronsäure-Chondroitinschwefelsäure-Komplexe vermehrt abgelagert, wodurch es zu Wasserretention und der charakteristisch pastösen Beschaffenheit *(Myxödem)* der Haut kommt. Durch Thyroxin werden diese Komplexe mobilisiert und das Myxödem ausgeschwemmt.

Hohe Thyroxindosen verursachen leichten Anstieg der Körpertemperatur (Kap. 14), der die

Tabelle 18.5. Erhaltungs- und suppressive Dosen verschiedener Schilddrüsen-Hormonpräparationen (60 mg Schilddrüse U.S.P. entsprechen etwa 100 µg L-Thyroxin)[a]

	Dosis (mg/Tag) erforderlich für	
	Aufrechterhaltung des normalen Grundumsatzes bei Athyreoten	Unterdrückung der ^{131}J-Aufnahme durch die Schilddrüse Euthyreoter
L-Trijodthyronin	0,05 – 0,1	0,07 – 0,1
Na-L-Thyroxin	0,2 – 0,4	0,2 – 0,5
Getrocknete Schilddrüse	60 –240	60 –240

[a] Nach VAN MIDDLESWORTH. In: Clinical Endocrinology (I, E.B. ASTWOOD, Ed.) New York: Grune and Stratton 1960 (U.S.P. = United States Pharmacopoeia).

Wärmeabgabemechanismen aktiviert; regulatorische cutane Vasodilation verringert zwar den peripheren Widerstand, die gemeinsame Thyroxin- und Catecholaminwirkung auf das Herz bewirkt aber Steigerung des Herz-Minuten-Volumens (HMV) sowie Verkürzung der Kreislaufzeit.

Bei *Thyroxinmangel* kommt es — wahrscheinlich aufgrund verminderten Knochenmark-Stoffwechsels und verringerter Vitamin-B_{12}-Resorption aus dem Darm — zu leichter Anämie, die durch Thyroxin behoben werden kann.

Gesteigerter Stoffwechsel erhöht den Vitaminbedarf, so daß bei Thyroxinüberschuß Vitaminmangelsymptome auftreten können. Thyroxin ist auch für die Carotin-Umwandlung zu Vitamin A in der Leber notwendig; die gelbliche Hautverfärbung bei Hypothyreose ist Zeichen einer durch Thyroxinmangel bedingten Carotin-Anhäufung im Blut *(Carotinämie),* die jedoch — im Gegensatz zum Gallenfarbstoff bei Gelbsucht — keine Verfärbung der Skleren verursacht.

Die — beim Hypothyreoidismus verminderte — Milchsekretion wird durch Thyroxin stimuliert; Thyroxin beeinflußt zwar den Uterusstoffwechsel nicht, ist jedoch für den normalen Ablauf des Menstruationscyclus und für die Fertilität notwendig.

Thyroxin-Wirkungen auf das Nervensystem

Hypothyreose führt beim Erwachsenen zu Verlangsamung der Denkprozesse und zu erhöhtem Eiweißgehalt im Liquor; durch Thyroxin werden diese Veränderungen normalisiert. Hohe Thyroxindosen verursachen Beschleunigung der Denkprozesse sowie Reizbarkeit und Ruhelosigkeit; Hirndurchblutung, sowie Glucose- und Sauerstoffaufnahme des Gehirns sind jedoch bei Hypo- und Hyperthyreose normal und Thyroxin passiert auch die Blut-Hirn-Schranke nur in Spuren (Kap. 32). Thyroxin-Wirkungen auf das Gehirn sind daher wahrscheinlich z.T. durch Empfindlichkeitssteigerung für Blut-Catecholamine bedingt (Erhöhung der ARS-Aktivität, Kap. 11). *Beim Säugling* hat Thyroxin — vielleicht wegen der noch unentwickelten Blut-Hirn-Schranke — eine *zusätzliche Wirkung auf das Nervensystem;* in diesem Alter verursacht Thyroxinmangel unvollständige Myelinisierung und schwere Retardierung der geistigen Entwicklung. Die mentalen Veränderungen sind irreversibel, wenn nicht unverzüglich nach der Geburt mit Thyroxinsubstitution begonnen wird.

Schilddrüsenhormonwirkung auf die peripheren Nerven manifestiert sich bei Hyperthyreose in Verkürzung, bei Hypothyreose in Verlängerung der *Reflexzeit für Dehnungsreflexe* (Kap. 6); diese Veränderungen können auch zur Beurteilung der Schilddrüsenfunktion herangezogen werden (Prüfung des Achillessehnenreflexes), wobei aber Beeinflussung der Reflexe durch andere Krankheiten beachtet werden muß.

Thyroxin-Wirkungen auf den Kohlenhydratstoffwechsel

Thyroxin steigert unabhängig von seiner calorigenen Wirkung die *Kohlenhydrat-Resorptionsrate* aus dem Darm. Bei Hyperthyreoidismus steigt daher nach einer Kohlenhydratmahlzeit der Blutzucker schnell und überschreitet sogar manchmal die Nierenschwelle. Gesteigerter Glucoseabbau und erhöhter Adrenalinspiegel halten die Leber jedoch glykogenarm, so daß der Blutzucker — entsprechend der Glucose-Utilisation — wieder rasch absinkt.

Thyroxin-Wirkungen auf den Cholesterin-Stoffwechsel

Thyroxin stimuliert zwar die Cholesterinsynthese, aber auch — in stärkerem Maße — die Cholesterin-Abbaumechanismen der Leber, so daß eine *Netto-Abnahme des Plasmacholesterin-Spiegels* erfolgt; Ursache dieser Abnahme — sie tritt noch vor Anstieg der Stoffwechselrate auf und ist daher von der durch Thyroxin gesteigerten Sauerstoffaufnahme unabhängig — könnte z. T. auch eine Veränderung der Plasma-Lipoproteine sein. D-Thyroxin und TETRAC haben eine stärkere Cholesterinspiegelsenkende Wirkung als natürlich vorkommendes L-Thyroxin; hinsichtlich anderer Wirkungen sind sie jedoch weniger aktiv (Tabelle 18.4).

Thyroxin-Catecholamin-Wechselwirkung

Wirkungen des Thyroxin und der Catecholamine Noradrenalin und Adrenalin sind, wenn auch von unterschiedlicher Dauer (kürzere Wirkung der Catecholamine), ähnlich. Adrenalin — im allgemeinen auch Noradrenalin — steigert die Stoffwechselrate, stimuliert das Nervensystem und hat ähnliche kardiovasculäre Effekte wie Thyroxin, obwohl die Dauer dieser Wirkungen kurz ist.
Die Effekte der Schilddrüsenhormone auf das Herz zeigen Ähnlichkeit mit β-adrenerger Stimulierung und es bestehen einige Hinweise dafür, daß zwei unterschiedliche Adenylatcyclasen im Herz vorkommen, wovon eine durch Noradrenalin und die andere durch Thyroxin stimuliert wird. Catecholamine haben keinen calorigenen Effekt ohne Schilddrüsen-Hormone. Die Toxicität von Catecholaminen ist bei Ratten deutlich vermindert, wenn diese mit Schilddrüsen-Hormone vorbehandelt wurden.
Obwohl die Catecholaminsekretion bei Hyperthyreoidismus meist normal ist, können die kardiovaskulären Effekte, der Tremor und das Schwitzen, welche durch Schilddrüsen-Hormone verursacht sind, durch Sympathektomie beseitigt werden. Medikamente wie z.B. Reserpin oder Guanethidin, welche die Gewebespeicher der Catecholamine entleeren, und Pharmaka, wie z.B. Propranolol, die β-adrenerge Receptoren blockieren, haben den gleichen Effekt. Tatsächlich werden solche Medikamente in der Therapie schwerer Hyperthyreosen (hyperthyreote Krisen) verwendet. Auch der calorigene Effekt von Thyroxin wird zu einem bestimmten Grad vermindert, wenn das sympathische Nervensystem blockiert ist; Plasma Thyroxin wird jedoch nicht verändert. Viele Effekte von Schilddrüsen-Hormonen insbesondere auf das Nerven- und kardiovasculäre-System werden zu einem großen Teil durch die Aktivität adrenerger Nerven verursacht. Ebenso potenzieren T_3 und T_4 die Effekte von Catecholaminen und umgekehrt; die Grundlage dieser Wechselwirkung ist nicht genau bekannt. Offensichtlich bewirken Schilddrüsen-Hormone über einen noch wenig verständlichen Mechanismus, daß die im Gewebe verfügbare Catecholamin-Menge gesteigert wird.

Thyroxin-Effekte auf Wachstum und Entwicklung

Thyroxin ist einer der für *normales Wachstum und Skelet-Reife* entscheiden Faktoren (Kap. 22). Bei hypothyreoten Kindern erfolgen Wachstum und Epiphysenschluß verzögert; Somatotropin-Gehalt und -Sekretion der Hypophyse sind ebenfalls verringert. Thyroxin *potenziert* im übrigen auch die *Somatotropinwirkung* auf das Gewebe.

Ein anderes Beispiel für die Thyroxin-Wirkung auf Wachstum und Reifung ist sein Einfluß auf die Amphibienmetamorphose. Mit Thyroxin behandelte Kaulquappen entwickeln sich vorzeitig zu Zwergfröschen, während es bei hypothyreoten Kaulquappen nie zur Metamorphose kommt. Diese Thyroxin-Wirkung ist wahrscheinlich von der Sauerstoffaufnahme unabhängig, obwohl Thyroxin *in vitro* die Sauerstoffaufnahme der Haut einer metamorphosierenden Kaulquappe steigert und auch *in vivo* einen calorigenen Effekt auf die Kaulquappe ausübt. Propionsäure- und Essigsäure-Derivate des Thyroxin und Trijodthyronin stimulieren — dem Aquariumwasser zugesetzt — die Metamorphose viel stärker als Thyroxin, injiziert wirken sie jedoch etwa gleich stark wie Thyroxin.

Wirkungsmechanismen der Schilddrüsenhormone

Der Wirkungsmechanismus der Schilddrüsenhormone wurde früher als vermindernder Einfluß auf die Energieübertragung (»Entkoppelung der Phosphorylierung« von der mitochondralen Oxidation) interpretiert; Folge einer solchen Entkoppelung wäre eine herabgesetzte Ausbeute der beim Katabolismus freiwerdenden Energie in Form von ATP und ein größerer Energieverlust in Form von Wärme
Experimentelle Ergebnisse an Mitochondrien sprechen jedoch gegen die erwähnte ältere Auffassung.

Thyroxin stimuliert die Atmung und die Phosphorylierung in den Mitochondrien sowie die Aktivität der Atmungs-Ketten- und anderer Enzyme. Thyroxin bindet sich an Zellkerne und der calorigene Effekt des Hormons wird durch Puromycin und Actinomycin D blockiert. Offensichtlich ist daher der Effekt auf die Stoffwechselrate über eine Wirkung auf die RNA-Synthese (Kap. 17) zu erklären. Ein Teil der durch Schilddrüsen-Hormone bedingten gesteigerten O_2-Aufnahme wird durch einen erhöhten Natrium-Transport entlang der Zell-Membranen verursacht; wodurch die Steigerung der Sauerstoffaufnahme in der Hauptsache zustande kommt, ist jedoch unbekannt.

Beim Zustandekommen des Wachstums-Effektes der Schilddrüsen-Hormone dürfte auch eine Stimulierung der Proteinsynthese beteiligt sein. Verschiedene Wirkungen der Schilddrüsen-Hormone auf eine Vielzahl von Zellen sind daran beteiligt. So verursachen z. B. Schilddrüsen-Hormone erhöhte Albuminsynthese und dieser Effekt auf die Proteinsynthese scheint durch erhöhte Produktion ribosomaler RNA und vermehrte Bindung dieser rRNA an das endoplasmatische Reticulum verursacht zu sein. Untersuchungen an isolierten Kaulquappenschwänzen bieten ein anderes Beispiel für den Einfluß auf die Proteinsynthese. Der abgetrennte Schwanz von Kaulquappen überlebt als isoliertes Organ für einige Zeit, wenn er in ein geeignetes Medium gebracht wird; wird er jedoch mit Thyroxin behandelt dann, bildet er sich in derselben Weise zurück wie bei einer thyroxinbehandelten Kaulquappe. Dieser regressionsprovozierende Effekt von Thyroxin auf den Schwanz wird durch Actinomycin D blockiert und andere Untersuchungen weisen darauf hin, daß Thyroxin die Rückbildung des Schwanzes durch Induktion der Bildung gewebezerstörender Enzyme in den Zellen auslöst.

Regulation der Schilddrüsen-Hormonsekretion

Beeinflussung der Schilddrüsen-Hormonsekretion

Obwohl einige vasoaktive Hormone (Vasopressin-ADH, Adrenalin) die Schilddrüsensekretion durch direkte Wirkung auf die Drüse beeinflussen können, wird die *Hauptkontrolle* doch *durch TSH* ausgeübt. TSH-Sekretion wird durch Anstieg des freien Thyroxin gehemmt, bzw. durch dessen Abfall (Abb. 18.9), und — zumindest beim Versuchstier und beim Kleinkind — durch Kälte stimuliert; Wärme, Traumata und andere Streß-Formen hemmen die TSH-Sekretion.

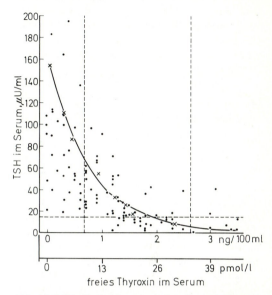

Abb. 18.9. Wechselwirkung zwischen Serum-TSH und freiem Serum-Thyroxin (T_4) bei Patienten mit Myxödem, welchen verschiedene Dosen von L-Thyroxin gegeben wurden. Die horizontal gestrichelte Linie zeigt den normalen oberen Bereich für TSH an und zwischen den vertikalen gestrichelten Linien liegt der Normal-Bereich für freies Thyroxin. Die ausgezogene Kurve ist die Regressionslinie, die aufgrund der Mittelwerte für jede gegebene Dosis L-Thyroxin berechnet wurde (nach COLTON, GORMAN, MAYBERRY: Suppression of thyrotropin (h-TSH) in serums of patients with myxedema of varying etiology treated with thyroid hormones. New Engl. J. Med. **285**, 529 (1971))

Thyreoidea-Stimulierendes-Hormon (TSH)

Menschliches TSH ist ein Glykoprotein mit einem Molekulargewicht von etwa 28000, welches Hexosen, Hexosamin und Sialisäure enthält; es besteht aus zwei Untereinheiten (α- und β-Kette). TSH-α ist ähnlich, wenn nicht ident mit der α-Untereinheit von LH und HCG (Kap. 22 und 23); die funktionelle Spezifität ist offensichtlich der β-Untereinheit zugeordnet. Die Struktur der Untereinheiten ist zwar von Species zu Species verschieden, doch ist TSH von anderen Species beim Menschen aktiv. Die biologische Halbwertszeit von TSH beim Menschen beträgt ungefähr 60 Minuten. TSH wird

zum Großteil in der Niere und zu einem geringen Teil in der Leber abgebaut.
Eine, möglicherweise sogar zwei Substanzen mit TSH-Aktivität werden von der Placenta sezerniert. Diese besitzen jedoch nur einen geringen Effekt auf die mütterliche Schilddrüsen-Funktion, da die Sekretion von hypophysärem TSH während der Schwangerschaft anscheinend normal bleibt.

Kontroll-Mechanismus der TSH-Sekretion

Hypothalamus-Läsionen unterdrücken im Tierexperiment die basale TSH-Sekretion und verhindern die durch Kälte ausgelöste gesteigerte TSH-Sekretion; elektrische Reizung des Hypothalamus steigert die TSH-Sekretion. Ein die TSH-Sekretion steigerndes Tripeptid *(Thyroliberin, Thyreotropin Releasing Hormon = TRH)* wird normalerweise in das Blut der *Portalgefäße der Eminentia mediana* abgegeben; die Regulation der TSH-Sekretion dürfte im rostralen Ende der Eminentia mediana des Hypothalamus lokalisiert sein.
Der negative Rückkopplungsmechanismus der Schilddrüsen-Hormone auf die TSH-Sekretion dürfte z.T. auf hypothalamischem Niveau, hauptsächlich jedoch auf die Hypophyse wirken, da T_3 und T_4 den Anstieg der TSH-Sekretion, die durch Thyroliberin hervorgerufen wird, hemmen. Anscheinend hängt die tägliche Aufrechterhaltung der Schilddrüsen-Hormonsekretion von der Rückkopplung zwischen TSH und den Schilddrüsen-Hormonen ab (Abb. 18.10), während der Hypothalamus die TSH-Sekretion bestimmten speziellen Situationen anpaßt.
Die hauptsächlichen Anpassungen, die anscheinend neural vermittelt werden, sind die erhöhte Sekretion, welche durch Kälte, und wahrscheinlich die verminderte, welche durch Hitze hervorgerufen wird. Es ist jedoch wichtig festzustellen, daß, obwohl Kälte einen signifikanten Anstieg des zirkulierenden TSH im Tierversuch und bei Kindern hervorruft, der kälteinduzierte Anstieg beim Erwachsenen zu vernachlässigen ist. Daher spielt beim Erwachsenen erhöhte Wärmeproduktion, verursacht durch erhöhte Schilddrüsen-Hormonsekretion (thyreogene Thermogenese) — wenn überhaupt — nur eine geringe Rolle bei der Kälteanpassung. Der Effekt von Streß auf die TSH-Sekretion wird wahrscheinlich durch einen hemmenden Effekt von Glucocorticoiden auf die Thyroliberin-Sekretion vermittelt; dieser Effekt ist jedoch gering.

Auswirkungen gestörter Schilddrüsenfunktion

Hypothyreose

Das *hypothyreote Syndrom* beim Erwachsenen wird häufig auch *Myxödem* genannt; dieser Ausdruck bezeichnet aber eigentlich die bei dieser Erkrankung auftretenden Hautveränderungen. Hypothyreoidismus kann durch Erkrankung der Schilddrüse selbst oder Hypophysenveränderungen (hypophysärer Hypothyreoidismus) bzw. hypothalamische Veränderungen (hypothalamischer Hypothyreoidismus) bedingt sein. In den letzten beiden Fällen antwortet die Schilddrüse auf eine Testdosis von TSH; ein hypothalamischer Hypothyreoidismus kann von einem hypophysären dadurch unterschieden werden, daß beim hypothalamischen nach Gabe einer Testdosis von Thyroliberin (TRH) der Plasma-TSH-Wert ansteigt. Die TSH-Antwort auf Thyroliberin (TRH) ist bei hypothalamischem Hypothyreoidismus meist normal, während es bei Schilddrüsen-bedingter Hypothyreose zu einer vermehrten und bei Hyperthyreose infolge der Rückkopplung vermehrter Schilddrüsen-Hormonen auf die Hypophyse zu einer verminderten TSH-Sekretion kommt.
Bei Athyreoten fällt der Grundumsatz auf etwa −40%; die Symptomatik umfaßt Brüchigkeit der Haare mit Haarausfall, trockene und gelb-

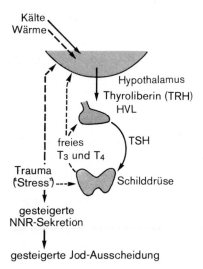

Abb. 18.10. Schema der Angriffswege verschiedener physiologischer Reize auf die Schilddrüsen-Sekretion. Ausgezogene Pfeile: Stimulierung; gestrichelte Pfeile: Hemmung

Auswirkungen gestörter Schilddrüsenfunktion

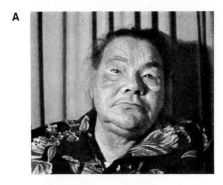

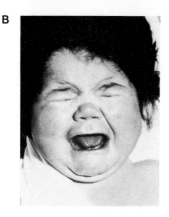

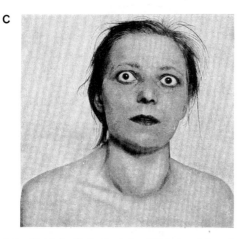

Abb. 18.11 A–C. A. Typisches Bild eines *Myxoedems* (nach HEILMEYER, L.: Lehrbuch der speziellen pathologischen Physiologie für Studierende und Ärzte. 11. Aufl. Stuttgart: Fischer 1968. B: *Kretinismus* bei einem 1jährigen Kind mit typischer Makroglossie (vergrößerte Zunge) (mit Genehmigung von F. RATH, St. Pölten). C: Typisches Bild einer *Hyperthyreose* mit Struma, Exophthalamus und Tachykardie (»Merseburger Trias«) (nach SCHÜTZ, E.: Physiologie, Kurzgefaßtes Lehrbuch für Studierende, 11.–12. Aufl. München-Berlin-Wien: Urban und Schwarzenberg 1960)

lich verfärbte Haut (Carotinämie), erhöhte Kälteempfindlichkeit, heisere und verlangsamte Sprache, ferner Verminderung der geistigen Regsamkeit, Nachlassen des Gedächtnisses und manchmal schwere mentale Symptome (Abb. 18.11 A).

Kretinismus

Von Geburt an hypothyreote Kinder (Kretins) sind klein und geistig retardiert; sie haben eine lange vorstehende Zunge und einen Trommelbauch. Vor der allgemeinen Verwendung jodierten Salzes war die häufigste Ursache des Kretinismus mütterlicher Jodmangel; andere Ursachen sind verschiedene angeborene Störungen der Schilddrüsenfunktion. Dem Kretinismus kann außer bei einer schwer hypothyreoten Mutter durch bald nach der Geburt einsetzende Behandlung vorgebeugt werden; nach Entwicklung des typischen klinischen Bildes ist es allerdings meist zu spät, um dauernde geistige Retardierung zu verhindern (Abb. 18.11 B).

Hyperthyreoidismus

Bei *Hyperthyreose* oder *Thyreotoxikose* kommt es zu Nervosität, Gewichtsverlust, Hyperphagie, Hitzeempfindlichkeit, gesteigertem Pulsdruck, feinem Tremor der ausgestreckten Finger, warmer, weicher Haut und einem GU von +10 bis +100%. Auslösend können Schilddrüsen-Funktionsstörungen, selten benigne oder maligne Tumoren oder TSH sezernierende hypophysäre Tumoren sein; die häufigste Form der Hyperthyreose ist die *Basedowsche Erkrankung* mit diffus vergrößerter, hyperplastischer, weicher und pulsierender Schilddrüse und Vorwölbung der Augen *(Exophthalmus)*. Plasma-TSH-Spiegel sind bei dieser Erkrankung meist subnormal. Die Schilddrüsen-Überfunktion wird dabei durch die *Schilddrüse stimulierende γ-Globuline* hervorgerufen. Einer dieser Faktoren, *long acting thyroid stimulator* (LATS) ahmt den TSH-Effekt auf die Schilddrüse nach und wirkt über cAMP; seine Wirkungen auf die Schilddrüse sind jedoch lange anhaltend (Abb. 18.12). Der andere Faktor wird *LATS protector* genannt, da er die Inaktivierung von LATS durch Schilddrüsengewebe *in vitro* verhindert. Auch dieser Faktor stimuliert die Schilddrüse direkt. Einer oder beide Faktoren sind im Plasma von nahezu allen Patienten mit Morbus Basedow nachweisbar. Beide sind Antikörper gerichtet gegen Kompo-

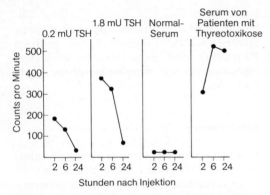

Abb. 18.12. Reaktion von Thyroxin-vorbehandelten Mäusen nach Injektion von radioaktivem Jod auf 2 verschiedene Dosen von TSH, ein normales Serum (als Kontrolle) und auf LATS-haltiges Serum (von einem Patienten mit Thyreotoxicose). Abszissen: Zeit nach der jeweiligen Injektion von TSH, bzw. Serum; Ordinate: Radioaktivität im Serum der Mäuse (nach GREENSPAN)

nenten des Schilddrüsengewebes; die Ursache für deren Bildung ist ungeklärt. Weder diese Faktoren noch Thyroxin verursachen Exophthalmus; oft kommt es sogar nach Entfernung der Schilddrüse zur Verschlechterung des — vielleicht durch einen anderen Plasmafaktor *(Exophthalmus producing factor = EPF)* hervorgerufenen — Exophthalmus. EPF könnte — wie LATS — ein Immunglobulin sein (Abb. 18.11 C).

Thyreotoxikose verursacht starke Belastung des kardiovasculären Systems, so daß diese Symptome bei der Erkrankung oft im Vordergrund stehen. Der bei Thyreotoxikose durch cutane Vasodilatation bewirkte Abfall des peripheren Widerstandes kann so groß sein, daß die Steigerung des HMV zur Kompensation nicht ausreicht *(»high-output failure«* s. Herzinsuffizienz, Kap. 33).

Durch die chronische Glykogenarmut der Leber bei Thyreotoxikose wird diese für Noxen abnorm empfindlich, so daß als weitere Komplikation schwerer und langdauernder Thyreotoxikosen Lebererkrankungen bedeutsam sind. Wird der gesteigerte Energie- und Vitaminbedarf nicht gedeckt, dann wird die Leberinsuffizienz — die ihrerseits wieder die Thyreotoxikose verschlechtert (verlängerte Halbwertszeit des Thyroxin) — durch relative Mangelernährung kompliziert. Manchmal wird eine Basedowsche Erkrankung durch eine erhöhte Sekretion von T_3 bei normalen Plasma T_4-Spiegel hervorgerufen (T_3-Thyreotoxikose).

Jodbedarf, Jodmangel

Wenn die Jodaufnahme unter 0,15 μmol/Tag (20 μg/Tag) sinkt, nimmt Thyroxinsynthese und -sekretion ab. Als Folge der — dadurch bedingten — gesteigerten TSH-Sekretion hypertrophiert die Schilddrüse *(Jodmangel-Kropf,* »endemischer« *Kropf* in Gebirgsgegenden); zur Kropf-Prophylaxe wird daher in Kropfgegenden das Kochsalz jodiert (»Vollsalz« 10 mg NaJ/1000 g NaCl).

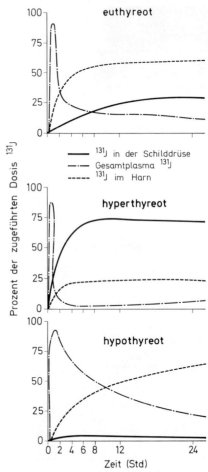

Abb. 18.13. Aufnahme von radioaktivem Jod bei Euthyreoten, Hyperthyreoten und Hypothyreoten. Prozent des oral verabreichten ^{131}J in Schilddrüse, Plasma und Harn in Abhängigkeit von der Zeit nach der Gabe. Beim Hyperthyreoten fällt der Plasma-^{131}J-Spiegel steil ab und steigt dann als Folge der Freisetzung von ^{131}J-markierten Schilddrüsenhormonen aus der Schilddrüse wieder an (nach: INGBAR WOOBER in: Textbook of Endocrinology, 4th Ed. (Williams, Ed.). Philadelphia: Saunders 1968)

Aufnahme radioaktiven Jods in die Schilddrüse

Jodaufnahme ist ein Parameter der Schilddrüsenfunktion (Testung mittels kleinster ^{131}J- oder ^{123}J-Dosen). Bei der klinischen Untersuchung wird das Isotop oral verabreicht; die Jod-Aufnahme entspricht dann der über der Schilddrüse gemessenen Radioaktivität (Abb. 18.13).

Bei Hyperthyreose wird Jod schnell zu Thyroxin und Trijodthyronin aufgebaut; die Hormone werden dann ebenso beschleunigt freigesetzt. Die Radioaktivität der Schilddrüse nimmt daher bei Schilddrüsen-Überfunktion rasch zu und beginnt schon innerhalb 24 Stunden abzunehmen (beim Normalen in der gleichen Zeit noch ansteigende Werte); bei Hypothyreose erfolgt die Aufnahme und damit der Anstieg der Radioaktivität nur langsam. Bei der *Beurteilung* müssen jedoch die *physiologischen Gegebenheiten des Jodstoffwechsels* berücksichtigt werden; ^{131}J-Aufnahme bei jodreicher Kost ist z.B. trotz normaler Schilddrüsenfunktion erniedrigt, da der Jod-Pool so groß ist, daß ^{131}J stark verdünnt wird. Dagegen ist die ^{131}J-Aufnahme in Fällen an der unteren Grenze des Bedarfes liegender alimentärer Jod-Zufuhr ohne Hypothyreose hoch. Herabsetzung der renalen Jod-Ausscheidung beeinflußt ebenfalls die ^{131}J-Aufnahme.

Große Mengen radioaktiven Jods zerstören das Schilddrüsengewebe; Radiojod-Therapie wird in manchen Fällen von Schilddrüsen-Carcinom und auch bei gutartigen Schilddrüsenerkrankungen angewandt, obwohl hier — besonders bei jugendlichen Patienten — die Möglichkeit von Strahlungsschäden (Carcinomentstehung, Mutation germinativer Zellen) zu beachten ist.

Thyreostatica

Die meisten, die Schilddrüsenfunktion hemmenden Substanzen interferieren entweder mit dem Jod-»Einfang«-Mechanismus oder blockieren die organische Jod-Bindung; in jedem Fall wird die TSH-Sekretion durch Abnahme des freien Thyroxin gesteigert und es entsteht ein Kropf. Verschiedene *einwertige Anionen* (Chlorate, Perchlorate, Perjodate, Nitrate) hemmen kompetitiv den aktiven Jodid-Transport und somit die Jod-Aufnahme bis zu einem T/S-Verhältnis von annähernd 1; diese Hemmung des Jodid-Transportes kann durch zusätzliche Jodgabe überwunden werden. *Thiocyanat* hemmt ebenfalls den Jodtransport, wird aber selbst in der Schilddrüse konzentriert. *Thiocyanate und Perchlorate* werden manchmal klinisch zur Behandlung einer Thyreotoxikose verwendet; die Wirksamkeit der Perchlorate ist verglichen mit Thiocyanaten etwa zehnmal größer.

Thiocarbamide (Thioharnstoff-Derivate) blockieren die Oxidation von Jodid zu Jod; sie hemmen auch durch Bindung mit aktiviertem Jod die Jodierung des Monojodtyrosin, der Jodid-»Einfang«-Mechanismus wird hingegen nicht beeinflußt. Aufgrund der gesteigerten TSH-Sekretion ist die ^{131}J-Aufnahme während Thiocarbamid-Therapie erhöht; das T/S-Verhältnis kann etwa 250 erreichen. Einige der Thiocarbamide dürften auch die Umwandlung von Thyroxin zu Trijodthyronin in extrathyreoidalen Geweben verhindern.

Die meisten klinisch angewandten Thiocarbamide sind Thioharnstoffderivate (Abb. 18.14), meistens Prophylthiouracil und Methimazol. Barbiturate und Phentolamine sind aufgrund ihrer thioharnstoffähnlichen Struktur etwas thyreostatisch wirksam, klinisch jedoch bedeutungslos.

Aminobenzolderivate hemmen die Jodid-Umwandlungen in Jod; *Para-Aminobenzoesäure (PABA)* und *Sulfonamide* besitzen ebenfalls diese Wirkung; ihre therapeutisch angewandten Dosen haben jedoch nur geringe strumigene Wirkung.

Jod selbst *hemmt* die Schilddrüsenfunktion unter bestimmten Bedingungen. Bei Hyperthyreose hemmen große Jodmengen die Sekretion der hypertrophen Schilddrüse. Der Hemmeffekt hält 1 bis 4 Wochen an und erschöpft sich dann

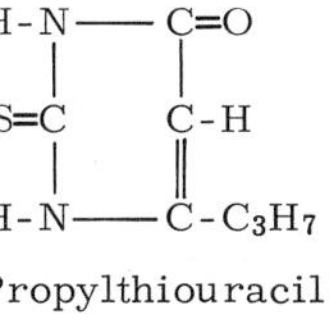

Thiouracil

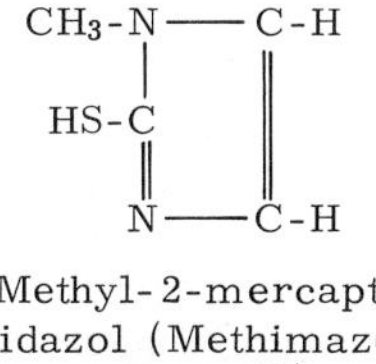

Propylthiouracil

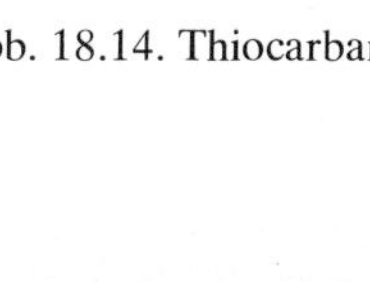

1-Methyl-2-mercapto-imidazol (Methimazol Tapazol ®)

Abb. 18.14. Thiocarbamid-Thyreostatica

trotz fortgesetzter Behandlung; in der ersten Zeit wird jedoch Kolloid gespeichert und die Vascularisation der hyperplastischen Drüse nimmt ab, so daß Jodbehandlung bei der Vorbereitung thyreotoxischer Patienten zur Strumektomie von Bedeutung sein kann (»Plummer«-Vorbereitung). Im Gegensatz dazu hat Jodid beim Euthyreoten kaum Einfluß auf die Schilddrüsenfunktion; daher kann man bei fraglicher Thyreotoxikose die Auswirkung einer Jod-Therapie als diagnostischen Hinweis verwerten. Manchmal kann sich auch beim Enthyreoten bei Zufuhr großer Jod-Mengen (Hustensäfte) Kropf entwickeln. Wahrscheinlich hemmt überschüssiges Jod die Schilddrüsen-Funktion aufgrund unterschiedlicher Mechanismen. Es vermindert die organische Bindung von Jod, es vermindert den Effekt von TSH auf die Drüse und es hemmt die Proteolyse von Thyreoglobulin. Es hat jedoch keinen direkten Effekt auf den Jod-Einfangmechanismus; die Gesamt-J-Aufnahme ist aber aufgrund der Hemmung der organischen Bindung, wie auch aufgrund der viel stärkeren Verdünnung des radioaktiven Jods in der viel größeren Menge zirkulierenden Jods gering.

Natürliche Strumigene

Thiocyanate und andere natürlich vorkommende Strumigene werden manchmal mit der Nahrung aufgenommen. Insbesondere Kohl und Rüben enthalten *Progoitrin* und einen thermolabilen Progoitrin-Aktivator; dieser wandelt Progoitrin in *Goitrin,* ein aktives Thyreostaticum um (Abb. 18.15); Progoitrin-Aktivatoren kommen jedoch auch im Darm (wahrscheinlich bakteriellen Ursprungs) vor, so daß Goitrin auch aus gekochtem Gemüse gebildet werden kann. Die Goitrin-Menge normaler gemischter Kost ist jedoch nicht groß genug, um schädigend zu wirken; bei Vegetariern und einseitiger Ernährung kann es aber zur Kropfbildung kommen (»*Kohlkropf«*).

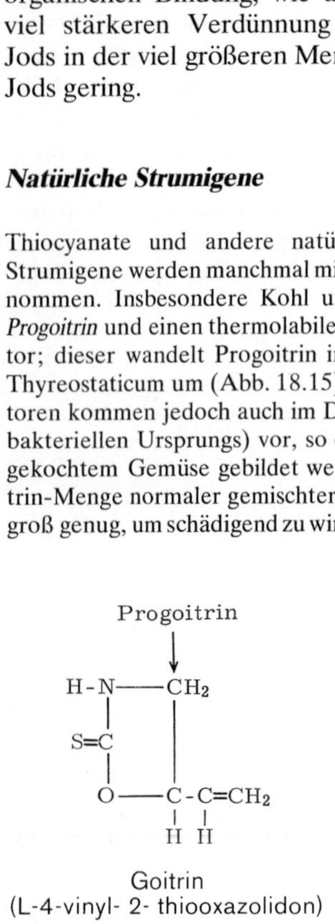

Andere bis jetzt nicht identifizierte pflanzliche Strumigene dürften für die verschiedentlich berichteten »Struma-Epidemien« verantwortlich sein.

Anwendung von Schilddrüsen-Hormonen bei extrathyreoidalen Erkrankungen

Bei intaktem Hypophysen-Schilddrüsen-System haben exogene Schilddrüsen-Hormon-Gaben in geringeren als den endogen sezernierten Mengen keinen signifikanten Einfluß auf den Stoffwechsel; Hemmung der TSH-Sekretion führt in diesem Fall nur zu kompensatorischer Abnahme der endogenen Thyroxin-Sekretion. Getrocknete Schilddrüse (Thyreoidea sicca) in Dosen von 60 bis 180 mg/Tag unterdrückt bei Euthyreoten lediglich die Schilddrüsenfunktion (Tabelle 18.5); selbst Dosen von 600 mg/Tag bewirken bisweilen noch keine Stoffwechselsteigerung.

Verminderung der TSH-Sekretion infolge Thyroxin-Behandlung führt u. U. zur Schilddrüsen-Atrophie. Eine atrophe Drüse reagiert zu Beginn nur geringfügig auf TSH und bei längerdauernder TSH-Unterdrückung kann es einige Zeit dauern, bis die normale Reaktionsfähigkeit der Schilddrüse wieder hergestellt ist. Nebennierenrinde und einige andere endokrine Drüsen reagieren in analoger Weise auf verminderte Stimulierung durch das entsprechende Hormon des HVL.

Bei Patienten mit sog. metabolischer Insuffizienz (leicht ermüdbare Individuen, welche sich schwach fühlen und einen geringfügig erniedrigten Grundumsatz bei normalem PBI und normaler ^{131}J-Aufnahme zeigen) hat eine Thyroxintherapie keinen größeren Wert als eine Placebo-Medikation. Auch Schilddrüsen-Hormon-Gabe, um Gewichtsverlust herbeizuführen, ist nur dann sinnvoll, wenn der Patient Nervosität und Hitzeintoleranz in Kauf nimmt und seinen Appetit so in Zaum hält, daß es zu keiner kompensatorisch vermehrten Nahrungsaufnahme kommt. Thyroxin und jüngst seine weniger calorigenen Analoge TETRAC und D-Thyroxin werden zur Senkung des Plasma-Cholesterin-Spiegels in Hinblick auf Vorbeugung oder Besserung atherosklerotischer Gefäß-Veränderungen eingesetzt; der Nutzen einer solchen Therapie ist jedoch begrenzt, da praktisch keine entsprechende Verminderung des Plasma-Cholesterin-Spiegels ohne deutlichen Anstieg des GU möglich ist.

Progoitrin
↓
H-N――CH₂
| |
S=C |
| |
O――C-C=CH₂
     | |
     H H

Goitrin
(L-4-vinyl- 2- thiooxazolidon)

Abb. 18.15. In Gemüsen (Brassicaceae) vorkommendes Strumigen

Kapitel 19
Endokrine Funktion des Pankreas und Regulation des Kohlenhydratstoffwechsels

Die Langerhansschen Inseln des Pankreas sezernieren das Polypeptidhormon *Glucagon* und das Proteinhormon *Insulin;* beiden kommt eine wichtige Aufgabe in der *Regulation des Intermediärstoffwechsels* zu.
Glucagon wird auch vom Gastrointestinal-Trakt produziert. Insulin ist ein anaboles Hormon, das die Speicherung von Glucose, Fett und Aminosäuren erhöht. Glucagon wirkt katabol und mobilisiert Glucose, Fettsäuren und Aminosäuren. Die beiden Hormone sind in bezug auf ihre Gesamtwirkungen gegensinnig und werden auch unter den meisten Bedingungen im reziproken Verhältnis sezerniert. Insulinüberschuß verursacht Hypoglykämie, die zu Convulsionen und Koma führen kann. Absoluter oder relativer Insulinmangel ist die Ursache des Diabetes mellitus, einer komplexen und schweren Krankheit, die unbehandelt zum Tod führen kann. Glucagon-Mangel kann Hypoglykämie verursachen und Glucagon-Überschuß verschlechtert einen Diabetes. Auch andere Hormone spielen eine bedeutende Rolle in der Regulation des Kohlenhydratstoffwechsels.

Inselzellstruktur und Hormonspeicherung bzw. -sekretion

Die Langerhansschen Inseln sind ovoide, 75 × 175 µm große Ansammlungen von Zellen, die über das Pankreas verstreut sind (reichlicher im Schwanz als in Kopf und Körper) und etwa 1–2% des Pankreasgewichtes ausmachen. Beim Menschen gibt es 1–2 Millionen Inseln; jede hat eine reichliche Blutversorgung und das venöse Blut der Inseln mündet in die V.portae.
Inselzellen können aufgrund ihrer Granulierung und Färbeeigenschaften in verschiedene Typen eingeteilt werden: beim Menschen und allen untersuchten Säugern außer dem Meerschweinchen gibt es drei Zelltypen: A-, B- und D-Zellen (α-, β- und δ-Zellen). Beim Menschen sind 1–8% der Zellen agranuläre, Somatostatin (Kap. 13) und u.U. Gastrin enthaltende D-Zellen (Kap. 26); etwa 75% sind *insulinbildende B-Zellen* (mit nach der modifizierten Mallory-Anilinblaufärbung blaurot gefärbten Granula) und ca. 20% sind *Glucagon-sezernierende A-Zellen* (nach Mallory-Färbung rotgefärbte Granula).
Die B-Zell-Granula sind im Cytoplasma gelegene Insulinpakete. Jedes Paket liegt in einer membranbegrenzten Vesikel. Die Form der Pakete ist speciesabhängig; beim Menschen kommen runde und eckige Pakete vor. In den B-Zellen bildet das *Insulinmolekül Polymere* und durch seine Affinität für Zink, das auch im Inselgewebe vorkommt, entstehen *Zinkaggregate.* Der Unterschied in der Paket-Form ist wahrscheinlich durch die unterschiedliche Größe der Polymere oder Zinkaggregate des Insulin verursacht. Die A-Granula — wahrscheinlich die Speicherform des Glucagon — sind relativ gleichförmig.
Die Anzahl der Granula in den B-Zellen korreliert mit dem Insulingehalt des Pankreas. Reize, die einen Anstieg der Insulinsekretion verursachen, führen zugleich zu einer Degranulierung der B-Zellen.

A. Insulin

Struktur, Biosynthese, Sekretion und Stoffwechsel des Insulin

Struktur und Species-Spezifität

Insulin ist ein Polypeptid aus 2 Aminosäureketten, die durch Disulfid-Brücken zusammengehalten werden; es entsteht aus *Proinsulin.*
Es bestehen geringe speciesabhängige Aminosäuresequenz-Unterschiede im Insulin-Molekül, die jedoch im allgemeinen nicht für die biologische Aktivität, wohl aber für die Antigen-Wirksamkeit ausschlaggebend sind (Tabelle 19.1). Bei fast allen länger als 2 Monate mit Rinderinsulin behandelten Patienten findet man gegen Rinderinsulin wirksame Antikörper, wobei die Titer jedoch meistens zu niedrig sind, um klinisch bedeutsam zu sein. Manchmal kommt es jedoch zu hohen Titern und Resistenz gegen Rinderinsulin; bei solchen Patienten kann mei-

Tabelle 19.1. Struktur des humanen Insulin (Mol. Gew. 5734) und Variationen der Struktur des Insulin bei anderen Species. Strukturverschiedenheiten bestehen nicht nur zwischen Subspecies, sondern auch innerhalb derselben Art[a]

```
            ┌──S───S──┐
A-Kette
Gly-Ile-Val-Glu-Gln-Cys-Cys-Thr-Ser-Ile-Cys-Ser-Leu-Tyr-Gln-Leu-Glu-Asn-Tyr-Cys-Asn
 1   2   3   4   5   6   7   8   9  10  11  12  13  14  15  16  17  18  19  20  21
                     S                  S                                  S
                     |                  |                                  |
B-Kette              S                                                     S
Phe-Val-Asn-Gln-His-Cys-Gly-Ser-His-Leu-Val-Glu-Ala-Leu-Tyr-Leu-Val-Cys-Gly-Glu-Arg-Gly-Phe-Phe-Tyr-Thr-Pro-Lys-Thr
 1   2   3   4   5   6   7   8   9  10  11  12  13  14  15  16  17  18  19  20  21  22  23  24  25  26  27  28  29  30
```

Species	Variationen gegenüber der Aminosäuresequenz beim Menschen	
	A-Kette Positionen	B-Kette Position
	8 9 10	30
Schwein, Hund, Pottwal	Thr-Ser-Ileu	Ala
Kaninchen	Thr-Ser-Ileu	Ser
Rind, Ziege	Ala-Ser-Val	Ala
Schaf	Ala-Gly-Val	Ala
Pferd	Thr-Gly-Ileu	Ala
Blauwal	Ala-Ser-Thr	Ala

[a] Nach PROUT, T. E.: The chemical structure of insulin in relation to biological activity and antigenicity. Metabolism **12**, 673 (1963), and GRODSKY and FORSHAM. Insulin and pancreas. Ann. Rev. Physiol. **28**, 347 (1968).

stens auf Insulin anderer Species ausgewichen werden.

Biosynthese und Sekretion

Insulin wird im endoplasmatischen Reticulum der B-Zellen synthetisiert (Abb. 19.1), von wo es zum Golgi-Apparat gelangt; dort wird es zu membrangebundenen B-Granula verbunden. Diese Granula wandern zur Zellmembran; die Membranen verschmelzen und Insulin gelangt durch Exocytose aus der Zelle. Insulin passiert dann die Basalmembran der B-Zelle und der benachbarten Capillare sowie schließlich das gefensterte Endothel und gelangt in die Zirkulation.

Insulin wird als einkettiges Molekül *(Präproinsulin)* synthetisiert; nachdem 23 Aminosäurereste vom C-terminalen Ende dieses Moleküls entfernt wurden, wird es in den B-Zellen gefaltet und es kommt zur Bildung von Disulfidbrücken (Abb. 19.2). Dieses *Proinsulin* wird nur nach langdauernder Stimulierung und von manchen B-Zelltumoren sezerniert; üblicherweise wird jedoch vor der Sekretion die Verbindung zwischen A- und B-Kette in den Granula gelöst. Ohne Verbindung wäre jedoch die richtige Faltung und Ausbildung der Disulfidbrücken schwierig; dieses Verbindungs-Peptid (C-Peptid, connecting peptide) hat — wenn überhaupt — eine nur sehr geringe Insulin-Wirkung. Es gelangt gemeinsam mit Insulin bei der Exocytose der Granula der B-Zellen in die Zirkulation. Die Konzentration des C-Peptides kann radioimmunologisch bestimmt werden und bietet einen Parameter für die B-Zellfunktion bei Patienten, welche exogenes Insulin erhalten. Die biologische Aktivität des Proinsulins beträgt etwa 10% derjenigen des Insulins; es zeigt jedoch Kreuzreaktion mit Insulin (s. unten). Offensichtlich kommen solche »pro«- und »prä-pro«-Formen bei vielen sezernierten *Proteinen* (insbesondere Peptidhormonen) vor.

Der Insulin-Sekretions-Vorgang benötigt normalerweise einen intakten Glucose-Stoffwechsel, wahrscheinlich zur ATP-Bildung; die Sekretion ist auch — wie viele endokrine Sekretionsmechanismen — von cAMP sowie von der Anwesenheit von Calcium- und Kalium-Ionen abhängig.

Transport und Verteilung des Insulins

Insulin wird wahrscheinlich nicht an Plasmaproteine gebunden. Möglicherweise existiert ein zirkulierendes Protein mit anti-insulinärer Akti-

Struktur, Biosynthese, Sekretion und Stoffwechsel des Insulin

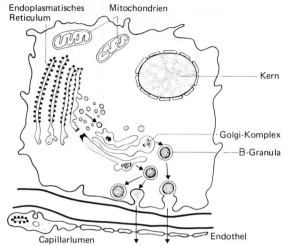

Abb. 19.1. Schematische Darstellung einer B-Zelle des Inselapparates mit der Insulinbiosynthese und Sekretion. Insulin wird zunächst im granulären endoplasmatischen Reticulum als eine Polypeptidkette (Präproinsulin) synthetisiert; diese wird dann gefaltet und die Disulfidbindungen werden hergestellt. Das Molekül gelangt dann zum Golgi-Komplex, wo die B-Granula gebildet werden. Das die A- und B-Ketten des Insulin verbindende Peptid (C-Peptid) wird vor der Sekretion normalerweise entfernt. Die Sekretion erfolgt durch Emeiocytose aus der Zelle durch die Basalmembran der B-Zelle hindurch sowie durch das fenestrierte Capillar-Endothel in den Blutstrom (nach ORCI & others: The ultrastructural events associated with the action of tolbutamide und glybenclamide on pancreativ B cells. Acta diab. lat. 6 [Suppl 1], **271**, 1969)

vität (Synalbumin), dessen Funktion jedenfalls unklar ist.
Die *Insulin-Halbwertszeit* beträgt 10–25 min; Insulin wird vom Gewebe aufgenommen (große Mengen von Leber und Nieren, faktisch nichts von Erythrocyten und von den meisten Zellen des Gehirns. Der Insulin-Receptor an Zellmembranen ist ein Glykoprotein und Insulin wirkt, ohne in die Zellen zu gelangen.

Stoffwechsel des Insulins

Nahezu alle Gewebe können Insulin metabolisieren; 80% des sezernierten Insulins wird jedoch normalerweise in Nieren und Leber abgebaut. Zwei der drei *Insulin-Inaktivierungs-Systeme* lösen Disulfid-Bindungen im Molekül (enzymatisch, bzw. nicht enzymatisch); das dritte spaltet die Peptidketten. Die enzymatische Disulfid-Spaltung wird durch die

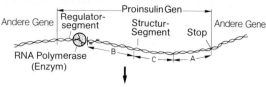

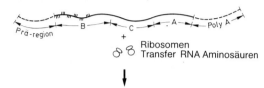

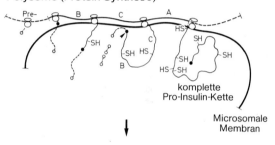

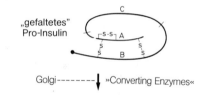

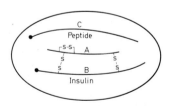

Abb. 19.2. Biosynthese von Insulin über eine kurzlebige Zwischenstufe (Präproinsulin) und Proinsulin. A, B und C stehen für die A- und B-Kette des Insulins bzw. C für das connecting peptide. Ein 23 Aminosäure-Fragment wird durch einen Teil der mRNA transkribiert, welcher dem B–Ketten-Teil benachbart ist (gestrichelte Linie). Dieser Teil wird nach seiner Synthese abgespalten, vielleicht noch bevor die Synthese des Proinsulins vollendet ist (nach: STEINER: Erros in Insulin biosynthesis. New England J. Med. **294**, 952 (1976))

Leber-Glutathion-Insulin-Transhydrogenase katalysiert; dabei wird das Insulinmolekül in die A- und B-Ketten gespalten. Glutathion, ein schwefelhaltiges Tripeptid, wirkt in diesem Fall als Co-Enzym für die Transhydrogenase. Die für die Inaktivierung des Insulin verantwortlichen Enzyme werden üblicherweise unter dem Begriff »*Insulinasen*« zusammengefaßt. Unterschiede in der Insulin-Inaktivierungsrate verschiedener Gewebe wurden nachgewiesen; deren Bedeutung ist jedoch unklar.

Insulinwirkungen, Insulinmangel, Diabetes mellitus

Die biologischen Effekte von Insulin sind so weitreichend und komplex, daß sie sich am besten an den Folgen des Insulinmangels erläutern lassen.

Diabetes mellitus

Insulinmangel — ein häufiger und ernster pathologischer Zustand beim Menschen — kann bei Tieren durch *Pankreatektomie* oder *Alloxan* (toxisch für Leber- und Nieren, mit selektiver Destruktionswirkung auf die B-Zellen der Pankreasinseln; Abb. 19.3) ausgelöst werden. Diabetes kann experimentell auch durch Pharmaka erzeugt werden, welche die Insulinsekretion hemmen, aber auch durch Gabe von anti-insulinären Antikörpern.

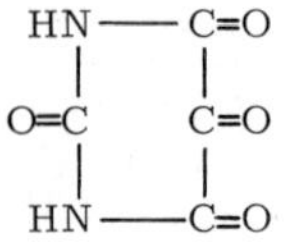

```
HN ──── C=O
 │        │
O=C      C=O
 │        │
HN ──── C=O
```

Abb. 19.3. Alloxan

Die Gesamtheit der durch Insulinmangel verursachten pathologischen Erscheinungen wird *Diabetes mellitus* genannt (nicht zu verwechseln mit Diabetes insipidus, durch Läsion des Supraopticus-HHL-Systems hervorgerufen; Kap. 14).

Die Symptome des Diabetes sind *Polyurie, Polydipsie, Gewichtsverlust* trotz Polyphagie (gesteigerter Appetit), *Hyperglykämie, Glucosurie* und in schweren Fällen *Acidose* und *Koma*. Die komplexen biochemischen Veränderungen lassen sich auf 2 Hauptstörungen zurückführen: (1) Verminderter Eintritt von Glucose in verschiedene »periphere« Gewebe und (2) vermehrte Freisetzung von Glucose in den Kreislauf aus der Leber (vermehrte Leber-Gluconeogenese); es besteht daher *extracellulärer Glucoseüberschuß* und *intracellulärer Glucosemangel*. Ferner ist der Aminosäure-Einstrom in den Muskel vermindert und die Lipolyse gesteigert. Neuere Forschungen konnten beim Diabetes relative oder absolute Glucagon-Hypersekretion nachweisen. Dieser Zustand besteht auch nach Entfernung des Pankreas, da Glucagon auch vom Intestinaltrakt sezerniert wird. Somatostatin hemmt die Sekretion von Insulin und Glucagon (Kap. 14) und bei Somatostatin-Infusion in pankreatektomierte Tiere fällt der Blutzuckerspiegel auf Normalwerte ab. Diese Beobachtungen sprechen dafür, daß ein großer Teil des extracellulären Glucoseüberschusses bei Diabetes auf eine Hyperglucagonämie zurückzuführen ist.

Glucosetoleranz

Beim Diabetes häuft sich Glucose im Blutstrom insbesondere nach Mahlzeiten an. Wird ein Diabetiker mit Glucose belastet, steigt der Blutzucker höher an und kehrt nur langsamer zur Norm zurück als beim Normalen. Die Reaktion auf eine standardisierte orale Glucose-Testdosis *(oraler Glucosetoleranz-Test)* wird für die klinische Diagnose des Diabetes angewandt (Abb. 19.4).

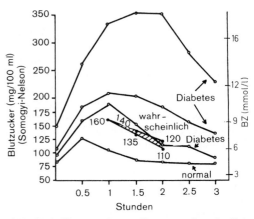

Abb. 19.4. Glucosetoleranz-Kurven nach oraler Gabe von 10 mmol/kg KG (1,75 g/kg) Glucose nach 3 Tagen einer 300 g Kohlenhydrat-Diät. Werte unter dem gestrichelten Gebiet normal, innerhalb des Gebietes latent diabetisch, Werte oberhalb des gestrichelten Gebietes diabetisch (nach FAJANS and CONN: The early recognition of diabetes mellitus. Ann. N. Y. Acad. Sci. **82**, 208 (1959))

Verschlechterte Glucosetoleranz ist zum Teil durch verminderten Glucoseeintritt in die Zellen verursacht *(verminderte periphere Utilisation)*; ohne Insulin ist der Glucoseeintritt in die Skelet-, Herz- und glatte Muskelzelle sowie in andere Gewebe vermindert (Tabelle 19.2), und auch die Glucose-Aufnahme durch die Leber ist — allerdings aufgrund einer indirekten Wirkung — herabgesetzt. Die intestinale Glucose-Resorption ist jedoch — genauso wie die Glucose-Rückresorption in den proximalen Tubuli — nicht beeinträchtigt. Glucoseaufnahme durch Gehirn und Erythrocyten ist ebenso normal.

Die zweite und wahrscheinlich wichtigere Ursache der Hyperglykämie beim Diabetes ist eine *Störung der glucostatischen Funktion der Leber* (Kap. 17). Die Leber nimmt Glucose aus dem Blut auf und speichert sie als Glykogen; durch die Leber-Glucose-6-Phosphatase wird aber Glucose auch in die Blutbahn freigesetzt. Insulin erleichtert die Glykogen-Synthese und hemmt die Glucose-Abgabe durch die Leber. Bei hohem Blutzucker wird die Insulinsekretion normalerweise gesteigert und somit die Leber-Gluconeogenese gehemmt; bei Diabetes bleibt jedoch die Glucoseabgabe z.T. infolge Hyperglucagonämie erhöht (Abb. 19.5). Bis zu welchem Grad die Leber zur verminderten Glucosetoleranz beiträgt, wurde an hepatektomierten Tieren gezeigt. Bei hungernden hepatektomierten Hunden fällt der Blutzucker ständig; wenn diesen Hunden Glucose gegeben wird, sind die Glucosetoleranz-Kurven auch bei intaktem Pankreas »diabetisch«. Umgekehrt zeigen pankreatektomierte Tiere mit intakter Leber bei konstanter Insulininfusion annähernd normale Glucosetoleranz.

Unterschiedliche Effekte von endogenem und exogenem Insulin

Da endogen sezerniertes Insulin in die V.portae eintritt, ist die Leber normalerweise einer

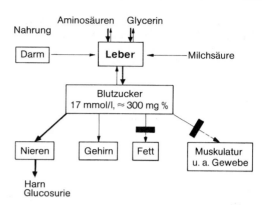

Abb. 19.5. Gestörte Blutzucker-Homöostase bei Insulin-Mangel (vgl. Abb. 17.16). Die starken Pfeile bezeichnen verstärkte Reaktionen, Querbalken durch die Pfeile blockierte Reaktionen

3–10mal höheren Insulinkonzentration ausgesetzt als die peripheren Gewebe. Nach Insulininjektion in die V.portae bindet die Leber etwa die Hälfte, nach peripherer Injektion aber nur ein Viertel der Insulin-Dosis.

Nebenwirkungen der Hyperglykämie

Hyperglykämie an sich verursacht Symptome durch die Hyperosmolalität des Blutes. Selbst bei relativ geringer Hyperglykämie kommt es jedoch zur Überschreitung der Glucose-Rückresorptions-Kapazität der Niere und zu Glucosurie; Ausscheidung osmotisch aktiver Glucosemoleküle im Harn bewirkt den Verlust großer Wassermengen (*Polyurie, osmotische Diurese*; Kap. 38). Die daraus folgende Dehydratation aktiviert Mechanismen zur Regelung der Wasseraufnahme und führt so zur *Polydipsie*. Es kommt bei dieser Diurese auch zu einem beträchtlichen Na^+- und K^+-Verlust im Harn. Mit jedem Gramm ausgeschiedener Glucose verliert der Körper auch 17,2 kJ (4,1 kcal); vermehrte orale Energie-Aufnahme zur Deckung dieser

Tabelle 19.2. Insulinwirkung auf die Glucoseaufnahme in verschiedene Gewebe

Gewebe, in denen Insulin die Glucoseaufnahme erleichtert		Gewebe, in denen Insulin die Glucoseaufnahme nicht erleichtert
Skeletmuskel	Linse des Auges	Gehirn (außer Teilen des Hypothalamus?)
Herzmuskel	Hypophyse	Tubuli der Niere
glatter Muskel	Fibroblasten	Darmmucosa
Fettgewebe	Brustdrüse	Erythrocyten
Leukocyten	A-Zellen des Pankreas	
	Leber (indirekt)	

Verluste erhöhen den Blutzucker weiter und verstärken damit auch die Glucosurie; im weiteren Verlauf folgt dann Mobilisierung der endogenen Speicher an Fett und Protein und schließlich Gewichtsverlust.

Blutzuckersenkende Wirkung des Insulin

Insulin-Gabe senkt beim Normalen und beim Diabetiker den Blutzucker. Durch Glucagon-Verunreinigungen des Insulins kommt es jedoch anfänglich oft zu einem Blutzuckeranstieg; bei glucagonfreiem Insulin erfolgt die Blutzuckerabnahme innerhalb von Minuten, erreicht ihr Maximum innerhalb von 30 Minuten nach i. v. Verabreichung und bei s. c. Verabreichung nach 2 bis 3 Stunden (Tabelle 19.3). Protamin- oder Zink-Insulinkomplexe verzögern die Insulin-Resorption aus dem Gewebe *(lang-wirksame Protamin-* und *Zink-Insulinpräparate).*

Insulinwirkung auf Kalium

Insulin verursacht *Kalium-Eintritt in die Zelle,* mit nachfolgender Erniedrigung des extracellulären Kaliums. Infusionen von Insulin mit Glucose vermindern signifikant den Plasma-Kaliumspiegel und können so Hyperkaliämie bei Patienten mit Nierenversagen vorübergehend beseitigen. Ebenso kann sich Hypokaliämie entwickeln, wenn Patienten bei diabetischer Acidose mit Insulin behandelt werden; die Ursache für die intracelluläre Kaliumverschiebung ist noch immer unaufgeklärt, diese könnte jedoch durch insulinbedingte Membranpotential-Erhöhung (vor allem in Skeletmuskel und Fettzellen) verursacht sein, wobei dieser erhöhte elektrische Gradient in die Zellen die Ursache für den Anstieg des intracellulären Kaliums wäre. Unter bestimmten experimentellen Bedingungen kann die Kalium- von der Glucose-Verschiebung in die Zelle differenziert werden. *Kalium-Erniedrigung verringert die Insulinsekretion* und bei Kalium-Verlust (z. B. primärer Hyperaldosteronismus; Kap. 20) kommt es zu diabetischen Glucosetoleranzkurven, die sich bei Kalium-Zufuhr wieder normalisieren. Thiazid-Diuretica, die Kalium- und Natrium-Verlust im Harn verursachen (Tabelle 38.9), vermindern die Glucosetoleranz und verschlechtern einen Diabetes, wahrscheinlich vor allem durch Kalium-Verminderung, obwohl einige dieser Pharmaka auch die Inselzellen des Pankreas schädigen.

Glucose-Utilisation bei Muskelarbeit

Glucose-Eintritt in die Skelet-Muskel ist während Arbeit auch bei Fehlen von Insulin *erhöht.* Die Ursache der erhöhten Aufnahme durch die Muskelzelle ist nicht bekannt. Die Beteiligung relativen Sauerstoffmangels ist nicht ausgeschlossen, da unter anaeroben Bedingungen der Glucose-Eintritt in die Zellen erhöht ist. Da Muskelarbeit bei Diabetikern Hypoglykämie auslösen kann, sollten Diabetiker bei Arbeit zusätzliche Energieträger aufnehmen oder ihre Insulindosis verringern. Andererseits kommt es durch erhöhte Blutspiegel von Ketonkörpern und FFS eher zu einer Hemmung der Glucoseaufnahme in Muskelzellen und andere Insulinabhängige Gewebe.

Allgemeine Wirkungen intracellulären Glucosemangels

Glucoseabbau ist eine Energie-Hauptquelle für die Zelle (Abb. 19.6); bei Diabetes können hingegen die Energie-Erfordernisse nur durch

Tabelle 19.3. Charakteristika des blutzuckersenkenden Effektes von kristallinem Zink-Insulin (CZI) und einigen modifizierten Insulinen

Art des Insulins	Stunden nach der Injektion	
	Maximaler Effekt	Dauer der Wirkung
Kristallines Zink-Insulin (CZI)	2– 4	5– 8
Globin-Zink-Insulin	6–10	18–24
NPH-Insulin (Neutral-Protamin-Hagedorn-Insulin)	8–12	28–30
Insulin lente	10–16	24–28
Protamin-Zink-Insulin (PZI)	16–24	24–>36

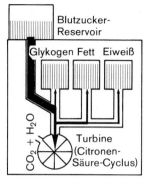

Normal

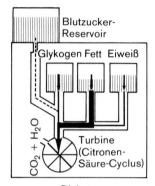

Diabetes

Abb. 19.6. Insulin-Wirkung auf die Muskel-Zellen und andere »periphere« Gewebe. Die Zelle ist als »Turbinen-Rad« dargestellt, das »Treibstoff« (Glucose) aus einem Reservoir (Blutglucose) erhält. Normalerweise (oben) kann unter Insulin genügend Treibstoff zur Turbine (Citronensäurecyclus) fließen und sie treiben, sowie auch ein Reservoir in den Reservetanks anlegen. Ohne Insulin (unten) fließt nur wenig Treibstoff in die Zelle. Die Turbine kann daher nur unter Aufbrauchen der Reserven (Hauptenergiequelle Fett und Eiweiß) nahezu normal arbeiten (nach: Scope Monograph on Diabetes. Upjohn Co. 1967)

Mobilisierung der Protein- und Fettreserven gedeckt werden; aus diesem Grund werden Mechanismen, die den Protein- und Fettabbau fördern, aktiviert und eine der Konsequenzen vermehrten Fettabbaus ist Ketose.

Mangelhafte Glucose-Ausnutzung in den Zellen des ventro-medialen Kerns des *Hypothalamus* ist u. U. die Ursache der Hyperphagie beim Diabetes. Wenn die Aktivität der Zellen des »Sattheits«-Zentrums durch verminderte Glucose-Utilisation verringert ist, wird das laterale Appetit-Zentrum nicht gehemmt und die Nahrungsaufnahme wird gesteigert (Kap. 14).

Glykogen-Entspeicherung ist eine allgemeine Folge intracellulären Glucose-Mangels; der Glykogengehalt in Leber und Muskel ist daher bei Diabetes vermindert. Insulin erhöht in der Regel den Glykogengehalt in Leber und Skeletmuskel außer bei Aufteten einer so starken Hypoglykämie, daß glykogenolytische Mechanismen aktiviert werden.

Auswirkungen intracellulären Glucosemangels auf den Eiweißstoffwechsel

Bei Diabetes ist sowohl die Rate des Aminosäureabbaus zu CO_2 und H_2O, wie auch die der Aminosäure-Gluconeogenese in der Leber erhöht (Abb. 19.7).

Eine Vorstellung von der Rate der Gluconeogenese beim hungernden diabetischen Tier erhält man durch Bestimmung des *D/N-Quotienten im Harn* (Verhältnis von *D*extrose zu Stickstoff = *N*itrogen); beim hungernden Tier ist das Leberglykogen erschöpft und Glycerin wird nur in sehr begrenztem Maß in Glucose umgewandelt, so daß die einzig wichtige Blutzuckerquelle Protein ist (Kap. 17). Die Menge Kohlenstoff im Eiweiß, die 1 g Harnstoffstickstoff entspricht, reicht aus um 8,3 g Glucose zu bilden; daher bedeutet ein D/N-Quotient von annähernd 3 bei Diabetes, daß ungefähr 33% des Kohlenstoffes des abgebauten Proteins in Glucose umgewandelt werden.

Die Ursachen für die gesteigerte Gluconeogenese sind zahlreich. Zunächst besteht ein erhöhtes Aminosäure-Angebot zur Gluconeogenese, da bei Insulinmangel die Proteinsynthese im Muskel abnimmt und der Blut-Aminosäure-Spiegel steigt; Alanin wird besonders leicht zu Glucose umgewandelt. Weiter ist auch die Aktivität der Enzyme, welche Brenztraubensäure und andere 2-C-Stoffwechselfragmente zu Glucose umwandeln, erhöht. Hierzu gehören die Phosphoenolpyruvat-Carboxykinase (Umwandlung von Oxalacetat in Phosphoenolpyruvat, Kap. 17), die Fructose-1,6-Diphosphatase (Umwandlung von Fructose-1,6-Diphosphat in Fructose-6-Phosphat) und die Glucose-6-Phosphatase (Glucoseausstrom aus der Leber in die Zirkulation). Erhöhte Konzentration von Acetyl-CoA steigert die Aktivität der Pyruvatcarboxypeptidase und Insulin-Mangel erhöht das Acetyl-CoA-Angebot aufgrund der verminderten Lipogenese.

Auch Hormone können zu gesteigerter Gluconeogenese beitragen; NNR-Glucocorticoide beschleunigen die Gluconeogenese; außer bei schwerstem Diabetes oder Acidose ist jedoch die NNR-Sekretion nicht erhöht.

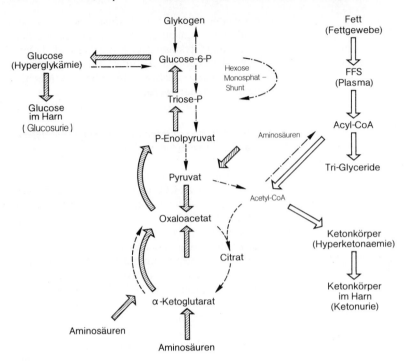

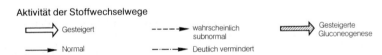

Abb. 19.7. »Entgleisungen« des Leber-Stoffwechsels bei unbehandeltem Diabetes (nach Harper, Löffler, Petrides, Weiss: Physiologische Chemie. Berlin-Heidelberg-New York: Springer 1975)

Glucagon stimuliert ebenfalls die Gluconeogenese und wie oben erwähnt besteht bei den meisten, wenn nicht bei allen Diabetikern eine Hyperglucagonämie.

Insulin und Wachstum

Insulinmangel beschleunigt den Proteinabbau und hemmt die Proteinsynthese, während Insulin die *Proteinbildung fördert*. Dieser *anabole Effekt* des Insulin ist mindestens z. T. durch die *»proteinsparende«* Wirkung intracellulärer Glucose erklärbar. Insulin *erhöht* auch den *Einbau von Aminosäuren in Proteine*, eine offenbar vom Glucosestoffwechsel unabhängige Wirkung, die wahrscheinlich durch Insulin-Aktivierung der Ribosomen verursacht sein dürfte (Kap. 17); Insulin *steigert* aber auch den *Aminosäure-Transport in Zellen*, deren Proteinsynthese durch Puromycin blockiert wurde. Diabetische Kinder blei-

ben somit klein; Insulin steigert das Wachstum unreifer hypophysektomierter Ratten ungefähr in demselben Grad wie Somatotropin. Ein maximales insulininduziertes Wachstum erfolgt jedoch nur, wenn die eiweißsparende Wirkung der Glucose durch kohlenhydratreiche Diät unterstützt wird.

Negative Stickstoffbilanz bei Diabetes

Eine deutlich negative Stickstoffbilanz bei Diabetes ist Folge des *gesteigerten Protein-Katabolismus* zu CO_2, H_2O und Glucose, sowie der *verminderten Proteinsynthese*. Proteinverlust ist mit niederer »Resistenz« gegen Infektionen verbunden, dazu kommt noch, daß zuckerreiche Körperflüssigkeiten zweifellos gute Nährmedien für Mikroorganismen sind. Dies ist wahrscheinlich die Ursache für die besondere Neigung zu Infektionen bei Diabetes.

Fettstoffwechsel bei Diabetes

Im Vordergrund der *Fettstoffwechsel-Störungen beim Diabetes* stehen die Beschleunigung des Lipidabbaus mit erhöhter Bildung von Ketonkörpern und die verminderte Synthese von Fettsäuren und Triglyceriden.
50% der aufgenommenen Glucose werden normalerweise zu CO_2 und H_2O verbrannt; 5% werden in Glykogen und 30 bis 40% in Fett umgewandelt. Bei Diabetes werden weniger als 5% der zugeführten Glucose in Fett umgewandelt; auch die zu CO_2 und H_2O verbrannte Menge ist verringert und der Glykogenaufbau aus Glucose ist nicht gesteigert; daher häuft sich Glucose im Blut an und wird im Harn ausgeschieden.
Hormonsensitive Lipase und Lipoproteinlipase regulieren den Metabolismus der Fettdepots (Kap. 17). Beim Diabetes kommt es zu einer verminderten Fettsäure-Bildung aus Glucose aufgrund eines intracellulären Glucose-Mangels. Insulin hemmt die hormonsensitive Lipase im Fettgewebe, und bei Insulin-Mangel ist der Spiegel der freien Fettsäuren (FFS) im Plasma mehr als verdoppelt. Die gesteigerte Glucagensekretion trägt ebenfalls zur Mobilisierung von FFS bei.
So geht der FFS-Spiegel mit dem Blutglucosespiegel parallel und ist in gewisser Beziehung ein besserer Gradmesser für die Schwere eines Diabetes als der Blutzuckerspiegel. In der Leber und in anderen Geweben werden FFS zu Acetyl-CoA abgebaut, wovon dann wiederum ein Teil gemeinsam mit Aminosäureresten zu CO_2 und H_2O im Citratcyclus verbrannt wird. Die Menge an Acetyl-CoA übersteigt jedoch die Fähigkeit der Gewebe, dieses abzubauen.
Beim Diabetes kommt es in der Leber (Abb. 19.7) — zusätzlich zu gesteigerter Gluconeogenese und erhöhtem Glucose-Ausstrom in die Zirkulation — auch zu deutlichem Unvermögen, Malonyl-CoA und Fettsäuren aus Acetyl-CoA zu bilden; die Ursache hierfür ist ein Mangel an Acetyl-Carboxylase. Der Überschuß an Acetyl-CoA wird zu Ketonkörpern umgewandelt (s. unten).
Beim unkontrollierten Diabetes sind gemeinsam mit FFS auch Triglyceride, Lipoproteine und Chylomikronen vermehrt, so daß das Plasma oft milchig getrübt erscheint. Dieser Anstieg der Plasmalipide wird hauptsächlich durch verminderte Aufnahme von Triglyceriden in die Fettdepots verursacht, wozu auch die herabgesetzte Aktivität der Lipoproteinlipase beiträgt.

Ketose bei Diabetes

Überschüssiges Acetyl-CoA wird teilweise in Acetoacetyl-CoA und dann in der Leber in Acetessigsäure umgewandelt; *Acetessigsäure* und ihre Derivate *Aceton* und *β-Hydroxybuttersäure* treten dann in großer Menge in den Kreislauf ein (Kap. 17).
Diese zirkulierenden *Ketonkörper* sind eine wichtige Energiequelle beim Hunger; etwa die Hälfte der Stoffwechselrate eines hungernden Hundes dürfte durch den Metabolismus der Ketone gedeckt werden. Die Rate der Ketonausnutzung beim Diabetiker ist ebenfalls beträchtlich. Die maximale Fettabbaurate ohne signifikanter Ketose beträgt bei Diabetes etwa 2,5 g/kg Körpergewicht und Tag; bei unbehandeltem Diabetes ist der Abbau jedoch viel größer, so daß sich Ketonkörper im Blut anhäufen. Zusätzlich ist vielleicht bei schwerem Diabetes die Rate der Ketonkörperausnutzung gesenkt; dadurch wird die Ketose ebenfalls verstärkt. Insulin dürfte nämlich die Aufnahme von Ketonkörpern in den Muskel steigern.

Acidose bei Diabetes, Coma diabeticum

Die meisten von Acetessigsäure und β-Hydroxybuttersäure freigesetzten Wasserstoffionen werden abgepuffert; dennoch entwickelt sich immer eine *schwere metabolische Acidose*. Das niedrige Plasma-pH stimuliert das Atemzentrum, wodurch vertiefte, frequente Atmung *(Kussmaulsche Atmung)* hervorgerufen wird. Der Harn wird sauer; sobald aber die Fähigkeit der Niere, Na^+ und K^+ durch H^+ und NH_4^+ zu ersetzen, erschöpft ist, werden Na^+ und K^+ im Harn vermehrt ausgeschieden. Elektrolyt- und Wasserverlust führen dann zu *Dehydratation, Hypovolämie und Hypotension*. Schließlich kommt es durch Acidose und Dehydratation zu *Bewußtseinsverlust und Koma*.
Bei schwerer Acidose ist das Gesamtkörper-Na^+ und — wenn der Natriumverlust den Wasserverlust übersteigt — auch oft das Plasma-*Natrium* merklich *verringert. Gesamt-Kalium* ist ebenfalls *niedrig;* Plasma-Kalium ist jedoch meist normal, teils wegen des verminderten ECF-Volumens, teils infolge des Austausches intracellulären K^+ gegen H^+ der ECF und auch da der Insulin-induzierte Kalium-Eintritt in die Zellen abgeschwächt ist. Bei der Behandlung einer Acidose muß der Insulin-induzierte Kalium-Einstrom aus der ECF in die Zellen beachtet werden, da die Kaliumspeicher teilwei-

se erschöpft sind und sich bei Insulinzufuhr u. U. eine schwere und eventuelle tödliche Hypokaliämie entwickeln kann.

Bei experimentellem Diabetes findet man — je nach Species — unterschiedliche Auswirkungen der Ketoacidose; die Größe der Fettspeicher ist ebenfalls ein Faktor, der den Verlauf des Diabetes beeinflußt. Unterernährte pankreatektomierte Hunde entwickeln selten eine Acidose, während es bei gut gefütterten, fetten Tieren leicht zu einer Acidose kommt. Vor der Isolierung des Insulin durch BANTING und BEST 1921 bestand auch die Hauptbehandlung des Diabetes in einer Hungerdiät. Diese Diät senkt nicht nur den Blutzuckerspiegel, sondern verringert auch die Fettdepots, so daß weniger Fett zur Mobilisierung verbleibt.

Koma bei Diabetes kann durch *Acidose* und *Dehydratation* ausgelöst werden. In manchen Fällen ist der Blutzucker zu solchen Werten erhöht, daß die daraus folgende Hyperosmolalität des Plasmas Bewußtlosigkeit verursacht *(hyperosmolales Koma)*. Wenn es durch eine Hypoxie des Gewebes zu einer Milchsäure-Anhäufung im Blut (Milchsäure-Acidose) kommt, kann dadurch eine bestehende Keto-Acidose kompliziert werden (Kap. 33); Milchsäure-Acidose selbst kann auch ein Koma auslösen.

Cholesterin-Stoffwechsel bei Diabetes

Bei Diabetes ist der Plasma-Cholesterinspiegel fast immer erhöht; dies dürfte für die beschleunigte Entwicklung der *atherosklerotischen Gefäßkrankheit* — einer Langzeitkomplikation des Diabetes — bedeutsam sein. Andererseits ist wahrscheinlich bei schwerem Diabetes die Cholesterin-Synthese verringert. Der Anstieg im Plasmacholesterinspiegel wird daher z. T. durch eine Vermehrung der cholesterinhaltigen »very-low«- und »low-density«-β-Lipoproteine (VLDL und LDL) im Zusammenhang mit der gestörten Lipoprotein-Regulation, z. T. durch den verringerten Cholesterinabbau in der Leber verursacht. Wenn die Abbaurate stärker als die Cholesterinsynthese abnimmt, kommt es dann zum Anstieg des Plasmacholesterins.

Auswirkungen des Insulinmangels auf das Stoffwechsel-Gleichgewicht

Die entscheidenden Störungen des Insulinmangels (Abb. 19.8) sind verminderter Glucose-Eintritt in die meisten Gewebe (verminderte periphere Glucoseutilisation) und erhöhte Nettofreisetzung von Glucose aus der Leber (erhöhte Produktion), z. T. aufgrund eines Glucagonüberschusses. Die daraus folgende Hyperglykämie führt zur Glucosurie und einer dehydrierenden osmotischen Diurese; Dehydratation führt wiederum zu Polydipsie. Durch intracellulären Glucosemangel ist der Appetit gesteigert, Glucose wird aus Protein gebildet (Gluconeogenese) und die Energieerfordernisse werden durch Fett- und Proteinabbau gedeckt. Gewichtsverlust, schwächender Eiweißmangel und Entkräftung sind die Folgen.

Durch den erhöhten Fettabbau wird der Organismus mit Triglyceriden und FFS überschwemmt; die Fettsäure-Synthese ist gehemmt und das vermehrt anfallende Acetyl-CoA kann

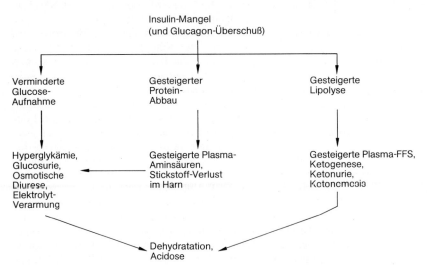

Abb. 19.8. Auswirkungen des Insulin-Mangels (nach R. H. HAVEL)

auch in dem überlasteten und in seiner Kapazität eingeschränkten Citronensäurecyclus nicht bewältigt werden. In der Leber wird Acetyl-CoA in Ketonkörper — großteils organische Säuren — umgewandelt; diese häufen sich dann im Kreislauf an (Ketose), da ihre Produktionsrate die Fähigkeit des Körpers, sie zu verwerten, überschreitet; im Anschluß daran entwickelt sich eine metabolische Acidose, die zu Natrium- und Kalium-Verlust führt und zur Dehydratation beiträgt. Schließlich führen Acidose, Hypovolämie, und Hyperosmolarität zu Koma und unbehandelt — aufgrund der toxischen Effekte der Acidose und Dehydratation auf das Nervensystem — zum Tod.

Die Beseitigung des ursächlichen Defektes ist nur durch *Insulin-Substitution* möglich; die Notfallbehandlung einer diabetischen Acidose umfaßt aber auch die gleichzeitige Acidose-Bekämpfung mit Alkali.

Die hauptsächlichen Insulinwirkungen sind in

Tabelle 19.4. Hauptwirkungen von Insulin

Fettgewebe
1. Gesteigerter Glucoseeinstrom
2. Gesteigerte Fettsäure-Synthese
3. Gesteigerte Glycerinphosphat-Synthese
4. Gesteigerte Triglyceridspeicherung
5. Aktivierung der Lipoproteinlipase
6. Hemmung der hormonsensitiven Lipase
7. Gesteigerte Kaliumaufnahme

Muskel
1. Gesteigerter Glucoseeinstrom
2. Gesteigerte Glykogensynthese
3. Gesteigerte Aminosäureaufnahme
4. Gesteigerte ribosomale Proteinsynthese
5. Verminderter Proteinabbau
6. Verminderte Freisetzung gluconeogenetischer Aminosäuren
7. Gesteigerte Ketonkörperaufnahme
8. Gesteigerte Kaliumaufnahme

Leber
1. Verminderung des cAMP
2. Verminderte Ketogenese
3. Gesteigerte Proteinsynthese
4. Gesteigerte Lipidsynthese
5. Verminderter Glucoseausstrom aufgrund verminderter Gluconeogenese und gesteigerter Glykogensynthese

Tabelle 19.4 zusammengefaßt. Insulin wird nach Mahlzeiten sezerniert und sein Nettoeffekt ist die Speicherung von Kohlenhydraten, Proteinen und Fett.

Wirkungen von Insulinüberschuß

Alle bekannten Folgen des Insulin-Überschusses sind — direkt oder indirekt — Manifestationen der Hypoglykämie-Effekte im Nervensystem. Vom Gehirn wird — außer nach längerem Fasten — ausschließlich Glucose in nennenswerten Mengen verwertet. Kohlenhydratreserven im Nervensystem sind begrenzt und die normale Funktion des Nervensystems hängt von einer ständigen Glucose-Zufuhr ab. Fällt der Blutzuckerspiegel, dann werden die Hirngebiete mit der höchsten Stoffwechselrate zuerst betroffen, gefolgt von den weniger stoffwechselaktiven vegetativen Zentren in Diencephalon und Hirnstamm (Kap. 32). Zuerst treten *corticale Symptome* (Verwirrtheit, Schwäche, Schwindel, Hunger), später *Krämpfe und Koma* auf. Bei langanhaltender Hypoglykämie entwickeln sich irreversible Veränderungen in der gleichen (cortical-diencephal-medullären) Reihenfolge; der Tod erfolgt durch Versagen des Atemzentrums. Daher ist sofortige Behandlung mit Glucose geboten, bei der es meist zum schlagartigen Schwinden der Symptomatik kommt; trotzdem können manchmal bei langer oder schwerer Hypoglykämie pathologische Veränderungen von einer leichten Intelligenz-Minderung bis zu dauerndem Koma bestehen bleiben. *Hypoglykämie* ist ein starker Stimulus für *sympathische Nervenentladungen* und gesteigerte Catecholamin- vor allem Adrenalin-Sekretion. Tremor, Herzklopfen und Nervosität bei Hypoglykämie sind wahrscheinlich durch sympathische Überaktivität verursacht. Symptome können bei unterschiedlichen Blutzuckerspiegeln auftreten. Manche Normale haben auch bei Blutzuckerspiegeln von 2 mmol/l (~35 mg%) noch keine hypoglykämischen Symptome. Patienten mit insulin-sezernierenden Tumoren sind sogar an Blutzuckerspiegel von etwa 1 mmol/l (~20 mg%) adaptiert, während Diabetiker mit chronischer Hyperglykämie bereits bei so hohen Blutzucker-Werten wie 5,5 mmol/l (~100 mg%) Symptome von Hypoglykämie entwickeln können. Der für diese Adaptierungsvorgänge verantwortliche Mechanismus ist unbekannt.

Kompensation übermäßiger Insulinwirkung

Eine durch Hypoglykämie ausgelöste gleichzeitige Erhöhung der NNM- und NNR-Sektretion kompensiert die Hypoglykämie; Adrenalin wirkt dabei durch Glykogenolyse und Glucocorticoide durch Erhöhung der Gluconeogenese sowie durch ihre Anti-Insulinwirkung. Bei Tieren, deren Catecholamin-Reserven experimentell stark vermindert wurden, ist die Insulin-Toleranz signifikant verringert. Absinken des Blutzuckerspiegels stimuliert auch die Glucagon-Sekretion, wodurch ebenfalls Gluconeogenese und Glykogenolyse gesteigert werden. Der Blutzuckersturz durch Insulin ist bei hungernden Tieren deutlicher ausgeprägt als bei gutgenährten Tieren mit reichlicher Leberglykogenreserve. Schließlich kommt es unter Insulineinwirkung auch zu einer Steigerung der STH-Sekretion; dieses Hormon bewirkt über verminderte Glucose-Verwertung in den peripheren Geweben Erhöhung des Glucose-Angebotes an das Gehirn.

Wirkungsmechanismus des Insulins

Derzeit können zumindest 5 wichtige Insulinwirkungen *nicht* auf einen einzigen Mechanismus zurückgeführt werden: (1) Anstieg des Glucoseeinstroms in die Muskelzelle und bestimmte andere Gebiete (Tabelle 19.2), (2) Hemmung der hormon-sensitiven Lipase im Fettgewebe und Aktivierung der Lipoprotein-Lipase, (3) Stimulierung der Proteinsynthese — ein Effekt, der auch beim Fehlen extracellulärer Glucose auftreten kann, (4) Steigerung des Aminosäure-Transportes in die Zellen, (5) Anstieg des Membranpotentials der Skeletmuskel- und Fett-Zellen. Insulin dürfte auch zusätzliche Wirkungen auf die Leber ausüben. Viele Vorgänge beim Diabetes können jedoch durch den

verminderten Glucose-Eintritt in die Muskelzelle erklärt werden.

Die *Insulinwirkung auf den Zuckereintritt* in die Zellen kann durch die nach Insulingabe feststellbare *Zunahme des Verteilungsvolumens für Galaktose* (Abb. 19.9) und ähnlich strukturierter Zucker bei hepat- und nephrektomierten Tieren (nach Entfernung von Leber und Nieren werden diese Zucker weder metabolisiert, noch ausgeschieden) bewiesen werden. Das Galaktose-Verteilungsvolumen übersteigt unter Insulinwirkung das ECF-Volumen beträchtlich, was durch den Einstrom dieser Zucker in die Zellen erklärbar wird. Auch mit Hilfe des Glucose-Verteilungsvolumens läßt sich ein analoger Effekt nachweisen (Abb. 19.10).

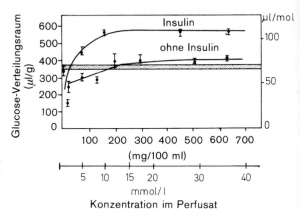

Abb. 19.10. Insulin-Effekt auf das Glucose-Verteilungsvolumen im perfundierten normalen Rattenherz, als Funktion der Glucose-Konzentration in der Perfusionslösung. Horizontaler Balken = Größe des ECF-Raumes (nach MORGAN and others: Regulation of glucose uptake in heart muscle from normal and alloxandiabetic rats. Ann. N. Y. Acad. Sci. **82,** 387 (1959))

Der Glucoseeintritt in die Muskel-, Fettgewebe- und Bindegewebe-Zellen wird wahrscheinlich durch eine *Insulin-Wirkung auf die Zellmembran* erleichtert. Die Phosphorylierungsrate intracellulärer Glucose wird aber durch andere Hormone kontrolliert; Somatotropin und Cortisol dürften die Phosphorylierung in bestimmten Geweben hemmen. Die Phosphorylierung verläuft jedoch normalerweise so schnell, daß sie nur bei hoher Glucoseeintrittsrate ein begrenzender Faktor im Glucose-Metabolismus sein kann.

Aufgrund der schnellen Phosphorylierung ist die intracelluläre Glucosekonzentration normalerweise niedrig, so daß der Konzentrationsgradient für Glucose zelleinwärts gerichtet ist. Eine

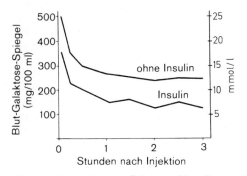

Abb. 19.9. Anstieg des Galaktose Verteilungsvolumens unter Insulin als Manifestation des Transportes durch die Zellmembran. Der Zucker wurde hepat- und nephrektomierten Hunden infundiert und die Veränderungen im Blutspiegel registriert (nach GOLDSTEIN and others: Action of insulin on transfer of sugars across cell barriers. Amer. J. Physiol. **173,** 207 (1953))

bestimmte Glucosemenge dringt entlang dieses Gradienten auch ohne Insulin in die Zelle ein; *Insulin erhöht* aber *selektiv die Einstromrate;* möglicherweise ist daran ein Trägermechanismus beteiligt, da der Vorgang die Sättigungs-Kinetik eines Systems mit begrenzt verfügbarem spezifischen Träger zeigt *(»geförderte« Diffusion).* Der Prozeß ist hochspezifisch, auf Glucose und wenige andere Zucker mit der gleichen Konfiguration in den ersten 3 C-Atomen beschränkt; diese Zucker konkurrieren untereinander um den Transport. Obwohl der Glucosetransport nicht gegen ein Konzentrationsgefälle erfolgt, zeigt er dennoch höhere Temperaturabhängigkeit als passive Diffusion.

Zwar werden Glucose-Verschiebungen durch die Leberzell-Membran nicht direkt durch Insulin beeinflußt, doch kommt es unter Insulin zu einer Erleichterung der Glykogen-Synthese und zu einer Abnahme der Glucose-Freisetzung in der Leber, somit zu einer Netto-Vermehrung der Glucose-Aufnahme. Man findet gesteigerte Aktivität der Glykogen-Synthetase und der Glucokinase, doch fehlen Beweise für eine direkte Insulinwirkung auf diese Enzyme.

Regulation der Insulinsekretion

Die Insulinsekretion wird durch eine Vielzahl von Einflüssen gesteigert, bzw. gehemmt (Tabelle 19.5). Zahlreiche der beteiligten Substanzen spielen eine Rolle im Glucose-Stoffwechsel oder beeinflussen cAMP. Zur normalen Insulinsekretion sind ferner ausreichende Mengen an Ca^{2+}- und K^+-Ionen erforderlich.

Wirkung des Blutzuckerspiegels auf die Insulinsekretion

Die Hauptkontrolle der Insulinsekretion wird durch einen *direkten Rückkopplungs-Mechanismus* zwischen *Blutzuckerspiegel* und *Pankreas* ausgeübt. Glucose dringt in die Insel-Zellen — von Insulin unbeeinflußt — sofort ein; wenn der Glucosespiegel des — das Pankreas durchströmenden — Blutes erhöht ist (über 6,1 mmol/l, bzw. 110 mg% bei der Ratte), tritt vermehrt Insulin im Pankreas-Venenblut auf, bei normalem oder erniedrigtem Blutzuckerspiegel ist andererseits die Insulinsekretion niedrig. (Abb. 19.11).

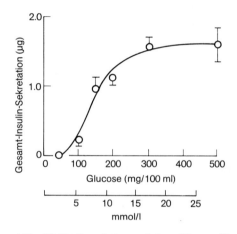

Abb. 19.11. Korrelation zwischen Glucose-Konzentration und Insulinsekretion (freigesetzte Insulin-Menge bei 10-minütiger Perfusion des isolierten Rattenpankreas mit unterschiedlichen Glucose-Konzentrationen) (nach G. Grodsky)

Tabelle 19.5. Beeinflussung der Insulinsekretion

Stimulierung	*Hemmung*
Glucose	2-Desoxyglucose
Mannose	Mannoheptulose
Aminosäuren (Leucin, Arginin, u. a.)	α-adrenerge Stimulierung
β-Ketosäuren	Diazoxid
β-adrenerge Stimulierung	Thiazid-Diuretica
Acetylcholin	Diphenylhydantoin
Glucagon	Alloxan
cAMP und verschiedene Substanzen, welche cAMP bilden	Mikrotubuli-Inhibitoren
	Somatostatin
Theophyllin	
Sulfonyl-Harnstoffe	
Intestinale Hormone (GIP, Glucagon, Gastrin, Secretin, CCK, u. a.)	

Mannit stimuliert die Insulinsekretion; auch Fructose hat einen mäßig-stimulierenden Effekt; sie wird allerdings in der Zelle in Glucose umgewandelt. Auch der Einstrom von Galaktose, D-Xylose und L-Arabinose in die Zellen wird durch Insulin gefördert; diese Zucker steigern jedoch die Insulinsekretion nicht. Ebenso haben viele Zwischenprodukte des Citratcyclus und nicht metabolisierbare Zucker keinen Einfluß auf die Insulinsekretion. Die Insulin-sekretionssteigernde Wirkung der Glucose ist jedoch vom Abbau der Glucose abhängig; daher hemmen auch 2-Desoxyglucose und Mannoheptulose — Substanzen, welche den Glucose-Abbau verhindern — die Insulinsekretion.

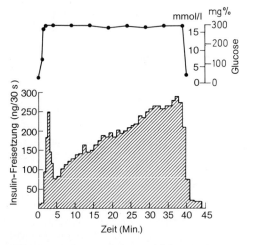

Abb. 19.12. Insulin-Sekretionsantwort des perfundierten Ratten-Pankreas auf andauernde Glucoseinfusion. Oben: Glucose-Konzentration im Perfuset (nach CURRY et al.: Dynamics of insulin secretion by the perfused rat pancreas. Endocrinology **83**, 572 (1968))

Bei Versuchstieren (Abb. 19.12) und beim Menschen verursacht Glucose-Stimulierung eine biphasische Insulinsekretion: Auf einen initialen raschen Anstieg der Insulinsekretion folgt eine langsam sich entwickelnde längerdauernde Sekretionssteigerung, die durch Inhibitoren der Proteinsynthese gehemmt werden kann. Nach einer Ruheperiode des Pankreas ist die glucose-induzierte Insulinsekretion verstärkt.
Die Kontrolle der Insulinsekretion durch den Blutzucker ist normalerweise sehr präzise, so daß *Blutzucker- und Blutinsulin-Spiegel* mit großer Genauigkeit *parallel* verlaufen.

Einfluß von Protein- und Fett-Derivaten

Arginin, Leucin und bestimmte andere Aminosäuren stimulieren die Insulinsekretion ebenso wie β-Ketosäuren (Acetessigsäure) über einen nicht näher bekannten Mechanismus. In diesem Zusammenhang ist es erwähnenswert, daß Insulin den Einbau von Aminosäuren in Proteine fördert und dem Fettabbau, der zu β-Ketosäuren führt, entgegenwirkt.

Einfluß von cAMP auf die Insulinsekretion

Adrenalin und Noradrenalin hemmen die Insulinsekretion durch direkte Wirkung auf das Pankreas; diese inhibitorischen Effekte werden durch Blocker α-adrenerger Receptoren, nicht aber durch blockierende Pharmaka β-adrenerger Receptoren aufgehoben. Wahrscheinlich erreichen α-Receptoren-stimulierende Substanzen — etwa Noradrenalin — ihren Insulinsekretions-hemmenden Effekt über eine Verminderung des intracellulären cAMP. Andererseits bewirken Pharmaka mit β-Receptoren-stimulierender Wirkung Insulinsekretion; den gleichen Effekt hat Theophyllin, das die Phosphodiesterase hemmt, welche ihrerseits den Abbau von cAMP katalysiert (Kap. 17). Propranolol blockiert zwar den stimulierenden Effekt der Catecholamine auf die Insulin-sezernierenden Zellen, beeinflußt aber nicht deren Antwort auf Glucose. Noch einige andere Insulinsekretionsauslösende Reize wirken vielleicht über cAMP, doch dürfte cAMP keine obligate Rolle in dem Mechanismus spielen, mittels dessen Glucose die Insulinsekretion stimuliert.

Wirkungen des autonomen Nervensystems

Teile des rechten Vagus innervieren die Pankreas-Inseln und steigern die Insulinsekretion durch Acetylcholin-Ausschüttung; dieser Effekt wird durch Atropin gehemmt. Stimulierung der sympathischen Versorgung des Pankreas hemmt die Insulinsekretion. Diese Hemmung wird durch Noradrenalin hervorgerufen und wird bei α-adrenerger Blockierung von einer Steigerung der Insulinsekretion abgelöst. Offensichtlich modifiziert die autonome Innervation des Pankreas die Insulinsekretion. Der Glucose-Effekt ist nicht von einer intakten Innervation abhängig, da er auch beim transplantierten Pankreas besteht; dennoch dürfte die Nervenversorgung für die Aufrechterhaltung der Glucose-Empfindlichkeit der Inselzellen notwendig sein.

Orale Antidiabetica

Tolbutamid und andere *Sulfanylharnstoffderivate* (Abb. 19.13) erniedrigen den Blutzuckerspiegel; sie wirken jedoch nur bei funktionstüchtigem Pankreas, indem sie die *Insulinsekretion* — wahrscheinlich durch Steigerung der Konzentration von cAMP in den B-Zellen durch Hemmung der Phosphodiesterase — *stimulieren*.

Phenformin und andere *Biguanide* beeinflussen die Insulinsekretion nicht, steigern jedoch die Glucose-Utilisation durch Hemmung des oxidativen Glucoseabbaus und — folglich — Steigerung der anaeroben Glykolyse in den Zellen. Diese Medikamente vermindern auch die Glucoseresorption aus dem Gastrointestinaltrakt.

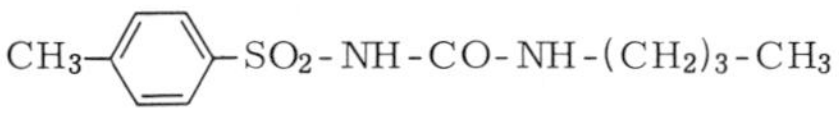

$$CH_3-\langle\bigcirc\rangle-SO_2-NH-CO-NH-(CH_2)_3-CH_3$$

Tolbutamid

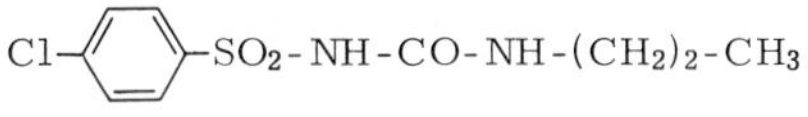

$$Cl-\langle\bigcirc\rangle-SO_2-NH-CO-NH-(CH_2)_2-CH_3$$

Chlorpropamid

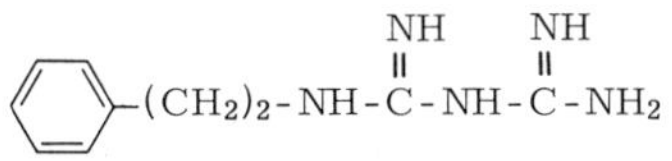

$$\langle\bigcirc\rangle-(CH_2)_2-NH-\overset{NH}{\overset{\|}{C}}-NH-\overset{NH}{\overset{\|}{C}}-NH_2$$

Phenformin
(Phenyläthyl-biguanid, DBI ®)

Abb. 19.13. Häufig angewandte orale Antidiabetica, Tolbutamid und Chlorpropamid sind Sulfonyl-Harnstoff-Derivate, welche die endogene Insulinsekretion stimulieren. Phenformin und andere Biguanide vermindern wahrscheinlich die für die Gewebe verfügbare Sauerstoffmenge; dadurch steigt — von Insulin unabhängig — der Glucoseeinstrom in die Zellen

Intestinale Hormone

Oral zugeführte Glucose stimuliert die Insulinsekretion deutlich stärker als intravenös infundierte Glucose; ebenso bewirkt orale Gabe von Aminosäuren stärkere Insulinsekretion als parenterale Zufuhr. Diese Beobachtungen legten es nahe, daß eine vom Gastrointestinal-Trakt sezernierte Substanz die Insulinsekretion auslöst; zwar haben Glucagon, Secretin, CCK, Gastrin und GIP (gastric inhibitory peptide; Kap. 26) alle einen solchen Effekt, *GIP* ist jedoch wahrscheinlich — unter den genannten Substanzen — *der physiologische »Darm-Faktor«*, der normalerweise die Insulinsekretion auslöst. Nur GIP ist nämlich imstande in jenen Konzentrationen den Inselapparat des Pankreas zu stimulieren, wie sie physiologischerweise nach oraler Glucose-Gabe im Blut auftreten.

Somatostatin

Hinsichtlich der physiologischen Bedeutung von Somatostatin, welches die Insulin- wie auch die Glucagonsekretion hemmt und in den D-Zellen des Pankreas vorkommt, fehlen bis jetzt klare Vorstellungen. D- und A-Zellen liegen im allgemeinen an der Peripherie der Pankreasinseln, während die B-Zellen im Zentrum angeordnet sind. Bei einer Richtung des Blutstromes von der Peripherie der Inseln nach innen könnte diese Anordnung von Bedeutung sein.

Andere hemmende Einflüsse auf die Insulinsekretion

Diazoxid (ein Anti-Hypertensivum) und eine Reihe anderer Pharmaka hemmen die Insulinsekretion und sind somit diabetogen.

Bei manchen Personen kommt es auch bei Anwendung von Thiazid-Diuretica zu einer Insulin-Sekretionshemmung.

Veränderungen der B-Zell-Reaktion

Die Größe der Insulinantwort auf einen bestimmten Stimulus wird z. T. durch die vorhergehende Sekretions»vorgeschichte« der B-Zellen bestimmt. Individuen, die eine kohlenhydratreiche Diät für einige Wochen aßen, haben nicht nur höhere Nüchtern-Plasmainsulinspiegel, sondern zeigen auch eine höhere Sekretionsantwort auf eine Glucosebelastung als Versuchspersonen unter einer energetisch ausreichenden, aber kohlehydratarmen Diät.

B-Zellen antworten wie andere endokrine Zellen auf Stimulation mit Hypertrophie; sie werden erschöpft und beenden die Sekretion (»B-Zell-Erschöpfung«), wenn die Stimulierung hochgradig und lang-andauernd ist. Bei einer solchen Stimulierung werden sie vacuolisiert und hyalinisiert *(hydrope und hyaline Degeneration)*. Endet der auslösende Reiz bald nach Sistieren der B-Zell-Tätigkeit, können sich die Zellen wieder *erholen;* bei andauernder Reizung kommt es schließlich jedoch zum *Untergang der Zellen*.

Trotz mancher gegenteiliger Meinungen kommt es in anderen endokrinen Organen nicht zu einer solchen »Erschöpfungs-Atrophie«.

Die *Pankreasreserve* ist so groß, daß normalerweise eine B-Zell-Erschöpfung nur schwer auszulösen ist; bei — durch teilweise Pankreatektomie oder geringe Alloxan-Dosen — *reduzierter Pankreas-Reserve,* kann durch chronisch erhöhte Blutzuckerspiegel leicht B-Zell-Erschöpfung hervorgerufen werden. Bei Tieren mit experimentell verminderter Pankreas-Reserve kann daher durch HVL-Extrakt, Somatotropin, Thyroxin oder langdauernde Infusion von Glucose Diabetes ausgelöst werden *(»hypophysärer« Diabetes, »Thyroxin«-Diabetes,);* diese Diabetes-Formen sind zuerst reversibel, werden aber bei Fortdauern der auslösenden Ursache permanent *(»metahypophysärer« Diabetes, Meta-Thyroxin-Diabetes).* Gleichzeitige Gabe von Insulin mit dem diabetogenen Agens schützt die B-Zellen, so daß kein Diabetes entstehen kann. Nebennieren-Glucocorticoide steigern zwar den Blutzuckerspiegel, bei Versuchstieren ist es jedoch schwierig, einen dauernden Diabetes durch alleinige Glucocorticoid-Gabe auszulösen. Die Gefahr einer B-Zell-Erschöpfung bei Diabetikern unter Sulfonylharnstoff-Behandlung scheint — wie die Erfahrung zeigt — bedeutungslos; es wurde im Gegenteil behauptet, daß diese Pharmaka bei langdauernder Anwendung eine Inselzell-Hypergranulation und -Hypertrophie bewirken.

Wirkungen exogenen Insulins auf die B-Zell-Sekretion

Bei Insulinbehandlung eines normalen Tiers sinkt der Insulingehalt des Pankreas; nach Beendigung der Behandlung sind die B-Zellen jedoch hyperaktiv. Damit ist wahrscheinlich auch die Abnahme des Insulinbedarfs junger Diabetiker nach Einsetzen der Insulinbehandlung erklärbar; bisweilen fällt ihr Insulinbedarf dann sogar bis auf Null und der Diabetes »verschwindet« für einige Zeit, obwohl er später immer wieder auftritt.

Insulin-Auswertung

Die Insulin-artige Aktivität im Plasma *(Insulin-like-activity; ILA)* wurde durch den Vergleich der physiologischen Wirkungen von Plasmaproben mit den Wirkungen bekannter Insulinmengen auf eine Reihe physiologischer Parameter bestimmt. An Stelle dieser Auswertungsmethode ist nunmehr der Radioimmunoassay (RIA) für Insulin getreten. RIA ist heute eine weitverbreitete Meßmethode für Protein- und Polypeptid-Hormone. RIA beruht auf der Interferenz nicht-markierter Hormone mit der Bindung radioaktiv-markierter Hormone an die entsprechenden Antikörper. Es wurden auch RIA für Nichteiweiß-Substanzen wie z.B. Steroide entwickelt; die für solche Radioimmunoassays erforderlichen Antikörper werden dadurch erhalten, daß die betreffende Substanz einem Versuchstier an ein Protein gebunden (»Schlepper«, s. Kap 27) injiziert wurde.

Die ILA-Werte eines Plasmas sind meist höher als dessen immunologisch bestimmter Insulingehalt. Nach Pankreatektomie bleibt sogar ein signifikanter ILA-Titer bestehen, der auf Beteiligung anderer Faktoren als Insulin an der ILA hinweist. Die spezifische immunologische Auswertung ergibt normalerweise im peripheren Venenplasma Nüchternwerte von 0–2,9 µg/ml (0–70 µE/ml). Die normal pro Tag sezernierte Insulinmenge kann mit etwa 1,7 mg (40 E) angenommen werden.

B. Glucagon

Chemie und Wirkung des Glucagon

Humanes Glucagon ist ein lineares Polypeptid aus 29 Aminosäuren mit einem Mol. Gew. von 3 485 (Abb. 19.14) und besitzt die gleiche Struktur wie Schweineglucagon. Rinder- und Schweine-Glucagon führen zur Anti-Glucagon-Antikörperbildung beim Kaninchen; diese An-

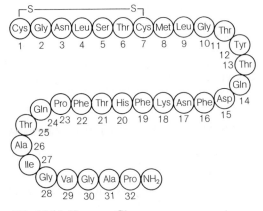

Abb. 19.14. Humanes Glucagon

tikörper wurden zur quantitativen Glucagon-Bestimmung bei Hund und Mensch verwendet. Wahrscheinlich wird Glucagon aus einem größeren Precursor *(Proglucagon)* in den A-Zellen gebildet.

Glucagon-Wirkungen

Glucagon wirkt glykogenolytisch, gluconeogenetisch und lipolytisch (Abb. 19.15). Es steigert den Blutzuckerspiegel durch Stimulierung der Adenylat-Cyclase in den Leberzellen; dadurch kommt es zur Aktivierung der Phosphorylase und in der Folge zu gesteigertem Glykogenabbau (Kap. 17). Auf die Muskelzelle wirkt Glucagon nicht glykogenolytisch. Glucagon steigert die Gluconeogenese aus verfügbaren Aminosäuren in der Leber und erhöht die Stoffwechselrate. Glucagon fördert auch die Lipolyse (Kap. 17). Die calorigene Wirkung von Glucagon ist nicht durch die Hyperglykämie an sich bedingt, sondern wird wahrscheinlich durch die gesteigerte Desaminierung von Aminosäuren in der Leber hervorgerufen.

Hohe Dosen exogenen Glucagons üben einen positiven inotropen Effekt auf das Herz aus (Kap. 29), ohne erhöhte Erregbarkeit des Myokards zu bewirken. Dieser Effekt wird wahrscheinlich durch Steigerung des cAMP im Myokard hervorgerufen. Glucagon ist zwar offensichtlich ohne Bedeutung für die physiologische Regulation der Herzfunktion, es wird jedoch therapeutisch eingesetzt.

Stoffwechsel des Glucagons

Glucagon hat eine Halbwertzeit im Kreislauf von 5–10 Minuten und wird in vielen Geweben, vor allem in der Leber, abgebaut. Da Glucagon in das Portalblut sezerniert wird und somit zunächst in die Leber gelangt, sind die peripheren Blutspiegel von Glucagon relativ niedrig. Der Anstieg des peripheren Glucagonspiegels nach Stimulierung (s. unten) bei Patienten mit Lebercirrhose wird wahrscheinlich durch einen verminderten Abbau dieses Hormons in der Leber verursacht.

Regulation der Glucagonsekretion

Die hauptsächlichen bekannten Faktoren mit Einfluß auf die Glucagonsekretion sind in Tabelle 19.6 zusammengestellt. Die Sekretion wird durch einen Anstieg des Blutzuckerspiegels — allerdings nur in Anwesenheit von Insulin — gehemmt; die A-Zellen dürften somit insulinabhängige Gewebe sein. Stimulierung der sympathischen Nervenversorgung des Pankreas führt zu einer gesteigerten Glucagonsekretion über einen β-adrenergen Receptormechanismus und cAMP. Hinsichtlich adrenerger Effekte dürften sich A- und B-Inselzellen analog verhalten, da α-adrenerge Stimuli auch bei A-Zellen — wie bei B-Zellen (s. oben) — Sekretionshemmung bewirken.

Tabelle 19.6. Beeinflussung der Glucagonsekretion

Stimulierung	Hemmung
Aminosäuren (insbesondere gluconeogenetische: Alanin, Serin, Glycin, Cystein, Threonin)	Glucose
	Secretin
	FFS
	Ketonkörper
	Diphenylhydantoin
	α-adrenerge Stimulierung
CCK, Gastrin	Somatostatin
β-adrenerge Stimulierung	
Theophyllin	
Cortisol	
Arbeit	
Infektionen	
Andere Streßformen	

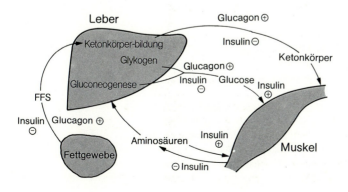

Abb. 19.15. Zwei-hormonale Kontrolle des Substratumsatzes: ⊕ steigernd; ⊖ vermindernd (nach GERICH et al.: Prevention of human diabetic ketoacidosis by somatostatin New England J. Med. **292**, 985 (1975))

Die Antwort des Pankreas auf Sympathicus-Reizung ohne adrenerge Blockade ist jedenfalls erhöhte Glucagonsekretion; offensichtlich sind viel mehr β-Receptoren an den A-Zellen vorhanden. Die stimulierenden Effekte verschiedener Stressoren und vielleicht auch von Arbeit und Infektionen werden zumindest z. T. über das sympathische Nervensystem bewirkt. Proteinzufuhr und Infusion verschiedener Aminosäuren steigert die Glucagonsekretion. Die besondere Wirksamkeit glucoplastischer Aminosäuren ist hier verständlich, da diese in der Leber unter dem Einfluß von Glucagon zu Glucose umgewandelt werden. Erhöhte Glucagonsekretion nach Proteinzufuhr ist für den Organismus sinnvoll, da Aminosäuren die Insulinsekretion steigern und dabei gleichzeitig sezerniertes Glucagon das Entstehen einer Hypoglykämie verhindert, während Insulin die »Speicherung« der resorbierten Energieträger — Kohlenhydrate, Fette und Lipide — fördert. Die Glucagonsekretion ist auch während des Fastens erhöht; am 3. Fasttag — zum Zeitpunkt maximaler Gluconeogenese — besteht auch die höchste Glucagonsekretion, während hernach die Glucagonsekretion abfällt und hauptsächlich Fettsäuren und Ketonkörper metabolisiert werden. Oral zugeführte Aminosäuren stimulieren die Glucagonsekretion stärker als ihre intravenöse Infusion; dies spricht für die Freisetzung eines von der Darm-Mucosa gebildeten Glucagon-stimulierenden Faktors ins Blut. Cholecystokinin-Pankreozymin (CCK-PZ) und Gastrin steigern die Glucagonsekretion, während Secretin diese hemmt. Da sowohl CCK- wie Gastrinsekretion nach Proteinzufuhr erhöht sind, kann der erwähnte Effekt durch jedes der beiden Hormone ausgelöst werden.

Glucagonsekretion wird durch Somatostatin gehemmt (Kap. 14). Dieses Polypeptid wird nicht nur im Hypothalamus sondern auch in den D-Zellen des Pankreas und in ähnlichen Zellen der Mucosa des Magen-Darmtraktes gefunden. Ob Somatostatin eine physiologische Bedeutung bei der Glucagonsekretion hat ist unbekannt. Die Glucagonsekretion wird auch durch FFS und Ketonkörper gehemmt; diese Hemmung kann jedoch offensichtlich überwunden werden, da die Plasma-Glucagonwerte bei diabetischer Ketoacidose hoch sind.

Insulin-Glucagon-Verhältnis

Wie oben erwähnt, bewirkt Insulin Glykogenese, Antigluconeogenese und Antilipolyse; Insulin fördert daher die Speicherung von resorbierten Nahrungsbestandteilen. Man könnte daher Insulin als »Hormon der Energiespeicherung« bezeichnen. Glucagon wirkt hingegen glykogenolytisch, gluconeogenetisch und lipolytisch, es mobilisiert die Energiespeicher und ist ein »Hormon der Energiefreisetzung«. Aufgrund ihrer gegensinnigen Effekte müssen die Blutspiegel dieser beiden Hormone in jeder Situation aufeinander abgestimmt sein. Es ist daher zweckmäßig, die jeweilige Situation durch das molare Verhältnis dieser Hormone (Insulin/Glucagon, I/G) zu kennzeichnen; dieses kann in einer bestimmten Blutprobe leicht aus den Blutspiegeln dieser Hormone und deren Molekulargewicht berechnet werden.

Es konnte gezeigt werden, daß der molare Quotient von Insulin und Glucagon merklich schwankt, da die Sekretion von Glucagon und Insulin durch die Sekretionsbedingungen des Pankreas, die der Applikation eines bestimmten Stimulus vorausgehen, beeinflußt werden. So beträgt z. B. der molare Insulin/Glucagon-Quotient bei einer ausgeglichenen Diät etwa 2,3. Eine Infusion von Arginin erhöht die Sekretion beider Hormone und steigert den Quotienten auf etwa 3,0. Nach 3 Fasttagen fällt er auf 0,4 und eine Infusion von Arginin zu diesem Zeitpunkt vermindert den Quotienten auf 0,3. Im Gegensatz dazu ist bei Individuen, die eine Dauerinfusion von Glucose erhalten, der Quotient 25 und die Aufnahme einer Proteinmahlzeit während der Infusion verschiebt den Quotienten auf 170. Der Anstieg wird dadurch

Tabelle 19.7. Molares Verhältnis Insulin/Glucagon (I/G) in verschiedenen Situationen; 1+ bis 4+: relative Größen (nach R. H. Unger)

	Glucose Speicherung (S) oder Produktion (P) durch die Leber	I/G
Glucose-Überschuß		
Kohlenhydratreiche Mahlzeit	4 + S	70
i. v. Glucose	2 + S	25
kleine Mahlzeit	1 + S	7
Glucose-Bedarf		
Nüchtern (über Nacht)	1 + P	2,3
Kohlenhydratarme Nahrung	2 + P	1,8
Fasten	4 + P	0,4

verursacht, daß die Insulinsekretion sehr rasch ansteigt, während die übliche Glucagonantwort auf eine Proteinmahlzeit ausgelöscht ist. Es ist also während des Fastens, wenn Energie benötigt wird, das molare Verhältnis Insulin/Glucagon niedrig, so daß Glykogenabbau und Gluconeogenese überwiegen; im Gegensatz dazu ist bei geringem Bedarf einer Energiemobilisierung der Quotient hoch, so daß die Speicherung von Glykogen, Protein und Fett bevorzugt werden (Tabelle 19.7).

Extrapankreatisches Glucagon und GLI

Glucagon wird nicht nur von den Zellen der Pankreasinseln sondern auch von analogen Zellen der Magen- und Duodenalwand gebildet. Aus diesem Grund ist auch der Glucagonspiegel nach Pankreatektomie nicht stark vermindert, sondern sogar eher erhöht.
Eine Substanz, welche dem Glucagon ähnelt, wird auch in der Wand des Dünndarmes gefunden. Dieses Material zeigt Kreuzreaktionen mit vielen, aber nicht allen Anti-Glucagon-Antikörpern und wird daher *Glucagon-like Immunoreactive* Factor (GLI) genannt; Struktur und physiologische Bedeutung sind noch nicht bekannt.

C. Weitere endokrine Regulationsmechanismen des Kohlenhydratstoffwechsels

Neben Insulin und Glucagon sind auch Adrenalin, Thyroxin, Glucocorticoide, Somatotropin, an der Regulation des Kohlenhydratstoffwechsels beteiligt (Kap. 17, 18, 20, 22).

Adrenalin und Kohlenhydratstoffwechsel

Adrenalin — Noradrenalin in viel geringerem Maß — aktiviert die Phosphorylase in Leber und Muskel (Kap. 17), steigert dadurch die Glucoseabgabe der Leber und löst somit Hyperglykämie aus. Im Muskel — dem eine Glucose-6-Phosphatase fehlt — kann das gebildete Glucose-6-phosphat nur zu Pyruvat abgebaut werden; Pyruvat wird aus nicht völlig geklärten Gründen in großer Menge in Milchsäure umgewandelt, die dann in den Kreislauf freigesetzt wird (Abb. 19.16). Milchsäure wird in der Leber zu Brenztraubensäure oxidiert und zu Glykogen aufgebaut, so daß die anfängliche Adrenalin-

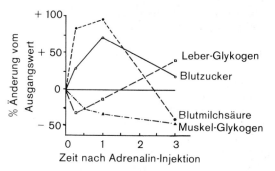

Abb. 19.16. Adrenalin-Wirkung auf Gewebs-Glykogen, Blutzucker- und Blutmilchsäure-Spiegel bei normal ernährten Ratten (nach CORI and RUSSELL, in Physiology and Biophysics, 19th ed. T. C. RUCH and H. D. PATTON, Eds. Saunders 1965)

Glykogenolyse von einem Anstieg des Glykogen-Gehalts der Leber gefolgt ist. Milchsäureoxidation dürfte auch für die calorigene Adrenalinwirkung verantwortlich sein (Kap. 20). Adrenalin stimuliert ferner den Fettgewebs-Stoffwechsel und setzt FFS in die Zirkulation frei. Adrenalin-sezernierende NNM-Tumoren *(Phäochromocytome)* verursachen somit Hyperglykämie, Glykosurie und gesteigerten Grundumsatz; der Blutzucker-steigernde Adrenalineffekt ist jedoch im allgemeinen zu flüchtig, um permanenten Diabetes zu verursachen; die Stoffwechselstörungen schwinden mit Entfernung des Tumors.

Thyroxin und Kohlenhydratstoffwechsel

Thyroxin und Trijodthyronin führen zur Verschlechterung eines experimentellen Diabetes und können bei Tieren mit reduzierter Pankreas-Reserve einen reversiblen bzw. irreversiblen »Thyroxin«-Diabetes auslösen. Beim Menschen verursacht Thyreotoxikose deutliche Diabetes-Verschlechterung. Der *diabetogene Effekt des Thyroxin* wird durch vermehrte Glucoseresorption aus dem Magen-Darmtrakt, aber auch durch Glykogen-Entspeicherung der Leber — vielleicht infolge einer vermehrten Adrenalinfreisetzung — verursacht. Glykogenarme Leberzellen sind schädigungsanfällig und die Glucosetoleranzkurve zeige bei geschädigter Leber — die weniger resorbierte Glucose aufnehmen kann — den »diabetischen« Typ. Thyroxin dürfte auch den Insulin-Abbau beschleunigen. Alle diese Wirkungen haben einen Blutzuckersteigernden Effekt und können bei reduzierter Pankreasreserve zu B-Zell-Erschöpfung führen.

Nebennieren-Glucocorticoide und Kohlenhydratstoffwechsel

Die von der NNR sezernierten 17-OH-Corticoide (Kap. 20) steigern den Blutzucker und bewirken eine »diabetische« Glucosetoleranzkurve; beim Menschen dürfte dieser Effekt jedoch nur bei genetischer Prädisposition zum Diabetes auftreten. Bei 80% der Patienten mit Cushing-Syndrom ist die Glucosetoleranz reduziert (Kap. 20); 20% dieser Patienten haben sogar manifesten Diabetes. Glucocorticoide sind für die gluconeogenetische Wirkung von Glucagon während des Fastens notwendig. Glucocorticoide wirken zwar selbst gluconeogenetisch, ihre Bedeutung liegt jedoch in der Hauptsache in ihrer *permissiven Wirkung für Glucagon,* da die Glucocorticoidsekretion nur nach sehr langer Nahrungskarenz zunimmt. Bei Nebennieren-Insuffizienz ist der Blutzucker — solange die Nahrungsaufnahme aufrechterhalten wird — normal; Fasten führt jedoch zu Hypoglykämie und Kollaps. Bei Nebennieren-Insuffizienz ist auch der blutzuckersenkende Effekt des Insulin deutlich verstärkt; experimenteller Diabetes wird durch Adrenalektomie merklich gebessert.

Die komplexe Wirkung der Glucocorticoide auf den Intermediärstoffwechsel ist noch nicht völlig aufgeklärt (Tabelle 19.8, Wirkungen auf den Kohlenhydratstoffwechsel); die hauptsächlichen diabetogenen Effekte sind Erhöhung des Proteinabbaus mit gesteigerter Gluconeogenese, gesteigerte Gluco- und Ketogenese in der Leber und verminderte periphere Glucose-Utilisation, die vielleicht durch Hemmung der Glucosephosphorylierung bedingt ist (s. unten).

Wachstumshormon und Kohlenhydratstoffwechsel

Der *diabetogene Effekt von HVL-Extrakten* wird zum Teil durch ACTH und TSH, aber auch durch Somatotropin (STH) verursacht. Die diabetogene STH-Wirkung zeigt gewisse Species-Unterschiede; menschliches STH verschlechtert einen manifesten Diabetes und 25% der Patienten mit Somatotropin-sezernierenden Tumoren des HVL entwickeln einen Diabetes. Hypophysektomie bessert einen Diabetes und steigert die Insulinempfindlichkeit sogar stärker als Adrenalektomie; beim Menschen kommt es bei STH-Behandlung zur Abnahme der Insulinempfindlichkeit.

STH mobilisiert FFS aus dem Fettgewebe und begünstigt so die Entstehung einer Ketose; es vermindert auch die Glucoseaufnahme in einige Gewebe (»anti-insulinäre« Wirkung), steigert die Glucoseabgabe der Leber und dürfte die Insulinbindung an Gewebereceptoren vermindern. STH erhöht zwar nicht direkt die Insulinsekretion die durch STH ausgelöste Hyperglykämie stimuliert das Pankreas jedoch sekundär und kann somit u. U. auch zu B-Zell-Erschöpfung führen.

Wachstumshormon und Glucocorticoide dürften eher die Glucose-Phosphorylierung als den Glucose-Einstrom in die Zellen hemmen. Der Glucose-Einstrom limitiert üblicherweise den Glucosestoffwechsel; bei genügend Insulin könnte eine Abnahme der Phosphorylierung jedoch eine verminderte Glucoseutilisation bewirken.

Tabelle 19.8. Glucocorticoidwirkungen mit Einfluß auf den Kohlenhydratstoffwechsel (Punkte 1–6 zeigen die mögliche Reaktionsfolge, die infolge gesteigerter Gluconeogenese Blutzuckererhöhung auslöst)

1. Gesteigerter Proteinabbau in der Peripherie
2. Gesteigerte Aufnahme von Aminosäuren (»Einfangen«) durch die Leber
3. Gesteigerte Desaminierung und Transaminierung von Aminosäuren durch die Leber
4. Gesteigerte CO_2-Bindung in der Leber, wobei Oxalessigsäure in Phosphobrenztraubensäure umgewandelt wird
5. Erhöhte Fructosediphosphatase-Aktivität in der Leber, wodurch die Dephosphorylierung von Fructose-1,6-diphosphat erleichtert wird
6. Gesteigerte Glucose-6-Phosphatase-Aktivität, wodurch mehr Glucose in den Kreislauf freigesetzt wird
7. Herabsetzung der Glucose-Utilisation in der Peripherie und in der Leber, möglicherweise durch Hemmung der Phosphorylierung
8. Vermehrtes Blutlacat und -pyruvat
9. Verminderte Lipogenese in der Leber
10. Erhöhter Spiegel freier Fettsäuren im Plasma und gesteigerte Ketonkörperbildung (bei niedriger Pankreasreserve)
11. Gesteigerte Bildung der aktiven Form der Glykogen-Synthetase

D. Klinische Manifestationen von Kohlenhydrat-Stoffwechselstörungen

Hypoglykämische Zustände

Bei *Insulintherapie* kommt es insbesondere bei juvenilen Diabetikern häufig zu *hypoglykämischen Episoden*. Da die Insulinaufnahme in den Skeletmuskel während Arbeit insulinunabhängig erfolgt, müssen Diabetiker unter Insulintherapie bei Arbeit ihre Diät und/oder die Insulindosen entsprechend anpassen.

Symptomatische Hypoglykämie kann auch bei Nicht-Diabetikern auftreten. Chronisch milde Hypoglykämie kann Koordinations-Störungen und verwaschene Sprache (Verwechslung mit Trunkenheit), sowie u.U. Verwirrtheit und Convulsionen, jedoch kein Koma verursachen. Bei chronisch-erhöhtem Insulinsekretions-Niveau (Insulin-sezernierende Tumoren = Insulinome; B-Zell-Hyperplasie) kommt es häufiger am Morgen zu Symptomen, da die Leberglykogen-Reserven während der nächtlichen Nahrungskarenz erschöpft wurden (Gefahr der Verwechslung mit Epilepsie oder Psychosen). Hypoglykämie tritt auch manchmal bei großen malignen Tumoren auf, wobei einige dieser Tumoren offensichtlich eine Insulin-ähnliche Substanz sezernieren. Bei Lebererkrankungen ist die Glucosetoleranzkurve »diabetisch«, der Nüchtern-Blutzucker-Spiegel hingegen niedrig (Abb. 19.17).

Bei *funktioneller Hypoglykämie* steigt der Blutzucker nach einer Glucosetestdosis normal an, der folgende Abfall überschießt jedoch zu hypoglykämischen Werten und führt 3–4 Stunden nach einer Mahlzeit zu hypoglykämischen Symptomen; manchmal kommt es bei diesem Krankheitsbild später zur Entwicklung eines Diabetes. Die meisten Patienten mit funktioneller Hypoglykämie sind angespannte, vegetativ gestörte und meist gewissenhafte Menschen. Der übermäßige Abfall könnte somit u.U. durch Einfluß des rechten Vagus hervorgerufen werden, obwohl Parasympathicolytica eine funktionelle Hypoglykämie nicht immer verhindern.

Bei manchen Patienten mit Thyreotoxikose und nach Gastrektomie oder anderen, die Nahrungspassage in den Darm beschleunigenden Operationen erfolgt die Glucoseresorption abnorm schnell; der Blutzucker steigt rasch zu einem frühen, hohen Gipfel, fällt aber dann bald zu hypoglykämischen Werten, da die anfänglich starke Hyperglykämie einen übermäßigen Insulinsekretions-Anstieg verursacht. Die Symptome einer Hypoglykämie treten charakteristischerweise 2 Stunden nach der Mahlzeit auf *(Spät-Dumping-Syndrom)*.

Formen des Diabetes mellitus

Spontaner Diabetes mellitus ist beim Menschen viel häufiger als bei anderen Species. *Diabetes-Prädisposition* wird mit großer Wahrscheinlichkeit — u.U. recessiv — vererbt. Über 20 % der Verwandten eines Diabetikers zeigen abnorme Glucosetoleranzkurven (in der Normalbevölkerung weniger als 1 %). Aus unbekannter Ursache gebären Frauen mit genetischer Diabetes-Prädisposition oft *große Kinder*; viele dieser Frauen entwickeln in der Folge einen manifesten Diabetes.

Beim Mensch kommen *2 Diabetes-Typen* vor: (1) *Juveniler Diabetes* mit Beginn in Kindheit oder Jugend, oft schwer und häufig durch Ketoacidose kompliziert und (2) *Altersdiabetes* mit spätem Beginn, meist leicht und selten mit Ketoacidose. Altersdiabetes tritt viel häufiger bei *Übergewichtigen* auf und die Glucosetoleranz wird durch Gewichtsreduktion gebessert. Beim juvenilen Diabetes sind B-Zellveränderungen häufig und der Insulingehalt des Pankreas meist niedrig, während beim Altersdiabetes Insulingehalt und B-Zell-Morphologie in den meisten Fällen normal sind. Da die oralen Antidiabetica der Sulfonylharnstoffreihe durch Freisetzung von endogenem Insulin wirken (s. oben), sind diese Medikamente nur beim Altersdiabetes und im Frühstadium des juvenilen Diabetes wirksam.

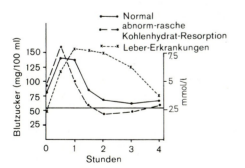

Abb. 19.17. Typische Glucose-Toleranz-Kurven nach oraler Glucose-Belastung bei Lebererkrankungen und bei abnorm rascher Glucose-Resorption aus dem Darm. Horizontale Linie = etwa der Glucose-Spiegel, bei dem hypoglykämische Symptome auftreten

Die Ursache des klinischen Diabetes ist immer *Insulinmangel,* der jedoch *eher relativ als absolut* sein dürfte; es besteht auch eine relative oder absolute Hyperglucagonämie (s. unten). Die Insulinspiegel sind beim Diabetes des Akromegalen (STH-Hypersekretion) und beim Cushing-Syndrom (NNR-Glucocorticoid-Hypersekretion) erhöht. STH- und Glucocorticoid-Spiegel sind hingegen bei Diabetes normal. Bei vielen Patienten mit früh-auftretendem Altersdiabetes sind die Nüchternblut-Insulinwerte erhöht; es besteht auch ein verstärkter und verlängerter Insulinanstieg nach Glucosegabe. Die meisten Altersdiabetiker sind fettleibig; übergewichtige Nicht-Diabetiker haben ebenfalls erhöhte Insulinspiegel und eine gesteigerte Reaktion auf Glucose. Fettleibige Personen sind gegenüber Insulin weniger empfindlich, offensichtlich da die Zahl der an der Oberfläche der Fettzellen zur Verfügung stehenden Insulinreceptoren bei Zellen, welche Fett gespeichert haben, abnimmt; trotzdem zeigen — beim Vergleich von Diabetikern verschiedenen Körpergewichts mit gleich-konstituierten Kontrollpersonen — Diabetiker jeweils die niedrigeren Insulinspiegel. Die Insulinspiegel bei juvenilen Diabetikern sind meist niedrig. Die Ursache des Diabetes bei Patienten ohne andere endokrinen Erkrankungen dürfte somit ein Defekt im Insulin-Sekretions-Mechanismus sein. Es bestehen Hinweise, daß — insbesondere beim juvenilen Diabetes —, der Defekt durch ein Virus bei genetisch Prädisponierten verursacht ist. In diesem Zusammenhang ist es von Interesse, daß die Insulin-Sekretionssteigerung als Antwort auf Isoproterenol, Secretin und Glucagon bei einem Diabetes, der im frühen Erwachsenenalter beginnt, normal ist; nur die Glucose-Reaktion ist pathologisch. Dies weist auch darauf hin, daß der Glucoseceptor von den Receptoren für andere Stimuli getrennt ist.

Die Insulinmenge, welche zur Behandlung des Diabetes notwendig ist, ist von Patient zu Patient und von Zeit zu Zeit bei demselben Patienten unterschiedlich. Die Faktoren, welche den Insulin-Bedarf beeinflussen, sind die gleichen, die auch die Glucosetoleranz variieren (s. oben). So nimmt der Insulin-Bedarf zu, wenn der Patient an Gewicht zunimmt, wenn der Glucocorticoid-Spiegel oder die Konzentration anderer diabetogener Hormone ansteigen, aber auch während der Schwangerschaft und bei Infekten oder Fieber. Während Arbeit und Gewichtsabnahme wird der Insulinbedarf geringer.

Glucagon und Diabetes

Die Bedeutung von Glucagon für den experimentellen Diabetes wie auch die Hinweise für eine Glucagonhypersekretion bei pankreatektomierten oder alloxanbehandelten Tieren wurde bereits besprochen. Somatostatin vermindert den Blutzuckerspiegel sowohl beim Diabetiker wie auch bei diabetischen Versuchstieren.

Die Nüchtern-Glucagonwerte dürften beim Diabetiker zwar im Normalbereich liegen, jedoch haben Diabetiker einen erhöhten Blutzuckerspiegel und in Relation zum Blutzuckerspiegel ist — beim Vergleich zwischen Diabetiker und Nicht-Diabetiker — der Glucagonspiegel beim Diabetiker erhöht.

Weiter hemmt beim Diabetiker Glucose nicht die Glucagonsekretion, während Proteine ihre normale stimulierende Wirkung besitzen. Dieser Effekt besteht auch in Anwesenheit großer Insulinmengen weiter, so daß er nicht mit einem Insulin-Mangel erklärt werden kann (s. oben). So besteht beim Diabetes eine relative Hyperglucagonämie, welche zur Hyperglykämie beiträgt und zumindest bei manchen Diabetikern ist sowohl der Insulin- wie auch der Glucagon-Sekretionsmechanismus defekt.

Kapitel 20
Nebennierenmark und Nebennierenrinde

In der Nebenniere (NN; Abb. 20.1) sind zwei endokrine Organe vereinigt; das *Nebennierenmark (NNM;* Sekretion von Catecholaminen) und die *Nebennierenrinde (NNR;* Sekretion von Steroidhormonen).

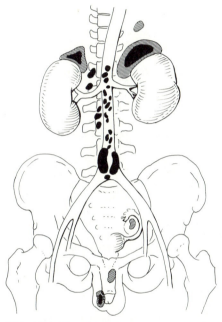

Abb. 20.1. Menschliche Nebennieren. Das Nebennieren-Rinden-Gewebe ist punktiert, das Nebennieren-Mark ist schwarz gekennzeichnet. Während sich die Nebennieren am oberen Pol der Nieren befinden, kommt Rinden-, bzw. Mark-Gewebe auch gelegentlich in zusätzlichen Positionen vor (schematische Darstellung aufgrund von Angaben im Textbook of Endocrinology, 4th ed. Williams RH (editor), Saunders 1968)

Das *NNM* ist im Effekt ein sympathisches Ganglion, bei dem die postganglionären Neuronen ihre Axonen verloren haben und zu sekretorischen Zellen umgewandelt wurden; diese sezernieren bei Stimulierung durch die präganglionären Nervenfasern, welche das NNM über den Splanchnicus erreichen. NNM-Hormone sind nicht lebensnotwendig, helfen aber dem Individuum Notfallsituationen zu bewältigen.

Die *NNR* sezerniert *Glucocorticoide,* d.s. Steroide mit verschiedenen Angriffspunkten am Kohlenhydrat- und Protein-Stoffwechsel, *ein Mineralocorticoid* zur Aufrechterhaltung des Natrium-Gleichgewichtes und des ECF-Volumens sowie *Sexualhormone,* die jedoch nur geringen Einfluß auf die Fortpflanzungsfunktionen ausüben. Ohne Mineralo- und Glucocorticoid-Substitution führt Adrenalektomie unter Kreislaufversagen zum Tod. Die NNR-Sekretion wird durch ACTH des HLV kontrolliert; die Mineralocorticoid-Sekretion unterliegt aber vor allem einer unabhängigen Steuerung durch den Renin-Angiotensin-Mechanismus (Angiotensin II, ein im Blut durch Wirkung des von der Niere sezernierten Renin gebildetes Polypeptid; Kap. 24).

A. Nebennieren-Morphologie

Das NNM besteht aus geflochtenen Strängen dicht innervierter granulierter Zellen, die an venöse Sinus angrenzen. Zwei Zelltypen können morphologisch unterschieden werden: Ein Adrenalin-sezernierender Typ, der größere, weniger dichte Granula besitzt und ein Noradrenalin-Typ mit kleinen, sehr dichten Granula, welche ihre Vesikeln nicht ausfüllen. Paraganglien (kleine, den NNM-Zellen ähnliche Zellgruppen) sind nahe den thorakalen und abdominellen sympathischen Ganglien lokalisiert.

Beim erwachsenen Säuger kann die NNR in drei mehr oder weniger unterscheidbare Zonen geteilt werden: Die äußere *Zona glomerulosa* (Haufen großer Zellen), die *Zona fasciculata* (Zellsäulen, die durch venöse Sinus getrennt sind) und die innere *Zona reticularis* (Netzwerk verflochtener Zellsäulen). Die Zellen enthalten reichlich Lipid, besonders im äußeren Teil der Zona fasciculata. Alle drei Rindenzonen sezernieren Corticosteron; die Aldosteronbiosynthese ist auf die Zona glomerulosa beschränkt, während Cortisol und Sexualhormone in beiden inneren Zonen gebildet werden.

Die arterielle Blutversorgung der Nebenniere erfolgt aus vielen kleinen Ästen der Zwerchfell- und Nierenarterien und aus der Aorta. Aus einem Kapsel-Plexus fließt das Blut in die Sinusoide des Marks. Das NNM wird auch durch einige Arteriolen versorgt, die direkt von der Kapsel in das Mark vordringen. Bei den meisten Species — auch beim Menschen — gibt es nur eine einzige Nebennierenvene. Die Durchblutung der

NN ist jedoch groß, wie in den meisten anderen endokrinen Drüsen. Die *fetale menschliche Nebenniere* ist groß, steht unter hypophysärer Kontrolle, jedoch nur 20% der Drüse entsprechen den drei Zonen der definitiven NNR. Die etwa 80% der eigentlichen fetalen NNR bilden sich zum Geburtstermin rasch zurück. Hauptfunktion dieses Teiles der fetalen NNR ist Sekretion von Schwefelsäure-conjugierten Androgenen, die in der Placenta zu aktiven Androgenen und Oestrogenen umgewandelt, in den mütterlichen Kreislauf übergeführt werden. Bei den bekannten Laboratoriumstieren kommt keine der fetalen menschlichen Nebenniere vergleichbare Struktur vor.

Bei Maus, Katze, Kaninchen und weiblichem Hamster liegt zwischen Zona reticularis und Mark noch eine Lage von Rindenzellen (X-Zone). Diese Zone wird durch hypophysäre Gonadotropine aufrechterhalten und degeneriert während der Pubertät beim Männchen und während der ersten Schwangerschaft beim Weibchen.

Eine wichtige Funktion der Zona glomerulosa — neben der Aldosteron-Biosynthese — ist die Bildung neuer Rindenzellen. Ähnlich anderen Geweben neuraler Herkunft regeneriert das NNM nicht; wenn hingegen die inneren 2 Zonen der NNR entfernt wurden, kann eine neue Zona fasciculata und reticularis von den an die Kapsel grenzenden Rindenzellen der Zona glomerulosa gebildet werden. Unmittelbar nach Hypophysektomie bleibt — wahrscheinlich durch Wirkung nicht-hypophysärer Faktoren auf die Aldosteronbiosynthese — die Zona glomerulosa unverändert; bei langdauerndem Hypopituitarismus treten jedoch degenerative Veränderungen auch in der Zona glomerulosa auf. Bei Hypopituitarismus ist die Fähigkeit, Natrium einzusparen, zu Beginn meist normal, mit der Zeit kann sich jedoch auch ein Aldosteron-mangel entwickeln. ACTH-Injektionen und Reize, die zu endogener ACTH-Sekretion führen, verursachen Hypertrophie der Zona fasciculata und reticularis, nicht aber der Zona glomerulosa.

Die Zellen der NNR enthalten große Mengen von agranulärem endoplasmatischem Reticulum, das an der Steroidsynthese beteiligt sein dürfte, die z.T. auch in den Mitochondrien der NNR-Zelle abläuft (Abb. 20.2).

B. Nebennierenmark

Struktur und Funktion der Markhormone

Biosynthese, Stoffwechsel und Sekretion

Noradrenalin (Norepinephrin) und *Adrenalin* (Epinephrin) werden vom NNM sezerniert. Katzen und einige andere Species sezernieren hauptsächlich Noradrenalin; bei Hund und Menschen sind jedoch 80% der Catecholamine im NN-Venenblut Adrenalin. Noradrenalin wird auch von den adrenergen Nervenendigungen in den Kreislauf freigesetzt.

Noradrenalin wird durch Hydroxylierung und Decarboxylierung aus Tyrosin gebildet und Adrenalin durch Methylierung von Noradrenalin. Die diese Umwandlung katalysierende Phenyläthanolamin-N-Methyl-Transferase (PNMT) kommt in nennenswerter Menge nur im NNM vor (Biosynthese und Stoffwechsel der Catecholamine Kap. 13. Abb. 13.3 und 13.4). Im Liegen beträgt der normale Noradrenalinspiegel etwa 13 pmol/ml (2300 pg/ml). Beim Stehen kommt es zu einem 50- bis 100%igen Anstieg. Der Noradrenalin-Plasmaspiegel bleibt im allgemeinen

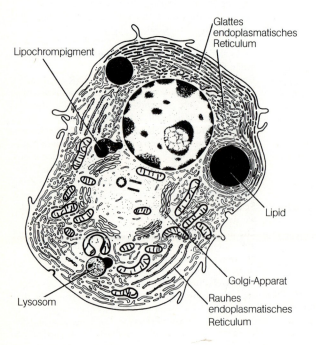

Abb. 20.2. Diagrammatische Darstellung einer Steroid-sezernierenden Zelle; reichlich agranuläres (glattes) endoplasmatisches Reticulum, Mitochondrien und Lipidtröpfchen (nach FAWCETT et al., The ultrastructure of endocrine glands. Rec. Progr. Horm. Res. 25: 315, 1969)

nach Adrenalektomie unverändert, während der Adrenalinspiegel (etwa 0,2 pmol/ml, bzw. 30 pg/ml) auf annähernd Null abfällt. Das in anderen Geweben außerhalb NNM und Gehirn vorkommende Adrenalin dürfte eher aus dem Blut resorbiert als in situ synthetisiert worden sein. Im Harn werden beträchtliche Mengen Dopamin ausgeschieden und auch in der Zirkulation kann Dopamin nachgewiesen werden (etwa 1,1 pmol/ml ~ 200 pg/ml), wobei die Quelle dieses Dopamins unbekannt ist.

Im NNM werden die Amine in Granula — an Protein und ATP gebunden — gespeichert; ihre Sekretion wird dann durch Acetylcholin, das von den, die sekretorischen Zellen innervierenden präganglionären Neuronen freigesetzt wird, ausgelöst. Acetylcholin steigert die Permeabilität der Zellen; das aus der ECF eintretende Ca^{2+} bewirkt schließlich die Exocytose der Catecholamine (Kap. 1). Dabei werden die Catecholamine, ATP und Proteine in den Granula gemeinsam aus der Zelle ausgeschleust.

Catecholamine haben im Kreislauf eine sehr kurze Halbwertszeit; sie werden großteils methoxyliert und dann zu 3-Methoxy-4-hydroxy-mandelsäure (Vanilinmandelsäure; VMS) oxidiert. Ungefähr die Hälfte der sezernierten Catecholamine wird im Harn in Form freier oder konjugierter Metanephrine und Normetanephrine, etwa ein Drittel als VMS ausgeschieden; beim Menschen werden etwa 0,2 µmol (30 µg) Noradrenalin, 0,03 µmol (6 µg) Adrenalin und 3,5 µmol (700 µg) VMS pro Tag ausgeschieden.

Wirkungen von Adrenalin und Noradrenalin

Analog den Wirkungen adrenerger Nervenentladungen (Tabelle 13.1) stimulieren Adrenalin und Noradrenalin das Nervensystem und beeinflussen den Stoffwechsel (Steigerung der Glykogenolyse in Leber und Skeletmuskel, Mobilisierung von FFS und Erhöhung der Stoffwechselrate), Tabelle 20.1.

Adrenalin wie auch Noradrenalin erhöhen Kontraktionskraft und Frequenz am isolierten Herzen; sie steigern auch die Erregbarkeit des Myokards und verursachen Extrasystolen bzw. — bisweilen — schwere cardiale Arrhythmien. Noradrenalin verursacht Vasoconstriction in den meisten wenn nicht allen Organen, Adrenalin hingegen Vasodilatation in der Skeletmuskulatur und der Leber. Diese Vasodilatation überwiegt die Vasoconstriction in den anderen Organen, so daß der periphere Widerstand insgesamt abfällt. Bei langsamer *Noradrenalininfusion* steigen systolischer und diastolischer Blutdruck; der Hochdruck stimuliert die Carotis- und Aorten-Pressoreceptoren und führt dadurch zu einer reflektorischen Bradykardie, die den direkt hervorgerufenen herzbeschleunigenden Effekt des Noradrenalin überwiegt; daher fällt das

Tabelle 20.1. Vergleich der Adrenalin- und Noradrenalin-Wirkungen auf einige physiologische Parameter (die Wirkung des stärker aktiven Hormons wurde mit + + + + bezeichnet, die des schwächer aktiven innerhalb der Skala + bis + + +)

Noradrenalin	Parameter	Adrenalin
vermindert (infolge der Reflexbradykardie)	Herz-Minuten-Volumen	erhöht
erhöht	peripherer Widerstand	vermindert
+ + + +	Blutdrucksteigerung	+ +
+ + + +	Freisetzung freier Fettsäuren	+ + +
+ + + +	Erregung des ZNS	+ + + +
+ + +	Steigerung der Wärmeproduktion (calorigen)	+ + + +
+	Hyperglykämie	+ + + +

Herz-Minuten-Volumen (HMV). *Adrenalin* verursacht hingegen eine Vergrößerung der Blutdruck-Amplitude, wobei die Stimulierung der Pressoreceptoren nicht ausreicht, den direkten Effekt des Hormons auf das Herz zu unterdrücken; Herzfrequenz und HMV steigen an (Abb. 20.3).

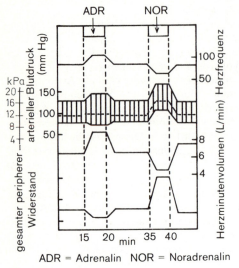

Abb. 20.3. Zirkulatorische Veränderungen beim Menschen infolge langsamer intravenöser Infusion von Adrenalin bzw. Noradrenalin; der periphere Gesamt-Widerstand in willkürlichen Einheiten (nach BARCROFT and SWAN: Sympathetic Control of Human Blood Vessels. London: Arnold 1953)

Adrenalin und Noradrenalin steigern etwa gleich stark die Alarmbereitschaft (Kap. 11); beim Menschen löst Adrenalin jedoch in höherem Maße Angstgefühle und Furcht aus.
Im Gegensatz zur hohen *glykogenolytischen Wirkung* des Adrenalin wirkt Noradrenalin nur schwach glykogenolytisch. Adrenalin aktiviert die Phosphorylase in Leber und Skeletmuskel (Kap. 17); Blutzucker und Milchsäure steigen; das Leberglykogen fällt zuerst und steigt dann sobald Milchsäure oxidiert wird, wieder an (Abb. 19.14); das Plasma-Kalium steigt zugleich mit der Glykogenolyse.
Noradrenalin und Adrenalin haben etwa gleich stark FFS-mobilisierende (Kap. 17) und calorigene Wirkungen; beide Amine rufen einen, von der Leber unabhängigen, initialen und einen kleineren, verzögerten *Anstieg der Stoffwechselrate* hervor; der zweite Anstieg bleibt bei Hepatektomie aus und stimmt mit dem Anstieg des Blutmilchsäure-Spiegels überein. Die calorigene Wirkung unterbleibt nach Entfernung von Schilddrüse und NNR. Der erste Anstieg der Stoffwechselrate könnte u. U. durch cutane Vasoconstriction, die den Wärmeverlust vermindert und zu einem Anstieg der Körpertemperatur führt bzw. durch vermehrte Muskelaktivität verursacht sein. Der zweite Anstieg wird wahrscheinlich durch Oxidation der Milchsäure in der Leber ausgelöst.

Aufgrund ihrer unterschiedlichen Empfindlichkeit gegen Pharmaka lassen sich die Adrenalin- und Noradrenalin-Wirkungen in zwei Gruppen teilen. Die eine Gruppe von Catecholamin-Effekten entsteht durch Zusammenwirken der Catecholamine mit »α«-*Receptoren* im Erfolgsorgan, die andere durch Zusammenwirken der Catecholamine mit »β«-*Receptoren* (Tabelle 13.1). Es wurden Pharmaka entwickelt, die mit relativ hoher Selektivität die eine oder andere Gruppe von Wirkungen hemmen, und zwar »α«-*Blocker* (blockieren z. B. den Blutdruck-Effekt der Catecholamine), bzw. »β«-*Blocker* (blockieren z. B. die chronotrope und inotrope Wirkung der Catecholamine auf das Herz sowie die glykogenolytischen und FFS-mobilisierenden Wirkungen der Catecholamine). Alle β-Effekte dürften durch Stimulierung der Adenyl-Cyclase verursacht werden (Kap. 17).

Regulation der Nebennierenmark-Sekretion

Neurale Kontrolle

Bestimmte Substanzen wirken zwar direkt auf das NNM, *physiologisch* wird die NNM-Sekretion jedoch *nur über das Nervensystem* beeinflußt. Unter Ruhebedingungen ist die Catecholamin-Sekretion niedrig; im Schlaf wird die Adrenalinsekretion und — in geringerem Ausmaß — die Noradrenalinsekretion noch weiter gesenkt.
Bereits zu *Beginn einer Muskeltätigkeit* wird offenbar die Sekretion des Nebennierenmarks erhöht, also zu dem Zeitpunkt, da das »cholinerge sympathische Vasodilatatoren-System« in Funktion tritt; die gesteigerte Adrenalin-Sekretion wirkt so verstärkend auf die über sympathische Fasern ausgelöste Vasodilatation im Skeletmuskel (Kap. 14 und 31).
Gesteigerte NNM-Sekretion ist ein Teil einer diffusen adrenergen Entladung, die in *Notfallsituationen* ausgelöst wird (CANNON: »Notfallreaktion des Sympathicus«; Kap. 13). Injektion von NNM-Hormonen in gleicher Menge, wie sie durch Splanchnicus-Reizung freigesetzt wird, zeigt nur eine $1/10$ bis $1/20$ so starke Wirkung auf

die Erfolgsorgane wie jene nach entsprechender Stimulierung der sympathischen Versorgung dieser Organe. Ähnlich bewirkt Asphyxie bei sympathektomierten Tieren — mit intakter NNM-Innervation — keinen signifikanten Blutdruck-Anstieg verglichen mit der Asphyxie-Wirkung auf den Blutdruck normaler Kontrolltiere. Somit ist die potenzierende Wirkung sezernierter Catecholamine auf die Effekte adrenerger Nervenentladungen nur relativ gering.

Die *metabolischen Wirkungen* der sezernierten Catecholamine sind wahrscheinlich — besonders in bestimmten Situationen — viel *wichtiger*. Die calorigene Wirkung der Catecholamine bei Kälte ist hierfür ein Beispiel.

Kälte-exponierte Tiere mit denervierten Nebennieren zittern früher und stärker als normale Kontrolltiere. Die Adrenalin-Glykogenolyse bei Hypoglykämie ist ein weiteres Beispiel; Hypoglykämie ist ein kräftiger Stimulus für die Catecholaminsekretion; bei gehemmter NNM-Sekretion erscheint daher die Insulin-Toleranz verringert.

Verhältnis der Sekretion von Adrenalin und Noradrenalin

Bei gesteigerter NNM-Sekretion ist das Verhältnis von Adrenalin/Noradrenalin im allgemeinen unverändert oder erhöht; bei Hypoxie ist jedoch der prozentuelle Anteil des Noradrenalin erhöht (Abb. 20.4). Bei Blutverlust wird hauptsächlich Adrenalin sezerniert, obwohl es eigentlich den peripheren Widerstand verringert. Es ist schwierig, diese Befunde mit dem Konzept einer optimalen Anpassung an den Notfall in Übereinstimmung zu bringen; der Hauptsache nach wird die Noradrenalin-Sekretion bei emotionellem, dem Individuum *vertrautem Streß* gesteigert, während die Adrenalin-Sekretion meist in *unbekannten, »neuen«* Situationen erhöht ist.

C. Nebennierenrinde

Struktur und Biosynthese der Nebennierenrinden-Hormone

Klassifikation, Struktur, Nomenklatur und Isomerie

Hormone der NNR sind Cholesterin-Derivate; sie enthalten — wie Cholesterin, Gallensäuren, Vitamin D, ovarielle und testiculäre Steroide — den *Cyclopentanoperhydrophenanthren-Kern* (Abb. 20.5). Bei den NNR-Steroiden lassen sich zwei

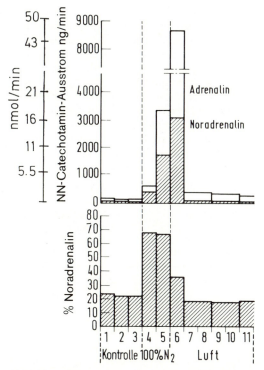

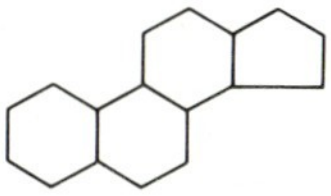

Abb. 20.5. Cyclopentanoperhydrophenantren-Kern

Struktur-Typen unterscheiden (Abb. 20.6): (1) Mit einer 2 C-Atom-Seitenkette an Position 17 des D-Ringes und 21-C-Atomen *(»C-21-Steroide«)*, und (2) mit einer Keto- oder Hydroxyl-Gruppe an Position 17 und 19-C-Atomen *(»C-19-Steroide)«*. Die meisten C-19-Steroide enthalten eine 17-Keto-Gruppe (17-Keto-Steroide). C-21-Steroide mit einer Hydroxyl-Gruppe in Position 17 neben der Seitenkette werden oft auch als 17-Hydroxycorticoide bzw. 17-Hydroxycorticosteroide bezeichnet.

Die C-19-Steroide besitzen androgene Wirksamkeit, C-21-Steroide werden nach SELYE in

Abb. 20.4. Wirkung von akutem Sauerstoff-Mangel (Atmung von reinem Stickstoff; ein analoger Effekt tritt bei Asphyxie = Erstickung auf) auf die Catecholamin-Ausschüttung beim Hund (nach GOLDFIEN and GANONG: Unpublished data)

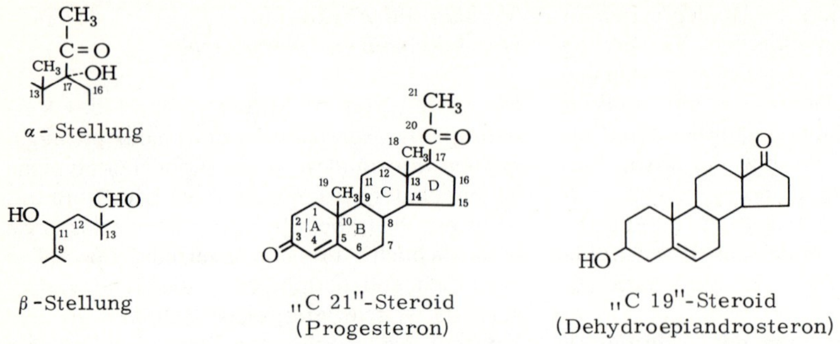

α-Stellung

β-Stellung

"C 21"-Steroid
(Progesteron)

"C 19"-Steroid
(Dehydroepiandrosteron)

Abb. 20.6. Struktur der NNR-Steroide. In der Progesteron-Formel sind die Ringe A, B, C, D gekennzeichnet; die Ziffern bezeichnen die Positionen im C21-Steroid-Gerüst. Die angulären Methylgruppen (in Position 18 und 19) werden üblicherweise nur durch einfache Striche dargestellt (rechts). Dehydroepiandrosteron — ein »17-Keto-Steroid« — entsteht durch Abspaltung der Seitenkette von dem C21-Steroid 17-OH-Pregnenolon und Ersatz der Seitenkette durch ein O-Atom. Ähnliche Umwandlungen anderer C21-Steroide in 17-Keto-Steroide kommen im Körper vor. Steroide-Isomerie und Nomenklatur: Δ = Delta, bezeichnet eine Doppelbindung; die Substituenten des Cyclopentanoperhydrophenanthren-Kernes kommen entweder in β-Stellung (ausgezogene Linie, -OH, oberhalb der Ebene des Moleküls) oder in α-Stellung (punktierte Linie, ···OH, unterhalb der Molekül-Ebene) vor; so liegen z. B. die 17-OH-Gruppen meist in α-Stellung und die 3-, 11-, 21-OH-Gruppen meist in β-Stellung vor. Für die C21-Steroide ist eine Δ^4-3-Keto-Konfiguration im A-Ring typisch. Die optisch aktive 18-Aldehyd-Gruppe (Aldosteron) ist D-konfiguriert; L-Aldosteron ist physiologisch inaktiv

Mineralocorticoide und Glucocorticoide unterteilt. Alle sezernierten C-21-Steroide besitzen aber sowohl Mineralo- wie auch Glucocorticoid-Wirkung; bei den Mineralocorticoiden überwiegt jedoch die Wirkung auf Natrium und Kalium-Ausscheidung, bei den Glucocorticoiden dominieren die Effekte auf den Glucose- und Eiweiß-Stoffwechsel.
Nomenklatur und Isomerie der Steroide Tabelle 20.2 und Abb. 20.6.

Von der NNR sezernierte Steroide

Von den vielen aus Nebennierengewebe isolierten Steroiden werden in *physiologisch* signifikanter Menge normalerweise nur das Mineralocorticoid *Aldosteron*, die Glucocorticoide *Cortisol* und *Corticosteron* und das Androgen *Dehydroepiandrosteron* sezerniert. (Abb. 20.7). Das Mineralocorticoid Desoxycorticosteron wird normalerweise in der gleichen Menge wie Aldosteron sezerniert (Tabelle 20.3), besitzt aber nur ca. 3% der Mineralocorticoidaktivität des Aldoste-

Tabelle 20.2. Steroide, die in physiologisch signifikanter Menge von der NNR sezerniert werden

Name	Synonyme	ungefähre Plasma-Konzentration (frei und gebunden), nmol/l (μg/100 ml)[a]	durchschnittliche, täglich beim Erwachsenen sezernierte Menge μmol (mg)
Cortisol	Compound F, Hydrocortison	380 (13,9)	55 (20)
Corticosteron	Compound B	11 (0,4)	8 (3)
Aldosteron	—	0,2 (0,007)	0,4 (0,15)
Desoxycorticosteron	DOC, DOCA	0,2 (0,006)	0,6 (0,20)
Dehydroepiandrosteron	DEA, DHEA	1,4 (45)	52 (15) (Männer) 35 (10) (Frauen)

[a] Alle Plasmakonzentrationen mit Ausnahme von DEA sind Morgenwerte nach einer ruhigen Nacht. (Nach ODDIE, COGHLAN, SCOGGINS: Plasma deoxycorticosterone levels in man with simultaneous measurement of aldosterone, corticosterone, cortisol, and 11-deoxycortisol. J. clin. Endocr. **34**, 1039 (1972)).

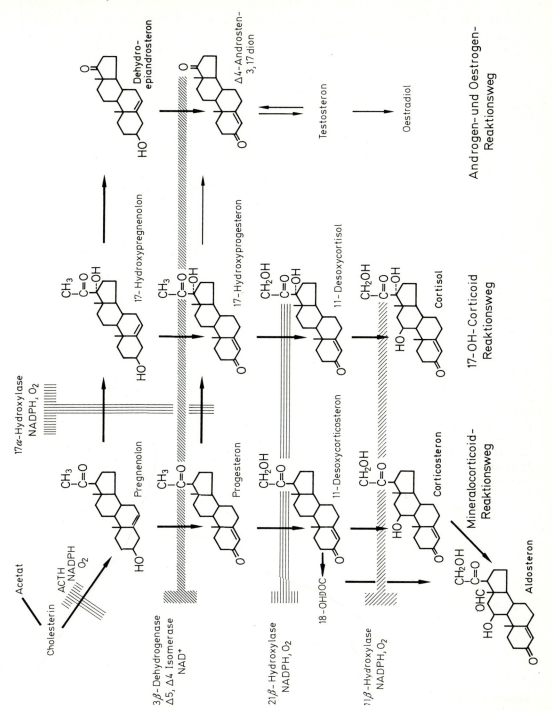

Abb. 20.7. Schema der NNR-Hormon-Biosynthese. Bedeutende Sekretionsprodukte sind graphisch hervorgehoben. In der Zona fasciculata und reticularis wird kein Aldosteron gebildet. Die Zona glomerulosa bildet auf zwei Wegen, nämlich aus Corticosteron, bzw. 18-Hydroxidesoxycorticosteron (18-OHDOC) über 18-Hydroxicorticosteron (hier nicht eingezeichnet) Aldosteron (18-Formyl-Corticosteron), jedoch kaum 17-OH-Verbindungen oder Sexual-Hormone. Die an den Reaktionen beteiligten Hormone und Co-Faktoren sind links und oben dargestellt; beim Mangel eines einzigen Enzyms ist die Hormonsynthese blockiert (gestrichelte Balken) (nach WELIKEY, MULROW and others)

rons. Meist kann der Desoxycorticosteron-Effekt auf den Mineralhaushalt vernachlässigt werden, doch kommen Erkrankungen mit Desoxycorticosteron-Überproduktion vor. Auch andere Steroide wie 18-Hydroxycorticosteron, Progesteron, Abkömmlinge von Dehydroepiandrosteron und Testosteron werden in geringer Menge sezerniert. Die Nebennieren dürften auch sehr kleine Mengen an Oestrogenen sezernieren; die Hauptmenge der nicht-ovariellen Oestrogene werden jedoch in der Zirkulation aus dem Androstendion der Nebenniere gebildet.

Tabelle 20.3. Relative Wirksamkeit von Corticosteroiden. Die Werte sind angenähert auf der Basis von Glykogenolyse in der Leber und entzündungshemmender Wirkung für Glucocorticoide bzw. der Wirkung auf das Na^+/K^+-Gleichgewicht und auf adrenalektomierte Tiere für Mineralocorticoide. In der unteren Hälfte sind synthetische Verbindungen angegeben, welche in vivo nicht vorkommen

	Gluco-corticoid-wirkung	Mineralo-corticoid-wirkung
Cortisol	1,0	1,0
Corticosteron	0,3	15
Aldosteron	0,3	3000
Desoxycorticosteron	0,2	100
Cortison	0,7	1,0
Prednisolon	4	0,8
9α-Fluorocortisol	10	125
Dexamethason	25	~0

Dehydroepiandrosteron wird mit Sulfat konjugiert, während die meisten, wenn nicht alle anderen Steroide unkonjugiert sezerniert werden.
Die Sekretionsrate einzelner Steroide kann mittels Injektion geringer, radioaktiv markierter Steroiddosen erfaßt werden: Es wird hierbei der Grad der Verdünnung des markierten Steroids durch nichtmarkierte Hormone im Harn bestimmt.

Species-Unterschiede

Die durch NNR-Gewebe sezernierten C-21-Steroide sind offensichtlich bei allen Species von den Amphibien bis zum Menschen hauptsächlich Aldosteron, Cortisol und Corticosteron; das Cortisol/Corticosteron-Verhältnis variiert hingegen; Vögel, Mäuse und Ratten sezernieren fast ausschließlich Corticosteron, Hunde beide Glucocorticoide zu etwa gleichen Teilen und Katzen, Kühe, Schafe, Esel sowie der Mensch vorwiegend Cortisol. Beim Menschen beträgt das *Cortisol/Corticosteron-Verhältnis* etwa 7.

Synthetische Steroide

Eine Reihe synthetischer Steroide mit hoher Cortisol-Aktivität (Vielfaches der Aktivität des natürlichen Cortisol) wurde entwickelt. Einige dieser synthetischen Steroide werden nur langsam metabolisiert; die Ursache ihrer verstärkten Wirkung ist in den meisten Fällen jedoch unbekannt. Ihre relative Gluco- und Mineralocorticoid-Wirkung unterscheidet sich ebenfalls meist von derjenigen der natürlichen Steroidhormone (Tabelle 20.3).

Steroid-Biosynthese

Bei der Steroid-Biosynthese (Abb. 20.7) wird Cortisol hauptsächlich aus 17α-OH-Pregnenolon und Corticosteron bzw. Aldosteron aus Pregnenolon gebildet. Die Δ^4-3-Keto-Steroide werden dann in Position 21 und zum Schluß in Position 11 hydroxyliert; einige dieser Schritte finden im Cytoplasma und andere in den Mitochondrien statt (Abb. 20.8). Aldosteron entsteht durch Ersatz der 18-Methyl-Gruppe des Corticosteron durch eine Aldehyd-Gruppe. Androgene werden durch Seitenketten-Spaltung und Oestrogene aus 17-OH-Progesteron über Testosteron gebildet.

ACTH-Wirkung auf die NNR

ACTH wirkt über Adenylat-Cyclase und eine Protein-Kinase steigernd auf die Menge freien Cholesterins, welches in die Mitochondrien gelangt und dort zu Pregnenolon umgewandelt wird (Abb. 20.8). cAMP wirkt auch auf die Synthese oder die Phosphorylierung eines Proteins, welches die Umwandlung von Cholesterin zu Pregnenolon steigert. Angiotensin III (Kap. 24) dürfte ähnlich wirken. Der Mechanismus der Angiotensin-III-Wirkung auf die Aldosteron-Biosynthese ist noch unbekannt.

Gestörte Steroidsynthese, Enzymmangel-Syndrome

Einzelne *Enzymmangelzustände* (Hemmung eines Umwandlungs-Schrittes in der Steroidbiosyn-

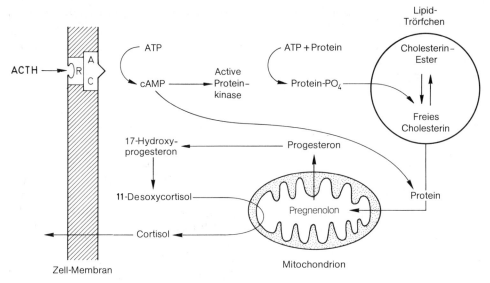

Abb. 20.8. Mechanismus der ACTH-Wirkung auf Cortisol-sezernierende Zellen in der Nebennierenrinde. AC, Adenylat-Cyclase, R, Receptor

these; Abb. 20.7) können *angeboren* (»inborn error of metabolism«) oder durch *Arzneimittel-Wirkung* auftreten.

Angeborene Hemmung der Pregnenolon-Bildung verursacht das Syndrom der *Lipid-Hyperplasie der NN* mit diffuser NN-Insuffizienz und Tod bald nach der Geburt; bei Ausfall der Androgenbildung entwickelt sich ein weibliches Genitale ohne Rücksicht auf das genetische Geschlecht (Kap. 23).

Angeborene 3β-Dehydrogenase-, 21 β-Hydroxylase- und 11 β-Hydroxylase-Mangelzustände verursachen kongenitale virilisierende Nebennierenhyperplasie *(adrenogenitales Syndrom, AGS)*. Infolge der bei diesem Syndrom mangelhaften Glucocorticoid-Sekretion wird die ACTH-Sekretion gesteigert; die sich vor dem »Block« anhäufenden Steroid-Intermediärprodukte werden über die verbleibenden, nicht blockierten Reaktionswege in Androgene umgewandelt. Beim 3β-Dehydrogenase-Mangel ist der Mangel an Gluco- und Mineralocorticoiden meist letal. 21 β-Hydroxylase-Mangel ist üblicherweise inkomplett, so daß genug Mineralo- und Glucocorticoide zur Aufrechterhaltung des Lebens gebildet werden; $1/3$ der Patienten mit diesem Syndrom zeigen jedoch abnorm hohe Natrium-Verluste *(adrenogenitales Syndrom mit Salzverlust)*. Der Salzverlust wird sowohl durch den Mineralcorticoidmangel wie auch durch die Anti-Aldosteronwirkung einiger der hierbei sezernierten Steroide verursacht. Beim 11 β-Hydroxylase-Mangel kommt es zu einer übermäßigen 11-Desoxycortisol- und Desoxycorticosteron-Sekretion; Desoxycorticosteron, ein aktives Mineralocorticoid, bewirkt Salz- und Wasser-Retention und Hypertension *(adrenogenitales Syndrom mit Hypertension)*. Eine Glucocorticoid-Behandlung ist bei allen Formen des Syndroms angebracht, da diese den Glucocorticoid-Mangel behebt, dadurch die ACTH-Sekretion hemmt (s. unten) und so der abnormen Sekretion von Androgenen und anderen Steroiden vorbeugt.

17 α-Hydroxylase-Mangel ist ein seltenes, wahrscheinlich kongenitales Syndrom; Patienten mit dieser Abnormität sezernieren große Mengen Corticosteron, jedoch weder Cortisol noch Androgene und Oestrogene, da die 17-Hydroxylierung ein notwendiger Schritt in der Biosynthese dieser Hormone ist (Kap. 23).

Enzymhemmung durch Pharmaka

Metyrapon (Methopyrapon, SU-4885, Metopiron) hemmt in geeigneten Dosen die 11 β-Hydroxylase der Nebenniere. Dieses Präparat wird klinisch zur *Testung der hypophysären ACTH-Reserve* verwendet. Der vorübergehende Metyrapon-ausgelöste Cortisol-Mangel stimuliert die ACTH-Sekretion; die folgende Steigerung der 11-Desoxycortisol-Sekretion ist der Fähigkeit der Hypophyse, auf Cortisol-Mangel zu antworten, proportional.

Amphenon und das o,p'-Isomer des DDD (Mitotan, Lysondren) — ein DDT-Derivat — blockieren die Sekretion aller Steroide. Amphenon verursacht NNR-Hypertrophie. o,p'-DDD führt jedoch zu Nekrosen von Rindenzellen. Verschiedene andere Substanzen, welche die 17 α-Hydroxylase und andere spezifische NNR-Enzymsysteme hemmen, wurden ebenfalls entwickelt.

Nebennieren-Cholesterin und -Ascorbinsäure

Die NNR enthält große Mengen Cholesterin und Ascorbinsäure; nach ACTH-Gabe fällt der Gehalt der

NNR an beiden Substanzen vorübergehend; dieses Phänomen wurde auch zum Nachweis gesteigerter ACTH-Sekretion im Tierversuch angewandt (Sayers-Test). NN-Cholesterin ist der Speicher, aus dem die Steroide synthetisiert werden; die Aufgabe der Ascorbinsäure in der NNR ist großteils unbekannt.

Transport, Stoffwechsel und Ausscheidung der Nebennierenrinden-Hormone

Glucocorticoid-Bindung

Cortisol und — weniger Corticosteron — sind im Kreislauf an *Transcortin (Corticosteroid-bindendes Globulin, CBG;* ein α-Globulin) und in geringem Maß an *Albumin* gebunden. Die Cortisol-Halbwertszeit ist daher etwas höher (etwa 60–90 min) als diejenige des Corticosteron (50 min). Gebundene Steroide sind physiologisch inaktiv und aufgrund der Proteinbindung wird auch nur relativ wenig freies Cortisol und Corticosteron im Harn ausgeschieden.
Cortisol steht mit *CBG-gebundenem Cortisol,* das wahrscheinlich als zirkulierendes Hormon-Reservoir dient und eine Versorgung der Gewebe mit freiem Cortisol aufrechterhält, *im Gleichgewicht* (Abb. 20.9). Die meisten Methoden zur Bestimmung der »freien 17-OH-Corticoide« erfassen im Plasma sowohl gebundenes wie auch ungebundenes Cortisol. Bei normaler Cortisol-Sekretionsrate ist der Plasmaspiegel des freien Cortisols sehr niedrig; bei Zunahme der Sekretionsrate von Cortisol (über 0,5 µmol/l bzw. 20 µg/100 ml) wird CBG gesättigt; bei höherem Plasmaspiegel kommt es zu einer gewissen Erhöhung der Bindung an Albumin, der Hauptanstieg erfolgt jedoch in der ungebundenen Fraktion.

Die CBG-Synthese erfolgt in der Leber und wird durch Oestrogene gesteigert; während der Schwangerschaft ist daher der CBG-Spiegel erhöht, bei Lebercirrhose, Nephrose und multiplem Myelom ist er jedoch meist erniedrigt. Die vom CBG-Spiegel abhängige Erhöhung oder Verminderung der gesamten 17-OH-Corticoide verursacht jedoch nicht Symptome eines Glucocorticoid-Überschusses oder -Mangels; die CBG-bedingte Niveau-Änderung des proteingebundenen Cortisols beeinflußt zwar den Plasmaspiegel des freien und physiologisch wirksamen Cortisols gegensinnig, doch wird hierdurch die ACTH-Sekretion — unter Einstellung eines neuen Gleichgewichtes — gebremst bzw. stimuliert.

Stoffwechsel und Ausscheidung der Glucocorticoide

Cortisol-Abbau erfolgt hauptsächlich in der Leber; dabei wird Cortisol vor allem zu Dihydrocortisol, dann zu Tetrahydrocortisol reduziert und *an Glucuronsäure gebunden* (Abb. 20.10). Dieser Vorgang wird durch die Glucuronyl-Transferase katalysiert, die auch Bilirubin (Kap. 26) sowie andere Hormone und Pharmaka an Glucuronsäure koppelt, wobei die verschiedenen Substrate dieses Enzyms einander kompetitiv hemmen.
Cortisol wird in der Leber auch zum Teil in *Cortison* umgewandelt, das wie andere 11-Keto-Steroide *Cortisol-Metabolit,* jedoch kein NNR-Sekretionsprodukt ist. Cortison ist ein aktives Glucocorticoid und wird häufig therapeutisch angewandt. In der Leber gebildetes Cortison tritt jedoch kaum in den Kreislauf ein, da es rasch zu Tetrahydrocortisonglucuronid reduziert und konjugiert wird. Derivate der Tetrahydroglucuronide (*»konjugierte« Derivate*) des Cortisol und Corticosteron sind leicht löslich, treten daher in den Kreislauf ein und werden, da sie nicht an Protein gebunden sind, rasch im Harn

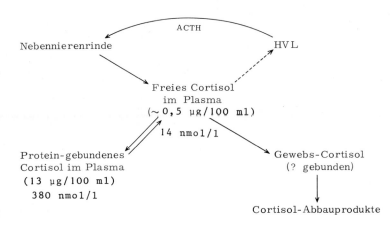

Abb. 20.9. Beziehungen zwischen freiem und gebundenem Cortisol. Der gestrichelte Pfeil bezeichnet die Cortisol-Hemmung der ACTH-Sekretion. Der Wert für das freie Cortisol wird meistens durch Subtraktion des Protein-gebundenen Cortisols vom totalen Cortisol berechnet

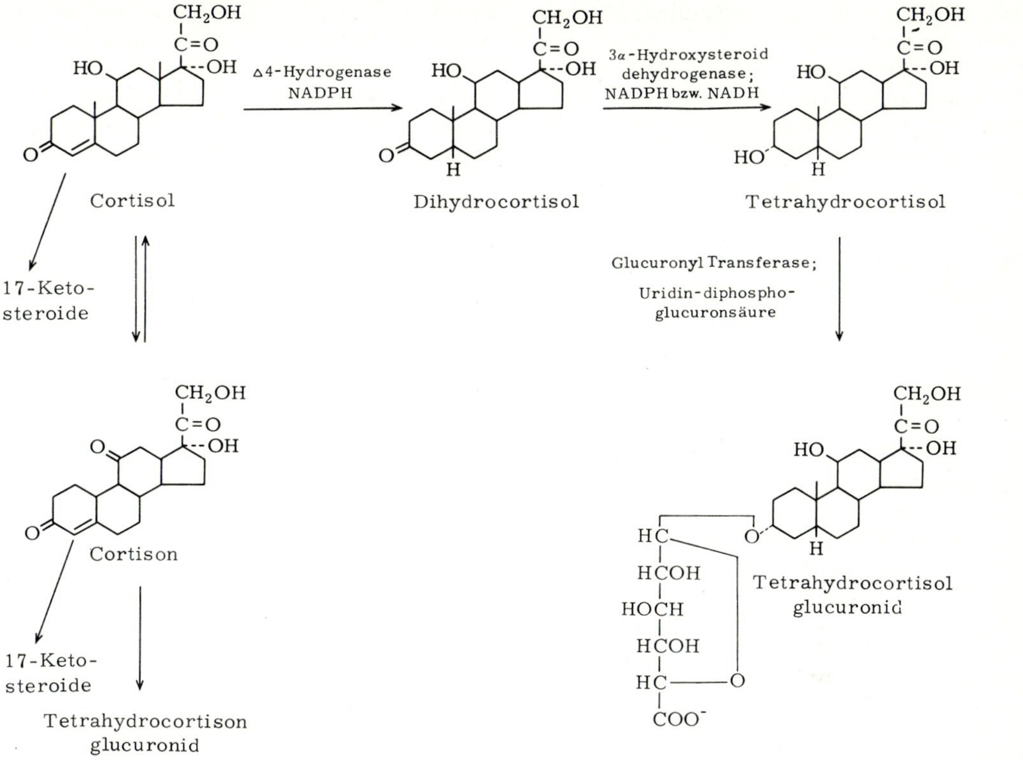

Abb. 20.10. Cortisol-Stoffwechsel in der Leber

Tabelle 20.4. Verteilung von Cortisol und seiner wichtigsten Derivate in Plasma und Harn (die Derivate von Corticosteron sowie die 17-Keto-Steroide aus anderen Quellen sind nicht inbegriffen)

Plasma: durchschnittliche Konzentration beim Menschen um 8 Uhr morgens

	µmol/l (µg/100 ml)	
Freies Cortisol	0,01 (0,5)	⎫ 90% der »Plasma«-
Protein-gebundenes Cortisol	0,36 (13)	⎬ 17-Hydroxy-
Unkonjugiertes Dihydro- und Tetrahydro-Cortisol und Cortison	Spuren	⎭ corticoide«
Tetrahydrocortisol-glucuronid	0,28 (10)	⎫ »gepaart«
Tetrahydrocortison-glucuronid	0,02 (6)	⎭
17-Keto-Steroide aus Cortisol und Cortison (meist gepaart)	Meßwerte über Plasmakonzentrationen fehlen	

Harn: durchschnittliche in 24 Stunden ausgeschiedene Menge	µmol (mg)
Freies Cortisol	0,1 (0,03)
Tetrahydrocortisol-glucuronid	13,8 (5)
Tetrahydrocortison-glucuronid	8,2 (3)
20-Hydroxy-Derivate von Tetrahydroglucuroniden	16,5 (6)
17-Keto-Steroide aus Cortisol und Cortison (meist gepaart)	3,5 (1)
Andere Metaboliten	19,0 (7)

ausgeschieden (teilweise durch tubuläre Sekretion).

Etwa 10% des sezernierten Cortisol werden in der Leber in 17-Keto-Steroid-Derivate umgewandelt; diese werden großteils an Sulfat konjugiert und im Harn ausgeschieden; es besteht ein enterohepatischer Kreislauf für Glucocorticoide und ungefähr 15% des sezernierten Cortisol werden ausgeschieden (Tabelle 20.4).

Der Corticosteron-Stoffwechsel ist dem des Cortisol bis auf die Bildung von 17-Keto-Steroid-Derivaten ähnlich.

Leberstoffwechselrate der Glucocorticoide

Bei Lebererkrankungen und — aus unbekannter Ursache — auch bei Operationen und anderen Streßformen ist die Inaktivierungsrate der Glucocorticoide in der Leber vermindert; der Plasmaspiegel des freien Cortisol steigt daher unter Streß höher als bei maximaler ACTH-Stimulierung der NNR. Glucocorticoide werden offensichtlich bei Ausübung ihrer physiologischen Wirkungen nicht verändert.

Bei manchen Species — nicht beim Menschen — sind die Nebennieren beim Weibchen größer als beim Männchen, wahrscheinlich weil der raschere Glucocorticoid-Stoffwechsel bei weiblichen Tieren zu einem Anstieg der ACTH-Sekretion führt.

Aldosteron

Aldosteron ist viel geringer als Cortisol an Protein gebunden; seine Halbwertszeit ist daher kurz (etwa 20 min). Ebenso ist die sezernierte Menge (Tabelle 20.2) und der Plasmaspiegel des Aldosteron (0,2 nmol/l, bzw. 0,006 µg/100 ml) verglichen mit Cortisol (Gesamt-Plasmaspiegel 380 nmol/l, bzw. 13 µg/100 ml) sehr gering. In der Leber wird Aldosteron großteils in Tetrahydro-glucuronid-Derivate umgewandelt, zu einem geringen Teil — in Leber und Niere — in ein 18-Glucuronid, das bei pH 1 wieder zu freiem Aldosteron hydrolysiert werden kann (»säurelabiles Konjugat«). Aldosteron wird zu weniger als 1% frei, zu etwa 5% als »säurelabiles Konjugat« und zu 40% als Tetrahydroglucuronid im Harn ausgeschieden.

17-Keto-Steroide

Das hauptsächliche NNR-Androgen ist das 17-Keto-Steroid Dehydroepiandrosteron; es werden allerdings auch seine Δ^4-3-Keto- und 11-OH-Δ^4-3-Keto-Derivate sezerniert, welche mit den 17-Keto-Steroiden, die aus Cortisol und Cortison durch Seitenketten-Spaltung in der Leber gebildet werden, die einzigen 17-Keto-Steroide mit einer = O- oder —OH-Gruppe in der 11-Position sind (»11-Oxy-17-Keto-Steroide«). Testosteron wird ebenfalls zu einem 17-Keto-Steroid umgewandelt. Die *tägliche 17-Keto-Steroid-Ausscheidung* beim normalen Erwachsenen beträgt 50 µmol (15 mg) beim Mann und 35 µmol (10 mg) bei der Frau; ungefähr $^2/_3$ der 17-Keto-Steroid-Ausscheidung beim Mann sind NNR-Sekretions- oder Cortisol-Abbauprodukte und nur $^1/_3$ sind testiculären Ursprungs.

Ätiocholanolon, einer der NNR-Androgen- und Testosteron-Metabolite (Abb. 23.16) kann unkonjugiert Fieber verursachen (*»Ätiocholanolon-Fieber«:* episodische Fieberanfälle, die durch periodische Anhäufung von unkonjugiertem Ätiocholanolon im Blut verursacht werden). Die Ursache hierfür ist die Freisetzung endogener Pyrogene aus Granulocyten.

Wirkungen von Nebennieren-Androgenen und -Oestrogenen

Androgene

Androgene besitzen maskulinisierende Wirkung und fördern Eiweißaufbau und Wachstum (Kap. 23). Im Hoden gebildetes Testosteron ist das aktivste Androgen; *NNR-Androgene* haben weniger als $^1/_5$ seiner Wirkung. NNR-Androgen-Sekretion wird durch ACTH und nicht durch Gonadotropine beeinflußt. Die Menge der NNR-Androgene ist meistens bei männlichen und weiblichen Kastraten ebenso groß wie bei Normalen; d.h. daß die NNR-Androgene in normaler Menge keine signifikant maskulinisierende Wirkung ausüben. In größerer Menge (angeborene Enzymdefekte oder NNR-Tumoren) hängen die Effekte vom Alter und Geschlecht des Individuums ab.

Vermehrt sezernierte NNR-Androgene beeinflussen die sekundären Geschlechtsmerkmale beim erwachsenen Mann kaum, bei präpubertären Knaben verursachen sie hingegen die frühzeitige Entwicklung der sekundären Geschlechtsmerkmale, jedoch ohne testiculäres Wachstum (*Pseudopubertas praecox*); bei präpubertären und erwachsenen Frauen bewirken sie Maskulinisierung und — im Falle stärkerer

Vermännlichung — ein auffallendes klinisches Bild (*adrenogenitales Syndrom*, Abb. 20.11).

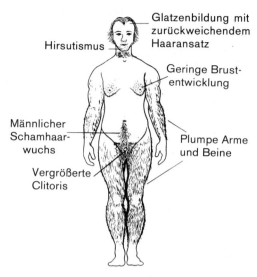

Adrenogenital-Syndrom

Abb. 20.11. Typische Befunde beim adrenogenitalen Syndrom einer erwachsenen Frau (nach FORSHAM and DI RAIMONDO. In: Traumatic Medicine and Surgery for the Attorney. London: Butterworth 1960)

Überschüssige Androgen-Sekretion verursacht bei genetisch weiblichen Feten vor der 12. Woche die Entwicklung eines männlichen Genitales und die verschiedenen Grade des weiblichen *Pseudohermaphroditismus* (Kap. 23).

Oestrogene

Das Nebennierenandrogen Androstendion wird in der Zirkulation zu Oestrogenen umgewandelt (geringe Mengen Oestrogene werden auch von den Nebennieren sezerniert). Bei ovarektomierten Frauen steigt die Oestrogen-Ausscheidung im Harn nach ACTH-Gabe und fällt bei Adrenalektomie ab. Die normalerweise von der NNR und aus Androstendion gebildete Oestrogenmenge ist zu gering, um physiologisch wirksam zu sein; es kommen jedoch feminisierende, Oestrogen-sezernierende Tumoren der Nebennieren vor. Bei ovarektomierten Patientinnen mit Oestrogen-abhängigen Mamma-Carcinomen kann Adrenalektomie bzw. Glucocorticoid-Gabe und dadurch bedingter ACTH-Suppression günstig wirken.

D. Glucocorticoide

Physiologische Wirkungen der Glucocorticoide

Nebennieren-Insuffizienz

Bei Adrenalektomie kommt es — ohne Therapie — zu Natriumverlust mit Kreislaufinsuffizienz, Hypotension und evtl. letalem Schock; diese Symptome werden durch den Mineralocorticoid-Mangel verursacht, während das Fehlen der Glucocorticoide zu einer Herabsetzung der vasculären Reaktivität auf Catecholamine (Fehlen der »permissiven« Wirkung) sowie zu Wasser-, Kohlenhydrat-, Eiweiß- und Fett-Stoffwechselveränderungen führt, deren Folge ebenfalls schon bei geringer Belastung Kollaps und Tod sein kann. Geringe Glucocorticoidmengen beheben die Stoffwechselstörungen; diese *physiologischen Wirkungen der Glucocorticoide* müssen jedoch von den durch große Mengen bedingten pathologischen bzw. pharmakologischen Erscheinungen unterschieden werden.

Wirkungsmechanismus

Die mannigfachen Effekte der Glucocorticoide beruhen auf einer Wirkung auf den genetischen Mechanismus, der die Proteinsynthese kontrolliert. Die Hormone wirken durch Stimulierung der DNA-abhängigen mRNA-Synthese (Kap. 17) in den Kernen der Zellen der Erfolgsorgane. Dies führt in der Folge zu der Bildung von Enzymen, welche die Zellfunktion beeinflussen. Aldosteron wirkt ähnlich (s. unten) und Androgene, Oestrogene und Progesteron — alle Steroidhormone — dürften ihre Wirkung über einen ähnlichen Mechanismus herbeiführen.

Glucocorticoid-Wirkungen auf den Intermediärstoffwechsel

Glucocorticoide bewirken im Intermediärstoffwechsel (Kap. 9) vor allem eine Steigerung des *Proteinkatabolismus*, vermehrte *Glykogenese* und *Gluconeogenese* in der Leber (Erhöhung der Glucose-6-Phosphatase-Aktivität) sowie einen *Anstieg des Blutzuckers*.
Glucocorticoide haben *antiinsulinäre Wirkung* auf die peripheren Gewebe und verschlechtern einen Diabetes, indem sie auch den Plasmalipid-Spiegel und die Ketonkörper-Bildung steigern; beim Normalen führt hingegen der Blutzucker-

anstieg zu gesteigerter Insulinsekretion. Bei NNR-Insuffizienz bleibt der Blutzucker, so lange genügend Energie zugeführt wird, normal; durch Hungern kommt es hingegen zu einer u. U. letalen Hypoglykämie. Die durch Hunger bewirkte ketogene Reaktion ist jedoch nicht an das Vorhandensein der NNR gebunden.

»Permissive« Wirkung der Glucocorticoide

Geringe *Glucocorticoidmengen* sind für das Zustandekommen einer Reihe *metabolischer Reaktionen notwendig*, obwohl sie diese Reaktionen selbst nicht hervorrufen *(»permissive« Wirkung)*; Ein Teil der Stoffwechselwirkungen sowie die Herzkreislauf-Effekte der Glucocorticoide sind auf solche permissive Wirkungen zurückzuführen. Glucocorticoide sind für die calorigene Wirkung von Glucagon und Catecholaminen notwendig (Kap. 19).

Beeinflussung der vasculären Reaktionsfähigkeit durch Glucocorticoide

Die glatte *Gefäßmuskulatur* wird bei *NNR-Insuffizienz* für Adrenalin und Noradrenalin *unempfindlich;* die Capillaren erweitern sich und werden schließlich für Kolloide permeabel. Dieses Unvermögen, auf das an den adrenergen Nervenendigungen freigesetzte Noradrenalin zu reagieren, vermindert wahrscheinlich die vasculäre Kompensation der Hypovolämie bei NNR-Insuffizienz und begünstigt dadurch die Entstehung eines Kreislaufkollaps. Durch Glucocorticoidgabe wird die Reaktionsfähigkeit der Gefäße wieder hergestellt.

Glucocorticoid-Wirkungen auf Herz und Skeletmuskel

Glucocorticoidmangel verursacht eine raschere Ermüdung der Skeletmuskulatur; Gluco- und Mineralocorticoide üben in vitro einen positiv inotropen Effekt auf den Herzmuskel aus; in vivo ist die Bedeutung dieser Digitalis-ähnlichen Wirkung jedoch fraglich. Das P-R-Intervall im EKG ist bei NN-Insuffizienz verlängert und bei Glucocorticoidüberschuß verkürzt.

Glucocorticoid-Wirkungen auf den Wasserhaushalt

NN-Insuffizienz ist gekennzeichnet durch die Unfähigkeit, eine Wasserbelastung auszuscheiden (Abb. 20.12) und nur Glucocorticoide beheben diese Störung; es kommt hierbei zwar schließlich zur Wasserausscheidung, doch besteht wegen deren Langsamkeit Gefahr der Wasser-Intoxikation. So bewirkt auch eine Glucoseinfusion bei NN-Insuffizienz hohes Fieber *(»Glucose-Fieber«)* mit u. U. letalem Kollaps; das beim Glucoseabbau entstehende Wasser führt zu Plasmadilution; der dadurch auftretende osmotische Gradient zwischen Plasma und Zellen bewirkt Schwellung der Zellen des hypothalamischen Thermoregulations-Zentrums, so daß Temperaturanstieg resultiert. Wasserintoxikation kann bei NN-Insuffizienz auch ohne absoluten Wasserüberschuß auftreten; entscheidend hierbei ist die im Verhältnis zum Natrium vermehrte Wasserretention.

Die Ursache der mangelhaften Wasserausscheidung bei NN-Insuffizienz ist noch immer unklar; es besteht dabei zwar eine verminderte Vasopressin-Inaktivierung in der Leber, doch müßte die sich daraus ergebende Hämodilution die Vasopressin-Sekretion wieder hemmen, falls nicht gleichzeitig auch die Osmoreceptoren ge-

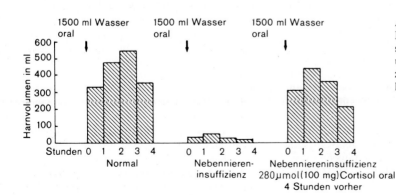

Abb. 20.12. Harnvolumen als Reaktion auf 1500 ml Wasserbelastung beim Normalen und bei Nebenniereninsuffizienz vor und nach Behandlung mit Cortisol

stört sind (Kap. 14); eine andere Ursache könnte abnorm hohe Vasopressin-Sekretion bei Glucocorticoid-Mangel sein; der Vasopressinspiegel wasserbelasteter, adrenalektomierter Tiere ist jedoch niedriger als bei Wasserbelastung einer normalen Kontrollgruppe. Die eigentliche Ursache der Wasserintoxikation bei NN-Insuffizienz dürfte in der bei dieser Krankheit auftretenden *niedrigen glomerulären Filtrationsrate* (GFR) liegen: Mineralocorticoide verbessern zwar die GFR durch Wiederherstellung des Plasmavolumens, doch steigern Glucocorticoide die Filtrationsrate in viel größerem Ausmaß. Glucocorticoid-Mangel dürfte ferner auch unabhängig von der Vasopressin-Wirkung (Kap. 38) die Permeabilität der distalen Tubuli und Sammelrohre für Wasser erhöhen.

Glucocorticoid-Wirkungen auf das Nervensystem

Glucocorticoid-Mangel führt zu Veränderungen im Nervensystem, wie z. B. Auftreten langsamer EEG-Wellen (langsamer als α-Rhythmus, Persönlichkeitsveränderungen (Reizbarkeit, Furchtsamkeit, verminderte Konzentrationsfähigkeit) und einer nicht erklärbaren gesteigerten Geruchs- und Geschmacks-Empfindlichkeit (Tabelle 20.5).

Tabelle 20.5. Geschmacksschwellen bei Nebenniereninsuffizienz[a]

Substanz	Niedrigste geschmeckte Konzentration (mM), Mittelwerte	
	Normale	Patienten mit Nebenniereninsuffizienz
Harnstoff	90	0,8
HCl	0,3	0,006
Saccharose	12	0,1
KCl	12	0,1
NaHCO$_3$	12	0,1
NaCl	12	0,3

[a] Nach HENKIN et al.: Studies on taste thresholds in normal man and in patients with adrenal insufficiency: The role of adrenal cortical steroids and serum sodium concentration. J. clin. Invest. **42**, 727 (1963).

Glucocorticoide setzen die Krampfschwelle bei Ratten herab; Mineralocorticoide haben hingegen die umgekehrte Wirkung und wurden daher sogar in der Epilepsietherapie angewandt.

Glucocorticoid-Wirkungen auf den Gastrointestinaltrakt

Glucocorticoide und ACTH steigern die Magensäure- und Pepsin-Sekretion (Kap. 26). Die Absorption wasser-unlöslicher Fette aus dem Darm in die Lymphe ist bei NNR-Insuffizienz beeinträchtigt; sie wird durch Glucocorticoide gefördert (Kap. 25).

Glucocorticoid-Wirkungen auf die ACTH-Sekretion

ACTH-Sekretion wird durch Glucocorticoide (»freies« Cortisol) gehemmt und ist bei Adrenalektomie gesteigert (»feed-back«, s. oben).

Einfluß der Glucocorticoide auf die Widerstandsfähigkeit gegen Streß

Bei Mensch und Tier führen Noxen oder andere potentiell schädigende Reize zu erhöhter ACTH-Sekretion und damit zum Anstieg des Glucocorticoid-Spiegels. Dieser *Anstieg ist lebensnotwendig*, da die gleichen schädigenden Reize bei adrenal- und hypophysektomierten Tieren, die mit einer Glucocorticoid-Erhaltungsdosis substituiert werden, zum Tode führen.

SELYE definierte schädigende Reize, die gesteigerte ACTH-Sekretion auslösen, als *»Stressoren«;* solche Reize werden heute jedoch unter dem Ausdruck *»Streß«* zusammengefaßt.

Die meisten ACTH-Sekretions-steigernden Reize aktivieren zugleich das *sympathische NNM-System;* hierbei kommt es zu einander ergänzenden Wirkungen, da die Glucocorticoide die Reaktionsfähigkeit der Gefäße für Catecholamine gewährleisten. Glucocorticoide sind ferner für die FFS-mobilisierende Wirkung der Catecholamine notwendig (wichtige Energiequelle in Notfallsituationen). Trotzdem ertragen sympathektomierte Tiere viele Streß-Situationen ohne Schaden; der Grund für die Notwendigkeit erhöhter Glucocorticoid-Sekretion bei Streß bleibt daher großteils unbekannt.

Pharmakologie und Pathologie der Glucocorticoide

Cushing-Syndrom

Das durch Glucocorticoid-Überschuß hervorgerufene *Cushing-Syndrom* (Abb. 20.13) wird nicht

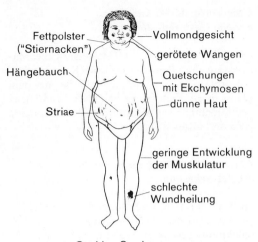

Abb. 20.13. Typische Befunde beim Cushing-Syndrom (nach FORSHAM and DI RAIMONDO. In: Traumatic Medicine and Surgery for the Attorney. London: Butterworth 1960)

nur durch Gabe *großer exogener Hormonmengen*, sondern auch durch *Glucocorticoid-sezernierende NNR-Tumoren* und durch *ACTH-Hypersekretion* verursacht.

Viele, wenn nicht alle Patienten mit ACTH-Hypersekretion zeigen kleine Hypophysentumoren *(Mikroadenome)* mit meist kleinen Veränderungen der Sella turcica. Manchmal kann die ACTH-Hypersekretion auch auf eine vermehrte Sekretion von Corticoliberin zurückgeführt werden.

Cushing-Syndrom kann allerdings auch durch Tumoren nicht endokriner Organe, die Substanzen mit Corticoliberin-Aktivität oder eine ACTH-ähnliche Substanz sezernieren, verursacht werden.

Beim Cushing-Syndrom kommt es durch übermäßigen Proteinabbau zu *Eiweißverarmung;* Haut und subcutanes Gewebe sind daher dünn, die Muskulatur nur schwach entwickelt, die Wundheilung ist schlecht und geringe Traumen verursachen bereits Quetschungen und Ekchymosen; die Haare werden dünn und schütter.

Viele Patienten zeigen einen vermehrten Bartwuchs und Akne, verursacht durch die gesteigerte Androgensekretion, welche oft mit der gesteigerten Glucocorticoidsekretion einhergeht.

Es kommt zu einer *charakteristischen Fettverteilung* mit dünnen Extremitäten und Fettansammlungen in Abdomen, Gesicht und Nacken *(»Stiernacken«)*. Infolge Dehnung der dünnen Abdominalhaut durch das vermehrte subcutane Fettgewebe reißen die subdermalen Schichten ein *(prominente purpurrote Striae);* zu ähnlichen Veränderungen kommt es auch beim Gesunden durch schnelle Dehnung der Haut (z.B. weibliche Brust in der Pubertät, Bauchhaut während der Schwangerschaft), doch sind solche Striae dann unauffällig und blaß.

Die aus dem Proteinabbau freiwerdenden Aminosäuren werden großteils in der Leber in Glucose umgewandelt; *Hyperglykämie* und verminderte periphere Glucoseutilisation führen häufig — insbesondere bei genetisch Prädisponierten — zu einem *Insulin-resistenten Diabetes mellitus* (mit Hyperlipämie und Ketose, meist jedoch nur mit leichter Acidose).

Die Menge der Glucocorticoide beim Cushing-Syndrom ist meist so groß, daß es *auch zu deutlichen Mineralocorticoid*-Wirkungen kommt. Im Gesicht verursachen Salz- und Wasserretention gemeinsam mit der Fettanhäufung das charakteristisch plethorisch runde *»Vollmond-Gesicht«;* durch Mineralocorticoid-Wirkung kommt es meist auch zu einer deutlichen *Kaliumverarmung* mit Müdigkeit. Salzretention und eine Glucocorticoid-Wirkung auf die Blutgefäße verursachen bei 85% der Patienten mit Cushing-Syndrom *Hypertension*.

Knochenveränderungen treten aus dreierlei Gründen bei Glucocorticoid-Überschuß auf: Übermäßiger Protein-Abbau hemmt die Knochenneubildung und führt zum Abbau der vorhandenen Knochenmatrix; Glucocorticoide üben eine Anti-Vitamin-D-Wirkung aus; die Glucocorticoid-bedingte Erhöhung der GFR führt zu vermehrter Calciumausscheidung. Aus diesen Gründen entsteht eine Erweichung und Demineralisierung der Knochen *(Osteoporose;* Kap. 21), die eventuell zu Wirbelkörpereinbrüchen und Skeletdeformitäten führt.

Glucocorticoid-Überschuß beschleunigt den basalen EEG-Rhythmus und bewirkt *mentale Veränderungen* (gesteigerter Appetit, Schlaflosigkeit, Euphorie und u.U. toxische Psychose). Glucocorticoid-Mangel ist ebenfalls mit — wenn auch geringeren — mentalen Symptomen verbunden.

Glucocorticoid-Wirkungen auf Blutzellen und lymphatische Organe

Glucocorticoide *steigern* die *Mauserung der eosinophilen Granulocyten* in Milz und Lunge und vermindern so deren Zahl im peripheren Blut. Dieses Phänomen kann auch zur ACTH-Sekretions-Testung herangezogen werden; allerdings kommt es auch durch gewisse Streßformen trotz Adrenalektomie zu einer Eosinopenie. Glucocorticoide *vermindern* auch die *Zahl der basophilen Granulocyten;* sie verursachen *Neutrophilie* und *Vermehrung der Trombocyten- und Erythrocyten-Zahl* (Tabelle 20.6). Bei chronischer NN-Insuffizienz kommt es immer zu einer mäßigen Anämie, andererseits aber auch zu einer lebhaften erythropoetischen Reaktion auf Hypoxie (Kap. 24).

Glucocorticoide *vermindern* die Zahl *zirkulierender Lymphocyten* und die Größe von Lymphknoten und Thymus, wahrscheinlich durch Hemmung der mitotischen Aktivität der Lymphocyten und durch Steigerung des Lymphocyten-Abbaus.

Tabelle 20.6. Typische Wirkungen von Cortisol auf die Zahl der weißen und roten Blutkörperchen beim Menschen

	Normal	Mit Cortisol behandelt
Weiße Blutkörperchen (M/l, Zahl/mm^3)		
Gesamtzahl	9,000	10,000
Polymorphkernige	5,760	8,330
Lymphocyten	2,370	1,080
Eosinophile	270	20
Basophile	60	30
Monocyten	540	540
Rote Blutkörperchen (T/l, Mill/mm^3)	5	5,2

Anti-inflammatorische und anti-allergische Glucocorticoid-Wirkung

In hohen Dosen hemmen Glucocorticoide die *entzündlichen Reaktionen* des Gewebes (Kap. 33) und die durch Histaminfreisetzung bedingten allergischen Erscheinungen. Beide »pharmakologische« Wirkungen werden jedoch nicht durch Glucocorticoide in physiologischen Dosen hervorgerufen und können nicht ohne Symptome des Glucocorticoid-Überschusses ausgelöst werden. Große Dosen exogener Glucocorticoide hemmen die ACTH-Sekretion so stark, daß es nach Absetzen der Therapie u. U. zu schwerer NN-Insuffizienz kommt.

Glucocorticoide hemmen die Fibroblasten-Aktivität, vermindern die lokale Schwellung und verhindern die Allgemeinwirkungen bakterieller Toxine. Abschwächung der lokalen Reaktion ist vielleicht Folge einer Hemmung der Kinin-Freisetzung (Kap. 33); wahrscheinlich wird auch der Lysosomen-Abbau im entzündeten Gewebe und die Freisetzung endogener Pyrogene aus Granulocyten gehemmt (Kap. 14).

Abgesehen vom protein-katabolen Effekt der Glucocorticoide verlangsamen diese die Kollagenase-Wirkung auf das Bindegewebe, weshalb Glucocorticoide bei rheumatoider Arthritis intraarticulär angewandt werden. *Antikörperspiegel* werden durch große Glucocorticoid-Dosen anfänglich erhöht, dann aber *gesenkt.* Experimentell kann die antiinflammatorische Wirkung an subcutanen Granulomen (Terpentin- oder Crotonöl-Injektion) oder an implantierten Fremdkörpern (Baumwollgewebe) nachgewiesen werden. Hemmung der Fibroblasten-Aktivität verhindert auch Keloid-Bildung, Adhäsionen nach Bauchoperationen und eine Abkapselung von Infektionen.

Glucocorticoid-Medikation bei Infektionskrankheiten ist *nicht ungefährlich;* die Symptome der Krankheit verschwinden zwar sofort, ohne gleichzeitige Antibiotica-Gabe kommt es jedoch zur Ausbreitung der Bakterien im Körper; durch die Symptomlosigkeit können bedrohliche infektiöse Zustände einer Diagnose entgehen, so daß u. U. Antibiotica-Therapie zu spät einsetzt.

Antigen-Antikörper-Reaktion (AG-AK-Reaktion) verursacht Histaminfreisetzung aus Mastzellen (Kap. 27), die wiederum viele Symptome der Allergie verursacht. *Glucocorticoide* haben weder auf die AG-AK-Reaktionen noch auf die Wirkung bereits freigesetzten Histamins Einfluß, *verhindern* aber die *Histaminfreisetzung.* Glucocorticoide *mildern* daher die Symptome *allergischer Reaktionen vom Sofort-Typ* (Asthma bronchiale, Serumkrankheit, Nesselausschlag); bei rheumatoider Arthritis, Lupus erythematodes disseminatus, Dermatomyositis, Guillain-Barré-Syndrom und verwandten Krankheiten, an denen allergische oder Autoimmun-Reaktionen beteiligt sind, können Glucocorticoide ebenfalls *symptomatisch* angewandt werden.

Regulation der Glucocorticoid-Sekretion
Adrenocorticotropes Hormon (ACTH)

Sowohl Basis-Sekretion wie auch Streß-bedingt gesteigerte *Glucocorticoid-Ausschüttung* sind vom *ACTH des HVL abhängig,* während durch *Angiotensin II-Wirkung* auf die NNR fast ausschließlich eine *Aldosteron-Sekretions-Steigerung* bewirkt wird. Hohe Dosen anderer natürlich vorkommender Substanzen (Vasopressin-ADH, Serotonin) können die NNR ebenfalls direkt stimulieren, haben für die physiologische Regulation der Glucocorticoid-Sekretion jedoch keine Bedeutung.

Chemie und Stoffwechsel des ACTH

ACTH ist ein einkettiges *Polypeptid mit 39 Aminosäuren;* die ersten 23 Aminosäuren sind bei allen untersuchten Species identisch und bilden den »*aktiven Kern«* des Moleküls; ein synthetisches Polypeptid aus diesen 23 Aminosäuren besitzt volle ACTH-Aktivität. Die restlichen 16 Aminosäuren stabilisieren das Polypeptid; sie sind — in geringem Maß — speciesabhängig (Abb. 20.14) und für die antigene Wirkung des ACTH bei heterologen Species verantwortlich.

ACTH-Wirkung auf die Nebenniere

Nach Hypophysektomie sinkt die Glucocorticoid-Synthese- und Sekretions-Rate innerhalb einer Stunde zu sehr *tiefen Werten ab,* wenn auch noch immer geringe Hormonmengen sezerniert werden. Innerhalb kurzer Zeit nach ACTH-Gabe (beim Hund 2 min) steigt der Glucocorticoid-Ausstrom (Abb. 20.15); bei niedrigen ACTH-Dosen besteht eine *lineare Abhängigkeit* zwischen *Logarithmus der ACTH-Dosis* und *Anstieg der Glucocorticoid-Sekretion.* Die maximale Glucocorticoid-Sekretions-Rate wird bald erreicht, so daß durch höhere ACTH-Dosen nur die Dauer der maximalen Glucocorticoid-Sekretion verlängert wird.

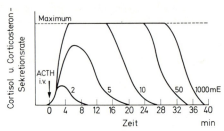

Abb. 20.15. Veränderungen der Cortisol und Corticosteron-Sekretionsrate bei hypophysektomierten Hunden nach verschiedenen ACTH-Dosen (nach GANONG: The central nervous system and the synthesis and release of ACTH. In: Advances in Neuroendocrinology (A. NALBANDOV, Ed.). University of Illinois Press 1963)

Reaktionsfähigkeit der Nebenniere auf ACTH

Bei chronisch hypophysektomierten Tieren bzw. bei Hypopituitarismus steigert eine einzelne ACTH-Dosis noch nicht die Glucocorticoid-Sekretion; *wiederholte Injektionen* oder längere ACTH-Infusion *stellen* jedoch die *Reaktionsfähigkeit* der Nebenniere auf ACTH *wieder her.* Verminderte Reaktionsbereitschaft der NNR ist bereits 24 Stunden nach Hypophysektomie nachweisbar und nimmt mit der Zeit zu (Abb. 20.16); zuerst bestehen noch keine morphologischen Veränderungen, schließlich kommt es jedoch zu ausgeprägter NNR Atrophie.

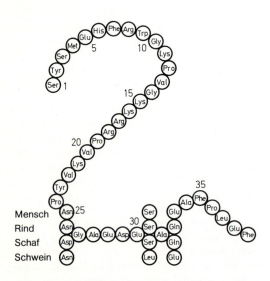

Abb. 20.14. ACTH-Struktur bei verschiedenen Species. Die Aminosäurezusammensetzung ist nur in Position 25, 31 und 33 unterschiedlich (nach Adrenocorticotropin 45: Revised amino acid sequences for sheep and bovine hormones. Biochem biophys. Res. Comm. **49,** 835 (1972))

ACTH wird in vivo viel schneller inaktiviert als in vitro (Halbwertszeit etwa 10 min). Obwohl ein großer Teil einer verabreichten ACTH-Dosis in den Nieren aufscheint, beeinflussen weder Nephrektomie noch Evisceration die in vivo Aktivität von ACTH, und der Ort der Inaktivierung ist unbekannt. ACTH wird offensichtlich bei seiner Wirkung auf die Nebennieren nicht verändert.

Circadian-Rhythmus der Glucocorticoid-Sekretion

ACTH wird in unregelmäßigen Spitzen während des ganzen Tages sezerniert und der Plasmacor-

Regulation der Glucocorticoid-Sekretion

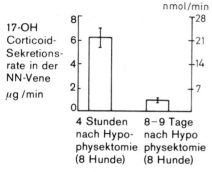

Abb. 20.16. Verlust der Reaktionsfähigkeit auf ACTH bei Hunden nach Hypophysektomie. Die Werte sind mittlere Sekretionsraten in der Nebennierenvene nach Injektion 1 IE ACTH (Ergebnisse an 8 Hunden)

tisolspiegel steigt und fällt als Antwort auf diese Spitzen (Abb. 20.17). Dennoch kommt es während eines bestimmten Teiles des Tages bei allen untersuchten Säugerspecies zu einer Haupt-ACTH-Sekretion. Beim Menschen treten die ACTH-Spitzen meist am frühen Morgen, seltener während des Abends auf. Dieser Tagesrhythmus der ACTH-Sekretion besteht auch bei Patienten mit NNR-Insuffizienz, die konstante Mengen von Glucocorticoiden erhalten. Er wird nicht durch den Streß des Aufwachens in der Frühe hervorgerufen, da die erhöhte ACTH-Sekretion vor dem Aufwachen einsetzt. Wenn der Tag verlängert wird (über mehr als 24 Stunden durch Isolierung des Individuums und Aktivitätsverteilung über mehr als 24 Stunden), wird

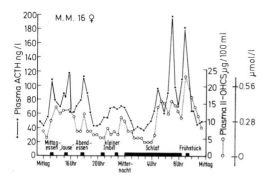

Abb. 20.17. Änderungen des Plasma-ACTH- und Glucocorticoidspiegels während eines Tages beim Gesunden (ACTH mittels Radioimmunoassay und Glucocorticoide als 11-Oxysteroide). Am Morgen tritt vor dem Erwachen ein starker ACTH- und Glucocorticoidanstieg auf (nach KRIEGER & others: Characterization of the normal temporal pattern of plasma corticosteroid levels. J. clin. Endocr. **32**, 266 (1971))

der NNR-Cyclus auch ausgedehnt, der Anstieg der ACTH-Sekretion erfolgt jedoch nach wie vor während der Periode des Schlafs.
Die »biologische Uhr«, die für den Tagesrhythmus (Circadianrhythmus) des ACTH verantwortlich ist, ist wahrscheinlich in den suprachiasmatischen Kernen des Hypothalamus lokalisiert (Kap. 14). Bei Patienten mit Hypothalamusstörungen ist der Tagesrhythmus nicht nachweisbar.

ACTH und Streß

Der *ACTH-Plasmaspiegel* ist bei mäßigstarkem *Streß* erhöht (Abb. 20.18); bei schwerem Streß überschreitet er die für maximale Glucocorticoid-Sekretion notwendige Höhe.
Die ACTH-Sekretions-Steigerung wird fast ausschließlich hypothalamisch über das *»portale« System der Eminentia mediana* ausgelöst (Kap. 14). Bei Zerstörung der Eminentia mediana wird zwar eine basale Glucocorticoid-Sekretion aufrechterhalten (keine NNR-Atrophie), die Reaktion auf Streß unterbleibt hingegen. Afferente Nervenbahnen zur Eminentia mediana aus verschiedenen Teilen des Gehirns vermitteln die einzelnen Streß-Antworten (Nucleus amygdalae — emotioneller Streß wie Angst, Furcht; Formatio reticularis — Streß durch Verletzungen; Abb. 20.19). U. U. kann das Eminentia-mediana-HLV-System auch durch humorale Wirkstoffe über den Kreislauf stimuliert werden; Adrenalin und Noradrenalin steigern jedoch nicht die ACTH-Sekretion.

Glucocorticoid-ACTH-Rückkopplungs-Mechanismus

Hohe Glucocorticoid-Spiegel hemmen die *ACTH-Sekretion;* bei diesem Mechanismus besteht eine lineare Abhängigkeit, die *Hemmung hinkt* jedoch dem Glucocorticoid-Blutspiegel *nach*. Die ACTH-Sekretions-Hemmung durch eine einzelne Glucocorticoid-Dosis beginnt erst nach Abfall des Glucocorticoid-Spiegels und erreicht ihren Höhepunkt nicht vor Normalisierung der Glucocorticoid-Blutspiegel-Werte.
Die *Hypophysen-Hemmwirkung* der *verschiedenen Steroide* entspricht ihrer relativen Glucocorticoid-Wirkung; der Hemm-Mechanismus greift wahrscheinlich nicht nur an der Hypophyse, sondern auch auf hypothalamischem Niveau an.
Beim *Abbruch einer längeren Glucocorticoid-Medikation* treten *verschiedene Komplikatio-*

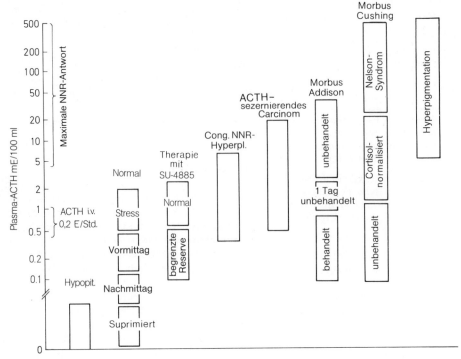

Abb. 20.18. Zu erwartende Schwankungsbereiche der ACTH-Konzentration im Plasma beim Normalen sowie bei verschiedenen pathologischen Zuständen. (LIDDLE et al.: Normal and abnormal regulation of corticotropin in man. Rec. Progr. Horm. Res. **18**, 125 (1962))

nen auf; so kann nicht nur Nebennierenatrophie und Verlust der NN-Reaktionsfähigkeit eingetreten sein, sondern es kann sich auch — nach Wiederherstellung der ACTH-Empfindlichkeit durch exogenes ACTH — u. U. die Hypophyse unfähig erweisen, normale ACTH-Mengen über längere Zeit zu synthetisieren.

Die Plasmaglucocorticoid-Spiegel sind — ohne Streß — normalerweise sehr niedrig und die Hemmwirkung auf die Hypophyse ist daher nur gering; ein weiterer Abfall des Glucocorticoid-Spiegels stimuliert jedoch die ACTH-Sekretion und bei chronischer NN-Insuffizienz sind ACTH-Synthese- und Sekretions-Rate erhöht.

Die *Streß-Reaktion* erfolgt nicht — wie früher angenommen — durch einen initialen Corticoid-Abfall; nach Adrenalektomie kommt es sogar zu einem übernormalen Anstieg der ACTH-Sekretion bei Streß. Die *ACTH-Sekretion* wird daher durch 2 gegenläufige Mechanismen geregelt: (1) die fördernde Wirkung nervaler und anderer Reize auf die Eminentia mediana, die zu Corticoliberin-(CRH)-Ausschüttung führen, und (2) das Ausmaß der Glucocorticoid-Hemmwirkung auf die ACTH-Sekretion (Abb. 20.19).

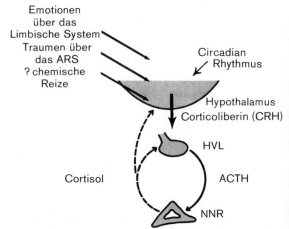

Abb. 20.19. Schematische Darstellung der Kontrolle der ACTH-Sekretion. Gestrichelte Pfeile bedeuten Hemmwirkung; ausgezogene Pfeile Stimulierung. ARS = aktivierendes reticuläres System

E. Mineralocorticoide

Wirkung und Wirkungsmechanismus der Mineralocorticoide

Aldosteron und andere Mineralocorticoid-wirksame Steroide *steigern die Natrium-Rückresorption* aus Harn, Speichel, Schweiß und Magensaft, erhöhen den Kalium- und senken den Natrium-Gehalt von Muskel- und Hirnzellen. In den Nieren wirken die Mineralocorticoide auf die Epithelzellen des distalen Tubulus und der Sammelrohre; unter ihrem Einfluß wird vermehrt Na^+ gegen K^+ und H^+ ausgetauscht, so daß mehr K^+ ausgeschieden und der Harn sauer wird (Abb. 20.20).

thelzellen und werden dann aktiv unter ATP-Verbrauch in die Interstitial-Flüssigkeit transportiert.

Die aus diesen Flüssigkeiten entfernte Na^+-Menge ist der Rate des aktiven Na^+-Transportes proportional. Die Energie für diesen aktiven Transport wird von ATP (aus der Substrat-Oxidation) geliefert. Wie andere Steroide bindet sich Aldosteron an einen Receptor im Cytoplasma und dieser Komplex wandert zum Kern, wo er eine Steigerung der mRNA-Synthese auf dem Niveau der DNA-Transkription bewirkt (Abb. 20.21), wodurch wiederum die Proteinsynthese auf ribosomalem Niveau gesteigert wird. Aldosteron wirkt — sogar bei direkter Injektion in die Nierenarterie — erst nach 10–30 min auf die Natrium-Ausscheidung; dieses Intervall stellt vielleicht die für die Proteinsynthese notwendige Zeit dar.

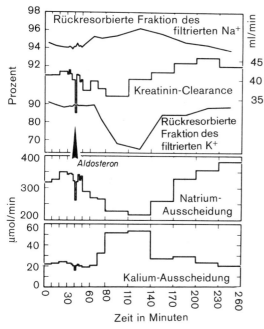

Abb. 20.20. Aldosteron-Wirkung (14 nmol = 5 μg als Einzeldosis in die Aorta injiziert) auf die Natrium- und Kalium-Ausscheidung adrenalektomierter Hunde (nach GANONG and MULROW: Rate of change in sodium and potassium excretion after injection of aldosterone into the aorta and renal artery of the dog. Amer. J. Physiol. **195**, 337 (1958))

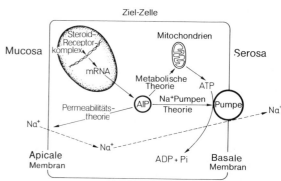

Abb. 20.21. Mechanismus der Aldosteronwirkung. Das Steroid löst die Bildung eines oder mehrerer Proteine aus, welche in der Folge die Permeabilität der apikalen (luminalen) Zellmembran für Na^+, den aktiven Transport für Na^+ aus der Zelle durch die basale (interstitiale) Membran oder die für die Pumpe notwendige Energie steigern; AIP, Aldosteron-induziertes Protein (nach: I. S. EDELMAN)

Wirkungsmechanismus der Mineralocorticoide

Wie andere Steroide *stimuliert Aldosteron die DNA-abhängige mRNA-Synthese* (Kap. 17); Na^+-Ionen diffundieren aus dem Harn (Speichel, Schweiß, Magensaft) in die umgebenden Epi-

Die Funktion dieses Aldosteron-induzierten Proteins (vielleicht mehrerer Proteine) ist unklar. Nach einer Hypothese (Abb. 20.21) soll es die passive Permeabilität der Zellen für Na^+ vom Tubulus her erleichtern *(Permeabilitäts-Hypothese);* nach einer anderen *(Stoffwechsel-Hypothese)* soll es die Substratoxidation steigern und so vermehrt ATP zur Verfügung stellen. Nach einer dritten Hypothese soll dieses Protein direkt die Aktivität einer Na^+-Pumpe *(Na^+-Pumpen-Hypothese)* steigern. Der Effekt von Aldosteron ist in jedem Fall gesteigerte Na^+-Rückresorption aus dem Tubulus in das Blut.

Aldosteron ist das *Haupt-Mineralocorticoid* der Nebenniere; allerdings wird auch Corticosteron in genügender Menge sezerniert, um eine geringe Mineralocorticoid-Wirkung auszuüben (Tabelle 20.2 und 20.3). Desoxycorticosteron (in nennenswerter Menge nur unter pathologischen Bedingungen sezerniert) besitzt ungefähr 3% der Aldosteron-Aktivität, wird aber *klinisch* in Form des *Desoxycorticosteronacetat (DOCA)* als Mineralocorticoid angewandt.

Große Mengen Progesteron und einiger anderer Steroide verursachen Natriurese; sie dürften in der normalen Regulation der Na^+-Ausscheidung jedoch keine Rolle spielen.

Auswirkungen von Mineralocorticoidmangel

Bei NN-Insuffizienz kommt es zu Natrium-Verlust, Kalium-Retention und Anstieg des Plasma-Kalium; bei akutem Versagen der Nebenniere überschreitet die ECF-Natrium-Abnahme die ausgeschiedene Natrium-Menge, da Natrium offenbar in die Zellen eintritt. Bei intaktem HHL ist dabei der Salzverlust größer als der Wasserverlust, so daß der Plasma-Natrium-Spiegel sinkt (Tabelle 20.7); daher ist auch das Plasma-Volumen vermindert und es kommt zu Hypotension, Kreislaufinsuffizienz und u. U. Schock. Diese Erscheinungen akuter NN-Insuffizienz können bis zu einem gewissen Grad durch gesteigerte Salzzufuhr verhindert werden, doch ist beim Menschen — im Gegensatz zur Ratte — gleichzeitig Mineralocorticoid-Substitution lebensnotwendig.

Tabelle 20.7. Typische Plasma-Elektolytkonzentrationen beim Normalen und bei Patienten mit NNR-Erkrankungen

	Plasma-Elektrolyte (mmol/Liter)			
	Na^+	K^+	Cl^-	HCO_3^-
Normal	142	4,5	105	25
NNR-Insuffizienz	120	6,7	85	25
Primärer Hyperaldosteronismus	148	2,4	96	41

Mineralocorticoid-Überschuß

Längere Mineralocorticoid-Behandlung führt zu Kalium-Verarmung des Organismus (Tabelle 20.7); dadurch wird — bei ausgeprägtem Kalium-Verlust — intracelluläres Kalium durch Natrium ersetzt. Zusätzliche Kalium-Gabe verhindert diese Verschiebung; bei normaler Diät kommt es jedoch nicht nur zur Kalium-Verarmung, sondern auch zum Anstieg des Gesamt-Natrium, der sich jedoch wegen der gleichzeitigen — als Folge der Na^+-Vermehrung auftretenden — Wasserretention vermindert auswirkt. Durch *Einschränkung der Natrium-Zufuhr* auf das Maß der ausgeschiedenen Natrium-Menge kann der Anstieg des Gesamt-Körper-Na^+ verhindert werden. Das Volumen des ECF-Raumes nimmt ebenfalls zu und der Blutdruck steigt; ferner trägt auch eine direkte Mineralocorticoid-Wirkung auf die Blutgefäße u. U. zum Blutdruckanstieg bei. Die ECF-Zunahme kann manchmal so ausgeprägt sein, daß es zu Herzinsuffizienz und Ödemen kommt; ab einem bestimmten Volumen verursacht jedoch die Ausdehnung des ECF-Raumes — trotz fortdauernder Mineralocorticoid-Wirkung auf die Nierentubuli — gesteigerte Natrium-Ausscheidung (*»escape«-Phänomen*, »Entschlüpfen« infolge verminderter Na^+-Rückresorption in den proximalen Tubuli; Abb. 20.22). Wegen dieser bei erhöhtem ECF-Volumen gesteigerten Na^+-Ausscheidung verursachen Mineralocorticoide beim Normalen und bei Hyperaldosteronismus selten Ödeme.

Primärer Hyperaldosteronismus

Beim primären Hyperaldosteronismus *(Conn-Syndrom, Aldosteron-sezernierende NNR-Tumoren)* kommt es zu schwerer Kalium-Verarmung, Hypertension und Zunahme des ECF-Volumens, jedoch weder zu Ödemen noch zu ausgeprägter Hypernatriämie (Ausscheidung des überschüssigen Natrium durch »escape«-Phänomen). Längere Hypokaliämie schädigt die Niere (Verlust der Konzentrierungsfähigkeit; *hypokaliämische Nephropathie mit Polyurie*), verursacht Muskelschwäche und eine metabolische Alkalose (Kap. 38), die zu Verminderung des Plasma-Calcium-Spiegels und zu latenter bzw. manifester Tetanie führen kann (Kap. 21). Muskelschwäche und Tetanie sind — aus unbekannter Ursache — bei Frauen häufiger. Hypokaliämie verursacht auch eine geringgradige Verminderung der Glucosetoleranz (Kap. 19).

Regulation der Aldosteron-Sekretion

Die Reize, welche zu Aldosteronsekretion führen, sind in Tabelle 20.8 zusammengefaßt; einige von diesen steigern auch die Glucocorti-

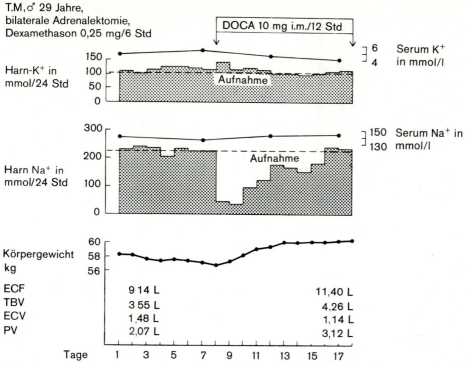

Abb. 20.22. »Escape-Phänomen« gegenüber der Na$^+$-retinierenden Wirkung des Desoxycorticosteronacetats (DOCA) (an einem adrenalektomierten Patienten; ECF: extracelluläre Flüssigkeit; TBV: Totales Blutvolumen; ECV: Erythrocyten-Volumen; PV: Plasma-Volumen. Gestrichelte Niveau-Linien (Aufnahme) bedeuten die täglich zugeführte K$^+$-, bzw. Na$^+$-Menge (nach E. G. BIGLIERI)

Tabelle 20.8. Reize, welche die Aldosteronsekretion steigern

Bei gleichzeitiger Steigerung der
   Glucocorticoidsekretion:
      Chirurgische Eingriffe
      Angst
      Trauma
      Hämorrhagie

Ohne gleichzeitige Wirkung
   auf die Glucocorticoidsekretion:
      Hohe Kaliumzufuhr
      Niedrige Natriumzufuhr
      Verengung der Vena cava inferior
         im Thoraxbereich
      Stehen
      Sekundärer Hyperaldosteronismus
         (bei manchen Fällen von Herzinsuffizienz,
         Lebercirrhose und Nephrose)

coid-Sekretion, während andere nur auf die Aldosteronsekretion wirken. Die *eigentliche Regulation der Aldosteronsekretion* dürfte (1) über die Niere *(Renin-Angiotensinogen-Angiotensin)*, (2) über die Hypophyse *(ACTH)* erfolgen. Ferner ist aufgrund tierexperimenteller Ergebnisse in Betracht zu ziehen, daß bei extremen Änderungen von Na$^+$ und K$^+$ die Aldosteronsekretion direkt beeinflußt wird; den Plasma-Elektrolytveränderungen dürfte jedoch außer bei kaliumreicher Diät keine sehr große regulatorische Bedeutung zukommen, da die zur Stimulierung erforderlichen Konzentrations-Änderungen offensichtlich sehr groß sein müssen. Bei Hunden muß das Plasma-K$^+$ um 1 mmol/l steigen oder das Plasma-Na$^+$ 20 mmol/l fallen, um die Aldosteronsekretion zu steigern. Nur wenige Reize, welche die Aldosteronsekretion beeinflussen, verursachen so große Elektrolytveränderungen. Bei Versuchstieren wird die Aldosteronreaktion auf niedrige Na$^+$-Zufuhr durch verminderte K$^+$-Zufuhr verringert; beim Menschen kommt es jedoch meist zu einer K$^+$-Verarmung aufgrund eines Aldosteron-produzierenden Tumors oder eines sekundären Hyperaldosteronismus infolge einer anderen Ursache.

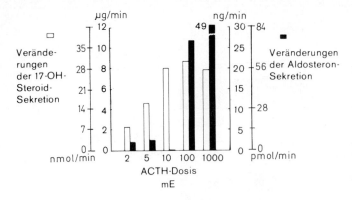

Abb. 20.23. Veränderungen der NNR-Steroid-Sekretion (NN-Vene) durch ACTH an nephrektomiert-hypophysektomierten Hunden (nach MULROW and GANONG. In GANONG: The central nervous system and the synthesis and release of ACTH. Advances in Neuroendocrinology (A. NALBRANDOV, Ed.). University of Illinois Press 1963)

ACTH-Wirkung auf die Aldosteronsekretion

Bei erstmaliger Anwendung stimuliert ACTH nicht nur die Glucocorticoid- sondern auch die Aldosteron- und Sexualhormon-Sekretion; die zur Aldosteron-Sekretions-Stimulierung *notwendige ACTH-Menge* ist allerdings *sehr groß* und *übersteigt beträchtlich die zur maximalen Glucocorticoid-Sekretions-Stimulierung notwendige ACTH-Menge* (Abb. 20.23), liegt aber noch immer innerhalb des endogen möglichen ACTH-Sekretions-Bereiches.

Dieser Effekt ist vorübergehend, und auch wenn die ACTH-Sekretion erhöht bleibt, beginnt die Aldosteronsekretion nach 1–2 Tagen abzunehmen; andererseits bleibt die Desoxycorticosteron-Sekretions-Rate erhöht. Nach *Hypophysektomie* bleiben die basale *Aldosteronsekretion* sowie der durch salzarme Ernährung hervorgerufene *Aldosteron-Sekretions-Anstieg normal;* der sonst durch *Streß* (chirurgische Traumen) ausgelöste Anstieg *bleibt* jedoch *aus*.

Angiotensin II- und Renin-Wirkungen

Das Octapeptid Angiotensin II wird im Plasma durch das »converting enzyme« aus dem Decapeptid Angiotensin I gebildet, das durch Renin-Wirkung auf ein α_2-Globulin entsteht (Kap. 24). Renin- und Angiotensin II-Injektionen stimulieren die NNR-Sekretion (in kleinen Dosen hauptsächlich die Aldosteronsekretion; Abb. 20.24).

Beim Menschen dürfte Angiotensin II die Desoxycorticosteron-Sekretion, welche durch ACTH kontrolliert wird, nicht beeinflussen.

Renin wird von den *juxta-glomerulären* (die afferenten Nierenarteriolen bei ihrem Eintritt in die Glomerula umgebenden) *Zellen* sezerniert. *Blutdruckabnahme in den Nierenarterien* führt zu gesteigerter Renin-Sekretion (Kap. 24). Es besteht somit auch für die Aldosteronsekretion eine Art Rückkopplungs-Kontrolle (Abb. 20.25); Abnahme der ECF oder des intraarteriellen Volumens führt zu einer gesteigerten Entladung der

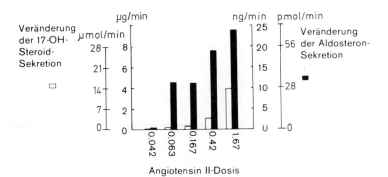

Abb. 20.24. Veränderungen der NNR-Steroid-Sekretion (NN-Vene) durch Angiotensin II bei nephrektomiert-hypophysektomierten Hunden (nach MULROW and others: The nature of the aldosterone-stimulating factor in dog kidneys. J. clin. Invest. **41,** 505 (1962))

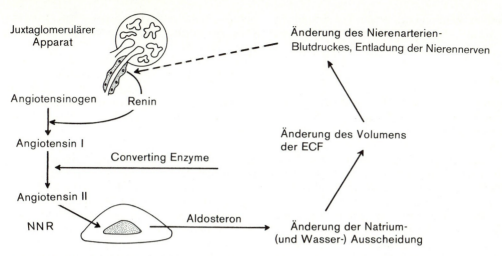

Abb. 20.25. Postulierter Rückkopplungsmechanismus zur Regulation der Aldosteron-Sekretion

Nierennerven und senkt den Blutdruck in der Niere, steigert dadurch die Renin-Sekretion sowie in der Folge die Angiotensin II-Bildung und führt so — über die erhöhte Aldosteronsekretion — zu Na^+- und Wasser-Retention.
Blutverluste steigern die ACTH-Sekretion und damit auch die Aldosteronsekretion; sie führen aber auch nach Hypophysektomie zu vermehrter Aldosteronsekretion, da durch Blutverlust, Orthostase oder Constriction der V. cava inf. das intraarterielle Blutvolumen vermindert wird.
Salzarme Ernährung führt ebenfalls, jedoch offenbar nicht über Verminderung des ECF-Volumens, zur Aktivierung des Renin-Angiotensin II-Mechanismus (Abb. 20.26); offensichtlich dürfte salzarme Ernährung zu Beginn die Reninsekretion über eine reflektorische Aktivitätssteigerung der Nierennerven steigern.
Bei normalen Individuen kommt es zu einem Anstieg der Plasma-Aldosteron-Konzentration während aufrechter Tätigkeit. Die Ursache hierfür ist ein verminderter Aldosteron-Abbau in der Leber und eine erhöhte Aldosteronsekretion aufgrund lagebedingt gesteigerter Renin-

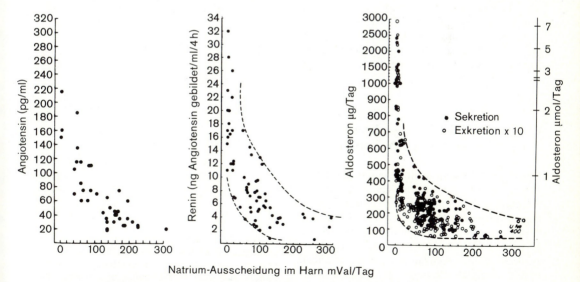

Abb. 20.26. Korrelation zwischen Na^+-Ausscheidung im Harn (normale Versuchspersonen) und den Plasmakonzentrationen von Angiotensin, bzw. Renin sowie der Aldosteron-Sekretion. Die Na^+-Ausscheidung zeigt ferner Abhängigkeit von der Na^+-Zufuhr in der Nahrung

Sekretion. Während des Schlafes ist sowohl die Renin- wie auch die Aldosteronsekretion gering (Renin, Angiotensin, Kap. 24).

Klinik

Erhöhte Renin- und Angiotensin-II-Blutspiegel treten oft bei Herzinsuffizienz mit Stauung, Nephrose oder Lebercirrhose auf. Die bei diesen Krankheiten erhöhte Aldosteronsekretion *(sekundärer Hyperaldosteronismus)* wird daher wahrscheinlich durch den Renin-Angiotensin-II-Mechanismus ausgelöst. Beim *adrenogenitalen Syndrom mit Salzverlust* (s. oben) ist die gesteigerte Renin-Sekretion der juxtaglomerulären Zellen histologisch nachweisbar; die Ursache dafür ist wahrscheinlich das bei dieser Krankheit niedrige ECF-Volumen. Bei *Nierenarterien-Steose* kommt es ebenfalls zu erhöhter Renin-Sekretion und damit zu Aldosteron-Sekretions-Steigerung und Hochdruck (Kap. 24).

Mineralocorticoid-Regulation des Natrium-Gleichgewichtes

Die Natrium-Ausscheidung wird — außer durch Aldosteron — auch von der glomerulären Filtrationsrate, einer osmotischen Diurese und von einer Aldosteron-unabhängigen Änderung der tubulären Natrium-Rückresorption beeinflußt. Mineralocorticoid-Wirkung auf die Natrium-Ausscheidung tritt erst verzögert auf, so daß z.B. die Na^+-Retention beim Aufstehen aus dem Liegen nicht nur durch erhöhte Aldosteronsekretion bedingt sein kann. Die Hauptaufgabe des Aldosteron-Sekretions-Mechanismus dürfte die Aufrechterhaltung des intravasculären Volumens sein.

F. Typische klinische Syndrome bei Störungen der NN-Funktion

Gesteigerte Sekretion eines jeden der NNR-Hormone ist mit einem charakteristischen Krankheitsbild verbunden; *Androgen-Hypersekretion* verursacht Maskulinisierung, Pseudopubertas praecox bzw. Pseudohermaphroditismus je nach dem Alter, in dem die vermehrten Androgene einwirken *(adreno-genitales Syndrom).* Feminisierende, *Oestrogen-sezernierende NNR-Tumoren* sind relativ selten. *Glucocorticoid-Hypersekretion* verursacht das typische *Cushing-Syndrom* (Vollmondgesicht, plethorisches Aussehen, Stammfettsucht, rote Striae, Hypertension, Osteoporose, mentale Veränderungen und Diabetes mellitus).

Überschüssige Mineralocorticoid-Sekretion verursacht Hypokaliämie und Natrium-Retention, meist ohne Ödeme, jedoch mit allgemeiner Schwäche, Hochdruck, Tetanie-Neigung, Polyurie und hypokaliämischer Alkalose *(Conn-Syndrom).*

Adrenalektomie führt — unbehandelt — zu Hyperkaliämie, Hyponatriämie durch gesteigerte Natrium-Ausscheidung und vermehrten Natrium-Einstrom in die Zellen sowie zur Abnahme des Plasma-Volumens, Blutdruckabfall und innerhalb weniger Tage zum Schocktod wenn nicht NNR-Hormone zugeführt werden.

Mineralocorticoide können diese Veränderungen verhindern. Infolge Glucocorticoid-Mangels führt Hungern bei Adrenalektomierten zu schwerer *Hypoglykämie;* Streß kann u.U. letalen *Schock* auslösen und infolge der erschwerten Wasserausscheidung besteht die Gefahr einer *Wasserintoxikation.* Chronischer Glucocorticoid-Mangel und die damit verbundene gesteigerte ACTH-Sekretion ist ferner für die charakteristische *Bronze-Verfärbung* und fleckige Pigmentation der Haut verantwortlich (Abb. 20.27, MSH-Aktivität des ACTH, z.T. auch gesteigerte MSH-Sekretion; Kap. 22).

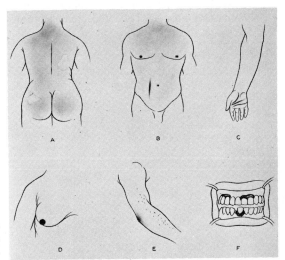

Abb. 20.27. Pigmentation bei Morbus Addison. A, braungelbe Haut und Vitiligo; B, Narbenpigmentation; C, Pigmentierung von Hautfalten; D, dunkle Areolae mammae; E, Pigmentierung von Druckstellen; F, Gaumenpigmentierung (nach FORSHAM and DI RAIMONDO. In: Traumatic Medicine and Surgery for the Attorney. London: Butterworth 1960)

Morbus Addison bezeichnet eine NN-Insuffizienz bei idiopathischer NN-Atrophie oder Zerstörung der Nebennieren z. B. durch Tuberkulose oder Carcinom. Totale NN-Insuffizienz führt rasch zum Tod; da sich beim M. Addison die NN-Insuffizienz meist langsam entwickelt und eher relativ als absolut zu sein scheint, kommt es zu deutlicher Pigmentation und Abnahme der Herzgröße (wahrscheinlich infolge chronischer Hypotension und Abnahme der Herzarbeit). Schon geringer Streß kann bei M. Addison trotz vorhergegangenen Wohlbefindens zu Kollaps führen.

Es wurde auch von Fällen mit isoliertem Aldosteronmangel bei Patienten mit Nierenerkrankungen und niedrigen Renin-Spiegeln berichtet. Diese Patienten zeigen eine deutliche Hyperkaliämie und Tendenz zur metabolischen Acidose.

Kapitel 21
Nebenschilddrüse, Calciumstoffwechsel und Knochenphysiologie

Drei Hormone sind hauptsächlich an der Regulation des Calciumhaushaltes beteiligt. *1,25-Dihydroxycholecalciferol* ist ein Steroidhormon, welches durch stufenweise Hydroxylierung in Leber und Nieren aus Vitamin D gebildet wird. Es steigert die Calciumresorption aus dem Darm. *Nebenschilddrüsenhormon,* welches von den Glandulac Parathyreoideae sezerniert wird, mobilisiert Calcium aus den Knochen und steigert die Phosphatausscheidung in den Nieren. *Calcitonin,* ein den Calciumspiegel senkendes Hormon, welches bei Säugern in der Hauptsache von Zellen in der Schilddrüse sezerniert wird, hemmt die Knochenresorption. Alle 3 Hormone wirken gemeinsam, um den Ca^{2+}-Spiegel im Körper konstant zu halten. Glucocorticoide und Wachstumshormon beeinflussen ebenfalls den Calciumstoffwechsel.

A. Knochenphysiologie

Knochenstruktur

Knochenbestandteile

Die kollagene Proteinmatrix des Knochens — durchsetzt mit Mineralsalzen (vor allem Calciumphosphat) — ist kompliziert aufgebaut; die Art der Bildung dieser kollagenen Fasern ist noch nicht restlos aufgeklärt. Zur Aufrechterhaltung einer normalen Knochenstruktur müssen in ausreichendem Maß Eiweißkörper und Mineralstoffe vorhanden sein. Der Mineral-Anteil des Knochens ist meist ein komplexes Salz (wahrscheinlich *Hydroxylapatit* = $Ca_{10}(PO_4)_6(OH)_2$, der Kristalle mit einer Größe von $30 \times 3 \times 7$ nm bildet). Knochen enthält auch Natrium und geringe Mengen Magnesium und Carbonate.
Der Knochen ist cellulär aufgebaut und gut vascularisiert; die Durchblutung des gesamten Skeletsystems eines Erwachsenen wurde mit etwa 200–400 ml/min berechnet (etwa 6% des HMV). Der Mineral-Anteil des Knochens unterliegt einem *aktiven »turn over«;* Knochen wird dauernd resorbiert und neugebildet. Der Calcium-Umsatz im Knochen beträgt bei Kindern 100% im Jahr und bei Erwachsenen etwa 18%.
Osteoblasten, Osteocyten und *Osteoclasten* sind jene Knochenzellen, welche primär an der Bildung und Resorption von Knochen beteiligt sind. Diese drei Zelltypen besitzen jedoch offensichtlich die Fähigkeit, sich ineinander umzuwandeln, so daß diese Zellen eher als Erscheinungsformen eines Zelltyps angesprochen werden sollen. Osteoblasten — die knochenbildenden Zellen — sezernieren Kollagen, formen die Matrix für neue Knochen um sich selbst und calcifizieren diese sodann. Osteocyten sind Knochenzellen, die von calcifizierter Matrix umgeben sind; sie senden Fortsätze in die Canaliculi, die sich durch den Knochen erstrecken, und besitzen die Fähigkeit zur Knochenresorption. Osteoclasten sind multinucleäre Zellen, die den Knochen abbauen und resorbieren.

Knochenbildung

Die Schädelknochen werden durch Ossifikation von Membranen gebildet *(intramembranöse Knochenbildung).* Lange Röhrenknochen werden zuerst knorpelig vorgeformt und dann durch Ossifikation — beginnend an Schaft und Enden — in Knochen umgewandelt *(enchondrale Knochenbildung).* Osteoblasten verursachen die Bildung eines Netzwerks kollagener Fasern, die dann calcifiziert werden; beim Erwachsenen vollzieht sich die Knochenneubildung ähnlich. Knochenabbau erfolgt durch multinucleare *Osteoclasten,* die beim Erwachsenen den früher gebildeten Knochen bzw. beim Kind den zentralen Schaftknorpel abbauen.
Das *Längenwachstum des Knochens* erfolgt in den *Epiphysenplatten* (Platten aktiv proliferierenden Knorpels an den Enden — Epiphysen — der Röhrenknochen). Die Breite der Epiphysenplatte wird vor allem durch STH über Somatomedine beeinflußt *(biologische Somatotropin-Austestung* am Versuchstier durch Messung der Breite der Tibia-Epiphysenplatte; *Tibia-Test,* Kap. 22).

Solange die Epiphysen vom Schaft getrennt sind, ist Längenwachstum des Knochens möglich. Der *Epiphysenschluß* erfolgt in einer bestimmten Reihenfolge; nach der Pubertät sind die Epiphysenfugen geschlossen. Da der normale Zeitpunkt jedes Beginnes einer Verknöcherung *(Knochenkerne)* sowie jeden Epiphysenschlusses bekannt ist, kann durch röntgenologische Skeletuntersuchungen das *»Knochenalter«* eines Individuums ermittelt werden.

Knochenstoffwechsel

Calcifikation

Die einzelnen Vorgänge bei der Calcifikation neugebildeten Knochens sind noch nicht genau bekannt; der Ausfall von Calciumphosphat aus einer Lösung ist vom Produkt der Calcium- und Phosphat-Konzentrationen abhängig ($[Ca^{2+}] \times [PO_4^{3-}] = L\ddot{o}slichkeitsprodukt$); bei einem bestimmten Wert des Löslichkeitsproduktes ist die Lösung gesättigt; wenn dieser Wert überschritten wird, fällt Calciumphosphat aus.

In Verbindung mit Osteoblasten kommt im Knochen eine *alkalische Phosphatase* vor, die Phosphatester hydrolysiert; das durch die Esterhydrolyse freigesetzte Phosphat steigert die Phosphat-Konzentration in der Umgebung der Osteoblasten, so daß das Löslichkeitsprodukt überschritten wird und Calciumphosphat ausfällt. Wahrscheinlich ist die Mineralisation auch Folge einer stereochemischen Anordnung der Kollagenmoleküle selbst.

Knochenresorption

In gleicher Art wie die alkalische Phosphatase an der Knochenneubildung ist die *saure Phosphatase* am Knochenabbau, einem ebenfalls nicht vollständig bekannten Vorgang, beteiligt; u.U. könnten die Osteoclasten eine »Säure«, die den Knochen in ihrer Umgebung demineralisiert, oder eine chelierende Substanz, die Calcium aufnimmt, sezernieren. Andererseits könnten Osteoclasten auch den Knochen phagocytieren und in ihrem Cytoplasma abbauen.

Aufnahme anderer Mineralstoffe in den Knochen

Blei und *andere toxische Elemente* werden wie Calcium in den Knochen aufgenommen und aus ihm freigesetzt. Durch rasche Aufnahme in den Knochen wird zwar der Plasmaspiegel dieser toxischen Elemente schnell gesenkt *(»Detoxifizierungs«-Mechanismus)* und akuten Vergiftungssymptomen vorgebeugt, doch kommt es bei allen zu Calcium-Mobilisierung führenden Prozessen (z.B. bei *Acidose*) auch zu Freisetzung der toxischen Mineralstoffe; der Knochen wird so zu einer ständigen Quelle dieser Elemente.

Radioaktive Elemente (Radium, Plutonium) und *Radioisotope* (Strontium und Caesium, Nebenprodukte nuclearer Explosionen) werden ebenfalls in den Knochen aufgenommen; dabei kommt es jedoch zu schweren Schädigungen (maligne Degeneration der Knochenzellen, osteogene Sarkome).

Fluor wird vom Knochen aufgenommen und in den Zahnschmelz eingebaut; bei hoher Fluor-Konzentration kommt es zu fleckenförmiger Entfärbung des Zahnschmelzes *(»mottled enamel«)*. Geringe Fluormengen verleihen den Zähnen jedoch deutlich gesteigerte *Widerstandsfähigkeit gegen Karies*. Der Tagesbedarf an Fluor dürfte beim Erwachsenen 52 µmol (etwa 1 mg), bei Kindern bis zum 3. Lebensjahr etwa 26 µmol (0,5 mg) betragen. Bei ungenügendem natürlichen Fluorangebot, z.B. bei nicht entsprechender Trinkwasser-Qualität oder unzureichendem Fluorgehalt der Nahrung soll ergänzend NaF zugeführt werden (Fluorprophylaxe).

Metabolische Knochenkrankheiten

Bei einer Vielzahl von Krankheiten sind Knochenveränderungen sekundär Folge von generalisierten Störungen im Stoffwechsel. Die Terminologie auf diesem Gebiet der Medizin wurde oft gewechselt und ist auch jetzt noch nicht eindeutig, so daß eine Vielzahl von verschiedenen Namen verwendet wird. *Osteosklerose*, ein Zustand mit vermehrtem Vorkommen von calcifiziertem Knochen, tritt bei Patienten mit metastasierenden Tumoren sowie bei Bleivergiftung und Hypoparathyreoidismus auf. *Osteoporose*, ein Zustand mit verminderter Knochenmenge pro Volumseinheit, aber normalem Mineralgehalt der Knochenmatrix, ist eine häufige Abnormität, die durch erhöhte Knochenresorption oder verminderte Knochenbildung bedingt sein kann. Die Knochenbildung ist z.B. bei immobilisierten Patienten, im schwerelosen Zustand (Kap. 33) und bei Zuständen mit vermehrter Glucocorticoidsekretion (Cushing-Syndrom) vermindert; Osteoporose ist auch bei Frauen nach der Menopause häufig. Der Ausdruck *Osteomalacie* wird im allgemeinen bei

Veränderungen mit defekter Mineralisation des Knochens wie z.B. bei Rachitis angewandt.

B. Calcium-Stoffwechsel

Calcium-Verteilung im Organismus

Beim Erwachsenen sind etwa 1,5% des Körpergewichts Calcium (27,5 mol = 1100 g), der Großteil davon im Skelet; das Plasma-Calcium (= 2,5 mmol/l = 5 mVal/Liter = 10 mg%) ist z.T. an Protein gebunden, z.T. frei oder komplex gebunden (Tabelle 21.1).

Tabelle 21.1. Verteilung von Calcium (mmol/Liter) in Plasma

Diffusibles Calcium	1,34
Ionisiertes (Ca^{2+})	1,18
Komplexgebunden an	
HCO_3^-, Citrat, etc.	0,16
Nicht-diffusibles Calcium (Protein-	
gebunden	1,16
Albumingebunden	0,92
Globulingebunden	0,24
Gesamtplasmacalcium	2,50

Freie Calcium-Ionen sind für Blutgerinnung, normale Herz- und Skeletmuskelkontraktion und Nervenfunktion notwendig (Kap. 4); ein *Absinken der ECF-Calcium-Konzentration* an den neuromuskulären Verbindungsstellen *hemmt die Erregungsübertragung;* dieser Effekt wird jedoch durch die *erregende Wirkung niederer Calcium-Spiegel auf die Nerven- und Muskelzelle* überwogen, so daß es durch Abnahme des ionisierten Calcium zur hypocalciämischen Tetanie kommt, welche durch erhöhte Aktivität der motorischen Nervenfasern verursacht wird. Calcium ist auch ein wichtiger Bestandteil der intercellulären Kittsubstanz.

Da das Ausmaß der Calcium-Bindung an die Plasmaproteine vom Eiweißgehalt des Plasmas abhängt, ist die Bestimmung des Plasmaprotein-Spiegels bei der Messung des Gesamt-Calcium (chemisch oder mittels Ca^{2+}-sensitiver Elektroden) notwendig. Andere Plasma-Ionen und das pH beeinflussen ebenfalls den Plasma-Calcium-Spiegel, so daß die *Tetanie-Neigung in Abhängigkeit* von der Konzentration der einzelnen *Elektrolyte* in folgender Formel zusammengefaßt werden kann:

$$\text{Tetanische Tendenz} = \frac{[HCO_3^-]\ [HPO_4^{2-}]}{[Ca^{2+}]\ [Mg^{2+}]\ [H^+]}$$

So treten tetanische Symptome z.B. durch *Hyperventilation* (pH-Zunahme) schon bei geringer Calcium-Spiegel-Erniedrigung auf; bei hohem pH liegen mehr Proteine in ionisierter Form vor, so daß die in größerer Menge vorhandenen Proteinanionen mehr Calcium binden können.

Im Knochen liegt *Calcium in 2 »Formen«* vor: (1) als leicht mobilisierbares Calcium-Reservoir, das mit dem Plasma-Calcium im Gleichgewicht

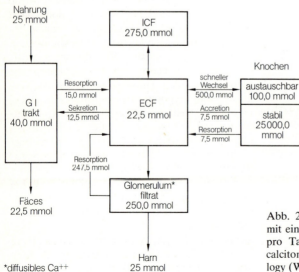

Abb. 21.1. Calciumstoffwechsel eines Erwachsenen mit einer Calciumaufnahme von 25 mmol (1000 mg) pro Tag (nach Rasmussen: Parathyroid hormone, calcitonin, and calciferols. In: Textbook of Endocrinology (Williams, R. W., Ed.) 5th Ed., Saunders 1974)

Regulation des Calciumstoffwechsels

steht, und (2) als großer Pool stabilen Calciums, das nur langsam austauschbar ist (Abb. 21.1).

Regulation des Calciumstoffwechsels

Die Calcium-Resorption im Gastrointestinal-Trakt unterliegt einem Anpassungs-Mechanismus, welcher bei niedriger Calcium-Zufuhr die Resorptionsrate steigert und umgekehrt. Substanzen, die unlösliche Calcium-Salze bilden (Phosphate, Oxalate) und Alkalien (unlösliche Calcium-Seifen) vermindern die Calcium-Resorption, während Protein-reiche Ernährung die Calcium-Resorption bei Erwachsenen steigert. An der *Calcium-Resorption* ist wahrscheinlich ein *aktiver Transportmechanismus* im Bürstensaum der Epithelzellen (Calcium-abhängige ATPase) beteiligt. Phosphat wird gemeinsam mit Calcium transportiert. Die aktive Resorption von Calcium aus dem Darm wird durch 1,25 Dihydroxycholecalciferol gesteigert.

C. Vitamin D und Hydroxycalciferole

Die Bezeichnung Vitamin D wird für eine Gruppe nahe verwandter Steroide verwendet, welche durch die Wirkung von UV-Licht aus bestimmten Provitaminen entstehen. Vitamin D_3 (Cholecalciferol) wird in der Säugerhaut aus 7-Dehydrocholesterin durch die Wirkung des Sonnenlichtes produziert. Vitamin D_3 wird auch mit der Nahrung zugeführt. Es wird zur Leber transportiert, wo ein Abbauprodukt des Vitamins, 25-OH-Cholecalciferol (Abb. 21.2) entsteht. Das 25-OH-Cholecalciferol wird in der Folge in der Niere in die physiologisch aktive Form 1,25 Dihydroxy-Cholecalciferol umgewandelt. Da dieser aktive Metabolit – im Organismus produziert – auf dem Blutweg transportiert wird und entfernt von seiner Produktionsstätte wirkt, sollte *1,25-Dihydroxy-Cholecalciferol* besser als *Hormon* bezeichnet werden. Es wirkt auf die Kerne der intestinalen Epithelzellen und verursacht die Bildung von mRNA. Die mRNA beeinflußt die Bildung eines Proteins, das die Aktivität des Calciumtransportmechanismus erhöht.

Die Einzelheiten dieses Mechanismus sind noch immer unbekannt. Die Wirkung von 1,25-Dihydroxy-Cholecalciferol auf den Knochen führt zu einer Mobilisation von Ca^{2+} aus dem Skelet. Die geringe Ca^{2+}-Resorption bei Vitamin-D-Mangel führt oft zu Hypocalciämie und aufgrund des Ca^{2+}-Mangels wird das Protein neugebildeten Knochens nicht mineralisiert. Bei Kindern und jungen Tieren führt dies zur Rachitis. Diese kann sowohl durch unzureichende Zufuhr des Provitamins, das durch Sonnenlicht zu Vitamin D_3 umgewandelt wird, wie auch durch inadäquate Sonneneinstrahlung verursacht sein. Rachitis kann auch als Komplikation renaler Erkrankungen auftreten, da u.U. die Niere nicht fähig ist, normale Mengen von 1,25-Dihydroxy-Cholecalciferol zu produzieren. Die Bildung von 1,25-Dihydroxy-Cholecalciferol wird durch den Plasmacalciumspiegel reguliert; wenn dieser niedrig ist, werden große Mengen produziert, bei hohem Calciumspiegel wird jedoch der relativ inaktive Metabolit 24,25 Dihydroxy-Cholecalciferol gebildet (Abb. 21.3). Dieser Effekt des Calciums auf die

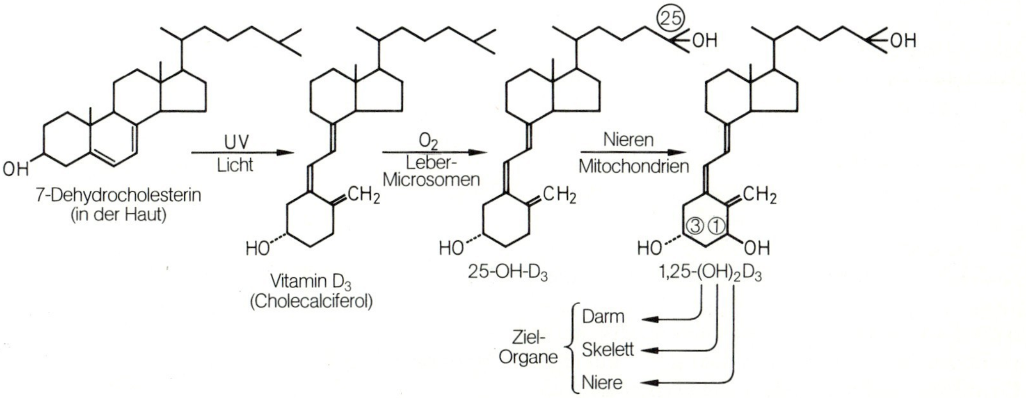

Abb. 21.2. Vitamin D-Metabolismus. Vitamin D_3 wird aus dem Provitamin 7-Dehydrocholesterin in der Haut von Säugetieren unter Einwirkung von UV-Licht gebildet und im Organismus (Leber und Niere) dann in seine biologisch wirksame Form 1,25-Dihydroxycholecalciferol umgewandelt

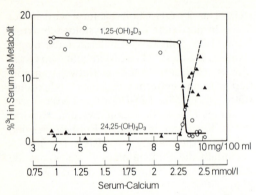

Abb. 21.3. Einfluß des Serum-Calciums auf die renale Produktion von 25-Hydroxycholecalciferol-Metaboliten bei Ratten. 1,25-(OH)$_2$D$_3$, 1,25-Dihydroxycholecalciferol; 24,25-(OH)$_2$D$_3$, 24,25-Dihydroxycholecalciferol. Den Ratten wurde ^{3}H-25-Hydroxycholecalciferol gegeben und das ^{3}H jeder der beiden Metaboliten im Serum bestimmt (reproduziert mit Erlaubnis aus OMDAHL und DELUCA: Regulation of vitamin D metabolism and function. Physiol. Rev. **53**, 321 (1973))

Produktion von 1,25 Dihydroxy-Cholecalciferol dürfte dem Mechanismus zugrunde liegen, der für die Adaptation der Calciumresorption aus dem Darm verantwortlich ist (s. oben). Die Wirkung von vermindertem Calcium ist zum Teil durch die Nebenschilddrüse vermittelt, wobei jedoch auch ohne Parathormon niedrige Phosphatwerte die Bildung von 1,25 Dihydroxy-Cholecalciferol steigern. Der Parathormoneffekt könnte somit eine Folge des durch Parathormon verursachten Abfall des Plasmaphosphates sein (s. unten).

Die Gabe großer Dosen von Vitamin D und verwandter Verbindungen *(Dihydrotachysterol)*, erhöht den Plasma-Ca^{2+}-Spiegel genügend, um bei einer Behandlung eines Hypoparathyreoidismus wirksam zu sein.

Zusätzlich zu Nebenschilddrüsenhormonen und Calcitonin wird der Ca^{2+}-Spiegel auch durch NN-Glucocorticoide und STH beeinflußt. Die Glucocorticoide vermindern den Plasmacalciumspiegel, vielleicht aufgrund eines stabilisierenden Einflusses auf lysosomale Membranen im Knochen und in der Folge verminderter Knochenresorption. Glucocorticoide bauen auch die Proteinmatrix des Knochens ab und führen so zur Osteoporose (s. unten). Sie hemmen die Wirkung von Vitamin D auf den Darmtrakt und vermindern die Hypercalciämie bei Vitamin-D-Intoxikation. Das Wachstumshormon erhöht einerseits die Ca^{2+}-Ausscheidung im Harn, andererseits aber auch die Ca^{2+}-Resorption im Darmtrakt; letzterer Effekt dürfte größer sein, und bewirkt somit eine positive Ca^{2+}-Bilanz.

D. Parathyreoidea

Beim Menschen kommen normalerweise 4 Glandulae parathyreoideae vor: zwei am oberen und zwei am unteren Pol der Schilddrüse (Abb. 21.4); Lokalisation und Zahl der Nebenschilddrüsen varriiert jedoch individuell stark (manchmal auch mediastinales Nebenschilddrüsengewebe).

Jede Nebenschilddrüse — ein reich vascularisiertes Scheibchen (etwa 3 × 6 × 2 mm) — besteht aus 2 unterschiedlichen Zelltypen: In der Mehrzahl *Hauptzellen* mit klarem Cytoplasma, die Nebenschilddrüsen-Hormon sezernieren, und *oxyphile Zellen* (oxyphile Granula, reichlich Mitochondrien), deren Funktion jedoch unbekannt ist.

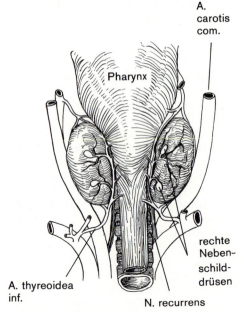

Abb. 21.4. Die menschlichen Nebenschilddrüsen (von hinten) (nach GRAY's Anatomy of the Human Body, 28th Ed. (C. M. GOSS, Ed.). Philadelphia: Lea & Febiger 1966)

Wirkungen von Parathyreoidektomie und Nebenschilddrüsen-Extrakten

Hypoparathyreoidismus (Tetanie)

Nebenschilddrüsen-Hormon *(Parathormon)* ist lebensnotwendig; nach Parathyreoidektomie kommt es zu ständiger Abnahme des Plasma-

Calcium-Spiegels (Abb. 21.5), dann zu Zeichen neuromuskulärer Übererregbarkeit und schließlich zum Vollbild der *hypocalciämischen Tetanie* (Spasmen der Skelet-Muskulatur, insbesondere von Extremitäten und Larynx).

Hypocalciämie verursacht meist auch einen Anstieg des Plasma-Phosphat-Spiegels (tierexperimentell vor Anstieg zuerst noch Abfall des Phosphatspiegels).

Eine früher häufige Ursache der Tetanie war versehentliche Parathyreoidektomie bei Schilddrüsenoperationen; die Symptome traten meist 2 bis 3 Tage postoperativ, u. U. auch erst nach einigen Wochen auf. Bei Ratten entwickelt sich während einer Diät mit wenig Calcium Tetanie viel schneller und nach Parathyreoidektomie kommt es bereits innerhalb 6–10 Stunden zum Tod. Durch Parathormon-Gabe werden die biochemischen Veränderungen (Abb. 21.5) und die Symptome zum Schwinden gebracht; auch Calcium-Injektionen führen zu zeitweiliger Besserung der Tetanie; hohe Dosen von Vitamin-D oder verwandter Steroide können den Plasma-Calcium-Spiegel genügend hoch halten, um das Auftreten tetanischer Symptome trotz Parathyreoidektomie zu verhindern.

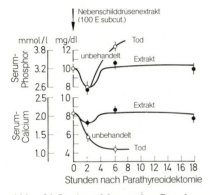

Abb. 21.5. Auswirkung der Parathyreoidektomie (Kreise) und Parathyreoidektomie bei gleichzeitiger Gabe von Nebenschilddrüsen-Extrakt (Punkte) bei Ratten (nach MUNSON: Recent advances in parathyroid hormone research. Fed. Proc. **19**, 593 (1960))

Tetanie-Zeichen beim Menschen sind das *Chvosteksche Zeichen* (schnelle Kontraktion der ipsilateralen Gesichtsmuskulatur bei Beklopfen des N. facialis am Unterkieferwinkel) und das *Trousseausche Zeichen* (Muskelspasmus der oberen Extremität mit Flexion des Handrückens und Daumens und Extension der übrigen Finger — »Geburtshelferstellung«; Abb. 21.6). Bei Tetanie ohne sichtbarem Spasmus *(latente Tetanie)* kann das Trousseausche Zeichen manchmal durch Unterbrechung der Zirkulation eines Armes für einige Minuten mittels Staubinde ausgelöst werden.

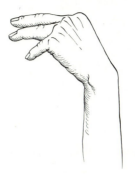

Abb. 21.6. Handstellung bei hypocalciämischer Tetanie (Geburtshelferstellung; Trousseau'sches Zeichen) (nach ADAMS: Physical Diagnosis. Baltimore: Williams & Wilkins 1958)

Hyperparathyreoidismus

Hyperparathyreoidismus kann durch hohe Dosen Nebenschilddrüsen-Extrakt bzw. Hypersekretion eines Parathyreoidea-Tumors verursacht werden; hierbei kommt es zu Hypercalciämie, Hypophosphatämie, Knochenentkalkung, Hyperphosphaturie mit Calciumstein-Bildung in den Nieren sowie zur Ostitis cystica fibrosa (Knochenerkrankung mit multiplen Knochencysten *primärer Hyperparathyreoidismus*).

Chemie und Stoffwechsel des Parathormons

Parathormon vom Rind ist ein lineares Protein mit einem Mol.-Gew. von 9500 und 84 Aminosäure-Resten (Abb. 21.7). Parathormon vom Schwein und vom Menschen (84 Aminosäuren, komplette Sequenzanalyse noch ausstehend) sind in ihrer Struktur sehr ähnlich. Die biologische Aktivität des bovinen Parathormons ist durch 27 Aminosäuren nahe dem N-terminalen Ende des Proteins bedingt.

Das Hormon wird schnell abgebaut (Halbwertszeit 18 min bei Kühen) und nur in geringer Menge im Harn ausgeschieden. Beim Menschen wird Parathormon als Teil eines größeren Moleküles *(Pro-Parathormon)* in der Nebenschilddrüse synthetisiert. Pro-Parathormon enthält zusätzlich 6 Aminosäuren am N-terminalen Ende und wird im Golgi-Apparat der Hauptzellen der Drüse in ein Polypeptid mit einem Molekulargewicht von 9500 gespalten, welches sodann in die

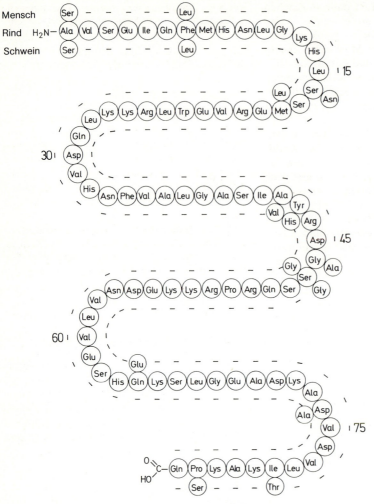

Abb. 21.7. Parathormon. Die Struktur von bovinem Parathormon ist angegeben; identische Aminosäuren im humanen und porcinen Parathormon sind durch Striche gekennzeichnet (nach KENTMAN et al: Chemistry of human Parathyroid hormone: The carboxy terminus Calcified Tissue Research: in press, 1977)

Blutbahn sezerniert wird. Nach der Sekretion kommt es zu einer zweiten raschen Spaltung des Moleküls, wobei ein biologisch inaktives Fragment mit einem Molekulargewicht von 7500 entsteht. Dieses kleinere Molekül kann in der Zirkulation nachgewiesen werden.

Wirkungen des Parathormons

Parathormon erhöht nicht nur den Plasmacalciumspiegel und senkt den Plasmaphosphatspiegel, sondern bewirkt auch gesteigerte Phosphatausscheidung im Harn. Diese *phosphaturische Wirkung* ist durch eine verminderte tubuläre Rückresorption von Phosphat bedingt.

Der durch Parathormon bewirkte Plasmacalcium-Anstieg kommt nicht nur — wie früher angenommen — durch gesteigerte Phosphat-Ausscheidung zustande, sondern ist — neben der Wirkung auf die Niere — auch durch eine *direkte Calcium-mobilisierende Wirkung* des Hormons auf den Knochen verursacht. Parathormon erhöht die Ca^{2+}-Rückresorption in den Tubuli der Niere; trotzdem ist beim Hyperparathyreoidismus die Ca^{2+}-Ausscheidung meist erhöht, da die erhöhte filtrierte Ca^{2+}-Menge den Effekt der Rückresorption überwiegt. Parathormon erhöht auch die Bildung von 1,25-Dihydroxy-Cholecalciferol, des biologisch aktiven Metaboliten von Vitamin D (s. oben).

Wirkungsmechanismus von Parathormon

Die Wirkung des Parathormons auf den Knochen und die Nieren erfolgt durch Aktivierung der Adenylcyclase, welche in der Folge dann die Bildung von cAMP in der Effectorzelle steigert; wie cAMP auf Calcium im Knochen wirkt, ist unbekannt. Das Parathormon bedingt eine schnelle Freisetzung von Calcium und Phosphor aus dem Knochen in die Extracellulärflüssigkeit, wahrscheinlich infolge Stimulierung der Knochenresorption durch Osteocyten; es bewirkt auch — als Langzeiteffekt — gesteigerte Osteoclastenaktivität und dürfte ferner die Bildung von neuen Osteoclasten auslösen, während die Bildung von Osteoblasten gehemmt wird. Es gibt Hinweise dafür, daß cAMP, welches durch Parathormon gebildet wird, den Eintritt von Calcium in die Knochenzelle aus der Knochenmatrix steigert und daß das Calcium in der Folge über Bildung von mRNA die Synthese von knochenresorbierenden Enzymen fördert. 1,25-Dihydroxy-Cholecalciferol besitzt ebenfalls eine Wirkung auf den Knochen; der Effekt des Vitamin-Metaboliten ist dem des Parathormons ähnlich und mit diesem synergistisch, es beeinflußt jedoch nicht cAMP.

Regulation der Parathormon-Sekretion

Der *Plasma-Calcium-Spiegel* wirkt direkt auf die Nebenschilddrüse und reguliert so — in einem *Rückkopplungs-Mechanismus* — die Parathormon-Sekretion und führen zur Calcium-Ablagerung im Knochen und umgekehrt. Magnesium dürfte einen ähnlichen direkten Effekt ausüben, wobei ein Absinken des Plasma-Magnesiums die Parathormon-Sekretion steigert. Außer durch Parathormon wird der Plasma-calciumspiegel auch von dem leicht-mobilisierbaren Calcium-Pool im Knochen beeinflußt; ohne Parathormon kann jedoch durch Knochen-Calcium nur ein Plasma-Calcium-Spiegel von etwa 1,75 mmol/l (7 mg/100 ml) aufrechterhalten werden, so daß für den normalen Calcium-Spiegel von 2,5 mmol/l (10 mg/100 ml) auf alle Fälle die Parathormon-Wirkung notwendig ist. Erhöhte Plasma-Phosphat-Spiegel stimulieren ebenfalls die Parathormon-Sekretion; allerdings erfolgt diese Stimulierung nicht direkt, sondern durch Senkung des Plasma-Calcium-Spiegels. Chronische Nierenerkrankungen und Rachitis verursachen u. U. aufgrund des dauernd gesenkten Plasma-Calcium-Spiegels eine kompensatorische Hypertrophie der Nebenschilddrüsen *(sekundärer Hyperparathyreoidismus)*. Der niedrige Calcium-Spiegel bei chronischen Nierenerkrankungen wird in erster Linie durch die Unfähigkeit der Nieren, 1,25-Dihydroxy-Cholecalciferol zu bilden, verursacht.

E. Calcitonin

Regionale Perfusion der Schilddrüsen-Nebenschilddrüsenregion beim Hund mit Lösungen hoher Calcium-Konzentration führt zu einem Abfall des peripheren Calciumspiegels. Diese und andere Beobachtungen führten zu der Entdeckung eines Calcium-erniedrigenden Hormons neben einem Calcium-erhöhenden. Das Calcium-erniedrigende Hormon wurde Calcitonin genannt. Bei Nichtsäugern unter den Wirbeltieren ist die Quelle von Calcitonin das ultimobranchiale Körperchen, eine paarige Drüse, die embryologisch aus dem 5. Kiemenbogen entsteht. Bei Säugern werden diese Körperchen der Schilddrüse eingegliedert; ultimobranchiales Gewebe ist über die Follikel der Schilddrüse als parafolliculäre Zellen verteilt. Diese parafolliculären Zellen (klare Zellen, C-Zellen) sezernieren Calcitonin (Thyreocalcitonin). Totale Thyreoidektomie führt nicht zu einem totalen Absinken des Hormones im Blut; auch im Thymus des Menschen wurde Calcitonin nachgewiesen, so daß der Name Calcitonin dem Namen Thyreocalcitonin vorzuziehen sein dürfte.

Struktur von Calcitonin

Die Struktur von menschlichem Calcitonin (Abb. 21.8) wurde aus Extrakten von medullä-

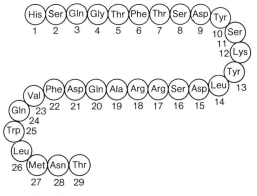

Abb. 21.8. Humanes Calcitonin

ren Carcinomen der Schilddrüse gewonnen (Calcitonin-sezernierende Tumoren, reich an parafolliculären Zellen). Calcitonine anderer Species enthalten 32 Aminosäurereste, wobei die Aminosäuresequenz signifikant variiert, Calcitonin vom Lachs ist deshalb von Interesse, da es beim Menschen mindestens 20 mal so aktiv ist wie humanes Calcitonin.

Sekretion von Calcitonin

Die Sekretion von Calcitonin wird bei Durchströmung der Schilddrüse mit Lösungen hohen Calciumgehaltes erhöht. Untersuchungen der Secretionsrate des Calcitonins (Radioimmunoassay) zeigten, daß unterhalb eines Plasma-Calciumspiegels von 2,4 mmol/l (9,5 mg/100 ml) kein Calcitonin ins Blut abgegeben wird; oberhalb dieses Calciumspiegels verhielt sich jedoch der Plasmacalcitoninspiegel direkt proportional dem Plasmacalciumspiegel (Abb. 21.9). Die normale Sekretionsrate dürfte ungefähr 0,5 mg/Tag betragen. cAMP scheint bei der Regulierung der Calcitoninsekretion ebenfalls beteiligt zu sein.

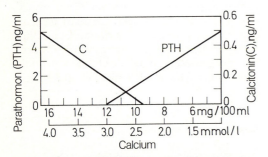

Abb. 21.9. Calcitonin (C)- und Parathormon (PTH)-Konzentration als Funktion des Plasma-Calciumspiegels (nach AUERBACH et al.: Polypeptide hormones and calcium metabolism Ann. intern. Med. **70**, 1243 (1969))

Ein Gewebshormon des Darmes — vielleicht Gastrin — dürfte die Calcitoninsekretion stimulieren, und u. U. könnte Calcium, sobald es in den Magen- und Darmtrakt gelangt, die Sekretion Calcium-erniedrigenden Hormons steigern, ehe noch Calcium resorbiert wurde.

Wirkungen von Calcitonin

Calcitonin vermindert den Calcium- und Phosphatspiegel im Blut. Ein Beispiel für seine Wirkungen ist in Abb. 21.10 wiedergegeben; diese Abbildung zeigt auch den fehlenden Einfluß von Schweine-Calcitonin auf den Magnesium-Blutspiegel beim Menschen. Calcitonin übt seine Calcium-vermindernde Wirkung offenbar über eine direkte Wirkung des Hormons auf den Knochen aus, da sie auch bei Fehlen der Nebenschilddrüsen, des Verdauungstraktes und der Nieren bestehen bleibt; u. U. könnte dieser Effekt durch Hemmung des aktiven Calcium-Transportes aus den Knochenzellen in die ECF zustande kommen. Anscheinend beeinflußt Calcitonin weder cAMP noch den genetischen Regulationsmechanismus der Proteinsynthese. Calcitonin vermindert schließlich die Bildung von 1,25-Dihydroxy-Cholecalciferol in den Nieren.

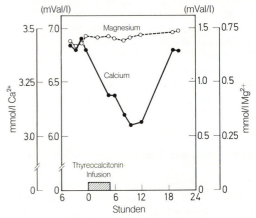

Abb. 21.10. Wirkung von Schweine-Calcitonin auf Serum-Calcium und -Magnesium bei Patienten mit Hypercalciämie (nach FOSTER et al.: Effect of thyrocalcitonin in man. Lancet 1965, I, 107)

Die genaue physiologische Rolle von Calcitonin ist unklar. Die menschliche Schilddrüse enthält jedenfalls sehr wenig Calcitonin. Bei Tieren kann man nach Thyreoidektomie nur mittels Injektion von Calcium oder Parathormon deutliche Störungen bewirken; dies mag allerdings z. T. darauf zurückzuführen sein, daß auch in anderen Geweben als der Thyreoidea Calcitonin vorkommt. Bei erwachsenen Menschen und Tieren dürfte Calcitonin relativ unwirksam sein. Auch Patienten mit medullären Carcinomen der Schilddrüse und entsprechend hohem Calcitonin-Blutspiegel zeigen keinerlei Symptome, welche direkt dem Calcitonin zugeschrieben werden könnten; bis jetzt wurde noch kein Krankheitsbild, welches auf Calcitoninmangel zurückzuführen sein könnte, beschrieben. Da Calcitonin bei jungen Individuen eher wirksam ist, könnte es eine Rolle bei der Skelet-Entwicklung spielen.

Hauptsächlich 3 Hormone regulieren die Calcium-Konzentration im Plasma: Parathormon erhöht den Calciumspiegel vor allem durch Ca^{2+}-Mobilisierung aus dem Knochen und gesteigerte Ca^{2+}-Rückresorption in den Nierentubuli; 1,25-Dihydroxy-Cholecalciferol erhöht den Calciumspiegel durch vermehrte intestinale Resorption sowie Mobilisierung von Ca^{2+} aus dem Knochen; Calcitonin hingegen senkt den Calciumspiegel durch Hemmung der Knochenresorption.

F. Wirkung anderer Hormone auf den Calciumstoffwechsel

Neben 1,25-Dihydroxy-Cholecalciferol, Parathormon und Calcitonin beeinflussen auch Glucocorticoide und Wachstumshormon den Calciumstoffwechsel. Die Glucocorticoide senken eher den Plasmacalciumspiegel durch Abbau der Proteinmatrix der Knochen (Osteoporoseentstehung, s. oben), aber auch durch Hemmung der 1,25-Dihydroxy-Cholecalciferol-Wirkung auf die Darmmucosa. Durch diese Wirkung verhindern sie auch die Hypercalciämie bei Vitamin-D-Intoxikation. Zusätzlich dürfte hierbei auch die Hemmung der Prostaglandin-Synthese durch Glucocorticoide von Bedeutung sein, da Prostaglandine der E-Gruppe, welche von manchen Tumoren gebildet werden, den Plasmacalciumspiegel steigern.

Wachstumshormon steigert die Calciumausscheidung im Harn, gleichzeitig jedoch auch die Calciumresorption aus dem Darm, wobei letzterer Effekt überwiegt, so daß eine positive Calciumbilanz resultiert.

Kapitel 22
Hypophyse

Hypophysen-Vorderlappen (HVL), Hypophysen-Zwischenlappen (HZL) und Hypophysen-Hinterlappen (HHL) dürften — als eigentlich mehr oder weniger *selbständige endokrine Organe* — mindestens 10 Hormone sezernieren (Tabelle 22.1).

Die *6 nachgewiesenen Hormone des HVL* sind Thyreoidea-stimulierendes Hormon (TSH), adreno-corticotropes Hormon (ACTH), Follikel-stimulierendes Hormon (FSH), Luteinisierungs-Hormon (LH), Prolactin und somatotropes Hormon (STH, Somatotropin, Wachstums-Hormon). Alle diese Hormone — mit Ausnahme von Prolactin und somatotropem Hormon — sind *übergeordnete (trope) Hormone*, welche die Funktionen *anderer (untergeordneter) endokriner Organe* regulieren; allerdings verursacht auch STH die Sekretion von Peptid-Hormonen durch die Leber (s. unten). Jedes einzelne dieser »tropen« Hormone wird daher im Zusammenhang mit den *jeweiligen Kapiteln* über die untergeordnete Hormondrüse ausführlich *besprochen* (TSH Kap. 18, ACTH Kap. 20, FSH, LH, Prolactin Kap. 23).

Die im HHL freigesetzten Hormone *(Ocytocin* und *Vasopressin-ADH)* sowie die neurale Kontrolle der Sekretion in HVL und HHL sind in Kap. 14 beschrieben.

Das *vorliegende Kapitel beschränkt sich* auf *allgemeine Überlegungen zur Struktur der Hypophyse,* die

Tabelle 22.1. Hypophysen-Hormone

Bezeichnung		Synonyme	Hauptwirkungen
Vorderlappen	TSH	Thyreoidea-stimulierendes Hormon, Thyreotropin	Stimuliert Schilddrüsenwachstum und -sekretion
	ACTH	Adrenocorticotropes Hormon, Corticotropin	Stimuliert Nebennierenwachstum und -sekretion
	STH	Wachstumhormon, Somatotropin, HGH (human growth hormone)	Beschleunigt das Körperwachstum stimuliert Bildung von Somatomedinen
	FSH	Follikel-stimulierendes Hormon	Stimuliert Follikelwachstum (Frau) bzw. Spermatogenese (Mann)
	LH	Luteinisierungshormon, ICSH = interstitialzellen-stimulierendes Hormon	Stimuliert Ovulation und Luteinisierung des Follikels (Frau) bzw. Testosteronsekretion (Mann)
	Prolactin	Luteotropes Hormon, LTH, lactogenes Hormon, Mammotropin	Stimuliert Sekretion der Milch und mütterliches Verhalten. Erhält Corpus luteum bei weiblichen Nagern aufrecht (nicht bei anderen Species)
Zwischenlappen	α-MSH β-MSH	Melanocyten-stimulierendes Hormon, Melanotropin(e), Intermedin(e)	Verursacht Ausbreitung der Melanocyten
Hinterlappen	Vasopressin-ADH	Antidiuretisches Hormon, Adiuretin	Fördert Wasserretention
	Ocytocin		Verursacht Milchauspressung

Darstellung der *STH-Wirkung* und einige Bemerkungen über *melanocyten-stimulierende Hormone des HZL* (*α*- und *β*-MSH) sowie über Auswirkungen von *Störungen der Hypophysenfunktion*.

Unter Umständen könnten auch noch andere Hormone vom HVL sezerniert werden. So wurden 2 Peptide mit fettmobilisierender Wirkung aus den Hypophysen von Schafen isoliert. Eines hiervon, *β-Lipotropin,* enthält 90 Aminosäuren und das andere, *α-Lipotropin,* 58 Aminosäurereste. *β*-Lipotropin, könnte der Precursor von Peptiden sein, die sich an Opiat-Receptoren (Endorphine, Kap. 15) binden. Beide Lipotropine haben MSH-Aktivität und 18 Aminosäuren in gleicher Sequenz wie *β*-MSH. Eine Sekretion dieser Peptide konnte jedoch nicht nachgewiesen werden, und — zumindest bei Mensch, Hund und Ratte — ist das einzige physiologisch wirksame fettmobilisierende Hormon das Wachstumshormon.

A. Struktur der Hypophyse

Morphologie der Hypophyse

Der HHL (allgemeine Anatomie: Abb. 22.1 und Kap. 14) wird durch Fasern von den Nuclei supraoptici und paraventriculares sowie vom Hypothalamus inneviert, während der HVL eine spezielle vasculäre Verbindung (Hypophysenpfortader-System) mit dem Zwischenhirn besitzt. Der HZL wird aus der dorsalen Hälfte der Rathkeschen Tasche gebildet, hängt aber beim Erwachsenen fest mit dem HHL zusammen und wird durch einen spaltförmigen Rest der Rathkeschen Tasche vom HVL getrennt.

Histologie der Hypophyse

Im *HHL* treten Axonen aus den Nuclei supraoptici und paraventriculares in enge Beziehung zu Blutgefäßen; ferner finden sich neben Neuroglia auch Pituicyten (sternförmige Zellen mit Fettkügelchen; modifizierte Astroglia) im HHL.

Der *HZL* ist beim Menschen nur rudimentär; die Zellen sind meist agranulär, nur wenige — den HVL-Zellen ähnliche — enthalten basophile Elemente. Entlang des Spaltes zwischen HZL und HVL sind kleine, schilddrüsenartige Follikel angeordnet, von denen einige sogar etwas Kolloid enthalten.

Der *HVL* besteht aus verflochtenen Zellsträngen und einem ausgedehnten Sinusoid-Netzwerk. Wie bei anderen endokrinen Organen ist das Endothel der Sinusoide gefenstert. Die Zellen enthalten Granula von gespeicherten Hormonen, welche durch Exocytose ausgeschleust werden. Da ein Eintritt intakter Granula in die Capillaren nicht nachgewiesen wurde, werden diese wahrscheinlich im perisinusoidalen Raum aufgelöst; die Granula enthalten eine alkalische Protease, die das Penetrieren der Basalmembran erleichtern dürfte.

Hormonsynthese in den HVL-Zellen

Bei der Ratte konnten die, jeweils eines der 6 HVL-Hormone synthetisierenden Zellen histologisch identifiziert werden (Tabelle 22.2). Beim Menschen werden die HVL-Zellen nach ihrer Färbbarkeit in *agranulär-chromophobe* (vielleicht ruhende sekretorische oder so schnell sezernierende Zellen, daß ihre Speichergranula

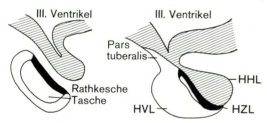

Abb. 22.1. Schematische Darstellung der Hypophysenentwicklung und der verschiedenen Teile dieses Organs beim Erwachsenen

Tabelle 22.2. Hormonsezernierende Zellen im HVL der Ratte (FSH ist in der Peripherie der Drüse lokalisiert, LH ist gleichmäßig verteilt; PAS = Perjodsäure-Schiff-Reaktion)

Zelltyp	Sezerniertes Hormon	Färbungsreaktionen		
		Allgemein	Orange G	PAS
Somatotrop	Wachstumshormon	Acidophil	+	—
Mammotrop	Prolactin	Acidophil	+	—
Corticotrop	ACTH	Basophil	—	+
FSH-gonadotrop	FSH	Basophil	—	+
LH-gonadotrop	LH	Basophil	—	+
Thyreotrop	TSH	Basophil	—	+

entleert sind) und *granulär-chromophile* Zellen eingeteilt; letztere unterteilen sich wiederum in *acidophile* (große acidophile Granula) und *basophile* (kleine basophile Glykoprotein-Granula) *Zellen*. Drei der durch basophile Zellen sezernierten Hormone sind Glykoproteine. Hinsichtlich der ACTH-sezernierenden Zellen bestand Unklarheit, da ACTH-sezernierende Tumoren aus chromophoben Zellen bestehen; normalerweise dürften die ACTH-sezernierenden Zellen beim Menschen jedoch basophil sein (Tabelle 22.2). Kürzlich wurde festgestellt, daß beim Menschen zwei Typen acidophiler Zellen existieren, ein STH-sezernierender und ein Prolactin sezernierender. Einige chromophobe Hypophysentumore sezernieren auch Prolactin.

physiologisch wirksam zu sein, verbunden sein. Zusätzlich zu den hypophysären Glykoproteinen besitzt auch das placentare Gonadotropin HCG — ebenfalls ein Glykoprotein — eine α- und β-Untereinheit. Alle α-Untereinheiten dieser drei hypophysären Hormone sind einander ähnlich, obwohl sie in unterschiedlichen Zellen produziert werden; die β-Untereinheiten, die in ihrer Struktur unterschiedlich sind, dürften zur hormonalen Spezifität beitragen. Die α-Untereinheiten sind untereinander austauschbar und das Hybrid-Molekül aus α-TSH und β-LH hat z. B. mehr Gonadotropin-Aktivität als die β-Kette von LH allein. Die physiologische und evolutionäre Bedeutung dieser Untereinheitenstruktur bleibt jedoch noch aufzuklären.

Untereinheiten-Struktur von FSH, LH und TSH

Aufgrund von Untersuchungen der HVL-Hormon-sezernierenden Zellen konnte gezeigt werden, daß drei der hypophysären Glykoproteinhormone jeweils aus zwei Untereinheiten bestehen. Die Untereinheiten, welche mit α und β bezeichnet werden, haben einen gewissen Grad von Aktivität, müssen jedoch, um maximal

B. Wachstum

Wachstums-Hormon

Chemie und Speciesspecifität des STH

STH, ein Protein-Hormon (MG: 21.500; Abb. 22.2), zeigt deutliche Speciesunterschiede in Struktur und Wirksamkeit (Tabelle 22.3).

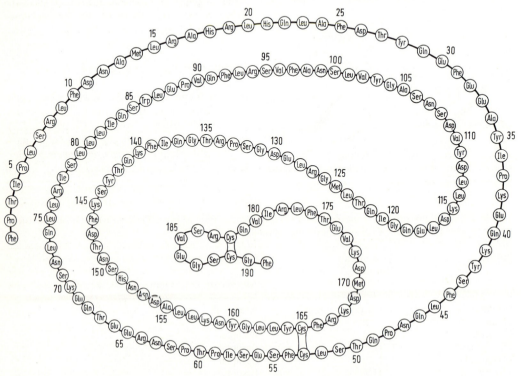

Abb. 22.2. Strukturformel des menschlichen Wachstumshormons (nach C. H. Li)

Menschliches Wachstumshormon (human growth hormone, HGH) konnte synthetisiert werden. Es zeigt deutliche strukturelle Ähnlichkeiten zu Prolactin und dem Placentahormon HCS (human chorionic somato mammotropin), welches auch wachstumsunterstützende Wirkung hat. Aufgrund dieser Ähnlichkeiten wurde für diese Hormone eine gemeinsame Entwicklungs-Vorstufe angenommen. Beim Meerschweinchen zeigt Schweine- und Affen-STH nur einen vorübergehenden Effekt, vielleicht aufgrund der raschen Bildung von Antikörpern. Bei Mensch und Menschenaffen hat Rinder- und Schweine-STH nicht einmal einen vorübergehenden Effekt, obwohl umgekehrt die entsprechenden humanen und Affen-Hormone bei Rind und Schwein voll aktiv sind (Tabelle 22.3).

Tabelle 22.3. Wirkung von Wachstumshormon auf andere Species (+ = aktiv, − = inaktiv)

Wachstums-hormon der Species	Stimuliert Wachstum bei Species				
	Fisch	Vögel	Ratte	Affen	Mensch
Fisch	+	−			
Reptilien		+			
Amphibien		+			
Vögel		+	+		
Rind	+	−&	+	−	−§
Schaf	+		+	−	
Schwein	+	−&	+	−	−§
Wal		+		−	
Affe	+	+	+	+	
Mensch	+	+	+	+	

& Wahrscheinlich diabetogener Effekt.
§ Leichter diabetogener Effekt.

Menschliches STH hat deutliche Prolactin-Aktivität; es besteht aber ein getrenntes menschliches Prolactin (Kap. 23).

Plasma-Spiegel und Stoffwechsel des STH

Die STH-Bestimmung erfolgt immunologisch oder biologisch (Tibia-Test, Kap. 21).
Der basale STH-Spiegel liegt beim Erwachsenen unter 0,2 pmol/ml ~ 3 ng/ml, STH wird schnell, wahrscheinlich in der Leber, abgebaut; die biologische Halbwertszeit beträgt beim Menschen etwa 20 bis 30 min, die täglich produzierte Wachstumshormon-Menge beim Erwachsenen 0,07–0,3 µmol (1–4 mg).

STH-Wirkungen auf das Wachstum

Vor Eintritt des Epiphysenschlusses (Kap. 21) wird das Wachstum durch Hypophysektomie gehemmt und durch STH-Gabe gesteigert. STH beschleunigt die Knorpel-Bildung und die Einlagerung der Matrix an den Enden der langen Röhrenknochen. Dieser Effekt von STH auf den Knorpel ist jedoch indirekt und wird durch Somatomedin verursacht (s. unten). Damit kommt es zur Längenzunahme des Knochens. Längere STH-Behandlung führt zu *Gigantismus* bzw. nach Epiphysenschluß (kein Längenwachstum möglich) zu Knochen- und Weichteil-Deformitäten *(Akromegalie);* ebenso sind die meisten Eingeweide vergrößert, und auch endokrine Organe können durch STH beeinflußt werden und gemeinsam mit ACTH dürfte STH zur Vergrößerung der Nebenniere bzw. mit androgenen Hormonen zur Verstärkung der sekundären Geschlechtsmerkmale beitragen.
Weiter erhöht STH den Proteingehalt des Organismus und vermindert den Fettgehalt.

Somatomedin und andere Wachstumsfaktoren

Die Wirkung von STH auf den Knorpel und somit auf das Längenwachstum beruht nicht auf einem direkten STH-Effekt. STH regt vielmehr Leber, Nieren und wahrscheinlich auch andere Gewebe zur Bildung eines oder mehrerer Peptide an, die auf das Skelet wirken. Ursprünglich wurde hierfür die Bezeichnung *Sulfations-Faktor* gewählt, da durch einen solchen Faktor der Einbau von Sulfat in den Knorpel gefördert wird. Inzwischen wurde jedoch eine Vielzahl anderer Wirkungen der erwähnten Peptide gefunden, so daß nunmehr die umfassendere Bezeichnung *Somatomedine* gebraucht wird.
Somatomedin-Bestimmungen im Plasma bei verschiedenen pathologischen Zuständen sprechen dafür, daß der Somatomedin-Spiegel besser mit dem Wachstum korrelierbar ist als die STH-Konzentration.
Tatsächlich findet man in der Zirkulation eine Vielzahl von Wachstumsfaktoren. So konnten bisher 3 Polypeptide mit Somatomedin-Wirkung charakterisiert werden, d. s. *Somatomedin A, MSA* (Multiplication stimulating activity) *und C;* ferner ein Peptid mit insulinartiger Aktivität (*NSILA* = non-suppressible insulin-like activity). Weitere Wachstumsfaktoren sind der Nervenwachstums-Faktor (*NGF*, Kap. 2), der Epidermal Growth Factor *(EGF),* der Ovarian Growth Factor *(OGF),* der Fibroblast Growth Factor *(FGF)* und andere. Bei einigen dieser

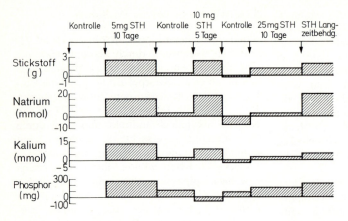

Abb. 22.3. STH-Wirkungen auf die tägliche Stickstoff-, Natrium-, Kalium- und Phosphor-Bilanz (Aufnahme minus Abgabe) bei einem weiblichen hypophysären Zwerg. Eine positive Bilanz ist von der Null-Linie nach oben, eine negative Bilanz nach unten dargestellt (nach HUTCHINGS et al.: Metabolic growth changes produced by human growth hormone [Li] in pituitary dwarf. J. clin. Endocr. **19**, 759 (1959))

Faktoren könnte es sich um chemisch identische Substanzen handeln; auch die genaue Struktur der Somatomedine ist bisher noch unbekannt und ihre Mitwirkung bei anderen Wachstumseffekten als am Skelet ist unklar. Sicher werden nicht alle STH-Wirkungen durch Somatomedine vermittelt; Somatomedin bewirkt nämlich insulinartige Effekte einschließlich der Lipolyse-Hemmung, während STH anti-insulinär und lipolytisch wirkt (s. unten).

Ebenfalls in die Kategorie der Wachstumsfaktoren sind die verschiedenen *mitogenen Faktoren* einzuordnen; diese steigern die Teilungs-Rate ihrer jeweiligen »Ziel«-Zellen. Hierzu gehören das Erythropoietin (Kap. 24) und andere, die Zahl der Blutzellen regulierende Faktoren (Kap. 27) sowie »unspezifische« Mitogene (z. B. Thrombin), welche ohne Rückkoppelungs-Effekt die Proliferation bestimmter Zellen steigern.

STH-Wirkungen auf Protein-Stoffwechsel und Elektrolyt-Haushalt

STH ist ein Protein-anaboles Hormon und bewirkt positive Stickstoff- und Phosphor-Bilanz (Abb. 22.3), Anstieg des Plasma-Phosphat- sowie Abfall des Harnstoffstickstoff- und Aminosäure-Spiegels. Weiter kommt es zu einer gesteigerten Calcium-Resorption aus dem Gastrointestinaltrakt und einer — von der Nebenniere unabhängig — verminderten Natrium- und Kalium-Ausscheidung; während des Wachstums und bei Akromegalie, aber auch bei anderen Krankheiten wird — aus dem Kollagen stammendes — Hydroxyprolin vermehrt ausgeschieden.

Mechanismus der anabolen Wirkung des STH

Der Angriffspunkt des STH auf die Proteinsynthese dürfte auf ribosomalem Niveau liegen (Beeinflussung der ribosomalen Verknüpfung der Aminosäuren und/oder Translation); STH steigert auch — von Puromycin unbeeinflußt — den Transport neutraler und basischer Aminosäuren in die Zelle (Insulin-bedingte Aminosäuretransport-Steigerung erfolgt wahrscheinlich über andere Mechanismen, aber ebenfalls unabhängig von der Proteinsynthese).

STH-Wirkungen auf den Kohlenhydrat- und Fett-Stoffwechsel

STH wirkt durch *Erhöhung des Glucose-Ausstroms* aus der Leber (Gluconeogenese) und seine *anti-insulinäre Wirkung auf den Muskel* diabetogen (Kap. 19); STH wirkt durch *Steigerung des FFS-Spiegels* ketogen (Abb. 22.4). Der Anstieg des FFS im Plasma, der erst nach einigen

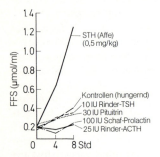

Abb. 22.4. Einfluß verschiedener Hormone auf den Spiegel freier Fettsäuren beim hungernden, hypophysektomierten Rhesus-Affen. Pituitrin ist ein Extrakt aus HHL-Gewebe (nach GOODMAN and KNOBIL: The effects of fasting and of growth hormone administration on plasma fatty acid concentration in normal and hypophysectomized rhesus monkeys. Endocrinology **65**, 451 (1959))

Stunden eintritt, bewirkt die Bereitstellung einer unmittelbar verfügbaren Energiequelle für das Gewebe während Hypoglykämie, Fasten und Streß. STH stimuliert — durch Hyperglykämie — die B-Zellen des Pankreas und erhöht die Fähigkeit des Pankreas, auf insulinogene Stimuli wie Arginin oder Glucose zu reagieren; STH induziert somit auch Insulin-bedingten Eiweißaufbau (Wachstum). Quantitativ ist jedoch der direkte STH-Effekt auf Proteinsynthese und Wachstum bedeutend wichtiger.

Hypothalamische Kontrolle der STH-Sekretion

STH-Sekretion wird hauptsächlich hypothalamisch kontrolliert; aus Hypothalamusgewebe wurde ein *Somatotropin-»releasing«*-Hormon *(Somatoliberin,* SRH, GRH) sowie ein Wachstumshormon-Hemmungs-Hormon *(Somatostatin,* SIH, GIH) isoliert (Kap. 14), hypothalamische Läsionen hemmen die STH-Sekretion. Läsionen im Bereich der vorderen Eminentia mediana hemmen nicht nur das Wachstum, sondern auch die durch Hypoglykämie ausgelöste gesteigerte STH-Sekretion (s. unten). *STH-Sekretion ist keineswegs auf das Kindesalter beschränkt* und weist in allen Altersstufen ausgeprägte und rasche Schwankungen auf; diese Reaktion auf eine Vielzahl von Reizen wird durch den Hypothalamus vermittelt.

Stimulierung der Wachstumshormon-Sekretion

Die basale STH-Sekretion schwankt beim Erwachsenen zwischen <3 ng/ml (0,05 pmol/ml); die Werte bei Neugeborenen sind höher, in der restlichen Kindheit unterscheiden sich die basalen STH-Werte jedoch nicht von denen bei Erwachsenen. Auch bei der Hypophyse Erwachsener sind große STH-Mengen vorhanden. Die physiologische Bedeutung dieses Phänomens ist unklar; zumindest ist eine Funktion von STH auch beim Erwachsenen nicht auszuschließen.

Reize, die zu gesteigerter STH-Sekretion führen (Tabelle 22.4), können in 3 Hauptkategorien eingeteilt werden: (1) drohende Abnahme des Substrates für die Energieproduktion in den Zellen (Hypoglykämie oder Fasten); (2) erhöhte Spiegel bestimmter Aminosäuren im Plasma; (3) Streß.

Die Antwort auf Glucagon wurde als brauchbar für die Testung des STH-Sekretionsmechanismus — insbesondere bei Patienten mit endokrinen Erkrankungen — in Betracht gezogen. Obwohl die STH-Antwort auf die anderen Reize relativ gut reproduzierbar ist, gibt es doch individuelle Unterschiede; bei Kindern erfolgt im allgemeinen eine geringere Reaktion der STH-Sekretion als beim Erwachsenen. Es kommen auch irreguläre Spitzen der STH-Sekretion während des Tages vor, welche keinem nachweisbaren Stimulus zugeordnet werden können. Einigermaßen regelmäßig tritt jedoch eine Spitzensekretion von STH beim Zu-Bett-Gehen auf; andererseits besteht keine klare Korrelation zwischen STH und Schlaf. Bei Patienten mit fehlendem REM-Schlaf (Kap. 11) ist jedenfalls die STH-Sekretion gesteigert, während sie in REM-Schlafperioden gehemmt ist.

Glucoseinfusionen senken den STH-Spiegel und hemmen auch die STH-Reaktion auf Arbeit.

Der Anstieg durch 2-Desoxyglucose wird wahrscheinlich durch den intracellulären Glucosemangel verursacht, da diese Verbindung den Abbau von G-6-P hemmt. Obwohl die basalen STH-Spiegel und die Hypoglykämie-Reaktion bei Mann und Frau vergleichbar sind, sind die STH-Reaktionen auf Arbeitsbelastung und Arginin-Gabe bei der Frau im allgemeinen größer

Tabelle 22.4. Beeinflussung der STH-Sekretion

Steigerung der STH-Sekretion
  Mangel an energieliefernden Substraten
    Hypoglykämie
    2-Desoxyglucose
    Arbeit
    Nahrungskarenz
  Anstieg der Plasmaspiegel bestimmter Aminosäuren
    Proteinzufuhr
    Infusion von Arginin und bestimmter anderer Aminosäuren
  Glucagon
  Streß-Situation
    Pyrogene
    Lysin-Vasopressin
    Verschiedene Formen von psychischem Streß
    Zu-Bett-Gehen
  L-Dopa
  Apomorphin

Verminderung der STH-Sekretion
  REM-Schlaf
  Glucose
  Cortisol
  FFS
  Medroxyprogesteron
  STH

als beim Mann; letztere können jedoch beim Mann durch Oestrogen-Gabe gesteigert werden. Hohe STH-Spiegel im Plasma hemmen ebenfalls die Wachstumshormon-Sekretion. Die STH-Sekretion wird auch durch Cortisol, FFS und Medroxyprogesteron gehemmt.

Bei Fettleibigkeit ist die STH-Reaktion auf Hypoglykämie, Fasten und Arbeit vermindert; die Ursache für diese Erscheinung ist unbekannt; dieses Phänomen kann daher auch nicht zur Erklärung der Fettsucht herangezogen werden.

Die Wachstumshormon-Sekretion wird durch die erhöhte Entladung noradrenerger Neuronen im Gehirn (Kap. 15) gesteigert. Beim Menschen dürften auch dopaminerge Neuronen die STH-Sekretion stimulieren. L-DOPA steigert den Dopamin- und Noradrenalingehalt des Gehirns und Apomorphin stimuliert Dopamin-Receptoren.

Mechanismen des Wachstums

Wachstum ist ein *komplexer Vorgang,* der nicht nur durch *STH,* sondern auch durch *Thyroxin, Androgene* und *Insulin* sowie *exogene* und *genetische Faktoren* beeinflußt wird. Normalerweise kommt es mit dem Wachstum zu einer geordneten Folge von Reifungsprozessen, einer Zunahme an Proteinsubstanz, an Länge und Größe, nicht aber unbedingt zu Gewichtszunahme, die im Gegensatz dazu durch Fettbildung oder Salz- bzw. Wasser-Retention verursacht sein kann.

Genetische und exogene Einflüsse auf das Wachstum

Nahrungszufuhr ist der wichtigste exogene Wachstum-beeinflussende Faktor; die Nahrung muß in jeder Hinsicht adäquat sein (Kap. 17). Verletzung und Krankheit hindern das Wachstum, da hierbei der Proteinabbau gesteigert wird.
Nach Überstehen einer Krankheit kommt es bei Kindern zu einer Periode übersteigerten Wachstums mit einer bis zu 400% über der Norm liegenden Wachstumsrate. Der dafür verantwortliche Mechanismus ist unbekannt.

Wachstumsperioden

Die Art des Wachstums variiert bei den einzelnen Species etwas. Ratten wachsen — zwar mit abnehmender Wachstumsrate — das ganze Leben. Beim Menschen findet man *2 Perioden schnellen Wachstums* (Abb. 22.5); die erste Periode zur Zeit der Kindheit, die zweite während der Pubertät, knapp vor Beendigung des Wachstums. Die erste Periode ist z. T. Fortsetzung der fetalen Wachstumsperiode; die zweite — und der darauffolgende Wachstums-Stillstand — werden hauptsächlich durch Sexualhormone verursacht.

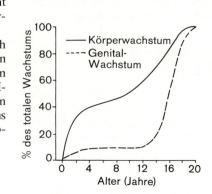

Abb. 22.5. Normales Körper- und Genital-Wachstum beim Mann. Das Wachstum des gesamten Körpers und der Hoden sind in Prozent des totalen Wachstums bis 20 Jahre aufgetragen (nach HARRIS et al.: The Measurement of Man. University of Minnesota Press 1930)

Hormonale Einflüsse auf das Wachstum

Der Beitrag der verschiedenen Hormone zum Wachstum nach der Geburt ist schematisch in Abb. 22.6 dargestellt. Bei Versuchstieren und beim Menschen ist das Wachstum im Uterus unabhängig vom fetalen Wachstumshormon. Hypophysektomierte Ratten wachsen nach der Geburt noch etwa 30 Tage, während das Gehirn bei diesen Ratten auch nach dem Wachstums-

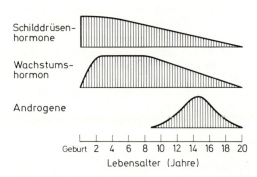

Abb. 22.6. Relative Bedeutung der verschiedenen Hormone für das Wachstum in verschiedenen Lebensaltern

stillstand des Schädels weiterwächst; die resultierende Kompression des Gehirns kann hierbei zum Tod des Tieres führen.

Wenn STH hypophysektomierten Tieren zugeführt wird, wachsen diese Tiere nicht so schnell, wie wenn ihnen STH gemeinsam mit Schilddrüsenhormonen gegeben wird. Schilddrüsenhormone allein haben jedoch bei hypophysektomierten Tieren keinen Effekt auf das Wachstum; ihre Wirkung kann daher als »permissiv« für das Wachstumshormon bezeichnet werden. Schilddrüsenhormone dürften jedenfalls für eine völlig normale STH-Sekretion notwendig sein, da bei Hypothyreoidismus zwar die basale STH-Sekretion normal ist, bei hypothyreoten Kindern aber die Reaktion auf Hypoglykämie meist abnorm ist.

Schilddrüsenhormone haben einen allgemeinen Effekt auf die Ossifikation des Knorpels, das Wachstum der Zähne, die Gesichtskonturen und die Proportionen des Körpers. *Hypothyreote Kretins* sind daher *Zwerge* mit infantilen Gesichtszügen (Abb. 22.7). Bei Zwergwuchs infolge Unterfunktion der Hypophyse (Panhypopituitarismus) entsprechen die Gesichtszüge bis zur Pubertät dem chronologischen Alter; da aber *hypophysäre Zwerge* nicht sexuell reifen, behalten sie auch im Alter ihr jugendliches Aussehen.

Auch Insulin hat einen Einfluß auf das Wachstum (Kap. 19). Diabetische Tiere wachsen nicht, während andererseits Insulin trotz Hypophysektomie Wachstum verursacht; im letzteren Falle kommt es jedoch nur bei gleichzeitigem Angebot beträchtlicher Kohlenhydrat- und Proteinmengen zu nennenswertem Wachstum.

Der pubertäre Wachstumsschub beruht auf dem anabolen Effekt der Androgene (Kap. 23). Da die Ovarien nur geringe Androgen-Mengen sezernieren, dürfte dieser Wachstumsschub bei Mädchen vorwiegend durch Stimulierung der NNR-Androgen-Sekretion bedingt sein; In der Pubertät steigt bei beiden Geschlechtern die 17-Keto-steroid-Ausscheidung; beim Mann ist jedoch durch die beginnende Testosteron-Sekretion des Hodens dieser Anstieg größer. Die NNR-Androgen-Sekretionssteigerung dürfte durch eine erhöhte Aktivität des Enzyms verursacht sein, welches die Androgenbildung katalysiert. Dieses ist ACTH-abhängig, es kommt aber offenbar zu keinem deutlichen ACTH-Anstieg während der Pubertät, da sich die Cortisol-Sekretion nicht verändert.

Andere NNR-Hormone haben über ihre permissive Wirkung indirekten Einfluß auf das Wachstum; so beginnen z. B. adrenalektomierte Tiere erst nach Wiederherstellung eines normalen Blutdruckes und einer normalen Zirkulation wieder zu wachsen.

Androgene stimulieren zwar Anfangs das *Wachstum, begrenzen es* aber auch, da sie den Epiphysenfugen-Schluß verursachen. Dies ist auch die Ursache dafür, daß Testosteron-behandelte hypophysäre Zwerge anfänglich wachsen, das Wachstum aber bald wieder beendet wird; vorzeitige Geschlechtsreife führt ebenfalls zu Kleinwuchs. Oestrogene haben ähnliche Wirkungen, dürften diesen Effekt aber durch Stimu-

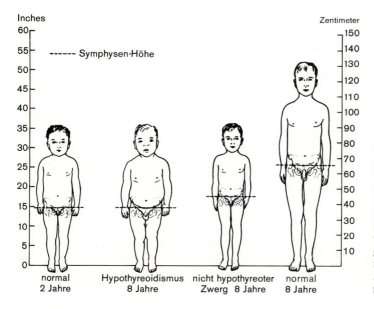

Abb. 22.7. Normales und abnormales Wachstum. Der hypothyreote Zwerg behält seine infantilen Proportionen bei, während »konstitutionelle« Zwerge und Zwerge infolge Hypopituitarismus Proportionen, entsprechend ihrem tatsächlichen Alter, aufweisen (nach WILKINS: The Diagnosis and Treatment of Endocrine Disorders in Childhood and Adolescence, 3rd Ed. Springfield/Ill.: Ch. C. Thomas 1965)

lierung der NNR-Androgen-Sekretion hervorrufen (Kap. 23).

Kleinwuchs kann durch hormonelle Defekte *auf verschiedenen Ebenen* bedingt sein; entweder fehlt das Wachstumshormon, was durch eine hypophysäre Erkrankung, aber auch durch eine hypothalamische Störung verursacht sein kann, oder es besteht ein Mangel an Somatomedinen oder es sprechen die Gewebe nicht adäquat auf Somatomedin an.

Individuen mit angeborenem, isoliertem STH-Mangel werden *ateleote Zwerge* genannt; sie bleiben klein, entwickeln sich jedoch sexuell normal und Frauen mit dieser Erkrankung sind — wie normale Frauen — zu Schwangerschaft, Gebären und Stillen fähig. Andere kleinwüchsige Kinder weisen bei normalem STH-Spiegel einen Mangel an Somatomedin auf (*Laron-Zwergwuchs*, von *Laron* erstmals beschrieben). Bei afrikanischen Pygmäen schließlich sind STH- und Somatomedin-Spiegel zwar normal, ihre Gewebe reagieren jedoch nicht entsprechend auf die Hormone, so daß sie im Wachstum zurückbleiben.

Eine andere Ursache des Zwergwuchses ist die Gonadendysgenesie (XO, Kap. 23); verschiedene Knochen- und Stoffwechsel-Erkrankungen beenden ebenfalls das Wachstum; in vielen Fällen findet man jedoch keine Ursache des Kleinwuchses (»konstitutionell vermindertes Wachstum«).

C. Hypophysen-Zwischenlappen

Zwischenlappen-Hormone

Die Haut von Fischen, Amphibien und Reptilien enthält Zellen mit Melaningranula (Melanophoren) und andere Zellen mit reflektierenden Scheibchen (Iridophoren). Bei Aggregation der Melaningranula um den Kern der Melanophoren und Verteilung der reflektierenden Scheibchen am Rand der Iridophoren wird die Hautfarbe dieser Tiere heller; der umgekehrte Vorgang bewirkt Dunklerwerden der Haut. Vögel und Säuger besitzen keine Pigmentzellen dieser Art, ihre Hypophyse enthält jedoch *2 Polypeptide (Melanotropine* oder *Melanocyten-stimulierende Hormone = MSH),* die nach ihrer Verabreichung an niedere Vertebraten Dunkelwerden der Haut verursachen. Die Struktur eines dieser Polypeptide *(α-MSH)* ist bei allen Säugern gleich, während *β-MSH* deutliche Speciesunterschiede zeigt (Tabelle 22.5).

MSH besitzen gemeinsame Aminosäure-Sequenzen mit ACTH; reines ACTH hat auch etwa $1/100$ der β-MSH-Aktivität und $1/200$ der α-MSH-Aktivität. Andererseits übt MSH jedoch keine physiologisch signifikante ACTH-Wirkung aus (Tabelle 22.5). Im Gegensatz zu Species mit Melanophoren kommt MSH bei Säugern auch im HHL und HVL vor.

Farbänderungen der Haut bei niederen Wirbeltieren werden wahrscheinlich z.T. über neuroendokrine Reflexmechanismen vermittelt; der Receptor dieses Reflexbogens ist die Retina; der efferente Schenkel könnte dann u.U. über einen MSH-stimulierenden und einen MSH-hemmenden Faktor des Hypothalamus oder über MSH-Sekretions-hemmende Fasern vom Hypothalamus zum HZL verlaufen. Die Regulation erfolgt so, daß auf schwarzem Hintergrund die MSH-Sekretion nicht gehemmt wird und das Tier dunkel ist, während auf weißem Hintergrund die MSH-Sekretion gehemmt und die Hautfarbe des Tieres aufgehellt wird.

Melatonin, ein in der Zirbeldrüse von Säugern und anderen Vertebraten vorkommendes Indolderivat (Kap. 24) hellt die Hautfarbe bei Fischen und Amphibien auf; hierbei kommt es zu Aggregation der Melanophoren-Granula.

MSH-Wirkungen beim Menschen

Bei Säugern kommen nur Melanocyten, jedoch keine — bewegliche Pigmentgranula enthaltende — Melanophoren vor; die *MSH- und Melatonin-Funktion* ist daher *beim Menschen* eher *ungewiß* und vielleicht nur mehr rudimentär. Es wurde angenommen, daß MSH einen Einfluß auf das Nervensystem hat; die physiologische Bedeutung dieses Effektes ist jedoch unbekannt. Andererseits spielt MSH bei bestimmten Krankheiten eine gewisse Rolle. Längere Behandlung mit natürlichen und synthetischen MSH-Präparationen bewirkt bei Negern — vielleicht durch Beschleunigung der Melanin-Synthese — Dunklerwerden der Haut. Die bei verschiedenen Hauterkrankungen beobachteten Pigment-Veränderungen wurden auf die MSH-Aktivität von ACTH zurückgeführt; so ist z.B. die abnorme Blässe ein Leitsymptom des Hypopituitarismus und bei Patienten mit ACTH-sezernierenden Tumoren kommt es zu Überpigmentierung. Das Auftreten einer Hyperpigmentation bei NNR-Überfunktion spricht für eine primär hypophysäre Ursache, da die Mitbeteiligung hypophysärer Strukturen für die Pigmentation notwendig ist. Um Hyperpig-

Tabelle 22.5. Struktur von humanen ACTH sowie die für α-MSH und β-MSH angenommenen Strukturen. Die Linien heben die gemeinsamen Aminosäuresequenzen hervor. Die Zahlen mit Pfeilen bezeichnen die jeweiligen Corticotropin-Aktivitäten des Moleküls, beginnend am N-terminalen Ende bis zum Pfeil. So zeigt das Peptid 1-17 6% Aktivität, während das Peptid 1-19 111% der Aktivität des Peptides 1-39 besitzt. α-MSH kommt in der fetalen, nicht jedoch in der adulten Hypophyse vor. Offenbar ist das sogenannte humane β-MSH Teil eines größeren Moleküls, das während der Präparation gespalten wurde. (Nach Daughaday in: Textbook of Endocrinology, 5th ed., Williams R. H. (ed.), Saunders 1974)

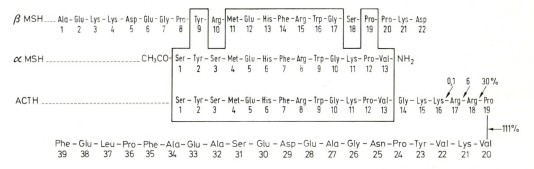

mentation hervorzurufen, sind jedoch große ACTH-Mengen erforderlich, und häufig ist der ACTH-Spiegel nicht ausreichend hoch, um die beobachtete Pigmentvermehrung erklären zu können; alle bisher untersuchten ACTH-sezernierenden, nicht-endokrinen Tumoren (Kap. 20) produzieren auch tatsächlich eine MSH-ähnliche Komponente.

In der menschlichen Zirkulation wurde eine Substanz gefunden, die man ursprünglich für β-MSH hielt, bei der es sich jedoch um ein größeres Molekül, nämlich ein *Lipotropin* handeln dürfte. Nach neueren Untersuchungen enthalten HVL und HZL beim Menschen und anderen Species ein großes Molekül, das in ACTH und β-Lipotropin gespalten wird. ACTH wird dann z. T. in α-MSH und CLIP (Corticotropin-like intermediate lobe peptide) umgewandelt, welches aus den Aminosäuren 18–39 des ACTH besteht; *β-Lipotropin* hingegen ist der Precursor von α-Lipotropin und β-MSH. β-MSH dürfte jedoch in Wirklichkeit ein Laboratoriums-Artefakt und eigentlich Teil eines größeren Moleküls sein.

α-MSH und CLIP kommen in den Hypophysen Erwachsener nicht vor, sind jedoch während der fetalen Entwicklung nachweisbar. Es bestehen möglicherweise Zusammenhänge zwischen β-Lipotropin und Enkephalin bzw. Endorphin (Kap. 15). Die physiologische Bedeutung dieser verschiedenen ACTH-verwandten hypophysären Peptide für die Kontrolle der Hautpigmentierung ist jedoch unbekannt.

D. Störungen der Hypophysen-Gesamtfunktion

Hypophyseninsuffizienz

Folge-Veränderungen in anderen endokrinen Organen

Veränderungen nach chirurgischer Entfernung oder Zerstörung der Hypophyse durch Krankheit ergeben sich aus dem *Ausfall der Hypophysenhormone;* es kommt zur NNR-Atrophie und zum Absinken der NN-Glucocorticoid- und -Sexualhormon-Sekretion. Eine geringe basale Sekretion der NNR bleibt jedoch bestehen. Auch der Streß-induzierte Aldosteron-Sekretions-Anstieg bleibt nach Hypophysektomie aus, während die *normale Aldosteronsekretion* und die Aldosteronreaktion auf Salzverlust wenigstens einige Zeit bestehen bleiben. Hypophysektomierte Patienten bilden daher keinen Mineralocorticoid-Mangel aus, sind aber *gegen Streß* sehr *empfindlich.* Das Wachstum wird gehemmt und infolge des TSH-Mangels ist die Schilddrüsenfunktion vermindert und es besteht *Kälteintoleranz;* ebenso kommt es zur *Gonaden-Atrophie,* zum Ausbleiben des Menstruationscyclus und zum Verschwinden einiger sekundärer Geschlechtsmerkmale.

Insulinempfindlichkeit nach Hypophysektomie

Nach Hypophysektomie kommt es leicht — besonders bei Fasten — zu Hypoglykämie, aber auch zur Besserung eines Diabetes mellitus (Kap. 19) und zu deutlicher Steigerung der hypoglykämischen Wirkung des Insulin. Diese *gesteigerte Insulinempfindlichkeit* wird teilweise durch NNR-Hormon-Mangel, aber auch durch die fehlende anti-insulinäre Wirkung des STH (höhere Insulin-Empfindlichkeit hypophysektomierter als adrenalektomierter Tiere) verursacht.

Wasserhaushalt nach Hypophysektomie

Obwohl eine selektive Zerstörung des Supraopticus-HHL-Systems Diabetes insipidus (Kap. 14) verursacht, bewirkt die Entfernung der gesamten Hypophyse nur eine vorübergehende Polyurie. Die *Besserung eines Diabetes insipidus nach Hypophysektomie* kann zum Teil durch verminderte osmotische Belastung erklärt werden; durch den ACTH-Mangel-bedingten verminderten Proteinabbau und die — aufgrund des TSH-Mangels — verminderte Stoffwechsel-Rate werden weniger osmotisch aktive Abbauprodukte filtriert (osmotisch aktive Teilchen halten Wasser in den Nierentubuli zurück; Kap. 38) und das sonst erhöhte Harnvolumen nimmt trotz Vasopressin-ADH-Mangels ab. Dazu trägt auch die bei STH-Mangel verminderte glomeruläre Filtration bei sowie eine infolge des Glucocorticoid-Mangels — ähnlich wie nach Adrenalektomie — beeinträchtigte Wasserausscheidung.

Andere Störungen bei Hypopituitarismus

Der Mangel an ACTH und anderer Hormone mit MSH-Aktivität dürfte für die *Blässe* der Haut *bei Hypopituitarismus* verantwortlich sein und STH-Mangel verursacht bei Jugendlichen Minderwuchs und Proteinverlust bei Erwachsenen. Patienten mit Hypopituitarismus magern jedoch nicht ab und sind im Gegenteil meist gut genährt; eine früher als Teil des Hypopituitarismus angesehene Kachexie war in diesen Fällen offenbar durch eine *Anorexia nervosa* bedingt *(Simmondssche Kachexie).*

Ursachen der Hypophyseninsuffizienz

Tumoren des HVL werden nach ihrer histologischen Färbbarkeit in *chromophobe, acidophile* und *basophile* eingeteilt.
Die meisten nicht aktiven Tumoren sind chromophobe und verursachen Hypopituitarismus durch Zerstörung des normalen Hypophysengewebes. Es konnte allerdings nachgewiesen werden, daß bis zu 30% der Patienten mit solchen chromophoben Tumoren hohe Prolactin-Blutspiegel aufweisen. Suprasselläre Cysten — Reste der Rathkeschen Tasche — komprimieren bei ihrer Vergrößerung die Hypophyse und können ebenfalls Hypopituitarismus verursachen. Bei Frauen kommt es manchmal nach der Entbindung — infolge eines Schocks während der Schwangerschaft — zu einer Nekrose der Hypophyse *(postpartale Nekrose, Sheehan-Syndrom),* da die Blutversorgung der Hypophyse vulnerabel ist (Blutgefäße ziehen im Hypophysenstil durch das starre Diaphragma sellae) und die Hypophyse während der Schwangerschaft vergrößert ist. Beim Mann ist eine Infarzierung der Hypophyse zwar extrem selten, tritt aber bisweilen als Komplikation bei schweren Viruserkrankungen auf.

Partielle Hypophyseninsuffizienz

Der HVL besitzt eine große Reserve und kann ohne merkliche endokrine Störungen zu einem großen Teil zerstört werden. Mit fortschreitendem Verlust des Hypophysengewebes wird zuerst die STH-Sekretion beeinträchtigt. Bei Zerstörung von 70 bis 90% des HVL kommt es zur Verminderung der Gonadotropinsekretion, bei Verlust von 90 bis 95% des HVL-Gewebes wird die Schilddrüsenfunktion beeinträchtigt und erst annähernd 100%ige Zerstörung des HVL führt zu deutlicher NNR-Insuffizienz (Tabelle 22.6).

Tabelle 22.6. Auswirkung der Entfernung verschiedener Mengen Hypophysengewebes auf die endokrinen Funktionen bei männlichen Hunden. (+), nachweisbar; (o), nicht nachweisbar

Zahl der Hunde	Gonadenatrophie	Schilddrüsenatrophie	Nebennierenatrophie	Verbleibendes HVL-Gewebe in % (im Mittel)
6	o	o	o	27
3	+	o	o	11
2	+	+	o	5
19	+	+	+	2

Nach GANONG and HUME: The effect of graded hypophysectomy on thyroid, gonadal, and adrenocortical function in the dog. Endocrinology *59*, 293 (1956).

Bei jedem *isolierten Ausfall eines Hypophysenhormons* (isolierter STH oder — sehr selten — ACTH-Mangel) muß an die *Möglichkeit einer hypothalamischen Störung* gedacht werden. Es konnte z. B. gezeigt werden, daß eine beträchtliche Zahl von Patienten mit isoliertem TSH-Mangel einen Anstieg der TSH-Sekretion nach Injektion von Thyroliberin (TRH) zeigen; das Gleiche gilt für Gonadotropine und Gonadoliberin (LRH).

Bei der Ratte und bei einigen anderen Species besteht innerhalb der Hypophyse eine bestimmte regelmäßige Lokalisation der einzelnen hormonsezernierenden Zellen. Beim Menschen ist eine solche Verteilung nicht bekannt.

Hypophysenüberfunktion

Akromegalie

Acidophile Adenome des HLV können große Mengen an STH sezernierten und so bei Kindern zu *Gigantismus* und bei Erwachsenen zu *Akromegalie* führen. Die Hauptsymptome werden einerseits durch lokale Wirkung des Tumors (Vergrößerung der Sella, Kopfschmerzen, Sehstörungen) und andererseits durch STH-Wirkungen verursacht. Bei Erwachsenen kommt es zur Vergrößerung der Hände und Füße

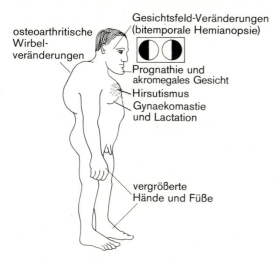

Abb. 22.8. Typische Befunde bei Akromegalie

(Akren), Hervortreten des Unterkiefers (Prognathie; Abb. 22.8) und oft zu Osteoarthritis (Prädisposition durch die Skeletveränderungen). Vermehrtes Wachstum der malaren, frontalen und basalen Schädelknochen gemeinsam mit der *Prognathie* führen zu den groben Gesichtszügen der akromegalen Facies. Die Körperbehaarung ist ebenfalls vermehrt. Etwa 25% der Patienten zeigen verminderte Glucosetoleranz und bei ungefähr 4% tritt Lactation außerhalb der Schwangerschaft auf. Neben diesen Veränderungen kommt es auch zu Vergrößerung von Weichteilen und der Eingeweide.

Morbus Cushing

Viele Patienten mit bilateraler NNR-Hyperplasie haben kleine ACTH-sezernierende Hypophysenadenome (Mikroadenome), welche nur schwer nachweisbar sind; ein hoher Prozentsatz dieser Patienten entwickelt jedoch nach Entfernung der hyperplastischen NN rasch wachsende, ACTH-produzierende HVL-Tumoren *(Nelson-Syndrom).* Diese Tumoren verursachen dann *Hyperpigmentation* von Haut und Schleimhäuten sowie *neurologische Ausfallserscheinungen,* die durch den Druck des Tumors auf Strukturen der Sellaregion verursacht sind. Meistens handelt es sich hierbei um chromophobe Tumoren, die auch manchmal malignen entarten. Der Blut-ACTH-Spiegel ist extrem hoch, so daß wohl die MSH-Aktivität des ACTH für die Hyperpigmentation verantwortlich ist, obwohl diese Tumoren meist auch MSH sezernieren. Bei Patienten mit *Nelson-Syndrom* ist es oft schwer zu beurteilen, ob schon zu Beginn der Krankheit unentdeckte HVL-Tumoren bestanden oder ob sich neoplastische Veränderungen in der Hypophyse erst nach Durchbrechung des Rückkopplungsmechanismus der Glucocorticoide auf die ACTH-Sekretion entwickelten. Bei Tieren entstehen manchmal TSH-sezernierende Tumoren nach Entfernung der Schilddrüse und Gonadotropin-sezernierende Tumoren nach Kastration; solche Tumoren sind allerdings beim Menschen selten. Im Gegensatz zum — durch ein Adenom der Hypophyse bedingten — Morbus Cushing werden alle anderen Folgezustände vermehrter Glucocorticoidsekretion als Cushing-Syndrom (Kap. 20) bezeichnet.

Kapitel 23
Gonaden: Entwicklung und Funktion des Fortpflanzungssystems

Moderne Genetik und experimentelle Embryologie haben bewiesen, daß die zahlreichen Unterschiede zwischen männlich und weiblich bei den höher organisierten Lebewesen von einem einzigen Chromosom (Y-Chromosom) und einem einzigen Paar endokriner Strukturen (Testes bzw. Ovarien) abhängen. Die pränatale Differenzierung der primitiven Gonaden ist beim Menschen genetisch determiniert, aber die Ausbildung der männlichen Genitale hängt von der Anwesenheit funktionsfähiger Testes ab. Es bestehen Hinweise dafür, daß auch das spätere sexuelle Verhalten und die Gonadotropin-Sekretion des Mannes durch die Wirkung männlicher Geschlechtshormone auf das Gehirn in einem frühen Entwicklungsstadium beeinflußt wird. Nach der Geburt entwickeln sich die Gonaden bis zur Pubertät nicht weiter, bis sie durch Gonadotropine des Hypophysen-Vorderlappens aktiviert werden. Die von den Gonaden zu diesem Zeitpunkt sezernierten Hormone führen zu der Ausbildung der typischen männlichen oder weiblichen Merkmale und zum Beginn des Menstruationscyclus bei der Frau.

Beim Mann bleiben die Gonaden von der Pubertät an mehr oder weniger aktiv. Bei der Frau nimmt die Ovarfunktion nach einer gewissen Zeit ab und der Menstruationscyclus hört auf (Menopause). Bei beiden Geschlechtern haben die Gonaden eine Doppelfunktion: Produktion der Keimzellen *(Gametogenese)* und Sekretion der *Sexualhormone. Androgene* sind maskulinisierend, *Oestrogene* dagegen feminisierend wirkende Steroidhormone.

Beide Hormonarten werden normalerweise bei beiden Geschlechtern gebildet. Die Testes sezernieren große Mengen an Androgenen (im wesentlichen *Testosteron*), aber auch geringe Mengen an Oestrogen; das Ovar sezerniert große Mengen an Oestrogenen und geringe an Androgenen. Androgene und wahrscheinlich geringe Mengen an Oestrogenen werden bei beiden Geschlechtern ebenfalls von der Nebennierenrinde sezerniert. Das Ovar sezerniert auch *Progesteron,* ein Steroid, das spezielle Aufgaben bei der Vorbereitung des Uterus auf die Schwangerschaft erfüllt. Während der Schwangerschaft bilden die Ovarien ferner eine Gruppe von Polypeptiden *(Relaxin),* welche die Ligamente der Symphyse lockern und die Cervix weicher machen, um den Geburtsvorgang zu erleichtern.

Sekretorische und gametogene Funktionen der Gonaden hängen von der Sekretion der Hypophysenvorderlappen-Gonadotropine (FSH und LH) ab. Die Sexualhormone steuern über den Hypothalamus die Gonadotropin-Ausschüttung. Beim Mann ist die Gonadotropinausschüttung nicht cyclisch, bei der geschlechtsreifen Frau ist aber für die Menstruation, Schwangerschaft und Lactation eine geordnete, abgestimmte Sekretion der Gonadotropine notwendig.

A. Geschlechts-Differenzierung und -Entwicklung

Chromosomales Geschlecht

Geschlechts-Chromosomen

Das Geschlecht wird durch 2 Chromosomen (*Geschlechtschromosomen* genannt, um sie von den anderen *somatischen* Chromosomen *[Autosomen]* zu unterscheiden) genetisch determiniert. Bei vielen Species werden die Geschlechtschromosomen X- bzw. Y-Chromosom genannt. Das Y-Chromosom hat ausgeprägt männlich determinierende Funktion. Männliche Zellen mit einem diploiden Chromosomensatz enthalten ein X- und ein Y-Chromosom (XY), während weibliche Zellen 2 X-Chromosomen enthalten (XX). Als Folge der Meiose bei der Gametogenese enthält jede normale Eizelle ein einzelnes X-Chromosom; normale Spermien enthalten

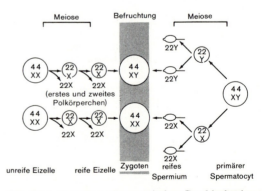

Abb. 23.1. Grundlage der genetischen Geschlechtsdetermination. Im Falle der 2stufigen meiotischen Teilung bei der Frau bilden sich 4 Körperchen, aber nur eines überlebt als reife Eizelle. Beim Mann gehen aus der meiotischen Teilung 4 Spermien hervor, wovon 2 das X- und 2 das Y-Chromosom enthalten. Befruchtung führt daher zu einer 44 XY (männl.) Zygote oder einer 44 XX (weibl.) Zygote

Chromosomales Geschlecht

jedoch zur Hälfte je ein X-, zur anderen Hälfte je ein Y-Chromosom (Abb. 23.1). Befruchtet ein Spermium mit Y-Chromosom eine Eizelle, ergibt sich XY und die Zygote entwickelt sich zu einem *genetisch männlichen* Organismus; erfolgt die Befruchtung durch ein X-haltiges Spermium, ergibt sich XX und ein *genetisch weiblicher Organismus*. Zellteilung und die chemische Struktur der Chromosomen werden in Kap. 1 und 17 behandelt.

Chromosomen des Menschen

Es ist möglich, die menschlichen Chromosomen im einzelnen darzustellen und zu untersuchen. Hierfür werden menschliche Zellen in Gewebekulturen zum Wachstum gebracht und mit Colchicin behandelt, das die Mitose in der Metaphase unterbricht. Die Zellen werden dann einer hypotonen Lösung ausgesetzt, wodurch die Chromosomen anschwellen und sich verteilen; dann werden sie auf einem Objektträger »ausgequetscht«.

Insbesondere durch neue Fluorescenz- und andere Färbetechniken ist es möglich die Chromosomen, individuell zu identifizieren.

Der Mensch besitzt 46 Chromosomen plus einem großen X- und einem kleinen Y-Chromosom, bei der Frau 22 Paare Autosomen plus 2 X-Chromosomen. Zur leichteren Beurteilung werden die Chromosomen geordnet *(Karyotyp)*; entsprechend ihrer Morphologie werden die einzelnen Autosomenpaare von 1 bis 22 numeriert (Abb. 23.2). Das menschliche Y-Chromosom ist kleiner als das X-Chromosom; möglicherweise sind daher ein Y enthaltende Spermien leichter und steigen im weiblichen Genitaltrakt rascher auf, so daß sie die Eizelle schneller erreichen. Dies könnte die Tatsache erklären, daß die Zahl der Knaben diejenige der Mädchen etwas überwiegt.

Durch Überprüfung der Geschlechtschromosomen kann man aufgrund des Karyotops das *genetische Geschlecht verifizieren* bzw. *Abnormitäten der Geschlechtschromosomen* nachweisen (aberrante Chromosomen, Mosaikbildung; s. später). Bei verschiedenen durch *Abnormitäten von somatischen Chromosomen* verursachten Erkrankungen läßt sich die Störung ebenfalls im Chromosomenbild nachweisen.

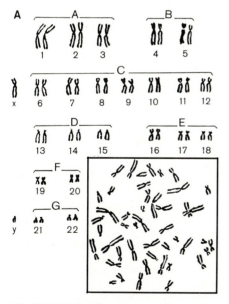

Abb. 23.2. Links: Chromosomen-Karyotyp eines normalen Mannes nach Gruppen A–G geordnet; im quadratischen Feld: Photographische Originalaufnahme des mikroskopischen Bildes des diploiden Chromosomensatzes; aus diesem Bild wurde in konventioneller Weise durch Photomontage der Karyotyp dargestellt (nach W. SCHNEDL). Rechts: Schematisierte menschliche Chromosomen (eines von jedem Paar). Die charakteristische Bänderung der Chromosomen kann durch ein neues Giemsa-Färbeverfahren erhalten werden; dadurch und mit Hilfe anderer Techniken ist es möglich, jedes einzelne Chromosom genau zu identifizieren (nach DRETS and SHAW: Specific banding patterns of human chromosomes, Proc. nat. Acad. Sci. (Wash.) **68,** 2073 (1971))

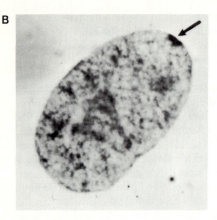
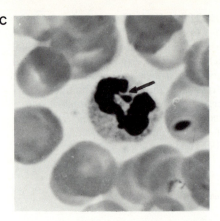

Abb. 23.3. Links: Sex-Chromatin (Barrsches Körperchen); Vaginalabstrich, Karbolfuchsinfärbung, Vergrößerung 1800 × (nach W. SCHNEDL); rechts: Drumstick; Blutausstrich, Pappenheimfärbung; Vergrößerung 1800 × (nach W. SCHNEDL)

Sex-Chromatin

Bald nach dem Beginn der Zellteilung während der embryonalen Entwicklung wird eines der beiden X-Chromosomen in somatischen Zellen normaler weiblicher Individuen funktionell inaktiv. Welches der beiden inaktiv wird, ist offensichtlich rein zufällig, so daß in etwa 50% der Zellen das eine und in den anderen 50% das andere Chromosom inaktiv ist. Dies bleibt für die folgenden Teilungen dieser Zellen bestehen, so daß einige der somatischen Zellen einer erwachsenen Frau ein mütterliches und einige ein väterliches aktives X-Chromosom haben.

Das inaktive X-Chromosom kondensiert und kann in verschiedenen Zellen meist nahe der Kernmembran als *Barrsches Körperchen* (Abb. 23.3) nachgewiesen werden; jedes zusätzliche vorhandene X-Chromosom kann ebenfalls als zusätzliches Barrsches Körperchen nachgewiesen werden. Ein inaktives X-Chromosom ist auch als sog. »drumstick« (Trommelschlegel) in 1–15% der Kerne der polymorphkernigen Leukocyten weiblicher Individuen sichtbar (Abb. 23.3). Das Barrsche Körperchen wurde auch »Sex-Chromatin« genannt. Eine andere Form des Sex-Chromatins ist das F-Körperchen, ein Teil des Y-Chromosoms, welcher mit Fluoreszenz-Techniken gefärbt werden kann, so daß auch die Zahl der Y-Chromosomen entsprechend der Zahl der F-Körperchen bestimmt werden kann.

Da normale *Frauen* obligat Sex-Chromatin aufweisen, werden sie als *Chromatin-positiv* bezeichnet. Normale *Männer* sind *Chromatin-negativ*, ebenso wie Individuen, die ein abnormes XO-Chromosomen-Muster haben. Abnorme Individuen mit zusätzlichen X- oder Y-Chromosomen besitzen zusätzliches Sex-Chromatin.

Die Untersuchung des Sex-Chromatins von Epithelzellen, die mittels Abstrich meist von der Mundschleimhaut gewonnen wurden, zählt zu den Routinemethoden für die *Geschlechtskontrolle von Leistungssportlerinnen* sowie für die orientierende Untersuchung hinsichtlich Störungen an den Geschlechtschromosomen (»Klinefelter-Syndrom«, s. später).

Embryologie des menschlichen Fortpflanzungsapparates

Entwicklung der Gonaden

Im Embryo entwickelt sich beiderseits je eine primitive Gonade aus der Genitalleiste, einer Verdichtung von Gewebe nahe der NN. Die primitive Gonade bildet eine *Rinde* und ein *Mark* aus (Abb. 23.4, 23.7). Bis zur 6. Entwicklungswoche sind diese Strukturen bei beiden Geschlechtern gleich. Bei genetisch männlichem Organismus differenziert sich das Mark während der 7. und 8. Woche in einen Hoden, während die Rinde atrophiert; es treten Leydigsche Zellen auf und Testosteron wird sezerniert. Die Auslösung der Testoron-Sekretion und ihre Aufrechterhaltung während der fetalen Lebensphase könnte durch das Choriongonadotropin (HCG) aus der Placenta bewirkt werden, wobei ein hypophysärer Einfluß auf den fetalen Hoden nicht ausgeschlossen werden kann. Bei genetisch weiblichem Organismus differenziert sich die Rinde in ein Ovar und die Medulla atrophiert; das embryonale Ovar sezerniert keine Hormone. Hormontherapie der Mutter hat beim Menschen auf die

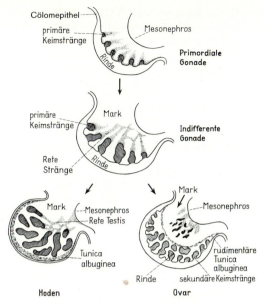

Abb. 23.4. Schematische Darstellung der Entwicklung eines Ovars aus der Rinde bzw. eines Hodens aus dem Mark der primordialen Gonaden beim Menschen (nach BURNS. Aus BRUMBACH. In: Clinical Endocrinology I, (E. B. ASTWOORD, Ed.). New York: Grune & Stratton 1960)

Differenzierung der Gonaden wahrscheinlich keinen Einfluß, obwohl dies bei manchen Versuchstieren möglich ist.

Embryologie des Genitale

In der 7. Woche der Schwangerschaft hat der Embryo noch beide männlichen und weiblichen *primordialen Genitalgänge* (Abb. 23.5). Bei einem normalen weiblichen Fetus entwickelt sich das Müllersche Gangsystem zu Tuben und Uterus, während sich bei männlichen Feten das Wolffsche Gangsystem jeder Seite zu Nebenhoden und Vas deferens differenziert. Ähnlich ist es beim äußeren Genitale bis zur 8. Woche (Abb. 23.6), danach verschließt sich entweder der *Urogenitalspalt* zur Entwicklung eines männlichen Genitale oder er bleibt offen und es entsteht ein weibliches Genitale.

Bei funktionsfähigen embryonalen Testes bildet sich ein männliches inneres und äußeres Genitale aus. Der fetale Hoden sezerniert Testosteron und einen Faktor zur Rückbildung des Müllerschen Ganges *(MRF, Müllerian regression factor);* dieser Faktor dürfte ein

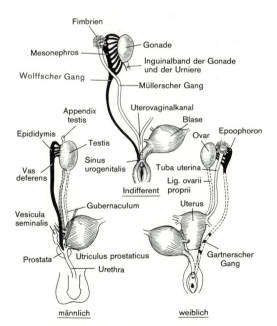

Abb. 23.5. Embryonale Differenzierung der männlichen, bzw. weiblichen inneren Genitale (Genitalgänge) aus dem WOLFFschen (männlich), bzw. MÜLLERschen (weiblich) Gang (nach CORNING and WILKINS. Aus VAN WYK and GRUMBACH, in: Textbook of Endocrinology, 4th Ed. (R. H. WILLIAMS, Ed.). Philadelphia: Saunders 1968)

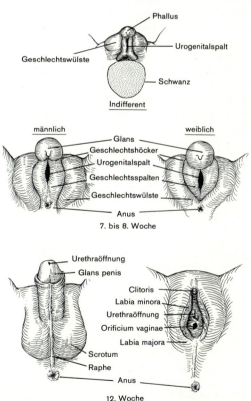

Abb. 23.6. Differenzierung des männlichen, bzw. weiblichen äußeren Genitale aus der indifferenten embryonalen Anlage (nach SPAULDING: The development of the external genitalia in the human embryo. Contr. Embryol. Carneg. Instn **13**, 69 (1921))

Polypeptid sein und nur einseitig wirken, gemeinsam mit Testosteron bewirkt er die Bildung des Vas deferens und verwandter Strukturen der zugehörigen Seite. Die Differenzierung des *äußeren* Genitales erfolgt als Antwort auf die Testosteron-Sekretion der Leydigschen Zwischenzelle im embryonalen Hoden (Abb. 23.7).

Entwicklung des Gehirns und Androgene

Es mehren sich die Hinweise, daß die Entwicklung des Gehirns, wie die des äußeren Genitale, *durch Androgene zu Beginn des Lebens beeinflußt* wird. Bei Ratten führt eine kurze Androgen-Exposition während der ersten Lebenstage zu männlichem Sexualverhalten und zum männlichen Typ hypothalamischer Kontrolle der Gonadotropin-Sekretion nach der Pubertät; beim Fehlen von Androgenen kommt es zum weiblichen Typ (Kap. 15). Bei Affen lassen sich ähnliche Wirkungen auf das sexuelle Verhalten erreichen, wenn sie *in utero* einer Androgenwirkung ausgesetzt werden; allerdings bleibt der Gonadotropin-Sekretions-Typ cyclisch. Das frühe Einwirken von Androgenen auf weibliche menschliche Feten dürfte ebenfalls zwar nicht augenfällige, aber signifikante maskulinisierende Effekte bezüglich des Verhaltens zur Folge haben. Frauen mit adrenogenitalem Syndrom aufgrund eines angeborenen NNR-Enzym-Mangels (s. Kap. 20) zeigen jedoch nach Cortisol-Behandlung normale Cyclen; die Frau bewahrt also – offenbar wie andere Primaten – den cyclischen Gonadotropin-Sekretionstyp trotz einer vorangegangenen Exposition gegenüber Androgenen in utero.

Tabelle 23.1. Klassifikation der wichtigsten Störungen der Geschlechtsdifferenzierung beim Menschen (starke graduelle Unterschiede und daher auch verschieden stark ausgeprägte Manifestationen sind möglich)

Chromosomale Störungen
   Gonaden-Dysgenesie (XO und Varianten)
   »Superfemale« (XXX)
   Dysgenesie der Tubuli seminiferi
     (XXY und Varianten)
   Echter Hermaphroditismus

Entwicklungsstörungen
   Weiblicher Pseudohermaphroditismus
     Kongenitale virilisierende
       NNR-Hyperplasie des Fetus
     Mütterlicher Androgenüberschuß
       Virilisierende Ovartumoren
     Iatrogen: Behandlung mit Androgenen
       oder bestimmten synthetischen Gestagenen

   Männlicher Pseudohermaphroditismus
     Testiculäre Feminisierung und
       Varianten
     Kongenitaler 17α-Hydroxylasemangel,
       Lipoidhyperplasie der Nebennieren
Verschiedene nicht-hormonale Störungen

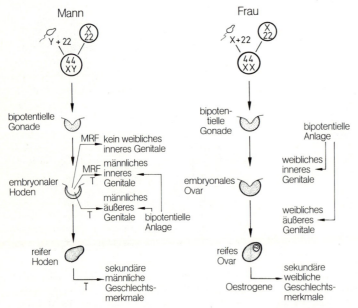

Abb. 23.7. Schematische Zusammenfassung der normalen Geschlechtsdeterminierung, Differenzierung und Entwicklung beim Menschen; T = Testosteron oder andere Androgene, MRF = Müllerian regression factor

Abnorme Geschlechtsdifferenzierung

Abnorme Geschlechtsentwicklung kann durch genetische und hormonale Störungen, aber auch durch andere nicht-spezifische Einflüsse verursacht werden (Tabelle 23.1).

Chromosomale Störungen

»Nondisjunction« ist eine Störung der Gametogenese, bei der sich während der Meiose ein Chromosomenpaar nicht trennt und beide Chromosomen zu einer der Tochterzellen gehen. Abb. 23.8 zeigt vier der abnormen Zygoten, die sich infolge »Nondisjunction« eines der X-Chromosomen während der Oogenese bilden können. Bei Individuen mit XO sind die Gonaden rudimentär bzw. fehlend *(Gonadendysgenesie* bzw. *Ovaragenesie* oder *»Turner-Syndrom«),* so daß sich ein weibliches äußeres und inneres Genitale ausbildet. Die Körpergröße ist gering, oft sind noch andere kongenitale Störungen vorhanden und in der Pubertät bleibt die Reifung aus. Individuen mit XXY-Muster, der häufigsten Geschlechtschromosom-Aberration *(Dysgenese der Tubuli seminiferi* oder *Klinefelter-Syndrom),* haben das Genitale eines normalen Mannes und in der Pubertät ist die Testosteron-Sekretion zur Entwicklung der männlichen Charakteristika oft ausreichend; die Tubuli seminiferi sind jedoch abnorm und die Häufigkeit mentaler Retardation ist überdurchschnittlich. Das XXX- (»superfemale«) Muster ist nach dem XXY-Muster das zweithäufigste; vielleicht liegt die Zahl der Fälle beträchtlich über der beobachteten, da charakteristische Symptome fehlen. Die YO-Kombination ist wahrscheinlich letal.

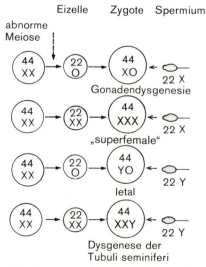

Abb. 23.8. Zusammenfassung der durch Nondisjunction mütterlicher Geschlechtschromosome zur Zeit der Meiose hervorgerufenen 4 möglichen Defekte. Die YO Kombination scheint letal zu sein und der Fetus stirbt in utero

Da die Meiose in zwei Phasen abläuft, kann eine »Nondisjunction« in beiden erfolgen, so daß noch komplexere Chromosomenaberrationen möglich sind. »Nondisjunction« oder einfacher Verlust eines Geschlechtschromosoms kann ferner während der ersten mitotischen Teilungen nach der Befruchtung erfolgen. Ordnet sich ein Chromosom bei der Meiose nicht richtig an, so kommt es zu dessen Verlust; es wird eher aus der Zelle ausgestoßen, als auf eine Tochterzelle übertragen *(Anaphasen-Verzögerung).* Fehlerhafte Mitose bei der frühen Zygote bewirkt ein Mosaik; das Individuum besitzt zwei oder mehr Zellpopulationen mit verschiedenem Chromosomenmuster.

Bei Patienten mit Klinefelter-Syndrom wurden — zusätzlich zu XXY — Karyotypen mit XXYY, XXXY, XXXYY, XXXXY und XY/XXY gefunden. Die Ursache des Syndroms ist in der Mehrzahl der Fälle ein zusätzliches X-Chromosom im Hodengewebe, doch gibt es auch Fälle, in denen kein zusätzliches X-Chromosom nachgewiesen werden konnte. Gonadendysgenesie wird bei Patienten mit XO/XX- und XO/XX/XXX-Mosaiken gefunden, aber ebenso bei Individuen mit XX, wovon ein X-Chromosomen abnorm ist. Der Zustand, bei dem ein Individuum Ovarien und Hoden hat *(wahrer Hermaphroditismus),* ist wahrscheinlich durch XX/XY und abgeleitete Mosaikmuster bedingt, obwohl auch andere genetische Aberrationen vorliegen können.

Eine Anzahl von Geschlechtschromosomen-Anomalien ist nicht mit Gonadendefekten verbunden. Das XXX-Muster wurde bereits erwähnt. XXXX und XXXXX wurde bei Patienten mit mentaler Retardierung gefunden. Männer mit einem XYY-Muster sind eher groß und neigen zu schweren Formen der Akne. Zunächst schien die Häufigkeit dieses Karyotyps bei Gewaltverbrechern besonders hoch zu sein; genauere statistische Untersuchungen der Bevölkerung zeigten jedoch, daß XYY allgemein relativ häufig vorkommt. Es bestehen demnach wenig Anhaltspunkte für die Annahme, daß ein XYY-Muster auf eine Tendenz zu aggressivem Verhalten des Individuums hinweist.

Abnormitäten der Geschlechtschromosomen sind, wie bereits erwähnt, nicht die einzigen chromosomalen Störungen, die mit pathologischen Zuständen verbunden sind. *»Nondisjunction«* verschiedener *autosomaler Chromosomen* kann ebenfalls zu typischen Störungen führen. So verursacht »Nondisjunction« eines Autosoms der G-Gruppe (Abb. 23.2) die *Trisomie G* (3 Chromosomen 21), welche mit *Down's Syndrom (Mongolismus)* verbunden ist. Trisomie des Autosoms 18, bzw. 13 ist ebenfalls von typischen Veränderungen *(Edwards-,* bzw. *Pätau-Syndrom)* begleitet. Die Zahl der beim Menschen beschriebenen chromosomalen Störungen hat bereits 2300 überschritten.

Auswirkungen hormonaler Störungen auf die Geschlechtsdifferenzierung

Die Entwicklung des äußeren männlichen Genitale erfolgt bei genetisch männlichen Organismen als Antwort auf die vom embryonalen Hoden sezernierten Androgene, aber dazu kann es ebenso bei genetisch weiblichen Organismen kommen, wenn sie während der 8. bis 17. Schwangerschaftswoche Androgenen ausgesetzt werden *(weiblicher Pseudohermaphroditismus)*. Ein Pseudohermaphrodit hat genetische Konstitution und Gonaden des einen Geschlechts und das Genitale des anderen. Nach der 13. Woche ist die Entwicklung des Genitale zwar abgeschlossen, doch kann es unter Androgenwirkung zur Hypertrophie der Clitoris kommen. Weiblicher Pseudohermaphroditismus kann durch kongenitale virilisierende NN-Hyperplasie (Kap. 20) oder durch der Mutter zugeführte Androgene verursacht werden. Umgekehrt kommt es zur Entwicklung eines weiblichen Genitale bei genetisch männlichen Organismen *(männlicher Pseudohermaphroditismus)*, wenn der embryonale Hoden defekt ist. Da die Hoden auch den Müllerian regression factor (MRF) produzieren, haben genetisch männliche Individuen mit defekten Hoden ein weibliches inneres Genitale.

Eine andere Ursache für männlichen Pseudohermaphroditismus besteht bei dem Syndrom der *testiculären Feminisierung*. Hier produzieren normale Hoden zwar Testosteron, dieses kann aber aufgrund eines genetischen Defekts nicht an das Chromatin der Zielzellen gebunden werden (s. unten). Daher sind die Gewebe gegenüber Testosteron resistent und es entwickelt sich ein weibliches äußeres Genitale; da die Hoden neben Testosteron auch MRF bilden, entsteht hingegen kein inneres weibliches Genitale. Verschiedene Varianten dieses Syndroms können bei anderen weniger ausgeprägten kongenitalen Störungen der Testosteron-Wirkung auf das Gewebe vorkommen. Es ist erwähnenswert, daß männliche Individuen mit *NN-Lipidhyperplasie* Pseudohermaphroditen sind; die Androgene des Hodens wie der NN entstehen normalerweise aus Pregnenolon, dessen Bildung bei diesem Syndrom blockiert ist.

Männlicher Pseudohermaphroditismus tritt auch beim angeborenen Mangel an 17α-Hydroxylase (Kap. 20) auf.

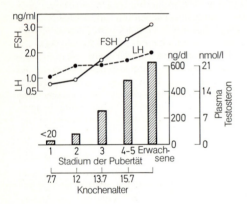

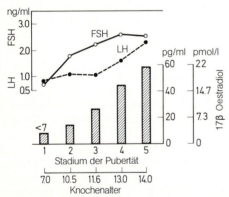

Abb. 23.9. Veränderungen der Plasmahormonspiegel während der Pubertät bei Knaben (oben) und Mädchen (unten). Stadium 1 der Pubertät ist die Präadoleszens bei beiden Geschlechtern. Stadium 2 ist bei Knaben durch die Vergrößerung der Hoden, Stadium 3 durch die Vergrößerung des Penis, Stadium 4 durch Vergrößerung der Glans penis und Stadium 5 durch erwachsene Genitale gekennzeichnet. Bei Mädchen ist das Stadium 2 durch Brustknospen, Stadium 3 durch Heben und Vergrößerung der Brüste, Stadium 4 durch Hervortreten der areoleae mammae und Stadium 5 durch adulte Brüste gekennzeichnet (nach: S. KAPLAN)

Reifung, Pubertät, Menopause

Nach der Geburt bilden sich die androgen-sezernierenden Leydigschen Zwischenzellen des fetalen Hodens zurück. Bei allen Säugern folgt eine Periode, in der die Gonaden beider Geschlechter inaktiv sind. Schließlich werden sie durch Gonadotropine aus der Hypophyse zur endgültigen Reifung gebracht; diese Zeit des Wachstums und der Reifung *(Adoleszenz)* wird oft unpräzise Pubertät genannt. Pubertät ist die Zeitspanne, in der endokrine und gametogene Funktionen der Gonaden gerade soweit entwickelt sind, daß Fortpflanzung möglich ist. *Menarche* ist die erste Menstruationsblutung in der Pubertät. Etwa ab dem 7. Lebensjahr kommt es zu einem allmählichen, nach dem 10. Lebensjahr aber zu einem steileren Anstieg der Oestrogen- und Androgen-Sekretion (Abb. 23.9). Das Pubertätsalter ist verschieden, im Durchschnitt beträgt es bei Burschen 14 und bei Mädchen 12 Jahre. Geschlechtsreife tritt in warmen Klimaten früher auf.

Kontrolle des Pubertätsbeginnes

Der Beginn der Pubertät wird offensichtlich durch Reifung des Hypothalamus ausgelöst, wobei die einzelnen Zusammenhänge nicht völlig aufgeklärt sind. Die Gonaden unreifer Tiere können artifiziell durch Gonadotropine stimuliert werden. Ihre Hypophysen enthalten zwar Gonadotropin und ihr Hypothalamus das Gonadoliberin (LRH) (Kap. 14), die Gonadotropine werden jedoch noch nicht sezerniert. Wird die Hypophyse eines unreifen Tieres einem reifen Tier transplantiert, dann sezerniert sie Gonadotropine wie bei einem reifen Tier. Bei Versuchstieren und Menschen verursachen Läsionen im ventralen Hypothalamus nahe dem Infundibulum eine vorzeitige Pubertät (Pubertas praecox Abb. 23.10).

Experimente mit Gonadoliberin zeigten allerdings, daß die Hypophyse präpubertärer Kinder gegenüber dem Releasing-Hormon weniger empfindlich ist als die Hypophyse pubertärer Kinder.

Die hauptsächliche physiologische Veränderung während der Pubertät dürfte eine abnehmende Empfindlichkeit des Hypothalamus gegenüber der negativen Rückkopplung von Sexualhormonen sein, wobei einer nachfolgenden Phase die Empfindlichkeit der Hypophyse gegenüber Gonadoliberin zum Niveau des Erwachsenen ansteigt. Bemerkenswert ist ferner die Tatsache, daß im Frühstadium der Pubertät (im Alter von 6–8 Jahren) bei Knaben etwa 1 Stunde nach dem Einschlafen ein Anstieg des Testosteron-Spiegels im Plasma — verursacht durch einen vorangehenden steilen LH-Anstieg — auftritt.

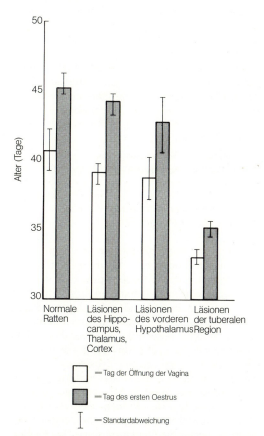

Abb. 23.10. Auswirkung von Gehirnläsionen auf den Pubertätsbeginn bei weiblichen Ratten. Bei Ratten bleibt die Vagina bis unmittelbar vor dem Beginn des ersten Oestrus geschlossen (nach GELLERT and GANONG: In: *Control of Ovulation* (Villee, C. Ed.). New York: Pergamon Press 1961)

Tabelle 23.2. Ursachen vorzeitiger sexueller Entwicklung beim Menschen[a]

Echte Pubertas praecox
    Konstitutionell
    Cerebral: Störungen mit Beteiligung des
        hinteren Hypothalamus
        Tumoren
        Infektionen
        Entwicklungsstörungen

Pseudopubertas praecox (keine Spermatogenese oder Ovarialentwicklung)
    Verursacht durch NNR
        Kongenitale virilisierende NNR-Hyperplasie
        (bei Männern ohne vorhergehende
        medikamentöse Behandlung und
        nach Cortisonbehandlung
        bei Frauen)
        Androgen-sezernierende Tumoren
        (männliches Geschlecht)
        Oestrogen-sezernierende Tumoren
        (weibliches Geschlecht)
    Verursacht durch Gonaden
        Interstitialzell-Tumoren des Testis
        Granulosazell-Tumoren des Ovars
    Verschiedene andere Ursachen

---

[a] Nach JOLLY: Sexual Precocity. Springfiel/Ill.: Ch. C. Thomas 1955.

Sexuelle Frühreife, vorzeitige Pubertät

Die häufigsten Ursachen von vorzeitiger sexueller Entwicklung sind in Tabelle 23.2 zusammengefaßt. Die verfrühte Entwicklung der sekundären Geschlechtsmerkmale ohne Gametogenese ist durch abnormes Einwirken von Androgenen auf männliche bzw. Oestrogenen auf weibliche unreife Individuen bedingt. Dieses Syndrom wird *Pseudopubertas praecox* genannt, zum Unterschied von der *echten Pubertas praecox*, die durch eine zu frühe, aber ansonsten normale Gonadotropin-Sekretion der Hypophyse ausgelöst wird.

Bei einer großen Anzahl von Fällen war Pubertas praecox das häufigste endokrine Symptom einer hypothalamischen Erkrankung (Kap. 14). Tumoren der Zirbeldrüse kommen manchmal gemeinsam mit Pubertas praecox vor; möglicherweise hemmen normalerweise Melatonin (Kap. 24) oder andere Substanzen der Zirbeldrüse den Pubertätsbeginn.

Wahrscheinlich tritt aber eine Pubertas praecox nur bei gleichzeitigen Sekundärschädigungen des Hypothalamus auf. Die durch Hypothalamus-Schädigung ausgelöste Pubertas praecox kommt bei beiden Geschlechtern gleich häufig vor.

Verzögerte oder fehlende Pubertät

Der normale Schwankungsbereich im Auftreten der Pubertät ist so groß, daß man erst dann von einer pathologischen Verzögerung sprechen kann, wenn die Menarche bis zum 17. Lebensjahr oder die Hodenentwicklung bis zum 20. Lebensjahr ausbleibt. Fehlende Reifung infolge Panhypopituitarismus ist meist mit Zwergwuchs oder anderen manifesten endokrinen Störungen verbunden. Patienten mit XO und Gonadendysgenesie sind ebenfalls zwergwüchsig. Bei manchen Individuen ist die Pubertät verzögert, obwohl die Gonaden vorhanden und andere endokrine Funktionen normal sind. Bei Männern wird dies *Eunuchoidismus*, bei Frauen *primäre Amenorrhoe* genannt (s. oben).

Menopause

Mit zunehmendem Alter wird das menschliche Ovar allmählich unempfindlich für Gonadotropine und seine Funktion nimmt ab, so daß der Cyclus aufhört *(Menopause)*. Bei Frauen zwischen 45 und 55 Jahren wird der Cyclus üblicherweise unregelmäßig und hört dann auf *(Klimakterium)*.

Der Mittelwert für das Alter des Menopausenbeginns stieg seit der Jahrhundertwende stetig an und liegt zur Zeit bei 52 Jahren. Infolge des fehlenden Rückkopplungs-Effektes des Oestrogens auf hypothalamisch-hyophysärer Ebene kommt es zu vermehrter Gonadotropin-, insbesondere FSH-Sekretion (aus dem Harn kann dieses FSH als »Menopausen-Gonadotropin« gewonnen werden). Hitzwallungen (»hot flashes«) und verschiedene psychische Symptome sind zu dieser Zeit häufig. Die Hitzwallungen werden durch Oestrogentherapie verhindert; es ist jedoch zu beachten, daß langdauernde Oestrogen-Gabe bei nicht-menstruierenden Frauen mit erhöhtem Risiko eines Endometrium-Carcinoms verbunden ist. Hitzwallungen sind nicht spezifisch für Frauen, sie treten manchmal auch bei in der Jugend kastrierten Männern auf. Obwohl die Funktion des Hodens mit zunehmendem Alter langsam abnimmt, gibt es keine »männliche Menopause« oder etwas, das dem Klimakterium vergleichbar wäre. Alte weibliche Mäuse und Ratten haben lange Perioden von Dioestrus und erhöhte Gonadotropinspiegel; eine eindeutige »Menopause« wurde bei Tieren hingegen nicht beschrieben.

Hypophysäre Steuerung des Fortpflanzungssystems

Hypophysengonadotropine (FSH, LH und Prolactin)

Bei Entfernung oder Zerstörung der Hypophyse atrophieren Hoden bzw. Ovarien (Wirkungen von Prolactin, der Gonadotropine FSH und LH sowie des placentar gebildeten Gonadotropins ausführlich in den folgenden Abschnitten dieses Kapitels). FSH erhält beim Mann das spermatogene Epithel, bei der Frau ist es für das initiale Follikelwachstum im Ovar verantwortlich. LH wirkt auf die Leydigschen Zwischenzellen; bei Hunden ist die Testosteron-Ausschüttung in der Vena spermatica binnen Minuten nach LH-Injektion erhöht. Bei Frauen fördert LH die Endreifung der Follikel und deren Oestrogensekretion, ferner die Ovulation sowie den Beginn der Corpus luteum-Bildung und die Progesteron-Sekretion. Die Funktion von Prolactin ist beim Mann unbekannt. Bei Nagern erhält Prolactin das Corpus luteum; beim Menschen ist es aber nicht luteotrop (das Corpus luteum dürfte durch LH erhalten werden). Prolactin bewirkt nach Oestrogen- und Progesteronvorbereitung Milchsekretion der Brustdrüse. Andererseits hemmt Prolactin wahrscheinlich die Effekte der Gonadotropine am Ovar und könnte so die Ovulation stillender Frauen verhindern (s. unten). Biologische Bestimmung von Prolactin erfolgte früher hauptsächlich am Kropfsack von Tauben oder anderer Vögel (Gewichtszunahme und Sekretion, »Kropfmilch«-Test. Die paarigen Kropfsäcke sind Ausbuchtungen des Oesophagus, welche durch Desquamation der innersten Zellschichten eine milchartige Substanz produzieren, die dann von den Vögeln an deren Junge gefüttert wird. Auch FSH und LH werden früher mittels verschiedener biologischer Testmethoden bestimmt. Heute werden Prolactin, FSH und LH mittels *Radioimmunoassay* quantitativ bestimmt.

Chemie von Gonadotropinen und Prolactin

FSH und LH sind Glykoproteine, welche die Hexosen, Mannose und Galaktose sowie die Hexosamine, N-Acetylgalaktosamin und N-Acetylglucosamin enthalten; weiter kommen in diesen Glykoproteinen auch die Methylpentose Fucose und schließlich Sialsäure vor (Tabelle 23.3).

Tabelle 23.3. Charakteristika humaner hypophysärer Gonatropine

	FSH	LH
Molekulargewicht	31,000	26,000
% Hexose	3,9	5,9
% Hexosamin	2,4	5,1
% Fucose	0,4	0,6
% Sialsäure	1,4	0,7

Beide Hormone werden aus einer α- und β-Untereinheit gebildet; die LH-α-Untereinheit dürfte ähnlich, wenn nicht identisch mit der α-Untereinheit von TSH und HCG sein (Kap. 22). Über den Stoffwechsel der hypophysären Gonadotropine ist sehr wenig bekannt; die Halbwertzeit von humanem FSH beträgt etwa 170 Minuten, die von LH etwa 60 Minuten.

Prolactin vom Schaf ist ein einfaches Protein, welches in seiner Struktur dem STH und dem placentaren HCS (humanes Chorion-Somatomammotropin, s. später) ähnelt. Es besitzt eine Disulfidbrücke am Carboxylende und 2 zusätzliche Disulfidbrücken (Abb. 23.11) und enthält 199 Aminosäuren.

Da menschliches Wachstumshormon eine lactogene Wirkung besitzt und da der Prolactingehalt der menschlichen Hypophyse — außer während

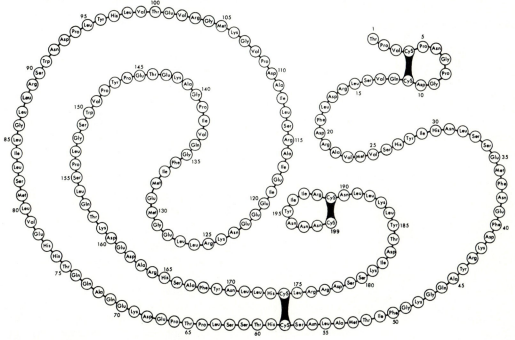

Abb. 23.11. Prolactin vom Schaf (nach Li)

der Schwangerschaft und der Lactation — sehr gering ist, ist eine Differenzierung des humanen Prolactins vom Wachstumshormon schwierig. Tatsächlich wurde früher behauptet, daß Prolactin und Somatotropin identische Hormone seien. Mit Hilfe von biologischen und immunologischen Bestimmungsmethoden, welche insbesondere auf Kreuzreaktionen mit Prolactin vom Schaf beruhen, konnte gezeigt werden, daß ein eigenes Prolactin beim Menschen existiert. Die genaue Struktur des humanen Prolactin ist nicht bekannt, doch besitzt es 3 Disulfidbrücken und hat chemische und immunologische Ähnlichkeiten mit Schaf-Prolactin.

Regulation der Prolactin-Sekretion

Bei Versuchstieren und beim Menschen ist die Prolactin-Sekretion eindeutig von der STH-Sekretion unabhängig; sie wird vom Hypothalamus gehemmt und nach Durchtrennung des Hypophysenstieles steigt die Prolactin-Sekretion an. Offenbar überwiegt die Wirkung des hypothalamischen *Prolactin-Hemmungs-Hormons Prolactostatin (PIH)* üblicherweise diejenige eines postulierten Prolactin-Releasing-Hormons (Prolactoliberin, Kap. 14). Beim Menschen wird die Prolactin-Sekretion bei Arbeit, physischem und psychischem Streß (chirurgische Eingriffe) und Stimulierung der Brustwarze gesteigert; während des Schlafes kommt es zu einem Prolactin-Anstieg, der nach dem Einschlafen beginnt und mehrere Stunden anhält. Auch während der *Schwangerschaft* wird die Prolactin-Sekretion bis zum Zeitpunkt der Geburt gesteigert und fällt dann in etwa 8 Tagen zu Werten vor der Schwangerschaft ab. Saugen bewirkt einen prompten Prolactin-Anstieg; das Ausmaß dieses Anstiegs nimmt jedoch nach etwa dreimonatigem Stillen ab.

L-Dopa vermindert die Sekretion des humanen Prolactins, während Chlorpromacin und andere Phenothiazin-Transquilizer, welche Dopamin-Receptoren blockieren, die Prolactin-Sekretion erhöhen.

Möglicherweise wird der Prolactostatin (PIH)-Effekt von Dopamin ausgeübt (Kap. 15). Auch Thyroliberin (TRH) stimuliert die Prolactin-Sekretion; wahrscheinlich dürfte jedoch ein eigenes Prolactoliberin (PRH) unabhängig von Thyroliberin (TRH) im Hypothalamus vorkommen.

B. Männliches Fortpflanzungssystem

Der Hoden besteht aus Schleifen gewundener *Tubuli seminiferi*, in deren Wänden von den primitiven Keimzellen Spermatozoen gebildet werden *(Spermatogenese)*. Beide Enden jeder Schleife münden in ein Netzwerk von Kanälen des *Nebenhodens* (Epididymis). Von da gelangen die Spermatozoen in das *Vas deferens*. Durch den *Ductus ejaculatorius* kommen sie bei der Ejaculation in die Pars prostatica der Urethra (Abb. 23.12). Zwischen den Tubuli im Hoden liegen Zellnester mit Lipidgranula *(Leydigsche Zwischenzellen)*, die Testosteron in den Blutstrom sezernieren (Abb. 23.13 und 23.15). Im Gegensatz zu den Capillaren in den meisten anderen endokrinen Organen sind diejenigen im Hoden nicht gefenstert.

Generative Funktion des männlichen Fortpflanzungssystems

Spermatogenese

Spermatogonien (primitive Keimzellen nächst der Basalmembran der Tubuli seminiferi) reifen zu *primären Spermatocyten*. Diese Vorgang be-

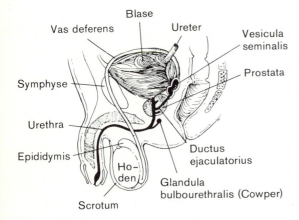

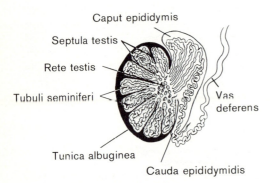

Abb. 23.12. Männliche Geschlechtsorgane

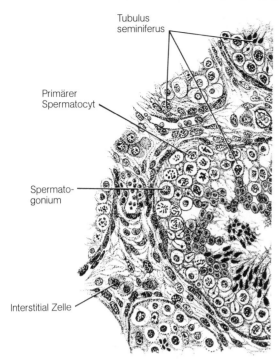

Abb. 23.13. Schema der Wand eines Tubulus seminiferus

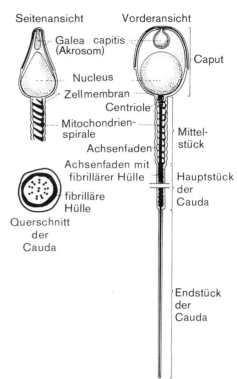

Abb. 23.14. Menschliches Spermatozoon (nach SCHULTZ-LARSEN: The morphology of the human sperm. Acta path. microbiol. scand. Suppl. **128**, (1958))

ginnt während der Adoleszenz. Die primären Spermatocyten machen eine meiotische Teilung durch und vermindern dadurch die Zahl der Chromosomen. In diesem 2phasischen Prozeß folgt die Teilung in *sekundäre Spermatocyten* und dann in *Spermatiden*, welche die haploide Zahl von 23 Chromosomen besitzen. Die Spermatiden reifen zu *Spermatozoen (Spermien)* heran. Im Durchschnitt dauert die menschliche Spermatogenese 74 Tage. Jedes Spermium ist eine komplizierte bewegliche Zelle, reich an DNA, mit einem Kopf, der hauptsächlich aus chromosomalem Material besteht (Abb. 23.14).

In den Tubuli seminiferi reifen die *Spermatiden* — in tiefen Falten des Cytoplasmas der glykogenhaltigen Sertolischen Zellen — zu Spermatozoen heran. Die Spermatiden dürften von den Sertolischen Zellen ernährt werden (Abb. 23.15), welche reife Spermatozoen in das Innere der Tubuli freigeben. Die Sertolischen Zellen dürften auch Oestrogen sezernieren; ihre Entwicklung wird durch FSH stimuliert.

Wegen der relativ dichten Verbindung zwischen den Sertolischen Zellen und anderen Wandzellen der Tubuli seminiferi (»Blut-Testis«-Barriere) gelangen Proteine und andere größere Moleküle kaum in die Nähe der Tubulus-Wände, während Testosteron und andere Steroide die Wand leicht durchdringen; hierdurch sowie durch die Nähe der Leydigschen Zellen wird offensichtlich eine *hohe lokale Testosteron-Konzentration* in der Tubuluswand gewährleistet.

FSH und Androgene erhalten die gametogene Funktion der Hoden. Nach Hypophysektomie verursacht LH-Injektion eine hohe lokale Androgen-Konzentration in den Hoden, wodurch die Spermatogenese zum Teil aufrechterhalten wird. Bei Anwesenheit von FSH ist weniger Androgen notwendig, wobei die Rolle von FSH in der Spermatogenese jedoch nicht aufgeklärt ist; vielleicht erleichtert es die letzten Stadien der Spermatid-Reifung, u. U. über eine Wirkung auf die Sertoli-Zellen. Wahrscheinlich fördert FSH die Bildung eines *Androgen-bindenden Proteins*, und dieses Protein könnte die Androgen-Zufuhr zu den sich entwickelnden Keimzellen stabilisieren.

Einfluß der Temperatur auf die Spermatogenese

Spermatogenese benötigt eine beträchtlich niedrigere Temperatur als die Kerntemperatur

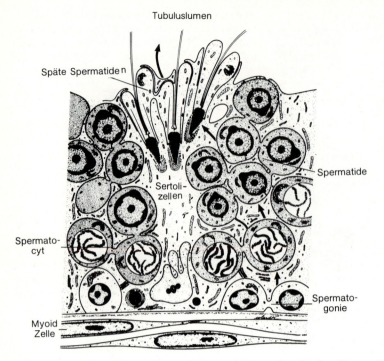

Abb. 23.15. Aufbau des Epithels im Tubulus seminiferus beim Säuger. Die Sertolischen Zellen erstrecken sich über die gesamte Dicke des Epithels, während die Keimzellen sich während ihrer Reifung von der Lamina basalis zum Tubulus-Lumen bewegen (nach FAWCETT: Interactions between Sertoli cells and germ cells. In Male Fertility and Sterility, REMANANI and L. MARTINI (Eds.) Academic, 1974)

im Körper. Befinden sich die Hoden im Scrotum, so werden sie für eine normale Spermatogenese ausreichend kühl gehalten. Werden sie im Abdomen retiniert oder bei Versuchstieren durch Binden nahe am Körper gehalten, kommt es zu Degeneration der Tubuluswände und zu Sterilität.

Ejaculat (Sperma)

Die bei der Ejaculation zum Zeitpunkt des Orgasmus ausgestoßene Flüssigkeit *(Sperma)* enthält Spermien sowie Sekretionsprodukte von Samenblasen, Prostata, Cowperschen Drüsen und wahrscheinlich urethralen Drüsen (Tabelle 23.4). Das durchschnittliche Volumen des Ejaculates beträgt nach mehrtägiger Abstinenz 2,5 bis 3,5 ml; Samenvolumen und Spermienzahl nehmen bei wiederholter Ejaculation rasch ab. Obwohl nur ein Spermium die Eizelle befruchtet, sind etwa 100 Millionen Spermien in 1 ml Samen. 50% der Männer mit Spermienzahlen von 20 bis 40 Millionen/ml und faktisch alle mit Zahlen unter 20 Millionen pro ml sind steril. Die in der Samenflüssigkeit in hoher Konzentration

Tabelle 23.4. Zusammensetzung des menschlichen Samens

Farbe: Weiß, opaleszierend
Spezifisches Gewicht: 1,028
pH: 7,35–7,50

Zahl der Spermien: Durchschnitt etwa 100 Millionen/ml mit weniger als 20% abnormen Formen

Andere Komponenten:

Fructose (8–36 mmol/l bzw. 1,5–6,5 mg/ml) Phosphorylcholin Ergothionin Ascorbinsäure Flavine, Prostaglandine	aus den Samenblasen (etwa 60% des Gesamtvolumens)
Spermin Citronensäure Cholesterin, Phospholipide Plasmin Zink, Saure Phosphatase	aus der Prostata (etwa 20% des Gesamtvolumens)
Phosphat Bicarbonat	Puffer
Hyaluronidase	

vorkommenden *Prostaglandine* stammen vorwiegend aus der Samenblase; die Funktion dieser Fettsäurederivate in der Samenflüssigkeit ist jedoch nicht bekannt (Struktur und Wirkung s. Kap. 17).

Menschliche Spermien bewegen sich mit einer Geschwindigkeit von etwa 3 mm/min durch den weiblichen Genitaltrakt. Spermien erreichen die Tuben etwa 30–60 Minuten nach der Kopulation. Bei manchen Species unterstützt die Kontraktion der weiblichen Genitalorgane den Transport zu den Tuben; ob dies beim Menschen der Fall ist, ist nicht bekannt.

Ejaculation

Ejaculation ist ein zweiteiliger Spinalreflex, bestehend aus *Emission* (Eintritt des Samens in die Urethra) und der eigentlichen *Ejaculation* (Ausstoßung des Samens aus der Urethra beim Orgasmus). Die afferenten Fasern kommen hauptsächlich von Berührungsreceptoren der Glans penis und verlaufen durch die Nn. pudendi interni zum Rückenmark. *Emission* ist eine *sympathische Reflexantwort* auf Impulse in den Nn. hypogastrici; sie ist in den *oberen Lumbalsegmenten* des Rückenmarks integriert und besteht in Kontraktion der glatten Muskulatur von Vasa deferentia und Samenblasen. Bei der *Ejaculation* wird der Samen aus der Urethra durch Kontraktion des M. bulbocavernosus, eines Skeletmuskels, ausgestoßen; das *spinale Zentrum* für diesen Teil des Reflexes liegt in den *oberen Sacral- und unteren Lumbalsegmenten,* die motorischen Fasern laufen über die erste bis dritte Sacralwurzel in die Nn. pudendi interni.

Erektion

Erektion wird durch Dilatation der Arteriolen des Penis eingeleitet. Bei Füllung des erektilen Gewebes mit Blut werden die Venen komprimiert, so daß der Blutabfluß aus dem Penis behindert wird. Die *integrierenden Zentren in den Lumbalsegmenten* werden durch afferente Impulse von den Genitalien aktiviert, aber auch von absteigenden Bahnen, die beim Menschen Erektion als Antwort auf erotische psychische Stimulierung ermöglichen. Die efferenten Fasern laufen in den Nn. splanchnici des Beckens (Nn. erigentes). Vasoconstrictorische Impulse des Sympathicus zu den Arteriolen beenden die Erektion.

Endokrine Funktion des Hodens (Androgene)

Chemie und Biosynthese von Testosteron

Das wichtigste Hormon des Hodens, Testosteron, ist ein C-19-Steroid (Kap. 20) mit einer -OH-Gruppe an C 17 (Abb. 23.16). Es wird aus Cholesterin in den Leydigschen Zwischenzellen

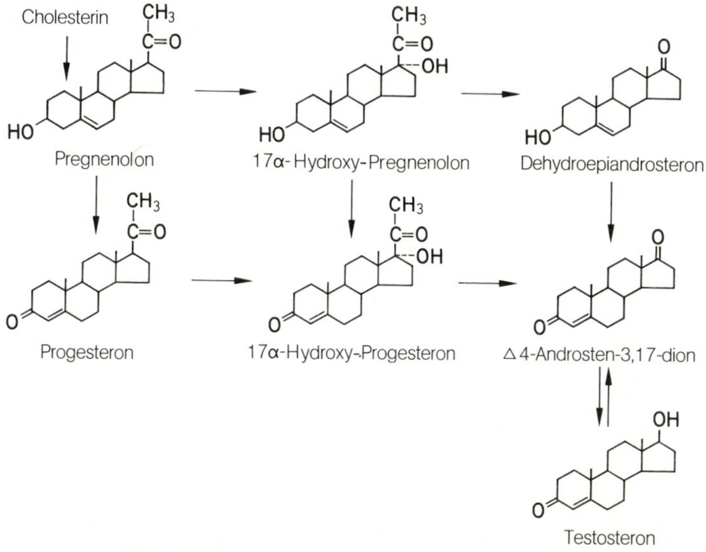

Abb. 23.16. Biosynthese von Testosteron; obwohl Testosteron das Hauptsekretionsprodukt der LEYDIG-schen Zellen ist, gelangen vielleicht auch Zwischenprodukte in geringer Menge in den Kreislauf

synthetisiert. Nach derzeitiger Auffassung verläuft die Steroidhormon-Synthese in den verschiedenen endokrinen Organen ähnlich, wobei sich jedoch die Enzymmuster in typischer Weise unterscheiden. In den Leydigschen Zwischenzellen fehlen die in der Nebenniere vorkommenden 11- und 21-Hydroxylasen (Abb. 20.7), während die 17α-Hydroxylase vorkommt. Pregnenolon wird daher in der 17-Position hydroxyliert, die Seitenkette des Pregnenolon wird hierauf gespalten, wodurch 17-Keto-Steroide gebildet werden. Diese werden in der Folge dann zu Testosteron umgewandelt. Testosteron wird auch über Progesteron und 17-OH-Progesteron gebildet; dieser Weg ist jedoch beim Menschen weniger bedeutend. Testosteron-Sekretion unterliegt der Kontrolle von LH; LH dürfte die Leydigschen Zwischenzellen u. a. durch Anregung vermehrter Bildung von cAMP und gesteigerter Protein-Synthese stimulieren (Kap. 17). cAMP steigert die Cholesterin-Bildung aus Cholesterin-Estern und die Umwandlung von Cholesterin in Pregnenolon durch Stimulierung der Proteinkinase und über Stimulierung der ribosomalen Proteinsynthese. Testosteron wird auch in der NNR gebildet.

Testosteron-Sekretion

Die Testosteron-Sekretion beträgt beim normalen Mann 14–31 mmol (4–9 mg) pro Tag. Auch bei der Frau werden geringe Mengen an Testosteron, wahrscheinlich im Ovar, aber möglicherweise auch von der NN gebildet.

Transport und Stoffwechsel des Testosteron

Etwa zwei Drittel des *Testosterons* im Plasma ist *an Protein gebunden;* teils ist es an Albumin, teils an ein β-Globulin gebunden, das auch Oestrogen binden kann. Dieses β-Globulin wird daher auch gonadensteroid-bindendes Globulin (GBG) genannt. Der Plasmaspiegel (frei und gebunden) ist beim erwachsenen Mann 22 nmol/l (0,65 µg/100 ml) und bei der erwachsenen Frau 1 nmol/l (0,03 µg/100 ml). Der Testosteronspiegel des Mannes nimmt mit zunehmendem Alter etwas ab.

Eine geringe Menge des zirkulierenden Testosterons wird an unbekannter Stelle im Körper zu Oestrogen umgewandelt, der Großteil wird in der Leber zu 17-Ketosteroiden umgebaut und im Harn ausgeschieden (Abb. 23.17, Tabelle 23.5). Etwa zwei Drittel der 17-Ketosteroide im Harn stammen aus der NN und ein Drittel aus dem Hoden. Wenn auch die meisten 17-Ketosteroide schwache Androgene sind ($\leq 20\%$ der Wirksamkeit von Testosteron), hat z. B. Ätiocholanolon keine androgene Wirksamkeit; Testosteron selbst ist andererseits kein 17-Ketosteroid.

Wirkung von Androgenen

Testosteron und andere Androgene üben einen *Rückkopplungs-Hemmeffekt* auf die LH-Sekretion der Hypophyse aus; sie entwickeln und erhalten die männlichen sekundären Geschlechtsmerkmale, sie wirken anabol und wachstumsför-

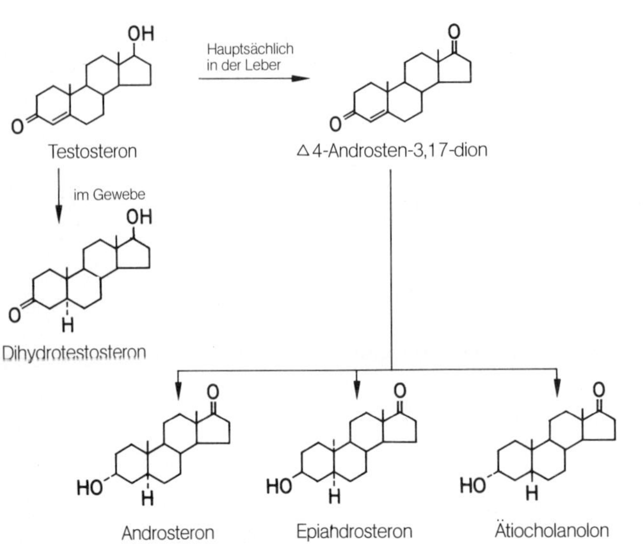

Abb. 23.17. Stoffwechsel von Testosteron (die in der Leber gebildeten 17-Ketosteroide sind isomer). Zumindest in einigen Geweben ist eher Dihydrotestosteron als Testosteron aktiv

Endokrine Funktion des Hodens (Androgene)

Tabelle 23.5. Ursprung der wichtigsten Plasma- und Harn-17-Ketosteroide (die mit o gekennzeichneten Verbindungen und ihre Derivate sind 17-Ketosteroide mit einer O- oder OH-Gruppe in Position 11 = »11-Oxy-17-Ketosteroide«)

Plasma- und Harn-17-Ketosteroide	NNR-Androgene und deren Metaboliten	Leber-Metaboliten von		Metaboliten von Testosteron
		Cortisol	Cortison	
Dehydroepiandrosteron	x			
Δ^4-Androsten-3,17-dion	x			
o 11β-Hydroxy-Δ^4-androsten-3,17-dion	x	x		x
Androsteron	x			x
Epiandrosteron	x			x
Ätiocholanolon	x			x
o Adrenosteron			x	

dernd. Gemeinsam mit FSH bewirkt Testosteron die Erhaltung der Gametogenese.

Männliche sekundäre Geschlechtsmerkmale

Die bei Knaben in der Pubertät auftretenden typischen Veränderungen von Haar-Verteilung, Körperkonfiguration und Größe des Genitales (männliche sekundäre Geschlechtsmerkmale) sind in Tabelle 23.6 zusammengefaßt. Es vergrößern sich Prostata und Samenblasen; letztere beginnen Fructose zu sezernieren, die offenbar ein Hauptnahrungsstoff für die Spermatozoen ist. Die psychischen Effekte von Testosteron beim Mann sind schwierig zu definieren; bei Versuchstieren bewirken Androgene ungestümes und aggressives Verhalten (Androgene bzw. Oestrogene und Sexualverhalten, Kap. 15). Androgene bewirken Vermehrung der Körperbehaarung, jedoch Verminderung des Kopfhaares; hereditäre Kahlköpfigkeit manifestiert sich meist erst bei Anwesenheit von Androgenen.

Anabole Wirkung der Androgene

Androgene vermehren die Synthese bzw. vermindern den Abbau der Proteine und fördern das Wachstum; sie verursachen aber auch den Epiphysenschluß der langen Knochen, womit sie schließlich das Wachstum beenden (Androgene und Wachstumsschub, Kap. 22). Als Folge der anabolen Androgen-Wirkung kommt es zu mäßiger Natrium-, Kalium-, Wasser-, Calcium-, Sulfat- und Phosphat-Retention und zu Vergrößerung der Nieren. *Exogenes Testosteron,* in Dosen mit signifikant anaboler Wirkung, bewirkt auch Maskulinisierung und Zunahme der Libido, was die Anwendbarkeit des Hormons als Anabolicum bei Patienten mit konsumierenden Erkrankungen begrenzt. Versuche einer Synthese rein anabol bzw. androgen wirkender Steroide waren bisher nicht voll befriedigend.
In der Prostata und anderen Zielgeweben für Testosteron wird dieses zu *Dihydrotestosteron (DHT)* umgewandelt und dieses ist wahrscheinlich die physiologisch aktive Form. Das Enzym

Tabelle 23.6. Körperveränderungen während der Pubertät bei Knaben (männliche sekundäre Geschlechtsmerkmale)

Äußeres Genitale: Längen- und Dickenzunahme des Penis, Pigmentierung und Runzelbildung am Scrotums.
Inneres Genitale: Vergrößerung und Sekretionsbeginn der Samenblasen (Fructosebildung); Vergrößerung und Sekretionsbeginn von Prostata und Bulbourethraldrüsen.
Stimme: Vergrößerung von Larynx und Stimmbändern, Stimmlage wird tiefer.
Haarwachstum: Bartwuchs, anterolaterales Zurückweichen des Haaransatzes; Schambehaarung bildet männliche Form; Behaarung von Axillen, Thorax und Zirkumanalgegend; allgemeine Vermehrung der Behaarung.
Mentale Veränderungen: aggressiver, aktiver; Interesse am anderen Geschlecht entwickelt sich.
Körperbau: Verbreiterung der Schultern, Muskelvergrößerung.
Haut: Sekretionszunahme der Talgdrüsen (Neigung zu Aknebildung).

für die Umwandlung zu DHT ist in der Kernmembran lokalisiert.

Die Bildung des äußeren Genitales und der Prostata beim Fetus ist von der DHT-Bildung abhängig. DHT ist auch für die Vergrößerung der Prostata, den Bartwuchs, den männlichen Haaransatz und die Akne während der Pubertät verantwortlich. Die Vergrößerung des Penis, des Scrotums und die Zunahme der Muskelmasse sowie die Ausbildung des männlichen Sexualtriebes und der Libido werden hingegen durch Testosteron hervorgerufen. Jedenfalls bewirkt Bindung der Androgene an ein intracelluläres Protein Freigabe (Derepression) eines Teiles der genetischen Information im Zellkern, wodurch es zur Neubildung von mRNA und Stimulierung der Proteinsynthese kommt (Kap. 17). Beim Syndrom der *testiculären Feminisierung* erfolgt eine fehlerhafte Bindung des Steroid-Protein-Komplexes an das Chromatin in den Kernen.

DHT kommt auch im Plasma vor; der normale DHT-Spiegel beträgt etwa 10% des Testosteronspiegels.

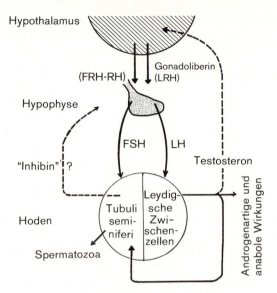

Abb. 23.18. Postulierte Beziehung zwischen Hypothalamus, Hypophysenvorderlappen und Hoden
Stimulierende Effekte: ⟶
Hemmende Effekte: ---→

Regulation der Hodenfunktion

FSH und Androgene halten die gametogene Funktion des Hodens aufrecht, während LH die Leydigschen Zwischenzellen stimuliert; Testosteron hemmt die LH-Sekretion. Läsionen des Hypothalamus im Tierversuch und hypothalamische Erkrankungen des Menschen verursachen Hoden-Atrophie und -Funktionsverlust. Die hypothetische Regulation der Hodenfunktion ist in Abb. 23.18 schematisch dargestellt. Kastration führt zu Anstieg von Gehalt und Sekretion des FSH und LH in der Hypophyse; hypothalamische Läsionen verhindern diesen Anstieg. Implantation kleinster Mengen Testosteron in den Hypothalamus bewirkt Hodenatrophie, Testosteron-Implantation in die Hypophyse dagegen nicht; der Rückkopplungseffekt von Testosteron auf die Gonadotropin-Sekretion wirkt also auf hypothalamischem Niveau.

Testosteron senkt den Plasma-LH-Spiegel, hat jedoch außer in großen Dosen keinen Effekt auf FSH. Bei Patienten mit Atrophie der Tubuli seminiferi ist der Plasma-FSH-Spiegel erhöht, während Testosteron- und LH-Spiegel normal sind. Weiter findet man in Hodenextrakten eine wasserlösliche Nicht-Steroid-Substanz, welche die FSH-Sekretion hemmt. Diese Beobachtungen weisen darauf hin, daß in Analogie zur Regulation der LH-Sekretion durch Testosteron die FSH-Sekretion — von Testosteron unabhängig — durch eine hypothetische, von den Tubuli seminiferi sezernierte Substanz (»Inhibin«) gesteuert wird (Abb. 23.18). Oestrogene senken den Testosteron-Spiegel im Plasma, wahrscheinlich durch Hemmung der Gonadotropin-Sekretion.

Auch Oestrogene aus dem Hoden könnten an der FSH-Steuerung beteiligt sein.

Anomalien der Hodenfunktion

Kryptorchismus

Der Hoden entwickelt sich in der Bauchhöhle und wandert normalerweise während der Fetalentwicklung ins Scrotum. Bei 10% der männlichen Neugeborenen ist der Descensus ein-, seltener beidseitig unvollständig und die Hoden verbleiben in der Bauchhöhle oder im Inguinalkanal. In der Regel descendieren solche Hoden jedoch spontan; der Prozentsatz von Knaben mit nichtdescendiertem Hoden *(Kryptorchismus)* sinkt auf 2% nach dem ersten Lebensjahr und auf 0,3% nach der Pubertät. In manchen Fällen beschleunigt Gonadotropin-Behandlung den Descensus, sonst muß die Störung chirurgisch behoben werden. Die Behandlung soll längstens bis zum 6. Lebensjahr erfolgt sein, da die höhere Temperatur im Abdomen das spermatogene Gewebe irreversibel schädigt; außerdem sind bei nichtdescendierten Hoden maligne Hodentumoren häufiger.

Hypogonadismus beim Mann

Das klinische Bild des Hypogonadismus hängt davon ab, ob Hodenunterfunktion vor oder nach der Pubertät beginnt bzw. ob die gametogene oder endokrine Funktion betroffen ist. Als Ursachen kommen hypothalamische oder hypophysäre Erkrankungen sowie verschiedene primäre testiculäre und chromosomale Störungen in Frage. Verlust oder Reifungsstörung der gametogenen Funktion führen zu Sterilität. Geht die endokrine Funktion nach der Pubertät verloren, dann bilden sich die sekundären Geschlechtsmerkmale nur langsam zurück, da zu ihrer Erhaltung nur wenig Androgen notwendig ist. Die Larynxgröße erfährt keine Veränderung und die Stimme bleibt tief. Ein im Erwachsenenalter kastrierter Mann erleidet einen gewissen Verlust an Libido, die Kopulationsfähigkeit bleibt jedoch für einige Zeit bestehen; manchmal kommt es zu Hitzewallungen, häufiger treten Reizbarkeit, Passivität und Depressionen auf. Besteht der Defekt der Leydigschen Zwischenzelle seit Kindheit, kommt es zum *Eunuchoidismus.* Eunuchoide Individuen über 20 Jahre sind übergroß — wenn auch nicht so groß wie hypophysäre Riesen —, da ihre Epiphysen offen bleiben und ihre Wachstumsperiode verlängert ist; die Schultern sind schmal und die Muskeln schwach, der Körperbau gleicht dem der erwachsenen Frau. Das Genitale ist klein und die Stimme hoch. Durch die Androgen-Sekretion der NNR bildet sich die Scham- und Axillarbehaarung aus; sie ist aber spärlich und die Schamhaare zeigen eher weibliche Verteilung (»Dreieck mit Basis oben«) als die normale männliche (»Dreieck mit Basis unten«).

Androgen-sezernierende Tumoren

»Überfunktion« der Hoden ohne Tumorbildung ist als eigenes Krankheitsbild nicht bekannt. Androgen-sezernierende Hodentumoren sind selten; sie führen nur bei praepubertären Knaben in Form einer Pseudopubertas praecox zu feststellbaren endokrinen Symptomen (Tabelle 23.2).

C. Weibliches Fortpflanzungssystem

Menstruationscyclus

Im Gegensatz zum männlichen zeigt das weibliche Fortpflanzungs-System (Abb. 23.19) regelmäßige cyclische Veränderungen, die man teleologisch als periodische Vorbereitung für Befruchtung und Schwangerschaft ansehen kann. Bei Primaten ist der Cyclus ein Menstruationscyclus, dessen auffallendes Merkmal eine periodische Vaginalblutung mit Abstoßung der Uterus-Schleimhaut ist *(Menstruation).* Die Dauer des menschlichen Menstruationscyclus weist beträchtliche Unterschiede auf; im Durchschnitt dauert er 28 Tage vom Beginn einer Menstruationsperiode bis zum Beginn der nächsten. Es ist üblich, die Tage des Cyclus mit dem ersten Tag der Menstruation beginnend zu zählen.

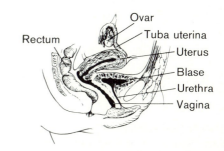

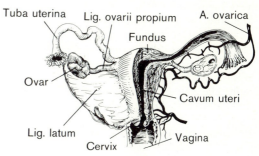

Abb. 23.19. Weibliche Geschlechtsorgane

Ovarial-Cyclus

Unter der Kapsel des Ovars sind von Geburt an zahlreiche *Primordialfollikel* ausgebildet, wovon jeder ein unreifes Ei enthält (Abb. 23.20). Am Beginn jedes Cyclus vergrößern sich mehrere Follikel und es bildet sich ein Hohlraum um die jeweilige Eizelle *(Antrum-Bildung).* Am 6. Tag des Cyclus beginnt in einem Ovar einer dieser Follikel rasch zu wachsen, während sich die übrigen rückbilden. Auf welche Weise jeweils

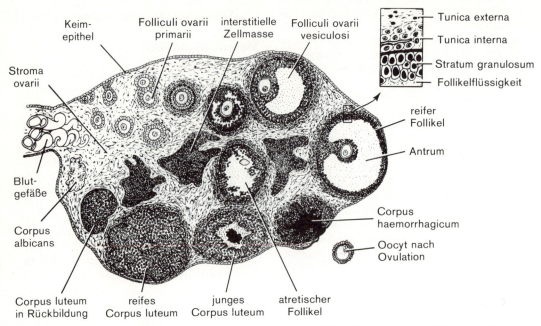

Abb. 23.20. Schema eines Säugerovars. Man sieht die Entwicklung eines Follikels, die Bildung eines Corpus luteum und im Zentrum die Atresie eines Follikels. Ein Schnitt durch die Wand eines reifen Follikels ist am rechten oberen Rand herausvergrößert. Die interstitielle Zellanhäufung ist bei Primaten nicht so ausgeprägt (nach PATTEN and EAKIN. Aus GORBMAN and BERN: Textbook of Comparative Endocrinology. New York: Wiley 1962)

ein Follikel für die Entwicklung bestimmt wird, ist unbekannt. Injiziert man Frauen hochgereinigte menschliche hypophysäre Gonadotropin-Präparate, so entwickeln sich mehrere Follikel gleichzeitig (Ursache der häufig beobachteten Mehrlingsschwangerschaften infolge Gonadotropintherapie). Die Struktur eines reifen Follikels *(Graafscher Follikel)* ist in Abb. 23.20 dargestellt. Die Zellen der *Theka interna* des Follikels sind die hauptsächliche Quelle der Oestrogene.

Etwa am 14. Tag des Cyclus rupturiert der erweiterte Follikel und das Ei wird in die Bauchhöhle ausgestoßen *(Ovulation),* es wird von den Fimbrien am Ende der Tuben aufgenommen, zum Uterus und — wenn keine Befruchtung erfolgt — weiter durch die Vagina abtransportiert. Die vergrößerten Follikel, die keine Ovulation durchmachen, degenerieren und werden zu *atretischen Follikeln* (Abb. 23.20). Der bei der Ovulation rupturierte Follikel füllt sich rasch mit Blut, was manchmal als *Corpus haemorrhagicum* bezeichnet wird. Geringere Blutung aus dem Follikel in die Bauchhöhle kann zu peritonealer Irritation und zu flüchtigen Unterbauchschmerzen (*»Mittelschmerz«*) führen. Die Granulosa- und Theca-Zellen der Follikelwand beginnen rasch zu proliferieren und das Blutcoagulum wird durch gelbliche, lipidreiche *Luteazellen* ersetzt, die dann das Corpus luteum bilden. Die Luteazellen sezernieren Oestrogene und Progesteron. Kommt es zur Schwangerschaft, bleibt das Corpus luteum infolge der Wirkung des placentären Gonadotropin (humanes Chorion-Gonadotropin, HCG) bestehen und es treten normalerweise bis nach der Entbindung keine weiteren Cyclen auf. Besteht keine Schwangerschaft, beginnt das Corpus luteum etwa 4 Tage vor den nächsten Menses (24. Tag des Cyclus) zu degenerieren und wird schließlich durch Narbengewebe ersetzt *(Corpus albicans).*

Bei Säugetieren ist der ovarielle Cyclus ähnlich, außer daß bei vielen Arten mehr als ein Follikel zur Ovulation gelangt und Mehrlingsgeburten die Regel sind. Auch bei einigen Nichtsäugern werden Corpora lutea gebildet.

Beim Menschen werden im postnatalen Leben keine neuen Eizellen mehr gebildet. Während des fetalen Lebens enthalten die Ovarien über 7 Millionen Keimzellen, von welchen viele vor der Geburt atretisch werden und andere nach der Geburt zugrunde gehen. Zum Zeitpunkt der Geburt gibt es noch 2 Millionen Eizellen, darunter allerdings 50% atretische. Die verbleibende Million funktionsfähiger Eizellen vollzieht den *ersten Teil* der *ersten meiotischen Teilung* und tritt in ein Ruhestadium ein, in dem sie bis zum Erwachsenenalter verbleiben. Dennoch kommt es fortlaufend zu Atretisierungen, so daß zum Zeitpunkt der Pubertät die Zahl der Eizellen in beiden Ovarien weniger als 300 000 beträgt.

Pro Cyclus wird nur eine dieser Eizellen (von Menarche bis Menopause etwa 500) zur Reifung angeregt; der Rest degeneriert. Knapp vor der Ovulation wird die erste meiotische Teilung beendet und die zweite beginnt, diese wird aber erst nach Eindringen eines Spermiums in die Zelle beendet.

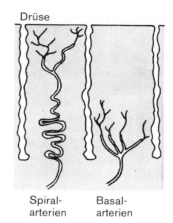

Abb. 23.22. Schema der Gefäßversorgung des Endometriums

Uteriner Cyclus

Am Ende der Menstruation sind alle außer den tiefen Schichten des Endometriums abgestoßen. Unter dem Einfluß von Oestrogenen aus dem sich entwickelnden Follikel nimmt das Endometrium vom 5. bis 14. Tag des Cyclus rasch an Ausdehnung zu. Die uterinen Drüsen werden länger, sezernieren aber nicht (Abb. 23.21). Diese Veränderungen im Endometrium sind *proliferativ (proliferative Phase* des *Cyclus)*. Nach der Ovulation wird das Endometrium leicht ödematös und die aktiv sezernierenden Drüsen werden unter dem Einfluß des Oestrogens und Progesterons aus dem Corpus luteum korkzieherartig gewunden (*sekretorische* oder *progestionale* Veränderungen; *sekretorische Phase* des Cyclus). Bildet sich das Corpus luteum zurück, wird dem Endometrium die Hormonzufuhr entzogen. Die *Spiralarterien* (Abb. 23.22) verengen sich und der von ihnen versorgte Teil des Endometriums wird ischämisch; dieses Stratum functionale des Endometriums ist vom tieferen *Stratum basale* zu unterscheiden, das von geraden *Basalarterien* versorgt wird. Das geschädigte Gewebe setzt wahrscheinlich ein Anticoagulans frei. Die spiraligen Arteriolen dilatieren eine nach der anderen, ihre nekrotische Wand rupturiert, so daß es zu Blutung und Abstoßung kommt *(Menstruationsblutung)*, welche durch — aus dem Endometrium freigesetzte — Prostaglandine erleichtert wird. Die Menstruationsblutung ist vorwiegend arteriell, nur zu einem Viertel venös; sie enthält normalerweise keine Coagula, höchstens bei sehr starker Blutung. Die Blutung hört auf, wenn sich die spiraligen Arteriolen erneut kontrahieren; aus den basalen Schichten bildet sich ein neues Endometrium. Die durchschnittliche Dauer der menstruellen Blutung ist 5 Tage, der durchschnittliche Blutverlust etwa 30 ml mit beträchtlicher Schwankungsbreite.

Im Hinblick auf die Endometriumfunktion dient die proliferative Phase der Erneuerung des Epithels nach vorhergegangener Menstruation, die sekretorische Phase der Vorbereitung des Uterus auf die Implantation einer befruchteten Eizelle. Tritt keine Befruchtung ein, wird das Endometrium abgestoßen und ein neuer Cyclus beginnt.

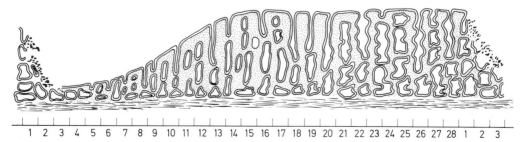

Abb. 23.21. Veränderungen des Endometriums im Verlaufe eines Menstruations-Cyclus

Die Schleimhaut der Cervix uterina macht keine cyclische Desquamation durch, wohl aber kommt es zu regelmäßigen *Veränderungen im Cervicalschleim.* Oestrogen macht den Schleim dünner und mehr alkalisch, was das Überleben und den Transport der Spermien fördert; Progesteron dagegen macht ihn dick und zäh. Der Schleim ist *zur Zeit der Ovulation* am dünnsten und trocknet unter Bildung eines verästelten, *farnartigen Musters* (Abb. 23.23), wenn eine dünne Schicht auf einen Objektträger ausgestrichen wird. Nach Ovulation und während Schwangerschaft wird er dick und kann keine Farnstruktur bilden.

Normaler Cyclus, 14. Tag

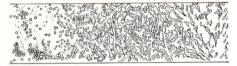

Mitte der lutealen Phase, normaler Cyclus

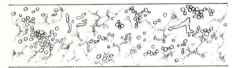

Anovulatorischer Cyclus bei vorhandenem Oestrogen

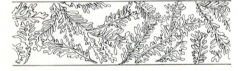

Abb. 23.23. Ausstriche des Cervixschleimes, nach Eintrocknung unter dem Mikroskop betrachtet. Progesteron macht den Schleim dick und zellreich. Im Ausstrich einer Patientin ohne Ovulation (unten) ist kein Progesteron vorhanden, um das Oestrogen-bedingte Farnmuster zu hemmen

Vaginaler Cyclus

Unter dem Einfluß der Oestrogene verhornt das Vaginalepithel und man kann verhornte Epithelzellen im Vaginalabstrich nachweisen. Unter Progesteron wird ein dicker Schleim sezerniert, das Epithel proliferiert und wird mit Leukocyten infiltriert. Die cyclischen Veränderungen im Vaginalsekret sind bei Ratten besonders gut ausgeprägt; sie sind beim Menschen und anderen Gattungen ähnlich, aber nicht so deutlich.

Veränderung während des Coitus

Während sexueller Erregung wird die Vaginalwand infolge Flüßigkeits-Transsudation durch die Schleimhaut angefeuchtet und durch den von den Vestibular-Drüsen sezernierten Schleim gleitfähig gemacht. Der obere Teil der Vagina ist für Dehnungsreize empfindlich; taktile Reize an den Labia minora und der Clitoris tragen zur sexuellen Erregung bei. Die Erregung wird durch taktile Stimuli an den Brüsten sowie — in Analogie zum männlichen Geschlecht — durch visuelle, auditive und olfactorische Eindrücke verstärkt, bis es schließlich zum Orgasmus kommt. Hierbei treten — autonom-reflektorisch ausgelöst — rhythmische Kontraktionen der Vaginalwand sowie der bulbocavernösen und ischiocavernösen Muskeln auf. Die Vaginalkontraktionen tragen vielleicht zum Spermien-Transport bei, sind für diesen jedoch nicht notwendig.

Bestimmung des Ovulationszeitpunktes

In der Praxis ist es oft wichtig zu wissen, ob und wann Ovulation eingetreten ist. Zeigt die Biopsie des Endometriums sekretorische Anzeichen (Abb. 23.21), so weist dies auf ein funktionierendes Corpus luteum hin; ein weniger verläßlicher Hinweis hierfür ist bei einer regelmäßig menstruierenden Frau dicker, zellreicher Cervicalschleim, der keine Farnmuster zeigt. Ein geeignetes und leidlich verläßliches Anzeichen für den *Ovulationstermin* ist Änderung — gewöhnlich Anstieg — der *basalen Körpertemperatur* (Abb. 23.26). Basaltemperaturmessungen sollten morgens vor dem Aufstehen oral oder rectal durchgeführt werden (Thermometer mit großer Graduierung). Die Ursache für die Temperaturänderung bei der Ovulation ist nicht sicher bekannt, dürfte jedoch durch den Progesteron-Anstieg bedingt sein.

Die Eizelle bleibt etwa 72 Stunden nach dem Follikelsprung lebensfähig, Spermien überleben im weiblichen Genitaltrakt offensichtlich nicht länger als 48 Stunden, so daß die »fruchtbare Zeit« innerhalb eines 28-Tage-Cyclus tatsächlich maximal 120 Stunden dauert. Der Zeitpunkt der Ovulation kann von Cyclus zu Cyclus beträchtlich schwanken, doch ist vor dem 9. und nach dem 20. Tag die Wahrscheinlichkeit einer Konzeption sehr gering.

Es gibt jedoch Berichte, denen zufolge ein einzelner Coitus an einem beliebigen Tag des Cyclus zu einer Schwangerschaft führte.

Oestrus-Cyclus

Andere Säuger als Primaten menstruieren nicht und deren Sexualcyclus wird »Oestrus-Cyclus« genannt, seine Bezeichnung stammt von der auffallenden Periode der »Brunst« (Oestrus) zur Zeit der Ovulation, normalerweise der einzigen Zeit sexuellen Interesses beim weiblichen Tier (Kap. 15). Bei spontan ovulierenden Species wie der Ratte sind die endokrinen Vorgänge im wesentlichen denjenigen beim Menstruationscyclus analog; die Tage des Cyclus werden vom Beginn des Oestrus an gezählt (Abb. 23.24). Bei anderen Species wird die Ovulation durch Kopulation ausgelöst (Reflexovulation).

Oestrogene Ovarialhormone

Chemie, Biosynthese und Stoffwechsel der Oestrogene

Die natürlich vorkommenden Oestrogene sind Steroide; sie besitzen weder eine Methylgruppe an der Stellung 10, noch eine Δ^4-3-Ketokonfiguration im Ring A. Sie werden durch Theca-Zellen der Follikel, Corpus luteum, Placenta sowie in geringen Mengen durch NNR und Hoden sezerniert. Ihre Biosynthese (Abb. 23.25) erfolgt über Androgene als Vorstufe. Auch Granulosa-Zellen und das Stroma des Ovars können geringe Mengen von Androgenen und Oestrogenen bilden; bei der normalen Frau vor der Menopause werden sie dort wahrscheinlich nur in unbedeutender Menge gebildet. *Oestradiol-17β*, das hauptsächlich sezernierte Oestrogen, steht im Blut mit *Oestron* im Gleichgewicht; Oestron wird wahrscheinlich in der Leber weiter zu *Oestriol* metabolisiert. Von den

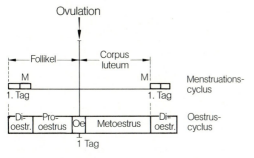

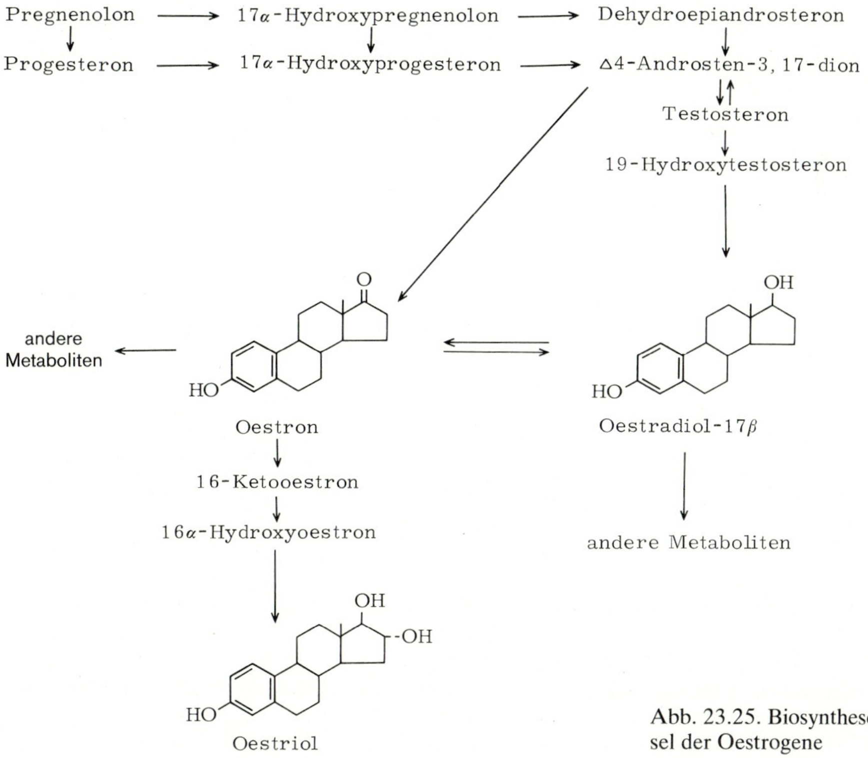

Abb. 23.24. Zählung des Oestrus-Cyclus und des Menstruationscyclus. M, Menstruation; Oe Oestrus oder »Brunst«. Der Tag 1 der Menstruation ist der erste Tag der Blutung, während Tag 1 eines Oestrus der erste Tag der Brunst ist

Pregnenolon → 17α-Hydroxypregnenolon → Dehydroepiandrosteron
↓ ↓ ↓
Progesteron → 17α-Hydroxyprogesteron → Δ4-Androsten-3,17-dion
⇅
Testosteron
↓
19-Hydroxytestosteron
↓

andere Metaboliten ← Oestron ⇌ Oestradiol-17β
↓ ↓
16-Ketooestron andere Metaboliten
↓
16α-Hydroxyoestron
↓
Oestriol

Abb. 23.25. Biosynthese und Stoffwechsel der Oestrogene

drei Oestrogenen ist Oestradiol am stärksten, Oestriol am schwächsten wirksam.

Etwa 70% des zirkulierenden Oestrogens sind an Eiweiß gebunden, in der Hauptsache an das Gonadensteroid-bindende Globulin (GBG), welches auch Testosteron bindet (s. oben). In der Leber werden die Oestrogene oxidiert oder an Glucuronsäure und Sulfate gebunden; merkliche Mengen werden in der Galle ausgeschieden und aus dem Darm ins Blut rückresorbiert *(enterohepatischer Kreislauf).* Im menschlichen Harn finden sich zumindest 10 verschiedene Abbauprodukte von Oestradiol.

Sekretion der Oestrogene

Fast das gesamte Oestradiol stammt von den Ovarien; die Oestradiol-Konzentration im Plasma (Abb. 23.26) zeigt 2 Gipfel: Einen unmittelbar vor der Ovulation und einen während der Mitte der lutealen Phase. Die Oestradiol-Sekretionsrate beträgt 0,26 μmol/Tag (0,07 mg/Tag) während der frühen folliculären Phase, 2,2 μmol/Tag (0,6 mg/Tag) unmittelbar vor der Ovulation und 0,9 μmol/Tag (0,25 mg/Tag) während der Mitte der lutealen Phase. Nach der Menopause geht die Oestrogen-Sekretion auf niedrige Werte zurück.

Beim Mann ist der Plasma-Oestradiolspiegel ungefähr 0,07 μmol/l (2 μg/100 ml) und die Sekretionsrate etwa 0,2 μmol/Tag (0,05 mg/Tag); nur etwa 15% hiervon werden allerdings sezerniert, der Rest wird aus zirkulierendem Androstendion und Testosteron gebildet. Mit zunehmendem Alter nimmt beim Mann — im Gegensatz zur Frau — die Oestrogenproduktion zu.

Oestrogen-Wirkungen auf das weibliche Genitale

Oestrogene erleichtern das Wachstum der Ovarfollikel und steigern die Motilität der Tuben. Ihre Rolle bei den cyclischen Veränderungen von Endometrium, Cervix und Vagina wurden bereits erwähnt. Sie erhöhen die Uterusdurchblutung und haben einen wichtigen *Einfluß auf die glatte Muskulatur des Uterus.* Bei nicht geschlechtsreifen sowie bei kastrierten Frauen ist der Uterus klein, das Myometrium atrophisch und inaktiv. Oestrogene vermehren die Muskelmasse und deren Gehalt an kontraktilem Gewebe; sie erhöhen die Erregbarkeit der Uterus-Muskulatur, Aktionspotentiale in den einzelnen Fasern werden häufiger (Kap. 3); der unter Oestrogenwirkung stehende Uterus ist *für Ocytocin empfindlicher.* Der Oestrogeneinfluß auf die Erregbarkeit der Uterusmuskulatur kommt offenbar durch Veränderung der Calcium-Bindung an der Muskelmembran zustande.

Dauerbehandlung mit Oestrogenen bewirkt Hypertrophie des Endometriums; unterbricht man die Oestrogentherapie, kommt es zur Abstoßung *(»Entzugsblutung«)* des Endometriums. Bei

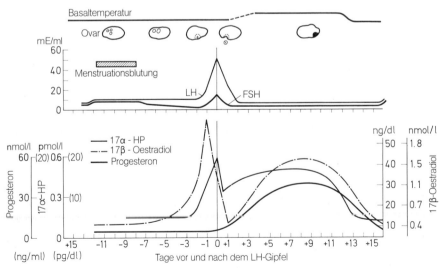

Abb. 23.26. Plasmahormonspiegel während des normalen Menstruationscyclus. Die Ovulation tritt unmittelbar nach dem LH-Gipfel ein (nach G. W. Harris und F. Naftolin. Modifiziert aus Brit. med. Bull. **26,** 6 (1970))

langdauernder Oestrogenbehandlung kann es auch zu »*Durchbruchsblutungen*« kommen.

Oestrogenwirkung auf endokrine Organe

Oestrogene vermindern FSH-Sekretion. Unter bestimmten Umständen hemmen Oestrogene die LH-Sekretion (»*negative Rückkopplung*«), während sie unter anderen Umständen (rascher Konzentrations-Anstieg) die LH-Sekretion steigern (»*positive Rückkopplung*«, s. später). Oestrogene bewirken ferner Hypophysenvergrößerung.
Man gibt u.U. Frauen durch 4–6 Tage hohe Oestrogendosen, um eine Konzeption nach einem Coitus während der fruchtbaren Periode zu verhindern (postcoitale oder »Morgen-darnach«-Kontrazeption). Die Verhütung der Schwangerschaft wird in diesen Fällen wahrscheinlich eher durch eine Verhinderung der Implantation des befruchteten Eies als durch Veränderungen der Gonadotropin-Sekretion verursacht.
Oestrogene verursachen erhöhte Sekretion von Angiotensinogen (Kap. 24) und Thyroxin-bindendem Globulin (TBG) (Kap. 18). Sie haben eine deutliche Eiweiß-anabole Wirkung bei Hühnern und Rindern, wahrscheinlich durch Stimulierung der Androgen-Sekretion der NNR; Oestrogen wird daher zur Förderung der Gewichtszunahme bei Haustieren verwendet. Unklare anabole Effekte und Epiphysenschluß unter Oestrogenwirkung wurden auch beim Menschen beschrieben, doch können diese Beobachtungen auf gesteigerte Androgen-Sekretion der NNR zurückzuführen sein.

Oestrogenwirkung auf das Verhalten

Oestrogene sind für das Brunstverhalten der Tiere verantwortlich, beim Menschen erhöhen sie die Libido. Dies kommt wahrscheinlich durch direkte Wirkung auf gewisse Neuronen im Hypothalamus zustande (Abb. 23.27; Oestrogene, Progesteron, Androgene und Sexualverhalten, Kap. 15).

Oestrogenwirkung auf die Brustdrüse

Oestrogene bewirken Wachstum der Brustdrüsenkanäle, sie sind großteils für die Brustvergrößerung bei Mädchen in der Pubertät verantwortlich. Brustvergrößerung nach lokaler Applikation von oestrogenhaltigen Hautcremen ist vorwiegend durch allgemeine Oestrogen-Resorption und nur wenig durch lokale Wirkung bedingt. Oestrogene bewirken Pigmentierung der Areolen, doch wird die Pigmentierung während der ersten Schwangerschaft meist intensiver als während der Pubertät.

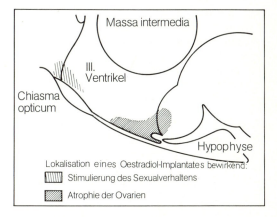

Abb. 23.27. Stellen des Hypothalamus, an welchen die Implantation von Oestrogenen das Gewicht der Ovarien und das sexuelle Verhalten beeinflußt (Projektion auf einen Sagittalschnitt durch den Hypothalamus der Ratte). Implantate, welche das Sexualverhalten stimulieren, sind im suprachiasmatischem Gebiet lokalisiert, während Implantate, welche Atrophie der Ovarien hervorrufen, im Nucleus arcuatus und im umliegenden ventralen Hypothalamus lokalisiert sind (nach LISK: Estrogen-sensitive centers in the hypothalamus of the rat. J. exp. Zool. **145,** 197 (1960)). Diencephalic placement of estradiol and sexual receptivity in the female rat. Amer. J. Physiol. **203,** 493 (1962))

Sekundäre weibliche Geschlechtsmerkmale

Die bei Mädchen zur Zeit der Pubertät auftretenden körperlichen Veränderungen — zusätzlich zu Vergrößerung von Brust, Uterus und Vagina — sind z.T. durch Oestrogene (»*feminisierendes Hormon*«), z.T. einfach durch Fehlen der testiculären Androgene bedingt. Der weibliche Körperbau zeigt schmale Schultern und breite Hüften, konvergierende Schenkel und divergierende Arme; diese Form sowie weibliche Fettverteilung an Brüsten und Gesäß sieht man auch bei kastrierten Männern. Bei der Frau behält der Larynx seine präpubertäre Proportion bei und die Stimme bleibt hoch. Der Körper ist wenig, der Kopf reichlich behaart und die Schamhaare sind charakteristisch angeordnet. Das Wachstum der Scham- und Achselhaare ist primär eher durch Androgene als durch Oestrogene bedingt, wenn auch Oestrogen-Therapie das Haar-Wachstum etwas fördert; die Androgene stammen aus NNR und in geringerem Grad aus den Ovarien. Die zirkulierende Menge von Dehydroepiandrosteron ist etwa 6 nmol/l (0,17 µg/100 ml) bei der erwachsenen Frau und etwa 4 nmol/l (0,12 µg/100 ml) beim erwachsenen Mann.

Andere Oestrogenwirkungen

Oestrogen verursacht eine gewisse *Salz- und Wasserretention.* Kurz vor der Menstruation kommt es bei normalen Frauen zu Salz- und Wasserretention mit Gewichtszunahme; sowie zu subjektiven Veränderungen mit Reizbarkeit, Spannungszuständen und beeinträchtigtem Wohlbefinden *(prämenstruelle Spannung).* Die Symptome werden gemildert, wenn die Gewichtszunahme vermieden wird. Die Rolle der Oestrogene bei der prämenstruellen Spannung ist unklar; die Spannung tritt erst spät im Cyclus auf und nicht zur Zeit der Ovulation, wenn die Oestrogen-Sekretion ihren Höhepunkt hat. Vielleicht ist Progesteron beteiligt, doch führen Progesteron-Dosen durch Hemmung der Aldosteronwirkung eher zu Na^+-Verlust als -Retention. Möglicherweise trägt erhöhte Vasopressin-ADH-Sekretion zu der prämenstruellen Flüssigkeitsretention bei.

Angeblich machen Oestrogene das Talgdrüsensekret flüssiger, wirken damit dem Testosteron entgegen und hemmen Bildung von Comedonen und Akne. Bei fortgeschrittener Lebererkrankung beobachtete Palmar-Erytheme, Angiome und leichte Brustvergrößerungen werden durch erhöhte Spiegel zirkulierender Oestrogene hervorgerufen. Diese Erhöhung ist nicht nur auf komplexe Veränderungen im Abbau der Oestrogene in der Leber zurückzuführen, sondern wird auch durch vermehrte Umwandlung von Androgenen in Oestrogen verursacht.

Oestrogene senken signifikant den Plasma-Cholesterinspiegel und hemmen die Atherogenese bei Hühnern; dieser Effekt kommt wahrscheinlich durch Oestrogen-Wirkung auf Lipoproteine zustande, die Cholesterin binden. Der höhere Oestrogenspiegel mag Grund für die geringere Häufigkeit des Herzinfarktes und anderer Komplikationen atherosklerotischer Erkrankungen bei Frauen bis zur Menopause sein.

Der Wert einer Oestrogen-Prophylaxe coronarer Gefäßerkrankungen ist jedoch sehr fraglich.

Wirkungsmechanismus des Oestrogen

Die Oestrogen-Wirkungen auf Uterus und Vagina gehen über ein Receptor-Protein im Cytoplasma der Zelle. Der Steroid-Receptor-Komplex gelangt dann zum Kern, wo er eine Derepression einer genetischen Teilinformation in der Kern-DNA induziert, so daß neue mRNA gebildet und die Proteinsynthese gesteigert wird (Kap. 20). Da viele der anderen Oestrogeneffekte ebenfalls wachstumsfördernd sind, unterliegen sie vielleicht einem analogen Wirkungsmechanismus.

Synthetische Oestrogene

Das Äthinylderivat von Oestradiol (Abb. 23.28) ist ein stark wirksames Oestrogen und im Gegensatz zu den natürlichen Oestrogenen auch peroral wirksam. Die natürlich vorkommenden Hormone haben wahrscheinlich deswegen nach oraler Gabe einen nur schwachen Effekt, da sie

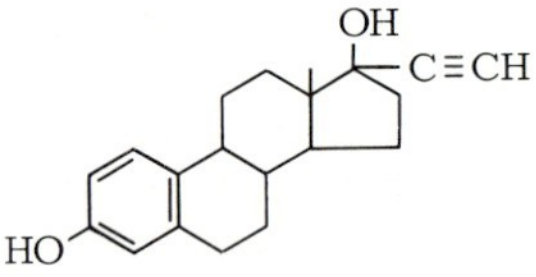

Äthinyloestradiol

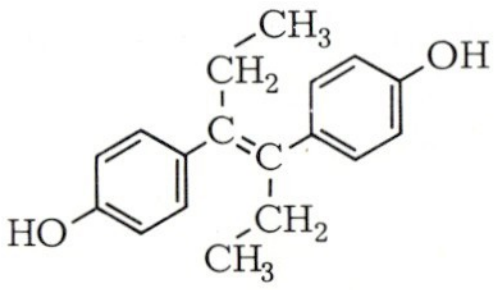

Diäthylstilboestrol

Abb. 23.28. Synthetische Oestrogene

nach der Resorption zur Leber gelangen und dort inaktiviert werden, bevor sie den allgemeinen Kreislauf erreichen. Viele andere nichtsteroide Substanzen und pflanzliche Verbindungen haben Oestrogenwirkung. Die pflanzlichen Oestrogene spielen bei der menschlichen Ernährung selten eine Rolle, sie können aber auf Nutztiere unerwünschte Nebenwirkungen zeigen. Diäthylstilboestrol und eine Anzahl verwandter Verbindungen sind oestrogen, da sie wahrscheinlich im Körper zu steroidartigen Ringverbindungen umgewandelt werden.

Gestagene Ovarialhormone

Chemie, Biosynthese und Stoffwechsel von Progesteron

Progesteron ist ein C-21-Steroid (Abb. 23.29), das in Corpus luteum und Placenta gebildet wird. Es ist ein wichtiges Zwischenprodukt der Steroidbiosynthese in allen Steroidhormone bildenden Geweben; geringe Mengen gelangen offenbar aus Hoden und NNR in die Zirkulation. 7α-Hydroxy progesteron wird wahrscheinlich vom Follikel zusammen mit Oestrogenen sezerniert; seine Sekretion läuft mit derjenigen von 17β-Oestradiol parallel. Die 20α- und 20β-Hydroxyderivate von Progesteron werden im Corpus luteum gebildet. Sezerniertes Progesteron wird wahrscheinlich in nicht näher bekannter Weise an Eiweiß gebunden. Es hat eine kurze Halbwert-Zeit und wird in der Leber zu Pregnandiol umgewandelt, das mit Glucuronsäure gepaart im Harn erscheint (Abb. 23.29).

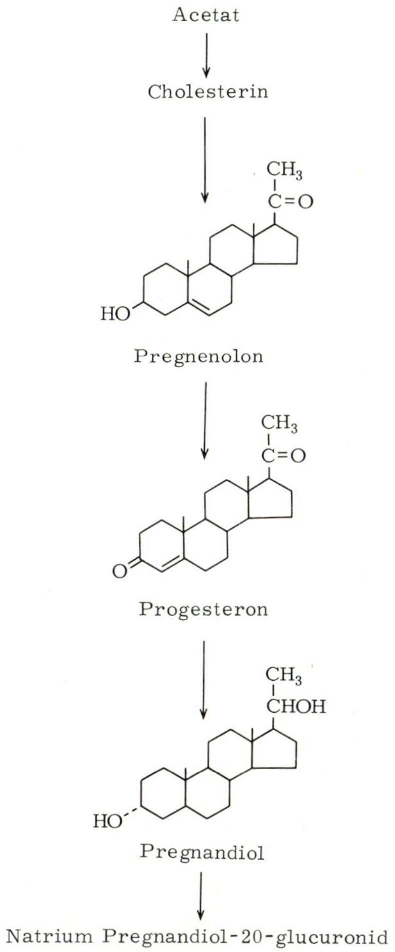

Progesteron-Sekretion

Beim Mann beträgt der Plasma-Progesteronspiegel ungefähr 1 nmol/l (0,3 μg/l); bei der Frau ist er in der folliculären Phase etwa 3 nmol/l (0,9 μg/l), was auf die Sekretion geringer Progesteronmengen durch die Follikel zurückzuführen ist. Während der lutealen Phase bildet das Corpus luteum große Progesteron-Mengen und die ovarielle Sekretionsrate steigt mehr als 20fach (Spitzenwerte der Plasmakonzentration während der lutealen Phase 50 nmol/l (15 μg/l), Abb. 23.26). Der stimulierende Effekt von LH auf die Progesteron-Sekretion des Corpus luteum ist mit erhöhter Bildung von cAMP verbunden; der durch LH oder exogenes cAMP hervorgerufene Sekretionsanstieg wird durch Puromycin vermindert, was für seine Abhängigkeit von der Synthese neuen Proteins spricht (Kap. 17). Nicht gehemmt wird jedoch der durch LH ausgelöste Anstieg des cAMP im Corpus luteum. Diese Angaben lassen vermuten, daß LH Adenylcyclase im Corpus luteum aktiviert; vermehrtes cAMP dürfte bei einer Anzahl von Vorgängen, welche den durch ACTH in der NNR bewirkten ähnlich sind, eine die Proteinsynthese beeinflussende und die Steroidsekretion erleichternde Reaktion auslösen.

Progesteron-Wirkungen

Progesteron ist für die Endometrium-Veränderung unmittelbar vor der Menstruation und die cyclischen Veränderungen (s. oben) in Cervix und Vagina verantwortlich. Es wirkt antioestrogen auf die Myometriumzellen, vermindert deren Erregbarkeit, Ocytocin-Empfindlichkeit und Spontanaktivität durch *Membranpotential-Erhöhung.* In der Brustdrüse regt es die Bildung der Läppchen und Alveolen an.

Große Dosen von Progesteron hemmen die LH-Sekretion; Progesteron-Injektionen können beim Menschen die Ovulation verhindern. Geringere Dosen aber lösen bei anderen Species Ovulation aus. Progesteron verursacht bei kastrierten Tieren — außer vielleicht in übergroßen Dosen — keine Brunst, bei manchen Arten

Abb. 23.29. Biosynthese von Progesteron und die Hauptwege seines Stoffwechsels. Es werden auch andere Stoffwechselprodukte gebildet

senkt es aber die für das Brunstverhalten notwendigen Oestrogenmengen.

Progesteron ist thermogen und wahrscheinlich für den Anstieg der Basaltemperatur zur Zeit der Ovulation verantwortlich; weiters *regt Progesteron die Atmung an;* der alveolare P_{CO_2} (P_{ACO_2} Kap. 34) der Frau ist während der lutealen Phase des Cyclus niedriger als beim Mann, was durch das sezernierte Progesteron bedingt sein dürfte. In der Schwangerschaft fällt P_{ACO_2} mit ansteigender Progesteron-Sekretion. Progesteron verursacht in großen Dosen eine Natriurese, wahrscheinlich durch Hemmung der Aldosteron-Wirkung auf die Niere. Es hat keine signifikante anabole Wirkung. Die meisten, wenn nicht alle Progesteronwirkungen, werden — ebenso wie die anderer Steroide — durch Beeinflussung der DNA und somit durch Synthese neuem RNA bewirkt.

Synthetische Progesteron-Derivate, Ovulationshemmer

Substanzen mit progesteronartiger Wirkung werden *Gestagene* genannt. Synthetische Gestagene (Abb. 23.30) können oral in geeigneter Dosis zugeführt den Anstieg der LH-Sekretion in der Cyclusmitte blockieren und damit die Ovulation verhindern *(kontrazeptive Wirkung).* Die Blockade der LH-Freisetzung erfolgt offensichtlich über die Hemmung nervöser Faktoren, die normalerweise die Sekretion von Gonadoliberin (LRH) auslösen: dieser *blockierende Effekt* wird *potenziert,* wenn die Gestagene zusammen mit kleinen Oestrogen-Mengen gegeben werden. Oestrogene, allein regelmäßig verabreicht, wirken ebenfalls kontrazeptiv. Die derzeit übliche Praxis verwendet entweder eine *Kombination von Oestrogen mit einem Gestagen* oder ein *»sequentiales«* Verfahren, bei dem mit täglichen Oestrogen-Gaben begonnen wird und während der letzten 5–6 Tage eines Behandlungs-Cyklus das Oestrogen zusammen mit einem Gestagen angewandt wird.

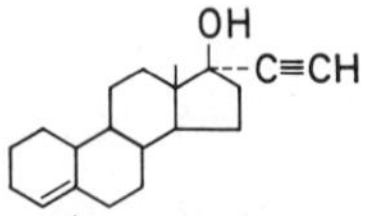

»Relaxin«

Wäßrige Extrakte der Ovarien von Schweinen und anderen Tieren relaxieren Symphyse sowie Uterus und erweichen die Cervix Oestrogenvorbehandelter Tiere. Ursprünglich hielt man dies für die Wirkung einer einzigen Substanz *(Relaxin, uterine relaxing factor,* URF); es gibt jedoch zumindest 3 nahe verwandte Polypeptide (Molekulargewichte um 9000) mit Relaxin-Eigenschaften. Relaxin potenziert auch die durch ein Oestrogen-Progesteron-Gemisch ausgelöste Stimulierung des Endometriums. Diese Peptide dürften aus dem Corpus luteum stammen; im Blut Schwangerer konnte Relaxinaktivität nachgewiesen werden.

Kontrolle der Ovarfunktion

FSH aus der Hypophyse ist für den Beginn der Follikelreifung, FSH und LH zusammen sind für die abschließende Reifung verantwortlich. Ein plötzlicher steiler Anstieg der LH-Sekretion bewirkt Ovulation und die beginnende Bildung des Corpus luteum (Abb. 23.26). Ein kleinerer Anstieg der FSH-Sekretion, dessen Bedeutung ungewiß ist, erfolgt in der Mitte des Cyclus. Bei Ratten und Mäusen dürfte das Corpus luteum durch Prolactin funktionsfähig erhalten werden, während Prolactin bei Kaninchen, Rindern, Affen und Menschen keine luteotrope Wirkung besitzt. Hochgereinigte FSH-Präparate lösen bei hypophysektomierten Ratten nur dann Oestrogensekretion aus, wenn auch eine geringe Menge LH injiziert wird, LH und vermutlich Prolactin stimulieren Progesteronsekretion. Gereinigte menschliche FSH-Präparationen erhö-

Δ^4-17α-Äthinyl-17-hydroxyoestren-3-on
(Noräthindron, Norlutin ®)

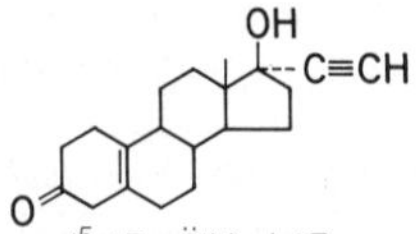

Δ^5-17α-Äthinyl-17-hydroxyoestren-3-on

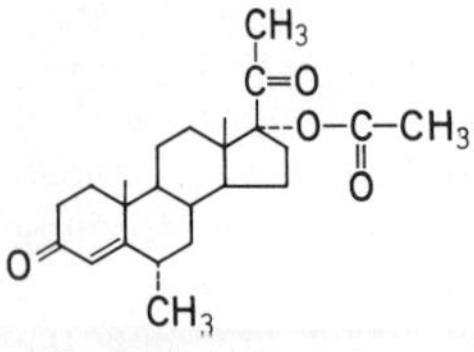

6 α-Methyl-17α-acetoxy-progesteron (Medroxyprogesteron, Provera ®)

Abb. 23.30. Oral wirksame synthetische Gestagene. Enovid besteht zu 98,5% aus Δ^5-17α-Äthinyl-17-hydroxyoestren-3-on mit einem Zusatz von 1,5% Oestrogen (Mestranol)

hen bei der Frau die Oestrogen-Ausscheidung; die Studien wurden allerdings bei Frauen mit intakter Hypophyse durchgeführt.

Hypothalamische Einflüsse auf die Kontrolle der Ovarfunktion

Beobachtungen an Versuchstieren und hirngeschädigten Frauen zeigen, daß der Hypothalamus und wahrscheinlich auch das Limbische System in die Kontrolle der Gonadotropin-Sekretion eingeschaltet sind. Läsion des Nucleus arcuatus im ventralen Hypothalamus führt bei Versuchstieren zur Atrophie des Ovars. Ein LH-Releasing-Hormon (Gonadoliberin, LRH) wurde isoliert und synthetisiert. Gonadoliberin stimuliert die Sekretion von FSH und LH; nicht gesichert ist bisher die Existenz eines separaten FSH-Releasing-Hormon (FSH-RH) im Hypothalamus. Diese Substanzen werden in das hypothalamisch-hypophysäre Pfortader-System abgegeben und gelangen direkt zur Hypophyse, um deren Sekretion zu regeln.

Die Existenz eines weiteren, die Gonadotropin-Sekretion überwachenden hypothalamischen Zentrums bei der Ratte ergibt sich aus der Beobachtung, daß Läsionen der paraventriculären Kerne mit Bildung multipler ovarieller Follikelcysten und anhaltender vaginaler Verhornung einhergehen. Injektion von exogenen LH bringt die cystischen Follikel zur Ovulation und zur Luteinisation; bei diesen Ratten dürfte eine beträchtliche ständige Sekretion von FSH und LH vorhanden sein, welche die Follikel und die für die vaginale Verhornung verantwortliche Oestrogen-Sekretion aufrecht erhält, während der für die Ovulationsauslösung notwendige LH-Anstieg offensichtlich fehlt. Bei einer Reihe von Species führt Stimulierung der Nuclei amygdalae zur Ovulation.

Reflektorische Ovulation

Katzen, Kaninchen, Nerze und einige andere Species haben lange Oestrusperioden, während welcher es nur nach Kopulation zu einer Ovulation kommt. Diese *reflektorische Ovulation* wird durch afferente Impulse von Genitalen, Augen, Ohren und Nase ausgelöst; diese konvergieren im ventralen Hypothalamus und bewirken LH-Ausschüttung aus der Hypophyse, die zur Ovulation führt. Bei Species wie Ratte, Affe oder Mensch ist Ovulation ein spontanes periodisches Phänomen, das aber von nervösen Einwirkungen nicht unbeeinflußt ist. Bei Ratten kann Ovulation durch Gaben von Pentothal oder Tranquilizern 12 Stunden vor der erwarteten Ovulation verhindert werden. Auch beim Menschen verändern manche Tranquilizer den Menstruationsrhythmus; der Cyclus kann durch emotionale Reize stark beeinflußt werden.

Ovar-Hypophyse-Rückkopplung

Oestrogen hemmt die FSH-Sekretion offensichtlich über den Hypothalamus; Implantation geringer Oestrogenmengen in den Hypothalamus bewirkt Ovar-Atrophie. Oestrogen hemmt die LH-Sekretion während des ersten Teils der follikulären Phase des Cyclus (Abb. 23.26). Andererseits dürfte der Anstieg der zirkulierenden Oestrogene unmittelbar vor der Ovulation den starken Anstieg der LH-Sekretion auslösen, der zur Ovulation führt. Wahrscheinlich wird die Sekretion von FSH und LH durch die hohen Oestrogen- und Progesteron-Spiegel während der lutealen Phase des Cyclus wiederum gehemmt.

So übt ein konstanter, mäßig hoher Spiegel in zirkulierenden Oestrogenen einen *negativen Rückkopplungs-Effekt* auf die LH-Sekretion aus, während ein steiler Konzentrations-Anstieg des Oestrogen die LH-Sekretion stimuliert *(positive Rückkopplung)*.

Auswirkungen intrauteriner Fremdkörper auf Cyclus und Endometrium (IUP)

Bei einigen Säugerarten bewirkt Fremdkörper-Implantation in den Uterus Veränderungen der Cyclus-Dauer. Beim Menschen verändern solche Fremdkörper den Cyclus nicht, wirken aber kontrazeptiv (intrauterine Implantation von Plastikschleifen oder Spiralen, Intrauterin-Pessar, IUP). Der Wirkungsmechanismus ist unklar, anscheinend wird die Uterus-Passage befruchteter Eizellen beschleunigt und so Implantation in das Endometrium verhindert; es wird ferner der normale Ablauf der Endometrium-Veränderungen während des Cyclus gestört, was auch bedeutsam sein mag.

Entstehung des Cyclus

Die hormonellen Vorgänge im Verlauf eines Cyclus sind in Abb. 23.31 zusammengefaßt. Es ist derzeit noch nicht möglich, diese Vorgänge einer Automatik der cyclischen Vorgänge eindeutig zugrundezulegen. Eine der Schlüsselfragen ist, wodurch die Regression des Corpus

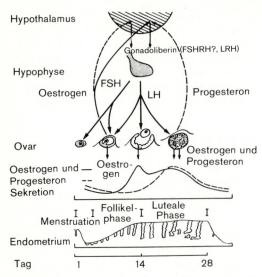

Abb. 23.31. Zusammenfassung der bekannten und vermuteten endokrinen Veränderungen während des Menstruationscyclus. Die gestrichelten Pfeile geben Hemmeffekte an

luteum *(Luteolyse)* eigentlich verursacht wird. Es gibt Hinweise, daß hierbei *Prostaglandine* eine Rolle spielen, indem sie Effekte von LH oder cAMP hemmen; klare Vorstellungen über diesen Mechanismus fehlen jedoch. Wenn einmal die Luteolyse einsetzt, fallen die Oestrogen- und Progesteron-Spiegel und die FSH- sowie LH-Sekretion nimmt zu. Es entwickelt sich unter FSH- und LH-Wirkung ein neuer Follikel und reift heran. Nahe der Cyclus-Mitte erfolgt ein plötzlicher steiler Anstieg der Oestrogen-Sekretion des Follikels, der im Wege der *positiven Rückkopplung* auf das Nervensystem (Hypothalamus) die »explosionsartige« Sekretion von LH bewirkt. Die resultierende Ovulation ist von der Bildung des Corpus luteum gefolgt; die Oestrogen-Sekretion fällt zuerst ab, doch dann steigen Progesteron und Oestrogen gemeinsam an. Die erhöhten Oestrogen- und Progesteron-Spiegel hemmen die FSH- und LH-Sekretion für eine Weile, doch dann setzt neuerdings Luteolyse ein und ein nächster Cyclus beginnt.

Störungen der Ovarfunktion

Menstruations-Störungen

Manche infertilen Frauen haben *anovulatorische Cyclen.* Die Ovulation unterbleibt zwar, es bestehen aber in einigermaßen regelmäßigen Abständen Menstruationscyclen. Solche anovulatorische Cyclen sind die Regel im ersten bis zweiten Jahr nach der Menarche und wieder vor der Menopause. *Amenorrhoe* ist Fehlen der Menstruation; ist es niemals zu Menstruationsblutungen gekommen, spricht man von *primärer Amenorrhoe.* Frauen mit primärer Amenorrhoe haben üblicherweise kleine Brüste und andere Zeichen fehlender sexueller Reife. Das Ausbleiben der Cyclen bei Frauen mit vorher normalen Perioden wird *sekundäre Amenorrhoe* genannt; die häufigste Ursache dafür ist Schwangerschaft. Andere Ursachen für Amenorrhoe sind emotionale Reize und Veränderungen der Umgebung, hypothalamische Erkrankungen, hypophysäre Störungen, primäre Ovar- und verschiedene Systemerkrankungen. Erwachsene Frauen, deren Ovarien chirurgisch entfernt oder durch Krankheit zerstört wurden, leiden meist unter unangenehmen Hitze-Wallungen, während sich Körperbau und Libido wenig verändern. *Oligomenorrhoe* und *Menorrhagie* sind zu geringe bzw. abnorm verlängerte Blutungen während regelmäßiger Cyclen; *Metrorrhagie* ist eine Uterusblutung zwischen den Perioden, *Dysmenorrhoe* ist eine schmerzhafte Blutung. Die schweren Menstruationskrämpfe, die bei jungen Frauen häufig sind, verschwinden des öfteren nach der ersten Schwangerschaft.

Polycystisches Ovar-Syndrom

Eine der zahlreichen Ursachen der Unfruchtbarkeit und Amenorrhoe ist das *polycystische Ovar-Syndrom* (Stein-Leventhal-Syndrom); es ist durch Verdickung der Ovarkapsel mit Bildung multipler follikulärer Cysten, meist in beiden Ovarien, charakterisiert. Entfernung der Ovarkapsel bringt zumindest vorübergehend Besserung; die dicke Kapsel ist aber nicht Ursache der fehlenden Ovulation, da eine Keilresektion von Ovargewebe die gleiche Besserung bringt. Viele Patientinnen mit polycystischen Ovarien zeigen auch mäßige Grade von Hirsutismus und Maskulinisierung sowie erhöhte 17-Ketosteroid-Ausschüttung; manchmal sind die Gesamt-17-Ketosteroide normal, während der Plasma-Testosteronspiegel erhöht ist. Es besteht zwar Ähnlichkeit zwischen diesem Syndrom und den Ovarveränderungen bei Ratten, die im frühen postnatalen Leben Androgenen ausgesetzt wurden (Kap. 15), doch fehlen Beweise, daß eine ähnliche Exposition beim Menschen cystische Ovarien verursacht.

Ovarialtumoren

Androgen-produzierende Ovarialtumoren können zur Maskulinisierung führen und Oestrogen-produzierende zu frühzeitiger sexueller Entwicklung (Tabelle

Schwangerschaft und Auslösung der Geburt

Befruchtung und Implantation

Beim Menschen kommt es gewöhnlich im mittleren Teil der Tube zur *Befruchtung* einer Eizelle durch ein Spermium. Ein Spermium durchdringt die Zona pellucida möglicherweise mit Hilfe lysosomaler Enzyme des Akrosoms; die Membranen der Eizelle und des Spermienkopfes konfluieren und die Zellteilung beginnt sofort. Nur ein Spermium dringt in die Eizelle ein, da nach der Befruchtung um die Zelle eine Barriere gebildet wird, was das Eindringen weiterer Spermien verhindert. Der sich entwickelnde Embryo *(Blastocyst)* wandert durch die Tube in den Uterus. Einmal im Kontakt mit dem Endometrium wird der Blastocyst von einer äußeren Schicht, dem *Syncytiotrophoblasten* (vielkernige Masse ohne erkennbare Zellgrenzen) und einer inneren Schicht, dem *Cytotrophoblasten* (aus einzelnen Zellen bestehend) umgeben. Der Syncytiotrophoblast eröffnet das Endometrium und der Blastocyst gräbt sich darin ein *(Implantation);* dies erfolgt gewöhnlich an der Uterusrückwand. Dann entwickelt sich eine Placenta und der Trophoblast bleibt mit ihr verbunden.

Endokrine Umstellung in der Schwangerschaft (Chorion-Gonadotropin, Placenta-Oestrogen und -Progesteron)

Bei allen Säugern bleibt das Corpus luteum nach der Befruchtung bestehen und vergrößert sich unter dem stimulierenden Einfluß placentär gebildeten Gonadotropins; dieses wird beim Menschen *humanes Chorion-Gonadotropin (HCG)* genannt. Das vergrößerte *Corpus luteum graviditatis* sezerniert Oestrogen und Progesteron. Bei den meisten Species führt Entfernung der Ovarien während der Schwangerschaft zum Abortus; beim Menschen jedoch bildet die Placenta nach dem 3. Schwangerschaftsmonat genug Oestrogen und Progesteron aus maternalen und fetalen Vorstufen, um die Funktion des Corpus luteum zu übernehmen. Ovarektomie vor der 6. Woche führt daher zum Abort, während sie nach der 6. Woche ohne Einfluß auf die Schwangerschaft bleibt. Das Corpus luteum verringert nach der 8–10. Schwangerschaftswoche seine Aktivität fortschreitend, es bleibt aber während der ganzen Schwangerschaft bestehen. HCG-Sekretion vermindert sich nach dem initialen steilen Anstieg (Maximum 2. Schwangerschafts-Monat) mit fortschreitender Schwangerschaft, Oestrogen- und Progesteron-Sekretion steigen bis unmittelbar vor der Entbindung an (Abb. 23.32).

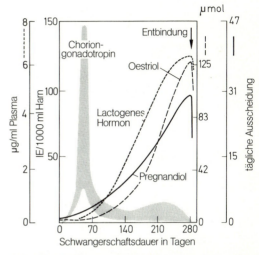

Abb. 23.32. Hormonausscheidung während normaler Schwangerschaft (Werte von verschiedenen Autoren)

Humanes Choriongonadotropin (HCG)

HCG ist ein Glykoprotein, das Galaktose und Hexosamin enthält. Ähnlich analogen hypophysären Glykoproteinhormonen besteht es aus einer α- und einer β-Untereinheit. Die α-Untereinheit des HCG ist der α-Untereinheit des LH und TSH sehr ähnlich, wenn nicht sogar mit ihr identisch. Das Molekulargewicht von HCG-α beträgt 18 000, das von HCG-β 28 000. HCG wirkt vorwiegend luteinisierend und luteotrop und besitzt nur geringe FSH-Aktivität. HCG wird mittels Radioimmunoassay quantitativ bestimmt und kann im Blut etwa ab dem 6. Tag, im Harn etwa ab dem 14. Tag nach der Konzeption nachgewiesen werden (Schwangerschafts-Test, Tabelle 23.7).

»Pregnant mare's«-Serum

Eine häufig verwendete Präparation von placentärem Gonadotropin wird aus dem Serum schwangerer Stuten *(pregnant mare's serum, PMS)* gewonnen; im Gegensatz zu HCG wirkt PMS vorwiegend follikelstimulierend mit relativ schwacher luteinisierender Wirkung.

Tabelle 23.7. Schwangerschaftstests (sämtliche Methoden basieren auf dem Nachweis von HCG im Harn während der ersten Schwangerschaftswochen)

Test	positives Ergebnis
Immunologisch (Agglutinationshemmung) Latex-Partikeln (Gravindex) Schaferythrocyten (Pregnosticon)	Agglutinationshemmung von Schaferythrocyten oder Latexpartikeln, die mit humanem Choriongonadotropin beladen sind infolge Bindung des HCG-Antikörpers an das im Harn der Schwangeren enthaltene HCG
historisch	
ASCHHEIM-ZONDEK	Ovulation bei unreifen Mäusen
FRIEDMAN	Ovulation beim Kaninchen
KUPFERMAN	Ovarielle Hyperämie bei unreifen Ratten
HOGBEN und verwandte Tests	Freisetzung von Spermien oder Eizellen bei verschiedenen Frosch- und Krötenarten

Andere Placentahormone

Zusätzlich zu HCG, Progesteron und Oestrogenen sezerniert die menschiche Placenta Renin, Relaxin und ein oder möglicherweise zwei Substanzen mit TSH-Aktivität. Sie bildet auch ein Proteinhormon mit lactogener und geringgradig das Wachstum stimulierender Wirkung; dieses Hormon wurde *chorionic growth hormon prolactin* (CGP) und *human placental lactogen* (HPL) genannt, wird aber heute als *human chorionic somato-mammotropin* (HCS) bezeichnet. Alle placentaren Protein-Hormone dürften im Syncytiotrophoblast gebildet werden.

Die Struktur von HCS ist der von STH sehr ähnlich und diese beiden Hormone sowie Prolactin dürften sich von einer gemeinsamen Vorstufe her entwickeln. HCS hat 2 Disulfidbrücken in der gleichen Stellung wie STH; HCS und STH enthalten 191 Aminosäuren, und 161 von diesen sind in beiden Hormonen identisch. Große Mengen HCS werden im mütterlichen Blut gefunden, während nur geringe Mengen den Fetus erreichen. Während der Schwangerschaft ist die Wachstumshormonsekretion in der mütterlichen Hypophyse nicht gesteigert und HCS dürfte wahrscheinlich die Wachstumshormonsekretion sogar hemmen. HCS besitzt die meisten Wirkungen des Wachstumshormon und dürfte als »*mütterliches Wachstumshormon der Schwangerschaft*« die Stickstoff-, Kalium- und Calcium-Retention sowie die verminderte Glucoseutilisation während der Schwangerschaft verursachen. Die Menge der HCS-Sekretion ist der Größe der Placenta proportional und niedrige HCS-Spiegel sind ein Zeichen für Placentainsuffizienz.

Feto-Placentare Einheit

Der Fetus und die Placenta wirken bei der Bildung von Steroidhormonen zusammen. Die Placenta synthetisiert Pregnenolon und Progesteron aus Acetat (AcCoA). Eine bestimmte Menge dieses Progesterons gelangt in die fetale Zirkulation und bildet das Substrat für die Bildung von Cortisol und Corticosteron durch die fetale Nebenniere. Auch etwas Pregnenolon gelangt in den Fetus und bildet gemeinsam mit dem von der fetalen Leber synthetisierten Pregnenolon das Ausgangsmaterial für die Synthese von Dehydroepiandrosteron (DHEA) und 16-Hydroxydehydroepiandrosteron (16-OH-DHEA) in der fetalen NN. Das Schwefelsäurekonjugat von 16-OH-DHEA gelangt dann wiederum zur Placenta zurück, wo es zu Androstendion und schließlich zu Oestrogenen umgewandelt wird, welche in die mütterliche Zirkulation gelangen; das hierbei vorwiegend gebildete Oestrogen ist *Oestriol*. Da fetales 16-OH-DHEA-Sulfat das hauptsächliche Ausgangsmaterial für Oestrogene ist, bildet die Oestriol-Ausscheidung im Harn der Schwangeren einen wichtigen informativen Parameter für den Zustand des Fetus.

Geburtsmechanismus

Die Schwangerschaft dauert beim Menschen im Durchschnitt 270 Tage von der Befruchtung an (vom ersten Tag der einer Konzeption vorangehenden Menses an gerechnet 284 Tage). Trotz intensiver Untersuchungen ist der wehenauslösende Mechanismus noch nicht geklärt.

Im letzten Schwangerschaftsmonat werden unregelmäßige Uterus-Kontraktionen häufiger. Das *Myometrium* wird in der Spätschwangerschaft zunehmend *empfindlicher für Ocytocin,* wahrscheinlich aufgrund einer Zunahme der Prostaglandine im Uterus. Sind die Wehen einmal eingeleitet, so führen Stimuli des Genitaltraktes zu reflektorischer Sekretion des Ocytocin (Kap. 14), was wiederum die *Uteruskontraktionen* verstärkt (Abb. 23.33). Frauen mit Diabetes insipidus haben normal geboren, ebenso Versuchstiere nach Abtragung des HHL. HHL-Entfernung allein beläßt jedoch einige Ocytocin-sezernierende Nervenendigungen im Hypophysenstiel funktionsfähig. Nach Hypothalamus-Läsionen, die wahrscheinlich zu einer wirksameren Blockade der Ocytocin-Sekretion führen, treten nur vereinzelte, verlängerte Wehen auf. Spinale Reflexe und willkürliche Kontraktion der Bauchmuskulatur unterstützen die Austreibung des Uterusinhaltes (Wehendruck s. Kap. 34).

tieren des Corpus luteum mit nachfolgend verzögerter Rückkehr zum normalen Cyclus *(Pseudoschwangerschaft).* Die Prolactin-Ausschüttung, die die Pseudoschwangerschaft aufrechterhält, ist offensichtlich eine neuro-endokrine Reflexantwort. Implantation einer Glasperle, eines Fadens oder anderer Fremdkörper in den Uterus ruft bei Nagern während der Pseudoschwangerschaft und bei Affen während der lutealen Phase des Cyclus eine lokale Endometrium-Reaktion *(Deciduom)* hervor; in ähnlicher Weise bildet sich der mütterliche Teil der Placenta nach Implantation eines sich entwickelnden Embryos. Der bei Nagern beobachtete Typ der Pseudoschwangerschaft kommt beim Menschen nicht vor; es gibt jedoch eine eingebildete Schwangerschaft *(Scheinschwangerschaft, Pseudocyese)* mit Amenorrhoe, Bauchvergrößerung, Brustveränderungen und Morgenübelkeit. Diese Symptomatik bei Fehlen einer Schwangerschaft zeigt, wie sehr das hormonale Geschehen durch emotionale Zustände beeinflußt werden kann.

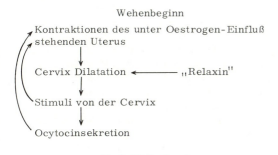

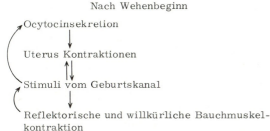

Abb. 23.33. Hypothetisches Schema der bei der menschlichen Geburt eingeschalteten Faktoren (modifiziert nach Cross. In: Recent Progress in the Endocrinology of Reproduction (C. W. Lloyd, Ed.). New York: Academic Press 1959)

Pseudoschwangerschaft

Bei Ratten, Mäusen und anderen Arten führen verschiedene Maßnahmen (steriler Coitus, Cervixreizung, Säugen eines fremden Wurfes) zu langdauernder Prolactin-Sekretion und Persis-

Tabelle 23.8. Zusammensetzung von Colostrum und Milch (bezogen auf 100 ml)

	menschl. Colostrum	menschl. Milch	Kuhmilch
Wasser, g	—	88	88
Lactose, g	5,3	6,8	5,0
Protein, g	2,7	1,2	3,3
Verhältnis Casein/ Lactalbumin	—	1 : 2	3 : 1
Fett, g	2,9	3,8	3,7
Linolen-Säure	—	8,3% d. Fettes	1,6% d. Fettes
Na, mg	92	15	58
Kalium, mg	55	55	138
Cl, mg	117	43	103
Calcium, mg	31	33	125
Magnesium, mg	4	4	12
Phosphor, mg	14	15	100
Eisen, mg	0,09a	0,15a	0,1a
Vit A, µg	89	53	34
Vit D, µg	—	0,03a	0,06a
Thiamin, µg	15	15	42
Riboflavin, µg	30	43	157
Nicotin-S., µg	75	172	85
Ascorbin-S., mg	4,4b	4,3b	1,6a
kJ (kcal)	—	284 (67)	286 (68)

Nach Findley, Lactation: Res. Reprod. 6, No 6, Nov 1974.
a unzureichende Quelle.
b gerade ausreichende Quelle.

Hormonelle Steuerung der Brustdrüse, Lactation

Entwicklung der Brustdrüse

Für die volle Entwicklung der Brustdrüse sind viele Hormone notwendig. Im allgemeinen ist *Oestrogen* hauptsächlich für die Proliferation der Brustdrüsenkanäle und *Progesteron* für die Entwicklung der Läppchen und Alveolen verantwortlich. Bei hypophysektomierten Ratten verstärken NN-Glucocorticoide und Wachstumshormon die Wirkung anderer Hormone auf die Brust.

Sekretion und Austreibung der Milch

Die Zusammensetzung der humanen Milch und der Milch verschiedener Haustiere ist sehr unterschiedlich (Tabelle 23.8).
Bei mit Oestrogen und Progesteron vorbehandelten Nagern führen Prolactin-Injektionen zur Bildung von Milchtropfen und deren Sekretion in die Ausführungsgänge. Ocytocin verursacht Kontraktion der myoepithelialen Zellen, welche die Milchgänge auskleiden, und Austreibung der Milch durch die Brustwarze (Abb. 23.34). Die durch Berührung der Brustwarzen und Areolen ausgelöste reflektorische Ocytocin-Ausschüttung *(Milchaustreibungsreflex)* wird in Kap. 14 beschrieben. Bei manchen Arten ist Ocytocin für die Milchaustreibung nicht notwendig, wohl aber beim Menschen. Die anderen hormonellen Wechselwirkungen sind beim Menschen im allgemeinen denen der Ratte ähnlich; normale Brustentwicklung und Lactation ist auch bei Zwergen mit kongenitalem Wachstumshormon-Mangel möglich.

Auslösung der Lactation nach der Entbindung

Während der Schwangerschaft vergrößern sich die Brüste durch die hohen Oestrogen- und Progesteronspiegel; bereits im 5. Monat wird Milch in geringen Mengen in die Ausführungsgänge sezerniert. Milch-Sekretion folgt auch u. U. einem Abortus nach dem 4. Monat, falls die Austreibung des Uterusinhaltes die Milch-Sekretion genügend stimuliert. Bei Tieren wird Milch bereits eine Stunde nach der Entbindung sezerniert, beim Menschen dauert es aber 1 bis 3 Tage, bis die Milch »einschießt«.
Der die Lactation einleitende Mechanismus ist noch keineswegs klargestellt. Die Prolactin-Sekretion steigt während der Schwangerschaft kontinuierlich an und bleibt etwa 1 Woche nach der Geburt hoch. Offensichtlich ist der Progesteronspiegel bei gleichzeitiger Anwesenheit von Oestrogen ausreichend, um die Prolactin-Wirkung auf die Brust zu hemmen. Wenn der Plasma-Progesteronspiegel nach der Entbindung abfällt, besteht auch diese Hemmung nicht mehr.
Vielleicht spielt aber auch der Streß der Entbindung und der damit verbundene Glucocorticoidanstieg eine Rolle. Saugen ruft nicht nur reflektorisch Ocytocin-Ausschüttung und dadurch Milchaustreibung hervor, es vermehrt auch die Sekretion der Milch und hält diese aufrecht, da afferente Impulse von der Brust wahrscheinlich Prolactin-Sekretion auslösen.

Wiederauftreten des Cyclus nach der Entbindung

Nichtstillende Mütter haben ihre erste Menstruationsblutung meist 6 Wochen nach der Entbindung. Stillen fördert Prolactin-Sekretion und Prolactin dürfte die Wirkung von Gonadoliberin (LRH) auf die Hypophyse und/oder der Gonadotropine auf die Gonaden hemmen. Die Ovulation wird gehemmt und die Ovarien sind inaktiv, so daß die Oestrogen- und Progesteronspiegel niedrig sind. Bei 50% stillender Mütter unterbleibt die Ovulation bis zum Abstillen.
Selten bestehen Lactation *(Galaktorrhoe)* und Amenorrhoe bei Frauen weiter, die nach der Entbindung nicht stillen *(Chiari-Frommel-Syndrom);* dies kann mit Atrophie des Genitales einhergehen und ist Folge persistierender Prolactin-Sekretion ohne die für Follikelreifung und Ovulation erforderliche FSH- und LH-Sekretion. Eine ähnliche Kombination von Galaktorrhoe und Amenorrhoe wird manchmal bei nichtschwangeren Frauen mit chromophoben Hypophysen-Tumoren bzw. bei Patientinnen beobachtet, deren Hypophysenstiel bei Carcinomtherapie reseziert wurde.

Gynäkomastie

Entwicklung der Brustdrüse beim Mann *(Gynäkomastie)* kann einseitig, häufiger beidseitig auftreten. Bei 70% normaler Knaben wird sie passager und in geringem Ausmaß zur Zeit der Pubertät beobachtet. Sie tritt als Komplikation der Oestrogen-Therapie sowie bei Patienten mit Oestrogen-sezernierenden Tumoren auf. Ferner kommt Gynäkomastie bei verschiedenen, anscheinend unzusammenhängenden Erkrankungen vor, so z. B. bei primär testikulär beding-

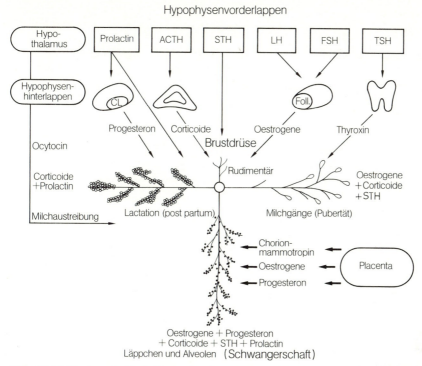

Abb. 23.34. Hormonelle Beeinflussung der Brustentwicklung und der Lactation bei der Long-Evans Ratte. Oestrogene (gemeinsam mit etwas Progesteron) verursachen in Anwesenheit von Corticoiden und Wachstumshormon Proliferation der Milchgänge und Wachstum in der Pubertät (rechts). In der Schwangerschaft führen diese Hormone gemeinsam mit Prolactin zur Entwicklung der Alveolen und geringer Milchsekretion (unten). Nach der Entbindung kommt es durch Zunahme der Prolactinsekretion und Abnahme des Oestrogen- und Progesteron-Spiegels zu reichlicher Sekretion und in Anwesenheit von Ocytocin zur Austreibung der Milch. Chorionmammotropin ist das wahrscheinlich in der Placenta gebildete Lactogene Hormon der Ratte. STH, Wachstumshormon; CL, Corpus luteum; Foll., Follikel (nach Lyons and others: Hormonal control of mammary growth and lactation. Rec. Prog. Horm. Res. **14,** 219 (1958))

tem Eunuchoidismus, bei Hyper- und Hypothyreoidismus und bei Lebercirrhose, ferner bei manchen Patienten mit Herzinsuffizienz zu Beginn der Digitalisierung; sie wurde auch bei unterernährten Gefangenen beobachtet, als diese nach Entlassung wieder normal ernährt wurden. Wahrscheinlich gibt es verschiedene Ätiologien der Gynäkomastie.

Sexualhormone und Mamma-Carcinome

Etwa 35% der Mamma-Carcinome bei Frauen im gebärfähigen Alter sind *oestrogenabhängig*. Ihr Wachstum hängt von der Anwesenheit von Oestrogen in der Zirkulation ab, sie werden durch Schwangerschaft verschlechtert und durch Kastration gehemmt. Durch verminderte Oestrogen-Sekretion werden diese Tumoren zwar nicht zerstört, die Symptome werden aber drastisch gebessert und der Tumor bildet sich für Monate oder Jahre zurück. Bei oestrogenabhängigen Tumoren treten nach Ovarektomie oft Remissionen auf, ebenso nach doppelseitiger Adrenalektomie bzw. Unterdrückung der ACTH-Sekretion mittels Glucocorticoiden (Ausschaltung der Oestrogen-Sekretion der NN), wenn der Erfolg der Ovarektomie ungenügend war. Da Hypophysektomie die Oestrogen-Sekretion der Ovarien wie der NN hemmt, wird diese Operation oft durchgeführt. Die dadurch erzielten Remissionen entsprechen mindestens den durch Kastration erreichten; u. U. dürfte auch STH und Prolactin zum Wachstum von Mamma-Carcinom beitragen und Hypophysektomie schaltet diese Beeinflussung aus. Hypophysektomie führt auch zur Remission beim Mamma-Carcinom des Mannes. Manche Carcinome der Prostata sind *Androgen-abhängig* und werden oft durch Kastration oder Hypophysektomie gebessert. Über Hypophysen-Tumoren nach Entfernung endokriner Drüsen, die durch HVL-Hormone gesteuert werden. s. Kap. 22.

Kapitel 24
Endokrine Funktionen von Niere (Renin, renaler erythropoetischer Faktor, Erythropoetin) und Epiphyse

Die seit langem bekannten Organe mit endokriner Funktion sind Hypophyse, Thyreoidea, Parathyreoidea, Pankreas, Nebennierenrinde, Nebennierenmark und Gonaden. Dazu kommen celluläre Strukturen mit endokrinen Leistungen: (1) *Zellen im Hypothalamus* (Bildung von Liberinen und Statinen, bzw. Releasing- und Inhibiting-Hormonen, Kap. 14), (2) *Zellen des Magen-Darm-Traktes* (Bildung von Gewebehormonen, Kap. 26), (3) Thymus (Bildung von Hormonen für Lymphocyten-Differenzierung, Kap. 27), (4) Niere (Produktion von 2 Hormonen) und (5) Epiphyse (wahrscheinlich ebenfalls Träger einer endokrinen Funktion).

Endokrine Funktionen der Niere: Renin und Erythropoetin

Renin, Angiotensin

Renin, ein von der Niere sezerniertes proteolytisches Enzym, bewirkt indirekt Blutdruckanstieg. Bis jetzt sind nur unreine Reninpräparationen verfügbar; offensichtlich enthalten die Nieren einen relativ inaktiven Precursor (Mol. Gew. ~60,000, *Prorenin*, »big renin«), der in eine aktive Form mit einem Molekulargewicht von 40,000 umgewandelt wird und dessen Halbwertzeit bei Hunden 80 Minuten beträgt. Im

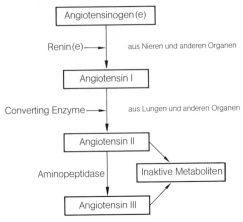

Abb. 24.1. Bildung und Stoffwechsel von Angiotensin

Blutstrom wirkt Renin auf ein α_2-Globulin (*Angiotensinogen = Reninsubstrat*, in der Leber synthetisiert) und setzt daraus das Decapeptid *Angiotensin I* (Abb. 24.1) frei. Der Angiotensinogenspiegel wird durch Glucocorticoidhormone oder Oestrogene erhöht. Es gibt Hinweise dafür, daß die oestrogenstimulierte Leber mehr als ein Reninsubstrat sezerniert. Ein vorwiegend in der Lunge lokalisiertes Enzym (»*converting enzyme*«, eine Dipeptidyl-Carboxypeptidase) spaltet zwei C-terminale Aminosäuren vom inaktiven Angiotensin I ab und das Octapeptid *Angiotensin II* (Abb. 24.2) entsteht; »converting

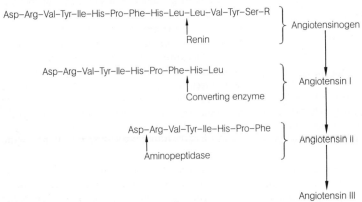

Abb. 24.2. Struktur von Angiotensin I, II und III; R = Proteinrest. Die gezeigte Struktur entspricht der von Angiotensin II bei Mensch, Schwein und Pferd. Angiotensin II vom Rind hat Val in Position 5

enzyme« kommt allerdings auch im Blut, Nieren und anderen Organen vor.

Angiotensin II wird rasch abgebaut (Halbwertzeit beim Menschen 1 bis 2 Minuten); Angiotensin II abbauende Enzyme werden unter der Bezeichnung *Angiotensinasen* zusammengefaßt. Hierzu zählt eine Aminopeptidase, welche Asparaginsäure vom N-terminalen Ende des Peptides abspaltet; das so entstehende Heptapeptid hat — im Gegensatz zu den anderen Fragmenten — eine physiologische Wirkung (*Angiotensin III*, s. unten). Angiotensinase-Aktivität kann in Erythrocyten und vielen anderen Geweben nachgewiesen werden. Zusätzlich dürfte Angiotensin II durch einen »Abfang-Mechanismus«, »trapping« im Gefäßbett anderer Organe als der Lunge aus der Zirkulation entfernt werden.

Die quantitative Renin-Bestimmung erfolgt üblicherweise indirekt über die Bildung von Angiotensin I; der Plasmaspiegel bei normaler Natriumzufuhr entspricht der Plasma-Reninspiegel im Liegen der Bildung von etwa 1 ng Angiotensin I pro ml und Stunde. Die Angiotensin II-Konzentration im Plasma solcher Personen beträgt dann etwa 25 pg/ml.

Angiotensin-Wirkungen

Angiotensin I dürfte ausschließlich als Angiotensin II-Precursor dienen und besitzt keine anderen physiologischen Wirkungen.

Angiotensin II (Hypertonin, Angiotonin) verursacht Konstriktion von Arteriolen und einen Anstieg des systolischen und diastolischen Blutdruckes. Es ist der stärkste bekannte Vasoconstrictor (Abb. 24.3, auf Gewichtsbasis etwa 4–8mal stärker wirksam als Nor-Adrenalin bei Normalpersonen). Seine pressorische Aktivität ist jedoch bei Patienten mit Natriumverarmung, Lebercirrhose und einigen anderen Erkrankungen vermindert. Bei Salzverarmung ist das ECF-Volumen vermindert und die Arteriolen sind aufgrund des hohen Spiegels endogenen Angiotensins bereits kontrahiert (s. unten); aus diesem Grund sind viele der Angiotensin II-Receptoren bereits besetzt und weniger für exogen zugeführtes Angiotensin II verfügbar.

Angiotensin II wirkt auch direkt auf die NNR und führt zu einer gesteigerten Aldosteronsekretion (Kap. 20). Weiter dürfte Angiotensin II an peripheren adrenergen Neuronen im Sinne einer Erleichterung der Catecholamin-Synthese und -Freisetzung wirken und so die sympathische Funktion modulieren. Angiotensin II wirkt

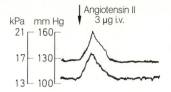
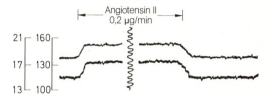
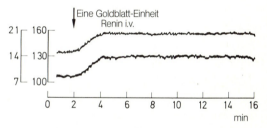

Abb. 24.3. Blutdruckreaktion auf intravenöse Injektionen von Renin und Angiotensin II beim anaesthesierten Hund

ferner auf die Area postrema im Sinne einer Blutdrucksteigerung, vielleicht durch Verringerung des Vagotonus und dadurch bedingte Steigerung des Herz-Minuten-Volumens; die physiologische Bedeutung dieser Wirkung ist jedoch unklar. Weiters wirkt Angiotensin II auf das *subfornicale Organ* und steigert Wasseraufnahme sowie Vasopressinsekretion (Beeinflussung des Wasserhaushaltes, Kap. 14).

Angiotensin III (Des-Asp-Angiotensin II) hat etwa 40% der pressorischen Aktivität von Angiotensin II und eine zumindest gleich starke Wirkung auf die Aldosteronsekretion wie Angiotensin II. Angiotensin III könnte daher das normalerweise Aldosteronsekretion-steigernde Peptid sein, während Angiotensin II ein Blutdruck-regulierendes Peptid wäre. Tatsächlich enthalten die Nebennieren beträchtliche Mengen der Aminopeptidase, welche Angiotensin II in Angiotensin III umwandelt. Diese Hypothese über die Angiotensin-Funktion ist jedoch noch nicht ausreichend bewiesen.

Andere Angiotensin-bildende Enzyme, »Isorenine«

Zusätzlich zu Renin können andere saure Proteasen im Körper Angiotensin I aus Angiotensinogen abspalten. Reninartige Enzyme wurden aus Uterus, Placenta, Eihäuten, Amnionflüssigkeit, Nebennieren, Hypophyse, Blutgefäßen und Gehirn extrahiert. Bei Mäusen kommt ferner ein reninartiges Enzym in den submaxillären Speicheldrüsen vor; möglicherweise unterscheiden sich diese Enzyme vom Renin renalen Ursprungs. Die physiologische Rolle sowie die Struktur dieser *Isorenine* oder Angiotensin-bildenden Enzyme ist nicht aufgeklärt. Sie dürften allerdings nur wenig zur Reninaktivität im Blut beitragen, da nach Nephrektomie der Reninspiegel im Plasma auf nahezu Null abfällt.

Juxtaglomerulärer Apparat

Die Quelle von Renin in Nierenextrakten sind die *juxtaglomerulären Zellen* (JG-Zellen). Diese epitheloiden Zellen liegen in der Media der afferenten Arteriolen an der Stelle ihres Eintritts in die Glomerula. Sie enthalten von Membran umhüllte Sekretgranula, die aus Renin bestehen; wo die afferente Arteriole in das Glomerulum eintritt und die efferente dieses verläßt, berührt der Tubulus die Arteriole und das Glomerulum des Nephrons, aus dem er stammt. An diesem Punkt, wo auch der distale Tubulus contortus beginnt, befindet sich eine Region mit modifizierten Tubulus-Zellen *(Macula densa,* Abb. 24.4). Die Macula densa steht in engster Beziehung zu den JG-Zellen und auch im benachbarten Bindegewebe befinden sich einige *granuläre Zellen*; zusammen mit den JG-Zellen und der Macula densa bilden diese Zellen den *juxtaglomerulären Apparat.*

Regulation der Renin-Sekretion

Tabelle 24.1. Einflüsse welche die Renin-Sekretion steigern

Natriumverarmung
Diuretika
Hypotension
Blutverlust
Stehen
Dehydratation
Constriktion der Nierenarterie oder der Aorta
Herzfehler
Lebercirrhose

Die Reninsekretion wird durch Faktoren gesteigert, welche das ECF-Volumen vermindern, den Blutdruck senken, bzw. die Sympathicus-Aktivität erhöhen (Tabelle 24.1), wobei mindestens 5 verschiedene Regelmechanismen beteiligt sind (Abb. 24.5).
Der intrarenale Baroreceptoren-Mechanismus löst gesteigerte Reninsekretion aus, wenn der intraarteriolare Druck im Bereich der JG-Zellen abnimmt und umgekehrt; hier könnten die JG-Zellen selbst der Receptor sein und die

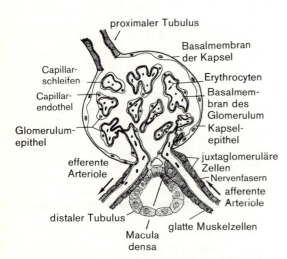

Abb. 24.4. Schema eines Glomerulum mit juxtaglomerulärem Apparat (aus HAMM: Histology, 5th Ed. Philadelphia: Lippincott 1965)

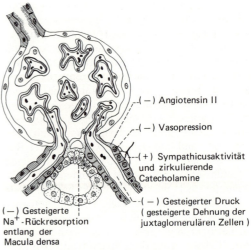

Abb. 24.5. Faktoren welche die Reninsekretion hemmen ($-$) oder steigern ($+$)

Reninsekretion wäre ihrem Dehnungsgrad indirekt proportional. Ein anderer »Sensor«, der an der Steuerung der Reninsekretion beteiligt ist, ist die Macula densa. Es ist nicht völlig geklärt, was dort »registriert« wird; offenbar ist die Renin-Sekretion indirekt proportional dem Na^+-, vielleicht dem Cl^--Transport in diesem Teil des distalen Tubulus. Die Transport-Rate ist dabei nicht allein vom Transport-Mechanismus in den Macula densa-Zellen »Pumpe« abhängig, sondern auch von der Elektrolyt-Menge, welche die Macula densa erreicht. Aus diesem Grund ist vermindertes Angebot von Na^+ und Cl^- an den distalen Tubulus mit gesteigerter Reninsekretion verbunden. Die Reninsekretion ist aber auch dem Plasma-K^+-Spiegel umgekehrt proportional, wobei dieser Kalium-Effekt allerdings durch die K^+-bedingte Änderung der Na^+-Förderung durch die »Pumpe« bedingt sein dürfte. Weiter koppelt Angiotensin II im Sinne einer Hemmung der Reninsekretion direkt auf die JG-Zellen zurück und auch Vasopressin-ADH hemmt die Reninsekretion. Wahrscheinlich steigern Prostaglandine der E-Serie die Reninsekretion durch direkte Wirkung auf die JG-Zellen und schließlich führt auch eine gesteigerte Sympathicusaktivität zu einer gesteigerten Reninsekretion, wobei dieser Anstieg sowohl durch erhöhte Menge circulierender Catecholamine, wie auch über die sympathischen Nerven der Niere vermittelt wird. Die sympathischen Effekte auf die Reninsekretion werden über β-adrenerge Receptoren vermittelt. Diese Effekte sind direkt und werden durch Adenylcyclase und cAMP in den juxtaglomerulären Zellen bewirkt. Zu einem bestimmten Zeitpunkt resultiert die Reninsekretion offensichtlich aus der Kombination der verschiedenen regulierenden Einflüsse.

An der Regulation der Reninsekretion dürfte auch das *Urokallikrein* beteiligt sein. Urokallikrein wird bei gesteigertem Perfusionsdruck der Nierengefäße vermehrt aus dem Nierengewebe freigesetzt und das durch Urokallikrein gebildete Kinin dürfte die Prostaglandin-E-Bildung beeinflussen.

Rolle von Renin bei Hochdruck

Constriction einer Nierenarterie verursacht dauernden Hochdruck *(renaler Hochdruck, Goldblatt-Hochdruck)*. Es wurde häufig angenommen, daß dieser Hochdruck durch eine vermehrte Reninsekretion bedingt ist. Wenn die Hypertension noch nicht allzulange bestanden hat, wird sie durch Entfernung der ischämischen Niere beseitigt.

Manche Patienten mit einseitiger Nierenarterienstenose haben hohe Renin- und Angiotensin-Blutspiegel, Hypokaliämie und hohe Aldosteron-Sekretionsraten (Kap. 20). Bei den meisten Fällen von renalem Hochdruck findet man jedoch keine hohen Aldosteron-Spiegel und auch hohe Renin- oder Angiotensin-Konzentrationen konnten im Kreislauf nicht nachgewiesen werden. Wahrscheinlich ist nach Verengung einer Nierenarterie die Reninsekretion nur passagär gesteigert, normalisiert sich nach einem Tag bis mehreren Wochen wieder, während ein anderer renaler Mechanismus den Hochdruck aufrecht erhält. Die Niere enthält tatsächlich Stoffe mit blutdrucksenkender Wirkung (Prostaglandine?; Kap. 33); es ist daher denkbar, daß deren verminderte Sekretion hier bedeutsam ist. Es ist jedoch noch immer unklar, ob Prostaglandine aus der Niere in die Zirkulation gelangen.

Bei idiopathischer Hyperplasie des juxtaglomerulären Apparates *(Bartter's Syndrom)* besteht zwar persistierende Hypokaliämie, gesteigerte Aldosteron-Sekretion und hoher Angiotensin II-Blutspiegel, jedoch normaler Blutdruck. Renin trägt durch Rückkopplung über Regulation der Aldosteron-Sekretion zur Aufrechterhaltung des ECF-Volumens bei (Kap. 20). Hohe Reninsekretion ist offensichtlich für die erhöhte Aldosteron-Sekretion *(sekundärer Hyperaldosteronismus)* verantwortlich, die man bei manchen normotonen Patienten mit Leber-Cirrhose und Nephrose sieht.

Renaler erythropoetischer Faktor (REF), Erythropoetin

Blutverlust oder Hypoxie fördern im Tierexperiment Hämoglobin-Synthese sowie Produktion und Ausschüttung von Erythrocyten aus dem Knochenmark (Erythropoese, Kap. 27); nach Vermehrung der Erythrocyten durch Transfusion sinkt die erythropoetische Knochenmarksaktivität. Diese Anpassung erfolgt über Konzentrationsänderungen des zirkulierenden *Erythropoetin* (Glykoprotein, Mol.-Gew. etwa 23.000); dieses stimuliert Umwandlung unipotenter erythropoetin-sensitiver Stammzellen im Knochenmark in Proerythroblasten (Abb. 27.2). Die Erythropoetin-Wirkung erfolgt offensichtlich über Förderung der mRNA-Synthese. Anti-Erythropoetin-Antikörper führen zu Anämie; das Hormon ist also zur Aufrechterhaltung der normalen Erythropoese notwendig.

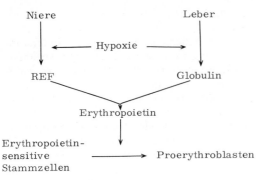

Abb. 24.6. Schema des hypothetischen Erythropoietin-Bildungs-Mechanismus (nach GORDON et al.: The kidney and erythropoiesis. Sem. Hematol. **4**, 337–358 (1967))

Erythropoetin entsteht durch Wirkung einer von der Niere sezernierten Substanz auf ein Plasmaglobulin (Abb. 24.6); diese Substanz — *renaler erythropoetischer Faktor (REF)* oder *Erythrogenin* — wird unter Einfluß von Hypoxie, Kobaltsalzen und Androgenen vermehrt gebildet und die Sekretion wird durch Alkalose, wie sie in großen Höhen entsteht, erleichtert. In Analogie zu Renin wird die Sekretion von REF durch Catecholamine über einen β-Receptoren-Mechanismus gesteigert.

Beim Hund entsteht REF nur in der Niere, beim Menschen kann jedoch etwas Erythropoetin auch bei fehlenden Nieren gebildet werden. Die *Synthese des Globulins,* das dem REF als Substrat dient, erfolgt offensichtlich in der *Leber* und dürfte durch Hypoxie gesteigert werden. Die Enzymwirkung des REF auf dieses Globulin ist derjenigen des Renin auf Angiotensinogen ähnlich. Hauptsitz der Erythropoetin-Inaktivierung ist die Leber (Halbwertzeit etwa 5 Stunden). Der durch Erythropoetin ausgelöste Anstieg der Erythrocytenzahl tritt nach 2 bis 3 Tagen — entsprechend der langsamen Reifung der Erythrocyten — ein.

Der Receptor für P_{O_2}-Veränderungen ist unbekannt; REF wird vielleicht von juxtaglomerulären Zellen, eher aber von Zellen im Glomerulum gebildet. Androgene erhöhen die Zahl der Erythropoetin-sensitiven Zellen im Knochenmark. Jedenfalls handelt es sich beim *REF-Erythropoetin-System* und *Renin-Angiotensin-System* um *verschiedene Systeme;* Angiotensin II wirkt nicht erythropoetisch und Erythropoetin hat keinen Einfluß auf Blutdruck oder Aldosteron-Sekretion.

Hypophysektomierte Tiere werden anämisch, Hypophysen-Extrakte regen die Bildung der Erythrocyten an; Hypophysektomie blockiert jedoch nicht die erytropoetische Antwort auf Hämorrhagie oder Hypoxie. Glucocorticoide und Thyroxin stimulieren die Erythropoese; der erythropoetische Effekt der Hypophysenextrakte mag daher z. T. durch deren ACTH- und TSH-Gehalt bedingt sein. Vielleicht wirkt aber auch LH durch Steigerung der Testosteron-Sekretion Erythropoese-steigernd, da Androgene die REF-Sekretion erhöhen, während Oestrogene die Erythropoese hemmen. Dieser Effekt der Oestrogene wird durch Nephrektomie nicht beseitigt, er mag z. T. Folge einer durch Oestrogen bewirkten Synthesehemmung des Globulinsubstrates für REF in der Leber sein.

Epiphyse (Glandula pinealis)

Anatomie der Epiphyse

Die *Epiphyse (Zirbeldrüse),* ein Fortsatz des Daches des III. Ventrikels unter dem Hinterende des Corpus callosum, ist durch einen Stiel mit der Comissura posterior und Comissura habenularum verbunden (Abb. 24.7); im Stiel verlaufen Nervenfasern, in der Epiphyse selbst sind jedoch nur wenige Nervenzellen vorhanden. Das Stroma enthält Neuroglia und Zellen mit Merkmalen sekretorischer Funktion. Bei jungen Tieren und Säuglingen ist die Epiphyse groß und ihre Zellen zeigen Tendenz zu alveolärer Anordnung; vor der Pubertät beginnt sie sich zurückzubilden und beim Menschen kommt es zur Einlagerung kleiner Calcium- und Magnesium-phosphat- bzw. -carbonatkonkremente *(Hirnsand)* in die Epiphyse. Da die Konkremente strahlendicht sind, ist die normale Epiphyse auf Röntgenbildern des Schädels Erwachsener oft sichtbar; ihre Verschiebung aus der normalen

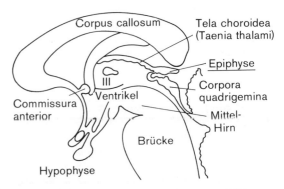

Abb. 24.7. Sagittalschnitt durch einen menschlichen Hirnstamm, der die Lage der Zirbeldrüse zeigt

Lage weist auf einen raumfordernden Prozeß im Gehirn (z.B. Tumor) hin.

Die Epiphyse nimmt (wie Area postrema und HHL) Kontrastmittel und andere Substanzen rascher auf als das übrige Gehirn; sie liegt »außerhalb der Blut-Hirn-Schranke« (Kap. 32); sie hat einen hohen Noradrenalin- und Serotoningehalt sowie einen hohen Phosphorumsatz.

Funktion der Epiphyse, Melatonin

Verschiedentlich wurde die Epiphyse nur als rudimentäres Organ angesehen.

Möglicherweise besitzt sie eine Funktion bei der Hemmung des Pubertätsbeginnes (Kap. 23). Vielleicht enthält sie ein Gonadotropin-hemmendes Peptid. Derzeit konzentriert sich die Forschung auf den Indol-Stoffwechsel der Epiphyse.

Die Epiphyse enthält N-Acetyl-5-methoxytryptamin *(Melatonin)*, das bei niederen Vertebraten, welche Melanophoren (Kap. 22) besitzen — auf die Haut gebracht — zu einer Pigmentverschiebung führt. Melatonin und die für seine Bildung aus Serotonin (N-Acetylierung und 5-Methylierung) verantwortlichen Enzyme konnten aus Epiphysengeweben von Säugern isoliert werden (Abb. 24.8). Es zeigte sich ferner in Versuchen an Ratten, daß die Aktivität der N-Acetyltransferase und der Hydroxyindol-O-Methyl-Transferase (HIOMT, Enzym für den letzten Schritt der Melatoninsynthese in der Epiphyse; Abb. 24.8) erhöht war, wenn die Tiere im Dunklen gehalten wurden.

Bei höheren Vertebraten mit einer ausgeprägten *photoperiodischen Regelung* dürften die sympathischen Fasern zur Epiphyse (Nn. conarii) über einen β-adrenergen Mechanismus diesen *circadianen Rhythmus* der Aktivität der N-Acetyltransferase, welche die Bildung von N-Acetyl-5-hydroxytryptamin in der Epiphyse katalysiert, steuern. Die Entladung der sympathischen Nerven wird dabei durch den Licht-Dunkel-Cyclus über die retinohypothalamischen Nerven und suprachiasmatische Kerne (Kap. 14) beeinflußt. Melatonin kann mittels Radioimmunoassays in der Zirkulation bestimmt werden und sowohl bei Versuchstieren wie auch beim Menschen wurde im Dunkeln eine hohe Konzentration von Melatonin gefunden, die bei Belichtung der Augen steil abfiel. Bei Säugern konnte bis jetzt allerdings keine spezielle Melatoninfunktion nachgewiesen werden.

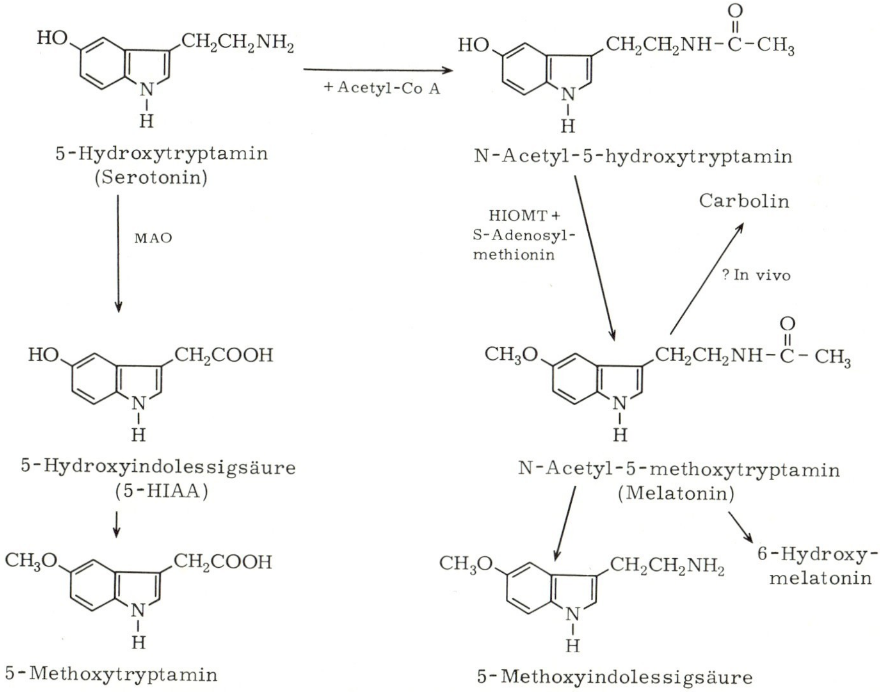

Abb. 24.8. Bildung und Stoffwechsel von Melatonin. HIOMT, Hydroxyindol-O-Methyl-Transferase; MAO, Monoaminooxidase. Der Schritt vom Serotonin zum N-Acetyl-5-Hydroxytryptamin wird durch die N-Acetyltransferase katalysiert

Literatur

DE LUCA, H. F.: The kidney as an endocrine organ for the production of 1,25 dihydroxyvitamin D, a calcium-mobilizing hormone. New Engl. J. Med. **289**, 359 (1973).

DONOVAN, B. T., VAN DER WERFF TEN BOSCH, J. J.: Physiology of Puberty. Baltimore: Williams & Wilkins 1965.

VON EULER, U. S., ELIASSON, R.: Prostaglandins. New York: Acedemic Press 1968.

FELIG, P.: Diabetic ketoacidosis. New Engl. J. Med. **290**, 1360 (1974).

FUCHS, F., KLOPPER, A. I. (Eds.): Endocrinology of Pregnancy. New York: Harper 1970.

GANONG, W. F., ALPERT, L. C., LEE, T. C.: ACTH and the regulation of adrenocortical secretion. New Engl. J. Med. **290**, 1006 (1974).

GANONG, W. F., MARTININ, L.: Frontiers in Neuroendocrinology, 1973. Oxford Univ. Press 1973.

HARPER, H. A.: Review of Physiological Chemistry, 15th Ed. Los Alamos: Lange 1975.

HAVEL, R. J.: Caloric homeostasis in health and disease. New Engl. J. Med. **287**, 1186 (1972).

HERSHMAN, J. M., PITTMAN, J. A., Jr.: Control of thyrotropin secretion in man. New Engl. J. Med. **285**, 997 (1971).

JACKSON, R. L., GOTTO, A. M. Jr.: Phospholipids in biology and medicine. New Engl. J. Med. **290**, 24 (1974).

KARLSON, P.: Biochemie, 7. Aufl. Stuttgart: Thieme 1970.

LENZ, W.: Medizinische Genetik. Grundlagen, Ergebnisse und Probleme. 2. Aufl. Stuttgart: Thieme 1970.

LIDDLE, G. W., HARDMAN, J. G.: Cyclic adenosine monophosphate as a mediator of hormone action. New Engl. J. Med. **285**, 560 (1971).

MARTIN, J. B.: Neural regulation of growth hormone secretion. New Engl. J. Med. **288**, 1384 (1973).

MARTINI, L., GANONG, W. F. (Eds.): Frontiers in Neuroendocrinology, Vol. 4. New York Raven Press. In press.

MELBY, J. C.: Assessment of adrenocortical function. New Engl. J. Med. **285**, 735 (1971).

PEART, W. S.: Renin-angiotensin system. New Engl. J. Med. **292**, 302 (1975).

SHABIDI, N. T.: Androgens and erythropoiesis. New Engl. J. Med. **289**, 72 (1973).

SHERWOOD, L. M.: Human prolactin. New Engl. J. Med. **284**, 774 (1971).

STEINBRGER, E.: Hormonal control of mammalian spermatogenesis. Physiol. Rev. 51, 1 (1971).

STERN, C.: Principles of Human Genetics, 3rd Ed. Freeman 1973.

SUTHERLAND, E. W.: Studies on the mechanism of hormone action. Science **177**, 401 (1972).

VAN WYK, J. J.: The somatomedins. Amer. J. Dis. Child. **126**, 705 (1973).

WILLIAMS, R. H. (Ed.): Textbook of Endocrinology, 4th Ed. Philadelphia: Saunders 1968.

WOOD, S. C., PORTE, D., Jr.: Neural control of the endocrine pancreas. Physiol. Rev. **54**, 596 (1974).

WURTMAN, R. J., AXELROD, J., KELLY, D. E.: The Pineal. New York: Academic Press 1968.

Symposium: Control of human fertility. Brit. med. Bull. **26**, 1 (1970).

Symposium: Control of ovulation. Fed. Proc. **29**, 1874 (1970).

Symposium: Cyclic AMP and cell function. Ann. N. Y. Acad. Sci. **185**, 5 (1971).

Symposium: Erythropoietin: Pharmacology, biogenesis and control of production. Pharmacol. Rev. **24**, 459 (1972).

Symposium: Storage polyglucosides. Ann. N. Y. Acad. Sci. **210**, 5 (1973).

Symposium: Thymic factors in immunity. Ann. N. Y. Acad. Sci. In press 1975.

Teil IV

Gastrointestinale Funktionen

Kapitel 25. Verdauung und Resorption
Kapitel 26. Gastrointestinale Motilität und Sekretion

Kapitel 25
Verdauung und Resorption

Das gastrointestinale System ist die Pforte, durch die Nährstoffe, Vitamine, Mineralstoffe und Flüssigkeiten in den Organismus aufgenommen werden. Vor allem im Dünndarm werden Eiweißkörper, Fette und hochmolekulare Kohlenhydrate in ihre resorbierbaren Bruchstücke aufgespalten (verdaut). Unter Resorption versteht man die Aufnahme der Verdauungsendprodukte sowie von Vitaminen, Mineralstoffen und Flüssigkeiten durch die Intestinalschleimhaut hindurch in Lymphe bzw. Blut.

Die Verdauung der Hauptnährstoffe ist ein geordnet ablaufender Vorgang unter Mitwirkung einer großen Zahl von Verdauungsenzymen (Tabelle 25.1); diese werden von Speicheldrüsen, Magen- und Darmschleimhaut sowie dem exokrinen Anteil des Pankreas produziert. Die Wirkung der Enzyme wird durch die Salzsäure des Magens, bzw. die von der Leber produzierte Galle unterstützt. Durch Diffusion, nichtionale Diffusion, geförderte Diffusion, Lösungsmittel-Sog (»solvent drag«), Pinocytose und aktiven Transport gelangen die verschiedenen Substanzen aus dem Darmlumen in den Kreislauf (Transport-Mechanismen, Kap. 1). Die Jejunum-Zellen des Menschen verhalten sich so, als ob sie Poren mit einem Durchmesser von 0,75 nm hätten, während der »Porendurchmesser« der Ileumzellen 0,35 nm entsprechen würde.

Verdauung und Resorption der Kohlenhydrate

Verdauung der Kohlenhydrate

Die in der Nahrung enthaltenen Kohlenhydrate sind im wesentlichen Mono-, Di- und Polysaccharide. Hauptvertreter der *Polysaccharide* sind *Stärke* und deren Derivate. Im *Amylopectin* (80 bis 90% der Nahrungsstärke) liegt die Glucose vorwiegend in langen 1,4-α-glykosidisch verknüpften Ketten vor, wobei sie jedoch auch 1,6-verknüpfte Zweigketten bildet (Abb. 17.16); ähnlich, aber stärker verzweigt ist *Glykogen*. In der *Amylose* ist die 1,4-verknüpfte Glucose-Kette unverzweigt. Neben den *Disacchariden Lactose* (Milchzucker) und *Saccharose* (Rohrzucker) und in geringem Maße *Maltose* (Malzzucker) werden auch *Monosaccharide* (Glucose und Fructose) mit der Nahrung aufgenommen.

Stärke wird bereits durch *Ptyalin,* die α-Amylase *des Mundspeichels* angegriffen; das pH-Optimum dieses Enzyms liegt bei 6,7, so daß seine Wirkung mit Eintritt der Nahrung in das saure Milieu des Magens aufhört. Erst im Dünndarm werden die Kohlenhydrate durch die hochwirksame *Pankreas-α-Amylase* weiter aufgespalten.

Speichel- und Pankreas-Amylase hydrolisieren 1,4-α-Bindungen (nicht aber 1,6-Verknüpfungen und endständige bzw. neben Verzweigungen befindliche 1,4-Brücken). Die Endprodukte der Amylasewirkung sind Oligosaccharide: das Disaccharid *Maltose,* das Trisaccharid *Maltotriose,* einige etwas größere Polymere mit Glycose in 1,4-α-Bindung und die *α-Grenzdextrine* (verzweigte, im Mittel aus 8 Molekülen

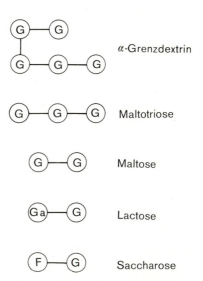

Abb. 25.1. Hauptsächliche Endprodukte der Kohlenhydratverdauung im Darmlumen. Jeder Kreis entspricht einem Hexose-Molekül; G, Glucose; F, Fructose; Ga, Galaktose

Tabelle 25.1. Die hauptsächlichen Verdauungs-Enzyme (die zugehörigen Proenzyme in Klammern)

Herkunft	Enzym	Aktivierung durch	Substrat	Katalytische Funktion oder Endprodukt
Speicheldrüsen	Speichel-α-Amylase	—	Stärke	Hydrolysiert α-1,4-Bindungen, Entstehung von α-Grenzdextrinen, Maltotriose und Maltose
Magen	Pepsin (Pepsinogen)	HCl	Proteine und Polypeptide	Spaltet Peptidbindungen an aromatischen Aminosäuren
exocrines Pankreas	Trypsin (Trypsinogen)	Enterokinase	Proteine und Polypeptide	Spaltet Peptidbindungen an Arginin oder Lysin
	Chymotrypsin (Chymotrypsinogen)	Trypsin	Proteine und Polypeptide	Spaltet Peptidbindungen an aromatischen, großen, hydrophoben Aminosäuren
	Elastase (Proelastase)	Trypsin	Elastin und einige andere Proteine	Spaltet Peptidbindungen an neutralen Aminosäuren
	Carboxypeptidase A (Procarboxypeptidase A)	Trypsin	Proteine und Polypeptide	Spaltet C-terminale Aminosäuren ab, die eine aromatische oder verzweigte aliphatische Seitenkette besitzen
	Carboxypeptidase B (Procarboxypeptidase B)	Trypsin	Proteine und Polypeptide	Spaltet C-terminale Aminosäuren ab, die eine basische Seitenkette besitzen
	Pankreas-Lipase	emulgierende Substanzen	Triglyceride	Entstehung von Di- und Monoglyceriden sowie Fettsäuren
	Pankreas-α-Amylase	Cl^-	Stärke	So wie Speichel-α-Amylase
	Ribonuclease	—	RNA	Entstehung von Nucleotiden
	Desoxyribonuclease	—	DNA	Entstehung von Nucleotiden
	Phospholipase A (Prophospholipase A)	Trypsin	Lecithin	Entstehung von Lysolecithin
Darm-Mucosa	Enterokinase	—	Trypsinogen	Trypsin
	Aminopeptidase	—	Polypeptide	Spaltet N-terminale Aminosäuren von Peptiden ab
	Dipeptidasen	—	Dipeptide	2 Aminosäuren
	Glucoamylase	—	Maltose, Maltotriose	Glucose
	Lactase	—	Lactose	Galaktose und Glucose
	Saccharase*	—	Saccharose	Fructose und Glucose
	α-Dextrinase	—	α-Grenzdextrine	Glucose
	Nuclease und verwandte Enzyme	—	Nucleinsäuren	Pentosen sowie Purin- und Pyrimidin-Basen
	Darm-Lipase	—	Monoglyceride	Glycerin, Fettsäuren

* Saccharase und α-Dextrinase sind Teile eines einzigen Hybridmoleküls.

Glucose bestehende Oligosaccharide (Abb. 25.1).

Die für die Weiterverdauung der Stärke-Spaltprodukte notwendigen Oligosaccharidasen sind im Bürstensaum an der Oberfläche der Dünndarm-Schleimhautzellen hauptsächlich im Ileum lokalisiert; α-Dextrinasen hydrolisieren α-Grenzdextrine und Glucoamylasen spalten Glucose von Maltose, Maltotriose und anderen Glucosepolymeren mit Glucose in 1,4-α-Bindung ab. Die meisten der entstehenden Glucosemoleküle dringen in die Schleimhautzellen ein; einige davon werden wieder ins Darmlumen abgegeben und erst später — in tieferen Darmabschnitten — resorbiert. Disaccharide werden durch die — an der Schleimhautoberfläche bzw. in Schleimhautzellen befindliche — *Lactase* und *Saccharase* gespalten (Abb. 25.2). Bei Fehlen einer oder mehrerer dieser Disaccharidasen führt Aufnahme von Zucker zu Durchfall, Meteorismus (Geblähtheit) und Flatulenz. Der Durchfall wird durch die im Darmlumen verbleibenden osmotisch aktiven Oligosaccharid-Moleküle verursacht, welche eine Vergrößerung des Darminhaltes verursachen. Meteorismus und Flatulenz werden durch Gasproduktion (CO_2 und H_2) verursacht. Diese Gase entstehen aus den Oligosaccharid-Bruchstücken im unteren Dünndarm und im Colon durch Bakterieneinwirkung.

Lactase ist von Interesse, da bei vielen Menschen-Rassen und den meisten Säugern die Lactase-Aktivität bei der Geburt hoch ist, dann während der Kindheit abfällt und im Erwachsenenalter niedrig bleibt. Niedrige Lactase-Aktivität ist mit Milch-Unverträglichkeit verbunden *(Lactose-Intoleranz)*. Die meisten Westeuropäer und ihre amerikanischen Nachkommen behalten jedoch ihre Lactase-Aktivität als Erwachsene. Auch bei einigen Afrikaner-Stämmen besteht Lactase-Verträglichkeit, die Mehrzahl der Neger sind jedoch intolerant. In den USA sind 70% der schwarzen, aber nur 20% der weißen Bevölkerung intolerant gegen Lactose.

Resorption der Kohlenhydrate

Hexosen und Pentosen werden rasch vom Duodenum bis zum Ileum resorbiert; im unteren Ileum sind normalerweise keine Hexosen mehr im Lumen nachweisbar. Die Zuckermoleküle gelangen aus den Schleimhautzellen in das Blut der Capillaren, die das Einstromgebiet der Vena portae bilden. *Glucose* und *Galaktose* werden durch einen Prozeß, an dem aktiver Transport beteiligt ist (Tabelle 25.2), einige Pentosen durch Diffusion aufgenommen; Fructose wird langsamer und mittels eines anderen Trägers (s. unten) resorbiert als Glucose.

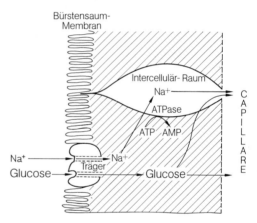

Abb. 25.3. Wahrscheinlicher Mechanismus für den Glucose-Transport durch das Darmepithel hindurch. Der Glucose-Transport ist mit dem Na^+-Transport über einen gemeinsamen Träger gekoppelt; Na^+ wird anschließend aktiv aus der Zelle transportiert (nach GRAY: Carbohydrate digestion and absorption. New England J. Med. **292**, 1225 (1975))

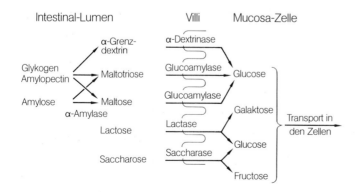

Abb. 25.2. Kohlenhydrat-Verdauung und -Resorption. Einige Monosaccharide werden allerdings auch in das Darmlumen freigesetzt (nach GRAY: Kohlenhydratverdauung und Resorption. New Engl. J. Med. **292**, 1225 (1975))

Tabelle 25.2. Aktiver Transport verschiedener Substanzen im Darm und Ort der maximalen Resorption oder Sekretion[a]

	Ort der Resorption, bzw. Sekretion			
	Dünndarm			Colon
	oberer §	mittlerer	unterer	
Resorption				
Zucker (Glucose, Galaktose, etc.)	+ +	+ + +	+ +	0
Neutrale Aminosäuren	+ +	+ + +	+ +	0
Basische Aminosäuren	+ +	+ +	+ +	?
Betain, Dimethylglycin, Sarcosin	+	+ +	+ + +	?
α-Globuline (Neugeborene)	+	+ +	+ +	?
Pyrimidine (Thymin und Uracil)	+	+	?	?
Triglyceride	+ +	+ +	+	?
Fettsäureresorption und Umwandlung in Triglyceride	+ + +	+ +	+	0
Gallensäuren	0	+	+ + +	
Vitamin B_{12}	0	+	+ + +	0
Na^+	+ + +	+ +	+ + +	+ + +
H^+ (und/oder HCO_3^--Sekretion)	0	+	+ +	+ +
Ca^{2+}	+ + +	+ +	+	?
Fe^{2+}	+ + +	+ +	+	?
Cl^-	+ + +	+ +	+	0
SO_4^{2-}	+ +	+	0	?
Sekretion				
K^+	0	0	+	+ +
H^+ (und/oder HCO_3^--Resorption)	+ +	+	0	0
Sr^{2+}	0	0	+	?
Cl^- (unter bestimmten Bedingungen)	+	?	?	?
I^-	0	+	0	0

§ Der »obere« Dünndarm bezieht sich vor allem auf das Jenunum (Duodenum verhält sich ähnlich, mit Ausnahme der HCO_3^--Sekretion und einer geringen NaCl-Sekretion bzw. -Resorption).

[a] Nach WILSON: Intestinal Absorption. Philadelphia: Saunders 1962. Das Ausmaß der Resorption, bzw. Sekretion ist von + bis + + + abgestuft.

Der Zuckertransport wird durch die Natriummenge im Lumen des Verdauungstraktes beeinflußt. Eine hohe Konzentration von Natrium an der Schleimhautoberfläche erleichtert und eine niedrige behindert den Zuckereinstrom in die Epithelzellen. Glucose und Natrium dürften einen gemeinsamen Träger besitzen (Abb. 25.3). Intracellulär ist die Natriumkonzentration niedrig und Na^+ gelangt entlang seines Konzentrationsgradienten in die Zelle. Na^+ wird dann in den lateralen Intercellulärraum transportiert und Glucose diffundiert in das Intestitium und in die Capillaren. So wird die für den Glucosetransport notwendige Energie indirekt über den aktiven Transport von Na^+ aus der Zelle zur Verfügung gestellt. Dadurch wird der Konzentrationsgradient entlang der lumenwärts gerichteten Zellmembran aufrechterhalten, demzufolge strömt mehr Na^+ und damit auch mehr Glucose in die Zelle ein. Dieser Glucose-Mechanismus transportiert auch Galaktose. Fructose wird offensichtlich mittels eines anderen Transportmechanismus resorbiert, der unabhängig von Na^+- und vom Glucose- oder Galaktose-Transport ist.

Insulin hat wahrscheinlich kaum Einfluß auf den intestinalen Zuckertransport; hierin ist die intestinale Zuckerresorption der Glucose-Rückresorption im proximalen Tubulus der Niere ähnlich (Kap. 38). Beide Vorgänge bedürfen keiner Phosphorylierung, sind beim Diabetes kaum beeinträchtigt und werden durch Phlorrhizin gehemmt. Die maximale Glucoseresorption aus dem Darm beträgt 0,67 mol/h (120 g/h); das Transportmaximum (Tm) für Glucose wird durch Thyroxin beeinflußt.

Verdauung und Resorption der Proteine und Nucleinsäuren

Proteinverdauung

Die Eiweißverdauung beginnt im Magen; dort spaltet *Pepsin* — aus der Vorstufe Pepsinogen durch HCl des Magens aktiviert — einige Peptidbindungen des Nahrungsproteins. Aus menschlicher Magenschleimhaut lassen sich chromatographisch 3 Pepsinogene isolieren, die zu 3 etwas verschiedenen Pepsinen aktiviert werden können (Pepsin I, II und III); die Pepsine hydrolysieren Peptidbindungen, die aromatische Aminosäuren wie z.B. Phenylalanin bzw. Tyrosin mit einer anderen Aminosäure verbinden, unter Bildung von Polypeptiden verschiedener Größe. Neben Pepsin findet sich im menschlichen Magen auch *Gelatinase*, während *Rennin (Labferment* junger Tiere) wahrscheinlich beim Menschen fehlt. Da das pH-Optimum der Pepsine bei 1,6 bis 3,2 liegt, werden sie bei Vermischung des Mageninhaltes mit dem alkalischen Pankreassaft im Duodenum inaktiviert (pH des Duodenalinhaltes etwa 6,5). Im Dünndarm werden durch Wirkung der hochaktiven proteolytischen Enzyme *Trypsin* und *Chymotrypsin* Proteine zu Oligopeptiden, d.s. kleine Poly- und Dipeptide, gespalten (Aktivierung dieser Enzyme, Kap. 26). Daneben kommt mit dem Pankreassaft auch *Elastase* in den Darm, die Faserproteine spaltet. Die kleineren Bruchstücke der Eiweißverdauung werden durch die Pankreas-*Carboxypeptidasen* und die intestinalen *Di- und Aminopeptidasen* schließlich in die einzelnen Aminosäuren aufgespalten. Die Aminosäure-Abspaltung erfolgt z.T. im Darmlumen, z.T. durch Amino- und Dipeptidasen an den Schleimhautzellen. Einige Di- und Tripeptide werden aktiv in die Intestinalzellen resorbiert und intracellulär zu Aminosäuren hydrolysiert; dieser Transportmechanismus ist von demjenigen für Aminosäuren unabhängig.

Resorption von Eiweißbausteinen

Nach Einnahme einer proteinreichen Mahlzeit findet man einen raschen, jedoch vorübergehenden Anstieg des Aminosäurestickstoff-Spiegels im Blut der Vena portae; die *L-Formen der Aminosäuren* werden viel rascher resorbiert als die entsprechenden optischen Isomeren. Die D-Formen dürften nur durch passive Diffusion, die L-Formen aber mittels *aktiver Transportme-* chanismen die Darmbarriere passieren; für neutrale und basische Aminosäuren werden 2 gesonderte, für Prolin, Hydroxyprolin und einige andere Aminosäuren ein dritter Transportmechanismus angenommen. Aminosäuretransport ist mit dem Na^+-Transport gekoppelt und wird wie der Zuckertransport durch eine hohe Natriumkonzentration an der Schleimhautoberfläche des Verdauungstraktes begünstigt. Die Funktion des Natriums ist jedoch unterschiedlich. Während bei Zucker die maximale Aufnahmegeschwindigkeit ohne Veränderung der Trägeraffinität beeinflußt wird, bleibt die maximale Geschwindigkeit des Aminosäuretransports durch Natrium unbeeinflußt und Na^+ scheint die Trägeraffinität für Aminosäuren zu steigern. Die aktiv resorbierten Aminosäuren häufen sich in den Mucosazellen an, von wo sie wahrscheinlich passiv ins Blut diffundieren.

Diese Resorptionsvorgänge laufen im Duodenum und Jejunum wesentlich rascher ab als im Ileum. Etwa 50% des verdauten Proteins entstammen den Nahrungsmitteln, während 25% von Proteinen aus den Verdauungssäften und 25% aus abgeschilferten Epithelien kommen. Etwa 15% des mit der Nahrung aufgenommenen Proteins erreichen den Dickdarm und werden zum Teil durch Bakterieneinfluß verändert. Das in den *Faeces* enthaltene *Protein* stammt vorwiegend von *desquamierten Zellen* und *Bakterien*.

Resorption ungespaltener Proteine

Bei Säuglingen werden auch *unverdaute Proteine resorbiert* wie z.B. die im Colostrum der Mutter enthaltenen Antikörper, deren Bedeutung für den Infektionsschutz des Kindes jedoch beim Menschen wahrscheinlich gering ist. In der frühen postnatalen Phase ist die Durchlässigkeit der Darmschleimhaut für Proteine offenbar erhöht; an Schleimhautzellen junger Tiere kann die Aufnahme ungespaltener Eiweißkörper durch Pinocytose nachgewiesen werden, während mit zunehmender Reife die Fähigkeit zur pinocytotischen Proteinaufnahme durch die Darmmucosa verlorengeht. Beim Menschen dürften die Verhältnisse allerdings nur für die ersten 36 postnatalen Stunden ähnlich sein.

Aufgrund der erhöhten Permeabilität der Darmbarriere für Proteine können im Säuglingsalter u.U. auch artfremde Eiweißkörper als Immunogen (Nahrungs-, insbesondere Eier-Eiweiß) resorbiert werden. Bei entsprechender Reife des spezifischen Abwehrsystems (Kap.

27) kann dies zur Bildung von Antikörpern gegen solche artfremde Proteine und manchmal auch zu allergischen Reaktionen führen. Derartige *Nahrungsmittel-Allergien* schwinden fast immer im späteren Kindesalter, da die in diesem Alter eiweißdichte Darmschranke das weitere Eindringen von Antigen aus dem Darm in die Blutbahn verhindert. Auch im Erwachsenenalter kann eine pathologisch erhöhte Permeabilität des Darms für bestimmte Proteine Anlaß zu Nahrungsmittel-Allergien geben. Den in das Darmlumen abgegebenen *sekretorischen Immunglobulinen* (SIgA, Kap. 27) kommt eine erste Schutzwirkung gegen das Eindringen von Antigenen in den Organismus aus dem Verdauungstrakt zu.

Verdauung und Resorption der Nucleinsäuren

Die Nucleinsäuren werden im Darm durch *Pankreas-Nucleasen* in Nucleotide aufgespalten; deren weitere Verdauung dürfte dann mit Hilfe zellständiger Enzyme der Schleimhautoberfläche über Spaltung in Nucleosid und Phosphorsäure erfolgen, bis schließlich aus den Nucleosiden Ribosen sowie Purin- und Pyrimidinbasen entstehen. Diese Basen werden durch aktive Transportmechanismen resorbiert.

Verdauung und Resorption der Lipide

Fettverdauung

Für die im Duodenum beginnende Fettverdauung ist vor allem die *Pankreaslipase* notwendig; *Monoglyceride* sind das Endprodukt der Triglyceridspaltung durch dieses Enzym, dessen Wirkung durch die vorausgehende Fett-Emulgierung erleichtert wird. Auch im Magensaft finden sich Lipasen, aber die Wirkung dieser Lipasen ist normalerweise unbedeutend. Lipase-Sekretion durch die Dünndarmschleimhaut ist zwar möglich, wahrscheinlicher ist jedoch Lipase-Freisetzung aus desquamierten Epithelzellen.

Zur *Emulgierung* der Fette im Dünndarm ist die Wirkung der gallensauren Salze allein nicht ausreichend; nur durch das Zusammenwirken von *gallensauren Salzen, Fettsäuren* und *Glyceriden* entstehen Komplexe *(Micellen)* mit entsprechend hoher Emulgatorwirkung. Durch diese polymolekulären Aggregate (3 bis 10 nm Durchmesser; Abb. 25.4) werden Monoglyceri-

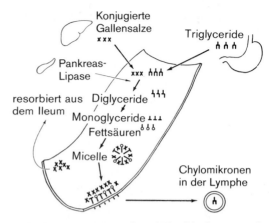

Abb. 25.4. Vorgänge während Fett-Verdauung und -Resorption im Darmlumen. Die Micellen enthalten Galle-Salze, Fettsäuren und Monoglyceride (nach ISSELBACHER: Biochemical aspects of fat malabsorption. Fed. Proc. **26**, 1420 (1967))

de und Fettsäuren so in Lösung gehalten, daß eine klare wäßrige — einer Emulsion kaum ähnliche — Flüssigkeit entsteht. Der so mögliche Kontakt der Lipide mit den Schleimhautzellen ist Voraussetzung für die Resorption der Monoglyceride und Fettsäuren; die dann wieder freiwerdenden gallensauren Salze gelangen ins Ileum, wo sie resorbiert werden *(enterohepatischer Kreislauf)*.

Pankreatektomierte Tiere und Patienten mit Erkrankungen des exokrinen Anteils des Pankreas leiden an Steatorrhoe (fettige, voluminöse, lehmfarbene Stühle) als Folge unvollständiger Fett-Verdauung und -Resorption. Diese ist nicht nur durch Lipasemangel, sondern auch durch Fehlen des alkalischen Milieus verursacht; bei Pankreas-Insuffizienz fehlt Natriumbicarbonat zur Neutralisation der Magensäure und das saure Milieu verhindert den Fettsäure-Einbau in die emulsionsfördernden Micellen.

Fettresorption

40 bis 50 % der Triglyceride in der Nahrung werden nur bis zu Monoglyceriden gespalten und als solche in die Darmschleimhautzellen aufgenommen; der Transport in die Schleimhautzellen dürfte nicht energiefordernd sein. Das weitere *Schicksal der Fettsäuren* hängt von ihrer *Kettenlänge* ab. Fettsäuren mit weniger als 10 bis 12 C-Atomen gelangen direkt in das Blut der Vena portae, in dem sie als *freie* (unveresterte) *Fettsäuren (FFS)* abtransportiert werden. Fett-

säuren mit mehr als 10 bis 12 C-Atomen werden in den Schleimhautzellen wieder zu Triglyceriden verestert, dann mit Lipoprotein, Cholesterin und Phospholipid vereinigt und als *Chylomikronen* aus den Zellen in die Lymphbahnen abgegeben (Abb. 25.5).

Bei der Wiederveresterung (Abb. 25.6) gehen auch einige der resorbierten Monoglyceride in Diglyceride über, während andere durch die intracelluläre Lipase zu Fettsäuren und Glycerin hydrolysiert werden; das für die Veresterung notwendige Glycerin liegt vorwiegend als *α-Glycerinphosphat* vor, das über Dihydroxyacetonphosphat aus Glucose entsteht (Abb. 17.12), während nur ein kleiner Teil des Glycerins in Darmlumen oder Schleimhautzellen durch Hydrolyse der Triglyceride freigesetzt wird. Glycerin muß vor seiner Bindung mit Fettsäuren phosphoryliert werden, was durch das Enzym *Glycerokinase* katalysiert wird; man findet jedoch auffallenderweise gerade in der Darmschleimhaut wie auch im Fettgewebe — im Gegensatz zu Leber, Niere und Herz — nur geringe Glycerokinase-Aktivität.

Die Veresterung erfolgt im endoplasmatischen Reticulum des agranulären Typs, die Triglyceridkomplexe werden dann vom Ergastoplasma (Reticulum des granulären Typs) aufgenommen, wobei aus ihnen Chylomikronen gebildet werden; das zur Chylomikronen-Bildung notwendige *β-Lipoprotein* wird wahrscheinlich im Ergastoplasma synthetisiert. Chylomikronen werden von der lateralen und basalen Seite der Schleimhautzellen ausgestoßen, durchdringen die Basalmembran und gelangen so in die Lymphgefäße.

Fett wird vorwiegend in den oberen Anteilen des Dünndarms, aber auch im Ileum in beträchtlicher Menge resorbiert; bei mäßiger alimentärer Fettzufuhr werden über 95% des Fettes

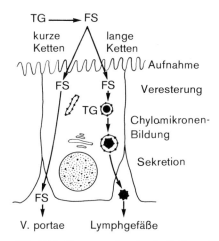

Abb. 25.5. Fettresorption durch die Intestinal-Mucosa-Zellen. Kurze Fettsäure(FS)-Ketten passieren die Zelle und gelangen in die V. portae. Langkettige Fettsäuren werden von agranulärem endoplasmatischem Reticulum umgeben und zu Triglyceriden (TG) verestert. Die Triglyceride werden dann von granulärem endoplasmatischem Reticulum umgeben, wo wahrscheinlich Lipoproteine gebildet werden; diese Lipoprotein-TG-Komplexe vereinigen sich schließlich zu Chylomikronen, die dann die Zelle verlassen und in das Lymphsystem eintreten

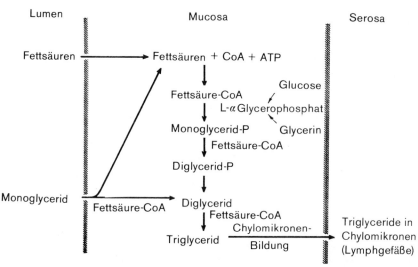

Abb. 25.6. Die hauptsächlichen Reaktionen in der Mucosa-Zelle während der Fettresorption. P = Phosphat (nach Isselbacher: Biochemical aspects of lipid malabsorption. Fed. Proc. **26**, 1420 (1967))

resorbiert (Abb. 25.7). Die Faeces enthalten etwa 5% Fett, wobei jedoch der Großteil dieses Fettes aus abgeschilferten Epithelzellen und Mikroorganismen stammen dürfte.

Hormone der Nebennierenrinde beeinflussen wahrscheinlich die Resorption der in die Lymphe übertretenden, nicht aber der ins Portalblut übergehenden Fette; bei adrenalektomierten Tieren ist der Lipidgehalt der Lymphe vermindert, normalisiert sich aber nach Glucocorticoid-Substitution.

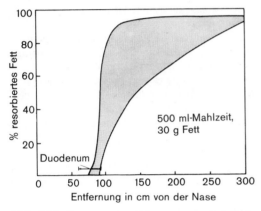

Abb. 25.7. Fettresorption (Messungen nach fettreicher Mahlzeit beim Menschen) (nach BORGSTROM et al.: J. clin. Invest. **36**, 1521 (1957); Gut **3**, 315 (1962); redrawn from diagram in DAVENPORT: Physiology of the Digestive Tract, 2nd Ed. New York: Year Book 1966)

Resorption von Cholesterin und anderen Sterinen

Cholesterin wird nur bei Anwesenheit von Galle, Fettsäuren und Pankreassaft ausreichend resorbiert; verwandte *pflanzliche Sterine* werden kaum resorbiert. Fettsäuren und Galle sind für Emulgierung und Lösung des Cholesterins notwendig, daneben unterstützen sie seine Veresterung mit Fettsäuren. *Esterbildung* erleichtert die Resorption; sie wird durch ein *Enzym des Pankreassaftes* katalysiert, weshalb bei Fehlen von Pankreassaft die Cholesterinresorption abnimmt. Die Cholesterinresorption dürfte auf die distalen Dünndarm-Abschnitte beschränkt sein. Fast das gesamte resorbierte Cholesterin wird in Chylomikronen eingebaut, die dann — wie bereits erwähnt — die Lymphgefäße erreichen. Nicht resorbierbare pflanzliche Steroide (z.B. in Sojabohnen) vermindern die Cholesterin-Resorption wahrscheinlich durch kompetitive Hemmung seiner Veresterung mit Fettsäuren.

Resorption von Vitaminen, Wasser und Mineralstoffen

Vitamin-Resorption

Die Resorption *wasserlöslicher Vitamine* geht rasch vor sich, diejenige *fettlöslicher Vitamine* (A, D, E und K) ist jedoch von der Fettresorption abhängig und ist bei allen Fettresorptions-Störungen vermindert, wie z.B. bei Mangel an Pankreasenzymen oder bei Fehlen der Galle wegen Verschluß der Gallenwege. Die meisten Vitamine werden im oberen Dünndarm, nur Vitamin B_{12} vorwiegend im Ileum (wahrscheinlich durch Pinocytose; Kap. 26) resorbiert.

Wasser- und Natrium-Resorption

Wasserverschiebung durch die Schleimhaut ist in beiden Richtungen sowohl in Dünn- wie Dickdarm und in geringerem Ausmaß auch im Magen möglich. Die Richtung der *Natriumdiffusion* — in das Darmlumen oder aus diesem heraus — ist im Dünndarm im wesentlichen von der Salzkonzentration des Verdauungsbreies abhängig, doch besteht in Dünn- und Dickdarm auch ein aktiver Transportmechanismus, der Na^+ aus dem Darmlumen entfernt. Im Dünndarm scheint der aktive Na^+-Transport ebenfalls für die Resorption anderer Substanzen wichtig zu sein. Beträchtliche Mengen der für den Na^+-K^+-Pumpenmechanismus notwendigen *Na-K-ATPase* sind im Bürstensaum der Schleimhautzellen enthalten.

Im Magen läuft die Wasserverschiebung durch die Magenschleimhaut solange ab, bis der osmotische Druck des Mageninhalts dem des Plasmas gleich ist. Die *Osmolalität des Dünndarminhaltes* kann in Abhängigkeit von der eben aufgenommenen Nahrung hyper- oder hypoton sein; bis jedoch die Nahrung das Jejunum erreicht, hat sie etwa die Osmolalität des Plasmas angenommen und dieser osmotische Druck wird für den Rest des Dünndarms aufrechterhalten. Die durch die Verdauung entstehenden osmotisch wirksamen Teilchen werden durch Resorption entfernt und Wasser folgt ihnen — dem osmotischen Gradienten entsprechend — passiv über die ganze Länge des Darms nach; auch im Dickdarm wird Natrium aktiv aus dem Darmlumen entfernt und das Wasser folgt ihm ebenfalls aufgrund des osmotischen Gradienten.

Calcium- und Magnesium-Resorption

Normalerweise werden 30 bis 80% des mit der Nahrung zugeführten Calciums resorbiert, wobei aber nur im oberen Dünndarm aktive Transportmechanismen vorhanden sein dürften. Dieser Vorgang wird durch 1,25-Dihydroxycholecalciferol, einen hormonartigen Vitamin-D-Metaboliten, der in den Nieren entsteht, erleichtert. Die Bildung von 1,25-Dihydroxycholecalciferol steigt, wenn der Plasma.Ca^{2+}-Spiegel niedrig ist, und umgekehrt (Kap. 21). Daher wird die Ca^{2+}-Resorption den Bedürfnissen des Organismus angepaßt; bei Ca^{2+}-Überschuß wird die Resorption gedrosselt und bei Ca^{2+}-Mangel erhöht.

Parathormon, aber auch andere Hormone (Kap. 21) haben vielleicht einen synergistischen Effekt auf die Ca^{2+}-Resorption im Darm. Calciumresorption wird durch Lactose und Eiweiß unterstützt, durch Phosphat und Oxalat gehemmt, da diese mit Calcium unlösliche Salze bilden. Die *Magnesiumresorption* wird ebenfalls durch Anwesenheit von Protein gefördert.

Eisen-Resorption

Der *Eisenverlust* ist beim normalen Erwachsenen äußerst gering, beim Mann etwa 10 µmol/Tag (0,6 mg/Tag) bei Frauen etwa das Doppelte (unter Berücksichtigung des Eisenverlustes während der Menstruationsblutung). Die tägliche alimentäre Eisenzufuhr beträgt in Amerika und Europa ungefähr 0,36 mmol (20 mg), die resorbierte Menge ist jedoch dem täglichen Eisenverlust angeglichen. Den Bedarf übersteigende Resorption würde zur Eisen-Überladung des Organismus führen; es werden daher *nur 3 bis 6% des zugeführten Eisens resorbiert*.

Nahrungs-Eisen wird sowohl als Häm- wie auch als Nicht-Häm-Eisen angeboten. Die biologische Verfügbarkeit des Nicht-Häm-Eisens, wie es in Form des Ferritins, des Hämosiderins und anorganischer Eisen-Verbindungen vorkommt, wird durch reduzierende Substanzen entweder in der Nahrung selbst oder in den Sekreten des Verdauungstraktes gesteigert. Obwohl zuzeit die Resorption von Nicht-Häm-Fe^{3+} als Komplex mit geeigneten Eisenträgern im Verdauungstrakt nicht ausgeschlossen werden kann, konnte nachgewiesen werden, daß bei einem Eisensalz Fe^{2+} 5mal besser resorbiert wird als Fe^{3+}; dies gilt für alle Dosierungen zwischen 9 und 900 µmol (0,5–50 mg) Eisen. Im Gegensatz hierzu ist die biologische Verfügbarkeit von Häm-Eisen, wie es z.B. in Hämoglobin oder seinem stabilen Oxidationsprodukt Methämoglobin vorkommt, unabhängig von der Ladung des Eisens. Die Resorption von Häm-Eisen ist im allgemeinen größer als die von Nicht-Häm-Eisen und wird nicht wie diejenige von Nicht-Häm-Eisen durch pflanzliche Nahrungsbestandteile oder Chelatbildner beeinträchtigt, so vermindern bestimmte Nahrungsbestandteile die Ausnützbarkeit des Eisens (z.B. Phytinsäure in Gemüsen), da sie mit Eisen unlösliche Komplexe bilden, wie dies ebenfalls bei Anwesenheit von Phosphat- und Oxalat-Ionen der Fall ist.

Die *Eisenresorption* ist ein im wesentlichen im oberen Dünndarmteil ablaufender *aktiver Prozeß* (Tabelle 25.2). Obwohl auch andere Schleimhautzellen Eisen transportieren können, ist der Großteil des *resorbierten Eisens* in den *Schleimhautzellen des Duodenum und angrenzenden Jejunum* enthalten.

Diese Zellen dürften — insbesondere bei Eisen-Mangel — das resorbierte Eisen mittels eines bis jetzt noch nicht genau erfaßten Nicht-Ferritin-Transportsystems direkt an das Blut abgeben. Unter normalen Bedingungen dürfte aber *Ferritin* in der Darmschleimhaut am Eisentransport aus dem Darmlumen zum Eisen-Transportprotein *(Transferrin, Siderophilin)* wesentlich beteiligt sein. Ferritin — außer im Darm vorwiegend in Leber, Milz, Knochenmark, aber auch vielen anderen Geweben vorkommend — besteht aus 2 Komponenten, dem *Apoferritin* (Protein-Anteil) und der Eisen-Oxihydroxid-Micelle. Apoferritin ist ein globuläres Protein, das aus wahrscheinlich 24 Untereinheiten besteht; es bildet einen sphärischen Wall (Durchmesser ~12 nm) und eine Höhle (7 nm), in welcher der micelläre Eisenkern liegt (Abb. 25.8). Die Ablagerung von Eisen im Ferritin vollzieht sich – unter oxidativer Katalyse des Eisens — durch Apoferritin, wobei reduziertes Eisen zu Fe^{3+} umgewandelt wird und die Elektronen auf Sauerstoff übertragen werden. Bei Mobilisierung des Eisens für den intracellulären Bedarf wird Fe^{3+} zu Fe^{2+} reduziert, woran reduzierte Flavoproteine beteiligt sein dürften. Um Eisen an das Serum-Transferrin anzubieten und so für die Hb-Synthese der im Knochenmark heranreifenden Blutkörperchen verfügbar zu machen, dürfte das gleiche — wahrscheinlich membranständige — Reduzierungs-System erforderlich sein. Ferritin könnte so als Regulator des Eisenstoffwechsels fungieren, indem es Eisen-Abla-

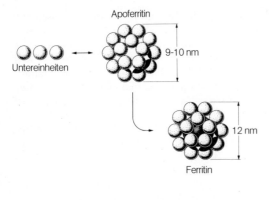

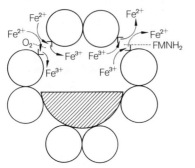

Abb. 25.8. Modell-Darstellung der Ferritin-Synthese und der Ferritin-Mobilisierung (nach R. R. Crichton. In H. Kief, Ed.: Iron metabolism and its disorders. Workshop Conferences Haechst — Vol. 3. Amsterdam: Excerpta Medica 1975)

gerung wie auch -Mobilisierung unter Kontrolle der cellulären energieliefernden Systeme vermittelt.

Aufgrund seiner elektronen-optischen Sichtbarkeit wurde Ferritin als Testsubstanz bei Studien über Phagocytose verwendet. *Ferritin* ist die hauptsächliche *Speicherform von Eisen im Gewebe*, obwohl allerdings auch *Hämosiderin*, ein granulärer Protein-Eisenkomplex, Eisen speichert. 70% des Körpereisens sind im Hämoglobin, 3% im Myoglobin und der Rest im Ferritin und Enzymen enthalten. Ferritin-Eisen steht im Gleichgewicht mit dem Plasma-Eisen.

Mit Hilfe radioimmunologischer Methoden kann auch normalerweise Ferritin im Serum nachgewiesen werden (12–300 µg/Liter), wobei Männer eher höhere Spiegel aufweisen als Frauen. Die Ferritin-Serum-Konzentration ist bei gesunden Erwachsenen dem verfügbaren gespeicherten Eisen direkt proportional und kann zur Quantifizierung dieser Speicher herangezogen werden. Im Plasma wird Eisen jedoch größtenteils an das bereits erwähnte β-Globulin Transferrin (Siderophilin) in Form von Fe^{3+} gebunden transportiert. Normalerweise ist Transferrin zu etwa 35% mit Eisen gesättigt und der normale Plasma-Eisen-Spiegel beträgt beim Mann etwa 23 µmol/l (130 µg%) und bei der Frau 20 µmol/l (110 µg%).

Der Grad der Eisensättigung des zirkulierenden Transferrins ist Ausdruck eines »dynamischen Gleichgewichtes« zwischen Eisen-Freisetzungs-Rate aus den reticulo-endothelialen Zellen, welche das Hämoglobin gealterter Erythrocyten abbauen, der Eisen-Zufuhr, bzw. -Freisetzung aus den Eisenspeichern und der Hämoglobin-Synthese-Rate in frisch gebildeten, heranreifenden Erythrocyten im Knochenmark und in zirkulierenden Reticulocyten. Die Eisenabgabe an die »roten« Vorstufen im Knochenmark dürfte unter pinocytotischer Anhäufung von Ferritin-Eisen aus eisenspendenden sog. »Mutter-Zellen« vor sich gehen; eine andere Möglichkeit hierfür wäre die direkte Freisetzung von Eisen aus dem Eisen-Transferrin-Komplex an die Zelloberfläche der Knochenmarkzellen und zirkulierenden Reticulocyten, bzw. die pinocytotische Aufnahme des ganzen Eisen-Transferrin-Komplexes durch die erwähnten Zellen und anschließende Freisetzung des chelierten Eisens im Zell-Inneren. Es ist noch nicht vollständig geklärt, in welchem Maße die einzelnen geschilderten Mechanismen an der Eisenzufuhr zu den hämoglobin-synthetisierenden Zellen beteiligt sind.

Bei Verminderung der Körper-Eisenspeicher (Zunahme der Erythropoese) nimmt die Eisenaufnahme in das Blut zu und umgekehrt; bei übermäßiger Zufuhr wird zwar mehr Eisen in den Schleimhautzellen gebunden, die Resorption bleibt jedoch gering. Eisen wird in den Schleimhautzellen als Ferritin gespeichert und mit der normalen Abschilferung der Darmepithelien in das Darmlumen verloren und mit dem Stuhl ausgeschieden. Ebenso kommt es nach parenteralen Eisengaben zur Überladung der Schleimhautzellen mit Eisen und dadurch zur Hemmung der Eisenaufnahme aus der Nahrung. Der *Eisengehalt der Schleimhautzellen* dürfte also ein *regelnder Faktor* bei der Eisenaufnahme des Organismus sein *(»Mucosablock«)* (Abb. 25.9).

Das Zusammenspielen dieser Faktoren bei der Aufrechterhaltung des Eisengleichgewichtes ist für die Gesundheit wesentlich. Wenn mehr Eisen als erforderlich resorbiert wird, kommt es zur Eisenüberladung; bei längerer *Eisenüberladung* finden sich *Ferritin* und das eisenreichere *Hämosiderin* (ein Eisenproteinkomplex) vermehrt in den Geweben. Größere Ferritin- und Hämosiderin-Ablagerungen kommen bei *Hämochromatose* vor; diese Erkrankung ist durch Pigmentation der Haut, Pankreasversagen mit Diabetes *(Bronzediabetes)*, Lebercirrhose, hohe Morbiditätsrate an Lebercarcinom und Gonadenatrophie gekennzeichnet. Langdauernde übermäßige Eisenzufuhr und andere Umstände können Hämochromatose verursachen; so ist z.B. die idiopathische Hämochromatose eine angeborene Erkrankung, bei welcher — infolge Fehlens des Schleimhaut-Regulationsmechanismus — trotz gefüllter Eisenspeicher zuviel Eisen resorbiert wird.

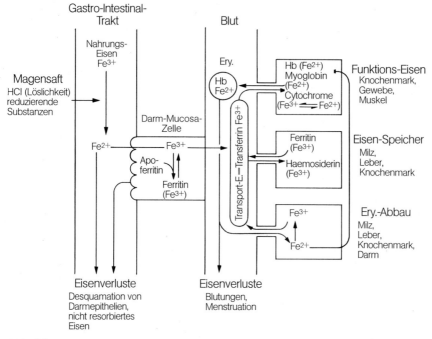

Abb. 25.9. Zusammenstellung der wichtigsten Vorgänge beim Stoffwechsel des Eisens. Mit der Nahrung wird hauptsächlich Fe^{3+} aufgenommen, das im Verdauungstrakt zu Fe^{2+} reduziert wird. Von den täglich alimentär zugeführten etwa 0,2 mmol (10 mg) Eisen werden je nach Bedarf nur 9–36 µmol (0,5–2 mg) resorbiert (Steuerung der Resorption wahrscheinlich durch einen Mechanismus in den Darm-Mucosazellen, »Mucosa-Block«?)

Kapitel 26
Gastrointestinale Motilität und Sekretion

Die Erfüllung der Verdauungs- und Resorptionsaufgaben des gastrointestinalen Systems wird durch eine Reihe koordinierter Mechanismen ermöglicht; diese befördern aufgenommene Nahrung durch den Verdauungstrakt, weichen sie auf und vermengen sie mit der Galle sowie den Verdauungsenzymen. Ein Teil der Mechanismen ist *der glatten Muskulatur inhärent*, ein anderer wird durch *viscerale Reflexe* und *gastrointestinale Hormone* gesteuert. Diese gastrointestinalen Gewebshormone werden von Teilen der Schleimhaut produziert und auf dem Blutweg an den Ort ihrer Wirkung (Magen, Darm, Pankreas, Gallenblase) transportiert.

Abb. 26.1 zeigt den Aufbau der Wand des Verdauungstraktes vom hinteren Pharynx bis zum Enddarm; abgesehen von lokalen Verschiedenheiten bauen 3 Schichten glatter Muskulatur das Verdauungsrohr auf, das innen von Mucosa ausgekleidet ist. Die Wand des Verdauungstraktes ist mit Ausnahme des Oesophagus außen von *Serosa* umgeben; die Serosa geht in das Mesenterium über, in dem die Nerven-, Lymph- und Blutgefäße für die Versorgung des Verdauungstraktes verlaufen.

Innervation des Gastrointestinaltraktes

Zwei größere »intramurale« Nervenfasergeflechte sind für den Gastrointestinaltrakt von Bedeutung: Der *Plexus myentericus* (Auerbach), zwischen der äußeren Longitudinal- und der mittleren Ringmuskelschicht und der *Plexus submucosus* (Meissner) zwischen der mittleren Ringmuskelschicht und der Mucosa (Abb. 26.1). Diese Nervenplexus enthalten Nervenzellen und Fortsätzen, die von Receptoren in der Darmwand oder der Mucosa ihren Ausgang nehmen. Die Receptoren in der Mucosa sind wahrscheinlich Chemoreceptoren, welche die Zusammensetzung des Darminhaltes »messen« oder Mechanoreceptoren, welche auf Dehnung ansprechen. Die Nervenzellen innervieren hormonsezernierende Zellen sowie alle Muskelschichten. Die Plexus sind für peristaltische und andere Kontraktionen verantwortlich und koordinieren die motorischen Aktivitäten des Darmes, welche in Abwesenheit jeglicher äußeren Innervation auftreten.

Der Darm erhält eine zweifache »äußere« Innervation vom autonomen Nervensystem, wobei parasympathische, cholinerge Aktivität im allgemeinen die Aktivität der glatten Darmmuskulatur erhöht, während sympathische adrenerge Aktivität diese vermindert. Die parasympathischen Fasern sind präganglionär und enden meist an den Nervenzellen des Plexus myentericus oder submucosus. Die sympathischen Fasern sind postganglionär und enden meist ebenfalls an den erwähnten Nervenzellen; einige innervieren jedoch Blutgefäße und andere dürften direkt die glatten Muskelzellen des Darmes versorgen (elektrische Eigenschaften der intestinalen glatten Muskeln Kap. 3).

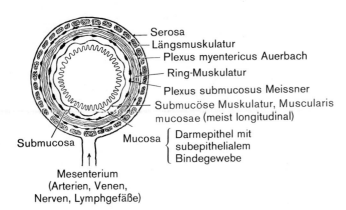

Abb. 26.1. Schematische Darstellung der Schichten der Magen-, Dünndarm- und Colon-Wand. Die Oesophagus-Struktur ist — mit Ausnahme des fehlenden Mesenteriums — ähnlich (nach BELL et al. Physiology and Biochemistry, 6th Ed. Edinburgh-London: Livingstone 1965)

A. Mund und Oesophagus

Im Mund wird die Nahrung mit Speichel vermischt und in den Oesophagus befördert; peristaltische Wellen des Oesophagus bringen die aufgenommene Nahrung in den Magen.

Saugen, Kauen

Beim *Saugen* (Senkung des Mundbodens) gelangt Flüssigkeit durch Unterdruck in den Mund. Beim Kauen werden größere Stücke der Nahrung zerkleinert und mit Speichel (Sekret der Speicheldrüsen) vermischt. Einspeicheln und Homogenisieren unterstützen entscheidend die weitere Verdauung. Auch für den Weitertransport der Nahrung ist der Kauakt wichtig; größere Stücke können zwar verdaut werden, verursachen aber u. U. schmerzhafte Kontraktionen des Oesophagus (Reflexzentren für Saugen und Kauen: Medulla oblongata, Kap. 14).

Speichel

Der Speichel enthält das Verdauungsenzym *Ptyalin* (Speichel-α-Amylase, Kap. 25), das eine, wenn auch nicht sehr große Rolle bei der Stärkeverdauung spielt; *Mucin* (ein Glykoprotein) macht die Nahrung gleitfähig und ist daher ein wichtiger Speichel-Bestandteil. Die Speichelsdrüsen produzieren täglich 1 500 ml Speichel (pH etwa 7). Der Speichel unterstützt die Quellungsvorgänge, hält den Mund feucht und bildet das Lösungsmittel für Geschmacksreceptoren stimulierende Moleküle; er unterstützt den Sprechvorgang, indem er die Beweglichkeit von Lippen und Zunge erleichtert und hält außerdem Mund und Zähne sauber. Ebenso bedeutsam dürfte die *antibakterielle Speichel-Wirkung* sein; bei Patienten mit mangelhafter Speichelsekretion *(Xerostomie)* besteht eine übernormale Erkrankungsrate an Caries. Beim pH von 7, das durch die Puffersubstanzen des Speichels konstant gehalten wird, ist der *Speichel mit Calcium* vollständig *gesättigt*; dies verhindert Abgabe von Calcium durch die Zähne an die Mundflüssigkeit. Bei saurem pH des Speichels wäre Calciumverlust der Zähne unvermeidlich. Von den Speicheldrüsen werden auch Antikörper (sekretorische Immunglobuline, SIgA) in den Speichel abgegeben. Ferner können im Speichel von Menschen der Blutgruppen 0, A und B Blutgruppen-Antigene (»Haptene«) gefunden werden (s. Kap. 27).

Regulation der Speichelsekretion

In Tabelle 26.1 sind die Charakteristika der drei paarigen Speicheldrüsen zusammengefaßt. Von den Acinus-Zellen dieser alveolären Drüsen werden Sekretgranula *(Zymogengranula)*, welche die Speichelenzyme enthalten, an die Ausführungsgänge abgegeben (Abb. 26.2). Die Sekre-

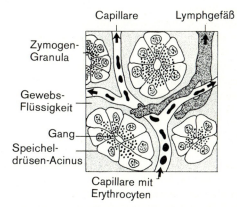

Abb. 26.2. Teil einer serösen Speicheldrüse (Anordnung der Drüsengänge, Blut- und Lymphgefäße) (nach Bell et al. Physiology and Biochemistry, 6th Ed. Edinburgh-London: Livingstone 1965)

Tabelle 26.1. Nervenversorgung, histologischer Typus und Anteil an der Gesamtspeichelsekretion der verschiedenen Speicheldrüsen-Paare (seröse Zellen sezernieren Ptyalin, mucöse Mucin)

Drüse	Parasympathische Nervenversorgung über	Histologischer Typus	Prozentualer Anteil an der Gesamtspeichelsekretion von 1,5 Litern/Tag
Parotis	N. glossopharyngeus	serös	25
Submandibularis	N. facialis	gemischt	70
Sublingualis	N. facialis	mucös	5

tion der Speicheldrüsen wird nervös reguliert; bei *Parasympathicus-Reizung* wird eine *dünnflüssiger* wasserreicher *Speichel* mit relativ geringem Gehalt organischer Bestandteile produziert. Die Sekretionstätigkeit geht mit beträchtlicher Vasodilation in den Speicheldrüsen einher; diese dürfte durch lokale Freisetzung eines vasodilatorisch wirkenden Nonapeptids *(Bradykinin)* verursacht sein, welches aus dem α_2-Globulinkomplex des Plasmas durch die Wirkung des Enzyms *Kallikrein* gebildet wird (Kapitel 31). Kallikrein seinerseits wird in den Drüsen durch die Aktivierung von parasympathischen Fasern freigesetzt. Bradykinin wird ebenso in Schweißdrüsen und im exokrinen Teil des Pankreas während der Sekretion freigesetzt. Atropin und andere anti-cholinerge Substanzen blockieren die Speichelsekretion. Bei Sympathicus-Reizung bestehen bezüglich Speichelsekretion Speciesunterschiede; beim Menschen bewirkt sie geringe Steigerung der Speichelproduktion in der Glandula submandibularis unter Bildung eines an organischen Substanzen reichen Speichels, während sie auf die Glandula parotis keinen Einfluß hat.

In den Mund eingebrachte Nahrung bewirkt *reflektorische Speichelsekretion;* diese kann ebenso durch Reizung afferenter Vagusfasern am gastrischen Ende des Oesophagus ausgelöst werden. Speichelsekretion kann auch durch *bedingte Reflexe* in Gang kommen (Kap. 16); beim Menchen bewirken Anblick und Geruch von, bzw. sogar Denken an Nahrung Steigerung der Speichelsekretion (lassen das »Wasser im Mund zusammenlaufen«).

Wie in der Thyreoidea kommt es auch in Speicheldrüsen und Magenschleimhaut zu *Jodanreicherung* aus dem Plasma, so daß gegenüber diesem der Jodgehalt des Speichels etwa 60mal so groß ist; die physiologische Bedeutung dieser Tatsache ist unbekannt. Die Speicheldrüsen enthalten ferner *Somatostatin* (Kap. 14) und setzen es auch manchmal in den Speichel frei; die Funktion dieses Somatostatin ist unbekannt.

Schluckakt

Der Schluckakt ist ein *willkürlich eingeleiteter, dann jedoch reflektorischer Vorgang*; dabei wird Nahrung auf der Zunge gesammelt und durch Zungenbewegung nach hinten in den Pharynx befördert. Dieser willkürliche Akt löst unwillkürliche Kontraktion der Pharynxmuskeln aus, welche die Speisen in den Oesophagus hineindrücken. Atemstillstand und Glottisverschluß bilden einen Teil des Schuckreflexes, Schlucken ist andererseits bei offenem Mund erschwert.

An der pharyngooesophagealen Verbindung ist die Ruhewandspannung in einem 3 cm langen Segment des Oesophagus besonders hoch. Bei Einleitung des Schluckaktes erschlafft dieses Segment reflektorisch, wodurch der verschluckte Bissen in den Hauptteil des Oesophagus eintreten kann. Es bildet sich hinter dem Bissen bzw. Schluck ein peristaltischer Kontraktionsring im Oesophagus und dieser schiebt (bei festen Speisen) den Bissen mit einer Geschwindigkeit von 4 cm/s weiter in Richtung Magen. In aufrechter Haltung gelangen Flüssigkeiten und breiige Speisen im allgemeinen durch die Schwerkraft noch vor der peristaltischen Welle in den unteren Oesophagusabschnitt. Die Muskulatur der gastrooesophagealen Verbindung (unterer Oesophagussphincter) ist tonisch aktiv, erschlafft jedoch beim Schlucken. Hohe Dosen des gastrointestinalen Hormons Gastrin (s. unten) erhöhen den Tonus dieses Sphincters; dieser Effekt tritt jedoch nicht bei Gastrinkonzentrationen auf, wie sie normalerweise nach Mahlzeiten vorkommen.

Bei Hyperventilation — wie dies bei nervösen Personen manchmal vorkommt — kann Luft während des Essens oder Trinkens geschluckt werden *(Aerophagie)*. Geschluckte Luft wird z. T. regurgitiert (»Rülpsen«, »Aufstoßen«), z. T. resorbiert, der Großteil wird jedoch mit dem Darminhalt bis in den Dickdarm befördert und vermischt sich dort mit dem von Darmbakterien gebildeten Wasserstoff, Schwefelwasserstoff, Kohlendioxid und Methan zum *Flatus*.

Normalerweise beträgt die Gasmenge im Gastrointestinaltrakt etwa 200 ml. Bei manchen Individuen verursacht Gas im Gastrointestinaltrakt Krämpfe, Darmgeräusche und u. U. abdominelles Unbehagen.

B. Magen

Im Magen werden die Speisen gespeichert, mit Säure, Schleim und Pepsin vermischt und dann portionenweise fortgesetzt an das Duodenum abgegeben, wo sie der weiteren Verdauung zugeführt werden.

Anatomie des Magens

Über die Anatomie des Magens siehe Abb. 26.3. Die Magenschleimhaut enthält eine Reihe langer *Drüsenschläuche;* diese *produzieren* im Bereich

Magen-Motilität und -Entleerung

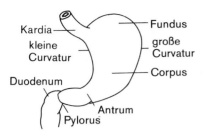

Abb. 26.3. Anatomie des Magens

von Pylorus und Kardia *Schleim,* im Fundus- und Corpus-Anteil des Magens *Salzsäure* (durch Belegzellen) und *Pepsinogen* (durch Hauptzellen, Abb. 26.4). Salzsäure und Pepsinogen mischen sich mit dem Schleim der Nebenzellen unter Bildung des *Magensaftes,* der über die gemeinsame Mündung mehrerer Drüsenschläuche in das Lumen des Magens abgegeben wird. Der Magen ist besonders reichlich mit Blut- und Lymphgefäßen versorgt; seine parasympathischen Nerven stammen aus den *Nn. vagi,* seine sympathischen Nerven aus dem *Plexus coeliacus.*

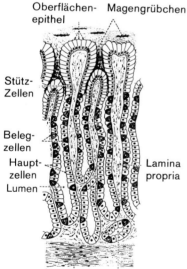

Abb. 26.4. Mucosa-Drüsen im Corpus ventriculi (nach BELL et al.: Physiology and Biochemistry, 6th Ed. Edinburgh-London: Livingstone 1965)

Langsame Welle des Magens (slow wave)

Die Magenperistaltik wird durch *»langsame Magen-Wellen«* koordiniert. Es handelt sich dabei um eine Depolarisationswelle der glatten Muskulatur, welche vom Fundus des Magens, ungefähr alle 20 Sekunden in Richtung Pylorus abläuft. Diese Welle (basic electric rhythm, BER) stellt den *Schrittmacher* für die Antrumperistaltik dar; nach Vagotomie oder Durchtrennung der Magenwand wird die Depolarisationswelle und im Gefolge die Peristaltik unregelmäßig. Die langsame Welle spielt eine bedeutende Rolle bei der Kontrolle der Magenentleerung. Eine ähnliche, in aboraler Richtung ablaufende langsame Welle koordiniert die Kontraktionen von Dünn- und Dickdarm (s. unten).

Magen-Motilität und -Entleerung

Beim Eintritt von Nahrung in den Magen kommt es zu dem Reflex-Vorgang der *»rezeptiven Erschlaffung«.* Diese Tonusabnahme der Magenmuskulatur wird durch die Bewegungen der Pharynx und Oesophagus ausgelöst und ist von Peristaltik gefolgt, durch welche die Nahrung gemischt und in Portionen in das Duodenum befördert wird. Besonders in der distalen Hälfte des Magens zeigen sich deutliche peristaltische Wellen, die bei guter Ausbildung der Peristaltik mit einer Frequenz von etwa 3 pro Minute auftreten.

Der Sphincter des Pylorus hat nur eine begrenzte Funktion bei der Magenentleerung; diese verläuft auch dann normal, wenn der Pylorus künstlich offengehalten wird, oder sogar nach dessen chirurgischer Entfernung. *Antrum, Pylorus und oberes Duodenum* bilden eine *funktionelle Einheit;* Kontraktion des Antrum führt immer zur Kontraktion des pylorischen Anteils und diese wieder zur Kontraktion im Bereich des Duodenum. Im Antrum verhindert eine Kontraktion vor dem nachfolgenden Mageninhalt den Übertritt fester Speisen ins Duodenum. Durch die Besonderheit der peristaltischen Aktivität wird der *Mageninhalt portionsweise* ins Duodenum *entleert.* Rückfluß aus dem Duodenum in den Magen kommt normalerweise deshalb nicht vor, da die Kontraktion des pylorischen Segments länger dauert als die des Duodenums.

Die Verhinderung des Rückflusses könnte auch durch die stimulierende Wirkung der gastrointestinalen Hormone CCK und Secretin auf den Pylorus verursacht sein.

Hunger-Kontraktionen

Die Magenmuskulatur ist meist aktiv; schon bald nach Magenentleerung beginnen wieder schwache peristaltische Kontraktionen, die im Laufe von Stunden an Intensität zunehmen. Diese stärkeren Kontraktionen können bewußt und sogar manchmal leicht schmerzhaft empfunden werden. *Hunger-Kontraktionen* stehen meist in Verbindung mit *Hungergefühl;* sie sind vielleicht ein wichtiger Regulator des Appetits, wenn auch die Nahrungsaufnahme bei Tieren nach Denervierung von Magen und Darm vollkommen normal ist (Kap. 14).

Magensaftsekretion

Die Zellen der Magendrüsen produzieren täglich etwa 3000 ml Magensaft (Zusammensetzung. Tabelle 26.2; Magensaftenzyme, Kap. 25). Die *Zellen der pylorischen Region* und die *Nebenzellen* der übrigen Magendrüsen produzieren *Schleim* (Gleitfähigmachen der Nahrung), die *Belegzellen* der Fundusdrüsen produzieren hauptsächlich *Salzsäure.* Die hohe HCl-Konzentration könnte das Gewebe schädigen; normalerweise wird die Magenschleimhaut jedoch weder irritiert noch verdaut. Früher wurde der Magenschleim für diesen Schutz verantwortlich gemacht, offensichtlich dürfte aber die Zellmembran selbst die Barriere gegenüber Säureschädigung sein.

Tabelle 26.2. Bestandteile des normalen Magensaftes (Nüchternzustand)

Kationen: Na^+, K^+, Mg^{2+}, H^+ (pH etwa 1,0)
Anionen: Cl^-, HPO_4^{2+}, SO_4^{2+}
Pepsin I—III
Gelatinase
Schleim
Magenlipase (funktionell unbedeutend)
Intrinsic factor
Rennin (Lab): bei Kälbern und anderen jungen
   Tieren, wahrscheinlich nicht beim Menschen
Wasser

Pepsinogensekretion

Pepsinogene, die Vorstufen der 3 Pepsine im Magensaft (Kapitel 25), werden aus den *Zymogengranula* der *Hauptzellen* des Magens freigesetzt; der Sekretionsvorgang ähnelt der Sekretion von Ptyalin durch die Speicheldrüsen bzw. von Trypsinogen und anderer Enzyme durch das Pankreas. Pepsinogen findet sich auch im Plasma und im Harn *(Uropepsinogen).*

Salzsäuresekretion

Salzsäure wird von den Belegzellen der Magendrüsen produziert; die Belegzellen besitzen kleine Kanälchen *(intracelluläre Canaliculi),* die mit den Ausführungsgängen der Magendrüsen kommunizieren (Abb. 26.5). Färbung mit Indikator-Farbstoffen zeigt in den Canaliculi stark saure Reaktion an, im Zellinneren aber — wie in anderen Körperzellen — ein pH von 7 bis 7,2; H^+-Ionen werden also in die Kanälchen aktiv sezerniert. Reines Belegzellen-Sekret, das kaum frei von anderen Bestandteilen des Magensaftes zu gewinnen ist, ist nahezu isoton; die H^+-Konzentration entspricht etwa 0,17 mol/l HCl, der pH-Wert liegt bei 0,87. Das Sekret der Belegzellen ist also eine isotone Lösung von annähernd reiner Salzsäure mit 150 mmol Cl^- und 150 mmol H^+ pro Liter (die entsprechenden Konzentrationen im Plasma liegen bei 100 mmol Cl^- und 40 pmol H^+ pro Liter).

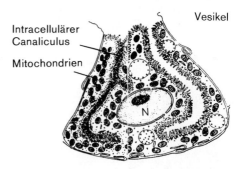

Abb. 26.5. Belegzellen (nach einer elektronen-optischen Aufnahme von der Magen-Mucosa der Maus). Links: Inaktive Zelle. Rechts: Nach Stimulierung der Säure-Sekretion. N = Nucleus (nach DAVENPORT: Physiologie of the Digestive Tract, 2nd Ed. New York: Year Book 1966)

Wie die H^+-Ionen aus den Zellen gegen einen Konzentrations-Gradienten dieser Größe transportiert werden können, ist nicht vollständig aufgeklärt. Die Quelle der sezernierten H^+-Ionen ist unbekannt; H^+ könnte durch Ionisation von Wasser entstehen, z.T. vielleicht auch aus Substanzen wie z.B. Glucose über die Flavoprotein-Cytochrom-Atmungskette (Kap. 17). Für jedes abgegebene H^+ bleibt eine OH^- in der Zelle (Abb. 26.6); dieses OH^- wird durch ein H^+ neutralisiert, das aus der Dissoziation von H_2CO_3 stammt (Kohlensäure-Puffersystem, Kap. 35 und 40), wobei HCO_3^--Ionen in den Kreislauf gelangen. Die verbrauchte H_2CO_3 wird durch $CO_2 + H_2O$ ersetzt; das diesen

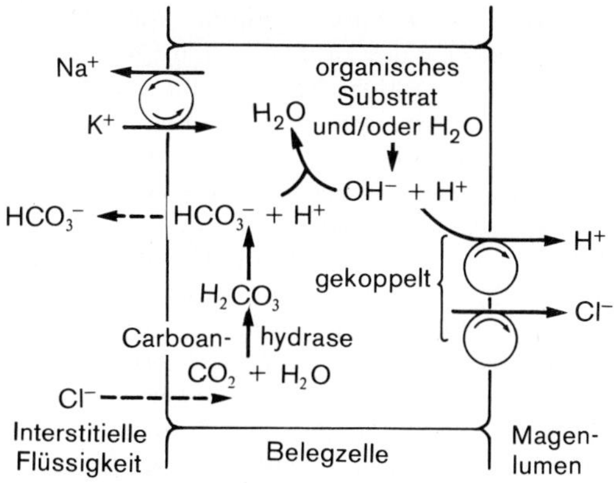

Abb. 26.6. Hypothetische Vorgänge in den Belegzellen bei der HCl-Sekretion. H^+ und Cl^- werden aktiv durch Pumpmechanismen (gekoppelt) in das Magenlumen transportiert. Ausgezogene Pfeile durch die Zellmembran = aktiver Transport. Gestrichelte Pfeile = Diffusion (vgl. Abb. 38.16)

Prozeß katalysierende Enzym *Carboanhydrase* ist in der Magenschleimhaut reichlich vorhanden. Der Magenstoffwechsel ist durch einen negativen RQ gekennzeichnet (der CO_2-Gehalt des vom Magen abströmenden venösen Blutes ist niedriger als der des arteriellen, RQ s. Kap. 17); das Magen-Venenblut ist alkalischer und hat einen hohen Gehalt an HCO_3^--Ionen. Während des H^+-Sekretions-Anstieges nach Mahlzeiten kann sogar das Blut-pH ansteigen und der Harn stark alkalisch werden *(postprandiale Alkaliflut)*.

Tabelle 26.3. Beeinflussung der Gastrinsekretion[a]

Steigerung der Gastrinsekretion
Lokale auslösende Faktoren
       (aus dem Darmlumen)
       Peptide und Aminosäuren
       Dehnung
Nervöse auslösende Faktoren
       Erhöhte vagale (cholinerge) Aktivität
Humorale auslösende Faktoren (im Blut)
       Calcium
       Adrenalin

Hemmung der Gastrinsekretion
Lokale Faktoren
       Säure
Humorale Faktoren
       Secretin, GIP, VIP, Glucagon, Calcitonin

[a] Nach: Walsh and Grossman: Gastrin. New Engl. J. Med. **292**, 1324 (1975).

Die Energie für den aktiven H^+-Transport durch die Zellmembran der Belegzellen stammt aus der aeroben Glykolyse (für jedes mol O_2 werden 2 mol H^+ sezerniert); unter anaeroben Bedingungen sinkt die Säuresekretion ab, ebenso deutet ihre Hemmung durch Dinitrophenol auf die Notwendigkeit der oxidativen Phosphorylierung hin.

Die Säuresekretion wird durch vagale Impulse und durch Gastrin (s. unten) stimuliert. Bei maximaler Stimulierung ist die sezernierte Säuremenge von der Zellzahl abhängig (10^9 Zellen produzieren maximal etwa 20 mmol HCl/Stunde). Die Säuresekretion wird durch GIP (Gastric inhibitory peptide, s. später) und andere intestinale Hormone gehemmt. Cl^- wird von den Belegzellen gegen einen elektrischen wie auch gegen einen chemischen Gradienten transportiert, da die Lumen- gegenüber der Serosa-Seite der Magenschleimhaut ~ 60 mV negativ ist, H^+- und Cl^--Verschiebungen sind im allgemeinen gekoppelt, so daß gleiche Mengen beider Ionen sezerniert werden; unabhängig davon besteht auch eine basale Sekretion von Cl^- bei nicht vorhandener H^+-Sekretion.

Histamin steigert die Säuresekretion beträchtlich; die Histaminwirkung erfolgt über cAMP. Die Magenschleimhaut ist reich an Histamin, so daß Histamin-Freisetzung in der Schleimhaut als einer der stimulierenden Faktoren bei der Säuresekretion in Betracht gezogen wurde. Nach neueren Untersuchungen konnten 2 Typen von Histamin-Receptoren unterschieden werden (H_1- und H_2-Receptoren); die H_2-Receptoren vermitteln die Reaktion der Säure-sezernierenden Zellen. Die üblichen Antihistaminica, welche in der Behandlung der Allergie verwendet werden, hemmen die H_1-Receptoren und haben nur geringen Einfluß auf die Säuresekretion, während H_2-Receptoren-Blocker die Säuresekretion hemmen. Histamin dürfte also der übliche Mediator der Magensäuresekretion sein.

Gastrointestinale Hormone

Von den verschiedenen postulierten gastrointestinalen Hormonen wurden inzwischen einige in reiner Form dargestellt und synthetisiert. Experimente mit solchen reinen Hormonen und Messungen der Hormon-Konzentrationen mittels Radioimmunoassay erbrachten wichtige Informationen hinsichtlich der Regulation der gastrointestinalen Sekretion und Motilität. Bei der Verabreichung hoher Dosen dieser Hormone kommt es zu Überschneidungen der Wirkungen, während die einzelnen Effekte unter physiologischen Bedingungen hingegen relativ genau abgegrenzt sein dürften.

Gastrin

Das gastrointestinale Hormon Gastrin wird von Zellen in der lateralen Wand der Drüsen im antralen Teil der Magenmucosa gebildet (G-Zellen).

Die flaschenförmigen G-Zellen haben eine breite Basis mit vielen Gastrin-Granula und eine schmale Spitze, welche die Schleimhaut-Oberfläche erreicht; von dort ragen Microvilli in das Lumen und vielleicht sind an diesen Microvilli Receptoren zur Registrierung von Mageninhalts-Änderungen lokalisiert. Wie die anderen hormon-sezernierenden Zellen des Gastrointestinal-Traktes enthalten die G-Zellen dem Noradrenalin oder Serotonin verwandte Amine und sind wahrscheinlich neuralen Ursprungs. Eine beträchtliche Gastrin-Menge wird auch von der Duodenal-Mucosa des Menschen sezerniert (Abb. 26.7). Im Pankreas kommen gastrin-produzierende Tumoren vor; ein physiologisches Vorkommen von Gastrin im Pankreas ist jedoch nicht gesichert. (Kap. 19).

Drei molekulare Formen von Gastrin konnten in reiner Form isoliert werden; alle haben das gleiche C-terminale Ende. Die am häufigsten im Gewebe vorkommende Form besitzt 17 Aminosäurereste (Tabelle 26.4) und wird G-17 genannt (pyro (Glu) Konfiguration am N-terminalen Teil). Nach Nahrungszufuhr kommt es zu einem Anstieg des zirkulierenden G-17, wobei die im Blut vorherrschende Form jedoch doppelt so viele Aminosäurereste enthält (G-34, *big gastrin*). Auch G-34 hat eine pyro (Glu) Konfiguration am N-terminalen Ende, ist jedoch nicht so aktiv wie G-17 und kein Polymer.

Wahrscheinlich ist G-34 ein Prohormon, von dem G-17 und andere aktive Bruchstücke abgespalten werden; ein Tetradecapeptid *(G-14, Minigastrin)* mit geringerer Aktivität als G-17 wurde aus Blut und Geweben isoliert. Alle diese Gastrine können in sulfatierter Form *(Gastrin II)* und ebenso in nicht-sulfatierter Form *(Gastrin I)* vorkommen (d. i. mit oder ohne -SO_3H-Gruppe am Tyrosin-Rest in Position 12); beide Formen sind gleich aktiv und werden im allgemeinen in gleichen Mengen in Blut und Geweben gefunden. Gewebe und Blut enthalten auch ein größeres Gastrin *(big big gastrin)* als das G-34 und ein weiteres großes Gastrin; es ist jedoch nicht bekannt, ob diese beiden großen Gastrine biologisch aktiv sind. Ein synthetisches Tetrapeptid (Aminosäuren 14–17 des G-17) besitzt alle Gastrin-Wirkungen, jedoch nur mit 10%iger Aktivität des G-17. Mit radioimmunologischen Methoden wird gewöhnlich nur G-17 bestimmt. G-14- und G-17-Gastrine haben in der Zirkulation eine Halbwertzeit von 2–3 Minuten, während diejenige von G-34 15 Minuten beträgt. Gastrine werden primär in Nieren und Dünndarm inaktiviert.

In hohen Dosen besitzt Gastrin vielfältige Wirkungen; die hauptsächlichen physiologischen Effekte sind jedoch Stimulierung der Magen-

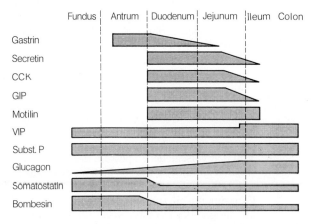

Abb. 26.7. Lokalisation der gastrointestinalen Hormone entlang des Gastrointestinaltraktes. Die Dicke jedes Balkens ist der Konzentration des jeweiligen Peptides in der Schleimhaut proportional (nach GROSSMAN: Gastriintestinal hormones: an overview. Proceedings 5th international Congress of Endocrinology. Excepta medica, in press)

Tabelle 26.4. Aminosäuresequenz gastrointestinaler Peptide[a]

1 CCK	2 Gastrin	3 GIP	4 Glucagon	5 Secretin	6 VIP	7 Motilin	8 Subst P	9 Bombesin	10 Somatostatin
Tyr		Tyr	His	–	–	Phe	Arg	Glp	Ala
Ile		Ala	Ser	–	–	Val	Pro	Gln	Gly
Gln		Glu	Gln	Asp	–	Pro	Lys	Arg	Cys
Gln		Gly	–	–	Ala	Ile	Pro	Leu	Lys
Ala		Thr	–	–	Val	Phe	Gln	Gly	Asn
→Arg	Glp	Phe	–	–	–	Thr	Gln	Asn	Phe
Lys	Leu	Ile	Thr	–	–	Tyr	Phe	Gln	Phe
Ala	Gly	Ser	–	–	Asp	Gly	Phe	Trp	Trp
Pro	Pro	Asp	–	Glu	Asn	Glu	Gly	Ala	Lys
Ser	Gln	Tyr	–	Leu	Tyr	Leu	Leu	Val	Thr
Gly	Gly	Ser	–	–	Thr	Gln	Met-NH$_2$	Gly	Phe
Arg	His	Ile	Lys	Arg	–	Arg		His	Thr
Val	Pro	Ala	Tyr	Leu	–	Met		Leu	Ser
Ser	Ser	Met	Leu	Arg	–	Gln		Met-NH$_2$	Cys
Met	Leu	Asp	–	–	Lys	Glu			
Ile	Val	Lys	Ser	–	Gln	Lys			
Lys	Ala	Ile	Arg	Ala	Met	Glu			
Asn	Asp	Arg	–	–	Ala	Arg			
Leu	Pro	Gln	Ala	Leu	Val	Asn			
Gln	Ser	Gln	–	–	Lys	Lys			
Ser	Lys	Asp	–	Arg	Lys	Gly			
Leu	Lys	Phe	–	Leu	Tyr	Gln			
Asp	→Gln	Val	–	Leu	Leu	–			
Pro	Gly	Asn	Gln	–	Asn				
Ser	→Pro	Trp	–	Gly	Ser				
His	Trp	Leu	–	–	–	Ile			
Arg	Leu	Leu	Met	Val-NH$_2$	Leu				
Ile	Glu	Ala	Asp		Asn-NH$_2$				
Ser	Glu	Gln	Thr						
Asp	Glu	Gln							
Arg	Glu	Lys							
Asp	Glu	Gly							
Tys	Ala	Lys							
Met	Tys	Lys							
Gly	–	Ser							
Trp	–	Asp							
Met	–	Trp							
Asp	–	Lys							
Phe-NH$_2$	–	His							
		Asn							

– = wie vorangehende Spalte   → = Spaltung zu kleinerer Variante   Tys = Tyrosin-Sulfat.
1. Porcine CCK-Variante. Reguläres CCK = 33 C-terminale Reste dieser Variante. 2. Humanes big gastrin. Little gastrin = 17 C-terminal Reste des big gastrin. Minigastrin = 14 C-terminal Reste des big gastrin. Alle Gastrine kommen paarweise vor: nicht sulfatiertes Tyrosin = I; sulfatiertes Tyrosin = II. 3, 4, 5, 6 und 7 porcine Peptide. 4, 9 und 10 wurden in der Darmmuscosa nur immunologisch nachgewiesen; der chemische Nachweis ist bisher noch nicht erfolgt[6].

[a] Grossmann: The gastrointestinal hormones: Nach: Proceedings 5th Internation Congress of Endocrinology, Exurpty media, in Press, 1977.

säure- und Pepsin-Sekretion sowie Stimulierung des Magenmucosa-Wachstums. Gastrin verursacht auch Kontraktion der Muskulatur, welche die gastro-oesophageale Verbindung verschließt; dieser Effekt ist jedoch mit Gastrin-Dosen, wie sie nach Nahrungszufuhr gefunden werden, nicht auslösbar und seine physiologische Bedeutung ist unklar. Gastrin regt auch die

Insulin- und Glucagon-Sekretion an; nur nach einer Proteinmahlzeit, nicht aber nach Kohlenhydratzufuhr steigt jedoch die Konzentration des zirkulierenden Gastrin bis zu Werten an, welche auch die B-Zellen des Pankreas stimulieren. Es gibt Hinweise dafür, daß Gastrin die Calcitonin-Sekretion stimuliert (Kap. 21), während andererseits Calcitonin die Gastrin-Freisetzung hemmt.

Die Gastrin-Sekretion wird durch Mageninhalt, Vagusaktivität und Substanzen im Blut (Tabelle 26.3) beeinflußt. Anwesenheit von Produkten der Eiweißverdauung und erhöhte Vagusaktivität wirken gastrinsekretions-fördernd. Bei Hunden vermindert das anticholinerge Pharmakon Atropin die Gastrinfreisetzung; beim Menschen jedoch erhöht Atropin die — durch Insulin und Nahrungszufuhr ausgelöste — Gastrinfreisetzung.

Säure im Antrum und Calcitonin hemmen die Gastrinsekretion. Die Säure-Wirkung ist Grundlage einer negativen »feed-back«-Steuerung: Erhöhte Gastrinsekretion steigert die Säurefreisetzung und Säure hemmt im weiteren die Gastrinsekretion.

Gastrin besitzt auch Bedeutung für die Pathophysiologie des Duodenal-Ulcus (s. unten). Sind die säure-sezernierenden Zellen des Magens geschädigt – wie z. B. bei perniziöser Anämie –, dann ist die Gastrinsekretion chronisch erhöht.

Gastrin dürfte ferner bei *Achalasie* eine Rolle spielen; bei dieser Krankheit häuft sich zugeführte Nahrung im Oesophagus an, da die gastro-oesophageale Verbindung nicht erschlaffen kann und eine normale, koordinierte Peristaltik im Oesophagus fehlt, so daß der Oesophagus sich maximal erweitert. In den erweiterten Abschnitten des Oesophagus fehlt bei Achalasie der Plexus myentericus; unter diesen Bedingungen dürfte die glatte Muskulatur der gastro-oesophagealen Verbindung überempfindlich gegenüber normalen Gastrin-Konzentrationen sein, so daß es zu protrahierter Kontraktion kommt. Der gegenteilige Zustand besteht beim oesophagealen Reflux; hier ist die genannte Verbindung abnorm relaxiert und bei diesen Patienten liegt wahrscheinlich eine subnormale Gastrinsekretion vor.

Cholecystokinin-Pankreozymin (CCK-PZ)

Während früher sowohl ein Hormon Cholecystokinin mit Kontraktionswirkung auf die Gallenblase wie auch ein gesondertes Hormon Pankreozymin, welches vor allem die Ausschüttung von enzymreichen Pankreasaft stimulieren sollte, angenommen wurde, zeigte es sich, daß lediglich ein Hormon — von den Schleimhautzellen des oberen Dünndarms gebildet — diese beiden Eigenschaften besitzt. Dieses Hormon wurde *Cholecystokinin-Pankreozymin (CCK-PZ bzw, CCK)* genannt. Schweine-CCK kommt in zwei gleich aktiven Formen vor, von welchen eine 39 und die andere 33 Aminosäuren enthält; die terminalen Aminosäuren sind identisch mit denjenigen des Gastrins (Tabelle 26.4). Es kommt auch ein sulfatierter Tyrosin-Rest nahe des C-terminalen Endes wie in den Gastrin II-Formen vor. Über den Stoffwechsel des CCK ist wenig bekannt. Ein CCK-ähnliches Peptid kommt übrigens auch im Cortex des Gehirns vor. CCK bewirkt Gallenblasen-Kontraktion *(cholagoger Effekt)* und stimuliert die Acini des Pankreas zur Sekretion eines enzymreichen Saftes; zusätzlich potenziert CCK die Secretin-Wirkung hinsichtlich Bildung eines alkalischen Pankreassaftes. CCK hemmt auch die Magenentleerung, übt einen »trophen« Einfluß auf das Pankreas aus und steigert die Enterokinase-Sekretion. CCK dürfte die Motilität von Dünn- und Dickdarm erhöhen. Es gibt Hinweise dafür, daß CCK gemeinsam mit Secretin die Kontraktionen des Pylorus verstärkt und so Reflux von Duodenalinhalt in den Magen verhindert. Gastrin und CCK stimulieren die Glucagon-Sekretion und da beide Hormone nach einer Proteinmahlzeit vermehrt gebildet werden, könnten jedes einzelne, aber auch beide Hormone zusammen der »Darm-Faktor« sein, welcher die Glucagon-Sekretion stimuliert (Kap. 19). Die CCK-Wirkung auf die Gallenblase wird wahrscheinlich durch cGMP (Kap. 17) vermittelt.

Der hauptsächliche Reiz für die CCK-Sekretion ist die Anwesenheit von Fettsäuren mit mehr als 10-C-Atomen im Duodenum. Die CCK-Sekretion wird aber auch durch Aminosäuren (insbesondere Trypthophan und Phenylalanin), Ca^{2+} und H^+ gesteigert. Da Galle und Pankreassaft, welche als Folge der CCK-Wirkung in das Duodenum gelangen, die Verdauung von Proteinen und Fetten fördern und die dadurch entstehenden Verdauungsprodukte selbst wiederum die CCK-Sekretion stimulieren, besteht für CCK ein positiver Rückkopplungsmechanismus; dieser verliert allmählich durch das Weiterwandern der Verdauungsprodukte in tiefere Partien des Gastrointestinaltraktes seine Wirksamkeit.

Secretin

Secretin nimmt in der Geschichte der Physiologie eine besondere Stellung ein. 1902 haben BAYLISS und STARLING zum erstenmal gezeigt, daß die durch Duodenalreizung eingeleitete Steigerung der Pankreassekretion über einen Blut-Faktor abläuft. Ihr Forschungen führten zur Identifizierung des Secretins und zur Prägung des *Begriffes Hormon* für eine Reihe chemischer Substanzen, die von verschiedenen Körperzellen produziert, andere Organe über die Zirkulation beeinflussen.

Secretin wird von tief in den Drüsenschläuchen der oberen Dünndarmschleimhaut liegenden Zellen produziert. Die Struktur des Schweinesecretins (Tabelle 26.4) hat keine Ähnlichkeit mit der des Gastrins bzw. CCK, jedoch zeigt sich eine beträchtliche Ähnlichkeit mit Glucagon. Während Secretin aus 27 Aminosäuren aufgebaut ist, finden sich beim Glucagon 29, wobei 14 bei beiden Hormonen in übereinstimmender Position stehen.

Secretin steigert die Sekretion von Bicarbonat durch das Pankreas und den Gallentrakt; es verursacht so die Bildung eines wäßrigen, alkalischen Pankreassaftes. Secretin steigert auch die CCK-Wirkung hinsichtlich der Enzymproduktion durch das Pankreas. Weiter vermindert es die Magensäuresekretion.

Es dürfte auch Pyloruskontraktionen verursachen und u. U. die Insulinsekretion steigern; eine Glucosemahlzeit steigert die Secretin-Sekretion jedoch nicht und es erscheint daher unwahrscheinlich, daß Secretin der »Darmfaktor« für die Insulinsekretionssteigerung auf eine Kohlenhydratmahlzeit ist.

Der einzig gesicherte Stimulus für die Secretin-Sekretion ist Säure-Einwirkung auf die Mucosa des oberen Dünndarmes. Proteine, Kohlenhydrate und Acetylcholin sind unwirksam und der Effekt von Fett ist unsicher. Die Freisetzung von Secretin durch Säure ist ein anderes Beispiel für einen – in diesem Fall negativen – Rückkopplungsmechanismus: Secretin löst die Bildung eines alkalischen Pankreassaftes aus, wodurch dann die Säure aus dem Magen neutralisiert wird und somit eine weitere Secretin-Sekretion gebremst wird.

Andere Gastrointestinale Hormone

Auch andere Substanzen werden aufgrund physiologischer und/oder chemischer Hinweise als gastrointestinale Hormone bezeichnet. *Gastric inhibitory peptide* (GIP) enthält 43 Aminosäurereste (Tabelle 26.4) und kommt in der Duodenal- und Jejunal-Mucosa vor. Die GIP-Sekretion wird durch Glucose und Fett im Duodenum stimuliert und GIP hemmt die Magen-Sekretion und -Mobilität. GIP stimuliert auch die Insulinsekretion und ist wahrscheinlich das physiologische B-Zellen-stimulierende Hormon des Gastrointestinaltraktes. Das *Vasoactive intestinal peptide* (VIP) wurde ebenfalls aus dem Darmtrakt isoliert. Es enthält 28 Aminosäurereste (Tabelle 26.4) und wurde auch im Gehirn gefunden. Es stimuliert deutlich die Sekretion von Elektrolyten und damit von Wasser durch den Dünndarm. Andere VIP-Wirkungen sind Dilatation der peripheren Blutgefäße und Hemmung der Magensäuresekretion. Bei Patienten mit schweren Durchfällen wurden VIP-sezernierende Tumoren (VIPome) beschrieben. Sowohl VIP wie auch GIP sind mit Secretin verwandt; ihr Verhältnis zu »*Enterogastron*«, einem hypothetischen Hormon, welches die Magen-Sekretion und -Motilität hemmt, ist unbekannt. Die Strukturen von GIP und VIP ahmen diejenige von Secretin und Glucagon nach. *Motilin*, ein Peptid mit 22 Aminosäureresten (Tabelle 26.4), welches aus der Duodenalschleimhaut extrahiert wurde, stimuliert die Magen-Sekretion und -Motilität. *Chymodenin*, ein anderes Polypeptid aus der Duodenalmucosa, soll selektiv die Sekretion von Chymotrypsin durch das Pankreas stimulieren; sein Nachweis in der Zirkulation sowie seine Strukturanalyse steht jedoch noch aus.

Substanz P (Tabelle 26.4) kommt in Neuronen des Gehirns sowie des Gastrointestinaltraktes und dessen endokrinen Zellen vor. Ein Nachweis von Substanz P in der Zirkulation steht jedoch aus; Substanz P steigert die Motilität des Dünndarmes. *Bombesin* und *Somatostatin* (Tabelle 26.4) konnten in der Schleimhaut des Magendarmtraktes nur immunologisch, nicht jedoch chemisch nachgewiesen werden; Bombesin steigert die Gastrin-Sekretion sowie die Motilität des Dünndarmes und der Gallenblase.

Somatostatin das Tetradecapeptid mit Wachstumshormon-hemmender Wirkung (GIH) — ursprünglich aus dem Hypothalamus isoliert — hemmt die Sekretion von Gastrin, VIP, GIP, Secretin und Motilin; es hemmt auch die Sekretion des exokrinen Pankreas und die Magen-Sekretion und -Motilität. *Glucagon* kommt in Magen und Duodenum vor und dieses Glucagon dürfte für die Entstehung der Hyperglykämie bei Diabetes von Bedeutung sein (Kap. 19). Die Beziehung dieses »Darmglucagon« zur »glucagon like immunoreactivity« (GLI) in der Dünndarmmucosa ist unbekannt.

Caerulein

Ein Decapeptid aus der Haut eines australischen Frosches (Hyla caerulea) hat dieselben 5 C-terminalen und zwei N-terminalen Aminosäuren wie das Gastrin und ebenso einen sulfatierten Tyrosinrest. Diese Substanz, *Caerulein,* hat beim Säuger alle Eigenschaften von Gastrin und CCK und wird in der Humanmedizin zur Kontraktion der Gallenblase bei der *Cholecystographie* verwendet.

Sekretion und Motilität des Magens

Sekretion und Motilität des Magens werden durch neurale und humorale Mechanismen reguliert. Bei den nervösen Impulsen handelt es sich sowohl um lokale autonome Reflexe, vor allem cholinerger Neuronen und Impulse vom Zentralnervensystem über den Nervus vagus.
An den Endigungen postganglionärer cholinerger Neuronen im Magen freigesetztes *Acetylcholin* wirkt in zweifacher Weise sekretionsfördernd: (1) steigert es durch *direkte Wirkung auf die Funduszellen* HCl- und Pepsinsekretion, (2) bewirkt es *Gastrin-Freisetzung* aus der Antrumschleimhaut. In ihrer Wirkung auf die HCl-Sekretion potenzieren einander Gastrin und Acetylcholin. Vagusreizung in Thorax- oder Halsbereich bewirkt zwar Anstieg der Säure- und Pepsinsekretion, doch vermag Vagotomie nicht, die sekretorische Antwort auf lokale Reize zu unterdrücken.

Regulation von Magen-Motilität und -Entleerung

Die Geschwindigkeit der Magenentleerung ist von der zugeführten Nahrung abhängig. Kohlenhydratreiche Nahrung verweilt nur wenige Stunden im Magen, proteinreiche etwas länger und fettreiche am längsten. Bei der Verdauung entstandene Eiweißbruchstücke und Wasserstoff-Ionen losen bei Kontakt mit der Duodenalschleimhaut auf nervösem Weg Abnahme der Magenmotilität aus *(enterogastrischer Reflex)*; dieser Reflex läßt sich auch durch Dehnung des Duodenums auslösen. GIP, VIP und andere Hormone hemmen Motilität und Sekretion des Magens; ebenso führt Durchschneidung des Vagus zur Verlangsamung der Magenentleerung. Beim Menschen verursacht Vagotomie u. U. relativ schwere Magen-Atonie und -Erweiterung. Psychische Erregung beschleunigt angeblich die Magenentleerung, während Traurigkeit sie verlangsamt.

Da Fette die Magenentleerung besonders wirksam zu hemmen vermögen, wird manchmal Milch, Schlagsahne oder sogar Olivenöl vor Alkoholkonsum getrunken. Fett hält den Alkohol für längere Zeit im Magen zurück, wo er nur langsam resorbiert wird; durch den verzögerten Übertritt in den Dünndarm könnten so – zumindest theoretisch – ein plötzlicher Anstieg des Blutalkohol-Spiegels und damit Intoxikationserscheinungen vermieden werden.

Regulation der Säure- und Pepsin-Sekretion

Sowohl Acetylcholin, Histamin, wie auch gastrointestinale Hormone beeinflussen Säure- und Pepsin-Sekretion durch den Magen (s. oben). Zumindest beim Hund steigert Zunahme der Glucocorticoide nach ACTH-Stimulierung HCl- und Pepsin-Sekretion. *Streß-Situationen* haben jedenfalls Einfluß auf die Magensekretion. Im allgemeinen wird eine längerdauernde Behandlung mit Glucocorticoiden als auslösend für peptische Ulcera beim Menschen angesehen; jüngste Untersuchungen bestätigen dies jedoch nicht.
Die physiologische *Regulation der Magensaftsekretion* wird üblicherweise in *3* einander überschneidende *Phasen* unterteilt *(cephale, gastrische und intestinale Phase)*; die cephalen Einflüsse werden durch den N. vagus, vielleicht auch über den Hypothalamus vermittelt, die gastrischen durch lokale Reflexantworten sowie Gastrineffekte und die intestinalen durch reflektorische bzw. hormonale Rückkopplung zwischen Dünndarm- und Magenschleimhaut.

Cephale Einflüsse auf die Magensaftsekretion

Schon bei Aufnahme von Nahrung in den Mund wird reflektorisch Magensaftsekretion ausgelöst; die efferenten Fasern dieses Reflexbogens verlaufen in den Nn. vagi, an deren Enden freigesetztes Acetylcholin HCl- und Gastrin-Sekretion bewirkt. Auch Impulse bedingter Reflexe laufen über die Nn. vagi; beim Menschen wirken bereits Anblick, Geruch oder Geschmack von Nahrung sekretionsfördernd und zwar *über bedingte Reflexe,* die in früher Kindheit erworben wurden (Kap. 15). Die efferenten vagalen Impulse entspringen z.T. im Diencephalon, z.T. im limbischen System, aber auch Reizung im vorderen Hypothalamus und einem Teil des anschließenden frontalen Cortex bewirkt Magensaft-Sekretion.

Emotionelle Einflüsse auf die Magensaftsekretion

Die psychische Verfassung hat merklichen Einfluß auf Magen-Sekretion und -Motilität, der fast ausschließlich über die Nn. vagi ausgeübt wird. Bei Emotionen wie Ärger oder Zorn kommt es zur Tonussteigerung, Hyperämie und Hypersekretion, bei Furcht oder Traurigkeit zu Hemmung von Magen-Sekretion, -Durchblutung und Motilität.

Gastrische Einflüsse auf die Magensaftsekretion

Die cephalisch ausgelöste Aktivität des Magens wird aufrecht erhalten, sobald die Nahrung in den Magen gelangt; dies wird vor allem durch Freisetzung von *Gastrin*, aber auch durch *cholinerge Reflexe* infolge lokaler Reizung selbst nach Entfernung des Antrum bewirkt.

Intestinale Einflüsse auf die Magensaftsekretion

Sobald Bruchstücke der Eiweißverdauung in das Duodenum gelangen, dürften diese die Sekretion zusätzlichen (intestinalen) Gastrins aus der Duodenalschleimhaut auslösen. Fett, Kohlenhydrate und Säure im Bereich des Duodenums hemmen jedoch die Magensäure- und Pepsinsekretion sowie auch die Magenmotilität, wahrscheinlich vermittels GIP und anderer verwandter Hormone. Die Resektion größerer Dünndarmabschnitte bewirkt HCl-Hypersekretion, deren Grad dem Ausmaß der Resektion etwa proportional ist; sie dürfte Folge der Entfernung von Geweben sein, welche Hormone sezernieren, die die Säuresekretion hemmen. Eine Substanz unbekannten Ursprungs mit hemmendem Einfluß auf den Magen *(Urogastron)* konnte im Harn nachgewiesen werden.

Andere Einflüsse auf die Magensaftsekretion

Der hemmende Einfluß der *Catecholamine* wurde bereits erwähnt. *Hypoglykämie* verursacht Anstieg der Säure- und Pepsin-Sekretion; die dem Insulin zugeschriebene Förderung der Magen-Sekretion dürfte auf dessen hypolglykämische Wirkung zurückzuführen sein. *Alkohol* und *Coffein* steigern die Sekretion durch direkte Wirkung auf die Magenschleimhaut. Seit langem sind die günstigen Effekte mäßiger Alkoholmengen (Aperitif) auf den Appetit und die Verdauung bekannt; sie beruhen auf der durch Alkohol hervorgerufenen Stimulierung der Magensaftsekretion.

Andere Funktionen des Magens

Stapelung der Nahrung im Magen und fraktionierte Abgabe ins Duodenum sind in mehrfacher Hinsicht wichtig. *HCl* tötet z.B. einen Großteil der mit der Nahrung aufgenommenen *Bakterien* während ihres Verweilens im Magen. Die Nebenzellen der Magenschleimhaut produzieren den »*intrinsic factor*«, der für die Resorption von Cyanocobalamin (Vit. B_{12}, Abb. 26.8) im Dünndarm und damit für die normale Erythropoese notwendig ist. Unzureichende Vitamin-B_{12}-Resorption verursacht Megaloblasten-Anämie *(perniziöse Anämie)*; bei parenteraler Cyanocobalamin-Gabe bilden sich die Mangelsymptome rasch zurück, während orale Anwendung wenig nützt, sofern nicht von der Magenschleimhaut »intrinsic factor« produziert wird. Da Cyanocobalamin in fast allen tierischen Nahrungsmittel vorkommt und der Tagesbedarf

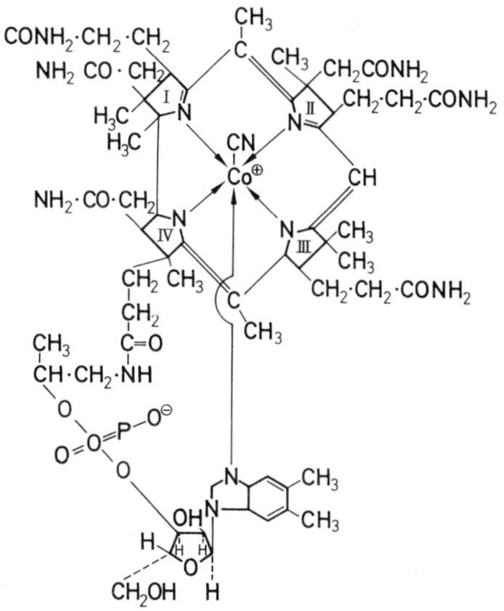

Abb. 26.8. Cyanocobalamin (Vitamin B_{12}), Empirische Summenformel: $C_{63}H_{88}O_{14}N_{14}PCo$

gering ist, ist alimentärer Vitamin-B_{12}-Mangel selten Ursache einer Anämie; klinisch beobachtete Mangelzustände sind meist Folge unzureichender Resorption des Vitamin B_{12}, wie z. B. bei Sprue (gestörte Darmfunktion) oder infolge fehlender »*intrinsic factor*«-Bildung nach Gastrektomie oder bei idiopathischer Atrophie der Magenschleimhaut *(perniziöse Anämie)*. Der »intrinsic factor« ist ein Mucoprotein (Mol.-Gew. über 60000), an welches Cyanocobalamin im Darm komplex gebunden wird. Der intrinsic factor-Cyanocobalamin-Komplex wird daraufhin an einen spezifischen Receptor im Ileum fixiert und das Cyanocobalamin kann durch das Darmepithel eingeschleust werden. Der genaue Resorptionsmechanismus ist unbekannt, es könnte jedoch der intrinsic factor einen Einfluß auf die pinocytotische Aufnahme des Vitamins haben, wodurch die Resorption eines so großen Moleküls erklärt werden könnte. Außer durch Fehlen des intrinsic factors kann perniziöse Anämie bei einem Syndrom bestehen, bei dem von Geburt an die intestinale Receptor für den Cyanocobalamin-intrinsic factor-Komplex fehlen dürfte.

Nach *totaler Gastrektomie* muß wegen des »intrinsic factor«-Mangels Vitamin B_{12} parenteral verabreicht werden; die Proteinverdauung ist hingegen trotz fehlendem Pepsin normal, so daß die Ernährung kaum leidet, es besteht jedoch Gefahr des Eisenmangels (Eisenmangelanämie, u.a. Kap. 25). Gastrektomierte müssen ihre tägliche Nahrung in Form häufiger kleiner Mahlzeiten aufnehmen; wegen der raschen Glucose-Resorption aus dem Dünndarm und der nachfolgenden Hyperglykämie mit plötzlichem Insulin-Sekretionsanstieg neigen sie zu — etwa 2 Stunden nach der Nahrungsaufnahme auftretenden — hypoglykämischen Symptomen (Abb. 19.17). Müdigkeit, Schwindel und z.T. durch Hypoglykämie bedingtes Schwitzen nach Nahrungsaufnahme gehören zum *Spät-Dumpingsyndrom*, das häufig nach Teilresektion des Magens oder bei Gastrojejunostomie auftritt. Bei Gastrektomierten verursacht aber auch der beschleunigte Eintritt von hypertonem Nahrungsbrei in den Dünndarm eine Wasserverschiebung mit nachfolgender Verminderung des Plasmavolumens (schockähnliche Symptome, *Früh-Dumpingssyndrom*).

Peptisches Geschwür

Magen- bzw. Zwölffingerdarmgeschwüre sind offenbar Folge eines *Zusammenbruchs der Barriere*, welche die Mucosa vor Irritation und Selbstverdauung schützt.

Aspirin — ein den Magen irritierendes Pharmakon — vermindert den Barriere-Effekt. Bei der Entstehung von Zwölffingerdarmgeschwüren und Ulcera der präpylorischen Mucosa — nicht von Geschwüren anderer Magenabschnitte — dürfte starke Säuresekretion bedeutsam sein (Abb. 26.9). Dies wird durch das *Zollinger-Ellison-Syndrom* bestätigt (hervorgerufen durch *Gastrinome*, Tumoren welche Gastrin sezernieren, meist im Pankreas, aber auch im Magen und Duodenum), bei dem infolge Magensaft-Hypersekretion fast immer Geschwüre der präpylorischen Region bzw. des Duodenum auftreten. Bei den meisten Patienten mit Magen- bzw.-Duodenalulcera scheinen die basalen Gastrin-Spiegel jedoch normal zu sein, aber ihre Gastrin-Sekretion als Reaktion auf Nahrungszufuhr ist größer als normal. Es wurde auch angenommen, daß Magenulcera dann entstehen, wenn der Schleim durch Rückfluß gallehaltigen Duodenalinhaltes in den Magen zerstört wird. Tatsächlich besteht bei Ulcuspatienten ein größerer Reflux als normal; die Ursache hierfür dürfte eine unzureichende kontraktile Antwort des Pylorus auf CCK und Secretin sein.

In der *Ulcus-Therapie* hat daher Verminderung der Gastrinsekretion, bzw. Neutralisation der Magensäure große Bedeutung; man trachtet mit anticholinergen Substanzen *(Atropin)* die Vagus-

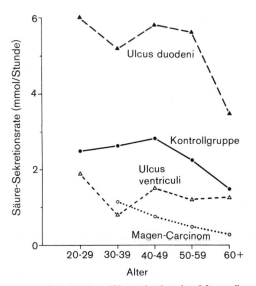

Abb. 26.9. Mittlere Werte der basalen Magensäure-Sekretion beim Menschen verschiedenen Alters (nach GROSSMAN: Gastric Secretion. Physiology for Physicians 1, 7, (1963))

wirkung auf die Magensekretion und -Motilität zu hemmen und gibt gleichzeitig zur Neutralisation der sezernierten HCl Antacida (z. B. *Aluminiumhydroxyd-Gel*). Auch häufige Aufnahme fetthaltiger Speisen, die über den duodenalen Rückkopplungs-Mechanismus Magen-Sekretion und -Motilität hemmen, ist angezeigt. Als chirurgische Maßnahmen zur Behandlung des Ulcus werden neben der Resektion des Ulcus auch Vagotomie und Ausschaltung der Gastrinsezernierenden Antrumschleimhaut in Betracht gezogen. Vagotomie in Verbindung mit anderen Maßnahmen, wie etwa operative Erweiterung des Pylorus (Pyloroplastik), wird häufig zur Verhinderung einer Stase des Mageninhaltes angewandt; die Vagotomie ist jedoch in etwa 20% der Fälle inkomplett und es kommt daher häufig zu rezidivierenden Ulcera. Durch Enfernung der Antrum-Schleimhaut kann dies vermieden werden, da ohne potenzierende Wirkung des Gastrins der Einfluß der wenigen verbleibenden vagalen Fasern auf die Säuresekretion zu gering ist, um sich schädigend auswirken zu können.

C. Dünndarm

Im Dünndarm wird der Nahrungsbrei mit Sekreten der Schleimhautzellen, Pankreassaft und Galle durchmischt; die in Mund und Magen begonnene Verdauung wird nun in Lumen und Schleimhautzellen des Dünndarms vervollständigt und Verdauungsprodukte sowie Vitamine und Flüssigkeiten werden resorbiert. Dem Dünndarm werden pro Tag etwa 10 Liter Flüssigkeit angeboten (2 Liter aus der Nahrung und 8 Liter Speichel- Magen-, Leber-, Pankreas- und Intestinal Flüssigkeit); hiervon gelangen nur etwa 1–2 Liter in das Colon.

Anatomie des Dünndarms

Die Dünndarm-Struktur entspricht dem allgemeinen Aufbau des Darms (Abb. 26.1). In den Anfangsteil des Duodenum (Bulbus duodeni) wird der saure Mageninhalt durch den Pylorus hindurch gepreßt; hier kommt es häufig zur Entstehung peptischer Ulcera. Die an das Duodenum anschließenden oberen 40% des Dünndarms werden als *Jejunum*, die unteren 60% als *Ileum* bezeichnet, doch besteht keine scharfe Grenze; an der *Ileocöcal-Klappe* geht das Ileum ins Colon über. Der Abstand vom Pylorus bis zur Ileocöcal-Klappe beträgt *in vivo* etwa 280 cm (Tabelle 26.5).

Tabelle 26.5. Länge verschiedener Darmabschnitte (am Lebenden gemessen)*

Darmabschnitt	mittlere Länge (cm)
Duodenum	22
Jejunum und Ileum	258
Colon	110

* Nach BLANKENHORN et al: Transintestinal intubation. Proc. Soc. exp. Biol. (N.Y.). **88**, 356 (1955).

In der Schleimhaut des Dünndarms liegen *solitäre Lymphknoten* und — besonders im Ileum — Aggregate solcher Lymphknoten (*Peyersche Plaques*, an der dem Mesenterium gegenüberlie-

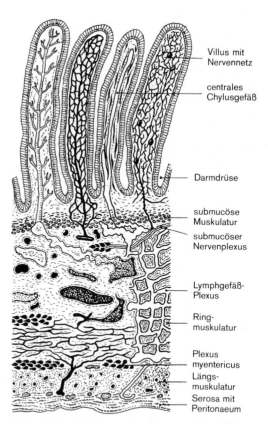

Abb. 26.10. Schnitt durch die menschliche Dünndarmwand. Die Zotten zeigen von links nach rechts: Venöse Drainage, arterielle Versorgung, Lymphgefäße, Nerven-Geflechte (nach BELL et al.: Textbook of Physiology and Biochemistry, 6th Ed. Edinburgh-London: Livingstone 1965)

genden Seite). Der gesamte Dünndarm enthält — einfach gebaute — *tubuläre Drüsen (Lieberkühnsche Krypten)* im Gegensatz zu den *acinotubulären Duodenaldrüsen (Brunnersche Drüsen)*; enterochromaffine — häufig tief in den intestinalen Drüsen lokalisierte — Zellen der Schleimhaut produzieren *Serotonin* (Kap. 15). Typisch für diesen Darmabschnitt sind auch die vielen klappenähnlichen Falten der Schleimhautmembran.

Über die ganze Länge des Dünndarms ist die Schleimhautmembran durch *Villi* (20 bis 40/mm^2) bedeckt; jede dieser Zotten (Länge 0,5–1 mm) ist von einschichtigem Epithel bedeckt und enthält ein Capillarnetzwerk sowie ein zentrales Lymphgefäß. Feine Ausläufer der glatten Muskulatur der Submucosa laufen entlang dieser Zotten bis zur Spitze (Abb. 26.10). Die freien Enden der Epithelzellen sind außerdem noch in kleine *Mikrovilli* aufgeteilt (Abb. 26.11). Schleimhautfalten, Zotten und Mikrovilli vergrößern die resorptive Darmoberfläche auf etwa 300 m^2. Die Darmepithelien sind miteinander durch Verschmelzungen der Zellmembran (tight junction) verbunden. Die äußere Schicht der Zellmembran der Schleimhautzelle enthält zahlreiche Verdauungsenzyme, unter anderem *Disaccharidasen, Peptidasen, Nucleasen,* (s. Kapitel 25).

Die Schleimhautzellen werden von mitotisch aktiven, nichtdifferenzierten Zellen in den Leberkühnschen Krypten gebildet; sie wandern dann zur Spitze der Villi, wo sie in großer Zahl in das Darmlumen abgeschilfert werden. Die durchschnittliche Lebenszeit der Mucosazellen beträgt etwa 5 Tage; einen ähnlich schnellen Umsatz zeigen die Zellen der Magenschleimhaut. Die solcherart erfolgende »Eiweißsekretion« in das Darmlumen kann bis zu 30 Gramm pro Tag erreichen.

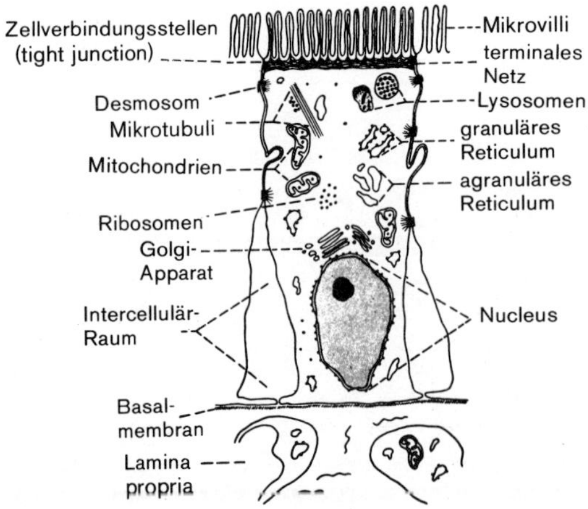

Intestinale Motilität

Die Motilität des Dünndarms wird durch die sogenannte »slow wave« — eine glattmusculäre Depolarisationswelle (s. früher) — koordiniert, welche sich vom Duodenum in Längsrichtung des Verdauungstraktes ausbreitet. Die Frequenz dieser »slow wave« liegt im Jejunum bei 12 pro Minute, im Ileum bei 9 pro Minute.

Die Bewegungen des Dünndarmes mischen den Darminhalt *(Chymus)* und befördern ihn in Richtung Dickdarm. Im Dünndarm bestehen 2 Typen von Bewegungen: Segmentationen und peristaltische Wellen; beide treten bei Fehlen jeder äußeren Innervation auf, erfordern jedoch einen intakten Plexus myentericus. *Segmentationsbewegungen* sind ringartige Kontraktionen, welche in annähernd regelmäßigen Intervallen entlang des Darmes vorkommen, dann verschwinden und durch neue Kontraktionen zwischen den vorher kontrahierten Teilen ersetzt werden (Abb. 26.12). Diese Bewegungen verschieben den Chymus vor- und rückwärts und erhöhen dessen Kontakt mit der Schleimhaut.

Abb. 26.11. Mucosa-Zelle des Dünndarms. Mikrovilli, Verbindungsstellen (»tight junctions«) der Zellen an der Mucosa-Kante, intercellulärer Raum an der Basis der Zellen (nach TRIER: Structure of the mucosa of the small intestine as it relates to intestinal function. Fed. Proc. **26,** 1391 (1967))

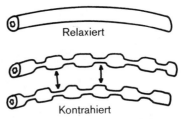

Abb. 26.12. Schematische Darstellung der segmentweisen Kontraktion des Darms (Segmentation). Die Pfeile zeigen die auf Relaxation folgende Kontraktion und umgekehrt

Peristaltische Wellen bewegen den Chymus entlang des Darmes. Bei Wanddehnung des Verdauungsrohres bildet sich oralwärts der gedehnten Stelle eine tiefe, ringförmige Kontraktion, die mit 2–25 cm/s rectumwärts abläuft (Reflexantwort auf Dehnung, *myenterischer Reflex*); entgegen einer früheren Meinung kommt es nicht regelmäßig vor einer peristaltischen Welle zur Erschlaffung der glatten Muskulatur. Peristaltische Wellen sind nach Intensität und durchlaufener Strecke verschieden; sehr heftige peristaltische Wellen werden als peristaltische »Stürme« bezeichnet, kommen jedoch nur bei Obstruktion des Darmes vor. Peristaltische Wellen laufen rectumwärts ab, nur das Colon weist außerdem antiperistaltische Kontraktionen auf. Nach Wiedereinsetzen eines resezierten Darmsegments besteht keine Behinderung der Peristaltik; peristaltische Wellen können auch über einen — durch einen Plastikschlauch überbrücken — Defekt des Darmrohres ablaufen. Wird jedoch ein Segment reseziert und verkehrt wieder eingesetzt, dann kommt es an diesem Segment zum Stillstand der Peristaltik.

Im Plexus myentericus wird Serotonin synthetisiert, das vielleicht als Übertragersubstanz zwischen Neuronen des Plexus myentericus wirkt; die gleiche Funktion könnte auch Substanz P — im Darm in hoher Konzentration vorhanden — erfüllen. Die in verschiedenen Darmabschnitten gefundenen Substanz-P-Mengen korrelieren mit der Ganglienzellzahl in den Plexus myentericus und submucosus; bei krankhafter Verminderung der Zahl der Ganglienzellen ist auch die Substanz P vermindert (Substanz P, Kap. 15).

Regulation der Darmsaft-Sekretion

Die Brunnerschen Drüsen im Duodenum sezernieren — zum Schutz für die Duodenalmucosa — einen alkalischen, dickflüssigen Schleim, der die Duodenalmucosa vielleicht vor Magensäure-Einwirkung schützt. Darmdrüsen sezernieren eine isotone Flüssigkeit; die meisten in diesem Sekret enthaltenen Enzyme stammen aus abgeschilferten Mucosazellen, während zellfreier Darmsaft fast enzymfrei ist. Gastrointestinale Hormone wie VIP (s. oben) stimulieren die Darmsaftsekretion. Vagusreizung steigert die Sekretion der Brunnerschen Drüsen, dürfte aber auf die intestinalen Drüsen ohne Einfluß sein.

Störungen der Dünndarmfunktion

Malabsorptions-Syndrom

Verdauungs- und Resorptionsleistung des Dünndarms sind zwar lebenswichtig, doch verursacht Resektion eines kurzen Ileum- oder Jejunum-Segmentes kaum schwere Symptome; es kommt dabei zu kompensatorischer Hypertrophie und Hyperplasie der verbleibenden Mucosa und zu rascher Normalisierung der Resorptionsfunktion (intestinale Adaptation). Bei Fehlen von über 50% des Dünndarms sinkt jedoch die Resorption von Nährstoffen und Vitaminen so stark, daß zwangsläufig Unterernährung eintritt, wie dies auch bei allen anderen Zuständen mit schwer gestörter intestinaler Resorption der Fall ist (Malabsorptions-Syndrom, Tabelle 26.6); ungenügende Aminosäure-Resorption führt zu körperlichem Verfall (Hypoproteinämie und Ödembildung), aber auch die Resorption von Kohlenhydraten und Lipiden ist gestört, so daß fettlösliche Vitamine (A, D, E, K) ebenfalls unzureichend aufgenommen werden. Der Stuhl hat einen hohen Fett- und Eiweißgehalt und ist voluminös, blaß, übelriechend und fettig (Steatorrhoe).

Tabelle 26.6. Krankheiten, die Malabsorption verursachen

Abnormitäten der Verdauung im Intestinallumen
   Unzureichende Lipolyse
   Verminderung der konjugierten Gallensäuren

Abnormitäten des Mucosazelltransportes
   Unspezifische (tropische Sprue, Cöliakie, etc.)
   Spezifische (verschiedene Disaccharidase-Mangelzustände, etc.)

Abnormitäten des Fett-Transportes in den Darm-Lymphgefäßen

Andere
   Hypoparathyreoidismus
   Carcinoid
   Dysgammaglobulinämie (z.B. SIgA-Mangel)
   Agammaglobulinämie

* Nach SLEISENGER, MH: Malabsorption syndromer. New Engl. J. MED, **281**, 1111 (1969).

Darmresektion bewirkt gesteigerte Magensäure-Sekretion (s. oben). Resektion des Ileums beeinträchtigt ferner die Gallensäure-Rückresorption schwer und dies hat schließlich mangelhafte Fettresorption und Durchfall zur Folge. Aus diesem Grund und auch wegen der – im Vergleich zum Ileum – schlechten Adaptationsfähigkeit des Jejunums verursacht Resektion eines distalen Dünndarmstückes schwerere Malabsorptions-Erscheinungen als Resektion eines etwa gleich langen proximalen Darmabschnittes. Andere Komplikationen von Darmresektionen oder Bypass-Operationen sind Hypocalciämie, Arthritis, Hyperuricämie und fettige Infiltration der Leber, häufig gefolgt von Cirrhose. Zur Behandlung von Fettleibigkeit wurden Bypass-Operationen für große Teile des Dünndarmes empfohlen, in Hinblick auf die Gefahren und Komplikation solcher Operationen sollten sie jedoch nicht unternommen werden. Die gestörte intestinale Funktion bei *tropischer Sprue* dürfte Folge von Folsäuremangel sein; die Darmstörungen bei experimentellem Folsäuremangel sind allerdings geringer, auch führt Folsäurebehandlung der Sprue — trotz Besserung des Blutbildes — nur bei einem Teil der Fälle zu Heilung der Darmsymptome. Mangelhafte Resorption kann u. U. durch eine angeborene Anomalie intestinaler Mucosazellen bedingt sein *(Cöliakie)*, die gegenüber Polypeptiden aus der Gluten-Hydrolyse (Weizenprotein) besonders empfindlich sind (Mitbeteiligung des Immunsystems); unter glutenfreier Diät normalisiert sich in diesem Fall die Darmfunktion rasch.

Paralytischer (adynamischer) Ileus

Abnahme der Motilität erfolgt bei Darmverletzungen durch direkte Hemmung der glatten Muskulatur, bei peritonealer Reizung durch Aktivierung adrenerger Fasern der Nn. splanchnici; beide Arten der Hemmung können nach Bauchoperationen zu Darmlähmung *(paralytischer Ileus)* führen, wobei der Dünndarm-Inhalt infolge verminderter Peristaltik stagniert (Überdehnung des Darms durch Gas und Flüssigkeit).

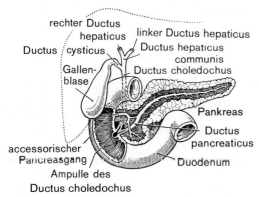

Abb. 26.13. Zusammenhänge zwischen Gallenblasen-, Leber- und Pankreas-Gängen (nach BELL et al.: Textbook of Physiology and Biochemistry, 6th Ed. Edinburgh-London: Livingstone 1965)

Mechanischer Verschluß des Dünndarms

Während ein paralytischer Ileus oft keine Schmerzen verursacht, kommt es bei *mechanischer Dünndarm-Obstruktion* zu schweren krampfartigen Schmerzzuständen *(intestinale Kolik)*; dabei erschlafft das oral vom Passagehindernis gelegene Segment, füllt sich mit Flüssigkeit und Gas und der ansteigende Druck im Darmlumen komprimiert die Darmwand-Gefäße (Entstehung lokaler Ischämie). Reizung der afferenten Nerven des überdehnten Segments löst reflektorisch Schwitzen, Blutdruckabfall und Erbrechen aus, wodurch metabolische Alkalose bzw. ein Flüssigkeitsverlust-Syndrom entstehen kann (u. U. lebensbedrohender Zustand).

D. Exokriner Anteil des Pankreas

Der Pankreassaft enthält für die Verdauung äußerst wichtige Enzyme (Tabelle 25.1), seine *Secretion* wird z. T. *reflektorisch*, z. T. *hormonal* durch Secretin und CCK-PZ (Gewebshormone der Darm-Mucosa) gesteuert.

Anatomie des exkretorischen Pankreas-Anteils

Der exkretorische Pankreas-Anteil ist eine *alveoläre* — den Speicheldrüsen ähnliche — Drüse; die Verdauungsenzyme sind auch hier in intracellulär gebildeten und durch Exocytose in die Pankreas-Kanäle abgegebenen Zymogengranula enthalten. Kleinere Ausführungsgänge vereinigen sich zum gemeinsamen Ductus Wirsungi, der normalerweise mit dem Ductus choledochus die Papilla Vateri (Abb. 26.13) bildet; diese Öffnung ins Duodenum wird vom Sphincter Oddi verschlossen. Gelegentlich mündet ein akzessorischer Pankreas-Ausführungsgang (Ductus Santorini) weiter oben ins Duodenum; angeblich ist der akzessorische Ductus pancreaticus häufig bei Patienten mit Magensaft-Hypersekretion und Duodenalulcus nicht durchgängig. Möglicherweise trägt das Fehlen des alkalischen Pankreassaftes im oberen Teil des Duodenums zur Entwicklung eines Ulcus an dieser Stelle bei.

Pankreassaft

Der alkalische Pankreassaft (Tagesmenge etwa 2000 ml) hat besonders *hohen Bicarbonatgehalt*

(Tabelle 26.7, Abb. 26.14); zusammen mit den ebenfalls alkalischen Sekreten Galle und Darmsaft neutralisiert er den Magensaft, und der Duodenalinhalt hat einen pH-Wert von 6,0–7,0; bei Erreichen des Jejunums ist der Chymus nahezu neutral, sehr selten leicht alkalisch. Die Bildung der hochwirksamen *proteinspaltenden Pankreasenzyme* (Tabelle 25.1) erfolgt in Form ihrer inaktiven Vorstufen. *Trypsinogen* wird durch das von der Duodenalschleimhaut produzierte Enzym *Enterokinase* aktiviert, das zu 41% aus Polysaccharid besteht, was dieses vor vorzeitiger Verdauung schützt; die Enterokinasesekretion wird durch CCK gesteigert. Die *Chymotrypsinogene und andere Proenzyme werden durch Trypsin aktiviert.*

Auch Trypsin kann Trypsinogen aktivieren und daher beginnt eine autokatalytische Kettenreaktion, sobald einmal Trypsin gebildet ist (Abb. 26.15).

Die mögliche Gefahr der Freisetzung geringer Mengen Trypsin in das Pankreas ist offensichtlich; die nachfolgende Kettenreaktion würde genügend aktive Enzyme bilden, um das Pankreas zu verdauen; normalerweise enthält das Pankreas daher einen Trypsin-Inhibitor.

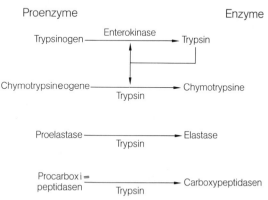

Abb. 26.15. Aktivierung der Pankreasproteasen im Duodenal-Lumen

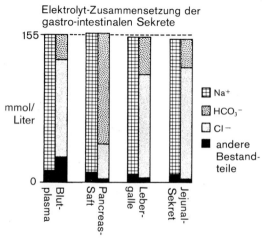

Abb. 26.14. Elektrolyte des Pankreas-Saftes, der Galle und des Darm-Saftes im Vergleich zum Blutplasma (nach GAMBLE: Chemical Anatomy, Physiology and Pathology of the Extracellular Fluid, 6th Ed. Harvard University Press 1954)

Tabelle 26.7. Zusammensetzung des normalen Pankreas-Saftes

Kationen: Na^+, K^+, Ca^{2+}, Mg^{2+}. pH etwa 8.0
Anionen: HCO_3^-, Cl^-, SO_4^{2-}, HPO_4^{2-}
Trypsinogen
Chymotrypsinogene
Procarboxypeptidasen
Proelastase
Ribonuclease
Desoxyribonuclease
Lecithinase A
Pankreas-Lipase
Pankreas-α-Amylase
Albumin und Globuline

Eines der Enzyme, welche durch Trypsin aktiviert werden, ist die Phospholipase A; diese kann eine Fettsäure aus Lecithin abspalten, wodurch *Lysolecithin* entsteht, welches Zellmembranen destruiert. Im Fall der akuten Pankreatitis, einer schweren und manchmal tödlichen Erkrankung, könnte die Aktivierung der Phospholipase im Ausführungsgang des Pankreas und nachfolgende Bildung von Lysolecithin aus dem Lecithin — einem normalen Gallebestandteil —, zu den typischen Symptomen der Pankreasfettgewebsnekrose führen.

Geringe Mengen der Pankreas-α-Amylase gelangen normalerweise in die Zirkulation, bei akuter Pankreatitis steigt der Blutspiegel dieses Enzyms jedoch deutlich an.

Regulation der Pankreas-Sekretion

Die Steuerung der Pankreas-Sekretion erfolgt humoral; Secretin bewirkt reichliche Produktion eines sehr alkalischen, aber enzymarmen Pankreassaftes (Abb. 26.16); es greift möglicherweise nicht an den Acinuszellen, sondern an den Epithelzellen der kleinen Ausführungsgänge an, die wahrscheinlich Wasser und Bicarbonat sezernieren, es stimuliert aber auch die Gallesekretion. *CCK* fördert den Ausstoß der Zymogengranula aus den Acinuszellen und löst so Sekretion eines enzymreichen Pankreassaftes aus. Vagusreizung bewirkt Produktion einer kleinen Menge enzymreichen Pankreassaftes; dieser Effekt wird durch Atropin und Pankreas-Denervierung unterdrückt, nicht aber die Secretin- und CCK-Wirkung. Die Pankreastätigkeit wird vielleicht durch *bedingte Reflexe* (Anblick oder Riechen von Speisen) gesteigert. Während der Sekretion dürfte durch *Bradykinin-Freisetzung* (Kap. 31) die Durchblutung der Drüse gesteigert werden.

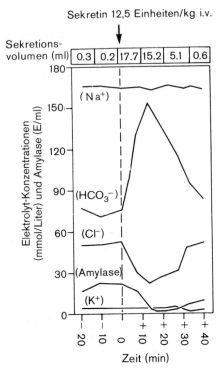

Abb. 26.16. Wirkungen einer einzelnen Secretin-Dosis auf Zusammensetzung und Menge des Pankreas-Saftes (nach JANOWITZ: Pancreative secretion. Physiology for Physicians 2, No. 11, Nov. 1964)

E. Leber und Gallensystem

Funktionen der Leber

Die Leber, die größte Drüse des Körpers, hat viele und komplexe Aufgaben, wie z. B. Gallenproduktion, Kohlenhydrat-Speicherung, Ketonkörper-Bildung, Reduktion und Konjugation von Nebennieren- und Gonaden-Steroidhormonen, Entgiftung von Medikamenten und Toxinen, Synthese von Plasmaproteinen, Inaktivierung von Polypeptid-Hormonen, Harnstoff-Bildung sowie viele wichtige Schritte im Lipidstoffwechsel. Die *einzelnen Funktionen der Leber* sind in den *Spezialkapiteln* über die jeweiligen Systeme behandelt, mit denen diese Funktionen in Zusammenhang stehen (im Index unter dem Stichwort »*Leberfunktionen*« zusammengefaßt).

Galle-Sekretion

Die Galle wird von den Leberzellen in die Gallengänge sezerniert und ins Duodenum abgeleitet. Bei Verdauungsruhe ist die duodenale Mündung des Ausführungsganges geschlossen und die Galle fließt in die Gallenblase. Schon beim Eindringen von Nahrung in den Mund erschlafft der Sphincter; sobald der Mageninhalt das Duodenum erreicht, bewirkt das aus der Darmschleimhaut stammende Hormon CCK Kontraktion der Gallenblase.

Anatomie des Gallengang-Systems

Die intrahepatischen Gallenwege (Abb. 26.17, 26.18) vereinigen sich zum rechten bzw. linken

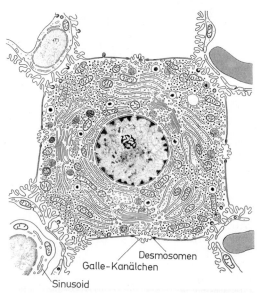

Abb. 26.17. Leberzelle der Ratte mit Blutgefäßen und Galle-Kanälchen. Desmosomen sind Stellen verdickter Membran beiderseits der Galle-Kanälchen. In den Endothelien der Sinusoide bestehen weite Öffnungen zur Leberzelle hin (nach PORTER and BONEVILLE. Fine Structure of Cells and Tissues. 4th Ed. Lea & Febiger, 1973)

Ductus hepaticus, die außerhalb der Leber den Ductus hepaticus communis bilden; *Ductus cysticus* und *Ductus hepaticus* bilden dann zusammen den *Ductus choledochus,* der sich normalerweise mit dem Ductus pancreaticus vereinigt, bevor beide zusammen an der Papilla duodeni münden (Verschluß durch *Sphincter Oddi*).

Die Wand der extrahepatischen Gallenwege enthält fibröse Fasern und glatte Muskulatur, in ihrer Schleimhaut befinden sich mucöse Drüsen. Die Gallenblasenschleimhaut ist besonders reichlich gefaltet, was ihre Oberfläche beträchtlich vergrößert (wabenartige Innenfläche); bei den Primaten ist auch die Mucosa des Ductus cysticus gefaltet (»Spiralklappen«).

Gallensekretion und Zusammensetzung der Galle; Choleretica

Tabelle 26.8 zeigt die Zusammensetzung der Galle (Tagesproduktion etwa 500 ml). Einige Gallen-Bestandteile werden im Darm resorbiert und gelangen auf dem Blutweg zurück in die Leber *(enterohepatischer Kreislauf).*

Die goldgelbe Farbe der Galle ist durch die Glucuronide der Gallepigmente *Biliverdin* und *Bilirubin* bedingt (Struktur der Hämoglobin-Abbauprodukte, Kap. 27).

Die *Gallensäuren* sind in der Galle als *gallensaure Salze* (Natrium- und Kaliumsalze) konjugiert mit *Glycin oder Taurin, einem Cystinderivat,* vorhanden.

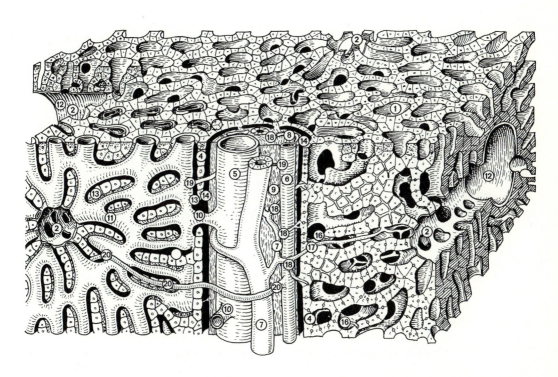

1 Lakune
2 Vena centralis
3 Periportales Feld
4 Grenzzellschicht der Leberzellen
5 V. portae
6 A. hepatica
7 Gallengang
8 Lymphgefäß
9 Periportales Bindegewebe
10 Einstromvenolen
11 Sinusoide
12 Sublobuläre Vene
13 Dissescher Raum (perisinusoidaler Raum)
14 Periportaler Raum (Mall)
15 Galle-Canaliculi in Leberzellbalken
16 Galle-Canaliculi an der Oberfläche von Leberzellbalken (selten)
17 Intralobuläre Cholangiole (Gallengang)
18 Gallengang im periportalen Feld
19 Arterielle Capillare für das periportale Feld
20 Arterielle Capillare (in den intralobulären Sinusoid mündend)

Abb. 26.18. Synopsis der normalen Leberstruktur (nach ELIAS. In: Research in the Service of Medicine, Vol. **37,** (1953). Copyright G. D. Searle & Co)

Tabelle 26.8. Zusammensetzung der menschlichen Lebergalle

Wasser	97 %
Gallensaure Salze	0,7 %
Gallenfarbstoffe	0,2 %
Cholesterin	0,06 %
Anorganische Salze	0,7 %
Fettsäuren	0,15 %
Lecithin	0,1 %
Fett	0,1 %
Alkalische Phosphatase	.....

Aus menschlicher Galle wurden 4 Gallensäuren isoliert (Abb. 26.19); Die Gallensäuren sind — wie Vitamin D, Cholesterin, diverse Steroidhormone und Digitalisglykoside — durch das Cyclopentanoperhydrophenanthren-Gerüst (Kap. 20) gekennzeichnet. Die beiden hauptsächlich in der Leber gebildeten Gallensäuren sind Cholsäure und Chenodesoxycholsäure. Im Colon entsteht durch Bakterieneinwirkung aus Cholsäure Desoxycholsäure, und aus Chenodesoxycholsäure Lithocholsäure.

antwortlich. Sie *aktivieren die Lipasen* und *stimulieren* in den Mucosazellen die *Wiederveresterung der Fettsäuren* wie auch die *Glycerinsynthese* aus Glucose. *Choleretica* sind Gallesekretion in der Leber fördernde Substanzen; oral verabreichte gallensaure Salze haben stark choleretische Wirkung, ebenso verschiedene Gewürze.

90–95% der Gallensalze werden im terminalen Ileum durch einen sehr effizienten Transportmechanismus rückresorbiert (Abb. 26.20). Die verbleibenden 5% gelangen in das Colon und werden dort zu Salzen der Desoxycholsäure und Lithocholsäure umgewandelt. Lithocholate sind relativ wasserunlöslich und werden zum Großteil im Stuhl ausgeschieden; Desoxycholate werden hingegen resorbiert. Die resorbierten Gallensalze gelangen im Portalvenenblut zurück zur Leber und werden wiederum in der Galle ausgeschieden *(enterohepatischer Kreislauf)*. Die normale Syntheserate der Gallensäuren beträgt etwa 0,5–1 mmol/Tag (0,2–0,4 g/Tag), der gesamte Gallensäurenpool, der, wiederholt im enterohepatischen Kreislauf zirkuliert, ist etwa

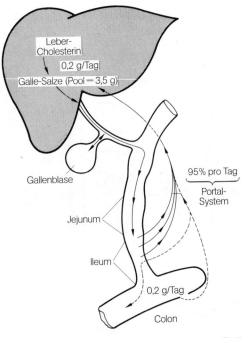

	Gruppen in Position		
	3	7	12
Cholsäure	OH	OH	OH
Desoxy-cholsäure	OH	H	OH
Chenodesoxy-cholsäure	OH	OH	H
Lithocholsäure	OH	H	H

Abb. 26.19. Gallensäuren aus der humanen Galle. Die Ziffern in der Formel der Cholsäure entsprechen den Positionen im Steroid-Ring

Die Konjugation der Gallensäuren erfolgt in der Leber, die *Conjugate Glykochol- und Taurocholsäure* bilden dann in der alkalischen Galle *Natrium- und Kaliumsalze*, die wichtige Funktionen erfüllen. Sie verbinden sich mit Lipiden unter Bildung wasserlöslicher, leichter resorbierbarer Komplexe *(Micellen, hydrotroper Effekt,* Kap. 25). Gallensäuren vermindern die Oberflächenspannung und sind — gemeinsam mit Fettsäuren und Glyceriden — für die Emulgierung der Fette zur Verdauung und Resorption im Dünndarm ver-

Abb. 26.20. Enterohepatischer Kreislauf der Galle-Salze. Ausgezogene Linien, welche in das Portalsystem führen, bedeuten die aus der Leber stammenden Gallensalze, während gestrichelte Linien Gallensalze darstellen, welche durch Bakterien-Einwirkung entstehen (nach: M. Tyor. Modifiziert von Dunphy & Way (Eds.): *Current Surgical Diagnosis & Treatment,* 3rd ed. Los Alamos: Lange 1977)

9 mmol (3,5 g). Der gesamte Pool rezirkuliert etwa 2mal pro Mahlzeit und etwa 6–8 mal/Tag. Bei Fehlen von Galle werden etwa 25% des zugeführten Fettes in den Faeces ausgeschieden; es kommt auch zu einer schweren Malabsorption fettlöslicher Vitamine.

Bilirubinstoffwechsel und Ausscheidung

Der Großteil des im Gewebe durch Hämoglobinabbau gebildeten Bilirubins wird im Kreislauf an Albumin gebunden transportiert. Freies Bilirubin gelangt rasch in die Leberzellen, wo es an zytoplasmatisches Protein gebunden wird (Abb. 26.21). In einer nächsten Stufe wird es an Glucuronsäure gebunden, eine Reaktion, welche durch das Enzym *Glucuronyltransferase* katalysiert wird. Dieses Enzym findet sich zum überwiegenden Teil im endoplasmatischen Reticulum vom agranulären Typ. Ein Mol Bilirubin bindet 2 Mol Glucuronsäure. Glucuronsäure wird aus der Vorstufe Uridindiphosphoglucuronsäure (UDPGA) gebildet. Bilirubinglucuronid ist besser wasserlöslich als freies Bilirubin und wird gegen einen Konzentrationsgradienten, wahrscheinlich durch einen aktiven Mechanismus in die Gallencapillaren transportiert. Ein Teil des Bilirubinglucuronids gelangt dabei ins Blut, wo es jedoch weniger stark an Albumin gebunden wird als freies Bilirubin und daher im Harn ausgeschieden wird. Der Großteil des Bilirubinglucuronids gelangt mit der Galle in den Darm.

Die Dünndarmschleimhaut ist für konjugiertes Bilirubin viel weniger permeabel als für unkonjugiertes Bilirubin und für *Urobilinogene,* eine Reihe farbloser durch Darmbakterien gebildeter Abbau-Produkte des Bilirubins. Daher wird ein Teil der Gallenpigmente und der Urobilinogene in den portalen Kreislauf rückresorbiert; ein Teil der rückresorbierten Substanzen wird wieder mit der Lebergalle ausgeschieden *(enterohepatischer Kreislauf);* geringe Mengen Urobilinogene gelangen in die Zirkulation und erscheinen im Harn.

Das gesamte Plasmabilirubin besteht normalerweise aus freiem Bilirubin und konjugiertem Bilirubin. Klinisch wird im Plasma das freie Bilirubin als indirekt reagierendes Bilirubin (8,5–21 µmol/l = 0,5–1,2 mg%), das konjugierte Bilirubin hingegen als direkt reagierendes Bilirubin (2–5 µmol/l = 0,1–0,3 mg%) bestimmt.

Gelbsucht (Ikterus)

Wenn der Spiegel an freiem oder konjugiertem Bilirubin im Blut ansteigt, kommt es zur Gelbfärbung der Skleren, der Haut und der Schleimhäute. Dies wird als Gelbsucht *(Ikterus)* bezeichnet, der bei einem gesamten Plasmabilirubinspiegel über 34 µmol/l (2 mg%) augenscheinlich wird. Hyperbilirubinämie kann folgende Ursachen haben: (1) Gesteigerte Produktion von Bilirubin (hämolytische Anämie etc.), (2) verminderte Aufnahme des Bilirubins durch die Leberzellen, (3) gestörte intracelluläre Proteinbindung bzw. Konjugation, (4) gestörte Sekretion des Bilirubins in die Gallencapillaren oder (5) eine Behinderung des extrahepatischen Galleabflusses.

Ist die Ursache der Gelbsucht einer der unter 1–4 genannten Prozesse, kommt es zum Anstieg des freien Bilirubins (»indirektes« Bilirubin erhöht). Im Falle einer Gallenabflußbehinderung gelangt vermehrt Bilirubinglucuronid ins Blut (»direktes« Bilirubin erhöht).

Andere Glucuronide

Das Glucuronyltransferase-System im endoplasmatischen Reticulum katalysiert die Bildung von Glucuroniden mit einer Reihe anderer Substanzen, z.B. Steroiden (Kap. 20 u. 23) und verschiedenen Medikamenten. Diese Substan-

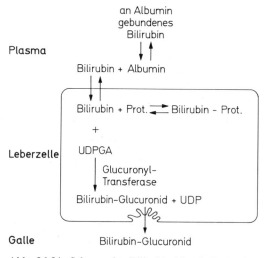

Abb. 26.21. Schema des Bilirubin-Metabolismus in der Leber. UDPGA, Uridindiphosphoglucuronsäure, UDP, Uridindiphosphat, Prot, intracelluläres bilirubin-bindendes Protein

zen konkurrieren mit Bilirubin um das Enzym. Weiters kommt es nach Verabreichung von Barbituraten, Antihistaminica, Anticonvulsiva und anderen Medikamenten zu einer beträchtlichen Proliferation des endoplasmatischen Reticulums vom agranulären Typ in den Leberzellen mit einem gleichzeitigen Anstieg der Glucuronyltransferaseaktivität. Phenobarbital wurde daher bei angeborenem Glucuronyltransferasenmangel therapeutisch angewandt (Typ II des UDP-Glucuronyltransferasenmangels).

Andere »gallengängige« Substanzen

Mit der Galle werden *Cholesterin* und *alkalische Phosphatase* ausgeschieden; ihr Blutspiegel steigt an bei intra- wie extrahepatischem Verschluß der Gallenausführungsgänge, in geringerem Ausmaß auch bei anderen hepatocellulären Erkrankungen. NNR- und andere Steroid-Hormone, aber auch verschiedene Medikamente werden mit der Galle ausgeschieden und wieder resorbiert (enterohepatischer Kreislauf).

Ebenso verhält sich *Bromsulphalein (BSP)*; es kann daher für die Leberfunktionsprüfung verwendet werden, wenn auch die BSP-Ausscheidungsrate — außer von der Leberfunktion — auch von der Durchblutung der Leber abhängt.

Funktionen der Gallenblase

Normalerweise fließt die Galle, solange der Sphincter Oddi verschlossen ist, in die Gallenblase; durch Wasserresorption erfolgt hier Eindickung der Galle (Wassergehalt der *Lebergalle* 97%, der *Blasengalle* 89%, Tabelle 26.9). Nach Abklemmung des Ductus cysticus und Ductus hepaticus steigt der Galledruck innerhalb 30 min bis auf ~ 3 kPa (320 mm Galle an) und die Gallesekretion sistiert; führt man den gleichen Versuch bei offenem Ductus cysticus durch, so wird in der Gallenblase Wasser resorbiert und der intrahepatische Druck steigt in mehreren Stunden nur bis ~ 1 kPa (100 mm Galle) an. Eine weitere Aufgabe der Gallenblase scheint Ansäuerung der Galle zu sein (pH der Lebergalle über 8, pH in der Gallenblase 7–7,4).

Regulation der Galle-Austreibung; Cholagoga

Schon bei Nahrungsaufnahme in den Mund nimmt der Tonus des Sphincter Oddi ab. Fettsäuren im Duodenum führen zur Freisetzung von CCK, welches die Kontraktion der Gallenblase auslöst. Säure, Eiweißbruchstücke und Calciumionen stimulieren ebenfalls die CCK-Sekretion. Im Gegensatz zu den Gallenblasenkontraktion bewirkenden Cholagoga, verursachen die — früher erwähnten — Choleretica Gallesekretion der Leber.

Auswirkungen der Cholecystektomie

Die bedarfsmäßige Gallenausschüttung aus der Gallenblase unterstützt zwar die Verdauung, ist aber nicht unbedingt notwendig; Cholecystektomie beeinträchtigt Gesundheit und Ernährungszustand kaum. Galle fließt bei fehlender Gallenblase ständig in kleinen Mengen ins Duodenum, doch kann u. U. nach Nahrungsaufnahme infolge Erweiterung des Gallenganges mehr Galle gefördert werden als bei Verdauungsruhe. Cholecystektomierte vertragen gebratene Speisen zwar leidlich, sollten aber fettreiche Nahrung meiden.

Cholecystographie, Cholangiographie

Strahlendichte jodhaltige Substanzen (z.B. Tetrajodphenolphthalein) werden mit der Galle ausgeschieden und in der Gallenblase konzentriert, so daß sie zu deren Röntgendarstellung (Cholecystographie) verwendet werden. Zur Prüfung der Kontraktionsfähigkeit der Gallenblase wird oral ein Cholagogon (Öl, Eidotter) oder Caerulein i.v. verabreicht; normalerweise verkleinert sich der Röntgenschatten der Gallenblase innerhalb 30 Minuten auf mindestens $1/3$ der ursprünglichen Größe. Mittels intravenöser Verabreichung anderer Kontrastmittel gelingt auch — bei entsprechend hoher Konzentration — eine Kontrastdarstellung der Gallenausführungsgänge (i.v. *Cholangiographie*).

Gallensteine

Steinbildung in Gallenblase oder Gallengängen kann durch eine Substanz, welche normalerwei-

Tabelle 26.9. Vergleich der menschlichen Leber- und Blasengalle

	Lebergalle	Blasengalle
% feste Bestandteile	2 –4	10 –12
pH	7,7–8,6	7,0– 7,4

se nicht in der Galle vorkommt verursacht werden, bzw. durch eine geänderte Galle-Zusammensetzung, die zur Präcipitation sonst normaler Gallebestandteile führt. *Calciumbilirubinat-Steine* entstehen z.B., wenn konjugiertes Bilirubin durch eine bakterielle β-Glucuronidase aus seiner Bindung gelöst wird, so daß freies Bilirubin eine in Galle unlösliche Calcium-Verbindung bilden kann; *Cholesterinsteine* treten bei gestörtem Verhältnis zwischen Cholesterin, Lecithin und gallensauren Salzen in der Galle auf. In der Galle kommt Cholesterin normalerweise in Micellen vor, welche aus Lecithin und Gallensalzen bestehen; relativ geringe Änderungen in der Zusammensetzung der Galle führen zur Bildung von Kristallen (Abb. 26.22). Die Kristalle führen dann allmählich zur Steinbildung.

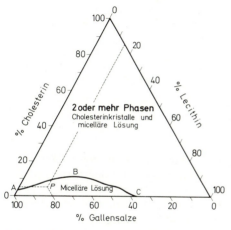

Abb. 26.22. Cholesterin-Löslichkeit in der Galle als Funktion des Verhältnisses von Lecithin, Gallensalzen und Cholesterin. In einer Galle, deren Zusammensetzung durch einen Punkt unterhalb der Linie ABC gegeben ist (z.B. P) liegt Cholesterin in micellärer Lösung vor; eine Galle-Zusammensetzung, die durch Punkte oberhalb der Linie ABC gegeben ist, führt zur Bildung von Cholesterin-Kristallen (nach SMALL: Gallstones. New Engl. J. Med. **279**, 588 (1968))

Gallensteine kommen bei etwa 10–20% der Bevölkerung vor und sind in westlichen Industrieländern zu 85% Cholesterinsteine. Aufgrund der Cholesterinlöslichkeit (Abb. 26.22) sollte die Wiederauflösung von Cholesterinsteinen durch Erhöhung des Gallesäureanteiles möglich sein. Chenodesoxycholsäure und Ursodesoxycholsäure (eine Gallensäure aus Eisbärengalle) wurden erfolgreich bei Patienten angewandt. Die Komplikationen einer solchen Behandlung sind jedoch noch nicht vollständig bekannt; diese Behandlungsform befindet sich daher noch im Versuchsstadium.

F. Colon und Enddarm

Im Dickdarm werden Wasser, Natrium und andere Mineralstoffe resorbiert; täglich gelangen 1000–2000 ml isotoner Darminhalt ins Colon und werden dort durch Rückresorption von etwa 90% der Flüssigkeit zu etwa 150 g Faeces eingedickt. Auch Vitamine — z.T. von den reichlich vorhandenen Darmbakterien synthetisiert — werden im Colon resorbiert.

Anatomie des Colon

Der Durchmesser des Colon ist größer als der des Dünndarms; die Fasern der Muscularis externa sind zu 3 Längsbändern zusammengefaßt *(Taeniae coli)*, die — kürzer als das übrige Colon — zwischen sich Ausbuchtungen *(Haustren)* entstehen lassen (Abb. 26.23). Die Colon-Schleimhaut bildet keine Zotten; die Colon-Drüsen bestehen aus kurzen Schleim-produzierenden Einstülpungen. Vereinzelte *Lymphfollikel* kommen besonders in Coecum und Appendix vor.

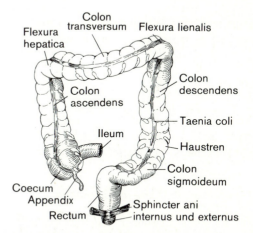

Abb. 26.23. Schematische Darstellung des Dickdarms beim Menschen

Motilität und Sekretion des Colon

Die normalerweise geschlossene Ileocöcalklappe öffnet sich bei jeder ankommenden peristaltischen Welle kurz, so daß eine Portion des

Dünndarminhaltes ins Coecum übertreten kann. Nach Resektion der Klappe im Tierexperiment wird der Chymus so rasch weiterbefördert, daß keine ausreichende Resorption im Dünndarm erfolgen kann; dieser Effekt ist beim Menschen unerheblich. Sobald Nahrung den Magen verläßt, erschlafft das Coecum und die Chymus-Passage durch die Ileocöcalklappe wird erleichtert (*gastroilischer Reflex*, wahrscheinlich über N. vagus); Sympathicusreizung steigert hingegen den Klappentonus.

Die Colon-Motorik weist — ähnlich wie die des Dünndarmes — Segmentationsbewegungen und peristaltische Wellen auf; hierdurch wird der Coloninhalt durchmischt und — durch engen Kontakt mit der Mucosa — die Resorption erleichtert. Peristaltische Wellen befördern den Darminhalt rectumwärts, doch laufen auch schwache antiperistaltische Wellen ab.

Ein dritter Bewegungstyp, welcher nur im Colon auftritt, sind die *Massenbewegungen,* bei welchen es zu einer simultanen Kontraktion von glatten Muskelzellen über weite, zusammenhängende Darmteile kommt. Dieser Bewegungstyp tritt im absteigenden Teil des Colons und im Sigma auf und dient der schnellen Colonentleerung. Die Massenbewegungen sind die hauptsächliche treibende Kraft für die Defäkation. Die Dickdarmperistaltik wird über eine »slow wave« des Colons gesteuert. Die Frequenz dieser »slow wave« steigt im Gegensatz zu der des Dünndarms beim Dickdarm aboralwärts an (2/min an der Valvula ileocoecalis, 6/min im Sigmoid).

Durch Kontakt der Colon-Mucosa mit dem Darminhalt wird Schleimsekretion der Colondrüsen ausgelöst; die normale Basis-Sekretion der Schleimdrüsen wird offenbar weder neural noch hormonal beeinflußt, während eine reflektorische Sekretions-Steigerung vielleicht über die Nn. pelvici und splanchnici erfolgt. Im Colon werden keine Verdauungsenzyme gebildet.

Transportzeit in Dünn- und Dickdarm

Bei Verabreichung einer *Testmahlzeit* erreicht deren erste Portion nach 4 Stunden das Coecum; erst nach 8–9 Stunden befindet sich die gesamte Mahlzeit im Colon (ihr erster Teil ist nach 6 Stunden an der Flexura coli dextra, nach 9 Stunden an der Flexura coli sinistra, nach 12 Stunden im Sigma). Vom Sigma an verläuft der Transport wesentlich langsamer, so daß über 25% der Rückstände erst nach 72 Stunden ins Rectum gelangen; unverdauliche Testsubstanzen (gefärbte Perlen) werden in 72 Stunden zu 70% und erst in einer Woche völlig im Stuhl ausgeschieden.

Resorption in Colon und Rectum

Die *Resorptionskapazität der Dickdarmschleimhaut* ist beträchtlich; der Na^+-Transport aus dem Dickdarm erfolgt aktiv, worauf Wasser entlang des osmotischen Gradienten nachdiffundiert. Es besteht jedoch außerdem eine *Netto-Sekretion* von Kalium und Bicarbonat ins Lumen des Colons. Therapeutisch werden verschiedene Substanzen (Anaesthetica, Beruhigungsmittel, »Tranquilizer«, Steroide etc.) *rectal* appliziert; der Vorteil der rectalen Verabreichung *(Suppositorien, Klysmen)* liegt in der raschen Resorption bei teilweiser Umgehung des Portalkreislaufs und Vermeidung des Kontaktes von Pharmaka mit — diese schädigenden — Verdauungsenzymen. Bei Einläufen wird ein Teil des Wassers resorbiert, so daß bei übermäßigem Einlauf-Volumen u. U. die Gefahr der Wasser-Intoxikation besteht (letales Koma bei Kindern mit Megacolon nach Einläufen mit Leitungswasser).

Faeces

Der Stuhl enthält anorganisches Material, unverdaute Pflanzenfasern, Bakterien und Wasser. Seine Zusammensetzung (Tabelle 26.10) ist von der Diät ziemlich unabhängig, da seine Bestand-

Tabelle 26.10. Ungefähre Zusammensetzung des Stuhles bei durchschnittlicher Ernährung

	% des Gesamtgewichtes
Wasser	75
Feste Bestandteile	25

	% der festen Bestandteile
Cellulose u. a. unverdauliche Bestandteile	variabel
Bakterien	30
Anorganisches Material (Calcium und Phosphate)	15
Fett und Fettderivate	5
Desquamierte Epithelien, Schleim, Enzyme	geringe Mengen

teile vorwiegend nicht aus der Nahrung stammen. Er wird daher auch während länger andauernden Hungerns Stuhl in größerer Menge gebildet.

Darmbakterien

Das Jejunum enthält normalerweise wenig, das Ileum etwas mehr und der *Dickdarm* die Hauptmenge der *Darmbakterien.*
Magensäure und relativ rascher Transport des Chymus im Jejunum sind für ein Bakterienwachstum offenbar ungünstig, der Grund für die relative Sterilität des Jejunum ist jedoch unbekannt.
Das Colon enthält Escherichia coli, Aerobacter aerogenes, nichtpathogene Kokken verschiedener Typen, aber auch außerhalb des Darmes pathogene Mikroorganismen (z.B. Clostridium Welchi, Gasbrandbazillus). Große Bakterienmassen werden im Stuhl ausgeschieden. Beim Neugeborenen ist das Colon steril; in den ersten Lebensmonaten entwickelt sich dann die Darmflora.
Die Darmbakterien sind für den Organismus vorwiegend nützlich, u. U. aber auch schädlich. Antibiotica steigern das Wachstum bei vielen Species, auch beim Menschen. Der Zusatz geringer Mengen Antibiotica zum Futter von Haustieren wird daher routinemäßig angewandt. So ernährte Tiere, welche unter sauberen, aber nicht keimfreien Bedingungen aufgezogen werden, wachsen schneller als Kontrolltiere, sie assimilieren Nahrungsmittel besser und benötigen nicht bestimmte, sonst essentielle Aminosäuren. Diese Tiere haben größere Würfe und die neonatale Sterblichkeit ist geringer. Wegen der Gefahr jedoch, daß bei der Tierernährung verwendete Antibiotica mit tierischen Produkten vom Menschen aufgenommen werden und so zur Entwicklung antibiotica-resistenter Bakterienstämme führen, ist die Zumischung von Antibiotica zum Tierfutter strengen gesetzlichen Regelungen unterworfen.
Die Ursache dieses verbesserten Wachstums ist nicht eindeutig klar. Für die Ernährung wichtige Substanzen wie Ascorbinsäure, Cyanocobalamin und Cholin werden durch bestimmte Darmbakterien verbraucht; andererseits synthetisieren andere Darmbakterien wiederum Vitamin K und eine Reihe von Vitaminen des Vitamin B-Komplexes. Früher nahm man an, daß beträchtliche Mengen von Vitamin K und Thiamin, welche im Darm produziert werden, auch resorbiert werden. Diese Untersuchungen wurden jedoch an Ratten, welche ihre eigenen Faeces fressen, vorgenommen. Bei Verhinderung einer solchen Koprophagie konnte nur für Folsäure eine Resorption signifikanter Mengen nachgewiesen werden.
Die braune Farbe des Stuhls stammt von Pigmenten, die aus Gallenfarbstoff durch bakterielle Veränderung entstanden sind. Bei mangelnder Gallenausschüttung werden die Stühle heller und bei völligem Fehlen der Galle im Darm weiß *(acholische Stühle).* Darmbakterien produzieren *Darmgase* (Wasserstoff, Schwefelwasserstoff, CO_2 und Methan; Explosionsgefahr bei Darmoperationen); *organische Säuren,* die durch die bakterielle Einwirkung aus Kohlenhydraten entstehen, verursachen das leicht saure pH des Stuhls (pH 5–7).
Bakterielle Aminosäure-Decarboxylasen bewirken die Bildung *biogener Amine* (z. B. Histamin und Tyramin); die Symptome obstipierter Patienten wurden früher der Resorption solcher Amine zugeschrieben (»Autointoxikation«). Andere durch intestinale Bakterien gebildete Amine (z. B. Indol und Scatol) sind für den Geruch der Faeces verantwortlich.
Darmbakterien bilden auch Ammoniak (aus Aminosäuren von bakteriellem Protein, Blutprotein bei massiven Blutungen in den Gastrointestinaltrakt etc.), der im Colon resorbiert wird; übermäßige NH_3-Produktion kann bei unzureichender Leberfunktion zu einer Erhöhung des Ammoniakspiegels im Blut (normal 30–50 µmol/l, bzw. 40–70 µg% Ammoniak-Stickstoff und damit zu zentralnervösen Symptomen führen. Bei solchen Individuen verursacht die Entfernung des Colons oder seine Isolierung durch Anastomosierung des Ileums mit dem Sigmoid angeblich deutliche Besserung.
Für Pflanzenfresser ist die Symbiose mit cellulosespaltenden Darmbakterien wesentlich; beim Menschen hingegen bilden die für ihn zum Großteil unverdaulichen Bestandteile pflanzlicher Nahrung (Cellulose, Hemicellulose, Lignin) den Hauptteil der *Nahrungsrückstände;* bei zu wenig voluminöser Kost und daher zu kleinem Rückstand ist die Colon-Motilität vermindert (*Volumen-Laxantien* wirken durch großes Volumen unverdaulichen Materials abführend). Möglicherweise besteht bei Individuen, welche an chronischer Obstipation leiden, eine abnorm erhöhte Fähigkeit Cellulose und verwandte Produkte abzubauen und dadurch den in ihrem Colon verbleibenden Rest an Volumen zu vermindern.
Durch Untersuchung von Geburt an keimfrei aufgezogener Tiere wurden weitere Wechsel-

wirkungen zwischen Darmbakterien und Wirt erkannt. Bei keimfreien Meerschweinchen, Ratten und Mäusen wird das Coecum beträchtlich vergrößert und das Coecumgewicht kann bis zu 50% des Gewichtes des Versuchstieres ausmachen. Die Ursache hierfür ist unbekannt.

Bei Wirkung ionisierender Strahlung auf den Organismus kann die Abwehr gegen Eindringen von Darmbakterien in den übrigen Körper zusammenbrechen; Todesfälle nach Strahlenschäden sind daher häufig Folgen einer so entstandenen Sepsis. Keimfrei gehaltene Tiere haben zwar extrem hypoplastisches lymphoides Gewebe und schlecht ausgebildete Immun-Mechanismen, sind jedoch resistenter gegenüber Strahlenschäden als Tiere mit normaler Darmflora (keine Gefahr des »intestinalen Schocks«).

»blind loop«-Syndrom

Das Überwuchern von Darmbakterien (z. B. bei Stase des Dünndarminhaltes) kann zu Störungen im Wirtsorganismus führen; dies tritt u. U. bei chirurgisch angelegten blinden Darmschlingen (»blind loop«-Syndrom), aber auch bei anderen pathologischen Zuständen mit übermäßigem bakteriellem Wachstum im Dünndarm auf; das mit der Nahrung aufgenommene Vitamin B_{12} wird dabei von Darmbakterien verbraucht und die konjugierten Gallensalze werden wahrscheinlich durch bakterielle Einwirkung zu früh hydrolysiert (Folge: Anämie, Malabsorption, Steatorrhoe).

Defäkation

Dehnung des Rectum durch Stuhlmassen löst Reflex-Kontraktionen des Enddarmes und damit Stuhldrang aus. Der *unwillkürliche* (glatte) *M. sphincterani internus* wird durch sympathische Fasern erregt, durch parasympathische gehemmt; eine solche Hemmung wird durch Rectum-Dehnung bewirkt. Der *willkürliche* (quergestreifte) *M. sphincter ani externus* wird durch die Nn. pudendi innerviert; er befindet sich gewöhnlich in tonischer Kontraktion, während seine willkürliche Erschlaffung die Abgabe des Faeces durch die Reflex-Kontraktion des Enddarmes ermöglicht. *Defäkation* ist also ein *spinaler Reflex*, der *willensmäßig* durch Dauerkontraktion des äußeren Sphincter unterdrückt bzw. durch gleichzeitige Erschlaffung des äußeren Sphincters und Betätigung der Bauchpresse *gefördert* werden kann. Auch nach Durchtrennung des Rückenmarks (Spinal-Tier, Querschnittsgelähmte) ist eine reflektorische Entleerung des Rectums möglich.

Dehnung des Magens durch Nahrungsaufnahme löst Kontraktionen des Rectums aus und häufig auch Stuhldrang. Diese Antwort wird als *gastrocolischer Reflex* bezeichnet, obwohl sie wahrscheinlich nicht auf nervösem Weg ausgelöst, sondern auf eine Gastrinwirkung am Colon zurückzuführen ist. Dieser Reflex nach Nahrungsaufnahme steht beim Kleinkind im Vordergrund, während er beim Erwachsenen durch Gewöhnung und Konvention verdrängt wird.

Störungen der Dickdarmfunktion

Auswirkungen der Colektomie

Überleben nach totaler Entfernung des Colon ist möglich, sofern der Flüssigkeits- und Elektrolythaushalt aufrechterhalten wird. Bei totaler Colektomie muß das Ileum durch die Bauchwand geführt werden *(Ileostomie),* so daß der Chymus außerhalb des Abdomens aufgefangen werden kann. Durch sorgfältige Einstellung der Diät können die Volumina der Ileum-Entleerungen klein gehalten und ihre Konsistenz über längere Zeit erhöht werden; die Pflege eines Ileostomierten ist sehr schwierig.

Obstipation

Bei längerdauernder Obstipation — insbesondere mit Stühlen stark wechselnder Konsistenz — ist Untersuchung auf organische Erkrankungen angezeigt. Auch ohne pathologische Veränderungen kommen jedoch gelegentlich Fälle mit sehr seltenem Stuhlgang (nur alle 2–3 Tage) vor, ebenso wie sehr häufige Defäkationen (bis 3mal täglich) noch normal sein können. Chronische Obstipation geht mit geringfügiger Anorexie (Appetitlosigkeit), geringem abdominellen Unbehagen und Blähungen *(Meteorismus)* einher; diese Symptome sind nicht durch Resorption toxischer Substanzen bedingt, da sie bei künstlicher Entleerung des Rectums unmittelbar verschwinden bzw. — umgekehrt — durch Dehnung des Rectums mit inertem Material ausgelöst werden können.

Megacolon

Die Tatsache, daß Verminderung der Darmmotilität (seltene Darmbewegungen) an sich wenig schädliche Auswirkungen hat, wurde durch Beobachtungen bei Megacolon bestätigt; Kinder mit dieser Krankheit (aganglionäres Megacolon, Hirschsprungsche Erkrankung) zeigen — oft über Monate, ja sogar Jahre — kaum schwerere Krankheitssymptome als abdominelle Spannung, Anorexie und Müdigkeit. Ursache dieser Krankheit ist angeborenes Fehlen der Ganglienzellen des Plexus submucosus und myentericus im distalen Abschnitt des Colon; der Gehalt an Substanz P ist in diesen Segmenten besonders niedrig. Die Stuhlmassen passieren die erweiterten Segmente nur erschwert und bei Kindern mit dieser Krankheit kommt es u. U. nur alle 3 Wochen zur Defäkation. Durch Resektion des aganglionären Colon-Abschnittes und Anastomosierung des Rest-Colon mit dem Rectum ist Heilung möglich.

Bei über 40% der Patienten mit Megacolon besteht auch eine Dilatation der Harnblase, bei 4% ein erweiterter Ureter *(Megalureter);* dieses Fehlen parasympathischer Innervation des Harntraktes könnte auf eine gemeinsame genetische Ursache mit dem Innervationsdefekt des Colon hinweisen. Gelegentlich treten jedoch die ersten Symptome erst im Erwachsenenalter auf, so daß auch ein erworbenes Fehlen der Ganglienzellen nicht ausgeschlossen erscheint.

Durchfall

Schwere Durchfälle sind eine für den Organismus sehr belastende, bei Kindern u. U. sogar lebensbedrohende Erkrankung. Durch die flüssigen Stühle gehen große Mengen Natrium, Kalium und Wasser aus Dick- und Dünndarm verloren, so daß Dehydratation und Hypovolämie unter Schocksymptomen entstehen können; durch den Bicarbonat-Verlust kann eine metabolische Acidose entstehen. Auch bei ausreichendem Flüssigkeitsersatz kommt es bei chronischem Durchfall zu schwerer Hypokaliämie.

Literatur

BOTELHO, S. Y., BROOKS, F. P., SHELLEY, W. B.: The exocrine glands. Univ. of Pensylvania Press 1970.
CHRISTENSEN, R. R.: The controls of gastrointestinal movements: Some old and new views. New Engl. J. Med. **285**, 85 (1971).
CREUTZFELDT, W.: Gastrointestinal hormones and insulin secretion. New Engl. J. Med. **288,** 1238 (1973).
CRICHTON, R. R.: Ferritin: Structure, synthesis and function. New Engl. J. Med. **284**, 1413 (1971).
DAVENPORT, H. W.: Physiology of the Digestive Tract, 3rd Ed. New York: Year Book 1971.
FORTH, W., RUMMEL, W.: Iron absorption. Physiol. Rev. **53,** 724 (1973).
JORPES, J. E., MUT, V. (Eds): Secretin, Cholecystokinin-Pancreozymin, and Gastrin. In: Handbook of Experimental Pharmacology, Vol 34. Berlin-Heidelberg-New York: Springer 1975.
KIEF, H., (Ed) Iron Metabolismus and its Disorders. Workshop Conferences Hoechst, Vol. 3. Amsterdam-Oxford: Excerpta Medica 1975.
SCHMID, R.: Bilirubin metabolism in man. New Engl. J. Med. **287**, 703 (1972).
SCHULTZ, S. G., CURRAN, P. F.: Coupled transport of sodium and organic solutes. Physiol. Rev. **50**, 637 (1970).
SLEISINGER, M. H., FORDTRAN, J. S. (Eds): Gastrointestinal Disease: Pathophysiology, Diagnosis, Management. Philadelphia: Saunders 1973.
TRUELOVE, S. C.: Movements of the large intestine. Physiol. Rev. **46,** 457 (1966).
Symposium: Proceedings of the Fourth International Symposium on Gastrointestinal Motility. Mitchell Press 1974.
Symposium: Structure and function of a digestive absorptive surface. Fed. Proc. **28,** 5 (1969).
Symposium: Nutritional and biochemical aspects of host-microflora interaction. Fed. Proc. **30,** 772 (1971).

ial V
Zirkulation

Kapitel 27. Zirkulierende Körperflüssigkeiten (Blut, Lympje, Abwehr-Mechanismen, Hämostase)
Kapitel 28. Ursache der Herztätigkeit und elektrische Aktivität des Herzens (EKG)
Kapitel 29. Pumpleistung des Herzens
Kapitel 30. Dynamik von Blut- und Lymphströmung
Kapitel 31. Kardiovasculäre Regulations-Mechanismen
Kapitel 32. Zirkulation in speziellen Körperregionen
Kapitel 33. Kardiovasculäre Homöostase unter physiologischen und pathophysiologischen Bedingungen

Kapitel 27
Zirkulierende Körperflüssigkeiten
(Blut, Lymphe, Abwehr-Mechanismen, Hämostase)

A. Zirkulatorisches System

Die Aufgabe des zirkulatorischen Systems ist Transport von Nährstoffen und Sauerstoff zu den Geweben, Abtransport von CO_2 und Stoffwechselprodukten, Regulation der Körpertemperatur sowie Verteilung von Hormonen und anderer die Zelltätigkeit beeinflussender Substanzen. Das Blut als Träger dieser Substanzen wird vom Herzen durch das in sich geschlossene System der Blutgefäße gepumpt. Das Herz des Warmblüters besteht — im Gegensatz zum Herzen mancher niederer Lebewesen — aus 2 nacheinander geschalteten Pumpen. Der linke Ventrikel pumpt das Blut über Arterien und Arteriolen in die Capillaren, wo die Austauschvorgänge mit der Interstitialflüssigkeit stattfinden; die Capillaren münden in die Venolen und über die Venen erfolgt der Rückfluß des Blutes zum rechten Herzen (*großer* oder *Körper-Kreislauf*). Der rechte Vorhof gibt sein Blut an den rechten Ventrikel ab, der es durch die Gefäße der Lungen (*kleiner* oder *Lungen-Kreislauf*) in den linken Vorhof und Ventrikel pumpt; in den Capillaren des kleinen Kreislaufs erfolgt die Äquilibrierung des Blutes mit der Alveolarluft (O_2- und CO_2-Austausch). Ein Teil der Gewebsflüssigkeit gelangt in ein anderes System geschlossener Gefäße *(Lymph-Gefäßsystem)*, welche die Lymphe links über Ductus thoracicus und rechts über Ductus lymphaticus dexter in das Venensystem ableiten. Die Zirkulation wird durch zahlreiche *Regelsysteme* überwacht und gesteuert, deren Hauptaufgabe es ist, einen *adäquaten capillaren Blutstrom (Mikrozirkulation, Mikroperfusion)* in — wenn möglich — allen Organen sicherzustellen, insbesondere aber die Blutversorgung von Herz und Gehirn aufrecht zu erhalten.

B. Geformte Elemente des Blutes

Das gesamte zirkulierende Blutvolumen beträgt etwa 8% des Körpergewichtes (etwa 5,6 l beim Erwachsenen); die geformten Elemente des Blutes — weiße und rote Blutkörperchen sowie Thrombocyten — umfassen etwa 45% des Blutvolumens (Hämatokrit, Kap. 1), während das Plasmavolumen 55% des zirkulierenden Volumens (beim durchschnittlichen Erwachsenen etwa 3 l) ausmacht.

Knochenmark

Beim Erwachsenen werden Erythrocyten, viele weiße Blutzellen und Thrombocyten im Knochenmark gebildet. Beim Fetus erfolgt daneben auch in Leber und Milz Blutbildung; eine solche extramedulläre Hämatopoese kann beim Erwachsenen im Verlauf verschiedener Krankheiten vorkommen, bei welchen das Knochenmark zerstört oder fibrös verändert wird. Im Kindesalter werden noch in allen Knochen Blutzellen produziert, beim 20jährigen ist jedoch das Mark in den Höhlen der langen Röhrenknochen (außer oberer Humerus und Femur) inaktiv. Aktives Knochenmark wird als *rotes Mark* bezeichnet, inaktives Mark wegen seines besonderen Fettreichtums als *gelbes »Fettmark«* (Abb. 27.1). Das Knochenmark ist eines der umfangreichsten Organe des Körpers; es kommt in Ausdehnung und Gewicht der Leber nahe. Das Knochenmark zählt zu den aktivsten Geweben des Körpers.

Normalerweise gehören 75% der Knochenmarkzellen der myeloischen Reihe an und nur 25% reifen zu Erythrocyten heran, dennoch sind über 500mal soviel Erythrocyten in Zirkulation wie weiße Blutkörperchen; dieser Unterschied kommt durch die kurze mittlere Lebens-

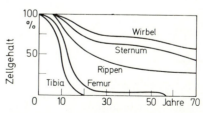

Abb. 27.1. Veränderung des aktiven (roten) Knochenmarks mit dem Alter. 100% entspricht dem Zellgehalt bei der Geburt (nach Whitby and Britton: Disorders of the Bllod, 9th ed. Churchill 1963)

dauer der weißen Zellen gegenüber der etwa 120tägigen Lebensdauer der Erythrocyten zustande. Wahrscheinlich enthält das Knochenmark sowohl *pluripotente Stammzellen* wie auch *unipotente Stammzellen*, wobei pluripotente sich zu unipotenten Stammzellen differenzieren; die unipotenten Zellen hingegen entwickeln sich nach Stimulierung zu den differenzierten Zell-Typen des Knochenmarkes oder des Blutes. Offensichtlich enthält das Knochenmark Pools

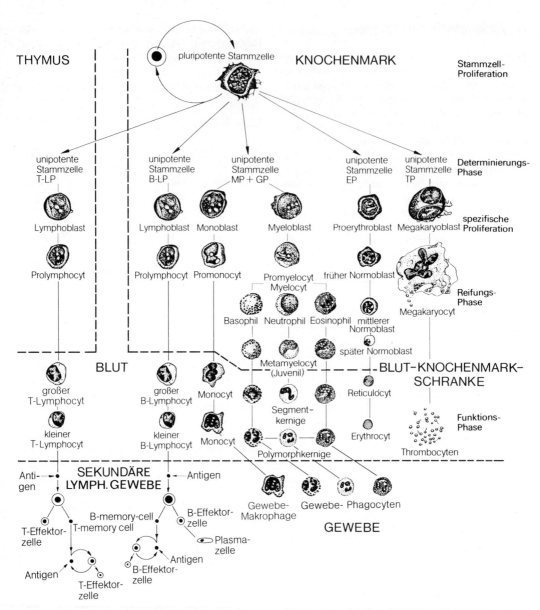

Abb. 27.2. Die Entwicklung der verschiedenen Blutelemente aus den Knochenmarkszellen. Zellen unterhalb der horizontalen Linie kommen normalerweise im peripheren Blut vor. Jugendliche und aus dem Ruhezustand aktivierte Lymphocyten sind größer als inaktive Lymphocyten. T-LP, T-Lymphopoietische Stammzelle; B-LP, B-Lymphopoietische S.; MP + GP, monocyto- und granulopoietische S.; EP, erythropoietische S.; TP, thrombocytopoietische S.; das Verhalten der Lymphocyten im sekundären lymphatischen Gewebe ist schematisiert (modifiziert nach WHITBY, BRITTON und HITZIG: Disorders of the Blood, 9th ed. Churchill 1963)

verschiedener unipotenter Stammzellen für Granulocyten, Megakaryocaten, Lymphocyten (Knochenmark als *primär lymphatisches Organ*) und Erythrocyten. Granulocyten und Makrophagen könnten aus einer einzigen unipotenten Stammzelle entstehen (Abb. 27.2).

Weiße Blutkörperchen

Die Zahl der weißen Blutkörperchen des Menschen beträgt 4–11 G/l (4000–11000/μl) Blut (Tabelle 27.1); die Mehrzahl davon sind *Granulocyten (polymorphkernige Leukocyten);* ihre *Jugendformen* haben einen hufeisenförmigen Kern, der mit zunehmendem Alter mehr und mehr unterteilt (segmentiert) wird. Je nach Anfärbbarkeit der cytoplasmatischen Granula unterscheidet man die — zahlenmäßig dominierenden — *neutrophilen* sowie *eosinophile* und *basophile* Granulocyten. Daneben finden sich im peripheren Kreislauf noch 2 weitere Arten von Zellen, *Lymphocyten* mit großem runden Kern und wenig Plasma sowie *Monocyten* mit nierenförmigem Kern und reichlich nichtgranuliertem Cytoplasma (Abb. 27.27).

Granulocyten

Granulopoese. Die neutrophilen, eosinophilen und basophilen Granulocyten entwickeln sich aus einer gemeinsamen Stammzelle im Knochenmark. Alle Granulocyten enthalten das Enzym *Myeloperoxidase.* Die Zahl der zirkulierenden Granulocyten wird mit großer Präzision gesteuert, wobei die Freisetzung von Granulocyten aus dem Knochenmark durch Granulocyten-»Releasing-factors« im Blut gesteuert wird. Einer oder mehrere zusätzliche Faktoren (*Granulo-poetine*) stimulieren die Umwandlung von unipotenten Stammzellen in Granulocyten. Diese Faktoren dürften von Lymphocyten und Makrophagen produziert werden. U. U. dürften reife neutrophile Granulocyten einen Faktor produzieren, welcher die Stammzellumwandlung im Knochenmark hemmt und so Teil eines negativen Rückkopplungsmechanismus für die Zahl der zirkulierenden Granulocyten ist.

Die Entwicklung der Granulocyten im Knochenmark umfaßt 2 Phasen, die beim Menschen mindestens 5 Zellteilungen umfassende *mitotische Phase,* welche dementsprechend etwa $7^{1}/_{2}$ Tage (mindestens 5–6 Tage) dauert, und die *Reifungsphase,* für welche etwa $6^{1}/_{2}$ Tage erforderlich sind. (Abb. 27.3). Nach der Reifung werden die reifen Granulocyten aus dem Knochenmark ausgeschwemmt; pro zirkulierenden neutrophilen Granulocyten sind etwa 100 myelocytäre Zellen im Knochenmark vorhanden. Um die normale Zahl der Granulocyten im Kreislauf aufrechtzuerhalten, müssen mehr als 100 Milliarden/Tag ins Blut freigesetzt werden.

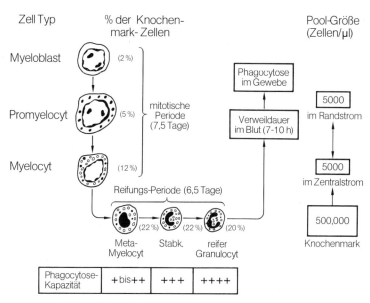

Abb. 27.3. Schematische Darstellung der Entwicklung polymorphkerniger neutrophiler Granulocyten, ihrer Verteilung zwischen Knochenmark und Zirkulation sowie ihrer Phagocytose-Aktivität

Der Pool zirkulierender Granulocyten steht im Gleichgewicht mit einem anderen Granulocytenpool, welcher sich im Randstrom des Blutes entlang der Endothelzellen (»marginal«) befindet. Die Halbwertszeit der zirkulierenden Granulocyten beträgt 6–7 Stunden. Aus der Zirkulation treten die Zellen in das Gewebe aus *(Diapedese)*; dieser Übertritt ist vom Alter *der Zellen* unabhängig und wird nur vom Bedarf an Zellen im Gewebe gesteuert. Eine beträchtliche Zahl von Granulocyten geht auch über den Gastrointestinal-Trakt verloren (s. unten).

Tabelle 27.1. Normalwerte der geformten Blutbestandteile in Abhängigkeit vom Alter und Geschlecht (Zahlenangaben in SI-Einheiten, die Werte in Klammern entsprechen den früheren Angaben)

Art des Blut-Bestandteiles	Altersgruppe				
	Neugeb.	1. Jahr	5–15 J.	Erwachsene	
				männlich	weiblich
Erythrocyten-Zahl 10^{12} = T(Tera)/l (Mill./mm^3)	6	4,5	5	5	4,5
Hämoglobin mmol Hb/4/l (g%)	12 (19)	7 (11)	9,3 (15)	10 (16)	9 (14,5)
Mittlerer Hämoglobingehalt des Erythrocyten fmol Hb/4 (pg)				2 (32)	
Thrombocyten 10^9 = G(Giga)/l (Zahl/mm^3)	140–300 (140000–300000)	200–450 200000–450000		150–300 150000–300000	
Hämatokrit l/l (%)	0,56 (56)	0,35 (35)	0,40 (40)	0,46 (46)	0,41 (41)

weiße Blutkörperchen 10^9 = G(Giga)/l (Zahl/mm^3)	Neugeb.	kindlich	Erwachsene männl.	weibl.	Diff. Zählung rel.%
Gesamtzahl	15–45 (15000–45000)	7–14 (7000–14000)	5–11 (5000–11000)	4–10 (4000–10000)	100
Granulocyten					
Neutrophile	8–33 (8000–33000)	2–7 (2000–7000)	5–7 (5000–7000)		66 (61–71)
Eosinophile	0–0,9 (0–900)	0,05–0,7 (50–700)	0,05–0,5 (50–500)		3 (2–4)
Basophile	0,7–5 (700–5000)	0,03–0,7 (30–700)	0,03–0,05 30–50)		0,5 (0–1)
Monocyten	0,7–5 (700–5000)	0,03–0,7 (30–700)	0,03–0,6 (30–600)		6 (4–8)
Lymphocyten	2–9 (2000–9000)	2,5–6 (2500–6000)	1,5–4,5 (1500–4500)		27 (20–35)
Myelocyten	0–2 (0–2000)	(ab dem 3. Monat keine Myelocyten mehr)			

Der marginale Granulocytenpool kann z.B. durch Arbeit oder Adrenalin »mobilisiert« werden, so daß im Anschluß an Arbeit die Zahl der Granulocyten erhöht ist (die im Randstrom befindlichen Granulocyten werden bei einer Blutuntersuchung nicht erfaßt). Aus diesem Grund kann man bei einer Vermehrung der Leukocyten zwischen einer *Verteilungs-Leukocytose* und einer durch vermehrte Ausschwemmung aus dem Knochenmark bedingten *Produktions-Leukocytose* unterscheiden. Da bei Steigerung der Produktion im Knochenmark auch u.U. nicht voll ausgereifte Granulocyten ausgeschwemmt werden, kommt es bei einer Produktions-Leukocytose zu vermehrtem Auftreten von stabkernigen Granulocyten im peripheren Blut (sog. »Linksverschiebung«).

Funktion der Granulocyten (Neutro-, Baso-, Eosinophile). Hauptaufgabe der *neutrophilen Granulocyten* ist es, durch Bildung einer »*ersten Verteidigungslinie*« den Organismus mittels *Phagocytose* (s. unten) von Fremdsubstanzen (Bakterien, tote Zellen, etc.) zu befreien; dabei kommt es zum Zusammenwirken mit dem spezifischen Abwehr-System (Immunglobuline, Komplement) und anderen phagocytierenden Zellen (Monocyten und deren Gewebeform, den Makrophagen). Bei Erfüllung ihrer Aufgabe sterben die Phagocyten ab.

Die *basophilen Granulocyten* sind am Auftreten der »*Allergie vom Sofort-Typ*« beteiligt; einmal gebildete Immunglobuline der Klasse IgE fixieren sich an der Zellmembran basophiler Granulocyten, bzw. Mastzellen und nach Bindung des zugehörigen Antigens an solche Immunglobuline wird der Inhalt der Basophilen (Heparin, Histamin, etc.) freigesetzt, wodurch die typischen Erscheinungen dieser Allergie-Form verursacht werden.

Die *eosinophilen Granulocyten* haben eine Zirkulationszeit von ebenfalls nur etwa 3–4 Stunden, verbleiben aber — in das Gewebe gelangt — dort etwa 8–12 Tage; sie dürften bei bestimmten Immunreaktionen des cellulären Typs und der »*Allergie vom Soforttyp*« eine Rolle spielen. Die Auslösung einer Vermehrung eosinophiler Granulocyten im peripheren Blut *(Eosinophilie)* erfolgt offensichtlich durch T-Lymphocyten (s. später), welche durch bestimmte Immunogene stimuliert wurden.

Monocyten, Makrophagen, RES (retikulo-endotheliales System)

Monocyten sind wie die neutrophilen Granulocyten activ phagocytierende Zellen; sie gelangen aus dem Knochenmark in die Zirkulation, wo sie — im Gegensatz zu den Granulocyten — 1 bis maximal 5 Tage verbleiben und anschließend in das Gewebe übertreten. Im Gewebe kommt es zu einer langsamen Modifikation dieser Zellen zu *Gewebe-Makrophagen;* die Reize, welche eine Transformation von Monocyten zu Gewebe-Makrophagen verursachen sind vielfältig (z.B. Endotoxine von Bakterien, s. unten, und Fieber, Kap. 14). Bei der Transformation der Monocyten zu Makrophagen nimmt die Zellgröße beträchtlich zu und Lysosomen, sowie Mitochondrien vermehren sich. Wahrscheinlich stammen alle Gewebe-Makrophagen — auch *Kupffersche Sternzellen der Leber* und alveoläre Makrophagen der Lunge — von zirkulierenden Monocyten ab *(reticulo-endotheliales System, RES)*.

Die Funktion der Makrophagen besteht in der Bildung einer »*zweiten Verteidigungslinie*«; innerhalb der ersten 12 Stunden nach einem Entzündungsreiz dominieren an dessen Stelle neutrophile Granulocyten, während dann — für die nächsten 12 Stunden — Makrophagen den im Abwehrgeschehen vorherrschenden Zell-Typ darstellen. Wahrscheinlich spielen Makrophagen auch eine Rolle bei der Verarbeitung von Immunogenen (s. später) zwecks Auslösung einer entsprechenden Immun-Antwort. Peritoneale und alveoläre Makrophagen synthetisieren ferner *Lysozym* (s. unten) und — ebenso wie die neutrophilen Granulocyten — auch fiebererzeugende Substanzen (*endogene Pyrogene*, Kap. 14).

Phagocytose

Die Phagocytose wird in vivo sowohl durch celluläre wie auch durch Plasmafaktoren kontrolliert und kann in 6 voneinander trennbare Schritte unterteilt werden. (Abb. 27.4). Die *Wanderung der Phagocyten* (Migration) aus der Zirkulation ins Gewebe erfolgt unter Einfluß *chemotaktischer Faktoren*. Diese werden auch von Bakterien gebildet, entstehen jedoch hauptsächlich bei der Complement-Aktivierung sowohl im klassischen wie im alternativen Aktivierungsweg (niedermolekulare Spaltprodukte C3a und C5a sowie der Complement-Komplex C567, s. später), bei der Aktivierung des Kinin-Systems (Kallikrein) sowie des fibrinolytischen Systems (Plasmin-Wirkung). Eosinophile Granulocyten werden durch *spezifische eosinophil-chemotaktische Faktoren* angelockt, die z.B. bei der Degranulierung basophiler Granulocyten freigesetzt werden. Bei Stimulierung von T-Lymphocyten erscheint neben anderen *Lymphokinen* auch ein *Migrations-Hemmfaktor* (Migration inhibition factor, MIF) in der ECF, der in niedriger Konzentration chemotaktisch auf Makrophagen, in höherer Konzentration jedoch auf diese immobilisierend wirkt. Wenn *chemotaktische Faktoren* die Zellmembran von neutrophilen Granulocyten erreichen, wird eine Esterase des Hexose-Monophosphat-shunt (s. unten) aktiviert und es erfolgt eine Ca^{2+}-abhängige Actin-Myosin-Wechselwirkung ähnlich derjenigen im Muskel (Ursache der *amöboiden Bewegung, Migration*), wie sie bei Bewegungs-Vorgängen in vielen Zellen vorkommen.

Beim nächsten Schritt der Phagocytose, der *Opsonisation,* verursachen verschiedene, mit Mikroorganismen reagierende Plasmaproteine eine Steigerung der Phagocytose-Rate. Opsonisation kann durch spezifische Antikörper der Immunglobulin-Klassen IgM und IgG1 sowie IgG3 hervorgerufen werden, indem die – nicht am Mikroorganismus gebundenen Fc-Teile dieser Immunglobuline (s. später) mit Fc-Receptoren an der Phagocyten-Zellmembran reagieren. Eine weitere Möglichkeit spezifischer Opsonisation ergibt sich über die Aktivierung des Complement-Systems durch spezifische, an Mikroorganismen gebundene Antikörper; diese verursachen Ablagerung des aktiven Complement-Faktors C3b an der Mikroorganismus-Oberfläche, so daß dieser mit C3b-Receptoren des Phagocyten reagieren und dadurch Opsonisation auslösen kann. Unspezifische Opsonisation kann — ebenfalls über C3b-Receptoren der Phagocyten — durch Complement-Aktivierung im »alternativen Aktivierungsweg«, also ohne Mitwirkung spezifischer Antikörper erfolgen.

Nach der Opsonisation folgt die *Ingestion* der zu phagocytierenden Substanzen durch Invagination der Zell-Membran der Phagocyten; hierbei wird ATP verbraucht, wozu die Energie bei den meisten Phagocyten über anaerobe Prozesse gewonnen wird.

Bei der Aufnahme der zu phagocytierenden Partikeln bilden sich *Phagosomen;* diese gelangen von der Peripherie in das Zentrum der Zelle, dabei verändert sich auch der Lipid-Stoffwechsel. Es folgt dann *Degranulation* von Lysosomen- und Peroxisomen-Inhalt in die Phagosomen und der letzte Schritt der Phagocytose, das *Abtöten* des Phagosomen-Inhaltes, setzt ein. Während der Degranulation steigt der Sauerstoff-Verbrauch der Phagocyten plötzlich an und der Hexose-Monophosphat-shunt wird unter Bildung von NADPH stimuliert, wobei sich — wahrscheinlich durch eine NADPH-Oxidase — reduzierter molekularer Sauerstoff bildet. Die oxidativen Mechanismen dieses letzten Phagocytose-Schrittes beruhen offenbar auf der Wirkung des Superoxid-Anions (O_2^-) und des Wasserstoffperoxids.

Bedeutsam sind ferner bei der Phagocytose — neben diesen oxidativen Mechanismen — *Lysozym* (Mucopeptidase), *Lactoferrin* (Eisen-Bindung, Kap. 26), *Elastase* sowie der niedrige pH-Wert (3,5–4,0). Auch Proteine, die sich an Bakterien-Membranen binden, sind — insbesondere unter aeroben Bedingungen — bei der *Bacterizidie* wirksam.

Zur Lyse der neutrophilen Granulocyten kommt es erst nach dem Abtöten der Bakterien, wenn die in den Vacuolen enthaltenen Enzyme durch Zerstörung der Vacuolenwand austreten. *Eiter* besteht aus einer großen Zahl intakter sowie bereits lysierter neutrophiler Granulocyten und Bakterien.

Eine Reihe von *Erkrankungen* ist durch *Defekte* auf verschiedenen Stufen der Phagocytose be-

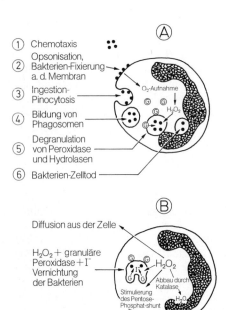

Abb. 27.4. Schematische Darstellung der morphologischen und metabolischen Vorgänge, die bei der Phagocytose in einem polymorphkernigen Leukocyten zur Vernichtung von Bakterien führen.
(A) die einzelnen Phasen der Phagocytose; Bakterien sind als schwarze Punkte dargestellt; G, Granula mit Peroxidasen und Hydrolasen; (B) Metabolische Aktivitäten von H_2O_2; seine Beteiligung an einem wirksamen baktericiden System im Zusammenwirken mit Peroxidase in Granula (G) und Jodid (I^-)

dingt. Patienten mit solchen Erkrankungen sind gegenüber Infekten anfällig; insbesondere Störungen der Makrophagen-Phagocytose verursacht schwere Erkrankungsformen. Bei einem dieser Syndrome *(Hypomotilität der neutrophilen Granulocyten)* fehlt die normale Polymerisation des Actins der Phagocyten und diese können sich daher nur verlangsamt bewegen. Bei einem anderen schweren Erkrankungs-Syndrom *(progressive septische Granulomatose, chronic granulomatous disease)* sind neutropohile Granulocyten und Makrophagen unfähig zur H_2O_2-Bildung, so daß ingestierte Bakterien nicht abgetötet werden können.

Lymphocyten

Lymphocyten werden in *Knochenmark, Lymphknoten, Thymus und Milz* gebildet, die ursprünglich aus dem Knochenmark kamen (Abb. 27.2, s. auch später). In den Blutstrom gelangen die Lymphocyten hauptsächlich über die Lymphbahnen, beim Menschen allein über den Ductus thoracicus etwa 35 Milliarden Lymphocyten/Tag (Rezirkulation unberücksichtigt).
Morphologisch werden *kleine* und *große Lymphocyten* differenziert, wobei die Größe Ausdruck des Aktivitäts-Zustandes sein dürfte. Jugendformen und aus dem Ruhe-Zustand aktivierte Lymphocyten (nach Stimulierung durch ein Immunogen, s. später) sind größer als inaktive reife Lymphocyten (»ruhende« Klone; nicht stimulierte, spezifisch reagierende Lymphocyten-Zell-Linien, s. später).
Funktionell werden *B-Lymphocyten* und *T-Lymphocyten* unterschieden (Abb. 27.15). Die T-Lymphocyten (Thymus-abhängige Lymphocyten) sind für die spezifisch celluläre Abwehr verantwortlich, während die B-Lymphocyten (Bursa-abhängige Lymphocyten) für die spezifische humorale Abwehr zuständig sind. B-Lymphocyten bilden 2 verschiedene Gruppen; die eine Gruppe übt ihre Funktion selbständig aus, während die andere B-Zellen-Population bei ihrer Abwehr-Tätigkeit der »Mithilfe« von T-Lymphocyten bedarf. Allen B-Lymphocyten ist die besondere Art ihrer Membran-Receptoren gemeinsam, die strukturell mit Immunglobulinen identisch sind.
Die Differenzierung und Reifung der T-Lymphocyten wird durch Thymushormone gefördert. Eines dieser Hormone, *Thymosin*, ist ein Polypeptid (108, darunter viele saure Aminosäuren). Thymosin dürfte auch das DiGeorge-Syndrom (s. unten) günstig beeinflussen. Thymosin wird ferner bei Tumor-Patienten angewandt, um die Abstoßung des Tumors durch das Immun-System zu fördern. Die Wirksamkeit des cellulären Abwehr-Mechanismus dürfte im Senium abnehmen; dies könnte eine der Ursachen für die Zunahme der Tumor-Häufigkeit im Alter sein (immunologische Mechanismen, s. später; Einfluß der NNR-Hormone auf das lymphatische System, Kap. 20).

Lymphatische Organe (primär, sekundär). Bei der Entwicklung des Immun-Systems (s. später) differenziert man zwischen »primären lymphatischen Organen«, in welchen die pluripotenten Stammzellen sich zu unipotenten Lymphocyten differenzieren (Thymus für die T-Zellen, bzw. Knochenmark für die B-Zellen, s. früher) und »sekundären lymphatischen Organen«, die von den primären Organen aus mit den verschiedenen Formen der Lymphocyten besiedelt werden (Milz, Lymphknoten).

Thymus. Der Thymus liegt als zweilappiges Organ im vorderen Mediastinum, das in der Kindheit groß ist, aber nach der Pubertät progredient atrophiert *(Involution des Thymus)*. Seine äußere Schicht *(Rinde)* besteht aus lymphoidem Gewebe, sein innerer Anteil *(Mark)* enthält Lymphocyten und in einem groben Reticulum Zellanhäufungen *(Hassalsche Körperchen,* granuläre Zellen, umgeben von epitheloiden Zellen, Reste der dritten Schlundtasche).
Der Thymus ist ein *primär lymphatisches Organ*; NN-Glucocorticoide bewirken neben allgemeiner Lysis lymphatischen Gewebes auch jene des Thymus und der Grad der Thymusatrophie wird im Tierexperiment als Maß für die NNR-Sekretion gewertet. Unter *Einfluß des Thymus* werden in der Kindheit die *für die celluläre Abwehr verantwortlichen* T-Lymphocyten gebildet. Diese differenzieren sich in einer frühen Lebensphase aus Stammzellen des Knochenmarks im *Thymus als primär lymphatischem Organ,* während für die Differenzierung der B-Lymphocyten beim Menschen wahrscheinlich das Knochenmark als primär lymphatisches Organ wirkt (Bezeichnung B-Lymphocyten ursprünglich nach der *Bursa Fabricii* im Darm des Huhnes als Bildungsstätte; Bursa-Äquivalent beim Menschen ist das Knochenmark).
Die Rolle des Thymus demonstriert folgendes Tierexperiment: Wird eine Baby-Maus thymektomiert, so kommt es zu schweren Störungen der

Entwicklung (»runt« disease). Wenn jedoch ein Thymus reimplantiert wird, dann entwickelt sich das Tier normal. Stammt der implantierte Thymus von einem anderen Mäusestamm, dann toleriert die Maus später Transplantate aus Gewebe des fremden Stammes (Toleranz, s. später). Dieser Effekt kann auch erreicht werden, wenn der fremde Thymus in einer Kammer derart isoliert ist, daß mit der thymektomierten Maus nur ein Austausch von gelösten Substanzen, nicht aber von Zellen möglich ist; dies spricht für die *Bedeutung von Thymus-Hormonen* (Thymosin, s. oben) für die Beeinflussung der T-Zellen-Differenzierung.

Milz. Die Milz ist eines der sekundären lymphatischen Organe, in denen Lymphocyten des T- und des B-Typs sowie Monocyten gebildet werden. Aufgrund der Ausstattung mit Makrophagen wirkt die Milz als Teil des reticulo-endothelialen Systems (RES). In der Milz werden gealterte Erythrocyten aus dem Blutstrom eliminiert (»Erythrocytenmauserung«). Pathologischerweise kann die Milz vermehrt Thrombocyten aus der Zirkulation entfernen und dadurch Thrombocytopenie verursachen, was zu ausgedehnten Blutungen führen kann *(Morbus Werlhof);* durch Splenektomie kann in solchen Fällen eine Normalisierung der Thrombocytenzahl erreicht werden. In manchen Fällen können durch die Milz auch übermäßige Mengen von Erythrocyten und Leukocyten zerstört werden. In der Milz wird das Blut vom arteriellen System aus über Capillaren mit hoher Wanddurchlässigkeit in die Milzpulpa geführt; das Capillarblut sammelt sich dann in den weiten Milz-Sinus und wird zu den Venen abgeführt. Die Milzpulpa ist reich an Reticulumzellen und auch die Wand der Milz-Sinus enthält solche Zellen. Durch den Austritt von Blut aus den Capillaren in die Pulpa und die Rückführung aus der Interstitialflüssigkeit der Milz in die Sinus ergibt sich eine besonders günstige Gelegenheit zur Auseinandersetzung der Reticulumzellen mit »fremden« Bestandteilen des Blutes. Es kommt dabei sowohl zu lebhafter Phagocytose wie auch zur Wechselwirkung zwischen Antigenen (s. später) und Keimzentren von — zur Abwehr befähigten — T- u. B-Lymphocyten. Beim normalen Säugling und bei Erwachsenen mit Knochenmark-Fibrose werden in der Milz wie auch in der Leber Erythrocyten gebildet *(extra-medulläre Hämatopoese).* Bezüglich der — beim Menschen unbedeutenden — Blut-Reservoir-Funktion der Milz siehe Kap. 32.

Lymphknoten und sonstige sekundäre lymphatische Gewebe. Die Lymphknoten sind — als Teil des sekundären lymphatischen Gewebes — in die Lymphgefäß-Bahnen zwischengeschaltet; die Lymphe wird von afferenten Lymphgefäßen aus zuerst durch die subkapsulären und dann über die medullären Sinus des Lymphknotens in das efferente Lymphgefäß in Richtung des Blutgefäßsystems geleitet. Die Funktion der Lymphknoten umfaßt (1) mechanische Filterwirkung (2) Phagocytose von Fremdkörpern (3) Antikörperbildung durch Zellen der plasmocytären Keimzentren (Bildung reifer Plasmazellen am B-Lymphocyten) und (4) Freisetzung immunologisch kompetenter T-Lymphocyten in den Kreislauf. Lymphatisches Gewebe hat — abgesehen von der speziellen Abwehrfunktion der Lymphknoten innerhalb der zirkulierenden Körperflüssigkeiten — besondere Schutzfunktionen in exponierten Körperregionen (Rachentonsillen als lymphatischer Schutzwall im Larynx, Peyersche Plaques als Abwehrzone an der Grenze zwischen Körperinnerem und Darmlumen) durch Abgabe sekretorischer Immunglobuline, SIgA, s. später).

Erythrocyten

Die roten Blutzellen (Erythrocyten) sind die Träger des Hämoglobins; sie sind bikonkave Scheibchen von etwa 7.5 μm Durchmesser und etwa 2 μm Dicke (Abb. 27.5), die im Knochenmark gebildet werden und — bei den Säugern — ihren Kern verlieren, bevor sie in den Kreislauf gelangen. Die Lebensdauer zirkulie-

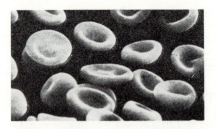

Abb. 27.5. Erythrocyten des Menschen (Rasterelektronenmikroskopische Aufnahme). Man beachte die scheibchenförmige Gestalt; die um den Hämoglobin-Inhalt »gestülpte« Membran dürfte unter den Fließ-Bedingungen in den engen Kapillaren wie eine Kette eines Raupenfahrzeuges gleiten, was zu einem reibungs-armen Transport der Erythrocyten führt (s. Sigma-effekt, Kap. 30) (nach: Bessis, M. et al.: Red cell shape. Springer Verlag New York-Heidelberg-Berlin. 1973)

render Erythrocyten beträgt beim Menschen etwa 120 Tage, ihre durchschnittliche Zahl ist 5 Tera/l Blut (5 Mill./mm³) beim Mann und 4,5 Tera/l (4,5 Mill./mm³) bei der Frau: der einzelne Erythrocyt enthält 1,8–2 fmol Hb/4 (30–32 pg) Hämoglobin (Tabelle 27.2), was bei etwa 25 Tera ($2,5 \times 10^{13}$) Erythrocyten eine zirkulierende Hämoglobinmenge von nicht ganz 60 mmol Hb/4 (900 g) ergibt (Abb. 27.6). Eine Verminderung der Zahl zirkulierender Erythrocyten wird als *Anämie,* eine Vermehrung als *Polycythämie* bezeichnet.

Erythropoese

Die Bildung roter Blutzellen *(Erythropoese)* ist durch Rückkopplungs-Mechanismen geregelt; Anstieg der zirkulierenden Erythrocyten über den normalen Spiegel hemmt, Anämie stimuliert die Erythropoese. Auch Hypoxie stimuliert die Erythrocyten-Bildung (Höhenakklimatisation, Kap. 37). *Erythropoetin* (ein Glykoprotein-Hormon) — durch Wirkung eines *renalen Faktors* auf ein Plasmaglobulin gebildet (Kap. 24) — steigert die Erythropoese durch Förderung der Differenzierung unipotenter (Erythropoetin-sensitiver) Stammzellen zu Proerythroblasten. Abnormitäten in Morphologie, Ausreifung und Hämoglobingehalt der Erythrocyten bestehen bei Urämie, Mangel an Vitamin B$_{12}$, Folsäure, Pyridoxin oder Eisen sowie bei verschiedenen endokrinen Erkrankungen und genetischen Störungen (Angriffspunkte für Störungen des »Erythron«, Abb. 27.7).

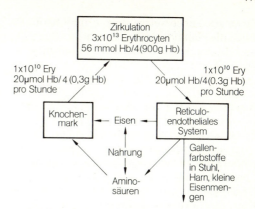

Abb. 27.6. Erythrocyten-Bildung und -Abbau (schematisch)

Als Ausdruck der ständigen Erneuerung der Erythrocyten findet man auch normalerweise im peripheren Blut vereinzelt Erythrocyten, die noch RNA-haltige Reste des ursprünglichen Zellprotoplasmas enthalten (Substantia granulofilamentosa; durch Vitalfärbung mit Brillantkresylblau darstellbar). Diese *Reticulocyten,* deren Zahl im Mittel 8 (2–15) pro 1000 Erythrocyten (Angaben in $^0/_{00}$ der Erythrocyten) beträgt, treten bei allen Formen gesteigerter Erythropoese vermehrt auf und bieten eine brauchbare Orientierung über die Aktivität des Kno-

Tabelle 27.2. Charakteristika menschlicher Erythrocyten (Erythrocyten mit einem Volumen >95 werden Makrocyten, mit einem Volumen <80 Mikrocyten genannt; Erythrocyten mit Hb-Gehalt <1,6 fmol (<25 pg) gelten als hypochrom)

Parameter	SI-Einh.	(früher)	Formel	männlich		weiblich	
Hämatokrit (Hkt)	l/l	(%)		0,46	(46)	0,41	(41)
Erythrocytenzahl	10^{12}/l, T/l	(Millionen/mm³)		5	(5)	4,5	(4,5)
Hämoglobin	(mmol Hb/4)/l	(g/100 ml)		10	(16)	9	(14,5)
Mittleres Erythrocyten – Vol. (MCV = mean cell volume)	fl	(µ³)	$MCV = \dfrac{Hkt \times 10^3}{Ery.\ Zahl}$	92		91	
Mittlerer Hämoglobingeh. d. Ery (Hb$_e$)	fmol	(pg)	$Hb_E = \dfrac{Hb}{Ery.\ Zahl}$	2	(32)	2	(32)
Mittlerer Erythroc. Durchmesser	µm	(µ)		7,5		7,5	
Blutkörperchensenkungsgeschwindigkeit (BSG nach Westergren)	mm/h mm/2 h			3–5 bis 15		3–8 bis 20	

chenmarks, über welche präzise Informationen durch die Punktion des Knochenmarks (Sternal- oder Beckenkamm-Punktion) gewonnen werden können.

Resistenz der Erythrocyten

Erythrocyten schrumpfen — wie andere Zellen — in einer hypertonen Lösung (höherer osmotischer Druck als normales Plasma); in hypotonen Lösungen schwellen sie an, nehmen — im Gegensatz zur sonstigen Scheibchenform — Kugelform an und das Hämoglobin tritt u. U. aus (*Hämolyse*, gelöstes Hämoglobin färbt die Lösung rot). Eine 0,9%ige NaCl-Lösung (300 mmol osmotisch wirksamer Teilchen pro Liter, früher 300 mOsm) ist dem Plasma etwa isoton; bei normalen Erythrocyten beginnt Hämolyse in einer 0,48%igen und ist in einer 0,33%igen NaCl-Lösung vollständig. Bei *hereditärer Sphärocytose* (Kugelzellanämie, kongenitaler hämolytischer Ikterus) sind die Erythrocyten bereits im normalen Plasma kugelförmig und ihre osmotische Resistenz ist herabgesetzt.

Auch Pharmaka und Infektionskrankheiten können Hämolyse verursachen. Mangel an Glucose-6-Phosphat-Dehydrogenase (G6PD) steigert die Empfindlichkeit der Erythrocyten gegenüber schädigenden Substanzen; dieses Enzym ist am Hexose-Monophasphat-Shunt beteiligt und dieser Glucose-Abbau ist für die NADPH-Bildung entscheidend, die ihrerseits für die Erhaltung der normalen Resistenz der Erythrocyten-Membran erforderlich ist (Kap. 17). Ein angeborenen Mangel an G6PD in den Erythrocyten aufgrund einer Enzym-Variante ist relativ häufig und wahrscheinlich die häufigste bekannte genetisch determinierte Enzym-Abnormität beim Menschen. Bis jetzt wurden mehr als 80 verschiedene G6PD-Varianten beschrieben; 40 von diesen zeigen keine deutlich verminderte Enzym-Aktivität, während es bei den übrigen zu signifikant erhöhter Empfindlichkeit der Erythrocyten gegenüber hämolysierenden Substanzen kommt.

Hämoglobin

Der rote Blutfarbstoff (Hämoglobin) transportiert bei Vertebraten den Sauerstoff: Hämoglobin (Mol.-Gew. 64.450) ist ein sphärisches aus 4 Untereinheiten bestehendes Protein; jede *Untereinheit* umfaßt einen *Häm-Anteil* (eisenhaltiges Porphyrinderivat) und ein *Polypeptid* (Abb. 27.8). Die 4 Polypeptide werden als Globin-Komponente des Hämoglobinmoleküls bezeichnet; in einem Hämoglobinmolekül finden sich stets paarweise gleichartige Polypeptide (2 Polypeptide *eines* und 2 *eines anderen* Typs). Normales Hämoglobin eines Erwachsenen (*Hämoglobin A*, Abb. 27.8) enthält 2 α-Polypeptidketten (zu je 141 Aminosäuren) und 2 β-Ketten

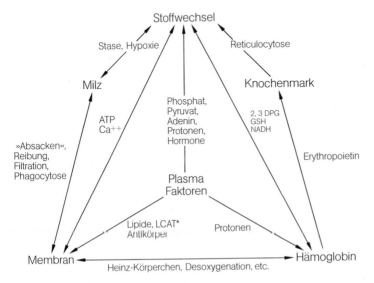

Abb. 27.7. Schematische Darstellung eines »Erythron« (Funktionseinheit von Erythrocyten-Membran, Hämoglobin und rudimentärem Stoffwechsel des roten Blutkörperchens) in seiner Wechselwirkung mit verschiedenen beeinflussenden Faktoren. (GSH = Glutathion, LCAT = Lecithin: Cholesterin-Acyltransferase)

(zu je 146 Aminosäuren). Die Erythrocyten des Erwachsenen enthalten nicht nur Hämoglobin A; mehr als 2,5 % des Hämoglobins sind Hämoglobin A_2 (statt der β-Ketten zwei δ-Ketten zu je 146 Aminosäuren; 10 Aminosäuren gegenüber β-Ketten verschieden).

Reaktionen des Hämoglobins. Hämoglobin bindet in druck-dissoziabler Form O_2 unter Bildung von *Oxyhämoglobin,* wobei O_2 an Fe^{2+} im Häm gebunden wird. Die Affinität des Hämoglobin zu O_2 ist abhängig von pH (indirekt von der CO_2-Konzentration), Temperatur und der Konzentration von 2,3-Diphosphoglycerat (2,3-DPG) im Erythrocyten. 2,3-DPG und H^+ stehen mit O_2 im Wettbewerb um die Bindung an Hämoglobin, so daß sie die Affinität des Hämoglobin zu O_2 vermindern (Oxygenation und Desoxygenation des Hämoglobins sowie deren Bedeutung für den O_2-Transport im Detail Kap. 35). Wird Blut bestimmten Pharmaka und anderen Oxidationsmitteln in vitro bzw. in vivo ausgesetzt, dann wird Fe^{2+} im Häm-Molekül zu Fe^{3+} oxidiert und es entsteht *Methämoglobin;* dieses ist dunkel gefärbt und bei Anwesenheit großer Methämoglobin-Mengen im Blut kommt es zu einer Verfärbung der Haut ähnlich wie bei Cyanose (Kap. 37). Normalerweise kommt es zu einer nur sehr geringen Oxidation von Hämoglobin zu Methämoglobin, da ein Enzymsystem des Erythrocyten *(NADH-Methämoglobin-Reductase-System)* Methämoglobin in Hämoglobin rückverwandelt. Fehlen dieses Enzymsystems ist eine der Ursachen der erblichen Methämoglobinämie.

CO reagiert mit Hämoglobin unter Bildung von *CO-Hämoglobin (Carboxyhämoglobin)*; die Affinität des Hämoglobins zu CO ist etwa 300mal höher als zu O_2, so daß CO den Sauerstoff verdrängt und die O_2-Transportfähigkeit des Blutes vermindert (Kap. 37). Die verschiedenen

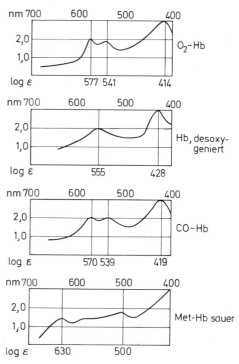

Abb. 27.9. Absorptions-Spektren von O_2-Hb, desoxygeniertem Hb, CO-Hb und Met-Hb (Methämoglobin in saurem Milieu)

Reduziertes Hämoglobin

Oxy-Hämoglobin

Im Met-Hämoglobin ist die O_2-Gruppe des Oxy-Hämoglobin durch eine OH-Gruppe ersetzt.

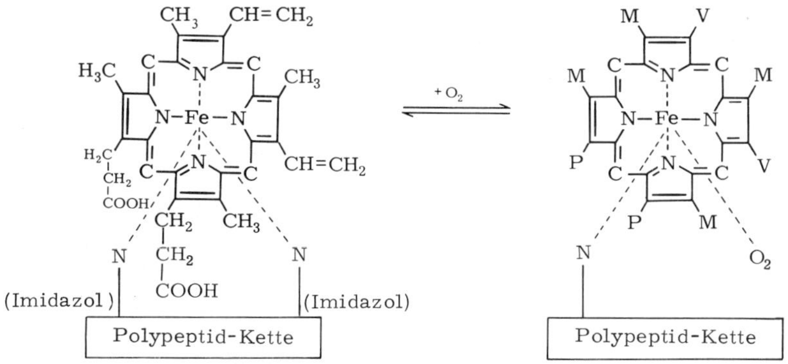

Abb. 27.8. Chemie des Hämoglobin. Das Hämoglobin-Molekül besteht aus 4 der oben dargestellten Einheiten. In der rechten Formel stehen M, V und P für die in der linken Formel dargestellten Gruppen

Zustandsformen des Hämoglobins unterscheiden sich durch ihre Absorptionsmaxima (Abb. 27.9)

Häm kommt auch im *Myoglobin* vor, einem Sauerstoff-bindenden Pigment in roten (langsamen) Muskeln (Kap. 3), sowie im Atmungsenzym *Cytochrom c* (Kap. 17). Andere Porphyrine spielen eine Rolle in der Pathogenese verschiedener Stoffwechselerkrankungen (angeborene oder erworbene Porphyrie etc. s. unten).

Hämoglobin-Synthese und -Abbau. Normalerweise enthalten die Erythrocyten beim Mann 10 mmol Hb/4 pro Liter Blut (16 g Hb/100 ml), bei der Frau 9 mmol Hb/4/l (14,5 g Hb/100 ml) Hämoglobin; ein 70 kg schwerer Mann besitzt also etwa 60 mmol Hb/4 (900 g) Hämoglobin. Bei einer Erythrocyten-Lebensdauer von 120 Tagen müssen daher entsprechend dem Erythrocytenabbau täglich etwa 0,5 mol Hb/4 (7,5 g) Hämoglobin produziert werden. Häm wird dabei aus Glycin und Succinyl-CoA über δ-Aminolävulinsäure und Porphobilinogen (PBG) synthetisiert; 4 PBG bilden einen *Porphyrinring* — Uroporphyrinogen —, aus dem über 3 weitere Zwischenstufen nach schließlichem Einbau von Fe^{2+} *Häm* (auch Bestandteil von *Myoglobin* und *Cytochrom* c, s. vorher) entsteht. Geringe Mengen von Derivaten der Häm-Zwischenstufen sind auch normalerweise in Blut und Harn nachweisbar; sie können infolge angeborener oder erworbener (z.B. Blei-Vergiftung) Enzymdefekte vermehrt sein *(Porphyrie, Porphyrinurie)*. Bei diesen schweren Stoffwechselstörungen stehen je nach Typ neurologische, gastrointestinale und Haut-Veränderungen (Photosensibilität) im Vordergrund.

Bei der Hämolyse gealterter Erythrocyten freiwerdendes Hämoglobin wird an Haptoglobin (α-Globulin; 3 genetische Formen, Bedeutung für Vaterschafts-Ausschluß) gebunden und so vor Ausscheidung im Harn bewahrt. Im RES wird dann nach Abspaltung der Globinkomponente vom Hämoglobinmolekül Häm in *Biliverdin* und beim Menschen zum größten Teil in *Bilirubin* umgewandelt (Abb. 27.10). Das Eisen wird an Transferrin (Siderophilin) gebunden zum Knochenmark transportiert und dort wieder für die Hämoglobin-Synthese verwendet. Blutverluste können infolge des damit verbundenen Eisenverlustes zu Eisenmangelanämie führen (Eisenersatz bei Blutspendern; Eisenstoffwechsel, Kap. 25).

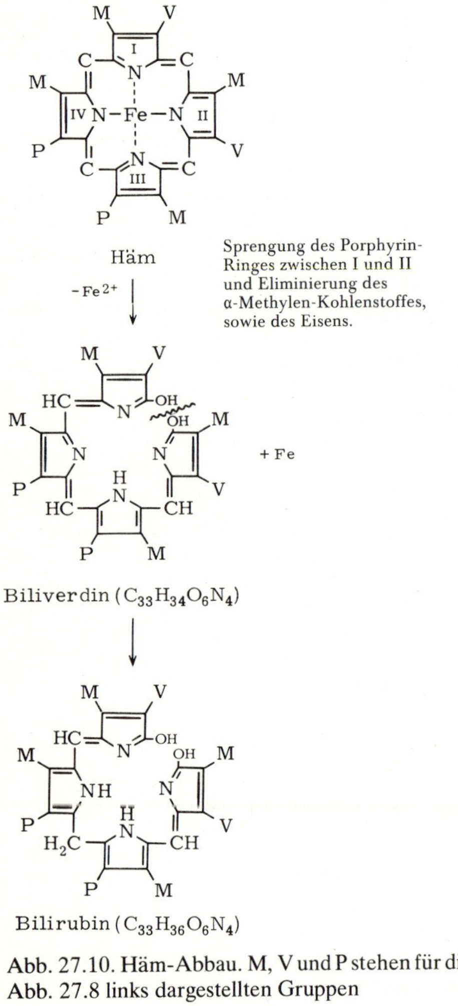

Fetales Hämoglobin. Normalerweise enthält Blut menschlicher Feten *Hämoglobin F* (fetales Hämoglobin; an Stelle der β-Ketten γ-Ketten mit je 146 Aminosäuren; 37 Aminosäuren gegenüber β-Ketten verschieden). Das Fehlen von β-Ketten im HbF ist deshalb von besonderer Bedeutung, da andere Hb-Polypeptide 2,3-DPG in entscheidend geringerem Ausmaß binden als die β-Kette; hierdurch ist die O_2-Affinität des fetalen Hb größer als die des HbA (s. später und Kap. 35 über den Mechanismus der 2,3-Diphosphoglycerat-Wirkung im Erythrocyten). Dadurch kann HbF zum Vorteil des Fetus bei niedrigem P_{O_2} mehr Sauerstoff binden als HbA (Kap. 32). Bei jungen Embryonen findet sich zusätzlich »Gower-2-Hämoglobin« (β- durch ε-Ketten ersetzt). Bald nach der Geburt wird das fetale Hämoglobin durch Hämoglobin A ersetzt (Abb. 27.11); manchmal wird jedoch

Häm $-Fe^{2+}$

Sprengung des Porphyrin-Ringes zwischen I und II und Eliminierung des α-Methylen-Kohlenstoffes, sowie des Eisens.

+ Fe

Biliverdin ($C_{33}H_{34}O_6N_4$)

Bilirubin ($C_{33}H_{36}O_6N_4$)

Abb. 27.10. Häm-Abbau. M, V und P stehen für die in Abb. 27.8 links dargestellten Gruppen

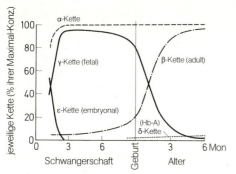

Abb. 27.11. Entwicklung der Hämoglobin-Ketten beim Menschen (nach HUENS et al.: Human embryonic hemoglobin. Cold Spring Harb. Symp. quant. Biol. **20**, 327 (1964))

Hämoglobin F in geringer Menge während des ganzen Lebens gebildet.

Abnorme Hämoglobine. Die *Aminosäure-Sequenz* der Polypeptidketten des Hämoglobins ist *genetisch* determiniert. Nicht selten kommen Anomalien mit abnormer Hämoglobin-Synthese vor; es wurden für den Menschen mehr als 84 verschiedene Hämoglobin-Varianten beschrieben. Soweit der Typus eines abnormen Hämoglobin identifiziert werden konnte, erfolgte seine Bezeichnung durch Buchstaben (z.B. Hämoglobin C, E, I, J, S etc.) Beim Hämoglobin S z.B. sind die α-Ketten normal, in den β-Ketten ist jedoch jeweils eine Glutaminsäure durch Valin ersetzt (Tabelle 27.3).

Erbgang abnormer Hämoglobine, klinische Bedeutung. Durch Vererbung bereits eines abnormen Gens von einem Elternteil wird Bildung eines abnormen Hämoglobins induziert (Individuum heterozygot, 20–40% des Hämoglobins abnorm). Bei Vererbung je eines gleichartig abnormen Gens von beiden Elternteilen (Individuum homozygot) ist das gesamte Hämoglobin abnorm; ganz selten können auch 2 verschieden abnorme Hämoglobine ererbt werden (kombinierte Form). Bei Vorliegen bestimmter abnormer Hämoglobinarten tritt gleichzeitig Anämie auf. Hämoglobin S z.B. ist im Blut homozygoter Individuen bereits bei normalem P_{O_2} so schlecht löslich, daß die Erythrocytenform sich ändert (Sichelzellen) und Hämolyse mit nachfolgender Anämie eintritt (*Sichelzellenanämie*, fast nur bei Negern); bei heterozygotem Typ treten trotz vorhandener Sichelzellen keine klinischen Symptome auf (verminderte Hb-Löslichkeit nur in vitro bei sehr niedrigem P_{O_2} nachweisbar; in vivo u.U. im Höhenklima). Erbgang und geographische Verteilung ließen z.T. Ursprung und Zeit solcher Mutationen erkennen. Mutationsformen mit schweren Störungen überdauern meist nur wenige Generationen; mutierte Gene, die ihrem Träger günstige Eigenschaften verleihen, bleiben jedoch erhalten und verbreiten sich in der Bevölkerung. So vermittelt z.B. das Gen für Hämoglobin S Resistenz gegen Malaria tropica (in afrikanischen Gebieten mit endemischer Malaria Hämoglobin S bei über 40% der Bevölkerung).

Andere Hämoglobine weisen abnorme O_2-Bindungskurven auf; bei den verschiedenen Formen des Hb-M z.B. bewirkt die besondere Struktur des Hämoglobins, daß das Häm-Eisen zu 25% oder mehr oxidiert ist (kongenitale Met-Hämoglobinämie). Bei anderen abnormen

Tabelle 27.3. Teile der Aminosäuresequenz der normalen β-Kette und einiger Hämoglobine mit abnormer β-Kette; andere Hämoglobine haben abnorme α-Ketten. Hämoglobine, die elektrophoretisch sehr ähnlich sind, aber dennoch in ihrer Sequenz geringe Unterschiede aufweisen, werden mit demselben Buchstaben bezeichnet, dem als Suffix die geographische Region oder der Ort angefügt wird, an dem dieses Hämoglobin erstmals beschrieben wurde

Hämoglobine	Positionen an der β-Kette des Hämoglobins								
	1	2	3	6	7	26	63	67	121	146
A (normal)	Val	His	Leu	Glu	Glu	Glu	His	Val	Glu	His
S (Sichelzell-Form)				Val						
C				Lys						
G$_{San\ Jose}$					Gly					
E						Lys				
M$_{Saskatoon}$							Tyr			
M$_{Milwaukee}$								Glu		
O$_{Arabia}$									Lys	

Hämoglobinen ist die Affinität für Sauerstoff gesteigert, da möglicherweise 2,3-DPG an solches Hb nicht gebunden wird (Kap. 35); eine – durch die erschwerte Sauerstoff-Abgabe verursachte – leichte Hypoxie bewirkt eine chronische Steigerung der Erythrocytenzahl (Erythrocytose).

Thrombocyten

Die Blutplättchen sind kleine granulierte Körperchen (Durchmesser 2–4 μm, Abb. 27.2); normalerweise findet man $150–300 \times 10^9(G)/l$ ($150000–300000/mm^3$) Thrombocyten im Blut; ihre Halbwertzeit beträgt normalerweise etwa 7 Tage. Sie entstehen durch Abschnürung aus Riesenzellen des Knochenmarks und gelangen dann in die Blutbahn. Die Blutplättchen enthalten Serotonin (5-Hydroxy-tryptamin), ferner ADP, Calcium, Kalium, Prostaglandine, verschiedene Enzyme, andere biologisch aktive Substanzen, Blutgerinnungsfaktoren und Ribonucleinsäure. An der Plättchenoberfläche sind verschiedene Blutgerinnungsfaktoren des Plasmas adsorbiert. Morphologisch läßt sich an den Thrombocyten ein äußeres homogenes Hyalomer unterscheiden, welches ein — verschiedene Organellen enthaltendes — Granulomer umschließt. Die Membran der Thrombocyten ist stark gefaltet und es können zwei Typen von Granula (ein Serotonin- und ADP-enthaltender Typ und einer mit lysosomalen Enzymen) unterschieden werden. Bei Verletzung der Blutgefäße lagern sich die Thrombocyten an die freigelegte Kollagenoberfläche *(Adhäsion)* und setzen den Inhalt der Granula frei bzw. sezernieren ihn (»Release«-Reaktion). Serotonin und Adrenalin unterstützen wahrscheinlich die durch die Verletzung hervorgerufene Vasoconstriction und ADP verursacht die Freisetzung von Granulainhalt aus anderen Thrombocyten sowie Klebrigkeit der Thrombocyten und Thrombocytenaggregation (Bildung des hämostatischen Pfropfes (s. unten).

Die Auslösung der Thrombocyten-Aggregation und der »Release«-Reaktion erfolgt wahrscheinlich durch Aktivierung einer intracellulären Phospholipase; diese Lipase spaltet dann aus der Thrombocytenmembran Arachidonsäure ab, welche über cyclisches Endoperoxid zu *Thromboxan A_2* umgewandelt wird (Abb. 27.12; Kap. 17). Thromboxan A_2 führt dann zu einer Verminderung des intracellulären cAMP, wodurch Ca^{2+}-Austritt aus intracellulären Speichern erfolgt, der — in Analogie zum Muskel — Actin-Bindung an Myosin ermöglicht; durch diesen »Kontraktionsvorgang« wird der Granulainhalt aktiv ausgestoßen. Aktivierung der Phospholipase dürfte über α-adrenerge Mechanismen zustande kommen. Auch Thrombin und ADP führen über diesen oder zusätzliche Mechanismen zu einer Freisetzungsreaktion aus den Thrombocyten.

Beim Zerfall der Thrombocyten werden ADP neben anderen funktionell bedeutsamen Sub-

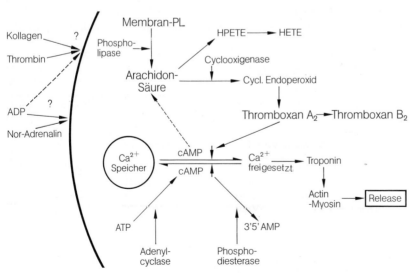

Abb. 27.12. Aktivierungs-Mechanismus des Thrombocyten (»Release«, Freisetzung von Granula-Inhalt; s. auch Abb. 17.41)

stanzen freigesetzt, von denen einige als *Thrombocytenfaktoren* (thrombocytäre Gerinnungsfaktoren) definiert sind (ThF 1 vielleicht mit Faktor V des Plasmagerinnungssystems — Proaccelerin — identisch; ThF 2 Thrombin-Synergist, wirkt vielleicht durch Hemmung der Thrombin-Inhibitoren; ThF 3 gerinnungsaktives Phospholipid, das gemeinsam mit Plasma-Faktoren VIII, IXa und Calcium den Faktor X aktiviert; ThF 4 Heparin-Antagonist = Thrombocyten-Antiheparin-Faktor); daneben wurden noch andere Plättchenfaktoren beschrieben, die teilweise bei der Adhäsion bzw. Agglomerationsfähigkeit der Thrombocyten, im Gerinnungssystem, bei der Retraktion des Gerinnsels *(Thrombosthenin)* sowie im fibrinolytischen System eine Rolle spielen (Tabelle 27.4). Thrombocyten haben relativ hohen Glykogen-Gehalt; Glykogen wird bei den zur Thrombocyten-Aggregation und »Release«-Reaktion führenden Prozessen verbraucht.

Die Thrombocyten-Produktion wird durch eine im Blut zirkulierende Substanz *(Thrombopoetin,* *Thrombopoese stimulirnder Faktor, TSF)* reguliert, welche die Bildung von Megakariocyten aus unipotenten Stammzellen fördert; Herkunft und Beschaffenheit des Thrombopoetin sind jedoch unbekannt. Über die Beteiligung der Thrombocyten an der Hämostase s. später.

C. Blutflüssigkeit (Plasma, Lymphe)

Plasma

Im *flüssigen Anteil des Blutes (Plasma)* sind Ionen, anorganische und organische Moleküle gelöst, die zu verschiedenen Organen transportiert werden oder für den Transport anderer Substanzen notwendig sind. Das normale Plasmavolumen beträgt etwa 4,5 % des KG (mehr als 3 l bei einem 70 kg schweren Mann). Natives Plasma

Tabelle 27.4. Zur Zeit bekannte und/oder postulierte Thrombocyten-Faktoren

Thrombocytenfaktor	Funktion	Lokalisation
ThF 1	Beschleunigung der Umwandlung von Prothrombin in Thrombin an der Plättchenoberfläche (analog zu F V)	Tritt nach Release-Reaktion an der *Oberfläche* des Thrombocyten auf
ThF 2	Accelerator-Wirkung auf die Fibrinogen-Fibrin-Umwandlung wahrscheinlich über Beeinflussung der Thrombininhibitoren	Endogener Thrombocyten-Faktor
ThF 3	Lipidfaktor, Beteiligung an der Bildung des Prothrombin-Umwandlungsfaktor	Endogener Thrombocytenfaktor (*α*-Granulomer)
ThF 4	Heparin-Antagonist	Endogener Thrombocytenfaktor (Hyalomer)
Thrombocyten-Co-Thromboplastin-Faktor	Beschleunigung der Umwandlung von Prothrombin in Thrombin (analog zu F VII)	Vielleicht adsorbiert an der Plättchenoberfläche
»Clottable«-Faktor	Förderung der Thrombocyten-Agglomeration (ähnlich Fibrinogen)	Vielleicht adsorbiert an der Plättchenoberfläche
Thrombocyten-Antiplasmin	Plasmin-Hemmung	Endogener Thrombocyten-Faktor
Thrombosthenin (Retraktionsfaktor)	ATPase-Wirkung, Förderung der Gerinnsel-Retraktion	Endogener Thrombocyten-Faktor
Plättchen-Fibrin-Stabilisator	Wirkung wie F XIII	?
Thrombocyten-Plasminogen-Aktivator	Plasminogen-Aktivierung	Endogener Thrombocyten-Faktor

gerinnt in vitro, während es bei Zusatz gerinnungshemmender Substanzen (Anticoagulantien, s. später) flüssig bleibt. Wenn man natives Blut gerinnen läßt und das Gerinnsel entfernt, dann erhält man eine nicht mehr gerinnungsfähige Flüssigkeit *(Serum)*; Serum entspricht im wesentlichen dem Plasma, doch fehlen Fibrinogen und die bei der Gerinnung verbrauchten Gerinnungsfaktoren; außerdem enthält es — infolge des Thrombocyten-Zerfalls — Serotonin. Die normalen Plasmaspiegel verschiedener Substanzen sind in den zugehörigen Kapiteln besprochen.

Plasma-Proteine

Unter den im Plasma gelösten Substanzen dominieren mengenmäßig die Plasmaproteine (etwa 70 g/l beim Erwachsenen). Die Einteilung der Plasma-Eiweißkörper kann nach verschiedenen Gesichtspunkten erfolgen. Die klassische Einteilung in Albumin, Globuline und Fibrinogen erfolgte aufgrund ihrer Fällbarkeit mit Neutralsalzen. Heute werden die Plasmaproteine vorwiegend entsprechend ihrer elektrophoretischen Mobilität (s. unten) in die Gruppen Albumin, α-, β-, γ-Globulin und Fibrinogen bzw. nach ihrer Funktion eingeteilt.

Ursprung, Umsatz und Verteilung der Plasmaproteine

Albumin, das mengenmäßig dominierende Plasmaprotein sowie wichtige Eiweißkörper des Gerinnungs-Systems (Fibrinogen, Prothrombin u. a. Gerinnungsfaktoren) werden in der Leber synthetisiert. Untersuchungen über den *Umsatz des Albumins* lassen die Bedeutung der Albuminsynthese für die Aufrechterhaltung der normalen Konzentration erkennen. Beim gesunden Erwachsenen hat das Plasma-Albumin eine Konzentration von 0,5–0,6 mmol/l (35–40 g/l); der gesamte austauschbare Albumin-»pool« beträgt 0,06–0,07 mmol (4,0–5,0 g)/kg Körpergewicht (d.i. etwa 3–4 mmol, bzw. 200–300 g), wovon etwa 38–45% (ungefähr 1,4 mmol, bzw. 100 g) sich intravasculär, der Rest in der übrigen Extracellulär-Flüssigkeit, insbesondere im Bereich der Haut befindet. 6–10% des »pools« werden pro Tag abgebaut (biologische Halbwertszeit etwa 14 Tage), während die Leber etwa 1,7–2,8 µmol (120–200 mg)/kg Körpergewicht und Tag Albumin synthetisiert (Abb. 27.13). Von den Globulinen stammen die — in der γ-Globulin-Fraktion enthaltenen — Antikörper (Immunglobuline) im wesentlichen aus Plasmazellen des RES (Lympknoten, Milz), die sich dort aus plasmacellulären Keimzentren (Klone) durch spezifische Reaktion mit dem jeweiligen Immunogen zu reifen Antikörper-produzierenden Plasmazellen entwickeln dürften. Der *γ-Globulin-Umsatz* bezieht sich auf einen »Pool« von

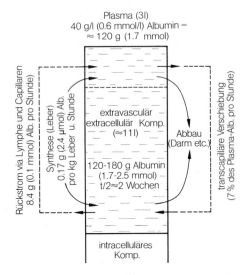

Abb. 27.13. Albumin-»Pool«. Umsatz des Albumins und Albumin-Transport zwischen Plasma und Interstitialflüssigkeit. Die Synthese-Rate von 2.4 µmol Albumin pro kg Leber und Stunde bedeutet auf eine Leberzelle (Gewicht ~20 ng) pro Sekunde umgerechnet, daß die Zelle mit einer Syntheserate von etwa 10 000 Albumin-Molekülen/s arbeitet

etwa 1 g/kg Körpergewicht (beim Erwachsenen etwa 70 g, die sich etwa zur Hälfte im Plasma und zur Hälfte in der Interstitialflüssigkeit befinden) und beträgt bei einer Halbwertszeit von 20 Tagen 2–3 g pro Tag. Sowohl Albumin, wie auch Globuline werden ständig zwischen Plasma und Interstitialflüssigkeit ausgetauscht, wobei die im Plasma enthaltene Albuminmenge in 24 Stunden etwa 2mal, die entsprechende γ-Globulin-Menge jedoch nur zu 50% vom Plasma in die Interstitialflüssigkeit übertritt und andererseits wieder aus dieser über die Lymphe in das Gefäßsystem zurückkehrt (Abb. 27.14). Eine charakteristische Größe, die über die Umsatzrate der einzelnen Plasmaproteine Aufschluß gibt, ist die bereits erwähnte *biologische Halbwertszeit* (t/2, jene Zeit innerhalb der die Konzentration eines markierten Proteins auf die Hälfte des

Ausgangswertes absinkt). Sie beträgt bei Albumin etwa 2–3 Wochen, bei Immunglobulinen liegt sie zwischen 3 Wochen (IgG), etwa einer Woche (IgA, IgM) und 2–3 Tagen (IgD, IgE). Bei den meisten anderen Plasmaproteinen liegt t/2 zwischen 2 und 8 Tagen; die für die Blutgerinnung wichtigen Proteine mit Ausnahme des Fibrinogens (t/2 etwa 4 Tage) haben kürzere Halbwertszeiten (s. später).

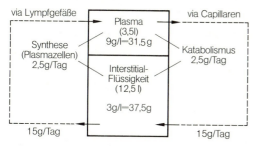

Abb. 27.14. γ-Globulin-»Pool«. Umsatz des γ-Globulins und γ-Globulin-Transport zwischen Plasma und Interstitialflüssigkeit

Funktion der Plasma-Proteine

Eine besonders wichtige Funktion der Plasma-Proteine ist ihr *Volumen-stabilisierender Effekt*. Die Permeabilität der Capillar-Barriere für Plasma-Proteine ist niedrig; die intravasculären Proteine können daher einen osmotischen Druck von etwa 3,3 kPa (25 mm Hg) ausüben (kolloidosmotischer Druck, Kap. 1). Durch diesen *kolloidosmotischen (onkotischen) Druck* wird Gewebswasser im venösen Schenkel der Capillare in die Zirkulation zurückgeführt. Dieser Effekt ist auch von entscheidender Bedeutung für die Nierenfunktion (Kap. 38).

Eine weitere allen Plasma-Proteinen zukommende Funktion ist ihre *Wirkung als Puffer*. Die Plasmaproteine sind zu etwa $1/6$ für die Puffer-Kapazität des Plasmas verantwortlich (als Träger von —COOH und —NH$_2$-Gruppen, Kap. 37). Bei normalem Plasma-pH von 7,4 haben die Proteine Anionen-Eigenschaft (Kap. 1) und bilden einen nicht unbedeutenden Teil der Plasma-Anionen.

Viele Plasmaproteine üben wichtige *Transportfunktionen* aus (Tabelle 27.5). Hierbei kommt der Albuminfraktion aufgrund ihrer Gesamtmenge und hohen Austauschrate zwischen Gefäßsystem und Gewebeflüssigkeit eine dominierende Rolle zu, wobei die Transportfunktion wenig spezifisch ist; *Albumin* kann daher — als ein vielfältig wirksames *»Vehikel«* — so unterschiedliche Substanzen wie Farbstoffe (z.B. Bilirubin, T-1824 bei der Plasma-Volumen-Bestimmung), freie Fettsäuren, Hormone sowie Pharmaka transportieren. Durch die Bindung an Albumin können ansonsten nicht wasserlösliche Substanzen z.B. aus dem Interstitialflüssigkeitsraum zur Leber transportiert werden, wo sie dann durch Kopplung an Glucuronsäure oder Schwefelsäure wasserlöslich gemacht und ausgeschieden werden. Es ist zu berücksichtigen, daß die Gesamt-Bindungskapazität des Albumins begrenzt ist, so daß übermäßige Beladung durch eine einzelne Substanz u.U. eine Einschränkung der Bindungskapazität für andere Substanzen bedeuten kann. Weitere Transportproteine mit relativ breiter Wirkung sind die *Lipoproteine*, welche fettlösliche Substanzen wie Hormone, Vitamin A und Vitamin E, Cholesterin und andere Lipide binden. Daneben kommen im Plasma Eiweißkörper vor, die *spezifische Transportfunktionen* haben (Transferrin für Eisen, TBPA und TBG für Schilddrüsenhormone, Transcortin für Cortisol, Haptoglobin für Hämoglobin und Hämopexin für Hämin).

Etwa $1/5$ der Plasmaproteine erfüllen Aufgaben im Rahmen der *spezifischen* und *unspezifischen Abwehr* (Immunglobuline, Complement-Faktoren, etc., s. später).

Ungefähr 10% der Plasma-Eiweißkörper wirken als Enzym-, insbesondere *Proteinase-Inhibitoren*. Sie überwiegen mengenmäßig bei weitem die potentielle Proteinase-Aktivität der Extracellulärflüssigkeit. Ihre Bedeutung dürfte darin liegen, einerseits beim Zellzerfall freigesetzte intracelluläre lysosomale Enzyme zu hemmen und andererseits z.B. bei bakteriellen Infektionen bakterielle und leukocytäre Proteinasen zu binden; die Enzym-Inhibitor-Komplexe werden dann durch Phagocytose eliminiert.

Mehr als 5% sind *Enzyme* oder an enzymatischen Reaktionen beteiligt; ihr überwiegender Teil erfüllt Funktionen, die der Aufrechterhaltung der Integrität des Organismus bei Verletzungen und der Sicherstellung der Perfusion dienen. Die hier beteiligten Proteine werden in aufeinanderfolgenden Reaktionen aktiviert und sind an gegenseitigen positiven und negativen Kopplungsmechanismen beteiligt. Diese Proteinsysteme — *Gerinnungs-* und *fibrinolytisches System, Kininsystem, Complementsystem* — werden im einzelnen später besprochen.

Ungefähr 3% der Plasmaproteine konnten bis jetzt zwar isoliert aber noch *nicht funktionell charakterisiert* werden. Zu diesen Proteinen zäh-

Tabelle 27.5. Funktionelle Einteilung der Plasma-Proteine (Modifiziert nach Hitzig)

1. *entwicklungs-abhängige* (phasen-spezif.) Proteine
   embryonale ⎫
   fetale   ⎬ Proteine
   onko-fetale ⎭
   Schwangerschafts-assoziierte Proteine
2. *Transport*-Proteine
3. *Immun*globuline
4. *Komplement*-Faktoren (s. Tabelle 27.10)
5. *Enzyme*
6. *Enzym-Inhibitoren*
7. *Gerinnungs*faktoren (s. Tabelle 27.14)
8. *Lipoproteine*
9. *Proteine mit bisher noch unbekannten Funktionen*

Protein (und Synonyme)	Funktionelle (klinische) Bedeutung	$K^{a)}$ mg/l	$EP^{b)}$	$MG^{c)}$
1. Entwicklungs-abhängige Proteine (phasen-spezifische Proteine)				
1.1. Embryonale, fetale, oncofetale Proteine				
1.1.1. Fetuin (bovines, fetales Protein)	–	–	α_1-5,6	48
1.1.2. α-$_1$-Fetoprotein (α_{1F}, humanes α_1-Fetuin)	Hormontransport? Immunoregulation	<0,1	α_1-6,08	64
1.1.3. Karzino-embryonales Antigen (CEA)	Reaktivierung	<2,5		200
1.1.4. β-onkofetales Antigen (BOFA)	Malignomdiagnostik		β	70–90
1.1.5. γ-Fetoprotein			ja	?
1.2. Schwangerschafts-assoziierte Proteine				
1.2.1. SP_1	Schwangerschafts-spezifisch	–	β_1	?
1.2.2. SP_2 (AP-Glykoprotein, T-Globulin)	Protein der akuten Phase? nicht SS-spezifisch	–	β_1	
1.2.3. SP_3 (α_2AP-Glykoprotein, α_2PAG, xh)	Protein der akuten Phase? nicht SS-spezifisch Immunosuppressiv?	–	α_2	326
1.2.4. PAM (pregnancy-associated macroglobulin, PAG, p. a. globulin)		–	α	506
2. Transport-Proteine				
2.1. Albumin	Onkotischer Druck, Transport vieler Stoffe	35 000–45 000	5,92	66,3
2.2. Präalbumin (PA, thyroxinbindendes PA)	Thyroxinbindung, Kompetition mit Barbituraten	100–400	7,6	55
2.3. Transcortin (Cortisol-binding, globulin, CBG, steroidbindendes α_1-Globulin)	Temperatur-abhängige Cortisol-Bindung	70	α_1	55,7
2.4. Metallbindendes Protein (α_1-9,5 S-Glykoprotein)	Ladungs-Neutralisierung von Metall-Ionen	30–80	α_1	308
2.5. Haptoglobin (Hp Typ 1-1, Typ 2-2)	Hämoglobinbindung Protein der akuten Phase Genetischer Polymorphismus	300–1900	α_2 4,5	100 400
2.6. Hämopexin (Hx heme-bindung β-globulin, Seromucoid β_{1B}-Globulin, Cytochromophilin)	Bindet Häm äquimolar	500–1 150	β_1 3,1	57
2.7. Retinolbindendes Protein (α_2RBP)	Bindet Vitamin A	30–60	α_2	21
2.8. Transcobalamine I–III (Vitamin B_{12} bindende Proteine)	(Vitamin B_{12}-Transport		α_1-β_1	
TC II		0,025	β	38

Plasma

Protein (und Synonyme)	Funktionelle (klinische) Bedeutung	K[a] mg/l	EP[b]	MG[c]
2.9. Heparin-bindendes Protein (α_2-3,8 S-Glykoprotein)	Bindung von Heparin	50–150	α_2	56–58
2.10. α_2-Makroglobulin (Hormon-transportierendes Protein)	Hormon Transport Enzym-Hemmung	1 500–4 200	α_2 4,2	820
2.11. Transferrin (Siderophilin)	Eisentransport	2 000–3 200	β_1 3,1	76,5
2.12. Akute-Phase-Proteine Orosomucoid (saures α_1-Glykoprotein)	»Akute Phase«, Progesteron-Bindung?	550–1 400	α_1 5,7	40
C-reaktives Protein	»Akute Phase«, Stimulation der Phagozytose	<1		135–140

3. Immunglobuline (Ig)

3.1. Komplette Ig (H_2L_2)

3.1.1. IgM (Makroglobulin, γ_M, β_{2M}, 19 S-Ig, 19-S-γ-Globulin)	Frühantikörper	600–2 800	β/γ 2,1	800–950
3.1.2. IgG (γG, γ, γSS, 7 S-Ig, 7 S- γ-Globulin)	Spätantikörper	8 000–18 000	γ 1,2	143–149
3.1.3. IgA (γ_A, β_{2A}-Globulin)	Sekretorische AK	900–4 500	β/γ 2,1	158–162 und multiple
3.1.4. IgD (γ_D)	Regulatorische AK?	<150	β/γ <2,1	175
3.1.5. IgE (γ_E)	Reagine, allergische AK	0,3	β/γ 2,3	190

3.2. Ig-Bausteine

3.2.1. Leichte Ketten, L, L_2, L_n	Bence-Jones-Protein	Spur	$\gamma-\alpha$ 1,0–4,7	23 (×2)
3.2.2. Schwere Ketten H, H_2, H_n	Myelom-Proteine	0	$\gamma-\beta$	(x n) 46–52
3.2.3. Ig-Bruchstücke	Myelom-Proteine	0	$\gamma-\beta$	
3.2.4. J-Kette = joining chain				15
3.2.5. Sekretorische Komponente = SC	Immunität der Schleimhäute			58

3.3. Ig-ähnliche Proteine

3.3.1. β_2-Mikroglobulin	Normale Proteinurie	1–2	β_2	11,5
3.3.2. HLA-Antigene	Individual-spezifische Zellmembranproteine	0		160

5. Enzyme

5.1. Cholinesterase (Pseudo-Cholinesterase)	Spaltung von Cholin-Estern, besonders Succinyl-Dicholin	5–15	α_2 3,1	348
5.2. Coeruloplasmin	Oxidase (Adrenalin-Serotonin), Cu-Bindung	150–600	α_2 4,6	160
5.3. Plasminogen	Fibrinolyse (Pro-Enzym)	100–300	β_1 3,7	81
5.4. Lysozym (= Muramidase)	Protease	5–15	α_1	~15
5.5. Lipoprotein-Lipase	Fett-Transport	wechselnd	?	?
5.6. Adenosin-Deaminase	Nucleotid-Stoffwechsel Iso-Enzym-Polymorphismus	Spur	α/β	?
5.7. β_2-Glykoprotein I	Protease (ev. Untereinheit)	150–300	β_2 1,6	40

6. Enzym-Inhibitoren

6.1. C1-Esterase-Inhibitor (= α_2-Neuraminoglykoprotein)	Inaktivierung von C-T (HANE)	150–350	α_2	104
6.2. Anti-Proteasen	Hemmung von C1 Esterase	2 000–40000	α_1 5,42	45–54
6.2.1. α-Antitrypsin (α_{1AT}, α_1-3,5-Glykoprotein)	Trypsin-Hemmung	2 000–4 000	α_1 5,42	45–54

Protein (und Synonyme)	Funktionelle (klinische) Bedeutung	K[a] mg/l	EP[b]	MG[c]
6.2.2. Inter-α-Trypsin-Inhibitor	Trypsin-Hemmung	200–700	α_1/α_2	~160
6.2.3. Anti-Chymotrypsin (α_{1X}-Glykoprotein)	Chymotrypsin-Hemmung	300–600	α_1	68
6.3. Antithrombin III	Thrombin-Hemmung	170–300	α_2	65
6.4. α_2-Makroglobulin	Thrombin-, Plasmin-Hemmung	2400–2900	α_2	820
6.5. α_2-Antiplasmin	Plasmin-Hemmung	60	α_2	67
8. Lipoproteine				
8.1. α_1-Lipoprotein, HDL$_2$	Lipid-Transport	400–1200	α_1	320
8.2. α_1-Lipoprotein, HDL$_3$	Lipid-Transport	220–2700	α_1	175
8.3. α_2-Lipoprotein (Prä-β-Lipoprotein, VLDL)	Lipid-Transport	150–2300	α_2	
8.4. β-Lipoprotein (LDL)	Lipid-Transport,	250–8000	β	3200
8.5. LP-X	nur bei Cholestase vorhanden	<1		
8.6. Apoprotein A	Lipid-Transport			AI 27 AII 17,4 36–80
8.7. Apoprotein B				255
8.8. Apoprotein C				14
9. Proteine mit noch unbekannter Funktion				
9.1. α_1-saures Glykoprotein, s. AP-Proteine				
9.2. α_{1B}-Glykoprotein = leicht präzipitierbares Glykoprotein		150–300	α_1	50
9.3. α_{1T}-Glykoprotein				
9.4. α-Glykoprotein α_{2Zn}-Glykoprotein		20–150	α_2 4,2	41
9.5. α_{2HS}-Glykoprotein		400–850	α_2 4,2	49
9.6. α_{2Ba}-Glykoprotein				
9.7. α_2-hitzelabiles Glykoprotein				
9.8. 8 S-α_3		30–50	α_2/β	220
9.9. 4,6-S-Postalbumin				
9.10. Gc-Globulin	Elektrophoretisch Polymorphismus	200–550	α_2	50,8
9.11. β_2-Glykoprotein III		50–150	β_2	35

[a] K = Konzentration im Serum in mg/l.
[b] EP = Elektrophoretische Beweglichkeit.
[c] MG = Molekulargewicht in Daltons $\times 10^3$.

len die verschiedenen α- und β-Glykoproteine, insbesondere das α_2-HS-glykoprotein.
Eine Reihe von Plasmaproteinen werden zu der Gruppe der »Akute Phase Proteine« zusammengefaßt. Zu dieser Gruppe gehören das saure α_1-Glykoprotein, das α_1-Antitrypsin, das Haptoglobin, das Coeruloplasmin und das C-reaktive Protein. Die Konzentration dieser Proteine ist bei akut entzündlichen Prozessen sowie bei akuten Phasen chronisch progredient verlaufender Erkrankungen erhöht.

Die Konzentration einiger Plasmaproteine wird offensichtlich vom *Oestrogen-Spiegel* im Plasma beeinflußt. Bei Schwangerschaft und Oestrogen-Medikation (Ovulationshemmer) steigt deren Konzentration im Plasma an (Präalbumin, Coeruloplasmin, α_2-Makroglobulin, Transferrin, C-reaktives Protein). In den Tabellen 27.5 sowie 27.10 und 27.14 ist eine Übersicht über die wichtigsten Plasmaproteine, ihre funktionelle (klinische) Bedeutung und ihre Charakteristika gegeben.

Hypoproteinämie

Trotz vermehrtem Protein-Abbau bleibt der Plasma-Proteinspiegel im Hunger normal. Ein Absinken der Plasma-Proteinkonzentration *(Hypoproteinämie)* erfolgt jedoch bei länger dauernden Hungerperioden, bei Malabsorptions-Syndrom (Sprue, Kap. 26), bei Lebererkrankungen infolge verminderter Proteinsynthese der Leberzellen und schließlich bei Nierenerkrankungen (Proteinverlust in den Harn); durch den verminderten kolloidosmotischen Druck des Plasmas können bei Hypoproteinämie *Ödeme* entstehen.

Seltener ist angeborenes Fehlen einer bestimmten Plasma-Proteinfraktion. So ist z.B. bei Agammaglobulinämie infolge ungenügender Bildung von Immunglobulinen (Antikörper-Mangel) die Infektabwehr vermindert (Behandlung durch Substitution mit humanem γ-Globulin) oder bei angeborener Afibrinogenämie die Blutgerinnung gestört.

Untersuchungsmethoden der Plasmaproteine

Im Hinblick auf die vorher beschriebenen vielfältigen Funktionen der Plasmaproteine ist es naheliegend, daß eine qualitative und quantitative Beurteilung der Bluteiweißkörper von diagnostischer Bedeutung ist. Entsprechend der Entwicklung methodischer Möglichkeiten zeichnet sich eine zunehmende Bevorzugung der quantitativen Bestimmung von Einzelproteinen gegenüber den bisher verwendeten globalen Bestimmungsmethoden ab.

Zu den *globalen Bestimmungsmethoden*, welche Verschiebungen des »Proteingleichgewichtes« erfassen, zählt z.B. die Bestimmung der Blutkörperchen-Senkungsgeschwindigkeit (BSG nach Westergren), die noch immer als Screeningmethode verwendet wird; ähnlich der BSG erfassen verschiedene andere »Labilitätsproben« (z.B. Thymoltrübung, Weltmann) eine Veränderung der Albumin/Globulin-Proportion.

Eine bessere Differenzierung der Plasmaproteine gestattet die *Elektrophorese* in ihren verschiedenen Modifikationen. Hierbei werden die verschieden geladenen Proteine aufgrund gleicher elektrophoretischer Mobilität bei einem bestimmten pH-Wert zu elektrophoretischen Fraktionen zusammengefaßt. Durch Verwendung verschiedener Trägermedien (Stärkegel, Polyacrylamidgel) werden die Proteine in der Elektrophorese zusätzlich noch nach ihrem unterschiedlichen Molekulargewicht differenziert. Eine zusätzliche Möglichkeit der Trennung mit hoher Spezifität bietet die Immunelektrophorese (s. später).

Eine Aufgliederung der Plasmaproteine aufgrund ihres Molekulargewichtes bzw. ihrer Dichte wurde ursprünglich mit Hilfe der Ultrazentrifuge durchgeführt (Klassifizierung entsprechend der Sedimentation im Schwerefeld in Svedberg-Einheiten = S). Im normalen Serum wurden dabei 3 Hauptfraktionen unterschieden (4,5 S-Fraktion vorwiegend Albumin; 7,0 S-Fraktion vorwiegend IgG; 19,0 S-Fraktion vorwiegend IgM und α_2-Makroglobulin). Jetzt werden Molekulargewichtsbestimmungen von Plasmaproteinen meist mittels Gel-Filtration (z.B. mit Sephadex) vorgenommen.

Eine Trennung der Lipoprotein-Fraktion gelingt elektrophoretisch unter Verwendung spezieller Färbemethoden (Chylomikronen, α, β und prä-β-Lipoproteine), sowie mittels Flotationstechnik in der Ultrazentrifuge (Kap. 17).

Zur Bestimmung der Konzentration von Einzelproteinen werden entweder immunologische Methoden unter Verwendung monospezifischer Antisera (s. später) oder funktionelle Methoden unter Auswertung spezifischer Eigenschaften der Plasmaproteine (Farbstoffbindung für Albumin, Enzymeigenschaften etc.) angewandt. Für beide Verfahren stehen automatisierte Auswertverfahren (Autoanalyzer) zur Verfügung.

Celluläre Proteine im Plasma (»Enzymmuster«)

Als Ausdruck des ständigen Zugrundegehens von Zellen finden sich im Plasma außer den eigentlichen Plasmaeiweißkörpern auch Proteine, die aus Zellen verschiedener Organstrukturen stammen. Es handelt sich dabei um eine Vielfalt von Proteinen, die in sehr geringen Konzentrationen im Plasma gelöst sind; von diagnostischer Bedeutung sind insbesondere zellständige Enzyme und organspezifische Antigene.

Bei vermehrtem Zellabbau kommt es je nach den betroffenen Organen zu typischen Konzentrationsänderungen des sogenannten normalen »Enzymmusters« im Serum, da die — zwar in allen Zellen nachweisbaren — intracellulären Enzyme je nach Organ-typischer Zellfunktion in unterschiedlicher Konzentration vorhanden sind (s. auch Anhang). Von besonderem Interesse sind hierbei die Gruppen der Dehydrogenasen (Lactat-Dehydrogenase = LDH, Hydroxybutyrat-Dehydrogenase = HBDH, Glutamat-Dehydrogenase = GLDH), der Transaminasen (Glutamat-Oxalacetat-Transaminase = GOT, Glutamat-Pyruvat-Transaminase = GPT), der Phosphatasen (alkalische Phosphatase = APH, saure Phosphatase = SPH) sowie die Kreatin-Phosphokinase (CPK) und die Leucin-Aminopeptidase (LAP).

Schädigungen der quergestreiften Muskulatur führen vor allem zur Freisetzung von CPK, HBDH, GOT, LDH (z. B. Herzinfarkt, Muskeldystrophie, Kap. 28). Bei Schädigungen der Leber sind besonders die Enzyme GPT, GOT, GLDH sowie weniger stark LDH vermehrt. Bei Erkrankungen des Pankreas kommt es u. a. zum Austritt von Pankreas-Amylase, Lipasen und Phosphatasen in die Zirkulation. Verschiedene Ursachen können zu einer Vermehrung der sauren Phosphatase führen, hierzu zählen Prostata-Carcinom, erhöhte Osteoclasten-Tätigkeit (osteoclastische Knochenmetastasen), Hämolyse, aber auch nekrotisierende Leberzell-Schädigungen.

Lymphe und Gewebsflüssigkeit

Aus didaktischen Gründen und auch wegen der unterschiedlich leichten Zugänglichkeit zu diagnostischen Zwecken ist es üblich streng zwischen Plasma einerseits und Lymphe bzw. Interstitialflüssigkeit zu unterscheiden. Demgegenüber ist es wichtig hervorzuheben, daß die genannten Flüssigkeitsräume ein Kontinuum bilden. Die meisten im Plasma beschriebenen Eiweißkörper erfüllen ihre entscheidenden Funktionen in der Interstitialflüssigkeit, da diese den engen Kontakt mit den Bedarfsträgern, den Zellen herstellt. Dem Plasma kommt dabei vor allem die Verteiler- und Transport-Funktion zu. Die Gewebsflüssigkeit gelangt z. T. als Lymphe über Lymphgefäße, Ductus thoracicus und Ductus lymphaticus dexter in das Venensystem. Die Lymphe hat schwankenden Eiweißgehalt, der meist niedriger als die Plasma-Proteinkonzentration ist (Tabelle 27.6); wegen ihres Gehaltes an Fibrinogen und Gerinnungsfaktoren kann die Lymphe gerinnen. Die Gewebs-Flüssigkeit (Interstitial-Flüssigkeit) selbst ist ebenfalls proteinhaltig (lokal verschiedene Konzentration, im Mittel etwa 5 g/l), da die Capillar-Barriere einen beschränkten Protein-Austausch zwischen Plasma und extravasculärem Flüssigkeitsraum zuläßt.

Wasserunlösliche — aus dem Dünndarm resorbierte — Fettsubstanzen gelangen in die Lymphgefäße; die Lymphe des Ductus thoracicus ist daher nach einer fettreichen Mahlzeit milchig getrübt (Kap. 25). Die Lymphocyten treten ebenfalls auf dem Lymphweg in den Kreislauf über; die Lymphe des Ductus thoracicus ist daher reich an Lymphocyten (Lymphkreislauf, Kap. 30).

Transcelluläre Flüssigkeiten

Neben den Plasma- und Gewebsflüssigkeits-Kompartments, die zirkulierende Flüssigkeiten enthalten (Kap. 1), nehmen auch die sogenannten Trans-Cellulär-Flüssigkeitsräume indirekt an den Flüssigkeits-Austauschvorgängen teil;

Tabelle 27.6. Proteingehalt in der menschlichen Lymphe (Interstitialflüssigkeit) verschiedener Körperregionen sowie von verschiedenen transcellulären Flüssigkeiten; Zusammensetzung der Synovialflüssigkeit

Lymphe (Region)	Proteingehalt (g/l)
Fuß	5
Oberschenkel	20
Darm	40
Leber	60
Ductus thoracicus	40

transcelluläre Flüssigkeit	
Liquor cerebrospinalis	0,2
Kammerwasser	0,2
Perilymphe	0,8
Fruchtwasser	2,5

Zusammensetzung der Synovialflüssigkeit	
Proteingehalt	18,0 g/l
Albumin	63 rel.%
α-Glob.	14
β-Glob.	9
γ-Glob.	14
Hyaluronsäure	3,2 g/l
Sialsäure	0,3 g/l
Phospholipide	0,14 g/l

dabei handelt es sich jedoch um spezielle Mechanismen der Bildung und des Abtransportes dieser Flüssigkeiten. Dementsprechend ist auch die Zusammensetzung der transcellulären Flüssigkeiten wesentlich von derjenigen des Plasmas und der Interstitialflüssigkeit verschieden.

Zu den transcellulären Flüssigkeiten zählen der *Liquor cerebrospinalis* (Kap. 32, Tabelle 32.2), in Sinnesorganen das *Kammerwasser* des Auges (Kap. 8) und die *Perilymphe* des Labyrinths (Kap. 9, Tabelle 9.1), das *Fruchtwasser* (Amnionflüssigkeit, Kap. 32), die *Perikardial-, Pleural-* und *Peritonealflüssigkeiten* sowie die *Gelenksflüssigkeiten* (Synovialflüssigkeit, Tabelle 27.6).

Während die Interstitialflüssigkeit in ihrem Eiweißgehalt (s. oben) nicht übermäßig von dem des Plasmas abweicht, haben die transcellulären Flüssigkeiten — mit Ausnahme der Synovialflüssigkeit — durchwegs einen sehr niedrigen Proteingehalt. Die Analyse dieser Flüssigkeiten zeigt, daß auch ganz geringe Konzentrationen von Gammaglobulin (fragliche Schutzwirkung) in den transcellulären Flüssigkeiten vorkommen.

D. Abwehrmechanismen

An den Abwehrmechanismen sind Zellen und Proteine beteiligt, welche entweder *direkt spezifisch* mit dem bedrohenden Agens reagieren können *(Immunsystem),* oder *unspezifische Abwehrleistungen* erbringen. Wenn sich hieraus auch eine mögliche Einteilung in »unspezifische« und »spezifische«, bzw. »celluläre« und »humorale« Abwehr ergibt, muß betont werden, daß solche Teilsysteme in Wirklichkeit wegen ihres Ineinandergreifens nicht getrennt voneinander betrachtet werden können. So sind *neutrophile Granulocyten* bzw. *Monocyten* (Komponenten der »unspezifischen cellulären« Abwehr) einerseits »Exekutoren« der spezifischen Abwehr und andererseits in ihrer unspezifischen Aktivität selbst von der spezifischen Abwehr abhängig. Ähnlich verhält es sich mit den Komponenten des »unspezifischen humoralen« Abwehrsystems: Die »alternative« Aktivierung des Complement-Systems erfolgt zwar »unspezifisch« durch ein breites Spektrum von Substanzen (bakterielle Membranstrukturen, z.T. im Zusammenwirken mit Properdin, wodurch das bedrohende Agens vernichtet wird; durch die Complementaktivierung wird jedoch andererseits z.T. die »spezifische Abwehr« in Gang gesetzt. Das Complement-System seinerseits ist eines der »Effector-Systeme« der spezifischen Abwehr und bewirkt — ein Beispiel für das Zusammenwirken humoraler und cellulärer Mechanismen — Aktivierung der neutrophilen Granulocyten (s. unten).

Zu den Komponenten der »unspezifischen humoralen« Abwehr zählt man auch das *Lysozym* (Muraminidase, Mol. Gew. 15000), welches in Schleim und verschiedenen anderen Sekreten enthalten ist und die Membranstrukturen vieler Bakterien angreift. Bei der Virus-Abwehr spielt ferner *Interferon* (Mol.-Gew. 20000–40000) eine Rolle; dieses wird von Virus-befallenen Zellen gebildet und hemmt die Virusvermehrung wahrscheinlich auf der Stufe der Translation. Interferon gelangt auch in die Zirkulation und trägt u. U. zur allgemeinen Virusabwehr bei. Zum Schutz der Integrität und im Interesse des Überlebens des Individuums verfügt der Organismus über ein außerordentlich komplexes System der Abwehr (Aufgaben des Abwehrsystems, Tabelle 27.7). Die einzelnen Komponenten dieses Systems sind durch Regelvorgänge

Tabelle 27.7. Aufgaben des Abwehr-Systems

Teil-Funktion (normal)	Überfunktion	Unterfunktion
1. *Abwehr* von Mikroorganismen	Allergie, Überempfindlichkeit	Anfälligkeit für Infekte
2. *Homöostase:* Abbau und Entfernung von gebrauchten und geschädigten Zellelementen	Autoimmun-Erkrankungen	?
3. *»Surveillance«:* Sicherung des Überlebens gegenüber zu malignen Formen mutierten Zellen	?	Maligne Erkrankungen

miteinander sinnvoll verbunden; sie zeigen an sich eine stereotype Reaktionsweise, die jedoch den Erfordernissen des Gesamtorganismus dynamisch angepaßt werden kann (neuroendokrine Abhängigkeit).

Terminologie des Immunsystems (Antigen, Immunogen, immunkompetente Zellen)

Die Entwicklung der Immunologie läßt es zweckmäßig erscheinen, den Begriff *Antigen* in differenzierterer Weise zu verwenden als bisher und zwischen immunogenen Antigenen *(Immunogene)* und nicht-immunogenen Antigenen zu unterscheiden (Tabelle 27.8)

Im Sinne dieser Terminologie ist ein *Immunogen* eine Substanz, die bei ihrem erstmaligen Kontakt mit immun-kompetenten Zellen, die noch niemals mit dem betreffenden Immunogen in Berührung gekommen sind, eine *spezifische Immunantwort* auslösen kann. Immunogene sind Substanzen mit relativ hohem Molekulargewicht, die — bei parenteraler Verabreichung — offenbar wegen des Vorliegens *zweier* entscheidender *Merkmale*, nämlich einer besonderen chemischen Gruppierung *(antigene Determinante)* und besonderer *Größe* vom Organismus als »fremd« und daher als abzuwehren erkannt werden.

Ein *nicht-immunogenes Antigen* ist eine Substanz, die von den vorgenannten Merkmalen nur die *antigene Determinante* aufweist; es ist nicht imstande, beim ersten Kontakt mit — noch nicht durch ein analoges Immunogen stimulierten — immun-kompetenten Zellen eine Immunantwort zu bewirken. Solche Antigene können jedoch durch ihre Determinanten mit dem zugehörigen Antikörper in spezifischer Weise Antigen-Antikörper-Komplexe bilden. Antigene Determinanten *sind Oberflächenstrukturen*, für deren Spezifität »kritische Ausmaße« (2–3 nm^3), bestimmte Gestalt sowie deren Stabilität und Zugänglichkeit Voraussetzung sind.

Wird ein nicht-immunogenes Antigen (z. B. ein sog. *Hapten*) mit einem entsprechend großen Träger-Molekül (*»Schlepper«*, *»Carrier«*) gekoppelt, dann kann es die Eigenschaft eines Immunogens annehmen. Diese Möglichkeit hat große praktische Bedeutung. Wenn man Antisera (meist durch Immunisierung von Kaninchen) gewinnen will, die zum immunologischen Nachweis von nicht-immunogenen chemischen Verbindungen dienen, muß man die betreffende Substanz durch Bindung an einen »Schlepper« zu einem Immunogen machen. Ein derartiger Mechanismus kann jedoch auch klinisch für die Entstehung von Immun-Erkrankungen bedeutungsvoll sein.

Nach dem Gesagten erscheint klar, daß jedes Immunogen ein Antigen ist, jedoch nicht jedes Antigen die Eigenschaft eines Immunogens aufweist. Die meisten Bluteiweißkörper einer Tierspecies sind z. B. für den Menschen immunogen; andererseits sind z. B. viele Medikamente Antigene, jedoch meist nicht Immunogene; sie können aber u. U. im menschlichen Organismus durch Bindung an Bluteiweißkörper zu Immunogenen werden und Immunreaktionen auslösen.

Die *spezifische Immunantwort* ist die Reaktion einer *immunkompetenten Zelle (Immunocyt)* auf Kontakt mit dem zugehörigen Immunogen. Alle Immunocyten sind Lymphocyten, die durch somatische Mutation und/oder durch das Genom codiert an ihrer Oberfläche jeweils eine bestimmte Art von Receptor-Proteinen *(Anti-Determinanten)* besitzen und imstande sind, bei entsprechendem Kontakt mit dem der Antideterminante zugeordnetem Immunogen zu reagieren; dabei kommt eine — je nach Lymphocytenpopulation unterschiedliche — typische Immunantwort zustande. Die *spezifische Immunantwort* der B-Lymphocyten (s. unten) ist die *Bildung spezifischer Antikörper* (Immunglobuline, Ig, »humorale spezifische« Abwehr). Die Immunantwort der T-Lymphocyten äußert sich in der Bildung von *Lymphokinen* (s. später), welche ihrerseits Folgereaktionen der »spezifisch cellulären« Abwehr auslösen.

Tabelle 27.8. Immunogen-Antigen

Immunogen:	Induziert bei Kontakt mit dem Organismus eine spezifische Immunantwort.
Antigen:	Löst selbst keine spezifische Immunantwort aus, reagiert jedoch mit den Produkten der spezifischen Immunantwort (insb. Immunglobuline). Alle Immunogene sind auch Antigene. Nicht alle Antigene sind Immunogene (z. B.: Haptene, Autoantigen).

Entwicklung des Immun-Systems

In einer frühen Phase der fetalen Entwicklung wandern hämatopoetische Stammzellen (Abb. 27.2) einerseits in den *Thymus* und andererseits in das *Knochenmark* als »*Bursa-Äquivalent*« (bei Vögeln ist die Bursa Fabricii ein lymphatisches Darmdivertikel). Thymus und Knochenmark haben die Funktion *primärer lymphatischer Organe* (s. früher), in welchen die Differenzierung zum T-, bzw. B-Typ der Lymphocyten erfolgt; es entsteht dabei das Spektrum der Lymphocyten-Klone (entsprechend der *Klon-Selektions-Theorie* von *Jerne und McFarlane Burnet*). *Klone* sind Zell-Linien, die durch den Besitz eines jeweils bestimmten membranständigen Receptorprotein-Typs (*Antideterminante*) gekennzeichnet sind; eine solche Receptor-Struktur reagiert — in spezifischer Weise — nur mit einer zu ihr passenden chemischen Struktur (*antigene Determinante*). Offenbar entwickelt der Organismus für alle denkbaren antigenen Strukturen auch Klone, deren Zellen jeweils Träger der entsprechenden Antideterminanten sind.

Bei den Receptorproteinen (Abb. 27.15) handelt es sich im Falle der B-Lymphocyten um den variablen Teil (V-Anteil) der noch membranständigen Immunglobuline (Ig), die auch von den B-Zellen — insbesondere nach Transformation zu *Plasmazellen* — sezerniert werden können. Bei den T-Lymphocyten entsprechen die spezifischen Receptorproteine Immunglobulinen, sie werden aber nicht sezerniert.

Bezüglich der Spezifität der Bindung zwischen Antideterminanten und antigenen Determinanten ist zu berücksichtigen, daß die Determinanten Oberflächenstrukturen sind, die z. B. etwa an Erythrocyten und Bakterien große Ähnlichkeit aufweisen können; aufgrund einer derartigen *Isomorphie* (gleichartiger Gestalt) der antigenen Struktur können u. U. auch *verschiedene* Antigene mit einem Receptor-Typ reagieren (Isohämagglutinine und Darmbakterien; s. später).

Die immunologische *Spezifität* ist daher *keineswegs absolut*. Die Vermehrung der B- und T-Zellklone in den primären lymphatischen Organen erfolgt unabhängig von einem Kontakt mit einem Immunogen. Von dort aus erfolgt die Besiedelung der *sekundären lymphatischen Organe* (Lymphknoten, Milz s. früher) mit diesen Lymphocyten-Klonen. Im peripheren Blut finden sich 80% T- und 20% B-Zellen.

Immun-Toleranz, Immun-Paralyse

Der Organismus besitzt grundsätzlich auch gegen seine eigenen Körpersubstanzen spezifische Klone, doch kommt es normalerweise zu keinen Abwehrreaktionen *(Immuntoleranz)*.

Diese *natürliche Toleranz* des Organismus ist offenbar auf einen bereits in der fetalen Lebensphase ablaufenden Prozeß zurückzuführen, bei welchem alle als Immunogene in Betracht kommenden körpereigenen Substanzen mit den für sie zuständigen immunkompetenten Zellen in einer Weise reagieren, daß diese paralysiert werden. Die Beobachtung, daß nur Immunogene, nicht aber Haptene Toleranz-Phänomene auslösen können, spricht dafür, daß bei der Entstehung von Toleranz dieselben Receptoren der immun-kompetenten Zellen beteiligt sind, die auch sonst für eine Immunantwort notwendig sind.

Unter pathologischen Bedingungen können jedoch auch Antikörper gegen körpereigene Substanzen gebildet werden *(Autoimmun-Erkrankungen)*.

Grundsätzlich gelingt es in jeder Altersstufe, durch Verabreichung sehr großer Mengen eines Immunogens die Reaktionsfähigkeit der zuständigen immun-kompetenten Zellen auszuschalten und so auch bei einem erwachsenen Organismus Toleranz gegen ein bestimmtes Immunogen

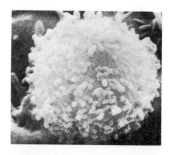
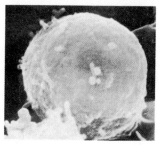

Abb. 27.15. Raster-elektronenmikroskopisches Bild eines B-Lymphocyten (oben) mit etwa 150 fingerartigen Fortsätzen an der Oberfläche, sowie eines T-Lymphocyten (unten) mit nur wenigen Fortsätzen

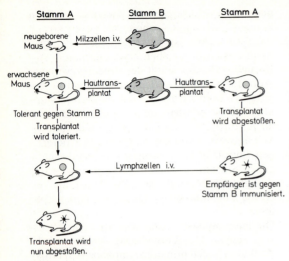

Abb. 27.16. Links: Schema zur Illustration der »erworbenen« Toleranz und Immunisierung gegen Hautallotransplantate (nach HUMPHREY und WHITE (Macher Ed.) Immunologie 2. Auflage (S. 366), Stuttgart: Thieme 1972)

(Immun-Paralyse) zu erreichen, die im letzteren Falle von beschränkter Dauer ist.

Bei Tieren kann zur Zeit der Geburt oder kurz danach mittels Injektion zahlreicher verschiedener Immunogene ein Zustand spezifischer Toleranz gegen diese Immunogene erzeugt werden, so daß sie auf einen späteren Reiz mit diesen Substanzen keine Immunantwort hervorbringen (Abb. 27.16). Diese Toleranz geht ebenfalls nach längerer Zeit allmählich verloren, läßt sich aber durch wiederholte Verabreichung der Immunogene beliebig lang aufrechterhalten.

Störungen der Entwicklung des Immun-Systems

Aus der oben dargelegten Entwicklung des Immunsystems ergeben sich Anhaltspunkte zum Verständnis der vielfältigen Möglichkeiten für *Störungen der Abwehr* (Abb. 27.17). Die folgenden Beispiele sollen diese Möglichkeiten illustrieren. Bei kongenitaler Thymus-Aplasie (Störung 3 in der Abb. 27.17) fehlt die celluläre spezifische Abwehr bei intakter humoraler spezifischer Abwehr *(DiGeorge-Syndrom)*. Bei der kongenitalen Agammaglobulinämie *(Brutonscher* Typ der Agammaglobulinämie, Störung 5 im Bild) fehlt die Fähigkeit zur Bildung von Immunglobulinen bei normaler T-Lymphocyten-Funktion. Beim schweren kombinierten Immundefekt *(Schweizer* Typ der Agammaglobulinämie, Störung 2, Fehlen der lymphopoetischen Stammzellen) sind sowohl die humoralen wie die cellulären Immunreaktionen auf das schwerste beeinträchtigt.

Keineswegs von geringerer Bedeutung sind Defekte, die nicht jeweils ein ganzes System betreffen, sondern sich auf bestimmte Klone beschränken. So findet man nicht selten *mono- und polyklonale Immundefekte* (nur ein, bzw. mehrere

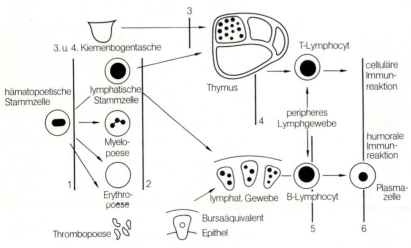

Abb. 27.17. Entwicklung des humanen Immun-Systems (nach GOOD et al.): Entwicklungsstörungen sind gekennzeichnet durch senkrechte Linien (von links nach rechts): 1. reticuläre Dysgenesie, 2. schwerer kombinierter Immundefekt, 3. Thymusaplasie, 4. Thymusdysplasie, 5. Agammaglobulinämie, 6. Kongenitale intestinale Lymphangiektasie

Klone betroffen) vor allem im Bereich der cellulären Abwehr.

Immun-Reaktion als Teil eines komplexen Regel-Systems

Afferenter Schenkel der Immun-Reaktion (»Erkennungs«-Vorgang)

Kommt es nach abgeschlossener Entwicklung immunologisch kompetenter Zellen zum *Eindringen eines Immunogens* in den Organismus, so verbindet sich dieses Immunogen mit T- und/oder B-Lymphocyten der entsprechenden Klone. Hierbei spielt wahrscheinlich die vorherige Aufbereitung des Immunogens durch *Makrophagen* eine entscheidende Rolle. Weiters sind auch einige B-Lymphocyten gegen bestimmte Immunogene nur unter Mithilfe von T-Lymphocyten zu einer Reaktion befähigt, wobei wieder auch Makrophagen beteiligt sein dürften. Nach Kontakt der entsprechenden Zellen mit dem Immunogen werden sie zu »stimulierten« Zellen, die proliferieren und reifen; mit Hilfe der Effektor-Mechanismen (*efferenter Schenkel der Immunreaktion*, s. später) wird dann das Immunogen vernichtet.

Hierbei kommt es zu einer *Differenzierung in Effektor-Zellen*, d.i. einerseits z.B. im Falle der B-Lymphocyten zu *Plasmazellen*, bzw. der T-Lymphocyten zu *»killer«-Zellen* und andererseits zu *»memory«- und »helper«-Zellen*. Bei solchen »helper«-Zellen handelt es sich um Lymphocyten, welche die Funktion anderer Lymphocyten beeinflussen; so treten z.B. im Verlauf einer Abwehr-Reaktion »helper«-T-Zellen auf, welche B-Zellen zur Produktion von Immunglobulinen stimulieren, bzw. es erscheint ein konträr wirksamer »helper«-Zell-Typ *(»suppressor«-Zellen)*, der die T-Zellen-Reaktion auf ein bestimmtes Immunogen unterdrückt (solche Zellen besitzen große Bedeutung für Auslösung von Toleranz-Phänomenen).

Diese stimulierten T- und B-Lymphocyten wandern in andere Gewebe ein, bilden den Pool der *»memory«-Zellen* und reagieren bei neuerlichem Kontakt mit dem entsprechenden Immunogen (im Falle der B-Lymphocyten auch mit einem nicht immunogenen Antigen) bedeutend rascher und stärker als beim Erst-Kontakt, wodurch in vielen Fällen Immunität gegen dieses Immunogen besteht.

Ob es bei einem bestimmten Immunogen zu *dauernder Immunität* kommt, hängt einerseits von der *Immunogenität* der betreffenden Substanz ab (s. oben) und andererseits auch von der *Inkubationszeit* (Zeit-Intervall zwischen Kontakt des Organismus mit einem infektiösen Immunogen und der Manifestation einer Infektionskrankheit). Bei Krankheits-Erregern mit kurzer Inkubationszeit (z.B. 3 Tage) wird kaum dauernde Immunität möglich sein, da die Zeit zwischen Kontakt und Erkrankung zu kurz ist, um die Erreger vor Ausbruch der Erkrankung zu vernichten. Bei einer längeren Inkubationszeit (z.B. 14 Tage) ist diese Zeit ausreichend und eine dauernde Immunität wahrscheinlich.

Ob sich nach Einwirken eines Immunogens die Immunität als cellulär, humoral oder anfänglich cellulär und dann humoral manifestiert, hängt von Art und Konzentration des Immunogens ab. So entwickelt sich bei manchen Infektionen (z.B. Tuberkulose) eine celluläre Abwehrreaktion, während nach Verabreichung bestimmter Toxine (z.B. Tetanus-Toxin) eher eine humorale Immunreaktion auftritt. Meist erfolgt jedoch anfänglich eine T-Zell-Reaktion (bei niederer Immunogen-Konzentration), die im weiteren Verlauf (bei höherer Immunogen-Konzentration) langsam abnimmt, während sich gleichzeitig eine B-Zell-Reaktion ausbildet (Plasmazell-Bildung und Antikörperproduktion; Impfungen; s. später).

Efferenter Schenkel der Immunreaktion (Abwehr-Vorgang)

In vivo und auch in vitro ausgelöste Immun-Reaktionen sind nicht auf eine einfache Reaktion der T-Zellen, bzw. der verschiedenen Immunglobuline mit dem zugehörigen Antigen, bzw. Immunogen zurückzuführen. Es dient vielmehr eine Vielfalt von *Effektor- und Amplifikations-Mechanismen* dazu, auf eine für den Gesamtorganismus möglichst schonende Art eine möglichst rasche und wirksame Eliminierung des potentiell schädlichen Agens herbeizuführen. Andererseits werden aber durch diese Mechanismen allgemeine und lokale Reaktionen bewirkt, die z.T. für den Gesamtorganismus ebenso schädlich, ja oft sogar lebensbedrohend sind, wie das zu bekämpfende Immunogen selbst.

Amplifikations-System der cellulären Immunität

Das *Amplifikations-System der cellulären Immunität* umfaßt einerseits die Freisetzung von Faktoren aus den stimulierten T-Lymphocyten, welche die Information dieser stimulierten T-Zellen auf andere — nicht-stimulierte — T-Zellen übertragen und diese zu rascher Vermehrung anregen *(Transfer-Faktor, blastogener Faktor, lymphocyte transforming factor)*; andererseits werden Faktoren von den T-Zellen abgegeben, welche der Vernichtung des Immunogens durch Makrophagen dienen *(chemotaktischer Faktor, Migrations-Hemmfaktor)*. Zusätzlich zur Freisetzung dieser insgesamt als *Lymphokine* bezeichneten Substanzen haben stimulierte T-Zellen selbst u. U. zerstörende Wirkung auf das Immunogen; T-Lymphocyten, die unabhängig von Komplement zu Zerstörung von Transplantaten oder Tumoren führen, werden »*killer*«-*T-Zellen* genannt (Abb. 27.18).

Spezifische celluläre Immunreaktionen nach diesem Muster *(Überempfindlichkeit vom verzögerten Typ, delayed hypersensitivity)* bilden u. a. die Grundlage der *Abwehr von bakteriellen Immunogenen* (z. B. Tbc), der *Abstoßung von Transplantaten* (graft rejection) und insbesondere der *Abwehr von Zell-Mutanten* (Tumor-Abwehr) bzw. von veränderten Zellen *(Autoimmunisierung)*.

Ein typisches Beispiel für Wirkungen der T-Lymphocyten ist die *Tuberkulin-Reaktion*. Wenn ein Organismus eine Infektion mit Tuberkel-Bazillen durchgemacht hat, dann werden immun-kompetente Zellen durch ein Immunogen aus diesen Erregern aktiviert. Wird später Tuberkulin (ein Produkt aus Tbc-Bazillen, welches das Immunogen enthält) in die Haut eingebracht, dann kommt es nach einem Zeitintervall von 12–18 Stunden zu einer Rötung und Knötchenbildung an dieser Hautstelle. Man findet im Unterhaut-Gewebe eine Ansammlung von T-Lymphocyten, die mit dem Immunogen reagierten, wobei als Sekundär-Reaktion normale Makrophagen angelockt wurden; im Verlaufe der Sekundärreaktion kann es zu schweren Zellschädigungen kommen, die bis zur Nekrose führen können. Diese Art der Reaktion funktioniert auch bei völligem Fehlen humoraler Antikörper (Immunglobuline) und sie kann auch bei einem Organismus, der noch keinen Kontakt mit dem Immunogen hatte, durch Übertragung der T-Lymphocyten eines mit dem Immunogen vorbehandelten Versuchstieres ausgelöst werden.

Besonderes Interesse *(Transplantationsroutine)* findet die Rolle der T-Lymphocyten bei der *Gewebe-Unverträglichkeit*. Wird Gewebe (z. B. Haut) oder ein Organ (z. B. Niere) von einem Spender auf einen Empfänger transplantiert, dann ist die Funktion des Transplantates eine Zeitlang ungestört, bis — infolge der Immun-Reaktion des Empfängers gegen das Spender-Gewebe — Nekrotisierung und Abstoßung (»*graft rejection*«) erfolgt. Es gibt aber auch Unverträglichkeitsreaktionen von seiten des Transplantates gegen den Empfänger *(graft versus host rejection)*. Bei Verwandtschaft zwischen Spender und Empfänger ist die Reaktion oft geringer; die Abstoßung des Transplantates unterbleibt, wenn es sich bei beiden um eineiige Zwillinge handelt. Die Bemühungen um eine Verhinderung der Abstoßungs-Reaktion sind zahlreich und noch nicht voll befriedigend; man versucht z. B. die gesamten Abwehr-Mechanismen des Empfänger-Organismus zu unterdrükken (Immunosuppression z. B. mit NNR-Corticoiden, Cytostatica), was u. U. mit bedeutenden Risiken verbunden ist, oder man verabreicht gezielt — gegen die celluläre Abwehr gerichtet — Anti-Lymphocyten-Serum (ALS, durch Immunisierung von Tieren gegen menschliche Lymphocyten gewonnen). Aussichtsreich er-

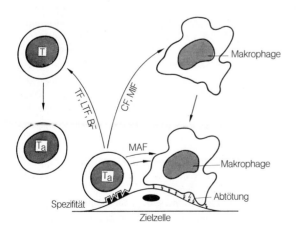

Abb. 27.18. Amplifikations-System der cellulären Immunität. Neben der Abtötung der Zielzellen durch Makrophagen kommt es auch zu deren Vernichtung durch den Lymphocyten selbst (direkte cytotoxische Wirkung, Lymphotoxine, »Killer«-Lymphocyten). CF, chemotaktischer Faktor; MIF, Makrophagen-Immobilisierungs-Faktor; MAF, Makrophagen-Aktivierungs-Faktor; TF, Transfer-Faktor; LTF, Lymphocyten-Transformationsfaktor; BF, Blastogener Faktor; T, nicht stimulierter Lymphocyt; T_a, spezifisch stimulierter Lymphocyt

scheint die Auswahl kompatibler Gewebe- oder Organspender, deren antigene Gewebe-Typen mit denen des Empfängers weitgehend übereinstimmen (s. später).

Amplifikationssystem der humoralen Abwehr

Werden z.B. nicht-stimulierte *B-Lymphocyten* durch ein — ihrem zellmembran-ständigen Receptorprotein zugeordnetes — Immunogen aktiviert *(1. Stimulus),* so kommt es zu Zellvermehrung mit schließlicher Bildung einer großen Zahl von *Plasmazellen;* diese bilden mit hoher Rate einen ihrem Receptorprotein analogen *Antikörper (Immunglobulin),* der in die Körperflüssigkeit übertritt, während nicht-stimulierte B-Lymphocyten ihren Antikörper in sehr niedriger Rate abgeben. In Summe ergeben diese Antikörper allerdings auch eine beträchtliche Menge von »inertem« (nicht spezifizierbarem) Immunglobulin.
Bei der Stimulierung von B-Zellen werden zuerst Immunglobuline der Klasse M (IgM) sezerniert und erst nach einer Latenz-Zeit solche der Klasse G (IgG), wobei es gleichzeitig zu einer Abnahme der Syntheserate von IgM kommt. Gemeinsam mit der Sekretion von IgG werden auch die anderen Immunglobulin-Klassen (IgA, IgD, IgE) gebildet.
Offensichtlich werden die verschiedenen Klassen eines Immunglobulins, welche gegen ein bestimmtes Antigen gerichtet sind, von derselben Zelle gebildet, wobei für die Auslösung der IgG-Produktion das Vorhandensein einer entsprechend hohen Bildungsrate von IgM notwendig ist. Wahrscheinlich wird die Produktion von Immunglobulinen durch 2 getrennte Gene gesteuert, wobei eines für die Synthese der V-Region der Immunglobuline verantwortlich ist und auch beim Wechsel der Synthese von einer Klasse zur anderen gleich aktiv bleibt; die zweite Genart ist für die Synthese des konstanten Teiles der Immunglobuline verantwortlich und bei Wechsel der Ig-Klasse wird jeweils ein anderer Vertreter dieser Gen-Art aktiv.

Immunglobuline (Ig). In der Abb. 27.19 sind verschiedene Formen von Immunglobulinen dargestellt. Es handelt sich stets um mono- oder polymere Formen eines Grund-Schemas eines Proteinmoleküls (2 schwere Peptid-Ketten, »heavy chains« = H-Ketten zu je MG 55000 und 2 leichte Ketten, »light chains« = L-Ketten zu je MG 22500, Gesamt MG = 155000). Die Bauelemente der Grundeinheit lassen sich immunologisch differenzieren; bei den L-Ketten in $\varkappa$- und λ-Formen und bei den H-Ketten in γ-, α-, μ-, δ- und ε-Ketten, wobei bereits weitere Unterteilungen z.B. bei den γ-Ketten in γ 1, 2, 3 und 4 vorgenommen wurden. Die Ig-Moleküle bestehen nicht nur aus Peptidanteilen, sondern besitzen auch Kohlenhydrat-Anteile (Abb. 27.20). Sofern Immunglobuline polymere Formen der Grundeinheit darstellen (IgM und IgA), wird

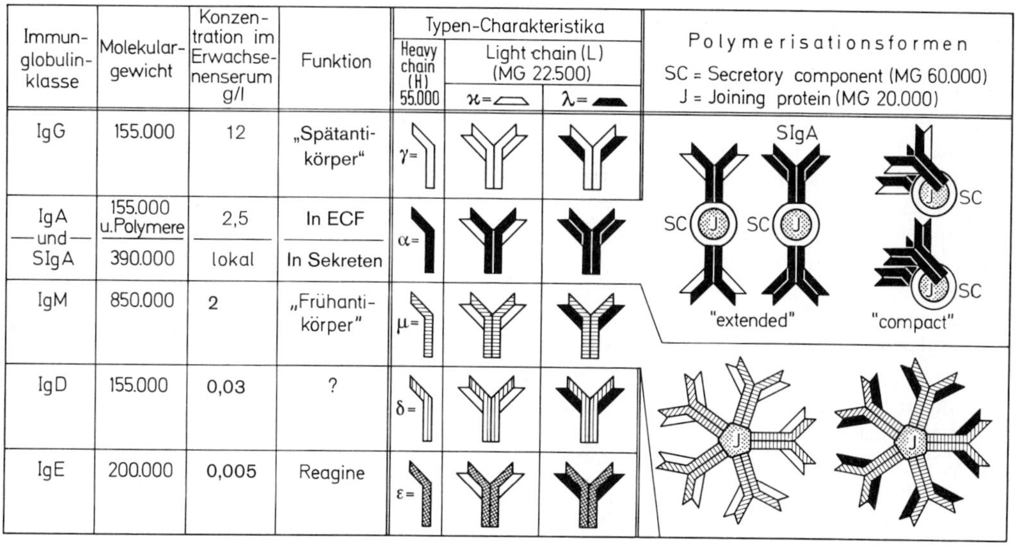

Immun-globulin-klasse	Molekular-gewicht	Konzentration im Erwachsenenserum g/l	Funktion	Heavy chain (H) 55.000	Light chain (L) (MG 22.500) $\varkappa=$	$\lambda=$	Polymerisationsformen SC = Secretory component (MG 60.000) J = Joining protein (MG 20.000)
IgG	155.000	12	„Spätantikörper"	$\gamma=$			
IgA und SIgA	155.000 u.Polymere 390.000	2,5 lokal	In ECF In Sekreten	$\alpha=$			
IgM	850.000	2	„Frühantikörper"	$\mu=$			
IgD	155.000	0,03	?	$\delta=$			
IgE	200.000	0,005	Reagine	$\varepsilon=$			

Abb. 27.19. Schematische Darstellung des Aufbaues der Immunglobuline aus H- und L-Ketten, sowie der verschiedenen Polymerisationsformen

die Polymerisierung durch ein besonderes, ebenfalls aus der Plasmazelle stammendes Protein von MG 20000 vermittelt (J-Protein = joining protein).

An der Grundform des Ig lassen sich verschiedene typische Stellen unterscheiden. Die sogenannte »variable Stelle« an der endständigen Seite der parallel laufenden H- und L-Ketten ist für die spezifische Reaktionsweise des Antikörpers (Anti-Determinante, V-Region) verantwortlich (Abb. 27.20).

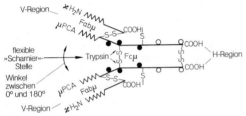

Abb. 27.20. Aufbau eines IgM-Monomers. V-Region = variable Stelle (Anti-Determinante); durch Trypsin-Spaltung entsteht ein 2 variable Stellen enthaltendes (Fab)$_2$ (Fab = Fraction antibody), während Fc (Fraction cristallisable) in kleine Bruchstücke zerfällt (nach SHIMIZU et al.: Nature, New Biology **231**, 73 (1971))

IgG ist die mengenmäßig dominierende Form humoraler Antikörper. IgM ist eine Antikörperform mit hohem Molekulargewicht. Zu den IgM zählen die Iso-Hämagglutinine des AB0-Blutgruppen-Systems (s. später). Beim ersten Kontakt immun-kompetenter Zellen mit Immunogenen aus Krankheitserregern (vor allem aus Bakterien) werden als Immunantwort zuerst IgM gebildet. Immunglobuline vom IgE-Typ (Reagine) sind vor allem als Haut-sensibilisierende Antikörper von Bedeutung, die zu allergischen Reaktionen vom »Sofort-Typ« führen.

Sekretorische Antikörper (Sekretorische Immunglobuline, SIgA). Verschiedene Schleimhautzellen (z.B. die Darm-Mucosa oder die Schleimhaut des Respirationstraktes), aber auch sezernierende Drüsenzellen (z.B. Speichelzellen, Brustdrüse) sind imstande, IgA-Dimerformen (2 IgA + J-Protein, MG 2 × 155000 + 20000 = 330000) aufzunehmen und unter Bindung an eine »secretory component« (SC = 60000 MG) ein sekretorisches Immunglobulin (SIgA, MG 390000) zu bilden und an die Schleimhautoberfläche zu sezernieren. Diese SIgA dürften eine besondere Schutzfunktion an der Außenseite der Zellbarriere zwischen Lumen und Interstitialflüssigkeit ausüben. Wahrscheinlich können sie potentielle Immunogene bereits außerhalb des Körperinneren abfangen und so dieses vor Immunreaktionen schützen (Abb. 27.21).

Effectormechanismen der humoralen Abwehr. Im humoralen Immunsystem sind die Effector- und Amplifikationsmechanismen von den biologischen Eigenschaften der H-Ketten der an der Reaktion beteiligten Immunglobuline abhängig (Tabelle 27.9).

Tabelle 27.9. H-Ketten-Eigenschaften

H-Kette	Funktionen
γ-Kette	Cytophilie (Bindung an Makrophagen, Opsonisation) Complement-Aktivierung z.T. Cytotropie (Bindung an Mastzellen oder basophile Granulocyten – Anaphylaxie-Aktivierung)
α-Kette	Bindung an das »secretory piece«, z.T. lokale Cytotropie
μ-Kette	Complement-Aktivierung
δ-Kette	Antigen-Erkennung durch B-Lymphocyten
ε-Kette	Cytotropie (im Gegensatz zur γ-Kette 1–3 Tage Latenz, aber feste Bindung)

Nur ein Teil der Elimination des Immunogens aus dem Organismus erfolgt durch einfache Bindung an die V-Region des Immunglobulins, wobei hier Immunglobuline vom Typ IgM aufgrund ihrer polymeren Struktur die meisten Bindungsmöglichkeiten besitzen. Durch die

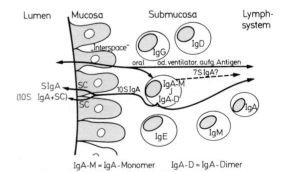

Abb. 27.21. Rolle der Mucosa-Zellen bei der Bildung sekretorischer Immunglobuline (SIgA). Plasmazellen der Submucosa sezernieren IgA, das unter Bindung des »joining«-Protein (J) Dimere bildet (Sedimentations-Konstante 10 S). Durch Vereinigung des von der Mucosa synthetisierten »secretory«-Protein (SC) mit dem IgA-Dimer entsteht das SIgA (Sed. Konst. 11 S)

Bindung des Immunogens an die V-Region wird nämlich das Immunogen nicht nur »lokalisiert«, es erfolgt gleichzeitig auch eine »*Aktivierung*« der *H-Ketten* des Immunglobulins, wodurch diese zu ihren biologischen Wirkungen befähigt werden. Diese Wirkungen sind von den Eigenschaften der H-Ketten abhängig; vereinfacht dargestellt sind dies *3 Mechanismen,* die durch aktivierte H-Ketten ausgelöst werden: (1) Die cytophilen Eigenschaften der H-Ketten bewirken *Opsonisation* (Steigerung der Phagocytose-Rate der Makrophagen), so daß das Immunogen beschleunigt durch Phagocytose eliminiert wird, (2) H-Ketten aktivieren den Effector-Mechanismus des *Complement-Systems* und (3) H-Ketten lösen den *Anaphylaxie-Mechanismus* aus.

Complement-System. Im Plasma finden sich mindestens 14 Proteine, die zu den *Complement-Faktoren* gezählt werden; sie werden konventionell wie in Tabelle 27.10 bezeichnet.

Die Complement-Faktoren werden aktiviert und bewirken dabei verschiedene Sekundär-Reaktionen. Als Voraussetzung für die Ingangsetzung der »*Reaktionskette der Complementaktivierung im klassischen Aktivierungsweg*« müssen sich Moleküle der IgG- oder IgM-Klasse (nicht aber IgA oder IgE) mit den antigenen Determinanten an einer Zellmembran (Oberfläche von Bakterien, Erythrocyten etc.) im Verlaufe einer Antigen-Antikörper-Reaktion binden. Wahrscheinlich erfahren dabei die invariablen Teile der H-Ketten des Ig-Moleküls solche Konformations-Änderungen, daß sie mit dem C1-Komplex des im Plasma vorhandenen Complement-Systems reagieren können.

Das hierdurch aktivierte C1s spaltet C4 und C2, welche einen membranständigen Komplex bilden und die Spaltung von C3 in C3a und C3b beschleunigen sowie die Inaktivierung von C3b durch Bildung des C4b2a3b-Komplexes verhindern. Dieser Komplex bildet auch das Enzym, welches C5 aktiviert und damit den Aufbau der *cytolytischen Einheit* C5b6789 in Gang setzt. Hierdurch werden die typischen Sekundär-Reaktionen bewirkt (z. B. Lysis von Bakterien, Hämolyse; s. Abb. 27.22).

Die bei der Complementaktivierung abgespaltenen Aktivierungsprodukte besitzen *kininartige, anaphylatoxische* und *chemotaktische* Wirksamkeit und sind *Mediatoren* der *Entzündungsreaktion.*

Auch durch IgA-Antigen-Komplexe kann das Complement-System aktiviert werden. Hier fehlt allerdings die Möglichkeit der primären Aktivierung von C1 an den H-Ketten von IgG oder IgM und die Complement-Aktivierung kann nur über das »*Properdin-System*« erfolgen (»*alternativer Aktivierungsweg«, alternate pathway*). Bei dieser unspezifischen Complementaktivierung bindet sich C3b an bestimmte relativ Sialsäure-arme Strukturen (bakterielle Membranen, Dextran etc.), wodurch seine Inaktivierung verlangsamt wird. Unter Beteiligung von Faktor B, D und P (Properdin) kommt es einerseits zur beschleunigten Spaltung von C3 und andererseits zur Ausbildung eines Komplexes, der C5 aktiviert. Da die Auslösung des »alternativen Aktivierungsweges« durch ein

Tabelle 27.10. Physiko-chemische Eigenschaften der Complement-Faktoren

Komponente	Molekular-Gewicht	elektrophoretische Mobilität	isoelektrischer Punkt (pI)	Serum-Konzentrat (mg/l)	Enzym-Aktivität
C1q	388,000	γ_2		190	—
C1r	180,000	β		100	+
C1s	86,000	α_2		120	+
C4	202,000	β_1	6.0; 6.4	430	—
C2	117,000	β_2	5.5	30	+
C3	210,000	β_1	6.3–6.6	1300	—
Properdin	223,000	γ_2	>9.7	25	—
B	100,000	β_2	6.6	240	—
D	23,500	α	7.4	?	+
C5	206,000	β_1	4.1	75	—
C6	95,000	β_2	6.0	60	—
C7	120,000	β_2	5.6	55	—
C8	163,000	γ_1	5.6; 6.5	80	—
C9	79,000	α	4.7	160	—

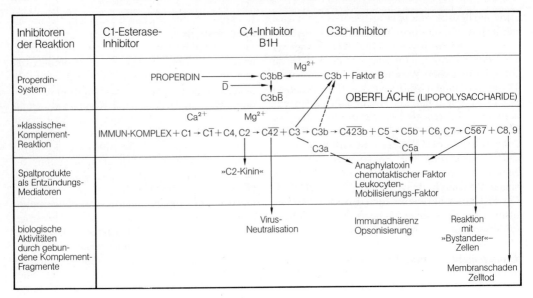

Abb. 27.22. Schema der Komplement-Aktivierung

stabilisiertes C3b erfolgt, stellt der alternative Aktivierungsweg auch einen effizienten Amplifikationsmechanismus für die »klassische Complementaktivierung« dar. Offensichtlich entscheidend für beide Aktivierungsmechanismen ist der Umstand, daß C3b auf die eine oder andere Weise vor Inaktivierung (spontaner Zerfall, C3b-Inaktivator, B_1H) »beschützt« wird.

Das Komplementsystem spielt jedoch nicht nur bei der Vernichtung des schädigenden Agens direkt eine Rolle, sondern *verstärkt* auch *den afferenten Schenkel* der Immunreaktion (Lymphocyten und Monocyten lagern sich an membrangebundenes aktiviertes C3b an).

In vitro kann Complement-Reaktion (»Complement-Bindungs-Reaktion«, CBR; KBR) dazu verwendet werden, um Antigen-Antikörper-Reaktionen, die »stumm« verlaufen, mit Hilfe eines geeigneten Test-Systems nachzuweisen (z. B. aufgrund des Verhaltens eines hämolysierenden Systems).

Anaphylaxie-System. Insbesondere aktivierte ε-Ketten, aber auch manche γ-Ketten verleihen den IgE bzw. manchen IgG die Eigenschaft der *Cytotropie*. Cytotrope Antikörper binden sich an Mastzellen oder basophile Granulocyten; treten solche — dort membran-gebundene — Immun-

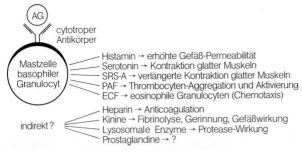

Abb. 27.23. Anaphylaxie-System. Zunächst kommt es nach Bildung eines cytotropen Antikörpers gegen ein bestimmtes Immunogen zur Haftung dieses Antikörpers in der Zellmembran von Mastzellen bzw. Basophilen. Erfolgt dann Kontakt dieses zellständigen Antikörpers mit dem Antigen, so werden die H-Ketten, welche in der Zellmembran »stecken«, aktiviert und bewirken über cAMP Degranulation der Mastzelle. Die hierbei freigesetzten Substanzen führen schließlich zu den Erscheinungen der Allergie vom Soforttyp. SRS-A, slow reacting substance of anaphylaxis; PAF, Platelet aggregating factor; ECF, Eosinphil-chemotactic factor

globuline mit dem ihnen entsprechenden Immunogen in Kontakt, dann werden verschiedene *aktive Substanzen* aus den Mastzellen und Basophilen freigesetzt (Abb. 27.23). Dieser immunologische Effector-Mechanismus im Anaphylaxie-System ist nur z.T. für die Immunogen-Eliminierung bedeutsam; klinisch verursachen die lokalen und allgemeinen Wirkungen der freigesetzten Substanzen das — manchmal dramatische — Erscheinungsbild der »*Allergie vom Sofort-Typ*«.

Da am Freisetzungs-Mechanismus des Mastzell-Granula-Inhaltes (Histamin, SRS-A, etc.) intracelluläre *Verminderung des cAMP — ein α-adrenerger Mechanismus* — beteiligt ist, kann die Auswirkung des Aktivierungsvorganges mastzell-gebundener IgE durch das zugehörige Immunogen verschieden sein; Maßnahmen, welche die intracelluläre cAMP-Konzentration steigern (α-Blocker oder β-Stimulatoren, Methylxanthine, etc.) hemmen die Freisetzung der Mastzell-Granula, während umgekehrt Verminderung des cAMP in den Mastzellen (β-Blocker, Acetylcholin) zu verstärkter Freisetzung und damit zu gesteigerter Anaphylaxie-Reaktion führen.

So stehen — angesichts der Effector-Mechanismen des Immun-Systems — einer *hoch-spezifischen Reaktion* zwischen einem bestimmten Immunogen und nur ganz bestimmten Immun-Zellen bzw. Immunglobulinen eher *uniforme und allgemeine Reaktionen* als Auswirkungen der immunologischen Abwehr gegenüber.

In diesem Zusammenhang soll noch kurz auf den Bedeutungswandel des Begriffes Allergie eingegangen werden.

Im Sinne der ursprünglichen PIRQUETschen — weit gefaßten — Definition wurde die Reaktionslage eines Organismus, welcher Kontakt mit einem Immunogen hatte, als „allergisch" bezeichnet, wobei die im täglichen Leben sich ergebenden neuerlichen Kontakte mit dem Immunogen zu »stumm« verlaufenden Abwehrreaktionen (Antigen-Antikörper-Reaktionen) führen. Im engeren Sinne »allergisch« wurde eine Immun-Reaktion bezeichnet, wenn sie von auffälligen SekundärReaktionen (Haut-Reaktionen, Glottis-Ödem etc.) begleitet war (Ausdruck einer »hyperergen Reaktionslage« des Organismus).

Abwehrsysteme im fetalen, kindlichen und Erwachsenen-Alter

Bereits etwa ab der 10. Schwangerschaftswoche besteht prinzipiell beim Fetus die Fähigkeit, zumindest Immunglobuline vom Typ IgM und IgG zu bilden, während dies bei den IgA erst ab der Geburt der Fall ist. Da die Placenta-Schranke im allgemeinen den Fetus weitgehend vor Infektionen schützt, fehlt jedoch meist eine ausreichende Menge von Immunogenen, um die immun-kompetenten Zellen des Fetus zur Antikörperbildung anzuregen. Bei einem massiven Durchbruch einer Infektion durch die Placenta kann es aber auch beim Fetus zu einer stärkeren Antikörperbildung kommen.

Normalerweise kommt es zu keinem nennenswerten Durchtritt von Immunglobulinen durch die Placenta mit Ausnahme der mütterlichen IgG, deren Konzentration gegen Ende der Schwangerschaft meist im mütterlichen und im fetalen Plasma etwa gleich hoch ist. Der spezifische *Durchtritt von IgG durch die Placenta* ist kein passiver, nur von der Molekülgröße abhängiger Vorgang, sondern ein *aktiver,* von Fc-Receptoren der Placenta für IgG abhängiger *Prozeß.* Das Neugeborene besitzt daher nach der Geburt einen signifikanten Spiegel an IgG *(»Leih-Antikörper«);* die Konzentration der »Leih-Antikörper« im kindlichen Blut nimmt dann — entsprechend der Halbwertzeit der IgG (etwa 21 Tage) ab und etwa um den 3. postnatalen Monat durchläuft das Kind eine kritische Periode, da die »Leih-Antikörper« bereits sehr niedere Werte erreicht haben, die eigene Antikörper-Produktion jedoch erst im Ansteigen ist, so daß der Infektionsschutz einen Tiefpunkt erreicht. Während dann der IgM-Spiegel bereits zu Ende des ersten Lebensjahres den Erwachsenen-Wert erreicht, ist dies bei den IgG erst um das 6.

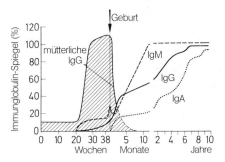

Abb. 27.24. Intrauterine und extrauterine Entwicklung der Immunoglobulinspiegel im Serum des kindlichen Organismus. Die prä- und postnatalen Ig-Spiegel sind in Prozenten der Normalwerte des Erwachsenen angegeben (Ordinate). Die kindliche Konzentration der mütterlichen »Leih«-IgG ist durch Schraffierung hervorgehoben (nach CHARLES A. ALFORD, Pediatric Clinics of North America. Vol. 18. **1,** 99 bis 113 (1971))

Lebensjahr und bei den IgA noch später der Fall (Abb. 27.24).
Die Bedeutung der Leih-Antikörper liegt wahrscheinlich auch darin, daß sie die Immunreaktion des Säuglings stimulieren (s. oben).

Passive und aktive Immunisierung

Immunität kann einem Organismus dadurch vermittelt werden, daß man Antikörper in den ECF-Raum einbringt *(passive Immunisierung)*. Man kann dazu Immunglobuline (rein dargestellt oder als Bestandteil des Serums) derselben Species verwenden (z.B. für den Menschen humanes Serum oder γ-Globulin); sie werden als *arteigene (homologe) Eiweißkörper* entsprechend ihrer Halbwertszeit (etwa 21 Tage, s. Tabelle 27.5) im Organismus abgebaut, so daß die Dauer der passiven Immunität begrenzt ist. Immunisiert man jedoch mit *artfremden (heterologen) Antikörpern*, dann entsteht zwar spezifische Immunität gegen das Antigen, gegen welches die Antikörper gerichtet sind, gleichzeitig wirkt aber der artfremde Eiweißkörper selbst als Immunogen; wird also z.B. ein Mensch mit Tetanus-Schutzserum vom Rind passiv immunisiert, dann bildet er auch Antikörper gegen Rinderprotein aus und kann bei einer späteren neuerlichen Anwendung von Rinderserum mit einem anaphylaktischen Schock reagieren.
Bei den verschiedenen »aktiven« *Schutzimpfungen* (Abb. 27.25) wird ein Immunogen eines Krankheitserregers oder seiner schädigenden Komponente in einer Form verabreicht, die den Organismus — ohne ihn zu schädigen — zur Antikörper-Bildung gegen das betreffende Immunogen veranlaßt (z.B. »aktive« Tetanus-Prophylaxe durch Injektion eines durch Formaldehyd-Behandlung detoxifizierten Tetanus-Toxins). Die aktive Immunität bleibt u.U. über Jahre erhalten; durch einen 2. Stimulus mit dem jeweiligen Immunogen (»Booster«, »Auffrischungs-Injektion«) kann bei einmal bestehender Grund-Immunität die Antikörperbildung im Bedarfsfalle rasch auf ein hohes Niveau angehoben werden (z.B. im Falle einer Verletzung bei einem gegen Tetanus aktiv Immunisierten erforderlich).

Immunologische Labormethoden in der Medizin

Einteilungs-Kriterien der Antikörper (AK)

Die moderne Einteilung der Antikörper erfolgt entsprechend den *Immunglobulin-Klassen* in IgG, IgA, IgM, IgD, IgE und SIgA (s. oben).
In der Frühzeit der Serologie bezog sich die Einteilung auf funktionelle Merkmale der Antikörper, die sich bei der in vitro-Reaktion des Antikörpers mit dem zugehörigen Antigen manifestieren. So bilden *präcipitierende Antikörper* in vitro mit dem Antigen voluminöse Antigen-Antikörper-Komplexe, die geringe Lösungsstabilität besitzen und Präcipitate bilden. Sie wurden zur forensischen Differenzierung von Eiweiß-Spuren als menschlich oder von Tieren stammend verwendet (Uhlenhuthsche Präcipitin-Probe). Heute verwendet die Immunologie ein »Arsenal« tierischer präcipitierender Antikörper in Sera, die zum qualitativen und quantitativen Nachweis verschiedener Proteine benützt werden (*Immun-Diffusions-Verfahren*, s. später). *Antitoxine* reagieren mit Exotoxinen von Bakterien und *Virus-neutralisierende AK* können Viren binden. *Agglutinine* bewirken die sichtbare Zusammenballung von corpusculären Elementen (*Hämagglutinine*, s. später, *Bakterien-Agglutinine*). *Lysine* verursachen bei ihrer Reaktion mit dem Antigen im Zusammenwirken mit den Faktoren des Complements Zerstörung der Zellmembran von Zellen, an deren Oberfläche solche Antikörper gebunden sind (*Hämolysine*, hämolysierendes System für die Complement-Bindungs-Reaktion, CBR; *Bakterien-Lysine, Cytolysine*).
Obwohl es klar ist, daß ein Immunglobulin mindestens 2 V-Regionen als Bindungsstellen für antigene Determinanten besitzt, werden in der serologischen Laborpraxis noch immer Bezeichnungen wie »univalente«, »inkomplette« und »blockierende« Antikörper verwendet. Man meint damit IgG und spricht dann von »blockierenden« AK, wenn z.B. Agglutinine vom Typ IgG die Erythrocyten-Membran besetzen, es aber im NaCl-Milieu — infolge Fehlens von Complement — zu keiner sichtbaren Reaktion (Agglutination) kommt.

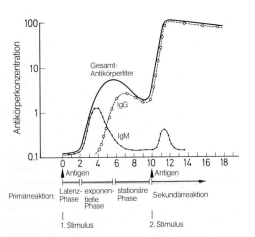

Abb. 27.25. Verhalten der verschiedenen Antikörper-Spiegel nach Antigen-Kontakt. Effekt des 1. Antigen-Reizes und des 2. Stimulus (»Booster«-Effekt)

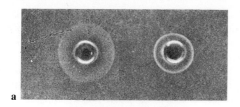

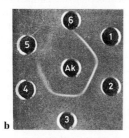

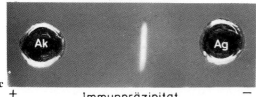

+ Immunpräzipitat −
AU/SH (HAA)

Abb. 27.26. Immunologische Diffusionsverfahren. a) Radiale Immunodiffusion; zwei unterschiedliche Konzentrationen eines Antigens diffundieren in eine Antikörper-haltige Agarschicht. b) Doppel-Immundiffusion; Antigen-Verdünnungsreihe (1 bis 6). Ak, Antikörper, c) Überwanderungselektrophorese; anodisch wanderndes Antigen (Ag) präcipitiert mit dem kathodisch wandernden Antikörper (Ak); im vorliegenden Beispiel Nachweis des Australia Antigen (homologe Serum-Hepatitis, Hepatitis B)

tionen der Immundiffusionstechnik zur qualitativen und quantitativen Bestimmung von Antigenen, insbesondere von Plasmaeiweißkörpern, verwendet. Hierbei wird meist ein Trägermedium (Agar, Agarose) benützt, in dem die Reaktion erfolgen kann.

Bei der einfachen Immundiffusion diffundiert einer der Reaktionspartner in ein Gel, welches den anderen Reaktionspartner in geringer Konzentration enthält. Da Antigen-Antikörper-Komplexe im Überschuß eines Partners wieder gelöst werden, wird der Endpunkt der Reaktion bei Einstellung eines Gleichgewichtes zwischen Antikörper und Antigen erreicht; aufgrund dieser Tatsache kann die einfache Immundiffusion zur quantitativen Bestimmung von Antigenen dienen (z.B. einfache radiale Immundiffusion, Abb. 27.26).

Bei der Doppel-Immundiffusion diffundieren beide Reaktionspartner gegeneinander; dabei kommt es zur Ausbildung einer Präcipitationslinie zwischen Antigen und Antikörper (Abb. 27.22).

Das Vorhandensein »blockierender« AK z.B. an der Erythrocyten-Membran kann mittels des direkten *Coombs-Tests* nachgewiesen werden; man setzt der Erythrocyten-Syspension — falls es sich um menschliche AK handelt — ein Kaninchenserum zu, das Antikörper gegen menschliche Immunglobuline enthält (Anti-Humanglobulin-Serum, *Coombs-Serum*). Die im Coombs-Serum enthaltenen Antikörper reagieren mit den »blockierenden AK« und bewirken eine sichtbare Agglutination der Erythrocyten.

Immundiffusion

Die Eigenschaft bestimmter Antikörper, mit dem zugehörigen Antigen sichtbare Präcipitate zu bilden, wird in den verschiedenen Modifika-

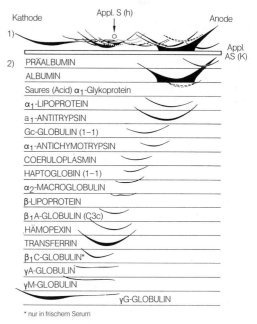

Abb. 27.27. Immun-Elektrophorese. Darstellung der wichtigsten im menschlichen Serum mittels Immun-Elektrophorese nachweisbaren Proteine. Appl. S(h), Auftragungsstelle des zu untersuchenden Humanserums; Appl. AS(K), Kanal in der Agarschicht, in den das entsprechende Antiserum vom Kaninchen aufgetragen wird. 1) Präcipitationslinien bei Verwendung eines polyvalenten Kaninchenserums, 2) Nachweis der einzelnen Proteine mit jeweils monospezifischen Antisera

Erfolgt eine Immunpräcipitation nach elektrophoretischer Auftrennung des Antigens oder eines Antigen-Gemisches (Immunelektrophorese), so kann eine wesentlich bessere Differenzierung als bei der einfachen Elektrophorese erfolgen (Abb. 27.27).

Die Tatsache, daß im Agarmedium infolge der Endosmose (der Elektrophorese entgegen gerichteter Effekt, welcher durch die Eigenladung des Agars bedingt ist) Antikörper vom IgG-Typ in Richtung der Kathode wandern, wird ebenfalls zur quantitativen und qualitativen Bestimmung von elektrophoretisch wandernden Antigenen verwertet (Elektroimmunodiffusion und Überwanderungs-Elektrophorese, Abb. 27.26).

Radio-Immuno-Assay (RIA)

Der Radio-Immuno-Assay ist eine der empfindlichsten und genauesten spezifischen Bestimmungsmethoden. Das Prinzip der Methode (Abb. 27.28) besteht darin, daß ein radioaktiv markiertes und ein nicht-markiertes immunologisch identisches Antigen um die Bindung mit einem für sie spezifischen Antikörper konkurrieren. Diese Reaktion ist reversibel und gehorcht dem Massenwirkungsgesetz. Beim Radio-Immuno-Assay wird routinemäßig stets mit einer begrenzten Menge von Antikörpern gearbeitet, so daß stets neben dem Antigen-Antikörper-Komplex ein Überschuß von freiem Antigen vorliegt. Verwendet man bei der Reaktion eine bestimmte Menge eines radioaktiv markierten Antigens (»Tracer«), dann wird um so weniger »Tracer« gebunden, je mehr nicht-markiertes Antigen vorhanden ist; die Menge an nicht gebundenem »Tracer« orientiert somit über die Konzentration des jeweils untersuchten Antigens (Abb. 27.28). Die Auswertung erfolgt mittels Eichkurven. Die Empfindlichkeit der Methode ist so groß, daß sich noch Mengen von beträchtlich weniger als Picogramm bestimmen lassen. In der Tabelle 27.11 sind die Substanzen zusammengestellt, die bereits mittels Radio-Immuno-Assay quantitativ bestimmt werden können. Für die Testsysteme sind spezifische Immunglobuline notwendig, die meist durch Immunisierung von Kaninchen gewonnen werden; zur Immunisierung kann man entweder die gereinigte Substanz selbst verwenden, wenn diese als Immunogen auf die immun-kompetenten Zellen des Tieres wirkt, oder man muß — falls die Substanz ein Hapten ist — das Hapten mit einem »Schlepper« koppeln, so daß sie als Immunogen wirksam wird.

E. Blutgruppen, Blutfaktoren und Gewebetypen

AB0 — Blutgruppen-System

An der Zellmembran menschlicher Erythrocyten befindet sich eine Anzahl spezifischer Poly-

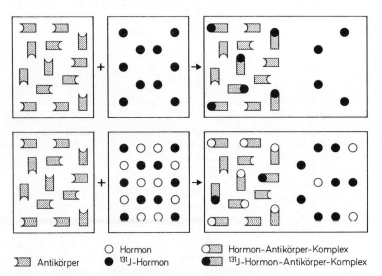

Abb. 27.28. Radioimmunoassay (RIA). Durch die Zugabe des unmarkierten Hormons reduziert sich die Radioaktivität des Hormon-Antikörper-Komplexes; markiertes Hormon-Antigen (Tracer) wurde aus dem Komplex verdrängt und dient als Maß für die Menge des gesuchten, nichtmarkierten Antigens

saccharid-Aminosäure-Komplexe mit Antigen-Eigenschaften *(Hämagglutinogene)*, die in Gemeinschaft mit der Zellmembran auch als Immunogene wirksam sind; die wichtigsten Agglu-

Tabelle 27.11. Zusammenfassung einiger verfügbarer Radio-Immuno-Assays

Peptide und Proteine

Peptidhormone:

Luteinisierendes Hormon (LH), Follikel-stimulierendes Hormon (FSH), Thyreotropin (TSH), Prolactin (PH), Wachstumshormon (HGH), Adrenocorticotropin (ACTH), Neurophysin, Argininvasopressin (AVF), Ocytocin, β-Melanocyten-stimulierendes Hormon (β-MSH), Parathyreoidhormon (PTH), Calcitonin, Insulin, Glucagon, Gastrin, Entero-Glucagon, Secretin, Placenta-Lactogen (HPL), Choriongonadotropin (HCG), Erythropoetin, Angiotensin I und II, Renin, Bradykinin.

Plasmaproteine:

Albumin, IgE, IgA, IgM, IgG, Lipoproteine, Retinolbindendes Protein, Thyroxinbindendes Globulin, Transferrin

Enzyme:

A-Chymotrypsin, Trypsin, 1-Pepsinogene, Fructose 1,6-Diphosphatase, C-1-Esterase

Spezifische Tumorantigene:

α-Fetoprotein, carcinoembryonales Antigen (CEA).

Spezifische mikrobiologische Antigene:

Australia-Antigen (HAA, Au/SH-Antigen), onkogenes RNA-Virus-Protein, Schistosoma-Mansoni-Antigen

Verschiedenes:

Human-Myelin-Protein.

Haptene

Steroide:

Oestradiol, Progesteron, Testosteron, Aldosteron, Deoxycorticosteron und viele andere

Arzneimittel:

Digoxin, Morphin

Thyroid-Hormone:

Trijodthyronin, Thyroxin

Verschiedenes:

Folsäure, cyclisches Adenosinmonophosphat (cAMP).

tinogene sind das A- und das B-Antigen, nach welchen die Haupt-Blutgruppen *A, B und AB* unterschieden werden, während bei ihrem Fehlen die Blutgruppe 0 vorliegt. Blutgruppen-Antigene, insbesondere des AB0-Systems, sind wahrscheinlich in allen Zellen des Körpers vorhanden. Im Gegensatz dazu finden sich Substanzen, die zwar die Spezifität der Blutgruppen-Antigene, jedoch nur geringe oder überhaupt keine Wirksamkeit als Immunogene besitzen (Blutgruppen-Haptene), als »gruppenspezifische Substanzen« in zahlreichen Körperflüssigkeiten (in Serum, Speichel, Magensaft, Ovarialcystenflüssigkeit, Samenflüssigkeit, Amnionflüssigkeit, in geringen Mengen auch in Schweiß, Harn, Tränen, Galle und Milch). Bei etwa 20% der Bevölkerung sind jedoch AB0-gruppenspezifische Substanzen in Speichel und anderen Körperflüssigkeiten kaum vorhanden; man unterscheidet je nach Ausscheidung gruppenspezifischer Haptene im Speichel »Ausscheider« und »Nicht-Ausscheider« (diese Eigenschaften sind genetisch determiniert). A- und B-Antigene sind Glykoproteine, welche sich in ihrer Zusammensetzung nur in einem Zuckerrest unterscheiden. Individuen mit dem A-Antigen besitzen ein Enzym, die Glykosyltransferase, welche Acetylgalaktosamin an das Glykoproteinskelet bindet, während B-Individuen ein Enzym besitzen, welches Galaktose an das Glykoproteinskelet koppelt. Individuen mit der Blutgruppe AB besitzen beide Enzyme.

Im Plasma (Serum) des Menschen kommen etwa ab dem 3. postnatalen Monat Antikörper (IgM) vor, die mit A- und/oder B-Erythrocyten reagieren *(Isohämagglutinine)*. Diese Antikörper sind eigentlich gegen immunogene Eigenschaften von *Darmbakterien* gerichtet, die *Isomorphie* mit den *Blutgruppen-Antigenen* aufweisen. Da bei Vorliegen der Blutgruppen-Eigenschaft A und/oder B Toleranz gegen die jeweilige antigene Determinante besteht, kommt es bei der entsprechenden Blutgruppe auch nicht zur Antikörperbildung gegenüber der isomorphen bakteriellen Determinante.

Plasma oder Serum von Personen der Blutgruppe A (Erythrocyten-Eigenschaft A) enthält daher regelmäßig gegen das Agglutinogen B gerichtete Antikörper *(Anti-B-Isohämagglutinine)*; bei Mischung dieses Plasmas mit Erythrocyten der Gruppe B kommt es zur Reaktion unter Zusammenballung der Erythrocyten (Agglutination) mit anschließender Hämolyse. Personen der Blutgruppe B (Erythrocyten B) besitzen im Plasma *Anti-A-Agglutinine* und Träger der Blutgruppe 0 (Erythrocyten 0) haben in ihrem

Plasma sowohl Anti-A- wie auch Anti-B-Agglutinine; Personen der Blutgruppe AB hingegen haben im Plasma keine Hämagglutinine. Das 0-Agglutinogen ist ein sehr schwaches Immunogen; normalerweise findet man keine Anti-0-Agglutinine, doch kann es in seltenen Fällen nach wiederholten Transfusionen von 0-Erythrocyten auftreten.

Eine geringe Zahl von Individuen mit A-Agglutinogen besitzen ein zusätzliches A_1-Agglutinogen; dementsprechend werden 2 A-Untergruppen differenziert, nämlich der Typ A_1 (Träger des A- und des A_1-Agglutinogens) und der Typ A_2 (Träger nur des A-Agglutinogens). Individuen des Typs A_2, denen also das A_1-Agglutinogen fehlt, haben im allgemeinen in ihrem Serum keine bzw. nur wenige *Anti-A_1-Agglutinine*, wenn auch bei ihnen in seltenen Fällen hohe Anti-A_1-Titer vorkommen können (z. B. nach gruppengleicher Transfusion mit A_1-Blut). Tatsächlich umfaßt also das AB0-System nicht 4, sondern die 6 Gruppen A_1, A_2, B, A_1B, A_2B und 0.

Die Iso-Hämagglutinine Anti-A und Anti-B sind normalerweise Immunglobuline des Typs IgM, bei Immunisierung mit Blutgruppen — Immunogenen, oder u.U. bei allgemeiner Stimulierung (Infekte, Impfungen) des Abwehr-Systems können *auch IgG mit Iso-Hämagglutinin-Wirkung* gebildet werden. Wegen ihrer Eigenschaften als Immunglobuline vom IgM-Typ zeigen die Agglutinine Anti-A und Anti-B keine Bereitschaft zur Permeation durch die Placenta-Barriere, außer in Fällen übermäßiger Bildung von Iso-Hämagglutininen des IgG-Typs (schwere Formen einer Inkompatibilität zwischen 0-Mutter und A- oder B-Fetus daher selten).

Transfusions-Reaktion, »Kreuz-Test«

Bei Transfusion Gruppen-ungleichen Blutes können schwere Transfusions-Reaktionen auftreten, wenn das Empfänger-Plasma Antikörper (Isohämagglutinine) gegen die Erythrocyten des Spender-Blutes enthält; besitzt hingegen das Spenderblut Agglutinine gegen die Erythrocyten des Empfängers, dann wird meist das Spender-Plasma so stark im Kreislauf des Empfängers verdünnt, daß keine merkliche Transfusions-Reaktion erfolgt (außer bei abnorm hohem Agglutinin-Titer im Spender-Plasma). Wenn Agglutinine des Empfänger-Plasmas bei einer inkompatiblen Transfusion die Spender-Erythrocyten agglutinieren und Hämolyse eintritt, findet man freies Hämoglobin im Plasma; die Transfusions-Reaktion kann auf einen symptomlosen Anstieg des Plasma-Bilirubins beschränkt bleiben oder aber zu schwerer Gelbsucht und manchmal lebensbedrohlichen Symptomen (Anaphylaxie, u.U. Schädigung des Tubulusapparates der Niere mit Anurie) führen.

Die möglichen Inkompatibilitäten innerhalb des AB0-Systems sind aus Tabelle 27.12 ersichtlich.

Der früher gelegentlich verwendete Begriff *»Universalspender«* für Personen der Blutgruppe 0 ist *obsolet,* da — abgesehen von Unverträglichkeiten in anderen Systemen — das Blut von Null-Spendern u.U. hohe Konzentrationen (»Titer«) von Isohämagglutininen enthalten kann (z.B. nach bestimmten Impfungen). Solche Hämagglutinine würden die — z.B. nach Blutverlust — ohnedies verminderten Empfänger-Erythrocyten schädigen.

Tabelle 27.12. Blutguppen-System (AB0)[a]

Gruppenbezeichnung des Blutes (= Agglutinogen der Erythrocyten)	Agglutinine im Plasma	Häufigkeit (%)		Reaktion der Ery. mit Testserum		Reaktion des Plasmas mit Test-Erythrocyten				
		Mitteleuropa	USA	Anti-A	Anti-B	A_1	A_2	B	A_1B	A_2B
0	Anti-A_1, Anti-B	40	45	−	−	+	+	+	+	+
A_1	Anti-B	43	41	+	−	−	−	+	+	+
A_2	Anti-B					±	−	+	+	+
B	Anti A_1	12	10	−	+	+	+	−	+	+
A_1B	−	5	4	+	+	−	−	−	−	−
A_2B	−					±	−	+	−	−

[a] Manche Individuen der Blutgruppen A_2 bzw. A_2B besitzen u.U. genügend Anti-A_1-Agglutinin, um Erythrocyten der Gruppen A_1 bzw. A_1 und A_1B zu agglutinieren (nach HAM: A Syllabus of Laboratory Examinations in Clinical Diagnosis. Harvard University Press 1953).

Es ist auch an die bereits erwähnte Möglichkeit zu denken, daß trotz Gruppengleichheit im AB0-System z.B. ein hoher Anti-A_1-Titer bei einem A_2-Empfänger Reaktionen mit den Erythrocyten des A_1-Spenders verursachen kann. Ferner ist — vor allem nach vorhergegangenen Blutübertragungen — eine Sensibilisierung im Blut-Faktoren-System (s. später) in Betracht zu ziehen.

Vor jeder Transfusion muß daher in einem *Kreuz-Test* die Verträglichkeit des jeweiligen Spenderblutes mit dem Empfängerblut nachgewiesen werden. Im übrigen setzt sich immer mehr die Überzeugung durch, daß *Vollblut-Transfusionen* nur *in seltenen Fällen indiziert* sind; an ihrer Stelle wird in zunehmendem Maße — gezielt — jeweils der erforderliche Teil des Vollblutes übertragen, d.i. zum Volumenersatz Plasma oder Plasma-Fraktionen bzw. sog. »Plasma-Expander« und zum Ersatz von Erythrocyten Erythrocyten-Konzentrate.

Vererbung der AB0-Antigene

Die Antigene A_1, A_2, B und 0 werden als allelomorphe Gene (A_1, A_2 und B dominant) vererbt. Ein Träger der Blutgruppe B (Phänotyp B) z.B. kann dem Genotyp nach homozygot (BB, von jedem Elternteil ein B-Gen) oder

Tabelle 27.13. Blutgruppenantigene des Menschen[a]

System	Nachweis der Antigene	
	Durch positive Reaktion mit spezifischen Antikörpern	Durch unterschiedliche Reaktion mit verschiedenen Antikörpern[b]
A_1A_2B0	A_1, B, †H	A_2, A_3, A_x und andere A und B Varianten
MNSs	M, N, S, s, U, M^s, M_1, M', Tm, Sj, Hu, He, Mi^a, Vw(Gr), Mur, Hil, Hut, M^v, Vr, Ri^a, St^a, Mt^a, Cl^a, Ny^a, Sul, Far	M_2, N_2, M^c, M^a, N^a, M^f, M^z, S_2
P	P_1, P^k, †Luke	P_2
Rh	D, C, c, C^w, C^x, E, e, e^s (VS), E^w, G, ce(f), ce^s(V), Ce, CE, cE, D^w, E^T, Go^a, hr^s, hr^H, hr^B, R^N, Rh33, Rh35, Be^a, †LW	D^u, C^u, E^u, und viele andere Varianten von D, C und e
Lutheran	Lu^a, Lu^b, Lu^aLu^b (Lu3), Lu6, Lu9, +Lu4, Lu5, Lu7, Lu8, Lu10–17	
Kell	K, k, Kp^a, Kp^b, Ku, Js^a, Js^b, Ul^a, Wk^a, K11, +KL, K12–16	
Lewis	Le^a, Le^b, Le^c, Le^d, Le^x	
Duffy	Fy^a, Fy^b, Fy3, Fy4	
Kidd	Jk^a, Jk^b, Jk^aJk^b (JK3)	
Diego	Di^a, Di^b	
Yt	Yt^a, Yt^b	
Auberger	Au^a	
Dombrock	Do^a, Do^b	
Colton	Co^a, Co^b, Co^aCo^b	
Sid	Sd^a	
Scianna	Scl, Sc2 (Bu^a)	
Häufige Antigene	Vel, Ge, Lan, Gy^a, At^a, En^a, Wr^b, Jr^a, Kn^a, El, Dp, Gn^a, Jo^a	
Seltene Antigene	An^a, By, Bi, Bp^a, Bx^a, Chr^a, Evans, Good, Gf, Heibel, Hey, Hov, Ht^a, Je^a, Jn^a, Levay, Ls^a, Mo^a, Or, Pt^a, Rl^a, Rd, Re^a, Sw^a, To^a, Tr^a, Ts, Wb, Wr^a, Wu, Zd	
Andere Antigene	I, i, Bg (HL-A), Chido, Cs^a, YK^a	
Xg	Xg^a	

[a] Nach: RACE and SENGER: Blood Groups in Man, 6. Ed. London: Blackwell 1975.
[b] Nachweisbar nur bei besonderen Genotypen.
† dies ist ein genetisch unabhängiger Teil des Systems.
+ genetisch unklar.

heterozygot (B0, von einem Elternteil ein B-, vom anderen ein 0-Gen) sein.

Man kann daher bei bekannten Blutgruppen der Eltern die möglichen Genotypen der Kinder voraussagen; haben z. B. beide Eltern den Phänotyp B (mögliche Genotypen BB und B0), dann können die Kinder den Genotyp BB (B von beiden Eltern), B0 (B von einem, 0 vom anderen heterozygoten Elternteil) oder 00 (0 von beiden heterozygoten Eltern) aufweisen. Umgekehrt kann bei bekannten Blutgruppen-Eigenschaften von Mutter und Kind festgestellt werden, ob ein Mann mit bestimmter Blutgruppe als Vater dieses Kindes in Frage kommt *(forensischer Vaterschafts-Ausschluß);* ein Kind der Blutgruppe 0 kann z. B. unmöglich einen Mann der Blutgruppe AB zum Vater haben. Die Aussagekraft solcher Untersuchungen wird entscheidend erhöht, wenn man außer dem AB0-System weitere Blutgruppen-Systeme sowie erbliche Gewebeeigenschaften in die genetischen Analysen einbezieht.

Andere Blutgruppen- und -faktoren-Systeme

Außer dem AB0-System wurden *zahlreiche weitere Blutgruppen- und -faktoren-Systeme* entdeckt; weitere seltene Faktoren werden laufend gefunden (Tabelle 27.13). Innerhalb der bekannten Antigensysteme sind derzeit bereits nahe an 10^{12} Phänotyp-Kombinationen möglich. In Zukunft wird man vielleicht jemanden an seinen Blutgruppeneigenschaften ähnlich genau erkennen können, wie es heute mit Hilfe der Fingerabdrücke geschieht.

Agglutinine gegen Erythrocyten-Eigenschaften können nur im Blut von Individuen auftreten, an deren Erythrocyten die betreffende Eigenschaft *nicht* vorhanden ist; solche Individuen können Antikörper als Immunantwort produzieren, wenn derartige Erythrocyten z. B. im Wege einer Transfusion die immun-kompetenten Zellen stimulieren. Die Stärke einer solchen Antikörperbildung hängt von der immunogenen Wirksamkeit der betreffenden Erythrocyten-Eigenschaft ab.

Das *M-N-S-Blutgruppen-System* beseht aus den Erythrocyten-Eigenschaften M, N, S und s; diese Eigenschaften sind schwache Immunogene, spielen in der Transfusionspraxis und hinsichtlich möglicher Incompatibilitäten nur eine geringe Rolle, sind jedoch für *forensische Zwecke* von Bedeutung. Die Eigenschaften M und N sind dominant; die möglichen Genotypen sind daher MS, Ms, NS, Ns, MNS sowie MNs.

Rh-(C,D,E)-System

Neben den Antigenen des AB0-Systems haben diejenigen des Rh-Systems besondere klinische Bedeutung. Beim »*Rhesus*«*-Faktor* (nach dem Rhesusaffen, an dessen Erythrocyten der Faktor erstmals gefunden wurde) handelt es sich tatsächlich um ein Faktoren-System von 13 Antigenen (Aufstellung der Rh-Antigene, Tabelle 27.13; die häufigsten Antigene sind D, C, E, c und e, während das Fehlen von D mit dem Kleinbuchstaben d bezeichnet wird). Der *Faktor D* hat bei weitem die größte immunogene Wirksamkeit und ist daher auch klinisch am wichtigsten. Individuen, deren Erythrocyten das Antigen D besitzen (Phänotyp D, Genotyp homozygot DD oder heterozygot Dd), werden oft in der Transfusionspraxis vereinfachend als »Rh-positiv« bezeichnet, solche ohne D als »Rh-negativ« (Phänotyp d, Genotyp homozygot dd; diese können nach Erhalt von D-Erythrocyten Anti-D-Agglutinine bilden). Zur Bestimmung der Rhesus-Eigenschaft wird für Routinezwecke Anti-D-Testserum verwendet. Bei der europäischen und afrikanischen Bevölkerung besitzen 85% D (DD, Dd), während 15% die D-Eigenschaft fehlt (dd); in Mittel- und Ostasien sind jedoch über 99% der Menschen Rh-positiv (DD). Rh-negative (dd), die D-Blut auch vor Jahren erhalten haben, können beträchtliche Anti-D-Titer aufweisen und bei Erhalt einer Transfusion mit D-Blut Unverträglichkeits-Reaktionen zeigen.

Rh-Incompatibilität und Schwangerschaft

Eine weitere Möglichkeit von *Unverträglichkeits-Reaktionen im Rhesus-System* besteht in der Schwangerschaft. Wenn eine Rh-negative (dd) Schwangere einen D-Fetus trägt, kann es zur Ausbildung von Anti-D-Agglutininen bei ihr kommen; solche Antikörper vom IgG-Typus können durch die Placenta-Barriere hindurchtreten und Erythrocyten bzw. erythropoetisches Gewebe des Fetus schädigen (Antigen-Antikörper-Reaktionen; Hämolyse bzw. verschiedene Formen des Icterus haemolyticus neonatorum). Bei schweren Formen kann der Fetus *in utero* absterben *(Hydrops fetalis)* oder geschädigt zur Welt kommen *(Erythroblastosis fetalis);* insbesondere durch Ablagerung von Gallenfarbstoff in

den Stammganglien kann es zu schweren neurologischen Symptomen kommen (Kernikterus infolge der beim Fetus noch nicht voll ausgebildeten Blut-Hirn-Schranke, Kap. 32).
Bei jeder Schwangerschaft gelangen kleine Mengen fetaler Erythrocyten in den Kreislauf der Schwangeren (Nachweis aufgrund des Gehaltes an Hämoglobin F); trotzdem wird jedoch bei Rh-Incompatibilität zwischen Mutter und Fetus bei der ersten Schwangerschaft selten ein schwer geschädigtes Kind geboren, während bei nachfolgenden Schwangerschaften kindliche Schädigungen häufiger und schwerer werden. Es kommt nämlich erst intra partum zu einer massiven Einschwemmung fetaler Erythrocyten in das mütterliche Blut; dabei kann die Rh-negative Gebärende gegen D immunisiert werden, so daß bei einer weiteren Schwangerschaft kleine durch die Placenta durchtretende fetale Erythrocyten-Mengen genügen, um als »2. Stimulus« die mütterliche Antikörper-Bildung gegen das fetale Antigen D zu stimulieren. Angesichts dieser Tatsache versucht man bei einer Risiko-Konstellation (Schwangere dd, Kind D) eventuell in den Kreislauf einer Erstgebärenden gelangte fetale D-Erythrocyten unmittelbar nach der Entbindung durch Injektion von menschlichem Anti-D-Serum zu eliminieren. Ansonsten wird in der Schwangerenbetreuung bei Rh-negativen Schwangeren das Blut auf Existenz bzw. Titeranstieg von Anti-D-Agglutininen geprüft (indirekter Coombs-Test, s. unten); auf diese Weise kann man bei Erwartung eines Rh-geschädigten Kindes rechtzeitig einen Blut-Austausch vorbereiten, um die durch die mütterlichen Antikörper geschädigten Erythrocyten durch intakte Erythrocyten zu ersetzen.
Sehr selten, jedoch im Bereich der Möglichkeit, sind Transfusions-Reaktionen und hämolytische Erkrankungen des Neugeborenen wegen Unverträglichkeit innerhalb der Faktoren C, E und anderer Blut-Faktoren-Systeme (z.B. KELL, DUFFY, LUTHERAN).
Die Wahrscheinlichkeit einer Incompatibilität zwischen Fetus und Schwangerer im AB0-Blutgruppen-System ist deshalb gering, da die natürlichen Hämagglutinine Anti-A und Anti-B dem Immunglobulin-Typ IgM angehören und die Placenta-Barriere nicht passieren. Dennoch ist es bei massivem Eindringen von z.B. fetalen Erythrocyten der Gruppe A in den Organismus einer Schwangeren der Gruppe 0 möglich, daß diese auch Hämagglutinine des Typs IgG bildet, die durch die Placenta in den fetalen Organismus gelangen und die fetalen Erythrocyten schädigen können.

Im Zusammenhang mit der Konstellation Fetus-Schwangere im AB0-System ist noch zu erwähnen, daß die Gefahr einer Rh-Incompatibilität z.B. bei einer Schwangeren der Eigenschaften dd und 0 und einem Fetus der Eigenschaft D und A gering ist. Wenn es bei der Geburt eines solchen Kindes zur Einschwemmung von kindlichen Erythrocyten in das mütterliche Blut kommt, dann werden die A-Erythrocyten von den Anti-A-Hämagglutininen der Mutter gebunden und vom RES eliminiert; eine Rh-Sensibilisierung der Mutter ist daher weniger wahrscheinlich.

HLA-System und andere Zell-Antigene (Gewebe-Typen)

Nach der Entdeckung der oben beschriebenen Antigene an der Oberfläche der Erythrocyten lag es nahe, auch nach spezifischen, genetisch bedingten Antigenmustern an anderen Blutzellen zu suchen. Dabei wurden vorerst an Leukocyten derartige Antigene festgestellt, die mit dem Symbol HLA (*h*uman *l*eucocyte *a*ntigen) bezeichnet wurden. Bis heute wurden mehr als 30 derartige antigene Determinanten identifiziert, die in verschiedenen Kombinationen vorkommen; es ist daher sehr unwahrscheinlich, daß nicht-verwandte Menschen identische HLA-Muster aufweisen. HLA-Antigene lassen sich mittels subtiler immunologischer Methoden nicht nur an Leukocyten, sondern an fast allen Körperzellen (mit Ausnahme der Erythrocyten und Fettgewebe-Zellen) nachweisen. Die HLA-Antigene sind die Hauptursache dafür, daß Körperzellen in einem anderen Organismus (Transplantat im Wirtsorganismus) als »fremd« erkannt werden und eine spezifische Immunantwort auslösen (s. später).
Während sich die Antigen-Muster des Blutgruppen- und des HLA-Systems allgemein an Zelloberflächen nachweisen lassen, existieren nicht so allgemein verbreitete Oberflächenantigene, die für bestimmte Zellarten typisch sind; hierzu zählen einige Antigene, die nur an Leukocyten bzw. Lymphocyten oder an Thrombocyten gefunden werden.

Blutgruppen-Bestimmung, Kreuz-Test und Coombs-Test

Bei der routinemäßigen Blutgruppen-Bestimmung werden in erster Linie die Antigene A, B,

0 und D bestimmt (mit Testsera Anti-A, Anti-B und Anti-D). Vor Transfusionen muß außerdem im Kreuz-Test direkt die Compatibilität von Spender- und Empfänger-Blut geprüft werden, um einerseits eventuelle Fehlbestimmungen aufzudecken und andererseits sonstige Unverträglichkeiten zu erkennen. Beim *»großen« Kreuztest* (major cross-match) wird das Verhalten der Spender-Erythrocyten im Plasma oder Serum des Empfängers geprüft; manchmal ist auch die Prüfung der Wirkung des Spender-Plasmas auf die Erythrocyten des Empfängers (*»kleiner« Kreuz-Test*, minor cross-Match) angezeigt, um hohe Agglutinin-Titer beim Spender auszuschließen. Vor allem bei wiederholten Transfusionen ist außerdem eine Vorprüfung in vivo (Transfusion kleiner Blutmengen und Beobachtung eventueller Abwehr-Reaktionen) angezeigt.

Direkter und indirekter Coombs-Test

Insbesondere in der Blutfaktoren-Serologie hat der Coombs-Test (s. früher) große praktische Bedeutung. Als *direkter Coombs-Test* dient er dabei zur Aufdeckung der Tatsache, daß z.B. Erythrocyten eines D-Neugeborenen einer dd-Mutter an ihrer Oberfläche mit »blockierenden« mütterlichen IgG des Typs Anti-D besetzt sind; derartige Erythrocyten agglutinieren, wenn sie mit einem Anti-Human-Globulin-Serum zur Reaktion gebracht werden. Beim *indirekten Coombs-Test*, wie er z.B. zur Überwachung des Anti-D-Titers im Serum bei einer Risiko-Schwangerschaft angewandt wird, sollen die Rhesus-Antikörper im Blut der Schwangeren nachgewiesen werden. Zu diesem Zweck werden gewaschene D-Erythrocyten mit Serum der Schwangeren inkubiert; bei Vorhandensein von Anti-D kommt es zur Beladung der Test-Erythrocyten mit dem Antikörper und nach Zusatz von Anti-Human-Globulin-Serum zur Agglutination. Durch entsprechende Verdünnungsreihen kann dieser Test auch quantitativ gestaltet werden.

F. Hämostase, Blutgerinnung und Fibrinolyse

Hämostase

Bei Eröffnung eines Blutgefäßes löst die Verletzung eine Reihe von Vorgängen aus, die unter Bildung eines Gerinnsels schließlich zur Versiegelung des Gefäßes *(Hämostase)* und damit zum Schutz vor weiterem Blutverlust führen. Zuerst erfolgt Vasoconstriction und Bildung eines — noch reversiblen — Thrombocyten-Pfropfes *(weißer Thrombus);* das Plättchen-Aggregat und die nachfolgende Gerinnung führen zur Bildung des definitiven Pfropfes *(roter Thrombus).* Die Gerinnungs-Mechanismen sind so geregelt, daß eine intravasale Gerinnung in einem unverletzten Gefäß normalerweise nicht eintritt.

Vasoconstrictorische Komponente der Hämostase

Die Constriction einer verletzten Arteriole oder kleinen Arterie ist manchmal so stark, daß das Lumen völlig verschlossen wird. Sogar Arterien von der Größe der A. radialis können sich nach querer Durchtrennung so wirksam kontrahieren, daß die Blutung zum Stehen kommt; dies berechtigt jedoch nicht, die Versorgung eines verletzten Gefäßes zu unterlassen. Bei Durchtrennung in der Längsrichtung bewirkt hingegen die Kontraktion der Arterienwand-Muskulatur keinen Verschluß des Lumens. Bei Verletzung von Capillaren erfolgt zuerst Dilatation (Bildung und Freisetzung von Substanz H), dann aber so starke Constriction, daß diese selbst bei Perfusion unter Drucken bis 13 kPa (100 mm Hg) nicht eröffnet werden (Effekt des Serotonins aus den Thrombocyten und anderer, der Gefäßwand anhaftender vasoconstrictorischer Substanzen).

Thrombocytäre Komponente der Hämostase

Bei Verletzung eines Blutgefäßes kommt es auch zum Einreißen des Endothels mit Freilegung der subendothelialen Kollagen-Schicht; sobald Thrombocyten mit Kollagen in Kontakt kommen, lagern sie sich dort an und setzen über den »Release«-Mechanismus (s. oben) *Serotonin* sowie *Adenosindiphosphat (ADP)* frei. ADP fördert die Anlagerung weiterer Thrombocyten, so daß sich rasch ein lockeres Plättchen-Aggregat bildet *(weißer Thrombus);* seine Bildung ist durch klinisch angewandte Dosen von Heparin und Dicumarol nicht beeinflußbar. Aus zerstörten Erythrocyten und anderen Zellen freigesetztes *ADP* fördert diese anfängliche Thrombocyten-Aggregation. Für den weiteren Ablauf der Hämostase ist von entscheidender Bedeutung, daß an der Thrombocyten-Membran gleichzeitig mit der »Release«-Reaktion auch *Receptoren für den aktiven Gerinnungs-Faktor Xa* verfügbar sind. Durch Bindung von Xa an diese Receptoren kann der aktive Gerinnungs-Faktor Xa nicht mehr durch Anti-Thrombin III inaktiviert werden und es kommt zu rascher Bildung von Thrombin (s. unten); hierdurch wird einerseits weitere Thrombocyten-Aggregation gefördert und andererseits entsteht dadurch Fibrin.

Offensichtlich im Sinne eines Regel-Mechanismus wirken die Endothel-Zellen durch Bildung eines Prostaglandin, das eine sehr starke Anti-Aggregations-Wirkung auf die Thrombocyten ausübt (*Prostacyclin,* PG I_2). Der Koppelungs-Mechanismus zwischen Endothel-Zellen und Thrombocyten besteht vielleicht darin, daß die Thrombocyten cyclische Peroxide oder deren Vorstufe an die Endothel-Zellen »verfüttern«, die ihrerseits — aufgrund ihres anderen Enzym-Musters — aus den cyclischen Peroxiden Prostacyclin synthetisieren.

Gerinnungskomponente der Hämostase

Das noch lockere, reversible Plättchen-Aggregat wird durch das sich bildende Fibrin verfestigt und in das definitive Gerinnsel umgewandelt, in dem Erythrocyten festgehalten werden *(roter Thrombus).* Die zur Fibrin-Bildung führenden Gerinnungs-Mechanismen bestehen aus einer Reihe komplexer — voneinander abhängiger — Einzelreaktionen, wobei plasmatische Gerinnungsfaktoren (s. unten), thrombocytäre Faktoren und aus dem verletzten Gewebe stammende Faktoren beteiligt sind.

Blutgerinnungs-System

Die Aufgabe des Blutgerinnungs-Systems liegt in der Bildung und Ablagerung von unlöslichem Fibrin, welches einerseits im Rahmen der Hämostase einen mechanisch widerstandsfähigen Verschluß von Gefäßverletzungen gewährleistet und andererseits — im Zusammenwirken mit dem fibrinolytischen System — die Grundlage für die celluläre »Reparatur« von Gewebedefekten bildet. Die Fibrinbildung erfolgt in einem vielstufigen katalytischen Prozeß, der durch vielfältige Rück- und Vorwärts-Kopplungsmechanismen reguliert wird.

Das Blutgerinnungssystem ist nicht nur an den hämostatischen Mechanismen, die der Selbstversiegelung des Gefäßsystems dienen, sondern auch an einer Vielzahl physiologischer oder pathologischer Geschehen beteiligt (Entzündung, Schock, etc.).

Faktoren des Gerinnungssystems

Die Faktoren des Gerinnungssystems werden der Einfachheit halber mit Nummern bezeichnet (Tabelle 27.14). Mit Ausnahme des Calciums handelt es sich durchwegs um Proteine, die zum Teil *Enzymcharakter* besitzen (XII, Kallikrein, XI, IX, TF, X, VII, II, XIII), zum anderen Teil als *Reaktionsbeschleuniger* wirken (hochmolekulares Kininogen (HMWK, high molecular weight kininogen), VIII, V). Im Plasma liegen die Faktoren mit Enzymcharakter in ihrer inaktiven Stufe vor.

Die Faktoren des Prothrombin-Komplexes (VII, IX, X, II) und wahrscheinlich auch die Faktoren V, XI, XII und XIII werden in der Leber synthetisiert, wobei Vitamin K jedoch nur auf die Faktoren des Prothrombin-Komplexes Einfluß hat. Der Faktor VIII wird wahrscheinlich ubiquitär synthetisiert, wobei zumindest ein Teil des VIII-Moleküls von Endothelzellen gebildet wird (VIII-Antigen). Alle Faktoren haben außerordentlich kurze Halbwertzeiten. Der Gewebe-Faktor (tissue factor, TF) wird bei Gewebeverletzungen aus den Zellen freigesetzt.

Eine Komponente im Gerinnungssystem stellt die »aktive« Oberfläche dar; als solche wirken offenbar Elastin, Kollagen, Basalmembran u.a. An diesen Oberflächen kommt es zur Bindung des Faktors XII, wie auch zum Haften der Thrombocyten.

Eine bedeutende Rolle im Zusammenspiel der einzelnen Faktoren kommt auch bestimmten Phospholipiden zu. Sie dienen offensichtlich als »Träger« für die aktiven Gerinnungsfaktoren und deren Acceleratoren, wobei Calcium für die Bindung der Faktoren an das Phospholipid notwendig ist. Durch die Acceleratoren wird das Substrat für die aktiven Gerinnungsfaktoren in eine optimale Position für die Reaktion mit den aktiven Enzymen gebracht.

Fibrinogen

Eine besondere Stellung unter den Gerinnungsfaktoren nimmt das Fibrinogen ein. Fibrinogen ist ein Protein, welches aus 2α-, 2β- und 2γ-Ketten besteht (Abb. 27.29). Unter Wirkung von Thrombin werden von den α- und β-Ketten je ein Peptid mit dem Molekulargewicht von etwa 1800 (Fibrinopeptide A und B) abgespalten. Die so veränderten Moleküle (Fibrin-Monomer, Fibrin$_m$) lagern sich spontan zu Ketten zusammen, die noch in Harnstoff (5 molar) löslich sind (solubles Fibrin, Fibrin$_s$). Durch Wirkung des aktiven Faktors XIII, einer Transamidase, werden unter NH_3-Abspaltung feste Bindungen zwischen der Glutamingruppe eines und der ε-Aminogruppe des Lysins eines anderen Fibrin-Monomers hergestellt (kovalente Bindungen, insolubles Fibrin, Fibrin$_i$, in Harnstoff nicht mehr löslich).

Tabelle 27.14. Zahlensymbole der Gerinnungsfaktoren (Faktor VI wird nicht mehr als gesonderter Faktor angesehen und wurde daher nicht in die Tabelle aufgenommen), deren Bezeichnung sowie Halbwertzeiten

Faktor	Bezeichnung (Synonyme)	Molekulargewicht Proenzym	Enzym	Halbwertzeit des Faktors, bzw. der aktivierten Form	Enzym
I	Fibrinogen	360 000		4–4,7 Tage	–
II	Prothrombin	68 000	30 000	50–60 Std	+
III	Gewebe-Faktor (tissue factor, TF)	160 000 000			+
IV	Calcium	—			
V	Proaccelarin (Accelerator-Globulin, labiler Faktor)	180 000		35 Std	–
VII	Proconvertin (SPCA, stabiler Faktor)	35 000		5–6 Std	+
VIII	antihämophiles Globulin (AHG, antihämophiler Faktor A)	180 000		6–20 Std	–
IX	antihämophiler Faktor B (Christmas-Faktor, Plasma Thromboplastin Component, PTC)	120 000	60 000	18–30 Std	+
X	Stuart-Faktor (Prower-Faktor)	56 000	21 000	40–60 Std	+
XI	PTA (Plasma Thromboplastin Antecedent, antihämophiler Faktor C)	180 000		48–60 Std	+
–	Präkallikrein	107 000			+
–	Hochmolekulares Kininogen (HMWK)	175 000			–
XII	Hageman-Faktor	80 000		52–70 Std	+
XIII	fibrin-stabilisierender Faktor (FSF, Laki-Lorand-Faktor)	111 000		3–4 Tage	+

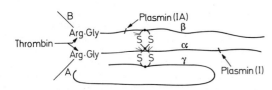

Abb. 27.29. Schematische Darstellung eines Fibrinogen-Halbmoleküls, bestehend aus einer alpha-, beta- und gamma-Kette sowie der Angriffsstellen des Thrombins (Abspaltung der Peptide A und B) und des Plasmins (erste Phase der Plasmin-Wirkung) (nach M. W. Mosesson in: Thrombosis: Risk Factors and Diagnostic Approaches. Brinkhouse et al.: ed. 3 Stuttgart-New York: F. K. Schattauer Verlag 1972)

Fibrinogen wird in der Leber synthetisiert und hat unter den Gerinnungsfaktoren die längste Halbwertzeit. Seine Menge im Plasma eines Erwachsenen beträgt etwa 10 g, eine etwa gleichgroße Menge ist in der Interstitialflüssigkeit verteilt, so daß die Poolgröße etwa 20 g beträgt.

Mechanismen der Blutgerinnung

Die *Umwandlung von Fibrinogen* in *Fibrin* wird durch Thrombin katalysiert; Thrombin entsteht seinerseits aus der — im Blut befindlichen —Vorstufe Prothrombin durch Einwirkung des *Prothrombin-Umwandlungs-Faktors* (»aktivierter Faktor X«), wobei Thrombin selbst die Spaltung von Prothrombin zu Präthrombin katalysiert und letzteres durch den aktiven Faktor X zu Thrombin umgewandelt wird; der Prothrombin-Umwandlungs-Faktor wirkt somit als »*Verstärker*« für die spontan ablaufende Thrombinbildung. Andererseits wird spontan in geringen Mengen gebildetes Thrombin durch Proteinase-Inhibitoren (Antithrombin III) gehemmt und führt daher kaum zur Fibrinbildung. Die Aktivierung des Faktors X kann auf *zwei Wegen* erfolgen (endogener bzw. exogener Mechanismus).

Die initiale Reaktion des *endogenen Mechanismus* ist die Bindung von inaktivem Faktor XII an eine Oberfläche; sie kann in vitro durch Kontakt des Blutes mit elektronegativen benetzbaren Oberflächen (Glas, Micellen langkettiger gesättigter Fettsäuren, Kollagen-Fasern), in vivo wahrscheinlich durch Kontakt des Blutes mit der bloßgelegten subendothelialen Kollagenschicht von Blutgefäßen ausgelöst werden, wobei Phospholipid eine Rolle spielen dürfte.

Durch diese Bindung an die Oberfläche wird der Faktor XII viel empfindlicher für eine Aktivierung durch Kallikrein. Kallikrein wiederum wird aus einer inaktiven Vorstufe, dem Präkallikrein durch Wirkung des aktiven XIIa gebildet. Bei allen diesen Reaktionen ist das *hochmolekulare Kininogen* als beschleunigender Kofaktor wirksam. Offensichtlich kommt es — in Analogie zur Thrombinbildung und zur C3b-Bildung im Complementsystem — bereits spontan zu einer langsamen Bildung von XIIa und/oder Kallikrein und die Bindung von XII an eine Oberfläche führt zu einer Beschleunigung und quantitativen Steigerung dieser Reaktionen. Faktor XIIa aktiviert wiederum gemeinsam mit hochmolekularem Kininogen (HMWK) den Faktor XI. Im Plasma zirkulieren sowohl Präkallikrein wie auch Faktor XI an HMWK gebunden; HMWK vermittelt die Bindung dieses Faktors an derselben Oberfläche, an der Faktor XII gebunden wurde.

Eine Aktivierung des Faktors XI kann auch unter Umgehung des Faktors XII über einen anderen Mechanismus, vielleicht durch Thrombocyten erfolgen. Der aktive Faktor XI bewirkt die Aktivierung des Faktors IX, der sodann in einem Komplex mit dem Faktor VIII, Calcium und einem Phospholipid (z. B. Thrombocyten-Faktor 3) die Aktivierung des Faktors X be-

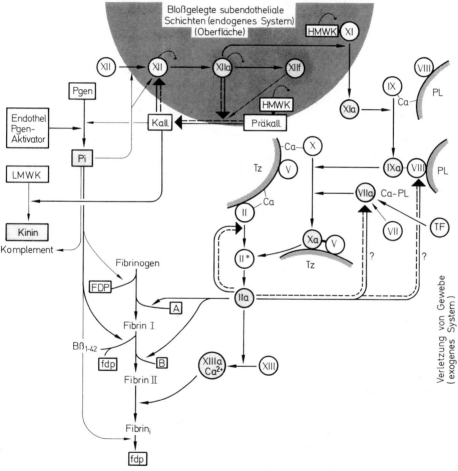

Abb. 27.30. Blutgerinnungs-System und seine Wechselwirkung mit dem Kinin-System und dem fibrinolytischen System. Die römischen Ziffern bedeuten Gerinnungs-Faktoren, der Zusatz a zur Ziffer kennzeichnet aktivierte Faktoren. Präkall., Präkallikrein; Kall., Kallikrein; HMWK, hochmolekulares Kininogen; Pgen, Plasminogen; Pi, Plasmin; PL, Phospholipid; FDP, Fibrinogen-Degradations-Produkte; fdp, Fibrin-Degradations-Produkte; A bzw. B, Fibrinopeptide A bzw. B; $B_{\beta1-42}$, Peptid 1–42 der β-Kette des Fibrin I, welches durch Plasmin-Wirkung auf Fibrin I entsteht; Tz, Thrombocyt mit Faktor V als thrombocytärer Receptor für den aktivierten Faktor X.
II* = Präthrombin; ...... = positiv rückkoppelnde »Verstärker-Mechanismen von Aktivierungsvorgängen«; grau getönte Symbole = aktive Enzyme; Kreis-Symbole = Faktoren des Gerinnungs-Systems; → Aktivierungs-Wege des Gerinnungs-Systems; bei XII, XIIa und HMWK ist die Bindung an die Oberfläche symbolisiert

wirkt; der aktive Faktor X bildet mit dem Faktor V, Calcium und einem Phospholipid den Prothrombin-Umwandlungsfaktor.

Der Prothrombin-Umwandlungsfaktor kann auch *im exogenen System* entstehen. Voraussetzung dafür ist, daß aus verletztem Gewebe ein Gewebe-Faktor (tissue factor, TF) freigesetzt wird, der Faktor VII aktiviert und mit Phospholipid und Faktor VII einen Komplex bildet; dieser Komplex kann ebenso wie der im endogenen System gebildete Komplex (Faktor IX, Faktor VIII, Phospholipid und Calcium) den Faktor X aktivieren.

Der — im exogenen und/oder endogenen System gebildete — Prothrombinumwandlungsfaktor bewirkt die Überführung von Präthrombin in Thrombin.

Thrombin führt nicht nur zur Fibrinbildung und zur Aktivierung des F XIII, sondern wahrscheinlich auch zur Ausbildung von »*Verstärker*«-*Rückkopplungskreisen* durch Wirkung auf VII und VIII. Die im Gerinnungssystem ablaufenden spontanen Aktivierungs-»Kreise« werden — wie beim Complementsystem — durch *potente Inhibitoren* (Antithrombin III und α_2-Makroglobulin sowie C1-Inhibitor) »gedämpft«. Durch das Auftreten einer »unphysiologischen« Oberfläche oder der oben erwähnten Xa-Receptoren an den Thrombocyten werden die Hemmechanismen überwunden und der Gerinnungsablauf auf diese Stelle »fokusiert«. Die Inhibitoren wiederum verhindern das Überschießen der Reaktionen und deren Ausbreitung auf die Umgebung (Abb. 27.30).

Gerinnungshemmung, Anticoagulantien

Physiologischer Weise wird die Aktivität des Gerinnungssystems durch Inhibitoren begrenzt. Ein äußerst wirksames Anticoagulans ist *Heparin* (Mucopolysaccharid aus Sulfonylaminoglucose und Schwefelsäureestern der Glucuronsäure; saure Reaktion, stark elektronegativ). Heparin ist außerdem ein Co-Faktor der Lipoprotein-Lipase (»clearing factor«, Kap. 17). Heparin wird durch elektropositive Substanzen (z. B. Toluidin-Blau, Protamin) neutralisiert. Wiederholte Gabe hoher Heparin-Dosen hemmt die Aldosteron-Sekretion offenbar durch direkte Wirkung auf die NNR. *Heparin* findet sich in den Granula zirkulierender basophiler Granulocyten und Mastzellen (Wanderzellen, vorwiegend im Bindegewebe; sind vielleicht durch Histamin-Freisetzung auch an der entzündlichen Reaktion beteiligt). Beim Hund enthält die Leber zahlreiche Mastzellen, die ihr Heparin beim anaphylaktischen Schock ins Blut abgeben, bei anderen Species enthält die Leber jedoch wenig Heparin. Beweise für eine physiologische Rolle des Heparins bei der Flüssig-Erhaltung des Blutes fehlen. Es ist jedoch von Interesse, daß in der Zellmembran von Endothelzellen heparin-ähnliche Strukturen (Glucosaminoglykane) vorkommen.

Die Heparin-Wirkung beschränkt sich nicht nur auf die Thrombin-Hemmung, sondern greift an mehreren Stellen in das Gerinnungssystem ein (z. B. Hemmung des Faktors Xa). *Der gerinnungshemmende Effekt des Heparin* kommt erst durch das Zusammenwirken mit dem *Proteinase-Inhibitor Antithrombin III (Heparin-Co-Faktor)* zustande; durch Bindung des Heparin an Antithrombin III wird dessen Wirksamkeit als Inhibitor des Thrombin *um ein Vielfaches gesteigert,* so daß Thrombinwirkungen unterdrückt werden.

Derivate des Cumarin (*Dicumarol,* Abb. 27.31) *blockieren die letzte Stufe der Biosynthese* (γ-Carboxylierung) der Vitamin-K-abhängigen Gerinnungs-Faktoren Prothrombin, VII, IX und X in der Leber. Dicumarol wird klinisch als Anticoagulans verwendet. Im Gegensatz zur sofort eintretenden gerinnungshemmenden Wirkung von Heparin — die andererseits im Bedarfsfall auch sofort durch z. B. Protamin aufgehoben werden kann — tritt eine merkliche Abnahme der Gerinnungsfähigkeit des Blutes nach Dicumarol erst nach entsprechender Abnahme der Konzentration der betroffenen Gerinnungsfaktoren (Halbwertzeiten Tabelle 27.14) ein. Ebenso erfordert es auch nach Absetzen der Dicumarol-Therapie entsprechende Zeit, bis die Gerinnungsfähigkeit des Blutes wieder normalisiert ist. Zur Kontrolle der unter Dicumarol-Wirkung verminderten Coagulabilität des Blutes wird die *Prothrombinzeit-Bestimmung* nach Quick verwendet.

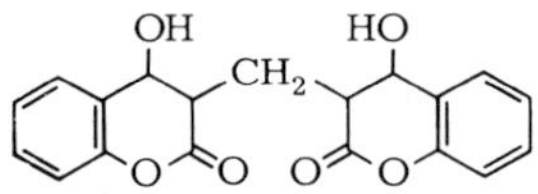

Abb. 27.31. Methylen-bis-hydroxycumarin (Dicumarol)

Der Einfluß von Cumarin-Derivaten auf die Synthese der Vitamin-K-abhängigen Gerinnungs-Faktoren beruht, wie erwähnt, *nicht auf kompetitiver Hemmung des Vitamin K.* Vor der Ausschleusung aus der Leberzelle muß nämlich — als letzter Schritt — eine γ-Carboxylierung der genannten Faktoren unter Carboxylase-Wirkung erfolgen (hierdurch entstehen zusätzlich negative Ladungen an einem Teil dieser Moleküle und sie werden über Ca^{2+} an Phospholipid-Micellen gebunden); die *Carboxylase* wiederum steht in *Nahbeziehung* zu einem *Cumarin-bindenden Protein,* das bei Anwesenheit von Cumarin die Carboxylase inaktiviert. Vitamin K ist jedoch ein weiterer wesentlicher Bestandteil dieses Carboxylase-Systems.

Demgemäß sind bei Vitamin-K-Mangel die erwähnten Faktoren zwar immunologisch nachweisbar, im Gerinnungssystem jedoch unwirksam. Andererseits wird dadurch auch verständlich, daß die Wiederherstellung der vollen Gerinnbarkeit nach Beendigung der Cumarin-Medikation wesentlich rascher erfolgt

als dies entsprechend der Syntheserate zu erwarten wäre und durch hohe Vitamin K-Dosen noch beschleunigt werden kann.
Eine weitere Möglichkeit, die Gerinnung in vivo zu verhindern, bietet die Anwendung thrombin-ähnlicher Enzyme aus tierischen Giften (z. B. Schlangengifte, Ancrod = Arvin oder Reptilase). Im Gegensatz zu Thrombin spalten diese Gifte nicht alle 4 Fibrinopeptide vom Fibrinogenmolekül ab, sondern nur die 2 Fibrinopeptide A. Das Rest-Molekül ist für das Gerinnungssystem kein verwertbares Substrat mehr und wird durch Thrombin nicht mehr angegriffen. Andererseits kann dieses Molekül auch nicht mehr zu Fibrin polymerisieren.
Durch Entfernung von Calcium aus dem Blut kann in vitro Gerinnung verhindert werden; dies gelingt durch Substanzen wie Oxalat (Bildung unlöslicher Calcium-Salze) oder Citrat bzw. EDTA (Komplex-Bildner mit Ca^{2+}). Insbesondere in der Bluttransfusionspraxis wird als Coagulationshemmer in Blutkonserven Natriumcitrat verwendet; der vorwiegend verwendete Citrat-Dextrose-»Stabilisator« (ACD) verhindert allerdings nicht die Abnahme der 2,3-DPG-Konzentration in den Erythrocyten (s. Kap. 35), ein Nachteil, der z. T. durch Verwendung eines Citrat-Phosphat-Dextrose-Puffers (CPD) anstelle des ACD-Puffers vermieden wird.
In vitro kann die Blutgerinnung weiter noch durch Heparin oder durch Ancrod bzw. Reptilase verhindert werden. Auch die Verwendung nichtbenetzbarer Oberflächen (silikonisiertes Glas, Plastik) wirkt gerinnungshemmend, da hierdurch ein Zerfall der Thrombocyten wie auch eine Aktivierung des Faktors XII verlangsamt wird. Dieser Effekt ist allerdings zeitlich begrenzt; Aspirin hemmt die Plättchen-Aggregation durch Verhinderung der Endoperoxid-Bildung in den Thrombocyten und damit der Bereitstellung des aggregationsfördernden Prostaglandins Thromboxan A_2. Aspirin ist jedoch von umstrittenem Wert für die Prophylaxe venöser Thrombosen und verursacht auch nur in seltenen Fällen Blutungen.

Einflüsse auf das Gerinnungssystem

Zustände mit gesteigerter Aktivität des Gerinnungssystems sind wegen ihrer möglichen Bedeutung für die Entstehung von thrombo-embolischen Erkrankungen (s. unten) von Interesse. Beim Studium von Einflüssen auf das System hat sich die Erfassung einer allgemeinen Steigerung der Gerinnungstendenz (Hypercoagulabilität) als schwierig erwiesen, während die quantitative Bestimmung von Einzelfaktoren des Gerinnungssystems möglich ist. So gelang es z. B. bei zahlreichen physiologischen und pathologischen Zuständen eine Steigerung der Konzentration des Faktors VIII nachzuweisen (physische Arbeit, Schwangerschaft, Schilddrüsenüberfunktion, Ovulationshemmer, postoperativ). Neben der Vermehrung des Faktors VIII kommt es bisweilen auch zu einer Konzentrations-Erhöhung des Fibrinogens sowie der Faktoren II, VII und X (z. B. Schwangerschaft, Ovulationshemmer). Die Veränderungen im Blutgerinnungssystem sind eng verknüpft mit solchen des fibrinolytischen Systems (s. unten).

Fibrinolytisches System

Das fibrinolytische System wirkt als Gegenspieler des Gerinnungssystems. Seine Aufgabe liegt darin, einerseits die Fibrinablagerungen in Grenzen zu halten und so bei Aufrechterhaltung der Schutzfunktion der Blutgerinnung eine Blockierung des zirkulatorischen Systems (Bildung von Thromben) zu verhindern. Andererseits wird an verletzten Stellen abgelagertes Fibrin durch das fibrinolytische System abgebaut und so die »Reparatur« von Gewebedefekten durch celluläre Elemente eingeleitet.
Die aktive Substanz des fibrinolytischen Systems ist das Plasmin, ein proteolytisches Enzym mit hoher Affinität für Fibrin. *Plasmin* wird aus seiner inaktiven Vorstufe *Plasminogen* durch die Wirkung verschiedener Aktivatoren gebildet. Als Bildungsorte des Plasminogens werden neben der Leber auch die Nieren angenommen; Plasminogen findet sich auch in den eosinophilen Granulocyten.

Aktivatoren des Plasminogens

Natürliche Aktivatoren des Plasminogens kommen in verschiedenen Geweben (*Gewebe-Aktivatoren,* besonders reichlich in Lunge, Uterus, Prostata, Endothelzellen von Kapillaren und Venen) und im Harn (*Urokinase*) vor. Auch in Erythrocyten (*Erythrokinase*) und in Thrombocyten kommt ein Plasminogen-Aktivator vor. Letzterer könnte insofern von Bedeutung sein, als zugleich mit der gerinnungsfördernden Wirkung des Plättchenzerfalls (*Plättchenfaktoren*) eine gegenregulatorische Tendenz wirksam werden könnte; zum Wirksamwerden des Plättchenaktivators bedarf es anscheinend der Complementfaktoren. Hinsichtlich des wirksamen Plasminogen-Aktivators im Blut besteht noch keine völlige Klarheit. Einerseits erfolgt bei Aktivierung des Gerinnungs-Systems auch eine Plasmin-Aktivierung über den Faktor XII, wahrscheinlich durch Kallikrein, das hier als Plasminogen-Aktivator wirkt (auch Faktor XI wird übrigens als möglicher Plasminogen-Aktivator in Betracht gezogen); dieser Mechanismus dürfte jedoch quantitativ nicht übermäßig bedeutsam sein. Andererseits setzen *Endothel-Zellen* — zumindest unter bestimmten Bedingungen — einen *Plasminogen-Aktivator* frei und so könnte der eigentlich wirksame Plasminogen-Aktivator endothelialen Ursprungs sein.
Neben den körpereigenen Aktivatoren kommen in verschiedenen Bakterien Plasminogen-Aktivatoren vor (*Staphylokinase, Streptokinase*). Die Wirkung dieser Aktivatoren erfolgt jedoch nicht direkt, sondern über den Weg der Komplexbildung mit Plasminogen bzw. Plasmin. Diese bakteriellen Aktivatoren sind für den menschlichen Organismus immunogen und man findet

daher häufig im Blut von Personen, die z. B. Infektionen mit Streptokokken durchgemacht haben, Antikörper gegen Streptokinase.
Klinisch wird zur Aktivierung des fibrinolytischen Systems häufig Streptokinase angewandt, wobei die individuellen Anti-Streptokinase-Titer des Patienten bei der Dosierung zu berücksichtigen sind.

Exogene und endogene Fibrinolyse

Sowohl bei der physiologischen, wie auch bei der therapeutischen Aktivierung des fibrinolytischen Systems ist zwischen einer endogenen und exogenen Fibrinolyse zu unterscheiden. Bei der endogenen Auflösung eines Thrombus kommt es zur Aktivierung des Plasminogens im Inneren des Thrombus durch Aktivatoren, die im Inneren des Gerinnsels entstehen und/oder von außen her in den Thrombus hineindiffundieren; diese Form der Fibrinolyse ist in Hinblick auf die Auflösung des Thrombus sehr wirksam und bietet den Vorteil, daß die Fibrinolyse lokal begrenzt abläuft und keine allgemeinen proteolytischen Effekte auftreten. Bei der exogenen Fibrinolyse hingegen wird der Thrombus von der Oberfläche her durch zirkulierendes Plasmin angegriffen. Hierbei kommt es außerdem zu allgemeinen proteolytischen Effekten (Abbau der Gerinnungsfaktoren VIII, V und des Fibrinogens).

Fibrinolyse-Inhibitoren

Unter physiologischen Bedingungen wird die Wirkung des Plasmins durch verschiedene Hemmkörper begrenzt (α_2-Makroglobulin, α_1-Antitrypsin u. a.). Diese Hemmkörper verbinden sich mit dem aktiven Enzym, wobei die entstehenden Komplexe durch Phagocyten eliminiert werden. Bei unzureichender Wirkung der natürlichen Inhibitoren kann es notwendig sein, Inhibitoren zuzuführen; verschiedene Substanzen haben sich klinisch als wirksame Inhibitoren des fibrinolytischen Systems erwiesen, z. B. Protease-Inhibitoren aus Pflanzen (Soja-Bohnen-Trypsin-Inhibitor, Trasylol) oder chemische Verbindungen (ε-Aminocapronsäure = EACA, p-Aminomethylbenzoesäure = PAMBA, Aminoäthyl-cyclohexan-carbonsäure = AMCA).

Einflüsse auf die fibrinolytische Aktivität

Die normale fibrinolytische Aktivität ist relativ gering und unterliegt rhythmischen Schwankungen (circadian, mit maximaler Aktivität am frühen Morgen; Cyclus-abhängig, mit Minimum während der Menstruation). Unter Streß verschiedener Ursache kommt es zu Änderungen der fibrinolytischen Aktivität; Muskelarbeit führt z. B. zu einer Steigerung, ebenso wie chirurgische Eingriffe. Nach der Streß-induzierten Fibrinolyse-Steigerung — diese ist nur von kurzer Dauer (Stunden bis max. 1 Tag) — kommt es zu einer typischen Gegenregulation mit verminderter fibrinolytischer Aktivität, die über eine Woche andauern kann (Thrombose-Gefahr während der postoperativen Periode). Die Steigerung der fibrinolytischen Aktivität infolge von Streß steht offensichtlich in Zusammenhang mit einer vermehrten Adrenalin-Freisetzung; Adrenalin-Infusion selbst führt zu dem gleichen Effekt. Der Adrenalin-Effekt auf die Fibrinolyse ist nur zum Teil (30%) durch β-Receptoren-Blocker hemmbar und wird neben der β-adrenergen und einer kleinen α-adrenergen Komponente über einen weiteren nicht klargesellten Mechanismus, der wahrscheinlich die Freisetzung von Plasminogen-Aktivatoren aus Endothelzellen bewirkt, vermittelt. Die Freisetzung von Aktivator aus Endothelzellen ist offenbar auch die Ursache für die Fibrinolyse-Steigerung, die nach Stase infolge venöser Stauung oder unter Wirkung vasoaktiver Substanzen (z. B. Nicotinsäureamid) auftritt.

Zusammenwirken der an der Hämostase beteiligten Systeme

Im Interesse eines umfassenden Verständnisses der Hämostase und der bei ihr ablaufenden Vorgänge dürfen die beteiligten Systeme nicht aus ihrem Zusammenhang gelöst und getrennt beschrieben werden, wie dies aus didaktischen Gründen meist getan wird; die *Hämostase* soll lediglich nicht als ein in sich geschlossener Vorgang, sondern lediglich als der *erste Schritt des Gewebe-»Reparatur«-Vorganges* betrachtet werden. Ein weiterer zu beachtender Gesichtspunkt ist die *lokale Begrenzung der Hämostase-Mechanismen,* die auf die Stelle eines erneuernden traumatisierten Gewebeteiles hin »fokusiert« werden. Es muß daher in diesem Zusammenhang betont werden, daß z. B. eine in vitro ablaufende Blutgerinnung niemals imstande ist, ein volles Verständnis der komplexen Verhältnisse in vivo zu vermitteln, wenn sich auch Testverfahren — aus technischen Gründen — häufig auf Teilaspekte der erwähnten Mechanismen beschränken müssen.

Die *Lokalisation des Hämostase-Vorganges* erfolgt z. T. durch die *Oberflächen-Bindung des Faktors XII* (Kollagen, Basalmembran), hauptsächlich jedoch *durch Thrombocyten,* die an traumatisierten Oberflächen haften. Dadurch werden in den Thrombocyten vielfältige Mechanismen aktiviert mit den *folgenden Effekten:* Fortpflanzung der Reaktion auf andere Thrombocyten (ADP-Freisetzung), »Fokusierung« und In-Gang-Setzung der Gerinnung (Xa-Receptoren an den Thrombocyten), Vasoconstriction (Serotonin-Freisetzung) sowie Aktivierung von subendothelial gelegenen Fibroblasten und glatten Muskelzellen (Freisetzung des thrombocytären Mitogens, das wahrscheinlich für die Artherosklerose-Entstehung bedeutsam ist). Gleichzeitig werden aber durch die Thrombocyten auch *gegensinnig wirksame Mechanismen* ausgelöst, wie z. B. die Bildung des anti-aggregatorischen Prostacyclins in den Endothelzellen.

Die *Bildung von Thrombin* im Verlauf der vorher beschriebenen Vorgänge führt nicht nur zur Fibrin-Entstehung, sondern hat durch den aktivierenden Einfluß des Thrombins auf den Faktor XIII *weiterreichende Effekte;* der fibrin-stabilisierende Faktor XIII verfestigt nämlich nicht nur das Fibrin durch Fibrin-Fibrin-Vernetzung, sondern bewirkt auch eine Quervernetzung zwischen Fibrin und einem anderen Protein, dem Plasma-Eiweißkörper *Fibrinonectin;* dieses — von Fibroblasten gebildete — Fibrinonectin wirkt, an Fibrin gebunden als »Leitschiene« für Fibroblasten zur Organisation des vorher entstandenen fibrinhaltigen Thrombus. Die *Mitwirkung des fibrinolytischen Systems* eröffnet dabei den Weg für die Einwanderung der Fibroblasten in den Thrombus, wobei Plasminogen sowohl durch zellständige Aktivatoren, wie auch durch Plasminogen-Aktivatoren aktiviert wird, die wahrscheinlich von Endothelzellen als Antwort auf den Fibrin-Reiz gebildet werden.

Eine Zusammenschau der beschriebenen Vorgänge ergibt sich im Schema der Abb. 27.32.

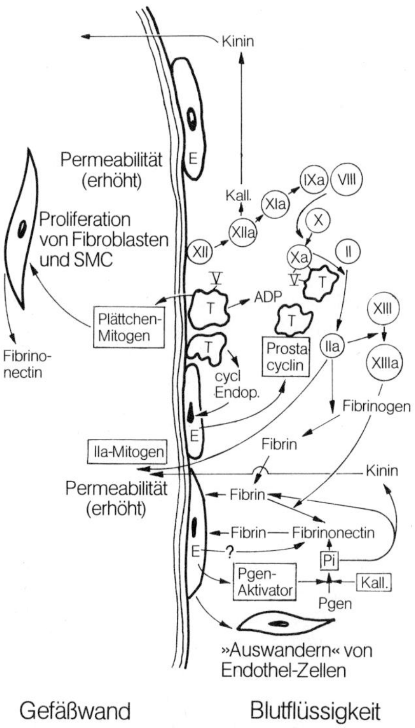

Störungen der hämostatisch wirksamen Systeme

Nach dem oben Gesagten ist es verständlich, daß Störungen in einem der Teilsysteme aufgrund der vielfältigen Zusammenhänge meist nicht auf ein System beschränkt bleiben.

Störungen des Gerinnungssystems (Coagulopathien)

Seit langem bekannt sind genetisch bedingte Gerinnungsstörungen, die auf Fehlen oder fehlerhafte Bildung bestimmter Gerinnungsfaktoren zurückzuführen sind *(Defektcoagulopathien).* Zu diesen gehört die *Dysfibrinogenämie,* bei der ein Fibrinogen gebildet wird, das entweder durch Thrombin nicht angreifbar ist oder nicht polymerisieren kann. Ein weiteres typisches Beispiel für diese Gruppe von Störungen bilden die verschiedenen Formen der Bluterkrankheit *(Hämophilie),* welche den Faktor VIII (Hämophilie A) oder IX (Hämophilie B) betreffen kann. Je nachdem, ob der betreffende Faktor in immunologisch nachweisbarer, aber funktionsunfähiger Form gebildet wird oder überhaupt fehlt, spricht man von z. B. Hämophilie A^+, oder Hämophilie A^-. Die Kombination der Hämophilie mit Thrombocytenstörungen und dem Mangel an dem »antibleeding factor« (von Willebrand-Faktor), der die Thrombocyten-Aggregation fördert, wird als *von Willebrand-Jürgens-Syndrom* (Thrombocytenstörungen im Vordergrund) bzw. *Angiohämophilie* (Hämophilie im Vordergrund) bezeichnet. Neben diesen Defektcoagulopathien kommen noch andere angeborene Gerinnungsstörungen vor (Tabelle 27.15).

Erworbene Störungen der Bildung meist mehrerer Gerinnungsfaktoren gemeinsam treten bei verschiedenen Erkrankungen der Leber bzw. einer unzureichenden Vitamin-K-Resorption (gestörte Fettresorption) auf.

Durch Eindringen von thromboplastischem Material (Fruchtwasserembolie, vorzeitige Placentalösung, Lungen- oder Darmoperationen), Thrombin oder thrombinähnlichen Substanzen (Schlangengifte) in die Zirkulation kommt es zur Bildung von Mikrothromben und zum Verbrauch der Gerinnungsfaktoren I, II, V, VIII und der Antithrombine sowie der Thrombocyten (disseminierte intravasculäre Gerinnung, DIC). Oft schließt sich eine sekundäre Aktivierung des fibrinolytischen Systems an.

Abb. 27.32. Zusammenwirken zwischen Gerinnungs-, fibrinolytischem und Kinin-System unter physiologischen und pathologischen Bedingungen (Beispiel der komplizierten »Vernetzung« mehrerer Regel-Systeme (Kap. 1). Gleichzeitig mit der Aktivierung des Gerinnungs-Systems über Thrombocyten und Faktor XII kommt es auch zur Aktivierung des fibrinolytischen Systems, wodurch sich die Gerinnsel-Bildung bis zu einem gewissen Grad selbst limitiert; gleichzeitig erfolgt aber ebenfalls über den Faktor XII, bzw. über Plasmin eine Aktivierung des Komplement- und Kinin-Systems. Umgekehrt können auch primäre Beteiligung von Gerinnungs- oder fibrinolytischem System bei einer Komplement-Aktivierung auch diese Systeme in der Folge aktiviert werden.

T = Thrombocyt; E = Endothelzelle; Kreis-Symbole = Gerinnungs-Faktoren

Tabelle 27.15. Angeborene und erworbene Gerinnungsstörungen (nach E. Deutsch. In: Gross-Jahn-Schomrich: Lehrbuch der inneren Medizin. 2. Aufl. Schattauer. Stuttgart-New York 1970)

Gerinnungs-Faktor	GERINNUNGSSTÖRUNGEN Angeboren	erworben
I	Afibrinogenämie, Dysfibrinogenämie	Verbrauchscoagulopathie, Fibrinolyse, schwere Leberparenchymschäden
II	Hypoprothrombinämie	Neugeborene, Vitamin-K-Mangel, Cumarinwirkung, Leberparenchymschäden
III		Keine Gerinnungsstörung
IV		Keine Gerinnungsstörung
V	Hypoproaccelerinämie, Parahämophilie	Schwere Leberparenchymschäden, Verbrauchscoagulopathie, Fibrinolyse
VII	Hypoproconvertinämie	Neugeborene, Leberparenchymschäden, Vitamin-K-Mangel, Cumarinwirkung
VIII	Hämophilie A$^+$, Hämophilie A$^-$, Angiohämophilie A	Fibrinolyse, Verbrauchscoagulopathie, Paraproteinämie
IX	Hämophilie B$^+$, Hämophilie B$^-$, Angiohämophilie B	Neugeborene, Leberparenchymschäden, Cumarinwirkung, Vitamin-K-Mangel
X	Stuart-Faktor-Mangel	
XI	PTA-Mangel	Lebercirrhose
XII	»Hageman trait«	Lebercirrhose
XIII	FSF-Mangel	Lebercirrhose, Carcinom

Störungen der Fibrinolyse

Beim Einströmen von Gewebeaktivatoren des fibrinolytischen Systems im Verlauf operativer oder sonstiger Eingriffe an aktivatorreichen Organen (Prostata, Lunge, Uterus) in die Zirkulation oder sekundär im Gefolge von intravasculären Gerinnungsprozessen erfolgt Aktivierung des fibrinolytischen Systems. Es kommt dabei zum Verbrauch von Plasminogen, Antiplasminen sowie zur Fibrinolyse; gleichzeitig bewirkt die proteolytische Aktivität im Plasma eine Fibrinogenolyse sowie Abbau der Faktoren VIII und V. Im Gegensatz zur Verbrauchscoagulopathie ist bei der primären intravasculären Fibrinolyse die Zahl der Thrombocyten normal.

Thrombocyten-Störungen

Störungen der Hämostase treten auch bei Veränderungen im Thrombocytensystem auf. Es kann sich dabei um die Folge einer genetisch bedingten oder erworbenen Verminderung der Thrombocytenzahl *(Thrombopenie)* handeln und/oder um verschiedene Formen der Thrombocyten-Funktions-Störungen *(Thrombasthenie)*. Bei der Thrombasthenie Glanzmann liegt eine Störung des Energiestoffwechsels der Thrombocyten vor, die eine mangelhafte Haftfähigkeit der Thrombocyten an Oberflächen sowie eine Störung der Thrombocyten-Aggregation bewirkt. Das typische Symptom einer Thrombopenie ist mangelhafte Retraktion des Gerinnsels und ungenügende Constriction verletzter Gefäße *(thrombocytopenische Purpura,* multiple subcutane Blutungen und Gefäßbrüchigkeit). Ähnliche Symptome bestehen auch bei Thrombasthenie.

Thrombose — Embolie

Die Bildung eines Blutgerinnsels innerhalb intakter Gefäße *(Thrombus)* ist in ihren Ursachen nicht voll aufgeklärt, doch dürften offenbar drei Umstände für die Entstehung einer *Thrombose* Bedeutung haben. *Verlangsamte Blutströmung* (lokale Anhäufung aktiver Gerinnungsfaktoren) wird insbesondere für die Entstehung von Thromben im venösen System z. B. nach Operationen bzw. Geburten — neben einer *Hypercoagulabilität* — verantwortlich gemacht. *Veränderungen der Gefäßwand* durch atherosklerotische Veränderungen oder andere Schädigungen des Endothels sind vor allem für die Thrombosen im arteriellen System (Coronar-, Cerebral- und Extremitäten-Arterien) auslösend, wobei zunächst ein Thrombocytenaggregat entsteht und dem Gerinnungssystem nur sekundäre Bedeutung zukommt.

Kommt es zum Losreißen von Stücken eines Thrombus, dann können diese mit dem Blut transportiert — eine *Embolie* verursachen; so können z. B. aus Beinvenen stammende Emboli Verschluß der Pulmonal-Arterie *(Pulmonalembolie),* bzw. von wandständigen Thromben im linken Ventrikel (muraler Thrombus, z. B. nach Herzinfarkt) losgerissene Gerinnsel Verschlüsse von Gehirn- oder Extremitätengefäßen bewirken.

Klinische Untersuchungs-Methode der Blutgerinnung und Fibrinolyse

Entsprechend der Kompliziertheit des Gerinnungs-Systems wurden Spezial-Methoden ausgearbeitet, um den Mangel einzelner Gerinnungs-Faktoren genau erfassen zu können. Für Routinezwecke haben sich aber einige einfachere Methoden als brauchbar zur Orientierung über Störungen der Blutgerinnung erwiesen.

Mit der *Blutungszeit* (Zeit zwischen dem Setzen einer kleinen Hautverletzung und dem Stillstand der Blutung, normal je nach Methode 2–5 min), bei der zwar verschiedene an der Hämostase beteiligte Mechanismen eine Rolle spielen, werden vorwiegend nur Thrombocytendefekte erfaßt.

Mit Hilfe der *partiellen Thromboplastinzeit* (PTT, Kephalinzeit; Zeit bis zum Auftreten des ersten Fibrinfadens nach Recalcifizierung von Citratplasma und Zusatz von Kephalin, wobei Phosphoäthanolamin die eigentliche wirksame Verbindung dieses Phospholipids ist; normal 60–70 s) können Veränderungen des gesamten Gerinnungssystems erfaßt werden, da mit Ausnahme des Faktors VII alle anderen Gerinnungsfaktoren erfaßt werden.

Die *Prothrombinzeit* (PTZ, *Thromboplastinzeit;* Zeit bis zum Auftreten des ersten Fibrinfadens nach Recalcifizierung von Citrat-Blut oder -Plasma, dem Gewebe-Thrombokinase zugesetzt wurde, normal 12–15 s) ist von der Konzentration der Gerinnungsfaktoren II (Prothrombin), V, VII und X abhängig und kann durch Heparin sowie Fibrinogen beeinflußt werden. Die PTZ-Bestimmung dient insbesondere der Überwachung therapeutischer und prophylaktischer Anwendung von Cumarin-Derivaten.

Als dritte Untersuchung des Gerinnungssystems kann noch die *Thrombinzeit* bestimmt werden; diese ist nur mehr von der Fibrinogen-Konzentration und zirkulierenden Antithrombinen abhängig. Eine Differenzierung zwischen den Auswirkungen einer Heparin-Therapie und einem Fibrinogen-Mangel ist durch die Bestimmung der *Reptilase-Zeit* möglich, da Reptilase (ein Enzym aus Schlangengift) unabhängig von Anti-Thrombin III auf Fibrinogen wirkt.

Kapitel 28
Ursache der Herztätigkeit und elektrische Aktivität des Herzens (EKG)

Entstehung und Ausbreitung der Erregung im Herzen

Der Kontraktionsablauf im Herzen verläuft normalerweise in geordneter Folge; auf Kontraktion der Vorhöfe *(Vorhofsystole)* folgt Kontraktion der Kammern *(Ventrikelsystole)* und während der Diastole sind alle 4 Herzkammern erschlafft. Der Herzschlag nimmt seinen Ursprung in einem spezialisierten kardialen *Erregungs-Leitungs-System*[1] und breitet sich über dieses System auf alle Teile des Myokards aus. Die dem Leitungs-System (Abb. 28.1) zugrundeliegenden Strukturen sind der *Sinusknoten* (sinoatrialer Knoten, SA-Knoten), die *Internodal-Bündel* im Vorhof, der *atrio-ventricular Knoten* (AV-Knoten), das *Hissche Bündel*, dessen *rechter* und *linker Schenkel*, sowie das *Purkinjesche System*. Die verschiedenen Teile des Leitungs-Systems sowie – unter pathologischen Bedingungen – Teile des Myokards sind zu spontaner Erregungsbildung befähigt. Der Sinusknoten ist aber der normale Herzschrittmacher, indem seine Impulsfrequenz die Frequenz, mit der das Herz schlägt, bestimmt. Im Sinusknoten gebildete Impulse laufen über die Vorhofmuskulatur zum AV-Knoten, durch diesen zum Hisschen Bündel und durch beide Schenkel über das Purkinjesche System zur Ventrikelmuskulatur.

Struktur des erregungsbildenden und -leitenden Systems

Beim vierkammrigen Säugerherzen liegt der Sinusknoten an der Mündung der Vena cava superior in den rechten Vorhof. Der AV-Knoten ist im rechten hinteren Anteil des Vorhofseptums lokalisiert (Abb. 28.1). Es gibt drei Bündel von Vorhoffasern, die Purkinje-artige Fasern enthalten und Impulse von Sinusknoten zum AV-Knoten leiten: ein *vorderes Internodalbündel* (BACHMANN), ein *mittleres Internodalbündel* (WENCKEBACH) und ein *hinteres Internodalbündel* (THOREL). Diese Fasern vereinigen und vermischen sich mit den Fasern im AV-Knoten. Der AV-Knoten geht kontinuierlich in das Hissche Bündel über, das direkt oberhalb des Septum interventriculare einen linken Kammerschenkel abgibt und sich als rechter Kammerschenkel fortsetzt. Der linke Schenkel teilt sich in einen vorderen oberen und einen hinteren unteren Faszikel. Die Kammerschenkel und Faszikel verlaufen subendokardial beiderseits des Septums abwärts und verzweigen sich in die Fasern des Purkinjeschen Systems, welche die Verbindung zu allen Teilen des Ventrikel-Myokards herstellen.

Über die Histologie des Herzmuskels s. Kapitel 3. Das Leitungs-System besteht aus modifiziertem Herzmuskel, der quergestreift ist und undeutliche Zellgrenzen aufweist. Das Gewebe ist Glykogen- und Sarkoplasma-reicher als die übrigen Herzmuskelfasern. Die Muskelfasern des Vorhofs sind von denen der Ventrikel durch einen bindegewebigen Ring getrennt (Anulus fibrosus), das Hissche Bündel bildet die einzige Verbindung zwischen Vorhöfen und Kammern. Der Sinusknoten entwickelt sich aus Strukturen auf der rechten, der AV-Knoten aus solchen auf der linken Seite des Embryo. Beim Erwachsenen versorgt daher der rechte N. vagus vorwiegend den Sinusknoten, der linke N. vagus den

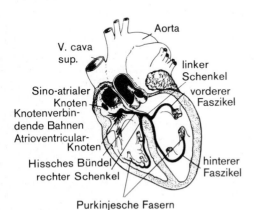

Abb. 28.1. Erregungsleitungs-System des Herzens (nach GOLDMAN: Principles of Clinical Electrocardiography, 8th Ed. Los Alamos: Lange 1976)

---
[1] Im klinischen Gebrauch auch oft — ungenau — als »Reiz«-Leitungs-System bezeichnet (siehe Kap. 2 und 5).

AV-Knoten; beide Gebiete beziehen aber adrenerge Impulse von den Ganglien des Halssympathicus über die Nn. cardiaci. Adrenerge Fasern erreichen auch die Vorhofs- und Ventrikelmuskulatur, während Vagus-Fasern nur das Erregungsleitungs-System und die Vorhofmuskulatur versorgen dürften.

Eigenschaften des Herzmuskels

Die elektrischen Erscheinungen am Herzmuskel und die zugehörigen Ionen-Verschiebungen wurden in Kap. 3 besprochen. Das Ruhepotential der Herzmuskelfasern beträgt ungefähr -80 mV; die einzelnen Fasern sind im allgemeinen durch Zellmembranen voneinander getrennt, dennoch verbreitet sich die Depolarisationswelle — durch das Vorhandensein sogenannter »gap junctions« — wie in einem Syncytium. Das *Aktionspotential* der einzelnen Herzmuskel-Zellmembran zeigt sehr *rasche Depolarisation* und eine langsamere — *dreiphasisch ablaufende* — *Repolarisation* (Abb. 3.14, 28.2); bei extracellulärer Registrierung ähnelt das Aktionspotential dem QRST-Komplex des EKG (Abb. 28.3). Die initiale Depolarisation wird durch eine Erhöhung der Na^+-Permeabilität hervorgerufen, die von einer langsameren und kleineren Erhöhung der Ca^{2+}-Permeabilität gefolgt wird. Die Repolarisation nach dem Plateau des Aktionspotentials ist durch einen verzögerten Anstieg der K^+-Permeabilität bedingt.

Die *Zellen mit rhythmischen Entladungen* haben ein besonders instabiles Membranpotential, das nach jedem Impuls vom Ruhepotential spontan wieder zur »Zünd«-Schwelle (»firing level«) absinkt (*Präpotential, Schrittmacherpotential*, Kap. 3), was den nächsten Impuls auslöst. Die Geschwindigkeit mit der das Membranpotential bis zur Zünd-Spannung depolarisiert wird, determiniert die Frequenz der Entladungen. Normalerweise sind Präpotentiale nur im Sinus- und AV-Knoten ausgeprägt (Abb. 28.2); es gibt jedoch »*latente Schrittmacher*« in anderen Teilen des Erregungs-Leitungs-Systems, die aktiv werden, wenn Sinus- und AV-Knoten gestört sind oder die Erregungs-Leitung von ihnen blockiert ist. Vorhof- und Ventrikel-Fasern haben keine Präpotentiale und zeigen nur unter pathologischen Bedingungen Spontanentladungen.

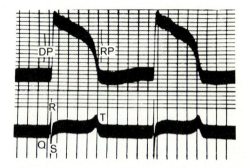

Abb. 28.3. Aktionspotential und Oberflächen-Elektrokardiogramm des Herzmuskels. Zeit-Markierung: 0,1 s. DP = Depolarisation; RP = Repolarisation (nach HECHT: Normal and abnormal transmembrane potentials of the spontaneously beating heart. Ann. N. Y. Acad. Sci. **65**, 700 (1957)

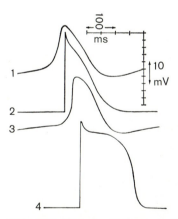

Abb. 28.2. Typische Aktionspotentiale von (1) SA-Knoten, (2) Vorhof-Muskel-Faser, (3) AV-Knoten, (4) Ventrikel-Muskel-Faser (alle mit derselben Zeitachse, aber verschiedenen Nullpunkten an der vertikalen Skala). Aussehen und Zeitpunkt der Aktions-Potentiale verschieden (nach HOFFMAN and CRANEFIELD: Electrophysiology of the Heart. New York: McGraw-Hill 1969)

Bei Erregung der cholinergen, das Schrittmacher-Gewebe versorgenden Vagusfasern nimmt die Steilheit des Schrittmacherpotentials ab; Acetylcholin-Freisetzung steigert wahrscheinlich die K^+-Permeabilität des Schrittmachergewebes und *vermindert so die Impulsfrequenz*; bei starker Vagusreizung können sogar Spontanentladungen für einige Zeit ausbleiben. Reizung der sympathischen Nn. cardiaci bewirkt hingegen verstärkte Instabilität des Membranpotentials mit Frequenzsteigerung der Spontanentladungen (Abb. 28.4); Noradrenalin erhöht dabei die Geschwindigkeit der K^+-Permeabilitätsabnahme zwischen den einzelnen Aktionspotentialen, die wahrscheinlich für die Entstehung der Präpotentiale verantwortlich ist.

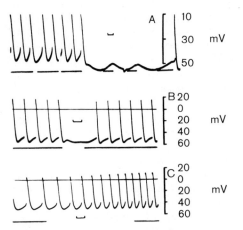

Abb. 28.4. Wirkungen der Vagus- (A und B) und Sympathicus-Stimulierung (C) auf das Schrittmacherpotential des Sinus venosus (Frosch-Herz). Stimulierung = Unterbrechung der unter jedem Diagramm verlaufenden Linie. Horizontale Marken = 1 s (nach HUTTER and TRAUTWEIN: Vagal and sympathetic effects on the pacemaker fibers in the sinus venosus of the heart. J. gen. Physiol. **39**, 715 (1956))

Die Entladungsfrequenz von Sinusknoten und übrigem Schrittmachergewebe kann durch Temperatur und Pharmaka beeinflußt werden; mit steigender Temperatur steigt die Entladungsfrequenz an, was bei der Fieber-Tachykardie eine Rolle spielen könnte. Digitalispräparate senken die Entladungsfrequenz des Schrittmachergewebes und üben einen vagusähnlichen Effekt — insbesondere am AV-Knoten — aus. Über die Geschwindigkeit der Erregungsausbreitung in den verschiedenen Typen von Herzgewebe orientiert Tabelle 28.1.

Tabelle 28.1. Geschwindigkeit der Erregungsleitung in verschiedenen Herzabschnitten

Art des Herzgewebes	Erregungsleitung (m/s)
Sinusknoten (SA-, Keith-Flack-Knoten)	0,05
Vorhofgewebe	1
Atrio-Ventricular-Knoten (AV-, Aschoff-Tawara-Knoten)	0,1
Rechter und linker Schenkel des Hisschen Bündels	2
Purkinjefasern	1
Ventrikelmuskulatur	0,4

Erregungsausbreitung im Herzen

Die im Sinusknoten entstandene Depolarisationswelle breitet sich innerhalb 0,1 s über die Vorhöfe aus und erreicht den AV-Knoten; durch die verlangsamte Erregungsleitung im AV-Knoten kommt es hier zu einer Verzögerung von 0,1 s *(AV-Knoten-Verzögerung)*, worauf dann die Erregungsausbreitung in den Ventrikeln erfolgt. Die Verzögerung im Bereich des AV-Knotens wird durch Reizung der sympathischen Fasern vermindert, durch Reizung der Nn. vagi verlängert. Die weitere Erregungsausbreitung vom oberen Rand des Septums abwärts und über die *schnelleitenden Purkinjeschen Fasern* in alle Teile des Ventrikels benötigt 0,08–0,1 s. Beim Menschen beginnt Depolarisation der Arbeitsmuskulatur des Herzens normalerweise an der linken Seite des Septum interventriculare

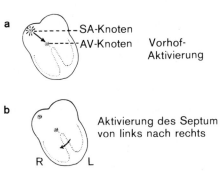

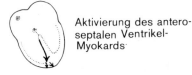

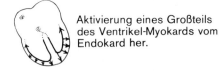

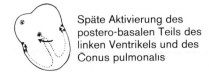

Abb. 28.5. Normale Ausbreitung der elektrischen Aktivität im Herzen. a–e: Zeitlicher Ablauf der Erregungsausbreitung (nach GOLDMAN: Principles of Clinical Electrocardiography, 9th Ed. Los Alamos: Lange 1976)

und breitet sich — den mittleren Teil des Septums kreuzend — zuerst nach rechts aus; daraufhin läuft die Erregungswelle durch das Septum abwärts bis zur Herzspitze und gelangt dann über die Ventrikelwand zur atrioventriculären Grenze zurück, wobei die Erregung sich von der Herz-Innen- zur -Außenfläche ausbreitet (Abb. 28.5). Zuletzt werden posterobasaler Anteil des linken Ventrikels, Pulmonalarterien-Trichter und oberer Teil des Septums von der Erregungswelle erreicht.

Elektrokardiogramm (EKG)

Die gute Leitfähigkeit der Körperflüssigkeiten *(Volumenleiter)* ermöglicht, Potentialschwankungen an der Körperoberfläche zu registrieren, welche die *algebraische Summe* der von den Myokardfasern gebildeten *Aktionspotentiale* repräsentieren. EKG-Registrierung erfolgt mit einem selbstregistrierenden Mehrfachverstärker; man verwendet entweder die *unipolare Ableitung* (zwischen »differenter« Elektrode und »indifferenter« Gegenelektrode = 0-Potential) oder die *bipolare Ableitung* (zwischen zwei differenten Elektroden). In einem Volumenleiter ist die Summe der Potentiale an den Ecken eines gleichseitigen Dreiecks mit einer zentralen Stromquelle gleich Null. Ein solches Dreieck mit dem Herzen als Zentrum *(Einthovensches Dreieck)* erhält man angenähert durch Anlegen von Elektroden an beiden Armen und am linken Bein. Durch Zusammenschaltung dieser Elektroden auf einen Punkt entsteht eine *indifferente Elektrode,* die annähernd ein 0-Potential zeigt; bewegt sich eine Depolarisation aus dem Zentrum eines Volumenleiters in Richtung einer differenten Elektrode, dann wird an dieser eine positive Deflexion registriert, während bei entgegengesetzter Bewegung eine negative Schwankung resultiert.

Die Bezeichnungen der verschiedenen EKG-Schwankungen sind in Abb. 28.6 dargestellt. Übereinkunftsmäßig registriert man im EKG eine Deflexion nach oben, wenn die differente Ableitungselektrode positiv gegenüber der indifferenten wird; ist umgekehrt die differente Elektrode negativ gegenüber der indifferenten, dann wird eine Deflexion nach unten registriert. Die *P-Zacke* ist Ausdruck der *Vorhof-Depolarisation,* der *QRS-Komplex* entsteht durch die *Depolarisation der Ventrikel;* das *ST-Segment* oder die ST-Strecke und die T-Zacke kommen durch die *ventriculäre Repolarisation* zustande. Die durch

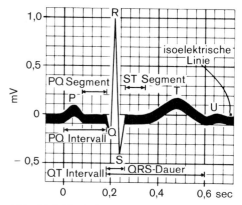

Abb. 28.6. EKG. (Das vom Beginn der P-Zacke bis zum Beginn des QRS-Komplexes gemessene PR-Intervall wird vielfach auch als PQ-Intervall bezeichnet)

Tabelle 28.2. EKG-Intervalle

Intervall	Normale Dauer (s)		Vorgänge während des Intervalls
	Mittel	Bereich	
PR[a]-Intervall	0,18[b]	0,12–0,20	Vorhof-Depolarisation und Leitung der Erregung durch den AV-Knoten
QRS-Dauer	0,08	bis 0,10	Depolarisation der Ventrikel
QT-Intervall	0,40[c]	–0,43	Depolarisation und Repolarisation der Ventrikel
ST-Intervall (QT–QRS)	0,32	–	Repolarisation der Ventrikel

[a] PR: gemessen vom Beginn der P-Zacke bis zum Beginn des QRS-Komplexes.
[b] Verkürzt sich bei Herzfrequenzsteigerung von 0,18 bei einer Frequenz von 70 auf 0,14 bei einer Frequenz von 130.
[c] Abhängig von Herzfrequenz: 0,45 bei einer Frequenz von 40; 0,30 bei einer Frequenz von 110.

Vorhofs-Repolarisation verursachten Schwankungen gehen normalerweise im QRS-Komplex unter. Die *U-Welle* tritt nicht regelmäßig auf, sie dürfte durch die langsame Repolarisation der Papillarmuskeln bedingt sein. Tabelle 28.2 korreliert die verschiedenen EKG-Schwankungen und die Vorgänge im Herzmuskel.

Amplitude und Form der einzelnen EKG-Zakken variieren mit der Lokalisation der Elektroden; alle EKG-Schwankungen sind klein im Vergleich zum Aktionspotential der einzelnen Herzmuskelfaser, da das EKG in beträchtlicher Entfernung vom Herz registriert wird.

Unipolare Ableitungen

Im klinischen Routinebetrieb werden *9 Standard-Lokalisationen* für die differente Ableitungselektrode verwendet; die *6 unipolaren Brustwandableitungen (präcordiale Ableitungen)* werden als V_1 bis V_6 bezeichnet; die *3 unipolaren Extremitätenableitungen* werden VR (rechter Arm), VL (linker Arm) und VF (linker Fuß) bezeichnet. Da der Stromfluß nur in den Körperflüssigkeiten erfolgt, entspricht das Ergebnis der unipolaren Extremitätenableitungen einer hypothetischen Ableitung vom Ansatz der Extremitäten am Rumpf, wo immer auch tatsächlich an den Extremitäten abgeleitet wird (Abb. 28.7A).

Eine modifizierte Form der V-Ableitungen sind die allgemein gebräuchlichen, durch ein vorgesetztes a gekennzeichneten *(aVR, aVL und aVF) »augmented«-Extremitäten-Ableitungen;* bei den aV-Ableitungen werden 2 Extremitäten zur Gegenelektrode zusammengeschaltet und an der dritten Extremität liegt die differente Ableitungselektrode. Dadurch kommt es zur Vergrößerung der Potentiale um etwa 50%, ohne daß die Form der Potentiale verändert wird, da jede aV-Ableitung $^3/_2$ der nicht vergrößerten V-Ableitung entspricht.

$$aVR = VR - \frac{(VL + VF)}{2}$$

$$2\,aVR = 2\,VR - (VL + VF)$$

da nach EINTHOVEN $VR + VF + VL = 0$, ist ferner $VR = -(VL + VF)$,

substituiert man in der oberen Gleichung $-(VL + VF)$ durch VR, dann ist

$2\,aVR = 2\,VR + VR$, daher ist

$$aVR = \frac{3}{2}\,VR$$

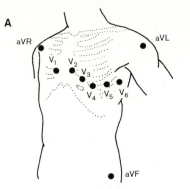

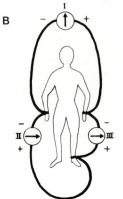
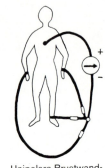

Bipolare Extr.-Abteilungen (Einthoven)   Unipolare Brustwand-Ableitungen (Wilson)

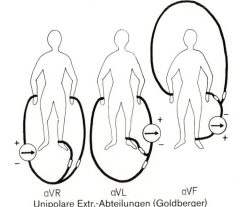

aVR   aVL   aVF
Unipolare Extr.-Abteilungen (Goldberger)

Abb. 28.7. A u. B. A: Ableitungspunkte bei unipolarer EKG-Registrierung. B: Schaltschemata für verschiedene EKG-Ableitungen. Bei den »indifferenten« Elektroden der unipolaren Ableitungen sind die Ableitungspunkte über hochohmige Widerstände zusammengeschalten

Mit einer *Oesophaguselektrode* (an der Spitze einer unter Schlucken eingebrachten Sonde) kann man die Vorhofsaktivität genauer untersuchen; Oesophagusableitungen werden mit E und dem Abstand in cm von den Zähnen bis zur Elektrodenspitze gekennzeichnet, z. B. E_{35} (unipolare Oesophagusableitung Ableitungselektrode 35 cm tief im Oesophagus).

Bipolare Ableitungen

Vor Einführung der unipolaren Ableitungen wurden nur bipolare Ableitungen verwendet. Die *Standard-Extremitätenableitungen I, II und III* sind die Aufzeichnungen der Potentiale zwischen zwei Extremitäten. In Ableitung I (Elektroden am rechten und linken Arm) sind die Elektroden so an das Registriergerät geschaltet, daß eine Aufwärtsdeflexion registriert wird, wenn der linke Arm gegenüber dem rechten positiv wird (linker Arm positiv); in Ableitung II (Elektroden am rechten Arm und linken Bein) erfolgt die Schaltung so, daß positive Deflexion registriert wird, wenn das linke Bein gegenüber dem rechten Arm positiv wird, ebenso wird eine positive Deflexion in Ableitung III registriert (Elektroden am linken Arm und linken Bein), wenn das linke Bein gegenüber dem linken Arm positiv wird (Abb. 28.7B).

Auch bei bipolaren Ableitungen gilt der *Kirchhofsche Satz* (Summe der Ableitungen im geschlossenen Kreis = 0). Nach Einthoven wird jedoch, um bei allen 3 Standard-Extremitäten-Ableitungen ähnliche Kurvenbilder zu erhalten, übereinkunftmäßig die Ableitung II nicht im Uhrzeigersinn (linkes Bein gegen rechten Arm), sondern entgegen dem Uhrzeigersinn (rechter Arm gegen linkes Bein) geschaltet. Aus diesem Grund erhält die Ableitung II in der Einthovenschen Gleichung ein negatives Vorzeichen, so daß die Größenbeziehung der Potentiale wie folgt anzuschreiben ist: I − II + III = 0, bzw. meist II = I + III (Abb. 28.10).

Eine besondere Form der bipolaren Ableitungen sind die *bipolaren (plenothorakalen Brustwandableitungen nach* NEHB. Bei diesen Ableitungen werden die für die Standard-Extremitäten-Ableitungen verwendeten Elektroden an 3 Punkten des Thorax angebracht (rechte Arm-Elektrode am Sternal-Ansatz der II. Rippe rechts, Bein-Elektrode über Herzspitzenstoß, linke Arm-Elektrode in der hinteren Axillarlinie in Höhe des Herzspitzenstoßes). Abl. I entspricht dann Abl. D (dorsal), Abl. II der Abl. A (anterior) und Abl. III der Abl. J (inferior). Ableitung A und J erfassen vorwiegend Vektoren, die sich bereits in den unipolaren Brustwand-Ableitungen manifestieren, während Ableitung D zusätzliche Informationen über die Aktivität im Bereich der Herzhinterwand liefert (zusätzliche Hilfe bei der Infarktdiagnose).

Normales EKG

Abb. 28.8 zeigt ein normales EKG. Die Reihenfolge, in der die Herz-Abschnitte depolarisiert werden (Abb. 28.5), und das Verhältnis der Herzlage zu den Elektroden sind die Voraussetzungen für die Beurteilung der EKG-Kurve in den verschiedenen Ableitungen. Die Vorhöfe liegen im Thorax hinten, die Ventrikel bilden Basis und Vorderfläche des Herzens (rechter Ventrikel anterolateral zum linken, Abb. 28.9). Aus diesem Grund »blickt« die Ableitung aVR sozusagen auf die Hohlräume der Ventrikel; Vorhof-Depolarisation sowie Ventrikel-Depolarisation und die ventriculäre Repolarisation bewegen sich daher von der Ableitungselektrode weg, so daß P-Welle, QRS-Komplex und T-Welle negativ (Abwärts-Deflexionen) sind. aVL und aVF hingegen »blicken« von unten auf die Ventrikel, so daß die Deflexionen positiv oder biphasisch werden.

In V_1 und V_2 fehlt die Q-Welle; der initiale Abschnitt des QRS-Komplexes ist eine kleine aufwärts-gerichtete Deflexion, da die ventricu-

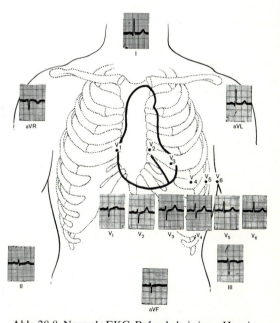

Abb. 28.8. Normale EKG-Befunde bei einem Herz in horizontaler Lage (nach GOLDMAN: Principles of Clinical Electrocardiography, 9th Ed. Los Alamos: Lange 1976)

läre Depolarisation zuerst den mittleren Septumabschnitt von links nach rechts — auf die Ableitungselektrode zu — überquert. Die Erregungswelle bewegt sich dann das Septum abwärts in den linken Ventrikel — von der Elektrode weg — und es entsteht eine große negative S-Zacke; schließlich kehrt die Erregungswelle entlang der Ventrikelwand — zur Elektrode hin — zurück, so daß die Kurve zur isoelektrischen Linie zurückschwingt. Bei den linksventriculären Ableitungen (V_{4-6}) kommt es — umgekehrt — zu einer kleinen initialen Q-Welle (septale links → rechts Depolarisation), dann folgt eine große R-Welle (septale und linksventriculäre Depolarisation) mit anschließender — in V_{4-5} — mäßig großer negativer S-Zacke (späte Rückbewegung der Depolarisation in den Ventrikelwänden zum AV-Knoten).

Bipolare Extremitätenableitungen und Herz-Vektor

Die Standard-Ableitung registriert Potentialdifferenzen zwischen zwei Punkten der Körperoberfläche; die Deflexionen in jeder Ableitung

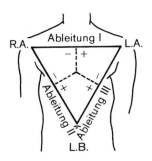

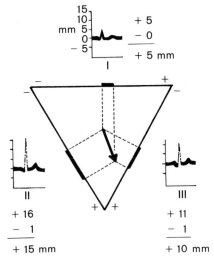

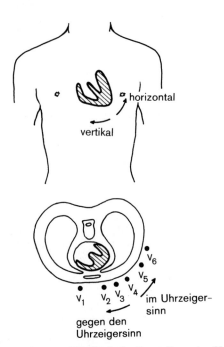

Abb. 28.9. Schematische Darstellung der Herzposition im Thorax. Die Pfeile bezeichnen die Richtungen der Herzrotation bei normalen Änderungen der Herzlage

Abb. 28.10. Herzvektor. Oben: Einthovensches Dreieck. Der Schnittpunkt der Seitensymmetralen ergibt das Zentrum der elektrischen Aktivität. Mitte: Ungefähre Bestimmung des QRS-Vektors. In jeder Ableitung wird eine Strecke entsprechend der Größe der R-Zacke minus der größten negativen Abweichung des QRS-Komplexes vom Mittelpunkt der die Ableitung repräsentierenden Dreiecks-Seite aufgetragen. Ein Pfeil vom Zentrum der elektrischen Aktivität zum Schnittpunkt der auf jede Dreiecks-Seite im vorher festgelegten Punkt errichteten Normalen ergibt Größe und Richtung des QRS-Hauptvektors. Unten: Achsenkreuz zur Bestimmung der Vektor-Richtung

Die Lage des normalen Herzens erfährt beträchtliche Änderungen, da das Herz während seiner Aktion um zwei Achsen (Abb. 28.9) rotiert; diese Lageänderungen beeinflussen das Kurvenbild des EKG in den verschiedenen Ableitungen.

zeigen daher die im jeweiligen Augenblick bestehende Größe sowie Ausbreitungsrichtung der im Herzen gebildeten elektromotorischen Kraft an. Dieser Vektor (Herz-Vektor oder Herz-Achse) kann in jedem beliebigen Augenblick für die Frontalebene aus zwei Standard-Extremitätenableitungen errechnet werden (Abb. 28.10); die 3 Ableitungspunkte werden dabei an den 3 Ecken eines gleichseitigen Dreiecks (Einthoven-Dreieck) mit dem Herzen im Zentrum angenommen. Diese Bedingungen sind zwar nicht vollständig erfüllt, doch ergibt der errechnete Vektor eine brauchbare Annäherung.

Der *mittlere QRS-Vektor* (»*elektrische Herzachse*«) wird üblicherweise so ermittelt, daß man die durchschnittliche QRS-Deflexion jeder Ableitung auf die Seite eines Dreiecks aufträgt (Abb. 28.10); dabei handelt es sich — im Gegensatz zum Vektor in einem bestimmten Moment — um einen mittleren Vektor und man sollte daher eigentlich die durchschnittliche QRS-Deflexion durch Integration der QRS-Komplexe bestimmen. In Annäherung können jedoch die einzelnen Vektoren durch Bildung der Differenz zwischen den positiven und negativen Zacken des QRS-Komplexes bestimmt werden. Als normale Richtung des mittleren QRS-Vektors betrachtet man im allgemeinen eine Lage zwischen -30 und $+110$ Grad in einem Koordinatensystem (Abb. 28.10). Achsen-Rechtsabweichung läßt z.B. auf rechts-ventriculäre und Linksabweichung der Achse auf links-ventriculäre Hypertrophie schließen. Einfache Unterschiede der Herzlage, wie sie sich aus den verschiedenen Körperbautypen ergeben (Steiltyp beim Astheniker, Querlage beim Pykniker und in der Schwangerschaft), können jedoch die Herzachse in eine »abnorme« Richtung verdrehen; außerdem gibt es im EKG verläßlichere Hinweise auf eine ventriculäre Hypertrophie.

Vektorkardiographie

Wenn man die Spitzen aller Pfeile, welche die im Laufe einer Herzaktion aufeinanderfolgenden Moment-Herzvektoren repräsentieren, verbindet, dann erhält man 3 ineinander übergehende Schleifen: Eine Schleife für die P-Zacke, eine für den QRS-Komplex und eine für die T-Zacke. Diese Konstruktion kann elektronisch durchgeführt werden und man erhält die 3 Schleifen (*Vektorkardiogramm*) auf dem Bildschirm des Kathodenstrahloscillographen. Vektorkardiogramm-Schleifen lassen sich sowohl in die frontale, wie horizontale bzw. sagittale Ebene projizieren (Abb. 28.11).

His-Bündel-Elektrogramm (HBE)

Bei Patienten mit AV-Block wird in zunehmendem Maße die elektrische Aktivität des AV-Knotens, des Hisschen Bündels und des Purkinje-Systems registriert. Hierfür wird ein Katheter mit Ring-Elektroden an der Spitze durch eine Vene ins rechte Herz vorgeschoben und in eine Position nahe der Tricuspidal-Klappe gebracht. Gleichzeitig werden 3 oder mehr Standard-EKG-Ableitungen registriert. Die über den Katheter aufgenommene elektrische Aktivität zeigt – bei entsprechender Filterung und Verstärkung – eine Welle, wenn der AV-Knoten aktiviert wird, und ein steiles frequentes Potential (»spike«), wenn das Hissche Bündel erregt wird. Mit dieser Ableitungsform, dem sog. *His-Bündel-Elektrogramm* (HBE), kann man zusammen mit den Standard-EKG-Ableitungen 3 Intervalle genau bestimmen (Abb. 28.12): (1) Das *PA-Intervall*, d.i. die Zeit vom Beginn der Vorhof-Depolarisation bis zur ersten Welle im HBE (entsprechend der Leitungszeit vom Sinus- zum AV-Knoten), (2) das *AH-Intervall*, von der ersten HBE-Ablenkung bis zum Beginn des »Spike« im HBE (entsprechend der Leitungszeit im AV-Knoten), und (3) das *HV-Intervall*, die Zeit vom ersten frequenten Potential des HBE bis zum Beginn des QRS-Komplexes im EKG (entsprechend der Leitungs-Zeit im Hisschen Bündel und in den Verzweigungen des Bündels). Die Normalwerte für diese drei Intervalle sind etwa PA = 27 ms, AH = 92 ms und HV = 43 ms. Diese Werte verdeutlichen die relative Langsamkeit der Erregungs-Leitung im AV-Knoten (Tabelle 28.1).

Kardiale Arrhythmien

Normale Herzaktion, respiratorische Arrhythmie

Beim normalen menschlichen Herzen nimmt jede Herzaktion ihren Ursprung im Sinusknoten *(normaler Sinus-Rhythmus).* Die normale Ruhe-Herzfrequenz beträgt etwa 70/min; im Schlaf ist die Frequenz vermindert *(Bradykardie),* während sie durch Emotionen, Arbeit, Fieber und viele andere Ursachen erhöht wird *(Tachykardie).* Steuerung der Herzfrequenz s. Kap. 31. Bei

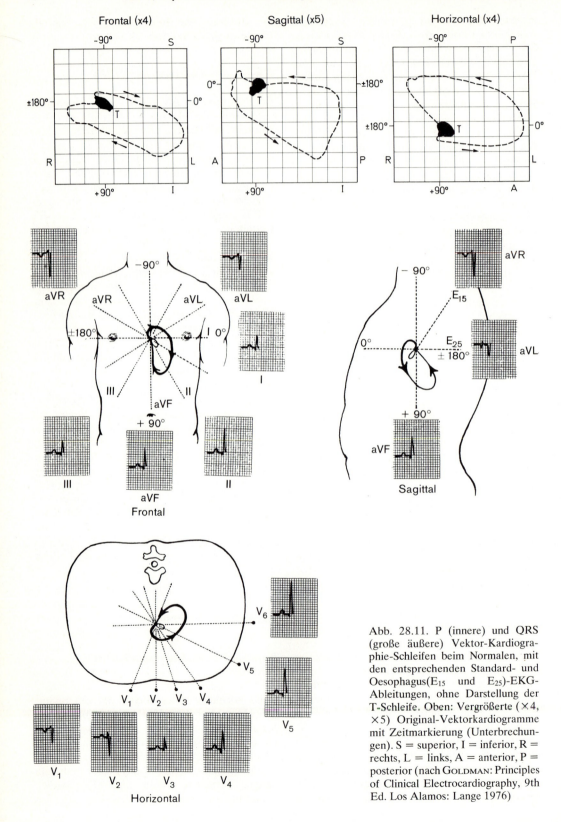

Abb. 28.11. P (innere) und QRS (große äußere) Vektor-Kardiographie-Schleifen beim Normalen, mit den entsprechenden Standard- und Oesophagus(E_{15} und E_{25})-EKG-Ableitungen, ohne Darstellung der T-Schleife. Oben: Vergrößerte ($\times 4$, $\times 5$) Original-Vektorkardiogramme mit Zeitmarkierung (Unterbrechungen). S = superior, I = inferior, R = rechts, L = links, A = anterior, P = posterior (nach GOLDMAN: Principles of Clinical Electrocardiography, 9th Ed. Los Alamos: Lange 1976)

jugendlichen Gesunden ändert sich die Herzfrequenz in Abhängigkeit von den Atem-Phasen; dieser respiratorische Einfluß auf die Herztätigkeit kann bei flacher Atmung fehlen, tritt aber bei vertiefter Atmung stets auf. Während der Inspiration hemmen Impulse von Dehnungsreceptoren der Lunge über den afferenten Vagus das Herz-Hemmungszentrum in der Medulla oblongata (Kap. 31); die efferenten tonischen — die Herzfrequenz niedrig haltenden — Vagusentladungen vermindern sich und die Herzfrequenz steigt an. Hinzu kommt das Ausstrahlen von Impulsen des Inspirations-Zentrums zum *Herz-Beschleunigungszentrum.* Während der Exspiration nimmt die Herzfrequenz ab. Diese atmungsabhängigen Herzfrequenz-Schwankungen (Sinus-Arrhythmie) sind ein normaler Befund.

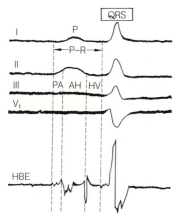

Abb. 28.12. Normales His-Bündel-Elektrogramm (HBE) mit simultanen EKG-Ableitungen I, II, III und V$_1$. Die Dauer der Intervalle PA, AH und HV ist eingezeichnet (nach ROSEN: Catheter Recording of His bundle electrogramms. Mod. conc. Cardiovasc. Dis. **42**, 23 (1973))

Abnorme Erregungsbildung

Der AV-Knoten und andere Teile des Erregungs-Leitungs-Systems können in abnormen Situationen zum Schrittmacher werden. Wenn ein *abnormer (ektopischer) Herd (Focus)* in einem Vorhof oder Ventrikel rascher Impulse bildet als der Sinusknoten, kann er ebenfalls zum Schrittmacher werden; die meisten solcher Foci sind nahe dem oder im nodalen Gewebe gelegen. Ein einfacher Versuch am Kaltblüterherzen (z.B. Schildkröten-Herzen) demonstriert die *Hierarchie der Schrittmacher;* bei diesen Tieren entspringt die Herzerregung in einem besonderen Abschnitt des Herzens (Sinus venosus), der die Funktion des Sinusknotens erfüllt. Diese Herzen haben keine coronare Zirkulation; die Ernährung des Kaltblüterherzens erfolgt durch Diffusion aus dem Kammerblut. Legt man eine Ligatur zwischen Sinus venosus und rechtem Vorhof *(Stannius-Ligatur I)* und verhindert damit die Erregungs-Überleitung aus dem Sinus auf das übrige Herz, dann kommt es zu kurzdauerndem Stillstand der Vorhöfe und Ventrikel; bald treten wieder Herzaktionen — jedoch mit verlangsamtem Rhythmus — auf (Aktivierung eines Schrittmachers im Vorhof). Nach einer zweiten Ligatur *(Stannius-Ligatur II)* zwischen Vorhöfen und Ventrikeln kommt es zum Ventrikel-Stillstand; anschließend erwacht die Ventrikel-Tätigkeit wieder, allerdings mit einer noch langsameren Frequenz als derjenigen der Vorhöfe. Wenn beide Ligaturen angelegt sind, befinden sich 3 voneinander isolierte Herzabschnitte in Tätigkeit, wobei 3 verschiedene Herzfrequenzen bestehen *(Unterordnung dreier Schrittmacher-fähiger Zentren* mit absteigend niedrigerer Eigenfrequenz).

Diese Versuche sind am Warmblüterherzen nicht durchführbar; dort ist der Sinusknoten in die Vorhofswand eingebettet, eine Ligatur zwischen Vorhöfen und Ventrikeln würde die coronare Durchblutung unterbrechen und Kammerflimmern auslösen. Abkühlung bzw. Zerstörung von Sinusknoten oder AV-Knoten an Säugerherzen sowie »Experimente der Natur« an Menschen mit pathologisch verändertem Schrittmachergewebe sprechen jedoch für das Bestehen einer analogen Schrittmacher-Hierarchie im Warmblüterherzen.

Wird die Leitung von den Vorhöfen zu den Kammern unterbrochen, so nennt man dies einen *kompletten* oder *totalen AV-Block* (AV-Block 3. Grades), und die Herzkammern kontrahieren sich unabhängig von den Vorhöfen mit sehr langsamer Frequenz (idioventriculärer Rhythmus, Kammer-Eigenrhythmus, Abb. 28.13). Dieser Block kann aufgrund einer Erkrankung im AV-Knoten (oberer AV-Block), im Hisschen Bündel (mittlerer AV-Block) oder in beiden Schenkeln (unterer AV-Block) auftreten. Bei Patienten mit oberem AV-Block wird das verbleibende Knoten-Gewebe zum Schrittmacher und die Frequenz des idioventriculären Rhythmus liegt bei etwa 45 pro Minute. Bei Patienten mit mittlerem oder unterem AV-Block ist der Kammer-Schrittmacher etwas tiefer im Leitungs-System gelegen und die Kammer-Frequenz ist langsamer. Sie liegt bei etwa 35 Schlägen pro Minute, kann aber in einzelnen

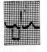
PQ = 0,16 s
Normaler Komplex

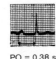
PQ = 0,38 s
AV-Block ersten Grades

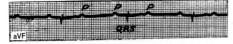
AV-Block zweiten Grades (2:1 – Block)

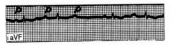
AV-Block zweiten Grades (Wenckebachsche Periode)

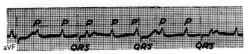
Kompletter AV-Block. Vorhoffrequenz: 107; Ventrikelfrequenz: 43

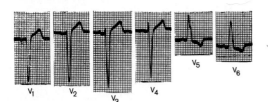
V-Ableitungen in einem typischen Fall von Linksschenkel-Block

Abb. 28.13. Verschiedene Formen des AV-Blocks (nach GOLDMAN: Principles of Clinical Electrocardiography, 9th Ed. Los Alamos: Lange 1976)

Fällen auch nur 15 pro Minute erreichen. Bei solchen Patienten können auch bis zu einer Minute dauernde Phasen von Asystolie auftreten. Die daraus resultierende cerebrale Ischämie führt zu Benommenheit und Bewußtlosigkeit *(Morgagni-Adams-Stokes-Syndrom)*. Als Ursache eines AV-Block 3. Grades kommen sklerotische Kardiopathien, Septum-Infarkte, aber auch Zerstörung des Hisschen Bündels durch herzchirurgische Eingriffe, wie z.B. bei Operation kongenitaler Septumdefekte in Frage.

Bei Patienten mit Morgagni-Adams-Stokes Anfällen ist die Implantation eines elektrischen Herzschrittmachers indiziert, der — je nach Modell — ein Absinken der Herzfrequenz unter 60–70 Schläge pro Minute verhindert. Schlägt das Herz von selbst schneller, so schaltet sich der Schrittmacher ab und gibt erst wieder Impulse ab, wenn die Herzfrequenz einen bestimmten Wert unterschreitet. Die Lebensdauer von Schrittmacher-Batterien liegt derzeit bei etwa 3–5 Jahren, es gibt aber bereits Modelle mit speziellen langlebigen Lithium-Batterien und auch von außen wieder aufladbare Geräte, deren Lebensdauer dadurch beträchtlich verlängert ist.

Ist die Erregungsleitung zwischen Vorhöfen und Herzkammern verlangsamt, aber nicht völlig unterbrochen, besteht ein inkompletter AV-Block. Beim *AV-Block 1. Grades* werden zwar alle Impulse des Vorhofes auf den Ventrikel übergeleitet, die PR-Zeit ist jedoch abnorm verlängert. Beim *AV-Block 2. Grades* werden nicht alle Impulse der Vorhöfe zu den Ventrikeln weitergeleitet; so folgt z.B. nur auf jede 2. oder 3. Vorhofkontraktion eine Kammersystole *(2:1- bzw. 3:1-Block)*. Bei einer weiteren Form von inkomplettem Block verlängert sich während einiger Herzaktionen das PR-Intervall zunehmend, bis schließlich eine Ventrikelsystole ausfällt *(Wenckebachsche Perioden)*; die Überleitungszeit der ersten auf eine ausgefallene Ventrikelkontraktion folgenden Herzaktion ist meist normal oder nur gering verlängert (Abb. 28.14).

Im Falle der Unterbrechung eines Schenkels des Hisschen Bündels *(Rechts- bzw. Links-Schenkelblock)* läuft die Erregung im nicht unterbrochenen Schenkel (auf der intakten Seite) normal ab und erreicht — über das Myokard — den Herzmuskel des blockierten Ventrikels; die Schlagfrequenz ist zwar normal, die QRS-Komplexe des EKG sind jedoch verbreitert und deformiert (Abb. 28.14).

Die Verwendung des His-Bündel-Elektrogrammes ermöglicht eine genaue Analyse der Lokalisation des Blockes, wenn die Störung im Erregungs-Leitungs-System gelegen ist.

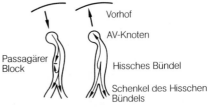

Abb. 28.14. Retrograde Erregungsleitung infolge vorübergehenden Blocks des Hisschen Bündels. Dieser passagäre Block (horizontaler Strich) hindert die anterograde Leitung in einem Teil des Bündels und dieser Teil wird von unten her erregt. Bei allgemein verlangsamter Erregungsleitung hatte die Region oberhalb des Blocks Zeit zur Repolarisation und ist nicht mehr refraktär; die Folge ist »re-entry«, retrograde Leitung und eine »Echo«-Systole

Eine Blockierung kann auch im vorderen oder hinteren Faszikel des linken Schenkels eintreten. Man spricht dann von einem *Hemiblock* oder *Faszikelblock*. Blockierung des vorderen Faszikels *(linker vorderer Hemiblock)* führt im EKG zum Bild eines überdrehten Linkstyps, während die des hinteren Faszikels *(linker hinterer Hemiblock)* zum Bild eines überdrehten Rechtstyps führt. Eine Kombination von Faszikelblock und Rechtsschenkelblock heißt *bifasciculärer Block* und ein totaler Block kann Folge eines *trifasciculären Blockes* (Blockierung des rechten Schenkels und beider Faszikel des linken Schenkels) sein.

Ektopische Erregungsbildung im Herzen

Manchmal wird ein Teil des Myokards (des AV-Knotens bzw. des Hisschen Bündels) abnorm erregbar, und es kommt zu unabhängigen Entladungen (ektopischer Focus). Solche »irritable Foci« sind besonders nach Traumen, wie z. B. einem Myokard-Infarkt, häufig. Wenn der Focus nur einmal »feuert«, dann kommt es zu einer Herzaktion vor der zu erwartenden nächsten normalen Systole, so daß der normale Herz-Rhythmus unterbrochen wird (je nach *Lage des ektopischen Focus,* atriale, nodale oder ventriculäre *Extrasystole).* Wiederholte Entladungen in einem solchen Focus, deren Frequenz über derjenigen des Sinusknotens liegt, verursachen eine frequente, jedoch regelmäßige Tachykardie (atriale, ventriculäre bzw. nodale *paroxysmale Tachykardie, Vorhofflattern*). Ein — oder unter Umständen mehrere — sehr rasch und regelmäßig impulsbildende Foci in Vorhöfen oder Ventrikeln können Vorhof- oder sogar Kammer-Flimmern auslösen.

Eine andere Ursache von Extrasystolen und Tachykardien ist eine Störung im Erregungs-Leitungs-System, bei welcher die normale Depolarisation einen bestimmten Punkt des Myokards verspätet und auf abnormem Weg (»reentry«) erreicht. Abb. 28.14 gibt ein Beispiel für diesen Mechanismus; hier ist ein Teil des Leitungs-Systems vorübergehend durch Hypoxie oder eine andere Veränderung blockiert. Die Depolarisation läuft über den normalen Teil des Leitungs-Systems und erreicht den vorher blockierten Teil des Systems von unten. Da der Block inzwischen geschwunden ist, kommt es zu einer retrograden Leitung und zur Depolarisation des Vorhofes mit einer ektopischen atrialen Erregung (s. unten). Bei sonst normaler Leitungs-Geschwindigkeit wird eine solche »re-entry«-Erregung meist »ausgelöscht«, da sie in die Refraktär-Periode der normalen Herzaktion hineinläuft. Wenn jedoch der vorübergehende Block mit einer allgemein verlangsamten Erregungs-Leitung kombiniert ist, kann die Refraktärperiode beendet sein, bevor die »re-entry«-Erregung ankommt; diese depolarisiert den Vorhof und es kommt zu einer Vorhof-Kontraktion (sog. »Echo«-Systole). Zusätzlich kann die »re-entry«-Erregung über weniger veränderte Teile des Hisschen Bündels wieder abwärts laufen und ein Kreisen der Erregung auslösen (*»Kreis«-Bewegung*). Die Folge dieses Phänomens wäre eine paroxysmale Vorhof-Tachykardie. »Kreis«-Phänomene können auch in den Vorhöfen oder Ventrikeln entstehen.

Vorhof-Arrhythmien

Ein von einem Focus im Vorhof ausgehender Impuls erregt den AV-Knoten und wird auf die Ventrikel übergeleitet; die P-Zacken der Vorhof-Extrasystolen sind abnorm, der QRST-Komplex ist jedoch normal. Die Vorhof-Erregung depolarisiert den Sinusknoten, so daß erst nach dessen Repolarisation die nächste normale Erregung entstehen kann; es folgt daher der Extrasystole eine Pause, deren Dauer gewöhnlich den Intervallen zwischen den normalen Herzaktionen vor der Extrasystole entspricht.

Bei einer Entladungs-Frequenz eines Vorhof-Focus von 150–220 pro min spricht man von *Vorhof-Tachykardie* (Tabelle 28.3). Besonders bei digitalisierten Patienten können bis zu einem gewissen Grad Erscheinungen von artrioventriculärem Block mit Vorhof-Tachykardie verbunden sein *(paroxysmale Vorhof-Tachykardie mit Block)*. Bei einer Vorhof-Frequenz von 200–350 pro min spricht man von *Vorhof-Flattern;* dieses ist fast immer mit einem 2:1- oder 3:1-AV-Block verbunden, da der normale AV-Knoten wegen seiner langen Refraktär-Periode — beim Erwachsenen — meist nicht mehr als 230 Impulse pro min leiten kann.

Bei *Vorhofflimmern* (Vorhof-Frequenz 300 bis 500 pro min) erfolgen schnelle vollständige irreguläre Vorhofkontraktionen; da auch der AV-Knoten irregulär überleitet, kommt es zu völlig unregelmäßigen Ventrikelkontraktionen (Ventrikel-Frequenz 80–160 pro min, Tabelle 28.3). Man hat das Vorhofflimmern einer »reentry«-Erregung in der Vorhof-Muskulatur zugeschrieben, wodurch es dort zu einem dauernden Kreisen der Erregung kommt. Es dürfte jedoch auch zahlreiche ektopische Foci in der Vorhof-Muskulatur geben und der relative An-

Tabelle 28.3. Vorhof-Arrhytmien. Gezeigt an Abschnitten eines vom Oesophagus abgeleiteten EKGs (E_{35}) eines Patienten, der diese Rhythmusstörungen innerhalb von 5 min zeigte[a]

Entladungsrate des ektopischen Vorhof-Focus	Arrhythmie
Gelegentliche Entladung bei niedrigerer Rate als der zugrundeliegende Sinusrhythmus Vorhof-Extrasystolen	E_{35}
Etwa 160 bis etwa 220 Vorhof-Tachykardie (mit 1 : 1 Überleitung)	E_{35}
Etwa 220 bis zu etwa 350 Vorhof-Flattern (d. i., Vorhof-Tachykardie mit AV-Block)	E_{35}
Über 350 Vorhof-Flimmern	E_{35}

[a] Aus GOLDMAN: Principles of Clinical Electrocardiography, 9th ed. Los Alamos. Lange 1976.

teil eines »Kreis«-Phänomens und solcher Foci am Vorhof-Flimmern ist noch ungeklärt.

Auswirkungen von Vorhof-Arrhytmien

Seltene vereinzelte Vorhof-Extrasystolen scheinen auch ohne pathologische Veränderungen vorzukommen. Bei paroxysmaler Vorhof-Tachykardie bzw. Vorhof-Flattern kann die Ventrikel-Frequenz so stark ansteigen, daß die Diastolen-Dauer nicht mehr für eine ausreichende Ventrikel-Füllung reicht; durch Verminderung des Schlagvolumens entsteht die Symptomatik der Herz-Insuffizienz (Relation zwischen Herzfrequenz und Herzleistung, Kap. 29). Eine bereits bestehende Herz-Insuffizienz kann durch Vorhof-Flimmern mit hoher Ventrikel-Frequenz verschärft werden. An den vagalen Nervenendigungen freigesetztes Acetylcholin vermindert die Überleitung in Vorhofmuskulatur und AV-Knoten; durch Vaguswirkung (z.B. Druck auf den Augapfel — oculo-kardialer Reflex — oder Massieren des Carotis-Sinus, Eintauchen der Stirn in kaltes Wasser) kann eine bestehende Tachykardie und sogar Vorhof-Flattern in normalen Sinusrhythmus zurückgeführt werden. Andererseits verstärkt aber Vagusreizung einen bestehenden AV-Block, so daß die Ventrikelfrequenz plötzlich verlangsamt wird. Digitalis verlängert ebenfalls die AV-Überleitung; es wird zur Verminderung einer zu hohen Ventrikel-Frequenz bei Vorhof-Flimmern therapeutisch angewandt.

Ventriculäre Arrhytmien

Extrasystolen infolge ektopischer Foci in der Ventrikelwand zeigen im EKG verzerrte und verlängerte QRS-Komplexe (Abb. 28.15); dies ist durch verlangsamte Erregungsausbreitung vom Focus über das Myokard zum übrigen Ventrikel bedingt. Gewöhnlich vermögen diese ektopischen Erregungswellen nicht das Hissche Bündel zu erregen; es kommt auch zu keiner retrograden Leitung zu den Vorhöfen. Inzwischen depolarisiert aber die nächste Sinuserregung die Vorhöfe, doch die P-Welle geht meist im QRS-Komplex der Extrasystole unter; wenn der normale Sinus-Impuls die Ventrikel erreicht, befinden diese sich noch in der Refraktärperiode der Extrasystole. Erst der übernächste Sinus-Impuls kann daher die Ventrikel depolarisieren; eine *ventriculäre Extrasystole* ist von einer *kompensatorischen Pause* gefolgt, die länger ist als die Pause nach Vorhof-Extrasystolen. Ventriculäre Extrasystolen unterbrechen nicht die normale Folge der Sinus-Impulse; Vorhofextrasystolen unterbrechen den normalen Rhythmus und bewirken »Neueinstellung« eines phasenverschobenen normalen Rhythmus. Durch diesen Unterschied kann man zwischen atrialen und ventriculären Extrasystolen — unter Umständen lediglich mittels Pulsuntersuchung oder Auskultation des Herzens — differenzieren.

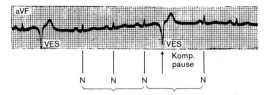

Abb. 28.15. Ventriculäre Extrasystole (VES). Die Linien unter dem Diagramm stellen die kompensatorische Pause dar und veranschaulichen, daß die Dauer der VES und des vorangehenden normalen Komplexes der Dauer von zwei normalen Herzaktionen entspricht (nach GOLDMAN: Principles of Clinical Electrocardiography, 9th Ed. Los Alamos: Lange 1976)

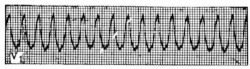

Kammertachykardie, Frequenz 240/min

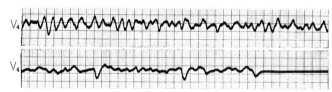

Kammerflimmern, das in Asystolie endet (bei einem an Myokardinfarkt verstorbenen Patienten).

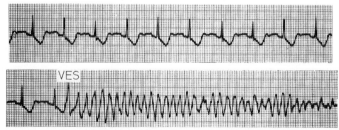

Kammerflimmern ausgelöst durch eine ventriculäre Extrasystole bei einem Patienten mit Myokardinfarkt. Nach sofortiger Defibrillation war der weitere Verlauf ohne Komplikationen.

Abb. 28.16. Ventriculäre Tachykardie und Kammerflimmern (nach GOLDMAN: Principles of Clinical Electrocardiography, 9th Ed. Los Alamos: Lange 1976)

Vorhof- bzw. Kammer-Extrasystolen, die früh in der Diastole auftreten, bewirken eine so schwache Füllung des Herzens, daß in der Peripherie kein Puls auftritt (Puls-Defizit); die Zeit für die Ventrikelfüllung ist in diesen Fällen unzureichend und die Ventrikelmuskulatur befindet sich auch noch in der relativen Refraktärperiode. Es kann dabei u. U. nicht einmal zur Öffnung der Aorten- und Pulmonalklappen kommen, so daß bei solchen Extrasystolen dann der zweite Herzton (s. Kap. 29) fehlt.

Paroxysmale Kammer-Tachykardie ist eigentlich eine Serie regelmäßig ventriculärer Extrasystolen. Beim *Kammerflimmern* kontrahiert sich die Ventrikelmuskulatur völlig unregelmäßig und wirkungslos (Abb. 28.16), wahrscheinlich infolge rascher Entladungen multipler ventriculärer ektopischer Foci oder einer »Kreis«-Bewegung.

Ventriculäre Extrasystolen sind häufig und gewöhnlich gutartig. Ventriculäre Tachykardien sind jedoch ernst zu nehmen, da die Auswurfleistung des Herzens abnimmt und als Komplikation Kammerflimmern auftreten kann. Da bei Kammerflimmern kein Blut von den Ventrikeln gefördert wird, bricht der Kreislauf zusammen; wenn ein Kammerflimmern — infolge fehlender Notfall-Maßnahmen — länger als 3 Minuten andauert, tritt der Tod ein. Plötzliche Todesfälle bei Herzinfarktpatienten dürften häufig durch Kammerflimmern verursacht werden.

Kammerflimmern kann durch einen Stromstoß (elektrischer Unfall) während eines kritischen Intervalls *(»vulnerable Periode«)* ausgelöst werden. Diese vulnerable Periode fällt mit der Mitte der T-Zacke zusammen, wenn ein Teil des Myokards depolarisiert, ein anderer inkomplett repolarisiert und Teile des Herzmuskels bereits komplett repolarisiert sind. In solchen Situationen entsteht sehr leicht eine »re-entry«-Erregung und eine »Kreis«-Bewegung.

Bei Kammerflimmern können alle Herzmuskelfasern durch einen elektrischen Stromstoß auf einmal depolarisiert werden *(»Defibrillieren«)* und dadurch wird eine rhythmische Herzaktion wieder ermöglicht. Ebenso gelingt es, bei tachykarden, aber noch rhythmischen Vorhof- oder Kammeraktionen (Vorhofflattern, supraventriculäre und ventriculäre Tachykardie) das Herz durch einen Stromstoß wieder in Sinusrhythmus überzuführen *(»Kardioversion«)*. Bei jeder Notfallausrüstung ist daher heute ein *Defibrillator* unbedingt erforderlich. Der Stromstoß erfolgt über 2 Plattenelektroden, die so angelegt werden, daß das Herz möglichst zwischen diesen Elektroden zu liegen kommt. Die Stromstärke ist von 50 bis 400 Wattsekunden je nach Bedarf einstellbar. Falls Elektrotherapie nicht sofort möglich ist, kann zunächst durch Herzmassage eine gewisse Auswurfleistung erreicht werden; dabei wird der Teil des Sternum oberhalb des Processus xiphoides *ungefähr 60mal/min mit den Handballen niedergedrückt und wieder freigegeben* (*äußere Herzmassage,* Abb. 28.17). Bei bereits eröffnetem Thorax ist die rhythmische manuelle Kompression der Ventrikel *(offene Herzmassage)* wirkungsvoll, Notfall-Thorakotomien verbessern aber nicht die Erfolgsaussichten.

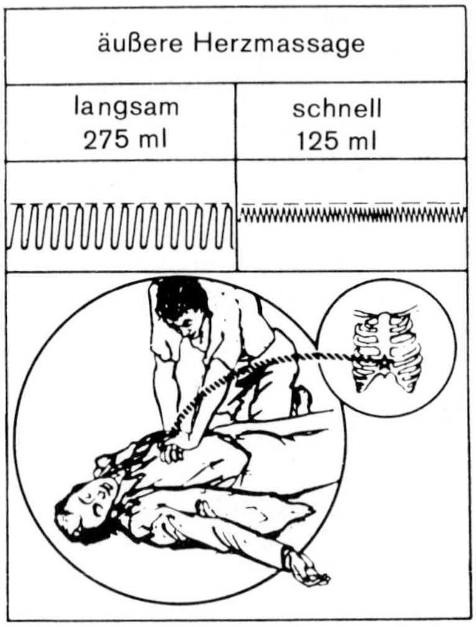

Abb. 28.17. Technik der äußeren Herzmassage. Die Kurven (in der Abb. oben) stellen das Schlagvolumen bei langsamer Massage (275 ml/Schlag) und bei schneller Massage (125 ml/Schlag) dar (nach GORDON. Wiedergegeben mit Genehmigung von WHITTENBERGER: Artificial Respiration: Theory and Application. New York, Harper & Row 1962)

Beschleunigte atrio-ventriculäre Überleitung

Bei manchen — sonst normalen — Individuen besteht eine beschleunigte AV-Überleitung mit besonderer Neigung zu paroxysmalen Tachykardien *(Wolff-Parkinson-White-Syndrom);* während normalerweise der AV-Knoten die einzige Verbindung zwischen Vorhöfen und Ventrikeln bildet, dürfte bei diesem Syndrom eine zusätzliche Verbindung (Kentsches Bündel) zwischen Vorhöfen und Kammern bestehen. Die Leitungsgeschwindigkeit dieser Strukturen ist wesentlich höher als diejenige im langsam leitenden AV-Knoten, so daß es zur vorzeitigen Erregung eines der Ventrikel kommt; im EKG verschmilzt der Effekt dieser Aktivierung mit dem normalen QRS-Komplex, wobei ein verkürztes PR-Intervall und ein verzögerter Anstieg im QRS-Komplex resultiert (Abb. 28.18), während das Intervall zwischen Beginn der P-Welle und dem Ende des QRS-Komplexes (»PJ-Intervall«) normal ist.

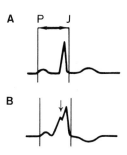

Abb. 28.18. A u. B. Beschleunigte AV-Überleitung. A: EKG einer Herzaktion mit normaler Überleitung. B: Bei beschleunigter Überleitung (kurzes PR-Intervall, verbreiteter QRS-Komplex. = Δ-Welle) (nach GOLDMAN: Principles of Clinical Electrocardiography, 9th Ed. Los Alamos: Lange 1976)

Paroxysmale Vorhof-Tachykardien, welche bei diesem Syndrom vorkommen, treten oft nach einer vorzeitigen Vorhof-Kontraktion auf. Die darauf folgende Erregung läuft normal über den AV-Knoten abwärts, findet jedoch das aberrante Bündel refraktär vor, da das Bündel eine längere Refraktärperiode als der AV-Knoten hat. Trifft aber dann die Ventrikel-Erregung auf das aberrante Bündel, ist es nicht länger refraktär und der Impuls wird retrograd zum Vorhof rückgeleitet und eine »Kreis«-Bewegung damit ausgelöst. Paroxysmale Vorhofstachykardien treten auch bei Personen mit verkürzter PQ-Zeit (PR-Intervall) und normalen QRS-Komplexen auf (Lown-Ganong-Levine-Syndrom, LGL-Syndrom). In diesem Fall gelangt die Depolarisation von den Vorhöfen zu den Klammern über ein aberrantes Bündel (James-Bündel) und tritt dann distal vom AV-Knoten in das intraventriculäre Leitungssystem ein.

EKG-Veränderungen bei anderen Herz- und Systemerkrankungen

Myokardiale Ischämie

Bei lokal verminderter Blutversorgung des Myokards und daher partiellem Sauerstoffmangel der betroffenen Zellen ist deren Repolarisation verlängert; im EKG manifestiert sich dies durch negative oder biphasische T-Wellen über dem ischämischen Gewebebezirk. Veränderungen der T-Welle müssen daher sorgfältig geprüft werden. Es gibt jedoch neben Ischämie auch verschiedene gutartige Zustände mit Veränderungen an der T-Welle; man muß sich daher davor hüten, jemand aufgrund ungenauer Interpretation geringfügiger EKG-Veränderungen zum Herz-Invaliden zu machen.

Herzinfarkt

Bei schwerer Durchblutungsstörung in einem Teil des Myokards gehen Muskelzellen zugrunde und dieser Gewebsbezirk wird nekrotisch (Myokardinfarkt). Myokardinfarkt ist u. U. Folge eines Coronargefäß-Verschlusses durch einen Thrombus, und zwar an einer durch atherosklerotische Veränderungen für die Thrombusbildung prädestinierten Stelle (Coronarthrombus). Häufig ist auch eine hämodynamisch ausgelöste Ischämie des Myokards Ursache eines Infarktgeschehens.

Das EKG ist eine brauchbare Hilfe bei Diagnose und Lokalisation von Infarkt-Bezirken; wegen der komplexen elektrischen Begleiterscheinungen und der Variabilität der resultierenden EKG-Veränderungen kann hier nur ein orientierender Hinweis gegeben werden. Eine wertvolle Ergänzung der Infarktdiagnose bildet die Untersuchung jener Serumenzyme, die aus nekrotischen Zellen freigesetzt, vermehrt in der Peripherie auftreten. Hier hat die Besimmung der Kreatinphosphokinase (CPK oder CK) und insbesondere die des Isoenzyms CK-MB durch deren frühe Nachweisbarkeit und hohe Myokardspezifität die Bestimmung anderer Enzyme in den Hintergrund gedrängt. Lediglich die Lactatdehydrogenase (LDH) oder die α-Hydroxybuttersäuredehydrogenase (αHBDH) sind noch von gewisser Bedeutung, da sie noch erhöht gefunden werden können, wenn die CPK sich bereits wieder normalisiert hat.

Die 3 wesentlichen Störungen nach akutem Myokardinfarkt, die EKG-Veränderungen verursachen, zeigt Tabelle 28.4. Die erste Auswirkung — (1) abnorm rasche Repolarisation der infarzierten Muskelfasern — tritt innerhalb Sekunden nach experimentellem Verschluß einer Coronararterie auf; dieses Phänomen dauert nur wenige Minuten an und vor dessen Ende nimmt (2) das Ruhe-Membranpotential der infarzierten Muskelfasern ab. Etwa 30 Minuten nach dem Infarkt beginnt dann eine — gegenüber den umgebenden normalen Fasern — (3) verlangsamte Depolarisation der infarzierten Fasern.

Alle 3 Veränderungen erzeugen einen Stromfluß, der im EKG eine Hebung der ST-Strecke bewirkt, wenn die Ableitungs-Elektrode über dem infarzierten Areal liegt. Wegen der zu raschen Repolarisation des Infarkt-Areals ist — im späten Teil der Repolarisation — das Membranpotential des infarzierten Bezirks schon größer als das der normalen Umgebung und daher — extracellulär — das normale Gebiet negativ im Vergleich zum infarzierten; der extracelluläre Stromfluß erfolgt daher vom Infarkt zu den normalen Bezirken (Stromfluß übereinkunftsgemäß von positiv nach negativ; Kap. 2 und 3). Dieser Strom fließt zur Elektrode über dem geschädigten Gebiet und verursacht vermehrte Positivität zwischen S- und T-Zacke des EKG. Ähnlich bewirkt — in der frühen Phase der Repolarisation — die verzögerte Depolarisation des Infarktbezirkes Positivität der Infarktzellen gegenüber dem gesunden Gewebe, was ebenfalls zu ST-Strecken-Anhebung führt (Tabelle 28.4). Infolge der bleibenden Verminderung des Ruhepotentials während der Diastole kommt es in der Herzpause zum Stromfluß in das infarzierte Areal und damit im EKG zur Depression des TQ-Segments; durch die elektronische Anordnung der EKG-Geräte wird die Senkung des TQ-Stückes als Hebung der ST-Strecke registriert. Das *Hauptmerkmal eines akuten Myokardinfarkts* ist daher die *ST-Strecken-Anhebung* in jenen Ableitungen, die über dem infarzierten Areal geschrieben werden (Abb. 28.19); bei Ableitungen über der gegenüberliegenden Seite des Herzens besteht jedoch Senkung des ST-Stückes.

Nach einigen Tagen oder Wochen verschwinden diese ST-Abnormitäten, da das zugrunde gegangene Muskelgewebe und dieses ersetzendes Bindegewebe *elektrisch »stumm«* geworden sind;

Tabelle 28.4. Zusammenfassung der 3 wichtigsten Veränderungen der Membran-Polarisation bei akutem Myokardinfarkt und den daraus resultierenden EKG-Veränderungen. Das EKG-Registriergerät gibt eine TQ-Segment-Senkung als ST-Segment-Hebung an

Veränderung	Ursache	Resultierender extracellulärer Stromfluß (+ → −)	EKG-Veränderungen in Ableitungen über Infarkt
Während Repolarisation (spät)	Rasche Repolarisation der infarzierten Zellen	Aus dem Infarkt	ST-Hebung
In Ruhe	Vermindertes Ruhemembranpotential der infarzierten Zellen	In den Infarkt	TQ-Senkung (manifest als ST-Hebung
Während Repolarisation (früh)	Verzögerte Depolarisation der infarzierten Zellen	Aus dem Infarkt	ST-Hebung

Erläuterung: Normaler Muskel | Infarzierter Muskel | Normaler Muskel (ECF ober- und unterhalb)

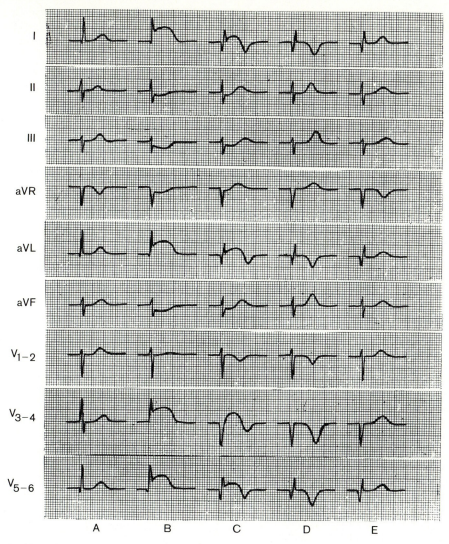

A: Normal
B: Sehr frühes Bild (Stunden nach Infarzierung); ST-Strecken Hebung in I, aVL und V$_{3-6}$; reziproke ST-Strecken Senkung in II, III und aVF.
C: Späteres Bild (mehrere Stunden bis wenige Tage); Q-Wellen in I, aVL und V$_{5-6}$, QS-Komplex in V$_{3-4}$. Der Großteil der transmuralen Infarzierung entspricht dem Gebiet V$_{3-4}$; ST-Strecken Veränderungen bleiben bestehen, sind aber geringer ausgeprägt; T-Wellen beginnen in Ableitungen mit gehobener ST-Strecke invers zu werden.
D: Spätes Bild (mehrere Tage bis Wochen); Q-Wellen und QS-Komplexe bleiben bestehen; ST-Strecke ist isoelektrisch; T-Wellen sind symmetrisch und in Ableitungen mit früherer ST-Strecken Hebung tief, bzw. schlank in Ableitungen mit früherer ST-Strecken-Senkung. Dieses Bild kann u. U. bestehen bleiben.
E: Sehr spätes Bild: dieses Bild tritt manchmal viele Monate oder Jahre nach der Infarzierung auf. Die abnormen Q-Wellen und QS-Komplexe bleiben bestehen. T-Wellen kehren langsam zur Norm zurück.

Abb. 28.19. Schematische Darstellung des zeitlichen Ablaufs der EKG-Veränderungen nach Infarzierung der Ventrikel-Vorderwand (nach GOLDMAN: Principles of Clinical Electrocardiography, 9th Ed. Los Alamos: Lange 1976)

der Infarktbezirk verhält sich dann negativ gegenüber dem normalen Myokard. Diese Negativität hat vielfältige Auswirkungen; so treten Q-Zacken in Ableitungen auf, wo sie normalerweise fehlen, und die normalen Q-Zacken nehmen an Größe zu. Besonders bei Vorderwandinfarkten des linken Ventrikels bestehen Veränderungen der R-Zacke; es fehlt dabei das zunehmende Größerwerden der R-Zacke in den Brustwandableitungen, wenn die Elektrode von rechts nach links über dem linken Ventrikel bewegt wird. Bei Infarkten im Bereich des Septums kann das Überleitungssystem geschädigt sein, wodurch entweder ein Schenkelblock oder andere AV-Blockbilder entstehen.

Einflüsse veränderter ionaler Blutzusammensetzung auf das Herz

Veränderungen der Na^+- und K^+-Konzentration in der ECF beeinflussen erwartungsgemäß die Entstehung der Aktionspotentiale im Myokard, da die elektrische Aktivität des Herzens von der Verteilung dieser Ionen beiderseits der Herzmuskel-Zellmembran abhängt. Ein erniedrigter Plasma-Na^+-Spiegel manifestiert sich klinisch meist nur in einer niederen Spannung der EKG-Komplexe, Veränderungen des Plasma-K^+ jedoch verursachen u.U. schwere Störungen. Gerade wegen der Auswirkungen am Herzen ist *Hyperkaliämie* ein sehr gefährliches und häufig tödliches Ereignis; bei Anstieg des Plasma-K^+-Spiegels sind die zuerst auftretenden EKG-Veränderungen große spitze T-Wellen als Ausdruck der gestörten Repolarisation (Abb. 28.20). Bei höherer K^+-Konzentration kommt es dann zu Lähmung der Vorhöfe und zur Verlängerung der QRS-Komplexe; außerdem können ventriculäre Arrhythmien entstehen. Das Ruhepotential der Muskelfasern nimmt mit zunehmendem extracellulären K^+ ab, bis die Muskelfasern schließlich unerregbar werden und *Herzstillstand in Diastole* eintritt. Verminderung des Plasma-K^+-Spiegels führt umgekehrt zu Verlängerung des PR-Intervalls, zum Auftreten ausgeprägter U-Wellen und manchmal auch zu T-Wellen-Inversion in den Brustwandableitungen; wenn T- und U-Wellen verschmelzen, erscheint das QT-Intervall oft verlängert; kommen T- und U-Wellen getrennt zur Darstellung, so zeigt sich die echte QT-Dauer nicht verändert. Hypokaliämie ist zwar ein ernster Zustand, doch führt er nicht so rasch zum Tod wie Hyperkaliämie.

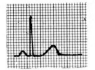

Normales Bild (Serum-Kalium: 4-5,5 mVal/Liter). PQ-Intervall = 0,16 sec, QRS-Intervall = 0,06 sec, QT-Intervall = 0,4 sec (normal für eine angenommene Herzfrequenz von 60/min)

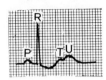

Hypokaliämie (Serum-Kalium: 3,5 mVal/Liter). PQ = 0,2 sec, QRS-Intervall = 0,06 sec, ST-Strecken Senkung; unmittelbar nach der T-Welle tritt eine deutliche U-Welle auf. QT-Intervall bleibt 0,4 sec; wenn jedoch die U-Welle fälschlicherweise als Teil der T-Welle angesehen wird, kann ein falsches QT-Intervall von 0,6 sec gemessen werden. Der wahre QT-Intervall bleibt normal.

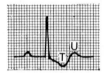

Hypokaliämie (Serum-Kalium: 2,5 mVal/Liter). PQ-Intervall ist auf 0,32 sec verlängert; ST-Strecke gesenkt; inverse T-Welle; deutliche U-Welle.

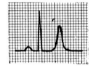

Hyperkaliämie (Serum-Kalium : 7,0 mVal/Liter)PR- und QRS-Intervall normal; sehr schmale, schlanke und spitze T-Wellen.

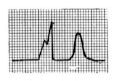

Hyperkaliämie (Serum-Kalium : 8,5 mVal/Liter); keine Vorhof-Aktivität, QRS-Komplex breit und verwischt und die QRS-Dauer auf 0,2 sec verlängert. T-Wellen bleiben schmal und schlank. Weitere Serum-Kalium Erhöhung führt zu ventriculärer Tachykardie und Kammer-Flimmern.

Abb. 28.20. Zusammenhänge zwischen Serum-Kalium-Spiegel und EKG (unter der Annahme normaler Calcium-Werte). Die schematisierten Komplexe sind links-ventriculäre-Epikard-Ableitungen (nach GOLDMAN: Principles of Clinical Electrocardiography, 9th Ed. Los Alamos: Lange 1976)

Erhöhung der extracellulären Calcium-Konzentration erhöht die myokardiale Kontraktilität. Wenn man im Tierexperiment größere Mengen von *Calcium* infundiert, vermindert sich die Erschlaffung des Herzens in der Diastole und schließlich tritt Herz-Stillstand in Systole ein *(Calcium-Rigor)*. Bei klinischen Fällen mit Hypercalciämie ist jedoch der Ca^{2+}-Spiegel kaum jemals so hoch, daß er das Herz beeinflussen kann. Hypocalciämie bewirkt Verlängerungen der ST-Strecke und daher auch des QR-Intervalls (eine unspezifische, auch sonst vorkommende Veränderung).
Veränderungen der Plasma-Ca^{2+}- und K^+-Spiegel haben deutlichen Einfluß auf die Emp-

findlichkeit des Herzens gegenüber Digitalis. Bei Hypercalciämie ist die Digitalis-Toxizität erhöht. Hyperkaliämie vermindert die Digitalistoxität ebenso wie Magnesium, welches gleichfalls die Erregbarkeit des Myokards senkt.

Im Tierversuch verlängert Acidose die Diastole und vermindert die Kraft der Systole; es fehlen jedoch EKG-Veränderungen, die spezifisch für H^+-Konzentrations-Verschiebungen in der Körperflüssigkeit bei Acidose oder Alkalose wären.

Kapitel 29
Pumpleistung des Herzens

A. Herzmechanik

Der Depolarisationsvorgang löst eine über das Myokard ablaufende Kontraktionswelle aus. An einer einzelnen Muskelfaser beginnt die Kontraktion unmittelbar nach der Depolarisation und überdauert das Ende der Depolarisation um etwa 50 ms (Abb. 3.14). Die Vorhof-Systole beginnt nach der P-Welle des EKG, während die Ventrikel-Systole nahe dem Ende der R-Zacke beginnt und bis kurz nach der T-Welle dauert. Die Kontraktion verursacht aufeinanderfolgende Druck- und Strömungsänderungen in Herzkammern und Blutgefäßen. *Systolischer Druck* im Gefäßsystem bedeutet den während der Herzkontraktion erreichten Spitzendruck; *diastolischer Druck* ist der niedrigste Druck in den Gefäßen während der Diastole der Herzkammern.

Herzcyclus

Späte Diastole

Während der späten Diastole sind Mitral- und Tricuspidal-Klappe zwischen Vorhöfen und Ventrikeln geöffnet, Aorten- und Pulmonal-Klappen jedoch geschlossen, so daß das Blut in das Herz strömt und Vorhöfe und Ventrikel füllt. Mit zunehmender Füllung der Ventrikel nimmt der Zufluß zum Herzen ab und bereits dadurch kommt es — zunächst bei niedriger Herzfrequenz — zum Aneinanderlegen der AV-Klappensegel (Abb. 29.1). Der Druck in den Ventrikeln bleibt jedoch noch niedrig.

Vorhof-Systole

Durch Kontraktion der Vorhöfe wird zwar noch etwas Blut in die Ventrikel befördert, etwa 70% der Ventrikel-Füllung erfolgt jedoch passiv während der Diastole. Obwohl beide Vv. cavae und die Pulmonalvenen durch Kontraktion der Vorhofmuskulatur um ihre Einmündungsstellen verengt werden und die Trägheit des in das Herz strömenden Blutes dieses großteils im Herzen zurückhält, kommt es doch während der Vorhof-Systole zu einem geringen Rückfluß (Regurgitation) in die herznahen Venen.

Ventrikel-Systole

Die erste Phase der Ventrikel-Systole (Periode der *isometrischen* oder *isovolumetrischen Ventrikel-Kontraktion*) dauert bis zur Eröffnung der Aorten- und Pulmonal-Klappen. Zu Beginn der isometrischen Kontraktion erfolgt der Schluß der AV-Klappen und die Kontraktion der Ventrikel um das von ihnen eingeschlossene Blut. Es

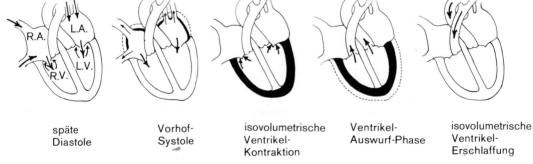

Abb. 29.1. Blut-Strömung im Herzen und in den großen Gefäßen während einer Herzaktion-Cyclus. Die sich kontrahierenden Teile sind schwarz dargestellt. RA und LA, rechtes und linkes Atrium; RV und LV, rechter und linker Ventrikel

kommt dabei zwar nur zu einer geringen Muskel-Verkürzung, der intraventriculäre Druck steigt jedoch steil an (Anspannungszeit ~0,05 s). Während dieser isovolumetrischen Kontraktions-Periode wölben sich Mitral- und Tricuspidal-Klappen in die Vorhöfe und führen dadurch zu einem kurzen, aber steilen Druckanstieg in den Vorhöfen (Abb. 29.2).

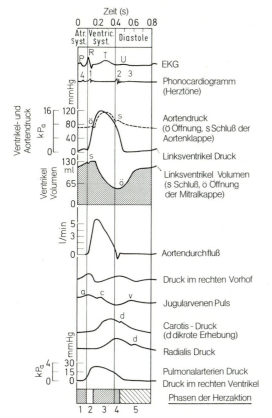

Abb. 29.2. Vorgänge bei der Herzaktion (Frequenz 75/min). 1, Vorhof-Systole; 2, isometrische Ventrikel-Kontraktion; 3, Ventrikel-Auswurf-Phase; 4, isovolumetrische Ventrikel-Erschlaffung; 5, Ventrikel-Füllung; in der späten Systole überschreitet der Aortendruck den Ventrikel-Druck. Die Trägheit des Blutes bewirkt jedoch ein Andauern des Blutausstroms aus dem Ventrikel für kurze Zeit. Die Druckverhältnisse sind im rechten Ventrikel und in der A. pulmonalis auf entsprechend niedrigerem Niveau ähnlich

Sobald der Druckanstieg im linken Ventrikel den diastolischen Druck in der Aorta (10,6 kPa = 80 mm Hg) und der im rechten Ventrikel den diastolischen Druck in der A. pulmonalis (1,3 kPa = 10 mm Hg) überschreitet, öffnen sich die Aorten- und Pulmonal-Klappen und die *ventriculäre Auswurf-Phase* beginnt. Der Auswurf des Blutes erfolgt zuerst schnell, wird aber mit der Dauer der Systole langsamer; der intraventriculäre Druck steigt ebenfalls zu einem Maximum an und nimmt dann vor dem Ende der Systole etwas ab (intraventriculärer Maximaldruck links: über 17 kPa (125 mm Hg), rechts: 3 kPa (25 mm Hg) oder weniger.

In der späten Systole überschreitet der Aortendruck sogar den Druck im Ventrikel, durch die Trägheit wird das Blut jedoch in Bewegung gehalten. Durch die Kontraktion der Ventrikelmuskulatur wird der atrio-ventriculare Anteil der Ventilebene des Herzens (Ebene durch die AV- und Semilunar-Klappen) nach unten gezogen, so daß es zum Absinken des Vorhof-Druckes kommt. Von jedem Ventrikel werden pro Herzaktion 70 bis 90 ml Blut ausgeworfen und in jedem Ventrikel bleiben am Ende der Systole noch etwa 50 ml Blut zurück (*end-systolisches Ventrikel-Blutvolumen*). Den prozentuellen Anteil des pro Herzschlag ausgeworfenen Blutes nennt man die *Auswurffraktion (ejection fraction),* die bei normaler linksventriculärer Funktion größer als 60% sein soll. Diese Auswurffraktion läßt sich aus dem Angiogramm des linken Ventrikels und der Druckdifferenz Systole-Diastole berechnen. Dieser Parameter gibt zusammen mit dem linksventriculären *enddiastolischen Druck* (LVEDP, bis 1,6 kPa bzw. 12 mm Hg) und dem linksventriculären *enddiastolischen Volumen* (LVEDV, 90 ± 20 ml/m² Körperoberfläche) einen wichtigen Hinweis auf die myokardiale Situation.

Frühe Diastole

Sobald sich die Ventrikel-Muskulatur vollständig kontrahiert hat, fällt der bereits sinkende Ventrikel-Druck rasch ab, bis es — unter vorübergehenden Vibrationen von Blut und Gefäßwänden — zum Schluß der Aorten- und Pulmonal-Klappe kommt (*Protodiastole,* isometrisch, Dauer 0,02 s). Nach dem Klappenschluß fällt der Ventrikel-Druck weiter schnell *(isovolumetrische Ventrikel–Erschlaffung,* 0,05 s). Sobald der Ventrikel-Druck unter den Vorhof-Druck fällt und sich die AV-Klappen öffnen (Ende der isovolumetrischen Ventrikel-Erschlaffung), beginnt die *Füllung der Ventrikel,* die zuerst rasch erfolgt, vor der nächsten Herz-Kontraktion jedoch langsamer wird. Die initiale rasche Füllungsphase der Ventrikel ist durch das Zurückgehen der Ventilebene in die Ausgangsposition bedingt, wobei sich die Ventrikel sozusagen über den Vorhofinhalt »stülpen«. Der Vorhof-Druck steigt nach dem Ende der Ventrikel-Systole kontinuierlich an, bis sich die AV-Klappen öffnen, fällt dann ab und steigt wieder langsam bis zur nächsten Vorhofsystole an.

Zeitliche Abstimmung zwischen linkem und rechtem Herzen

Obwohl die Vorgänge im rechten und linken Herzen ähnlich ablaufen, sind sie dennoch *nicht völlig synchron;* die Systole des rechten Vorhofs erfolgt etwas vor der des linken und die Kontraktion des rechten Ventrikels beginnt nach der des linken (Kap. 28). Da jedoch der Druck in der A. pulmonalis niedriger als in der Aorta ist, beginnt die Auswurf-Phase des rechten Ventrikels vor der des linken. Während Exspiration schließen sich Pulmonal- und Aorten-Klappen gleichzeitig, während der Inspiration erfolgt jedoch der Schluß der Aorten-Klappen etwas vor dem der Pulmonal-Klappen. Über längere Zeit (einige Minuten) gemessen ist die Auswurfleistung beider Ventrikel gleich, während des Respirationscyclus treten jedoch vorübergehende Unterschiede der Auswurfleistung auf; diese verursachen wahrscheinlich auch die zeitlichen Unterschiede im Aorten- und Pulmonal-Klappenschluß.

Systolen- und Diastolen-Dauer

Der Herzmuskel hat die besondere Fähigkeit, sich bei Zunahme der Herzfrequenz rascher zu kontrahieren und zu repolarisieren (Kap. 3); so nimmt z.B. die Systolen-Dauer von 0,3 s bei einer Herzfrequenz von 65 auf 0,16 s bei einer Herzfrequenz von 200 ab (Tabelle 29.1); Ursache dafür ist teilweise eine Verminderung der Dauer der Auswurf-Phase. Dennoch ist die Systolen-Dauer viel weniger variabel als die der Diastole, so daß bei gesteigerter Herzfrequenz die Diastolen-Dauer viel stärker verkürzt wird (z.B. Diastolen-Dauer bei einer Herzfrequenz von 65 = 0,62 s; bei einer Herzfrequenz von 200 = 0,14 s); daraus ergeben sich wichtige physiologische und klinische Konsequenzen. Die Diastole ist nicht nur als Ruhe-Phase für den Herzmuskel wichtig; in der Diastole erfolgt ein Großteil der Ventrikelfüllung und insbesondere auch die coronare Blutzufuhr zu den subendokardialen Myokard-Gebieten des linken Ventrikels (Kap. 32). Bis zu einer Herzfrequenz von 180 Schlägen/min ist die Ventrikel-Füllung ausreichend und das Herz-Minuten-Volumen wird infolge der erhöhten Frequenz gesteigert; bei sehr hoher Herzfrequenz kann die Ventrikel-Füllung jedoch u. U. derart abnehmen, daß das Herz-Minuten-Volumen sinkt und es zu Symptomen einer Herzinsuffizienz kommt.

Aufgrund seines besonderen (langgezogenen) Aktions-Potentials hat der *Herzmuskel eine lange Refraktär-Periode;* bis nahe dem Ende seiner Kontraktion ist das Herz daher nicht in der Lage, auf einen zusätzlichen Reiz anzusprechen. Der Herzmuskel ist dementsprechend — im Gegensatz zum Skeletmuskel — *nicht tetanisierbar.* Die theoretisch höchstmögliche Herzfrequenz beträgt etwa 400/min; da der AV-Knoten jedoch wegen seiner langen Refraktär-Periode nicht mehr als 230 Impulse/min weiterleiten kann, kommt es nur bei paroxysmaler Kammer-Tachykardie zu einer ventriculären Frequenz von über 230/min (Kap. 28).

Herzarbeit

Arbeit und Leistung (Arbeit pro Zeiteinheit) des Herzmuskels lassen sich aus dem bei der Systole entwickelten Druck und dem ausgeworfenen Volumen berechnen. Die Ventrikelarbeit besteht aus 2 Komponenten: (1) der Arbeit zur Überwindung des Widerstandes, der sich aus dem Druck in Aorta bzw. A. pulmonalis ergibt (»Volumenarbeit«), und (2) der Arbeit für die Beschleunigung der jeweiligen Blutsäule (»Beschleunigungsarbeit«). Die Gesamtarbeit eines Ventrikels kann demnach theoretisch wie folgt berechnet werden:

$$A = PV_s + \frac{m}{2} v^2,$$

wobei für die Volumenarbeit P = mittlerer Druck am Ventrikelausgang und V_s = Schlagvolumen, bzw. für die Beschleunigungsarbeit m = Masse des geförderten Schlagvolumens (m = Gewicht/g; g = 981 cm s^{-2}) und v = mittlere Geschwindigkeit der Blutsäule bedeutet. Wenn man einer orientierenden Berechnung der Ventrikelarbeit Drucke von 17 kPa (130 mm Hg) im linken, bzw. 3,6 kPa (27 mm Hg) im rechten Ventrikel, ein Schlagvolumen von 70 ml und eine mittlere Geschwindigkeit von 50 cm/s am Beginn der Aorta und A. pulmonalis zugrundelegt, dann erhält man für den linken Ventrikel pro Systole eine Arbeit von

Tabelle 29.1. Änderung der Aktionspotential-Dauer in Abhängigkeit von der Herzfrequenz (Zeitwerte in s) (nach A. C. Barger and G. S. Richardson)

	Herzfrequenz		Zum Vergleich Skeletmuskel
	75/min	200/min	
Dauer einer Herzperiode	0,80	0,30	— —
Dauer einer Systole (bzw. Kontraktion)	0,27	0,16	0,04
Dauer des Aktionspotentials	0,25	0,15	0,005
Dauer der absoluten Refraktärperiode	0,20	0,13	0,004
Dauer der relativen Refraltärperiode	0,05	0,02	0,003
Dauer der Diastole	0,53	0,14	— —

etwa 1,2 Ws und für den rechten Ventrikel von 0,25 Ws; die Arbeit des ganzen Herzens pro Minute beträgt daher bei Ruhe etwa 1,7 Watt; bei schwerster Muskelarbeit, wenn das Herz-Minuten-Volumen auf Werte bis zu 35 Liter/min ansteigt, kann die Herzarbeit bis zu 13 Watt erreichen.

Unter normalen Bedingungen ist die Beschleunigungsarbeit des Herzens bei körperlicher Ruhe unbedeutend (1–2% der Gesamtarbeit), bei schwerster Arbeit kann sie aber wegen der erhöhten Strömungsgeschwindigkeit des Blutes bis auf $1/4$ der Herzarbeit ansteigen. Unter pathologischen Bedingungen (Starre der Aorta, mangelhafter Schluß der Aortenklappen) kann die Beschleunigungsarbeit ebenfalls bedeutend erhöht sein und eine zusätzliche Belastung für das Herz verursachen.

B. Puls

Arterien-Puls

Das während der Systole in die Aorta ausgeworfene Blut treibt nicht nur das Blut in den Gefäßen vorwärts, sondern verursacht auch eine *Druckwelle,* die entlang des arteriellen Systems abläuft. Die ablaufende Druckwelle dehnt jeweils die Arterienwand und diese Dehnung ist als *Puls* fühlbar. Die *Fortpflanzungs-Geschwindigkeit der Pulswelle* hängt von der Elastizität der Gefäßwand, dem Verhältnis Wanddicke/Gefäßradius und auch vom mittleren Blutdruck (nicht aber von der Strömungsgeschwindigkeit des Blutes) ab; die Pulswellen-Geschwindigkeit ist daher in herznahen weiten Gefäßen niedrig (Aorta ascendens 4 m/s), in peripheren engeren Gefäßen höher (A. dorsalis pedis 10 m/s) und steigt mit zunehmendem Lebensalter an (abnehmende Gefäß-Elastizität, ansteigernder mittlerer Blutdruck). Beim jugendlichen Erwachsenen kann man den Puls an der A. radialis etwa 0,15 s nach dem Maximum des systolischen Auswurfs in die Aorta tasten (Abb. 29.2).

Die Pulsstärke ist durch den *Pulsdruck* (Differenz systolischer-diastolischer Druck) gegeben und nur wenig vom mittleren Blutdruck abhängig; im Schock ist der Puls weich und schwach (»fadenförmig«), zu einem kräftigen Puls kommt es hingegen bei hohem Schlagvolumen (z. B. bei Arbeit oder nach Histamingabe). Bei hohem Pulsdruck können die Pulswellen so groß sein, daß sie vom Individuum selbst wahrgenommen oder sogar gehört werden (»Herzklopfen«). Bei mangelhaftem Schluß der Aortenklappen (Aorten-Insuffizienz) ist der Puls besonders stark und die Kraft des systolischen Auswurfes kann u. U. auch eine Mitbewegung des Kopfes mit jeder Herzaktion verursachen (»*Wasserhammer-Puls«, Corrigan-Puls*).

An der *Pulskurve* ist ein steiler ansteigender *(anakroter)* und ein langsamer abfallender *(katakroter)* Druckverlauf zu unterscheiden. Die Pulskurve von Aorta und herznahen Arterien weist im absteigenden Schenkel eine kleine negative Druckschwankung (»*Incisur«*, mit Schluß der Aortenklappen zusammenhängend) auf, die periphere Pulskurve zeigt eine deutliche *dikrote Erhebung* im absteigenden Schenkel (durch Reflexion bedingte stehende Welle). Die Amplitude der Pulswelle (Pulsdruck) nimmt von zentral nach peripher zuerst zu (Aorta 16–11 = 5 kPa, bzw. 120–80 = 40 mm Hg, A. femoralis 19–10 = 9 kPa, bzw. 140–75 = 65 mm Hg), wobei jedoch der mittlere Blutdruck mäßig abfällt (Aorta 13 kPa, bzw. 95 mm Hg, A. femoralis

12 kPa, bzw. 90 mm Hg; Berechnung des mittleren Blutdruckes durch Integration der von zentral nach peripher ihre Form ändernden Pulskurve, Abb. 30.12); in den Arteriolen nehmen Pulsdruck und mittlerer Blutdruck dann steil ab und in den Capillaren ist normalerweise kein Puls mehr nachweisbar.

Pulsqualitäten

Die Prüfung eines peripheren Arterienpulses (z. B. an der A. radialis) ermöglicht dem Arzt, sich ohne technischen Aufwand über wichtige Kreislauf-Parameter zu orientieren. Im allgemeinen differenziert man bei Betasten des Pulses 5 sogenannte *Puls-Qualitäten:* (1) *Frequenz* (Ausdruck der Herzfrequenz; Pulsus frequens, bzw. P. rarus, verglichen mit der normalen Ruhe-Pulsfrequenz im Bereich 60 bis 72 Pulsschläge/min), (2) *Rhythmus* (Regelmäßigkeit; P. regularis, bzw. P. irregularis bei Herz-Rhythmusstörungen, P. deficiens bei schwachen Extrasystolen, die keine periphere Pulswelle auslösen), (3) *Größe der Amplitude* (Pulsdruck = Differenz systolischer-diastolischer Druck; P. magnus, bzw. P. parvus), (4) *Anstiegs-Steilheit* (Geschwindigkeit des Anstieges der Pulswelle; P. celer = »schnellender Puls« bei Insuffizienz der Aortenklappe, bzw. P. tardus bei Aorten-Stenose) und (5) *Unterdrückbarkeit* (Innendruck des Gefäßes, vom mittleren Blutdruck abhängig; P. durus, bzw. P. mollis).

Druckänderungen im Vorhof, Venenpuls

Während der Vorhof-Systole steigt der Vorhofdruck; dieser Druckanstieg dauert während der isovolumetrischen Ventrikel-Kontraktion an (Einbuchten der AV-Klappen in die Vorhöfe). Wenn dann die AV-Klappen durch die Kontraktion der Ventrikel-Muskulatur herabgezogen werden (Verschiebung der Ventilebene nach unten), fällt der Vorhofdruck schnell und steigt dann bei Einströmen des Blutes in die Vorhöfe solange wieder an, bis die AV-Klappen in der frühen Diastole geöffnet werden; die Rückkehr der Ventilebene in die Ausgangslage trägt — durch Verringerung des Fassungsvermögens der Vorhöfe — ebenfalls zum Druckanstieg bei. Die Druckänderungen im Vorhof setzen sich in die großen Venen fort und verursachen charakteristische Druckwellen in der V. jugularis *(physiologischer oder »negativer« Venenpuls,* Abb. 29.2 und 29.3).

Die *a-Welle* (durch atriale Systole) entsteht durch die Vorhof-Systole; bei dieser strömt — trotz Constriction der Ostien der großen Venen — eine gewisse Blutmenge vom Vorhof in die Venen zurück, aber auch die durch den venösen Einstrom-Stop bedingte Venendruckerhöhung trägt zur Entstehung der a-Welle bei. Die *c-Welle* (durch isometrische ventriculäre Kontraktion) ist durch die Vorwölbung der Tricuspidal-Klappe in den Vorhof während der Anspannungsphase des Ventrikels verursacht. Anschließend sinkt der Venendruck steil ab (systolischer Kollaps durch Verschiebung der Ventilebene während der Auswurf-Phase des Ventrikels, x-Welle) und es folgt die abschließende *v-Welle* (Anstieg des Vorhof-Druckes vor Öffnung der Tricuspidal-Klappe, Rückverschiebung der Ventilebene). Die Pulswellen der V. jugularis sind durch respiratorische Schwankungen des Venendruckes überlagert; während der Inspiration fällt der Venendruck infolge des verstärkt subatmosphärischen (negativen) intrathorakalen Druckes.

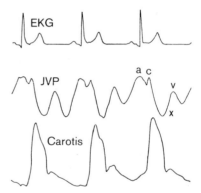

Abb. 29.3. Jugular-Venendruck (JVP). Die physiologischen Venenpuls-Wellen a, c, x und v verglichen mit gleichzeitig geschriebenem EKG und Carotis-Puls (nach Wood: Diseases of the Heart. Philadelphia: Lippincott 1956)

Beurteilung des Venenpulses

Der Puls der V. jugularis kann mittels Druckfühler am Hals unblutig registriert werden; meist genügt jedoch schon die Inspektion der Halsregion, um daraus klinisch wichtige Rückschlüsse ziehen zu können. Bei Insuffizienz der Tricuspidal-Klappe tritt bei jeder Ventrikelsystole eine mächtige c-Welle auf (arterienpulssynchroner *»positiver«* oder pathologischer Venenpuls). Bei komplettem AV-Block (Vorhöfe und Kammern schlagen mit verschiedener Frequenz) kann man feststellen, daß die a-Wellen nicht der Frequenz des Radialispulses entsprechen; jedesmal, wenn die Vorhöfe sich bei geschlossener Tricuspidal-Klappe kontrahieren, gibt es eine Riesen-a-Welle (»Kanonen-Welle«). Durch Inspektion des Jugularispulses kann u. U. auch zwischen Vorhof- und Ventrikel-Extrasystolen unterschieden werden; vorzeitige Vorhof-Systolen verursachen eine a-Welle, vorzeitige Ventrikel-Systolen aber nicht.

C. Akustische Phänomene am Kreislaufsystem

Herztöne

Normalerweise können (mit dem Stethoskop) während jeder Herzaktion 2 »Töne«[1] am Herzen gehört werden: (1) ein niederfrequenter etwas längerer *erster Herzton* (Anspannungston, Symbol: —), der durch Schwingungen der geschlossenen Klappen sowie der gesamten Ventrikelwand bei Kontraktion der Ventrikelmuskulatur um den inkompressiblen Inhalt entsteht; eine Komponente des ersten Herztons, die auch am leerschlagenden Herzen zu hören ist, dürfte dem Muskelzuckungsschall (Muskelton) entsprechen; (2) ein kürzerer höherfrequenter *zweiter Herzton* (Symbol: ⌣), verursacht durch den Aorten- und Pulmonal-Klappenschluß knapp nach Ende der Ventrikel-Systole.

Zusätzlich kann noch unter verschiedenen Bedingungen im ersten Drittel der Diastole ein niederfrequenter *dritter Herzton* auftreten, der zeitlich mit der Phase der schnellen Ventrikelfüllung übereinstimmt, sowie später in der Diastole ein *vierter Herzton*. Dieser vierte Herzton

---
[1] Herztöne sind im physikalischen Sinn keine reinen Töne.

wird bei gesunden Erwachsenen kaum gehört, kann aber bei hohem Vorhofsdruck oder bei »steifem« Ventrikel (Hypertrophie) unmittelbar vor dem ersten Herzton gehört werden und ist durch rasche Ventrikelfüllung bedingt.

Der erste Herzton (Frequenz 25–45 Hz) dauert etwa 0,15 s; bei niederer Herzfrequenz ist er leise, da sich die Ventrikel gut füllen und sich daher die AV-Klappen-Segel bereits vor Beginn der Systole aneinanderlegen. Der zweite Herzton (Frequenz 50 Hz) dauert 0,12 s; er kann bei erhöhtem diastolischen Druck in Aorta oder A. pulmonalis (plötzlicher Schluß der entsprechenden Klappen am Ende der Systole) laut und akzentuiert werden. Wenn der zeitliche Abstand zwischen Aorten- und Pulmonal-Klappenschluß während der Inspiration entsprechend groß wird, ist der zweite Herzton oft »gespalten« oder »verdoppelt«. Der dritte Herzton dauert 0,1 s.

Herzgeräusche, Gefäßgeräusche

Solange das Blut ohne Turbulenz (stromlinienförmig, Kap. 30) fließt, treten keine Geräuschphänomne auf; turbulente Strömung erzeugt jedoch hörbare *Geräusche* (Wirbelbildung beim schnellen Vorbeiströmen an Obstruktionen oder Strömung durch verengte Stellen); solche *Gefäßgeräusche* sind z. B. Schwirren über einer gut vascularisierten Struma, Geräusche über Aneurysmen großer Arterien, über A-V-Fisteln oder einem offenen Ductus Botalli.

Die häufigste, aber nicht einzige Ursache von Herzgeräuschen sind Erkrankungen der Herzklappen. Bei einer *Klappenstenose* (Verkleinerung der Klappenöffnung) entsteht beim Durchtritt des Blutes durch das Ostium eine turbulente Strömung; *Klappeninsuffizienz* (unvollständiger Klappenschluß) führt andererseits zum Zurückströmen des Blutes (Regurgitation). Die systolische oder diastolische Zuordnung eines Geräusches an einer stenosierten oder insuffizienten Klappe (Tabelle 29.2) ergibt sich aus der Me-

Tabelle 29.2. Herzgeräusche

Klappe	Pathologische Veränderung	Zuordnung des Geräusches zu Systole bzw. Diastole
Aorten- oder Pulmonalklappe	Stenose	Systolisch
	Insuffizienz	Diastolisch
Mitral- oder Tricuspidalklappe	Stenose	Diastolisch
	Insuffizienz	Systolisch

chanik des Herz-Cyclus. Die durch eine bestimmte Klappe verursachten Geräusche können meistens am deutlichsten über die betroffenen Klappe gehört werden; Dauer, Charakter, Akzentuierung und Fortleitung des Geräusches geben ebenfalls wertvolle Hinweise zur Lokalisierung und Genese eines Geräusches. Eines der lautesten Geräusche entsteht z. B. beim diastolischen Blutrückstrom durch ein Loch in einem Aortenklappen-Segel; infolge seiner Stärke und hohen Frequenz ist dieses diastolische Geräusch ohne Stethoskop, oft schon aus einiger Entfernung vom Patienten zu hören (Distanz-Geräusch).

Bei Patienten mit Ventrikelseptumdefekt (VSD) verursacht das durchströmende Blut (entweder Links-Rechts-Shunt oder Rechts-Links-Shunt) ein systolisches Geräusch. Bei Vorhofseptumdefekt (ASD = atrial septal defect) ist meist ein durch eine relative Pulmonalstenose bedingtes systolisches Austreibungsgeräusch zu hören.

Leise systolische Geräusche sind — vor allem bei Kindern — nicht immer auf morphologische Veränderungen am Herzen zurückzuführen; ebenso sind bei Anämie (verringerte Viscosität, beschleunigte Blutströmung) und bei anderen Ursachen beschleunigter Blutströmung systolische Geräusche zu hören (Kap. 30).

D. Herz-Minuten-Volumen (HMV), Herz-Zeit-Volumen (HZV)

Bestimmungsmethoden des HMV

Zwei Methoden können beim Menschen zur Bestimmung des Herz-Minuten-Volumens (Auswurfleistung des Herzens) herangezogen werden: die *direkte Ficksche Methode* und die *Indikator-Verdünnungs-Methode.*

Nach dem *Fickschen Prinzip* ist die Menge einer von einem Organ oder dem Gesamtorganismus pro Zeiteinheit aufgenommenen Substanz gleich der Differenz zwischen arteriellen ([A]) und venösem ([V]) Blutspiegel dieser Substanz (A-V-Differenz) multipliziert mit dem Blut-Durchfluß-Volumen pro Zeiteinheit.

Zur Erfassung des Herz-Minuten-Volumens (HMV) bestimmt man daher die vom Körper in den Lungen pro Minute aufgenommene O_2-Menge und dividiert sie durch die A-V-Sauerstoff-Sättigungsdifferenz der Lunge. Da die O_2-Sättigung des arteriellen Blutes in allen Teilen des Körpers gleich ist, kann der O_2-Gehalt einer beliebigen arteriellen Blutprobe als repräsentativ für das aus der Lunge abströmende Blut gelten; um eine für das in die Lungen einströmende venöse Mischblut repräsentative Probe zu erhalten, muß man diese mittels Herzkatheter aus der A. pulmonalis gewinnen (Proben aus dem rechten Vorhof sind wegen der unvollständigen Durchmischung weniger geeignet). Die Herzkatheter-Methode (Einführung eines Plastik-Katheters in die Armvene und Vorschieben in die erforderliche Position unter Kontrolle eines Bildwandlers) zählt heute bereits zu den Routineverfahren.

Das folgende Beispiel zeigt die Berechnung des HMV nach dem Fickschen Prinzip, wobei für einen Erwachsenen bei körperlicher Ruhe typische Werte verwendet wurden:

$HMV_{linker\ Ventrikel}$

$$= \frac{O_2\text{-Aufnahme (ml/min, bzw. mmol/l)}}{[A_{O_2}] - [V_{O_2}]} =$$

$$= \frac{250\ ml/min\ (11{,}2\ mmol/min)}{190\ ml/Liter,\ bzw.\ 8{,}5\ mmol/l\ (art.\ Blut) - 140\ ml/Liter\ bzw.\ 6{,}2\ mmol/l\ (ven.\ Blut)} =$$

$$= \frac{250\ ml/min}{50\ ml/Liter} = \frac{11{,}2\ mmol/min}{2{,}2\ mmol/l} =$$

$$= 5\ Liter/min$$

Bei der *Indikator-Verdünnungsmethode* wird eine bestimmte Menge eines Farbstoffes oder radioaktiven Isotops in eine Armvene injiziert und die Konzentration dieses Indikators in einer Reihe von Proben arteriellen Blutes bestimmt. Die injizierte Indikatormenge dividiert durch die mittlere Konzentration im arteriellen Blut nach *einer* Passage durch das Herz ergibt das *Herz-Zeit-Volumen (HZV)*, aus dem unter Berücksichtigung der Kreislaufzeit das HMV errechnet werden kann (Abb. 29.4).

Der Indikator muß während des Tests im Blutstrom verbleiben und darf keine schädigenden oder die Hämodynamik beeinflussenden Wirkungen ausüben. In der Praxis wird der Logarithmus der Indikator-Konzentration in den arteriellen Blutproben gegen die Zeit aufgetragen; es erfolgt dabei zuerst Anstieg, dann Abfall und schließlich (sobald der Indikator rezirkuliert) wieder Anstieg der Indikatorkonzentration. Der erste Abfall der Konzentration ergibt — auf die Abscisse extrapoliert — die Zeit für die erste vollständige Passage des Indikators durch den Kreislauf. Man berechnet die Auswurfleistung des Herzens für diese Zeit HZV und ermittelt dann das HMV durch Umrechnung auf eine Minute (Abb. 29.4).

Nach dem gleichen Prinzip arbeitet die Kälteverdünnungstechnik (Thermodilution). Ein definierter Kälte-Bolus wird in das rechte Herz

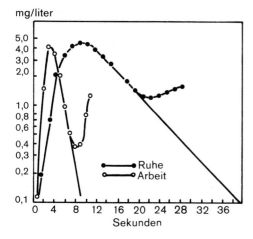

$$\text{HZV} = \frac{E}{\int_0^\infty C\,dt}$$

HZV = Herzzeitvolumen
E   = injizierte Indikator-Menge
C   = Konzentration des Indikators im arteriellen Blut zum jeweiligen Zeitpunkt

Im Beispiel für Ruhe
Herzzeitvolumen in 39 s (Zeit für die erste Passage) = $\dfrac{5\text{ mg injiziert}}{1{,}6\text{ mg/Liter}}$

Herzzeitvolumen = 3,1 Liter in 39 s.

Herzminutenvolumen = $3{,}1 \times \dfrac{60}{39}$ = 4,7 Liter

Im Beispiel für Arbeit:

Herzzeitvolumen in 9 s = $\dfrac{5\text{ mg}}{1{,}51\text{ mg/l}}$ = 3,3 Liter

HMV = $3{,}3 \times \dfrac{60}{9}$ = 22,0 Liter

Abb. 29.4. Bestimmung des Herzzeitvolumens (HZV) und des Herzminutenvolumens (HMV) mittels Indikatorverdünnungs-Methode (im Beispiel Farbstoff als Kennsubstanz) (nach ASMUSSEN and NIELSEN: The cardiac output in rest and work determined by the acetylene and the dye injection methods. Acta physiol. scand. **27,** 217 (1952))

injiziert und mittels eines distal davon gelegenen Thermoelementes wird die ankommende Kältemenge registriert.
Sowohl für Farbstoff- wie auch für Kälte-Verdünnungsmethode gibt es bereits Einschwemm-Injektions-Katheter mit an der Spitze eingelassener Optik oder Thermoelement. Damit erübrigt sich die arterielle Punktion und durch gleichzeitigen Anschluß eines Analog-Rechners kann das jeweilige HMV wenige Sekunden nach Injektion digital angezeigt werden.

Eine andere Methode zur Messung des HMV beim Menschen verwendet die *Ballistokardiographie;* diese verwertet die Rückstoßwirkungen der Herzbewegungen und des in die Aorta und die A. pulmonalis ausgeworfenen Blutes (*Ballistokardiogramm,* bei Lagerung des Patienten auf einer entsprechend suspendierten horizontalen

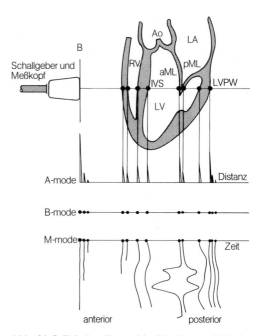

Abb. 29.5. Echokardiographie. Die Standard-Methode benützt einen piezoelektrischen Ultraschallgeber, der 1000 Schallstöße von 2,23 MHz/s abgibt; bei der meist angewandten Form der Echokardiographie wird der Schallgeber in verschiedene Positionen gebracht und das Ultraschall-Echo wird auf bewegtem Film registriert. Dementsprechend erhält man ein Bild, das als Abszisse die Zeit und als Ordinate die in der Richtung des Schalles befindlichen Struktur-Elemente entsprechend ihrem Echo darstellt. Da Blut bei der verwendeten Frequenz ein sehr schwaches Echo gibt, kann man sich anhand des Echokardiogrammes über die im Verlaufe des Herz-Cyclus erfolgenden Änderungen des Hohlraumsystemes im Herzen orientieren. In der A-mode-Registrierung wird das Echo der Strukturen jeweils als »spike« dargestellt, wobei die Intensität des Echos der Größe des »spikes« proportional ist. Bei der B-mode-Registrierung erfolgt die Wiedergabe der Echos als unterschiedlich starke Punkte, welche bei »M-mode« gegen die Zeit registriert werden (Erfassung der Bewegung der einzelnen Herzstrukturen). Symbole: RV = rechter Ventrikel, IVS = intraventrikuläres Septum, LV = linker Ventrikel, LA = linkes Atrium, Ao = Aorta, aML = vorderes Mitralsegel, tML = hinteres Mitralsegel, LVPW = Hinterwand des linken Ventrikels, B = Brustwand

Platte registrierte Bewegungen in der Längsachse des Körpers). Die daraus berechneten Werte für das Schlagvolumen sind jedoch unzuverlässig, gestatten aber eine Orientierung über längere Zeiträume.

In letzter Zeit wurde auch versucht das Schlagvolumen mit Hilfe der *Echokardiographie* zu berechnen. Bei dieser Technik wird die Reflexion von *Ultraschall* vom Herzen verwertet. Dabei kann man die Bewegungen der Klappensegel und andere Parameter erfassen (Abb. 29.5). Als nicht invasive Untersuchungsmethode gewinnt sie in der Klinik zunehmend an Bedeutung, ebenso wie die *Radionucleidangiographie*, bei der durch Computer unterstützte Auswertung die Herzfunktion nach Injektion eines radioaktiv markierten Bolus dynamisch beurteilt werden kann.

Herz-Minuten-Volumen unter verschiedenen Bedingungen

Die von jedem Ventrikel pro Herzaktion geförderte Blutmenge *(Schlagvolumen)* beträgt bei einem Menschen durchschnittlicher Größe in Ruhe und Rückenlage etwa 80 ml; die Förderleistung des Herzens pro Zeiteinheit *(Herz-Minuten-Volumen, HMV)* beträgt unter den obengenannten Bedingungen etwa 5,5 Liter (80 ml × 70 Schläge/min). Ruhe-HMV und Körperoberfläche stehen zueinander in Beziehung; das HMV/m^2 Körperoberfläche *(cardiac index)* beträgt im Mittel etwa 3,2 Liter. Verschiedene Faktoren, die das HMV beeinflussen, sind in Tabelle 29.3 zusammengestellt.

Regulation des Herz-Minuten-Volumens

Die Anpassung des HMV an die jeweiligen Erfordernisse erfolgt durch Änderung der Herzfrequenz und/oder des Schlagvolumens (Abb. 29.6). Die *Steuerung der Herzfrequenz* erfolgt hauptsächlich durch die Herz-Nerven; Sympathicus-Stimulierung wirkt steigernd, Parasympathicus-Reizung vermindernd auf die Herzfrequenz (Kap. 28).

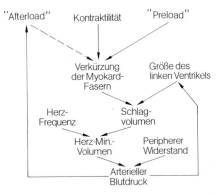

Abb. 29.6. Wechselwirkung zwischen den Faktoren, die Herz-Minuten-Volumen und arteriellen Blutdruck regeln. Ausgezogene Linien bedeuten Zunahme, gestrichelte Linien Abnahme (modifiziert nach BRAUNWALD: Regulation of the circulation. New Engl. J. Med. **290**, 1124 (1974))

Tabelle 29.3. Wirkung verschiedener Zustände und Einflüsse auf das Herz-Minuten-Volumen (in Klammern die ungefähren Änderungen in %)

Änderung	Zustand oder Einfluß
keine	Schlaf
	mäßige Änderung der Umgebungstemperatur
Zunahme	Angst und Erregung (50–100%)
	Essen (30%)
	Muskelarbeit (bis zu 700%)
	hohe Umgebungstemperatur
	Schwangerschaft (Spätschwangerschaft)
	Adrenalin
	Histamin
Abnahme	Aufsetzen oder -stehen aus dem Liegen (20–30%)
	Arrhythmie des Herzens
	Herzerkrankungen

Das *Schlagvolumen* wird auch z. T. durch *Sympathicus-Wirkung* bestimmt, welche bei jeder gegebenen Faserlänge die Kontraktionskraft des Myokards erhöht, während parasympathische Stimuli das Gegenteil bewirken.

Systolen bei unveränderter Faserlänge vergrößern allerdings das Schlagvolumen auf Kosten des endsystolischen Restvolumens (Abnahme der »Vordehnung«). Von den Wirkungen der — bei Sympathicusreizung freigesetzten — Catecholamine auf das Herz bezeichnet man die herzfrequenz-steigernde als *positiv chronotop*, die herzkraft-vermehrende als *positiv inotrop*. Bei der Charakterisierung der fördernden (adrenergen, sympathischen), bzw. hemmenden (cholinergen, parasympathischen, Vagus-) Wirkungen auf das Herz unterscheidet man neben *positiv* bzw. *negativ chrono-* und *inotropen* Effekten noch *dromotrope* (die Erregungsleitungs-Geschwindigkeit betreffend) und *bathmotrope* (die Erregbarkeits-Schwelle beeinflussend).

Das *Schlagvolumen* variiert aber auch mit der *Länge der Herzmuskel-Fasern* (s. unten) und diese Effekte sind von der Innervation unabhängig. Die Regulierung des Herz-Minuten-Volumens aufgrund von Änderungen der Herzmuskel-Länge wird als »*heterometrische*« *Regulation* im Gegensatz zur »*homometrischen*« *Regulation* bezeichnet, die ihre Ursache in Kontraktilitäts-Änderungen unabhängig von der Muskel-Länge hat.

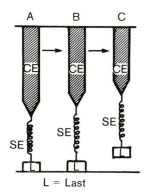

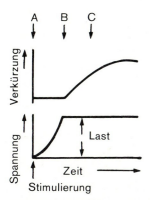

Abb. 29.7. Modell für die Arbeitsweise des Herzmuskels. Der Muskel kontrahiert sich zuerst – unter Vordehnung (»preload«) stehend – isometrisch, bis er schließlich jene Spannung erreicht, welche die Nachbelastung (»afterload«, Druck in der Aorta) überwindet, wonach er sich isotonisch (auxotonisch) kontrahiert. A: Ruhe. B: Teilweise Kontraktion der kontraktilen Elemente des Muskels (CE) mit Streckung der in Serie geschalteten elastischen Elemente (SE) jedoch ohne Verkürzung. C: Vollständige Kontraktionen mit Verkürzung (nach SONNENBLICK: In: The Myocardial Cell: Structure, Function and Modifications (S. A. BRILLER, H. L. CONN, Eds.). University of Pennsylvania Press 1966)

Die Kontraktions-Kraft des Herzmuskels ist, wie erwähnt — abgesehen von adrenergen Einflüssen —, vor allem von seiner *Vordehnung* (»*Preload*«) und *Nachspannung* (»*Afterload*«) abhängig. Im Prinzip gilt auch für das Herz das Modell des Muskel-Streifenpräparates in Abb. 29.6, bei dem bereits im inaktiven Zustand — durch seine auf einer Unterstützungs-Fläche aufruhende Belastung — »*Vordehnung*« besteht. Bei Aktivierung des Muskels muß vorerst eine *isometrische Aktion* erfolgen, bei der sich — ohne Längenänderung des Gesamtmuskels — die kontraktilen Elemente unter Spannungszunahme verkürzen und die — mit ihnen in Serie geschalteten — elastischen Strukturen gedehnt werden (»*Nachspannung*«); sobald die entwickelte Spannung zum Abheben der Last ausreicht, kontrahiert sich der Muskel unter Verkürzung ohne weitere Spannungszunahme *(isotonische Aktion)*. Rein isometrische bzw. isotonische Kontraktionsformen sind Grenzfälle; meist besteht — zumindest eine Zeitlang während der Muskelaktion — eine Zwischenform der Kontraktion, bei der gleichzeitig Spannungszunahme sowie Verkürzung erfolgen *(auxotonische Verkürzungsform)*. Unter in vivo-Bedingungen versteht man unter »Preload« den Grad der Dehnung der Myokard-Fasern vor Beginn der Kontraktion und unter »Afterload« den Widerstand, gegen den das Blut ausgeworfen wird.

Spannungs-Längen-Relation beim Herzmuskel und Herzkraft

Das Längen-Spannungs-Verhältnis beim Herzmuskel (Abb. 3.16) ist dem bei der Skeletmuskulatur ähnlich (Abb. 3.10); bei Dehnung des Muskels nimmt die bei der Kontraktion entwickelte Spannung bis zu einem Maximum zu und bei noch stärkerer Dehnung wieder ab.

Nach dem *Starlingschen (Frank-Starling) Herzgesetz* ist »die Kraft der Kontraktion proportional der initialen Länge der Herzmuskelfaser«; die Länge der Muskelfaser *(»Vordehnung«)* ist ihrerseits proportional dem end-diastolischen Volumen (Ventrikelfüllung). Die Abb. 29.8 zeigt die durch den Frank-Starling-Mechanismus bedingte Beziehung zwischen Ventrikel-Leistung und enddiastolischem Volumen.

Erhöhung des intraperikardialen Druckes schränkt die Ventrikelfüllung ein; die Vorhof-Kontraktion andererseits unterstützt die Ventrikelfüllung. Alle Faktoren, welche den venösen Rückstrom zum Herzen beeinflussen, verändern auch die Kammerfüllung während der Diastole;

Verminderung des Blutvolumens senkt den venösen Rückstrom, Venoconstriction hingegen verkleinert das venöse Blut-Reservoir und steigert den Rückstrom zum Herzen, Verstärkung des normalerweise bestehenden negativen intrathorakalen Druckes vermehrt schließlich den venösen Rückstrom, während intrathorakale Drucksteigerung (Pressen) den Rückstrom behindert.

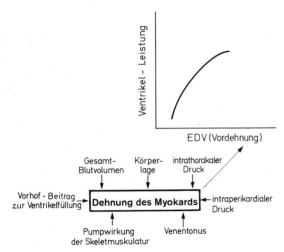

Abb. 29.8. Verhältnis zwischen enddiastolischem Ventrikel-Volumen (EDV) und Ventrikel-Leistung (Frank-Starlingsche Kurve) mit einer Zusammenfassung der hauptsächlich das EDV beeinflussenden Faktoren (nach BRAUNWALD et al.: Mechanism of contraction of the normal and failing heart. New Engl. J. Med. **277,** 794 (1967). Courtesy of Little, Brown, Inc.)

Einfluß des Aorten-Widerstandes auf die Herzkraft

Die Stärke der Herzkontraktion wird auch durch den Widerstand, gegen den die Ventrikel das Blut auswerfen müssen, bestimmt. Dieser Widerstand ist für den rechten Ventrikel nur gering, für den linken jedoch hoch, proportional dem Strömungswiderstand durch die Aorten-Klappe und dem arteriellen Druck im großen Kreislauf.
Die Auswirkungen einer Widerstandsänderung im arteriellen System können am *Herz-Lungen-Präparat* gezeigt werden. Bei dieser Versuchsanordnung werden Herz und Lungen eines Versuchstieres so präpariert, daß — an Stelle des Körperkreislaufes — das Blut aus der Aorta durch ein System von Röhren und Reservoirs zum rechten Vorhof zurückfließt und dann in normaler Weise durch den Lungenkreislauf des Tieres (rechtes Herz — Lunge — linkes Herz) wieder zur Aorta gelangt; da der Körper des Tieres — mit Ausnahme von Herz und Lungen — nicht mehr durchblutet ist, stellt das Nervensystem seine Funktion ein (*»funktionelle Denervierung«*). Infolge des Fehlens extrakardialer nervöser Einflüsse auf das Herz bleibt die Herzfrequenz eines Herz-Lungen-Präparates praktisch konstant. Durch Kaliberänderung des Ausflußrohres kann der *»periphere Widerstand«*, gegen den das Herz Blut auswirft (simulierter arterieller Schenkel des Körperkreislaufes), durch Heben oder Senken des Reservoirs der *»venöse Rückstrom«* (simulierter venöser Schenkel des großen Kreislaufes) variiert werden (Abb. 29.9). Mit einem geeigneten *Plethysmographen* (z. B. Glocken-Kardiometer) wird das Herzvolumen registriert; dieses ändert sich mit der im Herzen befindlichen Blutmenge und ist daher ein Maß für die Dehnung der Herzmuskelfasern.

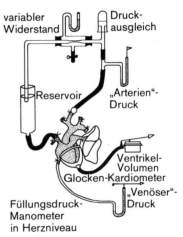

Abb. 29.9. Herz-Lungen-Präparation

Wenn bei der Herz-Lungen-Präparation der Widerstand gesteigert wird, kommt es für einige Herzschläge zu einer Verminderung des Schlagvolumens (das Herz wirft weniger Blut aus als es erhält); es bleibt daher mehr Blut in den Ventrikeln zurück und die Herzgröße nimmt zu. Das stärker »vorgedehnte« Herz schlägt nunmehr mit erhöhter Kraft und das Schlagvolumen erreicht — trotz erhöhtem Widerstand — wieder die frühere Höhe. Umgekehrt kommt es bei verringertem Widerstand zu einer vorübergehenden Vergrößerung des Schlagvolumens mit Abnahme der Herzgröße, wegen der verminderten »Vordehnung« sinkt das Schlagvolumen jedoch dann auf seinen Ausgangswert ab (Abb. 29.10).

Kontraktilität des Myokards und Herzkraft

Neben der »Vordehnung« und dem zu überwindenden Widerstand hat die Kontraktilität des Myokards großen Einfluß auf das Schlagvolumen. Stimulierung der sympathischen Herznerven verschiebt die gesamte Längen-Spannungs-Kurve nach »oben und links« (Abb. 29.10); der positiv inotrope Effekt des an den adrenergen Nervenendigungen freigesetzten Noradrenalin wird durch zirkulierendes Noradrenalin gesteigert; Adrenalin hat ähnliche Wirkung. Vagus-Reizung hat einen negativ inotropen Effekt auf die Vorhof-Muskulatur und eine schwache negativ inotrope Wirkung auf die Kammer-Muskulatur.

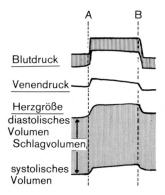

Abb. 29.10. Effekt gesteigerten arteriellen Widerstandes (A) in der Herz-Lungen-Präparation. Bei B wurde der Widerstand auf seine ursprüngliche Größe gesenkt (nach PATTERSON et al.: The regulation of the heart beat. J. Physiol. (Lond.) **48**, 465 (1914))

Auch Veränderungen von Herz-Frequenz und -Rhythmus haben Auswirkungen auf die Myokard-Kontraktilität (Herzkraft-Frequenz-Beziehung, Abb. 29.10). Ventriculäre Extrasystolen beeinflussen das Myokard in besonderer Weise; die auf eine Extrasystole folgende Systole ist stärker als die vorhergehende normale *(postextrasystolische Potenzierung)*. Dieser Effekt ist zumindest z.T. von der Ventrikelfüllung unabhängig (auch am isolierten Herzmuskel-Präparat nachweisbar) und könnte durch vermehrt verfügbares intracelluläres Ca^{2+} verursacht sein. Eine anhaltende Steigerung der Kontraktilität kann ferner durch wiederholte elektrische Reizung des Herzens unter der Bedingung erreicht werden, daß jeweils der zweite Reiz gepaarter Reizfolgen kurz nach der Refraktärperiode der vom ersten Reiz ausgelösten Systole gesetzt wird. Auch Steigerung der Herzfrequenz bewirkt eine erhöhte Kontraktilität des Myokards.

Der *inotrope Catecholamin-Effekt* kommt am Herzen — als adrenergen β-Receptor — wahrscheinlich durch Vermittlung von cAMP zustande (Kap. 17). *Xanthine* (Coffein, Theophyllin) hemmen den Abbau von cAMP und wirken daher *positiv inotrop;* ebenfalls positiv inotrop ist *Glucagon* durch Steigerung der Bildung von cAMP, weshalb es sogar für die Behandlung bestimmter Herzkrankheiten verwendet wird. Es wirkt über andere Receptoren als die β-adrenergen Substanzen, und kann bei der Therapie unerwünschter Nebenerscheinungen von β-blockierenden Substanzen von Nutzen sein. Glucagon beschleunigt auch die AV-Überleitung. Die positiv inotrope Wirkung von *Digitalis* und verwandter Pharmaka (Abb. 29.11) dürfte auf deren Hemmeffekt auf die Na^+-K^+-ATPase

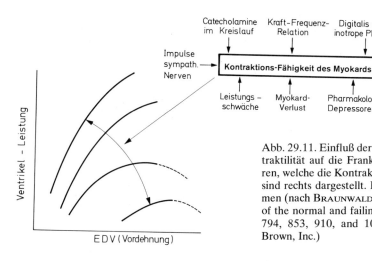

Abb. 29.11. Einfluß der Veränderung der Myokard-Kontraktilität auf die Frank-Starlingsche Kurve. Die Faktoren, welche die Kontraktilität hauptsächlich beeinflussen, sind rechts dargestellt. EDV = End-Diastolisches Volumen (nach BRAUNWALD et al. Mechanisms of contraction of the normal and failing heart. New Engl. J. Med. **277**, 794, 853, 910, and 1012 (1967). Courtesy of Little, Brown, Inc.)

im Herzmuskel beruhen. Diese Hemmung bewirkt eine Vermehrung des intracellulären Na^+, welches seinerseits den Eintritt von Ca^{2+} aus dem sarkotubulären System in die Zelle steigert (Ca^{2+} bei der Einleitung der Kontraktion, Kap. 3).

Hyperkapnie, Hypoxie, ferner Substanzen wie Chinidin und Procainamid sowie Barbiturate vermindern die Kontraktilität des Myokards. Auch bei Herz-Insuffizienz ist die Myokard-Kontraktilität eingeschränkt; dies könnte Folge eines verminderten Catecholamin-Gehaltes des Herzmuskels sein, doch sind die genauen Ursachen des Herzversagens unbekannt. Wenn ein Teil des Myokards nach einem Infarkt fibrotisch wird, ist die gesamte Ventrikel-Leistung vermindert.

Die Funktion des Herzens ist normalerweise so geregelt, daß die gesamte venöse Blutmenge wieder ausgeworfen wird. Wenn der venöse Rückstrom steigt und es zu keinen Veränderungen des Sympathicotonus kommt, steigt der venöse Druck, der diastolische Einstrom wird größer, der end-diastolische Ventrikeldruck steigt an und der Herzmuskel kontrahiert sich kräftiger. Während der Arbeit nimmt der venöse Rückstrom durch Tätigkeit der »Muskelpumpe« und verstärkte Atmung zu (Kap. 33). Zusätzlich wird infolge Vasodilatation in der arbeitenden Muskulatur der periphere Widerstand vermindert. Das Endergebnis ist bei normalen und transplantierten Herzen ein rascher und deutlicher Anstieg des HMV.

Regulation des Herz-Minuten-Volumens in vivo

Alle oben erwähnten Faktoren tragen beim Gesunden zur Aufrechterhaltung des HMV bei; während Muskelarbeit kommt es zu vermehrter sympathischer Aktivität, wobei die Myokard-Kontraktilität zunimmt und die Herzfrequenz steigt. Die Herzfrequenzsteigerung tritt vorwiegend bei Gesunden auf, wobei sich das Schlagvolumen nur gering ändert (Tabelle 29.4). Bei Fehlen der Herzinnervation können Patienten mit transplantierten Herzen über den Frank-Starling-Mechanismus ihr HMV während Arbeit steigern (Abb. 29.12); auch zirkulierende Catecholamine tragen hierzu bei. Die Zunahme ist bei diesen Patienten nicht so rasch und die maximale Zunahme ist geringer als bei Gesunden, aber doch vorhanden.

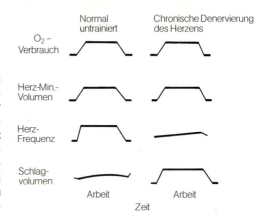

Abb. 29.12. Reaktion des Herzens auf mäßige Muskelarbeit beim Menschen. Die rechts gezeigten Effekte bei fehlender Herz-Innervation wurden bei Patienten mit transplantiertem Herzen beobachtet (nach KENT and COOPER: The denervated heart. New Engl. J. Med. **291**, 1017 (1974))

Tabelle 29.4. Änderung der Herzfunktion in Abhängigkeit von Muskelarbeit; das Schlagvolumen erreicht bei zunehmender Belastung ein Plateau und sinkt dann etwas ab, wenn die Herzfrequenz so hoch wird, daß die diastolische Füllung wegen der verkürzten Diastole abnimmt [a]

Arbeit (Watt, bzw. kgm/min)	O_2-Aufnahme (ml/min)		Herzfrequenz (Pulse/min)	Herz-Min.-Volumen (Liter/min)	Schlag-Volumen (ml)	Arteriovenöse O_2-Differenz (ml/100 ml)	
Ruhe	267	12	64	6,4	100	4,3	1,9
50 (288)	910	12	104	13,1	126	7,0	1,9
90 (590)	1 430	12	122	15,2	125	9,4	1,9
150 (900)	2 143	12	161	17,8	110	12,3	1,9
210 (1260)	3 007	12	173	20,9	120	14,5	1,9

[a] Nach ASMUSSEN und NIELSEN: The cardiac output in rest and work determined by the acetylene and the dye injection method. Acta physiol. scand. **27**, 217 (1952).

Das Verhalten des Herzens ist je nach dem *Trainingszustand* sehr verschieden. Im Vergleich zum Untrainierten besteht beim Trainierten in Ruhe erniedrigte Herzfrequenz, vergrößertes end-systolisches Volumen und vergrößertes Schlagvolumen. Bei Umstellung auf Leistung kann daher der Trainierte die erforderliche Vergrößerung des HMV bis zu einem viel höheren Grad ohne Steigerung der Herzfrequenz bewältigen als der Untrainierte.

O_2-Verbrauch des Herzens

Der O_2-Verbrauch des Herzens ist hauptsächlich von der Spannung im Myokard, der Kontraktilität des Myokards und der Herzfrequenz abhängig. Zusätzliche Faktoren mit geringerer Auswirkung sind die vom Herzen geleistete »äußere Arbeit«, die für die Kontraktionsauslösung erforderliche Aktivierungs-Energie und der basale O_2-Verbrauch des Herzens.

Die myokardiale Spannung ist dem Druck im Ventrikel und dem Radius des Ventrikels (Gesetz von Laplace, Kap. 30) direkt und der Ventrikelwandstärke indirekt proportional; daher ist $T \cong Pr/h$ (T = Wandspannung, P = intraventrikulärer Druck, r = Radius des Ventrikels und h = Dicke der Ventrikelwand). Positiv inotrope Stimuli erhöhen den O_2-Verbrauch aus zwei Gründen: Sie erhöhen die Spannung, die der Muskel entwickeln kann, aber auch den O_2-Verbrauch bei derselben Spannung, da die verstärkte Kontraktilität den Energiebedarf steigert.

Die Auswirkungen der Herzfrequenz auf den O_2-Verbrauch sind hauptsächlich durch die Änderungen in der Spannungsentwicklung und des kontraktilen Zustandes bedingt. Die erhöhte Zahl der Herzaktionen erfordert mehr O_2 pro Minute, wenn auch Schlagvolumen und enddiastolisches Volumen mit steigender Frequenz abnehmen. Dies vermindert wiederum die für einen gegebenen systolischen Druck erforderliche Spannung und versucht damit den O_2 Verbrauch niedrig zu halten. Konstanterhaltung des Schlagvolumens gegen erhöhten Aortendruck erfordert beträchtlich mehr O_2 für die Herzarbeit als Erhöhung des Schlagvolumens bei konstantem Aortendruck. Im ersten Fall handelt es sich um vermehrte innere Arbeit der kontraktilen Elemente durch stärkere Dehnung der elastischen Elemente im Myokard. Im zweiten Fall muß vermehrt »äußere Arbeit« von den kontraktilen Elementen geleistet werden, da ein größeres Blutvolumen ausgeworfen wird. Der größere O_2-Bedarf bei Auswurf von Blut gegen einen erhöhten Druck erklärt auch die Tatsache, daß Angina pectoris, welche durch relativen Sauerstoffmangel des Myokards ausgelöst wird, bei Aortenstenose häufiger beobachtet wird als bei Aorteninsuffizienz.

Die Aktivierung der Myokardkontraktion benötigt weniger als 1% des myokardialen O_2-Verbrauches. Der basale O_2-Verbrauch des Herzens ist dem zirkulierenden Spiegel von Schilddrüsen-Hormonen proportional.

Kapitel 30
Dynamik von Blut- und Lymphströmungen

Die Blutgefäße bilden ein geschlossenes Röhrensystem, das Blut vom Herzen ins Gewebe und aus dem Gewebe zurück zum Herzen transportiert; ein Teil der interstitiellen Flüssigkeit gelangt jedoch in die Lymphgefäße und über diese ins Gefäßsystem. Die *Blutströmung* kommt vor allem durch die *Pumpleistung des Herzens* zustande; im großen Kreislauf sind außerdem die *diastolische Ent-Dehnung (Retraktion) der Arterienwände* und die *Venen-Kompression* durch die Skeletmuskulatur bei Arbeit sowie der *subatmosphärische Druck* im Thorax während der Inspiration für den Rückfluß des Blutes zum Herzen bedeutsam. Der Widerstand, der dem Blutstrom entgegenwirkt, hängt zu einem geringen Grad von der Viscosität, entscheidend aber von der Weite der Gefäße, besonders der Arteriolen ab. Die Blutströmung zwischen den einzelnen Organsystemen wird durch lokale, chemische und übergeordnete nervöse Mechanismen, welche zu Dilatation oder Constriction der Gefäße führen, reguliert. Während das gesamte Blut durch die Lungen fließt, besteht im großen Kreislauf (Körperkreislauf) eine variable Durchströmung unterschiedlicher, parallel geschalteter Kreislaufgebiete (Abb. 30.1); so kann sich die regionale lokale Strömungsgröße beträchtlich ändern, ohne daß es zu einer Veränderung der Gesamtdurchströmung kommt.

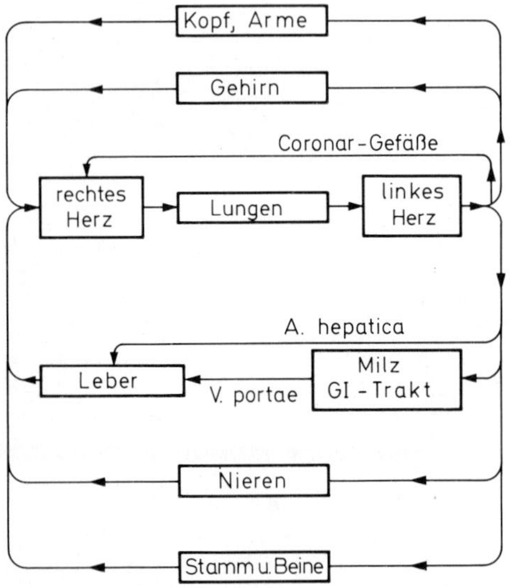

A. Anatomie des Gefäßsystems

Arterien und Arteriolen

Die Charakteristika verschiedener Blutgefäß-Typen sind in Tabelle 30.1 zusammengefaßt.
Die Wände der Aorta und anderer größerer Arterien bestehen zu einem erheblichen Teil aus elastischem Gewebe; während der Systole kommt es daher zur Dehnung dieser Gefäße und während der Diastole zu einer »Ent-Dehnung«. Die Wände der Arteriolen hingegen enthalten weniger elastisches Gewebe, aber mehr glatte Muskulatur; diese Muskeln werden z.T. durch constrictorische adrenerge, z.T. aber auch durch dilatatorische cholinerge Fasern innerviert. In den Arteriolen vollziehen sich vor allem die Veränderungen des peripheren Widerstandes; kleine Kaliber-Veränderungen dieser Gefäße bewirken beträchtliche Änderungen des peripheren Gesamt-Widerstandes.

Capillaren

Die Arteriolen teilen sich in kleinere, ebenfalls von glatter Muskulatur umgebenen Gefäße *(Metarteriolen)*, die sich in die Capillaren aufzweigen.
In einigen Gebieten der Endstrombahn besitzt die Metarteriole eine direkte Verbindung mit der Venole durch ein *capilläres Kurzschlußgefäß;* die echten Capillaren bilden ein anastomosierendes Netz von Seitenzweigen dieses Kurzschlußgefäßes (Abb. 30.2). Die Einströmöffnung der Capillare ist von einem glatten Muskel umgeben *(präcapillarer Sphincter);* die vasoconstrictorischen Fasern der Arteriolen innervieren ebenso die Metarteriolen und die präcapillaren Sphincter. Bei Erschlaffung dieser Sphincter beträgt der Durchmesser der Capillaren etwas über 6 µm, so daß die Erythrocyten einzeln durch das Gefäß durchgepreßt werden.
Bei der Capillar-Passage kommt es zu einer bogigen Deformierung der Erythrocyten. Diese Verbiegung dürfte einfach durch den Druck in der Mitte des Gefäßes bedingt sein, ob nun die Ränder des Erythrocyten mit der Gefäßwand in Verbindung stehen oder

Abb. 30.1. Schematische Darstellung des Kreislaufs beim Erwachsenen

Anatomie des Gefäßsystems

Tabelle 30.1. Charakteristika verschiedener Blutgefäß-Typen beim Menschen[a]

	Lumen (Durchmesser)	Wand- stärke	Alle Gefäße des jeweiligen Typs	
			Gesamt-Quer- schnitt (cm^2)	Anteil des Blut- volumens (%)[b]
Aorta	2,5 cm	2 mm	4,5	2
Arterien	0,4 cm	1 mm	20	8
Arteriolen	30 μm	20 μm	400	1
Capillaren	6 μm	1 μm	4 500	5
Venolen	20 μm	2 μm	4 000	
Venen	0,5 cm	0,5 mm	40	54
Vena cava	3 cm	1,5 mm	18	

[a] Nach GREGG. In: The Physiological Basis of Medical Practice, 8th Ed. (BEST, TAYLOR, Eds.). Baltimore: Williams & Wilkins 1965.
[b] % Anteil des Blutvolumens in den Blutgefäßen des großen Kreislaufs; zusätzlich befinden sich 12% im Herzen und 18% im Lungenkreislauf.

nicht. Sofern in engen Gefäßen Wandkontakt besteht, dürfte bei der Fortbewegung der Erythrocyten — ähnlich wie bei einer Transport-Raupe — die Membran über den Zellinhalt gleiten.
Die Gesamt-Capillaroberfläche des Körpers beträgt beim Erwachsenen etwa 6300 m^2. Die Wand der Capillaren (Wandstärke etwa 1 μm) besteht aus einer einzelligen Schicht von Endothelzellen.
Die Struktur der Gefäßwand ist in den einzelnen Organen verschieden. In vielen Gefäßbetten darunter auch bei Herz, Skelet und glattem Muskel, erlauben die Verbindungen zwischen den einzelnen Endothelzellen (Abb. 30.3) den Durchtritt von Molekülen bis zu 4 nm im Durchmesser. Es scheint auch, daß Plasma und seine gelösten Proteine durch Pinocytose aufgenommen, durch die Endothelzellen transportiert und durch Exocytose abgegeben werden (Kap. 1). Dieser Prozeß kann allerdings nur für einen geringen Teil des Transportes durch die Endothelzelle verantwortlich gemacht werden. Die Gehirn-Capillaren sind den

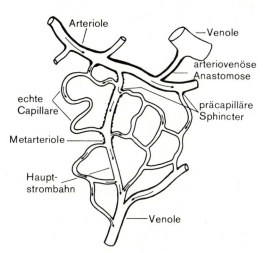

Abb. 30.2. Teil eines Capillarbetts. Die Gefäßwände sind in Gebieten mit glatter Muskulatur verdickt. Die allgemein verwendeten Ausdrücke Capillardilatation und Capillarconstriction beziehen sich jeweils auf den präcapillären Sphincter (nach CHAMBERS and ZWEIFACH: Capillary endothelial cement in relation to permeability. J. Cell comp. Physiol. **15**, 255 (1940))

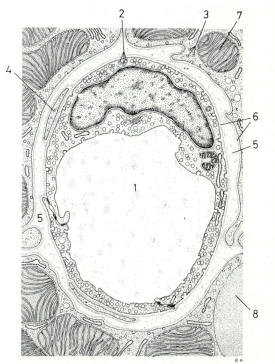

Abb. 30.3. Nicht-fenestrierte Capillare (Ratte) mit typischen Endothel-Verbindungen. 1 Lumen, 2, 3 pinocyt. Bläschen in Endothel- bzw. Organzelle, 4 angeschnittene Endothelzelle, 5 Basalmembran, 6 Lam. basalis, 7 Mitochondrion, 8 Lipidvacuole

Capillaren im Muskel ähnlich, die Verbindungen sind aber enger und erlauben nur den Durchtritt kleiner Moleküle. In den meisten endokrinen Drüsen, an Darmzotten und Teilen der Niere weist das Cytoplasma der Endothelzellen Lücken *(Fenestrierung)* auf (Abb. 18.2); diese Fensterungen haben einen Durchmesser von 20–100 nm, sind aber durch eine dünne Membran verschlossen. Sie erlauben den Durchtritt relativ großer Moleküle und machen die Capillaren porös. In der Leber, wo die sinusoidalen Capillaren besonders porös sind, ist das Endothel nicht kontinuierlich und es bestehen größere Zwischenräume zwischen den Endothelzellen (Abb. 26.17).

Lymphgefäße

Die Lymphgefäße bilden ein gesondertes Gefäßsystem, das die Lymphe des Gesamtorganismus sammelt; es mündet in die rechte oder linke V. subclavia an deren Zusammenfluß mit der jeweiligen V. Jugularis interna ein.

Die Lymphgefäße enthalten Klappen und passieren in ihrem Verlauf Lymphknoten. Die Ultrastruktur der kleinen Lymphgefäße unterscheidet sich von derjenigen der Capillaren; es gibt keine sichtbare Fenestrierung im Endothel der Lymphgefäße, eine Basalmembran fehlt meist und die Verbindungen zwischen den Endothelzellen sind — ohne intercelluläre Verbindungen — offen.

Arterio-venöse Anastomosen

In Fingern, Handflächen und Ohrläppchen des Menschen, sowie Pfoten, Ohren und einigen anderen Geweben von Tieren finden sich kurze Gefäße, die unter Umgehung des Capillarbettes Arteriolen und Venolen verbinden (Abb. 30.2). Diese *arterio-venösen Anastomosen* (»shunts«) haben besonders gut ausgebildete muskuläre Wände und sind reichlich — besonders durch vasoconstrictorische Nervenfasern — innerviert.

Venolen und Venen

Die Wände der Venolen sind nur wenig dicker als die Capillarwände. Auch die Venenwände sind dünn und leicht dehnbar; sie enthalten zwar wenig glatte Muskulatur, doch kann über das adrenerge Nervensystem und chemisch (Noradrenalin) eine beträchtliche *Venen-Constriction* bewirkt werden. Die Beobachtung nach intravenösen Injektionen zeigt, daß nach Läsionen der Venenwand beträchtlicher Venenspasmus auftreten kann. Die Anpassung des Venentonus ist für die Aufrechterhaltung der normalen Zirkulation von großer Bedeutung.

Die Intima der Extremitätenvenen ist so gefaltet, daß ein Zurückströmen des Blutes in die Peripherie verhindert wird *(Venenklappen).* In sehr kleinen, ganz großen Venen und Gehirn- bzw. Eingeweide-Venen gibt es jedoch keine Klappen.

B. Biophysikalische Vorbemerkungen

Strömung, Druck und Widerstand

Das Blut fließt normalerweise von Gebieten höheren in solche niedrigeren Drucks; eine Ausnahme besteht nur in Situationen, in denen die Strömung durch die Trägheit der Blutsäule vorübergehend aufrechterhalten wird (Abb. 29.2).

Die Beziehung zwischen Strömung, Druck und Widerstand im Blutgefäß-System entspricht der Relation zwischen Stromfluß, elektromotorischer Kraft und Widerstand in einem elektrischen Leiter *(Ohmsches Gesetz)*

$$\text{Strom (I)} = \frac{\text{elektromotorische Kraft (E)}}{\text{Widerstand (R)}}$$

$$\text{Strömung im Gefäßsystem (F)} = \frac{\text{Druck (P)}}{\text{Widerstand (R)}}$$

Die *Strömung* in den einzelnen Kreislaufgebieten ist gleich dem *effektiven Perfusionsdruck* in diesem Gebiet *dividiert durch den Widerstand* (effektiver Perfusionsdruck = mittlerer intravasculärer Druck am arteriellen Ende eines Versorgungsgebietes minus mittlerer Druck am venösen Ende). Zur Vereinfachung wird der Widerstand im kardiovasculären System manchmal in *R-Einheiten* (Druck/Strömung, d. i. mm Hg · ml^{-1} · s, bzw. 7,5 · kPa · ml^{-1} · s, Tabelle 32.1) ausgedrückt; z. B. beträgt bei einem mittleren Aortendruck von 12 kP (90 mm Hg) und einer Auswurfleistung des linken Ventrikels von 90 ml/s der totale periphere Widerstand 1 R:

$$R = \frac{P}{F}; \frac{90 \text{ mm Hg}}{90 \text{ m/s}} = \frac{7,5 \times 12 \text{ kPa}}{90 \text{ ml/s}} = 1 \text{ R-Einheit}$$

Methoden der Blutströmungs-Messung

Die Durchblutungsgröße kann blutig mittels Kanülierung der ableitenden Venen eines Organs und Sammlung des abströmenden Blutes gemessen werden, doch erfordern funktionelle Untersuchungen meist unblutige Messungen am uneröffneten Gefäß. Bei der häufig angewandten *elektromagnetischen Strömungs-Messung* wird das freigelegte Gefäß zwischen den Polen eines Elektromagneten gelagert und die entstehende Spannung zur Messung verwendet; es besteht Proportionalität zwischen Strömungsgröße und der im Leiter (der

Anwendbarkeit physikalischer Strömungs-Gesetze auf die Zirkulation

Die für die Beschreibung des Verhaltens idealer Flüssigkeiten in starren Rohren gültigen Gesetze wurden oft kritiklos auf die Beschreibung der Blutströmung in vivo angewandt; Blutgefäße sind jedoch keine starren Rohre und Blut ist — in physikalischem Sinne — keine ideale Flüssigkeit (2-Phasen-System aus Flüssigkeit und geformten Elementen). Die Zirkulation verhält sich daher oft anders, als nach den erwähnten Gesetzen zu erwarten wäre; die physikalischen Strömungsgesetze tragen jedoch zum besseren Verständnis von Teil-Aspekten des Kreislaufes bei.

Blutsäule) — während der Bewegung senkrecht zu den Kraftlinien des Magnetfeldes — induzierten Spannung. *Strömungs-Messung mittels Sonar-Technik* verwertet die Veränderung der Schall-Leitung durch die Blutströmung. Eine klinisch verwendete Meßmethode der Blutströmung verwendet das *Doppler-Prinzip*, demzufolge die Frequenz eines Tones sich bei Bewegung der Schallquelle ändert; dieses Phänomen tritt aber auch auf, wenn bei unbewegter Schallquelle das Schall-leitende Medium (hier die Blutsäule im Gefäß) sich in Bewegung befindet.

Die *indirekten Meß-Methoden* der Blutströmung in verschiedenen Organsystemen des Menschen sind *Modifikationen der Fickschen- bzw. der Indikatorverdünnungs-Methode* (Kap. 29). Das Ficksche-Prinzip findet z. B. bei der Messung der cerebralen Durchblutung unter Verwendung von N_2O bzw. radioaktivem Xenon Anwendung (*Kety-Methode*, Kap. 32) oder bei der Bestimmung der renalen Durchblutung mittels Paraaminohippursäure (*PAH-Clearance*, Kap. 38). Wichtige Informationen über die Extremitäten-Durchblutung erbrachte die *Methode der Plethysmographie*; dabei wird z. B. der Unterarm in eine wassergefüllte Kammer (Plethysmograph) eingebracht und die durch seine Volumenänderung (infolge Änderung der Durchblutung bzw. des Interstitialflüssigkeits-Volumens) verursachte Wasserverdrängung mit einem Volumeter gemessen (Abb. 30.4). Wird bei einer solchen Messung der venöse Abstrom durch Kompression unterbrochen, dann ist die Volumen-Zunahme eine Funktion des arteriellen Einstroms (*venöse Verschluß-Plethysmographie*). Eine weitere klinisch bedeutsame Methode ist die *Rheoangiographie (Rheoplethysmographie)*, bei der die Volumenschwankungen eines mit Wechselstrom höherer Frequenz durchströmten Körperteils anhand seiner Widerstandsänderungen registriert werden.

Laminare Strömung

Die *Blutströmung* in den Gefäßen ist normalerweise — ähnlich den Verhältnissen in engen starren Rohren — *laminar* (stromlinienförmig); der an den Gefäß-Wänden haftende Flüssigkeits-Film bewegt sich kaum, während sich die zentral anschließenden Flüssigkeitsschichten mit zunehmender Geschwindigkeit verschieben; im Zentrum der Blutsäule ist die Geschwindigkeit am höchsten (Abb. 30.5). Der laminare Strömungscharakter bleibt bis zum Erreichen einer kritischen Geschwindigkeit erhalten. Bei dieser Geschwindigkeit oder bei deren Überschreiten wird die Strömung turbulent. Stromlinienförmige Strömung erfolgt geräuschlos, während turbulente Strömung mit Geräusch-Phänomenen verbunden ist.

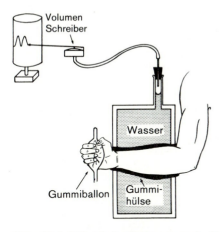

Abb. 30.4. Flüssigkeits-Plethysmograph. Kraft und Frequenz der Muskel-Kontraktion wird mit einem Dynamometer gemessen (Gummiballon)

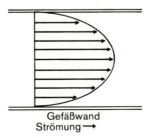

Abb. 30.5. Schematische Darstellung der Geschwindigkeiten konzentrischer Schichten einer viscösen Flüssigkeit, die in einer Röhre strömt; parabolische Verteilung der Geschwindigkeiten (Strömungsprofil)

Das Auftreten von Turbulenz ist außer von der Geschwindigkeit noch vom Gefäß-Durchmesser und von der Viscosität des Blutes abhängig. Die entsprechende Beziehung lautet

$$R = \frac{\varrho D V}{\eta};$$

wobei R = Reynoldsche Zahl, ϱ = Dichte der Flüssigkeit, D = Durchmesser des Rohres, V = Strömungsgeschwindigkeit und η = Viscosität der Flüssigkeit. Je größer der Wert R ist, desto wahrscheinlicher ist das Auftreten von Turbulenz. In menschlichen Gefäßen wird die kritische Geschwindigkeit manchmal in der aufsteigenden Aorta am Höhepunkt des systolischen Blut-Auswurfes überschritten. In Arterien treten Turbulenzen meist nur bei Verengung der Strombahn (z.B. Kompression) auf; bei Anämien sind sie wegen der verminderten Blut-Viscosität häufiger (vielleicht eine Erklärung für die bei Anämie bestehenden systolischen Geräusche).

Strömungsgeschwindigkeit

Bei der Beurteilung von Strömung in einem Röhrensystem ist es wichtig zwischen Geschwindigkeit, d.i. Weg pro Zeiteinheit (cm/s) und Strömung, d.i. Volumen pro Zeiteinheit (cm³/s) zu unterscheiden. Geschwindigkeit (V) ist proportional der Strömung (Q) gebrochen durch den Röhren-Querschnitt (A):

$$V = \frac{Q}{A}$$

Die *Durchschnitts-Geschwindigkeit* einer Flüssigkeit an einem bestimmten Punkt eines Röhrensystems ist *indirekt proportional dem Gesamt-Gefäßquerschnitt* an diesem Punkt; die Blutströmung ist daher in der Aorta am raschesten, wird in den kleineren Gefäßen langsamer und ist in den Capillaren am langsamsten; der Gesamtquerschnitt der Capillaren ist — verglichen mit dem der Aorta — etwa 1000mal so groß (Tabelle 30.1). Mit dem venösen Rückstrom zum Herzen nimmt die Durchschnittsgeschwindigkeit des Blutes wieder zu; in der Vena cava ist sie nicht ganz so hoch wie in der Aorta. Klinisch wird die *Kreislauf-Geschwindigkeit* oft orientierend so bestimmt, daß man nach Injektion eines gallensauren Salzes in eine Armvene das Zeitintervall bis zum Auftreten eines bitteren Geschmackes auf der Zunge bestimmt (Abb. 30.6); die durchschnittliche normale Arm-Zungen-»Kreislaufzeit« beträgt etwa 15 s.

Hagen-Poiseuillesches Gesetz

Die Beziehung zwischen Strömung in einem langen engen Rohr, Viscosität der Flüssigkeit und Radius des Rohres definiert die Hagen-Poiseuille-Formel:

$$F = (P_A - P_B) \times \left(\frac{\pi}{8}\right) \times \left(\frac{1}{\eta}\right) \times \left(\frac{r^4}{L}\right)$$

Wobei F = Strömung
$P_A - P_B$ = Druckdifferenz zwischen den Enden des Rohres
η = Viscosität
r = Radius des Rohres
L = Länge des Rohres

Da die Strömung (F) gleich der Druckdifferenz $(P_A - P_B)$ dividiert dann der Widerstand (R) ist, ergibt sich für den Widerstand gegenüber der Strömung

$$R = \frac{8\,\eta L}{\pi\,r^4}$$

Da sich die Strömung direkt und der Widerstand indirekt proportional mit der 4. Potenz des Radius ändern, werden in vivo Blutströmung und Widerstand stark durch Kaliberänderung der Gefäße beeinflußt; eine Radiuszunahme um z.B. nur 16% bewirkt in einem Blutgefäß Verdoppelung der Strömung oder Radiuszunahme auf das Doppelte vermindert den Widerstand auf $1/16$ des Ausgangswertes. Daher wird die Organdurchblutung durch kleine Kaliberänderungen der Arteriolen wirksam gesteuert und Änderungen des Arteriolendurchmessers haben ausgeprägte Wirkung auf den arteriellen Blutdruck im Körperkreislauf.

Viscosität und Widerstand

Zwar ändern sich auch in vivo Strömung indirekt und Widerstand direkt proportional mit der Viscosität des Blutes, doch entspricht diese Beziehung nicht völlig der Hagen-Poiseuille-Formel. Die *Blut-Viscosität* wird sehr stark durch den *Hämatokrit* (Prozentsatz des von den Ery-

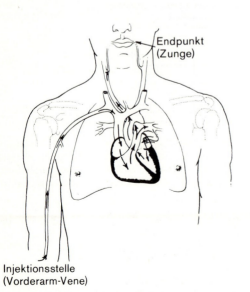

Abb. 30.6. Arm-Zungen Kreislauf-Zeit

throcyten eingenommenen Blutvolumen) beeinflußt. Hämatokrit-Anstieg bewirkt in großen Gefäßen tatsächlich beträchtliche Viscositäts-Zunahme, in Gefäßen mit Durchmessern unter 100 μm hingegen (Arteriolen, Capillaren, Venolen) wirken sich Hämatokrit-Änderungen viel weniger auf die Viscosität aus *(Sigma-* bzw. *Fåhraeus-Lindqvist-Effekt);* dieser Unterschied ist offenbar durch die verschiedene Strömungscharakteristik in kleinen Gefäßen verursacht. Die Netto-Viscositäts-Änderung pro Prozent Hämatokrit-Änderung ist daher im Körper viel geringer als in vitro (Abb. 30.7); dementsprechend haben nur große Hämatokrit-Änderungen merklichen Einfluß auf den peripheren Widerstand. So führt z. B. schwere Polycythämie zu deutlicher Erhöhung des peripheren Widerstandes und damit zu vermehrter Herzarbeit; andererseits ist bei hochgradiger Anämie durch Viscositäts-Abnahme der periphere Widerstand z. T. vermindert, doch verursacht das vergrößerte Herz-Minuten-Volumen vermehrte Herzarbeit. Die Viscosität wird auch durch die Zusammensetzung des Plasmas beeinflußt sowie durch den Widerstand, den die strömenden Zellen Deformation entgegensetzen. Klinisch bedeutsame Erhöhungen der Viscosität findet man bei Erkrankungen, bei denen Plasmaproteine, wie z. B. Immunglobuline, signifikant vermehrt sind und bei der hereditären Sphärocytose, bei welcher die roten Blutkörperchen abnorm starr sind.

In den Blutgefäßen sind die *Erythrocyten* bestrebt, sich im *Zentralstrom* anzuhäufen; daher ist der Hämatokrit der Blutschichten entlang der Gefäßwände erniedrigt, und von einem großen Gefäß rechtwinkelig abzweigende Äste nehmen daher unverhältnismäßig viel dieses Erythrocyten-armen Blutes auf (*»plasma skimming«*). Dieses Phänomen könnte die Ursache für den meist gegenüber dem Gesamtblut um 25% erniedrigten Hämatokrit des Capillarblutes sein.

Kritischer Verschluß-Druck

Bei Strömung einer homogenen Flüssigkeit in einem starren Rohr ist die Beziehung zwischen Druck und Strömung linear, nicht aber bei der Strömung von Blut in Gefäßen; durch fortschreitende Verminderung des Druckes in einem kleinen Blutgefäß erreicht man nämlich schließlich einen Punkt, bei dem die Strömung aufhört, obwohl der treibende Druck noch nicht Null ist (Abb. 30.8). Dies beruht z. T. darauf, daß Erythrocyten nur unter Druck durch die Capillaren gepreßt werden können (Capillar-Durchmesser kleiner als Erythrocyten-Durchmesser); außerdem übt das — die Gefäße umgebende — Gewebe stets einen wenn auch geringen Druck auf die kleinen Gefäße aus, so daß diese bei Absinken des intravasculären Druckes unter den Gewebe-Druck kollabieren. Im inaktiven Gewebe ist — infolge Constriction präcapillärer Sphincteren und Metarteriolen — der intravasculäre Druck so niedrig, daß viele Capillaren nicht durchgängig sind (*»kritischer*

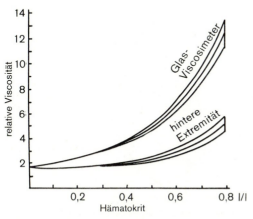

Abb. 30.7. Einfluß des Hämatokrit auf die relative Viscosität des Blutes (gemessen in einem Glas-Viscosimeter bzw. in einem Blutgefäß einer hinteren Extremität eines Hundes). Mittelwerte mit Standardabweichung (nach WHITTAKER and WINTON: The apparent viscosity of blood flowing in the isolated hind limb of the dog, and its variation with corpuscular concentration. J. Physiol. (Lond.) **78**, 338 (1933))

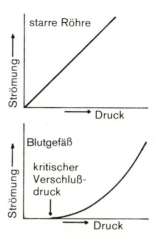

Abb. 30.8. Abhängigkeit von Druck und Strömung in einem starrwandigen System (oben) und im Gefäßsystem (unten)

Verschluß-Druck« = Druck, bei dem die Strömung sistiert).

Laplacesches Gesetz

Trotz ihrer Dünnwandigkeit und Zartheit kommt es bei Capillaren kaum zu Rupturen; ihre relative Widerstandsfähigkeit ist Folge ihres kleinen Durchmessers. Die Schutzfunktion des geringen Durchmessers kann aufgrund des *Laplaceschen Gesetzes* (ein auch für andere Gebiete der Physiologie bedeutsames physikalisches Prinzip) erklärt werden.

Nach diesem Gesetz ist in einem dehnbaren Hohlgefäß unter Gleichgewichtsbedingungen der dehnende Druck (Dehnungsdruck P) gleich der Wandspannung mal der Summe der reziproken Werte der beiden Hauptradien der Wandkrümmung (R_1 bzw. R_2):

$$P = T(1/R_1 + 1/R_2)$$

Die Beziehung zwischen Dehnungsdruck und Spannung ist in Abb. 30.8 diagrammatisch dargestellt.

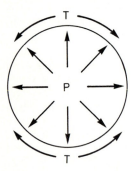

Abb. 30.9. Beziehung zwischen Dehnungs-Druck (P) und Wandspannung (T) in einem Hohlorgan (Laplacesche Beziehung)

Der Druck P in der Gleichung ist im vorliegenden Fall der transmurale Druck (Druck auf der Innenseite minus Druck auf der Außenseite der Wand), T wird in N/m, R_1 sowie R_2 in m, daher P in N/m^2 = Pa ausgedrückt; in einem kugelförmigen Gefäß ist $R_1 = R_2$, so daß dann

$$P = 2T/R.$$

Für einen Cylinder wie z. B. ein Blutgefäß hingegen ist einer der beiden Radien unendlich und daher

$$P = T/R;$$

je kleiner folglich der Radius eines Blutgefäßes, desto gringere Wandspannung ist erforderlich, um dem Dehnungsdruck das Gleichgewicht zu halten. In der menschlichen Aorta z.B. ist bei normalem Blutdruck die Wandspannung 17 000 N/m und in der V. cava 2100 n/m, während sie in den Capillaren nur etwa 1,6 N/m beträgt.

Das *Laplacesche Gesetz* macht auch die funktionellen Schwierigkeiten eines *dilatierten Herzens* verständlich. Bei Vergrößerung des Ventrikel-Radius muß vom Myokard eine jeweils größere Spannung entwickelt werden, um einen bestimmten Druck zu erzeugen; ein dilatiertes Herz muß daher wesentlich mehr Arbeit leisten als ein nicht-dilatiertes. Im Falle der *Lunge* wieder werden die *Alveolen-Radien* während der Exspiration kleiner, so daß diese Strukturen durch den Zug der Oberflächenspannung kollabieren müßten, wenn nicht ein oberflächenspannungs verminderndes Agens (»surfactant«, Kap. 34) wirksam wäre. Ein weiteres Beispiel für die Bedeutung des Laplaceschen Gesetzes bietet die *Harnblase* (Kap. 39).

Druck-Volumen-Beziehung in den großen Blutgefäßen

Bei Dehnung eines Aorten-Segmentes durch zunehmende Füllung steigt der Druck in diesem Segment linear an (Abb. 30.10); in einem analogen Versuch an einem Segment der V. cava oder einer anderen großen Vene kommt es bei Beginn der Dehnung zu keinem starken Druckanstieg. Die Venen dienen in vivo als

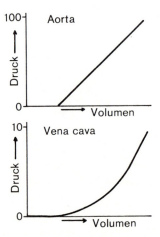

Abb. 30.10. Druck-Volumen-Kurve für Aorta und V. cava (aufgrund von Messungen an Leichen). Ab höheren Drucken als den gezeigten beginnt die Volumenzunahme pro Druckzunahme in der ebenfalls Aorta abzunehmen; Abszissenwerte, gleiche Volumina in beiden Diagrammen; Ordinatenwertes willkürliche Druckeinheiten (bei der Aorta 10fach gegenüber V.cava)

wichtiges Blutreservoir; sie sind normalerweise zum Teil kollabiert (ovaler Querschnitt) und können daher ein bedeutendes zusätzliches Blutvolumen aufnehmen, ohne daß dabei eine stärkere Venendruck-Erhöhung erfolgt. Man bezeichnet die *Venen* deshalb als *Kapazitäts-Gefäße*, die kleinen *Arterien* und *Arteriolen* hingegen als *Widerstands-Gefäße*, da sie im wesentlichen für den peripheren Widerstand verantwortlich sind (s. unten)

Bei Ruhe befinden sich 50% des zirkulierenden Blutvolumens in den Venen des großen Kreislaufes, 12% in den Hohlräumen des Herzens und 18% in der Niederdruck-Zirkulation der Lungen, während in der Aorta nur 2%, und in den übrigen Arterien 8%, den Arteriolen 1% und den Capillaren 5% der Gesamt-Blutmenge enthalten sind (Tabelle 30.1). Wenn zusätzliches Blut durch Transfusion in den Kreislauf eingebracht wird, dann verteilt sich dieses nur zu 1% im arteriellen System (*»Hochdruck-System«*), zu 99% jedoch im *»Niederdruck-System«* (Venen des großen Kreislaufs, Lungengefäße und Herzkammern mit Ausnahme des linken Ventrikels).

C. Zirkulation in Arterien und Arteriolen

Druck und Geschwindigkeit des Blutes in den verschiedenen Teilen des großen Kreislaufs sind in Abb. 30.11 dargestellt; die Verhältnisse im Pulmonal-Kreislauf sind ähnlich, doch ist der treibende Druck in der A. pulmonalis nur 3,3 kPa (25 mm Hg) oder weniger.

Strömungs-Geschwindigkeit und -Volumen des Blutes

Die mittlere Geschwindigkeit des Blutes im proximalen Anteil der Aorta ist zwar 0,4 m/s, die *Strömung* ist jedoch *diskontinuierlich (phasisch)*, so daß die Geschwindigkeit zwischen einem systolischen Spitzenwert von 1,2 m/s und einem negativen Wert während des kurzdauernden diastolischen Rückflusses schwankt (Abb. 30.12). Pulsierende Strömung scheint — in noch nicht völlig klarer Weise — zur Aufrechterhaltung optimaler Gewebe-Funktion beizutragen. Wird ein Organ mit einer Pumpe perfundiert, die eine nicht-pulsierende Strömung bewirkt, dann kommt es zu einem allmählichen Anstieg

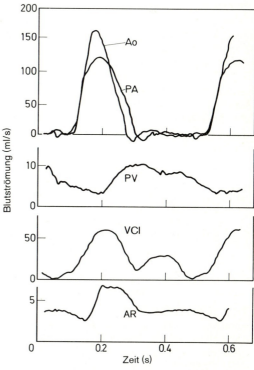

Abb. 30.12. Änderung der Blut-Strömung während des Herz-Cyclus beim Hund. Systole jeweils bei 0,2 und 0,6 s. Das Strömungs-Muster beim Menschen ist ähnlich. Ao, Aorta; PA, Pulmonal-Arterie; PV, Pulmonal-Vene; VCI, V. cava inf.; AR, A. renalis (nach MILNOR: Pulsatile blood flow. New. Engl. J. Med. **287**, 27 (1972))

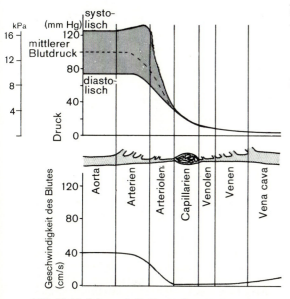

Abb. 30.11. Schematische Darstellung der Druck- und Geschwindigkeitsveränderungen beim Blutstrom durch den großen Kreislauf

des Gefäßwiderstandes und die Gewebe-Perfusion wird insuffizient. Auch in den distalen Aorta-Abschnitten und den Arterien ist die Geschwindigkeit systolisch größer als während der Diastole (*Strömungs- oder Geschwindigkeits-Puls* im Gegensatz zum Druck-, bzw. Volumenpuls, s. dort); da sich die — während der Systole gedehnten — Gefäße in der Diastole wieder »entdehnen«, ist die Strömung im peripheren Kreislauf stets vorwärts gerichtet.

Arterieller Druck

Der Druck in Aorta, A. brachialis und anderen großen Arterien schwankt beim jugendlichen Erwachsenen während jedes Herz-Cyclus zwischen einem Spitzenwert (*systolischer* Druck) von über 16 kPa (120 mm Hg) und einem Minimalwert *(diastolischer Druck)* von etwa 9 kPa (70 mm Hg); die konventionelle Schreibung des arteriellen Druckes erfolgt als Bruch systolischer/diastolischer Druck; z.B. 16/9 kPa, 120/70 mm Hg. Der *Pulsdruck (Druck-Amplitude,* systolischer minus diastolischer Druck) beträgt normalerweise etwa 7 kPa (50 mm Hg). *Mitteldruck* ist der Durchschnitts-Druckwert während des Herz-Cyclus; da die Systole kürzer als die Diastole ist, ist der *Mitteldruck* etwas *niedriger als das arithmetische Mittel* zwischen systolischem und diastolischem Druck (genaue Bestimmung des Mitteldruckes durch *Integration der Druckkurven-Fläche,* Abb. 30.13; Näherungswert = diastolischer Druck + $^1/_3$ des Pulsdrucks).

standes darstellen, gegen den das Herz pumpt. Der mittlere Druck am Ende der Arteriolen ist daher nur mehr 4–5 kPa (30–38 mm Hg). Auch der Pulsdruck fällt dort rasch bis auf etwa 0,7 kPa (5 mm Hg) am Ende der Arteriolen ab (Abb. 30.11). Das Ausmaß des Druckabfalls im Bereich der Arteriolen schwankt beträchtlich, je nachdem Constriction oder Dilatation dieser Gefäße überwiegt.

Auswirkungen der Schwerkraft auf den Blutdruck

Die Druckwerte in Abb. 30.11 beziehen sich auf die Gefäße in Herzhöhe; infolge der Schwerkraft sind Drucke in Gefäßen unter Herzniveau höher, in Gefäßen über Herzniveau niedriger. Der *Einfluß der Schwerkraft* (Produkt aus Dichte des Blutes, Beschleunigung durch die Schwerkraft — 980 cm/s^2 — und vertikalem Abstand über oder unter dem Herzen) beträgt 0,1 kPa/cm (0,77 mm Hg/cm) bei normaler Dichte des Blutes; in *aufrechter Stellung* und bei einem *mittleren arteriellen Druck* von 13,3 kPa (100 mm Hg) in Herzhöhe ist der Druck in einer großen *Kopfarterie* (50 cm über dem Herzen) 8,3 kPa $(13,3 - [0,1 \times 50])$ oder *62 mm Hg* $(100 - [0,77$

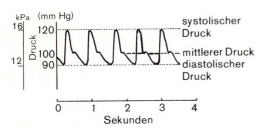

Abb. 30.13. Druckkurve der A. brachialis eines normalen Jugendlichen. Verhältnis zwischen systolischem Druck und diastolischem Druck zu Mitteldruck. Die Fläche oberhalb des Mitteldrucks entspricht in ihrem Ausmaß der Fläche unterhalb des Mitteldrucks

In den großen und mittelweiten Gefäßen fällt der Druck wegen des geringen Widerstandes kaum ab; zu einem steilen Druckabfall kommt es aber in den kleinen Arterien und Arteriolen, da diese den Hauptort des peripheren Wider-

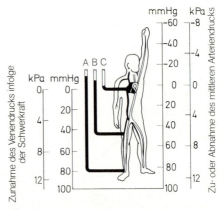

Abb. 30.14. Einfluß der Schwerkraft auf den Arterien- und Venen-Druck. Die rechte Skala zeigt die Mitteldruck-Zu- oder -Abnahme in einer großen Arterie an. In Höhe des linken Ventrikels ist der Mitteldruck in allen großen Arterien etwa 13,3 kPa (100 mm Hg). Die linke Skala zeigt die Zunahme des Venendrucks aufgrund der Schwerkraft an. Die Manometer links zeigen die Höhe des Anstiegs einer Blutsäule in einer Vorfußvene (A), der V. femoralis (B) und dem rechten Vorhof (C) in stehender Position. In Rückenlage (alle drei Punkte auf gleichem Niveau) beträgt der Druck in (A) 1,3 kPa (10 mm Hg), in (B) 1 kPa (7,5 mm Hg) und in (C) 0,6 kPa (4,6 mm Hg)

× 50]), in einer *Fußarterie* (105 cm unterhalb des Herzniveaus) aber 24 kPa (13,3 + [0,1 × 105]) oder *180 mm Hg* (100 + [0,77 × 105]); (Abb. 30.14). Die Wirkung der Schwerkraft auf den Venendruck ist ähnlich.

Blutdruckmessung

An einer kanülierten Arterie kann der arterielle Druck direkt mit einem Quecksilbermanometer gemessen oder mittels elektronischem Druckwandler und einem Oscillographen registriert werden. Wenn die Arterie nach der Kanüle ligiert ist, wird der *Druck endständig* gemessen, da die Strömung in die Arterie unterbrochen ist und die gesamte kinetische Energie der Strömung in Druckenergie umgewandelt wird. Wird hingegen ein T-Rohr in das Gefäß eingeführt und der Druck im Seitenarm des Rohres gemessen, dann registriert man den *Wanddruck,* der gegenüber dem endständigen Druck um die kinetische Strömungsenergie vermindert ist. Dieses Phänomen ergibt sich aus der Tatsache, daß in einem Rohr oder Blutgefäß die Gesamt-Energie (Summe aus kinetischer Strömungsenergie und Druckenergie) konstant ist *(Bernoulli-Prinzip).*

Der Druckabfall in einem beliebigen Arterien-Abschnitt wird einerseits durch den Widerstand verursacht und andererseits durch Umwandlung potentieller in kinetische Energie. Der Druckverlust durch Überwindung des Widerstandes ist irreversibel, da hier Energie in Form von Wärme verlorengeht, hingegen ist der Druckabfall infolge Umwandlung potentieller in kinetische Energie bei Verengung eines Gefäßes umkehrbar, wenn sich das Gefäß wieder erweitert.

Das Bernoullische Prinzip hat auch in der Pathophysiologie Bedeutung; je größer z. B. die Strömungs-Geschwindigkeit in einem Gefäß ist, desto geringer ist der — die Gefäßwände dehnende — Druck. In einem verengten Gefäßquerschnitt nimmt daher wegen der erhöhten Strömungs-Geschwindigkeit der Dehnungsdruck ab; im Fall einer Gefäßverengung durch einen pathologischen Prozeß (z. B. atherosklerotischer Plaque) ist der Wanddruck vermindert, wodurch eine weitere Verengung des Gefäßes begünstigt wird.

Auskultatorische Blutdruckmessung

Der arterielle Blutdruck wird gewöhnlich mittels der auskultatorischen Methode gemessen.

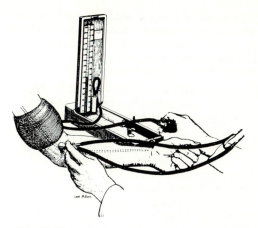

Abb. 30.15. Auskultatorische Bestimmung des Blutdrucks (nach TUTTLE and SCHOTTELIUS: Textbook of Physiology, 17th Ed. St. Louis: Mosby 1973)

Eine mit einem Quecksilbermanometer *(Sphygmomanometer)* verbundene aufblasbare Manschette *(Riva-Rocci-Manschette)* wird um den Oberarm angelegt und ein Stethoskop über der A. brachialis in der Cubita aufgesetzt (Abb. 30.15). Die Manschette wird rasch aufgepumpt, bis der Manschettendruck deutlich über dem erwarteten systolischen Druck in der A. brachialis liegt; die Manschette komprimiert nun die Arterie völlig und man hört mit dem Stethoskop kein Geräusch. Jetzt vermindert man durch Öffnen eines Ventils langsam den Manschettendruck bis zu dem Punkt, an dem der systolische Druck in der Arterie gerade den Manschettendruck überwiegt; mit jeder Systole schießt nun etwas Blut in die Arterie ein und man hört synchron mit der Herzaktion über der Cubita ein pochendes Geräusch *(Korotkowsches Geräusch).* Bei Auftreten des ersten Geräusches liegt der Manschettendruck gerade unter dem systolischen Druck; vermindert man den Manschettendruck weiter, dann wird das pochende Geräusch erst lauter, dann wieder leiser und verschwindet schließlich meist völlig. Der diastolische Druckwert ist — wie aus vergleichenden direkten und indirekten Blutdruckmessungen hervorgeht — eher bei dem Druck anzunehmen, bei dem die Geräusche gedämpft werden, als bei demjenigen Druck, bei dem sie gänzlich verschwinden.

Die Korotkowschen Geräusche dürften durch eine *turbulente Strömung* in der A. brachialis entstehen. Die laminare Strömung in der Arterie ist geräuschlos; wird die Arterie verengt und dadurch die Strömungsgeschwindigkeit an der komprimierten Stelle bis über den kritischen Wert gesteigert, dann tritt Turbulenz auf. Bei einem Manschettendruck gerade unterhalb des systolischen Druckes erfolgt nur auf der Höhe der Systole eine kurze Strömung im Gefäß, wodurch intermittierende Turbulenz und das *pochende Geräusch* entstehen. So lange der Manschettendruck noch über dem diastolischen Druck liegt, wird die Strömung zumindest in der letzten Phase der Diastole unterbrochen und die intermittierenden Geräusche haben

Staccatocharakter. Wenn schließlich der Manschettendruck gerade niedriger als der diastolische Druck ist, ist die Arterie nur mehr wenig verengt und es herrscht kontinuierlich turbulente Strömung, was eher ein gedämpftes als ein Staccatogeräusch verursacht.

Für eine *verläßliche auskultatorische Blutdruckmessung* sind verschiedene *Vorsichtsmaßnahmen* Voraussetzung. Die *Manschette* muß *in Herzhöhe* liegen, um eine Beeinflussung des Meßergebnisses durch die Schwerkraft auszuschließen. Zur Blutdruckmessung am Oberschenkel wird die Manschette um diesen angelegt und man auskultiert die A. poplitea; wegen der großen Gewebemasse zwischen Manschette und Arterie geht ein Teil des Manschettendruckes u. U. verloren und man erhält fälschlich hohe Werte im Vergleich zum Druck in der A. brachialis; ähnlich können die Verhältnisse bei Druckmessung am Arm sein, wenn der Oberarm besonders dick ist. Solche Meßfehler können durch Verwendung von besonders breiten Druckmanschetten vermieden werden. Läßt man die aufgeblasene Manschette länger angelegt, dann kann durch die dabei auftretende unangenehme Sensation reflektorisch Vasoconstriction und Blutdruckanstieg ausgelöst werden. Bei Erstuntersuchungen sollte man stets den *Blutdruck in beiden Armarterien* vergleichen; eine persistierende größere Rechts-Links-Differenz des Blutdruckes legt den Verdacht von Gefäßveränderungen nahe.

Palpatorische Blutdruckmessung

Der systolische Blutdruck kann auch palpatorisch gemessen werden; man läßt wie bei der auskultatorischen Methode den Manschettendruck absinken und stellt den Druck fest, bei dem der Puls in der A. radialis palpabel wird. Der genaue Druck ist hier deshalb schwer zu erfassen, da man u. U. den ersten durchkommenden Pulsschlag verfehlt und — bis zum Fühlen des nächsten Pulses — der Druck in der Manschette weiter abgesunken ist. Palpatorisch gemessene Blutdruckwerte sind daher meist um 0,3–0,7 kPa (2–5 mm Hg) niedriger als die auskultatorischen.

Zweckmäßigerweise palpiert man auch während des Aufblasens der Manschette für die auskultatorische Druckmessung den Puls. Beim Absinken des Manschettendruckes können nämlich die Korotkowschen Geräusche manchmal vorübergehend verschwinden, obwohl der Druck noch beträchtlich über dem diastolischen Wert liegt, und dann bei niedrigerem Druck wieder hörbar werden *(»auskultatorische Lücke«)*. Wenn man aber anfangs den Manschettendruck unter Kontrolle des Radialpulses bis über dessen Verschwinden hinaus erhöht, dann befindet man sich sicher über dem systolischen Druck und kann fälschlich niedrige Meßergebnisse vermeiden.

Normaler arterieller Blutdruck

Der Blutdruck in der A. brachialis bei jungen Erwachsenen — in sitzender oder liegender Stellung gemessen — beträgt etwa 16/9 kPa (120/70 mm Hg). Der *arterielle Blutdruck — als Produkt aus Herz-Auswurfleistung und peripherem Widerstand* — wird durch Einflüsse auf einen oder beide dieser Parameter verändert. Aufregung z.B. steigert die Herzleistung, so daß man kaum den wahren Ruhe-Blutdruck bei einem erregten oder nervösen Individuum bestimmen kann. Im allgemeinen nimmt bei Steigerung der Herz-Auswurfleistung der systolische Druck zu; bei Abnahme des peripheren Widerstandes sinkt der diastolische Druck ab. Besonders bei älteren Patienten ist die Grenze zwischen normalem und erhöhtem Druck (Hypertension) schwer zu ziehen; bekanntlich steigen auch bei Gesunden mit *zunehmendem Alter* systolischer und diastolischer Druck an (Abb. 30.16), doch ist die Erhöhung des systolischen Druckes größer als die des diastolischen. Ein wesentlicher Grund für die Zunahme des systolischen Druckes ist die verminderte Dehnbarkeit und zunehmende Starre der Arterienwände. Bei gleichem

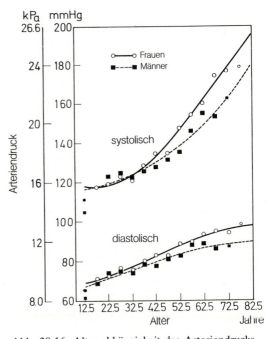

Abb. 30.16. Altersabhängigkeit des Arteriendrucks. Die Größe der Quadrate und Kreise ist der Zahl der untersuchten Personen der betreffenden Altersgruppe proportional (nach HAMILTON et al. The aetiology of essential hypertension. I. The arterial pressure in the general population. Clin. Sci. **13**, 11 (1954)

Herz-Minuten-Volumen ist der systolische Blutdruck im Alter höher als in der Jugend, da das gealterte — weniger elastische — arterielle System weniger nachgeben kann, um die gleiche systolisch ausgeworfene Blutmenge aufzunehmen.

D. Capillar-Zirkulation

In den Capillaren befinden sich zwar nur 5% des zirkulierenden Blutvolumens, doch sind diese der funktionell wichtigste Teil des Kreislaufs; durch die Wand der Capillaren des großen Kreislaufs treten O_2 sowie Nährstoffe in die Interstitial-Flüssigkeit über und CO_2 sowie Abfallprodukte werden in den Blutstrom zum Abtransport übergeführt. Der *Austausch durch die Capillar-Barriere* ist für das Funktionieren sämtlicher Körpergewebe entscheidend.

Untersuchungsmethoden

Genauere Meßdaten über Capillardruck und capillare Strömung sind schwer zu erhalten. Die Mesenterial-Capillaren von Versuchstieren und die *Nagelbett-Gefäße des Menschen* können unter dem Präpariermikroskop beobachtet werden, so daß auf diese Weise Informationen über die capilläre Strömung gewonnen werden konnten; durch Druckeinwirkung von außen bis zum Sistieren der Strömung wurde dabei der Capillardruck bestimmt. Eine andere Methode der Capillardruck-Messung bestimmt den Gegendruck, der eine NaCl-Lösung durch eine in die Capillare stromaufwärts eingestochene Mikropipette zum Strömen bringt.

Capillar-Druck und -Strömung

Der Capillardruck zeigt beträchtliche Unterschiede; die für den Menschen typischen Werte an den Nagelbett-Capillaren sind am Arteriolen-Ende 4 kPa (32 mm Hg), am venösen Ende 2 kPa (15 mm Hg). Der Pulsdruck beträgt am Arteriolen-Ende etwa 0,66 kPa (5 mm Hg), am venösen Ende ist er Null. Die Capillaren sind zwar kurz, wegen der geringen Strömungsgeschwindigkeit von 0,07 cm/s (großer Gesamtquerschnitt des capillaren Strombettes) ist die Passagezeit durch das Capillarbett vom Arteriolen- zum Venolen-Ende aber lang (etwa 1–2 s).

Transcapillarer Austausch

Wie bereits vorher erwähnt ist die Capillarwand eine aus Endothelzellen bestehende dünne Membran. Substanzen treten entweder durch die Endothelzellen-Verbindungen hindurch oder werden bei bestimmten Eigenschaften durch die Endothelzellen hindurchbefördert, was mittels Pinocytose oder bei lipid-löslichen Stoffen durch Diffusion erfolgen kann. Plasmaproteine werden mit unterschiedlicher Rate aus dem Capillarbett in die Interstitialflüssigkeit übergeführt und kehren über den Lymphweg in die Zirkulation zurück (s. dort).

Neben Pinocytose sind Diffusion und Filtration für den Transport durch die Capillarwand verantwortlich (Kap. 1). Diffusion ist in Hinblick auf den Austausch von Nährstoffen und Abfallprodukten zwischen Blut und Gewebe quantitativ von vorrangiger Bedeutung. O_2 und Glucose sind im Blut höher konzentriert als in der Interstitial-Flüssigkeit und diffundieren daher in diese, während sich CO_2 in der Gegenrichtung bewegt. Lipid-lösliche Substanzen passieren die Capillarwand leichter als Lipid-unlösliche, wahrscheinlich mittels direkter Passage durch die Endothelzellen.

Die Filtrationsrate an einem bestimmten Punkt der Capillarschlinge hängt von einem Kräftegleichgewicht (Starlingsche Kräfte) ab. Eine dieser Kräfte ist der *Filtrations-Druck* (hydrostatischer Druck in der Capillare minus hydrostatischem Druck der Interstitial-Flüssigkeit); dem Filtrationsdruck wirkt der Gefäß-einwärts gerichtete *osmotische Gradient der Plasma-Proteine* in der Capillare *(onkotischer Druck)* entgegen. Der hydrostatische Druck der Interstitial-Flüssigkeit

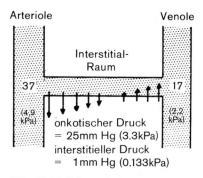

Abb. 30.17. Schematische Darstellung der Druckgradienten entlang der Gefäßwand einer Muskelcapillare. Die Ziffern am arteriellen und venösen Ende der Capillare bedeuten den hydrostatischen (Perfusions-)Druck in kPa (mm Hg). Die Pfeile bezeichnen die ungefähre Größe und Richtung der Flüssigkeitsbewegung. In diesem Beispiel ist der Druckunterschied am arteriellen Ende der Capillare 1,5 kPa (11 mm Hg) nach außen und am venösen Ende 1,2 kPa (9 mm Hg) nach innen

beträgt normalerweise etwa 0,1–0,2 kPa (1–2 mm Hg) und der onkotische Druck 3,3 kPa (25 mm Hg) mit kleinen Unterschieden je nach Gewebeart; am Arteriolen-Ende der Capillare strömt daher Flüssigkeit ins Gewebe ab (onkotischer Druck kleiner als Filtrationsdruck, Abb. 30.17), am venösen Ende hingegen strömt Flüssigkeit in die Capillare zurück (onkotischer Druck größer als Filtrationsdruck). Die durch die Capillarwände des Organismus *verschobenen Flüssigkeitsmengen* sind außerordentlich groß. Das pro Minute von den Capillaren ins Gewebe ein- bzw. in die Capillaren und Lymphgefäße rückströmende Flüssigkeits-Volumen dürfte etwa der Größe der gesamten Plasmavolumen entsprechen (mehr als 4000 l/24 h).

Aktive und inaktive Capillaren

In *ruhenden Geweben* sind die meisten Capillaren kollabiert und der Großteil des Blutes fließt durch *arterio-venöse Anastomosen;* mit *zunehmender Aktivität* des Gewebes erweitern sich Metarteriolen und präcapilläre Sphincter, der intracapilläre Druck steigt bis zur Überschreitung des kritischen Verschlußdruckes an und *Blut strömt durch alle Capillaren.* Die Erschlaffung der glatten Muskulatur von Metarteriolen und präcapillären Sphincteren wird durch — im aktiven Gewebe entstehende — vasodilatatorische Metaboliten bewirkt (Kap. 31), vielleicht aber auch durch Aktivitätsabnahme der sympathischen vasoconstrictorischen Nerven, die diese glatten Muskeln innervieren.

In verletztem Gewebe wird eine Substanz freigesetzt, die Capillaren dilatiert und deren Permeabilität steigert (Substanz H; Kap. 32); auch Bradykinin und Histamin steigern die Capillarpermeabilität. Bei mechanischer Reizung entleeren sich die Capillaren (»weiße Reaktion«, Dermographismus albus, Kap. 32); dieser Effekt kann auch Folge einer Kontraktion der Präcapillaren sein.

E. Lymphsystem und Interstitialflüssigkeit

Lymphkreislauf

Der Flüssigkeits-Abstrom aus der Capillare überwiegt normalerweise den -Rückstrom in die Capillare; die *überschüssige Flüssigkeit* tritt *in die Lymphgefäße* ein und fließt durch diese zurück ins venöse Blut. Hierdurch wird ein Ansteigen des interstitiellen Druckes verhindert und der *Umsatz der Gewebsflüssigkeit gesteigert.* Die Menge der 24-Stunden-Lymphe beträgt etwa 2 bis 4 l; sie ist zwar — verglichen mit dem oben erwähnten — transcapillaren Gesamtflüssigkeitsumsatz sehr klein, aber dennoch regulatorisch bedeutsam. Die Zusammensetzung der Lymphe wird in Kap. 27 besprochen.

Bewegungen der Skelet-Muskulatur und von den Arterien fortgeleitete Pulsationen bewirken Kompression der Lymphgefäße, so daß — infolge der Verhinderung eines Rückstromes durch die Lymphgefäß-Klappen — eine zum Herzen gerichtete Lymphströmung resultiert. Auch der negative intrathorakale Druck während der Inspiration fördert wahrscheinlich die Lymphströmung. Es konnten jedoch auch rhythmische Kontraktionen der Lymphgefäße nachgewiesen werden; die Kontraktions-Frequenz steigt proportional mit der Füllung der Lymphgefäße an. Offenbar tragen die extralymphatischen Kräfte relativ wenig zur Lymphströmung bei, die hauptsächlich durch die Kontraktion der Lymphgefäße bewirkt wird.

Substanzen, die den Lymphstrom fördern, werden als *Lymphagoga* bezeichnet. Hierzu zählen zahlreiche die Capillarpermeabilität steigernde Agentien. Substanzen, welche kontrahierend auf glatte Muskeln wirken, erhöhen den Lymphabstrom aus den Eingeweiden.

Andere Funktionen des lymphatischen Systems

In *Leber und Eingeweiden* gelangen *beträchtliche Protein-Mengen in die Interstitial-Flüssigkeit;* kleinere Eiweißmengen verlassen das Blut in anderen Geweben, wobei sie die Capillarwand mittels *Pinocytose* passieren dürften (Kap. 1). Diese Proteine werden über den Lymphstrom in die Blutbahn rückgeführt. Die an einem Tag auf diesem Wege rückgeführte Menge an Proteinen entspricht 25–50% der gesamtzirkulierenden Plasmaproteine. In der *Niere* ist die Bildung hochkonzentrierten Harnes ebenfalls von der *intakten Lymphströmung* abhängig; der Abtransport des rückresorbierten Wassers aus den Markpyramiden ist entscheidend für die Aufrechterhaltung des Gegenstrom-Mechanismus (Kap. 38); Wasser tritt nämlich nur dann in die Vasa recta ein, wenn ein beträchtlicher osmotischer Gradient zwischen medullärem Interstitium und dem Blut der Vasa recta durch *Abstrom der proteinhaltigen Interstitial-Flüssigkeit in die rena-*

len *Lymphgefäße* aufrecht erhalten wird. Einige *Enzyme* mit hohem Molekulargewicht (z. B. Histaminase und Lipase) gelangen, nachdem sie in die Interstitial-Flüssigkeit sezerniert wurden, vorwiegend oder ausschließlich auf dem *Lymphweg in die Blutbahn*. Über den Transport im Darm resorbierter *lang-kettiger Fettsäuren* sowie von Cholesterin durch das Lymphsystem siehe Kap. 25.

Interstitial-Flüssigkeits-Volumen, Ödem

Die Flüssigkeitsmenge im Interstitial-Raum resultiert aus Capillardruck, interstitiellem Flüssigkeitsdruck, onkotischem Druck, Capillarpermeabilität, Anzahl der aktiven Capillaren, Lymphströmung und Total-ECF-Volumen. Auch das Verhältnis Arteriolen-/Venolen-Widerstand ist bedeutungsvoll; Constriction der präcapillaren Sphincter vermindert, Constriction der postcapillären Venolen steigert den Filtrationsdruck. Jede *Änderung* schon in einem einzigen *dieser Paramter* hat Auswirkungen auf das *Interstitial-Flüssigkeits-Volumen* (Tabelle 30.2); abnorme Vermehrung der Interstitial-Flüssigkeit wird als *Ödem* bezeichnet.

Im aktiven Gewebe steigt der Capillardruck manchmal so stark an, daß er in der gesamten Capillare (auch im venösen Schenkel) den onkotischen Druck überwiegt. Im aktiven Gewebe können sich jedoch auch osmotisch aktive Metaboliten, deren Abtransport nicht mit ihrer Entstehung Schritt hält, interstitiell anhäufen; solche extravasculär anfallende Metaboliten vermindern durch ihren osmotischen Effekt den osmotischen Gradienten, den der onkotische Druck der Plasma-Proteine bewirkt. Dementsprechend kommt es zur *Steigerung des Flüssigkeits-Abstromes* aus den bzw. zur Verminderung des Flüssigkeits-Rückstromes in die Capillaren, so daß zwangsläufig der *Lymphstrom in gleichem Ausmaß ansteigen* muß, wenn es nicht zu einer Gewebsflüssigkeits-Vermehrung kommen soll. Trotzdem erfolgt z. B. im tätigen Muskel eine Volumenzunahme um mehr als 25%.

Die *Interstitial-Flüssigkeit* vermehrt sich auch in *Abhängigkeit von der Schwerkraft*. Bei aufrechter Körperhaltung werden die Capillaren der Beine zwar durch erhöhten Arteriolen-Tonus vor einer Erhöhung des capillären Perfusionsdruckes geschützt, gleichzeitig stehen sie jedoch unter Einfluß des in den unteren Extremitäten erhöhten venösen Druckes; bei Bewegung erniedrigen allerdings die Skeletmuskeln durch ihre Kontraktionen *(Muskelpumpe)* den venösen Druck und fördern den venösen Rückstrom zum Herzen. Bei längerer Bewegungslosigkeit vermehrt sich jedoch die Gewebsflüssigkeit in den tiefergelegenen Körperregionen (*Bildung von Beinödemen* beim langen Stehen, *Knöchel-Ödeme* bei längerem Sitzen); beim Anschwellen der Beine im Sitzen dürfte jedoch auch die Behinderung des venösen Rückstromes durch Kompression der Beinvenen eine Rolle spielen.

Bei jeder abnormen Kochsalz-Retention wird übermäßig Wasser im Körper zurückgehalten; da sich Salze und Wasser in der gesamten ECF verteilen und somit auch Vermehrung der Interstitial-Flüssigkeit bewirken, besteht *bei Salzretention Ödem-Bereitschaft*. Salz- und Wasserretention sind zwar sowohl bei Herz-Insuffizienz wie bei Nephrose und Leber-Cirrhose für die Ödem-Entstehung bedeutsam, doch sind die Ursachen für die Flüssigkeits-Verschiebung bei den einzelnen Erkrankungen verschieden; bei Herz-Insuffizienz ist der Capillardruck durch die bestehende venöse Stauung erhöht, bei Leber-Cirrhose hingegen ist infolge verminderter Protein-Synthese bzw. bei Nephrose infolge der hohen renalen Eiweiß-Verluste der onkotische Druck vermindert.

Auch unzureichende lymphatische Drainage kann Ödeme verursachen. Nach *radikaler Mastektomie* (Operation von Mamma-Carcinom mit Ausräumung der axillaren Lymphknoten) z. U. entsteht infolge Unterbrechung des Lymphabstromes u. U. Arm-Ödem; bei *Filariose* (Wurmerkrankung mit Befall und Verschluß des Lymphsystems durch Parasiten) bewirken Flüssigkeits-Anhäufung im Gewebe sowie die begleitenden Gewebs-Reaktionen mit der Zeit massive Schwellun-

---

Tabelle 30.2. Ursachen eines vermehrten Interstitialflüssigkeitsvolumens und der Ödembildung

---

Erhöhter Filtrationsdruck:
   Dilatation der Arteriolen
   Constriction der Venolen
   Erhöhter Venendruck (Schwerkraft, Linearbeschleunigung, Herzinsuffizienz, Klappenfehler, venöse Stauung, erhöhtes ECF-Volumen etc.)

Verminderter Gradient des osmotischen Druckes zwischen intra- und extracapillarer Flüssigkeit:
   Verminderte Plasmaprotein-Konzentration
   Anhäufung osmotisch aktiver Substanzen im Interstitialflüssigkeits-Raum

Erhöhte Capillar-Permeabilität
   Histamin und verwandte Verbindungen
   Kinine

Unzureichender Lymphabfluß

gen (inbesondere der Beine oder des Scrotums, *Elephantiasis*).

F. Venöse Zirkulation

Bei der venösen Zirkulation spielen — neben der für die Blutströmung maßgeblichen Pumpleistung des Herzens — der *subatmosphärische Mediastinaldruck* und die *Muskelpumpe* (Pumpleistung der Skeletmuskulatur) eine wichtige Rolle.

Druck und Strömung im venösen System

Der Druck in den Venolen beträgt 1,6–2,4 kPa (12–18 mm Hg); in den größeren Venen sinkt der Druck weiter ab bis auf einen Wert von etwa 0,7 kPa (5,5 mm Hg) in den großen extrathorakalen Venen. Der Druck in den großen Venen an der Einmündung in den rechten Vorhof *(zentraler Venendruck)* beträgt im Durchschnitt 0,6 kPa (4,6 mm Hg), ändert sich jedoch in Abhängigkeit von Atmung und Herztätigkeit (s. unten).
Wie der arterielle Druck wird auch der *periphere venöse Druck* durch die *Schwerkraft* beeinflußt: Druckzunahme von + 0,1 kPa (0,77 mm Hg) pro cm unterhalb bzw. Druckverminderung von − 0,1 kPa (0,77 mm Hg) pro cm oberhalb des rechten Vorhof-Niveaus (Abb. 30.14).
Wenn das Blut aus den Venolen in die großen Venen fließt, nimmt die *Durchschnittsgeschwindigkeit* seiner Strömung entsprechend der Abnahme des Geamt-Gefäß-Querschnittes zu; in den großen Venen beträgt die Strömungsgeschwindigkeit etwa $1/4$ derjenigen in der Aorta (etwa 0,1 m/s).

Thorax-Pumpe

Während der Inspiration sinkt der *intrapleurale Druck (Mediastinaldruck)* von − 0,3 (2,5 mm) auf − 0,8 kPa (6 mm Hg); dieser *subatmosphärische (negative) Druck* wirkt auf die großen Venen und in geringerem Maße auch auf die Vorhöfe, so daß der zentrale Venendruck zwischen exspiratorisch 0,8 kPa (6 mm Hg) und inspiratorisch etwa 0,2 kPa (2 mm Hg) schwankt. Der Abfall des venösen Drucks während der Inspiration unterstützt den venösen Rückfluß. Wenn sich das Zwerchfell inspiratorisch senkt, steigt der *intraabdominelle Druck* an und preßt das venöse Blut in Richtung des Herzens, da die Venen-

klappen ein Zurückströmen in die Extremitäten verhindern.

Auswirkungen der Herztätigkeit auf die venöse Strömung

Die Änderungen des Vorhof-Druckes pflanzen sich in die großen Venen fort, so daß die a-, c- und v-Wellen des *venösen Druckpulses* entstehen (Kap. 29). Während der systolischen Auswurfphase des Ventrikels sinkt der Vorhofdruck sehr rasch ab, da die AV-Klappen nach unten gezogen werden und das Volumen der Vorhöfe zunimmt; dadurch wird Blut aus den großen Venen in die Vorhöfe gesaugt. Das *Ansaugen des Blutes in die Vorhöfe* während der Systole unterstützt den venösen Rückfluß — insbesondere bei hoher Herzfrequenz — beträchtlich.
In Herznähe zeigt die venöse Strömung Pulsationen *(venöser Strömungs- oder Geschwindigkeits-Puls);* bei niederer Herzfrequenz sind 2 Strömungsmaxima zu beobachten und zwar ein Maximum während der ventriculären Systole (durch Verschiebung der Ventilebene nach unten) und ein zweites zu Beginn der Diastole (während der Periode der raschen Ventrikelfüllung).

Muskel-Pumpe

In den Extremitäten sind die Venen von Skeletmuskeln umgeben; Kontraktion dieser Muskeln bei körperlicher Aktivität komprimiert die Venen. Auch Pulsationen benachbarter Arterien dürfte zur Kompression der Venen beitragen. Die *Venenklappen* verhindern Rückfluß des Blutes in die Peripherie, so daß eine Pumpwirkung in Richtung des Herzens resultiert. Bei ruhigem Stehen — unter voller Wirkung der Schwerkraft — beträgt der Venendruck an den Knöcheln 11–12 kPa (85 bis 90 mm Hg Abb. 30.14); Blutansammlung in den Beinvenen vermindert den venösen Rückfluß und daher auch die Auswurf-Leistung des Herzens (u. U. Auftreten von Ohnmacht). *Rhythmische Kontraktionen der Beinmuskulatur* während längeren Stehens vermindern den venösen Druck auf Werte unter 4 kPa (30 mm Hg), da Blut zum Herzen gepumpt wird. Bei Patienten mit *varicösen Venen* ist die Pumpwirkung wegen Insuffizienz der Venenklappen beeinträchtigt und es kommt dadurch zu venöser Stase (Knöchel-Ödeme), doch trotz insuffizienter Klappen bewirkt die Muskelpumpe eine herzwärts gerichtete Strömung, da der

Widerstand der größeren Venen geringer ist als derjenige der herzfernen kleinen Venen.

Venöser Druck in der Kopfregion

Bei aufrechter Haltung ist der venöse Druck in den oberhalb des Herzens gelegenen Körperteilen durch die Schwerkraft vermindert; die *Halsvenen kollabieren* daher *oberhalb des Niveaus*, an dem der *Venendruck Null* ist. Deshalb ist auch der Venendruck in den höher gelegenen kollabierten Venenabschnitten eher Null, als subatmosphärisch. Lediglich *die Sinus der Dura mater* können wegen ihrer starren Wand nicht kollabieren; in den Sinus ist daher — im Stehen oder Sitzen — der *venöse Druck subatmosphärisch* und die Größe des negativen Druckes ist dort proportional der vertikalen Distanz über dem cranialen Ende des kollabierten Venenabschnittes (im Sinus sagittalis sup. etwa −1,3 kPa bzw. −10 mm Hg). Diese Tatsache muß bei neurochirurgischen Eingriffen am sitzenden Patienten beachtet werden, da hier Eröffnung eines Sinus u. U. zum Ansaugen von Luft (Luftembolie) führen kann.

Luft-Embolie

Luft ist – im Gegensatz zu Flüssigkeiten — kompressibel; die normale Fortbewegung des Blutes wird durch die Inkompressibilität des Blutes ermöglicht, daher hat Anwesenheit von Luft im Kreislauf schwere Folgen. Eindringen von größeren Luftmengen in die Zirkulation kann zu Kreislauf-Stillstand und Tod führen, da die im Herzen sich ansammelnde Luft durch die Ventrikel-Kontraktionen komprimiert, nicht aber in die Gefäße hinausbefördert wird. Kleinere Luftmengen werden zwar mit dem Blutstrom durch das Herz geschwemmt, bleiben jedoch dann als Luftblasen in den kleinen Gefäßen liegen und verursachen Zunahme des peripheren Widerstandes, so daß die Blutströmung vermindert oder blockiert wird; Blokkierung kleiner Hirngefäße durch Luftembolie kann schwere, manchmal tödliche neurologische Komplikationen auslösen. Bei Versuchstieren bestehen hinsichtlich der Luftmenge, die zu tödlicher Luftembolie führt, beträchtliche Unterschiede; die Wirkung hängt z. T. von der Geschwindigkeit ab, mit der Luft intravenös eingebracht wird. Manchmal können mehr als 100 ml Luft ohne nachteilige Wirkung injiziert werden, während ein anderesmal schon 5 ml tödlich wirken.

Venöse Druck-Messung

Direkte Messungen des *zentralen Venendrucks* können nur mittels *Venen-Katheter* in den großen intrathorakalen Venen durchgeführt werden, doch besteht meist *gute Korrelation* zwischen *peripherem und zentralem Venendruck.*

Zur Messung des peripheren Venendrucks führt man eine mit einem Manometer verbundene Kanüle in eine Armvene ein (Abb. 30.18); zweckmäßiger Weise wird die Messung am *liegenden Patienten* vorgenommen, da bei aufrechter Haltung die Venen der Schulterregion kollabiert sein können. Bei der Messung sollte theoretisch die periphere Vene in der Höhe des rechten Vorhofs liegen (10 cm oder $^1/_2$ sagittaler Thorax-Durchmesser über Rücken-Niveau); um jedoch eine freie Kommunikation zwischen den peripheren und zentralen Venen sicherzustellen, hält man den Arm besser unterhalb des Herz-Niveaus und korrigiert den — infolge der Schwerkraftwirkung — zu hohen Druckwert entsprechend. Die in cm NaCl-Lösung abgelesenen Werte können durch Multiplikation mit 0,1 direkt in kPa angegeben werden (Umrechnung in mm Hg mittels Division durch 1,36). Der Betrag, um den der periphere den zentralen Venendruck übersteigt, nimmt mit dem Abstand des Meßpunktes vom Herzen zu; in der V.

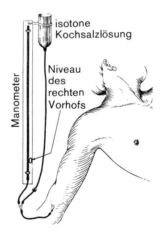

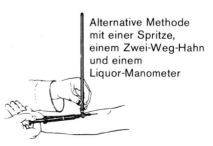

Abb. 30.18. Zwei Methoden zur Messung des peripheren Venendruckes

cubitalis beträgt der Venendruck etwa 0,9 kPa (7 mm Hg) im Vergleich zum zentralen Venendruck von 0,6 kPa (4,6 mm Hg).

Eine *ziemlich genaue Schätzung des zentralen Venendrucks* ohne jedes Hilfsmittel ermöglicht die Bestimmung der Höhe, bis zu der die V. jugularis — beim mit leicht angehobenem Kopf liegenden Patienten — erweitert ist. Der vertikale Abstand zwischen dem rechten Vorhof und dem Punkt des beginnenden Venen-Kollapses (Venendruck = 0) entspricht dem zentralen Venendruck in cm Blut-Säule.

Bei *negativer Druckatmung (»Saugatmung«)*, Inspiration gegen Widerstand und im hypovolämischen Schock (s. Kap. 33) ist der zentrale Venendruck vermindert, bei *positiver Druckatmung (»Preßatmung«)*, Exspiration gegen Widerstand beim Pressen (Valsalvascher Versuch, Kap. 31), bei Vermehrung des Blutvolumens sowie bei Herz-Insuffizienz ist der Venendruck erhöht. Bei schwerer Herz-Insuffizienz mit Stauung oder bei Obstruktion der V. cava kann der Druck in der V. cubitalis 2,7 kPa (20 mm Hg) oder mehr erreichen.

Kapitel 31
Kardiovasculäre Regulations-Mechanismen

Mensch und Säugetiere verfügen über vielfältige kardiovasculäre Regulationsmechanismen; diese fördern die Durchblutung aktiver Gewebe, variieren die Wärmeabgabe des Organismus durch Umverteilung des Blutes und sichern in Notfallsituationen (z. B. Blutverlust) die Durchblutung von Gehirn und Herz u. U. auf Kosten der Blutzufuhr zum übrigen Körper.

Die *zirkulatorische Anpassung* erfolgt durch *lokale* sowie durch *umfassende Mechanismen,* die das Kaliber der Arteriolen und anderer Widerstands-Gefäße verändern und so den Perfusionsdruck in den Capillaren auf die Erfordernisse abstimmen. Regelmechanismen steuern ferner die *Blutspeicherung im venösen System* sowie *Auswurfleistung und Frequenz des Herzens.* In bestimmten Situationen dürften ferner *aktive Kaliber- und Permeabilitäts-Änderungen von Capillaren* eine Rolle spielen. Verschiedene Gewebe können ihre Durchblutung selbst regulieren *(Autoregulation);* die autoregulatorischen Mechanismen erhalten die lokale Durchblutung trotz Schwankungen des Blutdruckes aufrecht und dilatieren Arteriolen sowie präcapilläre Sphincter im aktiven Gewebe. Die umfassenden System-Mechanismen wirken mit den lokalen Mechanismen zusammen und stimmen die verschiedenen Gefäßreaktionen im Gesamtorganismus aufeinander ab.

Die Ausdrücke *Vasoconstriction und Vasodilatation* werden üblicherweise nur auf Widerstands-Gefäße angewandt, während für Kaliberänderungen von Venen die Termini *Venoconstriction und Venodilatation* verwendet werden.

A. Lokale Regulations-Mechanismen der Durchblutung

Autoregulation des Gefäßtonus

Die meisten Gefäßabschnitte haben eine *inhärente Fähigkeit,* mäßige Veränderungen des Perfusionsdruckes durch Widerstandsänderungen derart auszugleichen, daß der Blutstrom ziemlich konstant bleibt. Diese Fähigkeit ist bei der Niere besonders gut entwickelt (Kap. 38), besteht aber auch in Mesenterium, Skeletmuskel, Gehirn, Leber und Myokard und ist sicher z. T. der inhärenten Kontraktionsfähigkeit glatter Muskeln bei Dehnung zuzuschreiben. Wenn Gefäße bei Steigerung des Blutdruckes gedehnt werden, dürften sich die glatten Muskelfasern der Gefäßwand spontan kontrahieren *(myogene Theorie der Autoregulation);* diese würde die höhergradige Kontraktion der Gefäße bei höherem Druck erklären. Die Wandspannung ist dabei proportional dem Dehnungsdruck mal dem Gefäßradius *(Laplacesches Gesetz,* Kap. 30); die Aufrechterhaltung einer gegebenen Wandspannung bei Druckanstieg verlangt daher eine Verminderung des Gefäßradius. In aktiven Geweben kommt es zur Anhäufung vasodilatatorischer Wirkstoffe (»Metaboliten«) und diese unterstützen ebenfalls die Autoregulation *(metabolische Theorie der Autoregulation);* bei Abnahme der Blutströmung erweitern sich — infolge Anhäufung dieser Substanzen — die Gefäße, während bei verstärkter Strömung diese Substanzen weggespült werden. Es wurde schließlich auch behauptet, daß bei Zunahme der Blutströmung Vermehrung der Interstitial-Flüssigkeit die Capillaren und Venen komprimiert, jedoch sprechen die verfügbaren Befunde gegen diese Theorie der Autoregulation.

»Vasodilatatorische Metaboliten«

Zu den vasodilatatorisch wirksamen Stoffwechselveränderungen zählen meist auch Abfall von P_{O_2} und pH im Gewebe. Diese Veränderungen bedingen eine Erschlaffung der Arteriolen und präcapillären Sphincteren. Ebenso bewirkt Zunahme der CO_2-Spannung Gefäß-Dilatation. Eine *direkte dilatatorische Wirkung von CO_2* ist *in den Haut- und Hirngefäßen* am ausgeprägtesten. Die nervös vermittelte Vasoconstriction als Antwort auf allgemeine Hypoxie und Hyperkapnie — im Gegensatz zur Wirkung lokaler Hypoxie — wird später beschrieben. *Temperaturzunahme* hat direkt vasodilatatorische Wirkung; möglicherweise unterstützt die Temperaturzunahme in aktiven Geweben *(Stoffwechsel-*

Wärme) die Vasodilatation. Andere lokal vermehrt auftretende Substanzen mit vasodilatatorischer Aktivität sind z.B. *Milchsäure, Kaliumionen, Adenosin und Adenosinnucleotide.* Bei Gewebsverletzungen führt — aus geschädigten Zellen freigesetztes — *Histamin* zu Capillar-Dilatation und -Permeabilitätssteigerung.

Lokale Vasoconstriction

Verletzte Arterien und Arteriolen zeigen starke Constriction; diese ist wahrscheinlich z.T. Folge *lokaler Serotonin-Freisetzung* aus Thrombocyten, die an der verletzten Gefäßwand haften (Kap. 27).

B. Allgemeine Regulations- mechanismen des Kreislaufes

Humorale Einflüsse auf das Gefäßsystem

Kinine

Drei verwandte vasodilatatorische Peptide *(Kinine)* kommen im Körper vor. Zwei von ihnen, das Nonapeptid *Bradykinin* und das Decapeptid *Kallidin (Lysyl-Bradykinin)* werden im Plasma gebildet (Abb. 31.1). Das Dritte, *Methionyl-Lysyl-Bradykinin* kommt im Harn vor und entsteht durch Wirkung des *Urokallikrein,* welches von den Nieren-Tubuluszellen gebildet wird (Kap. 24). Die Kinine werden aus einer Reihe zirkulierender Globuline *(Kininogene)* durch Wirkung proteolytischer Enzyme *(Kallikreine)* gebildet. Bei zumindest einem der Kininogene bilden die 11 in Abb. 31.1 dargestellten Aminosäuren das Carboxyl-Ende des Proteins. Plasmakallikrein spaltet Lys-Arg-Bindungen, wobei Bradykinin

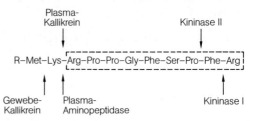

Abb. 31.1. Struktur der Kinine. Die dargestellte Aminosäuresequenz stellt das C-terminale Ende eines Kininogens dar; R = Rest des Proteins. Die Bradykininstruktur ist innerhalb des gestrichelten Gebietes dargestellt

entsteht, während Gewebs-Kallikrein Met-Lys-Bindungen unter Bildung von Lysylbradykinin spaltet. Eine Plasma-Aminopeptidase spaltet den Lys-Rest rasch unter Bradykinin-Bildung ab; Lysylbradykinin ist jedoch selbst aktiv.

Plasma-Kallikrein wird aus einer inaktiven Vorstufe, dem *Präkallikrein* (Abb. 31.2), durch *Präkallikrein-Aktivatoren* unter Mitwirkung von HMWK (high molecular weight kininogen, s. Abb. 27.24) als Co-Faktor gebildet; diese Aktivatoren sind proteolytische Fragmente des aktiven *Gerinnungsfaktors XII,* welche durch Plasmin (Kap. 27) und in einem positiven Rückkopplungsmechanismus durch Kallikrein selbst gebildet werden.

Kinine werden durch 2 *Kininasen* zu inaktiven Peptiden gespalten. Eine von diesen *(Kininase I)* ist eine Carboxypeptidase, welche das C-terminale Ende abspaltet, während die andere *(Kininase II)* mit dem *Converting-Enzym* identisch ist, welches Angiotensin I zu Angiontensin II umwandelt (Kap. 24). Kininase II wird in höchster Konzentration in den Lungen gefunden und diese sind bei der Kinin-Inaktivierung besonders aktiv.

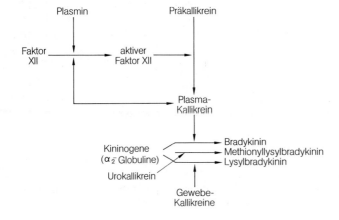

Abb. 31.2. Bildung von Kininen

Die Wirkung der *Kinine* erinnert an die des Histamins; sie verursachen Kontraktion der visceralen Muskulatur, *dilatieren* aber die *Capillaren* und steigern deren *Permeabilität,* ferner ziehen sie die Leukocyten an (Chemotaxis) und lösen bei subcutaner Injektion Schmerzen aus. Sie sind wirksame Vasodilatatoren und dürften während der aktiven Sekretion in Schweißdrüsen, Speicheldrüsen und dem exokrinen Teil des Pankreas (Kap. 26) gebildet werden und so für die gesteigerte Durchblutung dieser Gewebe verantwortlich sein. Sie dürften auch an der lokalen Vasodilatation in anderen aktiven Geweben beteiligt sein.

Kinine könnten auch für die thermoregulatorische Kreislauf-Anpassung bedeutsam sein, da bei — durch Erwärmung des Körpers ausgelöster — Vasodilatation im regionären Perfusat Bradykinin gefunden wurde. Kinine scheinen — ebenso wie Histamin — an der normalen Entzündungsreaktion (Kap. 33) und der Entstehung von allergischen Symptomen beteiligt zu sein. Freisetzung von Kininen könnte schließlich für die Schmerzentstehung bei Gewebsverletzungen (Kap. 7), für die zirkulatorische Anpassung bei der Geburt und die — dem Axon-Reflex zugeschriebene — Vasodilatation (Kap. 32) verantwortlich sein.

Normalerweise finden sich im Kreislauf *zwei Kallikrein-Inhibitoren,* das a_2-Makroglobulin und der C_1-Inaktivator (Kap. 27); kongenitales Fehlen des C1-Inaktivators ist Ursache einer seltenen Erkrankung, des *hereditären Angioödems.*

Glucocorticoide vermindern die Kinin-Freisetzung. Ein Kinin-ähnliches Peptid ist vielleicht für die Entstehung der Migräne verantwortlich und Kinine könnten auch vasodilatatorische Gefäßkrisen bei Patienten mit Carcinoid-Tumoren bewirken.

Zirkulierende Vasoconstrictoren

Noradrenalin, Adrenalin und *Angiotensin II* sind meist auch im Kreislauf Gesunder nachweisbare vasoconstrictorische Substanzen; Vasopressin-ADH hat zwar auch vasoconstrictorische Wirkung, es wird jedoch kaum in so großer Menge produziert, daß ihm allgemeine Kreislaufwirkung zukäme. Noradrenalin hat zwar allgemein vasoconstrictorische Wirkung und Adrenalin kann die Gefäße des Skeletmuskels und der Leber dilatieren, es muß aber die *geringe Bedeutung der zirkulierenden Catecholamine für die kardiovasculäre Anpassung* im Gegensatz zu ihrer wichtigen Rolle bei der metabolischen Anpassung hervorgehoben werden (s. Kap. 20).

Das Octapeptid *Angiotensin II* entsteht aus dem Decapeptid Angiotensin I, das durch Renin aus dem zirkulierenden a_2-Globulin Angiotensinogen freigesetzt wird (Kap. 24; Aktivierungsvorgang ähnlich wie bei Kininen). In unphysiologisch hoher Dosierung hat Angiotensin II zwar allgemein vasoconstrictorische Wirkung, seine *Rolle bei der kardiovasculären Homöostase* ist jedoch *nicht gesichert.* Bei Abfall des arteriellen Blutdruckes nimmt die Angiotensin-Bildung zu; Angiotensin II bewirkt *vor allem Freisetzung von Aldosteron* und durch die nachfolgende vermehrte Na^+-Rückresorption eine *Zunahme des ECF-Volumens* (Stabilisierung des zirkulierenden Volumens, Kap. 20).

Histamin, Serotonin und *Prostaglandine* sind auch vasoaktiv und zirkulieren frei. Histamin und Serotonin wurden bereits besprochen. Prostaglandine (Kap. 17) haben positiv inotrope Wirkung und die Gruppe PGE und PGA senken den Blutdruck, während PGF ihn anhebt. Die physiologischen Wirkungen der Prostaglandine bei der kardiovasculären Homöostase sind aber noch nicht ausreichend aufgeklärt.

Nervöse Steuerung des Gefäßsystems

Arteriolen und die anderen am peripheren Widerstand beteiligten Gefäße sind zwar am dichtesten innerviert, doch besitzen alle Blutgefäße — mit Ausnahme der Capillaren — glatte Muskulatur und erhalten Nervenfasern aus dem sympathischen Anteil des autonomen Nervensystems. Die *Innervation der Widerstands-Gefäße reguliert* den *Blutstrom* im Gewebe und den *arteriellen Blutdruck;* die zu *den Venen ziehenden Fasern* beeinflussen das im venösen System *gespeicherte Blutvolumen.* Arteriolen-Constriction auslösende Impulse bewirken zugleich Venoconstriction, die durch Verminderung der peripheren venösen Speicher-Kapazität den venösen Rückfluß steigert und so zusätzlich einen Teil des Blutvolumens in den arteriellen Abschnitt des Kreislaufs verlagert. Außerdem *mobilisiert* Aktivierung vasoconstrictorischer Nerven *Blut aus dem Splanchnicusgebiet;* die Verengung der Arteriolen des Gastrointestinaltraktes drosselt den Einstrom in das Pfortader-Venensystem und fördert den venösen Abstrom aus der Leber.

Innervation der Blutgefäße

Mit Ausnahme der funktionell unbedeutenden Innervation der Hirngefäße durch Fasern von sympathischen Ganglien sind alle Gefäße des Körpers reichlich mit adrenergen Fasern versorgt. *Adrenerge Impulse wirken auf alle Körpergefäße vasoconstrictorisch.* Neben ihrer adrenergen vasoconstrictorischen Innervation werden die Widerstands-Gefäße der Skeletmuskeln von *vasodilatatorischen cholinergen Fasern,* die mit sympathischen Nerven verlaufen, versorgt *(sympathisches Vasodilatatoren-System, s. später).*

Die vasodilatatorischen Fasern zeigen keine tonischen Entladungen, die vasoconstrictorischen Fasern der meisten Versorgungsgebiete sind jedoch bis zu einem bestimmten Grad tonisch aktiv. Durchschneidung der sympathischen Nerven *(Sympathektomie)* bewirkt Dilatation der Blutgefäße. In den meisten Gefäßgebieten wird daher Vasodilatation durch Abnahme der tonischen Entladungen in den vasoconstrictorischen Nerven bewirkt; nur im Skeletmuskel wird Vasodilatation aktiv durch das sympathische Vasodilatatoren-System ausgelöst (Tabelle 31.1).

Tabelle 31.1. Faktoren, die das Kaliber der Arteriolen beeinflussen

Constriction	Dilatation
Gesteigerte Aktivität des adrenergen Systems	Verminderte Aktivität des adrenergen Systems
Zirkulierende Catecholamine (mit Ausnahme von Adrenalin im Skeletmuskel)	Im Muskel Aktivierung der cholinergen dilatatorischen Nervenfasern
Zirkulierendes Angiotensin II	Histamin
Lokal freigesetztes Serotonin	Kinine
Verminderte lokale Temperatur	»Axon-Reflex«
	Verminderte O_2-Spannung
	Erhöhte CO_2-Spannung
	Vermindertes pH
	Milchsäure etc.
	Erhöhte lokale Temperatur

Afferente Impulse in sensorischen Hautnerven können — antidrom über Kollateralen zu Gefäßnerven geleitet — Vasodilatation bewirken *(Axon-Reflex,* Abb. 32.10). Abgesehen von solchen lokalen Reflexen sind die *meisten Gefäßreflexe im ZNS integriert.*

Herz-Innervation

Impulse in den adrenergen sympathischen Herznerven steigern die Herzfrequenz *(chronotroper Effekt)* und die Kraft der Systole *(inotroper Effekt).* Impulse in den cholinergen Fasern des Herz-Vagus vermindern die Herzfrequenz. Die tonische Aktivität der sympathischen Herz-Nerven ist bei körperlicher Ruhe unbedeutend; die Vagusfasern im Herzen zeigen beim Menschen und höher entwickelten Tieren beträchtlichen Dauertonus (Vagustonus). Experimentelle Vagus-Durchschneidung steigert die Herzfrequenz; nach Gabe von Parasympathicolytica (z. B. Atropin) erhöht sich die Herzfrequenz des Menschen (vom Ruhewert 70/min bis 150–180/min). Bei Menschen, deren adrenerges und cholinerges System gleichzeitig blockiert ist, liegt die Herzfrequenz bei 100/min.

Herz-Hemmungs-Zentrum

Der dorsale motorische Vaguskern *(Herz-Hemmungs-Zentrum)* bildet bei Ruhe tonische Entladungen (Abb. 31.3).

Tachykardie bei Erregung und Emotionen kommt offenbar lediglich durch gesteigerte Aktivität sympathischer Herznerven zustande und ein eigenes Herzbeschleunigungs-Zentrum (»Accelerans-Zentrum«) dürfte nicht existie-

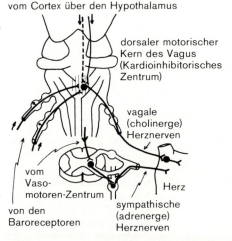

Abb. 31.3. Neuraler Regelmechanismus für das Herz. Die cholinergen Fasern verlangsamen das Herz, während es die adrenergen Fasern beschleunigen und die Kraft der Kontraktion des Herzmuskels erhöhen. Gestrichelte Neuronen -- hemmende Bahnen. Das Vasomotoren-Zentrum in der Medulla ist nicht dargestellt

ren. Die Afferenzen von Baroreceptoren in Herz und großen Gefäßen (s. unten) enden direkt am Herz-Hemmungs-Zentrum; reflektorische Bradykardie bei Anstieg des arteriellen Blutdruckes wird durch Stimulierung des Herz-Hemmungs-Zentrums ausgelöst; Tachykardie bei Blutdruckabfall kommt hingegen vorwiegend durch Sympathicus-Aktivierung über die Nn. cardiaci zustande. Möglicherweise beeinflussen daneben noch andere Afferenzen das Herz-Hemmungs-Zentrum.

Vasomotoren-Zentrum

Die Entladungsfrequenz der sympathischen vasoconstrictorischen Fasern wird in geringerem Grade durch spinale Reflextätigkeit beeinflußt, während die *entscheidende Kontrolle* durch das *Vasomotoren-Zentrum* in der *Medulla oblongata* erfolgt; das Vasomotoren-Zentrum nimmt ein großes Gebiet der Formatio reticularis ein, das von unterhalb des Obex bis zu den Vestibularis-Kernen und vom Boden des 4. Ventrikels ventral bis zu den Pyramiden reicht. Stimulierung der rostralen und lateralen Anteile des Zentrums bewirkt Blutdruck-Anstieg und Tachykardie, Reizung eines kleineren Areals in der Gegend des Obex verursacht Blutdruck-Abfall und Bradykardie (Abb. 31.4). Entgegen der ursprünglichen Annahme zweier getrennter Zentren (»Vasoconstrictoren«- bzw. »Vasodilatatoren«-Zentrum mit verschiedenen efferenten Fasern) dürfte der medulläre Einfluß auf den Kreislauf *ausschließlich durch Variation der tonischen Impulsrate* in den vasoconstrictorischen efferenten Neuronen ausgeübt werden; dementsprechend sind die Begriffe »pressorisches« bzw. »depressorisches« Areal innerhalb eines einzigen Vasomotoren-Zentrum eher angebracht. Über Einzelheiten des Zusammenspiels beider Areale ist wenig bekannt; jedenfalls

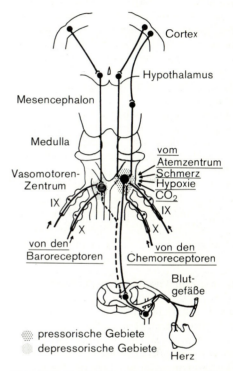

Abb. 31.5. Vereinfachte Darstellung des Vasomotoren-Zentrums. Die das Vasomotoren-Zentrum hauptsächlich beeinflussenden Faktoren sind in der Abb. unterstrichen. Gestrichelte Axone -- Hemmung; die excitatorischen Fasern von den pressorischen Gebieten sind meist ipsilateral in den ventrolateralen Teilen des Rückenmarks gelegen. Die hemmenden Fasern von den depressorischen Gebieten kreuzen in beträchtlichem Ausmaß in der Medulla die Seite

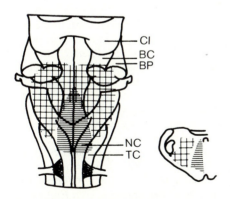

Abb. 31.4. Vasomotoren-Zentrum bei der Katze; pressorische Zone (kariert) und depressorische Zonen (quergestreift). *Links:* Ansicht des Hirnstamms von dorsal mit entferntem Cerebellum. *Rechts:* Querschnitt durch die Medulla oberhalb des Obex. NCT-Nucleus cuneatus; TC, Tuberculum cinereum; BP, Brachium pontis; BC, Brachium conjunctivum; CI, Colliculus inferior (nach ALEXANDER: Tonic and reflex functions of medullary sympathetic cardiovascular centers. J. Neurophysiol. **9**, 205 (1946))

ziehen excitatorische Fasern vom »pressorischen« bzw. inhibitorische Fasern vom »depressorischen« Areal in verschiedenen Teilen des Rückenmarks abwärts und konvergieren schließlich gegen das präganglionäre vasoconstrictorische Neuron (*»gemeinsame Endstrecke«* zu den Gefäßen), dessen Entladungsrate sie modifizieren (Abb. 31.5).

Auswirkungen von Aktivitäts-Änderungen des Vasomotoren-Zentrums

Aktivitäts-Abnahme im »depressorischen« Areal bzw. gesteigerte Aktivität im »pressorischen« Areal des Vasomotoren-Zentrums *steigert den Vasoconstrictoren-Tonus,* so daß sich die Arteriolen verengen und der Blutdruck ansteigt; dies ist meist von Venoconstriction und Verkleinerung des im venösen System gespeicherten Blutvolumens begleitet, wenn auch nicht immer Veränderungen der Kapazitäts-Gefäße mit solchen der Widerstands-Gefäße parallel laufen.
Gleichzeitige Aktivitätssteigerung der sympathischen Herznerven bewirkt Zunahme von Herzfrequenz und Schlagvolumen und damit des Herz-Minuten-Volumens; in Verbindung damit vermindert sich gewöhnlich auch die tonische Aktivität der Herzvagus-Fasern.
Verminderung der Impulsrate in den vasoconstrictorischen Fasern verursacht Vasodilatation, Blutdruck-Abfall sowie Vermehrung des im venösen System gespeicherten Blut-Volumens; meist nimmt dabei auch das Herz-Minuten-Volumen ab, was jedoch durch gesonderte direkte Aktivierung des Herz-Hemmungs-Zentrums zustande kommt. Bei körperlicher Ruhe ist die tonische Aktivität in den sympathischen Herznerven gering.

Afferenzen zum Vasomotoren-Zentrum

In Abb. 31.5 sind die Afferenzen zum Vasomotoren-Zentrum zusammengefaßt. Zu diesen *Afferenzen* zählen vor allem die äußerst wichtigen Fasern von den *arteriellen Baroreceptoren,* aber auch Fasern von anderen Teilen des Nervensystems sowie von den *Chemoreceptoren* in Carotiden und Aorta; daneben gibt es Reize, die direkt am Vasomotoren-Zentrum angreifen.
Es gibt von der Hirnrinde, insbesondere vom *limbischen Cortex* zum Vasomotoren-Zentrum absteigende Bahnen, die wahrscheinlich in Hypothalamus und vielleicht auch Mesencephalon umgeschaltet werden. Diese Fasern vermitteln offenbar *Blutdruckanstieg und Tachykardie bei Emotionen* (z.B. sexuelle Erregung, Ärger). *Schmerz* verursacht meist Blutdruckanstieg, wahrscheinlich durch afferente Impulse in der Formatio reticularis, die gegen das Vasomotoren-Zentrum konvergieren; langdauernder Schmerz kann jedoch Vasodilatation und Ohnmacht auslösen.
Die Afferenzen von den Chemoreceptoren in Carotis- und Aortenkörperchen beeinflussen zwar vor allem die Atmung (Kap. 36), doch ziehen auch Fasern von den Chemoreceptoren zum »pressorischen« Areal des Vasomotoren-Zentrums; dadurch dürfte z.T. die Blutdruck-Steigerung bei Hypoxie zustande kommen.
Cyclische Aktivitätsschwankungen in den Afferenzen von den *Chemoreceptoren* zum Vasomotoren-Zentrum sind vielleicht z.T. für die *»Mayer-Wellen«* verantwortlich; diese sollten nicht mit den Traube-Hering-Wellen verwechselt werden, welche Atmungs-synchrone Schwankungen des Blutdruckes sind. Die Mayer-Wellen sind langsame periodische Schwankungen des arteriellen Blutdruckes (Periodendauer 20–40 s) und werden nur bei Hypotension — insbesondere nach Blutverlust — beobachtet. Hierbei ist die Blutströmung in Carotis- und Aortenkörperchen vermindert, die daraus resultierende lokale Hypoxie stimuliert die Chemoreceptoren und es kommt dadurch zum Blutdruckanstieg; dieser steigert wieder die Durchblutung der Receptororgane, deren Erregung abnimmt, bis der Druck wieder fällt und ein neuer Cyclus beginnt. Die Wellen nehmen nach Denervierung der Chemoreceptoren zwar ab, verschwinden aber nicht; Sie kommen manchmal auch bei Spinaltieren vor, was für eine Beteiligung von Oscillationen spinaler Vasopressorreflexe spricht.
Hyperkapnie kann das Vasomotoren-Zentrum auch *direkt stimulieren;* bei raschem intrakraniellem Druckanstieg kommt es zu Kompression der Gefäße in der Medulla oblongata, die Zellen des Vasomotoren-Zentrums sind einer höheren lokalen CO_2-Konzentration ausgesetzt, ihre Entladungsfrequenz nimmt zu und der arterielle Druck wird gesteigert *(Cushing Reflex),* um die Durchblutung der Medulla oblongata aufrecht zu erhalten. Der Blutdruckanstieg verursacht eine reflektorische Verminderung der Herzfrequenz über die arteriellen Baroreceptoren, so daß bei erhöhtem intrakraniellem Druck eher Bradykardie besteht.
Auch *Anstieg der CO_2-Spannung* des Blutes *stimuliert* das Vasomotoren-Zentrum, während verminderte CO_2-Spannung es hemmt; diese Effekte sind z.T. Folge eines direkten Einflusses auf das Zentrum, z.T. werden sie über die Carotis- und Aorten-Chemoreceptoren ausgelöst. Da die direkte lokale Wirkung einer Hyperkapnie Vasodilatation ist, *heben periphere und zentrale Effekte einander z.T. auf.* Mäßige Hyperventilation — sofern sie die CO_2-Spannung des Blutes signifikant senkt — verursacht Constriction der Haut- und Hirngefäße des Menschen, ohne daß es zu einer stärkeren Blutdruckände-

rung kommt; hohe CO_2-Konzentrationen bewirken aber deutliche Vasodilatation der Haut- und Hirngefäße, in den übrigen Kreislaufgebieten jedoch Vasoconstriction, so daß langsamer Blutdruckanstieg resultiert.

Receptoren-Funktion bei der Kreislauf-Regulation

Baroreceptoren

Baroreceptoren (nach anderer Terminologie auch *Pressoreceptoren*) sind *Dehnungsreceptoren* in der Wand des Herzens und der Blutgefäße. Die Existenz des *Carotis-Sinus-* und der *Aortenbogen-Receptoren* steht außer Zweifel; es werden jedoch noch weitere Baroreceptoren postuliert, und zwar in der Wand von rechtem und linkem Vorhof (an der Einmündung der oberen und unteren Hohlvene sowie der Pulmonalvenen), in der Wand des linken Ventrikels sowie im Lungen-Kreislauf. Dehnung der Strukturen, in denen diese Receptoren liegen, kommt durch Blutdruckerhöhung zustande; sie steigert die Aktivität der Receptoren sowie die Entladungsfrequenz der afferenten Fasern, die über den N. glossopharyngeus bzw. den N. vagus zum »depressorischen« Areal des Vasomotoren-Zentrums und zum Herz-Hemmungs-Zentrum verlaufen. Impulse von den Baroreceptoren hemmen die tonische Aktivität der vasoconstrictorischen Nerven und stimulieren das Herz-Hemmungs-Zentrum; die Folge ist Vasodilatation, Blutdruckabfall, Bradykardie und Verminderungen des Herz-Minuten-Volumens. Baroreceptoren-Effekte auf die Herzfrequenz können durch Atropin blockiert werden. Bei Reizung der Baroreceptoren kommt es auch zu einer mäßigen Venodilatation, doch ist nicht völlig klar, welche Receptoren die reflektorische Änderung des Venentonus auslösen.

Lokalisation der arteriellen Baroreceptoren (Carotis-Sinus und Aortenbogen)

Der Carotis-Sinus ist eine kleine Ausweitung der A. carotis interna, knapp über der Gabelung der A. carotis communis (Abb. 31.6); dort sind ebenso wie in der Wand des Aortenbogens Baroreceptoren lokalisiert. Die Receptoren — in der Adventitia dieser Gefäße gelegen — sind stark verzweigte, knötchenförmige und spiralig gewundene receptorische Endigungen afferenter myelinisierter Nervenfasern (vgl. Golgische

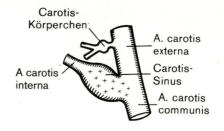

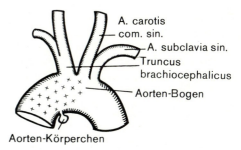

Abb. 31.6. Baroreceptorische Gebiete im Carotis-Sinus und im Arcus aortae (nach J. H. COMROE, Jr.)

Sehnenorgane, Kap. 6). Bei einigen Tierarten wurden ähnliche Receptoren in den großen Arterien des Thorax und des Halsbereiches gefunden. Die afferenten Fasern vom Carotis-Sinus sowie den Carotis-Körperchen bilden einen besonderen Ast des N. glossopharyngeus *(Carotis-Sinus-Nerv)*, die Fasern vom Aortenbogen hingegen bilden nur beim Kaninchen einen eigenen Ast des N. vagus. Der Carotis-Sinus-Nerv und die Vagusfasern vom Aortenbogen werden als *»Blutdruckzügler«* bezeichnet.

Aktivität der arteriellen Baroreceptoren (»Blutdruckzügler«)

Bei normalem Blutdruck ist die Entladungsfrequenz der »Blutdruckzügler« gering; manchmal findet man nur während der Systole Impulse (Abb. 31.7). Bei Blutdruck-Anstieg in Carotis-Sinus und Aortenbogen steigt die Entladungsfrequenz, bei -Abfall sinkt sie. Die kompensatorische Antwort auf Impuls-Zunahme in den »Blutdruckzüglern« ist Blutdruck-Abfall, da diese afferenten Impulse die tonische Aktivität der vasoconstrictorischen Nerven hemmen.
Wenn man beim Hund einen Carotis-Sinus isoliert und durchströmt und die anderen Baroreceptoren denerviert, findet man — solange der Perfusionsdruck unter 9,3 kPa (70 mm Hg)

bleibt — in den afferenten Nervenfasern des isolierten Sinus keine Aktionspotentiale und keinen Abfall von Blutdruck oder Herzfrequenz. Bei Perfusionsdrucken zwischen 9 und 20 kPa (80 und 150 mm Hg) besteht beim Hund etwa lineare Beziehung zwischen Perfusionsdruck und Abnahme des arteriellen Druckes bzw. der Herzfrequenz, während bei Perfusionsdrucken über 20 kPa (150 mm Hg) keine weitere Zunahme der Aktivität mehr erzielt werden kann (Abb. 31.8). Offenbar erreicht bei hohen Druckwerten die Aktivierung der Baroreceptoren bzw. die Hemmung des Vasomotorenzentrums ihr Maximum.

Die *Carotis-Receptoren antworten* sowohl *auf konstanten Druck wie auf Druck-Pulsationen*. Abnahme des Puls-Druckes ohne Änderung des mittleren Druckes senkt die Frequenz der Baroreceptor-Entladungen und bewirkt Blutdruck-Anstieg sowie Tachykardie. Die Receptoren sprechen auch auf Druckänderung ebenso wie auf konstanten Druck an; bei fluktuierendem Druck sind die Receptoren manchmal während der Anstiegsphase des Druckes aktiv, sind jedoch während der Abfallsphase »stumm«, obwohl der mittlere Blutdruck so hoch ist, daß ohne Druckfluktuation konstante Receptoren-Aktivität bestehen müßte.

Die Aorten-Baroreceptoren sind zwar weniger genau untersucht worden, doch dürfte ihre Aktivität sich kaum von derjenigen der Carotisreceptoren unterscheiden.

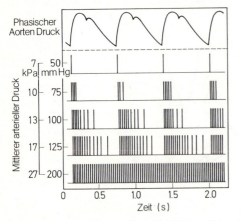

Abb. 31.7. Entladungen (vertikale Linien) in einer einzelnen afferenten Nervenfaser vom Carotis-Sinus bei verschiedenen arteriellen Drucken in Abhängigkeit von den pulsatorischen Druckschwankungen (nach BERNE und LEVY: Cardiovasc Psychology 3rd ed. St. Louis: MOSBY 1977)

Funktion der arteriellen Baroreceptoren

Die Baroreceptoren des arteriellen Teiles der Zirkulation, ihre afferenten Fasern zum Vasomotoren- und Herz-Hemmungs-Zentrum sowie die efferenten Leitungen von diesen Zentren bilden einen *reflektorischen Regelkreis*, welcher die *Stabilisierung von Blutdruck und Herzfrequenz* bewirkt. Abfall des arteriellen Druckes vermindert die Hemmungs-Impulse in den »Blutdruckzüglern« und es resultiert kompensatorischer Anstieg von Blutdruck und Herz-Minuten-Volumen; Druck-Anstieg hingegen bewirkt solange Dilatation der Arteriolen und reflektorische Verminderung der Herzminutenleistung, bis der Blutdruck wieder seinen Normalwert erreicht hat.

Bei *chronischer Hypertension* ist der Baroreceptoren-Reflexmechanismus so »verstellt«, daß ein höherer als der normale Blutdruck aufrecht erhalten wird.

Bei Noradrenalin-Bepinselung des Carotis-Sinus steigt die Entladungsfrequenz im Sinus-Nerven und der Blutdruck fällt. Reizung der sympathischen Nerven zum Sinus hat angeblich einen ähnlichen Effekt; die verminderte Entladungsfrequenz könnte Folge einer Kontraktion glatter

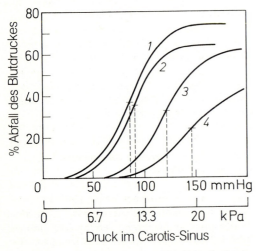

Abb. 31.8. Relation zwischen Druck im isolierten Carotis-Sinus und Veränderung des arteriellen Blutdruckes bei Esel (1), Kaninchen (2), Hund (3), Katze (4). Die horizontale Marke in jeder Kurve entspricht dem normalen mittleren Blutdruck der Species, der jeweils im steilsten Teil der Kurve liegt. Dort lösen Veränderungen im Druck die stärksten regulatorischen Effekte aus (nach KOCH. Reproduced, with permissions, from KEELE and NEIL: Samson Wright's Applied Physiology, 10th Ed. Oxford University Press 1961)

Muskeln der Gefäßwand sein, durch welche die Receptoren entlastet werden. Andererseits hat Änderung des Sympathicotonus bzw. Catecholamin-Sekretion am intakten Versuchstier kaum einen Effekt auf die Empfindlichkeit des Carotis-Sinus.

Folgen der Ausschaltung arterieller Baroreceptoren

Beidseitige Abklemmung der A. carotis unterhalb des Carotis-Sinus bewirkt Anstieg von Blutdruck und Herzfrequenz, da die Klemmen den Durchströmungsdruck in den Sinus vermindern; der gleiche Effekt wird mittels beidseitiger Durchschneidung der Carotis-Sinus-Nerven erzielt. Die pressorische Antwort auf diese zwei Eingriffe ist mäßig, da die Aorten-Baroreceptoren noch funktionieren und übermäßigen Anstieg des Blutdruckes verhindern. Wenn aber gleichzeitig auch die afferenten Baroreceptoren in den Nn. vagi unterbrochen sind steigt der Blutdruck auf Werte von 40/27 kPa (300/ 200 mm Hg) oder darüber. Diese afferenten Baroreceptorenfasern enden im Nucleus des Tr. solitarius in der Medulla oblongata und bei Tieren können Läsionen dieses Nucleus schwere, mitunter auch tödliche Hypertonien hervorrufen.

Diese Arten experimenteller Hypertension werden als »neurogene Hypertension« bezeichnet.

Vorhof-Dehnungs-Receptoren

Man unterscheidet 2 verschiedene Arten von *Dehnungs-Receptoren in den Vorhöfen:* Receptoren, die ihre Impulse vorwiegend während der Vorhofsystole aussenden (Typ A), bzw. Receptoren, deren Entladungen überwiegend in der späten Diastole — zur Zeit der maximalen Vorhoffüllung — erfolgen (Typ B). Die Impulse der *Baroreceptoren vom Typ B* nehmen zu, wenn der venöse Rückfluß ansteigt, und sind bei positiver Druckatmung vermindert; ihre Impulse entstehen daher im wesentlichen durch Dehnung der Vorhofwand. Die reflektorischen Kreislaufeffekte bei gesteigerter Aktivität dieser Receptoren ähneln denjenigen bei Stimulierung der Carotis-Sinus-Receptoren mit der Ausnahme, daß die übliche Reaktion Tachykardie und nicht Bradykardie ist. Dies ist verbunden mit Vasodilatation und Blutdruckabfall. Diese Vorhof-Baroreceptoren sind offenbar an einem *Reflexmechanismus* beteiligt, der *übermäßigen Anstieg von zentralem Venendruck und venösem Rückfluß verhindern soll.*

Bainbridge-Effekt

Eine rasche Infusion von Blut oder NaCl-Lösung bei anaesthesierten Tieren bewirkt manchmal einen Anstieg der Herzfrequenz, sofern die Herzfrequenz vorher niedrig war (1915 von BAINBRIDGE beschrieben, »*Bainbridge-Reflex*«). Offensichtlich ist dieses Phänomen eher ein echter Reflex als eine lokale Reaktion auf Dehnung, da Infusion von Flüssigkeit bei Tieren mit Herztransplantation die Frequenz des verbleibenden Vorhofes steigert, nicht jedoch die des transplantierten Herzens. Dieser durch Atropin blockierbare Effekt ist allerdings äußerst gering oder fehlt sogar, wenn die Herzfrequenz vor dem Versuch hoch ist. Auffallenderweise kann man manchmal auch am denervierten Herz-Lungenpräparat eine Zunahme der Herzfrequenz beobachten, wenn man den venösen Rückfluß rasch steigert. So ist der Bainbridge-Effekt ein nicht konstant vorkommendes Phänomen und seine physiologische Bedeutung ist unklar.

Receptoren im linken Ventrikel

Bei Dehnung des linken Ventrikels an Versuchstieren sinkt der arterielle Druck und die Herzfrequenz; nur starke Dehnung des Ventrikels bewirkt diese Reflexantwort, deren Bedeutung unklar ist. Möglicherweise spielen die Dehnungsreceptoren im linken Ventrikel eine Rolle bei Aufrechterhaltung des Vagotonus, der die Herzfrequenz bei körperlicher Ruhe niedrig hält.

Bei Versuchstieren verursacht Injektion des Pharmakon *Veratrin* in die Coronargefäße des linken Ventrikels Apnoe, Hypotension und Bradykardie *(coronarer Chemoreflex, Bezold-Jarisch-Reflex).* Vagotomie verhindert diesen Reflex; Injektion von Veratrin in die Coronargefäße des rechten Ventrikels und in die Vorhöfe ist unwirksam. Nicotin führt zu einer ähnlichen Reaktion, wenn es in die Gefäße des linken Ventrikels injiziert oder auf die Oberfläche des linken Ventrikels nahe der Herzspitze appliziert wird; die Antwort auf Nicotin fehlt jedoch, wenn man vorher Procain in den perikardialen Raum injiziert. Die Ursache des coronaren Chemoreflexes könnte chemische Stimulierung der Dehnungs-Receptoren in der Ventrikelwand oder

Reizung bis jetzt *unbekannter Chemoreceptoren im Myokard* sein. Bei Patienten mit Myokardinfarkt könnten vom infarzierten Gewebe Substanzen freigesetzt werden, welche durch Reizung ventriculärer Receptoren — nach Art eines coronaren Chemoreflexes — zu Hypotension, die nicht selten als Komplikation auftritt, beitragen.

Pulmonale Receptoren

Eine Dehnung der pulmonalen Gefäße bewirkt reflektorisch Bradykardie und Abfall des arteriellen Druckes; die Lokalisation der Receptoren ist unbekannt.
Injektion von Veratrin, Phenylbiguanid bzw. Serotonin in die A. pulmonalis verursacht Apnoe, Hypotension und Bradykardie *(pulmonaler Chemoreflex)*. Die Reflexantwort fehlt nach Vagotomie; sie ist dem Effekt nach Veratrin-Injektion in die linksventriculären Coronargefäße ähnlich, doch tritt der Reflex so rasch auf, daß diese Medikamente die linksventriculären Receptoren noch nicht erreicht haben können. Die aktivierten Receptoren dürften vielmehr in den pulmonalen Venen — an nicht bekannter Stelle — liegen; möglicherweise sind sie mit pulmonalen Dehnungsreceptoren identisch.

Mesenteriale Baroreceptoren

Die Pacinischen Körperchen im Mesenterium dürften als Baroreceptoren wirken und reflektorisch die lokale Zirkulation in den Eingeweiden regeln.

Andere Wirkungen von Baroreceptoren-Reizung

Aktivitäts-Zunahme in den Afferenzen von Baroreceptoren hemmt die Atmung; dieser Effekt ist jedoch funktionell unbedeutend.
Von *Vorhof-Dehnungsreceptoren* ausgehende Impulse hemmen nach Umschaltung im Hypothalamus die Vasopressin-ADH-Sekretion und bewirken *Diurese* (Kap. 14). Diese trägt zur Verminderung der venösen Dehnung bei, welche die Stimulierung ausgelöst hat. Bei Vorhof-Dehnung besteht auch eine Tendenz zu verminderter Reninsekretion, was sich auf die Aldosteronsekretion jedoch nur gering auswirkt.
Abfall des arteriellen Druckes stimuliert die Vasopressin-ADH-Sekretion; dies fehlt nach Durchschneidung der Carotis-Sinus-Nerven und der Nn. vagi, nicht aber nach Vagotomie allein.

Constriction der Carotiden steigert die Reninsekretion, jedoch nicht genug, um einen deutlichen Aldosteronsekretions-Anstieg zu verursachen.
Die Baroreceptoren beeinflussen also eindeutig den Wasserhaushalt, haben aber kaum bedeutende Wirkung auf den Natriumstoffwechsel.

Klinische Prüfung der Baroreceptoren-Funktion

Änderungen von Pulsfrequenz und Blutdruck beim *Aufstehen oder Niederlegen* werden vorwiegend reflektorisch von den Baroreceptoren ausgelöst. Zur Funktionsprüfung dieser Receptoren registriert man Pulsfrequenz und Blutdruck nach kurzen Preßatmungs-Perioden (forcierte Aktivierung der Exspirationsmuskulatur bei verschlossener Glottis, *Valsava-Versuch*).

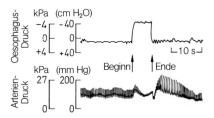

Abb. 31.9. Schematische Darstellung der Blutdruck-Reaktion auf Pressen (Valsalva-Versuch). Registriert mit einem Katheter in der A. brachialis (nach McILROY)

Zu Beginn des Pressens steigt der Blutdruck (Abb. 31.9), da die intrathorakale Druckzunahme den Aortendruck steigert; dann kommt es zum Druckabfall, da der hohe intrathorakale Druck den venösen Rückstrom verhindert und das Herz-Minuten-Volumen abnimmt. Die Verminderung von arteriellem Druck und Pulsdruck hemmt die Baroreceptoren und folgen Tachykardie sowie Zunahme des peripheren Widerstandes. Nach Öffnung der Glottis und Normalisierung des intrathorakalen Druckes nimmt das Herz-Minuten-Volumen wieder zu, doch besteht noch Constriction der peripheren Gefäße, so daß der Blutdruck über den Normalwert ansteigt; dadurch werden die Baroreceptoren stimuliert und es kommt zu Bradykardie und Blutdruckabfall zur Norm.
Diese Änderungen der Herzfrequenz treten auch bei Sympathektomierten ein, da Baroreceptoren und Nn. vagi intakt sind. Bei Patienten mit *Insuffizienz des vegetativen Nervensystems* (eine Erkrankung unbekannter Ätiologie mit allgemeiner Störung der autonomen Funktion) ist jedoch Herzfrequenzänderung nicht zu beobachten. Bei Patienten mit *primärem Hyperaldosteronismus* fehlen — aus unbekannten Gründen —

ebenfalls Herzfrequenz-Änderung und Blutdruckanstieg nach Beendigung des Valsalvaschen Preßversuches; nach Entfernung des Aldosteron-sezernierenden Tumors reagieren diese Patienten wieder normal im Preßversuch.

Reizung der Carotis-Sinus-Nerven durch einen implantierten Stimulator (Carotis-Sinus-Nerv-Stimulator) wird seit kurzem mit Erfolg in der Angina pectoris-Therapie bei bestimmten Patienten angewendet. Der Schmerz ist in diesem Fall durch die Akkumulation schmerzerzeugender Substanzen im ischämischen Myokard bedingt, wobei der Blutdruck ansteigt. Spürt der Patient nun den Schmerz kommen, so schaltet er den Stimulator ein. Die sich daraus ergebende Senkung der Herzfrequenz und des Herzminutenvolumens bei Senkung des Blutdruckes vermindert die Herzbelastung und der Schmerz klingt ab.

Sympathisches Vasodilatatoren-System

Die cholinergen sympathischen vasodilatatorischen Fasern sind Teil des im cerebralen Cortex entspringenden *Regulationssystems,* das — im Hypothalamus und Mesencephalon umgeschaltet — durch die Medulla oblongata ohne Unterbrechung zum Seitenhorn des Rückenmarks zieht, wo sowohl präganglionäre sympathische vasodilatatorische wie auch vasoconstrictorische Fasern entspringen (Abb. 31.10). Stimulation dieses Systems bewirkt *Vasodilatation im Skeletmuskel,* die resultierende Durchblutungs-Steigerung des Muskels ist aber eher von Abnahme als Zunahme des muskulären O_2-Verbrauches begleitet; offenbar fließt das Blut dabei mehr durch Kurzschluß-Kanäle als über das Capillarbett. Stimulierung dieses Systems steigert auch die Noradrenalin- und Adrenalinsekretion des NNM, wobei Adrenalin dann die Vasodilatation im Muskel verstärken dürfte.

Das sympathische Vasodilatatoren-System wird auch durch emotionelle Faktoren (z.B. Furcht, Erregung, Zorn) aktiviert; der damit verbundene plötzliche Abfall des peripheren Widerstandes könnte die Ursache für das Auftreten von Ohnmacht in emotionellen Krisensituationen sein. Dieses System könnte ferner die *Zunahme der Muskeldurchblutung schon vor Beginn physischer Arbeit* bewirken (Kap. 33). Das sympathische Vasodilatatoren-System steigert jedenfalls die Muskeldurchblutung bei Beginn der Arbeit *(erhöhte Leistungsbereitschaft);* die sich während der Arbeit anhäufenden vasodilatatorischen Metaboliten eröffnen dann die präcapillaren Sphincter und es kommt zu einer Steigerung der capillären Perfusion.

Wechselwirkungen zwischen Herzfrequenz und Kreislaufkontrolle

Verschiedene Faktoren, welche die Herzfrequenz beeinflussen, sind in Tabelle 31.2 zusammengestellt; Herznerven und meduläre Regulationszentren der Herzfrequenz wurden bereits beschrieben. Es ist zu beachten, daß im allgemeinen Herzfrequenz-steigernde Reize Blutdruck-Erhöhung bewirken bzw. umgekehrt; Ärger und Erregung sind z.B. mit Tachykardie und Blutdruckanstieg verbunden, Furcht und Kummer meist mit Bradykardie und Blutdruckabfall. Haupt-Ausnahme von dieser Regel ist der Hochdruck mit Bradykardie bei erhöhtem intrakraniellem Druck; diese Kombination ist — wie erwähnt — Folge der gleichzeitigen hyperkapnischen Reizung von Vosomotoren-Zentrum und Reflex-Bradykardie.

Bei *erhöhter Körpertemperatur* ist die Herzfrequenz erhöht, der Blutdruck bleibt jedoch unverändert oder sinkt, da sich die Hautgefäße dilatieren; Erwärmung des Sinusknotens steigert seine Entladungsfrequenz, so daß die Wärmewirkung auf die Herzfrequenz z.T. durch Anstieg der Herztemperatur bedingt sein dürfte. Schilddrüsenhormone vergrößern den Pulsdruck und beschleunigen die Herztätigkeit durch Potenzierung der Catecholamin-Wirkung und wahrscheinlich auch durch einen direkten

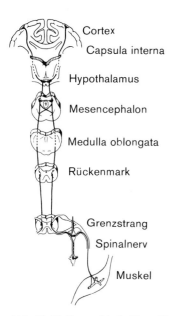

Abb. 31.10. Sympathische Vasodilatatoren-Leitungsbahn (nach LINDGREN: The mesencephalic and vascular system. Acta physiol. scand. **35,** Suppl. 121 (1955))

Tabelle 31.2. Faktoren, welche die Herzfrequenz beeinflussen (Noradrenalin hat eine direkte chronotrope Wirkung auf das Herz, doch stimuliert seine pressorische Wirkung in vivo die Baroreceptoren; dadurch wird der Vagus so stark aktiviert, daß dieser Effekt die direkte Herzwirkung überwiegt und es zur Bradykardie kommt)

Herzfrequenz wird erhöht durch:
- o Verminderung der Aktivität der Baroreceptoren in Arterien, linker Ventrikel und Lungenkreislauf
- o Inspiration
- o Erregung
- o Wut
- o Schmerzreize
- o Hypoxie
- o Muskelarbeit
- o Noradrenalin
  Adrenalin
  Thyroxin
  Fieber
  Bainbridge-Reflex

Herzfrequenz wird verlangsamt durch:
- * gesteigerte Aktivität der Baroreceptoren in Arterien, linker Ventrikel und Lungenkreislauf
- * Exspiration
- * Kummer
- * Furcht
  Reizung von Schmerzfasern im N. trigeminus
- o erhöhter Schädel-Innendruck

---

o = Verursacht auch Blutdruckanstieg.
* = Verursacht auch Blutdruckabfall.

Effekt auf das Herz. Adrenalin und Noradrenalin greifen direkt am Herzen an und steigern zwar die Herzfrequenz, die starke blutdrucksteigernde Wirkung von Noradrenalin führt aber zur Aktivierung der arteriellen Baroreceptoren, so daß reflektorische Bradykardie die herzbeschleunigende Wirkung überlagert.

Die Beschleunigung der Herztätigkeit während der *Inspiration* (Sinus-Arrhythmie, Kap. 28) ist z. T. durch Impulse in den Afferenzen von den Dehnungsreceptoren der Lunge bedingt, die das Herz-Hemmungs-Zentrum hemmen; jedoch auch gesteigerte sympathische Aktivität infolge — vom Inspirations- zum Vasomotoren-Zentrum — ausstrahlender Impulse trägt zur Tachykardie bei.

Emotionelle Impulse gelangen über den Hypothalamus zum Herz-Hemmungs-Zentrum; durch Steigerung oder Hemmung seiner tonischen Aktivität beeinflussen sie die Herztätigkeit.

Der Blutdruck-Anstieg bei *Hypoxie* wird der Aktivität in den zum Vasomotoren-Zentrum führenden chemoreceptorischen Afferenzen zugeschrieben; für die dabei auftretende Herzfrequenz-Steigerung fehlt jedoch eine Erklärung. Reizung der Carotis-Chemoreceptoren bei einem künstlich beatmeten Hund bewirkt Bradykardie; die gleiche Reizung verursacht jedoch bei einem spontan atmenden Hund Tachykardie bzw. bewirkt mechanische Auslösung verstärkter Atembewegungen auch ohne Chemoreceptor-Reizung ebenfalls Tachykardie.

Nach *Beginn physischer Arbeit,* manchmal auch schon in Erwartung des Arbeitsbeginns, nimmt die Herzfrequenz prompt zu; es ist ungeklärt, wie dieses rasche Einsetzen der *Tachykardie* zustande kommt. Wahrscheinlich wird sie von *corticalen Impulsen* ausgelöst, die über das Hypothalamische System dem Herz-Hemmungs- bzw. Vasomotoren-Zentrum zugeleitet werden; sowohl Aktivitätszunahme des Herzsympathicus wie auch Abnahme des Vagotonus dürften dabei beteiligt sein.

Kapitel 32
Zirkulation in speziellen Körperregionen

Die Verteilung des Herz-Minuten-Volumens auf die verschiedenen Körperregionen bei körperlicher Ruhe ist in Tabelle 32.1 dargestellt. Neben den allgemein wirksamen Gesetzmäßigkeiten des Kreislaufs (siehe frühere Kapitel) gelten für die Zirkulation in bestimmten Organen noch besondere regulatorische Prinzipien. Hypophysärer Portal-Kreislauf (Kap. 14), Durchblutung der Niere (Kap. 38), Pulmonalkreislauf (Kap. 34) und Zirkulation des Skeletmuskels (Kap. 33) werden an anderer Stelle behandelt; nachstehend soll die Zirkulation von *Gehirn, Herz, Splanchnicus-Gebiet, Haut, Placenta* und *Fetus* besprochen werden.

A. Cerebrale Zirkulation

Anatomie der cerebralen Gefäßversorgung

Gefäße des Gehirns

Mit Ausnahme kleiner Äste der A. spinalis anterior zur Medulla oblongata erfolgt die arterielle Versorgung des Gehirns beim Menschen über vier Arterien (2 Aa. carotides internae, 2 Aa. intervertebrales); die beiden Vertebralarterien vereinigen sich zur A. basilaris und der aus den beiden Carotiden und der A. basilaris gebildete Circulus Willisi bildet den Ursprung der 6 großen, den Cortex versorgenden Arterien. Bei manchen Tieren sind die Vertebralarterien groß und die Carotiden klein, beim Menschen jedoch wird nur ein relativ geringer Anteil der cerebralen Zirkulation von den Vertebralarterien aus versorgt. Nach Injektion von radioaktiven Isotopen in eine A. carotis verteilen sich diese im wesentlichen in der gleichseitigen Hemisphäre; offenbar wegen des beiderseits gleichen Druckes erfolgt normalerweise keine die Seite kreuzende Zirkulation, doch auch bei Druck-Unterschieden gestatten die Anastomosen des Circulus Willisi keine bedeutende Strömung. Verschluß einer A. carotis verursacht — besonders bei älteren Patienten — schwere cerebrale Ischämie; beim Menschen und einigen anderen Species bestehen zwar präcapilläre Anastomosen zwischen den cerebralen Arteriolen, die Strömung über diese Verbindungen reicht aber für eine adäquate Perfusion nicht aus, so daß in Fällen von Arterienverschluß ein cerebraler Infarkt entsteht.

Der venöse Abfluß vom menschlichen Gehirn — über die tiefen Venen und Sinus der Dura mater — mündet vorwiegend in die Vv. jugulares internae; ein kleiner Teil des venösen Blutes fließt über die Plexus der Orbita und des Felsenbeins, die Venen der Galea sowie über das System der paravertebralen Venen im Spinalkanal ab. Bei anderen Species sind die Vv. jugulares internae klein und das venöse Blut des Gehirns vermischt sich mit dem Blut aus anderen Gebieten.

An den Cerebralgefäßen findet man eine Reihe anatomischer Besonderheiten. In den Gefäßen des Plexus choroideus sind zwischen den Endothelzellen der Capillarwand Spalten, die *Epithelzellen der Chloroidea* jedoch bilden eine *lückenlos verbundene Zellschicht*. Die *Gehirn-Capillaren* sind den nicht fenestrierten Capillaren in den Muskeln und anderen Teilen des Körpers ähnlich (Kap. 30). Die Verbindungen zwischen den Endothelzellen sind funktionell eher dicht und erlauben nicht den Durchtritt von Substanzen wie in anderen Geweben. Man findet relativ wenig Bläschen im endothelialen Cytoplasma und es gibt wahrscheinlich nur eine geringe Pinocytose. Die Gehirn-Capillaren sind zusätzlich von einer *Membran* umgeben, die sich *aus den Endfüßchen der Astrocyten* aufbaut (Abb. 32.1); diese Endfüßchen legen sich der Basalmembran der Capillaren besonders eng an und bedecken beinahe die geamte Capillar-Außenwand. Das Protoplasma der Astrocyten umgibt ferner verschiedene Synapsen und bildet so vielleicht eine Isolationsschicht zwischen den einzelnen Synapsen des Gehirns.

Innervation der Hirngefäße

Es gibt zahlreiche myelinisierte und nichtmyelinisierte Nervenfasern an den cerebralen Gefäßen; die sympathischen Fasern an den pialen

Tabelle 32.1. Durchblutungsgröße und O_2-Aufnahme verschiedener Organe (63 kg schwerer Mann, mittlerer Blutdruck 12 kPa (90 mm Hg) und O_2-Aufnahme in Ruhe ~12 mmol/min (250 ml/min)[a]
R = Maßeinheit des Widerstandes = Druck/Strömung; d.i. entweder mm Hg · ml^{-1} · s oder kPa · ml^{-1} · s × 7,5 (s. Kap. 30)

| Region | Masse (kg) | Durchblutung | | art.-ven. O_2-Diff. | O_2-Aufnahme | | Widerstand in R-Einheiten | | % von Gesamt | |
		ml/min	ml 100 g/min	mmol/l (ml/Liter)	mmol/min (ml/min)	mmol/100 g/min (ml/100 g/min)	absol.	pro kg	HMV	O_2-Aufnahme
Leber	2,6	1 500	57,7	1,5 (34)	2,3 (51)	0,1 (2,0)	3,6	9,4	27,8	20,4
Niere	0,3	1 260	420,0	0,6 (14)	0,8 (18)	0,3 (6,0)	4,3	1,3	23,3	7,2
Gehirn	1,4	750	54,0	2,8 (62)	2,1 (46)	0,15 (3,3)	7,2	10,1	13,9	18,4
Haut	3,6	462	12,8	1,1 (25)	0,5 (12)	0,01 (0,3)	11,7	42,1	8,6	4,8
Skelet-Muskel	31,0	840	2,7	2,7 (60)	2,3 (50)	0,1 (0,2)	6,4	198,4	15,6	20,0
Herz-Muskel	0,3	250	84,0	5,2 (114)	1,3 (29)	0,5 (9,7)	21,4	6,4	4,7	11,6
Übriger Körper	23,8	336	1,4	5,7 (129)	2 (44)	0,1 (0,2)	16,1	383,2	6,2	17,6
Gesamt-Körper	63,0	5 400	8,6	2,1 (46)	12 (250)	0,02 (0,4)	1,0	63,0	100,0	100,0

[a] Modifiziert nach Medical Physiology, 11th Ed. (P. Bard, Ed.). St. Louis: Mosby 1961.

Arterien und Arteriolen stammen von den Grenzstrangganglien des Halses.
Die Gefäße im Gehirn dürften von intracerebralen noradrenergen Neuronen, die ihren Zellkörper im Hirnstamm haben, innerviert werden. Die parasympathischen Fasern kommen vom N. facialis über den N. petrosus superficialis major. Die myelinisierten Fasern dürften vorwiegend sensorische Funktionen erfüllen, da Berührung oder Zug an Hirngefäßen als Schmerz empfunden wird.

Liquor und ECF des Gehirns

Bildung und Resorption des Liquor

Etwa 50% des Liquor cerebrospinalis, der die Gehirnventrikel und den Subarachnoidalraum erfüllt, wird durch die Plexus choroidei (Abb. 32.2) gebildet, während die restlichen 50% in der Umgebung der Gehirngefäße und entlang der Ventrikelwand entstehen. Folglich hängt die Zusammensetzung des Liquor von Filtration und Diffusion zusammen mit geförderter Diffusion und aktivem Transport aus dem Blut, hauptsächlich im Plexus chorioideus ab. Die Zusammensetzung des Liquor (Tabelle 32.2) ist im wesentlichen dieselbe wie diejenige der ECF des Gehirns und es dürfte ein freier Austausch zwischen dem ECF-Raum, den Ventrikeln und dem Subarachnoidalraum bestehen. Der Liquor strömt durch die Foramina Magendi und Luschka und seine Rücksorption in die venösen Sinus

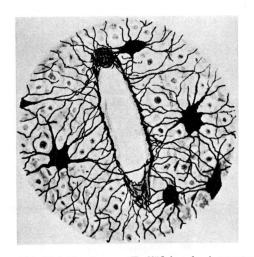

Abb. 32.1. Membran aus Endfüßchen der Astrocytenfasern (große dunkle Zellen) um eine Hirncapillare (Occipitalhirn, Esel) (nach Glees: Neurologia Morphology and Function. London: Blackwell 1955)

Liquor und ECF des Gehirns

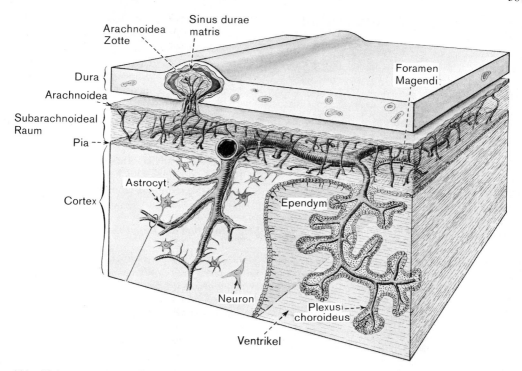

Abb. 32.2. Schnitt durch Gehirn und Hirnhüllen. Die Produktion des Liquors erfolgt durch den Plexus choroideus *(Blut-Liquor-Schranke)*, der Abtransport des Liquors durch die Arachnoidea-Zotten (Pacchionische Granulationen) (nach Tschirgi. In: Handbook of Physiology (Ed. J. Field, I. W. Magoun), Sect. 1, pp. 1865–1890. Washington: The American Physiological Society 1960)

Tabelle 32.2. Konzentrationen verschiedener Substanzen in Liquor und Plasma[a]

Substanz		Liquor		Plasma		Liquor/Plasma
Na^+	mmol/kg H_2O		147,0		150,0	0,98
K^+	mmol/kg H_2O		2,9		4,6	0,62
Mg^{2+}	mmol/kg H_2O (mval/kg H_2O)	1,1	(2,2)	0,8	(1,6)	1,39
Ca^{2+}	mmol/kg H_2O (mval/kg H_2O)	1,15	(2,3)	2,35	(4,7)	0,49
Cl^-	mmol/kg H_2O		113,0		99,9	1,14
HCO_3^-	mmol/kg H_2O		25,1		24,8	1,01
P_{CO_2}	kPa (mm Hg)	7	(50,2)	5,3	(39,5)	1,28
pH			7,3		7,40	—
Osmolalität	mmol/kg H_2O		289,0		289,0	1,00
Protein	g/l (mg/100 ml)	0,2	(20,0)	70	(7000,0)	0,003
Glucose	mmol/l mg/100 ml)	3,6	(64,0)	5,6	(100,0)	0,64
Anorganischer P	mmol/l (mg/100 ml)	1,1	(3,4)	1,5	(4,7)	0,73
Harnstoff	mmol/l (mg/100 ml)	2,0	(12,0)	2,5	(15,0)	0,80
Kreatinin	mmol/l (mg/100 ml)	0,13	(1,5)	0,11	(1,2)	1,25
Harnsäure	mmol/l (mg/100 ml)	0,1	(1,5)	0,3	(5,0)	0,30
Milchsäure	mmol/l (mg/100 ml)	0,2	(18,0)	0,23	(21,0)	0,86
Cholesterin	mmol/l (mg/100 ml)	0,005	(0,2)	4,6	(175,0)	~0,001

[a] Angaben zum Teil aus Davson: Physiology of the Cerebrospinal Fluid. London: Churchill 1967; zum Teil von Mitchell und Mitarbeiter.

des Gehirns erfolgt durch die Arachnoidalzotten. Der Gesamt-Abstrom von Liquor durch die Zotten beträgt beim Menschen etwa 500 ml/Tag. Substanzen verlassen jedoch den Liquor auch durch Diffusion über angrenzende Membranen; es besteht geförderte Diffusion von Glucose, sowie aktiver Transport von Kationen und organischen Säuren aus dem Liquor hinaus. Die Bildungsrate des Liquor ist unabhängig vom intraventriculären Druck, doch ist die Rückresorption, die hauptsächlich strömungsabhängig erfolgt, dem Liquor-Druck proportional (Abb. 32.3). Unterhalb eines Druckes von etwa ~0,7 kPa (7 cm Liquor) kommt es zum Stillstand der Rückresorption. Ferner kommt es zur Ansammlung großer Flüssigkeitsmengen, wenn die Rückresorptionsfähigkeit der Arachnoidalzotten vermindert ist *(äußerer oder kommunizierender Hydrocephalus)*. Ebenso führt ein Verschluß der Foramina Luschka und Magendi sowie eine Obstruktion im Bereich des Ventrikelsystems zur Vermehrung des Liquor und zu einer entsprechenden Ausdehnung der Ventrikel proximal vom Block *(Hydrocephalus internus)*. Die Gesamtliquormenge beträgt normalerweise beim Erwachsenen 100–150 ml, davon ca. 60 ml im Bereich des Kopfes und ca. 75 ml entlang des Rückenmarkes. Innerhalb 24 Stunden wird das Gesamtliquorvolumen etwa 4- bis 5mal erneuert.

ECF-Raum des Gehirns

Hinsichtlich des Volumens des extracellulären Raumes des Gehirns besteht keine volle Klarheit; der Natriumraum des Gehirns beträgt etwa 35% des gesamten Hirnvolumens, der Chloridraum etwa 30%, doch verteilen sich beide Ionen auch intracellulär; Inulin und Ferrocyanid, die nicht in die Zellen eindringen, verteilen sich nur in 15% des gesamten Hirnvolumens. Elektronenoptisch erscheinen die Hirnzellen sehr dicht gepackt, so daß nach diesen Befunden sogar ein extracellulärer Raum von nicht mehr als 4% des Gehirnvolumens in Betracht gezogen wurde; Asphyxie bewirkt Anschwellen der Gehirnzellen und der ECF-Raum des Gehirns verkleinert sich auf 4% oder weniger des Gehirn-Volumens, wenn das Gehirn einem ähnlichen Maß an Hypoxie unterworfen wird, wie das bei Gehirn-Gewebspräparationen für die Elektronen-Mikroskopie der Fall ist. Tatsächlich dürfte der ECF-Raum des menschlichen Gehirns in vivo etwa 15% des Gehirnvolumens einnehmen.

Schutzfunktion des Liquor

Meningen und Liquor schützen das Gehirn. Die Dura mater haftet dem Knochen fest an, die Arachnoidea wird an der Dura durch die Oberflächenspannung einer dünnen Flüssigkeitsschicht zwischen den beiden Membranen festgehalten. Das Gehirn selbst ist in der Arachnoidea durch Blutgefäße, Nerven und viele feine Fasern (Trabeculae arachnoideae) aufgehängt (Abb. 32.2). Das Gehirn wiegt in Luft etwa 1400 g, in der Flüssigkeit des Liquors jedoch nur 50 g; die *»Schwerelosigkeit« des Gehirns im Liquor* ermöglicht seine Fixierung an der Arachnoidea mit relativ schwachen Verbindungen.

Kopfverletzungen

Ohne Schutzfunktion des Liquors und der Meningen könnten bereits geringe alltägliche Traumen das Gehirn schädigen; tatsächlich bedarf es beträchtlicher Wucht, bis eine mechanische Hirnschädigung erfolgt. Verhältnismäßig häufig führt eine Fraktur der Schädelkapsel mit Eindringen von Knochen in das Nervengewebe *(Impressionsfraktur)* zu Hirntraumen; durch sehr

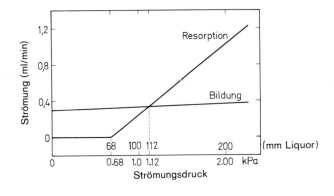

Abb. 32.3. Bildung und Resorption des Liquors bei verschiedenen Liquor-Drucken; bei 1,1 kPa (112 mm) Liquordruck halten Bildung und Resorption einander die Waage; bei 0,7 kPa (68 mm) Liquordruck ist die Resorption Null (nach CUTTLER et al. Formation and absorption of cerebrospinal fluid in man. Brain **91**, 707 (1968))

rasche Hirnbewegung können ferner die empfindlichen Venen zwischen Cortex und knöchernem Schädel verletzt werden; wenn schließlich das Gehirn durch einen Schlag gegen den Kopf so stark beschleunigt wird, daß es gegen die Schädelkapsel oder das Tentorium an der entgegengesetzten Seite gepreßt wird *(contrecoup-Verletzung),* sind ebenfalls Traumen des Nervensystems möglich.

Klinische Bedeutung der Liquoruntersuchung

Liquor-Untersuchung kann bei verschiedenen Erkrankungen (Erkrankungen des ZNS, insbesondere entzündliche Veränderungen und raumfordernde Prozesse, sowie Mitbeteiligung des ZNS bei anderen Erkrankungen) wertvolle diagnostische Hinweise liefern. Liquor kann *lumbal, suboccipital* oder direkt *aus den Ventrikeln* gewonnen werden. Vor jeder Liquor-Entnahme ist der Augenhintergrund (insbesondere Papilla N. optici) zu untersuchen, da bei Hirndruck-Steigerung lumbale sowie suboccipitale Liquor-Entnahme zu schwersten Komplikationen infolge Einklemmens der Medulla oblongata in das Foramen occipitale magnum (*»Einklemmungs-Syndrom«*) führen kann.

Bei der Lumbalpunktion erfolgt Einführung einer Kanüle in den Intervertebralspalt zwischen 3. und 4. oder 4. und 5. Lenden-Wirbelkörper; die Durchführung erfolgt nur stationär, da nach Punktion 24 Std Bettruhe einzuhalten ist. Bei genauer Beachtung der Technik treten Komplikationen (Blutungen) relativ selten auf. Die Suboccipital-Punktion ist technisch schwieriger, postpunktionelle Beschwerden sind jedoch wesentlich geringer, so daß auch eine ambulante Durchführung möglich ist; der Einstich erfolgt median in der Hinterhauptgrube. Die Punktion des Ventrikelsystems erfolgt nur ausnahmsweise; gewöhnlich ist hierzu Trepanation des Schädels erforderlich.

Der *Liquordruck* kann bei Lumbalpunktion gemessen werden. Im Liegen (Seitenlage) gemessen beträgt er beim Kind 0,5–1,0 kPa (5–10 cm Liquor), beim Erwachsenen 0,7–2,0 kPa (7–20 cm Liquor); im Sitzen erhöht sich der Liquordruck nicht proportional dem hydrostatischen Druck der Liquorsäule (Anstieg nur auf 4–5 kPa, bzw. 40–50 cm Liquor), da für den Liquorsack nicht die Gesetzmäßigkeiten starrer Röhren voll anwendbar sind. Zur Beurteilung des Liquors werden etwa 10 ml gewonnen; es werden spezifisches Gewicht sowie Zellgehalt geprüft, ferner erfolgt quantitative Bestimmung von Zucker, Eiweiß und Elektrolyten (Normalwerte, Tabelle 32.2).

Bei Tumorverdacht wird aus diagnostischen Gründen die Spinalflüssigkeit entfernt, um nach Füllung der Liquorräume mit Luft die Ventrikel im Röntgen-Kontrast-Verfahren darzustellen *(Pneumoencephalographie);* die Entfernung der Flüssigkeit ruft schwere Kopfschmerzen hervor, da das Gewicht des nur an Gefäßen und Nervenfasern hängenden Gehirns an der Aufhängung zerrt und dadurch Schmerzreceptoren gereizt werden. Es gibt ferner einen seltenen Symptomenkomplex mit chronischem Liquormangel *(Aliquorrhoe);* die dabei bestehenden Symptome (Erbrechen, Verwirrungszustände, Paralysen und Hyperthermie) können durch intrathecale Injektion von isotoner Kochsalzlösung gemildert werden.

Blut-Hirn-Schranke

Nach Injektion von sauren Farbstoffen (z. B. Trypanblau) färben sich in vivo fast alle Gewebe an, nur der größte Teil von Gehirn und Rückenmark bleibt ungefärbt. Nur Wasser, CO_2 und Sauerstoff passieren die *cerebrale Capillar-Barriere* mit Leichtigkeit, während die Austauschrate anderer Substanzen niedrig ist *(Blut-Hirn-Schranke).*

Wohl bestehen allgemein gültige Gesetzmäßigkeiten für den Austausch zwischen Plasma und Interstitium (Kap. 30), es bestehen dabei aber *beträchtliche Unterschiede der Capillar-Permeabilität* von Organ zu Organ. Der Austausch an den Gefäßen des Gehirns unterscheidet sich jedoch von dem an anderen Capillaren wesentlich; die außerordentlich niedrige Austauschrate physiologisch bedeutsamer Substanzen berechtigt zur Annahme einer Blut-Hirn-Schranke zwischen dem Plasmakompartment und der Interstitialflüssigkeit des Gehirns.

Übertritt von Substanzen in das Gehirn

Die Extracellulärflüssigkeit des Gehirns ist nahezu identisch mit dem Liquor (s. oben) und die verschiedenen Substanzen gelangen in den Liquor durch Filtration, Diffusion, geförderter Diffusion und aktiven Transport. Es besteht ein H^+-Gradient zwischen der ECF des Gehirns und dem Blut, da der pH-Wert der Gehirn-ECF 7,33 und der des Blutes 7,40 beträgt.

Die Geschwindigkeit mit der Substanzen das Gehirngewebe penetrieren ist ihrer molekularen Größe indirekt und ihrer Fett-Löslichkeit direkt proportional. Wasserlösliche polare Verbindungen wandern im allgemeinen langsam. Manche Substanzen werden aktiv in das Gehirn transportiert, manche aktiv heraustransportiert. Wasser, CO_2 und O_2 treten leicht durch die Blut-Hirn-Schranke; Glucose dürfte durch geförderte Diffusion die Schranke passieren; Na^+, K^+ und Mg^{2+} bzw. Cl^-, HCO_3^- und HPO_4^{2-} des Plasmas brauchen 3- bis 30mal so lang zur Gleichgewichts-Einstellung mit der Spinalflüssigkeit wie mit anderen Teilen der Interstitial-Flüssigkeit; der verhältnismäßig langsame Übertritt von Harnstoff ins Gehirn und den Liquor ist aus Abb. 32.4 ersichtlich. Gallensaure Salze und Catecholamine treten beim Erwachsenen — außer in Spuren — überhaupt nicht ins Gehirn ein. Der Proteinaustausch ist äußerst beschränkt; da sich saure Farbstoffe an Protein binden, können sie nicht ins Nervengewebe eindringen. Für keine Substanz besteht jedoch absolute Undurchlässigkeit der Blut-Hirn-Schranke; wesentlich ist die jeweilige Permeations-Rate. Bestimmte Verbindungen durchschreiten die Blut-Hirn-Schranke langsam, während die Permeation nahe verwandte Verbindungen rasch erfolgt. So treten z. B. die Amine Dopamin und Serotonin nur in sehr begrenztem Ausmaß in das Gehirn ein, während die entsprechenden Säuren L-Dopa und Tryptophan verhältnismäßig leicht übertreten (Kap. 15).

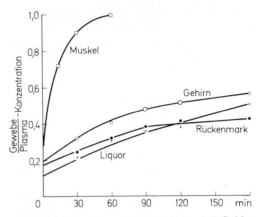

Abb. 32.4. Übertritt von Harnstoff in Muskel, Gehirn, Rückenmark und Liquor, (nach KLEEMAN, DAVSON and LEVIN: Urea transport in the central nervous system. Amer. J. Physiol. **203**, 739 (1962))

Entwicklung der Blut-Hirn-Schranke

Beim *Neugeborenen* ist die Permeabilität der Hirncapillaren wesentlich höher als beim Erwachsenen; die Blut-Hirn-Schranke entwickelt sich erst im Laufe der ersten Lebensjahre. Bei schwerer Gelbsucht kurz nach der Geburt können daher Gallenfarbstoffe in das Nervensystem eindringen und bei gleichzeitig bestehender Asphyxie kommt es dann zur Schädigung der Stammganglien *(Kernikterus);* bei Gelbsucht Erwachsener hingegen wird das Nervensystem nicht von Gallenfarbstoffen angefärbt.

Circumventriculäre Organe

Bei Injektion eines sauren Farbstoffs findet man *5 kleine Areale* des Gehirns, die sich mit dem sauren Farbstoff genauso anfärben wie die Gewebe außerhalb des Gehirns:
1. Subcommissurales Organ und Glandula pinealis (Zirbeldrüse), 2. HHL (Neurohypophyse) und vorderer Teil der Eminentia mediana des Hypothalamus, 3. Area postrema, 4. Nucleus supraopticus (Organum vasculosum der lamina terminalis, OVLT) und 5. subfornisches Organ (Tub. intercolummnare). Diese Areale werden im Gesamten als circumventriculäre Organe bezeichnet (Abb. 32.5). Alle außer dem subcommissuralem Organ haben gefensterte Capillaren und aufgrund ihrer Permeabilität

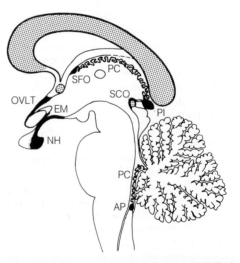

Abb. 32.5. Circumventriculäre Organe. EM, Eminentia mediana; NH, Neurohypophyse; OVLT, Organum vasculosum der lamina terminalis; SFO, Subfornisches Organ; SCO, Subcommissurales Organ; PI, gld. pinealis, AP, Area postrema; PC, Plexus chorioideus. Sagittalprojektion des menschlichen Gehirns (nach WEINDL, in: Frontiers in Neuroendocrinology, 1973, GANONG, W. F., MARTINI, L., Eds. Oxford 1973)

sagt man, sie lägen »außerhalb der Blut-Hirn-Schranke«. Die meisten scheinen relativ große Mengen hypothalamischer Hormone zu enthalten und dürften ferner Chemoreceptorfunktionen haben.

Die Area postrema ist ein Chemoreceptor, von dem aus bei veränderter chemischer Zusammensetzung des Plasmas Erbrechen ausgelöst wird (Kap. 14). Das subfornische Organ ist ein Receptor für Angiotensin II und hat Bedeutung für die Durst-Regulation. Zirkulierende Sexualhormone bzw. der Cortisolspiegel dürften auf die Eminentia mediana wirken über Releasing-Hormone die Sekretion von Gonadotropinen und ACTH durch den HVL regulieren. Die echte Funktion des subcomissuralen Organs, aber auch des Gebietes oberhalb des Nucleus supraopticus ist bis jetzt unbekannt.

Aufgabe der Blut-Hirn-Schranke

Die *Blut-Hirn-Schranke* sichert wahrscheinlich *die Aufrechterhaltung des konstanten Milieus* für die Neuronen des ZNS; diese Neuronen sind so empfindlich gegenüber Veränderungen der ionalen Zusammensetzung der umgebenden Flüssigkeit, daß geringste Veränderungen schwerwiegende Folgen haben können. Insbesondere fällt hier die niedrige Konzentration des für die Nervenmembran-Funktion wichtigen K^+-Ions im Liquor auf. Die Zusammensetzung der extracellulären Flüssigkeit wird zwar in allen Bereichen des Organismus durch homöostatische Mechanismen konstant erhalten (Kap. 1 und 40), die *Empfindlichkeit der corticalen Neuronen* erfordert jedoch offensichtlich einen *zusätzlichen Sicherungsmechanismus* gegen Störungen des ionalen Milieus.

Klinische Bedeutung der Blut-Hirn-Schranke

Besonders für die Behandlung von Erkrankungen im Bereich der ZNS ist die Kenntnis der *Permeabilität der Blut-Hirn-Schranke* sowie der Blut-Liquor-Schranke (s. unten) *für Medikamente* entscheidend; die Permeabilität der Schranke für verschiedene Antibiotica (z.B. Penicillin, Chlortetracyclin) ist außerordentlich gering. Sulfadiazin und Erythromycin hingegen passieren die Blut-Hirn-Schranke sehr rasch. Klinisch bedeutsam ist ferner, daß es nach Bestrahlung, Entzündungen oder bei Tumoren zum Zusammenbruch der Blut-Hirn-Schranke kommt; man kann daher Tumoren durch radioaktive Isotope lokalisieren. An Stellen derart abnorm hoher Permeabilität der Blut-Hirn-Schranke können Substanzen wie radioaktiv markiertes Albumin, die normalerweise nur sehr schwer übertreten, rasch in das Tumorgewebe eintreten, so daß sich der Tumor vom umgebenden normalen Gehirngewebe als eine Insel hoher Radioaktivität deutlich abgrenzt.

Hirndurchblutung

Methoden zur Messung der cerebralen Durchblutung (Kety-Methode)

Nach dem Fickschen Prinzip (Kap. 29) kann man die Durchblutung eines Organs erfassen; man bestimmt die Menge einer Substanz (Q_X), die pro Zeiteinheit durch das Organ aus der Blutbahn entfernt wird, und dividiert diesen Wert durch die arteriovenöse Konzentrationsdifferenz dieser Substanz ($[A_X] - [V_X]$). Die cerebrale Durchblutung (cerebraler Blut-Fluß, CBF) ist daher:

$$CBF = \frac{Q_X}{[A_X] - [V_X]}$$

Bei Inhalation geringer (subanaesthetischer) Dosen von N_2O wird dieses Gas vom Hirngewebe aufgenommen und innerhalb etwa 10 min stellt sich Gleichgewicht zwischen N_2O-Gehalt von Gehirn und Blut ein (d.h. der Verteilungs-Koeffizient für N_2O zwischen Gehirn und cerebralem Venenblut = 1); der N_2O-Spiegel des cerebralen Venenblutes nach Äquilibrierung dividiert durch die mittlere arterio-venöse N_2O-Differenz während der Äquilibrierung entspricht daher der cerebralen Durchblutung (CBF) pro Gehirn-Einheit:

$$CBF \text{ (ml/100 g Gehirn} \cdot \text{min)} = \frac{100 \, V_u S}{\int_0^u (A-V) \, dt}$$

Wobei $Q_X = V_u S$ = vom Gehirn aufgenommene Menge
 u = Äquilibrierungszeit (min)
 S = Verteilungskoeffizient für N_2O zwischen Gehirn und Blut (= 1)
 A = arterielle N_2O-Konzentration (Vol/100 g)
 V = N_2O-Konzentration im cerebralen Venenblut (Vol/100 g)
 V_u = N_2O-Konzentration im cerebralen Venenblut zur Äquilibrierungszeit

Die mittlere arterio-venöse Differenz kann auch aus der Differenz der arteriellen und cerebral-

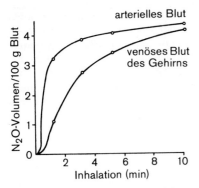

Abb. 32.6. N_2O-Spiegel im arteriellen und venösen Blut des Gehirns während N_2O-Atmung (nach KETY. In: Methods in Medical Research, Vol. I V. R. POTTER, Ed.). New York: Year Book 1948)

venösen N_2O-Kurven im Verlaufe der Äquilibrierung bestimmt werden (Abb. 32.6). Wenn die N_2O-Konzentrationen in Volumen N_2O/100 ml Blut oder genauer in Volumen N_2O/100 g Blut ausgedrückt werden, erhält man die cerebrale Durchblutung in ml/100 g Hirngewebe/min; die Durchblutungs-Größe pro 100 g Gehirn kann dann auf das gesamte Gehirn (Gewicht etwa 1400 g) umgerechnet werden. Bei Anwendung der N_2O-Methode (Kety-Methode) zur Bestimmung der Gehirn-Durchblutung in vivo kann man die arterielle N_2O-Konzentration an einer beliebigen arteriellen Blutprobe bestimmen, da der Gehalt einer Testsubstanz normalerweise im gesamten arteriellen Blut des großen Kreislaufs gleich ist. An Stelle der ursprünglichen Verwendung von N_2O werden heute radioaktive inerte Gase (z. B. Xenon, Krypton) bei der Messung der Gehirndurchblutung benützt.
Um venöses Blut des Gehirns zu erhalten, wird eine Kanüle in den Bulbus der V. jugularis eingebracht (Einstichstelle in der Mitte zwi-

schen Processus mastoideus und Kieferwinkel). Der Proband atmet dann 10 min lang das Gas; während dieser Zeit werden fortlaufend in regelmäßigen Abständen arterielle und venöse Blutproben entnommen, aus deren Gas-Gehalt die mittlere arterio-venöse Gas-Differenz errechnet wird.

Normalwerte der cerebralen Durchblutung

Der durchschnittliche Wert der cerebralen Durchblutung beträgt für junge Erwachsene 54 ± 14 ml/100 g/min (750 ml für das gesamte Gehirn), für Kinder jedoch etwa 150 ml/100 g/min. Normalerweise sinkt die Gehirndurchblutung mit der Pubertät ungefähr auf die Hälfte ab, sie bleibt jedoch bei präpubertär Kastrierten hoch; offenbar sind die Sexualhormone für die Abnahme der cerebralen Durchblutung in der Pubertät bedeutungsvoll. Kastration im Erwachsenenalter hat keine Auswirkung auf die Gehirndurchblutung; diese wird ebensowenig durch Gabe von Sexual- oder NNR-Hormonen beeinflußt.

Methodische Grenzen der Kety-Methode

Voraussetzung für die Verläßlichkeit der Kety-Methode ist die Gewinnung cerebralen Venenblutes, das frei ist von Beimengungen venösen Blutes aus Strukturen mit differenter N_2O-Aufnahme; diese Bedingung ist für das Blut aus der V. jugularis bei 95% der Menschen erfüllt, während man bei Versuchstieren kein venöses Blut gewinnen kann, das ausschließlich aus dem Gehirn stammt.
Der Wert für die gesamte cerebrale Durchblutung gibt keinen Aufschluß über die Durchblutung verschiedener Gehirnregionen. Drosselung der Durchblutung in einzelnen Hirngebieten

normal
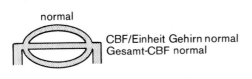
CBF/Einheit Gehirn normal
Gesamt-CBF normal

unkompensierte verminderte
regionale Durchblutung
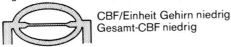
CBF/Einheit Gehirn niedrig
Gesamt-CBF niedrig

kompensierte verminderte
regionale Durchblutung
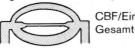
CBF/Einheit Gehirn normal
Gesamt-CBF normal

kompletter regionaler
Verschluß
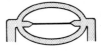
CBF/Einheit Gehirn normal
tatsächlicher
Gesamt-CBF niedrig

Abb. 32.7. Veränderungen der intracerebralen Zirkulation. CBF, cerebraler Blut-Fluß

muß sich nicht unbedingt in einer Änderung des totalen CBF manifestieren, da Abnahme der Durchblutung in einem Teil durch Zunahme in einem anderen Teil kompensiert werden kann (Abb. 32.7). Nichtkompensierte Verminderung der Durchblutung von Teilen des Gehirns verursacht Abnahme des CBF; bei verminderter Durchblutung infolge eines kompletten Gefäßverschlusses jedoch zeigt die Kety-Methode die Störung nicht an, da sie nur die Blutströmung pro Gehirn-Einheit erfaßt. Gehirnteile mit blockierten Gefäßen werden weder durchblutet noch nehmen sie N_2O auf (Abb. 32.5), der normal durchblutete Rest des Gehirns nimmt aber normale Mengen N_2O auf, so daß der CBF-Wert pro Gehirn-Einheit unbeeinflußt bleibt.

Durchblutung in verschiedenen Regionen des Gehirns

Durch Bestimmung der Verteilung eines inerten radioaktiven Gases in Gefrierschnitten verschiedener Gehirnregionen von Versuchstieren und Vergleichen dieser Werte mit dem Gas-Spiegel im Blut kann die regionale Durchblutung des Gehirns beurteilt werden. Die *Durchblutung* des cerebralen und cerebellaren Cortex ist zwar hoch, die *höchsten Werte* werden jedoch im unteren Teil der *Vierhügelplatte* gefunden (Tabelle 32.3). Die Durchblutung der grauen Substanz ist mehr als 6mal so hoch wie die der weißen Substanz.

Die regionale Gehirndurchblutung kann auch beim nicht narkotisierten Menschen durch Injektion eines radioaktiven Gases (z. B. in Kochsalz gelöstes ^{133}Xe) in eine A. carotis bestimmt werden. Das Aufscheinen und die Clearance des Gases in verschiedenen Regionen wird durch über verschiedene Partien des Kopfes angebrachte Zähler verfolgt werden und aus den Clearance-Kurven kann die Durchblutung berechnet werden.

Cerebraler Gefäßwiderstand

Der *cerebrale Gefäßwiderstand (cerebrale vasculäre Resistenz, CVR)* entspricht dem cerebralen Perfusionsdruck dividiert durch die cerebrale Strömung. CVR im Liegen kann orientierend aus dem mittleren arteriellen Blutdruck in der A. brachialis (unter Vernachlässigung des relativ niedrigen cerebralen Venendruckes) berechnet werden. CVR entspricht dann etwa 100 „R-Einheiten" (Tabelle 32.1) pro 100 g Gehirn (7,2 R-Einheiten für das gesamte Gehirn).

Regulation der Gehirndurchblutung

Normale Durchblutung des Gehirns

Die cerebrale Geamtdurchblutung bleibt im allgemeinen unter verschiedenen Bedingungen konstant; sie steigt z. B. bei angestrengter geistiger Aktivität nicht an und ist im Schlaf unverän-

Tabelle 32.3. Durchblutungsgröße repräsentativer Gehirnregionen bei der nicht anaesthesierten Katze[a]

Region	Durchblutungsgröße (ml/g/min)
Colliculi inferiores	1,80
Senso-motorischer Cortex	1,38
Hörrinde	1,30
Visueller Cortex	1,25
Corpora geniculata med.	1,22
Corpora geniculata lat.	1,21
Colliculi superiores	1,15
Nucleus caudatus	1,10
Thalamus	1,03
Assoziativer Cortex	0,88
Kleinhirn-Kerne	0,87
Weiße Substanz des Kleinhirns	0,24
Weiße Substanz des Gehirns	0,23
Weiße Substanz des Rückenmarks	0,14

[a] Nach LANDAU et al. The local circulation of the living brain: values in the unanesthetized cat. Trans. Amer. Neurol. A. **80,** 125 (1955).

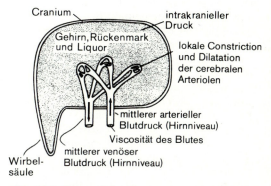

Abb. 32.8. Schematische Zusammenfassung der Faktoren, welche die cerebrale Durchblutung beeinflussen (nach PATTERSON. In: Medical Physiology and Biophysics, 19th Ed. (T. C. RUCH, H. D. PATTON, Eds.). Philadelphia: Saunders 1965)

dert oder steigt sogar an. Lediglich bei Belichtung des Auges findet man im Tierexperiment gesteigerte Durchblutung der oberen Vierhügel, des Corpus geniculatum lat. und des occipitalen Cortex. Eine erhöhte regionale Durchblutung in aktiven Teilen des Gehirns scheint jedenfalls vorhanden zu sein.

CBF wird durch den arteriellen Blutdruck im Niveau des Gehirns, den venösen Druck auf gleicher Ebene und den intrakraniellen Druck beeinflußt, aber auch durch die Viscosität des Blutes sowie den Grad aktiver Constriction bzw. Dilatation der Hirn-Arteriolen (Abb. 32.8). Das Kaliber der Arteriolen wird wenig durch vasoconstrictorische Nerven, jedoch entscheidend durch den Gehirnstoffwechsel und auch durch Autoregulation gesteuert.

Einfluß des intrakraniellen Druckes auf die cerebrale Durchblutung

Beim Erwachsenen sind Gehirn, Rückenmark und Liquor zusammen mit den Gefäßen in einer festen knöchernen Kapsel eingeschlossen. Diese umschließt ein Gehirn, welches etwa 1400 g wiegt, sowie 75 ml Blut und 75 ml Liquorflüssigkeit. Da Hirngewebe und Liquor im wesentlichen inkompressibel sind, ist das Volumen von Blut, Spinalflüssigkeit und Gehirn ziemlich konstant *(Monro-Kellie-Gesetz);* danach müssen die Gehirngefäße bei jeder Steigerung des intrakraniellen Druckes komprimiert werden. Jede Änderung des venösen Druckes verursacht prompt eine Änderung des intrakraniellen Druckes; jede venöse Drucksteigerung vermindert die Gehirndurchblutung durch Verminderung des effektiven Perfusionsdruckes und durch die Kompression der Hirngefäße. Die Abhängigkeit wirkt aber auch kompensatorisch bei Änderung des arteriellen Blutdruckes in Kopfhöhe; wird z. B. der Körper einer Aufwärtsbeschleunigung (»positives g«) ausgesetzt, dann sinkt infolge Blutbewegung in Fußrichtung der arterielle Druck in Kopfhöhe, gleichzeitig vermindert sich aber auch Venendruck und intrakranieller Druck, so daß die Durchblutung erleichtert wird. Umgekehrt steigt bei rascher Beschleunigung nach abwärts (Schwerkraftwirkung kopfwärts, »negatives g«) der arterielle Druck in Kopfhöhe, aber auch der intrakranielle Druck an, so daß die Gefäße — unter erhöhtem Umgebungsdruck stehend — nicht zerreißen können (in ähnlicher Weise sind die Gefäße während Preßatmung, z. B. bei Defäkation, Entbindung, etc. geschützt).

Auswirkungen intrakranieller Druckänderungen auf den arteriellen Blutdruck

Anstieg des intrakraniellen Druckes auf über 4,5 kPa (33 mg Hg) vermindert die Gehirndurchblutung signifikant; die resultierende Ischämie stimuliert das Vasomotoren-Zentrum (Kap. 31) und der arterielle Druck steigt an, während gleichzeitig Reizung des Herz-Hemmungs-Zentrums Bradykardie bewirkt. Der Blutdruckanstieg versucht die cerebrale Durchblutung aufrecht zu erhalten (von CUSHING erstmals beschrieben, auch Cushing-Reflex, s. auch Kap. 31); über einen beträchtlichen Bereich ist der *Blutdruckanstieg dem intrakraniellen Druckanstieg proportional.* Wenn jedoch der intrakranielle den arteriellen Druck übersteigt, hört die cerebrale Durchblutung auf.

Vasomotorische Nerven des Gehirns

Die cerebralen Gefäße besitzen zwar sympathische vasoconstrictorische und parasympathische dilatatorische Nervenversorgung, doch ist die *vasomotorisch-reflektorische Regulation* der Gehirndurchblutung beim Menschen *kaum von Bedeutung.* Die Reizung des Hals-Sympathicus verursacht bei Versuchstieren mäßige Constriction der Pia-Gefäße; Procaininjektionen in das Ganglion stellatum schien einmal nützlich bei der Behandlung von cerebralen Thrombosen, da man den begleitenden Gefäßspasmus der Wirkung vasoconstrictorischer Nerven zuschrieb; es konnte inzwischen mittels der Durchblutungsmessung des Gehirns nachgewiesen werden, daß Stellatumblockade die cerebrale Durchblutung nicht beeinflußt.

Stellatumblockade beeinflußt natürlich nicht die intracerebralen noradrenergen Neuronen, die die Arteriolen in der Gehirnsubstanz innervieren, aber die funktionelle Rolle dieses Systems ist gegenwärtig unbekannt.

Einfluß des Gehirnstoffwechsels auf die Gehirngefäße

Die Arteriolen im Gehirn werden wie die in anderen Teilen des Organismus direkt durch lokale Veränderungen von P_{CO_2} und P_{O_2} beeinflußt. Anstieg des CO_2-Druckes hat besonders starke vasodilatatorische Wirkung auf die Gehirngefäße. Absinken des CO_2-Partialdruckes hat eine constrictorische Wirkung und cerebrale Vasoconstriction hat großen Anteil bei den cerebralen Symptomen, die bei — infolge Hyperventilation — vermindertem arteriellen P_{CO_2} gesehen werden. Wasserstoff-Ionen bewirken ebenfalls Vasodilatation und pH-Abfall ist mit vermehrter Durchblutung, pH-Anstieg hingegen mit verminderter Durchblutung verbunden. Änderungen des P_{CO_2} führen zu entsprechenden Änderungen der Wasserstoffionenkonzentration im Gehirn und offenbar werden die Effekte des CO_2 durch Veränderungen im pH bewirkt. Der vasodilatatorische Effekt der Wasserstoff-Ionen scheint durch direkte lokale Wirkung auf die Blutgefäße bedingt zu sein.

Veränderungen des lokalen O_2-Partialdruckes beeinflußt auch die cerebralen Arteriolen. Niedriger P_{O_2} geht mit Vasodilatation und hoher P_{O_2} mit mäßiger Vasoconstriction einher. Zusätzlich können Adenosin und andere vasoaktive Substanzen lokale Vasodilatation in aktivem Gehirngewebe verursachen.

Autoregulation der Gehirndurchblutung

Autoregulation ist im Gehirn von Bedeutung. Dieser Mechanismus, der trotz Änderungen des Perfusionsdruckes die Durchblutung vieler Gewebe konstant hält, wurde in Kap. 31 beschrieben. Wie in anderen Geweben hängt die cerebrale Autoregulation mit der inhärenten Fähigkeit glatter Gefäßmuskeln zusammen, sich bei Dehnung zu kontrahieren, oder wird durch das Auswaschen von CO_2 und anderen vasodilatatorischen Substanzen bei erhöhtem Perfusionsdruck bewirkt, was zu erhöhter Durchblutung führt; vielleicht sind beide Mechanismen für die Autoregulation bedeutsam.

Stoffwechsel und Sauerstoffbedarf des Gehirns

Bei bekannter Durchblutung des Gehirns lassen sich O_2-Verbrauch, CO_2-Abgabe, Aufnahme von Glucose oder anderer Substanzen aus dem Blut errechnen (Gehirndurchblutung mal Differenz der Konzentrationen der betreffenden Substanz im arteriellen Blut und im cerebralen Venenblut); negative Werte zeigen an, daß die betreffende Substanz im Gehirn produziert wird, während bei positiven Werten eine Substanz vom Gehirn aufgenommen wurde (Tabelle 32.4).

Sauerstoffverbrauch des Gehirns

Der Sauerstoffverbrauch des Gehirns eines Erwachsenen *(cerebrale Metabolismus-Rate für O_2, $CMRO_2$)* beträgt etwa 0,16 mmol/100 g/min (3,5 ml/100 g Gehirn/min d.s. 2,3 mmol/min, bzw. 49 ml/min für das gesamte Gehirn); das Gehirn beansprucht also fast 20% der gesamten Ruhe-O_2-Aufnahme des Körpers in Ruhe (Tabelle 32.1). Das Gehirn ist *gegen Hypoxie extrem empfindlich,* Unterbrechung seiner Durchblutung führt binnen 10 s zur Bewußtlosigkeit; Unterbrechung der O_2-Zufuhr kann vom Gehirn *maximal 4 min* ohne irreversible Schädigung überstanden werden *(Wiederbelebungszeit),* während bei länger andauerndem O_2-Mangel schwerste Schädigungen bis zum Gehirntod *(EEG in Nullinie)* zu erwarten sind. Bei artifizieller Senkung der Körpertemperatur (»Hibernation«, Kap. 14) kann eine anoxische Periode länger als 4 min vom Gehirn toleriert werden. Die *vegetativen Strukturen* des Hirnstammes sind

Tabelle 32.4. Utilisation und Produktion von Substanzen durch das Gehirn des erwachsenen Menschen in vivo[a]

	Aufnahme (+) oder Abgabe (−) pro 100 g Gehirn/min	Total/min
Aufgenommene Substanzen		
Sauerstoff	+0,16 mmol (+3,5 ml)	+2,3 mmol (+49 ml)
Glucose	+0,03 mmol (+5,5 mg)	+0,4 mmol (+77 mg)
Glutaminsäure	+0,002 mmol (+0,4 mg)	+0,03 mmol (+ 5,6 mg)
Abgegebene Substanzen		
Kohlendioxyd	−0,16 mmol (−3,5 ml)	−2,3 mmol (−49 ml)
Glutamin	−0,004 mmol (−0,6 mg)	−0,06 mmol (− 8,4 mg)

Weder aufgenommene noch abgegebene Substanzen: Milchsäure, Brenztraubensäure, Ketone, α-Ketoglutarsäure.

[a] Nach SOKOLOFF. In: Handbook of Physiology (Ed. J. FIELD, H. W. MAGOUN), Sect. 1, p. 1843–1865. Washington: American Physiological Society 1960.

weniger empfindlich gegen Hypoxie als der Cortex; nach längerdauernder Hypoxie des Gehirns (z.B. Herzstillstand) können sich die vegetativen Funktionen wieder normalisieren, während schwere, irreversible Defekte der Rindenfunktion (*Intelligenzstörungen* etc). bestehen bleiben. Die Basalganglien haben ebenfalls einen hohen O_2-Verbrauch. Tabelle 32.5 zeigt vergleichsweise den in vitro O_2-Verbrauch verschiedener Teile des Hundegehirns; die Basalganglien haben zwar einen in Relation zum Cortex beim Menschen niedrigeren Umsatz als beim Hund, trotzdem sind die menschlichen Basalganglien sehr hypoxieempfindlich (bei chronischer Hypoxie Parkinsonismus ebenso häufig wie corticale Schädigung). Thalamus und Colliculi inf. reagieren ebenfalls sehr empfindlich auf hypoxische Schädigung.

Tabelle 32.5. Sauerstoffaufnahme von verschiedenen Teilen des Hundegehirns in vivo[a]

	Sauerstoffaufnahme	
	µmol/ 100 mg/h	(µl/ 100 mg/h)
Nucleus caudatus	6,2	(136)
Hirnrinde	5,2	(116)
Kleinhirn	5,0	(107)
Thalamus	4,7	(101)
Mittelhirn	4,2	(92)
Medulla oblongata	3,1	(69)
Rückenmark	2,3	(50)

[a] Nach HIMWICH and FAZEKAS: Comparative studies of the metabolism of the brain. Amer. J. Physiol. **132**, 454 (1941).

Energie-Quellen des Gehirn-Stoffwechsels

Glucose ist die Haupt-Energiequelle für das Gehirn unter Normalbedingungen; Glucose wird dem Blut in großen Mengen entnommen. Dementsprechend ist der respiratorische Quotient nahe 1 (RQ des Gehirns = 0,95 − 0,99; Kap. 17). Glucose ist jedoch keineswegs die einzige Energiequelle für das Gehirn und während längeren Fastens werden beträchtliche Mengen anderer Substanzen verbrannt. Mehr als 30% an normalerweise aufgenommener Glucose werden vom Gehirn in Aminosäuren, Lipide und Proteine umgewandelt; bei Krampfanfällen können auch andere Substanzen als Glucose zur Energiegewinnung verwendet werden. Zirkulierende Aminosäuren dürften vom Gehirn verwertet werden, die arterio-venöse Aminosäure-Differenz des Gehirns ist jedoch sehr klein. Die meisten Gehirnzellen brauchen zur Glucose-Verwertung kein Insulin.

Auswirkungen von Hypoglykämie auf das Gehirn

Hypoglykämie verursacht mentale Störungen, Ataxie, Schweißausbruch, Koma und Krämpfe (Kap. 19); der Gesamt-Glykogengehalt des Gehirns von Tieren nach längerdauernder Nahrungskarenz beträgt etwa 1,6 mg Glykogen/Gramm Gehirn; dieser Vorrat wird in 2 min aufgebraucht, wenn die Blutversorgung unterbrochen ist. Die Nervenzellen sind jedenfalls widerstandsfähiger gegen Hypoglykämie als gegen Hypoxie; Hypoglykämie schädigt im übrigen — ähnlich wie Hypoxie — den Cortex eher (u. U. irreversibel) als die vegetativen Zentren im Hirnstamm.

Entgiftungsfunktion der Glutaminsäure im Gehirn-Stoffwechsel

Das Gehirn nimmt etwa gleich viel Glutaminsäure aus dem Blut auf, wie es Glutamin abgibt; die ins Gehirn gelangende Glutaminsäure reagiert mit NH_3 und wird als Glutamin abtransportiert (Kap. 17). Die Umwandlung von Glutaminsäure in Glutamin (gegenläufig zur Reaktion in der Niere, bei der Ammoniak produziert und in die Tubuli abgegeben wird) dürfte der Entgiftung des Gehirns dienen; *Ammoniak* wirkt auf die *Nervenzellen* sehr *toxisch* und Ammoniak-Vergiftung dürfte eine Ursache für die neurologischen Symptome bei Coma hepaticum sein.

B. Coronarkreislauf

Anatomie der Coronargefäße

Die beiden das Myokard versorgenden Coronar-Arterien entspringen aus den Sinus hinter den Segeln der Aortenklappen; Wirbelbildung hält die Klappen von den Öffnungen der Arterien fern, so daß sie während des gesamten Herzcyclus offen sind. Die rechte Coronararterie hat in etwa 50% der Fälle, die linke in etwa 20% einen größeren Durchfluß und in 30% ist der Durchfluß beiderseits gleich. Die venöse Drainage des Herzens wird von 2 Systemen besorgt; ein *oberflächliches System* mündet in den

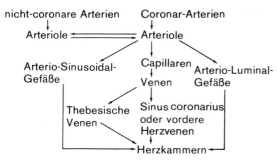

Abb. 32.9. Schematische Darstellung des Coronar-Kreislaufs

Sinus coronarius sowie die vorderen Herzvenen und leitet das Blut aus dem nutritiven Kreislauf des linken Ventrikels ab, während ein *tiefes System* den Rest des Herzens drainiert (Abb. 32.8). Das tiefe System besteht im wesentlichen aus den *Arteriosinusoidal-Gefäßen* (sinusoidale capillarähnliche Gefäße), die direkt in die Herzkammern münden. Auch zwischen den Coronar-Arteriolen und den Vorhöfen bzw. Ventrikeln bestehen Verbindungen *(arterioluminale Gefäße)*, ebensolche Verbindungen bestehen von den Venen aus *(Vv. Thebesii)*. Es gibt spärliche Anastomosen zwischen den Coronar-Arteriolen und extrakardialen Arteriolen, besonders an der Einmündung der großen Venen. Anastomosen zwischen Coronar-Arteriolen haben meist ein Lumen unter 40 µm Durchmesser, doch können sich diese Anastomosen bei Insuffizienz der großen Coronararterien erweitern.

Signifikante Verengungen oder umschriebene Verschlüsse von Coronararterien können operativ durch einen eingesetzten aortocoronaren Venen-Bypass überbrückt werden.

Druckgradienten und Strömung in den Coronar-Gefäßen

Der Herzmuskel komprimiert bei der Kontraktion seine eigenen Blutgefäße ähnlich dem Skeletmuskel; da der Druck im linken Ventrikel während der Systole den Druck in der Aorta etwas übersteigt (transmuraler Druck > Aortendruck), ist eine *Blutströmung in den subendokardialen Arterien des linken Ventrikels nur während der Diastole* möglich (Tabelle 32.6). In den oberflächlicheren Gefäßen des linken Ventrikels ist der Druck jedoch bereits so vermindert, daß dort eine gewisse Blutströmung während des ganzen Herzcyclus erfolgen kann. Da die Diastole mit zunehmender Herzfrequenz kürzer wird, nimmt bei Tachykardie die linksventriculäre Coronar-Durchblutung ab. Anders liegen die Verhältnisse bezüglich der Coronardurchblutung im rechten Ventrikel; hier ist der transmurale Druck systolisch stets viel kleiner als der Aortendruck. Die Druckdifferenz zwischen Aorta und *rechtem Ventrikel* bzw. Vorhöfen ist im übrigen systolisch etwas höher als während der Diastole; in diesen Teilen des Herzens ist daher die *coronare Durchblutung während der Systole nicht* wesentlich *vermindert* (Strömungsunterschied in der rechten und linken Coronararterie; Abb. 32.10).

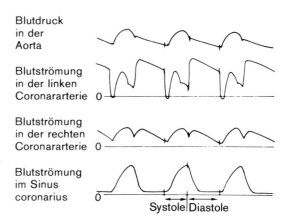

Abb. 32.10. Schematische Darstellung der Blutströmung in der linken und rechten Coronar-Arterie sowie im Sinus coronarius des Hundes während der einzelnen Phasen der Herzaktion (nach GREGG. Reproducted, with permission, from (T. C. RUCH and H. D. PATTON, Eds.). Philadelphia: Saunders 1965)

Tabelle 32.6. Druckwerte in Aorta, rechtem und linkem Ventrikel während Systole und Diastole

	Druck in kPa (mm Hg)			Druckdifferenz in kPa (mm Hg) zwischen Aorta und	
	Aorta	Linker Ventrikel	Rechter Ventrikel	linkem Ventrikel	rechtem Ventrikel
Systole	16 (120)	16,1 (121)	3 (25)	−0,1 (−1)	13 (95)
Diastole	11 (80)	(0)	(0)	11 (80)	11 (80)

Da in den *subendokardialen Gefäßen des linken Ventrikels* die Durchblutung während der Systole vollständig sistiert, ist diese Region für ischämische Schädigungen besonders anfällig und daher *häufigste Lokalisation von Myokard-Infarkten*. Bei Aortenstenose ist die Durchblutung des linken Ventrikels vermindert, da in diesem erhöhter Druck für das Auspressen des Blutes durch die verengte Aorta erzeugt werden muß und dadurch die Coronargefäße stärker komprimiert werden. Diese Patienten entwickeln daher eher Symptome einer Myokardischämie, da einerseits die oben genannte Kompression besteht und andererseits der Herzmuskel mehr O_2 für den Auswurf des Blutes durch die verengte Klappe benötigt. Auch bei erniedrigtem diastolischem Druck in der Aorta ist die Coronar-Durchblutung vermindert. Anstieg des zentralen Venendruckes schließlich (z.B. bei Herzinsuffizienz mit Stauung) bewirkt Abnahme des effektiven Perfusionsdruckes und dadurch ebenfalls verminderte Coronar-Durchblutung.

Die Bestimmung der Coronar-Durchblutung kann beim Menschen mittels Einführen eines Venen-Katheters in den Sinus coronarius durchgeführt werden; man wendet dabei die Kety-Methode auf das Herz an (Annahme, daß N_2O-Gehalt des Coronar-Venenblutes für das gesamte Myokard-Venenblut repräsentativ ist). Die Coronar-Durchblutung bei körperlicher Ruhe beträgt beim Erwachsenen etwa 250 ml/min (5% des HMV; Tabelle 32.1).

Änderungen der coronaren Durchblutung

Das Herz entnimmt dem Coronarblut schon bei Ruhe eine große O_2-Menge (AV-O_2-Differenz >5 mmol/l entsprechend > 100 ml/l oder >10 Vol%, Tabelle 32.1). Eine wesentliche Zunahme der O_2-Aufnahme kann daher nur durch Zunahme der Durchblutungsgröße erreicht werden. Die *Weite der Coronargefäße* und damit das durchströmende Blutvolumen werden durch Änderung des *Aortendrucks,* aber insbesondere auch *chemisch und nervös* beeinflußt; die Coronargefäße sind im übrigen in hohem Maße zur *Autoregulation* befähigt.

Chemische Einflüsse auf die coronare Durchblutung

Asphyxie, Hypoxie und intracoronare Cyanid-Injektion steigern — am denervierten wie am intakten Herzen — die coronare Durchblutung um 200–300%; in allen 3 Versuchen ist Hypoxie des Myokards wirksam, wahrscheinlich durch Freisetzung einer *vasodilatatorischen Substanz* (vielleicht Adenosin) im hypoxischen Gewebe. Eine ähnliche coronare Durchblutungs-Steigerung kann durch Occlusion und anschließende Wiederfreigabe einer Coronar-Arterie erzielt werden (*reaktive Hyperämie,* ähnlich in der Haut, s. später). Hyperkapnie beeinflußt am intakten Tier die coronare Durchblutung nicht; pH-Abfall wirkt nur leicht steigernd auf die coronare Durchblutung.

Nervöse Einflüsse auf die coronare Durchblutung

Die Arteriolen der Coronargefäße enthalten α-adrenerge Receptoren, die Vasoconstriction bewirken und β-adrenerge Receptoren, die Vasodilatation bewirken. Aktivitäts-Steigerung in den *adrenergen Herznerven* bzw. Injektion von Adrenalin bewirken *coronare Vasodilatation.* Adrenerge Überträgersubstanzen steigern die Herzfrequenz und die Kontraktionskraft, und die Vasodilatation könnte auch Folge chemischer — infolge der gesteigerten Myokard-Leistung auftretender — Effekte sein. Werden nämlich die inotropen und chronotropen Effekte der adrenergen Entladung durch eine β-Receptoren-hemmende Substanz blockiert, führt Stimulation der adrenergen Nerven zur coronaren Vasoconstriction. Diese Beobachtung und andere Angaben weisen darauf hin, daß der direkte Effekt der adrenergen Stimulation eher Constriction als Dilatation der Coronargefäße ist; Stimulation vagaler Fasern erweitert die Coronargefäße.

Bei Blutdruckabfall verursacht die reflektorische Steigerung adrenerger Entladungen coronare Vasodilatation und vermehrte Coronar-Durchblutung als Folge der metabolischen Veränderungen im Myocard, während gleichzeitig Haut, Nieren und Splanchnicusgefäße verengt werden. Auf diese Weise wird die Durchblutung des Herzens wie die des Gehirns sichergestellt, indem die Durchblutung anderer Organe gedrosselt wird.

C. Splanchnicus-Zirkulation

Das Blut aus Eingeweiden, Pankreas und Milz fließt über Vena portae und Vv. hepaticae in die V. cava inf. Dieses große Gefäßgebiet (*«Splanchnicus-Gebiet»*) ist ein Blutreservoir von großer

Bedeutung für die Aufrechterhaltung der Homöostase im zirkulatorischen System.

Leber-Durchblutung

Abb. 26.18 zeigt die *Konvergenz* der intrahepatischen Zweige der *A. hepatica* und der *V. portae* gegen die *Sinusoide* und den Abstrom durch die zentralen Lobular-Venen und die Vv. hepaticae zur V. cava inf. Der Druck in der V. portae liegt bei etwa 1,3 kPa (10 mm Hg), der Druck in den Lebervenen beträgt etwa 0,7 kPa (5 mm Hg); der Druck in der A. hepatica beträgt 12 kPa (90 mm Hg), in den Sinusoiden ist der Druck jedoch geringer als in der V. portae, so daß im Bereich der Leber-Arteriolen ein steiler Druckabfall erfolgen muß. Die *Endothel-Permeabilität für Protein* ist in den *Sinusoiden* höher als in irgendeinem anderen Capillargebiet des Organismus. Mehr als 28% des HMV fließen beim Erwachsenen in Ruhe durch die Leber (etwa 1500 ml/min; Tabelle 32.1); $^4/_5$ davon stammen aus dem Gebiet der V. portae und nur $^1/_5$ führt die A. hepatica zu.

Die intrahepatischen Äste der V. portae besitzen glatte Muskulatur; die nervöse Versorgung erfolgt durch vasoconstrictorische Fasern (aus Th_3–Th_{11} über die Nn. splanchnici). Die vasoconstrictorische Innervation der A. hepatica entstammt dem sympathischen Leberplexus. Vasodilatatorische Fasern zur Leber sind nicht bekannt. Beim Hund besitzen die Wände der Lebervenen glatte Muskulatur; die Existenz solcher »*Lebervenen-Sphincter*« beim Menschen ist umstritten.

Die Durchblutung der peripheren Leberanteile ist bei körperlicher Ruhe gering; bei Anstieg des Venendruckes im großen Kreislauf erfolgt passive Dehnung des Ursprungsgebietes der portalen Venen und die Blutmenge in der Leber nimmt zu. Bei Herzinsuffizienz mit Stauung kann die venöse Blutfülle in der Leber extrem ansteigen. Wenn andererseits bei arteriellem Blutdruckabfall die adrenerge Aktivität ansteigt, kommt es zur Verengung der Portalwurzeln, der portale Druck steigt an und die Blutströmung in der Leber wird beschleunigt, wobei der Großteil des Organs umgangen wird; auf diese Weise gelangt die Hauptmenge des Leberblutes in den großen Kreislauf. Constriction der Leber-Arteriolen steigert den Blutabstrom aus der Leber und Constriction der mesenterialen Arteriolen vermindert den portalen Zustrom; bei schwerem Schock kann die Leber-Durchblutung so absinken, daß in der Leber u. U. nekrotische Stellen auftreten.

Blutspeicher

Beim Menschen wichtige Blutspeicher sind *Hautgefäße* und *Lungen*. Bei schwerer Arbeit bewirkt Vasoconstriction in diesen Organen und Mobilisierung des Blutspeichers in *Leber* und anderen Teilen des *Splanchnicus-Gebietes* Vermehrung des — für den Muskel verfügbaren — zirkulierenden Volumens um mehr als 30%.

Bei Hunden und anderen Carnivoren findet man eine beträchtliche Menge glatter Muskulatur in der Milzkapsel; bei diesen Tieren speichert die Milz Blut und rhythmische Kapsel-Kontraktionen pumpen Plasma in die Lymphgefäße, so daß die Milz ein Reservoir von besonders Erythrocyten-reichem Blut bildet. Aktivität adrenerger Nerven und Adrenalin lösen kräftige Milz-Kontraktion aus und das Reservoir wird in den Kreislauf entleert. Beim *Menschen* ist diese Funktion *quantitativ unbedeutend*.

D. Haut-Zirkulation

Die *Wärmeabgabe* des Organismus wird in hohem Maße durch *Änderung der Hautdurchblutung* reguliert (Kap. 14); Finger, Zehen, Handflächen und Ohrläppchen enthalten gut innervierte Anastomosen zwischen Arteriolen und Venolen (arteriovenöse Anastomosen, Abb. 30.2). Als Antwort auf thermoregulatorische Stimuli kann die Hautdurchblutung im Bereich 1–150 ml/100 g Haut/min variiert werden; so große Änderungen sind nur mit Hilfe der Kurzschlüsse in den Anastomosen möglich. Die subdermalen Capillaren und venösen Plexus bilden außerdem, wie erwähnt, ein nicht unbedeutendes Blutreservoir. Die Haut ist im übrigen einer jener wenigen Orte, wo die Blutgefäße direkt beobachtet werden können (Nagelfalz-Capillaren).

Lokale Regulation der Hautdurchblutung

Dermographismus

Wenn man mit einem spitzen Gegenstand leicht über die Haut streicht, kommt es dort innerhalb 15 s zu einer Kontraktion der präcapillären Sphincteren, das Blut fließt aus den Capillaren und kleinen Venen ab, und die bestrichene

Stelle wird blaß (*Dermographismus albus;* siehe auch Abb. 30.2).

»triple response«

Bei starker Irritation der Haut mit einem spitzen Gegenstand tritt an Stelle des weißen Strichs innerhalb 10 s eine Rötung auf *(Dermographismus ruber),* worauf nach wenigen Minuten lokale Schwellung mit diffuser Rötung in der Umgebung der irritierten Hautpartie folgt. Die *initiale Rötung* entsteht durch Capillar-Dilatation (direkte Antwort der Capillaren auf Druckreiz); *die Schwellung* (Quaddel) ist Ausdruck eines lokalen Ödems (erhöhte Capillar-Permeabilität) und die *diffuse Rötung in der Umgebung* der Quaddel ist durch Arteriolen-Dilatation bedingt. Die drei aufeinanderfolgenden Reaktionen (rote Reaktion, Quaddelbildung, Rötung = »triple response«) bilden einen Teil der normalen Reaktion auf Verletzung (Kap. 33); sie sind auch nach totaler Sympathektomie erhalten.

Die für die Quaddelbildung verantwortliche Zunahme der Capillar-Permeabilität wird durch *lokal freigesetzte Substanzen (»Substanz H«)* ausgelöst; da Histamin ebenfalls Quaddelbildung verursacht, könnte es an der Reaktion beteiligt sein. Die diffuse Rötung (»roter Hof«) fehlt als dritte Reaktion, wenn die Haut anaesthesiert ist oder ihre Nerven degeneriert sind; sie ist aber unmittelbar nach einer Nerven-Blockierung oder -Durchschneidung, die proximal von der verletzten Stelle gesetzt wird, vorhanden. Die diffuse Rötung wird daher offenbar durch einen *Axonreflex* ausgelöst; bei diesem Reflex laufen die im sensorischen Nerven ausgelösten Impulse gegenläufig *(antidrom)* über Äste der sensorischen Nerven wieder nach peripher (Abb. 32.11). Dieser Axonreflex ist das einzige Beispiel im menschlichen Organismus, bei dem sich ein Zusammenhang zwischen einem physiologischen Effekt und einer antidromen Leitung nachweisen läßt. Der Transmitter, der an den zentralen Endigungen dieser Neuronen freigesetzt wird, ist wahrscheinlich *Substanz P* (Kap. 15) und dieses Polypeptid dilatiert Arteriolen. Es scheint daher möglich, daß die antidromen Impulse Substanz P aus den Endigungen nahe den Hautarteriolen freisetzen.

Reaktive Hyperämie

Eine in vielen Organen vorhandene, an der Haut jedoch sichtbare Reaktion der Blutgefäße ist die *reaktive Hyperämie* (Durchblutungssteigerung nach Wiederfreigabe der Zirkulation in einem längere Zeit nichtdurchbluteten Gefäßbereich). Bei Abschnürung einer Extremität dilatieren sich die Haut-Arteriolen distal von der Schnürbinde; bei Wiederherstellung der Zirkulation fließt dann das Blut in die erweiterten Gefäße ein und die Haut wird feuerrot. Die reaktive Hyperämie kann verhindert werden, wenn sich die abgebundene Extremität in einer reinen O_2-Atmosphäre befindet; O_2 kann über kurze Distanz durch die Haut diffundieren und verhindert offenbar die Entstehung der lokalen Hypoxie mit Freisetzung der vasodilatatorischen Substanzen, welche die lokale Hyperämie bewirken dürften.

Beeinflussung der Gesamt-Haut-Durchblutung

Reizung adrenerger Nerven sowie zirkulierendes Adrenalin und Noradrenalin verursachen Constriction der Haut-Gefäße. Vasodilatatorische Fasern zu den Hautgefäßen sind nicht bekannt; cutane Gefäßerweiterung dürfte nervös nur durch Verminderung des Vasoconstrictoren-Tonus zustande kommen. Soweit eine Capillaren- und Venolen-Dilatation unabhängig von der vasomotorisch gesteuerten Reaktion der Arteriolen erfolgt, kann man *4 verschiedene Zustandsbilder* unterscheiden: (1) Kalte bläulich oder grau verfärbte Haut (Arteriolen kontrahiert, Capillaren erweitert), (2) warme blasse Haut (Arteriolen erweitert, Capillaren kontra-

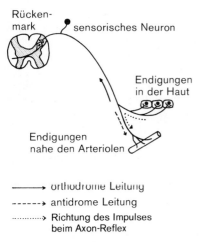

Abb. 32.11. Axon-Reflex. Hypothetische Reflexbahn für die Rötungs-Antwort in der Umgebung der Reiz-Stelle

hiert), (3) warme rote Haut (Arteriolen und Capillaren dilatiert) und (4) kalte blasse Haut (Arteriolen und Capillaren kontrahiert). Schmerzreize bewirken Steigerung der adrenergen Entladungen; eine schmerzhafte Verletzung löst daher zusätzlich zum lokalen »triple response« generalisierte Vasoconstriction der Hautgefäße aus. Bei physischer Arbeit bewirkt – trotz anhaltender adrenerger Impulse in anderen Teilen des Körpers — der Anstieg der Körpertemperatur Erweiterung der Haut-Gefäße. Dilatation der Hautgefäße als Antwort auf Erhöhung der Temperatur im Hypothalamus (Kap. 14) ist ein dominierender Reflex, der alle anderen Reflexaktivitäten verdrängt. Vasodilatation kann z.T. auch Folge lokaler Bradykinin-Freisetzung (Kap. 31) sein. Kälte bewirkt meist Vasoconstriction der Hautgefäße, doch kann sehr starke Abkühlung auch oberflächliche Vasodilatation verursachen (gerötete Gesichtsfarbe an kalten Tagen).

Bei Patienten mit erhöhter Temperatur kommt es wegen der cutanen Vasodilatation leichter zum Schock; Patienten im Schock sollen daher nur vorsichtig erwärmt werden, damit kein Anstieg der Körpertemperatur erfolgt. Anweisungen zur Ersten Hilfe empfehlen meist, Verletzte warm zu halten; durch kritiklose Befolgung dieses Rates können u. U. Patienten im Schock gefährdet werden.

E. Placentare und fetale Zirkulation

Uterine Zirkulation

Die Durchblutung des nicht-schwangeren Uterus entspricht der jeweiligen metabolischen Aktivität von Myometrium und Endometrium; sie zeigt — mit dem Menstruations-Cyclus parallel laufende — *cyclische Schwankungen* (Funktion der Spiral- und Basalarterien des Endometriums, Kap. 23). Während der *Schwangerschaft* nimmt die Durchblutungsgröße des Uterus mit der Größenzunahme des Uterus sehr rasch zu (Abb. 32.12). Offenbar werden auch im Uterus wie in anderen Geweben Metaboliten mit vasodilatatorischer Wirkung produziert, doch ist in der frühen Schwangerschaft die arteriovenöse O_2-Differenz des Uterusblutes noch gering; Oestrogene dürften durch Wirkung auf die Uterusgefäße die Durchblutung — in einem den O_2-Bedarf übersteigenden Ausmaß — erhöhen. Die Durchblutungssteigerung des Uterus während der Schwangerschaft um das

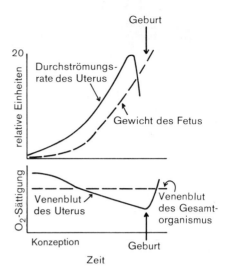

Abb. 32.12. Veränderungen der Durchströmungsrate des Uterus und der O_2-Menge im Venenblut des Uterus während der Schwangerschaft (nach BARCROFT. Modified and redrawn, with permission, from KEELE and NEIL: Samson Wright's Applied Physiology, 12th Ed. Oxford Press 1971)

20fache ist dennoch klein verglichen mit der Größenzunahme der Frucht von der Einzelzelle bis zum reifen Kind; dementsprechend muß mit fortschreitender Schwangerschaft mehr O_2 aus dem uterinen Blut entnommen werden, so daß die O_2-Sättigung des Uterus-Venenblutes in der Spätschwangerschaft absinkt. Kurz vor der Geburt nimmt die Uterusdurchblutung steil ab; eine Erklärung für dieses Phänomen fehlt noch.

Placenta

Die Placenta dient als »*fetale Lunge*«; ihr mütterlicher Anteil ist ein großer Sinus, in den —wie in einen »See« — die Zotten des fetalen Anteils eintauchen (die Zotten enthalten die kleinen Verzweigungen der A. und V. umbilicalis, Abb. 32.13). Das fetale Blut nimmt O_2 auf und gibt CO_2 in das mütterliche Blut durch die Placenta-Barriere ab; die Zellschicht, welche die Placenta-Zotten bedeckt, ist jedoch dicker und weniger leicht für CO_2 und O_2 permeabel als die Alveolar-Barriere in der Lunge. Durch die Placenta werden ferner Wasser und alle Nährstoffe an den Fetus abgegeben bzw. die fetalen Stoffwechselprodukte in den mütterlichen Kreislauf abgeführt. Die Placenta ermöglicht auch den Übertritt mütterlicher IgG (»*Leihantikörper*«, Kap. 27) in das fetale Blut. Die Rolle

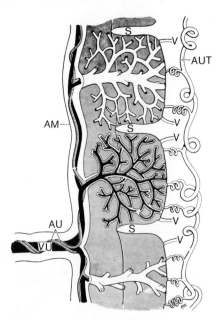

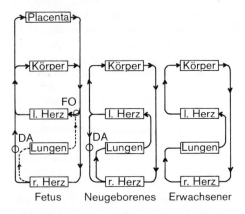

Abb. 32.14. Schema des Kreislaufs bei Fetus, Neugeborenem und Erwachsenem. DA, Ductus arteriosus; FO, Foramen ovale (nach BORN et al. Changes in the hearth and lungs at birth. Cold Spr. Harb. Symp. Quantitative Biol. **19,** 102 (1954))

Abb. 32.13. Schematische Darstellung eines Schnitts durch die menschliche Placenta. AM, Amnion; S, Septum; AU, Arteria umbilicalis; VU, Vena umbilicalis; AUT, Arteria uterina; V, Venen (nach HARRISON: Textbook of Human Embryology, 2nd Ed. New York: Blackwell 1963)

der *fetoplacentaren Einheit* im Hormonhaushalt wird in Kap. 23 besprochen.

Kreislauf und Sauerstofftransport beim Fetus

Fetale Zirkulation

Abb. 32.14 veranschaulicht die fetale Zirkulation; 55% des fetalen HMV fließen durch die Placenta. Beim Menschen ist das Blut der V. umbilicalis etwa zu 80% mit Sauerstoff gesättigt (vergleichsweise O_2-Sättigung des arteriellen Blutes beim Erwachsenen etwa 98%). Der Ductus venosus (Abb. 32.15) leitet einen Teil dieses Blutes direkt in die V. cava inf., während sich der Rest mit dem fetalen Portalblut mischt. Das Pfortaderblut und das venöse Blut im großen Kreislauf des Fetus ist nur zu 26% O_2-gesättigt und die O_2-Sättigung des Mischblutes in der V. cava inf. beträgt etwa 67%. Der Großteil des Blutes, welcher das Herz über die V. cava inf. erreicht, strömt über das offene Foramen ovale direkt in den linken Vorhof, während das Blut der V. cava sup. vorwiegend über rechten Vorhof und Ventrikel in die A.

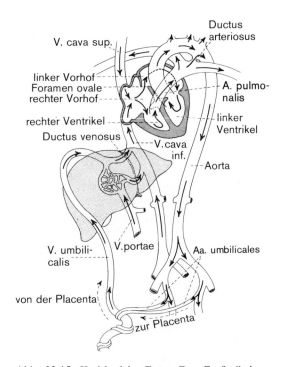

Abb. 32.15. Kreislauf im Fetus. Der Großteil des oxygenierten Blutes erreicht das Herz über die V. umbilicalis und die V. cava inf.; dann wird das Blut durch das Foramen ovale gelenkt und durch die Aorta zum Kopf gepumpt; das durch die V. cava sup. zum Herzen zurückkehrende desoxygenierte Blut wird in der Hauptsache durch die A. pulmonalis und den Ductus arteriosus zu den Beinen und den Umbilical-Arterien gepumpt

pulmonalis gelangt. Der Widerstand der kollabierten Lungen ist hoch; der Druck in der A. pulmonalis ist daher etwas höher (um einige Zehntel kPa, bzw. einige mm Hg) als in der Aorta, so daß ein Großteil des Blutes der A. pulmonalis durch den Ductus ateriosus in die Aorta geleitet wird. Durch diese *Schaltung* wird das weniger O_2-gesättigte Blut des rechten Ventrikels in den Rumpf und den unteren Teil des fetalen Körpers geleitet, während der *Kopf des Fetus* das *besser O_2-gesättigte Blut* aus dem linken Ventrikel erhält. Von der Aorta wird ein Teil des Blutes über die Aa. umbilicales zurück zur Placenta gepumpt. Die O_2-Sättigung des Blutes in der fetalen Aorta und den Aa. umbilicales liegt bei 60%.

Fetale Atmung

Fetales Gewebe und Gewebe neugeborener Säuger besitzen — aus unbekannten Gründen — besondere Widerstandskraft gegen Hypoxie. Die O_2-Sättigung des mütterlichen Placentablutes ist jedoch so niedrig, daß beim Fetus trotzdem O_2-Mangel entstehen müßte, wenn nicht die fetalen Erythrocyten besonders gute O_2-Transport-Eigenschaften besäßen (Abb. 32.16). Die Erythrocyten des Fetus enthalten *fetales Hämoglobin (Hb F)*, die des Erwachsenen Hb A. Die Ursachen der differenten O_2-Affinität liegt darin, daß Hb F 2,3-DPG in geringerem Maß bindet als HbA (Abnahme der O_2-Affinität infolge Bindung von 2,3-DPG s. Kap. 35). Quantitative Untersuchungen über den Gaswechsel durch die Placenta-Barriere wurden an Rindern durchgeführt (Untersuchungsergebnisse in Tabelle 32.7). Beim menschlichen Fetus findet man erstmals in der 20. Schwangerschaftswoche Hb A im Kreislauf, das ist der Zeitpunkt, an dem das fetale Knochenmark seine Tätigkeit beginnt. Zum Geburtstermin sind bereits 20% des in den Erythrocyten zirkulierenden Hämoglobins vom Typ A. Nach

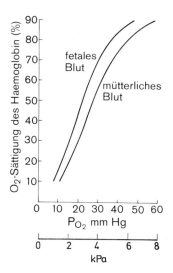

Abb. 32.16. Hämoglobin-Dissoziationskurve des fetalen und des mütterlichen Blutes (nach DARLING et al.: Some properties of human fetal and maternal blood. J. clin. Invest. **20**, 739 (1941))

der Geburt wird normalerweise kein Hb F mehr gebildet, so daß nach dem 4. postnatalen Monat 90% des Hämoglobins dem Typ A angehören (Kap. 27).

Umstellung von fetaler Zirkulation und O_2-Versorgung bei der Geburt

Infolge des offenen Foramen ovale und des Ductus arteriosus (Abb. 32.15) sind *rechtes und linkes Herz beim Fetus eher parallel* und nicht — wie beim Erwachsenen — in Serie *geschaltet*. Bei der Geburt wird die placentare Zirkulation unterbrochen und der periphere Widerstand steigt plötzlich an; der Aortendruck erhöht sich solange, bis er den Druck in der A. pulmonalis übersteigt. Inzwischen wird infolge der fehlenden placentaren Zirkulation das Neugeborene zunehmend asphyktisch. Schließlich erfolgen

Tabelle 32.7. Gaswechsel durch die Placenta der Kuh[a]

	Hämoglobin (% gesättigt)	Partialdruck in kPa (mm Hg)	
		O_2	CO_2
Mütterliche Arterie	90	9,3 (70)	5,5 (41)
Uterusvene	70	5,5 (41,5)	6,2 (46,5)
Nabelschnurvene		1,5 (11,5)	6,4 (48)
Nabelschnurarterie		0,7 (5,5)	6,7 (50)

[a] Nach Roos and ROMIJN: J. Physiol. (Lond.), **92**, 261 (1938).

einige *Schnapp-Atemzüge* und die Lungen dehnen sich aus; der stark negative intrapleurale Druck (−4 bis −7 kPa, bzw. −30 bis −50 mm Hg) während der Schnapp-Atemzüge fördert die Ausdehnung der Lunge. Es sind an diesem Vorgang jedoch noch andere — nicht näher bekannte — Faktoren beteiligt. Die Sogwirkung der ersten Atemzüge zusammen mit der Constriction der Umbilicalvene befördert mehr als 100 ml Blut aus der Placenta *(»placentare Transfusion«)* in den verbleibenden kindlichen Kreislauf.

Durch die Dehnung der Lungen sinkt der Gefäßwiderstand des Lungenkreislaufs auf unter $1/5$ seines intrauterinen Wertes ab, so daß die *pulmonale Blutströmung zunimmt;* das aus den Lungen zurückfließende Blut steigert den Druck im linken Vorhof und das *Foramen ovale schließt sich.* Binnen weniger Minuten kommt es dann zu *Constriction des Ductus arteriosus,* doch findet man — zumindest beim Schaf — noch nach 24−48 Stunden keinen vollständigen Verschluß; jedenfalls sind nach den ersten Lebenstagen Foramen ovale und Ductus arteriosus geschlossen, so daß die Zirkulation den Verhältnissen beim Erwachsenen entspricht.

Die zur Obliteration des Ductus arteriosus führenden Mechanismen sind unvollständig bekannt, doch dürften Anstieg des arteriellen P_{O_2}, aber auch Asphyxie im Sinne der Constriction wirken. Es konnte gezeigt werden, daß Bradykinin die Nabelschnurgefäße und den Ductus arteriosus kontrahiert, während es die Lungengefäße dilatiert.

Es könnte auch sein, daß den Prostaglandinen bei der Offenhaltung des Ductus arteriosus vor der Geburt eine wesentliche Rolle zukommt. Es wurde nämlich gezeigt, daß Prostaglandin E den Ductus arteriosus offen hält und rectale Gabe von Indomethacin, eine Substanz die die Prostaglandin-Synthese hemmt (Kap. 17), den Ductus bei Neugeborenen (meist Frühgeburten) geschlossen hat.

Fruchtwasser (Amnionflüssigkeit)

Fruchtwasser (transcelluläre Flüssigkeit der fetoplacentaren Einheit) wird durch Amnionhäute und fetalen Harn gebildet und über das Chorioamnion bzw. durch Verschlucken (Resorption im fetalen Darm) abgeführt, seine Menge ist 100 ml (15. Woche) bis 1,5 l (Geburtstermin). Der Proteingehalt ist 2,5 g/l (0,25 g%), der Elektrolytgehalt ähnelt dem des Serums. Diagnostisch wichtig ist der Gehalt an *Kreatinin* (am Termin 0,18 mmol/l, 2 mg%) und an *Bilirubin,* dessen Ursprung unklar ist; die Bilirubinkonzentration ist normalerweise sehr gering, da es *unkonjugiert* placentär ausgeschieden wird, was durch die β-Glucuronidase des fetalen Darms gesichert wird. Fruchtwasser wird durch Punktion *(Amniocentese)* gewonnen; erhöhte Bilirubinspiegel weisen auf Hämolyse oder Enzymstörungen hin. Im Punktat enthaltene fetale Zellen ermöglichen genetische Untersuchungen.

Perinatale kardiovasculäre Situation von Mutter und Kind, Geburtsrisiko

Die komplexen Einflüsse in der *perinatalen Periode* sind u.a. bestimmt durch die glatte Uterus-Muskulatur (Kap. 3), hypothalamische Hormone (Kap. 14), Sexualhormone (Kap. 23) sowie intraabdominale und -thorakale Veränderungen (Pressen, Valsalva-Effekte, Kap. 31).

Ab der 30. Schwangerschaftswoche treten u. U. *Vorwehen* (intrauteriner Druck bis 4 kPa, bzw. 30 mm Hg) auf. Am Geburtstermin stimulieren Kindesteile Druckreceptoren im Uterushals und lösen reflektorisch Wehen aus: (1) kurzer Reflexbogen über Ganglion uterovaginale zum Fundus uteri *(Keiffer-Huber-Reflex)* und (2) neuro-endokriner Reflex (Ocytocin-Ausschüttung, *Ferguson-Reflex).*

In der *Eröffnungsperiode* (vom Wehenbeginn bis zur völligen Muttermund-Eröffnung) entstehen im Uterus (Ruhetonus 1,3 kPa, bzw. 10 mm Hg)

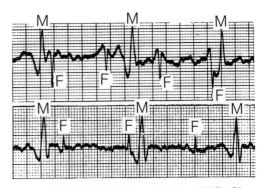

Abb. 32.17. Mütterliches und fetales EKG. Obere Kurve Stirnlage, untere Kurve Steißlage. M, mütterliches EKG, F, fetales EKG. Bei normaler Kindeslage ist der fetale QRS-Komplex im Vergleich zum mütterlichen gegensinnig, bei der Steißlage gleichsinnig gerichtet. Man beachte den Unterschied zwischen mütterlicher und fetaler Herzfrequenz. (Aus: Principles of Clinical Electrocardiography. M. J. GOLDMANN, 7. Aufl. Lange Publ. 1970, p. 81)

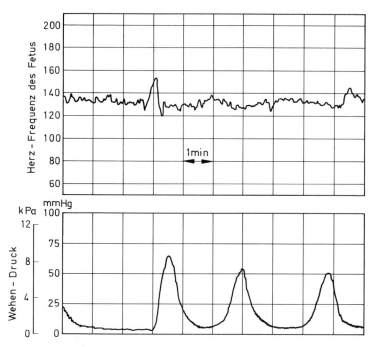

Abb. 32.18. Kardio-Tokogramm. Registrierung der fetalen Herzfrequenz in Abhängigkeit vom intra-uterinen Druck (mit Genehmigung von K. BAUMGARTEN)

10–20 Wehen/Std (Dauer $^1/_2$–1 min, Druck 8 kPa, bzw. 60 mm Hg), bis mit dem Blasensprung (Bersten des Eihautsackes) die *Austreibungsperiode* beginnt (zusätzlich willkürliche Preßwehen unter Einsatz der Bauchpresse; Spitzendrucke 29,3 kPa, bzw. 220 mm Hg).

Die Geburt dauert beim 1. Kind 6–10 Std, bei weiteren Kindern 4–6 Std. Bis 30 min nach der Geburt erfolgt die *Nachgeburt*. Die mit der Placentalösung häufig verbundene massive Einschwemmung kindlicher Erythrocyten in den mütterlichen Kreislauf kann zur Sensibilisierung der Frau im Falle einer Rh-Inkompatibilität führen (Kap. 27). Während der Wehe sinkt die Herzfrequenz des Fetus um 10–20% ab; während der Wehenpause soll es bei guter Verfassung des Kindes zur Rückkehr der Herzfrequenz auf das Ausgangsniveau kommen. Methodisch wird die Herztätigkeit von Gebärender und Fetus mittels simultaner Aufzeichnung der EKGs erfaßt (Abb. 32.17); vielfach erfolgt auch simultane Registrierung des Wehendruckes und der kindlichen Herzfrequenz (*Kardiotokogramm*, Abb. 32.18).

Die Zunahme des Uterusvolumens bewirkt bereits in der Schwangerschaft eine Belastung des Atmungs- und Herz-Kreislauf-Systems der Graviden. *Wehen,* insbesondere *Preßwehen,* verursachen aber *Belastungsspritzen* (Puls der Gebärenden bis über 150), die für kreislaufgeschädigte Frauen gefährlich sein können. Für das Kind bedeutet die Summe der Belastungen durch die Geburt stets ein Risiko. Die kindliche Herzfunktion läßt jedoch das Auftreten einer gefährlichen Situation erkennen. Die *Geburtshelfer überwachen* daher stets die *perinatale fetale Herzfrequenz* (Auskultation der kindlichen Herztöne; unipolare EKG-Ableitung vom mütterlichen Abdomen, bzw. von der kindlichen Kopfschwarte); Absinken der fetalen Herzfrequenz (normal 146 ± 20) unter 100 bedeutet Lebensgefahr für das Kind.

Die *Umstellung von Kreislauf und Atmung* des Neugeborenen *auf das extrauterine Leben* (s. oben) bringt weitere schwere Belastungen. Die Umstellung dieser Systeme in der postnatalen Periode zeigen die nachstehenden *Pulsnormalwerte* (mit maximalen Schwankungsbreiten): Neugeboren 120 (160–80), 1. Woche 140 (180–100), 3. Monat 160 (200–120), 1. Jahr 130 (180–100), 5. Jahr 105 (150–70), 8. Jahr 90 (120–65), 12. Jahr 85 (110–60).

Kapitel 33
Kardiovasculäre Homöostase unter physiologischen und patho-physiologischen Bedingungen

Die integrierte Wirksamkeit der verschiedenen kardiovasculären Regulations-Mechanismen wurde in den vorangehenden Kapiteln systematisch behandelt. Ihr Zusammenhang und ihre funktionelle Zielsetzung wird aber erst voll verständlich, wenn man sie an den vielfältigen Anpassungsvorgängen des kardiovasculären Systems an die — mit den Anforderungen des täglichen Lebens verbundenen — normalen Belastungen erläutert bzw. ihr Verhalten unter pathologischen Bedingungen betrachtet.

A. Kompensation der Schwerkraft-Wirkung durch den Kreislauf

Wirkung der Schwerkraft auf den Kreislauf

Im Stehen ist der Blutdruck — infolge der *Schwerkraft-Wirkung auf die Blutsäule* — in den Beinen höher als im Kopf-Niveau; der arterielle Mitteldruck in den Füssen des normalen Erwachsenen beträgt 24–27 kPa (180–200 mm Hg) und der venöse Druck ist dort 11–12 kPa (85–90 mm Hg), während im Kopfbereich arteriell ein Druck von 8–10 kPa (60–75 mm Hg) und venös von Null gemessen wird; dadurch sammelt sich Blut in den Volumenreservoir-Gefäßen der Beine an und das Schlagvolumen kann bis um 40% abnehmen. Bei Absinken der Gehirndurchblutung im Stehen unter 60% des Bezugswertes im Liegen würden Symptome cerebraler Ischämie auftreten; normalerweise läßt jedoch die kardiovasculäre Regulation eine kritische Verminderung des HMV nicht zu, da es sonst nach längerem Aufrechtstehen zu Bewußtlosigkeit kommen müßte.
Die erforderlichen *Anpassungsvorgänge an die aufrechte Haltung* werden durch Blutdruck-Abfall in *Carotis-Sinus* und *Aortenbogen* ausgelöst. Sofort einsetzende Herz-Frequenzsteigerung trachtet das HMV aufrecht zu erhalten; Venoconstriction ist meist unbedeutend, wohl aber erfolgt ein prompter Konzentrations-Anstieg von zirkulierendem Renin und Aldosteron.

Durch Stimulierung des Vasomotoren-Zentrums kommt es zur Verengung der Arteriolen, wodurch einem Absinken des Blutdrucks entgegengewirkt wird. Der resultierende Blutdruck — in Herzhöhe gemessen — ist unterschiedlich, je nach dem sich — zwischen Arteriolo-Constriction und vermindertem HMV — einstellenden Gleichgewicht (Abb. 33.1).
Zusätzliche kompensatorische Veränderungen betreffen die cerebrale Durchblutung. Der arterielle Druck in Kopfhöhe fällt im Stehen um 3–4 kPa (20–30 mm Hg), in der V. jugularis jedoch

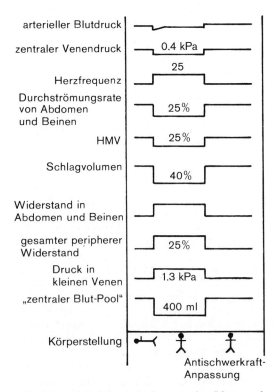

Abb. 33.1. Einfluß des Aufstehens aus dem Liegen auf das kardiovasculäre System. Die Ziffern bedeuten mittlere Veränderungen. Die Veränderungen des Abdominal- und Bein-Strömungswiderstandes sowie des Blutdruckes schwanken individuell (nach GREGG. In: The Physiological Basis of Medical Practice, 8th Ed. (BEST, TAYLOR, Eds). Baltimore: Williams & Wilkins 1966)

nur um 0,7–1,1 kPa (5–8 mm Hg), so daß der cerebrale Perfusionsdruck (arterieller minus venöser Druck) nicht gefährlich vermindert wird. Außerdem kommt es zu einer Widerstandsabnahme in den Gehirngefäßen, da der intracraniale Druck mit dem venösen abnimmt (verminderte Kompression der Gehirngefäße). Infolge der verminderten cerebralen Durchblutung steigt P_{CO_2} an, ferner sinken P_{O_2} und pH im Gehirngewebe ab, so daß sich die Gefäße aktiv dilatieren; durch diese autoregulatorischen Vorgänge vermindert sich die cerebrale Durchblutung beim Stehen nur um 20%. Da ferner die O_2-Extraktions-Rate aus dem Blut ansteigt, besteht im *Netto-Effekt kein Unterschied* zwischen der O_2-Aufnahme des Gehirns im Liegen und im Stehen.

Langes Stehen schafft ein zusätzliches Problem, da es Zunahme der Interstitial-Flüssigkeit in den unteren Extremitäten verursacht; dabei nimmt das Plasma-Volumen um mehr als 15% ab. Solange man sich jedoch in aufrechter Haltung *bewegt*, hält die Muskelpumpe (Kap. 30) den venösen Druck unter 4 kPa (30 mm Hg) und der venöse Rückstrom zum Herzen ist ausreichend; bei langem bewegungslosem Stehen kann aber Ohnmacht eintreten. Ein solcher Ohnmachts-Anfall selbst ist gleichsam ein »homöostatischer Mechanismus«, da Umfallen den Organismus in Horizontallage bringt; dies bewirkt Vermehrung des venösen Rückflusses, Anstieg des HMV und Steigerung der cerebralen Durchblutung.

Die Auswirkungen der Schwerkraft auf die Zirkulation sind beim Menschen z.T. vom Blut-Volumen abhängig; sie sind bei niedrigem Blut-Volumen ausgeprägt, bei hohem Blutvolumen hingegen minimal.

Die Kompensations-Mechanismen des Kreislaufs, die der Anpassung an die aufrechte Haltung dienen, sind beim Menschen besser ausgebildet als bei Vierfüßern. Die Vierfüßer verfügen zwar über einen empfindlichen Carotis-Sinus-Reflexmechanismus, doch vertragen sie Aufrichten des Körpers in die Vertikale schlecht.

Formen der Schwerkraftwirkung auf den Kreislauf

Orthostatische Hypotension

Bei manchen Individuen führt plötzliches Aufstehen zu Blutdruck-Abfall, Schwindel, Sehstörungen und gelegentlich sogar zu Ohnmacht *(orthostatische Hypotension).* Diese Symptomatik tritt häufig nach Sympathektomie und unter Wirkung sympathicolytischer Pharmaka auf, ebenso bei Krankheiten, in deren Verlauf das sympathische Nervensystem geschädigt wird (z.B. Diabetes, Syphilis); man ersieht daraus die Bedeutung der sympathischen *vasoconstrictorischen* Fasern für die Kompensation der Schwerkraft-Effekte. Orthostatische Hypotension wird auch bei abnormer Funktion des vegetativen Nervensystems *(primäre vegetative Insuffizienz; Krankheit unbekannter Ätiologie)* beobachtet, bei der die baroreceptorischen Reflexe vermindert sind (Kap. 31).

Bei Patienten mit primärem Hyperaldosteronismus sind die baroreceptorischen Reflexe ebenfalls abnorm, doch kommt es dabei kaum zu orthostatischer Hypotension, da trotz Lageänderung infolge des *vergrößerten Blut-Volumens* ein ausreichendes HMV erhalten bleibt. Es werden daher auch u.U. Mineralocorticoide bei orthostatischer Hypotension therapeutisch angewandt.

Beschleunigungs-Reaktionen

Die Schwerkraft-Wirkungen auf den Kreislauf vervielfachen sich während Beschleunigung *(Acceleration)* bzw. Verzögerung *(Deceleration),* z.B. beim Anfahren oder Abbremsen moderner Verkehrsmittel oder Raumfahrzeuge. Die durch Beschleunigung auf den Körper einwirkende

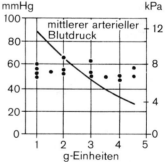

• cerebrale venöse O_2-Sättigung bei 2 Versuchspersonen

Abb. 33.2. Einfluß einer Linearbeschleunigung (gegen die Füße gerichtet) auf den mittleren arteriellen Blutdruck in Kopf-Niveau und auf die prozentuelle Sauerstoffsättigung des Venenblutes des Gehirns. Abscisse: Linearbeschleunigung in g-Einheiten; linke Ordinate: Druck in mm Hg und venöse O_2-Sättigung in %, rechts Druck in kPa (nach HENRY et al. Factors maintaining cerebral circulation during gravitational stress. J. clin. Invest. **30,** 292 (1951))

Kraft wird in »g«-*Einheiten* ausgedrückt (1 g = 9,81 ms^{-2}); »*positives g«* bezeichnet Kopfwärts-Beschleunigung in der Körper-Längsachse, »*negatives g«* hingegen Fußwärts-Beschleunigung. Bei Exposition gegenüber »positivem g« wird das Blut in die unteren Teile des Körpers gedrückt; die cerebrale Zirkulation ist dabei durch den Abfall des venösen und damit des intrakraniellen Druckes geschützt (Abb. 33.2) und das HMV wird eine Zeit lang aufrechterhalten, da der Blut-Rückstrom aus den pulmonalen Reservoir-Gefäßen ansteigt und die Kontraktionskraft des stärker vorgedehnten Herzens zunimmt. Bei Acceleration über 5 g kommt es jedoch innerhalb 5 s zum Verlust der Seh-Fähigkeit (»*black out«*) und unmittelbar danach zu Bewußtlosigkeit. Die Auswirkungen eines »positiven g« werden durch Verwendung von »*G-Anzügen«* vermieden; diese doppelwandigen Druckanzüge enthalten Wasser oder komprimierte Luft und sind so reguliert, daß sie Abdomen und Beine mit einer der Beschleunigung proportionalen Kraft komprimieren (Vermeidung der Blut-Ansammlung im venösen System, Aufrechterhaltung des venösen Rückflusses; Abb. 33.1).

»*Negatives g«* erhöht das HMV, steigert den cerebralen arteriellen Druck, bewirkt Stauung im Bereich der Kopf- und Halsvenen und verursacht blutunterlaufene Stellen in der Umgebung der Augen, Kopfschmerzen sowie u.U. Verwirrung (»*red out«*)*;* trotz des Druckanstieges in den Gehirnarterien kommt es nicht zur Ruptur von Gefäßen, da gleichzeitig der intrakranielle Druck steigt und dadurch die Gefäßwände unter Gegendruck stehen (Kap. 32). Einwirkungen von »g« *senkrecht zur Körperachse* werden unvergleichlich besser ertragen als solche in der Körperachse. In Rücken-Brust-Richtung kann ein Mensch 11 »g« bis zu 3 min, in Brust-Rücken-Richtung sogar 17 »g« bis zu 4 min aushalten; daher werden Astronauten so gelagert, daß sie der Schwerkraft-Wirkung des Starts bzw. der Deceleration beim Wiedereintritt in die Erdatmosphäre in der Brust-Rücken-Richtung ausgesetzt werden.

Einflüsse der Schwerelosigkeit

Nach bisher vorliegenden Erfahrungen führt eine langdauernde (z.Z. >100 Tage) Schwerelosigkeit zu keinen dauernden, sondern höchstens vorübergehenden Auswirkungen auf den Kreislauf. Erwartungsgemäß sollte die Zirkulation im schwerelosen Zustand etwa der im Liegen bei 1 g (Meeresniveau) entsprechen; Unterschiede geringen Ausmaßes könnten sich lediglich aus der durch die Schwerelosigkeit veränderten Lage der Eingeweide ergeben. Nach Rückkehr von Raumflügen bestand kurzzeitig orthostatische Hypotension; durch langdauernde Schwerelosigkeit bei künftigen interplanetaren Flügen könnte jedoch u.U. eine *schwere Inaktivitäts-Atrophie der* kardiovasculären und somatischen *Reflex-Apparate,* soweit diese auf Schwerkraft ansprechen, entstehen (Kap. 12). Bei Bewegungen im schwerelosen Zustand ist ferner die Muskelarbeit vermindert; das Fehlen der normalen proprioceptiven Impulse, die durch die Schwerkraft ausgelöst werden, könnte zu Schlaffheit der Skeletmuskulatur und das Fehlen der alltäglichen Belastungen des Herzmuskels außerdem zu Myokard-Atrophie führen. Ein täglich durchzuführendes *Gymnastik-Programm* (isometrische Übungen wie Pressen des Körpers gegen eine Kabinenwand bzw. Dehnungsübungen an einem Expander) kommt als prophylaktische Maßnahme gegen muskuläre Atrophie in Frage.

Daneben findet man bei langen Raumflügen extreme Bradykardie (Herzfrequenz bis unter 35/min im Schlaf), Entkalkung des Knochens, Diurese und Verminderung des Erythrocyten-Volumens.

B. Muskel-Arbeit und Kreislaufanpassung

Kreislaufumstellung bei Muskelarbeit

Anpassung der lokalen Muskeldurchblutung

Die Durchblutung des Skeletmuskels in Ruhe ist niedrig (2–4 ml/100 g/min). Bereits bei Erreichen von $^1/_{10}$ der Maximalspannung eines Muskels werden seine Blutgefäße durch die Kontraktion komprimiert, bei 70% der Maximalspannung kommt der Blutstrom zum Stehen, zwischen den Kontraktionen nimmt jedoch die Durchblutung sehr stark zu (u.U. bis auf das 30fache des Ruhewertes, Abb. 33.3). Bei der Ausführung einer physischen Arbeit unterscheidet man daher eine »*statische« Ausführungsform* (z.B. krampfhaftes Hochhalten eines Gegenstandes unter Dauerkontraktion von Agonisten und Antagonisten), bei der die Durchblutung behindert ist und rasch Ermüdung eintritt, bzw. eine »*dynamische« Form,* bei der in rhythmischer

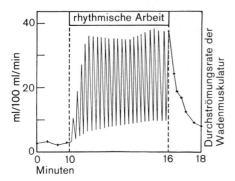

Abb. 33.3. Blut-Strömung durch einen Teil der Waden-Muskulatur während rhythmischer Kontraktionen (»Dynamische«-Arbeitsform) (nach Barcroft and Swan: Sympathetic Control of Human Blood Vessels. London: Arnold 1953)

Folge Kontraktion und Erschlaffung abwechseln (z.B. Sägen mit einer Bandsäge, Radfahren) und infolge optimaler Durchblutungsverhältnisse nur geringe Ermüdung entsteht.

Durchblutungssteigerung tritt bereits bei oder knapp vor Arbeitsbeginn auf; dieser *initiale Anstieg* wird daher offensichtlich nervös (über das sympathische Vasodilatatoren-System, Kap. 31) ausgelöst. Da nach Sympathektomie die Muskel-Ruhedurchblutung verdoppelt ist, könnte allerdings — bei intakter Innervation — auch Abnahme des Vasoconstrictoren-Tonus die initiale Durchblutungs-Steigerung bewirken. Wenn jedoch einmal die Arbeit in Gang ist, genügen die *lokalen Reflexmechanismen,* um die Muskeldurchblutung auf hohem Niveau zu halten; es besteht dann auch kein Unterschied der Durchblutungsgrößen von normalem und sympathektomiertem Muskel.

Die *lokalen durchblutungs-steigernden Faktoren* im tätigen Muskel sind P_{O_2}-Abfall, P_{CO_2}-Anstieg und Anhäufung vasodilatatorisch wirkender Stoffwechselprodukte (Kap. 31); auch der Temperatur-Anstieg im tätigen Muskel fördert die Vasodilatation (»Aufwärmen« durch Muskelaktivität vor sportlichen Leistungen). Dilatation von Arteriolen, Metarteriolen und präcapillaren Sphinctern steigert die Zahl offener Capillaren auf das 10-–100fache; dies verkürzt den Diffusionsweg zwischen Blut und aktiven Muskelzellen für O_2 und Metaboliten, gleichzeitig bewirkt die Vergrößerung des Gesamt-Gefäßquerschnittes eine Abnahme der Strömungsgeschwindigkeit des Blutes. Der Capillardruck steigt während der Arbeit so weit an, daß er den onkotischen Druck des Plasmas entlang der gesamten Capillare überwiegt; gleichzeitig sammeln sich osmotisch aktive Metaboliten im Gewebe rascher an als ihr Abtransport und vermindern so weiter den Flüssigkeitsrückstrom ins Gefäß. Die Transsudation in den Interstitial-Flüssigkeitsraum erhöht sich daher extrem, der Lymphabstrom steigt an; es resultiert ein verstärkter Flüssigkeits-Umsatz im Gewebe. Erniedrigtes pH und erhöhte Temperatur im tätigen Muskel verschieben ferner die Hämoglobin-Dissoziationskurve nach rechts, so daß vermehrt O_2 vom Blut abgegeben wird; ferner wurde eine erhöhte 2,3-DPG-Konzentration im Erythrocyten gefunden, und dies vermindert weiterhin die O_2-Affinität von Hb (Kap. 27 und 35). Hierdurch verdreifacht sich die arterio-venöse O_2-Differenz und auch der CO_2-Abtransport aus dem Gewebe ist erleichtert. Durch die Gesamtheit seiner Regulationsmechanismen kann der arbeitende Muskel seine O_2-Aufnahme gegenüber Ruhe bis *auf das 100fache* steigern. Für kürzere Perioden kann ein schwerst-arbeitender Muskel noch über die durch maximale O_2-Zufuhr gedeckte Energiegewinnung hinaus — unter Eingehen einer *Sauerstoff-Schuld* — zusätzliche Energie aus der anaeroben Glykolyse gewinnen (Kap. 3). Änderungen im Stoffwechsel während Arbeit siehe Kap. 17.

Die Hinweise vermehren sich, daß K^+-Ionen zu den wichtigsten »vasodilatatorischen Metaboliten« zählen, welche die Arteriolen im arbeitenden Muskel dilatieren. Bei Kalium-verarmten Individuen nimmt die Durchblutung des Muskels während der Arbeit in einem viel geringeren Ausmaß zu und es besteht eine größere Tendenz zu schweren Funktionsstörungen des Muskels *(Arbeits-Rhabdomyolyse).*

Veränderung im Körperkreislauf bei Muskelarbeit

Die Reaktion des Kreislauf auf Arbeit hängt davon ab, ob die Muskelkontraktion bei der geleisteten Arbeit primär isometrisch oder isoton ist. Zu Beginn der isometrischen Kontraktion steigt die Herzfrequenz. Diese Zunahme tritt sogar bei Verhinderung der Kontraktion durch eine lokale Gabe einer neuromuskulär-blockierenden Substanz auf. Bereits beim Denken an eine Muskelkontraktion tritt diese Frequenzsteigerung auf, so daß sie wahrscheinlich das Ergebnis psychischer Stimuli auf die Medulla oblongata ist. Die Steigerung geht großteils auf verminderten Vagustonus zurück, wenn auch vermehrte Entladung sympathischer Nerven eine Rolle spielen kann. Wenige Sekunden nach Beginn einer isometrischen Kontraktion steigen systolischer und diastolischer Blutdruck steil an. Das Schlagvolumen verändert sich relativ wenig und die Durchblutung der ständig kontrahierenden Muskeln ist durch Kompression ihrer Blutgefäße vermindert.

Die Antwort auf isotone Muskelkontraktion ist ähnlich in bezug auf die Herzfrequenzsteigerung, führt aber auch zu einem deutlichen Anstieg des Schlagvolumens. Zusätzlich kommt es zur Abnahme des peripheren Gesamt-Widerstandes (Abb. 33.3) durch Vasodilatation im arbeitenden Muskel (Tabelle 33.1). Dadurch steigt der systolische Blutdruck nur geringfügig, während der diastolische Blutdruck unverändert bleibt, oder sogar etwas abnimmt.

Bei Arbeit kann das HMV in extremen Fällen, wie Untersuchungen an höchsttrainierten Sportlern zeigten, bis über 35 l/min ansteigen, was mit der Zunahme der O_2-Aufnahme übereinstimmt (Kap. 29); das erhöhte HMV kommt durch

Tabelle 33.1. Herz-Minuten-Volumen und regionale Durchblutung beim Menschen[a]

	ml/min Ruhiges Stehen	schwere Arbeit
HMV	5 900	24 000
Durchblutung:		
Herz	750	750
Gehirn	250	1 000
Skelet-Muskel		
aktiv	650	20 850
inaktiv	650	300
Haut	500	500
Niere, Leber, Gastro-Intestinaltrakt, etc.	3 100	600

[a] Nach MITCHELL and BLOMQUIST: Maximal oxygen uptake. New Engl. J. Med. **284**, 1018 (1971).

Zunahme von Herz-Frequenz und Schlagvolumen (Steigerung der Kontraktionskraft des Herzmuskels, Verminderung des end-systolischen Volumens) zustande. Sowohl *chronotrope* wie *inotrope Effekte* werden durch gesteigerte Aktivität der adrenergen Fasern zum Herzen bewirkt; diese Aktivität wird offenbar durch psychische Stimuli ausgelöst und auch verminderte Vagotonie dürfte zur Herzfrequenzsteigerung beitragen. Die erhöhte Herz-Frequenz wird sowohl durch diese Faktoren wie auch durch den P_{CO_2}-Anstieg im Bereich der *Medulla oblongata* aufrechterhalten. Unter Umständen könnte auch der Bainbridge-Effekt zur Steigerung der Herzfrequenz beitragen. Die bei Arbeit maximal erreichbare Herz-Frequenz nimmt mit dem Alter ab (Kinder >200/min, Erwachsene 30jährig 195/min, 50jährig 170/min, 70jährig 145/min).

Um die erforderliche Steigerung des HMV zu ermöglichen, muß der *venöse Rückstrom* entsprechend *vermehrt* werden; die Zunahme des venösen Rückflusses ist jedoch nicht, wie früher angenommen wurde, Ursache für die Steigerung des HMV (Kap. 29). Erhöhte Muskelaktivität und Thoraxpumpe fördern den venösen Rückstrom; ferner wird Blut aus den Eingeweide-Speichern mobilisiert, der venöse Druck steigt infolge der Arteriolen-Dilatation an und durch adrenerg ausgelöste Venoconstriction wird das venöse Blutreservoir verkleinert. Insgesamt bewirkt die Entleerung aller Blutspeicher eine Vergrößerung des zirkulierenden Volumens um mehr als 30%.

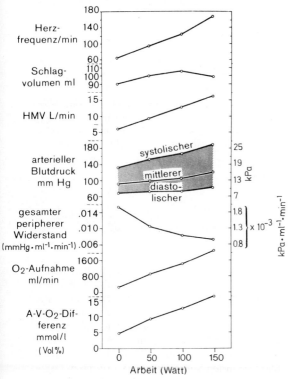

Abb. 33.4. Einfluß verschiedener Arbeitsbelastungen auf die kardiovasculären Funktionen (nach BERNE and LEVY: Cardiovascular Physiology, 3rd Ed. St. Louis: Mosby, 1977; data from CARLSTEN and GRIMBY: The Circulatory Response to Muscular Exercise in Man. Springfield/Ill.: Ch. C. Thomas 1966)

Nach Ende der Arbeit kann der Blutdruck vorübergehend auf subnormale Werte absinken, da angehäufte vasodilatatorisch wirksame Metaboliten die Muskelgefäße noch einige Zeit dilatiert erhalten. Bald stellt sich jedoch der Blutdruck wieder auf den Ausgangswert ein, während die Herz-Frequenz langsamer (je nach Schwere der vorangegangenen Arbeit nach verschieden langer Zeit) zum Ruhewert zurückkehrt (*Abtragen* der während der Arbeit eingegangenen *Sauerstoff-Schuld*).

Temperatur-Regulation bei Muskelarbeit

Die quantitativen Aspekte der Wärmeabgabe bei Arbeit sind in Abb. 33.5 zusammengefaßt. In vielen Körperregionen wird die Haut von Gefäßzweigen der Muskelarterien versorgt, so daß im tätigen Muskel erwärmtes Blut direkt zur Haut gelangt, wo ein Teil der Wärme abgestrahlt wird; daneben wird durch die gesteigerte Ventilation (Kap. 37) etwas Wärme mit der Exspirationsluft abgegeben. Der Anstieg der Körpertemperatur aktiviert ferner über das hypothalamische Abkühlungs-Zentrum die Wärmeabgabe-Mechanismen. Temperaturanstieg bei Arbeit kommt z.T. dadurch zustande, daß die Wärmeabgabe mit der erhöhten Wärmeproduktion nicht schritthalten kann; offensichtlich spielt aber außerdem eine *»Verstellung«* der *Regeltemperatur* des »Körperthermostaten« bei Arbeit auf einen höheren Wert eine Rolle (Kap. 14). Über die Temperatur-Regulation kommt es aber vor allem zu vermehrter Schweißsekretion; Schweiß-Verdunstung ist ein Hauptfaktor der vermehrten Wärmeabgabe bei Arbeit (1 l verdunsteter Schweiß = etwa 2400 kJ bzw. 588 kcal Wärmeabgabe; bei Schwerarbeit unter Hitzeeinwirkung kann die Schweißproduktion über 1,5 Liter pro Stunde erreichen). Zur Erleichterung der Wärmeabgabe erweitern sich die Hautgefäße, dies wird z.T. durch Verminderung des Vasomotoren-Tonus erreicht, doch dürfte z.B. am Unterarm und in anderen Hautgebieten auch durch das Peptid Bradykinin Vasodilatation ausgelöst werden (Kap. 31).

Training

Trainierte Sportler haben bei körperlicher Ruhe ein höheres Schlagvolumen und eine niedrigere Herz-Frequenz als Untrainierte und ihr Herz ist meist überdurchschnittlich groß (Kap. 29); bei Muskeltätigkeit nehmen bei Trainierten Schlagvolumen und Herz-Frequenz zwar zu, doch erreichen sie ein bestimmtes HMV mit verhältnismäßig *geringerer Herz-Frequenz-Steigerung* als vor dem Training. Bei Athleten sind sowohl das maximale HMV wie auch die maximal erreichbare arterio-venöse O_2-Sättigungsdifferenz größer als bei Untrainierten.

Regelmäßiges physisches *Training* vermittelt — offenbar durch psychische Einflüsse — ein *Gefühl des »Wohlbefindens«*, was insbesondere in der Rekonvaleszenz therapeutisch wertvoll sein kann. Muskuläre Aktivität erhält — wahrscheinlich durch regelmäßige Beanspruchung der regulatorischen Mechanismen — ein hohes Maß von Leistungsfähigkeit u.U. bis ins hohe Alter; ebenso scheint körperliche Bewegung die Häufigkeit und Schwere eines Herzinfarktes zu vermindern.

C. Entzündung

Entzündliche Reaktion als komplexer homöostatischer Mechanismus

Bei Eindringen von Bakterien ins Gewebe werden lokal Polypeptide freigesetzt; diese »locken« weiße Blutkörperchen an und bewirken lokale Vasodilatation sowie erhöhte Capillar-Permeabilität. Unter den freigesetzten Substanzen sind die *Kinine* besonders wichtig, doch auch *Serotonin* sowie *Histamin* sind bedeutsam. Die Permeabilität ist in den Venolen am stärksten, jedoch auch in den Capillaren erhöht. Das

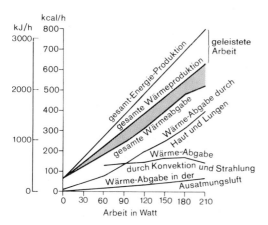

Abb. 33.5. Energie-Umsatz bei Muskelarbeit. Das graue Gebiet stellt den Überschuß an Wärmeproduktion gegenüber der Wärmeabgabe dar. Die gesamte eingesetzte Energie ergibt sich als Summe von Wärmeproduktion und geleisteter Arbeit (nach NIELSEN: Die Regulation der Körpertemperatur bei Muskelarbeit. Scand. Arch. Physiol. **79**, 193 (1938))

entzündete Areal wird warm, rötet sich und schwillt an *(Calor, Rubor, Tumor);* polymorphkernige Zellen und Lymphocyten »emigrieren« aus dem Blutstrom und versammeln sich im betroffenen Gebiet (Diapedese). Sie bilden zusammen mit anderen Phagocyten und toten Bakterien den sogenannten Eiter. Stimulierung der Fibroblasten ermöglicht Bildung eines Bindegewebs-Walles um die eingedrungenen Bakterien. Immunogen wirksame Bakterien-Substanzen regen die *Antikörper-Bildung* an. Es treten ferner vermehrt weiße Blutzellen aus den Bildungsstätten in die Blutbahn ein, so daß die Zahl der zirkulierenden Leukocyten, insbesondere der Neutrophilen ansteigt *(Leukocytose).* In die Zirkulation gelangte Bakterien-Toxine dürften schließlich Freisetzung von *Pyrogenen* bewirken (Kap. 14), die am hypothalamischen Erwärmungs-Zentrum angreifen und Temperaturanstieg *(Fieber)* verursachen. Bei Virus-Infektionen setzen die betroffenen Zellen ein Protein frei *(Interferon),* das die Virusmehrung hemmt (Kap. 27).

D. Blutverlust und Kompensations-Mechanismen

Auswirkungen von Blutverlust

Durch Blutung bewirkte Abnahme des zirkulierenden Volumens vermindert den venösen Rückstrom und dadurch das HMV; als Folge werden zahlreiche kompensatorische Mechanismen aktiviert (Tabelle 33.2). Die Herz-Frequenz nimmt zu. Bei Blutverlusten mäßigen Grades (5 bis 15 ml Blut/kg KG) nimmt wohl der Pulsdruck ab, der mittlere Blutdruck bleibt jedoch meist normal und nur bei schweren Blutverlusten sinkt auch dieser ab. Die Blutdruck-Veränderungen nach Blutverlust sind —

Tabelle 33.2. Kompensatorische Reaktionen bei Blutungen

Vasoconstriction
Tachykardie
Venoconstriction
Verstärkte Thorax-Pumpwirkung
Verstärkte Skeletmuskel-Pumpwirkung
  (in manchen Fällen)
Verstärkter Einstrom von Interstitialflüssigkeit
  in die Capillaren
Verstärkte Sekretion von Noradrenalin
  und Adrenalin
Verstärkte Vasopressin-ADH-Sekretion
Verstärkte Sekretion von Glucocorticoiden
Verstärkte Sekretion von Renin und Aldosteron
Verstärkte Plasmaproteinsynthese
Sekretion von Erythropoietin
---

auch wenn genau die gleiche Menge verloren wurde — individuell sehr verschieden. Die Haut ist bei Blutverlust kühl und blaß; infolge capillarer Stase und mäßiger Cyanose kann die Hautfarbe u. U. einen Grauton annehmen. Die Atmung ist frequent und als wichtiges Symptom tritt quälender Durst auf. Die Gesamtheit dieser Veränderungen wird in das Syndrom des hypovolämischen Schocks (s. später) eingeordnet. Ist eine Blutung die Ursache für einen hypovolämischen Schock, so wird er hämorrhagischer Schock genannt.

Bei hypovolämischem Schock und anderen Schock-Formen verursacht die *unzureichende Gewebe-Perfusion* eine Zunahme der anaeroben Glykolyse mit *vermehrter Milchsäure-Bildung* (in schweren Fällen Milchsäure-Konzentration im Blut über 9 mmol/l; Normalwert 1 mmol/l); die resultierende Milchsäure-Acidose schädigt das Myokard, vermindert die Reaktionsfähigkeit der peripheren Gefäße auf zirkulierende Catecholamine und kann u. U. zum Koma führen.

Kompensation von Blutverlust

Kompensatorische Sofort-Reaktionen bei Blutverlust

Bei Verminderung des zirkulierenden Volumens und des venösen Rückstromes werden die Vorhof-Baroreceptoren weniger gedehnt und die sympathischen Entladungen nehmen zu; selbst wenn der mittlere arterielle Druck normal bleibt, führt die Pulsdruck-Abnahme zur Aktivitäts-Verminderung der arteriellen Baroreceptoren, so daß Reflex-Tachykardie und Vasoconstriction eintritt.

Die *Vasoconstriction* ist generalisiert, nur die Gefäße von Herz und Gehirn sind ausgenommen. Die vasoconstrictorische Innervation der Arteriolen im Gehirn ist funktionell gesehen wahrscheinlich nicht signifikant; an den Coronargefäßen kommt es durch den gesteigerten Myokardstoffwechsel aufgrund der erhöhten Herzfrequenz zur Dilatation (Kap. 32). Am deutlichsten ist die Vasoconstriction im Bereich der Haut (kühle, blasse Haut) sowie in Nieren und Eingeweiden.

Blutverlust verursacht auch *allgemeine Venoconstriction,* was zur Aufrechterhaltung des Füllungsdruckes im Herzen beiträgt; die diese Reaktion auslösenden Receptoren sind unbekannt. Die massive Vasoconstriction im Splanchnicus-Gefäßgebiet verschiebt Blut aus dem Eingeweide-Reservoir in den Körperkreis-

lauf; auch aus den subcutanen und pulmonalen Venen wird Blut mobilisiert. Das beim Menschen aus der Milz verfügbare Speicherblut ist, wie früher erwähnt (Kap. 32) unbedeutend.
In den Nieren kommt es zur Constriction der Vasa afferentia und efferentia, wobei die efferenten Gefäße stärker kontrahiert werden; gegenüber der *verminderten glomerulären Filtrations-Rate* (GFR) ist der renale Plasmastrom stärker herabgesetzt, so daß die Filtrations-Fraktion (GFR/renaler Plasmastrom) zunimmt. Möglicherweise kommt es zu einer Kurzschluß-Führung des renalen Blutes durch die medullären Gefäße unter Umgehung der corticalen Glomerula; es wird wenig Harn gebildet, Na^+ wird vermehrt retiniert, aber auch Stickstoff-haltige Stoffwechselprodukte werden im Blut zurückgehalten (Azotämie oder Urämie). Besonders bei langdauernder Hypotension kann sich ein schwerer Schaden des tubulären Apparates entwickeln (»lower nephron nephrosis«, Kap. 38). Blutverlust führt zu starker *Steigerung der NNM-Sekretion* (Kap. 20); die Konzentration von zirkulierendem *Noradrenalin* wird auch durch die vermehrte *Aktivität adrenerger* sympathischer Neuronen erhöht. Die vermehrt zirkulierenden Catecholamine tragen jedoch relativ wenig zur generalisierten Vasoconstriction bei, doch führen sie vielleicht zur Stimulation der Formatio reticularis (Kap. 11), was bei manchen Patienten im hämorrhagischen Schock Ursache einer auffallenden Ruhelosigkeit und Angst sein könnte. Apathie und getrübtes Sensorium bei anderen Schock-Patienten dürfte hingegen Folge von cerebraler Ischämie und Acidose sein. Im Falle motorischer Unruhe mit gesteigerter Respiration bewirken Muskel- und Thorax-»Pumpe« u. U. eine gewisse Verbesserung des venösen Rückstroms zum Herzen.
Das durch Erythrocyten-Verlust verminderte O_2-Transport-Vermögen zusammen mit der verminderten Durchblutung der Carotis- und Aorten-Körperchen (Anämie und Stagnations-Hypoxie, Kap. 37) sowie die bestehende Acidose bewirken *Stimulierung der Chemoreceptoren;* dies dürfte vor allem die gesteigerte Atmung im Schock verursachen. Chemoreceptorische Aktivität stimuliert aber auch das Vasomotoren-Zentrum mit in der Folge verstärkter peripherer Vasoconstriction. Bei Hunden im hämorrhagischen Schock mit Blutdruckwerten unter 9,3 kPa (70 mm Hg) führt Durchschneidung der afferenten Nerven von den Baro- und Chemoceptoren der Carotiden eher zu weiterem Blutdruck-Abfall als zu einem Anstieg; dieses — vorerst paradox erscheinende — Phänomen wird jedoch dadurch verständlich, daß die Baroreceptoren bei Drucken unter 9,3 kPa (70 mm Hg) zwar bereits »stumm« sind, die afferenten Impulse in den chemoreceptorischen Afferenzen aber das Vasomotoren-Zentrum — über seine nach Wegfall der baroreceptorischen Hemmung maximal erreichbare Aktivitäts-Steigerung hinaus — noch stärker »antreiben«.

Kompensatorische Langzeit-Reaktionen nach Blutverlust

Bei Constriction der Arteriolen und Absinken des venösen Druckes infolge Verminderung des Blutvolumens fällt der Capillar-Druck ab. Infolgedessen strömt Flüssigkeit in die Capillaren ein und das zirkulierende Volumen nimmt zu; gleichzeitig wird aber die *Interstitial-Flüssigkeit vermindert (Dehydratation)* und auch den Zellen wird Intracellular-Flüssigkeit entzogen. ECF-Volumen-Verminderung bewirkt *Durstgefühl*, ein — wie erwähnt — dominierendes Symptom bei Schock. Durst kann nach Blutverlust ohne Änderung der Plasma-Osmolalität auftreten (Angiotensin-II-Wirkung auf das subfornische Organ); offenbar stimuliert die interstitielle oder intracelluläre Dehydratation den Durst-Mechanismus (Kap. 14).

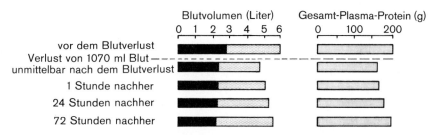

Abb. 33.6. Veränderungen von Erythrocyten-Volumen (schwarze Flächen), Plasma-Volumen (graue Flächen) und Gesamt-Plasma-Protein nach Blutverlust beim Normalen (nach KEELE and NEIL: Samson Wright's Applied Physiology, 11th Ed. Oxford University Press 1965)

Nach mäßigem Blutverlust wird das Plasma-Volumen innerhalb 12–72 Stunden wieder normalisiert (Abb. 35.6); es kommt dabei zu einem raschen Einstrom von Albumin in die Zirkulation aus den extravasculären Gebieten, die Hauptmenge der aus dem Interstitium mobilisierten Flüssigkeit ist jedoch proteinarm. In der Folge vermindert sich die Konzentration von Plasmaproteinen und Blutzellen; in den ersten Stunden einer Blutung *sinkt der Hämatokrit* jedoch noch kaum ab. Nach dem initialen Einstrom von Albumin in das Gefäß-System wird der Rest verlorenen Plasma-Proteins — vor allem durch gesteigerte Syntheseleistung der Leber — innerhalb 3–4 Tagen ersetzt. In der Zirkulation erscheint auch *Erythropoetin*, die *Reticulocyten-Zahl* nimmt zu und erreicht nach etwa 10 Tagen das Maximum; in 4–8 Wochen sind alle Blutzellen wieder ersetzt. Im übrigen wird ein niedriger Hämatokrit — bei nicht akutem Blutverlust — bemerkenswert gut vertragen; dazu tragen verschiedene kompensatorische Mechanismen bei, vor allem Konzentrationszunahme von 2,3-DPG in den Erythrocyten, wodurch Hämoglobin mehr O_2 an das Gewebe abgibt (Kap. 27 und 35). Bei lang bestehender Anämie ohne anderen Komplikationen kommt es erst bei sehr niedrigen Hämoglobin-Werten zu bedrohlichen Symptomen (Arbeits-Dyspnoe bei Werten unter 4,6 mmol, bzw. 75 g, Müdigkeit unter 3,7 mmol, bzw. 60 g, Ruhedyspnoe bei 1,9 mmol, bzw. 30 g und Herzversagen erst unter 1,2 mmol, bzw. 20 g H6/4, bzw. Hb pro Liter Blut).

Blutverlust bewirkt *Zunahme der Aldosteron-Sekretion* durch den Renin-Mechanismus, infolge des Streß aber auch durch ACTH-Sekretions-Zunahme (Kap. 20); es kommt ferner zu merklich vermehrter Vasopressin-ADH-Sekretion, die wahrscheinlich durch die verminderte Aktivität der Carotis- und Aorten-Baroreceptoren sowie der Vorhofbaroreceptoren ausgelöst wird (Kap. 14 und 31). Die erhöhte Aldosteron- und Vasopressin-ADH-Konzentration im Blut fördert Salz- und Wasser-Retention, um das Blut-Volumen wieder aufzufüllen; der initiale Abfall von Harnproduktion und Na^+-Ausscheidung nach Blutverlust dürfte aber Folge der veränderten renalen Hämodynamik sein.

Während Blutverlust freigesetztes Angiotensin II ist für die Aufrechterhaltung des Blutdrukkes von Bedeutung. Vasopressin-ADH hingegen — ein in unphysiologisch hoher Dosierung zwar blutdrucksteigerndes Hormon — dürfte in der durch Sekretion erreichbaren Konzentration kaum für die Blutdruck-Normalisierung bedeutsam sein, wie Tierversuche zeigen. Bei hypophysektomierten Hunden ist der Blutdruck-Abfall nach einem Standard-Blutverlust im Vergleich zu Kontrollen völlig gleich, bei kombiniert hypophys-nephrektomierten Tieren aber deutlich stärker (Tabelle 33.3).

Irreversibles Versagen der Kompensation von Blutverlust (irreversibler Schock)

Weitgehend in Abhängigkeit von der akut verlorenen Blutmenge ist Blutverlust manchmal binnen kurzem letal, während in anderen Fällen ausreichende Gegenregulationen einsetzen und sich der Kreislauf — entsprechend therapeutisch unterstützt — wieder normalisiert. Dazwischen liegen jene Fälle, bei denen der Schock mit voller Symptomatik und Schwere durch Stunden anhält und sich der Zustand fortschrei-

Tabelle 33.3. Wirkung von Blutverlust (15 ml/kg Körpergewicht) beim Hund (in Barbiturat-Narkose)[a]

	Mittlerer arterieller Blutdruck in kPa (mmHg)		
	Normal	Hypophysektomiert	Hypophysektomiert und nephrektomiert
Kontrolle	18 /10 (136/81)	17,7/12 (133/87)	16,4/9 (123/65)
10 min nach Blutverlust	10,7/6 (80/47)	11/7 (83/52)	8,5/4 (64/32)
70 min nach Blutverlust	15,3/9 (115/70)	14,8/9 (111/68)	12,8/7 6 96/54)
10 min nach Reinfusion des verlorenen Blutes	19,5/12 (146/90)	18,3/11 (137/84)	16,9/11 (127/81)
Zahl der untersuchten Hunde	6	10	10

[a] Nach GANONG and MULROW: Role of the kidney in adrenocortical response to hemorrhage in hypophysectomized dogs. Endocrinology **70**, 182 (1962).

tend bis zu dem Punkt verschlechtert, da der Organismus nicht mehr auf vasopressorische Pharmaka anspricht und das HMV — trotz Auffüllung des Blutvolumens mit Plasma-»Expandern« (Blutplasma, Human-Albuminlösung, Serum-Konserven, kolloidosmotisch wirksame Lösungen wie z. B. Dextran) — erniedrigt bleibt *(irreversibler Schock);* schließlich bricht der periphere Widerstand zusammen, die Herzfrequenz verlangsamt sich und der Tod tritt ein (Schock-Mechanismus, s. später).

Die Frage nach der Ursache für das Irreversibel-Werdens eines Schocks ist nach wie vor unbeantwortet. Sicher wird dabei *eine Reihe schädlicher positiver Rückkopplungs-Mechanismen (»Circulus vitiosus«)* wirksam. So führt z. B. schwere cerebrale Ischämie zur Schädigung von Vasomotoren- und Herzregulations-Zentrum mit allgemeiner Vasodilatation und Herzfrequenz-Abnahme; dadurch sinkt der Blutdruck weiter, die cerebrale Minderdurchblutung verstärkt sich und die Schädigung vitaler Hirn-Zentren nimmt zu.

Ein weiteres wichtiges Beispiel für diese Art von *»positiven feedback«* bietet das *Myokard.* Im schweren Schock ist die Coronar-Durchblutung — trotz dilatierter Coronargefäße — infolge niedrigen Blutdrucks und Tachykardie (Kap. 32) vermindert. Das Herzversagen verstärkt die Schocksymptome, insbesondere die Acidose, was wieder zusätzlich das Myokard schädigt; bei längerdauernder Minderdurchblutung kann die Myokard-Schädigung so zunehmen, daß — trotz Wiederauffüllung des Kreislaufs — das HMV nicht mehr normalisierbar ist.

Gleichzeitiger Spasmus von präcapillaren Sphinctern und Venolen dürfte ein dominierender Faktor sein, solange ein Schock noch reversibel ist; die dabei bestehende verminderte Capillar-Perfusion bietet allerdings die Voraussetzung für die Entstehung einer hypoxischen Gewebe-Schädigung. Ein *irreversibler Schock* beginnt sich jedoch erst zu entwickeln, wenn sich — nach 3- bis 5stündigem Bestehen dieses Zustandes — die *präcapillären Sphincter dilatieren,* während die *Venolen spastisch verengt* bleiben. Nun kann das Blut zwar in die Capillargebiete einströmen, muß jedoch in den Capillaren stagnieren und die Gewebe-Hypoxie dauert an. Der hydrostatische Druck in den Capillaren steigt an und *Flüssigkeit tritt* in zunehmender Menge *aus dem Gefäßsystem* aus. Schließlich werden die Capillarwände so stark geschädigt, daß nicht nur Flüssigkeit, sondern auch Blut ins Gewebe austritt. In dieser Phase des Schocks verlassen Plasma-Expander bereits ebenso rasch das Gefäßsystem, wie sie infundiert werden können. Möglicherweise tragen zirkulierende Toxine zur Paralyse der präcapillären Sphincter bei; infolge Stagnations-Hypoxie des Gastrointestinal-Traktes dürfte die Abwehrschranke gegen das Eindringen von Darmbakterien in den Kreislauf zusammenbrechen (Kap. 26).

Gestützt auf die Hypothese einer kausalen Bedeutung der *Imbalance zwischen dem Tonus von präcapillären Sphinctern und Venolen* für die Genese des irreversiblen Schocks wurden Blocker des adrenergen Systems (α-Receptoren-Blocker, wie z. B. Dibenzylin, Tabelle 13.2) für die Therapie in Betracht gezogen, um den gefährlichen Gefäß-Spasmus herabzusetzen. Während beim experimentellen Schock des Hundes hiermit erstaunliche Erfolge erzielt wurden, sind α-Receptoren-Blocker für die Schock-Therapie beim Menschen jedoch von fraglichem Wert. Auch sehr hochdosierte Glucocorticode tragen angeblich zur Verhinderung der kritischen Tonus-Imbalance im Capillarbett bei.

E. Arten des Schocks

Allgemeine Vorbemerkungen

Die vorangegangene ausführliche Besprechung des Blutverlustes bot ein Beispiel für eine zur Schock-Symptomatik führende Situation. Die beträchtlichen Widersprüche bei der Interpretation dieses Syndroms haben ihre Ursache z. T. in der *kritiklosen Verwendung des Begriffes »Schock«* durch Ärzte und Laien. Elektro-Schock und spinaler Schock z. B. haben keine Ähnlichkeit mit dem durch Blutverlust verursachten Zustand; aber auch bei der Verwendung des Terminus »Schock« im engeren Sinne für Kreislauf-Schock handelt es sich um eine Summe unterschiedlicher Zustandsbilder, die wohl gewisse Gemeinsamkeiten aufweisen. Bei allen Arten von Schock ist offenbar *»inadäquate Gewebe-Perfusion«* als Hauptsymptom vorhanden. Das meist unzureichende HMV kann in verschiedener Weise zustandekommen; es kann das Herz geschädigt sein oder es besteht ein Mißverhältnis zwischen zirkulierendem Blut-Volumen und dem zu füllenden Fassungsraum des Gefäßsystems, sei es infolge Volumenverlust, sei es durch ein vergrößertes Fassungsvermögen des Kreislaufsystems. Nach diesen Gesichtspunkten werden 3 Typen von Schock unterschieden: (1) *Hypovolämischer Schock* (durch Verlust von Blut oder Plasma nach außen oder in das Körperin-

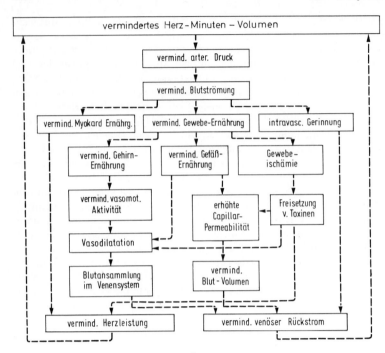

Abb. 33.7. Verschiedene Rückkopplungs-Mechanismen, die an der Entstehung des »Circulus vitiosus« bei Schock beteiligt sind (nach A. C. GUYTON: Textbook of Medical Physiology, 3rd Ed. Philadelphia and London: Saunders 1966)

nere bzw. in das Gewebe), (2) *kardiogener Schock* (infolge verminderter Pumpleistung des Herzens) und (3) *Widerstandsverlust-Schock* (»low resistance shock« infolge übermäßiger Vasodilatation bei normalem Blutvolumen und HMV, Abb. 33.7 und 33.8).

Hypovolämischer Schock

Der hypovolämische (auch »*kalte*«) Schock ist charakterisiert durch Hypotension, frequenten »fadenförmigen« Puls, kalte blasse und feuchtklebrige Haut, quälenden Durst, frequente Atmung und — je nach den Umständen — Unruhe oder Apathie; keines dieser Symptome muß jedoch obligat vorliegen. So kann z.B. die Blutdruck-Erniedrigung nur relativ sein; bei einem Hypertoniker mit gewöhnlich 32/19 kPa (240/140 mm Hg) Blutdruck kann bei einem — für den Gesunden normalen — Blutdruck von 16/12 kPa (120/90 mm Hg) bereits schwerer Schock bestehen.

Der *hypovolämische Schock* wird entsprechend der Ätiologie weiter unterteilt: z.B. hämorrhagischer Schock, Wund-Schock und Verbrennungs-Schock. Trotz ihrer Ähnlichkeit bestehen doch für die einzelnen Schock-Formen typische Merkmale.

Ein *traumatischer Schock* entwickelt sich bei schweren Verletzungen von Muskeln und Skelet; er wird besonders bei Verwundungen im Krieg sowie bei Verkehrsunfällen beobachtet. Offene Blutung in das verletzte Areal ist hier Hauptursache des Schocks, wenn auch geringer Plasmaverlust ins Gewebe besteht. Die bei relativ klein erscheinenden Verletzungen verlorengehende Blutmenge kann beachtlich sein; die Oberschenkelmuskulatur kann z.B. nach einer Gefäßverletzung bei einer Durchmesser-Zunahme der Extremität von nur 1 cm mehr als 1 Liter Blut aufnehmen.

Bei ausgedehnten Weichteil- und Muskel-Zertrümmerungen kann Myoglobin ins Gefäßsystem gelangen; es kann dann zur Myoglobin-Präcipitation in den renalen Tubuli kommen (»*crush syndrome*« = traumatischer Schock mit Nierenschädigung). Nieren-Insuffizienz als Komplikation kann durch die bei allen Schockformen wirksamen regulatorischen Veränderungen ausgelöst werden. Die früher beim »crush syndrome« als Hauptursache der Niereninsuffizienz angesehene Myoglobin-Präcipitation in den Nierentubuli ist nach heutiger Ansicht von untergeordneter Bedeutung bei der Entstehung der »Schockniere«.

Der *chirurgische* oder *Wund-Schock* entsteht durch — unterschiedlich proportionierte — Kombination von Blutverlust nach außen, innerem Blutverlust in verletztes Gewebe oder Körperhöhlen sowie Dehydratation.

Beim *Verbrennungs-Schock* ist die dominierende

Kardiogener Schock

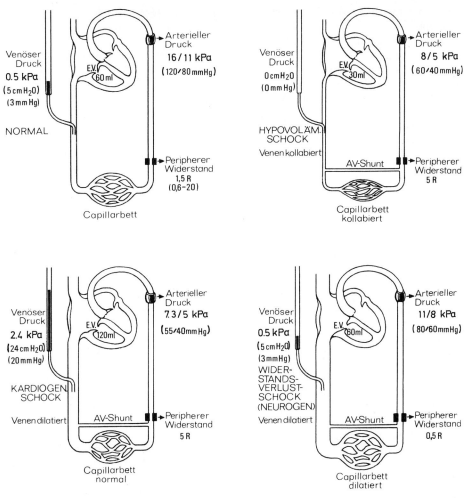

Abb. 33.8. Schematische Darstellung der Kreislaufverhältnisse beim Normalen und bei verschiedenen Schockformen. E. V. = Endsystolisches Ventrikelvolumen (nach J. E. WILSON (Ed.): Handbook of Surgery, 5th Ed. Los Alamos: Lange 1973)

Störung Plasma-Verlust von der verbrannten Körperoberfläche (»weeping«, »Weinen« des bloßgelegten Interstitiums). Da hier eher Plasma als Blut verloren wird, steigt der Hämatokrit an und die Blut-Eindickung *(Hämokonzentration)* steht im Vordergrund. Daneben treten komplexe — in ihren Ursachen unklare — Stoffwechsel-Veränderungen auf (z. B. nicht thyreogene Umsatz-Steigerung um 50%), manchmal entwickelt sich auch eine hämolytische Anämie. Wegen dieser verschiedenen Komplikationen, der Schwere des Schocks sowie der Gefahr durch Sepsis und Nierenversagen ist die Mortalität bei dritt-gradigen Verbrennungen von über 75% der Körperoberfläche noch immer nahezu 100%.

Kardiogener Schock

Beim kardiogenen Schock kommt es durch primär eingeschränkte myokardiale Kontraktionsleistung zu einer Minderversorgung lebenswichtiger Organe. Die *Symptome* sind diejenigen des *Schocks* vermehrt um eine *Congestion der Lungen und Eingeweide*, da das Herz das venöse Angebot nicht bewältigen kann. Der arterielle Druck und das Herzminutenvolumen nehmen ab, das enddiastolische Volumen und der enddiastolische Druck im linken Ventrikel nehmen zu und führen in der Folge zu einer Stauung (»Stauungs-Schock«). Durch die verminderte Druckbeanspruchung der Receptoren in Aorta und Carotis-Sinus und die resultierende Abnahme der Aktivität im afferenten Vagus kommt es — als Gegenregulation — zu einer Erhöhung der Herzfrequenz und durch Steigerung des Vasomotorentonus zu einer Erhöhung des peripheren Gefäßwiderstandes. Gleichzeitig kommt es zur Auslösung einer »Alarmreaktion« mit vermehrter Catecholamin-Ausschüttung; die Zentralisation des Kreislaufs nimmt zu und das Herz wird über β-Receptoren-Stimulation noch weiter »aufgepeitscht«. Die erwähnten Mechanismen, die bei nicht-geschädigtem Herzen imstande sind, ein unzureichendes Volumenangebot zu kompensieren, sind im Falle des kardiogenen Schocks nicht unbedingt zielführend; einerseits ist die erreichte Druckregulation meist nicht ausreichend, um eine suffiziente Coronardurchblutung sicherzustellen, andererseits bewirkt die gesteigerte Herztätigkeit einen erhöhten Energiebedarf des Myokards, was die Herzenergetik noch weiter verschlechtert. Hierdurch kommt es zu einer Energie-Mangel-Insuffizienz des Herzens, da der anaerobe Herzstoffwechsel — im Gegensatz zu den Verhältnissen beim Skeletmuskel — nur für wenige Herzkontraktionen ausreichende Energie bereitstellen kann.

Die weitaus häufigste Ursache des kardiogenen Schocks ist der penetrierende Myokard-Infarkt (Nekrose des Myokards, wobei an einer bestimmten Stelle die gesamte Wanddicke betroffen ist). Kardiogener Schock tritt bei nur wenigen Prozent aller Infarktfälle auf; autoptisch konnte nachgewiesen werden, daß in diesen Fällen mehr als 40% des linken Ventrikels infarziert waren. Eine medikamentöse Beeinflussung des kardiogenen Schocks ist bisher kaum erreichbar, dementsprechend beträgt die Letalität etwa 90%.

Einen Versuch zur Verbesserung des coronaren Perfusionsdruckes stellt die Anwendung der intra-aortalen Ballonpumpe dar. Dabei kommt es durch ein diastolen-synchrones Aufblasen eines Ballonkatheters in der Aorta descendens zu einem Anheben des diastolischen Druckes zentral vom Ballon, während in der Systole der linke Ventrikel durch Entleerung des Ballons und die damit verbundene Saugwirkung entlastet wird. Möglicherweise gelingt es bei rechtzeitiger Anwendung dieser Methode, die Überlebenschancen der Patienten mit kardiogenem Schock zu verbessern.

Widerstandsverlust-Schock (»low resistance shock«)

Unter dem Begriff Widerstandsverlust-Schock werden verschiedene Zustände zusammengefaßt, bei denen das Blut-Volumen zwar normal, der Fassungsraum des Gefäßsystems durch massive Vasodilatation aber vergrößert ist *(»warmer« Schock)*. Hierher gehört z. B. Ohnmacht infolge übermächtiger Emotionen (Furcht, Gram) bzw. bei — oft unbedeutenden — Verletzungen auftretende Bewußtlosigkeit. Eine wichtige Form des Widerstandsverlust-Schocks ist der *Hitzschlag* (Überwärmungs-Schock, Kap. 14). Die häufigste Form des Widerstandsverlust-Schocks wird durch Endotoxin gram-negativer Bakterien verursacht, das bei manchen Infektionen in großen Mengen im Körper freigesetzt wird *(Endotoxin-Schock)*.

Mischform des Schocks

Anaphylaktischer Schock ist eine — sich rapid entwickelnde — allergische Reaktion auf Exposition gegenüber einem Antigen, gegen das der Organismus Antikörper besitzt (»sensibilisiert« wurde); die dabei ablaufende Antigen-Antikörper-Reaktion verursacht Freisetzung großer Mengen von *Histamin* und dadurch *Capillar-Permeabilitätssteigerung* sowie *generalisierte Dilatation* von Arteriolen und Capillaren. Bei Versuchstieren findet man — je nach Species — weitere zum Schock beitragende Veränderungen; solche Phänomene wie z. B. Bronchospasmus oder veränderte Leberdurchblutung sind jedoch für das anaphylaktische Geschehen beim Menschen von untergeordneter Bedeutung (Kap. 27).

Schock kann auch als *Komplikation verschiedener Stoffwechsel- und Infektions-Krankheiten* auftreten; in diesen Fällen spielen niedriger peripherer Widerstand, aber u. U. auch Hypovolämie eine gewisse Rolle. Trotz verschiedener Mechanismen sind NNR-Insuffizienz, diabetische Ketoacidose und schwere Diarrhoe durch Na^+-Verlust gekennzeichnet; dadurch vermindert sich das Plasma-Volumen u. U. bis zum Eintritt eines kardiovasculären Versagens. Schwere Infektionskrankheiten können durch verschiedene Mechanismen Schock auslösen, z. B. durch generalisierte Vasculitis mit Plasmaverlust ins Gewebe (Rocky Mountain-Fieber, Korea-Fieber), durch zirkulierende — die glatte Gefäßmuskulatur lähmende — Toxine, durch Dehydratation (tropische Darminfektionen) oder — in den seltenen Fällen — durch beiderseitige

Nebennieren-Blutung mit akuter NN-Insuffizienz *(Waterhouse-Friderichsen-Syndrom)*. Fieber kann die Schock-Entstehung durch Dilatation der Hautgefäße begünstigen (Kap. 33). wobei das Mißverhältnis zwischen Fassungsraum des Gefäßsystems und verfügbarem Blut-Volumen vergrößert wird.

Behandlung des Schocks

Jede *Schock-Therapie* muß einerseits auf die Beseitigung der schockauslösenden Faktoren zielen und gleichzeitig die physiologischen Kompensationsmechanismen unterstützen, um die *Wiederherstellung einer adäquaten Gewebe-Perfusion* zu erreichen. Ist Blutverlust die Schock-Ursache (hämorrhagischer, traumatischer, Wund- und chirurgischer Schock), dann muß die Therapie insbesondere für frühzeitigen und raschen *Ersatz des verlorenen zirkulierenden Volumens* sorgen (Plasma-Expander verschiedener Art; nur selten Vollblut-Transfusionen indiziert).
Infusion isotoner NaCl-Lösung ist von nur begrenzter und kurzandauernder Wirkung (NaCl verteilt sich in der ECF, so daß nur $1/5$ der infundierten Menge im Gefäßsystem verbleibt); dennoch ist Infusion isotoner Salzlösungen — insbesondere als *Druck-Infusion* mittels Plastikbeutel angewandt — als Sofortmaßnahme bei Fehlen anderer Möglichkeiten von Wert. Beim Verbrennungs-Schock und anderen mit Hämokonzentration verbundenen Zuständen ist *Plasma-Infusion* das Mittel der Wahl, um den Plasma-Verlust zu ersetzen. *Plasma-»Expander«* (Lösungen kolloid-osmotisch wirksamer Substanzen mit hohem Mol.-Gew. z.B. Dextran, Polyvinylpyrrolidon = PVP, Gelatine) sind für den Volumen-Ersatz wegen ihrer langen Verweildauer im Gefäßsystem (die Capillarpermeabilität für sie ist gering) brauchbar. *Infusion von hoch-konzentriertem humanem Serum-Albumin* (25 g/100 ml Lösung, 1 g Albumin kann 17 ml Wasser binden) kann das zirkulierende Volumen durch Anziehen von Wasser aus dem Interstitial-Flüssigkeitsraum vergrößern; diese Methode (eine Art Autotransfusion von Flüssigkeit) kommt jedoch nicht bei bereits bestehender Dehydratation in Betracht, da sie die Gewebe-Flüssigkeit zusätzlich vermindern würde.
Bei *anaphylaktischem Schock* hat *Adrenalin* eine günstige — fast spezifische — Wirkung, die offenbar über den vasoconstrictorischen Einfluß auf die dilatierten Gefäße hinausgeht. Bei allen Schockformen ist Wiederherstellung eines normalen arteriellen Druckes zur Sicherstellung der Coronar-Durchblutung entscheidend; vasopressorische Mittel (z.B. Noradrenalin) können u.U. hierfür in Betracht kommen, doch muß ihre Anwendung auf ganz kurze Zeit beschränkt bleiben.
Verschiedene — manchmal bei der Schock-Behandlung angewandte — Maßnahmen beeinträchtigen die physiologischen Kompensations-Mechanismen. Sedativa und andere auf das ZNS aktivitäts-vermindernd wirkende Pharmaka sollten möglichst sparsam verwendet werden, da sie die Aktivität des Vasomotoren-Zentrums herabsetzen. Besonders ungünstig wirkt Alkohol, da er neben seiner direkten Wirkung auf das ZNS über dieses auch periphere Vasodilatation auslöst. Jede Überwärmung sollte wegen der damit verbundenen Erweiterung der Hautgefäße vermieden werden. Wegen der Schwerkraftwirkung auf das Blut ist jede Vertikallage des Patienten bei Schock gefährlich; die Schwerkraft kann jedoch zum Vorteil des Patienten eingesetzt werden, indem man das Fußende des Bettes um 20–30 cm anhebt (Unterlegen von »Schock-Blocks«) und so den venösen Rückstrom zum Herzen wie auch die cerebrale Durchblutung erleichtert. Diese Lage des Patienten soll aber nicht zu lange beibehalten werden, da sie Druck der Baucheingeweide auf das Zwerchfell bewirkt und dadurch die Ventilation erschwert (Gefahr von Lungen-Komplikationen).

Ohnmacht

Plötzlicher Bewußtseins-Verlust durch cerebrale Ischämie kann verschiedene Ursachen haben. Wahrscheinlich die häufigste Ursache einer Ohnmacht *(Synkope)* ist Blutdruck-Abfall infolge plötzlicher generalisierter Vasodilatation mit Bradykardie, oft in Zusammenhang mit heftigen Emotionen; diese Anfälle sind kurzandauernd und nach wenigen Minuten kehrt das Bewußtsein zurück *(»vasovagale Synkope«)*. Der Blutdruck-Abfall ist z.T. Folge des — durch die ausgeprägte Bradykardie — verminderten HMV; daneben besteht aber auch eine diffuse Entladung des sympathischen Vasodilatatoren-Systems, die Widerstandsverminderung im Gefäßbett der Skelet-Muskulatur auslöst. Plötzlicher Bewußtseinsverlust durch vermindertes HMV tritt jedoch auch bei kurzen Anfällen von Kammerflimmern bzw. bei asystolischen Episoden (Adams-Stokes-Syndrom, Kap. 28) auf. *Orthostatische Synkope* ist ein Ohnmachts-Anfall infolge Ansammlung von Blut in den unteren Körperpartien mit cerebraler Minderdurchblutung. Hierzu gehört auch die *Miktions-Synkope*, das sind während der Miktion auftretende Ohnmachts-Anfälle bei Patienten mit orthostatischer Hypotension (wahrscheinlich durch Kombination von Orthostase-Reaktion mit — durch Harnentleerung ausgelöster — Reflex-Bradykardie). Druck auf den Carotis-Sinus (z. B. durch zu engen Kragen) kann ebenfalls Bradykardie, Vasodilatation und u. U. Ohnmacht bewirken *(Carotis-Sinus-Synkope)*. Husten-Synkope kommt durch den intrathorakalen Druckanstieg (beim Pressen oder Husten) infolge des eingeschränkten Rückstroms zum Herzen zustande. *Anstrengungs-Synkope* ist ein Ohnmachts-Anfall bei Arbeit infolge Unfähigkeit, das HMV den gesteigerten Anforderungen der Gewebe-Durchblutung anzupassen (häufig bei Aorten- oder Pulmonal-Stenose).

F. Herzversagen

Symptomatik

Manifestationen des Herzversagens reichen vom plötzlichen Herztod (z. B. Kammer-Flimmern oder Luft-Embolie) über schockähnliche Zustände (kardiogener Schock) bis zur chronischen Herz-Insuffizienz je nach Ausmaß der Störung und der Schnelligkeit, mit der sich diese entwickelt. Die Merkmale einer *Herzinsuffizienz* richten sich nach dem jeweils vorwiegend betroffenen Ventrikel. Bei vorwiegender *Rechtsherz-Insuffizienz* kommt es zu Leber-Vergrößerung *(Hepatomegalie)*, Erweiterung der Halsvenen, verlängerter Kreislaufzeit und *Ödemen* (insbesondere in den abhängenden Körperteilen); bei vorwiegender *Linksherz-Insuffizienz* treten Kurzatmigkeit mit dem Gefühl der Atemnot *(Dyspnoe)* zunächst bei Belastung *(Belastungsdyspnoe)* auf. In fortgeschrittenen Fällen findet man häufig *Orthopnoe* (Dyspnoe, die sich beim flachen Liegen verstärkt und beim Aufsetzen abnimmt). Die Dyspnoe kann anfallweise auftreten und u. U. bis zum akuten Lungen-Ödem führen. In allen Fällen sind eine eingeschränkte Leistungsbreite sowie Tachykardie, Herzvergrößerung und bisweilen Nykturie und Rhythmusstörungen vorhanden.

Einige dieser Störungen sind Folge des sog. *»backward failure«*, bei dem rechtes, bzw. linkes Herz das venös zuströmende Blut nicht entsprechend auswerfen können, so daß der venöse Druck ansteigt und sich das Blut in Lungen bzw. Eingeweiden staut. Andere Störungen sind durch den *»forward failure«* bedingt, bei dem das Herz kein adäquates HMV aufrechterhalten kann, um die normale Perfusion des Gewebes zu ermöglichen (Tabelle 33.4). Das HMV kann u. U. eher relativ als absolut unzureichend sein; bei Thyreotoxikose und Thiamin-Mangel z. B. kann das HMV — absolut — erhöht sein, doch besteht trotzdem Herz-Insuffizienz, falls das erhöhte HMV hinter den erhöhten Erfordernissen des Gewebes zurückbleibt *(»high-output failure«)*.

Pathogenese und Patho-Physiologie des Herzversagens

Die Patho-Physiologie der Herz-Insuffizienz ist komplex und in mancher Beziehung kontrovers (Tabelle 33.5). Einer der frühesten und obligaten Befunde bei *Herz-Insuffizienz mit Stauung* ist

Tabelle 33.4. Vereinfachte Zusammenstellung der wichtigsten Befunde bei Herzinsuffizienz und der zugehörigen Ursachen

Knöchel-, Sacralödem
   Minderleistung des rechten Ventrikels — erhöhter Venendruck — Flüssigkeitstranssudation

Leberschwellung
   Erhöhter Venendruck — erhöhter Widerstand im Portalkreislauf

Lungenstauung
   Minderleistung des linken Ventrikels — erhöhter Lungenvenendruck — Dehnung der Lungenvenen und Transsudation in den extravasculären Flüssigkeitsraum

Dyspnoe bei Arbeit
   Unfähigkeit des linken Ventrikels, das Herz-Minuten-Volumen zu steigern — erhöhter Lungenvenendruck

Paroxysmale Dyspnoe, Lungenödem
   Plötzliche Unmöglichkeit für das linke Herz, mit dem rechten Schritt zu halten — akuter Anstieg des Lungen-Venen- und -Capillardruckes — Transsudation von Flüssigkeit in die Lunge

Orthopnoe
   Das normalerweise beim Liegen sich in den Lungen ansammelnde Blut verstärkt die Stauung im Lungenkreislauf; erhöhter venöser Rückfluß, der vom linken Herzen nicht bewältigt wird (Erleichterung durch Aufsetzen im Bett, zusätzliche Kissen etc.)

Schwäche, rasche Ermüdbarkeit
   Unfähigkeit des linken Herzens, das Minutenvolumen dem Bedarf der Muskeln anzupassen

Dilatation des Herzens
   Vergrößertes end-diastolisches Volumen.

Tabelle 33.5. Pathophysiologische Einteilung der Herzinsuffizienz[a]

1. *Primär mechanisch bedingte Herzinsuffizienz*

Drucküberlastung	Hypertonie, Stenose von Klappen und/oder Ausflußbahn
Volumenüberlastung	Klappeninsuffizienz, Shunt Infusion
Bewegungsbehinderung	Perikarditis, Herztamponade, Endomyokardfibrose, Myokardtumor
Relative Überlastung durch Muskelfaserverlust	Myokardinfarkt, Myokarditis, Myokardfibrose

2. *Primär biochemisch bedingte Herzinsuffizienz*

Störung der Elektrolyte	Endokrin, renal, Diuretica
Störung des Intermediärstoffwechsels	Hypoxie, Hyperkapnie, Acidose, Beri-Beri, Hyperthyreose, Lebercirrhose, interstitielles Ödem
Pathologische Speicherung	Hämochromatose, Amyloidose, Glykogenspeicherkrankheit
Pharmakologisch bedingte Störungen	β-Receptorenblockade, Barbiturate, Halothan, Fluothan

[a] Nach SIGENTHALER: Klinische Pathophysiologie, 2. Aufl. Stuttgart: Thieme 1973.

abnorme Wasser- und Na^+-Retention; dies führt zu ECF-Vermehrung, begünstigt dadurch Ödem-Bildung und steigert die Herz-Belastung durch vermehrten venösen Rückfluß.
Vielleicht bieten die Kreislauf-Veränderungen, die man bei Arbeitsbelastung an Patienten mit Herz-Insuffizienz beobachten kann, Hinweise zur Erklärung der Na^+-Retention im Frühstadium dieser Erkrankung; zu diesem Zeitpunkt sind nämlich unter Ruhebedingungen HMV, Venendruck, glomeruläre Filtration und renale Durchblutung zwar noch normal, doch bleibt bereits bei mäßiger Belastung die HMV-Zunahme hinter den Kreislauferfordernissen zurück, so daß es im Verlauf der Kreislauf-Umstellung (Constriction der Haut-, Splanchnicus- und Nieren-Gefäße) zu einer *Einschränkung der Nierendurchblutung* kommt (Tabelle 33.1). Tatsächlich findet man bei Herz-Insuffizienz die Renin-Konzentration im Blut häufig erhöht. Entgegen der Erwartung bleibt jedoch die Aldosteron-Sekretion meist unverändert; ebenso trat Na^+-Retention auch bei experimenteller Herz-Insuffizienz beiderseits adrenalektomierter Tiere auf, die unter konstanten Desoxycorticosterondosen gehalten wurden. Da aber andererseits bei *Patienten mit Herz-Insuffizienz* ein *verlangsamter Mineralcorticoid-Abbau* festgestellt wurde, wird vielleicht dadurch trotz Fehlens gesteigerter Aldosteron-Sekretion der Aldosteron-Spiegel erhöht. Jedenfalls ist der Mechanismus der Na^+-Retention im Frühstadium der Herz-Insuffizienz noch nicht völlig klargestellt.

G. Arterieller Hochdruck (Hypertonie, Hypertension)

Hypertonie bedeutet eine andauernde Erhöhung des arteriellen Blutdruckes im großen Kreislauf. Unter *pulmonaler Hypertension* versteht man Hochdruck im Bereich der A. pulmonalis; der Pulmonal-Arteriendruck ist meist relativ unabhängig vom arteriellen Druck im Körperkreislauf (Kap. 34).

Experimenteller Hochdruck

Der arterielle Druck ergibt sich aus HMV und peripherem Widerstand (Druck = Strömung × Widerstand, Kap. 30); der periphere Widerstand hängt von der Viscosität des Blutes und — vor allem — vom Kaliber der Widerstands-Gefäße ab. Man kann Hochdruck durch Steigerung des HMV erzeugen, doch entsteht länger dauernder Hochdruck meist durch Erhöhung des peripheren Widerstandes. Die Maßnahmen zur experimentellen Erzeugung von Hochdruck reichen von Kaolin-Injektionen in die Cisterna magna bis zur Auslösung einer experimentellen Neurose (Tabelle 33.6); vorwiegend wird experimenteller Hochdruck jedoch durch Eingriffe an Nieren, Nervensystem oder Nebennieren hervorgerufen. Es gibt eine Anzahl von Ratten-Stämmen die spontan eine Hypertension entwickeln. Einige Formen experimenteller Hypertension haben Ähnlichkeit mit klinischen Manifestationen der Hypertension, andere jedoch nicht.

Durch Drosselung der arteriellen Versorgung oder durch Kompression der Niere entsteht Hochdruck *(renaler Hochdruck).* Renin spielt dabei sicher eine Rolle (Kap. 24). *Möglicherweise produziert die normale Niere eine Blutdruck-sen-*

Tabelle 33.6. Einige Maßnahmen, die bei Versuchstieren Hochdruck hervorrufen (Experimenteller Hochdruck)

1. Behinderung der Nierendurchblutung (renaler Hochdruck)
   a) Verengung einer der beiden Nierenarterien
   b) Verengung der Aorta knapp oberhalb dem Abgang der Nierenarterien
   c) Kompression der Niere durch Gummibehälter etc.
2. Denervierung der arteriellen Baroreceptoren oder Läsionen des Nucleus tractus solitarius (neurogener Hochdruck, »Entzügelungs-Hochdruck«)
3. Exposition gegenüber Lärm (bei Ratten)
4. Erzeugung einer experimentellen Neurose (mittels Technik der bedingten Reflexe)
5. Injektion von inertem Material (Kaolin) in die Cisterna magna
6. Injektion von Desoxycorticosteron (DOCA), oder Aldosteron über längere Zeit
7. Teilresektion der Nebennieren (Nebennierenregenerations-Hypertension, bei Ratten)
8. hohe Salzzufuhr (bei Ratten); hohe Salzzufuhr mit einseitiger Nephrektomie

kende Substanz, so daß bei Einschränkung der renalen Durchblutung infolge Sekretions-Verminderung dieser Substanz Hypertonie entsteht. Extrakte aus dem Nierenmark haben tatsächlich blutdrucksenkende Aktivität; im Nierenmark wurden ferner *Prostaglandine mit Blutdruck-senkender Wirkung* nachgewiesen. Noch andere renale Blutdruck-senkende Substanzen wurden beschrieben, doch bleibt die Funktion solcher Substanzen nach wie vor unklar.

Der *neurogene Hochdruck* wurde in Kap. 31 besprochen. Der Entstehungsmechanismus der Hypertonie nach Ligatur der Aa. carotides oberhalb des Carotis-Sinus ist unbekannt. Der Blutdruck-Anstieg durch Hypoxie des Vasomotoren-Zentrums infolge intrakranieller Druckerhöhung (Kompression der arteriellen Versorgung des Gehirns) wurde in Kap. 32 ausführlich behandelt; auch die Injektion von inertem Material (z.B. Kaolin) in den — die Medulla oblongata umgebenden — Subarachnoidal-Raum dürfte durch Störung der Blutversorgung des Vasomotoren-Zentrums Hochdruck bewirken.

Normale oder hohe Salz-Zufuhr vorausgesetzt, bewirkt Desoxycorticosteron bei Versuchstieren Hypertension, die auch nach Absetzen der Behandlung weiterbesteht; dieser Hochdruck ist bei einseitig nephrektomierten Tieren verstärkt.

Hochdruck als Krankheit

Arterieller Hochdruck ist ein häufiger pathologischer Zustand beim Menschen; sehr unterschiedliche Krankheitsprozesse (Tabelle 33.7) kommen als Ursache des Hochdrucks in Frage.

Arterieller Hochdruck selbst kann wiederum verschiedene schwere Störungen verursachen. So kommt es zur Hypertrophie des Herzmus-

Tabelle 33.7. Ursachen eines dauernd erhöhten diastolischen Druckes beim Menschen (die mit o gekennzeichneten Erkrankungen sind im allgemeinen heilbar; außer beim Cushing-Syndrom ist bei den angeführten Krankheiten häufig der Hochdruck das einzige Symptom)

1. Unbekannte Ursache (essentielle Hypertension)
2. NNR-Erkrankungen
   o a) Aldosteron sezernierende Tumoren (Conn-Syndrom)
   b) Übermäßige Sekretion anderer NNR-Mineralocorticoide (Hochdruckform des adrenogenitalen Syndroms, 17α-Hydroxylase-Mangel)
   o c) Glucocorticoid-Hypersekretion (Cushing-Syndrom)
o 3. Tumoren des NNM oder analogen Gewebes (Paraganglientumoren, Phäochromocytom)
o 4. Tumor der juxtaglomerulären Zellen
o 5. Verengung einer oder beider Nierenarterien (Goldblatt-Hochdruck)
o 6. Verengung der Aorta (Coarctation der Aorta)
7. Schwere Polycythämie
8. Nierenerkrankung
   a) Glomerulonephritis
   b) Pyelonephritis
   c) Cystenniere
o 9. Orale Contraceptiva

kels, wenn der linke Ventrikel längere Zeit gegen erhöhten peripheren Widerstand arbeiten muß. Hierbei steigt der Gesamt-O_2-Verbrauch des Herzens, der bereits durch die erhöhte Arbeit vermehrt ist (Kap. 29), zusätzlich an, da die vergrößerte Muskelmasse des hypertrophierten Herzens einen entsprechend größeren Sauerstoffbedarf hat. Jede Verminderung der coronaren Durchblutung hat daher bei Hochdruckpatienten schwerere Folgen als beim Normalen und es kommt daher bei solchen Patienten leichter zum Coronarinfarkt.

Bei Hochdruck ist wahrscheinlich der »Frank-Starling-Mechanismus« (Kap. 29) wirksam; hierbei führt Dilatation des Herzens zu einer stärkeren Dehnung der Muskelfasern mit in der Folge erhöhter Kontraktionsstärke. Dieser Kompensationsmechanismus erreicht jedoch beim Hochdruck jene Grenze, über welcher der hohe periphere Widerstand nicht mehr überwunden werden kann, so daß es zum Herzversagen kommt.

Bei Hochdruck findet man weiter eine Prädisposition für Thrombosen der Cerebralgefäße und Gehirnblutungen.

Maligner Hochdruck

Chronischer Hochdruck kann aus einem stationären Zustand in eine Phase rapider Verschlechterung übergehen, die sich mit Nekrosen der Arteriolen manifestiert und zu Papillenödem, cerebralen Symptomen und fortschreitendem Nierenversagen führt *(maligner Hochdruck)*; ohne entsprechende therapeutische Maßnahmen ist bei dieser Erkrankung die Lebenserwartung sehr gering (oft weniger als 2 Jahre). Es dürfte sich beim malignen Hochdruck um einen pathologischen »Circulus vitiosus« unbekannter Art handeln, der bei Vorliegen eines Hochdrucks — gleichgültig welcher Ursache — ausgelöst werden kann.

Essentieller Hochdruck

Die bei weitem häufigste Form der Hochdruckerkrankung wird als *essentieller Hochdruck* bezeichnet. Der abnorm hohe arterielle Druck ist hierbei durch eine diffuse Verengung der Arteriolen verursacht, deren eigentliche Ursache unbekannt ist. In der Frühphase dieser Erkrankung tritt der Hochdruck intermittierend auf *(labiler Hochdruck)* und man findet eine überschießende Blutdruckreaktion auf verschiedene Reize wie z. B. Kälte oder Aufregung, die beim Normalen nur zu einem mäßigen Druckanstieg führen. Offenbar sind übersteigerte autonome Reaktionen für den Spasmus der Arteriolen verantwortlich; Behandlung mit Pharmaka, welche die Aktivität des Sympathicus dämpfen, verlangsamen das Fortschreiten der Erkrankung. Im fortgeschrittenen Stadium entwickelt sich eine dauernde Erhöhung des Blutdruckes, da offenbar der Baroreceptoren-Mechanismus auf einen erhöhten Sollwert umgestellt wurde (Kap. 31). Durch den Arteriolen-Spasmus kommt es auch zu einer Hypertrophie der glatten Gefäßmuskulatur, so daß vielleicht auch eine organisch bedingte Verengung des Gefäßlumens zur Widerstandserhöhung beiträgt. Im Spätstadium kann daher selbst bei normaler autonomer Aktivität ein erhöhter Druck bestehen.

Der Verlauf eines unbehandelten essentiellen Hochdruckes ist unterschiedlich. Insbesondere bei Frauen ist diese Form des Hochdruckes oft gutartig und der erhöhte arterielle Druck ist häufig während vieler Jahre der einzige pathologische Befund. Andererseits kann es aber auch zu einem plötzlichen Übergang in einen malignen Hochdruck kommen.

Vorläufig ist essentieller Hochdruck nicht im eigentlichen Sinne heilbar, wenn auch — außer bei Übergang zu malignem Hochdruck — die moderne Therapie das Fortschreiten der essentiellen Hypertonie verhindern kann. Es muß aber stets bedacht werden, daß Hochdruck Symptom einer Grunderkrankung sein kann (s. unten), die heilbar ist.

Andere Ursachen des Hochdruckes

Sowohl Desoxycorticosteron wie auch Aldosteron erhöhen den Blutdruck; Hochdruck ist ein führendes Symptom bei *primärem Hyperaldosteronismus* ebenso wie bei Patienten mit übermäßiger Desoxycorticosteron-Sekretion (Kap. 20). Bei den letztgenannten Patienten kommt es auch zur Hypokaliämie und in der Folge zu Nierenschädigung *(hypokaliämische Nephropathie)*, so daß der Hochdruck z. T. auch auf die Nierenschädigung zurückgeführt werden könnte. Weiter kann bei diesen Hochdruckformen auch die Zunahme des Blutvolumens infolge der Na^+-Retention zur Druckerhöhung beitragen.

Beim Hochdruck, der durch gesteigerte Aldosteron- bzw. Desoxycorticosteron-Sekretion verursacht ist, ist die Plasma-Renin-Aktivität niedrig. Auch bei 25–30% der Patienten mit offenbar essentiellem Hochdruck, die normale oder sogar niedrige Aldosteron- und Desoxycorticosteron-Sekretionsraten aufwiesen, wurde ein niedriger Renin-Spiegel gefunden (»low renin hypertension«). Dieser Befund hat Anlaß zu Überlegungen gegeben, ob in solchen Fällen nicht ein bis jetzt unbekanntes Mineralocorticoid im Überschuß sezerniert wird.

Auch beim *Cushing-Syndrom* findet man Hochdruck, obwohl hierbei die Aldosteronsekretion meist normal ist; möglicherweise liegt die Ursache in einer gesteigerten Desoxycorticosteron-

Sekretion ausgelöst durch einen erhöhten ACTH-Spiegel im Blut oder in einer direkten Wirkung des Glucocorticoids auf die Arteriolen.
Bei *Phäochromocytom* (Tumor des NN oder anderer Catecholamin-sezernierender Gewebe) kommt es ebenfalls zum Hochdruck. Die Drucksteigerung erfolgt häufig anfallsweise; bei Tumoren, die vorwiegend Adrenalin sezernieren, sind gleichzeitig mit der Druckerhöhung auch der Blutzuckerspiegel und die Stoffwechselrate gesteigert. Bei manchen Patienten mit Phäochromocytom ist jedoch dauernder Hochdruck das einzige Symptom der Erkrankung.
Verschiedene *Erkrankungen der Niere* sind mit arteriellem Hochdruck verbunden (z. B. Goldblatt-Hochdruck, Kap. 24 und 38). Es ist unbekannt, ob bei anderen — nicht durch Verengung der Nierenarterien bedingten — Nierenerkrankungen der Hochdruck durch Renin, eine andere vasoaktive Substanz renalen Ursprungs oder durch nicht-humorale Mechanismen verursacht ist.
Aortenisthmusstenose (kongenitale Verengung eines Segmentes der Aorta thoracalis, *Coarctation der Aorta*) verursacht eine Erhöhung des Strömungswiderstandes und führt dadurch zu arteriellem Hochdruck in jenen Körperregionen, die vom Aortenabschnitt proximal der Stenose versorgt werden, während in den distal davon gelegenen Regionen der Blutdruck erniedrigt ist. In diesen Bereichen ist der Puls abgeschwächt bis fehlend.
Auch ein erhöhtes Herz-Minuten-Volumen kann u. U. zu Erhöhung sowohl des diastolischen wie des systolischen Blutdruckes führen. Dies kann bei *Thyreotoxikose* der Fall sein, aber auch bei ängstlich-gespannten Patienten.
Bei schwerer *Polycythämie* kann die erhöhte Blut-Viscosität den peripheren Widerstand so stark erhöhen, daß es zu signifikant erhöhtem arteriellem Druck kommt.
Langdauernde Anwendung *oraler Ovulations-Hemmer,* welche Gestagene und Oestrogene enthalten, kann bei manchen Frauen eine Erhöhung des Blutdruckes bewirken; die Drucksteigerung ist dabei möglicherweise z.T. auf eine Vermehrung des Angiotensinogens im Blut zurückzuführen, dessen Bildung durch Oestrogene stimuliert wird (Kap. 24). Es gibt aber auch Hinweise dafür, daß Frauen, welche koinzident mit der Anwendung oraler Contraceptiva Hochdruck entwickeln, unabhängig davon für Hochdruck prädisponiert sind; es ist daher kaum gerechtfertigt, aus diesem Grund normotensiven Frauen von der Anwendung oraler Ovulations-Hemmer abzuraten, doch erscheint es sinnvoll, bei einer Dauer-Anwendung solcher Medikamente eine Blutdruck-Kontrolle in etwa 6monatigen Intervallen durchzuführen.

Literatur

BAUEREISEN, E. (Hrsg.): Physiologie des Kreislaufs, Bd. 1 Arteriensystem, Capillarbett und Organkreisläufe, Fetal- und Placentarkreislauf. Berlin-Heidelberg-New York: Springer 1971.

BRAUNWALD, E.: Determinants and assessment of cardiac function. New Engl. J. med. **296,** 86 (1977).

BRAUNWALD, E., ROSS J., SONNENBLICK, E. H.: *Mechanisms of Contraction of the Normal and Failing Heart,* 2nd Ed. Boston: Little Brown 1976.

BURTON, A. C.: Physiologie und Biophysik des Kreislaufes. Stuttgart: Schattauer 1969.

COLMAN, R. W.: Formation of human plasmakinin. New Engl. J. Med. **291,** 509 (1974).

COOPER, M. D., LAWTON, A. R., III: The development of the immune system. Sc. Amer. **231,** 59 (Nov. 1974).

CRANEFIELD, P. F.: *The Conduction of the Cardiac Impulse: The Slow Response and Cardiac Anrhymias,* Futura 1975.

CROSS, K. W. (Ed.): Perinatal research. Brit. med. Bull. **31,** 1 (1975).

DOYLE, J. T.: Mechanisms and prevention of sudden death. Mod. Concepts Cardiovasc. Dis. **45,** 111 (1976).

EBERT, R. V.: Syncope. Circulation **27,** 1148 (1963).

EDELMAN, G. M.: Antibody structure and molecular immunology. Science **180,** 830 (1973).

FEIGENBAUM, H.: *Echocardiography.* Philadelpia: Lea & Febiger 1972.

GENEST, J., KOIW, E., KUCHEL, O. (Eds.): Hypertension. New York: McGraw-Hill 1977.

GOLDE, D. W., CLINE, M. J.: Regulation of granulopoiesis. New Engl. J. Med. **291,** 1388 (1974).

GOLDMAN, M. J.: *Principles of Clinical Electrocardiography,* 9th ed. Los Altos: Lange 1976.

GORDON, A. S. (Ed): Regulation of Hematopoiesis, 2 volumes. New York: Appleton-Century-Grafts 1970.

HUMPHREY, J. H., WHITE, R. G.: Kurzes Lehrbuch der Immunologie (Herausgeber E. Macher), 2. Aufl. Stuttgart. Thieme 1972.

KENT, K. M., COOPER, T.: The denervated heart: A model for studying the autonomic control of the heart. New Engl. J. Med. **291,** 1017 (1974).

KONTES, H. A.: Mechanisms of regulation of the cerebral microcirculation. Current Concepts of Cerebrovase. Dis, Stroke **10,** 7 (1975).

Langitt, T. W., & others Eds.: *Cerebral Circulation and Metabolism.* Berlin-Heidelberg-New York: Springer.

LOWN, B., VERRIER, R. L.: Neural activity and ventricular fibrillation. New Engl. J. Med. **294,** 1165 (1916).

Mayer, M. M.: The complement system. Sc. Amer. **229,** 54 (Nov. 1973).
Metcalf, J., & others: Gas exchange in the pregnant uterus. Physiol. Rev. **47,** 782 (1967).
Moss, G. S., Saletta, J. D.: Traumatic shock in man. New Engl. J. Med. **290,** 724 (1974).
Nakano, J.: Prostaglandins and the circulation. Mod. Concepts Cardiovasc. Dis. **40,** 49 (1971).
Oledendorf, W. H.: Blood-brain barrier permeability to drugs. Ann. Rev. Pharmacol. **14,** 239 (1974).
Putnam, F. W. (Ed.): *The Plasma Proteins: Structure, Function and Genetic Control.* 2nd Ed. New York: Academic Press 1975.
Rapaport, S. I.: Blood-Brain Barrier in Physiology and Medicine. New York: Raven Press 1976.
Ratnoff, O. D., Bennett, B.: The genetics of hereditary disorders of blood coagulation. Science **179,** 1291 (1973).
Resenkov, L.: Mechanical assistance for the failing ventricle. Mod. Concepts Cardiovasc. Dis. **43,** 81 (1974).
Rhodin, J. A. G.: Fine structure of capillaries. In: *Topics in the Study of Life* (Kramer, A., Ed.). New York: Harper 1971.
Rothschild, M. A., Oratz, M., Schreiber, S. S.: Albumin synthesis. New Engl. J. Med. **286,** 748 (1972).
Rowell, L. B.: Human cardiovascular adjustments to exercise and thermal stress. Physiol. Rev. **54,** 75 (1974).
Rudolph, A. M., Heyman, M. A.: Fetal and neonatal circulation and respiration. Ann. Rev. Physiol. **36,** 187 (1974).
Smith, T. W., Haber, E.: Digitalis. New Engl. J. Med. **289,** 945 (1973).
Sonnenblick, E. H., Skelton, C. C.: Oxygen consumption of the heart: Physiological principles and clinical implications. Mod. Concepts Cardiovasc. Dis. **40,** 9 (1971).
Stossel, T. P.: Phagocytosis. New Engl. J. Med. **290,** 717 (1974).
Surgenor, D. M. (Ed.): *The Red Blood Cell,* 2 Vols. New York: Academic Press, 1975.
Syme, S. L.: Social and psychological risk factors in coronary heart disease. Mod. Concepts Cardiovasc. Dis. **44,** 17 (1975).
Talbot, L., Berger, S. A.: Fluid-mechanical aspects of the human circulation. Amer. Scientist **62,** 671 (1974).
Vatner, S. F., Braunwald, E.: Cardiovascular control mechanisms in the conscious state. New Engl. J. Med. **293,** 970 (1976).
Weatherall, D. J. (Ed.): Haemoglobin, Structure, function and synthesis. Brit. Med. Bull. **32,** 183 (1976).
Weiss, H. J.: Platelet physiology and abnormalities of platelet function. New Engl. J. Med. **293,** 531 (1975).
Wetterer, E., Kenner, Th.: Grundlagen der Dynamik des Arterienpulses. Berlin-Heidelberg-New York: Springer 1968.
Yoshida, A.: Hemolytic anemia and G6PD deficiency. Science **179,** 532 (1973).
Zweifach, B. W., Grant, L., McCluskey, R. T. (Eds.): *The Inflammatory Process,* 2nd ed. 3 vols. New York: Academic Press 1973, 1974.
Symposium: Blood cell differentiation. Fed. Proc. **34,** 2271 (1975).
Symposium: Immunoglobulins. Ann. N. Y. Acad. Sci. **190,** 5 (1971).
Symposium: The hepatic circulation and portal hypertension. Ann. N. Y. Acad. Sci. **170,** 1 (1970).
Symposium: The cerebrospinal fluid and the extracellular fluid of the brain. Fed. Proc. **33,** 2061 (1974).

Teil VI
Atmung

Kapitel 34. Funktion der Lungen (Ventilation, Perfusion, Diffusion)
Kapitel 35. Gastransport zwischen Lunge und Gewebe
Kapitel 36. Regulation der Atmung
Kapitel 37. Anpassung der Atmung unter physiologischen und pathologischen Bedingungen

Kapitel 34
Funktion der Lungen (Ventilation, Perfusion, Diffusion)

Die Atmung umfaßt die *äußere Atmung* (Aufnahme von O_2 und Abgabe von CO_2 durch den Körper) und die *innere Atmung* (Gasaustausch zwischen den Zellen und deren Flüssigkeitsmedium). Dieses Kapitel befaßt sich mit O_2-Aufnahme und CO_2-Abgabe in den Lungen (O_2-Aufnahme und CO_2-Bildung bzw. -Abgabe durch die Zellen, Kap. 17; O_2- und CO_2-Transport zu und von den Geweben, Kap. 35). In Ruhe atmet der Mensch 12- bis 15mal pro Minute. 500 ml Luft werden pro Atemzug (6–8 l/min) ein- und ausgeatmet. Diese Luft vermischt sich mit den Gasen in den Alveolen, und O_2 tritt durch einfache Diffusion in das Blut der Lungencapillaren über, während aus diesen CO_2 in die Alveolen diffundiert. Auf diese Weise kommen unter Ruhebedingungen etwa 11,5 mmol = 250 ml O_2 pro Minute in den Körper, während etwa 9 mmol = 200 ml CO_2 (RQ etwa 0,8) abgegeben werden.

Spuren von Gasen aus den Eingeweiden wie zum Beispiel Methan sind ebenfalls in der Ausatemluft enthalten. Auch Alkohol und Aceton werden bei genügend hoher Konzentration im Blut ausgeatmet. Bisher konnten über 250 verschiedene flüchtige Substanzen im Atem des Menschen nachgewiesen werden.

A. Atemgase

Partialdruck

Im Gegensatz zu Flüssigkeiten dehnen sich Gase aus, um ein ihnen zur Verfügung stehendes Volumen auszufüllen; das Volumen, das durch eine bestimmte Zahl von Gasmolekülen bei gegebener Temperatur und gegebenem Druck ausgefüllt wird, ist bei idealen Gasen (unabhängig von der Zusammensetzung) gleich.

$$P = \frac{nRT}{V}$$

P = Druck
n = Zahl der Moleküle
R = Gaskonstante
T = Absolute Temperatur
V = Volumen

Der Druck, der von einem in einem Gasgemisch enthaltenen Gas *(Partialdruck)* ausgeübt wird, entspricht dem Gesamtdruck mal seinem Anteil an der Gesamtgasmenge.

Die *Zusammensetzung von trockener* Luft ist 20,98% O_2, 0,04% CO_2, 78,06% N_2 und 0,92% andere inerte Bestandteile, wie Argon und Helium. Der Barometerdruck beträgt auf Meeresniveau ~100 kPa = 1000 mbar (760 mm Hg, 1 Atm). Der Partialdruck von O_2 (P_{O_2}) in trockener Luft beträgt daher auf Meeresniveau 0,21 × 100 kPa = 21 kPa (0,21 × 760 = 160 mm Hg). Der Partialdruck von N_2 und anderen inerten Gase ist 0,79 × 100 kPa = 79 kPa (0,79 × 760 = 600 mm Hg) und P_{CO_2} ist 0,0004 × 100 kPa = 0,04 kPa (0,0004 × 760 = 0,3 mm Hg). Der Wasserdampf in der Luft (in den meisten Klimaten) vermindert den Anteil der übrigen Gase und daher auch die Partialdrucke zu einem geringen Grad. *Mit Wasser äquilibrierte Luft* ist wasserdampfgesättigt; die eingeatmete Luft ist bei Erreichung der Lungen wasserdampfgesättigt, ihr P_{H_2O} beträgt bei Körpertemperatur (37°) 6,3 kPa (47 mm Hg). Auf Meeresniveau betragen daher die Partialdrucke der übrigen Gase der eingeatmeten nunmehr Wasserdampf-gesättigten Luft, bevor sich diese mit der Alveolarluft mischt: P_{O_2} = ~20 kPa (149 mm Hg), P_{CO_2} = 0,04 kPa (0,29 mm Hg) und P_{N_2} (mit den inerten Gasen) = 75 kPa (564 mm Hg).

Gas diffundiert von Orten höheren zu solchen niedrigeren Druckes, die *Diffusionsrate* ist abhängig vom Konzentrationsgradienten und der Art der Barriere zwische den beiden Orten. Wenn ein Gasgemisch mit einer Flüssigkeit in Berührung kommt und sich ein Gleichgewicht einstellen kann, so löst sich jedes Gas dieses Gemisches in der Flüssigkeit in dem Ausmaß, das durch seinen Partialdruck und seine Löslichkeit in der Flüssigkeit bestimmt wird. Die Konzentration eines Gases in einer Flüssigkeit wird konventionell als *Partialdruck dieses Gases in der Flüssigkeit* angegeben; diese Maßzahl entspricht dem Partialdruck, den dieses Gas in einer mit der betreffenden Flüssigkeit im Gleichgewicht stehenden Gas-Phase aufweisen müßte, um die der aktuellen Konzentration des Gases in der Flüssigkeit entsprechende Gas-Molekül-Konzentration in der flüssigen Phase zu erzeugen.

B. Pulmonale Ventilation

Methoden zur quantitativen Erfassung respiratorischer Phänomene

Respiratorische Größen können mit Geräten registriert werden, welche die Thoraxausdehnung messen bzw. mit *Spirometern* (Abb. 17.2), welche die Messung der Gasaufnahme und -Abgabe erlauben. Da das Gasvolumen von Temperatur und Druck abhängig und der Gehalt an Wasserdampf verschieden ist, sind Volumen-Messungen auf *Standardbedingungen* zu korrigieren. Die drei am häufigsten verwendeten Standards und deren Abkürzungen sind in Tabelle 34.1 zusammengefaßt. Die moderne Entwicklung auf dem Gebiet der Gasanalysetechnik macht eine rasche und exakte Bestimmung der Zusammensetzung von Gasgemischen und des Gasgehaltes von Körperflüssigkeiten möglich. So kann z.B. P_{N_2} durch Erfassung des N_2-Emissionsspektrums im elektrischen Feld mittels geeigneter Meßgeräte beim Atmen verschiedener Gasgemische kontinuierlich in der Ausatmungsluft

Tabelle 34.1. Standard-Bedingungen, auf welche Messungen von Gasvolumina bezogen werden

---

STPD = Standard Temperature and Pressure, Dry (0°C, 100 kPa = 760 mm Hg, trocken).

BTPS = Body Temperature and Pressure Saturated (37°C, 100 kPa, Wasserdampf-gesättigt).

ATPS = Ambient Temperature and Pressure, Saturated (Umgebungstemperatur, 100 kPa, Wasserdampf gesättigt).

---

registriert werden. O_2- und CO_2-Elektroden (kleine für O_2 und CO_2 empfindliche Sonden) können in die Luftwege, Blutgefäße oder Gewebe eingebracht und P_{O_2} und P_{CO_2} kontinuierlich aufgezeichnet werden. CO_2, Kohlenmonoxyd (CO) und viele gasförmige Anaesthetica können durch Infrarot-Absorptionsspektrometie rasch bestimmt werden. Gase können auch durch Gaschromatographie oder mittels Massenspektrometrie bestimmt werden.

Mechanik der Atmung

Inspiration und Exspiration

Lungen und *Thoraxwand* sind *elastische Strukturen*, die durch einen Film inkompressibler gasfreier Pleuraflüssigkeit so *gekoppelt* sind, daß die Lungen allen Volumenänderungen des Thorax folgen müssen, während sich gleichzeitig die Flächen der Pleura visceralis und parietalis frei gegeneinander verschieben können. Der *intrapulmonale Druck* (im Mittel dem Atmosphärendruck gleich, da Lungen und Außenwelt über die Atemwege kommunizieren) wird während ruhiger Inspiration maximal 0,2 kPa (1,5 mm Hg) subatmosphärisch, bis das Atemvolumen eingesaugt und Druckausgleich hergestellt ist; bei der Exspiration übersteigt der intrapulmonale Druck den Umgebungsdruck vorübergehend um etwa 0,2 kPa (1,5 mm Hg), bis das Exspirium gegen den Atemweg-Widerstand »abgeblasen« ist (Abb. 34.1).

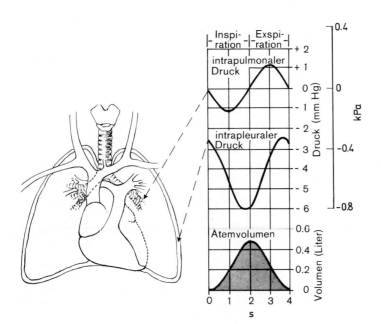

Abb. 34.1. Relative intrapulmonale und intrapleurale Druckänderungen während Inspiration und Exspiration (nach PERKINS: Respiration. Encyclopaedia Britannica 1961)

Die durch die Pleuralflüssigkeit mit der Thoraxwand verbundenen *Lungen* befinden sich — nachdem sie bei der Geburt entfaltet wurden und der Größenzunahme des Thorax folgten — *in gedehntem Zustand.* In ruhiger Exspirationslage des Thorax ist die Retraktionstendenz der gedehnten Lungen gleich groß wie die Tendenz der Brustwand, sich — entgegen den deformierenden Kräften — in umgekehrter Richtung zu bewegen; es besteht daher am Ende der ruhigen Exspiration *Gleichgewicht* zwischen den in der Lunge bzw. im Thorax wirksamen Kräften *(Atemruhe-Lage,* in der Lunge befindet sich das *Relaxationsvolumen).* Wird der Brustraum eröffnet, dann kommt es zum Kollaps der Lunge, da ihre »Kopplung« durch den Pleuraflüssigkeits-Film mit der Thoraxwand fehlt und die Lungenretraktion manifest wird *(Pneumothorax).* Wenn die Lunge ihre Elastizität verliert, dann fehlt der Gegenzug gegen den Thorax und dieser erweitert sich tonnenförmig (s. Kap. 37, *Emphysem*).

Infolge des elastischen Lungenzuges steht der *Intrapleuralspalt* unter einem je nach Atemlage verchieden starken *subatmosphärischen Druck* (bei ruhiger Inspirationslage etwa −0,8 kPa (−6 mm Hg), bei ruhiger Exspiration etwa −0,4 kPa (−3 mm Hg, Abb. 34.1); dieser sog. *»Intrapleuraldruck« (Dondersscher Druck)* ist wegen der Haftung der Pleurablätter unter physiologischen Bedingungen ohne funktionelle Bedeutung, doch wirkt sich der *elastische Lungenzug* auch auf die nachgiebigen Strukturen des *Mediastinums* aus und fördert als Faktor, der den Druck in den großen Venen vermindert, den *venösen Rückstrom* zum Herzen (Kap. 29). Die subatmosphärischen Druckwerte im Mediastinum *(Mediastinaldruck* identisch mit Intrapleuraldruck) können mittels *Oesophagusdruck-Messung* erfaßt werden; sie orientieren über den jeweiligen Dehnungszustand der Lunge bzw. die dabei wirksamen Kräfte.

Die *Inspiration* ist ein *aktiver Vorgang,* bei dem Kontraktion der Inspirationsmuskeln das intrathorakale Volumen vergrößert. Die *Exspiration* hingegen ist *bei ruhiger Atmung* ein *passiver Vorgang,* bei dem sich das intrathorakale Volumen ohne Muskelaktion durch bloße Rückkehr des respiratorischen Systems in die Atemruhelage verkleinert; allerdings kommt es zu Beginn der Exspiration zu einer schwachen Kontraktion der Inspirationsmuskeln, die bremsend auf die elastischen Kräfte wirkt und die Exspiration verlangsamt. Bei *forcierter Inspiration* wird der Mediastinaldruck bis auf Werte von −4 kPa (−30 mm Hg) herabgesetzt, wobei gleichzeitig die Lungen entsprechend stärker gedehnt werden. Bei Verstärkung der Ventilation erhöht sich auch das Ausmaß der Lungen-Deflation durch aktive Kontraktion der Exspirations-Muskeln, die das inthrathorakale Volumen vermindert.

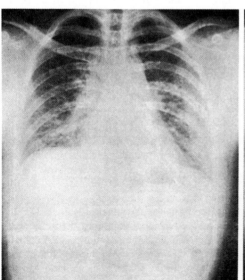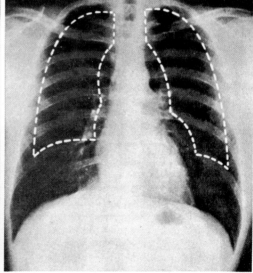

Abb. 34.2. Thoraxröntgen bei maximaler Exspiration (links) und Inspiration (rechts). Die gestrichelte Linie rechts zeigt die Lunge bei maximaler Exspiration (aus: J. H. COMROE, Jr. Physiology of Respiration, 2nd Ed. Chicago: Year Book Medical Publishers 1974)

Als Folge der Schwerkraft ist der intrapleurale Druck im Stehen an den Lungenbasen um 0,67 kPa (5 mm Hg) höher als an den Lungenspitzen. Dadurch ist der transmurale Druck (die Differenz aus intrapulmonalen und intrapleuralen Druck) vermindert und am Ende forcierter Exspiration kann er negativ werden, wodurch Luftwege an der Lungenbasis verschlossen werden (»closing volume«).

Aus demselben Grund gelangt zu Beginn der Einatmung mehr Luft in die apicalen Anteile als in die basalen Anteile der Lunge (s. später).

Atemmuskulatur

Die Bewegung des Zwerchfells ist bei ruhiger Inspiration für 75% der intrathorakalen Volumenänderung verantwortlich. Zirkulär an der unteren Thoraxapertur fixiert, wölbt sich das Zwerchfell über die Leber und bewegt sich bei Kontraktion wie ein Stempel abwärts. Das Bewegungsausmaß schwankt von 1,5 cm bis zu 7 cm bei starker Inspiration (Abb. 34.2). Die anderen wichtigen *Inspirationsmuskeln* sind die Mm. intercostales externi, die schräg nach unten und vorne von Rippe zu Rippe verlaufen; diese heben bei ihrer Kontraktion die unteren Rippen. Dadurch wird das Sternum nach außen gedrückt und der anteroposteriore Durchmesser des Thorax vergrößert, der Querdurchmesser ändert sich nur geringfügig. In Ruhe können entweder das *Zwerchfell oder* die *Mm. intercostales externi* allein eine genügende Ventilation aufrecht erhalten. Durchtrennung des Rückenmarks über dem dritten Cervicalsegment macht Atmung unmöglich im Gegensatz zur Durchtrennung des Rückenmarks unter der Abgangstelle der Nn. phrenici, die das Zwerchfell innervieren (C_3 bis C_5). Andrerseits ist bei Patienten mit beidseitiger Phrenicuslähmung die Atmung noch ausreichend. Die Mm. scaleni und die Mm. sternocleidomastoidei sind akzessorische Atemmuskeln, die das Heben des Thorax bei forcierter Atmung unterstützen. Verminderung des intrathorakalen Volumens und forcierte Exspiration wird durch die Kontraktion der *Exspirationsmuskeln* bewirkt; die Mm. intercostales interni wirken exspiratorisch, weil sie von Rippe zu Rippe nach unten und rückwärts laufen und bei ihrer Kontraktion die Intercostalräume verkleinern. Kontraktion der vorderen Bauchmuskulatur unterstützt die Exspiration durch Hinunter- und Einziehen des Brustkorbes sowie durch Erhöhung des intraabdominellen Druckes, wodurch das Zwerchfell nach oben gedrückt wird.

Larynxmuskulatur, Glottis

Die Abductoren im Larynx kontrahieren sich zu Beginn der Inspiration, schieben die Stimmbänder zur Seite und öffnen die Glottis. Beim Schlucken oder Würgen wird die Aspiration von Nahrung, Flüssigkeit oder Erbrochenem in die Lungen reflektorisch verhindert, indem die Glottis durch Kontraktion der Adductoren verschlossen wird. Bei bewußtlosen oder anaesthesierten Patienten kann der Glottisverschluß unvollkommen sein, Erbrochenes kann in die Trachea gelangen (Aspiration) und u.U. eine entzündliche Reaktion der Lunge hervorrufen *(Aspirationspneumonie)*.

Die Larynxmuskeln werden vom Vagus versorgt. Sind die Abductoren gelähmt, so kommt es zum *inspiratorischen Stridor.* Nahrung und Flüssigkeit gelangen in die Trachea und verursachen Aspirationspneumonie und Lungenödem. Bei Tieren bewirkt *bilaterale cervicale Vagotomie* eine sich langsam entwickelnde letale Lungenstauung und Lungenödem; dieses Lungenödem ist zumindest z.T. auf Aspiration zurückzuführen, obwohl es u.U. auch dann entsteht, wenn vor der Vagotomie eine Tracheotomie durchgeführt wurde.

Luftwege

Die Inspirationsluft tritt durch Nase und Pharynx ein; dort wird sie erwärmt, nimmt Wasserdampf auf und strömt durch Trachea, Bronchien, Bronchiolen, Bronchioli respiratorii und Ductus alveolares zu den Alveolen (Abb. 34.3). Die Alveolen sind von Lungencapillaren umgeben und in den meisten Teilen sind die Schichten zwischen Luft und Capillarblut, durch welche O_2 und CO_2 diffundieren, außerordentlich dünn (Abb. 34.4). Der Mensch besitzt etwa 300 Millionen Alveolen und die Gesamtfläche der Alveolarwand, die mit Capillaren in Berührung steht, ist in beiden Lungen etwa 70 m^2.

2 Typen von Epithelzellen kleiden die Alveolen aus. Die Zellen des Typ I sind flach mit großen cytoplasmatischen Ausweitungen, welche die Alveole auskleiden. Die Zellen des Typ II, auch *granulierte Pneumocyten* genannt, sind dicker und enthalten zahlreiche lamelläre Einschlußkörperchen. Diese Zellen sezernieren Surfactant (s. später). Auch andere spezielle Typen von Epithelzellen können vorhanden sein und in der Lunge finden sich ferner alveolare Makrophagen, Lymphocyten, Plasmazellen und Mastzellen. Die Mastzellen enthalten Heparin, verschiedene Lipide, Histamin und Polypeptide,

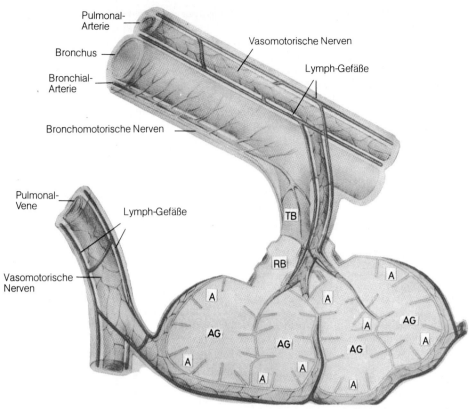

Abb. 34.3. Struktur der Lunge. A, anatomischer Alveolus; AG, Alveolargang; RB, respiratorischer Bronchiolus; TB, terminaler Bronchiolus (nach STAUB: The pathophysiology of pulmonary edema. Hum. Path. **1**, 419 (1970))

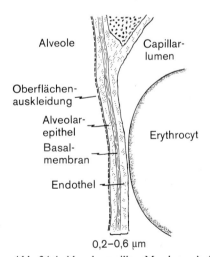

Abb. 34.4. Alveolo-capillare Membran. Auf dem Weg zum Erythrozyten passiert O_2 (Diffusion) die Oberflächen-Beschichtung (Sekret, Surfactant) der Alveole das Cytoplasma des Alveolarepithels, die Basalmembran, das Cytoplasma der Endothelzelle und das Plasma. An manchen Stellen befindet sich auch lockeres interstitielles Gewebe zwischen Epi- und Endothel (Vergrößerung ca. 20 000 ×)

die an allergischen Reaktionen beteiligt sein können.

Schutzfunktion des oberen Respirationstraktes

Die Atemwege, die zu den Alveolen führen, dienen nicht nur dem Lufttransport. Sie *befeuchten und kühlen, bzw. erwärmen* die eingeatmete Luft, so daß sogar sehr heiße oder kalte Luft bei Erreichen der Alveolen fast oder ganz auf Körpertemperatur gebracht wird. Die Atemwege besitzen ferner Vorrichtungen, die das Eindringen von Fremdkörpern in die Alveolen verhindern. Die Haare in den Nasenhöhlen filtern viele Partikeln, die mehr als 10 μm Durchmesser haben und die meisten der verbleibenden Partikeln dieser Größe setzen sich an den Schleimhäuten in Nase und Pharynx ab. Teilchen von 2–10 μm Durchmesser bleiben an den Wänden der Trachea und Bronchien hängen und können reflektorisch Bronchoconstriction und Husten verursachen (Kap. 14); sie werden aus den Lungen durch das »ciliare Förderband« entfernt; das Epithel des Respirationstraktes besitzt vom vorderen Drittel der Nase bis zu Beginn der Bronchioli respiratorii Cilien, die koordiniert arbeiten und von Schleim bedeckt sind. Der Flimmerstrom vermag Teilchen mit etwa 16 mm/min zu befördern. Teilchen unter 2 µm erreichen meist die Alveolen, wo sie von Makrophagen aufgenommen und zu den Lymphknoten abtransportiert werden. Die Wichtigkeit dieses Abwehrmechanismus wird deutlich, wenn man bedenkt, daß in Großstädten jeder Liter Luft mehrere Millionen Teilchen Staub und Reizstoffe enthalten kann. Eine weitere Schutzfunktion erfüllen die von den Schleimhaut-Zellen sezernierten Immunglobuline (SIgA, Kap. 27) und die im Schleim enthaltenen Proteinase-Inhibitoren.

Lungen-Volumina und -Kapazitäten

Die Luftmenge, die bei jeder Inspiration eingeatmet wird (bzw. bei jeder Exspiration ausgeatmet wird), nennt man das *Atemvolumen* (Atemzugvolumen, »tidal volume«). Das Luftvolumen, das mit maximaler Inspiration über das Atemvolumen hinaus noch eingeatmet werden kann, ist das *inspiratorische Reservevolumen*. Das Volumen, das durch aktive Exspiration nach der passiven Exspiration noch ausgeatmet werden kann, ist das *exspiratorische Reservevolumen*. Das in Atemwegen und Lungen in maximaler willkürlicher Inspirationsstellung enthaltende Volumen wird als *Totalkapazität* bezeichnet.

Zum Verständnis der Funktion ist die Unterteilung in *Vitalkapazität* und *Residualvolumen* gewählt worden. Dabei ist das Residualvolumen jenes Volumen, das nach maximaler Exspiration noch im Respirationstrakt verbleibt. Dieses Volumen läßt sich theoretisch (supra vitam) noch in *Retraktions-(»Kollaps-«)* und *Minimalvolumen* unterteilen. Normalwerte für diese Lungenvolumina und Namen für Kombinationen von ihnen sind aus Abb. 34.5 ersichtlich. Der luftgefüllte Raum, der nicht am Gas-Austausch mit dem Blut in den Lungengefäßen teilnimmt, ist der *anatomische Totraum*. Die *Vitalkapazität*, die

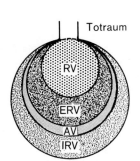
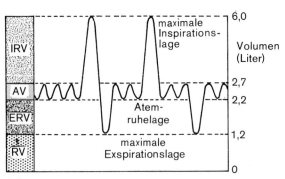

IRV = inspiratorisches Reservevolumen   AV = Atemvolumen
ERV = exspiratorisches Reservevolumen   RV = Residualvolumen

Volumen (Liter)		Mann	Frau	
Vitalkapazität (VK)	IRV	3,3	1,9	Inspirationskapazität
	AV	0,5	0,5	
	ERV	1,0	0,7	Funktionelle Residualkapazität
	RV	1,2	1,1	
Totalkapazität		1,2	4,2	

Atemminutenvolumen (Ruhe): 6 Liter/min
Alveolare Ventilation (Ruhe): 4,2 Liter/min
Atemgrenzwert (BTPS): 125 – 170 Liter/min
Atemstoßtest: 83 % der VK in 1 sec (1-Sekundenkapazität), 97 % in 3 sec

Atemarbeit (Ruhe): 5 Ws/min (0,5 kgm/min)
Maximale Atemarbeit: 100 Ws/Atemzug (10 kgm/Atemzug)
Ventilations-Koeffizient = $\dfrac{\text{erneuerte Luft (= AV-Totraum)}}{\text{funkt. Residualkapazität}}$

Abb. 34.5. Lungenvolumina und einige Normalwerte der Atemmechanik; das Diagramm rechts oben gibt Spirometer-Exkursionen (gegen die Zeit registriert) an (nach COMROE: The Lung, Clinical Physiology and Pulmonary Function Tests, 2nd Ed. Chicago: Year Book 1962)

größte Luftmenge, die nach maximaler Inspiration ausgeatmet werden kann, wird klinisch als ein Maß für die Lungenfunktion verwendet. Der Teil der Vitalkapazität, der in einer Sekunde ausgeatmet werden kann *(Atemstoßtest, Tiffeneau-Test,* 1-Sekundenkapazität; s. später), gibt weitere wertvolle Informationen. Bei Krankheiten wie Asthma bronchiale, bei denen der Strömungswiderstand (s. »dynamische Compliance«) durch bronchiale Constriction erhöht ist, kann der Atemstoßwert stark vermindert sein, während die Vitalkapazität normal ist. Die pro Minute geatmete Luftmenge *(alveolare Ventilation* oder *Atemminutenvolumen)* beträgt normalerweise etwa 6 Liter (500 ml/Atemzug × 12 Atemzüge/Minute). Der *Atemgrenzwert (maximal voluntary ventilation,* früher als maximales Atemminutenvolumen bezeichnet), ist das fiktive Gasvolumen, das in einer Minute maximal willkürlich ventiliert werden kann; der Wert wird von einem 10 s dauernden Versuch auf 1 min umgerechnet und beträgt 125–170 Liter/Minute.

Compliance von Lunge und Thorax (statische Compliance)

Die Wechselwirkung zwischen der elastischen Retraktionskraft der Lunge und Brustwand läßt sich am Lebenden demonstrieren. Die Nase wird mit einer Klemme verschlossen und die Versuchsperson atmet durch einen Apparat, der kurz hinter dem Mundstück mit einem Absperrhahn versehen ist; das Mundstück enthält eine Vorrichtung zur Druckmessung. Nach Einatmung eines bestimmten Volumens wird der Hahn geschlossen, wodurch der Luftweg abgesperrt ist; die Versuchsperson entspannt die Atemmuskeln, wobei der Druck in den Atemwegen gemessen wird. Der Vorgang wird nach Einatmung oder aktiver Ausatmung verschiedener Volumina wiederholt. Werden die auf diese Weise gewonnenen Druckwerte in den Atemwegen gegen das Volumen aufgetragen, erhält man die *Relaxationsdruckkurve des gesamten respiratorischen Systems* (Abb. 34.6). Bei einem Lungenvolumen, das dem intrapulmonalen Luftvo-

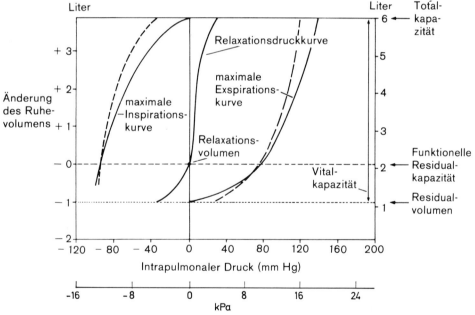

Abb. 34.6. Beziehung zwischen intrapulmonalem Druck und Volumen. Die mittlere Kurve ist die statische Druckkurve, die durch Inflation und Deflation der Lungen mit verschiedenen Volumina und durch Messung des Intrapulmonaldruckes bei verschlossenen Luftwegen erhalten wird. Das Relaxationsvolumen entspricht dem Punkt, bei dem die Retraktionskraft des Thorax und die der Lungen im Gleichgewicht stehen. Die Neigung der Kurve entspricht der statischen Compliance des gekoppelten Lungen-Brustwand-Systems. Die maximalen Inspirations- und Expirationskurven geben den Druck in den Luftwegen an, der bei maximaler Inspiration und Exspiration erreicht werden kann. Die gestrichelten Kurven — aufgetragen als Horizontalabstand zwischen Inspirations- bzw. Exspirationskurven und der Relaxatationsdruckkurve — geben den von den Inspirations bzw. Exspirationsmuskeln ausgeübten Nettodruck an (nach LAMBERTSEN. In: Medical Physiology, 12th Ed. (V. B. MOUNTCASTLE, Ed. St. Louis: Mosby 1968)

lumen am Ende der ruhigen Ausatmung entspricht (Atemruhelage; funktionelle Residualkapazität; s. später), ist der gemessene Druck gleich Null; bei größeren Volumina ist er positiv, bei kleineren negativ. Die Volumenänderung in der Lunge pro Einheit der Druckänderung ($\Delta V/\Delta P$) ist die *Dehnbarkeit* oder *Compliance* von Lunge *und* Thorax zusammen; sie wird normalerweise in dem Druckbereich gemessen, in dem die Relaxationsdruckkurve am steilsten ansteigt. Diese sogenannte *statische Compliance* orientiert über die Materialeigenschaften des respiratorischen Systems, ihr Normalwert für den Jugendlichen ist etwa 2 Liter/kPa (0,2 Liter/cm H_2O). Die Compliance hängt allerdings auch vom Lungen-Volumen ab; so ist z. B. bei einem Individuum mit nur einer Lunge die erreichbare Volumenänderung (ΔV), die mit einer bestimmten Druckänderung (ΔP) eintritt, nur etwa halb so groß wie bei Vorhandensein beider Lungen. Die sog. *spezifische Compliance* (Compliance/Lungen-Volumen) berücksichtigt diese Tatsache. Die Compliance ist ferner geringfügig größer, wenn sie während der Deflation, als wenn sie während der Inflation gemessen wird; es ist daher exakter, die gesamte Volumen/Druck-Kurve zu bestimmen. Durch pathologische Einflüsse wie Lungenstauung oder interstitielle Fibrose wird diese Kurve nach unten und rechts (Compliance vermindert), bzw. bei Emphysem wird sie nach oben und links (Compliance erhöht) verschoben (Abb. 34.7). Der reziproke Wert der statischen Compliance wird auch als *Elastance* ($\Delta P/\Delta V$) bezeichnet. Mit der Relaxationsdruckmessung bestimmt man direkt die Compliance des gesamten Lungen-Thoraxsystems; mit Hilfe der Mediastinal-Druck-Messung (Oesophagus-Druck) kann man dabei auch die Compliance der Lungen allein bestimmen. Die Bestimmung der Thorax-Compliance ist nur indirekt möglich (1/Total-Compliance = 1/Lungen-Compliance + 1/Thorax-Compliance, s. auch Abb. 34.9).

Um die Widerstände im ventilatorischen System beurteilen zu können, muß anstelle des statischen Verfahrens (Relaxations-Druckmessung) ein dynamisches Verfahren angewandt werden; hierbei wird die für eine bestimmte Strömung der Atmungsluft (Volumen/Zeit) notwendige Druckdifferenz bestimmt (dynamische Compliance, bzw. *Resistance,* d. i. deren reziproker Wert, s. später).

Alveolare Oberflächenspannung, Surfactant

Ein neben der Gewebeelastizität wichtiger Faktor, der die statische Compliance der Lungen beeinflußt, ist die *Oberflächenspannung des Flüssigkeitsfilmes,* der die Alveolen auskleidet. Die Größe dieser Komponente bei verschiedenen Lungenvolumina kann an der exstirpierten Lunge gemessen werden, indem man sie mit Kochsalzlösung bzw. mit Luft füllt und dabei den intrapulmonalen Druck mißt. Da Kochsalzlösung die Oberflächenspannung fast auf null vermindert, entspricht die Druck-Volumen-Kurve mit Kochsalz der Gewebselastizität (Abb. 34.8), während die Kurve mit Luft beide Komponenten mißt; die Differenz der beiden Kurven, d. i. die durch Oberflächenspannung bedingte Elastizität, ist bei kleinen Lungenvolumi-

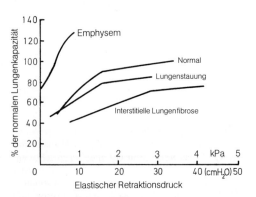

Abb. 34.7. Statische Druck-Volumen-Kurven (Relaxationsdruckverfahren) gemessen in Deflation (nach BATES, MACKLEM & CHRISTIE: Respiratory function in disease. Philadelphia: Saunders 1971)

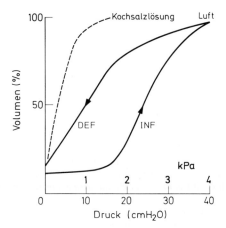

Abb. 34.8. Druck-Volumen-Beziehung der exstirpierten Lunge (Katze). Inflation (INF), Deflation (DEF) mit Luft bzw. Kochsalzlösung (nach MORGAN: Pulmonary surfactant. New Engl. J. Med. **284,** 1185 (1971))

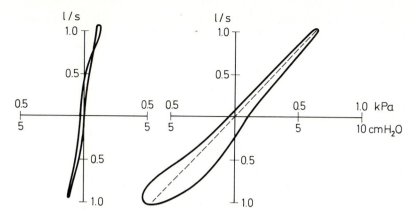

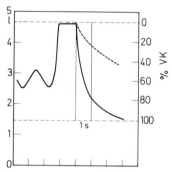

Abb. 34.11. Beurteilung des Atemweg-Widerstandes. Oben: Bestimmung der »Resistance« mittels Ganzkörper-Plethysmographie; links: Normalperson (Resistance: 0.15 kP, bzw. 1.5 cm H_2O/Liter/s); rechts: Patient mit erhöhtem Atemweg-Widerstand (Asthma bronchiale; Resistance: 0.7 kPa, bzw. 7 cm H_2O/Liter/s). (gemessen wird die Strömung der Atemluft in Litern/s in Abhängigkeit vom intrapulmonalen Druck) Unten: Atemstoß-Test (Tiffeneau-Test). Normalperson (ausgezogene Kurve) exspiriert in 1 s 80% der Vitalkapazität, Patient mit Asthma (punktierte Kurve) exspiriert in 1 s nur 22% der VK

Alveolarer Gaswechsel

Totraum und Ventilation

Da im Respirationstrakt der Gasaustausch nur in den Alveolen stattfindet, ist die im restlichen Anteil des Respirationstraktes befindliche Luft nicht für den Gasaustausch mit den Lungencapillaren verfügbar. Beim Erwachsenen beträgt der Totraum etwa 150 ml, so daß sich bei ruhiger Atmung nur 350 ml jedes Atemzuges mit der Alveolarluft mischen; umgekehrt stammen bei jeder Exspiration die ersten 150 ml aus dem Totraum und nur die weiteren 350 ml aus den Alveolen. Es ist zweckmäßig, zwischen *anatomischem Totraum* (Volumen des Respirationstraktes außer den Alveolen) und dem *funktionellen* Totraum (auch *totaler funktioneller* oder »*physiologischer*« Totraum, Gasvolumen, das sich mit Blut nicht äquilibriert) zu unterscheiden. Beim Gesunden sind beide Toträume identisch; bei manchen Krankheiten kann der Gasaustausch mit dem Blut in den Alveolen vermindert sein und manche Alveolen können hyperventiliert sein. Das Gasvolumen in nicht durchbluteten Alveolen bzw. das über die zur Arterialisierung des Blutes notwendige Menge hinausgehende Gasvolumen bildet einen Teil des Totraum-Volumens.

Der *anatomische Totraum* kann durch Analyse der »single-breath«-N_2-Kurven (Abb. 34.12) gemessen werden. Aus der Atemmittellage nimmt der Proband einen möglichst tiefen Atemzug reinen Sauerstoff und atmet dann kontinuierlich

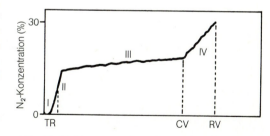

Abb. 34.12. Single breath N_2-Kurve. Aus der Atemmittellage nimmt der Proband einen tiefen Atemzug reinen Sauerstoff und atmet dann kontinuierlich aus. Die Änderungen der N_2-Konzentration des Exspirinums während der Ausatmung sind dargestellt, wobei die verschiedenen Phasen der Kurve durch römische Ziffern gekennzeichnet sind. TR, Totraum; CV, closing volume; RV, Residualvolumen (nach BUIST: The single breath nitrogen test. New Engl. J. Med **293**, 438, 1975)

aus, wobei der N_2-Gehalt der Ausatemluft kontinuierlich gemessen wird. Das initial ausgeatmete Gas (Phase I) ist das Gas, das den Totraum füllte und daher kein N_2 enthält. Es folgt dann ein Gemisch aus Totraum und Alveolar-Gas (Phase II) und dann Alveolar-Gas (Phase III). Das Volumen des Totraumes entspricht etwa dem Volumen gemessen vom Beginn der Ausatmung bis zum mittleren Teil der Phase II (Abb. 34.12).

Phase III der single breath N_2-Kurve endet beim *closing volume* (CV) und wird von der Phase IV gefolgt in welcher der N_2-Gehalt der Ausatemluft erhöht ist. Das »closing volume« ist das Lungenvolumen über dem Residualvolumen, bei welchem sich die Luftwege in den abhängigen basalen Anteilen infolge des niedrigeren transmuralen Druckes in diesen Arealen schließen (s. oben). Das Gas in den oberen Anteilen der Lunge ist reicher an N_2 als die unteren abhängigen Teile, da während des Beginns der vorangegangenen Inspiration die oberen Teile mehr Luft bekamen als die unteren; das meiste davon stammte aus dem N_2-reichen Totraum-Gas und noch nicht vom reinen Sauerstoff, den der Proband einatmete. Es fällt auch auf, daß bei den meisten Normalpersonen die Phase III noch vor der Phase IV einen leichten Anstieg zeigt. Dies deutet darauf hin, daß es auch während Phase III zu einer Zunahme des Anteils der aus den oberen Teilen der Lunge kommenden Ausatemluft kommt, welche relativ reicher an N_2 ist.

Der *totale (funktionelle* oder *»physiologische«) Totraum* kann aus dem P_{CO_2} der expirierten Luft, dem P_{CO_2} des alveolären Gases und dem Atem-Volumen berechnet werden. P_{CO_2} des expirierten Gases ($P_{E_{CO_2}}$) mal dem Atem-Volumen (V_T, »tidal volume«) ist gleich P_{CO_2} der Alveolarluft ($P_{A_{CO_2}}$, Gewinnung der Probe s. später) mal der Differenz zwischen Atem-Volumen und funktionellem Totraum (V_D, »dead space«) plus P_{CO_2} der inspirierten Umgebungsluft ($P_{I_{CO_2}}$, so gering, daß zu vernachlässigen) mal dem Totraum (Bohrsche Mischungs-Gleichung):

$$P_{E_{CO_2}} \times V_T = P_{A_{CO_2}} \times (V_T - V_D) + P_{I_{CO_2}} \times V_D$$

Der Wert $P_{I_{CO_2}} \times V_D$ kann dabei vernachlässigt werden (äußerst geringer CO_2-Gehalt der normalen Atmosphäre), so daß die Gleichung nach V_D aufgelöst werden kann.

Beispiel: $P_{E_{CO_2}} = 3{,}7$ kPa (28 mm Hg),
$P_{A_{CO_2}} = 5{,}3$ kPa (40 mm Hg), $V_T = 500$ ml
Ergebnis: $V_D = 150$ ml

Atmet man unter Wasser durch ein *Atemrohr (Schnorchel)*, so verursacht dies eine Vergrößerung des respiratorischen Totraumes. Pro ml Rohrvolumen muß das Inspirationsvolumen um 1 ml erhöht werden, um für die Alveolen dasselbe Luftvolumen zu erhalten; das Atmen wird daher bei großem Rohrvolumen sehr anstrengend. Zusätzliche Anstrengung erfordert es, den Thorax gegen den Druck des umgebenden Wassers auszudehnen; in einer Wassertiefe von 1,5–2 m reicht die Kraft der Atemmuskeln nicht mehr für eine Inspiration aus.

Alveolare Ventilation

Wegen des Totraumes ist die Luftmenge, welche die Alveolen erreicht *(alveolare Ventilation)*, gleich 500–150 ml mal 12 Atemzüge pro Minute (4,2 l/min) bei einem Atemminutenvolumen von 6 l/min. Frequente flache Atmung bewirkt infolgedessen bei gleichem Atemminutenvolumen eine viel geringere alveolare Ventilation als langsame tiefe Atmung (Tabelle 34.2).

Zusammensetzung der Alveolarluft

In den Alveolen diffundiert kontinuierlich Sauerstoff aus der Luft (Alveolarluft) in den Blutstrom und CO_2 aus dem Blutstrom in die Alveolen. Im Gleichgewichtszustand vermischt sich die eingeatmete Luft mit der Alveolarluft, ersetzt den ins Blut eingetretenen O_2 und verdünnt das in die Alveolen diffundierte CO_2. Ein Teil dieses Gemisches wird ausgeatmet; der O_2-Gehalt der Alveolarluft sinkt dann und der CO_2-Gehalt steigt bis zur nächsten Inspiration an. Da das Gasvolumen in den Alveolen am Ende der Exspiration ca. 2 l beträgt *(funktionelle*

Tabelle 34.2. Wirkung von Änderungen der Atem-Frequenz und -Tiefe auf die alveoläre Ventilation

Atemfrequenz	30/min	10/min
Atem-Volumen	200 ml	600 ml
Atem-Minuten-Volumen	6 Liter	6 Liter
Alveoläre Ventilation	$(200-150) \times 30 = 1500$ ml	$(600-150) \times 10 = 4500$ ml

Pulmonale Zirkulation

Residualkapazität; Abb. 34.4), wird P_{O_2} und P_{CO_2} durch die 350 ml der Ein- und Ausatmungsluft nur wenig verändert. Die Zusammensetzung der Alveolarluft bleibt — nicht nur bei Ruhe — bemerkenswert konstant (Kap. 36).

Untersuchung der Alveolarluft

Theoretisch wäre die gesamte Ausatmungsluft, von den ersten 150 ml abgesehen, Alveolarluft, aber es kommt immer zu einer gewissen Vermengung an der Berührungsfläche zwischen Totraum und Alveolarluft (Abb. 34.12). Es wird daher nur der spätere Teil der Ausatmungsluft zur Analyse herangezogen. Bei Verwendung moderner Apparaturen mit einem geeigneten automatischen Ventil, ist es möglich, die letzten 10 ml der bei ruhiger Atmung ausgeatmeten Luft zu gewinnen; diese Probe dient auch zur Bestimmung des totalen Totraumes (s. oben). In Abb. 34.13 wird die Zusammensetzung der Alveolarluft mit derjenigen von Ein- und Ausatmungsluft sowie den Gaspartialdrucken in Blut und Gewebe verglichen.

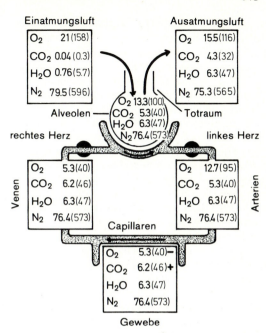

Abb. 34.13. Partialdrucke von Gasen im ventilatorisch-zirkulatorischen System (kPa; in Klammer mm Hg) (nach LAMBERTSEN. In: Medical Physiology, 12th Ed. (V. B. MOUNTCASTLE, Ed. St. Louis: Mosby 1968)

C. Pulmonale Perfusion

Pulmonale Zirkulation

Anatomie des Lungenkreislaufs

Das Gefäßbett der Lunge ist dem übrigen Gefäßsystem (Kap. 30) zwar ähnlich, doch haben die Wände der A. pulmonalis und ihrer großen Äste nur $^{1}/_{3}$ der Dicke der Aorta, und die kleinen Arterien (100 μm oder weniger im Durchmesser) sind Endothelschläuche mit *wenig Wandmuskulatur.* Die Lungencapillaren sind weit und reich an Anastomosen, so daß jede Alveole von einem Capillarnetz umgeben ist. Lymphgefäße sind in den Lungen reichlicher als in anderen Organen vorhanden.

Druck, Volumen und Durchflußrate im Lungenkreislauf

Das Gefäßsystem der Lunge ist ein *dehnbares Niederdrucksystem.* Der Lungenarteriendruck ist 3,2/1,2 kPa (24/9 mm Hg) oder niedriger (Mitteldruck 2 kPa bzw. 15 mm Hg). Während der Diastole beträgt der Druck im linken Vorhof

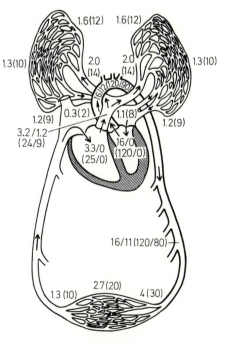

Abb. 34.14. Blutdruck-Werte (kPa; in Klammern mm Hg) im Lungen- und Körper-Kreislauf (nach: J. H. COMROE, Jr.: Physiology of Respiration, 2nd Ed. Chicago: Year Book Medical Publishers 1974)

etwa 1 kPa (8 mm Hg), so daß der Druckgradient im Lungensystem etwa 1 kPa (8 mm Hg) ist, während der Gradient im Körperkreislauf vergleichsweise 12 kPa (90 mm Hg) beträgt (Abb. 34.14). Der Lungengefäßwiderstand entspricht der Druckdifferenz zwischen Pulmonalarterie und linkem Vorhof geteilt durch das Herzminutenvolumen. Da die Bestimmung des linken Vorhofdruckes schwierig durchführbar ist, wird statt dessen meist der Lungencapillardruck (s. diesen) zur Berechnung herangezogen. Das in den Lungengefäßen jeweils vorhandene Blutvolumen beträgt ca. 1 l, wovon weniger als 100 ml in den Capillaren sind. Die durchschnittliche Geschwindigkeit des Blutes am Beginn der Pulmonalarterie ist dieselbe wie in der Aorta (etwa 0,4 m/s). Die Geschwindigkeit sinkt rasch und steigt in den größeren Lungenvenen langsam wieder an. Ein Erythrocyt braucht bei Ruhe etwa 0,75 s, bei Arbeit 0,3 s oder weniger, um die Lungencapillaren zu passieren.

Capillardruck in der Lunge

Der Blutdruck in Lungencapillaren ist etwa 1,3 kPa (10 mm Hg), der onkotische Druck aber 3,3 kPa (25 mm Hg), so daß die Alveolen durch einen gefäßwärts gerichteten Druckgradienten von etwa 2 kPa (15 mm Hg) von Flüssigkeit freigehalten werden. Steigt der Capillardruck höher als 3,3 kPa (25 mm Hg), wie z.B. bei Stauung des linken Ventrikels (backward failure), so kommt es zu *Lungenstauung und in der Folge zu Lungenödem*. Auch Patienten mit Mitralstenose zeigen einen chronisch fortschreitenden Anstieg des Lungencapillardruckes und ausgedehnte fibrotische Veränderungen in den Lungengefäßen. Lungenödem ist bei Mitralstenose kein so hervorstechendes Symptom wie bei akutem Herzversagen, da die Fibrose und die Verengung der arteriellen Lungengefäße die Capillaren »schützt«.

Der Lungencapillardruck ist im wesentlichen repräsentativ für den Druck im linken Vorhof und damit dem Füllungsdruck im linken Ventrikel. Durch die Einführung von Einschwemmkathetern mit Ballon (Swan-Ganz flow directed balloon catheter) ist eine Erfassung auch in der klinischen Routine möglich geworden. Durch Aufblasen des Ballons in einem kleinen Lungengefäß mißt die dem Ballon vorgelagerte Öffnung den Druck in den Capillaren und den Lungenvenen (pulmonary wedge pressure, pulmonary capillary venous pressure, PCVP).

Pulmonales Blutreservoir

Durch ihre Dehnbarkeit sind die Lungenvenen ein wichtiges Blutreservoir. Das Blutvolumen in der Lunge nimmt beim Niederlegen um maximal 400 ml zu, während beim Aufstehen diese Blutmenge an den Kreislauf abgegeben wird. Diese Verschiebung ist der Grund für die *Verminderung der Vitalkapazität in Rückenlage* und für das Auftreten der *Orthopnoe bei Herzinsuffizienz* (Kap. 33).

Verhältnis Ventilation/Perfusion

Das Herzminutenvolumen aus dem rechten Ventrikel ist normalerweise dem des linken gleich (bei Ruhe etwa 5,5 l/min); das Verhältnis von alveolarer Ventilation (bei Ruhe etwa 4,2 l/min, s. oben) und Lungendurchblutung beträgt bei Ruhe daher etwa 0,8 (4,2/5,5). Dieses Verhältnis kann auch bei Patienten mit schwerer Hypoxie normal sein, da bei krankhaften Veränderungen u. U. sowohl ungleichförmige Ventilation wie Perfusion der Alveolen bestehen kann. Im hypothetischen Extremfall einer solchen Veränderung würde die gesamte Ventilation auf eine, die gesamte Durchblutung auf die andere Lunge beschränkt bleiben; dabei wäre der Ventilations/Perfusions-Quotient »normal«, der Zustand aber mit dem Leben unvereinbar.

»Physiologischer Shunt«

Etwa 2% des Blutes in den Arterien des großen Kreislaufes haben die Lungencapillaren umgangen. Die Bronchialarterien (Äste der Aorta thoracica) ernähren Teile des Lungenparenchyms und ein Teil dieses venösen Blutes kehrt über die Lungenvenen zum Herz zurück. Auch aus dem Coronar-Kreislauf direkt in das linke Herz strömende Blut vermischt sich mit dem oxygenierten Blut (Kap. 32). Wegen dieser kleinen *»physiologischen Kurzschlüsse« (»Shunts«)* enthält das Blut in den Arterien des großen Kreislaufes weniger O_2 pro 100 ml als das Blut, das mit der Alveolarluft in Verbindung stand.

Gestörtes Verhältnis Ventilation/Perfusion

Der vorher erwähnte Extremfall der einen *nur ventilierten* in Verbindung mit der anderen *nur perfundierten* Lunge hat lediglich theoretisches Interesse, bietet jedoch zugleich ein Modell für die Situation, in der sich einzelne Alveolen aber auch Teile der Lunge unter pathologischen Bedingungen befinden können. Schon beim Gesunden ist der Ventilations/Perfusions-Quotient u. U. nicht in allen Lungenabschnitten optimal; so ist z. B. beim Stehen infolge der Schwere des Blutes — bei gleichmäßiger Ventilation der ganzen Lunge — die Perfusion in den Unterlappen größer als in den Oberlappen, so daß der Ventilations/Perfusions-Quotient in den unteren Teilen der Lungen kleiner ist als in den oberen Lungenabschnitten. Bei Erkrankungen der Lunge — sowohl bei Ventilations- wie Perfusions-Störungen — kann es zu erheblichen *Veränderungen des Ventilations/Perfusions-Verhältnisses* kommen, die sich — je nach der Art der Störung — als *Vergrößerung des Shunt-Volumens* oder als *Vergrößerung* des *funktionellen Totraumes* mit der Folge einer verschlechterten Gesamt-Oxygenierung des Lungenvenenblutes manifestieren (Abb. 34.15). Eine Vergrößerung des Shunt-Volumens kann aber auch durch — meist angeborene — Nebenschlüsse im Lungenkreislauf oder im Herzen *(pathologische Shunts)* verursacht sein.

Störungen der ventilatorischen Verteilung kann man durch Atmung radioaktiver Isotopen eines inerten Gases (z. B. Xenon, ^{133}Xe) bestimmen *(Ventilations-Scan der Lunge),* indem die Radioaktivität über dem Thorax registriert wird. Areale geringer Radioaktivität sind schwach ventiliert. ^{133}Xe kann auch zur *Überprüfung der Lungendurchblutung* verwendet werden, wobei nach i. v. Injektion einer Salzlösung dieses Gases die Radioaktivität gemessen wird. Das Gas gelangt rasch in die perfundierten Alveolen, kann aber die nicht perfundierten nicht erreichen.

Eine andere Technik zur Darstellung mangelhaft perfundierter Areale ist die Injektion von ^{131}J markierten Makroaggregaten von Albumin *(Perfusions-Scan der Lunge).* Diese Aggregate können Capillaren und kleine Arteriolen blokkieren; sie bleiben nur in Gefäßen, in denen noch Blut strömte, hängen. Obwohl es paradox erscheint, Patienten mit Lungengefäßobstruktion durch Erzeugung zusätzlicher Obstruktion zu untersuchen, ist die Technik infolge der geringen Anzahl der Partikel gefahrlos. Sie blockieren nur einen unbedeutenden Teil der Lungengefäße und werden von dort rasch eliminiert.

Einflüsse auf die Weite der Lungengefäße

Die Lungengefäße sind zu beträchtlicher passiver Erweiterung befähigt. Wenn die Blutzufuhr

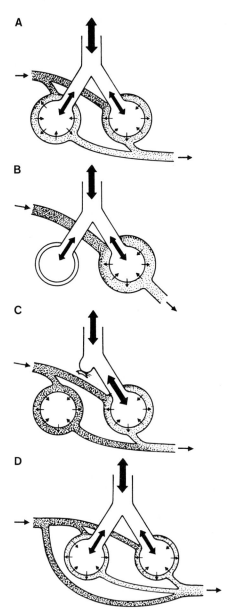

Abb. 34.15. Schematische Darstellung des Ventilations/Perfusions-Verhältnisses. A: Normale Ventilation und Perfusion beider Alveolen mit vollständiger Oxygenierung des Blutes. B: Normale Ventilation beider Alveolen, eine Alveole jedoch von der Perfusion ausgeschlossen; dadurch Vergrößerung des funktionellen Totraumes, jedoch kein Auftreten von Mischblut. C: Eine Alveole trotz normaler Perfusion von der Ventilation abgeschnitten; dadurch Entstehung von Mischblut (»Mischung« von volloxygeniertem und nichtoxygeniertem Blut). D: Beide Alveolen zwar ventiliert und perfundiert, trotzdem durch pathologischen Kurzschluß (»shunt«) Auftreten von Mischblut (nach J. H. COMROE: Physiologie der Atmung. Stuttgart-New York: Schattauer 1968)

zu einer normalen Lunge durch Aufblasen eines Ballons in einem Hauptast der A. pulmonalis unterbrochen wird, so wird der Blutfluß durch die andere Lunge verdoppelt, ohne daß es zu einem stärkeren Druckanstieg in den Lungenarterien kommt. Die Lungengefäße sind reichlich mit sympathischen vasoconstrictorischen Nervenfasern versorgt; Reizung der cervicalen sympathischen Ganglien vermindert die Lungendurchblutung bis um 30%. Die Nerven dienen zum Teil der Verminderung der Lungenkreislaufkapazität, um damit Blut aus dem Lungenreservoir zu mobilisieren. Der Druck in der Lungenarterie wird durch Reize, die den Blutdruck verändern, wenig beeinflußt. Bei Arbeit z.B. erhöht sich die Lungendurchblutung in demselben Ausmaß wie die Körperdurchblutung (in Extremfällen bis zum 7fachen), der Druck in der Pulmonalarterie verändert sich aber nur wenig. Bei essentieller Hypertonie ist er meist normal und blutdrucksteigernde Pharmaka beeinflussen ihn gering.

Bei Verschluß eines Bronchus werden die *Gefäße*, welche die *schlecht belüfteten Alveolen* versorgen, *verengt* und das Blut in andere Gebiete geleitet *(Euler-Liljestrand-Mechanismus)*. Die *Verengung* ist ein *lokaler Effekt*, bedingt durch den niederen alveolaren P_{O_2}. CO_2-Anhäufung führt zum Absinken des pH in diesem Bereich und eine pH-Erniedrigung verursacht ebenfalls Gefäßconstriction. Andererseits vermindert *Drosselung der Blutzufuhr* zu einem Lungenabschnitt den alveolaren P_{CO_2} in diesem Bereich und das führt zu einer *Verengung der* ihn versorgenden *Bronchien*.

Auch *vasoaktive Substanzen* können die Weite der Lungengefäße beeinflussen. Prostaglandin $F_{2\alpha}$, Serotonin, Histamin, Angiotensin II und Noradrenalin kontrahieren die Gefäße, während Acetylcholin, Isoproterenol, Adenosin und Prostaglandin E_1 sie erweitern, wobei aber Species-Differenzen bestehen. Die physiologische Rolle und der Angriffspunkt dieser Substanzen in der Lunge sind großteils noch unklar. Die meisten der angeführten Vasoconstrictoren wurden auch mit der durch alveoläre Hypoxie hervorgerufenen Drucksteigerung in den Lungengefäßen *(Euler-Liljestrand-Mechanismus)* in Zusammenhang gebracht; es konnte aber kein Beweis für eine entscheidende Rolle dieser Substanzen erbracht werden. Der Mechanismus ist nach wie vor unklar, ein direkter Einfluß von Sauerstoffmangel auf die Lungengefäße scheint jedenfalls möglich.

Lungenembolie

Emboli, die kleine Äste der Lungenarterien verschließen, verursachen einen deutlichen Anstieg des Druckes in der A. pulmonalis, wobei rasche flache Atmung *(Tachypnoe)* auftritt. Der Druckanstieg ist möglicherweise zum Teil durch reflektorische Vasoconstriction über sympathische Nervenfasern bedingt; hierüber bestehen allerdings Meinungsverschiedenheiten, denn eine reflektorische Vasoconstriction scheint bei Blockierung großer Äste der A. pulmonalis nicht einzutreten. Die Tachypnoe ist eine reflektorische Antwort auf Aktivierung vagal innervierter Deflationsreceptoren in der Nähe der Gefäßwände. In Tierexperimenten konnte gezeigt werden, daß auch *vasoaktive Substanzen* wie Serotonin und Prostaglandine zur Vasoconstriction beitragen. Die Freisetzung dieser Substanzen erfolgt — vor allem bei Mikroembolien — aus den an den Emboli aggregierten Thrombocyten.

D. Alveolare Diffusion

Diffusion

Der P_{O_2} der Alveolarluft beträgt 13,3 kPa (100 mm Hg), der im venösen Blut der Pulmonalarterie 5,3 kPa (40 mm Hg; Abb. 34.12). Offenbar ist am Transport von O_2 in das Blut lediglich die passive Diffusion entlang dieses Druckgradienten beteiligt. O_2 löst sich im Plasma, gelangt in die Erythrocyten und wird an Hb gebunden (Oxygenation, Kap. 35). Die Diffusion ins Blut muß sehr schnell erfolgen, da die Verweildauer für jeden ml Blut in den Capillaren sehr kurz ist. Trotzdem reicht die O_2-Diffusion beim Gesunden aus, um den P_{O_2} des arteriellen Blutes auf 13 kPa (97 mm Hg), zu bringen, was knapp unter dem alveolaren P_{O_2} liegt.

Diffusionskapazität für O_2 (D_{O_2})

Die *Diffusionskapazität* der Lunge für Sauerstoff ist die O_2-Menge, die pro Minute und O_2-Partialdruckdifferenz zwischen Alveolarluft und Blut durch die Alveolarmembran in die Lungencapillaren übertritt:

$$D_{O_2} = \frac{V_{O_2}}{(P_A - P_C)_{O_2}}$$

V_{O_2} = O_2-Aufnahme
P_A = alveolärer Partialdruck
P_C = capillarer Partialdruck
$(P_A - P_C)_{O_2}$ = mittlere O_2-Druck-Differenz
Angabe von D_{O_2} in

$$\frac{\text{mmol } O_2/\text{min}}{\text{kPa}} \text{ bzw. } \frac{\text{ml } O_2/\text{min}}{\text{mm Hg}}$$

Umrechnungsfaktor:
mmol $\cdot$ min$^{-1}\cdot$ kPa^{-1} = 0.335 ml min^{-1} mm Hg

Unter Normalbedingungen (STPD, Tabelle 34.1) beträgt D_{O_2} bei Ruhe etwa 6–7 mmol O_2 min^{-1} $\cdot$ kPa^{-1} (20 ml O_2 $\cdot$ min^{-1} $\cdot$ mm Hg^{-1}). Durch Capillarerweiterungen und Vermehrung der aktiven Capillaren können die Werte bei Arbeit auf 22 mmol O_2 min^{-1} $\cdot$ kPa^{-1} (65 ml O_2 $\cdot$ min^{-1} $\cdot$ mm Hg^{-1}) oder mehr ansteigen. Zur Verminderung der Diffusionskapazität kommt es bei z.B. Sarkoidose und Beryllium-Vergiftung (Berryliose), die eine Fibrose der Alveolarwand verursachen und damit einen *alveolo-capillaren Block* herbeiführen.

Klinisch wird — wegen der technischen Schwierigkeiten der O_2-Diffusions-Bestimmung — häufig die Aufnahme des *Fremdgases CO* als *orientierendes* Kriterium für die Beurteilung der Diffusionsverhältnisse in der Lunge verwendet. Wegen der hohen Affinität des CO zum Hb und der zu vernachlässigenden CO-Konzentration im Blut kann die CO-Diffusionskapazität aus der CO-Aufnahme (mit einem Atemzug, »*single breath*«-*Methode*) dividiert durch den alveolären CO-Druck — ohne Blutabnahme — errechnet werden. Für praktische Zwecke können die beim Gesunden als D_{CO} bestimmten 20–30 ml CO $\cdot$ min^{-1} $\cdot$ mm Hg^{-1} zahlenmäßig einem D_{O_2}-Wert gleichgesetzt werden.

Tabelle 34.3. Biologisch aktive Substanzen, die in der Lunge metabolisiert werden

Gebildet und verbraucht in der Lunge: Surfactant
Gebildet oder gespeichert und in das Blut abgegeben: Prostaglandine A, E und F; Histamin; Kallikrein; Peptide
Aus dem Blut entfernt: Überwiegend: Prostaglandin E und F, Bradykinin, Serotonin, Adeninnucleotide; Zum Teil: Prostaglandin A, Noradrenalin, Acetylcholin
Aktiviert: Angiotensin I → Angiotensin II

Diffusionskapazität für CO_2

Der P_{CO_2} des venösen Blutes ist 6 kPa (46 mm Hg), P_{CO_2} der Alveolarluft 5,3 kPa (40 mm Hg); CO_2 diffundiert entlang diesem Gradienten vom Blut in die Alveolen. Der P_{CO_2} des Blutes, das die Lungen verläßt, ist 5,3 kPa (40 mm Hg). CO_2 passiert mit Leichtigkeit alle biologischen Membranen; die *Lungendiffusionskapazität für CO_2* ist daher *viel größer als für O_2*. CO_2-Retention ist bei Patienten mit alveolo-capillarem Block kaum bedeutend, auch wenn bereits hochgradige Verminderung der Diffusionskapazität für O_2 besteht.

E. Stoffwechselfunktionen der Lunge

Zusätzlich zur Atemfunktion ist die Lunge in einer Reihe von Stoffwechselprozessen eingeschaltet. Sie synthetisiert nicht nur Surfactant, sondern gibt auch eine Reihe von Substanzen in das arterielle Blut ab (Tabelle 34.3) und entfernt andere aus dem venösen Blut, das über die Pulmonalarterie die Lunge erreicht. Prostaglandine werden zu mehr als 90% aus der Zirkulation entfernt, die Lunge kann sie aber auch synthetisieren und auf bestimmte Reize in das Blut abgeben. Die Lunge aktiviert auch ein Hormon; das physiologisch inaktive Decapeptid Angiotensin I wird in der Lunge in das pressorische und die Aldosteron-Sekretion stimulierende Octapeptid Angiotensin II umgewandelt (Kap. 24). Das für diese Umwandlung nötige Enzym, *converting enzyme,* ist in den pulmonalen Capillaren an der Oberfläche der Endothelzellen gelegen, besonders in kleinen Grübchen oder Aushöhlungen *(Caveolae)* an der dem Blutstrom zugewandten Endothel-Fläche. Das converting enzyme inaktiviert auch Bradykinin. Obwohl die Kreislaufzeit durch die Lungencapillaren weniger als 1 s beträgt, wird Angiotensin I während einer Passage zu 70% in Angiotensin II umgewandelt. 5-Hydroxytryptamin (Serotonin) wird großteils von der Lunge inaktiviert, in geringerem Maß auch Noradrenalin, so daß diese vasoaktiven Substanzen nur in kleinen Mengen den Systemkreislauf erreichen. Viele andere vasoaktive Hormone passieren aber die Lunge, ohne metabolisiert zu werden wie z.B. Adrenalin, Dopamin, Ocytocin, Vasopressin, Angiotensin II und VIP (vasoactive intestinal peptide, Kap. 26). Die Lunge besitzt auch ein fibrinolytisches System, welches Thromben in den Lungengefäßen auflöst.

Kapitel 35
Gastransport zwischen Lunge und Gewebe

Die Partialdruckgradienten für O_2 und CO_2 (in Abb. 35.1 graphisch dargestellt) bilden den Schlüssel zum Verständnis der Gasbewegung; O_2 »strömt bergab« aus der Luft durch die Alveolen und das Blut ins Gewebe, während sich CO_2 seinem Druckgradienten entsprechend vom Gewebe zu den Alveolen bewegt. Die vom und zum Gewebe in gelöster Form transportierbaren Mengen beider Gase wären unzureichend, würde nicht der im Blut gelöste O_2 an den O_2-transportierenden Eiweißkörper Hämoglobin gebunden und das gelöste CO_2 durch eine Reihe reversibler chemischer Reaktionen in andere transportfähige Verbindungen übergeführt werden. Die Anwesenheit von Hb erhöht die O_2-Transportfähigkeit des Systems auf das 70fache, die Reaktionen von CO_2 erhöhen den CO_2-Gehalt des Blutes um das 17fache (Tabelle 35.1).

Sauerstofftransport

O_2-Versorgung des Gewebes

Das O_2-Versorgungssystem des Organismus besteht aus den Lungen und dem Herz-Kreislauf-System. Die O_2-Versorgung eines bestimmten Gewebes ist abhängig vom O_2-Angebot an die Lungen, von einem ausreichenden pulmonalen Gasaustausch, der Blutversorgung des Gewebes und der O_2-Transportfähigkeit des Blutes. Die Gewebe-Durchblutung hängt vom Grad der Constriction der Gefäße im Gewebe und dem HMV ab. Der O_2-Gehalt des Blutes wird durch die Menge gelösten O_2 und den Hämoglobingehalt im Blut, sowie der Affinität des Hämoglobins für O_2 bestimmt.

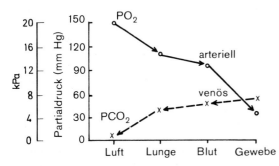

Abb. 35.1. Zusammenfassung der P_{O_2}- und P_{CO_2}-Werte in Luft, Lunge, Blut und Gewebe; O_2 und CO_2 diffundieren entlang ihres jeweiligen Partialdruckgradienten »bergab« (nach KINNEY: Transport of carbon dioxide in blood. Anesthesiology **21**, 615 (1960))

Tabelle 35.1. Gasgehalt des Blutes

Gas	Gasmenge in mmol/l (ml/l; Vol.% = ml/100 m) Blut mit Hb-Gehalt von 9,3 mmol (Hb/4)/l (15 g/100 ml)			
	arterielles Blut (P_{O_2} 12,7 kPa (95 mm Hg)) P_{CO_2} 5,3 kPa (40 mm Hg) Hb 97% gesättigt (9 mmol O_2/l)		venöses Blut (P_{O_2} 5,3 kPa (40 mm Hg)) P_{CO_2} 6,1 kPa (46 mm Hg) Hb 75% gesättigt (7 mmol/l O_2))	
	gelöst	gebunden	gelöst	gebunden
O_2	0,13 (2,9; 0,29)	9,0 (195; 19,5)	0,05 (1,2; 0,12)	6,8 (151; 15,1)
CO_2	1,3 (26,2; 2,62)	20,4 (464; 46,4)	1,52 (29,8; 2,98)	21,9 (497; 49,7)
N_2	0,4 (9,8; 0,98)	—	0,4 (9,8; 0,98)	—

Anmerkung: Die gelöste Menge der Gase im Blut ergibt sich aus den jeweiligen Löslichkeitskoeffizienten für:
O_2 0,0105 mmol · l^{-1} · kPa^{-1}
CO_2 0,25 mmol · l^{-1} · kPa^{-1}
N_2 0,0054 mmol · l^{-1} · kPa^{-1}

Reaktion von Hb und O_2 (Oxygenation)

Hämoglobin ist aufgrund seines Reaktionsmechanismus mit O_2 ein besonders geeigneter Sauerstoffträger. Der Eiweißkörper *Hämoglobin* (Kap. 27) wird aus 4 Untereinheiten gebildet, deren jede aus einem Häm-Anteil, gebunden an eine Polypeptidkette besteht. Häm (Abb. 27.3) ist ein Komplex aus Porphyrin und einem Atom zweiwertigen Eisens. Jede Untereinheit (Hb/4) hat ein Molekulargewicht von etwa 16000, das gesamte HbA von 64450. Jedes der 4 Eisenatome kann ein Molekül O_2 reversibel binden; das Eisen bleibt dabei in der zweiwertigen Form, die Reaktion ist daher eine *Oxygenation* und keine Oxydation. Die übliche Schreibung der Reaktion $Hb + O_2 \rightleftharpoons HbO_2$ repräsentiert nur die Reaktion einer Untereinheit des Hämoglobins; da das Hb-Molekül aus 4 Untereinheiten besteht, reagiert Hb tatsächlich mit 4 Molekülen O_2, um schließlich Hb_4O_8 zu bilden:

$$Hb_4 + O_2 \rightleftharpoons Hb_4O_2$$
$$Hb_4O_2 + O_2 \rightleftharpoons Hb_4O_4$$
$$Hb_4O_4 + O_2 \rightleftharpoons Hb_4O_6$$
$$Hb_4O_6 + O_2 \rightleftharpoons Hb_4O_8$$

Diese Reaktion verläuft sehr rasch (in weniger als 0,01 s), dasselbe gilt von der Desoxygenation (Reduktion) des Hb_4O_8. Die *Oxy-Hb-Dissoziationskurve* (die Beziehung zwischen O_2-Bindungsfähigkeit des Hb und P_{O_2}, Abb. 35.2) ist charakteristisch S-förmig. Die Verbindung des ersten Häms eines Hb-Moleküls mit O_2 erhöht die Affinität des zweiten zu O_2, Oxygenation des zweiten erhöht die Affinität des dritten usw., so daß die Affinität des Hb für das vierte O_2-Molekül ein Vielfaches der für das erste ist; diese wechselnde Affinität für O_2 bewirkt die S-Form der Dissoziationskurve. Bei Aufnahme von O_2 durch HbA rücken die 2 β-Ketten näher zusammen, bei O_2-Abgabe gehen sie auseinander; diese Verschiebung ist offensichtlich für die Affinitätsänderung gegenüber O_2 notwendig.

Bei Vollsättigung des Blutes mit Sauerstoff (Äquilibrierung in vitro mit reinem O_2) bindet 1 mol Hb 4 mol O_2, bzw. jedes mol Hb/4 bindet 1 mol O_2 druckdissoziabel; bezüglich des gebundenen Gasvolumens ist zu berücksichtigen, daß bei einem Gesamt-Gasdruck von 100 kPa (1 atm) 1 mol O_2 einem Volumen von etwa 22 (22,4) Litern entspricht. Unter physiologischen Bedingungen können daher durchschnittlich (Normalwerte für Hb, Kap. 27) etwa 9,3 mmol (Hb/4)/l Blut (15 g Hb/100 ml) 9,3 mmol O_2 binden (d. s. 200–210 ml O_2/l Blut, bzw. *20–21 Volumen % O_2* bei einem alveolären P_{O_2} von 13,3 kPa = 100 mm Hg und einem gesamt-Gasdruck von 100 kPa = 760 mm Hg); unter Normalbedingungen kann also 1 g Hb etwa 1,34 ml O_2 maximal druckdissoziabel binden. Die Menge des physikalisch gelösten O_2 im Blut ergibt sich als lineare Funktion des O_2-Partialdruckes und ist durch den Löslichkeits-Koeffizienten determiniert (Tab. 35.1); der Löslichkeits-Koeffizient für O_2 in Blut beträgt etwa 0,01 mmol · O_2 pro Liter und kPa (0,03 ml pro Liter und mm Hg), so daß bei normalem arteriellem P_{O_2} etwa 0,13 mmol (3 ml/l, bzw. 0,3 Vol. %) O_2 im Blut in gelöster Form vorliegen (Abb. 35.2).

In vivo ist das Hämoglobin des Blutes nach Passage der Lungencapillaren an deren Ende etwa zu 97,5% mit O_2 gesättigt (P_{O_2} 12,9 kPa = 97 mm Hg). Wegen einer geringen Beimischung venösen Blutes, das die Lungen umgeht (»physiologischer Shunt«), ist das Hb dann im arteriellen Kreislauf nur zu 97% gesättigt. Wenn man den Sauerstoff-Transport in der bisher konventionellen Weise in Volumen-Prozenten (Vol. % = ml O_2 pro 100 ml Blut) darstellt (vgl. Tab. 35.1), dann enthält daher das arterielle Blut insgesamt etwa 19,8 ml O_2 pro 100 ml; 0,29 ml in Lösung und 19,5 ml gebunden an Hämoglobin. In Ruhe ist das venöse Blut zu 75% gesättigt, sein Gesamt-O_2-Gehalt beträgt etwa 15,2 ml pro 100 ml. Daher entnimmt das Gewebe in Ruhe etwa 4,6 ml O_2 von jeweils 100 ml vorbeifließendem Blut. 0,17 ml stammen von dem in Lösung befindlichen O_2, während der Rest vom Hb freigesetzt wird. Es werden daher

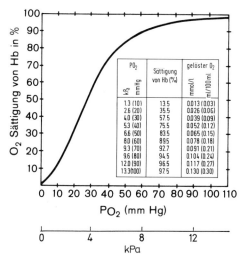

Abb. 35.2. Oxyhämoglobin-Dissoziationskurve. pH 7.40; Temperatur 38¡ C (nach COMROE: The Lung, Clinical Physiology and Pulmonary Function Tests, 2nd Ed. Chicago: Year Book 1962)

bei einem Ruhe-HMV von etwa 5500 ml 250 ml O_2 (4,6 ml × 55) von den Lungen durch das Blut zum Gewebe transportiert (s. auch Kap. 29, Ficksches Prinzip).

Beeinflussung der O_2-Affinität von Hämoglobin

Drei wichtige Faktoren beeinflussen die Oxy-Hb-Dissoziationskurve: pH, Temperatur und die Konzentration von 2,3-Diphosphoglycerat (DPG, 2,3-DPG). Steigen der Temperatur oder Sinken des pH verschiebt die Kurve »nach rechts« (Abb. 35.3). Wird die Kurve in diese Richtung verschoben, so ist für das Hb ein höherer P_{O_2} erforderlich, um eine bestimmte Menge O_2 zu binden. Umgekehrt verschiebt ein Sinken der Temperatur oder Steigen des pH die Kurve »nach links« und ein niedrigerer P_{O_2} ist zur Bindung einer bestimmten O_2-Menge erforderlich. Ein geeigneter Index als Ausdruck dieser Verschiebungen ist der P_{50} (P_{O_2} bei dem Hb zur Hälfte mit O_2 gesättigt ist). Je höher P_{50}, desto niedriger ist die O_2-Affinität von Hämoglobin.

Die Verminderung der O_2-Affinität von Hb bei Fallen des pH im Blut wird *Bohr-Effekt* genannt und hängt eng mit der Tatsache zusammen, daß Desoxy-Hb H^+ aktiver bindet als Oxy-Hb. Das pH im Blut fällt entsprechend dem Anstieg des CO_2-Gehaltes (s. unten), so daß — wenn P_{CO_2} ansteigt — die Kurve nach rechts verschoben wird und P_{50} ansteigt. Der überwiegende Anteil der O_2-Abgabe von Hb im Gewebe basiert auf der Abnahme von P_{O_2}, aber zusätzliche 1 bis 2% werden durch den Anstieg von P_{CO_2} und damit Verschiebung der Dissoziationskurve »nach rechts« bewirkt.

2,3-DPG findet sich reichlich in Erythrocyten und wird von 3-Phosphoglycerinaldehyd, welches im Embden-Meyerhof-Abbauweg entsteht (Kap. 17), gebildet (Abb. 35.4). Es ist ein stark geladenes Anion, das sich mit den β-Ketten des

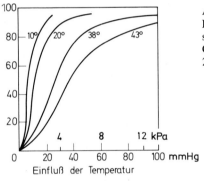

Abb. 35.3. Einfluß von Temperatur und pH auf die Hämoglobin-Dissoziationskurve. Ordinate und Abscisse wie in Abb. 35.2. (nach COMROE: The Lung, Clinical Physiology and Pulmonary Function Tests, 2nd Ed. Chicago: Year Book 1962)

$$\text{in SI-Einheiten (kPa)} : pH = 6{,}10 + \log \frac{[HCO_3^-]}{0{,}226\, P_{CO_2}}, \left(pH = 6{,}10 + \log \frac{[HCO_3^-]}{0{,}0301\, P_{CO_2}} \quad \text{Druck in mmHg} \right)$$

pH arterielles Blut ≅ 7,40

pH venöses Blut ≅ 7,36

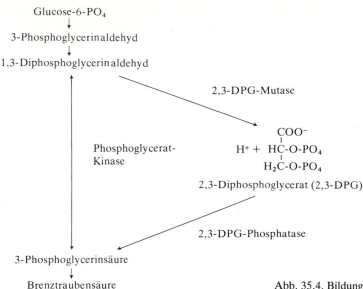

Abb. 35.4. Bildung und Stoffwechsel von 2,3-DPG

desoxygenierten, aber nicht mit denen des oxygenierten Hb verbindet. Ein Mol desoxygeniertes Hb bindet ein Mol 2,3-DPG:

$$HbO_2 + 2{,}3\text{-}DPG \rightleftharpoons Hb\text{-}2{,}3\text{-}DPG + O_2$$

Eine Erhöhung der 2,3-DPG-Konzentration verschiebt die Reaktion nach der rechten Seite und damit wird mehr O_2 freigesetzt. ATP wird an desoxygeniertes Hb in geringerem Maß gebunden, ebenso wie einige andere organische Phosphate.

Die Konzentration von 2,3-DPG wird in den Erythrocyten durch das pH beeinflußt. Acidose hemmt die Glykolyse in den roten Blutkörperchen, und daraus resultiert bei niedrigem pH ein Abfall der 2,3-DPG-Konzentration. Schilddrüsen-Hormone, Wachstumshormon und Androgene erhöhen die Konzentration von 2,3-DPG und P_{50}.

Es wird berichtet, daß Arbeit innerhalb 60 Minuten den 2,3-DGP-Spiegel anhebt; dieser Effekt dürfte jedoch beim Trainierten fehlen. P_{50} ist bei Arbeit auch wegen des Temperaturanstieges im aktiven Gewebe erhöht sowie infolge der Zunahme von CO_2 und Metaboliten, die das pH erniedrigen.

Zusätzlich wird noch viel mehr O_2 aus jeder das aktive Gewebe durchströmenden Blutmenge entnommen, da P_{O_2} im Gewebe abfällt. Schließlich ist die Oxy-Hb-Dissoziationskurve bei niedrigen P_{O_2}-Werten steil, so daß größere Mengen von O_2 pro Einheit des fallenden P_{O_2} freigesetzt werden.

Aufstieg in große Höhen löst einen Anstieg der 2,3-DPG-Konzentration aus und dies führt zu einem Anstieg von P_{50} und dem für das Gewebe verfügbaren O_2. Die Zunahme von 2,3-DPG, dessen Halbwertszeit 6 Stunden beträgt, wird durch einen pH-Anstieg bewirkt (Kap. 37). Bei Rückkehr auf Meeresniveau fällt der 2,3-DPG-Spiegel wieder auf normale Werte.

Die größere O_2-Affinität des fetalen Hb (HbF) als die des adulten Hb (HbA) erleichtert den

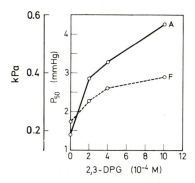

Abb. 35.5. Einfluß von 2,3-DPG auf die P_{50}-Werte (Sauerstoffpartialdruck, bei welchem eine 50% Sättigung des Hb vorliegt) von menschlichem fetalem Hb (F) und adultem Hb (A); die gegenüber in vivo-Verhältnissen außerordentlich erniedrigten P_{50}-Werte sind darauf zurückzuführen, daß diese Experimente an stark verdünnten Hämoglobinlösungen bei niedriger Temperatur durchgeführt wurden (nach: BUNN und JANDL: Control of hemoglobin function within the red cell. New Engl. J. Med. **282**, 1414 (1970))

O_2-Austausch von der Mutter zum Fetus (Kap. 27 und 32). Die Ursache dieser größeren Affinität ist die schlechte Bindung von 2,3-DPG an die γ-Polypeptid-Ketten, die im fetalen Hb die β-Ketten ersetzen. Abb. 35.5 zeigt die verschiedenen Auswirkungen von HbF und HbA auf das P_{50}.

Ebenso haben manche abnorme Hämoglobine bei Erwachsenen niedrige P_{50}-Werte und die daraus resultierende hohe O_2-Affinität des Hämoglobins verursacht eine Gewebshypoxie, die wiederum vermehrte Erythrocytenbildung stimuliert und damit eine Polyglobulie bedingt (Kap. 24). Vermutlich können diese Hämoglobine nicht 2,3-DPG binden.

Bei Anämie und verschiedenen Krankheiten mit chronischer Hypoxie ist die 2,3-DPG-Konzentration in den Erythrocyten erhöht; dies erleichtert die O_2-Versorgung des Gewebes, indem in den peripheren Capillaren O_2 bereits bei einem höheren P_{O_2} als unter normalen Verhältnissen aus der Hb-Bindung freigegeben wird. Bei Lagerung von Blutkonserven fällt der 2,3-DPG-Spiegel, und die O_2-Abgabemöglichkeit ins Gewebe sinkt bei diesem Blut, was den Effekt einer Bluttransfusion bei einem hypoxischen Patienten stark beeinträchtigt. Dieser Abfall ist geringer, wenn statt des üblichen Citrat-Dextrose(ACD)-Puffers ein Citrat-Phosphat-Dextrose(CPD)-Puffer verwendet wird.

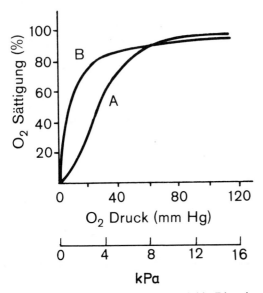

Abb. 35.6. Oxyhämoglobin und Myoglobin-Dissoziationskurven bei 38ı C, pH = 7,40. A = menschliches Blut, B = Myoglobin (nach ROUGHTON: Handbook of Respiratory Physiology. USAF School of Aviation Medicine 1954)

(Andere Aspekte der Chemie des Hb, Kap. 27. Fetales Hb und transplacentarer O_2-Austausch, Kap. 32.)

Myoglobin

Myoglobin (Mol. Gew. 17 800) ist ein eisenhaltiges Polypeptid im Skeletmuskel. Es ähnelt einer einzelnen Kette des Hb und bindet 1 mol O_2/mol Myoglobin. Seine Dissoziationskurve steigt steiler an als die des Hb; da sie links von der Hb-Kurve liegt (Abb. 35.6), nimmt Myoglobin O_2 vom Hb im Blut auf. Myoglobin gibt O_2 nur bei niederen P_{O_2}-Werten ab, doch liegt P_{O_2} des arbeitenden Muskels auch nahe Null. *Muskeln mit Dauerleistung* besitzen besonders *viel Myoglobin;* die Blutgefäße solcher Muskeln werden bei deren »statischer« Arbeitsweise (Kap. 33) komprimiert und während der verminderten Blutzufuhr stellt Myoglobin O_2 bereit. Myoglobin dürfte auch die O_2-Diffusion vom Blut in die Mitochondrien des Muskels erleichtern, wo die oxidativen Prozesse ablaufen.

Puffer im Blut

CO_2 bildet im Blut Kohlensäure; das Verständnis der Blut-Puffersysteme ist eine Voraussetzung für die Besprechung des CO_2-Transportes.

Henderson-Hasselbalch-Gleichung

Die allgemeine Gleichung für ein Puffersystem ist

$$HA \rightleftharpoons H^+ + A^-$$

A^- steht für Anion und HA für die undissoziierte Säure. Wird eine stärkere Säure als HA einer Lösung, die dieses System enthält, zugefügt, dann verschiebt sich das Gleichgewicht nach links; Wasserstoffionen werden für die Bildung von mehr undissoziierter HA verbraucht und der Anstieg der H^+-Konzentration ist geringer als sonst zu erwarten wäre. Wird umgekehrt der Lösung eine Base zugefügt, so reagieren H^+ und OH^- unter Bildung von H_2O, mehr HA dissoziiert und begrenzt damit den Abfall der H^+-Konzentration. Entsprechend dem Massenwirkungsgesetz ist das Produkt aus den Konzentrationen zweier Reaktionsprodukte dividiert durch die Konzentration des Ausgangsproduktes gleich einer Konstanten, wenn die Reaktion im Gleichgewicht steht:

$$\frac{[H^+][A^-]}{[HA]} = K$$

Wird die Gleichung nach [H⁺] aufgelöst und in pH-Notation angeschrieben

$$\left(pH = -\log [H^+] = \log \frac{1}{[H^+]} ; \right.$$

$$\left. pK = -\log \text{ der Dissoziationskonstante } K = \log \frac{1}{K} \right),$$

dann ergibt sich die *Henderson-Hasselbalchsche Gleichung*, welche die pH-Änderung als Folge eines Zusatzes von H⁺ oder OH⁻ zu einem Puffersystem beschreibt:

$$pH = pK + \log \frac{[A^-]}{[HA]}$$

Aus diesen Gleichungen geht hervor, daß die Pufferkapazität eines Systems am größten ist, wenn der Gehalt an freiem Anion gleich dem an undissoziierter HA ist (ist [A⁻]/[HA] = 1, dann ist der log ([A⁻]/[HA]) gleich Null und pH = pK). Daraus ergibt sich ferner, daß diejenigen Puffersysteme am wirksamsten sind, deren pK nahe dem pH ist, bei dem sie »arbeiten«. Das pH des Blutes ist normalerweise 7,40; das pH der Zellen wahrscheinlich um 7,2; das des Harnes liegt im Bereich von 4,5–8,0.

Blut-Puffer (Kohlensäure-Bicarbonat-, Hämoglobin-, Plasmaprotein-Puffer)

Das wichtigste anorganische Puffersystem im Blut ist der *Kohlensäure-Bicarbonat*-Puffer:

$$H_2CO_3 \rightleftharpoons H^+ + HCO_3^-$$

$$pH = pK_{H_2CO_3} + \log \frac{[HCO^-]}{[H_2CO_3]}$$

Das pK dieses Systems (6,1) ist im Vergleich zum pH des Blutes relativ niedrig und trotzdem ist es eines der stärksten Puffersysteme, weil der H_2CO_3-Spiegel im Plasma mit gelöstem CO_2 im Gleichgewicht steht und die Menge an gelöstem CO_2 durch die Atmung kontrolliert wird:

$$H_2CO_3 \rightleftharpoons CO_2 + H_2O$$

Wird dem Blut H⁺ zugesetzt, dann nimmt HCO_3^-, dessen Konzentration zusätzlich durch die Niere reguliert wird, ab, während vermehrt H_2CO_3 entsteht. Würde diese zusätzliche H_2CO_3 nicht in CO_2 und H_2O übergeführt und das CO_2 in der Lunge abventiliert, so müßte die H_2CO_3-Konzentration ansteigen. Wäre z. B. die zugesetzte H⁺-Menge ausreichend gewesen, um das Plasma-HCO_3^- auf die Hälfte absinken zu lassen, dann wäre ein pH-Abfall von 7,4 auf 6,0 die Folge. In Wirklichkeit wird aber nicht nur die gesamte zusätzlich gebildete H_2CO_3 entfernt, sondern der H⁺-Anstieg regt auch die Atmung

an; dies bewirkt einen Abfall des P_{CO_2}, so daß zusätzlich H_2CO_3 entfernt wird. Das pH würde daher im vorliegenden Beispiel nur auf etwa 7,2 abfallen (Abb. 40.2). Die Reaktion $CO_2 + H_2O \rightleftharpoons H_2CO_3$ verläuft in beiden Richtungen langsam, wenn das Enzym *Carboanhydrase* nicht anwesend ist. Im Plasma fehlt Carboanhydrase, in den Erythrocyten ist sie jedoch reichlich vorhanden (das Enzym wird in hoher Konzentration auch in Magensäure-produzierenden Zellen, Kap. 26, und in den Tubuluszellen der Niere, Kap. 38, gefunden). Carboanhydrase ist ein Protein mit einem Molekulargewicht von ca. 30 000 und enthält ein Zinkatom; sie wird durch Cyanid, Azid und Sulfid gehemmt. Sulfonamide hemmen sie ebenfalls, Sulfonamid-Derivate werden daher klinisch wegen ihres Hemmeffektes auf die Carboanhydrase der renalen Tubuli als Diuretica verwendet (Kap. 38).

Ein weiteres anorganisches Puffersystem ist der *Phosphat*-Puffer. Das System $H_2PO_4^- \rightleftharpoons H^+ + HPO_4^{2-}$ hat einen pK von 6,80. Wegen der niedrigen Plasma-Phosphatkonzentration bildet dieses System keinen quantitativ ins Gewicht fallenden Puffer des Blutes, intracellulär und im Harn ist dieses Puffersystem jedoch von Bedeutung (Kap. 38).

Das wichtigste organische Puffersystem im Blut ist *Hämoglobin* aufgrund der Dissoziation der Imidazolgruppe der Histidin-Reste im Hämoglobin-Molekül:

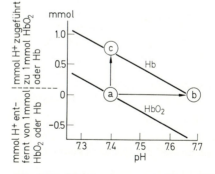

Abb. 35.7. Titrationskurven von Hb und HbO₂. Der Pfeil von a nach c zeigt, wieviel mmol H⁺ ohne pH-Verschiebung zugeführt werden können. Der Pfeil von a nach b zeigt die pH-Verschiebung bei Desoxygenation (nach GERMAN and WYMAN. In: DAVENPORT: The ABC of Acid-Base Chemistry, 6th Ed. University of Chicago Press 1974)

Die freien Carboxyl- und Aminogruppen des Hb tragen zwar bei einem pH von 7,0 bis 7,7 relativ wenig zu seiner Pufferkapazität bei, das Hb-Molekül enthält aber 38 Histidin-Reste; hierdurch und infolge der Tatsache, daß es in großer Menge vorhanden ist, hat das Hb die *6fache Pufferkapazität der Plasmaproteine.* Dazu kommt noch die Eigenschaft des Hb, daß die Imidazolgruppen des nicht oxygenierten Hb weniger dissoziieren als die von OxyHb; *Hb ist eine schwächere Säure als HbO$_2$* und daher ein besserer Puffer (*Haldane-Effektes,* ersichtlich aus dem Titrationskurven für Hb und HbO$_2$ in Abb. 35.7).

Auch die *Plasmaproteine* sind wirksame Puffer, da sowohl die freie Carboxyl- wie auch die freien Aminogruppen dissoziieren.

$$RCOOH \rightleftharpoons RCOO^- + H^+$$

$$pH = pK_{RCOOH} + \log \frac{[RCOO^-]}{[RCOOH]}$$

$$RNH_3^+ \rightleftharpoons RNH_2 + H^+$$

$$pH = pK_{RNH_3^+} + \log \frac{[RNH_2]}{[RNH_3^+]}$$

Puffer im Gesamtorganismus (intracelluläre Puffer)

Die Pufferwirkung ist in vivo nicht nur auf das Blut beschränkt. Tatsächlich werden bei metabolischer Acidose im Blut nur 15–20% der sauren Valenzen gepuffert; 20–25% werden durch das H$_2$CO$_3^-$-System in der Interstitialflüssigkeit, der Rest in den Zellen gepuffert. Die hauptsächlichen *intracellulären Puffer* sind *Eiweißkörper* und *organische Phosphate*. Sie binden H$^+$ und setzen Na$^+$ und K$^+$ frei; so steigt bei Acidose das extracelluläre Na$^+$ und K$^+$. Bei metabolischer Alkalose werden 30–50% der basischen Valenzen in den Zellen gepuffert. Bei respiratorischer Acidose und Alkalose (Kap. 40) erfolgt praktisch die gesamte Abpufferung intracellulär.

Zusammenfassung der Pufferwirkungen

Wird dem Blut eine starke Säure zugeführt, dann werden die drei Puffer-Hauptreaktionen nach links verschoben:

HHb $\rightleftharpoons$ H$^+$ + Hb$^-$
HProt $\rightleftharpoons$ H$^+$ + Prot$^-$
H$_2$CO$_3$ $\rightleftharpoons$ H$^+$ + HCO$_3^-$

Der Blutspiegel der drei Pufferanionen — Hb$^-$ (Hämoglobin), Prot$^-$ (Protein) und HCO$_3^-$ (Abb. 35.8) — sinkt in der Folge ab. Die Anionen der zugeführten Säure werden in die renalen Tubuli ausgeschieden. Sie werden von Kationen (besonders Na$^+$) begleitet, da die elektrochemische Neutralität aufrecht erhalten wird. Die Tubuli ersetzen Na$^+$ durch H$^+$ (Kap. 38) und resorbieren damit äquimolare Mengen an Na$^+$ + HCO$_3^-$ zurück; so werden die Kationen erhalten, saure Valenzen ausgeschieden und der Pufferanionenvorrat wieder hergestellt. Wird dem Blut CO$_2$ zugefügt, kommt es zu ähnlichen Reaktionen, wobei jedoch der HCO$_3^-$-Spiegel im Plasma eher ansteigt als fällt, da H$_2$CO$_3$ gebildet wird.

HHb $\rightleftharpoons$ H$^+$ + Hb$^-$
HProt $\rightleftharpoons$ H$^+$ + Prot$^-$
H$_2$CO$_3$ $\rightleftharpoons$ H$^+$ + HCO$_3^-$

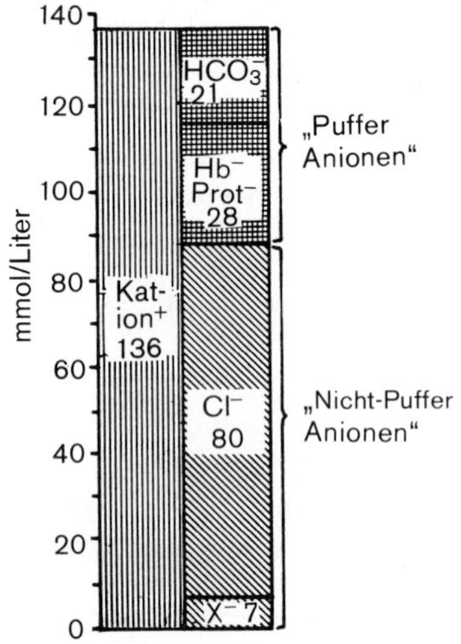

Abb. 35.8. Verteilung der Kationen und Anionen im Gesamtblut, pH = 7,39 P$_{CO_2}$ = 5.3 kPa (41 mmHg) Hb$^-$, Hämoglobin; Prot$^-$, Plasmaproteine (wirken im Blut entsprechend ihrem isoelektrischen Punkt als Anionen); X$^-$, restliche Anionen (nach SINGER. In: ALTMANN et al. Handbook of Respiration. Philadelphia: Saunders 1958)

Kohlendioxid-Transport

CO$_2$ im Blut

Die Löslichkeit von CO$_2$ im Blut ist etwa 20mal größer als von O$_2$, so daß beträchtlich mehr *CO$_2$* als O$_2$ *in Lösung* vorhanden ist. Das in die Erythrocyten diffundierende CO$_2$ wird durch

Carboanhydrase rasch zu H_2CO_3 hydratisiert. H_2CO_3 dissoziiert in $H^+ + HCO_3^-$ und H^+ wird in erster Linie durch Hb gepuffert, während *HCO_3^- ins Plasma* abdiffundiert. Der Abfall der O_2-Sättigung des Hb bei Durchfluß des Blutes durch die Gewebscapillaren verbessert seine Pufferkapazität, da nicht oxygeniertes Hb mehr H^+ bindet als OxyHb (s. oben). Ein Teil des CO_2 reagiert in den Erythrocyten mit Aminogruppen von Eiweißkörpern, hauptsächlich Hb, um *Carbamino-Verbindungen* zu bilden:

$$CO_2 + R-N\begin{matrix}H\\H\end{matrix} \rightleftharpoons RN\begin{matrix}H\\COOH\end{matrix}$$

Bei P_{CO_2}-Werten über 1,3 kPa (10 mm Hg) bleibt die Menge an gebildetem Carbamino-Hb relativ konstant und unabhängig von P_{CO_2}; in diesem Fall wird die Tendenz, mit ansteigendem CO_2-Angebot mehr Carbamino-Hb zu bilden, durch vermehrte H^+-Bildung gebremst, welches RNH_2-Gruppen abfängt und zu RNH_3^+ umformt. Da nicht oxygeniertes Hb Carbaminoverbindungen viel leichter bildet als HbO_2, ist der Transport von CO_2 im venösen Blut erleichtert. Etwa *20%* des in den Capillaren anfallenden *CO_2* wird als *Carbamino-CO_2* zu den Lungen gebracht.

Im Plasma reagiert CO_2 mit den Plasmaproteinen, bildet aber nur kleine Mengen an Carbamino-Verbindungen. Geringe Mengen CO_2 werden im Plasma auch zu H_2CO_3 hydratisiert, doch ist diese Reaktion wegen Fehlens der Carboanhydrase nur langsam und daher unbedeutend.

Chloridverschiebung

Da bei Durchfluß durch die Capillaren der Anstieg von HCO_3^- im Erythrocyten viel größer als im Plasma ist, diffundiert HCO_3^- ins Plasma; etwa 70% des im Erythrocyten gebildeten HCO_3^- tritt ins Plasma über. Die elektrochemische Neutralität wird durch Diffusion von Cl^- in die Erythrocyten aufrecht erhalten *(Chloridverschiebung).* Die Chloridverschiebung erfolgt rasch und ist im wesentlichen nach 1 s beendet.

Da an jedem Proteinmolekül viele negative Ladungen sitzen, an jedem HCO_3^- und Cl^- aber nur eine, steigt im Erythrocyten die Zahl der osmotisch aktiven Teilchen im gleichen Maß, wie die H^+ gepuffert werden und HCO_3^- sich anhäuft (Abb. 35.9). Die Erythrocyten nehmen Wasser auf und die daraus resultierende

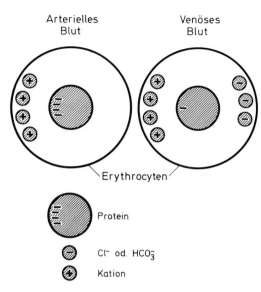

Abb. 35.9. Vereinfachtes Schema zur Erklärung der Tatsache, daß Erythrocyten mit desoxygeniertem Hämoglobin (venöses Blut) mehr osmotisch aktive Teilchen aufweisen als Erythrocyten mit oxygeniertem Hämoglobin (arterielles Blut); Erläuterung im Text

Vergrößerung der Erythrocyten ist der Grund, warum der *Hämatokrit des venösen Blutes* um etwa *3% größer* als der des arteriellen ist. In der Lunge tritt Cl^- wieder aus den Erythrocyten aus und deren Volumen nimmt wieder ab.

Zusammenfassung des CO_2-Transportes

Tabelle 35.2 veranschaulicht das Schicksal des CO_2 in Plasma und Erythrocyten. Das Ausmaß, bis zu welchem die Erythrocyten — in Abhän-

Tabelle 35.2. Schicksal von CO_2 im Blut

Im Plasma:
1. Gelöst
2. Bildung von Carbaminoverbindungen mit Plasmaprotein
3. Hydratation, H^+ gepuffert, HCO_3^- im Plasma

In den Erythrocyten:
1. Gelöst
2. Bildung von Carbamino-Hb
3. Hydratation, H^+ gepuffert, 70% des HCO_3^- diffundiert
4. Cl-Verschiebung in die Zellen; Zunahme des osmotischen Druckes in den Blutkörperchen

gigkeit vom Grad ihrer Oxygenierung — die CO_2-Transportkapazität beeinflussen, geht aus dem Unterschied zwischen der Kurve für gelöstes CO_2 und den Kurven für den Gesamt-CO_2-Gehalt des Blutes hervor (Abb. 35.10). Von den ungefähr 49 ml CO_2 in 100 ml arteriellem Blut (Tabelle 35.1) sind 2,6 ml gelöst, 2,6 ml in Carbamino-Verbindungen und 43,8 ml als HCO_3^- vorhanden. Im Gewebe kommen bei Ruhe 3,7 ml CO_2/100 ml Blut hinzu; davon bleiben 0,4 ml in Lösung, 0,8 ml bildet Carbamino-Verbindungen und 2,5 ml bilden HCO_3^-. Das pH des Blutes fällt von 7,40 auf 7,36. In der Lunge verlaufen diese Vorgänge umgekehrt und die 3,7 ml entsprechend 1,7 mmol/l aus dem Gewebe stammendes CO_2 werden in die Alveolen abgegeben. Auf diese Weise werden 200 ml CO_2/min bzw. etwa 9 mmol CO_2/min in Ruhe und viel größere Mengen bei Arbeit vom Gewebe zur Lunge transportiert und ausgeschieden. Die in 24 Stunden ausgeschiedene CO_2-Menge (9 mmol × 1440 min ~ 13 000 mmol CO_2) ist mehr als 12 500 mmol H^+ äquivalent.

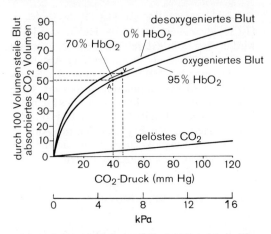

Abb. 35.10. CO_2-Dissoziationskurven. Die beiden oberen Kurven zeigen den Gesamtgehalt an CO_2 in desoxygeniertem und oxygeniertem Blut. Der arterielle Punkt (A) und der venöse Punkt (V) bezeichnen die entsprechenden Werte im arteriellen und venösen Blut beim ruhenden Menschen (nach KINNEY: Transport of carbon dioxide in blood. Anesthesiology **21**, 615 (1960))

Kapitel 36
Regulation der Atmung

Neurale Kontrolle der Atmung

Kontroll-Systeme

Die spontane Atmung wird durch rhythmische Entladungen der die Atemmuskulatur innervierenden motorischen Neuronen bewirkt. Diese Entladungen hängen zur Gänze von Nervenimpulsen aus dem Gehirn ab; Atmung hört auf, wenn das Rückenmark oberhalb des Abgangs der Phrenicusnerven durchtrennt wird (Kap. 34).

Zwei unabhängige neurale Mechanismen steuern die Atmung. Einer ist für die *willkürliche* und der andere für die *automatische Kontrolle* zuständig. Das willkürliche System liegt im cerebralen Cortex und sendet die Impulse über die Tractus corticopinales zu den respiratorischen motorischen Neuronen. Das automatische System ist in der Brücke und Medulla gelegen und die efferenten Impulse werden über die lateralen und ventralen Anteile des Rückenmarks geleitet.

Die motorischen Neuronen zu den Exspirationsmuskeln werden gehemmt, wenn die inspiratorischen Neuronen aktiv sind und umgekehrt. Das nervöse Substrat für diese *reziproke Innervation* wird wahrscheinlich — ähnlich der reziproken Innervation von Flexoren und Extensoren der Gliedmaßen (Kap. 6) — durch Kollateralen excitatorischer Leitungen zu hemmenden Zwischenneuronen vermittelt. Dies resultiert in einer direkten Hemmung der antagonistischen motorischen Neuronen, wenn die motorischen Neuronen der Protagonisten erregt sind.

Medulläre Zentren

Rhythmische Entladungen der Neuronen in der Medulla oblongata bewirken spontane Atmung.

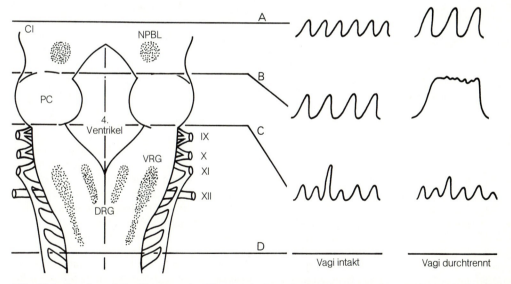

Abb. 36.1. Respiratorische Neuronen im Hirnstamm. Dorsale Ansicht, Cerebellum entfernt. Die Effekte der Durchtrennung des Hirnstammes in verschiedenen Ebenen sind dargestellt. Die Spirometer-Kurven zeigen die Tiefe und Frequenz der Atmung und die Buchstaben geben die Höhe der Durchtrennung an. DRG, dorsale respiratorische Neuronen-Gruppe; VRG, ventrale respiratorische Neuronen-Gruppe; NPBL, Nucleus parabrachialis (pneumotaktisches Zentrum); CI, Colliculus inferior; PC, Pedunculus cerebellaris medialis (nach MITCHELL and BERGER: State of the art: Review of neural regulation of respiration. Amer. Rev. Resp. Dis. **111**, 206 (1975))

Das Areal in der Medulla, welches mit der Atmung befaßt ist, wurde traditionsgemäß »Atemzentrum« genannt; es gibt aber eigentlich 2 Gruppen respiratorischer Neuronen (Abb. 36.1 und 36.2). Die *dorsale Gruppe der Neuronen* nahe dem Nucleus des Tractus solitarius ist der Entstehungsort rhythmischer Impulse zu den kontralateralen motorischen Neuronen des Phrenicus. Die *ventrale Gruppe* ist unterteilt. Der craniale Anteil besteht aus Neuronen im Nucleus ambiguus, die die ipsilateralen akzessorischen Atemmuskeln, z.T. über die Hirnnerven IX und X, innervieren. Der caudale Anteil besteht aus Neuronen im Nucleus retro-ambigualis, der die in- und exspiratorischen Impulse zu den motorischen Neuronen der Intercostalmuskeln abgibt. Die Bahnen von diesen Neuronen zu exspiratorischen motorischen Neuronen verlaufen gekreuzt, die zu den inspiratorischen motorischen Neuronen verlaufen aber sowohl gekreuzt wie auch ungekreuzt (Abb. 36.2).

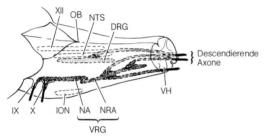

Abb. 36.2. Schema der dorsalen (DRG) und ventralen (VRG) Gruppen respiratorischer Neuronen und deren efferente Bahnen in der Katze. NOI, Nucleus olivarius inferior; NA, Nucleus ambiguus; NRA, Nucleus retroambigualis; NTS, Nucleus tractus solitarius; OB, Obex; VH, ventrales Horn; IX, X, XII, N. glossopharyngicus, vagus, hypoglossus (nach MITCHELL und BERGER wie Abb. 36.1)

Einfluß der Brücke und des Vagus

Die rhythmische Entladung der Neuronen im Atemzentrum ist spontan, wird aber durch Zentren in der Brücke und durch afferente Fasern im N. vagus von Receptoren in der Lunge beeinflußt. Die Beziehungen dieser Komponenten zueinander können aus den Ergebnissen der in Abb. 36.1 schematisch zusammengefaßten Experimente ersehen werden. Komplette Durchtrennung des Hirnstamms unterhalb des Obex (Abb. 36.1, Durchschneidung D) bewirkt vollständigen Atemstillstand. Werden alle Hirn-Nerven (einschließlich der Nn. vagi) durchtrennt und wird der Hirnstamm oberhalb der Brücke durchschnitten, besteht weiterhin rhythmische Atmung (Abb. 36.1, Schnitt A). Wird aber ein zusätzlicher Schnitt durch den unteren Teil der Brücke geführt (Abb. 36.1, Schnitt B), kommt es zu Dauerentladung der inspiratorischen Neuronen und die Inspirationsmuskeln verbleiben in ständiger Kontraktion; dieser Atemstillstand in Inspirationsstellung wird als *Apneusis* bezeichnet.

Der obere Teil der Brücke, der Apneusis verhindert, wird *pneumotaktisches Zentrum* genannt und liegt im Nucleus parabrachialis. Das Gebiet im caudalen Anteil der Brücke, das für die Apneusis verantwortlich ist, heißt *apneustisches Zentrum*.

Wird der Hirnstamm im unteren Anteil der Brücke durchtrennt, während die Nn. vagi intakt bleiben, so geht die Atmung regelmäßig weiter. Wird jedoch der proximale Stumpf eines der durchtrennten Nervi vagi bei einem apneustischen Versuchstier stimuliert, so führt dies nach einer kurzen Latenzperiode zu einer relativ langen Entladungshemmung der inspiratorischen Neuronen. Dehnungsreceptoren in der Lunge beeinflussen über afferente Fasern des Nervus vagus die Medulla oblongata und die Brücke; rasche Volumenzunahme der Lunge führt dementsprechend zu Inspirationshemmung (*Hering-Breuer-Reflex*, s. später). Die Dehnung der Lungen während Inspiration hemmt somit reflektorisch das Inspirationszentrum, wodurch der Beitrag des pneumotaktischen Zentrums zum intermittierenden Ablauf der inspiratorischen Entladungen verstärkt wird. Vagektomie verstärkt daher — bei sonst intakten Tieren — zwar die Tiefe der Inspiration, die Atmung bleibt aber im übrigen, solange das pneumotaktische Zentrum in Funktion ist, normal.

Ist die Brücke von der Medulla oblongata komplett getrennt (Abb. 36.1, Schnitt C), so geht die Atmung weiter, ob nun die Nn. vagi intakt sind oder nicht. Es kommt aber zu keinen gleichmäßigen Atemzügen, sondern zu einer Schnappatmung. Ihr Vorkommen zeigt, daß die *Neuronen des Atemzentrums* die Fähigkeit zu *spontanen Entladungen* besitzen.

Die physiologische Rolle der Atemareale in der Brücke ist nicht genau bekannt, offensichtlich unterstützen sie aber die rhythmischen Entladungen der medullären Neuronen und machen sie regelmäßig. Im apneustischen Zentrum scheinen tonisch entladende Neuronen zu liegen, welche die medullären inspiratorischen Neuronen »antreiben«. Diese Neuronen werden durch Impulse aus afferenten Fasern vom pneumotaktischen Zentrum und vom N. vagus intermittierend gehemmt.

Entstehung und Regulation der Rhythmizität

Der die spontane Entladung der medullären Neuronen auslösende Mechanismus ist unklar, doch könnten wiederholte kollaterale Hemmung und ein der synchronen Entladung thalamischer Neuronen ähnlicher Mechanismus eine Rolle spielen (Kap. 11). Beim intakten Tier sind die inspiratorischen Neuronen durch Aktivitäts-»Ausbrüche« (»bursts«, Aktivitäts-»Salven«) — unterbrochen von Ruhepausen (ca. 12–15 × pro Minute) — charakterisiert. Die exspiratorischen Neuronen dagegen zeigen keine spontanen Entladungen, können aber über afferente Fasern von den inspiratorischen Neuronen und verschiedenen anderen Stellen aktiviert werden.

Nimmt bei intakten Tieren die Aktivität der inspiratorischen Neuronen zu, so steigen Frequenz und Tiefe der Atmung an. Die Tiefe der Atmung nimmt zu, da die Lungen stärker gedehnt werden müssen, bis die Hemmaktivität des Vagus und des pneumotaktischen Zentrums ausreicht, um die vermehrte inspiratorische Aktivität zu überwiegen. Die Frequenz wird erhöht, da die Nachentladung in den vagalen und pneumotaktischen Afferenzen rascher unwirksam werden.

Regulation der Aktivität des »Atemzentrums«

Anstieg von P_{CO_2} oder der H^+-Konzentration im arteriellen Blut oder Abfall des P_{O_2} steigern die respiratorische Aktivität, gegensinnige Verschiebungen haben einen leicht hemmenden Effekt. *Chemoreceptoren in Medulla oblongata, Carotis- und Aortenkörperchen* registrieren diese Veränderungen der chemischen Zusammensetzung des Blutes und beeinflussen durch stimulierende Impulse zum Atemzentrum die Ventilation. Neben dieser basalen *chemischen Kontrolle* der Atmung sorgen andere Afferenzen für die »Feinabstimmung«, welche die Atmung in besonderen Fällen beeinflußt (Tabelle 36.1).

Chemische Kontrolle der Atmung

Die chemischen Regulationsmechanismen passen die Ventilation so an, daß der alveolare P_{CO_2} konstant gehalten, Überschuß an H^+ ausgegli-

Tabelle 36.1. Beeinflußbarkeit des »Atemzentrums«

Chemische Kontrolle

1. über zentrale Chemoreceptoren: Liquor-pH
   a) P_{CO_2} — rasche Diffusion in den Liquor — H^+-Freisetzung unter Carboanhydrase-Wirkung
   b) Blut-pH — langsame Diffusion von H^+ (?)
2. über Afferenzen von peripheren Chemoreceptoren in Carotis- und Aorten-Körperchen
   a) P_{O_2} des Blutes
   b) P_{CO_2}
   c) H^+

Nicht-chemische Kontrolle

a) Afferenzen von Proprioceptoren
b) Afferenzen für Niesen, Husten, Schlucken, Gähnen
c) Vagale Afferenzen von Dehnungs- und Deflations-Receptoren
d) Afferenzen von Baroreceptoren in Arterien, Vorhöfen, Ventrikeln, Lungen

chen und der P_{O_2} angehoben wird, wenn dieser ein zu niedriges Niveau erreicht. Das Atemminutenvolumen ist der Stoffwechselrate proportional; das *Bindeglied zwischen Stoffwechsel und Ventilation* ist dabei *CO_2* und weniger O_2. Die Receptoren in Carotis- und Aortenkörperchen werden durch Anstieg von P_{CO_2} oder der H^+-Konzentration im arteriellen Blut, aber vor allem durch eine Abnahme von P_{O_2} stimuliert. Nach Denervierung dieser Chemoreceptoren fehlt eine Antwort auf Abnahme des O_2-Partialdruckes; in diesem Falle wirkt Hypoxie direkt auf das Atemzentrum, jedoch aktivitätsvermindernd, ebenso bleiben geringe pH-Verschiebungen im Bereich von 7,3 bis 7,5 ohne Auswirkungen und nur stärkere Änderungen der H^+-Konzentration haben einen mäßigen Effekt auf die Atmung. Die Denervierung beeinflußt hingegen die Antwort auf arterielle P_{CO_2}-Veränderungen nur wenig.

Carotis- und Aortenkörperchen, periphere arterielle Chemoreceptoren der Atmung

Nahe den Carotisbifurkationen liegt je ein Carotiskörperchen und am Aortenbogen sind meist 2 oder mehr Aortenkörperchen lokalisiert (Abb. 36.3). Jedes Carotis- und Aortenkörperchen (Glomus) enthält Inseln von zwei Typen von Zellen, die von sinusoidalen Gefäßen umgeben sind. Die Zelltypen haben verschiedene

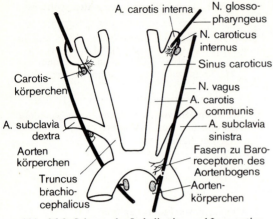

Abb. 36.3. Schema der Lokalisation und Innervation der Carotis- und Aortenkörperchen

Die Durchblutung eines Carotiskörperchens (2 mg) liegt bei 0,04 ml/min; auf 100 mg Gewebe bezogen ergeben sich 2000 ml/min, im Vergleich zu 54 ml/min im Gehirn und 420 ml/min

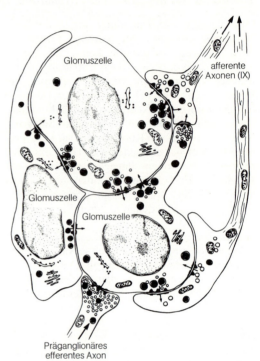

Abb. 36.4. Aufbau des Carotiskörperchen. Nach vorwiegend an Ratten erhobenen Befunden bestehen reziproke Synapsen (dünne, kurze Pfeile; s. Kap. 4) zwischen afferenten Neuronen und den Glomuszellen, die auch präganglionäre sympathische Innervation erhalten (nach McDonald und Mitchell: The innervation of glomus cells, ganglion cells and blood vessels in the rat carotid body: A quantitative ultrastructural study. J. Neurocytol. **4**, 177 (1975))

Namen erhalten, da aber deren Funktion ungewiß ist, ist es am einfachsten, sie als Zellen von Typ I und II zu unterscheiden. Die Typ II-Zellen sind wahrscheinlich Glia-Zellen und umgeben die Typ I-Zellen. Nicht myelinisierte Nervenendigungen des N. glossopharyngeus werden zwischen diesen beiden gefunden. Es gibt Anhaltspunkte dafür, daß diese Nervenendigungen die Chemoreceptoren für die O_2-Spannung sind. Die Typ I-Zellen enthalten ein Catecholamin, wahrscheinlich Dopamin, und haben reziproke synaptische Verbindungen mit den Nervenendigungen (Abb. 36.4). Dopamin hemmt die Entladung in den Carotiskörperchen und man nimmt an, daß die Typ I-Zellen die Reaktion der Nervenendigungen auf Hypoxie modulieren. Offenbar sind die Glomuszellen für die Funktion der Carotiskörperchen nicht notwendig, da Neurome, die sich nach Entfernung des Carotiskörperchens am Stumpf des N. glossopharyngeus bilden, auf Hypoxie und CO_2-Erhöhung trotz Fehlen der Glomuszellen reagieren.

Außerhalb der Kapsel jedes Körperchens erhalten die Nervenfasern eine Myelinscheide; sie haben jedoch nur einen Durchmesser von 2–5 µm und leiten mit 7–12 m/s relativ langsam. Afferenzen von den Carotiskörperchen steigen über den Carotis-Sinusnerven und den N. glossopharyngeus, solche von den Aortenkörperchen über den Vagus zur Medulla oblongata auf. Registrierung der Impulse in den afferenten Fasern eines isolierten und perfundierten Carotiskörperchens, ergab bei Verminderung des P_{O_2} oder Erhöhung des P_{CO_2} im Perfusat einen fortschreitenden Anstieg der Impulsfrequenz (Abb. 36.5).

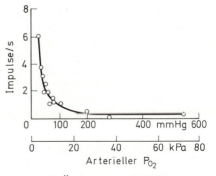

Abb. 36.5. Änderung der Entladungsfrequenz einer einzelnen afferenten Faser vom Carotiskörperchen bei wechselnder O_2-Spannung

in der Niere (Tabelle 32.1). Wegen dieser enormen Durchblutung kann der O_2-Bedarf der Zellen großteils durch gelösten O_2 allein gedeckt werden. Daher sprechen die Receptoren bei Anämie und CO-Vergiftung nicht an, bei denen die Menge an gelöstem O_2 im zufließenden Blut im allgemeinen normal ist, obwohl der an das Hb gebundene O_2 deutlich verringert ist. Die Receptoren reagieren auf erniedrigten arteriellen P_{O_2} bzw. auf Abnahme der pro Zeiteinheit an die Receptoren abgegebenen O_2-Menge, die z.B. bei Stase in den Gefäßen vermindert ist.

Starke Reizung der Chemoreceptoren wird durch Gifte hervorgerufen, welche die O_2-Verwertung im Gewebe verhindern (z.B. *Cyanide*). Ganglienzell-stimulierende Pharmaka (z.B. *Nicotin*) führen ebenfalls zu gesteigerter Aktivität der Chemoreceptoren. Das zu dieser Gruppe von Arzneimitteln zählende *Lobelin* wurde früher oft zur Atemanregung bei Atemstillstand angewandt, da es auch von Laienhelfern injiziert werden kann. Heute gilt es wegen seiner äußerst kurzdauernden Wirkung und möglicher Nebenwirkungen als weitgehend obsolet.

Bei allen Formen von Atemstillstand, insbesondere bei bereits geschädigtem Atemzentrum ist neben Freimachen der Atemwege künstliche Beatmung die einzige Erste-Hilfe-Maßnahme mit Aussicht auf Erfolg (ABC-Schema: *A* = *A*temwege freimachen, *B* = *B*eatmen und *C* = Sicherstellen ausreichender *C*irkulation).

Bedingt durch ihre anatomische Lage wurden die Aortenkörperchen nicht in dem Ausmaß wie die Carotiskörperchen untersucht. Ihr Verhalten ist ähnlich, aber von geringer Bedeutung.

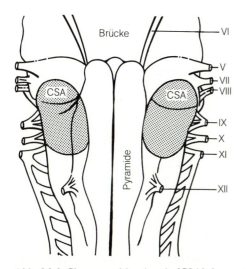

Abb. 36.6. Chemosensitive Areale (CSA) der ventralen Oberfläche der Medulla oblongata

Bei Patienten, bei denen beide Carotiskörperchen entfernt wurden, aber die Aortenkörperchen intakt blieben, waren die Auswirkungen im wesentlichen denen nach Denervation beider Carotis- und der Aortenkörperchen bei Tieren gleich; bei der Ventilation in Ruhe kommt es nur zu geringen Veränderungen, aber die ventilatorische Antwort auf Hypoxie geht verloren, und es besteht eine 30%ige Verminderung der ventilatorischen Antwort auf CO_2.

Bei manchen Patienten war die beidseitige Carotiskörperchenentfernung zur Erleichterung von schweren Asthmazuständen durchgeführt worden, es zeigte sich aber, daß bilaterale Resektion nur geringen Effekt bei dieser Krankheit hatte. Individuen ohne Carotiskörperchen können den Atem länger anhalten als Normalpersonen. Dies läßt vermuten, daß Impulse von peripheren Chemoreceptoren zu der »Empfindung, den Atem nicht mehr länger anhalten zu können« (breaking point) beitragen.

Chemoreceptoren im Hirnstamm, zentrale Chemoreceptoren der Atmung

Die *Chemoreceptoren*, die nach Denervation der Carotis- und Aortenkörperchen infolge Erhöhung des arteriellen P_{CO_2} eine Hyperventilation bewirken, sind *nahe dem Atemzentrum* gelegen. Man hat früher angenommen, daß die Neuronen des inspiratorischen Zentrums selbst auf die chemischen Reize ansprechen; tatsächlich dürften jedoch gesonderte Chemoreceptoren vorhanden sein, durch deren Stimulierung das Atemzentrum *indirekt* erregt wird. Zum Beispiel ist die Antwort auf CO_2 bei Anaesthesie und natürlichem Schlaf vermindert, die Antwort auf Hypoxie aber unverändert; diese experimentelle Beobachtung wäre schwer zu erklären, wenn CO_2 direkt auf die inspiratorischen Neuronen wirkte.

Die Chemoreceptoren der Medulla oblongata sind, wie man jetzt glaubt, an der *ventralen Oberfläche des Hirnstammes* lokalisiert (Abb. 36.6) und *kontrollieren die H^+-Konzentrationen des Liquor cerebrospinalis* oder möglicherweise der interstitiellen Flüssigkeit des Gehirns. CO_2 tritt leicht durch Membranen, so auch durch die Blut-Hirn- und Blut-Liquor-Schranke, während H^+ und HCO_3^- diese nur langsam passieren. Das in Gehirn und Liquor eingetretene CO_2 wird rasch hydratisiert, die gebildete H_2CO_3 dissoziiert und die lokale H^+-Konzentration steigt an. *Liquor-H^+-Konzentration* und *arterielles P_{CO_2}* verhalten sich gleichsinnig. Experimentell hervorgerufene Änderungen im P_{CO_2} des Liquors haben schwache, variable Effekte auf die Atmung, solange die H^+-Konzentration konstant gehalten wird; jeder H^+-Anstieg im Liquor regt die Atmung an und die Größe des Effekts ist dem H^+-Anstieg proportional. So scheint es wahrscheinlich, daß der Effekt von CO_2 auf die Atmung hauptsächlich durch dessen Diffusion in den Liquor bedingt ist, wo es die H^+-Konzentration erhöht und die H^+-empfindlichen Receptoren stimuliert.

Der Einfluß von CO_2 auf die Ventilation kann folglich nicht rein auf der Basis der CO_2-bedingten H^+-Konzentrationsänderung im arteriellen Blut erklärt werden, da nach Denervation der Carotis- und Aortenkörperchen pH-Änderungen im Bereich von 7,3–7,5 keinen Einfluß auf die Ventilation haben.

»Chemoreceptoren« in Lunge und Herz

Bradykardie und Hypotension, hervorgerufen durch Injektion von Veratrin und Nicotin in die Coronar- *(Bezold-Jarisch-Effekt)* oder Lungengefäße, sind durch Aktivierung von »Chemoreceptoren« in den Coronar- und Lungengefäßen bedingt (Kap. 31); solche Injektionen bewirken auch lange Perioden von Atemstillstand *(Apnoe)*. Diese »Receptoren« sind wahrscheinlich unter physiologischen Bedingungen für die Atmung ohne Bedeutung.

Beeinflussung der Atmung durch Veränderung im Säure-Basen-Haushalt

Bei *metabolischer Acidose* (z. B. durch Anhäufung von Ketonkörpern im Blut bei Diabetes mellitus) kommt es zu einer ausgeprägten Atemanregung *(Kussmaulsche Atmung;* Kap. 19). Die Hyperventilation vermindert den alveolaren P_{CO_2} (»CO_2 wird abgeblasen«), und das bewirkt ein kompensatorisches Sinken der H^+-Konzentration (Kap. 40). Umgekehrt wird bei *metabolischer Alkalose* (z. B. durch Erbrechen mit Verlust von HCl aus dem Organismus) die Ventilation vermindert, so daß der arterielle P_{CO_2} steigt und damit die H^+-Konzentration auf annähernd normale Werte gebracht wird (Kap. 40). Besteht eine gesteigerte Ventilation, die nicht Folge einer erhöhten arteriellen H^+-Konzentration ist, dann kommt es durch P_{CO_2}-Abfall zum Sinken der H^+-Konzentration unter die Norm *(respiratorische Alkalose);* Hypoventilation, die nicht durch einen H^+-Konzentrationsabfall im Plasma verursacht ist, bewirkt umgekehrt *respiratorische Acidose.*

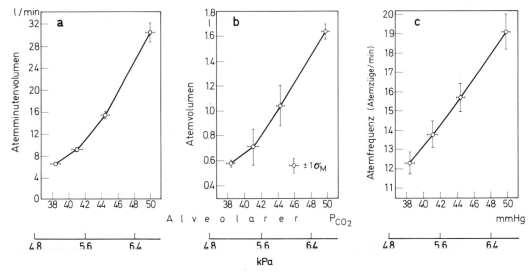

Abb. 36.7. Einfluß der Atmung von Gasgemischen verschiedenen CO_2-Gehalts (0% CO_2 entsprechend alveolarem P_{CO_2} von 5.1 kPa (38 mm Hg); 2% CO_2, P_{CO_2} = 5.5 kPa (41 mm Hg); 4% CO_2, P_{CO_2} = 5.9 kPa (44 mm Hg) und 6% CO_2, P_{CO_2} = 6.7 kPa (50 mm Hg) auf verschiedene ventilatorische Parameter. Die Zunahme des Atemminutenvolumens (A) ist sowohl durch eine vergrößerte Atemtiefe (B) wie durch erhöhte Atemfrequenz (C) bedingt (nach LAMBERTSEN. In: Medical Physiology, 12th Ed. V. B. MOUNTCASTLE, Ed. St. Louis: Mosby 1968))

Ventilatorische Antwort auf CO_2

Steigt der arterielle P_{CO_2} aufgrund eines erhöhten Gewebsstoffwechsels an, wird die Ventilation angeregt und die CO_2-Abgabe durch die Lunge erhöht, bis der arterielle P_{CO_2} sich normalisiert und der Reiz wegfällt. Dieser *Rückkopplungsmechanismus* hält die CO_2-Ausscheidung und -Produktion im Gleichgewicht.

Wird ein CO_2-haltiges Gasgemisch geatmet, so steigt der alveolare P_{CO_2}, erhöht damit den arteriellen P_{CO_2} und regt die Ventilation an, sobald das mehr CO_2 enthaltende Blut die Medulla oblongata erreicht; durch die erhöhte CO_2-Ausscheidung sinkt der alveolare P_{CO_2} ab. Das ist der Grund, warum relativ großer CO_2-Gehalt der Einatmungsluft (z.B. 2 kPa = 15 mm Hg) nur eine relativ geringe Zunahme des alveolaren P_{CO_2} (z.B. um 0,4 kPa = 3 mm Hg) bewirkt. Der P_{CO_2} fällt jedoch nicht bis zur Norm, sondern es stellt sich ein neues Gleichgewicht ein, bei welchem der alveolare P_{CO_2} gering erhöht und die Hyperventilation bestehen bleibt, solange CO_2 eingeatmet wird. Das im wesentlichen *lineare Verhältnis zwischen Atemminutenvolumen und dem alveolaren P_{CO_2}* wird in Abb. 36.7 gezeigt. Natürlich besteht eine obere Grenze für diese Linearität. Liegt der P_{CO_2} des eingeatmeten Gases nahe dem alveolaren P_{CO_2}, so wird die Elimination von CO_2 schwierig. Ist der CO_2-Gehalt des geatmeten Gases größer als 7%, so beginnt der alveolare und arterielle P_{CO_2} trotz Hyperventilation plötzlich anzusteigen. Die daraus resultierende Akkumulation von CO_2 im Körper *(Hyperkapnie)* beeinträchtigt das Zentralnervensystem einschließlich des Atemzentrums und bewirkt Kopfschmerzen, Verwirrungszustände und eventuell Koma *(CO_2-Narkose).*

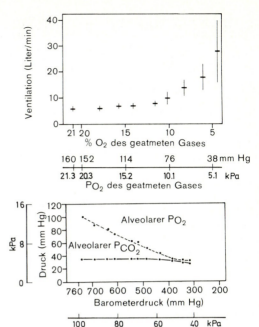

Abb. 36.8. Einfluß verminderten O_2-Gehaltes der Inspirationsluft auf Atemminutenvolumen bzw. alveolaren P_{O_2}. Oben: Durchschnittliches Atemminutenvolumen in der ersten halben Stunde der Exposition gegenüber Gasgemischen mit verschiedenem O_2-Gehalt (Durchschnittswerte mit Standard-Abweichung). Unten: Alveolarer P_{O_2} und P_{CO_2} bei Luftatmung mit verschiedenen Barometerdrucken. Die beiden Diagramme sind derart übereinander angeordnet, daß die O_2-Partialdrucke der Luft unter verschiedenem Barometerdruck (untere Kurve) den Abszissenwerten für P_{O_2} im Gasgemisch (obere Kurve) entsprechen. (nach R. H. Kellogg)

Ventilation bei O_2-Mangel

Ist der O_2-Gehalt der Einatmungsluft vermindert, steigt das Atemminutenvolumen. Die Steigerung ist nur gering, solange der P_{O_2} größer als 8 kPa (60 mm Hg) ist; deutliche Steigerung tritt erst unterhalb 8 kPa (60 mm Hg) ein (Abb. 36.8). Jeder Abfall des P_{O_2} unter 13,3 kPa (100 mm Hg) bewirkt aber vermehrte Entladungen in den Nervenfasern der Carotis- und Aortenchemoreceptoren. Aus zwei Gründen bewirkt dieser Impulsanstieg jedoch keine gesteigerte Ventilation, bevor der P_{O_2} kleiner als 8 kPa (60 mm Hg) wird: Einerseits ist Hb eine schwächere Säure als HbO_2 (Kap. 35), so daß die H^+-Konzentration des arteriellen Blutes mit fallendem P_{O_2} und mit geringerer O_2-Sättigung des Hb etwas vermindert wird, wobei dieser Abfall der H^+-Konzentration der Hyperventilation entgegenwirkt; andererseits senkt jeder Anstieg der Ventilation den alveolaren P_{CO_2} und dies wirkt ebenso der Entwicklung einer Hyperventilation entgegen. Daher sind die Reizwirkungen der Hypoxie auf die Ventilation vorerst nicht so deutlich, bis sie schließlich stark genug werden, um die der Hyperventilation entgegenwirkenden Effekte des Absinkens von H^+-Konzentration und P_{CO_2} zu überwinden.

Die Abhängigkeit der Ventilation vom alveolaren P_{O_2} bei gleichzeitig konstant gehaltenem alveolaren P_{CO_2} zeigt Abb. 36.9. Wird der P_{CO_2} auf einem Niveau, das 0,27–0,4 kPa (2–3 mm Hg) über der Norm liegt, gehalten, so kommt es sogar bei einem alveolaren P_{O_2} im Bereich von

12–14,7 kPa (90–110 mm Hg) zu einer merklichen Steigerung der Ventilation; wird aber der alveolare P_{CO_2} bei einem niedrigeren Niveau als dem normalen fixiert, so kommt es selbst durch Hypoxie zu keiner Ventilationssteigerung, solange der alveolare P_{O_2} nicht unter 8 kPa (60 mm Hg) abgesunken ist.

dieser kritische Punkt (Atemstillstand) knapp unter dem normalen alveolaren P_{CO_2} und zeigt damit an, daß das Atemzentrum normalerweise stets unter einem geringen, aber wirksamen CO_2-Antrieb (»CO_2-drive«) steht.

Auswirkung von H^+ auf die CO_2-Wirkungskurve

Die Wirkung von H^+ und CO_2 auf die Atmung stehen anders als O_2 und CO_2 in direktem Zusammenhang (additiver Effekt von H^+ und CO_2, Abb. 36.10). Bei NH_4Cl-Acidose erfährt die CO_2-Wirkungskurve eine Linksverschiebung ohne Neigungsänderung, d.h. dieselbe Atemanregung wird bei niedrigeren alveolaren P_{CO_2}-Werten erreicht. Die CO_2-Wirkungskurve verschiebt sich pro nmol arteriellem H^+-An-

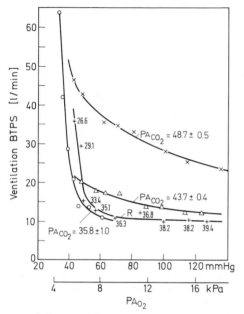

Abb. 36.9. Ventilation bei verschiedenen alveolaren P_{O_2}-Werten; in 3 Versuchen wurde dabei der alveolare P_{CO_2}, mit 6.5, 5.8., bzw. 4.7 kPa (48,7, 43,7, 35,8 mm Hg) konstant gehalten, während ein Versuch mit den entlang der Kurve R angegebenen alveolaren P_{CO_2} Werten durchgeführt wurde (nach LOESCHCKE und GERTZ: Einfluß des O_2-Druckes in der Einatmungsluft auf die Atemtätigkeit des Menschen, geprüft unter Konstanthaltung des alveolaren CO_2-Druckes. Pflügers Arch. ges. Physiol. **267**, 460 (1958))

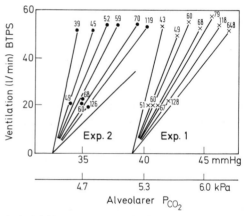

Abb. 36.10. Zwei unter verschiedenen Stoffwechselbedingungen (Exp. 1 normale Kontrollen, Exp. 2 bei metabolischer Acidose infolge oraler NH_4Cl-Zufuhr) gewonnene konvergente Kurvenscharen der linearen Segmente von CO_2-Wirkungskurven (die einzelne CO_2-Wirkungskurve zeigt die Abhängigkeit der Ventilationsgröße vom alveolaren P_{CO_2} bei konstant-gehaltenem alveolarem P_{O_2}; die Zahlen an den verschiedenen CO_2-Wirkungskurven bezeichnen den bei der Ermittlung der betreffenden Kurve herrschenden alveolaren P_{O_2} in mm Hg; die entsprechenden kPa-Werte sind durch Multiplikation mit 0.133 zu ermitteln). Die parallele Linksverschiebung der für das Experiment 2 (Acidose) repräsentativen Kurvenschar veranschaulicht den additiven Effekt einer metabolisch bedingten H^+-Vermehrung auf die Ventilationssteigernde Wirkung ansteigender alveolarer CO_2-Partialdrucke (nach CUNNINGHAM et al.: The effect of maintained ammonium chloride acidosis on the relation between pulmonary ventilation and alveolar oxygen and carbon dioxide in man. Quart. J. exp. Physiol. **46**, 323 (1961))

Auswirkung von O_2 auf die CO_2-Wirkungskurve (Hypoxie-Effekt)

Wird das umgekehrte Experiment ausgeführt, d.h. der alveolare P_{O_2} konstant gehalten und die Reaktion auf verschiedene Mengen von eingeatmetem CO_2 gemessen, so nimmt die Steilheit der CO_2-Wirkungskurve mit abnehmendem alveolaren PO_2 zu (Abb. 36.10); *Hypoxie* bewirkt also *erhöhte Empfindlichkeit für arterielle P_{CO_2}-Steigerungen*, doch wirkt sich dieser O_2-abhängige Empfindlichkeitsunterschied nicht auf den gemeinsamen Schnittpunkt der CO_2-Wirkungskurven aus (Abb. 36.9). Beim Normalen ist

stieg um 0,1 kPa (0,8 mm Hg) nach links. Etwa 40% der ventilatorischen Antwort auf CO_2 unterbleiben, wenn der durch CO_2 hervorgerufene arterielle H^+-Anstieg verhindert wird; die verbleibenden 60% sind wahrscheinlich dem Effekt des CO_2 auf die H^+-Konzentration des Liquors oder der Hirninterstitialflüssigkeit zuzuschreiben.

Atem-Anhalten

Die Atmung kann willkürlich für längere Zeit unterdrückt werden. Der Punkt, bei dem der Atem nicht länger angehalten werden kann, wird »breaking point« genannt; er ist durch entsprechenden P_{CO_2}-Anstieg und P_{O_2}-Abfall bedingt. Individuen, denen beide Carotiskörperchen entfernt wurden, können den Atem länger anhalten (s. früher). Atmet man vor dem Atemanhalten reinen O_2, so ist der alveolare P_{O_2} anfangs erhöht und der Atem kann länger angehalten werden. Wird vor dem Atemanhalten Raumluft hyperventiliert, so kann der Atem ebenfalls länger angehalten werden, da CO_2 abgeatmet wurde und der arterielle P_{CO_2} initial niedriger ist. Reflektorische oder mechanische Faktoren scheinen auch beteiligt zu sein, da Personen, die ihren Atem solange wie möglich anhalten und dann ein Gasgemisch mit geringem O_2- und hohem CO_2-Gehalt atmen, ihren Atem für weitere 20 oder mehr Sekunden anhalten können. Ebenso spielen psychische Faktoren eine Rolle.

Nicht-chemische Einflüsse auf die Atmung

Afferenzen von »höheren Zentren«

Vom Neocortex führen offenbar excitatorische und inhibitorische Afferenzen zu den motorischen Neuronen, die die Atemmuskulatur innervieren; obwohl die Atmung üblicherweise kein bewußtes Geschehen ist, stehen Inspiration und auch Exspiration unter willkürlicher Kontrolle. Auch *Schmerz und Emotionen* beeinflussen die Atmung, was für die Existenz afferenter Bahnen von Limbischem System und Hypothalamus spricht.
Die willkürliche und die automatische Kontrolle der Atmung sind getrennt, die automatische kann ohne Verlust der willkürlichen Kontrolle verloren gehen. Diese Symptomatik zeigt sich klinisch bei Erkrankungen mit Kompression der Medulla oder bei bulbärer Poliomyelitis. Auch durch bilaterale anterolaterale cervicale Chordotomie, die zur Behebung von Schmerzen durchgeführt wurde, konnte dieser Zustand hervorgerufen werden (Kap. 7). Diese durchtrennt die für die automatische Atmung verantwortlichen Bahnen, während die willkürlichen efferenten Bahnen im Corticospinal- und Rubrospinal-Trakt intakt bleiben.

Afferenzen von Proprioceptoren

Aktive und passive Bewegung der Gelenke regt die Atmung an. Afferente Impulse von *Proprioceptoren der Muskeln, Sehnen und Gelenke* stimulieren offenbar das Atemzentrum über die Formatio reticularis; dies dürfte u.a. zur gesteigerten Ventilation bei Arbeit beitragen.

Reaktionen auf Irritation der Luftwege

Niesen und Husten sind reflektorische Antworten auf Reizung von Receptoren in der Mucosa der Respirationswege (Kap. 14). Reizung der Trachea oder großer Bronchien bewirkt *Husten*; nach initialer tiefer Inspiration folgt forcierte Exspiration gegen die verschlossene Glottis, die dann plötzlich geöffnet wird. Dabei erfolgt ein explosionsartiges Ausströmen der Luft mit Geschwindigkeiten bis zu 280 m/s (1000 km/h). *Niesen* ist eine ähnliche exspiratorische Leistung bei offener Glottis. Diese Reflexe dienen der Beseitigung von Irritantien und der Freihaltung der Atemwege.

Receptoren der Lunge

Die durch Inflation der Lunge bedingte Hemmung der Atmung — über den Nervus vagus — wurde bereits erwähnt. Die Reaktion geht über die in der glatten Muskulatur der Luftwege gelegenen *Dehnungsreceptoren*. *Deflationsreceptoren*, die die Inflation der Lunge steuern, wurden ebenfalls beschrieben. Die exspiratorische und inspiratorische Reflexantwort auf Lungeninflation oder Lungendeflation wird *Hering-Breuer-Reflex* genannt. Die Deflationsreceptoren reagieren intensiver auf Lungenstauung und Lungenembolien, wodurch flache und rasche Atmung ausgelöst wird. Diese Receptoren werden infolge deren juxtacapillären Lokalisation, auch *Typ J-Receptoren* genannt. Ebenso gibt es *Lungen-Irritation-Receptoren* zwischen den Epithelzellen in den Bronchien und Bronchiolen. Bei

Stimulation lösen sie Hyperventilation und Bronchoconstriction aus, ihre Funktion bei normaler Atmung ist nicht bekannt.

Respiratorische Komponenten anderer visceraler Reflexe

Das Verhalten der *Respiration bei Erbrechen, Schlucken und Würgen* wurde in Kap. 14 und 26 beschrieben. Hemmung der Atmung und Verschluß der Glottis verhindern nicht nur die Aspiration von Nahrung und Erbrochenem, sondern fixieren auch den Thorax beim Erbrechen, so daß Kontraktion der Bauchmuskulatur intraabdominelle Drucksteigerung ermöglicht. Zu ähnlichem Glottis-Verschluß und Hemmung der Atmung kommt es bei willkürlichem oder unwillkürlichem Pressen.

Schluckauf (Singultus) wird durch eine krampfartige Kontraktion des Zwerchfells bedingt, die eine Inspiration verursacht, bei der sich die Glottis plötzlich schließt; der Glottis-Schluß ist für die charakteristische Empfindung und das Geräusch verantwortlich.

Gähnen ist ein eigentümlicher »ansteckender« Vorgang, dessen physiologische Basis und Bedeutung nicht bekannt ist. Mangelhafte ventilierte Alveolen neigen zum Kollabieren und es wird für möglich gehalten, daß Gähnen die Bildung von Atelektasen verhindert. Gähnen vermehrt auch den venösen Rückstrom zum Herzen.

Auswirkung von Reizung der Baroreceptoren auf die Atmung

Von den *Baroreceptoren* in *Carotis-Sinus, Aortenbogen, Vorhöfen und Ventrikeln* führen Afferenzen ebenso zum Atemzentrum wie zum Vasomotoren- und Herz-Hemmungs-Zentrum. Von ihnen ausgehende Impulse führen zur Atemhemmung; der Effekt ist jedoch nur schwach und von geringer physiologischer Bedeutung. Die Hyperventilation bei Schock ist durch Stimulierung der Chemoreceptoren bedingt; sie ist eine Folge der Acidose und Hypoxie, die durch die lokale Stagnation der Durchblutung verursacht wird und wird nicht durch Baroreceptoren ausgelöst. Die Aktivität der inspiratorischen Neuronen beeinflußt den *Blutdruck und den Puls* (Kap. 28 und 31), andererseits dürfte Aktivität in Vasomotoren- und Herz-Kreislauf-Zentrum ihrerseits u. U. geringe Auswirkungen auf die Atmung haben.

Kapitel 37
Anpassung der Atmung unter physiologischen und pathologischen Bedingungen

A. Arten der Atmung

Normale Atmungsformen

Atmung beim Erwachsenen

Unter *Eupnoe* versteht man beim Erwachsenen einen nicht zum Bewußtsein kommenden Atemtyp mit regelmäßig aufeinanderfolgenden, gleich tiefen Atemzügen (etwa 16 Atemzüge/min mit etwa 500 ml Atemzug-Volumen) ohne in- oder exspiratorischen Pausen, wobei die Inspiration aktiv, die Exspiration passiv erfolgt. In allen Situationen, mit erhöhtem Sauerstoffbedarf (z.B. Arbeit, Fieber) kommt es zur *Hyperpnoe,* einer vertieften Atmung mit oder ohne Zunahme der Atemfrequenz. Als *Tachypnoe* bezeichnet man eine Zunahme der Atemfrequenz, wobei dem Gesunden erst eine verdoppelte Frequenz und/oder Atemtiefe zu Bewußtsein kommt. Hyperpnoe muß nicht unbedingt mit *Hyperventilation* verbunden sein; bei Hyperventilation kommt es zu einer in Relation zum Stoffwechselzustand gesteigerten alveolären Ventilation mit Absinken des arteriellen P_{CO_2} unter 5,3 kPa (40 mm Hg). Bei *Hypoventilation* ist hingegen die alveolare Ventilation im Verhältnis zu den Stoffwechselerfordernissen zu gering, so daß der arterielle P_{CO_2} über 5,3 kPa (40 mm Hg) ansteigt. Eine besondere Form gesteigerter Atmung ist die sogenannte »Bergsteiger-Atmung«, bei der durch aktive Exspiration unter Ausnützung eines Teils des exspiratorischen Reservevolumens eine Verringerung der funktionellen Residualkapazität erzielt wird, wodurch sich das Frischluft/Residualluft-Verhältnis (*Ventilationskoeffizient;* Kap. 34) verbessert und die alveolare Ventilation gesteigert wird.

Atmung beim Kind

Der *erste Atemzug* beim Neugeborenen kommt nach Unterbrechung der placentären Oxygenation durch Anstieg des P_{CO_2} mit gleichzeitigem Absinken des P_{O_2} zustande. Neben diesen Reizen für die zentralen und peripheren Chemoreceptoren der Atmung erhält das Atemzentrum auch durch andere exogene Reize (Abkühlung, taktile Reize) bei der Geburt aktivierende Impulse. Kommt es trotz dieser Einflüsse nicht zum Einsetzen der Spontanatmung, so kann mittels *zusätzlichen Hautreizen* (z.B. Beklopfen) versucht werden, die Atmung in Gang zu bringen. Bei Versagen dieser Maßnahmen muß künstlich beatmet werden, insbesondere dann, wenn das Atemzentrum des Kindes z.B. durch vorangegangene Narkose der Mutter nicht normal erregbar ist.

Die *normale Atmung des Kindes* unterscheidet sich von der des Erwachsenen in *Frequenz* und *Atemtiefe;* bezogen auf die Körperoberfläche entspricht das kindliche Atem-Minuten-Volumen etwa dem des Erwachsenen. Die *Atemfrequenz* beträgt beim Neugeborenen etwa *50/min,* steigt im Laufe des ersten Lebensjahres auf etwa 60/min an und fällt dann bis zum 2. Lebensjahr auf 24/min und *erreicht etwa mit der Pubertät den Wert des Erwachsenen.* Entsprechend der altersabhängigen Größenzunahme der Lungen steigt das *Atemzugvolumen* von etwa *18 ml* beim Neugeborenen auf etwa 120 ml im 2. Lebensjahr und von da an kontinuierlich bis zur Erreichung der *Normalwerte des Erwachsenen im 18. Lebensjahr* an.

Atmung im Alter

Je nach dem Zeitpunkt des Einsetzens von Altersveränderungen — meist zwischen 60. und 70. Lebensjahr — *verändert sich die Atmung;* durch Abnahme der elastischen Kräfte kommt es zur Zunahme der funktionellen Residualkapazität, wodurch der *Ventilationskoeffizient verschlechtert* wird. Außerdem kommt es zur zunehmenden *Starre des Thorax* mit — in der Folge — erschwerter Atmung. Durch diese Veränderungen wird die Anpassungsfähigkeit der Atmung an gesteigerte Erfordernisse auch beim gesunden alten Menschen eingeschränkt.

Typen der normalen Atmung

Man unterscheidet einen abdominellen Typus *(Bauchatmung)* und einen costalen Typus *(Brust-*

atmung) der Ventilation. Der *costale Atemtyp,* bei welchem vor allem die Bewegungen des Thorax die Inspiration besorgen, ist *häufiger bei der Frau; bei Männern* überwiegt der *abdominelle Typ,* bei dem bei ruhiger Inspiration vor allem die Zwerchfellkontraktion wirksam ist, wodurch die Baucheingeweide komprimiert und die Bauchdecken vorgewölbt werden. Die Bauchatmung ist für den Kreislauf dadurch günstiger, daß sie den venösen Rückstrom zum Herzen durch Kompression der Lebervenen fördert. Bei der *Schwangeren* ist der *costale Atemtyp* von verstärkter Bedeutung, da mit zunehmender Größe des Uterus die Zwerchfellatmung immer weniger zur Geltung kommen kann. Das pulmo-kardiovasculäre System der Schwangeren ist nicht nur aus mechanischen Gründen, sondern auch wegen der im Interesse des heranwachsenden Fetus erforderlichen zusätzlichen respiratorischen Leistung besonderen Belastungen ausgesetzt.

Pathologische Atmungsformen

Erschwerte Atmung

Jede Erschwerung der Atmung kann, wenn sie ein gewisses Maß übersteigt, *subjektive* Empfindungen hervorrufen (*Dyspnoe,* »Kurzatmigkeit«). Ähnlich dem Schmerz läßt sich die Empfindung Dyspnoe nicht objektivieren. Der Entstehungsmechanismus der Empfindung Dyspnoe ist bis jetzt nicht klargestellt, könnte aber u. U. analog dem substernalen Schmerz bei Coronararterien-Stenose durch ein Mißverhältnis zwischen Sauerstoff-Bedarf und -Angebot zustandekommen. Geringgradige Dyspnoe tritt z. B. beim Gesunden durch Erhöhung des Atemweg-Widerstandes auf das 3fache auf (z. B. bei Atmung durch Gasmaske), schwere Dyspnoe ergibt sich jedoch erst bei Erhöhung des Atemwiderstandes auf das 5- bis 15fache (z. B. Bronchioli-Constriction bei Asthma bronchiale); daher tritt auch — trotz Erhöhung des Atemwegwiderstandes bei Konsum einer Zigarette auf das Doppelte — beim Rauchen noch keine Dyspnoe auf. Bei verschiedenen Erkrankungen des kardiopulmonalen Systems kommt es — je nach Art der pathologischen Veränderungen — zu verschiedenen Formen der Dyspnoe (z. B. bei *Herz-Insuffizienz*). Dyspnoe kann auch durch vermehrte Entladung vagaler Afferenzen von Lungen-Irritationsreceptoren oder durch vermehrte Entladung der γ-Efferenzen zu den Respirationsmuskeln hervorgerufen werden.

Einen verstärkten Grad der Dyspnoe stellt die bei Herzinsuffizienz mit Stauung (Kap. 33) auftretende *Orthopnoe* dar, bei der es durch das erhöhte Blutvolumen in der Lunge beim Liegen zu schwerer Atemnot kommt, die sich beim Aufsetzen bessert.

»Periodische Atmungsformen«

Unter pathologischen Bedingungen (Herzinsuffizienz, Urämie und Gehirntrauma) tritt periodisches Atmen *(Cheyne-Stokes-Atmung)* auf. Man kann diesen Atemtyp jedoch auch bei Patienten mit Gehirnerkrankungen und beim Normalen während des Schlafs in großen Höhen beobachten. Bei einigen Patienten mit Cheyne-Stokes-Atmung konnte gezeigt werden, daß sie eine erhöhte Empfindlichkeit gegenüber CO_2 oder zumindest eine erhöhte ventilatorische Antwort auf CO_2 haben. Diese Erhöhung dürfte auf Unterbrechungen neuraler Bahnen zurückgehen, die normalerweise die Atmung hemmen. Bei diesen Patienten bewirkt CO_2 eine relative Hyperventilation, wobei der arterielle P_{CO_2} gesenkt wird. Während der daraus resultierenden *Apnoe* normalisiert sich der P_{CO_2} wieder, aber die Respiration reagiert erneut verstärkt auf CO_2, es kommt wieder zur Hyperventilation und der Cyclus wiederholt sich (s. auch später unter Hypokapnie).

Eine andere Ursache periodischer Atmung ist — bei Patienten mit Herzerkrankungen — die *Verlängerung der Lunge-Hirn-Zirkulationszeit,* so daß die Veränderungen der arteriellen Blutgase länger benötigen, um das Atemzentrum zu beeinflussen. Hyperventilation senkt in diesem Falle den P_{CO_2} im Lungenblut, doch braucht das Blut mit dem niederen P_{CO_2} übermäßig lang, um das Gehirn zu erreichen. Die so andauernde Hyperventilation senkt P_{CO_2} in den Lungencapillaren weiter und wenn dieses Blut das Gehirn erreicht, hemmt der niedere P_{CO_2} das Atemzentrum und bedingt Apnoe. Das respiratorische Kontrollsystem oscilliert daher wegen der verzögerten Rückkopplung zwischen Extremen der Regulation.

Eine weitere Form periodischer Atmung ist die *Biotsche Atmung.* Sie kann bei Patienten mit erhöhtem Liquordruck, Hirntraumen sowie Störungen der cerebralen Funktion präterminal auftreten. Bei dieser Atmungsform handelt es sich um Folgen einer Anzahl von Atemzügen gleicher Tiefe, auf die eine Pause folgt, usw. Sie dürfte nicht, wie die Cheyne-Stokes-Atmung durch einen gestörten Rückkopplungsmechanismus, sondern *durch Schädigung des Atemzentrums* entstehen, wobei es zu Folgen von Schnappatmung mit Pausen kommt (Abb. 37.1).

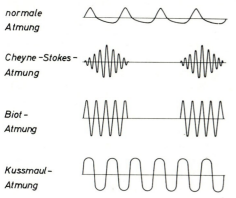

Abb. 37.1. Schematische Darstellung verschiedener pathologischer Atmungsformen im Vergleich zur normalen Atmung; die Exkursionen der spirometrischen Kurven sind der Atemtiefe proportional (nach E. F. GERSMEYER, E. C. YASARGIL: Schock- und Kollaps-Fibel. Stuttgart: Thieme 1970)

Andere Formen pathologischer Atmung

Bei Störung der Regulationsmechanismen im Atemzentrum kann es zu rhythmischen oder unregelmäßigen spastischen Inspirationen kommen *(Schnappatmung),* wobei die Inspiration meist von maximaler Tiefe und verkürzt ist.

Als Manifestation der respiratorischen Kompensation einer — insbesondere beim Diabetes auftretenden — metabolischen Acidose kommt es zu einer stark vertieften Atmung (»große Atmung«, *Kussmaulsche Atmung*). Andererseits kommt es in selteneren Fällen — meist bei Störungen im Bereich der Formatio reticularis — nach willkürlich längerdauernder Hyperventilation zu einer vorübergehenden Atempause (*posthyperventilatorische Apnoe;* s. später: Hypokapnie), die durch das Absinken des P_{CO_2} im arteriellen Blut ausgelöst wird.

B. Respiratorische Anpassung an physische Arbeit

Viele kardiovasculäre und respiratorische Regulationsmechanismen müssen integriert zusammenwirken, um bei Arbeit den O_2-Bedarf des aktiven Gewebes zu decken und die zusätzlich anfallende Menge von CO_2 und Wärme aus dem Körper zu entfernen. Es kommt zu einer *Ventilationssteigerung,* die zusätzlichen O_2 liefert, gleichzeitig aber die Wärmeabgabe unterstützt und vermehrt CO_2 ausscheidet.

Es kommt zu *Zirkulationsänderungen,* die zu einer vermehrten Durchblutung des aktiven Gewebes führen, während eine entsprechende Durchblutung im übrigen Organismus aufrechterhalten wird (Kap. 33), und schließlich wird dem Blut im Capillarbereich vermehrt Sauerstoff entzogen (gesteigerte O_2-Utilisation).

Veränderungen der Ventilation

Bei Arbeit ist die in der Lunge ins Blut aufgenommene O_2-Menge erhöht, da die pro Volumeneinheit aufgenommene O_2-Menge und die Lungendurchblutung erhöht sind. Der P_{O_2} des in die Lungencapillaren strömenden Blutes fällt von 5,3 kPa (40 mm Hg) auf 3,3 kPa (25 mm Hg) oder weniger, so daß der alveolocapillare P_{O_2}-Gradient größer wird und mehr O_2 in das Blut übertritt. Das Herzminutenvolumen steigt von 5,5 l/min bis zu 20 bis 35 l/min. Die Gesamtmenge des aufgenommenen O_2 erhöht sich von 250 ml/min bei Ruhe auf Werte bis über 4000 ml/min (maximale Sauerstoff-Aufnahme bei Spitzen-Sportleistung >5000 ml/min). Ebenso ist die Menge CO_2, die pro Einheit aus dem Blut entfernt wird, erhöht und steigt von

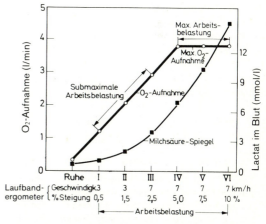

Abb. 37.2. Beziehung zwischen Arbeitsbelastung, Milchsäuregehalt im Blut und O_2-Aufnahme; die Belastung erfolgte mittels eines Laufbandergometers; I–VI, ansteigende Belastung der Versuchsperson durch Erhöhung von Laufband-Geschwindigkeit und -Steigung (nach MITCHELL und BLOMQVIST: Maximal oxygen uptake. New Engl. J. Med. **284,** 1081 (1971))

200 ml/min bis zu 8000 ml/min an. Die Steigerung der O_2-Aufnahme ist der Arbeit bis zu einem Maximalwert proportional. Über diesem Maximum bleibt die O_2-Aufnahme gleich; es muß eine zunehmende *Sauerstoff-Schuld* eingegangen werden und der Gehalt an Milchsäure im Blut steigt dementsprechend weiter an (Abb. 37.2).

Die Milchsäure kommt von den Muskeln, in denen die aerobe Resynthese der energieliefernden Substanzen nicht mit deren Verbrauch Schritt halten kann; unter Bildung von Milchsäure wird NADH zu NAD^+ umgewandelt und steht als H^+-Acceptor wieder für die anaerobe Energie-Bereitstellung zur Verfügung (Kap. 3).

Der Anstieg der Ventilation ist der vermehrten O_2-Aufnahme proportional (Abb. 37.3), wobei die Mechanismen der plötzlichen Ventilationsanpassung bei Einsetzen der Arbeit noch unklar sind. Bei mäßiger Arbeit bleiben arterieller P_{CO_2} und P_{O_2} konstant; bei schwerer Arbeit sinkt der arterielle P_{CO_2}, während P_{O_2} als Ergebnis der Ventilationssteigerung ansteigt. Das arterielle pH bleibt bei mäßiger Arbeit konstant und fällt nur bei schwerer Arbeit. Psychische Stimuli und afferente Impulse der Proprioceptoren in Muskeln, Sehnen und Gelenken tragen wahrscheinlich zur *Hyperpnoe* bei. Unmittelbar mit Beginn der Arbeit erfolgt bereits eine steile Zunahme und bei Beendigung eine ebenso steile Abnahme der Atmung; beide Änderungen erscheinen für eine chemische Regulation zu plötzlich. Der Anstieg der Körpertemperatur mag eine Rolle spielen. Zusätzlich könnte die Empfindlichkeit des Atemzentrums für CO_2 erhöht sein; möglicherweise nehmen auch die respiratorischen Schwankungen des arteriellen P_{CO_2} so stark zu, daß sie trotz unverändertem mittlerem arteriellem P_{CO_2} für die Steigerung der Ventilation verantwortlich sind. Auch O_2 hat vielleicht Einfluß auf die Regulation, wenn es auch bei Arbeit zu keinem Absinken des arteriellen P_{O_2} kommt; es zeigt sich nämlich, daß bei analoger Arbeitsleistung die Ventilationszunahme unter reiner Sauerstoffatmung nur 80–90% der Ventilationszunahme bei Luftatmung erreicht (Abb. 37.4).

Nach Arbeit fällt die erhöhte *Atemfrequenz* wieder ab, *erreicht* aber *den Ausgangswert* erst dann, wenn die *Sauerstoffschuld beglichen* ist; dies kann bis zu 90 min dauern. Der Stimulus für die Ventilation ist dabei nicht der arterielle P_{CO_2}, der normal oder nieder ist, und nicht der arterielle P_{O_2}, der normal oder hoch ist, sondern die durch *Milchsäure bedingte erhöhte H^+*-Konzentration. Die Größe der Sauerstoffschuld entspricht der

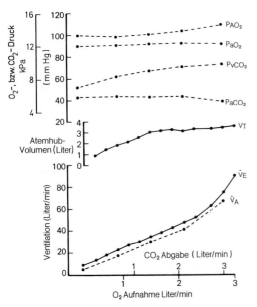

Abb. 37.3. Beziehung zwischen Blutgasen, Ventilation und O_2-Aufnahme sowie CO_2-Abgabe während zunehmender Belastung beim gesunden Erwachsenen. Symbole: P_{AO_2} = alveolärer Sauerstoffdruck, P_{aO_2}, P_{aCO_2}, P_{vCO_2} = arterieller, bzw. venöser Partialdruck der jeweiligen Gase, V_T = tidalvolume = Atemvolumen. $\dot{V}_E$, $\dot{V}_A$ = Gasvolumen pro Zeiteinheit in der Expirations-, bzw. Alveolarluft (nach JONES: Exercise testing in pulmonary evaluation: rationale, methods and the normal respiratory response to exercise. New Engl. J. Med. **293**, 541, 1975)

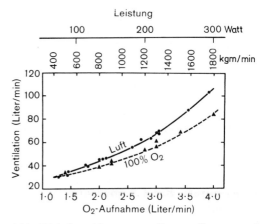

Abb. 37.4. Auswirkungen von Sauerstoffatmung auf das Atemminutenvolumen bei verschiedener Belastung auf dem Fahrradergometer (nach ÅSTRAND: The respiratory activity in man exposed to prolonged hypoxia. Acta physiol. scand. **30**, 343 (1954))

Menge der nach Ende der Arbeit gegenüber dem Ruhe-O_2-Bedarf vermehrt aufgenommenen O_2-Menge. Die Pufferung der Milchsäure durch das Kohlensäure-Bicarbonat-Puffersystem bei Arbeit führt zur Bildung von zusätzlichen CO_2 und der RQ steigt bis zu 1,5 bis 2,0. Nach Arbeit fällt der RQ bis zu 0,5 oder tiefer, solange die Sauerstoffschuld beglichen wird.

Veränderungen im arbeitenden Muskel

Arbeitende Muskeln verbrauchen mehr O_2, so daß der Gewebs-P_{O_2} fast auf Null fällt. Aus dem Blut diffundiert mehr O_2, der Blut-P_{O_2} fällt und mehr O_2 wird vom Hb abgegeben. Da die Capillaren erweitert und viele vorher geschlossenen Capillaren offen sind, ist die durchschnittliche Entfernung vom Blut zu den Gewebszellen stark verringert. Dies erleichtert den O_2-Transport zu den Zellen. Die Oxy-Hb-Dissoziationskurve verläuft bei einem P_{O_2}-Gehalt unter 8 kPa (60 mm Hg) steil und eine relativ große Menge an O_2 wird pro Einheit P_{O_2}-Abfall abgegeben (Abb. 35.2). Durch die Anhäufung von CO_2, durch den Temperaturanstieg im arbeitenden Muskel und möglicherweise durch einen Anstieg der 2,3-DPG-Konzentration in Erythrocyten wird zusätzlich O_2 bereitgestellt, da sich die Dissoziationskurve weiter nach rechts verschiebt als bei Ruhe. Der Nettoeffekt ist ein etwa 3facher Anstieg der O_2-Extraktion aus dem Blut (Tabelle 37.1) und durch die Muskelarbeit wird die lokale Durchblutung auf das 30fache gesteigert, so daß der Muskelstoffwechsel bei Arbeit bis auf das Hundertfache ansteigen kann (Kap. 3).

Tabelle 37.1. Sauerstoffgehalt des venösen Blutes aus der Muskulatur

	Ruhe	Schwere Muskelarbeit
P_{O_2} kPa (mm Hg)	5,3 (40)	2 (15)
% Sättigung des Hb	70	16
Sauerstoffgehalt mmol O_2/l Blut (Vol % O_2)	6,8 (15)	1,4 (3)
Dem Blut im Muskel entzogene O_2-Menge mmol O_2/l Blut (Vol % O_2)	2,3 (5)	7,8 (17)

Ermüdung

Zweifellos spielen bei Ermüdung viele Faktoren eine Rolle, die Zusammenhänge sind aber noch nicht völlig geklärt. Das subjektive Gefühl der Anstrengung bzw. »Schwere« einer Arbeit korreliert mit dem O_2-Verbrauch und nicht mit der äußeren Arbeit s-Leistung (meßbar in Watt; 1 W ~ 0,1 kgm/s). Ein afferenter Impulssturm von den Proprioceptoren der Muskulatur dürfte das »Gefühl der Müdigkeit« vermitteln; Auswirkungen der Acidose auf das Gehirn mögen auch dazu beitragen. Dauerkontraktionen des Muskels (»statische« Arbeit) sind schmerzhaft, da der Muskel ischämisch wird und sich eine Substanz anhäuft, die die Endigungen von Schmerzfasern reizt (Substanz P, Kap. 7); intermittierende Kontraktionen (»dynamische« Arbeit) sind nicht schmerzhaft, da die Substanz P weggewaschen wird. Muskelsteifheit mag teilweise durch Akkumulation interstitieller Flüssigkeit im Muskel während der Arbeit bedingt sein. Die Wärmeabgabe bei Arbeit wurde in Kap. 33 behandelt und in Abb. 33.5 zusammengefaßt. Jedenfalls ist Ermüdung Ausdruck eines *komplexen Schutzmechanismus,* der auf die Vermeidung einer Schädigung des Organismus abzielt. Ermüdung kann als Signal einer Bedrohung der Homöostase gewertet werden.

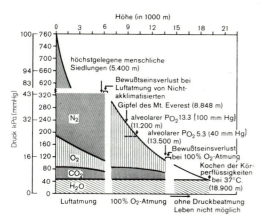

Abb. 37.5. Zusammensetzung der Alveolarluft bei Atmung von Luft (0–6000 m) bzw. reinem O_2 (6000–13 500 m) unter Umgebungsdruck. Der kleinste alveolare P_{O_2}, der von einem nichtakklimatisierten Individuum ohne Bewußtseinsverlust toleriert wird, liegt bei 4.7–6 kPa (35–45 mm Hg). Mit steigender Höhe fällt der alveolare P_{CO_2} auf Grund der durch hypoxische Stimulierung der Carotis- und Aortenkörperchen hervorgerufenen Hyperventilation. Der Abfall des Barometerdruckes bei steigender Höhe ist nicht linear, da Luft komprimierbar ist

C. Hypoxie

Hypoxie ist O_2-Mangel. Der Ausdruck ist präziser als die noch gebrauchte Bezeichnung *Anoxie*, da nur selten überhaupt kein O_2 im Gewebe verbleibt (und gebräuchlicher als Hypoxämie O_2-Mangel im Blut). Traditionsgemäß wird die Hypoxie in 4 Gruppen eingeteilt: (1) *Hypoxische Hypoxie (respiratorische Hypoxie*, P_{O_2} des arteriellen Blutes vermindert); (2) *Anämische Hypoxie* (arterieller P_{O_2} normal, aber das für den O_2-Transport verfügbare Hb vermindert). (3) *Zirkulatorische Hypoxie (Ischämische bzw. Stagnations-Hypoxie,* Gewebedurchblutung so niedrig, daß trotz normalem P_{O_2} und Hb ungenügend O_2 abgegeben werden kann). (4) *Histotoxische Hypoxie* (abgegebene O_2-Menge ausreichend, die Gewebszelle kann aber O_2 unter Einfluß irgendeiner toxischen Substanz nicht verwerten).

Auswirkungen allgemeiner Hypoxie

Bei hypoxischer Hypoxie und den anderen generalisierten Formen der Hypoxie wird das *Gehirn zuerst betroffen*. Ein plötzlicher P_{O_2}-Abfall auf weniger als 2,7 kPa (20 mm Hg), z.B. bei plötzlichem Druckverlust in einem Flugzeug in 15 000 m Höhe, bewirkt innerhalb 10 bis 20 s Bewußtseinsverlust und Tod in 4 bis 5 min. Weniger starke Hypoxie ruft eine Reihe von Zuständen hervor, die den durch Alkohol bedingten Verwirrungszuständen ähnlich sind: verminderte Kritikfähigkeit, Schläfrigkeit, verminderte Schmerzempfindlichkeit, Erregtheit, Desorientiertheit, Verlust des Zeitgefühls und Kopfschmerzen. Andere Symptome umfassen Anorexie, Schwindel, Erbrechen, Tachykardie und bei schwerer Hypoxie Hypertension. Die Ventilation ist proportional zur Hypoxie der Aorten- und Carotis-Chemoreceptorzellen erhöht.

Cyanose

Desoxygeniertes Hb hat — in Abhängigkeit von der Konzentration — eine blaurote bis blauschwarze Farbe. Schwärzlich-blaue Verfärbung der Gewebe *(Cyanose)* tritt auf, falls die Konzentration des desoxygenierten Hb mehr als 3 mmol Hb/4 pro Liter (5 g Hb/100 ml) Capillarblut beträgt. An Nagelbett, Schleimhäuten, Ohrläppchen, Lippen und Fingern wird Cyanose am ehesten beobachtet. Das Auftreten der Cyanose hängt vom Gesamtgehalt des Hb im Blut, der Menge an desoxygeniertem Hämoglobin und dem Zustand des Capillarkreislaufes ab. Da die Farbe vom absoluten Gehalt an vorhandenem reduziertem Hb abhängt, neigen Patienten mit Polycythämie und daher hohem Hb-Gehalt zur Cyanose; bei anämischen Patienten ist Cyanose selten und bei schwerer Anämie kann sie nicht zustande kommen. Bei Verengung der arteriellen und venösen Hautgefäße ist die capillare Blutströmung sehr langsam, so daß dem Hb mehr O_2 entzogen wird; darum kommt es auch bei normalen Individuen bei *mäßiger Kälte* zur

Tabelle 37.2. Ursachen hypoxischer Hypoxie

1. Verminderter P_{O_2} in der inspirierten Luft (große Höhen, Atmen von sauerstoffarmem Gasgemisch)
2. Hypoventilation:
    Obstruktion der Luftwege (Fremdkörper etc.)
    Lähmung der Atemmuskulatur (Poliomyelitis etc.)
    Skeletveränderungen (Kyphoskoliose)
    Dämpfung der Erregbarkeit des Atemzentrums (Morphin etc.)
    Flache Atmung (Schmerzen bei Pleuritis)
    Erhöhter Atemweg-Widerstand (Asthma, Bronchitis)
    Erhöhter Lungengewebswiderstand (Sarkoidose)
    Verminderte Lungen-Compliance (Emphysem)
    Pneumothorax
3. Alveolo-capillarer Diffusions-Block:
    Verkleinerung der Gesamtfläche normalen Alveolarepithels (Pneumonie, Lungenstauung)
    Fibrose der Alveolen- bzw. Lungencapillarwände (Lungenfibrose, Berylliose)
4. Abnormes Ventilations/Perfusions-Verhältnis (Ventilations-Perfusions-Imbalance)
    Lungenareale mit Hypoventilation und Hyperperfusion von Alveolen (Emphysem, Pneumonie)
    Perfusion völlig unventilierter Alveolen (Atelektase)
    »Shunt« von venösem Blut in die arterielle Zirkulation an der Lunge vorbei (angeborene cyanotische Herz-Lungenerkrankung, »blue baby«)

Cyanose exponierter Stellen. Bei sehr kaltem Wetter kommt es zu keiner Cyanose, da der Abfall der Hauttemperatur die Dissoziation von Oxy-Hb hemmt und der O_2-Verbrauch des kalten Gewebes vermindert ist. Cyanose tritt weder bei anämischer Hypoxie auf, da der Hb-Spiegel niedrig ist, noch bei CO-Vergiftung, da die Farbe des reduzierten Hb durch die kirschrote Farbe des COHb verdeckt wird (s. unten), noch bei histotoxischer Hypoxie, da der Blut-Gas-Gehalt normal ist. Eine Verfärbung der Haut- und Schleimhäute ähnlich der Cyanose wird durch große zirkulierende Mengen an Methämoglobin bewirkt (Kap. 27).

Hypoxische Hypoxie (respiratorische Hypoxie)

Hypoxische Hypoxie kann auch beim Normalen infolge vermindertem P_{O_2} in der Atemluft (Höhenatmung) auftreten, im übrigen ist sie eine Folge gestörter respiratorischer Funktionen (Tabelle 37.2).

Atmung bei subatmosphärischem Druck

Die Zusammensetzung der Luft bleibt bei steigender Höhe gleich; mit sinkendem Barometerdruck (Abb. 37.5) fällt daher auch P_{O_2} proportional. Bei 3000 m über dem Meeresniveau liegt der alveolare P_{O_2} bei 8 kPa (60 mm Hg) und dies ergibt eine ausreichende hypoxische Stimulierung der Chemoreceptoren, um die Ventilation ansteigen zu lassen. Steigt man höher, so fällt der P_{O_2} weniger rasch und der alveolare P_{CO_2} nimmt durch die Hyperventilation etwas ab. Der resultierende Abfall des arteriellen P_{CO_2} bedingt respiratorische Alkalose.

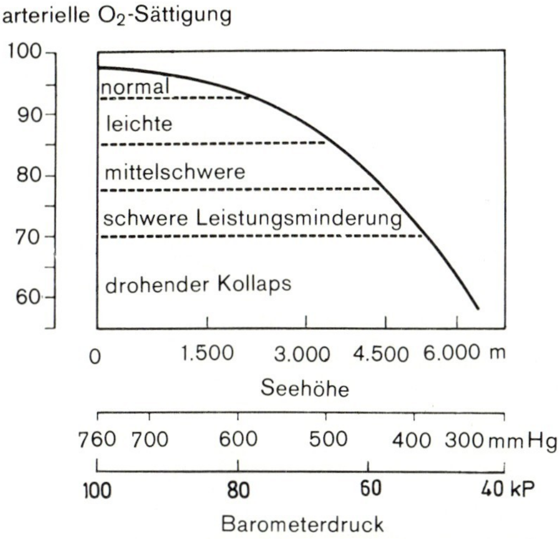

Hypoxische Symptome bei Luftatmung unter subatmosphärischem Druck

Es besteht eine Anzahl von Kompensationsmechanismen, die innerhalb einer gewissen Zeit die *Höhenanpassung* verbessern *(Akklimatisation)*. Bei Nichtakklimatisierten kommt es in 4000 m Höhe zu Hirnsymptomen, wie z. B. Reizbarkeit. Bei 5500 m sind die hypoxischen Symptome schwer und bei Höhen über 6000 m kommt es zu Bewußtseinsverlust (Abb. 37.5).

Hypoxische Symptome bei O_2-Atmung in großen Höhen

Der Gesamtatmosphärendruck wird bei *reiner O_2-Atmung* unter Umgebungsdruck (Atemmaske) zum limitierenden Faktor der Höhentoleranz. Der Wasserdampfpartialdruck in der Alveolarluft ist mit 6,3 kPa (47 mm Hg) konstant und der alveolare P_{CO_2} ist normalerweise 5,3 kPa (40 mm Hg); der niedrigste Barometerdruck, bei dem mit reiner Sauerstoffatmung ein normaler P_{O_2} von 13,3 kPa (100 mm Hg) erreichbar ist, beträgt daher 25 kPa (187 mm Hg), was einer Höhe von etwa 10 000 m entspricht. Bei größeren Höhen vermindert die durch alveolaren P_{O_2}-Abfall erhöhte Ventilation zwar etwas den alveolaren P_{CO_2}, aber der *maximale alveolare P_{O_2}*, der *bei 100%iger O_2-Atmung* und einem Umgebungsdruck von 14,7 kPa (110 mm Hg) *in 13 500 m Höhe* erreicht werden kann, liegt bei *5,3 kPa* (40 mm Hg). Zwischen 13 500 und 15 000 m Höhe kommt es trotz reiner O_2-Zufuhr zu Bewußtlosigkeit (Abb. 37.7). Es ist jedoch möglich, eine künstliche Atmosphäre um ein Individuum zu schaffen; in einem Druckanzug oder einer Kabine, die mit O_2 versorgt sind und aus denen CO_2 entfernt wird, ist ein Aufstieg in jede Höhe möglich. Bei 18 900 m ist der Barometerdruck 6,3 kPa (47 mm Hg); bei diesem oder niedrigerem Druck würden die Körperflüssigkeiten bei 37 °C zu kochen beginnen *(Ebullismus)*.

Abb. 37.6. Akute Auswirkungen der Hypoxie bei verschiedener arterieller O_2-Sättigung in Abhängigkeit von der Seehöhe (nach Pace. In: The Air We Breathe: A Study of man and his Environment (S. M. Farber, R. H. L. Wilson, Eds.). Springfield/Ill.: Thomas 1961)

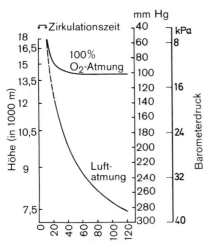

Abb. 37.7. Noch für zielführende Handlungen nutzbares Zeitintervall (s) bis zum Eintritt der Bewußtlosigkeit bei plötzlicher Exposition gegenüber Umgebungsdruck in Abhängigkeit von der Höhe (untere Kurve bei Luftatmung, obere Kurve bei O_2-Atmung unter Umgebungsdruck). Zu beachten ist, daß die Lungen-Hirn-Zirkulationszeit etwa 10 s beträgt (nach BENZINGER et al.: Flight Surgeon's Manual, USAF Manual No. 160-5, 1954)

Effekte des Höhenaufenthaltes

Am Beginn eines Aufenthaltes in großer Höhe tritt manchmal vorübergehend die »Bergkrankheit« (Höhenkrankheit) auf. Dieses Syndrom entwickelt sich 8 bis 24 Stunden nach Erreichen der Höhe und dauert 4 bis 8 Tage. Es ist charakterisiert durch Kopfschmerzen, Reizbarkeit, Schlaflosigkeit, Atemnot, Übelkeit und Erbrechen. Seine Ursache ist unbekannt, aber die Symptome lassen sich vermindern oder verhindern, wenn die Alkalose durch Gabe von Acetazolamid (Diamox) vermindert wird. *Lungenödem* in großer Höhe ist ein Phänomen, das nach raschem Aufstieg in Höhen über 2700 m auftreten kann, vor allem wenn zu Beginn des Höhenaufenthaltes schwere Arbeit verrichtet wird; es wird aber auch bei Höhenakklimatisierten beobachtet, die 2 Wochen oder länger auf Meeresniveau verbracht haben und dann wieder aufsteigen. Dieses Lungenödem tritt trotz Fehlen kardiovasculärer oder Lungen-Erkrankungen auf und ist durch pulmonale Hypertension bei normalem Druck im linken Vorhof gekennzeichnet. Als Entstehungsmechanismus werden eine größere Empfindlichkeit gegenüber Hypoxie oder aber disseminierte intravasculäre Gerinnung in den Lungengefäßen diskutiert. Die Therapie des Höhen-Lungenödems besteht in Ruhe und O_2-Zufuhr, die Prophylaxe in stufenweisem Aufstieg und Vermeidung von Anstrengungen zu Beginn des Höhenaufenthaltes.

Höhen-Akklimatisation

Höhenakklimatisation wird durch verschiedene kompensatorische Mechanismen ermöglicht. Die durch Hyperventilation bedingte respiratorische Alkalose verschiebt die Oxy-Hb-Dissoziationskurve nach links, gleichzeitig kommt es aber zu einem parallelgehenden Anstieg der 2,3-DPG in den Erythrocyten, wodurch die O_2-Affinität von Hb gesenkt wird. Der Nettoeffekt ist ein Anstieg von P_{50} (Kap. 35). Durch die verminderte O_2-Affinität steht dem aktiven Gewebe mehr O_2 zur Verfügung. Man muß aber beachten, daß der Gewinn durch die P_{50}-Erhöhung in sehr großen Höhen verlorengeht, da bei deutlich erniedrigtem arteriellen P_{O_2} die verminderte O_2-Affinität auch mit der O_2-Aufnahme durch das Hb in der Lunge interferiert.

Die anfänglich ventilatorische Reaktion auf Höhe ist relativ gering, da die Alkalose dem stimulierenden Effekt der Hypoxie entgegenwirkt. In den nächsten 4 Tagen kommt es aber zu einer ständigen Zunahme der Ventilation (Abb. 37.8), da der aktive Transport von H^+ in den Liquor cerebrospinalis und die sich im Gehirn möglicherweise entwickelnde Lactatacidose einen pH-Abfall im Liquor verursachen, der die

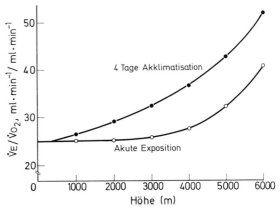

Abb. 37.8. Auswirkung der Akklimatisation auf die Ventilation in verschiedenen Höhenlagen. $\dot{V}_E/\dot{V}_{O_2}$ ist das ventilatorische Äquivalent, der Quotient aus exspiriertem Volumen pro Minute ($\dot{V}_E$) und dem Sauerstoffverbrauch ($\dot{V}_{O_2}$) (nach LANFAND and SULLIVAN: Adaptation to high altitude. New Engl. J. Med. **184**, 1298 (1971))

Antwort auf Hypoxie verstärkt. Nach den 4 Tagen sinkt die ventilatorische Antwort langsam ab, es braucht einen jahrelangen Höhenaufenthalt, bis der Ausgangswert erreicht wird; mit dieser Normalisierung der Ventilation ist eine graduelle Desensibilisierung gegenüber dem stimulierenden Effekt der Hypoxie verbunden.

Bei Aufstieg in große Höhen steigt die *Erythropoetin-Bildung* prompt an (Kap. 24), sinkt dann in den nächsten 4 Tagen etwas, während die Ventilation zunimmt und der arterielle P_{O_2} ansteigt. Die durch Erythropoetin ausgelöste Zunahme der Erythrocyten-Zahl beginnt nach 2 bis 3 Tagen und bleibt während des Aufenthaltes in großen Höhen bestehen.

Auch im aktiven Gewebe gibt es kompensatorische Veränderungen. Die Zahl der Mitochondrien (Sitz der oxidativen Reaktionen) steigt an, ebenso wie der Myoglobingehalt (Kap. 35), welcher den O_2-Transport in das Gewebe unterstützt. Auch die Cytochrom-Oxidase nimmt im Gewebe zu. Die Wirksamkeit der Akklimatisation wird aus der Tatsache deutlich, daß in den Anden und im Himalaja menschliche Siedlungen in Höhen über 5000 m bestehen; die Bewohner dieser Dörfer haben eine deutliche Polycythämie (Erythrocytenzahlen bis 8 T/l = 8 Mill/mm^3) und sind trotz ihres niederen alveolaren P_{O_2} leistungsfähig.

Krankheiten, die hypoxische Hypoxie bewirken

Hypoxische Hypoxie ist eine sehr häufige Form klinisch beobachteter Hypoxie. Als auslösend kommen hierbei Krankheiten in Frage, bei denen (1) ungenügende Mengen von O_2 die Alveolen erreichen, (2) die Relation zwischen Ventilation und Durchblutung gestört ist, (3) die Diffusion von den Alveolen zu den Capillaren blockiert ist oder (4) venöses Blut die Lunge umgeht (Tabelle 37.2). Zahlreiche Überschneidungen dieser Störungen sind möglich.

Das Vorliegen einer *Hypoxämie* bzw. *Hyperkapnie* (s. später) *allein* bezeichnet man im klinischen Sprachgebrauch als *respiratorische Partialinsuffizienz*. Besteht *gleichzeitig Hypoxämie* und *Hyperkapnie*, so spricht man von einer *respiratorischen Globalinsuffizienz*.

Gestörtes Verhältnis Ventilation/Perfusion

Bei Erkrankungen, welche die Ventilation eines Teiles der Alveolen verhindern, bestimmt das Verhältnis Ventilation/Perfusion, in wieweit der arterielle P_{O_2} erniedrigt ist. Werden *nicht ventilierte Alveolen perfundiert*, dann besteht im perfundierten, aber nicht ventilierten Teil der

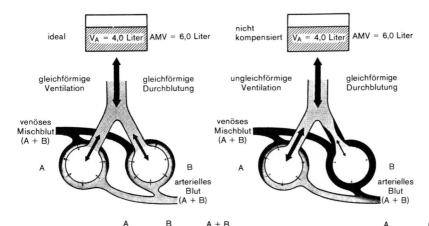

Abb. 37.9. *Links:* »Ideales« Verhältnis Ventilation/Durchblutung. *Rechts:* Ungleichförmige Ventilation und gleichförmige Durchblutung, nicht kompensiert. V_A, alveolare Ventilation; AMV, Atemminutenvolumen (nach COMROE et al.: The Lung, Clinical Physiology and Pulmonary Function Tests, 2nd Ed. Chicago: Year Book 1962)

Lunge *praktisch ein Rechts-Links-Shunt* (nicht oxigeniertes Blut wird in das linke Herz gepumpt). Wird das Blut aber von den erkrankten Teilen zu besser durchbluteten abgelenkt, so kann der arterielle P_{O_2} annähernd normal bleiben; solche Verschiebungen ergeben sich, wenn ein Teil der Lunge kollabiert ist. Geringere Grade eines gestörten Verhältnisses Ventilation/Perfusion sind relativ häufig. In dem Beispiel der Abb. 37.9 hat die unterventilierte Alveole (B) einen niedrigeren alveolaren P_{O_2}, wogegen die überventilierte Alveole (A) einen hohen alveolaren P_{O_2} hat. Die schwächere Absättigung des Hb im Blut, das von B kommt, wird jedoch nicht völlig durch die größere Sättigung des Blutes aus A kompensiert, da unter Normalverhältnissen trotz Hyperventilation keine wesentliche Verbesserung der O_2-Sättigung erzielt werden kann; das arterielle Blut bleibt daher unzureichend gesättigt. Andererseits ist in solchen Fällen der CO_2-Gehalt im arteriellen Blut im allgemeinen normal, da die zusätzliche CO_2-Abgabe in der hyperventilierten Region die verminderte Abgabe in den hypoventilierten Arealen kompensiert.

Kollaps der Lunge

Ist ein Bronchus oder Bronchiolus verschlossen, so wird die in den Alveolen eingeschlossene Luft resorbiert und das betroffene Lungensegment kollabiert *(Atelektase)*. Die Atelektase kann einen kleinen Teil der Alveolen bis eine ganze Lunge betreffen. Ist ein großer Teil der Lunge kollabiert, ergibt dies eine merkliche Verminderung des Lungenvolumens; der intrapleurale Druck wird stärker subatmosphärisch und verzieht das Mediastinum nach der betroffenen Seite. Eine andere Ursache für Atelektasen ist *Mangel des »surfactant«* (Oberflächenspannungverminderndes Lipoprotein, Kap. 34); Surfactant-Mangel ist vielleicht auch einer der Gründe für mangelhafte Entfaltung der Lunge nach der Geburt. Kollaps der Lunge kann auch durch das Vorhandensein von Luft *(Pneumothorax)*, Gewebsflüssigkeit *(Hydrothorax, Chylothorax)* oder Blut *(Hämothorax)* im Pleuraspalt bedingt sein.

Pneumothorax

Tritt Luft durch einen Riß in der Lunge oder eine Öffnung der Brustwand in den Pleuraspalt, so kollabiert die Lunge der betroffenen Seite infolge ihrer elastischen Retraktionsfähigkeit. Da dann im Pleuraspalt der verletzten Seite atmosphärischer Druck herrscht, verschiebt sich das Mediastinum zur normalen Seite. Bleibt die Verbindung zwischen Pleuraspalt und Umgebung offen *(offener* oder *»Saugpneumothorax«)*, strömt bei jedem Atemzug Luft ein und aus. Bei einer großen Öffnung findet der Luftstrom in die Pleurahöhle geringeren Widerstand als der Zustrom von Luft in die intakte Lunge, so daß diese vermindert ventiliert wird. Das Mediastinum verschiebt sich inspiratorisch zur intakten Seite, wobei die großen Gefäße geknickt werden, und schwingt bei der Exspiration zurück. Es besteht deutliche Stimulierung der Atmung, bedingt durch Hypoxie, Hyperkapnie und Aktivierung der Mechanoreceptoren der Lunge und es kommt zu schwerer Atemnot.

Ein Stück Gewebe über dem Defekt der Lunge, selten der Brustwand, kann wie ein Klappenventil wirken; die Luft kann inspiratorisch in den Intrapleuralraum einströmen, exspiratorisch aber nicht abströmen, so daß der Druck im Pleuraspalt über Atmosphärendruck ansteigt *(Spannungspneumothorax)*. Der hypoxische Reiz für die Atmung bedingt tiefere Inspirationen, was den Druck in der Pleurahöhle noch weiter erhöht, die großen Venen abknickt und die Hypoxie weiter verstärkt. Der intrapleurale Druck kann in solchen Fällen bis auf 2,7–4 kPa (20–30 mm Hg) supraatmosphärisch ansteigen. Die peripheren Venen werden erweitert, es besteht intensive Cyanose und der Zustand kann zum Tode führen, wenn der Pneumothorax nicht entlastet wird.

Mit fortschreitendem Verschluß der Öffnung, durch welche Luft in den Pleuraraum dringt *(geschlossener Pneumothorax)*, verringert sich die Atemnot, da die Luft inspiratorisch in zunehmendem Maß in die Lunge der nicht betroffenen Seite strömt. Weil der Gefäßwiderstand in der kollabierten Lunge erhöht ist, wird das Blut in die andere Lunge geleitet; infolgedessen ist die Hypoxie außer bei sehr ausgedehntem Pneumothorax nur mäßig. Die Luft wird bei einem geschlossenen Pneumothorax resorbiert; da sie unter Atmosphärendruck steht, sind P_{O_2} und P_{N_2} größer als die entsprechenden Partialdrucke im venösen Blut (vgl. die Werte für Luft und venöses Blut in Abb. 34.13) und die Gase diffundieren in das Blut, bis nach 1–2 Wochen die ganze Luft resorbiert ist.

Spontan-Pneumothorax nennt man einen kleinen geschlossenen Pneumothorax, der durch Ruptur kongenitaler Bläschen an der Oberfläche der visceralen Pleura entsteht. Die Anlegung eines *künstlichen Pneumothorax* durch Injektion von

Luft durch die Brustwand wurde früher sehr häufig bei der Therapie der Lungentuberkulose angewandt, um die erkrankte Lunge zum Kollabieren zu bringen und somit »ruhigzustellen«.

Flüssigkeitsansammlung im Pleuraspalt

Bei generalisierten Ödemen, wie bei Herzinsuffizienz, Nephrose und anderen Erkrankungen, kommt es zur Ansammlung interstitieller Flüssigkeit im Pleuraspalt *(Hydrothorax,* Pleura-Erguß). Die Flüssigkeit drückt auf die Lungen, bringt sie zum Kollabieren und bei großer Flüssigkeitsmenge kommt es zu beträchtlicher Dyspnoe. Die Symptome lassen sich durch Drainage der Flüssigkeit mittels einer in den Pleuraspalt eingebrachte Kanüle beseitigen (Thorakocentese). *Chylothorax* ist ein seltener Zustand, bei dem Lymphe aus dem Darmtrakt (Chylus) durch ruptierte Lymphgefäße in eine oder beide Pleurahöhlen gelangt. Da das Lymphsystem ein Niederdrucksystem ist, sind die Folgen relativ gering. Ruptiert jedoch eine Arterie in den Pleuraspalt, so können sich große Mengen Blut ansammeln *(Hämothorax);* hört die Blutung nicht auf, muß der Thorax geöffnet und das blutende Gefäß ligiert werden.

Emphysem und chronische Bronchitis

Bei *Emphysem* (»Lungenblähung«, degenerative Lungenerkrankung mit Erweiterung der Alveolen und Bronchioli respiratorii) kommt es zu Elastizitätsverlust und Rarefizierung des Lungengewebes (verminderter elastischer Gegenzug, tonnenförmiger Thorax). In der Lungenfunktion findet sich eine Überblähung der Lunge mit erhöhter Totalkapazität und funktioneller Residualkapazität. Bronchiale Obstruktion ist bei der reinen Form des Emphysems nicht vorhanden (primäres Emphysem, früher auch nicht-obstruktives Emphysem). Betroffen sind meist ältere asthenische Männer und Patienten mit Parenchymverlust der Lungen. Im Verlauf der Erkrankung kommt es allmählich zu Dyspnoe bei körperlicher Belastung; in Ruhe ist P_{O_2} normal und P_{CO_2} erniedrigt, das Hautkolorit dementsprechend frisch rosafarben (»pink puffer«, »rosaroter Paffer«). In Ruhe sind die Druckwerte im kleinen Kreislauf nicht erhöht, die Belastbarkeit ist aber meist deutlich eingeschränkt, da das Herzminutenvolumen nicht gesteigert wird (»kleines Cor pulmonale«).

Eine *chronische Bronchitis* kommt häufig bereits bei jüngeren Männern und Frauen mit eher pyknischen Habitus vor (häufigste zur Invalidität führende Lungenerkrankung); klinisch zeigen diese Patienten eine normale Totalkapazität, Ruhedyspnoe, respiratorische Globalinsuffizienz und daher Cyanose (»blue bloater«, »blauer Keucher«). Der bronchiale Strömungswiderstand und die Drucke im Lungenkreislauf sind erhöht. Dies führt — zusammen mit intrapulmonalen Shunts und Hypoxämie — zu Rechts- und Links-Herzbelastung und damit zum »großen Cor pulmonale«.

Mischformen zwischen Emphysem und chronischer Bronchitis sind häufig. Sie entstehen in der Regel durch Komplikationen einer der beiden Grundkrankheiten (z. B. zusätzliche Bronchitis bei einem primären Emphysem oder Lungenüberblähung beim akuten Bronchospasmus).

Rechts-Links-Shunt

Wenn aufgrund einer kardiovasculären Mißbildung (z. B. Vorhofseptumdefekt mit Drucksteigerung im kleinen Kreislauf) große Mengen nicht oxigenierten venösen Blutes unter Umgehung der Lungencapillaren sich mit dem oxigenierten Blut in den Arterien mischt *(Rechts-Links-Shunt),* so resultiert daraus eine chronisch hypoxische Hypoxie und Cyanose (»blue baby«, cyanotisches congenitales Vitium). Zufuhr von reinem O_2 hebt den O_2-Gehalt der Alveolarluft; durch Vermehrung des O_2 im Lungenvenenblut wird zwar die durch Hypoventilation, ungleiche Diffusion oder Ventilations-Perfusionsimbalance bedingte Hypoxie gemildert, der therapeutische Effekt bei Patienten mit veno-arteriellem Shunt ist jedoch nur gering und allein durch die Vermehrung von gelöstem O_2 im Blut bedingt.

Andere Formen der Hypoxie

Anämische Hypoxie

Durch chronische Anämie bedingte Hypoxie ist bei körperlicher Ruhe gewöhnlich leicht; erst bei sehr ausgeprägtem Hb-Mangel wird die O_2-Versorgung des Gewebes insuffizient. Anämische Patienten können aber bei Arbeit aufgrund der begrenzten Fähigkeit, vermehrt O_2 an aktives Gewebe abzugeben, eine erhebliche Atemnot entwickeln.

Kohlenmonoxyd-(CO-)Vergiftung

CO entsteht bei unvollständiger Verbrennung kohlenstoffhaltigen Materials. Die früher so häufige Vergiftung mit CO-haltigem Leuchtgas wurde seltener, seit Leuchtgas großteils entgiftet bzw. in zunehmendem Maße durch Erdgas

ersetzt wurde. Abgase in Hüttenbetrieben und Auspuffgase von Verbrennungsmotoren enthalten jedoch gefährliche CO-Konzentrationen.
CO ist toxisch, weil es mit Hb unter Bildung von Kohlenmonoxydhämoglobin reagiert *(Carboxy-Hb, COHb)*, das keinen O_2 aufnehmen kann. Die Affinität von Hb ist für CO etwa 300mal größer als für O_2, die Freisetzung von CO aus COHb erfolgt jedoch nur langsam. Bei Anwesenheit von *COHb* wird die *Dissoziationskurve des verbleibenden HbO_2 nach links verschoben,* so daß weniger O_2 abgegeben werden kann. Darum kann ein anämischer Patient mit nur 50% des normalen Oxy-Hb-Gehaltes leichte Arbeit leisten, während jemand, dessen HbO_2 durch COHb-Bildung auf 50% abgesunken ist, schwerst behindert ist.
Durch die hohe Affinität von CO zu Hb kommt es zu progredienter COHb-Bildung, falls der alveolare P_{CO} größer als 0,05 kPa (0,4 mm Hg) ist; die Menge an gebildetem COHb hängt außer von der Konzentration des CO in der eingeatmeten Luft auch von der Dauer der CO-Exposition und der alveolaren Ventilation ab. So bewirkt z. B. bereits das Rauchen von einigen Zigaretten, daß etwa 10% des Gesamt-Hb zu COHb werden. Auch im Straßenverkehr findet man CO-Hb-Werte bis zu 12%; klinische Symptome treten bei CO-Hb-Werten von 15 bis 25% des Gesamt-Hb auf.
Auf die Cytochrome im Gewebe wirkt CO zwar toxisch, aber die dafür nötige Menge ist 1000mal größer als die letale Dosis; daher spielt bei CO-Vergiftung die Gewebstoxizität vermutlich kaum eine Rolle.
Die Symptome der CO-Vergiftung sind z. T. die der Hypoxie (Kopfschmerzen und Übelkeit), doch kommt es nur zu geringer Anregung der Atmung, da der arterielle P_{O_2} normal bleibt und die Carotis- und Aorten-Chemoreceptoren nicht stimuliert werden (Kap. 36). Die *kirschrote Farbe* von COHb ist an Haut, Nagelbett und Schleimhäuten sichtbar. Der Tod tritt ein, sobald etwa 70–80% des zirkulierenden Hb zu COHb umgewandelt sind. Die Symptome bei chronischer Exposition gegenüber subletalen CO-Konzentrationen sind progrediente Hirnschädigung mit mentalen Störungen und manchmal einem Parkinson-ähnlichen Zustand (Kap. 32).
Die Therapie der CO-Vergiftung besteht aus sofortiger Beendigung der Exposition und adäquater Ventilation, falls notwendig mittels künstlicher Beatmung. Beatmung mit O_2 ist der Frischluftbeatmung vorzuziehen, da O_2 die Dissoziation von COHb fördert; insbesondere *hyperbare Oxygenation* mit Zusatz von CO_2 ist nützlich (s. unten).

Ischämische Hypoxie

Die Auswirkungen ischämischer Hypoxie hängen vom betroffenen Gewebe ab. Hypoxie durch verlangsamte Zirkulation gefährdet insbesondere Organe wie Nieren und Herz (Schock Kap. 33). Bei Herzinsuffizienz werden Leber und möglicherweise Gehirn durch ischämische Hypoxie geschädigt.
Die Durchblutung der Lunge ist normalerweise sehr groß und erst länger dauernde Störung der Durchblutung kann zu Schädigungen führen. Bei längerem Kreislaufkollaps kann sich jedoch eine Schock-Lunge entwickeln, besonders in den höher als das Herz gelegenen Teilen der Lunge; die Produktion von Surfactant ist in den unterperfundierten Gebieten vermindert.

Histotoxische Hypoxie

Hypoxie durch Hemmung der oxidativen Prozesse im Gewebe wird meist als Folge einer Cyanidvergiftung beobachtet. Cyanid hemmt die Cytochromoxydase und möglicherweise andere Enzyme. Als Therapie der Cyanid-Vergiftung wendet man Nitrite an, da das hierdurch gebildete Met-Hb mit Cyanid unter Bildung des ungiftigen Cyan-Met-Hb reagiert. Durch Verabreichung von reduzierenden Substanzen (z. B. Methylenblau, Dithionit) kann überschüssiges Met-Hb wieder zu Hb reduziert werden. Das Ausmaß der Therapie mit diesen Stoffen ist natürlich durch die Menge an Met-Hb, das gefahrlos gebildet werden kann, begrenzt. Hyperbare Oxygenation kann von Nutzen sein.

Sauerstofftherapie

Zufuhr eines sauerstoffreichen Gasgemisches ist bei ischämischer, anämischer und histotoxischer Hypoxie von sehr begrenztem Wert, da *nur eine Erhöhung des* im arteriellen Blut *gelösten O_2* erreicht werden kann; dies gilt auch für hypoxische Hypoxie, die durch einen Shunt nicht oxygenierten Blutes bedingt ist. Bei anderen Formen der hypoxischen Hypoxie ist O_2 von großem Nutzen. Bei Patienten mit Hyperkapnie bei schwerer Lungeninsuffizienz kann allerdings der CO_2-Spiegel so hoch sein, daß die Erregbarkeit des Atemzentrums beeinträchtigt ist. Das geschädigte Atemzentrum wird bei manchen dieser Fälle nur noch durch Impulse von den Carotis- und Aorten-Chemoreceptoren in Gang gehalten; wenn der hypoxische Reiz durch Zufuhr von O_2 beseitigt wird, kann es zum Atemstillstand kommen. Während Apnoe fällt zwar der arterielle P_{O_2}, aber die Atmung vermag u. U. nicht wieder in Gang zu kommen, da die Schädigung des Atemzentrums durch den erhöhten P_{CO_2} anhält. In einer solchen Situation kann Sauerstoff-Therapie letal sein.

Wird reiner O_2 geatmet, kann es anfangs beim Normalen zu einer leichten Verminderung der Atmung kommen, was für einen normalerweise stets vorhandenen hypoxischen »Antrieb« durch die Chemoreceptoren spricht. Der Effekt ist jedoch gering und kann nur mit speziellen Methoden nachgewiesen werden, besonders deswegen, weil es infolge einer leichten Konzentrationsabnahme von reduziertem Hb (Hb besserer Puffer als HbO_2, Kap. 35) zu einer geringen Abnahme der H^+-Konzentration kommt.

Sauerstoff-Toxizität

Wird 80–100% O_2 unter Atmosphärendruck (P_{O_2} ~100 kPa bzw. 760 mm Hg = 1 Atmosphäre absolut, Ata) 8 Stunden oder länger geatmet, führt dies zur Reizung der Atemwege, substernalen Schmerzen, Schwellung der Nasenschleimhäute, Halsschmerzen und Husten; die Ursache der *Reizwirkung des O_2* ist nicht ganz geklärt. Jedenfalls ist unter O_2-Therapie die Fähigkeit der Makrophagen in der Lunge Bakterien aufzunehmen beeinträchtigt und die Surfactant-Produktion wahrscheinlich verringert. Bei Tieren ist eine Langzeitanwendung ohne Reizwirkung möglich, wenn die Zufuhr von Zeit zu Zeit kurz unterbrochen wird; ob periodische Unterbrechungen beim Menschen von Nutzen sind, ist fraglich. Beim gesunden Erwachsenen treten keine weiteren Nebenwirkungen bei kürzerer Beatmung mit 100% O_2 unter Atmosphärendruck auf. Wird jedoch reiner O_2 unter supraatmosphärischem Druck geatmet, kommt es zu Muskelzucken, Ohrengeräuschen, Schwindel, Krämpfen und Koma. Die Geschwindigkeit, mit der sich diese Symptome entwickeln, ist dem O_2-Druck proportional, d.h. bei 400 kPa (4 Ata) O_2 entwickelt die Hälfte der Probanden in 30 min Symptome, während es bei 600 kPa (6 Ata) O_2 in wenigen Minuten zu Krämpfen kommt. Zufuhr von O_2 bei erhöhtem Druck vermindert bei Ratten den γ-Aminobuttersäure-Gehalt (GABA) im Gehirn (Kap. 15) sowie den ATP-Gehalt in Gehirn, Leber und Niere. Im Tierversuch wurde Succinat zum Schutz gegen die Sauerstofftoxizität gegeben.

Neben diesen zentralnervösen Symptomen bei Sauerstoff-Atmung ist auch die pulmonale Sauerstoff-Toxizität von Bedeutung. Während bei Atmung reinen Sauerstoffs mit einem Partialdruck, welcher den normalen P_{O_2} der Luft nicht wesentlich übersteigt, auch bei langdauernder Exposition keine pulmonalen Schädigungen auftreten (Astronauten bei Sauerstoffatmung mit P_{O_2} von 33 kPa = 250 mm Hg), führt schon Exposition gegenüber einem P_{O_2} von 100 kPa (760 mm Hg) innerhalb 24 Stunden zu Irritationen der Luftwege, bei Exposition über längere Zeit bzw. hyperbarer Sauerstoffbeatmung kommt es zu schweren Schädigungen der Lungen (Bronchopneumonien, Lungenödem, Störung der Diffusion durch die alveolo-capillare Barriere). Diese Tatsache ist insbesondere bei der Beatmung frühgeborener Kinder mit Sauerstoff zu beachten, da in diesen Fällen Dauerschädigungen der Lunge *(hyaline Membran-Krankheit)* auftreten können. Eine weitere Gefahr der Sauerstoff-Beatmung — bereits mit einem P_{O_2} von nicht mehr als 100 kPa (760 mm Hg) — besteht für das Auge des Frühgeborenen. Offenbar wird die retinale Zirkulation von Frühgeborenen durch reinen Sauerstoff so geschädigt, daß es in der Folge zu ausgedehnten Gefäßverschlüssen und der Einwanderung von Fibroblasten in die Retina kommt *(retrolentale Fibroplasie)*, was zur Erblindung führen kann. Dieser Effekt dürfte offenbar durch die Unreife der Retina bedingt sein, da bei reifen Neugeborenen die erwähnten Folgen der Sauerstoffbeatmung nicht mehr auftreten.

Hyperbare Oxygenation (Beatmung mit P_{O_2} >100 kPa, bzw. 760 mm Hg) bewirkt bei normaler O_2-Diffusionskapazität der Lunge einen druckabhängigen Anstieg des gelösten O_2 im Blut. Sie wird bei bestimmten Formen der Herzchirurgie angewandt; ebenso ist sie bei der Therapie von Gasbrand, CO-Vergiftung und wahrscheinlich Cyanidvergiftung von Nutzen. Die *Sauerstofftoxizität* limitiert die Anwendung der hyperbaren Oxygenation. Es werden maximal O_2-Drucke bis zu 300 kPa (3 Ata) angewandt; die maximal zulässige kontinuierliche Expositionszeit richtet sich nach der Höhe des angewandten Druckes und soll bei 300 kPa (3 Ata) 30 Minuten nicht überschreiten. Durch intermittierende Behandlung kann die Gesamtexpositionsdauer verlängert werden. Bei Beatmung mit Sauerstoff (sowohl bei Anwendung von reinem Sauerstoff wie auch in Gasgemischen) sind also — sofern die P_{O_2}-Werte diejenigen der normalen Atemluft übersteigen — *Ausmaß* der P_{O_2}-Erhöhung und *Dauer* der Exposition zu berücksichtigen. Auch die Anwendung anderer Gase mit Partialdrucken, die über dem Partialdruck des jeweiligen Gases in der normalen Atemluft liegen, kann zu zentralnervösen Symptomen führen (s. unten).

D. Hyperkapnie und Hypokapnie

Hyperkapnie

Wird infolge verminderter alveolarer Ventilation CO_2 im Körper retiniert (Hyperkapnie), dann steigt gemeinsam mit dem P_{CO_2} die Konzentration von H_2CO_3 im Plasma an und es kommt dadurch auch zu einer Vermehrung von HCO_3^- (bis über 40 mmol/l) und von H^+ (respiratorische Acidose). Durch Hyperkapnie kommt es zur Beeinträchtigung der ZNS-Funktion (je nach Schwere Verwirrung, verminderte Sinnesleistung, eventuell Koma mit respiratorischem Versagen). Die respiratorische Acidose wird z. T. durch vermehrte Ausscheidung von H^+ in der Niere kompensiert (Kap. 40); infolge der hohen Plasma-Konzentration von HCO_3^- wird aber auch vermehrt HCO_3^- ausgeschieden, da die Rückresorptionskapazität für HCO_3^- bei einem Plasmaspiegel von 28 mmol/l ihre Grenzen hat (Kap. 38). Hyperkapnie ist viel häufiger durch ventilatorische Störungen verursacht als durch Störungen der alveolo-capillaren Diffusion; Diffusionsstörungen führen vor allem zur Hypoxie, während sie kaum einen gefährlichen Anstieg des P_{CO_2} im Blut bewirken, da CO_2 weitaus besser durch Gewebe-Barrieren diffundiert als O_2.

Erstickung, Asphyxie

Bei Verschluß der Luftwege entwickeln sich *zugleich Hyperkapnie und Hypoxie;* es besteht eine starke Anregung der Atmung mit heftigen Atemanstrengungen. Blutdruck und Herzfrequenz steigen steil an und das Blut-pH fällt. Die Catecholaminsekretion wird stimuliert, wobei die Noradrenalinsekretion im Vordergrund steht. Schließlich hören die Atemanstrengungen auf, der Blutdruck fällt und das Herz schlägt langsamer. Asphyktische Tiere (*Asphyxie*, wörtlich übersetzt »Pulslosigkeit«, bezeichnet im klinischen Sprachgebrauch Fehlen der Spontanatmung bei Sauerstoffmangel und extrem erhöhtem P_{CO_2} mit *Schädigung des Atemzentrums*) können zu diesem Zeitpunkt durch künstliche Beatmung noch wiederbelebt werden; sie neigen jedoch zu Kammerflimmern, wahrscheinlich wegen des Zusammenwirkens von hypoxischer Myokardschädigung und hohem zirkulierendem Catecholaminspiegel. Wird nicht mit künstlicher Beatmung begonnen, steht das Herz nach 4 bis 5 Minuten still.

Ertrinken

Bei etwa einem Zehntel der Wasserunfälle löst — sobald der Atem nicht mehr angehalten werden kann — das erste Aspirieren von Wasser Laryngospasmus aus und es kommt zum Tod durch Ersticken, ohne daß Wasser in die Lunge eindringt. In der Mehrzahl der Fälle erschlafft jedoch die Glottismuskulatur und die Lungen werden mit Wasser gefüllt. Süßwasser wird rasch resorbiert, verdünnt das Plasma und verursacht intravasculäre Hämolyse. Meerwasser ist deutlich hyperton, zieht Flüssigkeit aus dem Gefäßsystem in die Lunge und vermindert das Plasmavolumen. Die ersten Hilfsmaßnahmen betreffen Atmung und Kreislauf (Reanimation); bei der Therapie ist auch die Auswirkung der Resorption von Wasser auf den Kreislauf zu berücksichtigen.

Hypokapnie

Hypokapnie ist eine Folge der Hyperventilation. Während willkürlicher Hyperventilation fällt der arterielle P_{CO_2} von 5,3 kPa (40 mm Hg) bis auf 2 kPa (15 mm Hg), während der alveolare P_{O_2} auf 16 kPa (120 mm Hg) bis 18,7 kPa (140 mm Hg) ansteigt. Am Effekt einer kurzdauernden willkürlichen Hyperventilation wird die Wechselwirkung zwischen den chemischen Atemregulationsmechanismen deutlich. Wird nach 2–3 min Hyperventilation die Hyperventilation beendet und ohne Willenseinfluß der Atmung ihr normaler Lauf gelassen, dann kommt es bei einem solchen Versuch zu einer Apnoe, gefolgt von einigen flachen Atemzügen und neuerlicher *Apnoe* usw. *(periodische Atmung)*, bis sich die Atmung wieder normalisiert (Abb. 37.10). Die Apnoe ist offensichtlich auf das Fehlen von CO_2 zurückzuführen, da sie nach Hyperventilation mit einem Gasgemisch, das 5% CO_2 enthält, nicht auftritt. Während der Apnoe fällt der alveolare P_{O_2} und der P_{CO_2} steigt. Die Atmung beginnt wieder durch die hypoxische Stimulierung der Carotis- und Aorten-Chemoreceptoren, bevor der CO_2-Spiegel sich normalisiert. Ein paar Atemzüge beseitigen den hypoxischen Reiz und die Atmung hört auf, bis der alveolare P_{O_2} erneut absinkt. Allmählich normalisieren sich jedoch P_{CO_2} und dann auch die Atmung. Beim Normalen ist die posthyperventilatorische Apnoe nicht ausgeprägt, während sie bei Schädigung der Formatio reticularis deutlich ist (Cheyne-Stokes-Atmung, s. früher).

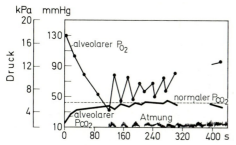

Abb. 37.10. Verhalten des alveolaren P_{CO_2} und P_{O_2} sowie der Atmung nach einer zweiminütigen forcierten Hyperventrilation; einige Cheyne-Stokes-Atemperioden von etwa 20 s Dauer unterbrochen von apnoischen Pausen, bis wieder normale Atmung einsetzt (nach DOUGLAS and HALDANE: The causes of periode or Cheyne-Stokes-breathing. J. Physiol. (Lond.) **38,** 401 (1909))

Auswirkungen der Hypokapnie

Chronische Effekte der Hypokapnie werden bei neurotischen Patienten beobachtet, die lange Zeit hyperventilieren. Die cerebrale Durchblutung ist bis auf Werte von 35 ml/100 g/min vermindert, und zwar durch den direkten constrictorischen Effekt der Hypokapnie auf die cerebralen Gefäße (Kap. 32). Die cerebrale Ischämie verursacht Benommenheit, Schwindel und Parästhesien. Hypokapnie steigert auch das Herzminutenvolumen. Sie hat einen direkten constrictorischen Effekt auf viele Gefäße, senkt aber zugleich die Aktivität des Vasomotorenzentrums, so daß der Blutdruck meist unverändert bleibt oder nur leicht ansteigt.

Andere Folgen der Hypokapnie ergeben sich aus der begleitenden respiratorischen Alkalose, bei der das pH des Blutes auf 7,5 bis 7,6 ansteigt. Das Plasma HCO_3^- ist niedrig, dennoch ist die HCO_3^--Rückresorption in der Niere wegen des niederen P_{CO_2} und der dadurch verminderten Säuresekretion herabgesetzt. Der Calciumspiegel im Plasma verändert sich im gesamten nicht, es *fällt* aber der *Spiegel des ionisierten Calciums;* und bei hypokapnischen Individuen können Carpopedalspasmen (Krämpfe in Hand- und Fußbereich), positives Chvosteksches Zeichen und andere Manifestationen der *Tetanie* auftreten (Kap. 21).

E. Atmung bei supraatmosphärischem Druck

Tauchen

Der Umgebungsdruck erhöht sich pro 10 m Wassertiefe um etwa 100 kPa (eine Atmosphäre). Daher ist z. B. ein *Taucher* in 30 m Wassertiefe einem Überdruck von 300 kPa (3 Atü entspr. einem Gesamtdruck von 400 kPa = 4 Ata) ausgesetzt. Arbeiter in *Unterwasser-Druckkammern (Caissons)* sind analogen Bedingungen ausgesetzt, da innerhalb der Kammern ein Überdruck herrschen muß, der den umgebenden Wasserdruck überwiegt.

Seit langem befaßt sich die Arbeitsmedizin mit den besonderen Risiken der Caissonarbeit und des Tiefseetauchens. Seit Einführung der *SCUBA-Ausrüstung* (Self Contained Underwater Breathing Apparatus, ein vom Taucher getragenes Tank- und Ventilsystem) und deren weitverbreiteter Anwendung im *Tauchsport* muß diese Problematik auch die Beachtung des praktischen Arztes finden. Auch bei Aufenthalt von Personen in Drucktanks, wie sie gegenwärtig zur Durchführung gewisser chirurgischer Eingriffe verwendet werden *(hyperbare Oxygenation,* s. oben), sind diese Risiken zu berücksichtigen.

Stickstoff-Narkose und »high pressure nervous syndrome«

Damit ein SCUBA-Taucher den Druck auf Brustkorb und Bauch unter Wasser ausgleichen kann, muß er Luft oder andere Gase unter einem Druck einatmen, der dem umgebenden Wasserdruck gleich ist; die Atemgas-Zufuhr aus der Druckflasche wird dabei über ein durch den Wasserdruck geregeltes Druck-Reduzierventil gesteuert. CO_2 wird aus dem Gasgemisch entfernt, um bei einem geschlossenen System seine Anhäufung zu verhindern. 100% Sauerstoff verursacht unter höherem Druck die ZNS-Symptome der Sauerstofftoxizität (Tabelle 37.3). Da die schädigenden Auswirkungen dem Sauerstoffpartialdruck proportional sind, können sie durch Verminderung der O_2-Konzentration im Gasgemisch auf 20% oder weniger verhindert werden.

Atmet ein Taucher komprimierte Luft, so kann der erhöhte Stickstoffpartialdruck zu *Stickstoff-*

narkose oder *Tiefenrausch* führen (Tabelle 37.3). Bei 400–500 kPa (4–5 Ata) Gesamtdruck — dies entspricht einer Wassertiefe von 30–40 m (300–400 kPa Wasserdruck) — kommt es durch 80% N_2 zu ausgeprägter Euphorie. Bei höheren Drucken ähneln die Symptome denen einer Alkoholintoxikation. Die manuellen Fähigkeiten bleiben erhalten, die intellektuellen Funktionen sind aber eingeschränkt.

Das Problem der Stickstoffnarkose kann durch Atmung von O_2- und Helium-Gemischen vermieden werden und tieferes Tauchen wird ermöglicht. Beim tiefen Tauchen mit solchen Gemischen kann es allerdings auch zum »high-pressure nervous syndrome« (HPNS) kommen. Dieses Syndrom ist durch Zittern, Verwirrtheit und Verminderung der α-Aktivität im EEG gekennzeichnet. Im Gegensatz zur Stickstoff-Narkose sind die intellektuellen Funktionen nicht wesentlich betroffen, während die manuellen Fähigkeiten beeinträchtigt sind. Die Ursache des HPNS ist nicht gesichert, es hat sich zeigen lassen, daß eine Vielzahl von Gasen, die bei Atmosphärendruck inert sind, unter erhöhtem Druck anaesthesierende Eigenschaften haben. Dies gilt für N_2 ebenso wie für Xenon, Krypton, Argon, Neon und Helium. Dieser Narkosemitteln ähnliche Effekt korreliert mit der Fettlöslichkeit und die Anaesthesie könnte durch Wirkung auf Nervenzellmembranen bedingt sein.

Dekompressionskrankheit, Dysbarismus

Wenn ein Taucher, der ein Gasgemisch mit 80% N_2 atmet, auftaucht, sinkt der erhöhte P_{N_2} und N_2 diffundiert vom Gewebe ins Blut und vom Blut in die Lunge entlang dem Druckgradienten. Erfolgt die Rückkehr zum Atmosphärendruck *(Dekompression) stufenweise*, werden keine schädlichen Folgen beobachtet; bei raschem Auftauchen wird hingegen N_2 in den Körperflüssigkeiten freigesetzt, so daß sich im Gewebe und im Blut Gasblasen bilden und Symptome der Dekompressionskrankheit *(Caisson-Krankheit)* auftreten. Dabei treten heftige Schmerzen nahe den Gelenken *(»bends«)* sowie neurologische Symptome (Paraesthesien und Juckreiz) auf. In schweren Fällen können zirkulierende Gasblasen Gehirngefäße blockieren und ausgedehnte Lähmungen sowie u. U. lebensbedrohende Atemstörungen hervorrufen; ferner können Gasblasen in den Lungencapillaren Dyspnoe und solche in den Coronargefäßen Herzmuskelschäden bewirken.

Tabelle 37.3. Auswirkungen und eventuelle Folgen der Atmung von Gasgemischen unter supra-atmosphärischem Druck

Sauerstofftoxizität
  Lungenschädigung
  Krämpfe

Stickstoffnarkose
  Euphorie
  Funktionseinschränkung

High pressure nervous syndrome
  Tremor
  Somnolenz

Dekompressionskrankheit
  Schmerz
  Lähmungen

Luft-Embolie
  Plötzlicher Tod

Die Therapie dieser Erkrankung besteht in sofortiger Rekompression in der Druckkammer, gefolgt von langsamer Dekompression. Rekompression ist häufig lebensrettend; sie führt oft zur völligen Wiederherstellung; u. U. können jedoch infolge irreversibler Schädigungen des Nervensystems neurologische Ausfallserscheinungen bestehen bleiben.

Der Aufstieg in einem Flugzeug ist dem Auftauchen beim Tauchen äquivalent. Die relative Dekompression während eines Aufsteigens von Seehöhe auf 8 400 m in *einem Flugzeug ohne Druckausgleich* (der Druck fällt von 100 auf 33 kPa; d.i. von 1 auf $^1/_3$ Ata) ist dieselbe wie beim Auftauchen aus 20 m Wasser-Tiefe (Druck fällt von 300 auf 100 kPa; d.i. von 3 auf 1 Ata). Rasches Aufsteigen führt in beiden Fällen zur Dekompressionskrankheit.

Luftembolie

Wenn ein Taucher, der während des Tauchens aus einem Gerät mit erhöhtem Druck atmet, den *Atem anhält* und plötzlich der *Oberfläche zustrebt* — z.B. bei plötzlicher Gefahr oder Panik — so kann das Gas in seinen Lungen sich so rasch ausdehnen, daß es zur Ruptur von Lungenvenen kommt. Dadurch kommt Luft in die Gefäße und verursacht *Luftembolie*. Letale Luftembolie wurde auch bei plötzlichem Auftauchen aus geringen Tiefen (5 m) beobachtet; beim Tauchen ohne Gerät besteht die Gefahr der Luftembolie — unabhängig von der Tauchtiefe — jedoch nicht, da der Taucher beim Tauchen den Atem anhält und ohne zu atmen wieder auftaucht.

Luftembolie tritt ebenso nach rascher Expansion des Gases in der Lunge auf, wenn der äußere Druck plötzlich auf subatmosphärische Werte vermindert wird; dies ist z.B. der Fall, wenn die Wand einer Druckkabine (Flugzeug, Raumkapsel) in großer Höhe zerreißt *(explosive Dekompression).*

Explosive Dekompression

Bei Unfällen in der Luft- und Raumfahrt sowie bei Explosionen kann plötzliche Dekompression den Organismus schädigen. Explosive Dekompression — etwa durch plötzlichen Verlust des Kabinendruckes bei Bersten eines Flugzeugfensters in Flughöhe über 10000 m — kann neben äußeren Verletzungen durch die Wucht der plötzlich abströmenden Kabinenluft zu *Dysbarismus, Hypoxie* und in Höhen über 21 000 m zu *Ebullismus* führen. Der Risikofaktor ist dabei eine Funktion der Dekompressionszeit. Dysbarismus ist die Folge der plötzlichen Ausdehnung der Gase im Blut und in den Körperhohlräumen (s. vorher); es kann, sofern nicht abgeatmet wird (reflektorischer Laryngospasmus), vor allem zu Lungentraumen kommen. Bei Flughöhen über 21 000 m ist der Dampfdruck bei Körpertemperatur höher als der Druck der umgebenden Atmosphäre, so daß bei explosiver Dekompression oberhalb dieser Höhe die Körperflüssigkeit zu »kochen« beginnt (Ebullismus). Der akute O_2-Mangel bei explosiver Dekompression limitiert die Zeit für Rettungsmaßnahmen; wenn man bei größeren Flugzeug-Kabinen 15 bis 30 s für das Entweichen der Luft ansetzt, dann stehen maximal 45 s für Notfallmaßnahmen zur Verfügung, ehe Bewußtlosigkeit eintritt; nach 4–5 min dauernden Sauerstoffmangels entstehen irreversible Schädigungen des Gehirns (Sauerstoffbedarf des Gehirns, Kap. 32). Passagierflugzeuge, die in Höhen über 10 000 m fliegen, sind mit Sauerstoffmasken über den Sitzen ausgerüstet, so daß die Passagiere im Falle der Dekompression solange reinen O_2 unter Umgebungsdruck atmen können, bis das Flugzeug eine entsprechend niedrige Flughöhe erreicht hat.

Dekompression kann auch bei Explosions-Unfällen gefährlich werden. Bei einer Explosion folgt auf eine initale Verdichtungsphase ein rapider Drucksturz, der — abgesehen von Verletzungen durch die äußere Druckeinwirkung — durch die plötzliche Gasausdehnung in der Lunge mit Zerreißung von Lungengewebe und damit verbunden Luftembolie zum Tod führen kann. Im Tierversuch konnte gezeigt werden, daß eine weitere Ursache für die sofortige tödliche Wirkung explosiver Dekompression wahrscheinlich in einem reflektorisch ausgelösten plötzlichen Zusammenbruch des pulmokardio-vasculären Systems liegt, da bei entsprechender Narkosetiefe der akut einsetzende Atemstillstand sowie die irreversiblen Schocksymptome infolge explosiver Dekompression meist ausbleiben und die Versuchstiere an den Folgen der Druckeinwirkung (s. oben) zugrunde gingen.

F. Künstliche Beatmung

Bei der durch Ertrinken, CO- oder andere Gasvergiftungen, Elektroschock, Anaesthesie-Zwischenfällen usw. bedingten Asphyxie kann künstliche Beatmung nach Aufhören der Spontanatmung lebensrettend sein. Sie sollte immer versucht werden, da das Atemzentrum vor dem Vasomotorenzentrum und vor dem Herz versagt. Es gibt zwar zahlreiche Methoden der künstlichen Beatmung, die gegenwärtig empfohlene Methode zur Erreichung einer adäquaten Ventilation ist jedoch die Mund-zu-Mund(Mund-zu-Nase-)Beatmung.

Mund-zu-Mund-Beatmung

Bei dieser Form der Wiederbelebung muß der Retter Erbrochenes oder Wasser rasch aus den Luftwegen entfernen, seinen Mund auf den des Verunglückten legen, dessen Nasenlöcher verschließen und etwa das Doppelte des Ruhe-Atemvolumens 12- bis 20mal/min in die Atemwege des zu Beatmenden exspirieren. Beim Verunglückten kommt es dann aufgrund der Elastizität der Lunge zu passiver Exspiration. Bei der Beatmung fixiert der Retter die Zunge des Verunglückten mit dem Daumen; ferner muß der Nacken des zu Beatmenden durchgestreckt und dessen Unterkiefer vorgezogen werden, um die Luftwege offen zu halten. Die Nasenöffnungen des Verunglückten können durch die Wange des Retters (Abb. 37.11) oder auch mit der Hand verschlossen gehalten werden. Die in den Magen geblasene Luft kann von Zeit zu Zeit durch Druck auf das Abdomen wieder entfernt werden. Die *Vorteile der Mund-zu-Mund-Beatmung* liegen nicht nur in ihrer Einfachheit, sondern auch in der Tatsache, daß die *Lunge* dabei *expandiert* wird. Bei den künstlichen Beatmungsmethoden durch Kompression in Bauch- oder Rückenlage werden die Lungen durch Druck auf den Thorax komprimiert, dessen passive Rückkehr in die Ausgangslage Luft ansaugt (Abb. 37.11). Eine gewisse Expansion der Lungen kann auch durch Anheben der Arme erreicht werden; wenn auch das Armheben und die Kompression abwechselnd durchgeführt werden, ist die effektive Ventilation nicht so groß wie die bei der Mund-zu-Mund-Beatmung.

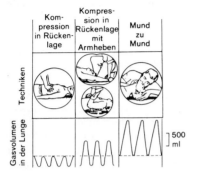

Abb. 37.11. Künstliche Beatmung. Kompression in Bauchlage mit Armheben ist der Kompression in Rückenlage mit Armheben gleichwertig. Die gestrichelte Linie gibt das bei den verschiedenen Techniken der Beatmung geförderte Gasvolumen bei dem nicht spontan Atmenden an (nach GORDON. In: WHITTENBERGER: Artificial Respiration: Theory and Applications. New York: Harper & Row 1962)

Mechanische Beatmungsgeräte (Respiratoren)

Für die Behandlung chronischer respiratorischer Insuffizienzen (ungenügende Ventilation, z. B. bei hoher Rückenmarkschädigung) sind *mechanische Respiratoren (Drinker-Tankrespirator, »Eiserne Lunge«)* in Verwendung. Luftdichte Metall- oder Plastikbehälter umschließen den Körper mit Ausnahme des Kopfes; durch eine Pumpe wird der auf den Thorax wirkende Luftdruck so verändert, daß sich der Thorax rhythmisch in einer der Atmung ähnlichen Weise bewegt. Moderne tragbare Geräte, die nur den Thorax bedecken, sind seit kurzem verfügbar. Daneben werden in zunehmendem Maße Geräte eingesetzt, die eine *Druckbeatmung* ermöglichen; diese Apparate bewirken intermittierenden Anstieg des intrapulmonalen Druckes durch Luftstöße, die über eine Gesichtsmaske oder eine Trachealkanüle wirken.

Literatur

AGOSTONI, E.: Mechanics of the pleural space. Physiol. Rev. **52,** 57 (1972).

BAKHLE, Y. S., VANE, J. R.: Pharmacokinetic function of the pulmonary circulation. Physiol. Rev. **54,** 1007 (1974).

CHEMIACK, N. S., LONGOBARDO, G. S.: Cheyne-Stokes breathing. New Engl. J. Med. **288,** 952 (1973).

CLARK, J. M.: LAMBERTSON, C. J.: Pulmonary oxygen toxicity: A review, Pharmacol. Rev. **23,** 37 (1971).

COMROE, J. H.: Physiologie der Atmung. Stuttgart-New York: Schattauer 1968.

DAVENPORT, H. W.: *The ABC of Acid-Base Chemistry,* 6th Ed. Chicago: Univ. of Chicago Press 1974.

FINCH, C. A., LENFANT, C.: Oxygen transport in man. New Engl. J. Med. **286,** 407 (1972).

FISHMAN, A. P., PIETRA, G. G.: Handling of bioactive materials by the lung. New Engl. J. Med. **291,** 884 (1974).

GOERKE, J.: Lung Surfactant. Biochim. biophs. Acta (Amst.) **344,** 241 (1974).

JAMES, L. H.: Perinatal events and respiratory-distress syndrome. New Engl. J. Med. **292,** 1291 (1975).

KILMARTIN, J. N., ROSSI-BERNARDINI, L.: Interaction of hemoglobin with hydrogen ions, carbon dioxide, and organic phosphates. Physiol. Rev. **53,** 836 (1973).

LAMBERTSEN, C. J. (Ed.): *Underwater Physiology.* New York: Academic Press 1971.

LEUSEN, I.: Regulation of cerebrospinal fluid composition with reference to breathing. Physiol. Rev. **52,** 1 (1972).

MITCHEL, R. A., MCDONALD, R. M.: Adjustment of chemoreceptor sensitivity in the cat carotid body by reciprocal synapses. In: *The Peripheral Arterial Chemoreceptors* (PURVES, M. J. (Ed.). Cambridge: Cambridge Univ. Press, 1975.

MURRAY, J. F.: The Normal Lung: The Basis for Diagnosis and Treatment of Pulmonary Disease. Philadelphia: Saunders 1976.

NEWHAUSE, M., SANCHIS, J., BIENENSTOCK, J.: Lung defense Mechanisms. New Engl. J. Med. **295,** 990 (1976).

STAUB, N. C.: Pulmonary edema. Physiol. Rev. **54,** 679 (1974).

STEEN, J. B.: *Comparative Physiology of Respiration Mechanisms.* New York: Academic Press 1971.

WEIBEL, E. R.: Morphological basis of alveolar-capillary gas exchange. Physiol. Rev. **53,** 419 (1973).

WEST, J. B.: *Respiratory Physiology: The Essentials.* Baltimore: Williams and Wilkins 1974.

ULMER, W. T., REICHEL, G., NOLTE, D.: Die Lungenfunktion: Physiologie und Pathophysiologie, Methodik. Stuttgart: Thieme 1970.

WHITTENBERGER, J. L.: Myoglobin-facilitated oxygen diffusion: Role of myoglobin in oxygen entry into muscle. Physiol. Rev. **50,** 559 (1970).

WINTER, P. M., LOWENSTEIN, E.: Acute respiratory failure. Sc. Amer. **221,** 23 (1969).

Symposium: The meaning of physical fitness. Proc. roy. Soc. Med. **62,** 1155 (1969).

Symposium: Metabolism of the lung. Fed. Proc. **32,** 1955 (1973).

Teil VII

Nierenfunktion, Wasser- und Elektrolyt-Haushalt

Kapitel 38. Funktion der Niere
Kapitel 39. Harnblasenfunktion, Harnentleerung, Harn
Kapitel 40. Regulation von Zusammensetzung und Volumen der Extracellulärflüssigkeit

Teil VII:

Kapitel 38

Funktion der Niere

In der Niere wird ein Ultrafiltrat des Plasmas durch die Capillaren der Glomerula in die Tubuli der Niere abgegeben *(glomeruläre Filtration, Primärharn)*. Wenn dieses Filtrat die Tubuli passiert, wird sein Volumen vermindert und seine Zusammensetzung durch *tubuläre Rückresorption* (Resorption von Wasser und gelösten Stoffen aus der tubulären Flüssigkeit) und *tubuläre Sekretion* (Sekretion gelöster Stoffe in die tubuläre Flüssigkeit) verändert und *der definitive Harn* gebildet. Ein Vergleich der Zusammensetzung von Plasma und einer durchschnittlichen Harnprobe zeigt das Ausmaß mancher dieser Veränderungen (Tabelle 38.1) und macht deutlich, wie harnpflichtige Substanzen ausgeschieden bzw. Wasser sowie wichtige Elektrolyte und Stoffwechselprodukte zurückgehalten werden. Die Zusammensetzung des Harnes kann weitgehend variiert werden; viele *homöostatische Regulationsmechanismen* verhindern Veränderungen der Extracellularflüssigkeit (ECF) durch Beeinflussung der ausgeschiedenen Wassermenge und der Konzentration verschiedener im Harn gelöster Substanzen. Die Nieren sind auch endokrine Organe, die Renin (Kap. 24) und den renalen erythropoetischen Faktor (Kap. 24 und 27) sezernieren.

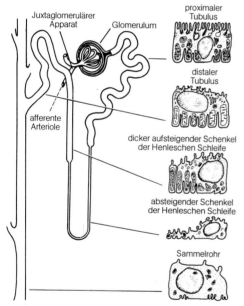

Abb. 38.1. Diagrammatische Darstellung eines juxtamedullären Nephrons. Unter der jeweiligen Bezeichnung ist rechts der Zell-Typ abgebildet, der das entsprechende Segment des Nephrons aufbaut

A. Funktionelle Anatomie der Niere

Nephron

Die funktionelle Einheit der Niere ist das *Nephron* (Glomerulum und zugehöriger Tubulus). Jede menschliche Niere enthält etwa eine Million Nephronen (Abb. 38.1). Das Glomerulum (Durchmesser etwa 200 µm) wird durch Invagination eines Capillarknäuels in das erweiterte, blind beginnende Nephron gebildet *(Bowmansche Kapsel)*. Die Capillaren werden durch eine *afferente Arteriole* versorgt und durch eine

Tabelle 38.1. Harn- und Plasmakonzentrationen einiger physiologisch wichtiger Substanzen

Substanz	Konzentration in		Verhältnis U/P
	Harn (U)	Plasma (P)	
Glucose mmol/l (mg/100 ml)	0	5,5 (100)	0
Natrium mmol/l (mval/Liter)	150	150	1
Harnstoff mmol/l (mg/100 ml)	150 (900)	2,5 (15)	60
Kreatinin mmol/l (mg/100 ml)	13 (150)	~0,1 (1)	150

etwas engere *efferente Arteriole* entleert (Abb. 38.1). Zwei Zellschichten, das Endothel der Capillaren und das Epithel der Tubuli, trennen das Blut vom Glomerulumfiltrat in der Bowmanschen Kapsel.

Das Capillarendothel und das Tubulusepithel sind durch eine Basal-Membran getrennt (Abb. 38.2). Das Endothel ist fenestriert mit Poren, deren Durchmesser etwa 100 nm beträgt. Die Pseudopodien der Epithel-Zellen *(Podocyten)* bilden Schlitze entlang der Capillarwand, die etwa 25 nm breit sind. Die Basalmembran enthält keine erkennbaren Lücken oder Poren. Funktionell verhält sich die glomeruläre Membran so, als ob sie Poren oder Kanäle mit einem Durchmesser von 10 nm enthielte (s. unten); wie Substanzen die Basalmembran passieren, ist jedoch noch unbekannt.

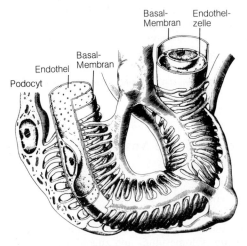

Abb. 38.2. Ultrastruktur der glomerulären Capillarendothel-Schicht sowie der viszeralen Schicht der Bowmanschen Kapsel, die durch die Podocyten gebildet wird (nach JUNQUEIRA et al.: Basic Histology. Los Alamos: Lange 1975)

Die durchschnittliche Capillaroberfläche eines einzelnen Glomerulums ist etwa 0,4 mm^2.
Die Gesamtfläche des glomerulären Capillarendothels, an der die Filtration vor sich geht, ist beim Menschen für beide Nieren etwa 0,8 m^2. Der *proximale Tubulus* ist etwa 15 mm lang und 55 μm im Durchmesser. Seine Wand besteht aus einer einschichtigen Lage von Zellen, die miteinander verzahnt sind. Die lumenseitige Zelloberfläche ist von einem ungleichmäßigen Bürstensaum, der durch zahlreiche 1 × 0,7 μm große Mikrovilli gebildet wird, bedeckt. Der gewundene Teil des proximalen Tubulus (Pars convoluta) leitet in den geraden Teil über (Pars recta), der den ersten Teil der *Henleschen Schleife* bildet (Abb. 38.1, 38.3). Der proximale Tubulus endet im dünnen Segment des absteigenden Schenkels der Henleschen Schleife, dessen Epithel aus dünnen flachen Zellen besteht. Die Nephronen mit Glomerula in den äußeren Teilen der Nierenrinde *(corticale Nephronen)* haben kurze Henlesche Schleifen (Abb. 38.3), während die juxtamedullären Glomerula *(juxtamedulläre Nephronen)* lange Schleifen haben, die in die Markpyramiden hinunterreichen. Die Gesamtlänge des dünnen Segmentes der Henleschen Schleife variiert zwischen 2 und 14 mm. Es geht in das dicke Segment des aufsteigenden Schenkels über, das etwa 12 mm lang ist. Der dicke aufsteigende Schenkel der Henleschen Schleife läuft zu seinem eigenen Glomerulum zurück, wobei er nahe an die zugehörige afferente Arteriole herankommt, deren Wand die Renin-sezernierenden juxtamedullären Zellen enthält. An dieser Stelle ist das Tubulusepithel modifiziert und bildet die *Macula densa* (Kap. 24). Die Macula densa wird als der Punkt angesehen, an dem die Henlesche Schleife endet und der distale Tubulus beginnt. Die juxtaglomerulären Zellen, die Macula densa und eine Anzahl granulierter Zellen zwischen beiden werden kollektiv als *juxtaglomerulärer Apparat* bezeichnet. Der *distale Tubulus* (Tubulus contortus II. Ordnung) ist etwa 5 mm lang, sein Epithel ist niedriger als das des proximalen Tubulus und — obwohl einige Mikrovilli vorhanden sind — besteht kein ausgesprochener Bürstensaum. Mehrere distale Tubuli gehen jeweils in ein *Sammelrohr* über, das etwa 20 mm lang ist und durch Cortex und Nierenmark verläuft und an den Spitzen einer Markpyramide in das Nierenbecken mündet. Die Gesamtlänge des Nephrons einschließlich der Sammelrohre beträgt 45–65 mm.

Gefäßversorgung der Niere

Blutgefäße der Niere

Die renale Zirkulation ist in Abb. 38.3 schematisch dargestellt. Die *afferenten Arteriolen* sind kurze, gerade Äste der intralobularen Arterien. Die *efferenten Arteriolen* verzweigen sich in Capillaren, welche die Tubuli versorgen, bevor sie in die Nierenvene übergehen. Das arterielle Segment zwischen Glomerula und Tubuli ist daher faktisch *ein Pfortadersystem* und die glomerulären Capillaren sind die einzigen im Körper, die in Arteriolen münden. Die Capillaren der Tubuli von corticalen Nephronen bilden ein *peritubuläres Netzwerk*. Die efferenten Arteriolen der juxtamedullären Glomerula gehen in ein System von haarnadelfömig geführten Gefäßen über *(Vasa recta)*; diese Haarnadelschleifen reichen in die Markpyramiden entlang der Henleschen Schleifen hinunter (Abb. 38.3). Die efferente Arteriole von jedem corticalen Glomerulum zweigt sich in Capillaren auf, die im allgemeinen dasselbe Nephron versorgen; im Falle der juxtamedullären Nephronen können jedoch — zumindest bei Versuchstieren — diese Capillaren eine größere Zahl verschiedener Nephronen versorgen. Diese Tatsache muß berücksichtigt werden, wenn der für die glomerulo-tubuläre Balance verantwortliche Mechanismus diskutiert wird (s. unten). Beim Menschen beträgt die Gesamtoberfläche der Capillaren, die der Gesamtoberfläche der Tubuli gleich ist, etwa 12 m^2; das Blutvolumen in den Nieren-Capillaren ist konstant 30 bis 40 ml.

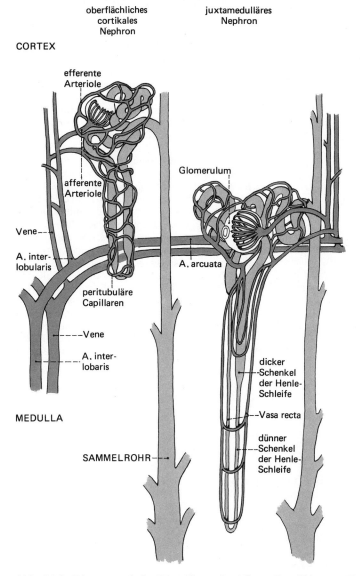

Abb. 38.3. Diagrammatische Darstellung der Nieren-Durchblutung. Zu beachten ist die unterschiedliche Gefäßversorgung der corticalen und juxtamedullären Nephronen (nach VANDER: Renal Physiology. McGraw-Hill 1975)

Lymphgefäße der Niere

Die Niere hat eine *reichliche lymphatische Versorgung*, die über den Ductus thoracicus und den rechten Lymphgang in die venöse Zirkulation abgeleitet wird.

Innervation der Nierengefäße

Nerven gelangen entlang der Gefäße in die Nieren. Es gibt viele sympathische efferente Fasern und einige afferente Fasern unbekannter Funktion; anscheinend gibt es auch eine cholinerge nervöse Komponente, deren Funktion jedoch nicht gesichert ist. Beim Menschen stammt die sympathische Innervation vorwiegend von den Segmenten Th 12–L 2 des Rückenmarkes. Die sympathischen Fasern sind zum Teil Vasoconstrictoren und liegen hauptsächlich an den afferenten und efferenten Arteriolen. Es enden jedoch auch adrenerge Nervenfasern in unmittelbarer Nähe von Tubuluszellen und juxtaglomerulären Zellen.

Nieren-Kapsel

Die Nierenkapsel ist dünn, aber straff. Wird die Niere ödematös, so limitiert die Kapsel die Schwellung und der Gewebsdruck *(interstitieller Nierendruck)* steigt. Das vermindert die Glomerulumfiltratmenge und wird mit für die Entstehung und Verlängerung der Anurie beim »lower nephron«-Syndrom verantwortlich gemacht (s. Schock, Kap. 33).

B. Zirkulation der Niere

Durchblutung der Niere

Renaler Plasmafluß

Die Niere erhält in Ruhe 1,2 bis 1,3 l Blut/min d. i. knapp weniger als 25% des Herzminutenvolumens (Tabelle 32.1). Die *Durchblutung der Niere* kann mit elektromagnetischen oder anderen Strömungsmeßgeräten gemessen werden; sie kann auch durch *Anwendung des Fickschen Prinzips* auf die Niere (Messung der Aufnahme einer bestimmten Substanz pro Zeiteinheit und Division dieses Wertes durch die AV-Differenz dieser Substanz in der Niere, Kap. 29) bestimmt werden; da die Niere Plasma filtriert, ist der *renale Plasmafluß* gleich der Menge einer Substanz, die pro Zeiteinheit ausgeschieden wird, dividiert durch deren renale AV-Differenz; der Gehalt der Substanz in den Erythrocyten darf dabei nicht durch die Nierenpassage verändert werden. Jede Substanz, die renal ausgeschieden wird, kann für diese Bestimmung unter folgenden Bedingungen verwendet werden: ihre Konzentration im arteriellen und venösen Plasma der Niere muß bestimmbar sein, sie darf nicht in den Stoffwechsel eingehen, weder renal gespeichert oder synthetisiert werden, noch selbst die Durchblutung beeinflussen. Die *Nierendurchblutung* errechnet sich aus der Formel: renaler Plasmafluß mal 100 dividiert durch 100 minus Hämatokrit.

Der renale Plasmafluß wird üblicherweise mit *Paraaminohippursäure (PAH)* oder Diodrast bestimmt, indem deren Harn- und Plasmakonzentration gemessen werden. Diese Substanzen werden durch die Glomerula filtriert und von den Tubuluszellen sezerniert; ihre *renale Extraktionsrate* [(arterielle Konzentration minus Konzentration in der Nierenvene)/arterielle Konzentration] ist hoch. Bei geringen Dosen werden z. B. 90% der PAH des arteriellen Blutes bei einmaligem Durchfluß durch die Niere ausgeschieden. Es ist daher üblich geworden, den »renalen Plasmafluß« mittels Division der PAH-Menge im Harn durch den Plasma-PAH-Spiegel zu berechnen, wobei die Konzentration im Nierenvenenblut unberücksichtigt bleibt; es kann peripheres venöses Plasma verwendet werden, da seine PAH-Konzentration der des arteriellen Plasmas, das die Niere erreicht, im wesentlichen gleich ist. Der so erhaltene Wert sollte *effektiver renaler Plasmafluß (ERPF)* genannt werden, um anzuzeigen, daß keine Konzentrationsbestimmung im Nierenvenenblut vorgenommen wurde. Die durchschnittlichen ERPF-Werte des Menschen liegen bei 10 ml/s (625 ml/min).

$$\text{Effektiver renaler Plasmafluß (ERPF)} = \frac{U_{PAH} \times V}{P_{PAH}} = \text{Clearance der PAH } (C_{PAH})$$

Beispiel:

Konzentration von PAH im Harn (U_{PAH}):
38 µmol/ml (14 mg/ml)

Harnvolumen (V):
0,015 ml/s (0,9 ml/min)

Konzentration von PAH im Plasma (P_{PAH}):
0,005 µmol/ml (0,02 mg/ml)

$$\text{ERPF} = \frac{38 \times 0,015}{0,05} = \left(\frac{14 \times 0,9}{0,02}\right) =$$
$$= 11 \text{ ml/s (630 ml/min)}$$

Das auf diese Weise bestimmte ERPF ist die *Clearance* von PAH (das Prinzip der Clearance wird im Detail später behandelt). ERPF kann in den tatsächlichen renalen Plasmafluß (RPF) umgerechnet werden:

Durchschnittliche PAH-Extraktions- oder Ausscheidungsrate: 0,9

$$\frac{\text{ERPF}}{\text{Ausscheidungsrate}} = \frac{11}{0,9} = \left(\frac{630}{0,9}\right) = \text{RPF} =$$

$$= 12 \text{ ml/s (700 ml/min)}$$

Nierendurchblutung:

Hämatokrit: 0,45 l/l (45%) (Hkt)

$$\text{RPF} \times \frac{100}{100 - \text{Hkt}} = 12 \times \frac{100}{55} =$$

$$= \left(700 \times \frac{100}{55}\right) = 21 \text{ ml/s (1273 ml/min)}$$

Blutverteilung in der Niere

Die Durchblutung der Nierenrinde ist viel größer als die des Marks. Beim Hund erhaltene Werte sind 66–83 µl/g·s (4–5 ml/g·min). Nierengewebe in der Rinde, 20 µl/g·s (1,2 ml/g·min) im äußeren Mark und weniger als 5 µl/g·s (0,3 ml/g·min) im inneren Mark.

Druck in den Nierengefäßen

Direkte Druckmessung in den Glomerulum-Capillaren der Ratte ergab beträchtlich niedrigere Werte als aus den indirekten Messungen zu schließen war. Ergebnisse direkter Messungen in einer Arterie, in Glomerulum-Capillaren, in efferenten Arteriolen, in peritubularen Capillaren und in der Nierenvene sind in Abb. 38.4 dargestellt. Diese Druckgradienten wurden beim Totenkopf-Äffchen ähnlich gefunden und dürften auch für den Menschen gelten, wobei der Druck in den glomerulären Capillaren etwa die Hälfte des arteriellen Blutdruckes beträgt, während der Druck in den peritubulären Capillaren etwa 2 kPa (15 mm Hg) und in den Nierenvenen etwa 0,8 kPa (6 mm Hg) beträgt.

Regulation der Nierendurchblutung

Ursachen renaler Vasoconstriction

Reizung der renalen Nerven bewirkt eine deutliche Verminderung der Nierendurchblutung. Eine ähnliche renale Vasoconstriction kann durch Reizung des Vasomotorenzentrums in der Medulla oblongata, von Teilen des Hirnstammes und der Großhirnrinde, besonders des vorderen Anteils des Temporallappens, erzielt werden. Es ist noch nicht entschieden, ob die Nierennerven von Tieren und beim Menschen unter Ruhebedingungen eine tonische Aktivität aufweisen; fällt jedoch der Blutdruck, dann wirkt sich die durch Aktivierung der Baroreceptoren ausgelöste Vasoconstriction auch auf die Nieren aus.

Auch *Hypoxie* kann zu renaler Vasoconstriction führen, allerdings nur, wenn der arterielle O_2-Gehalt unter 50% der Norm abfällt; die Aktivierung des Vasomotorenzentrums durch die Chemoreceptoren führt dann bei intakten Nierennerven auch zu renaler Vasoconstriction. Catecholamine verengen die renalen Gefäße; geringe Dosen von Adrenalin und Noradrenalin haben auf die efferenten Arteriolen einen größeren Effekt als auf die afferenten, so daß der Glomerulumcapillardruck und dadurch die glomeruläre Filtrationsrate erhalten bleiben, während die Nierendurchblutung verringert ist. Große Dosen senken die glomeruläre Filtrationsrate. Die Nierendurchblutung wird bei

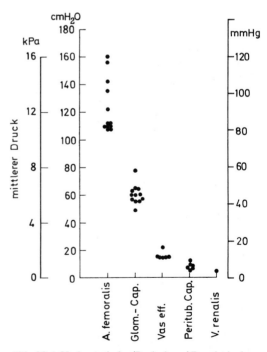

Abb. 38.4. Hydrostatische (Perfusions-)Drucke in den verschiedenen Gefäß-Abschnitten des renalen Cortex der Ratte (nach Brenner et al.: The dynamics of glomerular ultrafiltration in the rat. J. clin. Invest. **50**, 1776 (1971))

Arbeit, in geringem Maße auch durch Aufstehen aus dem Liegen vermindert.

Ursachen renaler Vasodilatation

Bakterielle Pyrogene führen zu renaler Vasodilatation. Diese Reaktion ist nicht durch das *Fieber* bedingt, da sie auch auftritt, wenn das Fieber durch Gabe von Antipyretica verhindert wird. Ansonsten führt Fieber zu einer mäßigen renalen Vasoconstriction. Hydralazin (Apresolin) ein Pharmakon das in der Behandlung des Hochdruckes verwendet wird, hat die besondere Wirkung, den Blutdruck zu senken und die renale Durchblutung zu steigern. Aus unbekannten Ursachen erhöht eine proteinreiche Diät die Nierendurchblutung.

Prostaglandine steigern die Durchblutung des renalen Cortex und vermindern sie in der Medulla. Im Experiment an wachen Hunden verursacht leichter Blutverlust renale Vasodilatation und dieser Effekt wird durch Indomethacin verhindert, das die Prostaglandin-Synthese hemmt.

Fraglicher Einfluß der Nierennerven auf die renalen Funktionen

Es bestehen Hinweise, daß eine erhöhte Aktivität der renalen Nerven zu einer verminderten Salzausscheidung führt; diese Wirkung dürfte unabhängig von dem Effekt auf die afferenten Arteriolen und damit auf die glomeruläre Filtration sein. Die Veränderung der Salzausscheidung könnte durch einen direkten Effekt auf die Tubuluszellen oder indirekt durch Veränderung der Markdurchblutung bedingt sein. Ebenso könnte verminderte Salzausscheidung durch nervösen Einfluß auf juxtaglomeruläre Zellen mit in der Folge erhöhter Renin-Sekretion und anschließender Aldosteron-Sekretion verursacht werden. Bei Patienten mit transplantierten Nieren sind jedoch die meisten Nierenfunktionen normal; offenbar können Nierentransplantate über lange Zeit ohne funktionelle Innervation arbeiten.

Autoregulation der Nierendurchblutung

Bei Nieren-Perfusion mit mäßigen Drucken (beim Hund zwischen 12 und 29 kPa, bzw. 90–220 mmHg), ändert sich der renale Gefäßwiderstand mit dem Druck, so daß die Nierendurchblutung relativ konstant bleibt (Abb. 38.5).

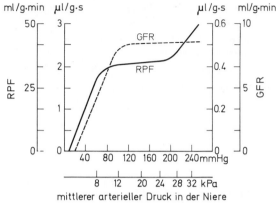

Abb. 38.5. Autoregulation der Nierendurchblutung des Hundes. GFR, Glomeruläre Filtrationsrate; RPF; renaler Plasmafluß (nach SHIPLEY and STUDY: Changes in renal blood flow ... Am. J. Physiol. **167,** 676 (1951))

Autoregulation dieser Art erfolgt in vielen anderen Organen und zahlreiche Theorien darüber wurden entwickelt (Kap. 31). Die Autoregulation der Nierendurchblutung besteht auch in denervierten Nieren, bzw. in isolierten perfundierten Nieren-Präparationen. Die Autoregulation wird durch Pharmaka, welche die glatte Muskulatur lähmen, aufgehoben.

Die Ursache der Autoregulation ist offenbar eine direkte contractile Antwort der glatten Muskeln in den afferenten Arteriolen auf Dehnung *(myogene Theorie)*. Die meisten Phänomene lassen sich durch diese Theorie erklären, doch nehmen manche Autoren die Wirksamkeit zusätzlicher regulatorischer Mechanismen an. Demnach sollte der *juxtaglomeruläre Apparat* bei der Autoregulation eine Rolle spielen, indem über die Receptoren der Macula densa eine Reaktion des Renin-Angiotensin-Mechanismus ausgelöst wird, die lokal steuernd auf die Widerstände in den Vasa afferentia wirkt. Bei Steigerung des arteriellen Blutdruckes würde die Erhöhung der GFR — sofern keine sofortige Anpassung der Rückresorption im proximalen Tubulus und der Henleschen Schleife erfolgt — zu einem erhöhten Na^+-Angebot an die Macula densa führen, von der aus der erwähnte Regelmechanismus aktiviert würde.

Renaler O_2-Verbrauch

Der O_2-Verbrauch der Niere beträgt etwa 0,8 mmol/min (18 ml/min). Die Nierendurchblutung pro g Gewebe ist sehr hoch und es ist daher nicht überraschend, daß die AV-O_2-Differenz mit 0,6 mmol/l (1,4 ml/100 ml) Blut gering ist, verglichen mit 2,8 mmol/l (6,2 ml/100 ml) für das Gehirn und 5,2 mmol/l (11,4 ml/100 ml) für das Herz (Tabelle 32.1). Die Teilfunktion der Niere, mit der der O_2-Verbrauch am besten korreliert, ist der aktive Natriumtransport. Der O_2-Verbrauch der Rinde ist etwa 0,4 mmol(9 ml)/100 g/min, während der des inneren Markes nur 0,02 mmol(0,4 ml)/100 g/min beträgt. Der Tubulusharn passiert auf dem Weg ins Nierenbecken das Mark und der P_{O_2} des Harnes ist daher auch niedrig.

C. Glomeruläre Filtration

Glomeruläre Filtrationsrate (GFR)

Bestimmung der GFR

Die *glomeruläre Filtrationsrate (GFR)* kann durch Bestimmung der Ausscheidungsrate und des Plasmaspiegels einer Substanz, die in den Glomerula frei filtriert und von den Tubuli weder sezerniert noch rückresorbiert wird, gemessen werden. Die pro Zeiteinheit im Harn auftretende Menge dieser Substanz muß daher das Ergebnis der Filtration der dieser Menge genau entsprechenden ml Plasma sein. Bezeichnet man die Substanz mit dem Buchstaben X, so ist die *GFR* gleich der *Konzentration* von X im Harn (U_x) mal dem *Harnfluß* pro Zeiteinheit (V) gebrochen durch die *Plasmakonzentration* von X (P_x) d.i. GFR = $U_x V/P_x$. Dies entspricht der *Clearance von X (C_x)*. P_x ist im gesamten arteriellen Blut gleich groß und wenn X im Gewebe nicht metabolisiert wird, so kann die Konzentration von X im peripheren venösen Plasma für die arterielle Plasmakonzentration eingesetzt werden.

Substanzen zur Messung der GFR

Eine Substanz, die für die Messung der GFR verwendet werden kann, muß glomerulär filtrierbar sein, darf weder tubulär rückresorbiert noch sezerniert werden und muß noch anderen Kriterien (Tabelle 38.2) genügen. *Inulin,* ein Polymer der Fructose (Molekulargewicht 5 200), das in Dahliengewächsen gefunden wird, erfüllt diese Bedingungen beim Menschen und den meisten Tieren und wird am häufigsten zur Messung der GFR — heute in Form radioaktiv markierten Inulins — verwendet.

Tabelle 38.2. Charakteristika einer Substanz, die zur Messung der GFR durch Bestimmung ihrer Clearance geeignet ist

---

Frei filtriert
Durch die Tubuli weder rückresorbiert noch sezerniert
Nicht metabolisiert
Nicht in der Niere gespeichert
Nicht an Protein gebunden (Substanzen, die sich an Albumin und Globulin binden, werden nicht renal filtriert)
Nicht toxisch
Ohne Wirkung auf die Filtrationsrate
Möglichst leicht in Plasma und Harn bestimmbar (Isotopen-Methode)

Bei der *praktischen Durchführung* wird eine initiale Dosis von Inulin i.v. gegeben, gefolgt von einer Dauerinfusion, um die arterielle Plasmakonzentration konstant zu halten. Nach Erreichung eines Gleichgewichtes zwischen Inulin und den Körperflüssigkeiten, wird während einer genau bestimmten Zeit der Harn gesammelt und nach der Hälfte dieser Zeit eine Plasmaprobe gewonnen. Plasma- und Harn-Inulinkonzentrationen werden bestimmt und die Clearance berechnet.

Beispiel:

U_{In} = 29 mg/ml

V   = 0,018 ml/s (1,1 ml/min)

P_{In} = 0,25 mg/ml

$C_{In} = \dfrac{U_{In} V}{P_{In}} = \dfrac{29 \times 0,018}{0,25} \left(= \dfrac{29 \times 1,1}{0,25} \right)$

C_{In} = 2,13 ml/s (128 ml/min)

Die Kreatininclearance (C_{Cr}) kann bei Hund, Katze, Kaninchen und gewissen anderen Säugern für die Betimmung der GFR verwendet werden; bei Primaten und auch beim Menschen wird jedoch ein Teil des Kreatinins durch die Tubuli sezerniert und unter Umständen rückresorbiert. Außerdem ist die Plasma-Kreatininbestimmung bei niedrigen Werten ungenau, da die Bestimmungsmethode für Kreatinin auch geringe Mengen anderer Plasmabestandteile mitbestimmt. Trotzdem wird die endogene Kreatininclearance häufig klinisch bestimmt.

Die Werte stimmen recht gut mit der durch Inulin bestimmten GFR überein; $U_{Cr} \cdot V$ ist zwar infolge der tubulären Sekretion hoch, doch wird dieser Fehler durch das zu hoch bestimmte P_{Cr} (Mitbestimmung nicht spezifischer Chromogene) teilweise kompensiert. Die endogene Kreatininclearance ist leicht bestimmbar und bietet einen brauchbaren orientierenden Index für die Nierenfunktion. Nur wenn genaue GFR-Bestimmungen benötigt werden, scheint es nicht günstig, eine Methode zu verwenden, die ihre Ungenauigkeit durch Fehler kompensiert.

Normale GFR

Die GFR eines durchschnittlichen Erwachsenen liegt bei 2 ml/s (125 ml/min). Der Wert korreliert mit der Körperoberfläche, liegt jedoch bei der Frau, trotz Berücksichtigung der Körperoberfläche, um 10% niedriger als beim Mann. 2 ml/s sind 7,5 l pro Stunde oder 180 l/24 Std, während das durchschnittliche Harnvolumen etwa 1 Liter pro Tag beträgt; daraus folgt, daß 99% des Filtrates oder mehr von der Niere rückresorbiert werden. Bei einer Menge von 2 ml/s filtriert die Niere pro Tage eine Flüssigkeitsmenge, die dem Vierfachen des gesamten Körperwassers entspricht oder dem Fünfzehnfachen der Extracellulärflüssigkeit oder dem Sechzigfachen des Plasmavolumens.

Einflüsse auf die GFR

Die Faktoren, die die Filtration durch die glomerulären Capillaren beeinflussen, sind die gleichen wie bei allen anderen Capillaren (Größe des Capillarbettes, Capillarpermeabilität, hydrostatischer und osmotischer Druckgradient, Kap. 30).
Die glomeruläre Filtrationsrate ist daher

$$GFR = kS \left[(P_{GC} - P_T) - (\Pi_{GC} - \Pi_T) \right],$$

wobei k = die Capillar-Permeabilität, S = die Größe des Capillarbettes, P_{GC} = der mittlere Perfusionsdruck in den Glomerulum-Capillaren, P_T = der mittlere Flüssigkeitsdruck in den Tubuli, Π_{GC} = der kolloid-osmotische Druck des Plasmas in den Glomerulum-Capillaren und Π_T = der osmotische Druck des Filtrates im Tubulus.

Permeabilität des Glomerulumfilters

Die Permeabilität der Glomerulum-Capillaren ist etwa 50mal so groß wie diejenige der Muskel-Capillaren. Substanzen, die in merklichen Mengen filtriert werden, haben gewöhnlich Molekular-Gewichte unter 60000, doch ist eher der Moleküldurchmesser als das Molekulargewicht dafür bestimmend, ob ein Molekül filtriert wird. Protein-Moleküle mit Durchmessern um 4 nm passieren das Filter verhältnismäßig leicht, während solche mit Durchmessern über 10 nm meist völlig zurückgehalten werden. Die Konzentration von Plasma-Albumin (Mol. Gew. 69000) ist im Filtrat etwa 0,2% der Konzentration im Plasma (d.i. etwa 80 mg/l gegenüber etwa 40000 mg/l Plasma-Albumin). Kleine Proteine und Polypeptide passieren das Filter leichter, doch ist ihre Konzentration im Plasma meist sehr niedrig.

Wegen der Nicht-Diffusibilität der Plasma-Proteine ergibt sich ein Donnan-Effekt (Kap. 1) für die Verteilung der diffusiblen monovalenten Ionen; die Konzentration der Anionen ist daher im Filtrat etwa um 5% höher als im Plasma und diejenige der Kationen um 5% niedriger. Für die meisten Überlegungen kann diese Tatsache jedoch vernachlässigt werden; für alle anderen Komponenten ist die Zusammensetzung des Filtrates und des Plasmas ähnlich.

Perfusionsdruck und osmotischer Druck, effektiver Filtrationsdruck

Der Druck in den Glomerulum-Capillaren ist höher als in anderen Capillaren, da die afferenten Arteriolen kurze, gerade Zweige der Interlobular-Arterien sind. Ferner verursachen die »strom-abwärts« gelegenen efferenten Arteriolen einen verhältnismäßig hohen Widerstand. Dem Perfusions-Druck der Glomerulum-Capillaren wirkt der Flüssigkeitsdruck in der Bowmanschen Kapsel entgegen und ferner auch der osmotische Druckgradient zwischen Glomerulum-Capillaren und Filtrat ($\Pi_{GC} - \Pi_T$). Π_T kann normalerweise vernachlässigt werden, so daß der Gradient dem onkotischen Druck der Plasma-Proteine entspricht.

Die Druckverhältnisse bei der Ratte zeigt Abb. 38.6. Die entsprechenden Drucke für den Menschen sind unbekannt, doch stimmen, wie erwähnt, die Drucke beim Totenkopf-Äffchen mit denjenigen der Ratte überein. Der *effektive Filtrationsdruck* (P_{UF}) der Ratte beträgt 2 kP (15 mm Hg) am Anfang der Glomerulum-Capillare, fällt aber bis Null (d.i. Erreichung des *Filtrationsgleichgewichtes*) vor dem efferenten Ende der Glomerulum-Capillare ab. Der Grund hierfür ist das Abströmen von Flüssigkeit aus dem Plasma, so daß der onkotische Druck des Plasmas während der Passage durch die Glomerulum-Capillaren ansteigt. Die berechnete Änderung des kolloid-osmotischen Druckes ($\Delta\Pi$) entlang einer vereinfachten Glomerulum-Capillare ist in Abb. 38.6 dargestellt. Es ist offensichtlich, daß Teile der Glomerulum-Capillaren normalerweise nicht zur Bildung des glomerulären Ultrafilters beitragen. Ebenso erscheint es klar, daß eine Verminderung der Anstiegsrate des kolloid-osmotischen Druckes ($\Delta\Pi$) einen Anstieg der Filtrationsrate bewirken müßte, ohne daß eine Änderung des Perfusionsdruckes (ΔP) erforderlich wäre; es würde sich lediglich die Wegstrecke in der Capillare vergrößern, entlang der eine Filtration erfolgt.

	kPa (mmHg)	
	Afferentes Ende	Efferentes Ende
P_{GC}	6.0 (45)	6.0 (45)
P_T	1.3 (10)	1.3 (10)
Π_{GC}	2.7 (20)	4.7 (35)
$P_{UF} = P_{GC} - P_T - \Pi_{GC}$	2.0 15	0

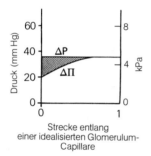

Abb. 38.6. Perfusionsdruck (P_{GC}) und onkotischer Druck (Π_{GC}) in der Glomerulum-Capillare der Ratte. P_T, Druck im Tubulus; P_{UF}, effektiver Filtrationsdruck. Da Π_T zu vernachlässigen ist (s. Text) ist, ergibt sich $\Delta\Pi = \Pi_{GC}$ und $\Delta P = P_{GC} - P_T$ (nach MERCER et al.: Current concepts if sodium chloride and water transport along the mammalian nephron. West. J. Med. **120**, 33 (1974))

Änderungen der GFR

Änderungen der vorher behandelten Faktoren haben vorhersehbare Auswirkungen auf die GFR (Tabelle 38.3). Erhöhung des glomerulären Plasma-Flusses infolge verstärkter Nierendurchblutung kann die GFR steigern, ohne daß eine Erhöhung des Perfusionsdruckes notwendig ist; es kommt hierbei lediglich zu einer Verschiebung des Punktes, an dem das Filtrationsgleichgewicht erreicht wird, und zwar näher zum efferenten Ende der Glomerulum-Capillaren. Dementsprechend wird die Fläche zwischen den ΔP und $\Delta\Pi$-Kurven vergrößert und der effektive Filtrationsdruck nimmt zu. Andererseits bewirkt Abnahme des renalen Plasmaflusses eine Verminderung der GFR.

Tabelle 38.3. Faktoren, welche die glomeruläre Filtrationsrate beeinflussen

1. Änderungen des renalen Blutflusses
2. Änderungen des Blut-Druckes in den Capillaren der Glomerula infolge
   a) Änderungen des Blutdruckes im großen Kreislauf
   b) Verengung der efferenten und/oder afferenten Arteriolen
3. Änderungen des Flüssigkeits-Druckes in der Bowmannschen Kapsel durch
   a) Obstruktion der Ureteren
   b) Ödem der Niere innerhalb der straffen Nierenkapsel
4. Änderung des onkotischen Druckes der Plasmaproteine: Dehydratation, Hypoproteinämie etc. (von geringerer Bedeutung)
5. Erhöhte Permeabilität des glomerulären Filters bei verschiedenen Erkrankungen
6. Verkleinerte Gesamtfläche des glomerulären Filters
   a) Erkrankungen, die zur Zerstörung von Glomerula mit oder ohne Zerstörung von Tubuli führen
   b) Partielle Nephrektomie

Änderungen des renalen Gefäßwiderstandes aufgrund der Autoregulation zielen auf Stabilisierung des Filtrationsdruckes; fällt aber der Blutdruck unter 12 kPa (90 mm Hg), kommt es zu einem starken Abfall der GFR. Die GFR wird aufrechterhalten, wenn die Constriction der efferenten Arteriolen größer ist als die der afferenten, jedoch vermindern beide Arten der Constriction die Tubulusdurchblutung. Die Capillar-Permeabilität ist bei vielen Nierenerkrankungen erhöht, so daß Plasmaproteine in den Harn übertreten. Vor allem geht dabei Albumin verloren *(Albuminurie)*, da jedoch auch andere Plasmaproteine im Harn erscheinen, ist die Bezeichnung *Proteinurie* vorzuziehen.

Filtrationsfraktion (FF)

Das Verhältnis der glomerulären Filtrations-Rate zum renalen Plasmafluß (GFR/RPF) wird als *Filtrationsfraktion* (FF) bezeichnet und beträgt normalerweise 0,16 bis 0,20, d. h. es werden

16–20% des durch die Niere fließenden Plasmas filtriert; da die Proteine bei der Filtration zurückgehalten werden, ist der onkotische Druck des in den Vasa efferentia abströmenden Blutes entsprechend höher. Die GFR schwankt weniger als der RPF. Fällt der Blutdruck, so sinkt die GFR weniger als der RPF und die Filtrationsfraktion steigt.

D. Tubulusfunktion

Die Menge einer Substanz, die filtriert wird, ist das Produkt der GFR und des Plasmaspiegels der Substanz ($C_{In} P_x$). Die Tubuluszellen können die Substanz im Filtrat vermehren *(tubuläre Sekretion)* und/oder die Substanz zum Teil bzw. zur Gänze aus dem Filtrat entfernen *(tubuläre Rückresorption)*. Die Menge der ausgeschiedenen Substanz ($U_x V$) ist gleich der filtrierten Menge plus der *Nettomenge des transtubulären Transportes;* sie wird mit T_x bezeichnet. Überwiegt die tubuläre Sekretion, ist T_x positiv, überwiegt die tubuläre Rückresorption, ist T_x negativ (Abb. 38.7).

Da die Clearance einer Substanz UV/P ist, wird die Clearance gleich der GFR, wenn keine tubuläre Sekretion oder Rückresorption stattfindet; bei tubulärer Sekretion ist die Clearance größer als die GFR, bei tubulärer Rückresorption kleiner als die GFR. In den letzten beiden Fällen ist die Clearance ein »virtuelles Volumen«, mehr ein Index der Nierenfunktion als ein tatsächliches Volumen.

Die Kenntnisse über die glomeruläre Filtration und die tubuläre Funktion wurden durch die *Mikropunktionstechnik* entscheidend erweitert. Man kann Mikropipetten in die Niere in vivo einstechen und die Zusammensetzung der aspirierten Tubulusflüssigkeit mittels mikrochemischer Methoden bestimmen. Technische Verbesserungen haben es ermöglicht, bei verschiedensten Säugern auf diese Weise die Niere zu untersuchen. Bei der Ratte hat man Proben aus dem Glomerulum, den ersten 70% des proximalen Tubulus, der Spitze der Henleschen Schleife, allen Teilen des distalen Tubulus und der Sammelrohre sowie aus sämtlichen Teilen des renalen Gefäßbettes untersucht. Mit *Mikroelektroden* wurde ferner das *Membranpotential der Tubuluszellen* gemessen. Die Potentialdifferenz zwischen Tubuluslumen und Zellinnerem der Tubuluszellen wurde im proximalen Tubulusbereich mit -70 mV gemessen, was etwa der Potentialdifferenz zwischen dem Zellinneren anderer Zellen und der ECF entspricht. Folglich ist das Potential zwischen Tubulus-Lumen und ECF im ersten Viertel des proximalen Tubulus -2 mV (Tubulus-Lumen negativ) und — nach einigen Autoren — im restlichen proximalen Tubulus $+2$ mV (Tubulus-Lumen positiv). Das Lumen der Henleschen Schleife ist negativ gegen die ECF, wobei nur das dicke Stück des aufsteigenden Schenkels mit einer Potentialdifferenz von $+7$ mV sich anders verhält. Im distalen Tubulus wird die Potentialdifferenz Lumen-negativ, wobei gegen das Ende ein Maximum von -45 mV erreicht wird. Im Sammelrohr ist dann die Potentialdifferenz -35 mV (Lumen negativ).

Mechanismen der tubulären Rückresorption und Sekretion

Vielfältige Substanzen werden durch *passive Diffusion* entlang chemischen oder elektrischen Gradienten sezerniert bzw. rückresorbiert oder gegen solche Gradienten *aktiv transportiert* (Kap. 1). Wie bei anderen Transportsystemen hat jedes aktive Transportsystem der Niere ein *Transportmaximum* (Tm, maximale Transportkapazität), bis zu dem eine bestimmte Substanz transportiert werden kann. Die transportierte Menge einer gelösten Substanz ist demnach der vorhandenen Menge bis zum Tm dieser Substanz proportional, bei höheren Konzentrationen ist aber der Transportmechanismus gesättigt und es kommt zu keiner weiteren nennenswerten Zunahme der transportierten Menge. Das Tm ist jedoch für manche Systeme so hoch, daß es praktisch nicht erreicht werden kann.

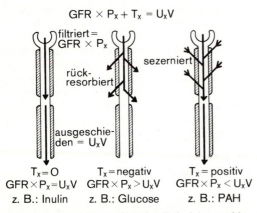

Abb. 38.7. Funktion des Tubulus. Beispiele verschiedener transtubulärer Transportvorgänge im Vergleich zum tubulären Verhalten von Inulin

Glucose-Rückresorption im proximalen Tubulus

Glucose wird durch *aktiven Transport* aus dem Harn entfernt. Es werden etwa ~9 µmol/s (100 mg/min) filtriert; diese Menge ergibt sich aus der Plasmakonzentration der Glucose, die der Glucosekonzentration im Filtrat gleich ist, mal dem Volumen des Filtrates pro Zeiteinheit, der GFR, bzw. C_{In} (~4,5 µmol/ml Plasma × 2 ml/s bzw. 80 mg pro 100 ml Plasma × 125 ml/min). Mikropunktionsuntersuchungen zeigen, daß die Rückresorption im ersten Teil des proximalen Tubulus erfolgt. Im wesentlichen wird die gesamte Glucose rückresorbiert, nur wenige Milligramm gelangen pro 24 Stunden in den Harn. Die rückresorbierte Menge ist der filtrierten proportional und entspricht damit dem Plasmaglucosespiegel (P_G) bis zum Transportmaximum für Glucose (Tm_G). Wird Tm_G überschritten, steigt die Glucoseausscheidung im Harn (Abb. 38.8). Das Tm_G beträgt etwa ~35 µmol/s (375 mg/min) beim Mann und ~28 µmol/s (300 mg/min) bei der Frau.

Die *Nierenschwelle für Glucose* entspricht dem Plasmaspiegel, von dem ab Glucose im Harn erscheint. Man würde diese Nierenschwelle bei etwa ~17 mmol/l (300 mg/dl) erwarten, d. i. 35 µmol/s (Tm_G) dividiert durch 2 ml/s (GFR) bzw. 375 mg/min (Tm_G) dividiert durch 125 ml/min (GFR); die tatsächliche Glucose-Nierenschwelle liegt jedoch bei ~11 mmol/l (200 mg/dl) arterielles Plasma, entsprechend einem Glucosegehalt von 10 mmol/l (180 mg/dl) Venenblut.

Abb. 38.8 zeigt, warum die tatsächliche Nierenschwelle niedriger ist als die theoretische. Die im Diagramm gezeigte »Idealkurve« würde man erhalten, wenn Tm_G in allen Tubuli identisch wäre und wenn von jedem Tubulus die gesamte Glucose rückresorbiert würde, falls die filtrierte Menge unter dem Tm_G gelegen ist. Die Kurve der tatsächlich gefundenen Werte ist nicht scharf abgewinkelt und weicht beträchtlich von der »Idealkurve« ab *(»splay« = Abrundung):* Nicht alle der 2 Millionen Nephronen haben nämlich genau dasselbe Tm oder dieselbe Filtrationsrate; bei manchen wird das Tm_G bereits bei niederen Werten von P_G überschritten. Ferner entgeht ein Teil der Glucose der Rückresorption, obwohl die filtrierte Menge unter dem Tm_G liegt; die beim Glucosetransport beteiligten Prozesse sind tatsächlich nicht komplett irreversibel. Der Grad der Abrundung (splay), der die Abweichung vom theoretischen Verlauf charakterisiert, ist der Avidität des jeweiligen Transportmechanismus für die transportierte Substanz indirekt proportional.

Transportmechanismen für Monosaccharide

Die genaue Wirkungsweise des renalen Glucose-Transportes ist unklar. Derselbe Mechanismus transportiert *Fructose, Galaktose* und *Xylose*. Er wird *durch Insulin nicht beeinflußt;* Tm_G ist bei Diabetes normal. Durch das Glykosid Phlorrhizin wird er gehemmt, ebenso wie der Glucosetransport durch die Darmschleimhaut *(Phlorrhizin-Diabetes)*.

Aktive Rückresorption anderer Substanzen im Tubulus

Andere Substanzen, die aktiv rückresorbiert werden, sind Na^+, K^+, PO_4^{3-}, *Aminosäuren, Kreatin, Sulfat, Harnsäure, Ascorbinsäure* und die Ketonkörper *Acetessigsäure* und *β-Hydroxybuttersäure*. Die Tm dieser Substanzen reichen von sehr niederen Werten zu so hohen, daß sie bis jetzt noch nicht genau gemessen werden konnten. Manche der Transportsysteme besitzen offenbar gemeinsame Reaktionsstufen. Manche transportieren je nach den Bedingungen in beide Richtungen, und manche tauschen vielleicht eine Substanz gegen eine andere aus. Na^+ ist offenbar für die Bindung der meisten Aminosäuren an ihre Träger erforderlich, aber auch K^+

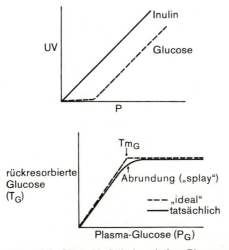

Abb. 38.8. Oben: Verhältnis zwischen Plasmaspiegel (P) und Ausscheidung (UV) von Glucose und Inulin. Unten: Verhältnis zwischen Plasmaglucosespiegel (P_G) und rückresorbierter Glucose (T_G)

ist notwendig. Es gibt mindestens fünf verschiedene Aminosäure-Transportsysteme.

Die meisten der für die Rückresorption gelöster Substanzen notwendigen aktiven Transportmechanismen sind in den *proximalen Tubuli* lokalisiert. Na^+ wird jedoch auch im distalen Tubulus und in den Sammelrohren aktiv aus der Tubulusflüssigkeit hinaustransportiert. Ferner besteht ein aktiver Transport von Cl^- im dicken Teil des aufsteigenden Schenkels der Henleschen Schleife.

Ein Transport-Profil entlang des proximalen Tubulus ist in Abb. 38.9 dargestellt. Demnach erfolgt die Reabsorption organischer Moleküle hauptsächlich im ersten Viertel des Tubulus und dürfte mindestens zum Teil mit dem aktiven Na^+-Transport gekoppelt sein. Im weiteren Verlauf des Tubulus diffundiert Cl^- seinem Konzentrationsgradienten folgend aus dem Tubulus hinaus. Da das Tubulus-Lumen gegen das Interstitium positiv ist, bewegt sich Na^+ entsprechend seinem elektrischen Gradienten aus dem Tubulus und — wie man annimmt — erfolgt mindestens ein Teil der Natrium-Reabsorption in diesem Tubulus-Abschnitt passiv.

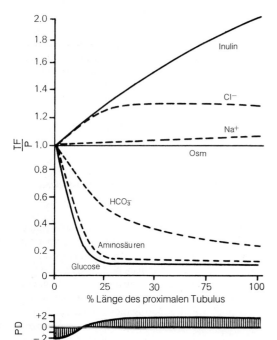

Abb. 38.9. Reabsorption verschiedener gelöster Substanzen im Verhältnis zur Potential-Differenz (PD) entlang des Tubulus. TF/P, Verhältnis der Konzentrationen in der Tubulusflüssigkeit und im Plasma (nach F. C. Rector Jr.)

Die renalen aktiven Transportmechanismen können, wie aktive Transportsysteme anderswo, kompetitiv oder nicht kompetitiv gehemmt werden. So kann z.B. die Rückresorption von Harnsäure durch Probenecid (Benemid) und Phenylbutazon (Butazolidin) gehemmt werden (Bedeutung für die Therapie der Gicht, Kap. 17).

Na^+-Rückresorption

Na^+ diffundiert passiv aus dem Tubulus-Lumen in die Tubulus-Epithelzellen und wird aus diesen aktiv in die Interstitialflüssigkeit gepumpt. Die Tubuluszellen sind an ihrer lumenwärts liegenden Fläche durch »tight junctions« verbunden, doch an den Seitenflächen bestehen zwischen den einzelnen Zellen Zwischenräume. Ein Großteil des Na^+ wird in diese Ausbuchtungen der Interstitial-Flüssigkeit — die sog. *lateralen Intercellulär-Räume* aktiv hineingepumpt (Abb. 38.10). Dies verursacht einen erhöhten osmotischen Druck in diesen Räumen und Wasser bewegt sich daher passiv aus den Zellen dorthin. Das Ausmaß der Verschiebung von gelösten Substanzen und Wasser aus den lateralen Intercellulär-Räumen und dem übrigen Interstitium in die Capillaren wird durch die Starling-Kräfte bestimmt, welche die Bewegung über die Capillar-Barriere bewirken, d.s. der hydrostatische (Perfusions-) und osmotische Druck im Interstitium und in den Capillaren (Kap. 30). Wenn der Druck in den Capillaren erhöht oder die Eiweißkonzentration des Plasmas erniedrigt werden, dann verlangsamt sich die Bewegung von gelösten Substanzen und Wasser und die lateralen Intercellulär-Räume dehnen sich aus (Abb. 38.10, rechts). Es gibt Hinweise dafür, daß etwas Wassser durch die »tight junctions« in das Tubulus-Lumen austritt (wie durch ein »Leck«), u. zw. selbst im Zustand der Dehydratation; wenn die lateralen Intercellulär-Räume erweitert sind, dann ist dieser Flüssigkeitsaustritt zurück in die Tubuli bedeutend und die Na^+-Reabsorption daher vermindert.

Es gibt wahrscheinlich 2 verschiedene Na^+-Pumpen. Die eine (Pumpe A in Abb. 38.11) befördert Na^+ in das Interstitium und Cl^- folgt dem Na^+ passiv. Das Cl^- der Zelle wird durch Diffusion aus der Tubulusflüssigkeit wieder aufgefüllt. Diese Pumpe ist *elektrogen,* da sie positiv geladene Na^+-Ionen aus der Zelle hinausbefördert und so zur Aufrechterhaltung der Elektro-Negativität im Zell-Inneren beiträgt.

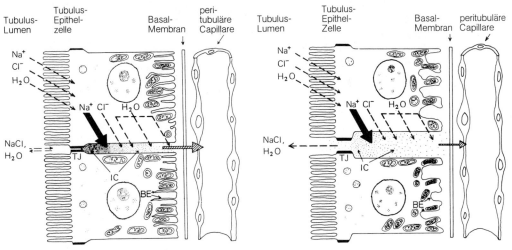

Abb. 38.10. Diagrammatische Zusammenfassung der Na^+-Verschiebungen aus dem Tubulus-Lumen in die Nieren-Capillaren an Orten seines aktiven Transportes. Links: Situationen bei Wassermangel (Dehydratation). Rechts: Situationen bei Verminderung der capillaren Aufnahme infolge erhöhten Capillardruckes oder verminderter Plasmaprotein-Konzentration. Dicke schwarze Pfeile bedeuten aktiven Transport; gestrichelte Pfeile zeigen passive Bewegung an; schraffierte Pfeile bedeuten Bewegung in die Capillaren durch Starling-Kräfte. T, tight junction; IC, lateraler interzellulärer Raum; BE = basilare Einstülpung (nach MERCER et al.: Current concepts of sodium chloride and water transported by the mammalian nephron. Western J. Med. **120**, 33, 1974)

Die andere Pumpe (Pumpe B in Abb. 38.11) ist eine gekoppelte Austausch-Pumpe, die K^+ in die Zelle transportiert u. zw. für jedes Na^+, das sie in das Interstitium befördert. Sie verursacht daher keine Veränderung der Netto-Ladung und ist ohne Einfluß auf das Membran-Potential der Tubulus-Zelle.

Die elektrogene Na^+-Pumpe wird durch Ethacryn-Säure gehemmt oder durch Ersatz von Cl^- in der Tubulus-Flüssigkeit mittels Anionen, die nur schwer in die Tubulus-Zellen eindringen können. Die Na^+-K^+-Austausch-Pumpe wird durch Ouabain gehemmt sowie durch eine niedere extracelluläre K^+-Konzentration.

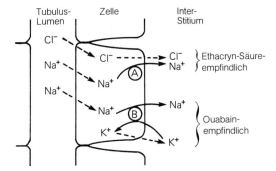

Abb. 38.11. Zwei Mechanismen, die Na^+ aktiv aus der Tubulus-Zelle in die lateralen intercellulären Räume und die anderen Teile des Interstitiums transportieren. Ausgezogene Pfeile kennzeichnen aktiven Transport; gestrichelte Pfeile bedeuten passive Bewegung. Die Pumpe A transportiert nur Na^+, während die Pumpe B eine gekoppelte Na^+-K^+-Austauscherpumpe ist (nach GIEBISCH: Coupled ion and fluid transport in the kidney. New Engl. J. Med. **287**, 913, 1972)

PAH-Sekretion im Tubulus

Die *Dynamik des PAH-Transportes* bietet ein Beispiel für die Wirkungsweise aktiver Transportmechanismen, welche Substanzen in die Tubulusflüssigkeit *sezernieren*. Die filtrierte Menge PAH ist eine lineare Funktion ihres Plasmaspiegels; die PAH-Sekretion steigt jedoch nur bis zur Erreichung der maximalen Sekretionsrate für PAH an (Tm_{PAH}; Abb. 38.12). Bei niedrigem P_{PAH} ist C_{PAH} hoch; steigt aber P_{PAH} über Tm_{PAH} an, so nimmt C_{PAH} stetig ab und erreicht schließlich ein Niveau knapp über der Inulin-Clearance (Abb. 38.19), da die sezernierte Menge PAH ein immer kleinerer Teil der gesamtausgeschiedenen Menge wird. Umgekehrt ist die Glucose-Clearance bei P_G unter der Nierenschwelle praktisch Null; über die Nierenschwelle steigt C_G aber an und nähert sich bei steigendem P_G der C_{In}.

Die Verwendung der C_{PAH} zur Bestimmung des effektiven renalen Plasmaflusses (ERPF) wurde schon besprochen. Es soll noch einmal betont werden, daß die Ausscheidung jeder Substanz, die in der Niere nicht gespeichert oder abgebaut wird, zur Messung des renalen Plasmaflusses verwendet werden kann, wenn die Bestimmung der arteriellen und renalen venösen Konzentration im Plasma möglich ist. Der einzige *Vorteil von PAH* ist die Höhe ihrer renalen Extraktionsrate, so daß der renale Plasmafluß *ohne Bestimmung* der PAH-Konzentration *im Nierenvenenblut* annähernd bestimmt werden kann.

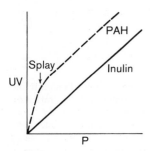

Abb. 38.12. Verhältnis zwischen Plasmaspiegel (P) und Ausscheidung (UV) von PAH und Inulin

de von Steroiden und anderen Substanzen sowie *5-Hydroxyindolessigsäure,* das wichtigste Abbauprodukt des Serotonins (Kap. 15), sezerniert. Alle diese sezernierten Substanzen sind schwache Anionen und *konkurrieren* miteinander bei der Sekretion. So vermindert z.B. PAH die Ausscheidung der 18-Glucuronide und der 3-Glucuronide von Aldosteron-Derivaten (Kap. 20). Es scheint daher in diesen Fällen *nur ein sezernierendes Transportsystem* im proximalen Tubulus wirksam zu sein.

Transport von PAH und wahrscheinlich der anderen schwachen Anionen wird durch Acetat und Lactat erleichtert und durch verschiedene Intermediärprodukte des Krebs-Cyclus, Probenecid, Phenylbutazon, Dinitrophenol und beim Menschen durch Quecksilber-Diuretica gehemmt. *Probenecid* wurde klinisch zur Hemmung der Penicillin-Ausscheidung verwendet, um den Blutspiegel länger aufrechtzuerhalten. Ein eigener Transportmechanismus des proximalen Tubulus sezerniert gewisse Medikamente, die organische Basen sind, ein dritter Mechanismus für Äthylendiamintetraessigsäure (EDTA) wurde ebenfalls beschrieben.

Tubuläre Sekretion anderer Substanzen

Außer PAH werden *Derivate der Hippursäure, Phenolrot* und andere *Sulfophthalein-Farbstoffe, Penicillin* und eine Anzahl *jodierter Stoffe* (z.B. Diodrast) aktiv in die Tubulusflüssigkeit *sezerniert.* An körpereigenen Substanzen werden durch die Tubuli *Ätherschwefelsäuren, Glucuroni-*

Wasserausscheidung durch die Niere

180 l Flüssigkeit werden normalerweise pro Tag durch die Glomerula filtriert, während das durchschnittliche Harnvolumen pro Tag etwa 1 l beträgt. Dieselbe Menge an gelösten Substanzen kann pro 24 Stunden in einem Harnvolumen von 500 ml mit einer osmotischen Konzentra-

Tabelle 38.4. Änderungen des Wasserhaushaltes, die durch Vasopressin-ADH verursacht werden (in jedem der drei Beispiele werden osmotisch aktive Substanzen im Ausmaß von etwa 700 mmol/Tag ausgeschieden)

	GFR ml/s (ml/min)	% des filtrierten Wassers rückresorbiert	24 Std Harnvolumen (Liter)	osmotische Harn-Konzentration (mmol/ Liter)	Im Verhältnis zu den ausgeschiedenen Substanzen vermehrt retiniertes oder abgegebenes Wasser (Liter/Tag)
Harn mit Plasma isoton	2 (125)	98,7	2,4	290	—
Vasopressin-ADH (maximale Antidiurese)	2 (125)	99,7	0,5	1 400	1,9 (Retention)
Kein Vasopressin-ADH (»kompletter« Diabetes insipidus)	2 (125)	88	23,3	30	20,9 (Verlust)

tion von 1400 mmol/l ausgeschieden werden oder in einem Volumen von 23,3 l mit einer Konzentration von 30 mmol/l (Tabelle 38.4). Diese Werte zeigen *zwei wichtige Tatsachen:* (1) Auch wenn das Harnvolumen 23 l beträgt, werden zumindest 88% des filtrierten Wassers rückresorbiert, und (2) die Rückresorption des filtrierten Wassers kann verändert werden, ohne daß die Gesamtausscheidung der gelösten Substanzen betroffen ist. Ist daher der Harn konzentriert, wurde mehr Wasser als gelöste Substanzen zurückgehalten; ist er verdünnt, so wurde dem Körper mehr Wasser als gelöste Substanzen entzogen. Beide Tatsachen sind für den Körperhaushalt und die Regulation der Osmolalität der Körperflüssigkeiten von großer Bedeutung.

Wasser-Rückresorption durch den proximalen Tubulus

Viele Substanzen werden im proximalen Tubulus aktiv aus dem Tubuluslumen rückresorbiert, dennoch sind durch Mikropunktion aus den ersten 70% des proximalen Tubulus gewonnene Proben mit Plasma isoton (isosmotisch) und die *Tubulusflüssigkeit* bleibt wahrscheinlich *bis zum Ende des proximalen Tubulus isoton* (Abb. 38.11). Es muß also Wasser den proximalen Tubulus verlassen, indem es dem osmotischen Gradienten, der durch den aktiven Transport der gelösten Substanzen entsteht, passiv folgt, wodurch Isotonie erhalten bleibt. Das Verhältnis der Inulinkonzentration in Tubulusflüssigkeit und Plasma (TF/P) beträgt am Ende des proximalen Tubulus etwa 4; es wurden also annähernd 75% der filtrierten Stoffe und 75% des filtrierten Wassers bei Erreichen dieses Punktes rückresorbiert (Tabelle 38.5).

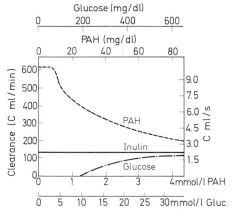

Abb. 38.13. Clearance von Inulin, Glucose, und PAH bei jeweils ansteigenden Plasmaspiegeln

Tabelle 38.5. Wasser-Rückresorption in verschiedenen Abschnitten des Nephrons der Ratte (Mikropunktionsversuche an wasserverarmten Tieren während maximaler Antidiurese; es wurde das Verhältnis der Konzentration von ^{14}C-Inulin Tubulusflüssigkeit/Plasma bestimmt)[a]

Abschnitt des Nephrons	Quotient ^{14}C-Inulin Tubulusfl./ Plasma	Verbleibender Teil des glomerulären Filtrates (%)	Filtriertes Wasser rückresorbiert	
			%	Segment
Bowmansche Kapsel	1	100		
Grenze zwischen mittlerem und distalem Drittel des proximalen Tubulus	3	33	75	Proximaler Tubulus
Ende des proximalen Tubulus (geschätzte Werte)	4	25		
Beginn des distalen Tubulus	5	20	5	Henlesche Schleife
Ende des distalen Tubulus	20	5	15	Distaler Tubulus
Ureter	690	0,14	4,86	Sammelrohr

[a] Nach GOTTSCHALK: Micropuncture studies of tubular function in the mammalian kidney. Physiologist **4**, 35 (1961).

Wasserrückresorption in der Henleschen Schleife

Wie schon erwähnt, reichen die Henleschen Schleifen der juxtamedullären Nephronen tief in die Markpyramiden hinunter, bevor sie rückläufig in der Rinde in die distalen Tubuli einmünden; die Sammelrohre steigen dann wieder durch die Markpyramiden ab, bis sie an der Spitze der Pyramiden in das Nierenbecken münden.

Die *Osmolalität des Interstitiums* der Markpyramiden *nimmt spitzenwärts fortschreitend zu*, so daß sie an der Spitze der Papillen ein Mehrfaches der Plasmaosmolalität erreicht. Der absteigende Schenkel der Henleschen Schleife ist für Wasser permeabel, während der aufsteigende Schenkel verhältnismäßig impermeabel für Wasser ist. Cl^- wird aktiv aus dem dicken Stück des aufsteigenden Schenkels gepumpt, wobei Na^+ durch Diffusion dem Anion folgt; daher wird die Flüssigkeit im absteigenden Schenkel der Henleschen Schleife hyperton, da Wasser in das hypertone Interstitium abströmt; im aufsteigenden Schenkel wird sie wieder verdünnt und wenn sie sein oberes Ende erreicht, ist sie gegenüber Plasma hypoton geworden, und zwar durch die Bewegung von Na^+ und Cl^- aus dem Tubuluslumen (Abb. 38.14). Beim Durchgang durch die Henlesche Schleife kommt es zu einer *Netto-Abnahme des Flüssigkeitsvolumens* um etwa 50%, so daß bei Erreichen des distalen Tubulus etwa 80% der ursprünglich filtrierten Wassermenge rückresorbiert wurden (Tabelle 38.5).

Wasserrückresorption in distalem Tubulus und Sammelrohr

Die Veränderungen von Osmolalität und Flüssigkeitsvolumen in distalem Tubulus und Sammelrohr hängen von der Anwesenheit des *Vasopressin-ADH* ab (*antidiuretische Hormon* des HHL, Kap. 14, Abb. 38.15). Dieses Hormon erhöht die Permeabilität des Epithels der *Sammelrohre* für Wasser (Abb. 38.15). Beim Affen und wahrscheinlich beim Menschen wirkt Vasopressin-ADH (Adiuretin) nur in den Sammelrohren, während es bei anderen Species auch die Permeabilität des distalen Tubulus für Wasser erhöht. In seiner Gegenwart werden geringe Mengen konzentrierten Harnes, bei seinem Fehlen große Mengen verdünnten Harnes ausgeschieden.

Bei Vorhandensein von Vasopressin-ADH strömt bei der Ratte Wasser aus dem distalen

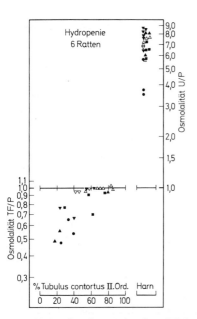

Abb. 38.14. Quotienten der Osmolalität der Flüssigkeit aus dem Tubulus contortus II. Ordnung bzw. des Harnes (TF, Tubulus-Flüssigkeit; U, Ureter-Harn) und der Osmolalität des Plasmas (P), ermittelt an der Ratte im Zustand der Wasserverarmung (Hydropenie) (nach GOTTSCHALK und MYLLE: Study of mammalian urinary concentrating Mechanism. Amer. J. Physiol. **196**, 927 (1959))

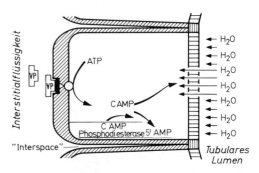

Abb. 38.15. Wirkung von Vasopressin-ADH auf die Zellen des Sammelrohres in der Säuger-Niere. Vasopressin-ADH wird mit der Interstitial-Flüssigkeit antransportiert, bindet sich mit einem Receptor an der »antilumenalen« Seite der Sammelrohr-Zelle und stimuliert indirekt die Bildung von cAMP; das intracellulär gebildete cAMP beeinflußt die »lumenale« Zellmembran so, daß deren Permeabilität für Wasser erhöht wird (nach DOUSA et al: Role of cAMP in the action of neurohypophyseal hormones on the kidney. In: Advances in cyclic nucleotide research (GREENGARD and ROBINSON Eds.), Vol I. North Holland: Amsterdam: 1972)

Tubulus ab und die darin befindliche Flüssigkeit ist vom Mittelteil des Tubulus an isoton (Abb. 38.14). Im distalen Tubulus wird ferner Na$^+$ einerseits im Austausch gegen K$^+$ oder H$^+$, andererseits als Folge eines Cl$^-$-Transportes aus dem Lumen entfernt. Diese Mechanismen werden unter Aldosteron-Einwirkung gesteigert. Wasser folgt hierbei den Elektrolyt-Verschiebungen passiv nach. Das Volumen des Filtrates wird dadurch zusätzlich vermindert.

Die isotone Flüssigkeit bewegt sich dann im Sammelrohrsystem durch die hypertonen Markpyramiden abwärts, wo das Wasser dem osmotischen Gradienten folgend das Lumen verläßt, so daß die Flüssigkeit weiter konzentriert wird. Es werden 15% des ursprünglichen Filtrates durch isoosmotische Rückresorption im distalen Tubulus und weitere >4% im Sammelrohr rückresorbiert. Bei maximaler Antidiurese wurde die Gesamtmenge des rückresorbierten Wassers im Tierversuch (an wasser-verarmten Ratten) mit etwa 99,86% bestimmt (Tabelle 38.5) und der Harn war 6,4mal stärker konzentriert als das Plasma. Beim Menschen, bei welchem der Konzentrierungsprozeß wahrscheinlich lediglich in den corticalen und medullären Anteilen der Sammelrohre und nicht im distalen Tubulus stattfindet, ist die Konzentrierungsfähigkeit nicht ganz so groß, dennoch können 99,7% des filtrierten Wassers rückresorbiert werden; die Osmolalität des Endharns kann 1400 mmol/Liter erreichen, eine fast fünfmal größere osmotische Konzentration als die des Plasmas. Beim Hund beträgt die maximale Harnosmolalität etwa 2500 mmol/Liter, bei der Ratte 3200 mmol/Liter und bei gewissen Wüstennagern bis zu 5000 mmol/Liter.

Bei *Fehlen von Vasopressin-ADH* ist das Epithel des distalen Tubulus und der Sammelrohre für Wasser relativ undurchlässig. Die Flüssigkeit bleibt daher hypoton und große Mengen fließen in das Nierenbecken. Beim Menschen kann die Harnosmolalität bis auf 30 mmol/Liter absinken. Die *Impermeabilität* der distalen Teile des Nephrons ist *nicht absolut;* gemeinsam mit den aus dem distalen Tubulus und Sammelrohr herausgepumpten Ionen werden beim Fehlen von Vasopressin-ADH immerhin etwa 8% der filtrierten Menge rückresorbiert. Trotzdem kann der Mensch bei Vasopressinmangel bis zu 12% des Glomerulumfiltrates im Harn verlieren ($\geq$16 ml Harn/min, Tageseharnmengen über 20 l). Die Auswirkungen des Fehlens oder Vorhandenseins von Vasopressin-ADH auf den täglichen Wasserumsatz sind in Tabelle 38.4 zusammengefaßt.

Zur *Orientierung über die Osmolalität des Harnes* ist es einfacher, mittels *Urometers* sein spezifisches Gewicht zu messen, als seine Osmolalität zu bestimmen. Das *spezifische Gewicht* eines Ultrafiltrates von Plasma ist 1,010, während das einer maximal konzentrierten Harnprobe etwa 1,035 beträgt und bei maximaler Antidiurese 1,002 gemessen werden können. Es muß jedoch berücksichtigt werden, daß das spezifische Gewicht einer Lösung nicht nur von der Zahl der gelösten Teilchen, sondern auch von deren Art abhängt. So kann z.B. ein Patient, der ein Röntgen-Kontrastmittel ausscheidet, einen Harn mit einem spezifischen Gewicht von 1,040 bis 1,050 haben, ohne daß es zu einer stärkeren Erhöhung der Osmolalität des Harnes kommt. Es ist daher jedenfalls genauer, an Stelle des spezifischen Gewichtes die Osmolalität des Harnes zu messen.

Gegenstrom-Multiplikation und Gegenstrom-Austausch in der Niere

Gegenstromprinzip

Der Konzentrierungsmechanismus hängt vom Aufrechterhalten eines Gradienten zunehmender Osmolalität entlang der Markpyramiden ab. Dieser Gradient besteht durch die Wirkung der *Henleschen Schleife* als *Gegenstrom-Multiplikator* und der *Vasa recta* als *Gegenstrom-Austauscher.* Bei einer Gegenstromanordnung verlaufen über eine gewisse Strecke Ein- und Ausstrom parallel in unmittelbarer Nachbarschaft.

Die Wirkungsweise eines solchen Systems wird am Beispiel der erhöhten Heizwirkung an der Spitze eines U-Rohres in Abb. 38.16 gezeigt. Die Hitze der abströmenden Flüssigkeit erwärmt die einströmende Flüssigkeit, so daß beim Erreichen der Wärmequelle ihre Temperatur 90° statt 30° beträgt, und die Wärmequelle hebt daher die Temperatur von 90° auf 100° anstatt von 30° auf 40°.

Gegenstrom-Multiplikation in der Henleschen Schleife

Die Henlesche Schleife wirkt in ähnlicher Weise. Die Diskussion über die genauen Einzelheiten der Wirkungsweise des Gegenstrommechanismus ist noch nicht abgeschlossen. Eine der derzeit gängigen Hypothesen stützt sich auf

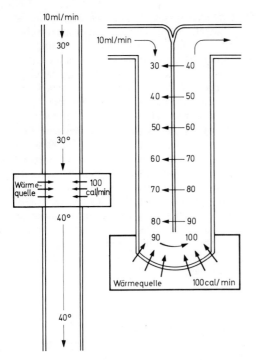

Abb. 38.16. Wirkungsmechanismen einer Gegenstromanordnung. Links: Eine Wärmequelle (0,418 kJ/min) umgibt ein Rohr und erhöht die Temperatur des durchfließenden Wassers um 10°C. Rechts: Dieselbe Wärmequelle wird einem U-förmigen Rohr angelegt, bei dem der Einfluß nahe dem Ausfluß gelegen ist. Die Wassertemperatur wird ebenfalls um 10° erhöht, das erwärmt abfließende Wasser erwärmt aber das einströmende. Der sich entlang des Rohres entwickelnde Temperaturgradient ist derart, daß an der Biegung die Temperatur nicht von 30° auf 40°, sondern von 90° auf 100° angehoben wird (nach BERLINER: Dilution and concentration of the urine and the action of antidiuretic hormone. Amer. J. Med. **24,** 730 (1958))

Durchströmungsversuche an isolierten Tubuli; sie ist in Abb. 38.17 dargestellt. Entsprechend dieser Vorstellung ist der absteigende Schenkel der Henleschen Schleife relativ undurchlässig für gelöste Substanzen, jedoch in hohem Maß wasserdurchlässig; demnach bewegt sich Wasser in das Interstitium und die Konzentration von Na^+ in der Tubulusflüssigkeit steigt beträchtlich an. Der dünne Teil des aufsteigenden Schenkels der Schleife ist relativ undurchlässig für Wasser und verhältnismäßig gut durchlässig für Na^+ und Harnstoff, jedoch besser permeabel für Na^+ als für Harnstoff; folglich bewegt sich Na^+ entsprechend seinem Konzentrationsgradienten passiv in das Interstitium. Der dicke Teil des aufsteigenden Schenkels ist relativ undurchläs-

sig sowohl für Wasser wie für gelöste Substanzen, doch wird in diesem Segment Cl^- aktiv aus der Tubulus-Flüssigkeit hinaustransportiert und Na^+ folgt dem Cl^- passiv aus dem Lumen hinaus. Der distale Tubulus und die äußeren Anteile der Sammelrohre sind relativ undurchlässig für Harnstoff, aber durchlässig für Wasser in Gegenwart von Vasopressin-ADH (Adiuretin); demnach verläßt Wasser das Lumen, und die Harnstoffkonzentration der Tubulusflüssigkeit steigt beträchtlich an. Schließlich ist der innere, meduläre Anteil der Sammelrohre für Harnstoff und — in Gegenwart von Vasopressin-ADH (Adiuretin) – für Wasser permeabel; Harnstoff bewegt sich passiv in das Interstitium und erhält die hohe Osmolalität der Markpyramiden aufrecht. Auch Wasser wird aus dem Lumen hinausbefördert und die Flüssigkeit im Tubulus wird auf diese Weise stark konzentriert.

Gegenstrom-Austausch in den Vasa recta

Der osmotische Gradient könnte in den Markpyramiden nicht lange bestehen, falls das Natrium und der Harnstoff durch die Zirkulation aus dem Interstitium abtransportiert würden. Diese *Bedrohung der Stabilität des osmotischen Gradienten* durch die Zirkulation wird hauptsächlich *durch* die *Vasa recta aufgehoben;* ihre Wirkung als *Gegenstrom-Austauscher* hält die gelösten Stoffe im Interstitium der Pyramiden zurück, wobei Natrium aus den zur Rinde führenden Gefäßen heraus und in die abwärts zum Mark führenden hinein diffundiert. Umgekehrt diffundiert Wasser aus den absteigenden in die aufsteigenden Gefäße. Durch eine Kreisströmung verbleiben die gelösten Substanzen im Mark, während das Wasser am Mark vorbeizuströmen trachtet, so daß der hohe osmotische Druck im Interstitium des Nierenmarks erhalten bleibt. Das Wasser, welches aus den Sammelrohren in die Markpyramiden übergetreten ist, wird ebenfalls durch die Vasa recta in den allgemeinen Kreislauf rückgeführt. Der *Gegenstrom-Austausch* ist ein *passiver Vorgang.* Er hängt von der Diffusion des Wassers und der gelösten Substanz in beiden Richtungen der permeablen Wände der Vasa recta ab; er könnte den osmotischen Gradienten entlang der Pyramiden nicht aufrechterhalten, wenn die Gegenstrommultiplikation in den Henleschen Schleifen aufhörte.

Es soll nochmals besonders hervorgehoben werden, daß ein außerordentlich hoher osmotischer Gradient entlang der Nierenkanälchen besteht;

erst das Gegenstromsystem macht diesen Gradienten möglich, indem es ihn über die Länge des Tubulussystems von 1 cm ausbildet, anstatt über eine einzige Zelle, die nur wenige μm dick ist. Es gibt auch andere Beispiele für Gegenstromsysteme im Organismus. Eines ist der Wärmeaustausch zwischen den Arterien und den begleitenden Venen in den Extremitäten. Zum geringeren Grad beim Menschen, zu einem größeren bei in kaltem Wasser lebenden Säugern, wird Wärme von dem in die Extremitäten einströmenden arteriellen Blut zu den rückführenden Venen transferiert, wodurch die Spitzen der Extremitäten kühl sein können, während die Körperwärme erhalten bleibt.

E. Ausscheidungs- und Regulatorische Funktion der Niere

Beeinflussung der Harnkonzentration, Diurese

Harnstoff-Ausscheidung und Diurese

Obwohl bei manchen Species aktiver Transport von Harnstoff vorkommt, konnte dieser beim Menschen nicht nachgewiesen werden. Der *Harnstoff im Glomerulumfiltrat diffundiert aus den Tubuli*, sobald seine Konzentration durch fort-

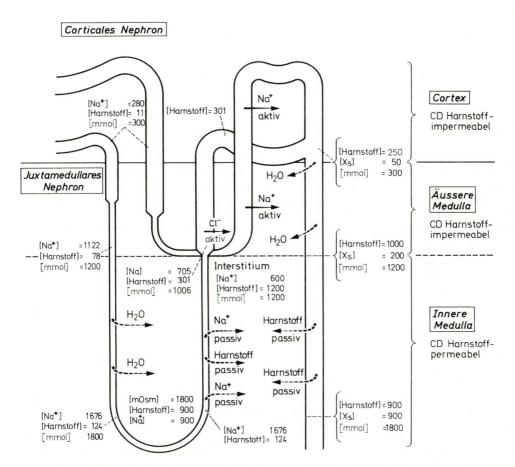

Abb. 38.17. Schematische Wiedergabe der Konzentrations-Profile verschiedener Substanzen, wie sie sich unter Annahme des Gegenstrom-Modelles ergeben, bei dem keine aktiven Transport-Prozesse in der inneren Markzone (»innere Medulla«) stattfinden. CD = Sammelrohr (Collecting Duct); X_S = nicht-rückresorbierbare gelöste Substanzen. Alle Konzentrationen [] in mmol osmotisch aktiver Teilchen pro Liter (früher mOsm/l) (nach KOKKO and RECTOR: Countercurrent Multiplication System without active Transport in Inner Medulla. Kidney Int. **2**, 214 (1972))

laufende Verminderung des Filtratvolumens ansteigt. Dies ist nicht überraschend, da Harnstoff rasch durch die meisten Membranen des Körpers mit Ausnahme der Blut-Hirn-Schranke diffundiert. Bei niedrigem Harnfluß ist es für den Harnstoff leichter, die Tubuli in Richtung des Interstitiums zu verlassen, und nur 10–20% des filtrierten Harnstoffes werden ausgeschieden; bei starkem Harnfluß werden 50–70% ausgeschieden.

Harnstoff sammelt sich im Interstitium der Markpyramiden an, wo er durch den Gegenstrom-Austauschmechanismus der Vasa recta zurückgehalten wird. Die Harnstoffkonzentration in den Sammelrohren ist jedoch noch immer viel größer, als wenn die Flüssigkeit nur durch Gewebe mit einem so niedrigen Harnstoffgehalt wie das übrige Nierengewebe strömte. Da die Wände der *Sammelrohre* für *Harnstoff sehr durchlässig* sind, kommt es zwischen innen und außen nur zu einer sehr kleinen Differenz der Harnstoffkonzentration, so daß Harnstoff nur einen geringen Effekt auf die Rückresorption des Wassers aus den Sammelrohren ausübt. Daher können die anderen gelösten Substanzen konzentriert werden, als ob Harnstoff nicht vorhanden wäre. Der Harnstoffgehalt im Interstitium des Markes und dadurch im Harn hängt von seiner filtrierten Menge ab und diese wiederum von der Eiweiß-Aufnahme in der Nahrung. Eine eiweißreiche Diät erhöht die Fähigkeit der Niere, den Harn zu konzentrieren; dieser Anstieg ist zumindest zum Teil auf den vermehrten Harnstoff im Harn zurückzuführen. Es konnte jedoch gezeigt werden, daß Harnstoff auch die Konzentrationsfähigkeit der Niere für andere Stoffe als Harnstoff erhöht, so daß Harnstoff wahrscheinlich eine *zusätzliche unbekannte Wirkung* auf die Konzentrierungsmechanismen hat.

Wasserdiurese

Die Kontrolle der Vasopressinsekretion und deren Beeinflussung durch den effektiven osmotischen Druck im Plasma wurde in Kap. 14 behandelt. Trinken großer Mengen hypotoner Flüssigkeit löst *Wasserdiurese* aus; sie beginnt etwa 15 Minuten nach Aufnahme des Wassers und erreicht nach etwa 40 Minuten das Maximum. Diese *Verzögerung* ist bedingt durch die Zeit, die für Wasserresorption, Hemmung der Vasopressin-ADH-Sekretionsmechanismen und Abbau des zirkulierenden Vasopressins-ADH benötigt wird.

Wasserintoxikation

Wasserdiurese nach nicht übermäßiger Flüssigkeitszufuhr führt zu einem maximalen Harnfluß von etwa 16 ml/min. Wird über einen beliebig langen Zeitraum mehr Wasser zugeführt, als der maximalen Ausscheidungsrate entspricht, so kommt es zu starkem Anschwellen der Zellen durch Wasseraufnahme aus der hypotonen ECF und damit zu Symptomen der *Wasserintoxikation;* die *Hirnschwellung* führt dabei zu Krämpfen, Koma und eventuell zum Tode. Wird nach Gabe von Vasopressin-ADH oder nach Vasopressin-ADH-Ausschüttung infolge nicht-osmotischer Stimulierung (z.B. chirurgische Traumen) die Wasserzufuhr nicht eingeschränkt, kann es ebenfalls zur Wasserintoxikation kommen.

Osmotische Diurese

Die Gegenwart großer Mengen nicht-rückresorbierbarer gelöster Substanzen in den Tubuli bewirkt eine Zunahme des Harnvolumens *(osmotische Diurese).* Substanzen, die nicht im proximalen Tubulus reabsorbiert werden, üben einen beträchtlichen osmotischen Effekt aus, während — bei fortschreitender Abnahme des Volumens der Tubulusflüssigkeit — die Konzentration der nicht reabsorbierbaren Substanzen ansteigt; diese »*halten Wasser im Tubulus zurück*«. Ferner gibt es eine Grenze des Konzentrationsgradienten, gegen den Na^+ aus dem proximalen Tubulus herausgepumpt werden kann. Normalerweise bewirkt die Wasser-Verschiebung aus dem proximalen Tubulus das Entstehen eines merklichen Gradienten; es fällt jedoch die Na^+-Konzentration der Tubulus-Flüssigkeit ab, wenn die Reabsorption von Wasser wegen der höheren Konzentration nicht-rückresorbierbarer Substanzen vermindert ist. So kann der limitierende Konzentrations-Gradient erreicht werden und eine weitere Reabsorption von Na^+ im proximalen Tubulus wird unmöglich. Es verbleibt dann mehr Na^+ im Tubulus und mit ihm verbleibt auch das Wasser im Lumen. In der Folge wird die Henlesche Schleife mit einem stark vermehrten Volumen isotoner Flüssigkeit konfrontiert. Diese Flüssigkeit hat zwar eine etwas verminderte Na^+-Konzentration, doch ist die Absolut-Menge von Na^+, die pro Zeiteinheit die Schleife erreicht, vergrößert. In der Henleschen Schleife ist die Rückresorption von Wasser und Na^+ vermindert, da die Hypertonizität der medullären ECF vermindert ist; hierzu tragen verschiedene Faktoren bei, doch ist die vermehrte Durchblutung des Nierenmarkes der Hauptgrund. Die Ursache der gesteigerten Durchblutung ist dabei unbekannt. Schließlich strömt mehr Flüssigkeit durch den distalen Tubulus, und infolge des erniedrigten osmotischen Gradienten entlang der Markpyramiden wird auch im Sammelrohr weniger Wasser rückresorbiert. Die Folge ist ein vergrößertes Harnvolumen und eine gesteigerte Na^+-Ausscheidung, aber auch eine vermehrte Abgabe anderer Elektrolyte.

Osmotische Diurese kann durch Substanzen wie *Mannit* und verwandte Polysaccharide erzeugt werden, die filtriert, aber nicht rückresorbiert werden. Osmotische Diurese kann aber auch durch normale Bestandteile des Glomerulum-Filtrates hervorgerufen werden, wenn ihre Menge so groß ist, daß sie die Rückresorptionskapazität der Tubuli übersteigt. So wird z.B. die Polyurie bei Diabetes durch die in den Tubuli verbleibende *Glucose* verursacht, wenn die filtrierte Menge das Tm_G übersteigt. Ebenso kann osmotische Diurese durch Infusion großer Mengen von Natriumchlorid oder Harnstoff hervorgerufen werden.

Es ist wichtig, den Unterschied zwischen *osmotischer Diurese und Wasserdiurese* zu kennen. Bei Wasserdiurese ist die Menge des rückresorbierten Wassers in den proximalen Teilen des Nephrons normal und der maximal erreichbare Harnfluß liegt bei 16 ml/min. Bei osmotischer Diurese ist der vermehrte Harnfluß durch die verminderte Wasserrückresorption in den proximalen Tubuli bedingt und sehr große Harnmengen können ausgeschieden werden. Bei Steigerung der Belastung des Filtrates mit osmotisch aktiven gelösten Substanzen nähert sich die Harnkonzentration trotz maximaler Vasopressinsekretion der des Plasmas (Abb. 38.18), da eine zunehmend große Fraktion des ausgeschiedenen Harnes isotone Flüssigkeit aus dem proximalen Tubulus ist; wird bei einem Tier mit Diabetes insipidus eine osmotische Diurese ausgelöst, dann *steigt* die Harnkonzentration aus demselben Grund.

Beziehung zwischen Harnkonzentration und GFR

Der osmotische Gradient entlang der Markpyramiden ist erhöht, wenn der Harnfluß durch die Henleschen Schleifen vermindert ist. Eine infolge Dehydratation verminderte GFR senkt das den Gegenstrom-Mechanismen angebotene Flüssigkeitsvolumen, so daß die Strömung abnimmt und der Harn mehr konzentriert wird. Bei niederer GFR kann der Harn trotz Fehlens von Vasopressin-ADH beträchtlich konzentriert werden. Wird einem Tier mit Diabetes insipidus eine Nierenarterie verengt, so wird der auf der Seite der Constriction ausgeschiedene Harn durch die verminderte GFR hyperton werden, während der auf der Gegenseite ausgeschiedene hypoton bleibt. Unterbrechung der

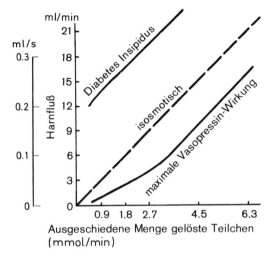

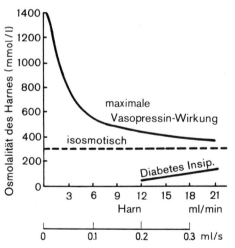

Abb. 38.18. Ungefähre Beziehung zwischen Harnkonzentration (Osmolalität, Konzentration der gelösten Teilchen im definitiven Harn) und ausgeschiedener Harnmenge bei osmotischer Diurese unter verschiedenen Graden gleichzeitig bestehender Antidiurese. Die gestrichelte Linie im unteren Diagramm gibt die plasmaisotone Harnkonzentration an (nach BERLINER. In: The Physiological Basis of Medical Practice, 8th Ed. (C. H. BEST and N. B. TAYLOR, Eds). Baltimore: Williams & Wilkins 1966)

renalen Lymphgefäße vermindert die Konzentrierungsfähigkeit; wahrscheinlich sammelt sich Protein im Interstitium der Markpyramiden an, was zu einer weiteren Verminderung des osmotischen Gradienten führt, entlang dem das rückresorbierte Wasser in die Vasa recta und damit in den Kreislauf zurückgeführt wird (Kap. 30). Aus unbekannten Gründen sind auch Hypercalcämie und Hypokaliämie mit Polyurie, Polydipsie und verminderter Konzentrationsfähigkeit des Harns verbunden.

Clearance des »freien Wassers«

Um den *Gewinn oder Verlust von Wasser* durch Ausscheidung eines konzentrierten oder verdünnten Harnes quantitativ zu bestimmen, wird manchmal die *Clearance des »freien Wassers«* (C_{H_2O}) berechnet, d.i. die Differenz zwischen Harnvolumen und der Osmol-Clearance (C_{Osm}):

$$C_{H_2O} = V - \frac{U_{Osm} \cdot V}{P_{Osm}}$$

wobei V das Harnvolumen und U_{Osm} bzw. P_{Osm} die Osmolalität des Harnes bzw. Plasmas bedeuten. C_{Osm} ist jene Menge Wasser, die notwendig wäre, um die osmotischen Bestandteile in einem dem Plasma isotonen Harn auszuscheiden. C_{H_2O} ist bei hypertonem Harn daher negativ und bei hypotonem Harn positiv. In Tabelle 38.4 z.B. betragen die Werte für $C_{H_2O} = -22$ μl/s ($-1,3$ ml/min; $-1,9$ Liter pro Tag) während maximaler Antidiurese, bzw. 243 μl/s (14,6 ml/min; 21,9 Liter pro Tag) bei Fehlen von Vasopressin-ADH.

Ansäuerung des Harnes und Bicarbonatausscheidung

Mechanismus der H^+-Sekretion

Wie die Zellen der Magendrüsen sezernieren die Zellen des proximalen und distalen Tubulus Wasserstoff-Ionen (Kap. 25), ebenso kommt es in den Sammelrohren zu Ansäuerung. Die in den Tubuluszellen wahrscheinlichen Reaktionen zeigt Abb. 38.19. Wie andere Zellen haben die *Tubuluszellen* der Niere eine *Na^+-K^+-Pumpe* (Kap. 1); diese Pumpe dürfte jedoch an der dem Lumen zugewendeten Membran nicht vorhanden sein. Durch die lumenale Membran wird H^+ sezerniert und für jedes sezernierte H^+ geht ein Na^+ in die Zelle; in diesem Fall diffundiert

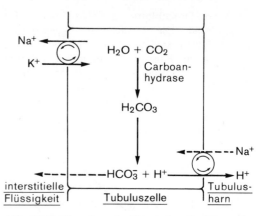

Abb. 38.19. Hypothese der chemischen Reaktionen in den Zellen des proximalen und distalen Tubulus bei der H^+-Sekretion. Ausgezogene Pfeile geben den aktiven Transport durch Zellmembranen an. Gestrichelte Pfeile bedeuten Diffusion. Die Kreise mit Pfeilen repräsentieren gekoppelte aktive Transportmechanismen in der Zellwand (s. auch Abb. 38.23.)

Na^+ entlang seinem elektrischen und chemischen Gradienten. Es besteht kein Beweis dafür, daß H^+-Efflux und Na^+-Influx durch einen gemeinsamen Träger (»carrier«) gekoppelt sind; es scheint vielmehr, daß Na^+ einfach in die Zellen hineindiffundiert, um die Elektro-Neutralität aufrechtzuerhalten. Für jedes sezernierte H^+ gelangt ein HCO_3^- und ein Na^+ in die Interstitialflüssigkeit und diffundiert von da in den Blutstrom. Die Entstehung der von den Tubuluszellen sezernierten H^+ ist unklar; vielleicht entsteht H^+ durch einfache Dissoziation von $H_2CO_3^-$ (Abb. 38.19) oder durch Ionisation von H_2O oder durch komplexere Reaktionen (ähnlich den für den Magen postulierten, bei denen das aus H_2CO_3 stammende H^+ das gebildete OH^- puffert). Die säuresezernierenden Zellen enthalten das Enzym *Carboanhydrase*, das die Reaktion $CO_2 + H_2O \rightleftharpoons H_2CO_3$ katalysiert; dies macht die schnelle Bildung von H_2CO_3 möglich (Kap. 34). Carboanhydrase-Hemmer unterdrücken die Säuresekretion der Niere und die davon abhängenden Reaktionen.

Pufferung der H^+ im Harn (limitierendes pH)

Die sezernierte Säuremenge hängt von den nachfolgend beschriebenen Vorgängen im Tubulusharn ab. Der maximale H^+-Gradient, gegen den beim Menschen der Transport-Mechanismus sezernieren kann, entspricht einem Harn-pH von 4,5 *(limitierendes pH)*. Ohne Puffer oder andere Substanzen, die H^+ im Harn binden, wäre das limitierende pH rasch erreicht und die H^+-Sekretion würde aufhören. *Drei wichtige Reaktionen* in der Tubulusflüssigkeit entfernen freie H^+, so daß mehr Säure sezerniert werden kann (Abb. 38.20); dies sind die Reaktionen (1) *mit HCO_3^- zu CO_2*, (2) *mit HPO_4^{2-} zu $H_2PO_4^-$* und (3) *mit NH_3 zu NH_4^+*.

Reaktion von H^+ mit Puffern im Harn (HCO_3^--»Rückresorption«, titrierbare Acidität)

Das Prinzip des Puffers wurde in Kap. 35 behandelt. Die hauptsächlichen Puffer im Glomerulumfiltrat sind das H_2CO_3/HCO_3^--System (pK = 6,1) und das $H_2PO_4^-/HPO_4^{2-}$-System (pK = 6,8). Die HCO_3^--Konzentrationen im Plasma und dadurch im Glomerulumfiltrat ist etwa 24 mmol/Liter, die von Phosphat nur 1,5 mmol/Liter. Daher reagiert im proximalen Tubulus der Großteil des sezernierten H^+ mit HCO_3^- zu H_2CO_3 (Abb. 38.20) und dieses zerfällt in CO_2 und H_2O. Carboanhydrase konnte im *Bürstensaum der proximalen*, aber nicht der distalen Tubuluszellen nachgewiesen werden, Carboanhydrase erleichtert die Bildung von CO_2 und H_2O in der Tubulusflüssigkeit. CO_2, das leicht durch alle biologischen Membranen diffundiert, gelangt in die Tubuluszelle und steht dort für die Bildung von H_2CO_3 zur Verfügung. Da H^+ aus dem Tubulus entfernt wird, bleibt das pH unverändert. Dies ist der Mechanismus, durch welchen HCO_3^- rückresorbiert wird; für jedes aus der Tubulusflüssigkeit entfernte mol HCO_3^- diffundiert ein anderes mol HCO_3^- aus den Tubuluszellen in das Blut.

Sezerniertes H^+ reagiert auch mit zweiwertigem Phosphat (HPO_4^{2-}) zu einwertigem Phosphat ($H_2PO_4^-$). Dieser Vorgang vollzieht sich zum Großteil im distalen Tubulus und den Sammelrohren, da dort der Rückresorption im proximalen Tubulus entgangenes Phosphat infolge der Rückresorption von Wasser stärker konzen-

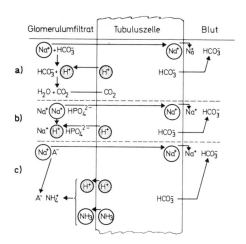

Abb. 38.20. Schicksal von H^+, das im Austausch gegen Na^+ in den Tubulus sezerniert wird. a: Rückresorption des filtrierten Bicarbonats, b: Bildung von titrierbarer Acidität. c: Ammonium-Bildung. In jedem Fall geht ein Na^+ und ein HCO_3^- für jedes sezernierte H^+ in den Blutstrom über. A^-, Anion

triert ist. H^+ reagiert auch in geringerem Grad mit anderen Puffer-Anionen.

Jedes H^+, das mit anderen Puffer-Anionen als HCO_3^- reagiert, trägt zur *titrierbaren Acidität* des Harnes bei; diese wird durch Bestimmung jener Alkalimenge gemessen, die dem Harn zugesetzt werden muß, um sein pH auf 7,4 zurückzustellen (pH des Glomerulumfiltrates). Die titrierbare Acidität erfaßt nur einen Teil der sezernierten Säure, da weder die mit HCO_3^- noch die mit NH_3 reagierenden H^+ gemessen werden.

Eliminierung von H^+ durch NH_3-Sekretion

NH_3 wird in den proximalen und distalen Tubuli und den Sammelrohren sezerniert. Die NH_3 bildenden Reaktionen in der Zelle sind in Abb. 38.21 zusammengefaßt. Glutamin wird in Glutaminsäure und Ammoniak (NH_3) umgewandelt.

$$\text{Glutamin} + H_2O \xrightarrow{\text{Glutaminase}} \text{Glutaminsäure} + NH_3$$

$$\text{Glutaminsäure} \xrightarrow{\text{Glutamindehydrogenase}} \alpha\text{-Ketoglutarsäure} + NH_3$$

$$\text{Desaminierung anderer Aminosäuren} \longrightarrow \alpha\text{-Ketosäuren} + NH_3$$

$$NH_3 + H^+ \rightleftharpoons NH_4^+$$

Abb. 38.21. Hauptreaktionen der Ammoniumproduktion in der Niere

Diese Reaktion wird durch das Enzym *Glutaminase*, das in den Tubuluszellen reichlich vorhanden ist, katalysiert. Weiteres NH_3 wird auch durch Desaminierung von Glutaminsäure und zum geringeren Teil durch Desaminierung anderer Aminosäuren gebildet; zusätzlich kommt etwas NH_3 direkt aus dem arteriellen Blut. Da *NH_3 lipidlöslich* ist, diffundiert es in die Tubulusflüssigkeit und passiert leicht die lipidhaltigen Membranen. Im Tubulus reagiert NH_3 mit H^+ zu Ammoniumionen (NH_4^+). Im Gegensatz zu Ammoniak sind die Ammoniumionen relativ lipidunlöslich und bleiben daher in der Tubulusflüssigkeit.

Die gebildete NH_4^+-Menge hängt vom pH der Tubulusflüssigkeit und dem vorhandenen NH_3 ab. Unabhängig von der Größe der NH_3-Produktion ist die gebildete NH_4^+-Menge dem verfügbaren H^+ und damit der Rate der H^+-Sekretion proportional. Daher ist der NH_4^+-Gehalt eines alkalischen Harnes gleich Null, während der eines stark sauren hoch ist.

Die Bildung von NH_3 steigt bei chronischer Acidose innerhalb 3 bis 5 Tagen allmählich an. Diese *Adaptation der NH_3-Bildung* wird durch einen Anstieg der Glutaminaseaktivität im Gewebe ermöglicht; der dafür verantwortliche Mechanismus ist unbekannt. Der Anstieg ist von pH-Veränderungen im Harn unabhängig und tritt auch bei kompensierter Acidose, bei welcher das pH des Plasmas praktisch normal ist, auf (Kap. 40).

Der Mechanismus der NH_3-Sekretion wird *nicht-ionale Diffusion* genannt (Kap. 1). Salicylate und einige Medikamente, die schwache Basen oder schwache Säuren sind, werden ebenfalls durch nicht-ionale Diffusion sezerniert. Sie diffundieren mit einer Geschwindigkeit, die vom Harn-pH abhängig ist, in die Tubulusflüssigkeit; die ausgeschiedene Menge solcher Medikamente hängt daher vom pH des Harnes ab.

pH-Änderungen entlang dem Nephron

Mikropunktionsuntersuchungen an Säugernieren zeigen einen merklichen *Abfall des pH im Verlauf* des *proximalen Tubulus* und einen weiteren im *distalen Tubulus* (Abb. 38.22). Da das meiste HCO_3 im proximalen Tubulus rückresorbiert wird und die für seine Rückresorption verantwortliche H^+-Sekretion das pH nicht verändert, muß daher im proximalen Tubulus eine stärkere Säuresekretion als im distalen vor sich gehen. Der Säure-Sekretionsmechanismus im distalen Tubulus und insbesondere im Sammelrohr hat eine geringere sekretorische Kapazität, er kann jedoch eine große pH-Differenz zwischen Tubulus-Lumen und Zelle erzeugen. Das pH des Tubulusharnes hängt auch von der Relation zwischen rückresorbiertem HCO_3^- und der Volumenverminderung des Filtrates ab. Das Harn-pH hängt, wie das des Blutes, vom Verhältnis

$[HCO_3^-] / [H_2CO_3]$ ab, da

$$pH = pK + \log \frac{[HCO_3^-]}{[H_2CO_3]}$$

und $[H_2CO_3]$ dem P_{CO_2} proportional ist. Vermindert sich daher bei einem gegebenen P_{CO_2} die Flüssigkeitsmenge im Tubulus weniger rasch als das HCO_3^-, so sinkt die *Konzentration des HCO_3^-* und damit das pH. Umgekehrt steigt das pH, wenn die HCO_3^--Konzentration steigt.

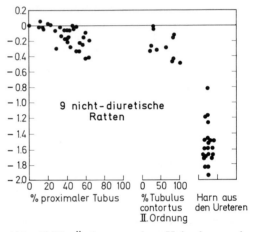

Abb. 38.22. Änderungen des pH in den renalen Tubuli. Die Werte sind dargestellt als positive oder negative Unterschiede des pH gegenüber dem Plasma-pH (nach GOTTSCHALK et al.: Location of urine acidification in the mammalian kidney. Amer. J. Physiol. **198**, 581 (1960))

Beeinflussung des H^+-Sekretionsmechanismus

Durch Veränderungen von intracellulärem P_{CO_2}, Kaliumgehalt, Carboanhydrasespiegel und NNR-Hormonkonzentration wird die renale Säuresekretion beeinflußt. Ist der P_{CO_2} hoch *(respiratorische Acidose)*, so steht zur Pufferung des Hydroxyl-Ions mehr intracelluläre H_2CO_3 zur Verfügung und die *Säuresekretion ist vermehrt*, während bei fallendem P_{CO_2} das Gegenteil gilt. *Kaliumverlust steigert die Säuresekretion*, weil der Kaliumverlust offensichtlich intracelluläre Acidose verursacht, selbst wenn das Plasma-pH unter Umständen erhöht ist; umgekehrt hemmt Kaliumüberschuß in der Zelle die Säuresekretion. Wird die *Carboanhydrase gehemmt*, so ist die *Säuresekretion* durch verminderte H_2CO_3-Bildung *gehemmt*. Aldosteron und die anderen NNR-Steroide, welche die tubuläre Rückresorption von Natrium fördern, vermehren auch die Sekretion von H^+ und Kalium.

Bicarbonat-Ausscheidung, Transportmaximum für HCO_3^-

Obwohl für die HCO_3^--Rückresorption in die Tubuluszellen kein direkter Transportmechanismus besteht, hat HCO^- ein »Tm« bei Plasma-[HCO_3^-] von 28 mmol/l; unterhalb dieses Wertes wird das filtrierte HCO_3^- zur Gänze — 90% im proximalen, 10% im distalen Tubulus — in Form von CO_2 »rückresorbiert«. Bei Überschreiten der »Schwelle« (Plasma-[HCO_3^-] 28 mmol/l) erscheint HCO_3^- im Harn und dieser wird alkalisch (Abb. 38.23). Bei 28 mmol/l [CHO_3^-] ist das tubuläre H^+-Angebot — trotz maximaler H^+-Sekretion — eben ausreichend, um die für die HCO_3^--Rückresorption notwendigen H^+ bereitzustellen. Sinkt [HCO_3^-], so stehen im distalen Tubulus vermehrt H^+ zur Verfügung, die als titrierbare Acidität und NH_4^+ aufscheinen; der Harn wird daher mit fallender Plasma-[HCO_3^-] sauer und enthält mehr NH_4^+. Aus unbekannten Gründen steigt die HCO_3^--Rückresorption, wenn die GFR zunimmt.

Folgen der pH-Änderung im Harn

Das pH des Harnes schwankt beim Menschen maximal zwischen 4,5 und 8,0 in Abhängigkeit von den bei der Säuresekretion zusammenwirkenden Prozessen, der NH_4^+-Bildung und HCO_3^--Ausscheidung. Die Ausscheidung eines Harnes mit einem von den Körperflüssigkeiten abweichenden pH hat für den Elektrolyt- und Säure-Basen-Haushalt wichtige Folgen (Kap. 40). Säuren werden im Plasma und in den Zellen gepuffert (HA + $NaHCO_3$ ⇌ NaA und H_2CO_3); H_2CO_3 bildet CO_2 und H_2O, CO_2 wird abgeatmet, während NaA im Glomerulumfiltrat aufscheint. Im selben Ausmaß, in dem Na^+ durch H^+ als titrierbare Acidität oder NH_4^+ ersetzt wird, bleibt Na^+ dem Körper erhalten. Für jedes als titrierbare Acidität oder NH_4^+

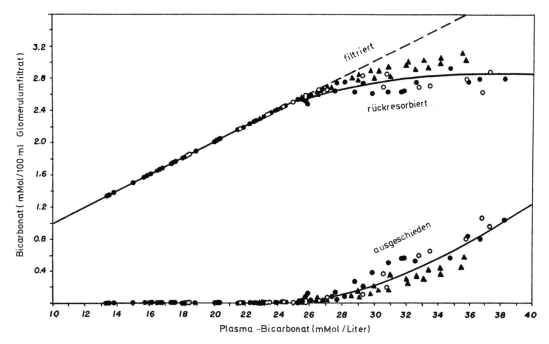

Abb. 38.23. Rückresorption und Exkretion von Bicarbonat bei verschiedenen Plasma-Bicarbonat-Konzentrationen beim Menschen. Die verschiedenen Symbole repräsentieren die Werte verschiedener Individuen (nach PITTS et al.: The renal regulation of acid-base balance in man. III. The reabsorption and excretion of bicarbonate. J. clin. Invest. **28**, 35 (1949))

ausgeschiedenes H^+ kommt es zu einem weiteren Gewinn von einem HCO_3^- im Blut, womit der Bestand an diesem wichtigen Pufferanion „aufgefüllt" wird. Werden hingegen den Körperflüssigkeiten Basen zugesetzt, dann werden die zugeführten OH^- gepuffert und das Plasma-HCO_3^- steigt; werden 28 mmol/Liter überschritten, wird der Harn alkalisch und das überschüssige HCO_3^- wird im Harn ausgeschieden. Da die maximale H^+-Sekretionsrate durch die Tubuli sich direkt mit dem arteriellen P_{CO_2} ändert, wird auch die HCO_3^--Rückresorption durch den P_{CO_2} beeinflußt (Kap. 40).

Natrium- und Chloridausscheidung

Na^+ wird in großen Mengen filtriert; seine aktive Rückresorption erfolgt offensichtlich aus dem proximalen Tubulus, dem distalen Tubulus und dem Sammelrohr. Normalerweise werden 96–99% des filtrierten Na^+ rückresorbiert; zum größten Teil erfolgt diese Rückresorption von Na^+ zusammen mit Cl^- (Tabelle 38.6), aber ein Teil der Na^+ wird auch durch Prozesse rückresorbiert, bei welchen für jedes in den Tubuli sezernierte H^+ ein Na^+ in den Blutstrom übergeführt wird; schließlich wird ein kleiner Teil des Na^+ im Zusammenhang mit der Sekretion von K^+ rückresorbiert.

Regulation der Na^+-Ausscheidung

Da Na^+ das überwiegende Kation in der ECF ist, und da Natrium-Salze mehr als 90% der osmotisch aktiven gelösten Substanzen im Plasma und in der Interstitialflüssigkeit ausmachen, ist die Menge von Na^+ im Körper hauptsächlich bestimmend für das ECF-Volumen. Es ist daher nicht überraschend, daß im Laufe der Evolution von den terrestischen Lebewesen ein »Mehrfach«-Regulationsmechanismus entwickelt wurde, um die Ausscheidung des Na^+-Ions zu kontrollieren. Durch die Wirkung dieser Regulationsmechanismen wird die Menge von Na^+, die ausgeschieden wird, so einreguliert, daß sie gleich groß ist wie die aufgenommene Menge, und zwar über einen weiten Bereich von Unterschieden in der Nahrung; dadurch kann das Individuum im Na^+ Gleichgewicht verbleiben. Die Ausscheidung von Na^+ im Harn schwankt folglich zwischen so wenig wie 1 mmol pro Tag bei Kochsalz-armer Diät bis zu 400 mmol und mehr pro Tag, wenn die Na^+-Aufnahme mit der Nahrung hoch ist. Zusätzlich kommt es zur Natriurese, wenn Kochsalz-Lösung intravenös infundiert wird, bzw. zu einer Abnahme der Na^+-Ausscheidung, wenn das ECF-Volumen vermindert wird. Variationen der Na^+-Ausscheidung ergeben sich aus Änderungen der filtrierten Menge sowie aus Änderungen der in den Tubuli rückresorbierten Na^+-Menge. Faktoren, welche die GFR beeinflussen, wurden oben diskutiert. Faktoren, die auf die Rückresorption Einfluß nehmen, sind der onkotische und hydrostatische (Perfusions-)Druck in den peritubulären Capillaren, der Spiegel von zirkulierendem Aldosteron und anderer adrenocorticaler Hormone, die Menge des tubulär sezernierten K^+ und H^+ und schließlich andere Faktoren, die noch nicht vollkommen erfaßt sind.

Glomerulotubuläre Balance und Na^+-Ausscheidung

Die filtrierte Na^+-Menge ist so groß (über 26000 mmol/Tag), daß — bei Annahme einer konstanten reabsorbierten Na^+-Menge — eine Zunahme der GFR von nur 30 µl/s (2 ml/min)

Tabelle 38.6. Quantitative Aspekte der Natrium-Rückresorption (normale Versuchsperson)

GFR = 2,08 ml/s (125 ml/min)		
Plasma HCO_3^- = 27 mmol/Liter		
Plasma-Na^+ = 145 mmol/Liter		
Na^+ gefiltert pro Sekunde (Minute)	302	(18 125) µmol
Rückresorbiert zusammen mit Cl^-	243	(14 585) µmol
Rückresorbiert zusammen mit 56 (3 375) µmol rückresorbiertem HCO_3^-	56	(3 375) µmol
Rückresorbiert im Zusammenhang mit der Bildung titrierbarer Säure und von Ammonium	0,8	(50) µmol
Rückresorbiert im Austausch gegen K^+	0,8	(50) µmol
Gesamt-Na^+ pro min rückresorbiert	301	(18 060) µmol

Tabelle 38.7. Hypothetische Änderung der Natriumausscheidung in Abhängigkeit von der GFR unter Annahme einer nicht regulatorisch veränderten Natriumrückresorption

GFR ml/s (ml/min)	Plasma-Natrium (μmol/ml)	Filtrierte Menge μmol/s (μmol/min)	Rückresorbierte Menge μmol/s (μmol/min)	Ausgeschiedene Menge μmol/s (μmol/min)
2,08 (125)	145	302 (18 125)	300 (18 000)	2 (125)
2,12 (127)	145	307 (18 415)	300 (18 000)	7 (415)
2,07 (124,1)	145	300 (18 000)	300 (18 000)	0

zu einer Verdopplung der ausgeschiedenen Na^+-Menge führen müßte (Tabelle 38.7). Umgekehrt würde eine geringe Abnahme der GFR die Na^+-Ausscheidung auf Null vermindern. Diese Überlegungen sind jedoch rein hypothetisch, da mit steigender GFR die rückresorbierte Na^+-Menge zunimmt und mit sinkender GFR abnimmt. Die Änderung der Reabsorption findet hauptsächlich im proximalen Tubulus statt; diese Kompensation ist zwar gewöhnlich nicht vollständig, jedoch beachtlich. Auch die Rückresorption verschiedener anderer Substanzen im proximalen Tubulus ist der Beladung des Filtrates mit diesen Substanzen proportional. Diese Proportionalität, die besonders im Falle des Na^+ offensichtlich ist, wird als *glomerulo-tubuläre Balance* bezeichnet.

Der Mechanismus, der für diese Änderungen der proximalen Reabsorption verantwortlich ist, ist derzeit Gegenstand intensiver Untersuchungen. Die Änderung der Na^+-Rückresorption kommt innerhalb von Sekunden nach Änderung der glomerulären Filtration zustande, so daß die Beteiligung eines extrarenalen humoralen Faktors unwahrscheinlich erscheint.

Ein Faktor ist jedenfalls *der onkotische Druck in den peritubulären Capillaren.* Wenn die GFR hoch ist, dann kommt es zu einer verhältnismäßig starken Steigerung des onkotischen Druckes in der efferenten Arteriole und ihren Verzweigungen. Dadurch wird die Reabsorption gelöster Substanzen und damit auch von Na^+ aus dem Tubulus erhöht. Intrarenale Mechanismen, welche diese Änderung bewirken, konnten jedoch noch nicht nachgewiesen werden.

Hämodynamische Einflüsse auf die Na^+-Rückresorption

Änderungen des hydrostatischen (Perfusions-) und onkotischen Druckes in den Nierencapillaren spielen offenbar eine Rolle bei der Antwort auf Salz-Überladung. Intravenöse Salzzufuhr führt zur Natriurese mit verminderter Na^+-Rückresorption im proximalen Tubulus. Salzlösungen verdünnen das Blut, senken den kolloidosmotischen Druck, und die Volumenzunahme dürfte auch den Widerstand in den Nierengefäßen herabsetzen, was zu einer Steigerung des Perfusions-Druckes führt. Umgekehrt bewirken Bedingungen, welche das ECF-Volumen vermindern, eine Vasoconstriction im Bereich der Niere, die von einer Verminderung des Perfusions-Druckes in den Capillaren gefolgt ist, wodurch die Na^+-Rückresorption im proximalen Tubulus gesteigert wird. Änderungen des hydrostatischen und osmotischen Druckes spielen, wie erwähnt, vielleicht auch eine Rolle bei der glomerulo-tubulären Balance und beim »escape phenomenon« (Kap. 20).

Einfluß der NNR-Steroide auf die Na^+-Ausscheidung (Aldosteron)

NNR-Mineralocorticoide, wie Aldosteron, steigern die tubuläre Rückresorption von Na^+ in Zusammenhang mit der Sekretion von K^+ und H^+ und auch die Na^+-Resorption zusammen mit Cl^- (Kap. 20). Wenn diese Hormone bei adrenalektomierten Tieren injiziert werden, dann vergeht eine Latenz-Periode von 10 bis 30 min, ehe die Wirkung auf die Na^+-Rückresorption manifest wird. Die *Mineralocorticoide wirken auf den distalen Tubulus contortus und das Sammelrohr* und es gibt Hinweise, daß sie auch die Rückresorption kleiner Na^+-Mengen aus der Harnblase verursachen können. Glucocorticoide wie Cortisol steigern ebenfalls die Na^+-Rückresorption, doch — anders als die Mineralocorticoide — steigern sie auch die GFR; sie dürften daher die Na^+-Ausscheidung eher steigern als vermindern, da die erhöhte Beladung des Filtrates mit Na^+, die sie verursachen, die vermehrte Rückresorption übersteigen dürfte. Verminderung der täglichen Kochsalz-Zufuhr steigert die Aldosteron-Sekretion (Abb. 20.8).

Änderungen der Aldosteron-Sekretion können Änderungen der Na^+-Ausscheidung erklären, wie sie innerhalb Tagen oder Stunden auftreten; rasche Änderungen der Na^+-Ausscheidung können jedoch wegen der Latenzzeit, die vor dem Manifestwerden von Aldosteronwirkungen vergehen muß, nicht diesem Hormon zugeschrieben werden.

Zusammenhänge zwischen Säure- bzw. K^+-Sekretion und Na^+-Ausscheidung

Na^+-Ausscheidung wird durch Pharmaka gesteigert, welche durch Hemmung der Carboanhydrase die renale Säureausscheidung senken. Nachdem dann CO_2 oder Säure im Blut gepuffert wurde, geht Na^+, das mit Säure-Anionen filtriert wurde, im Harn verloren, wenn die Menge des Filtrates die Kapazität der Tubuli, Na^+ gegen H^+ auszutauschen, überschreitet.
Änderungen der Na^+-Ausscheidung, die auf Änderungen der K^+-Sekretionsrate zurückzuführen sind, sind von geringem Umfang (Tabelle 38.6, 38.7).

Andere Faktoren mit Einfluß auf die Na^+-Ausscheidung

Die Faktoren, welche die Na^+-Rückresorption im proximalen Tubulus beeinflussen, haben wegen der Zusammenhänge mit dem ECF-Volumen große Bedeutung. Die proximale Na^+-Rückresorption steigt an, wenn das ECF-Volumen vermindert ist, und sie sinkt ab, wenn das ECF-Volumen sich expandiert. Die Rolle des hydrostatischen (Perfusions-) und onkotischen Druckes bei der Auslösung dieser Effekte wurde oben diskutiert. Es gibt auch eine Ansicht, daß ein noch nicht isoliertes Hormon (ein hypothetischer »dritter Faktor«) zusammen mit den adrenocorticalen Hormonen und der GFR bei der Regulierung der Na^+-Ausscheidung beteiligt ist. Es wurde sogar postuliert, daß ein derartiges Hormon vorzugsweise auf die Na^+-Rückresorption im proximalen Tubulus wirkt. Manches spricht dafür, daß auch die Nieren-Nerven einen Einfluß auf die Na^+-Rückresorption (s. oben) ausüben. Die Rolle dieser verschiedenen Faktoren, muß — sofern sie überhaupt Bedeutung haben — noch weiter untersucht werden.

Chlorid-Ausscheidung

Chlorid-Rückresorption ist bei verminderter HCO_3^--Rückresorption vermehrt und umgekehrt; im Plasma verändert sich die Cl^--Konzentration umgekehrt zur HCO_3^--Konzentration, wobei die Gesamtkonzentration der Anionen konstant bleibt. Die meisten Vorgänge beim Cl^- lassen sich mit *passiver Diffusion* erklären; Cl^- wird jedoch auch aktiv aus dem Tubulus-Lumen transportiert, u. zw. im dicken Teil des aufsteigenden Schenkels der Henleschen Schleife (s. früher).

Kalium-Ausscheidung

Der Großteil des *Kaliums* wird durch *aktive Rückresorption im proximalen Tubulus* aus der Tubulusflüssigkeit entfernt (Tabelle 38.8), während die *distalen Tubuluszellen* Kalium in den Harn *sezernieren*. Normalerweise hält die sezernierte Menge der Kalium-Aufnahme ungefähr die Waage, d. h. es besteht *Kaliumgleichgewicht*. Im distalen Tubulus wird im allgemeinen Na^+ reabsorbiert und K^+ sezerniert; es besteht jedoch kein starrer 1:1 Austausch und ein beträchtlicher Teil der K^+-Verschiebungen erfolgt rein passiv. Eine elektrische Kopplung besteht jedoch insofern, als Verschiebung von Na^+ in die Zelle das transtubulare Potential an der Tubuluszelle verringert; dies begünstigt den Übertritt von K^+ in das Tubuluslumen. Da eine Na^+-Rückresorption auch in Zusammenhang mit der H^+-Sekretion erfolgt, besteht in der *distalen Tubulusfähigkeit ein Wettbewerb um das Na^+*. K^+-Ausscheidung ist vermindert, wenn die den distalen Tubulus erreichende Na^+-Menge gering und auch, wenn die H^+-Sekretion vermehrt ist. Bei hohem Kaliumgehalt des Körpers wird die H^+-Sekretion offenbar aufgrund intracellulärer Alkalose gehemmt und die K^+-Sekretion und -Ausscheidung ist daher erleichtert; umgekehrt besteht jedoch bei K^+-Mangel intracelluläre Acidose und die K^+-Sekretion nimmt ab. Der *K^+-Sekretionsmechanismus* dürfte die Fähigkeit der »Adaptation« besitzen, da die ausgeschiedene K^+-Menge langsam ansteigt, wenn über längere Zeit eine konstant große Menge eines Kaliumsalzes zugeführt wird.

Einfluß von Diuretica auf die Elektrolytausscheidung

Wenn auch eine ausführliche Besprechung diuretisch wirksamer Stoffe über den Rahmen dieses Buches hinausgeht, ermöglicht doch die Erläuterung ihrer Wirkungsmechanismen (Tabelle 38.9) ein besseres Verständnis der Harnvolumen und Elektrolyt-Ausscheidung regeln-

Tabelle 38.8. Renales Schicksal verschiedener normaler Plasmabestandteile (Beispiel eines gesunden Erwachsenen bei durchschnittlicher Ernährung)
P = proximaler Tubulus, H = Henlesche Schleife, D = distaler Tubulus, S = Sammelrohr

Substanz	in 24 Stunden				rück-resorbiert	
	filtriert	rückresorbiert	sezerniert	ausgeschieden	(%)	Ort
Natrium (mmol)	26 000	25 850		150	99,4	P, H, D, S
Kalium (mmol)	900	900[a]	100	100	100[a]	P, D
Chlorid (mmol)	18 000	17 850		150	99,2	P, H, D, S
Bicarbonat (mmol)	4 900	4 900		0	100	P, D
Harnstoff (mmol)	870	460[b]		410	53	P, H, D, S
Kreatinin (mmol)	12	1[c]	1[c]	12	—	—
Harnsäure (mmol)	50	49	4	5	98	P
Glucose (mmol)	800	800		0	100	P
Gesamte osmotisch wirksam gelöste Substanzen (mmol)	54 000	53 400	100	700	87	P, H, D, S
Wasser (ml)	180 000	179 000		1 000	99,4	P, H, D, S

[a] Kalium wird proximal rückresorbiert und distal sezerniert. Es ist nicht sicher, ob das gesamte filtrierte Kalium proximal rückresorbiert wird.
[b] Harnstoff diffundiert in manchen Anteilen des Nephrons sowohl hinein wie heraus.
[c] Variable Sekretion und wahrscheinlich Rückresorption von Kreatinin beim Menschen.

den Faktoren. Wasser, Alkohol, osmotische Diuretica, Xanthine und den Harn ansäuernde Salze finden nur begrenzte klinische Anwendung, die anderen Substanzen der Tabelle 38.9 werden jedoch häufig verwendet.
Wasserdiurese und *osmotische Diurese* wurden bereits besprochen. *Äthylalkohol* wirkt direkt auf den Hypothalamus (Hemmung der Vasopressin-ADH-Sekretion, Kap. 14). Die diuretische Wirkung der *Xanthine* ist schwach. Wird NH_4Cl aufgenommen, dissoziiert das NH_4^+ zu H^+ und NH_3 und NH_3 wird in Harnstoff umgewandelt, so daß die Aufnahme von NH_4Cl einer HCl-Zufuhr gleichkommt. Das H^+ wird gepuffert und das Cl^- gemeinsam mit Na^+ filtriert, daher bleibt die Elektroneutralität erhalten. In dem Ausmaß, in dem Na^+ nicht durch H^+ in den Tubuli ersetzt wird, geht Na^+ und Wasser im Harn verloren. Andere ansäuernde Salze ermöglichen Diurese in ähnlicher Weise.
Die *Carboanhydrase-Hemmer* sind als Diuretica nur mäßig wirksam; dadurch aber, daß sie die Säure-Sekretion durch Verminderung der Kohlensäure hemmen, haben sie weitreichende Folgen. Es ist nicht nur die Na^+-Ausscheidung erhöht, da die H^+-Sekretion vermindert ist, sondern auch die HCO_3^--Rückresorption wird beeinträchtigt; da H^+ und K^+ untereinander und mit Na^+ konkurrieren, erleichtert die verminderte H^+-Sekretion die Sekretion und Ausscheidung von K^+.

Ein anderer bestimmender Faktor der K^+-Sekretion ist *die dem distalen Tubulus* für den Na^+-K^+-»Austausch« *angebotene Na^+-Menge*. *Thiazide*, *Furosemid* und *Ethacrynsäure* wirken proximal davon und der resultierende Anstieg der Na^+-Freisetzung erhöht die K^+-Sekretion. Dadurch kommt es zu beträchtlichem *Kaliumverlust* und K^+-Mangel ist eine der häufigsten Komplikationen der Therapie mit diesen Substanzen. Auch *Quecksilber-Diuretica* wirken wahrscheinlich proximal des Na^+-K^+-Austausches, haben aber zusätzlich noch eine Hemmwirkung auf die K^+-Ausscheidung, so daß der K^+-Verlust nicht sehr ausgeprägt ist. *Spironolacton* und *Triamteren* wirken auf den Austauschmechanismus selbst, bedingen K^+-Retention und in manchen Fällen milde Hyperkaliämie. Furosemid und Ethacrynsäure hemmen die *Na-K-ATPase*, die mit dem Na^+-Transport eng verbunden ist (Kap. 1); die Beziehung zwischen dieser Hemmung und dem diuretischen Effekt dieser Substanzen ist noch ungeklärt.

F. Auswirkungen gestörter Nierenfunktion

Eine Reihe pathologischer Veränderungen ist unterschiedlichen Nierenerkrankungen gemeinsam. Die Sekretion von Renin durch die Nieren und der Zusammenhang von Niere und Hoch-

Tabelle 38.9. Wirkungsmechanismus verschiedener Diuretica

Substanz	Wirkungsmechanismus
Wasser	Hemmt Vasopressin-ADH-Sekretion
Äthylalkohol	Hemmt Vasopressin-ADH-Sekretion
Große Mengen osmotisch aktiver Substanzen (z. B. Mannit, Glucose)	Verursachen osmotische Diurese
Xanthine (Coffein, Theophyllin)	Vermindern vielleicht tubuläre Natriumrückresorption und steigern GFR
Den Harn ansäuernde Substanzen ($CaCl_2$, NH_4Cl)	Wirken als Säurebelastung; H^+ wird gepuffert; Anionen werden zusammen mit Na^+ ausgeschieden, sobald die Möglichkeit der Niere, Na^+ gegen H^+ auszutauschen, überschritten ist
Organische Quecksilbersalze (z. B. Thiomerin, Meraluid)	Hemmen die Na^+- und Cl^--Reabsorption unterhalb des proximalen Tubulus; hemmen die Kaliumsekretion
Carboanhydrase-Hemmer (z. B. Acetazolamid = Diamox)	Vermindern die H^+-Sekretion, führen zu gesteigerter Na^+- und K^+-Ausscheidung
Thiazide (z. B. Chlorothiazid)	Hemmen Cl^--Rückresorption im aufsteigenden Schenkel der Henleschen Schleife und im Anfangsteil des distalen Tubulus; hohe Konzentrationen hemmen auch Carboanhydrase
Furosemid (Lasix)	Hemmen Cl^--Rückresorption in Henlescher Schleife
Ethacryn-säure (Edecrin)	Hemmt Cl^--Rückresorption in Henlescher Schleife
Kalium retinierende Natriuretica z. B. Spironolacton (Aldacton) und Triamteren	Hemmen den Na^+-K^+-Austausch im distalen Tubulus durch Hemmung der Aldosteronwirkung (Spironolacton), bzw. direkt (Triamteren)

druck wurde in Kapitel 24 und 33 behandelt. Ein häufiger Befund bei verschiedenartigen Nierenerkrankungen ist das Auftreten von Eiweiß, Leukocyten, roten Blutkörperchen und Cylindern (hyaline *Cylinder,* Teile von in den Tubuli präcipiertem Eiweiß-haltigem Material) im Harn. Andere wichtige Folgen von Nierenerkrankungen sind Verlust der Konzentrierungs- oder Verdünnungsfähigkeit des Harnes, ferner Urämie, Acidose und abnorme Na^+-Retention.

Proteinurie

Während normalerweise im Harn nur Eiweiß-Spuren auftreten, ist bei verschiedenen Nierenerkrankungen die Permeabilität der Glomerulumcapillaren für Protein erhöht *(Proteinurie).* Der Großteil dieses Proteins ist *Albumin* und die Störung wird häufig *Albuminurie* genannt, obwohl auch andere Plasmaproteine im Harn erscheinen. Die Eiweißmenge im Harn kann sehr groß sein, so daß der Eiweißverlust u. U. — besonders bei Nephrose — die Bildungsrate der Plasmaproteine übersteigen kann. Die resultierende *Hypoproteinämie* vermindert den onkotischen Druck und das Plasmavolumen sinkt — manchmal zu gefährlich niederen Werten — ab, während sich Ödemflüssigkeit im Gewebe ansammelt. Auch bei offensichtlich Gesunden kann gelegentlich nach längerem Stehen Eiweiß im Harn auftreten *(orthostatische Albuminurie),* während beim Liegen der Harn eiweißfrei ist. Die Ursache dieses Zustandes ist unklar; man hat Änderung der Hämodynamik in der Niere dafür verantwortlich gemacht.

Verlust der Konzentrierungs- und Verdünnungsfähigkeit der Niere

Bei Nierenerkrankungen wird der Harn weniger konzentriert, das Harnvolumen steigt an und führt zu den Symptomen der *Polyurie* (stärkerer und häufiger, manchmal nächtlicher — *Nykturie* — Harndrang). Bei fortgeschrittener Nierenerkrankung geht oft die Konzentrierungs- und Verdünnungsfähigkeit der Niere verloren und die Osmolalität des Harnes nähert sich der des Plasmas *(Isosthenurie,* spez. Gewicht $\sim 1{,}010$).

Dies ist zum Teil durch *Störung des Gegenstrommechanismus* bedingt, die entscheidende Ursache ist jedoch der *Verlust funktionierender Nephronen.* Wird eine Niere chirurgisch entfernt, so wird die Zahl der funktionierenden Nephronen halbiert; die ausgeschiedenen osmotisch wirksamen Teilchen sind aber nicht in demselben Ausmaß vermindert, es müssen also die verbleibenden Nephronen mehr osmotisch aktive Substanzen filtern und ausscheiden, was einer osmotischen Diurese gleichkommt. Bei osmotischer Diurese nähert sich die Osmolalität des Harnes der des Plasmas (s. oben); dasselbe tritt ein, wenn die Zahl der funktionsfähigen Nephronen durch Krankheit vermindert ist. Ist jedoch ein Großteil der Nephronen zerstört, sinkt das Harnvolumen und es kommt zur *Oligurie* oder sogar zur *Anurie*.

Urämie

Häufen sich im Blut die Abbauprodukte des Eiweißstoffwechsels an, so kommt es zur *Urämie*. Symptome der Urämie sind u.a. Lethargie, Anorexie, Übelkeit und Erbrechen, Desorientiertheit und Verwirrtheit, Muskelzucken, Krämpfe und Koma. Da die Erythropoese herabgesetzt wird, ist Anämie ein führendes Symptom der chronischen Urämie. Die Blutspiegel von *Harnstoff-Stickstoff* (Blood Urea Nitrogen = BUN), *Rest-N* (Non-Protein Nitrogen = NPN) und *Kreatinin* sind hoch, sie dienen als Gradmesser für die Schwere der Urämie. Es wird jedoch auch behauptet, nicht die Anhäufung von Harnstoff und Kreatinin an sich, sondern eher die Anhäufung anderer toxischer Substanzen — möglicherweise organische Säuren oder Phenole — verursachten die Symptome der Urämie.

Da Harnstoff die Blut-Hirn-Schranke nur langsam passiert, wird er in der Neurochirurgie i.v. angewandt, um die ECF außerhalb des Gehirns hyperton zu machen und so das Gehirn während der Operation durch osmotischen Wasserentzug zu verkleinern. Harnstoff-Infusionen bedingen jedoch im Tierexperiment Veränderungen der elektrischen Aktivität des Gehirns und sind vielleicht nicht so harmlos, wie sie zu sein scheinen. Bei Hunden bewirkt langdauernde Infusion von Harnstoff Anorexie, Schwäche, Erbrechen und Durchfall.

Bei urämischen Patienten können die Urämiesymptome verursachenden toxischen Substanzen durch *Hämodialyse (künstliche Niere)* gegen eine geeignete Lösung (ionale Zusammensetzung auf das Plasma abgestimmt) entfernt werden. Durch wiederholte Dialyse können Patienten am Leben und sogar für viele Monate und Jahre in einem Zustand relativen Wohlbefindens erhalten werden, manchmal selbst nach beidseitiger Nephrektomie oder bei völliger Anurie.

Acidose bei Nierenerkrankungen

Bei chronischen Nierenerkrankungen ist die Acidose häufig durch das Unvermögen bedingt, saure Produkte der Verdauung und des Stoffwechsels auszuscheiden (Kap. 40). Bei dem seltenen Syndrom der *renalen tubulären Acidose* besteht bei sonst normaler Nierenfunktion eine spezifische Unfähigkeit, sauren Harn zu bilden. In den meisten Fällen chronischer Nierenerkrankungen ist der Harn jedoch maximal sauer und die Acidose entwickelt sich, da sich die Gesamtmenge an H^+, die ausgeschieden werden kann, durch mangelhafte tubuläre NH_3-Produktion vermindert.

Abnormer Na^+-Stoffwechsel bei Nierenschädigung

Viele Patienten mit Nierenerkrankungen retinieren sehr große Mengen an Natrium und werden ödematös. Es gibt zumindest drei Ursachen (zwei davon renal) der Na^+-Retention: (1) Bei *akuter Glomerulonephritis,* einer hauptsächlich die Glomerula betreffenden Erkrankung, kommt es zu einer deutlichen Verminderung der Natriumfiltration, ohne korrespondierende Verminderung der Na^+-Rückresorption. (2) Bei *Nephrose* ist die vermehrte Aldosteron-Ausschüttung für die Salzretention verantwortlich. Das Plasma-Protein ist bei Nephrose vermindert, Flüssigkeit aus dem Plasma geht in das Interstitium und das Plasmavolumen sinkt; die Abnahme des Plasmavolumens löst eine erhöhte Aldosteron-Ausschüttung über den Renin-Angiotensin-Mechanismus aus. (3) Die Ursache der Natrium-Retention und der Ödeme kann cardial bedingt sein (Beziehung zwischen Herzinsuffizienz und abnormer Salzretention, Kap. 33).

Ein bemerkenswertes, aber seltenes Syndrom ist das *renale Salzverlust-Syndrom* (»salt-losing nephritis«). Bei dieser Krankheit kommt es zu einem deutlichen Natrium-Verlust im Harn, der auf endogene und exogene Mineralocorticoide nicht anspricht; die dabei auftretenden subjektiven und objektiven Zeichen der Hypovolämie können zu der Fehldiagnose NNR-Insuffizienz führen. Das Syndrom ist offensichtlich durch eine relativ selektive Schädigung des Na$^+$-Rückresorptionsmechanismus bedingt. In diesem Fall ist hohe Salzzufuhr notwendig, um einem kardiovasculären Kollaps vorzubeugen.

Unterschiedliche Aldosteron-Wirkung bei verschiedenen Formen der Nierenschädigung

Auffallenderweise kommt es nach Aldosteron-Zufuhr beim Normalen und bei Patienten mit primärem Hyperaldosteronismus zu schwerem Kaliumverlust, während bei ödematösen Patienten mit Nephrose, Lebercirrhose oder Herzinsuffizienz trotz sekundärem Hyperaldosteronismus kein Kaliumverlust auftritt. Ein entscheidender Faktor dürfte hierbei die Menge von Na$^+$ sein, die den distalen Tubulus erreicht; Na$^+$ in der Tubulus-Flüssigkeit trägt zur Aufrechterhaltung der Potentialdifferenz zwischen dem Tubulus-Lumen und den Zellen bei und dies fördert die K$^+$-Sekretion. Bei *Patienten mit primärem Hyperaldosteronismus* ist Natrium »entschlüpft« und die Na$^+$-Rückresorption im proximalen Tubulus vermindert, so daß große Mengen Natrium den distalen Tubulus erreichen (»escape«-Phänomen, Abb. 20.22).

Bei *Patienten mit Ödemen* kann die filtrierte Natriummenge (1) gering sein, da das Plasma-Natrium aufgrund der »Verdünnungs-Hyponatriämie« und/oder infolge verminderter GFR erniedrigt ist. Die den distalen Tubulus erreichenden Na$^+$-Mengen können jedoch auch (2) niedrig sein, selbst wenn das Plasma-Natrium und die GFR normal sind, da im proximalen Tubulus eine erhöhte Na$^+$-Rückresorption besteht. Ein anderer Umstand von Bedeutung bei Patienten mit Ödemen ist (3) das geringe Flüssigkeitsangebot an den distalen Tubulus. K$^+$-Ausscheidung dürfte »strömungsvolumenbegrenzt« (»flow limited«) sein, und bei diesen Patienten ist die Flüssigkeitsmenge, die den distalen Tubulus erreicht, häufig vermindert.

Kapitel 39
Harnblasenfunktion, Harnentleerung, Harn

Funktion der Ureteren, Füllung der Blase

Die Wände der Ureteren enthalten spiralförmige, longitudinale und zirkuläre Bündel glatter Muskeln, die jedoch keine ausgeprägten Schichten bilden. Ein- bis fünfmal pro Minute ablaufende *peristaltische Kontraktionen* befördern den Harn aus dem Nierenbecken durch die Ureteren zur Harnblase; synchron mit jeder peristaltischen Welle wird Harn in die Blase gepreßt. Bei einer Harnmenge von 1 ml/min entspricht dies der Beförderung von etwa *1–2 Tr. pro peristaltischer Welle*. Die Ureteren treten schräg durch die Blasenwand, so daß ein *ventilartiger Verschluß* entsteht und ein Reflux von Harn aus der Blase in die Ureteren trotz Fehlens eigentlicher Sphincteren verhindert wird.

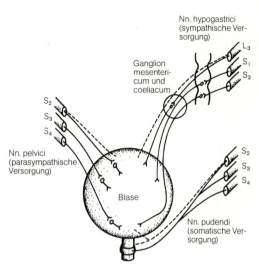

Abb. 39.1. Innervation der Blase. Gestrichelte Linien bedeuten sensorische (afferente) Nerven

Entleerung der Blase

Funktioneller Aufbau der Blase

Die glatte Muskulatur der Blase ist wie die der Ureteren aus spiralförmigen, longitudinalen und zirkulären Bündeln aufgebaut. Kontraktion der äußeren Schicht *(M. detrusor vesicae)* ist hauptsächlich für die Entleerung der Blase verantwortlich. Muskelbündel verlaufen beiderseits der Urethra, ohne diese allerdings zirkulär zu umgeben *(Sphincter internus urethrae)*. Etwas weiter distal an der Urethra liegt der quergestreifte *Sphincter externus urethrae*. Das Blasenepithel besteht aus einer oberflächlichen Lage flacher Zellen und einer tiefen Schicht kubischer Zellen. Die Innervation der Blase ist in Abb. 39.1 zusammengefaßt.

Miktion

Miktion ist ein *durch höhere Hirnzentren geförderter* bzw. *gehemmter Spinal-Reflex* und — wie Defäkation — willkürlich auslösbar. Der Einstrom des Harnes in die Blase ruft bis zur Füllung der Blase keinen nennenswerten intravesicalen Druckanstieg hervor. Wie andere glatte Muskeln hat der *Blasenmuskel* die Eigenschaft der *Plastizität;* die initiale Erhöhung der Spannung bei Dehnung wird nicht aufrechterhalten. Die Beziehung zwischen intravesicalem Druck und Volumen kann durch Füllung der vorher entleerten Blase mittels Katheter und fortlaufender Druckmessung erfaßt werden *(Cystometrie)*.

Abb. 39.2 zeigt ein typisches Cystometrogramm; nach initialem leichten Druckanstieg infolge der anfänglichen Volumenzunahme bleibt der Druck bei weiterer Volumenvermehrung über einen weiten Bereich fast konstant und zeigt bei Auslösung des Entleerungsreflexes einen plötzlichen steilen Anstieg (Segmente Ia, Ib und II des Cystometrogrammes; Abb. 39.2). Der erste Harndrang wird bei einem Blasenvolumen von 150 ml, das Gefühl deutlicher Füllung bei etwa 400 ml verspürt. Der Teil Ib ist Ausdruck des Laplaceschen Gesetzes (der Druck in einem sphärischem Hohlorgan ist gleich der doppelten Wandspannung gebrochen durch den Radius, Kap. 30). Im Falle der Harnblase nimmt die Spannung bei Füllung zu, ebenso der Radius, so daß mit stärkerer Füllung nur geringer Druckanstieg erfolgt (vgl. auch Plastizität der glatten Muskulatur, Kap. 3).

Bei Miktion sind die perinealen Muskeln und der Sphincter externus der Urethra erschlafft, der Detrusor kontrahiert sich und Harn entleert sich durch die Urethra, die glatten Muskeln beiderseits der Urethra (sogenannte Sphincter internus) spielen dabei offensichtlich keine Rolle. Beim Mann verhindern sie jedoch bei Ejaculation Samenrückfluß in die Harnblase.

Der Mechanismus, durch den willkürliche Miktion eingeleitet wird, ist unklar. Einer der einleitenden Vorgänge ist Erschlaffung der Beckenbodenmuskulatur; dies mag einen ausreichenden Zug auf den Detrusor verursachen, um seine Kontraktion einzuleiten. Die perinealen Muskeln und der Sphincter externus können willkürlich kontrahiert werden und entweder den Harnfluß durch die Urethra verhindern oder diesen bei begonnener Miktion unterbrechen. Durch die erlernte Fähigkeit zur Dauerkontraktion des Sphincters kann die Miktion bis zur Möglichkeit der Harnentleerung unterdrückt werden. Die Entleerung des restlichen Harnes aus der Urethra erfolgt bei der Frau durch Schwerkraftwirkung, beim Mann hingegen durch Kontraktionen des M. bulbocavernosus.

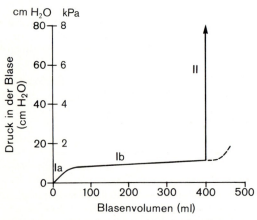

Abb. 39.2. Normales Cystometrogramm (schematisch, vgl. auch Abb. 3.17.). Die Numerierung gibt die im Text beschriebenen 3 Komponenten an. Die gestrichelte Linie zeigt den weiteren Verlauf der Druck-Volumen-Beziehung an, wenn keine Miktion erfolgen würde (nach SMITH: General Urology, 7th Ed. Los Alamos: Lange 1972)

Reflektorische Kontrolle der Blasenentleerung (Miktionsreflex)

Die glatte Muskulatur der Blase zeigt gewisse Spontanaktivität bei Dehnung. Bei intakter Nervenversorgung wird jedoch durch *Dehnungsreceptoren* in der Blasenwand eine Reflex-Kontraktion ausgelöst, deren Schwelle niedriger liegt als diejenige der inhärenten Spontankontraktion. Viscero-sensible Fasern in den Nn. pelvici bilden den *afferenten*, ebenfalls in den Nn. pelvici verlaufende parasympathische Fasern den *efferenten Schenkel des Miktionsreflexes;* der Reflex wird im sacralen Teil des Rückenmarks integriert *(Centrum vesicospinale).* Untersuchungen an der Katze gaben allerdings Hinweise dafür, daß Aktivierung der Afferenzen von der Blase *normalerweise über einen supraspinalen Reflex* zur Erregung der sacralen parasympathischen Neuronen führt. Beim Erwachsenen löst normalerweise ein Harnvolumen von 300 bis 400 ml eine reflektorische Kontraktion aus. Die sympathischen Nerven zur Blase spielen bei der Miktion keine Rolle, doch vermitteln sie die Kontraktion jener Blasenmuskeln, die Samenübertritt in die Blase bei Ejaculation verhindern.

Die Schwelle für den Entleerungsreflex wird durch die Wirkung von *Bahnungs- und Hemmungszentren im Hirnstamm* reguliert. Es besteht ein Bahnungsareal in der pontinen Region und ein Hemmungsareal im Mittelhirn; nach Durchtrennung des Hirnstammes gerade über der Brücke ist die Schwelle für den Entleerungsreflex erniedrigt und eine geringere Blasenfüllung genügt zur Reflexauslösung, während nach Durchtrennung am oberen Ende des Mittelhirnes die Schwelle im wesentlichen normal ist. Ein anderes Bahnungsareal liegt im *hinteren Hypothalamus.* Bei Patienten mit Läsionen im *Gyrus frontalis superior* ist der Harndrang vermindert, es fällt ihnen auch schwer, die einmal begonnene Miktion zu unterbrechen. Stimulierungsexperimente bei Tieren haben gezeigt, daß noch andere corticale Areale die Miktion beeinflussen. Die Blase kann durch willkürliche Auslösung des Entleerungsreflexes auch dann zur Kontraktion gebracht werden, wenn sie nur wenige Milliliter Harn enthält. Willkürliche Kontraktion der Bauchmuskulatur unterstützt durch Erhöhung des intraabdominalen Druckes die Austreibung des Harnes, Miktion kann jedoch auch bei nahezu leerer Blase ohne Pressen eingeleitet werden.

Miktionsstörungen infolge neuraler Läsionen

Es gibt drei Haupttypen von *Miktionsstörungen infolge neuraler Läsionen:* Durch (1) Unterbrechung der afferenten Blasennerven, (2) Unterbrechung von afferenten und efferenten Nerven und (3) Unterbrechung der vom Hirn absteigenden Bahnungs- oder Hemmungsbahnen. Bei allen drei Typen kontrahiert sich die Blase zwar, die Kontraktionen sind jedoch meist zur völligen Entleerung der Blase unzureichend *(Restharnbildung)*.

Auswirkungen von Desafferenzierung auf die Blase

Werden die dorsalen Sacralwurzeln im Tierexperiment durchtrennt oder beim Menschen durch Läsionen der Hinterwurzeln (Tabes dorsalis) unterbrochen, so treten keine reflektorischen Kontraktionen der Blase mehr auf. Die Blase wird überdehnt, dünnwandig und der Muskeltonus ist erniedrigt, es treten jedoch infolge der inhärenten Kontraktilität der glatten Blasenwandmuskulatur bei Dehnung noch vereinzelt Kontraktionen auf.

Auswirkungen von Denervation auf die Blase

Werden die afferenten und efferenten Nerven zerstört (Tumoren der Cauda equina oder des Filum terminale), ist die Blase einige Zeit erschlafft und gedehnt. Mit der Zeit jedoch wird die Muskulatur der »dezentralisierten Blase« wieder aktiv und zahlreiche Kontraktionen pressen den Harn tropfenweise aus der Urethra; die Blase schrumpft und die Wand hypertrophiert. Die Ursache für die Entstehung einer kleinen hypertrophen Blase bei kompletter Denervation bzw. einer gedehnten, hypotonen Blase bei Desafferenzierung ist unbekannt.

Auswirkungen von Rückenmarkdurchtrennung auf die Blase

Bei spinalem Schock ist die Blase schlaff und inaktiv. Sie wird übermäßig gefüllt und Harn tropft durch die Sphincteren ab *(Überfüllungsinkontinenz, Überlaufblase)*. Nach Abklingen des spinalen Schocks tritt der Miktionsreflex wieder auf, es fehlt jedoch die willkürliche Kontrolle bzw. Hemmung oder Bahnung durch höhere Zentren. Manche *Paraplegiker* lernen, die Miktion durch Kneifen oder Bestreichen ihrer Oberschenkel — durch *Auslösung eines schwachen Massenreflexes* (Kap. 12) — einzuleiten. Gelegentlich wird bei ihnen der Miktionsreflex übersteigert; die Blasenkapazität ist vermindert und die Wand hypertrophiert *(spastisch-neurogene Blase)*. Die reflektorische Hyperaktivität wird durch Infektion der Blasenwand erhöht (Infektion der Blasenwand möglicherweise auch Ursache der Hyperaktivität).

Miktionsstörungen infolge Abflußbehinderung

Auch die Ausbildung von *Konkrementen* (pathologischerweise auftretende, feste Bestandteile im harnbildenden und -ableitenden System) kann bisweilen zu einer Abflußbehinderung des Harns führen. Konkremente können entweder in Form solitärer oder multipler größerer einheitlicher Gebilde (»Steine«) oder als sogenannter »Sand« oder »Grieß« vorliegen. Zur Bildung von Konkrementen kommt es bei abnormer Zusammensetzung des Harnes, die entweder primär oder infolge entzündlicher Veränderungen auftreten kann. Eine andere Ursache der Abflußbehinderung des Harns stellt beim Mann die sogenannte *»Prostatahypertrophie«* (meist als Manifestation gutartiger Adenome, bisweilen auch infolge Carcinom der Prostata) dar. Jede höhergradige Abflußbehinderung des Harns stellt einen bedrohlichen Zustand dar, da einerseits durch Sekundär-Infektion (Pyelonephritis) ein septisches Zustandsbild entstehen kann, während des anderseits bei völliger Unmöglichkeit des Harnabflusses zur Urämie (Kap. 38) kommen kann.

Zusammensetzung des Harnes

Die Untersuchung des Harnes bildet — so wie die Prüfung des arteriellen Pulses und der Zusammensetzung des Blutes — eine der Routinemethoden, die dem Arzt eine erste Orientierung über Abweichungen der Körperfunktionen von der Homöostase bieten. Störungen der Nierenfunktion sowie des Wasser- und Elektrolyt-Haushaltes manifestieren sich häufig auch in einer abnormen Menge und/oder Zusammensetzung des Harnes.

Normale Eigenschaften des Harnes

Menschlicher Harn ist eine klare gelbliche Flüssigkeit, die beim Schütteln schäumt und beim Stehen einen leichten wolkigen Niederschlag bilden kann, der aus Spuren von Eiweiß aus dem Blasen- und Harnweg-Epithel besteht. Aus konzentriertem Harn kann beim Abkühlen ein Sediment von Uraten ausfallen, das sich beim

Tabelle 39.1. Zusammensetzung des normalen Harnes im Vergleich mit der Zusammensetzung von Plasma, Glomerulumfiltrat und Schweiß

mmol (mVal)/Liter	Plasma		Glomerulum-filtrat (180 Liter/Tag)		Harn (1,5 Liter/Tag)		Schweiß (1–2 Liter/Tag)	
Na^+	142	(142)	142	(142)	128	(128)	52	(52)
K^+	4,5	(4,5)	4,5	(4,5)	60	(60)	7,5	(7,5)
Ca^{2+}	2,5	(5)	2,5	(5)	2,5	(5)	—	
Mg^{2+}	1,0	(2)	1,0	(2)	7,5	(15)	—	
Cl^-	106	(106)	106	(106)	134	(134)	30	(30)
HCO_3^-	25	(25)	25	(25)	14	(14)	—	
$H_2PO_4^-$ und HPO_4^{2-}	1	(2)	1	(2)	25	(50)	0,25	(0,5)
SO_4^{2-}	0,35	(0,7)	0,35	(0,7)	16,5	(33)	—	
Glucose mmol/l (mg %)	4,4	(80)	4,4	(80)	—	—		
Harnstoff mmol/l (mg %)	4,3	(26)	4,3	(26)	301	(1820)	—	
Harnsäure mmol/l (mg %)	0,18	(3)	0,18	(3)	2,5	(42)	—	
Kreatinin mmol/l (mg %)	0,1	(1,1)	0,1	(1,1)	178	(196)	0,05	(0,5)
Albumin mg/l (mg %)	40000	(4000)	200–300	(20–30)	0–100	(0–10)	—	
Osmolalität (mmol/l)	300		300		500 (50–1400)		90	

Erwärmen wieder löst. Die Farbe des normalen Harns variiert je nach der Konzentration zwischen dunkel goldgelb nach starkem Schweißverlust und blaßgelb nach stärkerer Flüssigkeitszufuhr.

Das *spezifische Gewicht* des Harns ist der Konzentration proportional und beträgt im Mittel 1,016–1,020, bei extrem konzentriertem Harn 1,035 und bei extremer Harnverdünnung 1,002. Das Verhalten des spezifischen Gewichtes gibt wichtige Hinweise auf die Nierenfunktion *(Volhardscher Wasserversuch,* Wasserdiurese, Kap. 38).

Bei bestimmten Formen der Nierenschädigung geht die Fähigkeit der Niere, die Harnkonzentration den Erfordernissen des Flüssigkeitshaushaltes anzupassen, verloren und das spezifische Gewicht des Harns entspricht der Osmolalität des Ultrafiltrates (etwa 1,010, *Isosthenurie).*

Die *Reaktion des Harns* ist im allgemeinen sauer. Das Harn-pH kann leicht mit Indikatoren bestimmt werden. Es beträgt durchschnittlich 5,3 und schwankt zwischen 8,0 und 4,5. Die Ernährung beeinflußt den Harn-pH; vorwiegend pflanzliche Kost kann den Harn-pH nach der alkalischen Seite verschieben, er wird aber auch durch orale Zufuhr von Natriumbicarbonat, durch langanhaltende Hyperventilation und nach reichlichen Mahlzeiten (postprandiale Alkaliflut, Kap. 26) alkalisch. Einige wichtige Harnbestandteile sind aus Tabelle 39.1 zu ersehen.

Pathologische Bestandteile des Harnes

Einige pathologische Harn-Bestandteile sind für Schädigung bestimmter Organsysteme charakteristisch; sie bieten sowohl als Alarmzeichen für den Patienten (z. B. Hämaturie) wie auch für den Arzt aufgrund ihrer leichten Bestimmbarkeit (Teststreifen) erste diagnostische Hinweise. Ohne Anspruch auf Vollständigkeit bietet Tabelle 39.2 Beispiele pathologischer Harnbestandteile mit der für ihr Auftreten im Harn möglichen Ursache.

Zusammensetzung des Harnes

Tabelle 39.2. Einige pathologische Harnbestandteile, deren Nachweismethoden sowie mögliche Ursachen ihres vermehrten Auftretens im Harn

Ausgeschiedene Substanzen	Substanzen	Bezeichnung der abnormen Ausscheidung	Nachweismethoden	Normales Vorkommen der ausgeschiedenen Substanzen	Ursachen für vermehrte Ausscheidung im Harn
Eiweiß	Plasmaproteine (Albumin, Globuline)	Proteinurie (Albuminurie)	Salicylsäure-Probe Teststreifen	Physiolog. Proteinurie weniger als 100 mg/l (10 mg%); manchmal nach schwerer Arbeit oder eiweißreicher Mahlzeit	Erhöhte Durchlässigkeit des glomerulären Filters und/oder Schädigung des Tubulusapparates (z. B. Glomerulonephritis, Nephrose); in etwa 30–35% während der Schwangerschaft
	Bence-Jones-Protein		Kochprobe: fällt beim Erwärmen des Harns aus, geht bei weiterem Erwärmen wieder in Lösung		Beim multiplen Myelom, selten auch bei Leukämie als Ausdruck einer gestörten Eiweißsynthese
Monosaccharide	Glucose	Glucosurie	Reduktionsproben, enzymatisch, Teststreifen	Physiolog. Glucosurie nach kohlenhydratreicher Mahlzeit, manchmal bei starkem Streß	Diabetes mellitus bzw. sog. »renaler Diabetes« (erniedrigte Glucose-Schwelle in der Niere)
	Fructose, Galaktose, Lactose, Pentosen	Fructosurie Galaktosurie Lactosurie Pentosurie	Spez. Tests, bei welchen das Wachstum bestimmter Bakterien vom Vorhandensein best. Monosaccharide abhängt		Infolge angeborener Stoffwechselstörungen (z. B. Galaktosämie, Kap. 17)
Ketonkörper	Aceton Acetessigsäure β-Hydroxybuttersäure	Acetonurie	Legalsche Probe, Teststreifen	Physiologisch nicht mehr als 0,05–0,25 mmol/l (3–15 mg pro Tag); stark vermehrt bei extremem Hunger	Bei gestörtem Kohlenhydratstoffwechsel infolge Unvermögens Acetyl-CoA weiter abzubauen (Diabetes mellitus); auch bei gesteigertem Fettabbau, im Hungerzustand; u. U. auch bei Acidose

Tabelle 39.2. (Fortsetzung)

Aminosäuren und Aminosäure-Stoffwechselprodukte	Phenylbrenztraubensäure, Phenylessigsäure	Phenylketonurie	Guthrie-Test (Bakterienwachstum)		Angeborene Störung des Phenylalaninstoffwechsels
	Cystin, Xanthin	Cystinurie Xanthinurie	Sediment		Gestörter Stoffwechsel dieser Aminosäuren
Gallenpigment	Bilirubin (Urobilin) Urobilinogen		Verschiedene Reduktionsproben, Teststreifen	Normalerweise 3 μmol (2 mg) Urobilinogen pro Tag	Bei den verschiedenen Formen der Gelbsucht (hämolytischer Ikterus, Verschluß der Gallenwege, Hepatitis)
Blutpigment	Hämoglobin	Hämoglobinurie	Benzidin-Probe Teststreifen		Bei starker Hämolyse (z. B. Schwarzwasserfieber)
	Hämoglobin in Erythrocyten	Hämaturie	Teststreifen oder im Sediment		Schädigung des glomerulären Filters (Glomerulonephritis) oder pathologische Prozesse der abführenden Harnwege
	Porphyrine	Porphyrinurie		Normalerweise 0,1–0,3 μmol (80–220 μg) Koproporphyrin pro Tag	Bei gestörter Hämsynthese (Porphyrinämie verschiedener Genese)
Celluläre Elemente	Erythrocyten Leukocyten Hyaline und granulierte Cylinder	Hämaturie Leukocyturie Cylindrurie	Das Sediment wird durch zentrifugieren von Katheterharn oder besser von Mittelstrahlharn gewonnen und anschließend mikroskopisch begutachtet	Leukocyten manchmal normalerweise vereinzelt nachweisbar	Verschiedene meist entzündlichen Erkrankungen der Niere und/oder der harnableitenden Organe
Nichtcelluläre Elemente	Oxalate, Urate Amoniummagnesiumphosphat (Tripelphosphat), Cystin Xanthin	Oxalaturie Uraturie Phosphaturie Cystinurie Xanthinurie		Auch normalerweise im alkalischen Harn geringe Mengen Tripelphosphat, manchmal bei oxalatreicher Ernährung auch Oxalate im Harn	Bei verschiedenen zur Steinbildung führenden Prozessen

Sediment

Kapitel 40
Regulation von Zusammensetzung und Volumen der Extracellulärflüssigkeit

Dieses Kapitel bietet einen Überblick über die wichtigsten homöostatischen Mechanismen, welche — hauptsächlich durch die Niere — *Tonizität, Volumen* und *spezifische ionale Zusammensetzung* (insbesondere H^+-Konzentration) der ECF aufrechterhalten. Der extravasculäre Anteil der ECF umgibt die Zellen und von der Konstanz dieses »inneren Milieus« hängen die Lebensvorgänge ab (Kap. 1).

A. Erhaltung von Osmolalität und Volumen der ECF

Erhaltung der Osmolalität (Tonizität) der ECF

Die Aufrechterhaltung der *Tonizität der ECF* ist vor allem Aufgabe von *Vasopressin-ADH-* und *Durst-Mechanismus.* Die *Gesamtosmolalität des Körpers* ist direkt proportional dem Gesamtnatrium plus dem Gesamtkalium gebrochen durch den Gesamtwassergehalt; Veränderungen der Osmolalität der Körperflüssigkeiten treten daher als Folge einer Verschiebung des Verhältnisses der beiden Elektrolyte und/oder des aufgenommenen und abgegebenen Wassers auf (Kap. 1). Steigt der effektive osmotische Druck des Plasmas, so erhöht sich die Vasopressin-ADH-Sekretion und der Durstmechanismus wird ausgelöst; Wasser wird im Körper zurückgehalten und die Wasseraufnahme wird erhöht, bis die Osmolalität normalisiert ist (Abb. 40.1). Wird umgekehrt das Plasma hypoton, vermindert sich die Vasopressin-ADH-Sekretion und »reines Wasser« (mehr Wasser als gelöste Stoffe) wird ausgeschieden. Auf diese Weise wird die Tonizität der Körperflüssigkeiten innerhalb eines engen Normalbereiches aufrechterhalten. Der genauere Wirkungsmechanismus und die sich aus Funktionsstörungen ergebenden Folgen sind im Kap. 14 und 38 erklärt.

Erhaltung des Volumens der ECF

Das Volumen der ECF ist primär durch die *Gesamtmenge osmotisch aktiver Substanzen* in der ECF bedingt (Zusammensetzung der ECF, Kap. 1). Der *Na^+-Gehalt der ECF* ist der *entscheidende Faktor* für das ECF-Volumen, da Na^+ und Cl^- die mengenmäßig dominierenden osmotisch aktiven Substanzen in der ECF sind und Cl^--Veränderungen denjenigen des Na^+ weitgehend folgen. Alle das Na^+-Gleichgewicht kontrollierenden Faktoren sind für die Erhaltung des ECF-Volumens entscheidend; ebenso wird jedoch das Volumen auch durch die Wasserausscheidung beeinflußt. Ein Anstieg des ECF-Volumens hemmt die Vasopressin-ADH-Sekretion über vagale Afferenzen von Receptoren im Vorhof; eine Abnahme des ECF-Volumens bewirkt über verminderte Hemmungsimpulse der arteriellen Baroreceptoren eine Erhöhung der Ausschüttung dieses Hormons. *Volumenänderungen* haben offenbar bei der Regulation der Vasopressin-ADH-Sekretion *Vorrang* vor den osmotischen Einflüssen.

Wasserverlust des Körpers (Dehydratation) führt zu einer mäßigen Abnahme des ECF-Volumens, da Wasser sowohl dem intracellulären wie auch dem extracellulären Compartment verloren geht. Natrium-Verlust in Stuhl (bei Diarrhoe), Harn (bei schwerer Acidose, NNR-Insuffizienz) oder Schweiß (bei Hitzschlag) vermindert das ECF-Volumen beträchtlich und führt eventuell zu Schock. Bei Schock zielen sofort einsetzende Kompensationsmechanis-

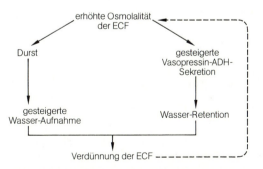

Abb. 40.1. Mechanismus zur Aufrechterhaltung der Homoistase (Tonizität) der Extra-Zellulär-Flüssigkeit. Der gestrichelte Pfeil bedeutet Hemmung (nach J. Fitzsimons)

men auf die Erhaltung bzw. Wiederherstellung des intravasculären Volumens, während auf längere Sicht wirkende Mechanismen über Beeinflussung des Na^+-Gleichgewichtes wirken. Auch intracelluläre Veränderungen können von Einfluß auf den Natrium-Gehalt und damit auf das Volumen der ECF sein; so ist z. B. bei NNR-Insuffizienz die Abnahme des ECF-Volumens nicht nur durch den Na^+-Verlust im Harn, sondern auch durch Na^+-Einstrom in die Zellen bedingt (Kap. 20).

In Hinblick auf die *Schlüsselposition des Natriums in der Volumen-Homöostase* kontrollieren mehrere Mechanismen die Ausscheidung des Na^+-Ions. Die entscheidende Bedeutung der renalen Na^+-Filtration und -Rückresorption für die Natrium-Ausscheidung s. Kap. 38.

Wird die ECF vermindert, fällt der Blutdruck; der Capillardruck und damit der effektive Filtrationsdruck im Glomerulum sinkt, daher fällt die GFR und die filtrierte Natrium-Menge nimmt ab. Die tubuläre Rückresorption des Natrium kann erhöht werden, teils durch erhöhte *Aldosteron-Ausschüttung,* teils aber auch durch andere, noch ungeklärte Mechanismen, welche die Na^+-Rückresorption aus der Tubulusflüssigkeit fördern. Die Aldosteron-Ausschüttung dürfte durch ein Rückkopplungssystem gesteuert werden, bei welchem Abnahme des mittleren intravasculären Druckes oder des Pulsdruckes (wahrscheinlich in der Nierenarterie) eine erhöhte Ausschüttung auslöst (Kap. 20 und 24). Für das Vorliegen weiterer Regelmechanismen der Na^+-Ausscheidung sprechen manchmal auftretende rasche Änderungen der Na^+-Ausscheidung, die zu rasch eintreten, um allein durch Veränderung der Aldosteron-Secretion erklärbar zu sein. *Aufstehen aus dem Liegen* z. B. erhöht zwar die Aldosteron-Ausschüttung, jedoch die Na^+-Ausscheidung nimmt bereits innerhalb weniger Minuten ab und dieser Effekt tritt auch bei adrenalektomierten Patienten auf. Dieser rasch eintretende Effekt könnte durch Verminderung der GFR beim Aufstehen verursacht sein, aber auch ein Steigen der tubulären Na^+-Rückresorption könnte beteiligt sein.

Die Mechanismen, die das ECF-Volumen konstant erhalten, sind noch keineswegs in allen Einzelheiten klargestellt; so scheidet z. B. eine Versuchsperson, die lange, aber nicht mehr als 24 Stunden vor einer Salzzufuhr eine große Wassermenge zu trinken erhielt (Wasserstoß), das Salz viel schneller aus als ohne vorangegangener Wasserbelastung; dieser — in seiner Ursache nicht aufgeklärte — Unterschied in der Ausscheidungsgeschwindigkeit besteht, obwohl die Salzbelastung zu einem Zeitpunkt erfolgte, zu dem die gesamte vorher zugeführte Wassermenge schon lange ausgeschieden war.

Störungen von Flüssigkeitsgleichgewicht und Tonizität

Mit Hilfe des *Darrow-Yannet-Diagramms* wird in Abb. 40.2 dargelegt, in welcher Weise sich Zufuhr oder Entzug von Wasser und Na^+, je nachdem Wasser und Na^+ in isotonem oder einem anderen Verhältnis betroffen sind, auf das Körperflüssigkeitsvolumen und die Osmolalität der Flüssigkeit in den verschiedenen Compartments auswirken. Die dabei resultierenden abnormen Gleichgewichtszustände werden als *Dehydratation* (vermindertes Flüssigkeitsvolumen) und *Hyperhydratation* (vermehrtes Flüssigkeitsvolumen) bezeichnet; sie werden als *isoton* charakterisiert, wenn das Verhältnis von Na^+ und Wasser, welche verloren, zugeführt oder retiniert werden, der Osmolalität des Plasmas entspricht (isotone Dehydratation bzw. Hyperhydratation), bzw. als *hypoton,* wenn mehr Wasser als Na^+ zugeführt, bzw. mehr Na^+ als Wasser verloren wird (hypotone Hyper- bzw. Dehydratation) oder als *hyperton,* wenn mehr Wasser als Na^+ verloren, bzw. mehr Na^+ als Wasser zugeführt wird (hypertone De- bzw. Hyperhydratation). Insbesondere die hypotone Hyperhydrataion kann zu schweren Störungen führen, da Wasser leicht durch die Zellmembran diffundiert und — z. B. nach übermäßiger oraler Zufuhr von reinem Wasser oder nach Infusion osmotisch wenig aktiver Lösungen, wie z. B. 5% Glucoselösung — vermehrt in das Zellinnere eindringt, was zur Schwellung lebenswichtiger Zellen und einem bedrohlichen Zustand *(Wasser-Intoxikation)* führen kann. Aus der Abbildung sind weitere Ursachen für klinisch bedeutsame Störungen des Flüssigkeits- und osmotischen Gleichgewichts ersichtlich.

Erhaltung der spezifischen ionalen Zusammensetzung der ECF

Spezielle Regulationsmechanismen erhalten den Spiegel bestimmter wichtiger Ionen in der ECF aufrecht, ebenso den Spiegel der Glucose und anderer, für den Stoffwechsel bedeutsamer nicht-ionisierter Substanzen (Kap. 17 und 19). Der *Rückkopplungsmechanismus zwischen* Ca^{2+} und den Nebenschilddrüsen sowie den Calcitonin-sezernierenden Zellen hält den Spiegel ionisierten Calciums in der ECF konstant (Kap. 21). Auch die *Mg^{2+}-Konzentration* wird in engen Bereichen konstant gehalten; die beteiligten Mechanismen sind erst unvollständig geklärt.

Beziehung zwischen H^+-, ionalem und Flüssigkeits-Gleichgewicht

Die *Na^+- und K^+-Gehalt* kontrollierenden Mechanismen stehen in naher Beziehung zu jenen, die Volumen und Tonizität der ECF bestimmen (s. oben). Die Konzentration dieser Ionen hängt auch entscheidend von der H^+-Konzentration ab; das pH ist einer der Hauptfaktoren, die die Anionen-Zusammensetzung der ECF beeinflussen.

B. Erhaltung der H^+-Konzentration

Die Zellen sind gegenüber H^+-Konzentrationsänderung sehr empfindlich; die intracelluläre H^+-Konzentration unterscheidet sich zwar von derjenigen der ECF, wird aber von den die ECF regulierenden Mechanismen beeinflußt. Da die H^+-Konzentration im Körper im Vergleich zu anderen Kationen sehr gering ist, ist es sinnvoll, diese in pH-Notation anzugeben; die Na^+-Kon-

DARROW-YANNET Diagramm	Bezeichnung der Störung	Richtung und Ausmaß der Verschiebung von H_2O und Na^+	Ursachen der Störung	Körperflüssigkeits-compartments			Osmotischer Druck		Blut-Werte				
				ICF	ECF	Plasma-compartment	in der ICF	in der ECF	[Na^+]	Plasma Proteine	Hb	Haema-tocrit	mittl. Erythr. Volumen
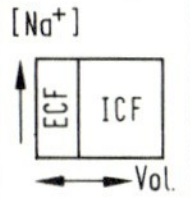 [Na^+] ECF ICF Vol.	Normal	Homöostase	Keine	28 l 40% K.G.	11 l 15% K.G.	3 l 4,5% K.G.	isoton. ~300 mmol/l	isoton. ~300 mmol/l	142 mmol/l	70 g/l	10 mmol/l (Hb/4) (16%)	46%	85 fl (85 µ³)
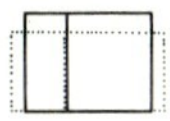	hypotone Hyper-hydratat.	Zufuhr o. Retention $H_2O > Na^+$	Glucos-Infusion Wassertrinken (Wasser-Intoxikat.)	↑	↑	↑	↓	↓	↓	↓	↓	(↓)	↑
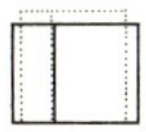	hypertone De-hydratat.	Verlust $H_2O > Na^+$	Durst, Diarrhoe	↓	↓	↓	↑	↑	↑	↑	↑	(↑)	↓
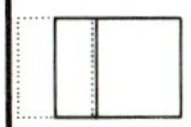	isotone Hyper-hydrat.	Zufuhr o. Retention $H_2O = Na^+$	generalisiertes Ödem, Nephrose, etc.	N	↑	↑	N	N	N	↓	↓	↓	N
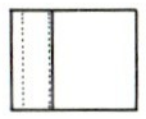	isotone De-hydratat.	Verlust $H_2O = Na^+$	akuter Blutverlust Diarrhoe, Verlust von Verdauungssäften (Darmfistel)	N	↓	↓	N	N	N	↑	↑	↑	N
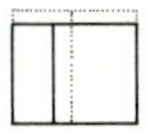	hypertone Hyper-hydratat.	Zufuhr o. Retention $H_2O < Na$	Infusion oder Trinken von hypertoner Salzlösung	↓	↑	↑	↑	↑	↑	↓	↓	↓	↓
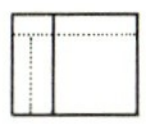	hypotone De-hydratat.	Verlust $H_2O < Na^+$	Nebennieren-rinden-Insuffizienz	↑	↓	↓	↓	↓	↓	↑	↑	↑	↑

Abb. 40.2. Zusammenstellung verschiedener Störungen des Wasserhaushaltes sowie deren Ursachen und Auswirkungen auf verschiedene Parameter des Blutes und der Körperflüssigkeiten. Die jeweiligen Abweichungen der extra- und intracellulären Flüssigkeitsvolumina sowie der Na^+-Konzentration in diesen Flüssigkeitsräumen von der Norm sind mittels des Darrow-Yannet-Diagrammes dargestellt. Der zur Bezeichnung von Abweichungen des Gesamt-Wasservolumens von der Norm verwendete Terminus Hyper- bzw. Dehydratation lautet in der angelsächsischen und in einem Teil der deutschsprachigen Literatur Hyper- bzw. Dehydration; (N = normal, ↑, ↓ = erhöht bzw. erniedrigt, (↑),(↓) in der Spalte Hämatokrit bedeutet, daß die Veränderung des Hämatokrits infolge der Änderung des Erythrocyten-Volumens nur abgeschwächt auftritt) (nach M. Schwab und K. Kuhns: Die Störung des Wasser- und Elektrolytstoffwechsels. Berlin-Göttingen-Heidelberg: Springer 1959)

zentrationen im arteriellen Plasma beträgt 145 mmol/l, die H^+-Konzentration hingegen nur 40 nmol/l (= 4×10^{-8} mol/Liter, Tabelle 40.1); das pH ($-\log$ von 4×10^{-8}) ist daher 7,4. Ein Sinken des pH um eine Einheit, z. B. von 7,0 auf 6,0 bedeutet einen zehnfachen Anstieg der H^+-Konzentration bzw. der mit dem Leben noch vereinbare Bereich äußerster Schwankungen der Blut-H^+-Konzentration — extreme Alkalose und Acidose — liegt zwischen 20 und 100 nmol H^+/l (pH 7,7–7,0). Bei der Beurteilung des Blut-pH ist zu berücksichtigen, daß es sich um das pH eines Plasmas handelt, das mit dem wirksamen Puffer Hämoglobin der Erythrocyten im Gleichgewicht steht *(»wahres Plasma«)*.

Tabelle 40.1. H^+-Konzentration und pH verschiedener Körperflüssigkeiten unter verschiedenen Bedingungen (Beispiele in SI-Einheiten bzw. pH-Notation)

		H^+-Konzentration			pH
		nmol/ Liter	mmol/ Liter	mol/ Liter	
HCl des Magensaftes			150	0,15	0,8
Maximale Harnacidität			0,3	3×10^{-5}	4,5
Plasma	Extreme Acidose	100	0,0001	1×10^{-7}	7,0
	Normal	40	0,00004	4×10^{-8}	7,4
	Extreme Alkalose	30	0,00002	2×10^{-8}	7,7
Pankreassaft		10	0,00001	1×10^{-8}	8,0

H^+-Gleichgewicht

Das pH des arteriellen Plasmas ist normalerweise 7,40 und das des venösen geringfügig niedriger. Bei *Acidose* liegt das pH unter, bei *Alkalose* über 7,40; Abweichungen bis zu 0,05 Einheiten d. s. Änderungen der $[H^+]$ um ±5 nmol/l können ohne schädliche Wirkungen auftreten. Die noch mit dem Leben vereinbare Schwankungsbreite der H^+-Konzentration in der ECF entspricht etwa dem pH-Bereich 7,0–7,7 (5facher H^+-Konzentrationsunterschied, s. Tab. 40.1).

Nahrungsproteine enthalten *Sulfat- und Phosphatgruppen*, die nach Abbau der Proteine als H_2SO_4 und H_3PO_4 übrigbleiben; die H^+-Menge aus dieser Quelle liegt normalerweise bei 150 mmol/Tag. Das im Gewebe durch den Stoffwechsel gebildete CO_2 wird größteils zu H_2CO_3 hydriert (Kap. 35). Daraus stammen über 12 500 mmol H^+/Tag; der Großteil davon wird durch CO_2-Ausscheidung in der Lunge eliminiert und nur geringe Mengen H^+ werden durch die Niere ausgeschieden. Zusätzliche Säuremengen können bei anstrengender Arbeit anfallen *(Milchsäure)*, ferner bei diabetischer Ketose *(Acetessigsäure und β-Hydroxybuttersäure)* und nach Aufnahme *ansäuernder Salze*, wie NH_4Cl und $CaCl_2$, die dem Körper praktisch HCl zuführen. Auch das Unvermögen einer erkrankten Niere, die normal anfallenden H^+ auszuscheiden, kann zur Acidose führen.

Früchte sind die *Hauptquelle von Alkali* in der Nahrung; sie enthalten Natrium und Kalium sowie Salze schwacher organischer Säuren; die Anionen dieser Salze werden zu CO_2 abgebaut und lassen $NaHCO_3$ und $KHCO_3$ im Körper zurück. $NaHCO_3$ (Speisesoda) und andere alkalisierenden Substanzen werden manchmal in größeren Mengen aufgenommen. Säureverlust durch Erbrechen des HCl-reichen Magensaftes kommt einer Alkalizufuhr gleich und kann zu Alkalose führen.

Puffer

Die wichtigsten Puffer in der ECF sind Hämoglobin (Hb), Protein ($Prot^-$) und Bicarbonat (Kap. 1 und 35):

$$HHb \rightleftharpoons H^+ + Hb^-$$
$$HProt \rightleftharpoons H^+ + Prot^-$$
$$H_2CO_3^- \rightleftharpoons H^+ + HCO_3^-$$

$H_2CO_3^-$ nimmt eine besondere Stellung unter den Puffern ein, da es zu H_2O und CO_2 zerfällt und das CO_2 dann in der Lunge ausgeschieden wird. Die *Henderson-Hasselbalchsche Gleichung* für das Gleichgewicht in diesem System lautet:

$$pH = pK_{H_2CO_3} + \log \frac{[HCO_3^-]}{[H_2CO_3]}$$

Steht das Symbol $[H_2CO_3]$ nicht für die Konzentration der Kohlensäure allein, sondern für die *Kohlensäure plus dem gelösten CO_2*, dann ist das normale $[HCO_3^-]/[H_2CO_3]$ Verhältnis 20 und pK = 6,1. Die Menge an Kohlensäure und gelöstem CO_2 ist dem P_{CO_2} proportional; die Plasma-$[HCO_3^-]$ ist in Wirklichkeit gleich dem Gesamt-CO_2 des Plasmas minus der Summe von gelöstem CO_2, H_2CO_3 und Carbamino-CO_2. Mittels einer experimentell ermittelten Konstanten *(Löslichkeitskoeffizient a, auch α oder s)* kann die Henderson-Hasselbalchsche Gleichung für das Bicarbonat-System wie folgt angewendet werden:

$$pH = 6{,}10 + \log \frac{[\text{Gesamt-CO}_2] - aP_{CO_2}}{aP_{CO_2}}$$

Wird das Gesamt-CO$_2$ von »wahrem Plasma« ([Gesamt-CO$_2$]) in mmol/l und P_{CO_2} in kPa (mm Hg) angegeben, dann ist der *Löslichkeitskoeffizient* von CO$_2$ in Plasma a_{CO_2} = 0,226 mmol/l · kPa (0,03 mmol/l · mm Hg). In dieser Form ist die Gleichung klinisch anwendbar, da HCO$_3^-$ nicht direkt gemessen werden kann, wohl aber Gesamt-CO$_2$ und P_{CO_2} (s. später).

Beziehung zwischen K^+-Stoffwechsel und Säure-Basen-Gleichgewicht

K$^+$- und H$^+$-Konzentration der ECF *gehen parallel,* z.T. durch die Wirkung von K$^+$ auf die renale H$^+$-Sekretion (Kap. 38). *K$^+$-Mangel* ruft offensichtlich eine *intracelluläre Acidose* hervor und fördert damit die H$^+$-Ausscheidung in den Harn; H$^+$ wird daher aus dem Körper entfernt und die HCO$_3^-$-Rückresorption erhöht, wodurch eine extracelluläre Alkalose entsteht. Umgekehrt hemmt *K$^+$-Überschuß* wegen der damit verbundenen *intrazellulären Alkalose* die H$^+$-Sekretion durch die renalen Tubuluszellen; da außerdem H$^+$ und K$^+$ bezüglich ihrer Ausscheidung im Wettstreit um das in der Tubulusflüssigkeit vorhandene Na$^+$ stehen, wird bei hoher K$^+$-Konzentration im Blut die H$^+$-Sekretion auch hierdurch behindert, was zusätzlich zur Entstehung einer *extrazellulären Acidose* beiträgt.

C. Störungen des Säure-Basen-Gleichgewichtes

Respiratorische Acidose und Alkalose

Aus der Henderson-Hasselbalchschen Gleichung für das Bicarbonat-System geht hervor, daß primäre Änderungen des arteriellen P_{CO_2}, die bei Respirationsstörungen auftreten, das Verhältnis [HCO$_3^-$]/[H$_2$CO$_3$] und damit das pH verändern. Anstieg des arteriellen P_{CO_2} durch verminderte Ventilation verursacht *respiratorische Acidose.* Das zurückgehaltene CO$_2$ steht mit H$_2$CO$_3$ im Gleichgewicht, das seinerseits mit HCO$_3^-$ im Gleichgewicht steht, so daß das Plasma-HCO$_3^-$ ansteigt und ein neues Gleichgewicht bei niedrigerem pH erreicht wird. Dies läßt sich durch Auftragung der Plasma-HCO$_3^-$-Konzentration gegen das pH graphisch darstellen (Abb. 40.3); umgekehrt verursacht Abnahme des P_{CO_2} *respiratorische Alkalose.* Nicht kompensierte respiratorische Acidosen bzw. Alkalosen werden selten beobachtet; meist werden in der Niere Vorgänge ausgelöst, welche die Acidose oder Alkalose zu kompensieren und das pH zu normalisieren trachten.

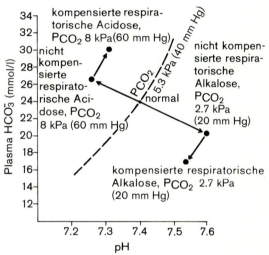

Abb. 40.3. pH-, HCO$_3^-$- und P_{CO_2}-Veränderungen im Plasma bei *respiratorischer Acidose und Alkalose.* Vermehrung von CO$_2$ verschiebt den pH/HCO$_3^-$-Punkt nach oben und links; Entfernung von CO$_2$ verschiebt ihn nach unten und rechts entlang des Pfeiles. Zufuhr einer stärkeren Säure verschiebt den Normalpunkt entlang der gestrichelten »iso-CO$_2$«-Linie nach unten links, während Entfernung der stärkeren Säure (oder Zufuhr von Alkali) ihn auf der iso-CO$_2$-Linie nach oben und rechts verschiebt (nach DAVENPORT: The ABC of Acid-Base-Chemistry, 4th Ed. University of Chicago Press (1958))

Renale Kompensation respiratorischer Störungen des H^+-Gleichgewichtes

HCO$_3^-$-Rückresorption in den Tubuli hängt nicht nur vom Plasma HCO$_3^-$-Spiegel ab, sondern auch von der H$^+$-Sekretionsrate der Tubuluszelle, da HCO$_3^-$ im Austausch für H$^+$ rückresorbiert wird. Die Größe der H$^+$-Sekretion — und damit die Größe der HCO$_3^-$-Rückresorption — ist dem arteriellen P_{CO_2} proportional; je mehr CO$_2$ nämlich für die Bildung von H$_2$CO$_3$ in den Zellen verfügbar ist, desto größer ist die H$^+$-Menge, die sezerniert werden kann (Kap. 38). Weiter wird das Innere der meisten Zellen stärker sauer, wenn P$_{CO_2}$ hoch ist (Kap. 35). Bei respiratorischer Acidose ist daher die tubuläre H$^+$-Sekretion erhöht und H$^+$ wird aus dem Körper entfernt. Trotz erhöhtem Plasma-HCO$_3^-$ ist die HCO$_3^-$-Rückresorption erhöht und das Plasma-HCO$_3^-$ nimmt weiter zu. Diese »renale Kompensation« für *respiratorische Acidose* ist in Abb. 40.3 graphisch dargestellt. Die Cl$^-$-Ausscheidung ist erhöht und das Plasma-Cl$^-$ fällt, wenn HCO$_3^-$ erhöht ist. Umgekehrt hemmt bei *respiratorischer Alkalose* der niedere P$_{CO_2}$ die renale H$^+$-Sekretion, HCO$_3^-$-Rückresorption ist vermindert und HCO$_3^-$ wird ausgeschieden, das bereits niedere Plasma-HCO$_3^-$ wird weiter gesenkt und das pH auf normale Werte gebracht (Abb. 40.2).

Metabolische Acidose

Werden stärkere Säuren als die Puffersäuren dem Blut zugefügt, kommt es zur *metabolischen Acidose;* fällt der freie H$^+$-Spiegel durch Gabe von Alkali oder Entzug von Säure, entsteht *metabolische Alkalose* (s. später). Wird z. B. HCl zugeführt, werden die H$^+$ gepuffert und Hb$^-$-, Prot$^-$- und HCO$_3^-$-Spiegel im Plasma sinken. Das gebildete H$_2$CO$_3$ zerfällt in CO$_2$ und H$_2$O,

und das CO$_2$ wird über die Lungen rasch ausgeschieden. Die Bedeutung dieser Tatsache wird in Abb. 40.4 gezeigt. Würde genug Säure zugeführt, um die HCO$_3^-$-Konzentration im Plasma zu halbieren und würde nicht CO$_2$ gebildet und ausgeschieden, so würde das pH auf annähernd 6,0 fallen und der Tod eintreten. Wäre der H$_2$CO$_3$-Spiegel lediglich so reguliert, daß er konstant bliebe, dann würde das pH zwar weniger, aber immerhin noch auf 7,1 fallen, wie im Beispiel der *nicht kompensierten metabolischen Acidose* gezeigt (Abb. 40.5). Tatsächlich stimuliert aber die Erhöhung der H$^+$-Konzentration im Blut die Atmung, so daß der H$_2$CO$_2$-Spiegel — statt anzusteigen oder konstant zu bleiben — abfällt; durch diese *respiratorische Kompensation* gelingt es, das pH noch mehr dem normalen pH anzunähern.

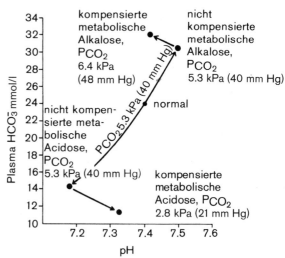

Abb. 40.5. pH-, HCO$_3^-$- und P$_{CO_2}$-Veränderungen im Plasma bei *metabolischer Acidose und Alkalose* (nach DAVENPORT: The ABC of Acid-Base Chemistry, 6th Ed. University of Chicago Press 1974)

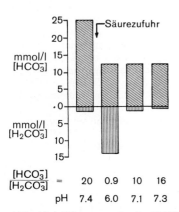

Abb. 40.4. Wirkungsweise des H$_2$CO$_3$-HCO$_3^-$-Puffersystems im Blut. Das Diagramm stellt den komplexen Vorgang bei der Bewältigung einer Säurebelastung durch das Puffersystem in getrennten Schritten dar; ohne Ventilation würde [H$_2$CO$_3$] ansteigen, durch Ventilation wird dieser Anstieg verhindert, überschießende Ventilation senkt tatsächlich [H$_2$CO$_3$] unter den Ausgangswert (nach GAMBLE: Chemical Anatomy, Physiology and Pathology of Extracellular Fluid, 6th Ed. Harvard University Press 1954)

Respiratorische und renale Kompensation der metabolischen Acidose

Der Anstieg von Plasma-[H$^+$] bei metabolischer Acidose regt die Atmung an, so daß der H$_2$CO$_3$-Spiegel absinkt und der pH-Abfall durch diese *respiratorische Kompensation* verringert wird; der *renale Kompensationsmechanismus* scheidet dann die überschüssigen H$^+$ aus und normalisiert den Vorrat an Puffer-Anionen.

Die das HCO$_3^-$ im Plasma bei metabolischer Acidose ersetzenden Säure-Anionen werden filtriert, und zwar jedes mit einem Kation (hauptsächlich Natrium), daher wird die elektrische Neutralität erhalten. Die *Tubuluszellen sezernieren H^+* in das Glomerulumfiltrat; für jedes sezernierte H^+ wird ein Na^+ und ein HCO_3^- dem Blut zugeführt (Kap. 38). Der Grenzwert des Harn-pH (4,5) wäre rasch erreicht und die gesamte sezernierte H^+-Menge gering, wären im Harn nicht Substanzen vorhanden, die das H^+ abfangen; sezernierte H^+ reagieren mit HCO_3^- zu CO_2 und H_2O *(Bicarbonat-Rückresorption)*, mit HPO_4^{2-} zu $H_2PO_4^-$ *(titrierbare Acidität)* und mit NH_3 zu NH_4^+. Auf diese Art können große H^+-Mengen sezerniert und ebenso große Mengen HCO_3^- bzw. mit den Säure-Anionen filtrierte Kationen rückresorbiert werden. Nur wenn die Säuremenge sehr groß ist, geht Natrium mit den Anionen verloren und ruft Diurese sowie Entleerung des Kationenreservoirs im Körper hervor. Bei chronischer Acidose steigt über einige Tage die NH_3-Sekretion (Adaptation der NH_3-Sekretion, Kap. 38) und verbessert damit die renale Kompensation für Acidose noch weiter.

Das Prinzip der renalen Kompensation einer metabolischen Acidose wird an folgendem Beispiel deutlich. Wird dem Blut eine starke Säure (z.B. HCl) zugefügt, so ist die allgemeine Reaktion:

$NaHCO_3 + HCl \rightleftharpoons NaCl + H_2CO_3$

Für jedes zugeführte mol HCl geht ein mol $NaHCO_3$ verloren. Die Niere dreht diese Reaktion im wesentlichen um:

$NaCl + H_2CO_3 \rightleftharpoons NaHCO_3 + H^+ + Cl^-$

Natürlich wird HCl nicht als solche ausgeschieden und das H^+ erscheint im Harn als titrierbare Acidität und NH_4^+.

Bei metabolischer Acidose behindert die respiratorische Kompensation die renale Antwort insofern, als der Abfall des P_{CO_2} die Säure-Sekretion hemmt; da dieser aber auch die filtierte HCO_3^--Menge vermindert, ist die respiratorische Beeinträchtigung der renalen Kompensation nicht bedeutend.

Metabolische Alkalose und Kompensationsmechanismen

Bei metabolischer Alkalose steigt das Plasma-HCO_3^- und das pH (Abb. 40.5). Die *respiratorische Kompensation* besteht in verminderter Ventilation infolge erniedrigter H^+-Konzentration, wodurch P_{CO_2} erhöht wird; dies normalisiert das pH, während Plasma-HCO_3^- noch weiter ansteigt. Die kompensatorische Drosselung der Ventilation ist dadurch begrenzt, daß die Carotis- und Aorten-Chemoreceptoren bei einem deutlichen Abfall des arteriellen P_{O_2} das Atemzentrum wieder antreiben. Bei metabolischer Alkalose wird für die Rückresorption des vermehrt filtrierten HCO_3^- vermehrt H^+ sezerniert, und wenn der HCO_3^--Spiegel im Plasma 28 mmol/l übersteigt, erscheint HCO_3^- im Harn *(renale Kompensation)*. Der Anstieg des P_{CO_2} durch die respiratorische Kompensation hemmt zwar durch Förderung der Säure-Sekretion die renale Kompensation, dieser Effekt ist aber relativ gering.

D. Klinische Bedeutung des Säure-Basen-Gleichgewichtes

Methoden zur Beurteilung des Säure-Basen-Gleichgewichtes

Klinisch relevante Parameter des Säure-Basen-Gleichgewichtes

Für die Beurteilung von Störungen des Säure-Basen-Gleichgewichtes ist die Kenntnis von *pH und HCO_3^--Gehalt des arteriellen Plasmas* wichtig. Im venösen Blut ist wegen des CO_2, das vom Gewebe zur Lunge zur Ausscheidung transportiert wird, P_{CO_2} höher und pH niedriger (Kap. 35); wird dies aber bei der Beurteilung berücksichtigt, so kann an Stelle arteriellen Blutes auch venöses Blut verwendet werden. Mit modernen pH-Metern (Glas-Elektrode) können verläßliche pH-Bestimmungen durchgeführt werden. Der *HCO_3^--Gehalt* kann *nicht* direkt bestimmt werden, wohl aber der *Gesamt-CO_2-Gehalt;* ist ferner das pH bekannt, kann P_{CO_2} aus der vorher bei Besprechung der Puffer abgeleiteten Gleichung berechnet werden:

$$pH = 6,10 + \log \frac{[Gesamt\text{-}CO_2] - aP_{CO_2}}{aP_{CO_2}}$$

Ebenso kann durch Bestimmung des Gesamt-CO_2-Gehaltes und des arteriellen P_{CO_2} das pH errechnet werden. Auch das *Siggaard-Andersen-Nomogramm* kann hierfür verwendet werden (s. unten). So kann man präzise Art und Größe einer Säure-Basen-Störung bestimmen und eine geeignete Therapie durchführen.

Können weder pH noch arterieller P_{CO_2} gemessen werden, dann stehen verschiedene orientierende Bestimmungsmethoden zur Quantifizierung einer Säure-Basen-Störung zur Verfügung.

Der *Gesamt-CO$_2$-Gehalt des Plasmas* ist definiert als die CO$_2$-Menge, die aus Plasma in Gegenwart einer starken Säure ausgetrieben werden kann, und erfaßt sowohl HCO_3^-, H_2CO_3 und gelöstes CO$_2$ wie auch sämtliche Carbonat- und Carbaminogruppen (vereinfacht: Gesamt-CO$_2$ = $[HCO_3^-]$ + 0,226 P_{CO_2} in SI-Einheiten, bzw. früher $[HCO_3^-]$ + 0,03 P_{CO_2}); zieht man vom Gesamt-CO$_2$ 1,2 mmol/l für das gelöste CO$_2$ ab (entsprechend der Löslichkeit von CO$_2$ in Plasma bei einem P_{CO_2} von 5,33 kPa = 5,33 × 0,226 in SI-Einheiten, bzw. 40 mmHg = 40 × 0,03), dann erhält man einen Wert, der ungefähr der Plasma-$[HCO_3^-]$ entspricht.

Der Gesamt-CO$_2$-Gehalt des Plasmas wird meist gasanalytisch nach VAN SLYKE bestimmt; unter durchwegs einzuhaltendem Luftabschluß wird hierzu Blut abgenommen, das Plasma bei 37°C abgetrennt und bis zur Bestimmung aufbewahrt. Die Methode ist dementsprechend zeitraubend.

Die am meisten verwendete Schnellmethode zur Orientierung über metabolische Störungen des Säure-Basen-Gleichgewichtes ist die *Bestimmung des Standard-Bicarbonates*. Das Standard-Bicarbonat gibt die Bicarbonat-Konzentration von Vollblut an, das bei 37°C mit P_{CO_2} = 5,33 kPa (40 mm Hg) äquilibriert wurde und dessen Hb mit O$_2$ voll gesättigt wurde. Die Berechnung erfolgt aufgrund der Messung des pH des äquilibrierten Blutes (pH$_{40}$) unter Verwendung der modifizierten Henderson-Hasselbalch-Gleichung

$$pH_{40} = 6{,}1 + \log \frac{\text{Standard } [HCO_3^-]}{aP_{CO_2}}$$

wie folgt: Auf Grund des vorgegebenen P_{CO_2} ist aP_{CO_2} = 1,2 mmol/l, so daß
Standard – HCO_3^- = 1,2 antilog (pH$_{40}$ – 6,1) mmol/l. Meist wird jedoch das Standard-Bicarbonat mittels *Kurvennomogrammen* ermittelt (s. unten, Abb. 40.6 A und B). Der Vorteil der Bestimmung des Standard-Bicarbonates liegt darin, daß aufgrund der nachfolgenden Äquilibrierung Blut nicht anaerob gewonnen werden muß bzw. u. U. sogar venöses Blut verwendet werden kann.

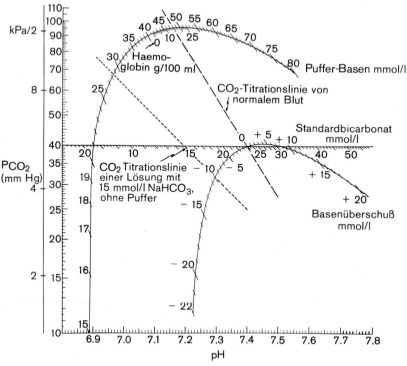

Abb. 40.6. Gebräuchliche Nomogramme zur Beurteilung des Säure-Basen-Gleichgewichtes A — *Siggaard-An-Andersen*-Nomogramm

Säure-Basen-Nomogramme (Siggaard-Andersen-Nomogramm)

Das *Siggaard-Andersen-Nomogramm* (Abb. 40.6, A) zur graphischen Erfassung der Säure-Basen-Charakteristika des arteriellen Blutes wird im weiteren als Beispiel für die verschiedenen in Verwendung stehenden Säure-Basen-Nomogramme näher erläutert. In diesem Nomogramm ist die Abszisse das pH und die Ordinate P_{CO_2} (logarithmischer Maßstab); jeder links einer durch pH 7,4 gezogenen vertikalen Linie liegende Punkt bedeutet Acidose und jeder rechts davon liegende Alkalose. Die Lage eines Punktes über oder unter einer horizontalen Linie bei P_{CO_2} von 5,3 kPa (40 mm Hg) definiert das effektive Ausmaß von Hypo- oder Hyperventilation.

Wird eine Lösung, die $NaHCO_3$ ohne Puffer enthält, mit Gasgemischen verschiedenen CO_2-Gehaltes äquilibriert, so würden bei Erreichen des Gleichgewichtes pH und P_{CO_2}-Werte entlang der kleingestrichelten Linie oder einer zu ihr parallelen (je nach vorgelegter [$NaHCO_3$]) in Abb. 40.6, A abfallen. Bei Anwesenheit von Puffern verläuft die Linie mit ansteigender Pufferkapazität der Lösung steiler. Bei Blut mit 9,3 mmol (Hb/4)/l bzw. 15 g Hb/100 ml geht die *CO_2-Titrationslinie* durch die 15 g/100 ml-Marke der Hb-Skala (an der unteren Seite der oberen bogenförmigen Skala) und durch den Schnittpunkt der Koordinaten P_{CO_2} = 5,3 (40 mm Hg) und pH = 7,4. Ist der Hb-Gehalt des Blutes niedrig, besteht ein deutlicher Verlust an Pufferkapazität und die Steilheit der CO_2-Titrationskurve nimmt ab. Das Blut enthält jedoch neben Hb noch andere Puffer, so daß eine vom Nullpunkt der Hb-Skala zu dem Punkt des normalen P_{CO_2} und pH gezogene Linie noch immer steiler liegt als die Kurve für eine Lösung ohne Puffer.

Für die klinische Anwendung des Nomogrammes wird arterielles Blut oder arterialisiertes

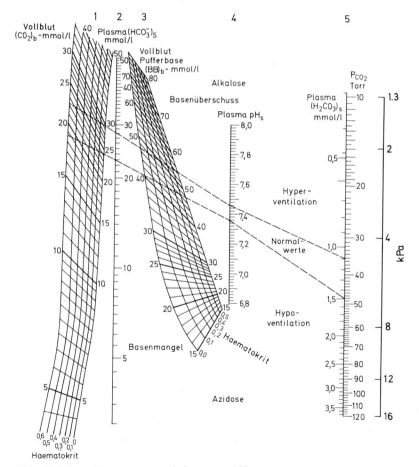

Abb. 40.6. B — Nomogramm nach SINGER und HASTINGS

Capillarblut unter Luftabschluß abgenommen und sein pH bestimmt. Die pH-Werte derselben Probe werden nach Äquilibrierung mit je einem von 2 Gasgemischen, die verschiedene definierte Konzentrationen an CO_2 enthalten, bestimmt. Die pH-Werte werden bei den betreffenden P_{CO_2}-Werten im Koordinatensystem markiert; diese Punkte werden verbunden und ergeben die CO_2-Titrationslinie für die Blutprobe. Das pH der Blutprobe vor der Äquilibrierung wird auf dieser Linie eingetragen und P_{CO_2} der Probe an der vertikalen Skala abgelesen. Der *Standard-Bicarbonat-Gehalt* der Probe ist durch den Punkt gegeben, bei welchem die CO_2-Titrationslinie die Standard-Bicarbonat-Skala (P_{CO_2} = 40 mm Hg) schneidet. Das Standard-Bicarbonat ist nicht die tatsächliche Bicarbonatkonzentration der Probe, sondern annähernd die Bicarbonatkonzentration nach Ausschaltung aller respiratorischen von der normalen Atmung abweichenden Einflüsse; das Standard-Bicarbonat orientiert über den Grad der vorhandenen metabolischen Acidose oder Alkalose.

Zusätzliche Einteilungen auf der oberen bogenförmigen Skala des Nomogramms sind zur Messung des *Puffer-Basen-Gehaltes* bestimmt. Der Punkt, wo die CO_2-Titrationskurve der arteriellen Blutprobe diese Skala schneidet, zeigt die mmol/l an Pufferbasen in dieser Probe an. Pufferbasen sind Gesamtmenge an Pufferanionen (im wesentlichen Prot$^-$, HCO_3^- und Hb$^-$, Kap. 35), die im Blut H$^+$ aufnehmen können. Der Normalwert bei 9,3 mmol (Hb/4)/l (15 g Hb/100 ml) Blut beträgt 48 mmol/l. Der Punkt, bei dem die CO_2-Titrationskurve die untere bogenförmige Skala des Nomogramms schneidet, gibt den *Basenüberschuß (base excess)* an. Dieser Wert, der bei Alkalose positiv und bei Acidose negativ ist, bedeutet jene Menge an Säure oder Base, die zur Normalisierung der Säure-Basen-Zusammensetzung von 1 Liter Blut bei P_{CO_2} von 5,3 kPa (40 mm Hg) erforderlich wäre. Ein Basendefizit kann jedoch nicht einfach dadurch komplett korrigiert werden, daß man die Differenz zwischen dem normalen Standard-Bicarbonat (24 mmol/l) und dem tatsächlich ermittelten Standard-Bicarbonat berechnet und die entsprechende Menge an $NaHCO_3$ pro Liter Blut zuführt; ein Teil des zugeführten HCO_3^- wird nämlich in CO_2 und H_2O umgesetzt und CO_2 geht durch die Lungen verloren. Die tatsächlich erforderliche Menge ist daher etwa das 1,2fache des Standard-Bicarbonat-Defizits; die untere bogenförmige Skala des Nomogramms berücksichtigt aufgrund praktischer Erfahrungen bereits diese Tatsache. Einige Beispiele klinischer Säure-Basen-Störungen sind in Tabelle 40.2 angeführt.

Tabelle 40.2. pH-, HCO_3^-- und P_{CO_2}-Werte des Plasmas bei verschiedenen typischen Störungen des Säure-Basen-Gleichgewichts. Bei den Beispielen der diabetischen Acidose und des langanhaltenden Erbrechens erfolgte respiratorische Kompensation der primären metabolischen Acidose bzw. Alkalose, so daß sich P_{CO_2} von 5,33 kPa (40 mm Hg) weg zu niedrigeren bzw. höheren Werten verschoben hat. In den Beispielen des Emphysems und der Höhenwirkung erfolgte renale Kompensation der primären respiratorischen Acidose bzw. Alkalose, so daß die Abweichungen des Plasma-HCO_3^- vom Normalbereich vergrößert wurden (die Daten stammen von verschiedenen Autoren)

Zustand	arterielles Plasma			Ursache
	pH	HCO_3^- (mmol/Liter)	P_{CO_2} kPa (mmHg)	
Normal	7,40	24,1	5,3 (40)	Homöostase
Metabolische Acidose	7,26	18,1	5,3 (40)	NH_4Cl-Zufuhr,
	6,94	5,0	3,1 (23)	diabetische Acidose
Metabolische Alkalose	7,48	30,1	5,3 (40)	$NaHCO_3$-Zufuhr,
	7,54	49,8	7,7 (58)	langandauerndes Erbrechen
Respiratorische Acidose	7,35	25,0	6,4 (48)	Atmen von 7% CO_2,
	7,32	33,5	8,5 (64)	Emphysem
Respiratorische Alkalose	7,50	22,0	3,6 (27)	Willkürliche Hyperventilation,
	7,46	18,7	3,5 (26)	3wöchiger Aufenthalt in 4700 m Höhe

Tabelle 40.3. Zusammensetzung und Anwendung verschiedener Infusionslösungen im Vergleich mit der ionalen Zusammensetzung des Serums

Infusionslösung	mmol/l (mVal/l)								mmol/l	Anwendung
	Na$^+$	K$^+$	Ca^{2+}	NH$_4^+$	Mg^{2+}	Cl$^-$	HCO$_3^-$	Lactat	Osmolalität	
Ionenverteilung im Serum	144	4,5	2,5 (5,0)		1 (2,0)	106	25,0		300	
0,9% NaCl	154					154			308	Isotone Infusionslösung, jedoch nicht ionenäquilibriert
Ringer-Lactat (Hartmann)	130,2	5,4	0,1 (1,8)		1 (2,0)	112,2		27,2	276	Allgemein anwendbar statt 0,9% NaCl-Lösung
8,5% NaHCO$_3$	1 000						1 000			Gezielte Na$^+$-Substitution (1 mmol Na$^+$/ml)
Isotone Na-Lactat	156							156	312	Für Acidose-Behandlung statt 4% NaHCO$_3$
Darrow Nr. 1	120,1	36,2				104,6		51,7	313,6	K$^+$ Mangelzustände mit acidotischer Tendenz
Darrow Nr. 2	102,7	36,2				138,9			277,8	K$^+$ Mangelzustände mit alkalotischer Tendenz
Cook Nr. 1	63,3	17,4		69,9		150,6			301,2	Bei Verlust von Magensaft
Cook Nr. 2	137,2	21,1				99,3		50	298,6	Bei Verlust alkalischer Sekrete (Dünndarm, Galle, Pankreas)
THAM-(Tris-)-Puffer 2-Amino-2-hydroxymethyl-1,3-propandiol = Tris-hydroxymethyl-amino-methan									300	Bei acidotischen Zuständen (0,3 molar, pH = 10,2 bei 37°C); hohe Pufferkapazität, schnelle Ausscheidung, langsame Verteilung im Gesamtkörperwasser, Diurese-Steigerung; Nebeneffekt: Atemdepression, lokale Thrombose- und Nekrose-Gefahr

Korrekturmöglichkeiten eines gestörten Säure-Basen-Gleichgewichtes

Bei der Therapie von Säure-Basen-Störungen darf man natürlich nicht allein das Blut, sondern muß auch die anderen Körperflüssigkeits-Compartments — diese haben deutlich verschiedene Pufferkonzentrationen — berücksichtigen. Erfahrungsgemäß korrigiert Zufuhr einer Säure- (bei Alkalose) oder Basen-Menge (bei Acidose), die 70% des Körpergewichtes (in kg) mal Blutbasenüberschuß pro Liter entspricht, eine Säure-Basen-Störung des Gesamtorganismus. Zumindest bei schweren Störungen ist es ungünstig, eine so große Korrektur in einem Schritt durchzuführen; man sollte hier vorerst etwa die Hälfte der errechneten Menge und erst nach neuerlicher Bestimmung der Säure-Basen-Werte die für die Endkorrektur erforderliche Menge verabreichen.

In Tabelle 40.3 sind Beispiele für Infusionslösungen angeführt, die klinisch zur Korrektur eines gestörten Säure-Basen- und/oder Elektrolyt-Gleichgewichtes angewandt werden. Bei Anwendung solcher Infusionslösungen gibt die aufgrund des Säure-Basen-Nomogramms bzw. des festgestellten Elektrolyt-Mangels oder -Überschusses durchgeführte Berechnung quantitative Hinweise für die Korrektur der jeweiligen Störung. So kann man z. B. die zur Korrektur einer Acidose erforderliche Menge an THAM (Tris) oder Bicarbonat nach folgenden orientierenden Formeln berechnen:

mmol THAM = negativer Basenüberschuß × 0,3 × kg KG/0,74

ml 0,3 molare THAM-Lösung = negativer Basenüberschuß × kg KG

mmal HCO_3^- = negativer Basenüberschuß × 0,3 × kg KG

Bei jeder Behandlung einer Säure-Basen- bzw. Elektrolyt-Störung muß bedacht werden, daß die Zufuhr der für einen bestimmten Zeitpunkt errechneten Puffer- bzw. Elektrolyt-Menge wohl für den Augenblick das gestörte Gleichgewicht wiederherstellen kann, eine Kompensation der Störung jedoch nur aufgrund dauernder Überwachung der relevanten Parameter erreichbar ist.

Literatur

BRENNER, B. M., BOYLIS, C., DEEN, W. M.: Transport of molecules across renal glomerular capillaries. Physiol. Rev. **56,** 502 (1976).

BRENNER, B. M., RECTOR, F. C., Jr.: *The Kidney*, 2 vols. Philadelphia: Saunders, 1976.

BURG, M., STONER, L.: Renal chloride transport and the mode of action of some diuretics. Ann. Rev. Physiol. **38,** 150 (1976).

CANNON, P. T.: The Kidney in heart failure. New Engl. J. Med. **296,** 26 (1977).

DAVENPORT, H. W.: *The ABC of Acid-Base Chemistry*, 6th Ed. Chicago: Univ. of Chicago Press 1974.

FISHER, J. W. (Ed.): *Kidney Hormones*. New York: Academic Press, 1971.

GENNARI, F. J., KASSIRER, J. P.: Osmotic diuresis. New Engl. J. Med. **291,** 714 (1974).

HUTCH, J. A.: *Anatomy and Physiology of the Bladder, Trigone and Urethra*. New York: Appleton-Century-Crofts 1972.

KASSIRER, J. P.: Serious acid-base disorders. New Engl. J. Med. **291,** 773 (1974).

MASORO, E. J., SIEGEL, P. D.: *Acid-base Regulation: Its Physiology and Pathophysiology*. Philadelphia: Saunders 1971.

McGIFF, J. C.: Prostaglandins and renal function. Fed. Proc. **33,** 39 (1974).

MERCER, P. F., MADDOX, D. A., BRENNER, B. M.: Current concepts of sodium chloride and water transport by the mammalian nephron. Western J. Med. **120,** 33 (1974).

SCHOLANDER, R. F.: The wonderful net. Sc. Amer. **196,** 96 (1957).

SEGAL, S.: Disorders of renal amino acid transport. New Engl. J. Med. **294,** 1044 (1976).

SIGGAARD-ANDERSEN, O.: *The New Acid-Base Status of Blood*. Baltimore: Williams & Wilkins 1965.

WADDELL, W. J., BATES, R. G.: Intracellular pH. Physiol. Rev. **49,** 285 (1969).

WELT, L.: *Clinical Disorders of Hydration and Acid-Base Equilibrium*, 3rd Ed. Boston: Little, Brown 1971.

WINTERS, R. W., ENGEL, K., and DELL, R. B.: Acid Base Physiology in Medicine — A Self-Instruction Program. The London Company of Cleveland and Radiometer A/S of Copenhagen 1967.

Anhang

Normal-Werte und Maß-Systeme

Entsprechend der weltweiten Bestrebung, zu einer einheitlichen (»kohärenten«) Bezeichnungsweise für die verschiedenen in Verwendung stehenden Maß-Einheiten zu gelangen, wurde das *SI-System (Système International d'Unités)* geschaffen, dem auch die Bundesrepublik Deutschland, die Schweiz und die Republik Österreich beitraten. Wenn auch diesbezügliche gesetzliche Regelungen bestehen – die SI-Einheiten sind seit 1. Januar 1978 allgemein verbindlich –, ergeben sich für den allgemeinen Gebrauch der SI-Einheiten, insbesondere in der Medizin noch Anpassungsschwierigkeiten (siehe später »Enzyme«).
Die vorliegende 4. Auflage der »Medizinischen Physiologie« verwendet im Text nunmehr konsequent die SI-Einheiten, setzt jedoch jeweils zu Vergleichszwecken die bisher üblichen Einheiten eingeklammert daneben. Der Anhang bringt außerdem Hinweise bezüglich der Umrechnung traditioneller Einheiten in die SI-Einheiten.

Häufig verwendete Abkürzungen und Symbole

Seltener verwendete Abkürzungen sind im Text des Buches erläutert; siehe diesbezüglich auch im Sachverzeichnis.

[ ]	Konzentration	BUN	Blood Urea Nitrogen = Blut-Harnstoff-Stickstoff
Δ	Differenz; gefolgt von einer Zahl Doppelbindung		
		C1 usw.	Complementfaktoren
σ, s	Standard-Abweichung $\left(s = \sqrt{\frac{\sum (x - \bar{x})^2}{n-1}} \ ; \ \bar{x} = \frac{\sum x}{n}\right)$	C_X	Clearance einer Substanz X
		cal	Gramm-Calorie
		cAMP	cyclisches Adenosinmonophosphat
		CBF	cerebraler Blut-Fluß
L, D	Stereoisomere einer chemischen Verbindung	CBG	Corticosteroid-bindendes Globulin (Transcortin)
A^-	Anion	CCK	Cholecystokinin-Pankreocymin
a	Löslichkeitskoeffizient für CO_2	CGP	Chorionic growth hormone-prolactin
α	Stellung im Steroidring	C_{H_2O}	Clearance des »freien Wassers«
α	Löslichkeitskoeffizient für CO_2	CK	Creatinphosphokinase
ACTH	Adrenocorticotropes Hormon	$CMRO_2$	cerebrale Metabolismusrate für Sauerstoff
Acetyl-Co A	Acetyl-Coenzym A	Co A	Coenzym A
ADH	Antidiuretisches Hormon (Vasopressin)	COHb	Kohlenmonoxid-Hämoglobin
ADP	Adenosindiphosphat	COMT	Catechol-O-methyltransferase
AG	Antigen	C_{osm}	Osmol-Clearance
AGS	Adrenogenitales Syndrom	CPK	= CK
AHG	Antihämophiles Globulin	Cr	Kreatinin
AK	Antikörper	CRH	Corticotropin-releasing hormone
AMP	Adenosinmonophosphat	CrP	Creatinphosphat
ARS	aktivierendes (aufsteigendes) reticuläres System	CS	konditionierter Stimulus
		CTP	Cytidintriphosphat
ATP	Adenosintriphosphat	CV	closing volume
ATPase	Adenosintriphosphatase	CVR	cerebral vascular resistance = cerebraler vaskulärer Widerstand
AV-	Atrioventricular-		
av-	arteriovenös-	cycl. AMP	cyclisches Adenosinmonophosphat
aV	augmented voltage	cGMP	cyclisches Guanosinmonophosphat
B	Bel	dalton	Einheit der Masse = $1/12$ der Masse des Kohlenstoff-Atoms, bei Mol.Gew.-Angaben
BEI	Butanol-extrahierbares Jod		
BSG	Blutkörperchen-Senkungsgeschwindigkeit		
BSP	Bromsulfalein	dB	Dezibel

DEA	Dehydroepiandrosteron	In	Inulin
DFP	Diisopropylfluorphosphat	IPSP	inhibitorisches postsynaptisches Potential
DHEA	Dehydroepiandrosteron	ITP	Inosintriphosphat
DNA, DNS	Desoxyribonucleinsäure	IU	international unit(s)
DOCA	Desoxycorticosteronacetat		
DOPA	Dihydroxyphenylalanin	J	Joule
2,3-DPG	2,3-Diphosphoglycerat		
DPPC	Dipalmitoylphosphatidylcholin	Kcal (Cal)	Kilocalorie
		KG	Körpergewicht
EACA	Epsilon-Aminocapronsäure	KJ	Kilo-Joule
ECF	Extracellulär-Flüssigkeit		
ECG	Elektrocorticogramm	LATS	long acting thyroid stimulator
EDTA	Aethylendiamintetraessigsäure	LDH	Lactat-Dehydrogenase
EEG	Elektroencephalogramm	LDL	low-density Lipoproteine
EGF	epidermal growth factor	LH	luteinisierendes Hormon
EJP	excitatorisches junktionales Potential	LHRF (LRF)	LH releasing factor
EKG	Elektrokardiogramm	LRH	LH releasing hormone
EMG	Elektromyogramm	LSD	Lysergsäurediaethylamid
ENG	Elektronystagmogramm	LTH	luteotropes Hormon
EOG	Elektrooculogramm	LTHRF	LTH releasing factor
EPF	Exophthalmus producing factor		
EPSP	excitatorisches postsynaptisches Potential	MAK	Maximale-Arbeitsplatz-Konzentration
		MAO	Monoaminooxydase
ERG	Elektroretinogramm	MAO-Hemmer	Monoaminooxydase-Hemmer
ERPF	effektiver renaler Plasmafluß	MIK	Maximale-Immissions-Konzentration
		MJ	Mega-Joule
F	Faraday	mmho	Einheit der Leitfähigkeit, Reziprokwert von mOhm
FF	Filtrations-Fraktion		
FFS	freie Fettsäuren	Mol.-Gew.	Molekulargewicht
FGF	fibroblast growth factor	mRNA, mRNS	messenger Ribonucleinsäure
FSF	fibrin-stabilisierender Faktor	MSH	Melanocytenstimulierendes Hormon
FSH	Follikel stimulierendes Hormon		
FRH	FSH releasing hormone	N	Normalität
		NAD+	Nicotinamid Adenin Dinucleotid
GABA	Gamma-Aminobuttersäure	NADH	Dihydronicotinamid Adenin Dinucleotid
GFR	glomeruläre Filtrationsrate	NADP+	Nicotinamid Adenin Dinucleotid Phosphat
GH	growth hormone	NADPH	Dihydronicotinamid Adenin Dinucleotid Phosphat
GRH	GH releasing hormone		
GIH	Growth hormone inhibiting hormone	NGF	Nerve growth factor
GLI	Glucagon-like immunoreactive factor	NNM	Nebennierenmark
GTP	Guanosintriphosphat	NNR	Nebennierenrinde
GU	Grundumsatz	NPN	non protein nitrogen
		NREM-Schlaf	non-rapid-eye-movement Schlaf
Hb	Hämoglobin	NSILA	non suppressible insulin-like activity
Hb/4	Hämoglobin-Monomer		
HbF	fetales Hämoglobin	OGF	Ovarian growth factor
HbO₂	Oxyhämoglobin	Osm	Osmol
HBDH	Hydroxybutyrat-Dehydrogenase		
HCG	Human chorionic gonadotropin	PABA	Paraaminobenzoesäure
HDL	high-density Lipoproteine	PAH	Paraaminohippursäure
HHL	Hypophysenhinterlappen	PBI	proteingebundenes Jod (Protein-bound-iodine)
5-HIAA	5-Hydroxyindolessigsäure		
5-HT	Serotonin	PIH	Prolactin inhibiting hormone
HIOMT	Hydroxyindol-O-methyltransferase	PMS	pregnant mare's serum gonadotropin
Hkt	Hämatokrit	PNMT	Phenylaethanolamin-N-methyltransferase
HLA	Human leucocyte antigen	PRH	Prolactin releasing hormone
HMG	Human menopausal gonadotropin	PTA	Plasma thromboplastin antecedent (Gerinnungsfaktor XI)
HMV	Herzminutenvolumen		
HPL	Human placental lactogen	PTC	Plasma thromboplastin component
HS-Co A	reduziertes Coenzym A	PTC	Phenylthiocarbamid
5-HT	5-Hydroxytryptamin	PTH	parathyroid hormone
HVL	Hypophysenvorderlappen	PTT	partial thromboplastin time (partielle Thromboplastinzeit)
HZL	Hypophysenzwischenlappen		
HZV	Herzzeitvolumen	PTZ	Prothrombinzeit
ICF	intracelluläre Flüssigkeit	Q_{10}	Änderung der Stoffwechselrate bei 10°C Temperatur-Änderung
ICSH	Interstitialzellen stimulierendes Hormon		
IDL	Intermediate density lipoprotein	R-Einheiten	Widerstand-Einheiten im kardiovaskulären System (7,5 × mittlerer arterieller Blutdruck in kPa/ml Blutströmung pro s)
Ig	Immunglobuline		
IJP	inhibitorisches junktionales Potential		
ILA	insulin-like activity		

R	respiratorisches Austauschverhältnis	T_{1824}	Evans blue
REF	renaler erythropoetischer Faktor	TBG	thyroxinbindendes Globulin
REM-Schlaf	rapid-eye-movement Schlaf	TBPA	thyroxinbindendes Prä-Albumin
RES	reticulo-endotheliales System	TETRAC	Tetrajodthyroessigsäure
Rest-N	Rest-Stickstoff (nicht-protein Stickstoff)	THAM	= TRIS
Rh-Faktor	Rhesus-Faktor	Tm	Transportmaximum
RNA, RNS	Ribonucleinsäure	TRH	Thyrotropin releasing hormone
RPF	renaler Plasmafluß	TRIAC	Trijod-thyreoessigsäure
RQ	respiratorischer Quotient	TRIS	Tris-Hydroxymethylaminomethan
		TSH	thyreoideastimulierendes Hormon
S	Svedberg-Einheit der Sedimentation ($1\,S = 10^{-13} \cdot s^{-1}$)	TTX	Tetrodotoxin
S_f	Flotationseinheit ($S_f = -S$)	U	Unit(s)
SCUBA	Self-contained underwater breathing apparatus	UDP	Uridindiphosphat
		URF	uterine relaxing factor (Relaxin)
SGOT (GOT)	Serum-Glutamat-oxalacetat Transaminase	US	unkonditionierter Stimulus
SGPT (GPT)	Serum-Glutamat-Pyruvat-Transaminase	UTP	Uridintriphosphat
SIF	Somatotropin inhibiting factor	VIP	vasoactive intestinal peptide
SPCA	Serum prothrombin conversion accelerator, Proconvertin (Gerinnungsfaktor VII)	VLDL	very-low-density Lipoproteine
		VMS	Vanillinmandelsäure
SRH	Somatotropin releasing hormone		
sRNA, sRNS	soluble (lösliche) Ribonucleinsäure	$\bar{x}$	arithmetisches Mittel aus einem Zahlenkollektiv
STH	somatotropes Hormon		
T_3	3,5,3'-Trijodthyronin		
T_4	Thyroxin	ZNS	Zentralnervensystem

Internationale Symbole für Atmung und Kreislauf

		Symbol	Definition. Dimensionen und Bedingungen müssen in jeder Publikation angegeben werden.
I	Generelle Variable	V	Gasvolumen, generell. Druck, Temperatur und %-Wasserdampfsättigung muß angegeben werden.
		$\dot{V}$	Gasvolumen/Zeiteinheit (Gas-Strom)
		P	Gasdruck, generell
		$\overline{P}$	mittlerer Gasdruck
		F	Fraktionierte Konzentration in Trockengasphase
		f	Atemfrequenz/min (AF)
		D	Diffusionskapazität
		Q	Blutvolumen
		$\dot{Q}$	Blutvolumen in der Zeiteinheit (Blut-Strom)
		C	Konzentration von Gas in Blut (z. B. Vol.-% O_2 art. ven. cap.)
		S	Sättigung in % im Blut
		R	Respiratorischer Quotient
II	Sekundäre Symbole für die Gasphase	I	Inspirationsgas
		A	Alveolargas
		T	Atemvolumengas
		D	Totraumgas
		B	Barometerdruck
III	Sekundäre Symbole für die Blutphase	b	Blut, generell
		a	arteriell (exakte Angabe der Entnahme)
		v	venöses Blut (exakte Angabe der Entnahme)
		c	capillares Blut (exakte Angabe des Ortes)
IV	Spezielle Symbole und Abkürzungen	$\overline{X}$	Querbalken über dem Symbol: Mittelwert
		$\dot{X}$	Punkt über dem Symbol: Beziehung zur Zeiteinheit
		s	als Index bezeichnet steady state
		STPD	Standardtemperatur, -druck, trocken (0°, 100 kPa bzw. 760 mm Hg)
		BTPS	Körpertemperatur, Standarddruck, Wasserdampfsättigung
		ATPD	Umgebungstemperatur, Druck, trocken
		ATPS	Umgebungstemperatur, Druck, Wasserdampfsättigung

Beispiele:

V_A	=	Volumen des Alveolargases
V_{O_2}	=	O_2-Verbrauch/min = O_2-Aufn./min
$P_{A_{O_2}}$	=	alveolärer O_2-Druck = $P_{O_2\ alv}$
$P_{C_{O_2}}$	=	mittlerer capillarer O_2-Druck = $P_{O_2\ cap\ m}$
$F_{I_{O_2}}$	=	Fraktionierte Konzentration von O_2 in der Inspirationsluft = Vol.-% $O_2\ _{insp.}$
D_{O_2}	=	Diffusionskapazität für O_2 mmol O_2/min/kPa bzw. cm^3/min/mm Hg
V_E	=	Volumen des exspirierten Gases
V_A	=	Alveoläre Ventilation (= Atemminutenvolumen — Totraumventilation)
V_T	=	Atemvolumen

Spezielle Abkürzungen

AGW	Atemgrenzwert		FRC	funktionelle Residualcapazität
AMV	Atemminutenvolumen (Atemzeitvolumen)		IRV	inspiratorisches Reservevolumen
AV	Atemzugvolumen		RV	Residualvolumen
ERV	exspiratorische Reservevolumen		TC	Totalcapazität
			VC	Vitalcapazität

Bildung von Vielfachen und Teilen:
(Die Einheiten werden mit nachstehenden Faktoren multipliziert)

Präfix	Abk.	Faktoren	
Exa	E	= 10^{18}	1 000 000 000 000 000 000
Peta	P	= 10^{15}	1 000 000 000 000 000
Tera	T	= 10^{12}	1 000 000 000 000
Giga	G	= 10^{9}	1 000 000 000
Mega	M	= 10^{6}	1 000 000
Kilo	k	= 10^{3}	1 000
Hekto	h	= 10^{2}	100
Deka	da	= 10^{1}	10
Dezi	d	= 10^{-1}	0,1
Zenti	c	= 10^{-2}	0,01
Milli	m	= 10^{-3}	0,001
Mikro	μ	= 10^{-6}	0,000 001
Nano	n	= 10^{-9}	0,000 000 001
Piko	p	= 10^{-12}	0,000 000 000 001
Femto	f	= 10^{-15}	0,000 000 000 000 001
Atto	a	= 10^{-18}	0,000 000 000 000 000 001

Diese Präfixe werden für diverse Einheiten wie Meter, Liter, Gramm, Sekunden, Mol, Hertz, Volt, Farad, Ohm, Curie etc. verwendet. Lediglich in der *Hämatologie* wird seit Einführung der SI-Einheiten praktisch, wenn auch eigentlich unkorrekterweise, für Blutkörperchen-Zahlen das Präfix T, bzw. G nicht als Präfix zu einer Maßeinheit, sondern als Zahlensymbol für jeweils 10^{12}, bzw. 10^{9} Zellen verwendet.

Zusammenstellung einiger Normalwerte[1]) und Daten von praktisch-medizinischer Bedeutung

Körperflüssigkeiten, Exkrete und Sekrete

Blut

Physikalische Daten

Spezifisches Gewicht		Senkungsgeschwindigkeit der	
Vollblut	1,055–1,063	Erythrocyten siehe Tabelle 27.2, S. 479	
Plasma	1,025–1,028		
Serum	1,024–1,028	pH	
Erythrocyten	1,093–1,100	arterielles Vollblut	
Osmolalität (mmol/kg H_2O)		Nabelschnurvene	7,23–7,42
Serum	281–300	Säuglinge 1.–4. W.	7,32–7,44
Onkotischer Druck kPa (mm Hg)		Erwachsene	7,38–7,46
Serum	2,7–4,7 (20,6–35,3)	capillares Vollblut	
Viskosität, relative (*in vitro*, 18 °C)		Erwachsene	7,36–7,42
Vollblut	3,86–5,70		
Plasma	1,67–2,35		
Serum	1,58–2,18		

Geformte Elemente

	Säuglinge 1.–4. Woche	Kinder 6. Lebensj.	Männer	Frauen
Erythrocyten				
Zahl T/l (Mill./µl)	3,9–6,4	3,8–5,4	4,6–6,2	4,2–5,4
Hämatokrit l/l (%)	48	38	47	42
Durchmesser (µm)	8,1	7,4	7,5	7,5
Volumen (µm^3)	93	80	87	87
Hämoglobingehalt fmol (Hb/4) (pg) pro Ery.	2,1 (35)	1,7 (27)	1,8 (29)	1,8 (29)
MetHb (% des Hb)	–	–	0,25–1,05	
COHb (% des Hb)	0,0–1,54	–	0,0–8,2	
Lebensdauer (Tage)	70–90	–	110–135	100–120
Halbwertzeit (Tage)	26	–	30	29
Osmotische Resistenz (NaCl-Konzentration in %); 50% Hämolyse	0,395	–	0,424	
Leukocyten				
Zahl G/l (Tausend/µl) Leukocyten	5,00–19,5	5,0–14,5	2,8–11,2	
Neutrophile	1,00–9	1,5–8,0	0,7–7,5	
Eosinophile	0,07–0,9	0,0–0,6	0,0–0,4	
Basophile	0,00–0,02	0,0–0,2	0,0–0,1	
Lymphocyten	2,50–16,5	1,5–7,0	1,0–3,3	
Monocyten	0,01–2	0,0–0,8	0,0–0,8	

[1]) Die Festlegung des Normalbereichs erfolgt definitionsgemäß als x̄ ± 2s, wobei etwa 96% eines Kollektivs »gesunder« Individuen erfaßt werden. Vielfach wird es bei der Bewertung von Untersuchungsergebnissen vorteilhaft sein, den Bereich zwischen x̄ ± 2s und x̄ ± 3s als Grenzbereich und Werte außerhalb x̄ ± 3s als pathologisch anzusehen. Weiter sind jedoch auch die verwendeten Untersuchungsmethoden, die Art der Materialgewinnung sowie Alter, Geschlecht, Ernährungsgewohnheiten, tageszeitliche und cyclische Schwankungen und vorangegangene Belastungen des Patienten zu berücksichtigen.
Die im folgenden angegebenen Werte sind aus Arbeiten verschiedener Autoren — insbesondere aus einschlägigen Tabellenwerken — zusammengestellt und den mitteleuropäischen Verhältnissen angepaßt.

Geformte Elemente (Fortsetzung)

	Säuglinge 1.–4. Woche	Kinder 6. Lebensj.	Männer	Frauen
Thrombocyten				
Zahl G/l (Tausend/µl)	200–476	–	133–367	
Durchmesser (µm)	–	–	2–4	
Volumen (µm³)	–	–	10–12	
Lebensdauer (Tage)	–	–	8–14	
Halbwertzeit (Tage)	–	–	5–6	

Gelöste Substanzen (Proteine siehe Tabelle 27.5, S. 488 ff.)

Lipide g/l (Serum, mg %)				
Gesamt	3–10 (300–1000)	Fettsäuren, freie	mmol/l (mg %)	
		20–35 Jahre	0,2–1,2 (0,6–35)	
Cholesterin, ges. mmol/l		40–70 Jahre	0,2–1,4 (0,6–40)	
Männer 20 Lj.	3–6,5 (110–250)	Neutralfett	0,9–1,4 (80–120)	
Frauen 20 Lj.	3–6,5 (110–250)	Phospholipide		
Männer 60 Lj.	3,6–8,3 (140–321)	20–35 Jahre	1,3–4 (100–310)	
Frauen 60 Lj.	4–8,5 (156–356)	45–70 Jahre	2–5 (160–390)	

		alpha	beta	prä-beta
Lipoproteine Membranfolienelektrophorese (rel %)				
	20–30 J.	20–41	47–68	6–18
	30–50 J.	21–38	46–68	7–21
	50–70 J.	14–41	48–66	7–25
Sedimentationsanalytisch Sf-Klassen, g/l (mg %)	Sf 0–12	3,5 (352)		
	Sf 12–20	0,7 (71)		
	Sf 20–100	1,0 (101)		
	Sf 100–200	0,6 (66)		

Glucose im Capillarblut, mmol/l (mg %), enzymatisch		Creatin	0,02–0,07 (0,3–0,8)
Nüchternwerte		Creatinin	0,06–0,1 (0,7–1,2)
Neugeborene 5 Tage	0,7–4,1 (13–75)	Harnsäure	
Kinder 1–2 Jahre	1,8–6,4 (33–112)	Männer	0,13–0,45 (2,2–7,5)
Kinder 3–6 Jahre	2,9–5,4 (52–98)	Frauen	0,09–0,33 (1,5–6,6)
Kinder u. Erwachsene	3,3–5,5 (60–100)	Ammoniak µmol/l (mg %)	
		(Vollblut) 30–60	(0,05–0,1)
Milchsäure, mmol/l (mg %)			
Serum	1–1,8 (9–16)	Aminosäuren im Plasma, mmol/l (mg %)	
		(α-Amino-N) 2,0–4,3	(3–6)
Brenztraubensäure, µmol/l (mg %)		Phenylalanin	
Serum	91 (0,8)	Neugeborene	0,1–0,16 (1,6–2,6)
Vollblut	34–102 (0,3–0,9)	Säuglinge	0,05–0,1 (0,8–1,5)
		Erwachsene	0,04–0,12 (0,6–1,9)
Ketonkörper (Vollblut, mmol/l)			
gesamt	100,0–250	Bilirubin im Serum, mmol/l (mg %)	
Acetessigsäure	19,7–42,7	gesamt	
β-Hydroxybuttersäure	37,0–138	Neugeborene	0,02–0,1 (1,4–5,3)
Aceton	0,0	(bis 4. Tag, max. 15. Tag)	
Rest-Stickstoff im Serum, mmol/l (mg %)		Kleinkinder	0,003–0,014 (0,2–0,8)
Rest-N	15–27 (21,0–38)	Erwachsene	0,01–0,02 (0,5–1,0)
Harnstoff-N (BUN)	11–26 (16,0–36)	direktes	0,004 (bis max. 0,25)

Gelöste Substanzen (Fortsetzung)

Elektrolyte im Serum, wenn keine anderen Angaben in mmol/l (mval/l)

	Neugeborene	Säuglinge	Kinder	Erwachsene	
Calcium	1,9–3,5 (3,8–7,0)	2,7–3 (5,3–6,0)	2,5–2,9 (5,0–5,8)		2,2–2,7 (4,5–5,4)
Chlorid	91–118	80–140	–		94–111
Eisen, µmol/l (µg/100 ml)	5–19 (28–108)	6–15 (35–83)	9–34 (52–188)	Männer: 16–25 (90–140) Frauen: 14–21 (80–120)	
Eisenbindungs- kapazität, µmol/l (µg/100 ml)	18–63 (100–350)	54–72 (300–400)	54–63 (300–350)	Männer: 54–72 (300–400) Frauen: 45–63 (250–350)	
Kupfer, µmol/l (µg/100 ml)	2–10 (12–67)	–	4–24 (27–153)	Männer: 11–22 (70–140) Frauen: 13–24 (85–155)	
Magnesium	0,65–0,9 (1,3–1,9)	–	0,8–1,0 (1,6–2,0)		0,8–1,0 (1,6–2,0)
Natrium	135–155	133–142	125–143		137–147
Phosphat			1,2–2,0 (2,3–4,0)		0,7–1,4 (1,5–2,8)
Bicarbonat (Standardbicarbonat)	–	–	–		21,3–24,8
Kalium	4,0–5,5	4,0–5,5	3,6–5,5		3,6–5,5
Jod, µmol/l (µg/100 ml)					
Jodid	–	–	–		0,01–0,03 (0,1–0,3)
BEI	–	–	–		0,3–0,6 (3–6)
PBI	–	–	–		0,25–0,6 (3,2–7,6)

Enzyme; Konzentrationen in nkat/l (U/l = mU/ml)

Enzym-Bezeichnung	Abkürzung	Normal-Bereich[a]			
		Untergrenze		Obergrenze	
Alaninaminotransferase (früher Glutamatpyruvattransaminase)	GPT	0–100	(0–6)	150–383	(9–23)
α-Amylase		0–1000	(0–60)	2500–45000	(150–2700)
Aspartataminotransferase (früher Glutamatoxalacettransaminase)	GOT	0–117	(0–7)	200–367	(12–22)
Creatinkinase	CK	0–8,3	(0–0,5)	13,3–183	(0,8–11)
Creatinkinase aktiviert		0–418	(0–25)	501–918	(30–55)
α-Hydroxybutyrat-Dehydrogenase	HBDH	0–1000	(0–60)	2270–2770	(136–166)
Lactatdehydrogenase	LDH	0–2080	(0–125)	2000–7000	(120–419)
Leucinaminopeptidase	LAP	0–250	(0–15)	350–833	(21–50)
Lipase		0–333	(0–20)	333–4770	(20–286)
Phosphatase, alkalische	aP	0–1333	(0–80)	67–3333	(4–200)
Phosphatase, saure	sP	0–83	(0–5)	25–300	(1,5–18)

[a] Die relativ großen Schwankungsbereiche ergeben sich aus noch immer nicht einwandfrei genormten Labormethoden. In der Praxis muß daher derzeit noch für das einzelne Labor — je nach verwendeten Verfahren und Reagenzien — der anzuwendende Normbereich überprüft werden.

Hormone (Plasma)

ACTH (pg/ml)	12–60	Testosteron; nmol/l (µg/l)	
Adrenalin (pg/ml)	41–96	Knaben	1,4 (0,4)
Aldosteron (pg/ml)	39–120	Mädchen	0,7 (0,2)
Androstendion; nmol/l (µg/l)		Männer	23 (6,7)
Knaben	3 (0,86)	Frauen	2 (0,65)
Mädchen	1 (0,3)	Thyroxin; pmol (ng/l)	
Männer	2,4 (0,8)	freies	28–56 (20–40)
Frauen	6 (1,6)	% des gesamten	0,02
Androsteron; nmol/l (µg/l)	10 (3)	Aldosteron; nmol/l (µg/l)	0,1–0,3 (0,03–0,1)
Cortisol; nmol/l (µg/l)	150–700 (50–250)	Progesteron; nmol/l (µg/l)	
Insulin (mU/l)	2–42	Frau, Proliferationsphase	3,3 (1,13)
STH (ng/ml)		Frau, Lutealphase	31 (10,4)
Männer	2,2	Männer	0,8 (0,28)
Frauen	0,6–15,0		

Vitamine (Serum)

Vitamin A, µmol/l (µg/l)	0,8–2,8 (200–800)
Vitamin B_{12}, pmol/l (ng/l)	74–700 (100–950) (Isotopenverdünnungsmethode)
Vitamin C, µmol/l (mg/l)	
Männer	11–50 (2–9)
Frauen	34–80 (6–14)

Gaspartialdrucke (siehe Abb. 34.13, S. 641)

Blutgerinnung, Hämostase

Gerinnungszeit	5–10 min (LEE-WHITE)	PTT	50–70 s
Nachblutungszeit	3–5 min (DUKE)	Thrombinzeit	17–24 s
Recalcifizierungszeit	120–180 s		
Prothrombinzeit (PTZ)	15–20 s (Angabe meist in % des Standard)		

Liquor (siehe Tabelle 32.2, S. 587)

Synovialflüssigkeit

Anorganische Bestandteile in mmol/l		Organische Bestandteile (mg %)	
Chlorid	107,4	Harnsäure in mmol/l	0,4 (7,3)
Kalium	4,0	Protein in g/l	17 (1720)
Natrium	136,1		

Körperkompartment-Volumina (siehe Abb. 1.4, S. 9)

Sekrete und Exkrete

Harn (siehe Tabelle 39.1, S. 722)		
Schweiß (siehe Tabelle 39.1, S. 722)	*Verdauungssekrete*	
	Speichel	
Faeces (siehe Tabelle 26.10, S. 464)	pH	
	Parotisspeichel	5,1–6,25
Sperma (siehe Tabelle 23.4, S. 398)	Submandibularis-	
	speichel	5,9–7,3

Anhang

Speichel (Fortsetzung)

anorganische Substanzen, mmol/l (mval/l)

Bicarbonat	2–13	Mucine (g/l)	0,8–6,0
Chlorid	15,1–31,6	Lysocym (g/l)	0,15
Phosphor (mg/l)	14–388	Amylase (g/l)	0,38
Kalium	14–41	Folsäure, nmol/l (µg/l)	4,5–37 (2–165)
Natrium	5,2–24,4	Ascorbinsäure, µmol/l (mg/l)	2,8–22 (0,58–3,78)
Calcium	1,2–2,8 (2,3–5,5)		
Magnesium	0,08–0,53 (0,16–1,06)	Magensaft (siehe Tabelle 26.2, S. 444)	
Harnstoff, mmol/l (mg/l)	2,3–8 (140–750)	Pankreassaft (siehe Tabelle 26.7, S. 457)	
Proteine (g/l)	1,4–6,4	Galle (siehe Tabelle 26.8, S. 460)	

Reflexe in den ersten 12 Monaten nach der Geburt (siehe auch Kap. 12)

```
                       1.  2.  3.  4.  5.  6.  7.  8.  9.  10. 11. 12.   Monate

Brustsuchen          ———
Saug-R.                 ——————————————————————..........
Handgreif-R.            ——————————————...........  aktives kontrolliertes Greifen
  (phasisch)
Körperstell-R.                   ———————————————————————————————  im 2. Lj. noch +
Labyrinthstell-R.         ————————————————————————————————————  im 2. Lj. unter-
  auf den Kopf                                                      drückbar
Fußgreif-R.             ————————————————————————
Halsstell-R.            ——————————————————————————
Gleichgew. in                        ————————————————————→
  Bauchlage
Kopfheben aus                        ............————————————→
  Rückenlage
Babinski Zeichen      ———————————————————————————————————— bis 1,5 Lj. noch +
  (Reizung des
  lateralen Fuß-
  randes bewirkt                              freies Sitzen
  Dorsalflexion                                    freies Stehen
  der großen Zehe                                                ab 1,5 Lj.
  und Spreizung                                                  freies Gehen
  der anderen
  Zehen)
```

Halbwertszeiten medizinisch gebräuchlicher radioaktiver Isotope

Isotop	Halbwertszeit	Anwendungsform	Anwendung
^{123}J	13,3 h	z. T. statt ^{131}J	
^{131}J	8,09 d	Jodid	*Schilddrüse:*
		^{131}J-T$_3$	*Radiojodtest, T$_3$-Test*
		Jodid	*Schilddrüsenszintigraphie*
		^{131}J-Bengalrosa	*Leber*
		^{131}J-PVP	*Gastroenterologie*
		^{131}J-Albumin	*Plasmavolumen*
^{197}Hg	65,5 h	Chlormerodrin	*Gehirn*
^{51}Cr	27,8 d	^{51}Cr-Albumin	*Gastroenterologie, Plasmavolumen,*
		Na$_2$^{51}CrO$_4$	*Erythrocyten*
^{57}Co	267 d	^{57}Co-Vit. B$_{12}$	*Vitamin B$_{12}$*
^{59}Fe	45 d	Ferro	*Eisenstoffwechsel*
^{133}Xe	5,29 d		

MAK-Werte einiger wichtiger Substanzen (Mitteilung XIV der Senatskommission zur Prüfung gesundheitsschädlicher Arbeitsstoffe, DFG, Bonn, 1978)

Als *maximale Arbeitsplatzkonzentration* (MAK) wird die höchstzulässige Konzentration einer gas-, dampf- oder staubförmigen Substanz in der Luft am Arbeitsplatz bezeichnet, die — nach den derzeitigen Kenntnissen — auch bei langfristiger Einwirkungsdauer (8 Stunden/Tag, 45 Stunden/Woche) zu keinen gesundheitlichen Schäden führt. MIK-Werte beziehen sich auf die Maximale-Immissions-Konzentration, d.i. die bei 24stündiger Exposition im Lebensraum zulässige Belastung. MIK-Werte sind daher wesentlich niedriger als MAK-Werte.

ppm = parts per million

Substanz	MAK in mg/m^3 (ppm)	Substanz	MAK in mg/m^3 (ppm)
Aceton	2400 (1000)	Essigsäure	25 (10)
Acrolein	0,25 (0,1)	Fluor	0,2 (0,1)
Äthanol	1900 (1000)	Hexan	360 (100)
Äthylenoxid	90 (50)	Kohlendioxid	9000 (5000)
Ameisensäure	9 (5)	Kohlenmonoxid	55 (50)
Anilin	19 (5)	Methanol	260 (200)
Benzol	*	Nicotin	0,5 (0,07)
Blei	0,1	Ozon	0,2 (0,1)
Chlor	1,5 (0,5)	Phosgen	0,4 (0,1)
Chloroform	50 (10)	Quecksilber	0,1 (0,01)
Chlorwasserstoff	7 (5)	Tetrachlorkohlenstoff	65 (10)
Cyanwasserstoff	11 (10)		
Diäthyläther	1200 (400)		

* Für Stoffe, die eine kanzerogene Wirkung zeigen, werden keine MAK-Werte angegeben, da sich keine noch als unbedenklich anzusehende Konzentration definieren läßt.

Ernährung

Tagesbedarf an Energiezufuhr, Eiweiß, Calcium, Eisen und Vitaminen in Abhängigkeit von Geschlecht und Alter. Siehe Tabelle 17.11 und 17.12, Seite 294 und 296.

Zusammensetzung einiger Hauptnahrungsmittel

	100 g eßbare Substanz (wenn nicht anders vermerkt) enthalten	Wasser g	Proteine g	Fette Total g	Fette Polyen-fettsäuren g	Fette Cholesterin g	Kohlen-hydrate Total g	Kohlen-hydrate Faserstoffe g	Calorien kcal	JOULE kJ	Vitamine A* IE	Vitamine B₁ mg	Vitamine B₂ mg	Vitamine B₆ mg	Vitamine Nicotin-säure mg	Vitamine Pantothensäure mg	Vitamine C mg	Vitamine Weitere Vitamine** mg	Purinstickstoff mg	Säureüberschuß S Basenüberschuß B	Elemente Natrium Na mg	Elemente Kalium K mg	Elemente Calcium Ca mg	Elemente Magnesium Mg mg	Elemente Mangan Mn mg	Elemente Eisen Fe mg	Elemente Kupfer Cu mg	Elemente Phosphor P mg	Elemente Schwefel S mg	Elemente Chlor Cl mg
Brot	Roggenbrot	38,5	6,4	1,0	—		52,7	1,5	227	950	0	0,16	0,12	0,22	1,1	—	—	—			220	100	22	7	1,28	1,9	0,28	134	—	—
	Weißbrot	38,3	8,2	1,2	—		51	0,9	253	1059	—	0,086	0,06	0,14	0,85	—	—	E 2			385	132	58	24	0,3	0,95	0,22	89	—	450
Gemüse	Kartoffeln (*Solanum tuberosum*)	79,8	2,1	0,1	—		17,7	0,5	76	318	Spur	0,11	0,04	0,2	1,2	0,3	20	E 0,06; K 0,08; Biotin 0,0001; FS 0,006			3	410	14	27	0,17	0,8	0,16	53	29	35
	Grünkohl (var. *acephala*)	87,5	4,2	0,8	—		6,0	1,3	38	159	8900	0,16	0,26	0,19	2,0	0,1–1,4	115	E 8; Biotin 0,0005; FS 0,05			75	410	179	37	0,5	2,2	0,09	73	115	122
Obst	Äpfel (süß) (*Pirus malus*)	84,0	0,3	0,6	—		15,0	0,9	58	243	90	0,04	0,02	0,03	0,1	0,1	5	E 0,3; Biotin 0,001; FS 0,002			1	116	7	5	0,07	0,3	0,03	10	5	4
	Bananen (*Musa sapientum*)	75,7	1,1	0,2	—		22,2	0,6	85	356	190	0,05	0,06	0,32	0,6	0,2	10	E 0,2; Biotin 0,004; FS 0,01			1	420	8	31	0,64	0,7	0,2	28	12	125
	Orangen (*Citrus sinensis*)	87,1	1,0	0,2	—		12,2	0,5	49	205	200	0,10	0,03	0,03	0,2	0,2	50	E 0,23; Biotin 0,001; FS 0,005			0,3	170	41	10	0,025	0,4	0,07	23	8	4
Fett	Butter	17,4	0,6	81,0	4	0,28	0,7		716	2996	3300	Spur	0,01	Spur	0,1	Spur	Spur		—	S	10	23	16	1	0,04	0,2	0,03	16	9	—
	Maisöl	Spur	0	99,9	56	0	0		883	3694	—	—	—	—	—	—	—		—	0	—	—	—	—	—	—	—	—	—	—
	Sonnenblumenöl	Spur	0	99,9	63	0	0		883	3694	—	—	—	—	—	—	—		—	0	—	—	—	—	—	—	—	—	—	—
Milch	Kuhmilch, frisch	88,5	3,2	3,7	0,1	0,01	4,6		64	268	140	0,04	0,15	0,05	0,07	0,33	1		—	B	75	139	133	13	0,002	0,04	0,01	88	29	105
	Muttermilch	87,7	1,03	4,4	0,3	0,01–0,02	6,9		70	293	330	0,01	0,04	0,02	0,18	0,24	5		—	B	17	50	33	3	Spur	0,05	0,05	14	14	36
Ei	1 Ei, mittelgroß (48 g)	35,5	6,1	5,5	1,1	0,22	0,4		77	322	580	0,06	0,16	0,12	0,04	0,8	0		—	S	66	67	26	6	0,02	1,3	0,02	98	95	69
Fleisch	Rind Lende	62,7	16,4	19,2	0,4	0,12	—		243	1017	—	0,10	0,13	—	4,6	0,33	1		50	S	70	348	3	17	—	2,5	—	154	—	—
	Schwein Kotelettstück	53,9	15,2	30,6	2,8	0,07	0		341	1427	0	0,8	0,19	0,48	4,3	0,40	0		—	S	62	326	9	19	0,06	2,3	—	170	—	—
Fisch	Kabeljau (Dorsch) (*Gadus callarias*)	81,2	17,6	0,3	—	0,05	0		78	326	0	0,06	0,07	0,20	2,2	0,12	2		62	S	86	339	11	28	0,01	0,5	0,5	190	—	97

* Vitamin A-Aktivität schließt auch Gehalt an β-Carotin ein

** FS = Folsäure

Sachverzeichnis

In diesem Band wurde C-Schreibung angewandt. Stichwörter, die unter C nicht gefunden werden können, sind unter K bzw. Z nachzusehen.

A

a, s. Löslichkeitskoeffizient für CO_2
α, s. alpha
A-Agglutinogen 507
A_1-Agglutinogen, Blutgruppen 508
A_2-Agglutinogen, Blutgruppen 508
A-Band, Skeletmuskel 42
Abasie, Kleinhirn-Läsion 178
Abbruchblutung, s. Entzugsblutung
ABC-Schema, Erste Hilfe 659
Ableitung, „augmented" Extremitätenableitung, EKG 526
–, bipolare, EEG 164
–, –, EKG 525
–, Brustwandableitung, EKG 526
–, Einthovensche Ableitung, EKG 526
–, Extremitätenableitung, EKG 526, 527
–, Goldberger Ableitung, EKG 526
–, Nehbsche Ableitung, EKG 527
–, plenothorakale Brustwandableitung, EKG 527
–, präcordiale, EKG 526
–, Standard, Extremitätenableitung, EKG 527
–, unipolare, EEG 164
–, –, EKG 525
–, V-Ableitung, EKG 526
–, Wilson-Ableitung, EKG 526
AB0-Blutgruppensystem 506
AB0-Inkompatibilität 511
absolute Refraktärperiode, s. Muskel, Nerv
Absolutschwelle, Hören 142
–, Sehen 125
Absorption, s. Resorption
–, Hämoglobin 441, 481
Absorptionskoeffizient 134
Absorptionsspectrum, Zapfen, Auge 124
Abstimmkurve (= tuning-Kurve) 147, 148
Abwehr, s. auch Immunität
–, angeborene Defekte 496
–, Arten 493
–, celluläre 493
–, –, Altersabhängigkeit 996
–, –, –, Reaktionstypen 498
–, –, humorale 499
–, –, –, Entwicklung 495
–, –, Thymus 477
–, Plasmaproteine 491
–, unspezifische 493
–, –, celluläre 493
Abwehrspannung, s. Defence

Acceleranszentrum, Herz 576
Acceleration, Kreislaufwirkung 607
Accelerin, s. Blutgerinnung
ACD-Puffer, 2,3 DPG 650
Acetat, Beeinflussung der tubulären Sekretion 698
Acetazolamid, diuretische Wirkung 714
–, Therapie der Höhenkrankheit 672
Acetessigsäure 286
–, aktive 261
–, –, Ketonkörperbildung 288, 289
–, –, Rückresorption, Nierentubuli 695
–, Ketose, Diabetes mellitus 323
–, –, H^+-Quelle 726
–, RQ 257
Aceton 289
–, Geruch, Atemluft 289
–, Ketose, Diabetes mellitus 323
Acetonurie 720
–, physiologische 720
Acetylcholin 71, 72, 198, 205
–, Abbau 72
–, Biosynthese 72
–, Catecholaminsekretion, NNN 339
–, Denervation-Hypersensitivität 79
–, Erweiterung der Lungengefäße 644
–, glatter Muskel 63
–, Herz 197
–, Hypothalamus, Sexualfunktion 238
–, Kaliumpermeabilität, Schrittmachergewebe 523
–, Magensekretion 450
–, motorisches Axon 77
–, muscarinartige Wirkung 204
–, Myasthenia gravis 78
–, neuromusculäre Verbindung 78
–, – – Curare 77
–, Neurosekretion 233
–, nicotinartige Wirkung 204
–, Sekretionsmechanismus 234
–, Synthese 72
–, Übertragersubstanz, Retina 128
–, –, ZNS 232, 233, 238
Acetylcholinesterase 72
–, cholinerge Neurone 198
–, Hemmung 78
–, Myasthenia gravis 78
–, Pseudocholinesterase 72
–, spezifische 64
–, Verteilung im ZNS 238
Acetyl-Co-A 261

–, Abbau 286
–, Citronensäure-Cyclus 267
–, Fettsynthese 288
–, Ketonkörperbildung 288
–, Umwandlung von Glucose in Fett 267
Achalasie 448
Achillessehnenreflex 92
acholische Stühle 465
Achromate = Monochromate 134/135
Achsenametropie 121
Achsenzylinder, s. Axon
Acidität, Magensaft 444
–, titrierbare, Harn 707
–, –, –, Bildung bei metabolischer Acidose 729
acidophile Zelle, HVL 377
Acidose, Acetonurie 720
–, Auswirkung auf Gehirn, Gefühl der Müdigkeit 670
–, –, Herz 533
–, Behandlung, erforderlicher Puffermenge 732
–, –, Infusionslösungen 733
–, Diabetes mellitus 318, 323, 324
–, extracelluläre, Auswirkung von K^+-Überschuß 727
–, intracelluläre, Auslösung durch K^+-Mangel 727
–, –, Puffer 652
–, metabolische 728
–, –, Atmung 660
–, –, Diabetes mellitus 323
–, –, Filtration von Säureanionen 729
–, –, kompensierte 728
–, –, nichtkompensierte 728
–, –, renale Kompensation 728
–, –, respiratorische Kompensation 728
–, –, RQ 257
–, –, Ursache 732
–, Na^+-Verlust, ECF-Volumenverminderung 724
–, NH_3-Bildung, Niere 707
–, Nierenerkrankungen 714
–, pH, HCO_3^-, P_{CO_2} 727, 732
–, respiratorische 727
–, –, Hyperkapnie 678
–, –, kompensierte 727
–, –, nichtkompensierte 727
–, –, renale Kompensation 727
–, –, – Säuresekretion 727
–, –, Ursachen 732
–, tubuläre 715
Acini, Schilddrüse 298
–, Speicheldrüse 441
ACP (= Acyl-Carrier-Protein) 287

Acrosom, Spermium 397
ACTH = adrenocorticotropes Hormon 218, 331, 354, 374
–, Aldosteronsekretion 359
–, cAMP 215, 264
–, freie Fettsäuren 289
–, Glucocorticoide 350, 354
–, Halbwertzeit 354
–, Hypersekretion, Cushing-Syndrom 352
–, Magensaftsekretion 350, 351
–, neuroendokrine Kontrolle, Hypothalamus 210
–, NNR-Cholesteringehalt 345
–, NNR-Hypertrophie 338
–, NNR-Steroidsynthese 343
–, MSH-Aktivität 382
–, Pigmentierung 382
–, Speciesabhängigkeit 355
–, Stimulierung der Enzymsynthese 281
–, Stoffwechsel 353–54
–, Streß 351, 355
–, Struktur, aktiver Kern 354
–, Wirkungsmechanismus 281
ACTH-Reserve, hypophysäre Testung 375
ACTH-Sekretion 353–54
–, Circadian-Rhythmus 354
–, Regulation 353–54, 357
ACTH-Testung, eosinophile Granulocyten 352
ACTH-Wirkung, Aldosteronsekretion 360
–, Glucocorticoidsekretion 346, 353
Actin 47, 48
Actinfilamente 47, 50
Actinomycin D, Hemmung der calorigenen Thyroxinwirkung 309
–, – der Thyreoglobulinsynthese 302
–, Proteinsynthese 281
Acylderivate, Mercaptane 261
Acyl-Trägerprotein, Fettsäuresynthese 287
adäquater Reiz, Receptoren, Sinnesorgane 82, 158
– –, Reflex 99
– –, Schmerzreceptoren 105, 106
Adams-Stokes-Syndrom 532
–, asystolische Episoden 619
–, Bewußtseinsverlust 619
–, vermindertes HMV 619
Adaptation, Auge 82
–, –, Dunkeladaptation 125
–, –, Helladaptation 125
–, Nieren, Kaliumsekretionsmechanismus 712
–, –, NH_3-Produktion 707

Adaptation
–, olfaktorisches System 157
–, Receptoren, s. Receptoren
Adaptationsbrillen 125
Addison, Morbus Addison 339
Adenin 277
–, DNA 278
Adenohypophyse, s. Hypophyse
Adenosin, Erweiterung der Lungengefäße 644
–, vasodilatatorische Wirkung 574
–, –, –, Myokard 598
Adenosindiphosphat (ADP) 261
–, oxydative Phosphorylierung 263
–, Skeletmuskel 47, 50
–, Thrombocyten 484–85
Adenosinmonophosphat (AMP)
–, cyclisches, s. cAMP
Adenosinnucleotid, vasodilatatorische Wirkung 525
Adenosintriphosphat (ATP) 7, 261, 278
–, Catecholaminbildung im NNM 337
–, Reaktion mit Aminosäure 279
–, Skeletmuskel 47
Adenosintriphosphatase, Natrium-Kalium-aktivierte 20, 147
–, Skeletmuskel, Myosin 47
Adenosylmethionin, S-Adenosylmethionin 274
Adenylabildung, Eiweißsynthese 278
Adenylcyclase 270
–, Beta-Receptoren 340
–, cAMP-Bildung 263
–, Catecholaminwirkung 340
–, LH 411
–, Lokalisation 263
–, Proteinkinase 264
–, Reninsekretion 423
–, spezifische Hormonwirkung 265
–, Stimulierung 270
–, Triglyceridhydrolyse, Fettgewebe 289
–, Wirkungsmechanismus 264
ADH = antidiuretisches Hormon, s. Vasopressin-ADH
Adiadochokinese 194
Adiuretin, s. Vasopressin-ADH
Adoleszenz 392
ADP, s. Adenosindiphosphat
–, Release-Reaktion 484
Adrenalektomie, Catecholaminplasmaspiegel 338, 339
–, Lipidgehalt der Lymphe 436
–, Mammacarcinom 349
–, Syndrome 349
–, Temperaturregulation 223
Adrenalin, s. auch Catecholamine
–, Abbau 200, 201
–, Aktivierung, Phosphorylase 287
–, anaphylaktischer Schock 618
–, „arousal" 166
–, Beeinflussung 200
–, Biosynthese 199
–, Blutdruck 339
–, calorigene Wirkung 333

–, cAMP 215, 270
–, Denervationshypersensibilität 74
–, Entkopplung der oxydativen Phosphorylierung 308
–, FFS-Freisetzung 333
–, glatter Muskel 61
–, Glucagoneffekt 331
–, Herzfrequenz 584
–, Herzfrequenzerhöhung 584
–, HMV 550
–, Insulinsekretion 328
–, Längen-Spannungskurve, Herz 553
–, Kohlenhydratstoffwechsel 333
–, Kreislauf 339, 340
–, Magensaftsekretion 451
–, Milchsäurespiegel 270
–, NNM 338
–, –, Adrenalin/Noradrenalin-Verhältnis 341
–, Plasmaspiegel 338
–, Schilddrüsensekretion 309
–, Sekretion, Regulation 341
–, Thrombocyten 484–485
–, Transportmechanismus 198
–, Triglyceridhydrolyse, Fettgewebe 289
–, Übertragersubstanz, sympathischer Nervenendigungen 198
–, Wärmeproduktion 221
–, ZNS 234
Adrenalinbindung 198
Adrenalinhypersekretion, Symptome 333
Adrenalinwirkung 334, 339
–, Fibrinolyse 518
adrenerge(s) Nervensystem 204
– –, Coronargefäße 597
– –, – chronotrope Effekte 610
– –, – inotrope Effekte 610
– –, glatte Muskel 79
– –, Herznerven 78, 576
– –, Körpergefäße 576
– –, Nervenendigungen, Adrenalinstoffwechsel 298
– –, –, granulierte Vesiceln 198
– –, –, Monoaminoxydase 201
– –, –, Noradrenalinaufnahme 202
– –, –, Noradrenalinfreisetzung 198/199
– –, Neurone 71, 180, 198, 201
– –, –, Verteilung 202
– –, Notfallsituation 202
– –, „Streß" 204
– Receptoren (α-, β-Receptoren) 204
adrenocorticotropes Hormon, s. ACTH 218, 353
adrenogenitales Syndrom (AGS) 362
– – mit Hypertension 345
– – mit Salzverlust 345, 362
Adrenolytica 204
Adynamie 187
adynamischer Ileus 456
Adypositas, Beeinflussung von STH-Sekretion 380
Äquilibriumlänge, Skeletmuskel 53

Äquilibriumpotential 19
–, motorische Vorderhornzelle 67
–, Natrium, Nerv 40, 41
–, Skeletmuskel 47ff.
–, –, Frosch 18
Äquivalent 12
–, elektrisches 12
–, Grammäquivalent 12
Ärger, Magenfunktion 451
Aerobacter aerogenes, Colon 465
aerobe Glykolyse 54, 268
– –, Skeletmuskel 54
Aerophagie 442
Äthacrylsäure, Kaliumausscheidung 712
Ätherwirkung, ARS 68, 167
Ätherschwefelsäuren 274
–, tubuläre Sekretion 698
Aethiocholanolon 348
Aethiocholanolon-Fieber 348
Aethinylderivate, Oestrogene 410
Aethinyloestradiol 410
Äthylalkohol, s. Alkohol
Aethylendiamintetraessigsäure (EDTA), tubuläre Sekretion 692
äußere Hemmung, bedingte Reflexe 243
A-Fasern (Aα, Aβ, Aγ, Aδ), Nerv, s. Nerv 92, 96, 105
Affekt 226
–, subcorticale Schmerzwahrnehmung 105
affektive Reizantwort, Schmerz 106
afferente Hemmung 75, 127
– Nerven, s. Nerven
–, Schenkel der Immunreaktion 497
Afibrinogenämie 450
After-discharge, s. Nachentladung Agammaglobulinämie 491
–, Bruton Typ 496
–, Schweizer Typ 496
aganglionäres Megacolon 432
Agglutination 507
Agglutinine 507
–, Isohämagglutinine 507
–, Rh-System 510–511
Agglutinogene 507
Aggregation, Thrombocyten 513
Aggressionen, Gonadenhormone 230
–, Läsionen des Nucleus amygdalae 230
aggressives Verhalten 230
– –, soziale Komponenten 230
Agnosie 250
–, visuelle 249
Agonisten, postsynaptische Hemmung 74
Agonisten-Koordination, Beeinflussung durch Kleinhirn 291
agranuläres endoplasmatisches Reticulum 6
Agraphie 249
AGS, s. adrenogenitales Syndrom
akinetisch, s. hypokinetisch
Akklimatisation, alveolarer P_{O_2}, Minimalwert 672

–, Höhenaufenthalt 672
Akkommodation, Auge 119
–, –, Altersabhängigkeit 120
–, –, Ciliarmuskel, Zonulafasern 119/120
–, –, Nahpunkt 120/121
–, Nerv 31–45
Akkommodationsbreite, Altersabhängigkeit 120
Akne 401
Akromegalie 377, 385
Aktionspotential
–, biphasisches 39
–, Carotissinusnerv 579
–, firing level 35, 37
–, Frequenz, Adaptation 86
–, glatter Muskel 63
–, Herzmuskel 58, 59ff.
–, –, Dauer, Herzfrequenz 544
–, –, Ionenverschiebungen 523
–, –, Relation zu EKG 523
–, Intensitätsunterschiede von Empfindungen 103
–, monophasisches 39
–, motorische Endplatte 76
–, Nerv 31
–, –, elektrische Ursache 38
–, –, Ionenfluxe 40, 41
–, –, Propagation 35
–, Nervus acusticus 144, 147
–, Receptoren 391
–, Skeletmuskel 392
–, –, T-System 48
–, Spike 35
–, Synapsen 34
–, Zündschwelle 35, 37
aktiver Transport, gelöste Teilchen 16
– –, Monosaccharide, Darm 431
– –, Natrium 18
– –, Nephron 694
– –, Resorption von Nahrungsstoffen 429
aktivierendes reticuläres System 161–173
– – –, s. auch ARS, reticuläres System, aufsteigendes reticuläres System
aktivierte Essigsäure 261
Aktivierungsmechanik der Thrombocyten 484
Aktivierungswärme Skeletmuskel 56
Aktivität, elektrische, s. Nerv, Muskel, Sinnesorgane
Aktivitätsbeeinflussung, Sympathischer Pharmaka 205
Akustik, akustisch, s. Gehör
akute Phase, Proteine 490
Alanin 273
Alarmreaktion, EEG 167
Albumin 486, 488
–, Abbau 487
–, Bildung 486, 487
–, Filtrierbarkeit, Niere 692
–, Halbwertzeit 446
–, Harn 722
–, Inducer 17
–, Insulinantagonist 317
–, ^{131}J-markiertes 10

Sachverzeichnis

–, kolloidosmotischer Druck der Plasmaproteine 692
–, Plasmaprotein-Puffer, 25, 726
–, Transportfunktion 487
–, Umsatz 486
Albuminbindung, Bilirubin 482
–, Calcium 366
–, Glucocorticoide 323
–, Lipide 285
–, Thyroxin 302
Albumin/Globulin Proportion 491
Albumininfusion, Schocktherapie 619
Albuminpool 486
Albuminurie 714, 720
–, orthostatische 714
Aldacton, diuretische Wirkung 714
Aldosteron 218, 348
–, Abbau 348
–, Adrenalektomie 357
–, Angiotensin-II-Wirkung 344, 360
–, distaler Tubulus 357
–, Halbwertzeit 348
–, H^+-Sekretion, Niere 708
–, K^+-Sekretion 711
–, Na^+-Ausscheidung 711, 724
–, Nierenschädigung 716
–, NNR, Zona glomerulosa 342, 337
–, PAH 698
–, Plasmaspiegel 348
–, relative Wirksamkeit 344
–, säurelabile Konjugate 348
–, Stimulierung der Enzymsynthese 281
–, Wirkungsmechanismus 281, 348, 357, 358
–, –, Latenzperiode 357, 711
Aldosteronbindung 348
aldosteroninduzierte Proteine, Substrat-Oxydation 357
Aldosteronsekretion 358–359, 582
–, ACTH 360
–, Angiotensin II 353
–, Beeinflussung durch Na^+-Aufnahme 359
–, Blutverlust 614
–, Cushing 623
–, diencephale Kontrolle 338
–, Elektrolyte 359
–, gesteigerte, Symptomatik 362
–, –, Herzinsuffizienz 621
–, Hypophysektomie 383
–, Regulation, Rückkopplung 724, 358–360
–, –, Renin 423
–, Sekretionsrate 342
–, Speciesabhängigkeit 344
–, STH 377
–, Steigerung 359
Aldosteron-Therapie, Oedem 716
Alexie = Wortblindheit 249
alimentäre Glucosurie 271
Aliquorrhoe 589
Alkaliflut, postprandiale 722
–, –, HCl Sekretion 444
–, –, Salzsäuresektion 445

Alkaliquellen, Nahrung 726
alkalische Phosphatase, s. Phosphatase
alkalische Substanzen 726
Alkaloide, Muscarin 198
Alkalose, extracelluläre, Hypokaliämie 727
–, Höhenwirkung 671, 672
–, intracelluläre, Hyperkaliämie 712
–, –, Puffer 652
–, metabolische 728, 729
–, –, Atmung 660
–, –, mechanischer Ileus 456
–, –, Kompensation 729
–, –, kompensierte, nichtkompensierte 728
–, –, Ursachen 732
–, pH, HCO^-, P_{CO_2} 727, 732
–, respiratorische 660, 727
–, –, Kompensation 727
–, –, kompensierte, nichtkompensierte 727
–, –, Ursachen 732
–, RQ 257
Alkohol, Blutspiegel, Beeinflussung durch Fett 450
–, diuretische Wirkung, Ursache der 714
–, Hemmung der Vasopressin- und Oxytocin-Freisetzung 215
–, latentes Schielen 137
–, Magensaft Sekretion 451
–, primäre Geschmacksempfindung 159
–, Riechschwelle 156
–, RQ 256
–, Sekretion gastrointestinaler Hormone 451
Alkoholdehydrogenase, Retinol 123
Alkoholiker, Störung des Kurzzeitgedächtnisses 247
Alkoholintoxikation, Druck-Lähmung 44
Alkylphosphate, Hemmung der Acetylcholinesterase 78
Allantoinsäure, Harnsäureoxydation 282
Allergie 503
–, eosinophile Granulocyten 475
–, Glucocorticoide, antiallergische Wirkung 353
–, Histaminfreisetzung 353
–, Nahrungsmittelallergie, Resorption ungespaltener Proteine 434
–, Soforttyp 503
–, Spättyp, Lymphocyten 477
–, Symptome, Kinine 575
–, verzögerter Typ 460
–, – –, Glucocorticoide 353
Allergien gegen Nahrungsmittel 434
allergische Reaktion, anaphylaktischer Schock 618
„Alles oder Nichts"-Gesetz 35
Allgemeinanästhesie 73
Allocortex 226
–, limbisches System 226
Allopurinol, Gichttherapie 282

Alloxan, Nierenschädigung 318
–, Pankreasschädigung 318
Alloxandiabetes 330
Alopezie 395
Alpha-Agglutinine, s. Blutgruppen
Alpha-Amylase, s. Amylase
Alpha-Block, EEG 165
Alpha-Blocker 340
Alpha-Effekt, Kontraktionshemmung 63
Alpha-Fasern, s. Nerv
Alpha-$_1$-Fetoprotein 488
Alpha-Gamma-Kopplung 95
Alpha-Glycero-Phosphat, Fettresorption 435
Alpha-Grenzdextrine 430
Alpha-Kette, H-Ketten, Eigenschaft 500
Alpha-KH-Verdauung 429
Alpha-Lipotropin 375
Alpha-Löslichkeitskoeffizient für CO_2 727
Alpha-Motoneurone = motorische Vorderhornzelle
Alpha-MSH 374, 382
Alpha-Receptoren 204
–, adrenerges Nervensystem 202
–, cAMP 281
–, Catecholamine 341
Alpha-Receptorblocker, Insulinsekretion 328
Alpha-Rhythmus, conditionierte Hemmung 244
Alpha-Wellen, s. EEG
Alpha-Zellen, Pankreas 315
–, –, Zollinger-Ellison-Syndrom 452
Altern, Presbyakusis 144
–, Presbyopie 122
Altersabhängigkeit, Akkomodation 120
–, Aortenelastizität 545
–, –, arterieller Blutdruck 566
–, Atmung 665
–, Blutzellennormalwerte 474
–, EEG-Rhythmus 150
–, Gesamtkörperwasser 11
–, Grundumsatz, Energieumsatz 257
–, Herzfrequenz 604
–, maximale Herzfrequenz 610
–, Pulswellengeschwindigkeit 545
–, REM-Schlafmenge 171
–, Sexualhormonausscheidung 392
–, spezifische Abwehr 598
–, STH-Sekretion 379
–, täglicher Nahrungsbedarf 294
Altersdiabetes 335
Alterssichtigkeit 122
Aluminiumhydroxydgel, Antacida, Ulcustherapie 453
alveolare (r, s) Diffusion 644
– Gasvolumen 640
– Gaswechsel 639
– Oberflächenspannung 636, 637
– P_{CO}, toxische Grenze 676
– P_{CO_2}, Abfall, Bronchoconstriction 644

–, Absinken, lokale Gefäßverengung 644
– –, Atemminutenvolumen 661
– –, Barometerdruck 654
– –, Höhenaufenthalt 671
– –, Konstanterhaltung 657
– –, Vermehrung, lokale Gefäßverengung 644
– –, Verminderung, hypoxische Hypoxie 673
– Ventilation 635, 640
– Beeinflussung 640
– –, Ruhe 634
Alveolarluft, Gewinnung, Untersuchung 641
– Partialdrucke, Zusammensetzung 641
–, – bei verschiedenem Umgebungsdruck 660
Alveolarwand, Gesamtfläche 632
Alveole(n), Atmung 632
–, Emphysem 675
–, Flüssigkeitsabstrom 642
–, granulierte Pneumocyten 637
–, Laplacesches Gesetz 562, 637
–, surfactant 636, 637
–, Zahl der 632
alveolocapillare(r) Block, Diffusionskapazität für O_2 645
– –, hypoxische Hypoxie 670, 673
– –, O_2-Toxität 677
– Membran, Aufbau 632, 633
amacrine Zellen, Elektroretinogramm 127
– –, Retina 114, 115
Amblyopie 132
Amboß, Ohr 144, 138
Ameisensäure, Methylgruppen Donator 274
Amenorrhoe 414
–, Internats- 414
–, primäre 394
–, sekundäre 414
Ametropie 121
–, Achsen- 121
–, Brechungs- 121
–, Hypermetropie 122
–, Myopie 121
Amine, Bildung aus Aminosäuren 274–275
–, biogene, Darmbakterien 465
–, ZNS 234
Aminierung 274–275
Aminoacidurie 274
–, Fanconi-Syndrom 274
Aminobenzene 313
Aminobuttersäure, s. Gamma-Aminobuttersäure
–, Aminolävulinsäure 482
Aminopeptidase 430, 574
–, intestinale 433
Aminosäuren 273
–, aktivierte, Eiweißsynthese 278
–, Aminierung 274–275
–, aromatische 273
–, basische 273
–, –, Resorption 433
–, Bildung von Aminen 274
–, Desaminierung 274, 275

Aminosäuren, Desaminierung
-, -, NH₃-Bildung, Tubuluszellen 708
-, D-Isomere, Resorption 274, 433
-, essentielle 273, 283
-, -, Mangel, Stickstoffbilanz 283
-, Filtration, Niere 274
-, gluconeogenetische 275
-, glucoplastische 275
-, Harn 721
-, Herzmuskel 62
-, hydroxylsubstituierte 273
-, Isomere 274
-, ketogene 275
-, L-Isomere, Resorption 273, 403, 433
-, maximale Resorption, Darmabschnitt 432
-, neutrale 273
-, -, Resorption 433
-, N-terminale 279
-, Oxydation, Citronensäurecyclus 267
-, oxydative Desaminierung 275
- und Peptide, Beeinflussung der Gastrinsekretion 445
-, Plasmaspiegel, Proteinverdauung 433
-, -, STH 351, 352
-, Reaktion mit ATP 278
-, Rückresorption, Niere 274
-, saure 273
-, schwefelhaltige 273
-, Spezifische Stoffwechselfunktionen 274
-, Transaminierung 274
-, Triplet-Zuordnung 279
-, Umwandlung in Fettstoffwechselprodukte 274
-, - in Kohlenhydrate 274
-, unsubstituierte 273
Aminosäureabbau, Diabetes mellitus 322
Aminosäureausscheidung 282
Aminosäurebedarf, Deckung 278
Aminosäuredecarboxylase, aromatische 234
Aminosäurederivate, Ausscheidung, Proteinzufuhr 283
Aminosäurepool 275
-, dynamisches Gleichgewicht mit RNA 277
-, gemeinsamer Stoffwechselpool 275
Aminosäureresorption, Darm 433
-, -, Störungen, Auswirkungen 455
-, Nierentubuli 695
Aminosäuresequenz, Basensequenz 278
-, Hämoglobin 480
Aminosäurestoffwechsel 274
-, Leber, Glucagon 331
Aminosäuretransport, Zelle, Insulin 322
-, -, STH 378

Aminosäurezusammensetzung, Proteinwertigkeit 293
Ammoniak, Aufnahme 275
-, Blutspiegel 465
-, Darmbakterien 465
-, Eliminierung aus Gehirn 275
-, Harnstoff, Bildung in der Leber 276
Ammoniakbildung, Aminosäuren 275
Ammoniaksekretion 275
-, Niere 275
-, -, Acidose 708, 729
-, -, Adaptation 708
-, -, H⁺-Pufferung, Harn 706
-, -, nicht-ionale Diffusion 708
Ammoniakvergiftung 465
Ammoniakwirkung, Nervenzellen 596
Ammoniumgehalt, Harn, Harn-pH 708
-, Infusionslösungen 733
Ammoniumion, Lipidlöslichkeit 708
Ammoniumchlorid, diuretische Wirkung 713, 714
-, H⁺-Quelle 726
Ammoniumsalze, primäre Geschmacksempfindung 159
Amnesie, retograde 247
-, -, Gehirnerschütterung, Elektroschock 247
AMP, s. Adenosinmonophosphat 261
-, 5'-AMP 263
-, cyclisches, s. cAMP
Amphenon B, Hemmung der Steroidsynthese 345
Amphetamin 205
-, arousal 166
-, Hebung der Stimmungslage 234
-, Lernprozeß 248
Amphibienmetamorphose, Thyroxin 308
Amplipikationsmechanismen, Immunreaktion 497
Amplifikationssystem, blastogener Faktor 498
- der cellulären Immunität 497–499
-, chemotaktischer Faktor 498
- der humoralen Abwehr 499
-, Killer T-Zellen 498
- lymphocyte transforming factor 498
-, Lymphokine 498
-, Migrationshemmfaktor 498
-, Transfer Faktor 498
Ampulle, Bogengänge 140
Amputation, Phantomschmerz 87
Amygdala s. Nucleus amygdalae 226
Amylase, Pankreas-α-Amylase 429, 430, 457
-, Speichel-α-Amylase 430
Amylopectin 429
Amylose 429
anabole Hormone 255, 365
- -, Androgene 381
- -, Insulin 322

-, -, Steroide 365
- -, STH 378
Anabolismus 255
Anämie 479
-, Antierythropoietin-Antikörper 423
-, blind loop-Syndrom 466
-, Carotiskörperchen 658
-, Cyanoseneigung 670
-, Eisenmangel 452
-, Folsäuremangel 297
-, hämolytische, Ikterus 461
-, -, Verbrennungen 617
-, Hypervitaminose K 295
-, NN-Insuffizienz 353
-, perniziöse (hyperchrome) 275, 297, 451
-, -, intrinsic factor 452
-, -, Vibrationsempfindung 119
-, -, Vitamin B₁₂-Mangel 297, 451
-, Sichelzellen- 483
-, systolische Geräusche 548
-, Thyroxinmangel 307
-, Urämie 715
anämische Hypoxie 670
anaerobe Glykolyse 268
- -, Herzmuskel 61
- -, Milchsäure 268
- -, Skeletmuskel 54
- -, Oxydation, Substratebene 268
- Reserve 54
Anästhesie, Allgemein- 73
-, -, ARS 167
-, Beeinflussung von Synapsen 73
-, CO₂-Empfindlichkeit, Atmung 659
-, elektrische 166
-, Lokal-, Bauchoperation 108
-, -, fortgeleiteter Schmerz 110
Anästhetica, Einfluß auf Nervenfasertypen 44
-, synaptische Erregungsübertragung 172
-, rectale Applikation 464
-, renale Vasoconstriction 689
anakroter Schenkel, Pulskurve 545
Anaphasenverzögerung 391
anaphylaktische(r) Schock 618
- -, Heparin 516
- -, Wirksamkeit, Complement-Aktivierung 501
Anaphylaxie 502
Anaphylaxiesystem, Cytotropie 502
-, ECF 502
-, Histamin 502
-, Mastzellgranula 503
-, PAF 502
-, Scrotonin 502
-, SRS-A 502
Anastomosen, arteriovenöse 558
Ancrod, Blutgerinnung 516
Androgene 386
-, Aethiocholanolon 348
-, Applikation, Frühkindheit 229
-, 2, 3 DPG 649
-, NNR 348

-, REF-Bildung 424
-, Selbststimulierungsrate 231
-, Sexualverhalten, Kastraten 228
-, sexuelles Verhalten 227
-, Sezernierende Tumoren 403
-, Stimulierung der Enzymsynthese 281
-, Wachstum 380, 381
-, Wirkungsmechanismus 348
Androgenhypersekretion, Syndrome 362
Androgensekretion, Hodenentwicklung 390
Androgenwirkung, frühes Entwicklungsstadium, Gehirnentwicklung 281, 390
-, Frühkindheit, Sexualverhalten 229
-, pränatale Periode, Genitalentwicklung 229
Androsten 400
Androsteron 400
anelektrotonische Potentiale, Neurone 36, 37
Aneurysma, Gefäßgeräusche 547
Angina pectoris 107
Angiohämophilie 519
Angiome, Lebererkrankungen 410
Angioödem, hereditäres 575
Angiotensin 214
Angiotensin I 360, 420, 421
-, Umwandlung, Lunge 645
Angiotensin II 420, 421, 575
-, Abbau 421
-, Aldosteronsekretion 358–360, 421
-, Bildungsmechanismus 360, 420
-, Blutverlust 614
-, Halbwertzeit 421
-, kardiovasculäre Homoiostase 575
-, Kontraktion der Lungengefäße 644
-, NNR 353
- Speciesabhängigkeit 420
-, Wirkung Blutverlust 613
-, - Durst 613
-, - subfornisches Organ 613
Angiotensin III, Niere 420, 421
Angiotensinbildung 422
Angiotensinasen, Angiotensin II-Abbau 421
-, endokrine Funktion der Niere 421
Angiotensinogen 360, 420
-, orale Ovulationshemmer 624
Angiotonin, s. Angiotensin II
Angriffsreaktion 230
Angst, Adrenalin, arousal 167
-, Aldosteronsekretion 359
-, gammamotorisches System 94, 95
-, HMV 550
-, Nucleus amygdalae, ACTH-Sekretion 355
-, Verminderung, Tranquilizer 232
Angstzustände, Cortex, Stirnlappen 251

Sachverzeichnis

Anionen, anorganische Salze, primäre Geschmacksempfindung 159
–, fixe, Blut 652
–, Glomerulumfiltrat 692
–, Jodidtransport, kompetitive Hemmung 8
Anionenverteilung, Blut 652
Annäherungssystem, Motivation 232
annulospirale Endigungen, Muskelspindel 92
Anorexie 212
–, allgemeine Hypoxie 670
–, Anorexia nervosa 384
–, chronische Obstirpation 332
–, Urämie 715
Anosmie 155
anovulatorische Cyclen 414
Anoxie 670
Ansa lenticularis 186
Anspannungston, Herz 547
Anspannungszeit, Ventrikelkontraktion, Dauer 543
Anstrengungssynkope 620
–, Gewebedurchblutung 620
–, HMV 620
Antacida, Ulcustherapie 453
Antagonisten, Koordination, Kleinhirn 195
–, postsynaptische Hemmung 74
Anti A-, Anti B-Agglutinine, s. Blutgruppen
antibakterielle Eigenschaft, Speichel 441
Antibiotika, Blut-Hirn-Schranke 589
–, Einfluß auf Gedächtnis 248
–, –, Hemmung der Proteinsynthese 281
–, Schädigung der Darmflora 465
Anticholinesterase, s. Cholinesterase
Antichymotrypsin, Alpha$_1$- 490
Anticoagulantien 516–517
Anticodone, t-RNA 279
Antidepressiva 232
–, tricyclische, Noradrenalin 237
Antideterminante 494, 495
–, Immunglobuline 500
Antidiurese, maximale, Vasopressin 698
antidiuretische(s) Wirkung, Vasopressin 698, 701
– Hormon, s. Vasopressin-ADH 215
antidrome Leitung, Axonreflex 600
– –, Nerv 600
– Stimulierung, Synapse 68
Antiemetica, Bewegungskrankheit 192
Antigen 494
–, Darm, S IgA 434
–, isomorphe 495
–, nicht-immunogenes 494
–, Zellantigene 511
Antigen-Antikörperkomplexe, Granulocyten 475
Antigen-Antikörperreaktion 502
–, anaphylaktischer Schock 618
–, Histaminfreisetzung, Glucocorticoide 353
–, Komplement 501
antigene(r) Determinante 494
– –, Immunsystem 495
– Gerinnungsfaktoren 513
– Struktur 494
Antigenmarkierung, Erythrocyten 10
antihämophiler Faktor B 514
– –, Gerinnungsfaktor 514
– –, Globulin, Gerinnungsfaktor 514
anti-insulinäre Plasmafaktoren, Wirkung, Glucocorticoide 349
– – –, STH, Muskel 378
Antilymphocyten-Serum 498
Antikörper 495
–, Antiinsulin 317
–, „blockierende" 504
–, Einteilung 504
–, „inkomplette" 504
–, Leih-Antikörper 503
–, Muttermilch 433
–, natürliche 485
–, präzipitierende 504
–, sekretorische 500
–, „univalente" 504
Antikörperbildung 500
Antikörperspiegel, Glucocorticoide 353
Antikonzeptiva 409
Antiperistaltik, Colon 464
–, Vorkommen 455
Antiplasmin 518
–, Thrombocyten 484–485
Antipyrin, Gesamtkörperwasserbestimmung 9, 11
Antithrombine 514
–, α$_1$-Antithrombin 449
Antithrombinwirkung, Fibrinbruchstücke 516, 537
Antitoxine 504
Antitrypsin, Proteinaseinhibitoren 490
Antivitamin K, s. Dicumarol
Antrieb 226
–, Steigerung durch Psycho-Energizer 232
Antrum, Magen 443
–, –, Schleimhaut, Acetylcholinwirkung 450
Antrumbildung, Ovar 403
Anulus fibrosus, Herz 522
Anurie, s. auch Urämie
–, interstitieller Nierendruck 688
Anziehreflex = withdrawal-Reflex
Aorta 557
–, Blutströmungsgeschwindigkeit 563
–, Coarctation 624
–, –, Hochdruck 624
–, Strömungswiderstand 624
–, Wandspannung 562
Aortenbogen, Baroreceptoren 82, 579
–, –, Atmung 664
Aortendruck 486
–, coronare Durchblutung 598
–, diastolischer 543
–, späte Systole 543
Aortenelastizität, Altersabhängigkeit 545
Aorteninsuffizienz, Sauerstoffverbrauch, Herz 555
Aorten-Isthmusstenose, Hochdruck 624
Aortenklappen, s. Herzklappen 658
Aortenkörperchen 75, 657, 658
–, Chemoreceptoren, Atmung 657, 658
–, Innervation 658
–, Lokalisation 657
Aortenstenose, Sauerstoffverbrauch, Herz 555
Aortenwiderstand, Herzkraft 552
Apatit, Hydroxyapatit, Knochen 364
Apfelsäure-Dehydrogenase 269
Aphakie 119
Aphasie 249
–, Agraphie 249
–, expressive 249
–, „fluent", „non-fluent" 249–250
–, globale 249
–, Lokalisation der Läsion 249
–, motorische 249
–, receptive 249
–, sensorische 249
–, Wortblindheit 249
–, Worttaubheit 249
apicale Dendriten 67
Apneusis 656
apneustisches Zentrum 656
Apnoe, Bezold-Jarisch-Effekt 660
–, Inflation der Lunge 663
–, posthyperventilatorische 667
Apoferritin, Eisenstoffwechsel 437
Apomorphin, Erbrechen 207
Appendix vermiformis 463
Appetit, Dehnungszustand des Gastrointestinaltraktes 213
–, hypothalamische Regelung 212
–, Hungerkontraktionen, Magen 444
Appetitmechanismus, Steuerung der Nahrungsaufnahme 260
Appetitzentrum, Hypothalamus 212
–, Störungen, Anorexie 212
„approach"-System, Motivation 232
Apresolin®, Nierendurchblutung 690
Arabinose, insulingeförderte Diffusion, Zellmembran 328
Arachidonsäure 291, 292
–, Derivate 292
–, Release-Reaktionen 484
Arbeit, Atemarbeit 634
–, Atemminutenvolumen 668
–, dynamische Ausführungsform 608, 609
–, – –, Muskelschmerz 669
–, Energieumsatz 255, 257, 611
–, Fibrinolyse 518
–, Gefühl der Anstrengung 664
–, Herzarbeit 544
–, Herzminutenvolumen 550
–, Hyperpnoe 665
–, Insulinbedarf, Diabetes mellitus 336
–, Körpertemperatur 220
–, Kreislaufanpassung 608–611
–, lokale Umstellung des Gaswechsels 669
–, Lungendurchblutung 644
–, Lungenödem bei Höhenaufenthalt 672
–, maximale Herzfrequenz 610
–, Milchsäurebildung 726
–, Muskelsteifheit 669
–, Nierendurchblutung 690
–, Nutzeffekt 255
–, O$_2$-Utilisation 667
–, P$_{O_2}$, P$_{CO_2}$, arterielles Blut 668
–, Proteinurie 720
–, Puls 545
–, respiratorische Anpassung 667–669
–, RQ 257
–, Sauerstoffaufnahme, Gewebe 649
–, Sauerstoffschuld 668
–, statische Ausführungsform 608
–, – –, Dauerkontraktion 608
–, – –, Durchblutung 608
–, – –, Ermüdung 608
–, – –, Muskelschmerz 669
–, – –, Rhabdomyolyse 609
–, – –, Muskelfunktionsstörungen 609
–, – –, verminderte Vasodilatation 609
–, – –, Verminderung der Muskeldurchblutung 609
–, – –, Verringerung der K$^+$-Ionenkonzentration 609
–, STH-Sekretion, Geschlechtsabhängigkeit 379
–, Tachykardie 529, 576
–, Ventilationssteigerung 668
Arbeitsanstrengung, Synkope 620
Arbeitsbeginn, Herzfrequenz 559
–, Muskeldurchblutung 583, 608
–, Tachykardie 584
Arbeitsbelastung, kardiovaskuläre Funktionen 609, 610
Arbeitsende, Normalisierung der Atmung 668
Arbeitsphysiologie, Grundumsatz-Bestimmung 259
Archicerebellum, s. Kleinhirn
Area, s. auch Brodmann-Areal
Area 2 185
Area 4 185
Area 4s 185
Area 6 176
Area 8 185
Area 17 133
Area 18 und 19 133
Area 24 185
Area 41 140
Area anterior, dorsalis, lateralis, posterior, Hypothalamus 207

Area
- postrema, Blut-Hirn-Schranke 590
- -, Chemoreceptoren-Triggerzone, Brechreflex 207
Areale, motorische 175, 176
-, prämotorische 176
Areola mammae, Milchaustreibungsreflex 217
- -, Pigmentierung 409
Arginin 273
-, Creatinbildung 276
-, Harnstoffbildung 276
Arginingabe, STH-Sekretion, Geschlechtsabhängigkeit 379
Arginin-Vasopressin, Formel 214
Argongehalt, Luft 629
Argyll-Robertsonsches-Phänomen 122
Arm-Zungen-Kreislaufzeit 500
arousal 166–167
-, Adrenalin 167
-, Auslösung, corticale Stimulation 167
-, corticale 167
-, EEG 164
-, generalisierte 166
-, gezielte Aufmerksamkeit 245, 246
-, konditionierte Reize 245
-, lokalisierte 166
-, Wirkung von Blutdruckanstieg 167
Arrhythmien, s. Herz-Rhythmus
-, kardiale 537
ARS 161–173
-, Aktivität, diffuse corticale Projektion 161
-, -, Thalamus 162
-, Allgemein-Anästhesie 167, 168
-, arousal, Adrenalin 167
-, Aufbau 161
-, Beeinflussung, Pharmaka 167
-, Bewußtsein 161
-, Formatio reticularis 161
-, Konvergenz 157, 158
-, Läsion, EEG 166
-, -, Manifestation 167
-, nervöse Verbindungen 173
-, Schlaf- und Wachzustand 161, 211
-, Stimulierung durch Sinnesreize 163
-, Unspezifität 161
-, Wahrnehmung 161
-, Wirkung auf corticale Neurone 167
Arteria(ae) arcuata, Niere 687
-, basilaris 585
- carotis 585
- -, interna, Ohr 138
- cerebri posterior, Ramus thalamogeniculatus, Thalamus-Syndrom 106
- coronaria, s. Herz
- interlobulares, Niere 681
- pulmonalis, s. Lunge
Arterie(n), Aufbau 556
-, Blutvolumen, Druck 563
-, Starre, Alter 566

-, Verhalten während Herzcyclus 556
-, Widerstandsgefäße 563
arterielles(r) Blut, Gaspartialdruck 641, 646
- -, - bei Arbeit 647
- -, -, bei Ventilations/Perfusionsimbalance 673
- -, Hb-Sättigung 647
- -, P_{CO_2}, Liquor pH 659
- -, pH 726
- Blutdruck 564
- -, Altersabhängigkeit 566
- -, Schockformen 617
Arterienpuls 545
Arteriole(n) Aufbau 556
-, Blutdruck 565
-, Blutvolumen in Ruhe 563
-, Durchmesser, Blutdruck, Widerstand 556, 560
-, -, Organdurchblutung 560
-, Innervation 575–576
-, Konstriktion, Angiotensin II 421
-, mittlerer Blutdruck 545
-, Nekrose 623
-, Niere 685, 686
-, -, Autoregulation 690
-, -, Konstriktion, GFR 693
-, Pulsdruck 546
-, Vasoconstriction 576
-, Vasodilatation 575, 576
-, -, Ödem 569
-, Zirkulation 563
Arterio-Spasmus, essentielle Hypertonie 623
arterioluminale Gefäße, Venensystem, Herz 597
Arteriosinusoidal-Gefäße, Venensystem, Herz 597
Arteriosklerose, Behandlung, Vorbeugung 291
-, Blutströmungsgeschwindigkeit 565
-, cerebrale, Morbus PARKINSON 187
-, Cholesterin 290
-, Myokardinfarkt 537–540
-, Thyroxinbehandlung 314
arteriosklerotische Gefäßkrankheiten, Diabetes mellitus 324
arteriovenöse Anastomosen 558
- -, inaktive Capillaren 568
- -, Vorkommen 558
- Fisteln, Gefäßgeräusche 547
- Sauerstoffdifferenz, Herz, Muskelarbeit 554, 611
- -, Niere 691
Arthritis, Gicht 282
-, rheumatische 445
-, -, Glucocorticoide 353
-, -, Lysosomen 7
Arzneimittelallergie 453
Aschheim-Zondek-Test 416
Aschoff-Tawara-Knoten, Herz 523
Ascorbinsäure, aktive Rückresorption, Niere 695
-, täglicher Bedarf 294

Ascorbinsäuregehalt, Nebenniere 345
Asparagin 273
Asparaginsäure 273
Asphyxie 678
-, Gehirndurchblutung 591–593
-, NNM-Sekretion 340
Aspiration, Wasser, Laryngospasmus 678
Aspirationspneumonie 632
Aspirin, Hemmung von Cyclooxygenase 292
-, Wirkung auf Magen 452
Assimilation, Energieumsatz 257
assistierte Zirkulation, Ballonpumpe 618
Assoziationsfelder 159, 248
-, Thalamuskerne 161, 162
Astereognosie 250
Astheniker, Steiltyp, EKG 529
Asthma bronchiale, Atemarbeit 638
- -, Dyspnoe 660
- - -, Glucocorticoide 353
- - -, hypoxische Hypoxie 689
Astigmatismus 122
Astrocyten 45
-, Endfüße, Gehirncapillaren 585
Astroglia, HHL 375
asystolische Episoden 619
Ataxie 144
-, cerebellare 144
-, Tiefensensibilität 104
Atelektase 674
-, hypoxische Hypoxie 670
-, Ursachen 674
ateleote Zwerge-Wachstumsstörung 382
Atemabhängigkeit, zentraler Venendruck 570
Atemanhalten, breaking point 663
Atemanregung, CO-Vergiftung 676
Atemanstrengungen, Ersticken 678
Atemarbeit 638
-, Berechnung 638
-, Emphysem 675
-, Komponenten 638
-, maximale 634
-, Ruhe 629
Atemcyclus, intraabdomineller Druck 632
-, intrapulmonale Druckänderung 630
Atemfrequenz, alveolare Ventilation 640
-, inspiratorische Neurone, Aktivitätssteigerung 657
-, Kind 665
-, Ruhe 629
Atemgase 629
-, Bestimmungsmethoden 629
-, Diffusionsrate 629
-, Löslichkeit 629
-, Partialdrucke 629
Atemgrenzwert 635
Atemhemmung, Schmerzfasern, Nase 157

Atemlähmung, Ersticken 678
Atemminutenvolumen, Arbeit 668
-, maximales 635
-, Kind 665
-, O_2-Gehalt, Inspirationsluft 661
-, Ruhe 634
-, Stoffwechselrate 657
Atemmuskulatur 632
-, akzessorische 632
-, Lähmung, hypoxische Hypoxie 670
-, reziproke Innervation 665
Atemnot, anämische Hypoxie 675
-, Höhenkrankheit 672
-, Pneumothorax 674
Atemrhythmus 657
Atemruhelage 631, 634
Atemstillstand, Inspirationsstellung 664
-, Schluckreflex 442
-, Therapie 659
Atemstoßtest 635, 638
Atemtiefe 655
-, Kind 665
Atemvolumen 634
-, alveolare Ventilation 640
-, intrapulmonaler, intrapleuraler Druck 630
-, P_{CO_2} 661
Atemwege, Anteil am Strömungswiderstand 638
-, Atemstoßtest 639
-, Erhöhung, Dyspnoe 664
-, -, hypoxische Hypoxie 670
-, -, Ursachen 638
-, Rauchen 666
-, Reizung, O_2-Atmung 677
-, Resistance 638
Atemwiderstand 638, 639
-, oszillatorische Resistance 638
Atemzeitvolumen = Atemminutenvolumen 640
Atemzentrum 656
-, Afferenzen von höheren Zentren 663
-, - von Proprioreceptoren 663
-, apneustisches Zentrum 656
-, CO_2-Antrieb 662
-, CO_2-Empfindlichkeit, Arbeit 668
-, Dämpfung, hypoxische Hypoxie 670
-, funktioneller Aufbau 656
-, Inspirationszentrum 656
-, Lokalisation 656
-, pneumotaktisches Zentrum 656
-, rhythmische Impulse 655
-, Schädigung, Biotsche Atmung 666
-, vagale Afferenzen 656
Atemzug, erster, Neugeborenes 665
Atemzugvolumen 634, 629
-, Kind 665
Atmung 629–645
-, abdomineller Typ 665
-, -, Auswirkung auf Kreislauf 666

Sachverzeichnis

–, Abtragen der Sauerstoffschuld 668
–, Acidose, s. Acidose
–, äußere 629
–, Alkalose, s. Alkalose
–, Alter 665
–, alveolare Diffusion 639/44
–, Ventilation 635, 640
–, Anpassung 665–682
–, –, physische Arbeit 667
–, Arten 665–667
–, Atemanhalten 663
–, Atemarbeit 638
–, Beeinflussung durch Baroreceptoren 582, 664
–, – durch Säure-Basen-Haushalt 660
–, – durch Vasomotoren und Herzkreislaufzentrum 664
–, Bergsteigeratmung 665
–, Biotische Atmung 666
–, Bohr-Effekt 648
–, chemische Kontrolle 657, 658
–, Cheyne-Stockes'sche Atmung 666
–, CO_2-Einfluß 661
–, Compliance, statische, dynamische 635–638
–, costaler Typ 665
–, cyclische Blutdruckschwankungen 578
–, Diffusion 629–645
–, Druckatmung 572
–, Druckbeatmung 682
–, Druck/Volumenbeziehung, dynamische 638
–, Durchschneidungsversuche 656
–, Dyspnoe 666
–, erschwerte 665
–, –, subjektive Empfindungen 666
–, Erwachsener 665
–, Eupnoe 665
–, Exspiration 630–631
–, –, aktive, Bergsteigeratmung 665
–, –, –, Lungenvolumen 634
–, –, Herzfrequenz 531
–, –, intrapulmonaler Druck 630
–, –, Thoraxstellung 632
–, Exspirationsluft, Partialdrucke 641
–, fetale 602–603
–, –, Umstellung bei Geburt 603
–, Formatio reticularis 161
–, Geschlechtsunterschiede 666
–, „große" Atmung 667
–, „Hecheln", Wärmeabgabe 223
–, Hering-Breuer-Reflex 656
–, Herzfrequenzänderung 531
–, Hyperpnoe 665
–, Hyperventilation 665
–, Hypothermie 225
–, Hypoventilation 665
–, innere 629
–, Inspiration 630, 631
–, –, Änderung der Thoraxstellung 632
–, –, forcierte, Brechreflex 206
–, –, –, Mediastinaldruck 631

–, –, Füllung des Magens 443
–, –, Hemmung des Herz-Hemmungszentrums 531
–, –, Herzfrequenz 531
–, –, intrapulmonaler Druck 630
–, –, maximale, Lungenvolumen 634
–, –, reflektorische, Deflation der Lunge 663
–, Inspirationskapazität 634
–, Inspirationszentrum 656
–, inspiratorische(r,s) Medistinalverschiebung, Pneumothorax 674
–, – Neurone 656, 664
–, – Reservevolumen 634
–, – Stridor 632
–, intrapulmonaler Druck/Volumenbeziehung 635, 636
–, Kind 665
–, Kontrolle, Medulla oblongata 206
–, künstliche Beatmung 681
–, Kurzatmigkeit 666
–, Kussmaulsche Atmung 323, 667
–, limbisches System 227
– Luftwege 611
–, Lungenkapazitäten 634
–, Lungenvolumina 634
–, Mechanik 630–632
–, mechanische Beatmungsgeräte 682
–, metabolische Acidose 660
–, – Alkalose 660
–, nicht-chemische Einflüsse 663
–, O_2-Helium-Gemisch 680
–, pathologische Bedingungen 665–682
–, Perfusion 629–645
–, periodische 666
–, –, Formatio reticularis-Schädigung 679
–, Phrenicus-Lähmung 632
–, physiologische Bedingungen 665–666
–, Progesteronwirkung 412
–, quantitative Untersuchungsmethoden 629
–, Querschnittsläsion 632
–, Regulation 634, 655–664
–, Reizung der Luftwege 663
–, Relaxationsdruckkurve 635
–, Residualvolumen 634
–, Resistance 638
–, respiratorischer Gaswechsel, Energieumsatzbestimmung 258
–, Sauerstoffmangel 661
–, Schnappatmung 667
–, Schnorchelatmung 640
–, Schwangerschaft 666
–, spontane 665
–, Stimulierung nach Arbeitsende 668
–, Strömungswiderstand 638
–, –, Erhöhung, Lungenfunktion 636
–, subatmosphärischer Druck 671
–, supraatmosphärischer Druck 679

–, Tachypnoe 644, 665
–, Totalkapazität 634
–, Totraum 634, 639, 640
–, Umstellung bei Arbeit 667
–, Vagektomie 656
–, Ventilation 629–41
–, Ventilations/Perfusionsverhältnis 642, 673
–, viscerale Reflexe 664
–, viscöser Widerstand 638
–, Vitalkapazität 634, 635
–, Volumen/Druckbeziehung 636
–, zentrale Steuerung 655–57
–, Zusammensetzung der Alveolarluft 640
Atmungsform(en), normale 665
–, pathologische 667
–, periodische 666
Atmungsfrequenz, normale 665
Atmungskette, Enzyme 264
Atherosklerose, s. Arteriosklerose
Athetose 187
Athyreote 310
ATP, s. Adenosintriphosphat 7, 261
ATPase, s. Adenosintriphosphatase 7
ATP-GABA 239
ATP-Gehalt, Gehirn, Leber, Niere, O_2-Beatmung 677
–, Thrombocyt 484–85
ATP-Produktion, aerobe Glykolyse 69, 268
–, anareobe Energieproduktion 268
–, Atmungskette 263
–, Citronensäurecyclus 267
–, Fettoxydation 286
–, Glykolyse 268
–, Rückkopplung 263
ATPS, Gasvolumina 630
ATP-Synthese, Creatinphosphat 276
atriale Extrasystole 533
Atrioventricularklappen, s. Herzklappen
Atrioventricularknoten, s. Herzerregungsbildungssystem
Atrium, s. Herz
Atrophie, Skeletmuskel 56
–, –, periphere motorische Läsion 174
Atropin, Hemmung der muscarinartigen Acetylcholinwirkung 204
–, – der Gastrisekretion 452
–, – der Speichelsekretion 442
–, Herzfrequenz 576
–, Pankreassekretion 457, 458
–, Ulcustherapie 452
Atwater-Benedict-Respirationscalorimeter 256
Audiometrie 149–150
–, ERA 150
–, Sprach- 150
Auerbachscher Plexus, s. Plexus myentericus 440
Aufmerksamkeit 245
–, gezielte, „arousal" 166, 227
–, Modulation sensorischer Impulse 172

–, Wahrnehmungsfeld, Einengung 173
Aufregung, arterieller Blutdruck 566, 623
Aufsetzen, Orthopnoe 620
Aufstehen, s. Stehen
aufsteigendes, reticuläres System s. ARS
Auftauchen, s. Tauchen
Aufwachreaktion, s. arousal
Aufwärmer, Durchblutungssteigerung 609
–, Temperaturanstieg des Muskels 609
–, Vasodilatation 609
Auge(n), s. auch Sehen 114, 137
–, Adaptation 125
–, Akkommodation 119/120
–, Akkommodationsbreite 120
–, Akkommodationsmuskel 144
–, Anatomie 118
–, aphakes 119
–, Astigmatismus 122
–, autonome Effekte 20, 204
–, Bestandpotenzial 127
–, Bewegungen 118, 123, 124, 135
–, –, Beziehungen 193
–, Bildentwerfung 118
–, –, optische Grundlagen 118
–, Blinzelbewegungen 118
–, Brechungsfehler, s. auch Ametropie 121
–, Bulbus 114
–, Choroidea 114
–, Ciliarkörper 114
–, Cornea 114
–, dynamische Refraktion 120
–, elektrische Phänomene 126
–, emmetropes 121
–, Empfindlichkeit 124
–, ERG, s. Elektroretinogramm
–, Glaskörper 114
–, Hinterkammer 114
–, Horizontalschnitt 114
–, Innendruck 147
–, Iris 114
–, Kammerwasser 114
–, Kammerwinkel 114
–, konjugierte Deviation, frontaler Cortex 177
–, Lid und Bulbus, corticale Repräsentation 176
–, Linse 114
–, Mängel des bildentwerfenden Systems 121/122
–, mechanischer Schutz 118
–, Muskeln 107, 117
–, Naheinstellungsreaktion 122
–, Nahpunkt 120/121
–, Netzhaut, Papillenödem, maligner Hochdruck 623
–, Netzhautbild 121
–, photoreceptorische Mechanismen 122–125
–, photosensitive Substanzen 122
–, Pupille 114
–, Retina 114
–, Schutzeinrichtungen 118
–, Sinnesorgan 81, 82

Auge(n)
–, Sklera 114
–, Stäbchenpigment 122
–, statische Refraktion 119
–, Tränendrüse 118
–, Tränenkanal 118
–, unkorrigiertes 129
–, Versorgung nicht-vascularisierter Strukturen 147
–, viscerale afferente Fasern 108
–, Vitaminmangel 125
–, Vorderkammer 114
–, Zapfenpigment 124
–, Zonula 114
–, zusammengesetztes optisches System 114
Augenbewegungen, Anpassungsbewegungen 135
–, Folgebewegungen 134
–, –, glatte 136
–, frontaler Cortex 177
–, Konvergenzbewegungen 136
–, Nystagmus 136
–, occipitaler Cortex 177
–, Saccaden 136
–, Typen 136
–, vestibuläre Funktion 136, 151–153
Augenfeld, frontales 177
Augenhintergrund 115
–, diagnostische Bedeutung 115
Augenmuskeln 135
–, äußere, Wirkung 135
Augenspiegel, s. Ophthalmoskop
Augenstellung, Stellreflexe 184
„augmented"-Extremitäten-Ableitung, EKG 526
Aura, s. Epilepsie 169
auskultatorische Blutdruckmessung 565
– –, Lücke 566
Ausscheider, Blutgruppensubstanz 507
Ausscheidungsfunktion, Niere 703
Austreibungsperiode, Geburt 604
Ausweichreflex, Avoidance 231
Auswurfleistung, Herz, Beeinflussung durch Respirationscyclus 531
–, –, ventrikuläre Tachykardie 535–536
Auswurfphase, Herzfrequenz 534
–, ventriculäre 543
autogene Hemmung, inverser Dehnungsreflex 96
Autoimmunerkrankungen 598
–, Thymus 495
Autoimmunisierung 498
Autoimmunreaktionen, Glucocorticoide 353
Autointoxikation, biogene Amine 465
autonome(r, s) Effekte, limbisches System 227
– –, vegetatives Nervensystem 204
– Funktionen, Hypothalamus 209
–, Rückenmark, Hemmung durch Noradrenalin, Serotonin 181

– Mechanismen, Temperaturregulation 223
– Nervensystem, s. auch Symphathicus, Parasympathicus 196
– –, adrenerge Aktivität 202
– –, afferente Leitungen 196
– –, Aufbau 196
– –, chemische Einteilung 201
– –, – Erregungsübertragung 198
– –, cholinerge Aktivität 202
– –, efferente Leitungen 197, 196
– –, –, – Eingeweide 196
– –, Erfolgsorgane, Reizantwort 202/203
– –, hemmende Wirkung 202
– –, Homoiostase 206
– –, Insuffizienz, orthostatische Hypotension 607
– –, Integrationsebenen 206
– –, Medulla oblongata 206
– –, parasympathischer Anteil 196
– –, pharmakologische Beeinflussung 204
– –, postganglionäre Neurone, Leitungsgeschwindigkeit 196
– –, präganglionäre Endigungen, Divergenz 196
– –, – – Übertragersubstanz 198
– –, Reflexe 206
– –, Sympathicus, postganglionäre Endigungen, Übertragersubstanz 198
– –, sympathischer Anteil 196
– –, Übertragersubstanzen 198
– –, –, Acetylcholin 198
– –, zentrale Integrationsebenen 196
– Reflexe, Hautreizung, Querschnittsläsion 181, 182
autophagocytäre Vacuolen 8
Autoregulation, Blutgefäße 573
–, –, metabolische Theorie 573
–, –, myogene Theorie 573
–, –, Vorkommen 573
–, Coronargefäße 598
–, Gehirndurchblutung 594
–, Nierendurchblutung 690
–, –, juxtaglomeruläre Theorie 690
–, –, myogene Theorie 690
Autosomen 386
auxotonische Kontraktion, Herzmuskel 551
– –, Skeletmuskel 47
AV-Ableitungen, EKG 526, 527
av-Anastomosen, s. arteriovenöse Anastomosen
AV-Block mit Vorhoftachykardie 533
AV-Extrasystole 533
AV-Klappen, s. Herzklappen
AV-Knoten, s. Herzerregungs-Bildungssystem
AV-Überleitung, beschleunigte 536
„avoidance"-Reflex, Motivation 231
„avoidance"-System 232
a-Welle, ERG 127

–, Venenpuls 546
Axerophthol = Vitamin A
Axone(e) 31
–, Empfindlichkeit, Hypoxie 73
–, Endknöpfe 31
–, Initialsegment 31, 71
–, Riesenaxon 34
–, Stromfluß 38
–, Telodendrien 31
Axonhügel 31
Axonreflex 574
–, Kinine 574, 600
–, Rötungsantwort, Haut 600
–, Vasodilatation 576
axoplasmatischer Transport, Nerv 32
axosomatische Synapse
Azid, Carboanhydrasehemmung 651

B

backward-failure 642
–, Herzinsuffizienz 620
Bacteride, Phagocytose 476, 620
Bahnung 110
–, fortgeleiteter Schmerz 110
–, zentrale, sekundäre Hyperalgesie 107
Bahnungszentren, Hirnstamm, Miktionsreflex 718
Bainbridge-Effekt 581, 584
bakterielle Infektion, Gallenblase, Gallensteine 463
– Pyrogene, renale Vasodilatation 690
Bakterien, s. auch Darmbakterien
–, Darm 465
–, Dickdarm, Proteinverdauung 433
–, Dünndarm, Steatorrhoe 455
–, Faeces 465
–, –, Fettgehalt 434
–, gramnegativer Endotoxinschock 618
–, Salzsäure, Magen 451
Ballismus 187
Ballistokardiographie, HMV-Bestimmung 549
Ballonpumpe, inaortale 618
Baranyscher Zeigeversuch 170
Barbiturate, ARS-Aktivität 167
–, Myokardkontraktilität 553
–, –, reale Vasoconstriction 689
–, Vasopressinsekretion 199
Barometerdruck, alveolarer P_{O_2} 661
–, Wirkungen von erhöhtem 679
–, Wirkung von vermindertem 670
Baroreceptoren 579
–, adäquater Reiz 580
–, Afferenzen zum Vasomotorenzentrum 216
–, Aortenbogen, Vasopressinreceptoren 216
–, arterielle Aktivität 579
–, –, Folgen der Ausschaltung 581
–, –, Funktion 580
–, Atmung 657, 664

–, Carotidenabklemmung 581
–, Denervation, Hochdruck 622
–, Einfluß auf Na^+- und Wasser-Haushalt 582
–, – auf Vasopressinsekretion 216
–, Herzfrequenz 576
–, intrarenale, Reninsekretion 422
–, Lokalisation 579
–, „Mayer-Wellen" 578
–, Mesenterium 582
–, Untersuchungsmethoden 548–550
baroreceptorische Reflexe, Hypertension 580
– –, primäre(r) Hyperaldosteronismus 607
– –, – vegetative Insuffizienz, orthostatische Hypotension 667
barosensible Neurone, Mittelhirn, arousal 167
Barrière-Effekt, Ulcusentstehung 452
Barrsches Körperchen 388
Barttrer's-Syndrom (Hochdruck) 423
Basalarterien, Uterus 405
Basalganglien, Aufbau 186
–, Bewegungsmechanismus 179, 187
–, Dopamin 188, 237
–, Erkrankungen 187
–, extrapyramidale Regulation 186–188
–, Funktion 187
–, Hemmungsgebiete, Dehnungsreflexe 182
–, hyperkinetische Störungen 187
–, hypokinetische Störungen 187
–, Hypoxieempfindlichkeit 577
–, Kupfergehalt 187
–, Nachentladung 186
–, Oscillation 188
–, Rückkopplungsmechanismus, Cortex 186
–, Sauerstoffverbrauch 186
–, Stoffwechsel 186, 187
–, Verbindungen 186
–, – zum Cortex 186
Basalgranula, Centriolen 8
Basalmembran 5
–, Capillaren 556–558
–, Gehirncapillaren 558
–, Glomerulum 685
–, Lymphgefäße 558
–, Riechschleimhaut 157
Basaltemperatur 221
–, Menstruationscyclus 406
Basedowsche Erkrankung 290
Basendefizit, Säure-Basen-Nomogramme 732
Basensequenz, DNA 259
–, Übersetzung in Aminosäuresequenz 278
Basenüberschuß, Säure-Basen-Nomogramme 730, 731
base-excess, Säure-Basen-Nomogramme 8
basic electric rhythm (BER) 473, 475

Sachverzeichnis

–, slow wave 443
Basilarmembran 140
–, Bewegung 144
–, Deformation durch Schall 146
–, Verschiebung, cochleare Mikrophon-Potentiale 147
basophile Granulocyten 475
– Zellen, HVL 376
bathmotrope Effekte, Herz 551
Bauchatmung 665
Bauchdeckenreflex 99
Bauchspeicheldrüse, s. Pankreas
Beatmung, Druckbeatmung 682
–, künstliche 681
–, –, Kompression des Thorax 681
–, Mund-zu-Mund-Beatmung 681
Beatmungsgeräte, mechanische 682
Beckenbodenmuskulatur, Erschlaffung, Einleitung der Miktion 718
Beckeneingeweide, Parasympathicus 182
Beckenschmerzlinie 108
bedingte Reflexe 243, 244
– –, s. auch Konditionierung
– –, äußere Hemmung 243
– –, alphablockierender bedingter Reflex 245
– –, diskriminative Konditionierung 243
– –, elektrocorticale Konditionierung 245
– –, Extinktion 243
– –, Fluchtreflex 244
– –, innere Hemmung 243
– –, Mechanismen der Konditionierung 245
– –, negatives Reinforcement 243
– –, „operant conditioning" 244
– –, physiologische Grundlage 244
– –, positives Reinforcement 243
– –, Speichel 441
– –, unkonditionierter, konditionierter Stimulus 243
– –, Veränderungen des EEG 244, 245
– –, verzögerter 243
Befruchtung 415
Begleitbewegung, Morbus PARKINSON 187
Behaglichkeitstemperatur 259
BEI = Butanol extrahierbares Jod 302
–, Erhöhung durch jodhaltige Substanzen 302
–, Hyperthyreose 303
–, Normalwert 302
Beinödeme, Ursachen 569
Beißen, Angriffsreaktion 213
Bel 143
Belastungsdyspnoe 620
Belegzellen, Magen 444
–, –, Aufbau 444
–, –, Salzsäuresekretion 444
Belladonna-ähnliche Substanzen 204
Bell-Magendiesches Gesetz 91
Belohnungssystem, Motivation 232

Bence-Jones-Protein, Harn 720
„bends", Caisson-Krankheit 680
Benemid, Hemmung der Harnsäurerückresorption, Tubulusapparat 696
Benzidinprobe, Hämoglobinurie 721
BER basic electric rhythm, slow wave 443
Berger-Rhythmus, s. Alpha-Rhythmus, EEG
Bergkrankheit 672
Bergsteigeratmung 665
Beriberi, Vitamin B_1-Mangel 296
Bernoullisches Prinzip, Blutdruckmessung 565
Berührung 104
–, Auslösung von Impulsen in Sinnesorganen 81
– und Druck 104
–, Druckempfindung 101
–, sensible Fasern 104
–, – Leitungsbahnen 101/102
–, Sinnesmodalität 82
Berührungsempfindung, Ausfall 101/104
–, feine 104
–, grobe 104
–, Unterscheidungsschwelle 103, 112
–, Zweipunktdiskriminierung 112
Berührungslokalisation, Zerstörung der Hinterstränge 104
Berührungsreceptoren 104
–, Adaptation 85
–, Brust, Uterus, Genitale, Oxytocinfreisetzung 210
Berührungsschwelle, Zerstörung der Hinterstränge 104
Berylliose, Diffusionskapazität für Sauerstoff 645
–, hypoxische Hypoxie 670
Berylliumsalze, primäre Geschmackshyperempfindung 160
beschleunigte AV-Überleitung, PJ-Intervalle 537
Beschleunigung, Dreh- und Linearbeschleunigung 151/152
–, Wirkung auf Blutdruck im Kopfniveau 607
Beschleunigungsarbeit, Herz 544, 549
Beschleunigungsreaktion, Kreislauf 607
Bestandpotential, Auge 127
–, endocochleares 146
Bestimmung, Blutvolumen 10
–, Erythrocytenvolumen 10
–, –, Antigenmarkierung 10
–, Gesamt CO_2, gasanalytisch 729
–, Gesamtkörper-Kalium 22
–, Gesamtkörper-Natrium 22
–, Gesamtkörper-Osmolalität 23
–, Gesamtkörper-Wasser 11
–, –, Antipyrin 11
–, –, schweres Wasser 11
–, –, Tritiumoxyd 11
–, Körperflüssigkeitsvolumina 9
–, Insulin, biologische, immunologische 330

–, Interstitial-Flüssigkeitsvolumen 11
–, Intracellulär-Flüssigkeitsvolumen 11
–, Leitungsgeschwindigkeit, Nerven 34
–, Membranleitfähigkeit, Voltage clamp-Technik 41
Bestrafungssystem, Motivation 232
Beta-adrenerge Receptoren 61
Beta-Blocker 340
Beta-Effekt, Kontraktionshemmung 63
Beta-Fasern, s. Nerv
Beta $_1$H-Komplementaktivierung 502
Betain, maximale Resorption, Darmabschnitt 432
Beta-Kette, Aminosäurensequenz, abnorme 483
–, –, normale 483
Beta-Lipoprotein 435
Beta-Lipotropin 383
–, Hypophyse 375
Beta-MSH (Melanocytes stimulating hormone) 374, 382
Beta-onkofetales Antigen, entwicklungsabhängige Proteine 488
Beta-Receptoren 204
–, adrenerges Nervensystem 203
–, Blockierung 205
–, cAMP 270
–, Catecholamine 340
–, Insulinsekretion 326
–, pharmakologische Beeinflussung 204
–, Stimulierung 206
Beta-receptorische Wirkungen 204
Beta-Rhythmus, EEG 164
Beta-Zellen, Pankreas 315, 335
–, –, Erschöpfung 329
–, –, Hyperplasie 335
–, –, Hypertrophie 329
Bettnässen, Schlaf 172
Betzsche Zellen, motorischer Cortex 175
Bewegung, s. auch Körperbewegung
–, Ausdrucksbewegung, Morbus PARKINSON 187
– gegensinnige, prämotorischer Cortex 176
–, Initialbewegungen, Morbus PARKINSON 187
–, Koordinationsstörung, Kleinhirnläsion 194/195
–, passive, Plastizität, Morbus PARKINSON 187
–, „rebound"-Phänomen, Kleinhirnläsion 194
– überschießende, Kleinhirn 194
–, Wahrnehmung von Bewegung 151/152
–, Zerfall der Kleinhirnläsion 195
Bewegungsarmut, Morbus PARKINSON 187
Bewegungskontrolle, Kleinhirn 192

Bewegungskoordination, Kleinhirn 192
Bewegungskrankheit, „motion sickness" 192
Bewegungsmuster, Basalganglien, Kleinhirn 178
Bewußtlosigkeit, Hypothermie 225
–, Larynxmuskulatur 632
Bewußtsein, ARS 161
Bewußtseinslage, EEG 165–170
Bewußtseinsverlust, Adam-Stokes-Syndrom 619
–, allgemeine Hypoxie 670
–, Beziehungen zwischen Augenbewegung 193
–, Höhenwirkung 672
Bezold-Jarisch-Reflex 581, 660
Bicarbonat, Anteil am Gesamt-CO_2 730
–, maximale Resorption, Darmschnitte 432
–, – Sekretion, Darmabschnitt 432
–, metabolische Säure-Basen-Störungen 728
–, Plasmaspiegel, Beeinflussung der Cl_3^--Konzentration 712
–, –, – des Harn-pH 709, 722
–, –, – der HCO_3^--Rückresorption 728
–, –, Bildung titrierbarer Acidität 709
–, –, Cl_3^--Ausscheidung 728
–, –, HCO_3^--Transportmaximum 709
–, –, metabolische Acidose 728
–, –, – Alkalose 729
–, –, respiratorische Acidose 727
–, –, Säuresekretion 709
–, –, Säure-Basen-Gleichgewichtsstörungen 732
–, –, Sekretion, Colon 464
–, –, Standard-Bicarbonat 730
–, –, Säure-Basen-Nomogramm 731
–, Transportmaximum, Niere 709
Bicarbonatausscheidung, Niere 709
–, –, metabolische Alkalose 729
Bicarbonatbestimmung, Beurteilung des Säure-Basen-Gleichgewichts 730
Bicarbonatgehalt, Glomerulumfiltrat 707
–, Harn 719
–, Infusionslösungen 733
–, Pankreassaft 456, 457
Bicarbonatmangel, Pankreas-Insuffizienz 434
Bicarbonatmenge, Korrektur einer Acidose 734
Bicarbonatpuffer, Blut 651
–, ECF 726
–, Harn 707
–, –, CO_2-Rückdiffusion 707
–, pK 726
–, Wirkung bei Säurebelastung 728

Sachverzeichnis

Bicarbonatrückresorption, Beeinflussung durch GFR 709
–, Carboanhydrase-Hemmer 714
–, Grenzwert, Niere 709
–, Harn-pH 709
–, metabolische Acidose 729
–, Nierentubuli 727
–, –, Beeinflussung der Cl^--Rückresorption 712
–, –, H^+-Pufferung 706
–, –, Mechanismus 707
–, respiratorische Acidose 727
–, – Alkalose 727
Bicarbonatstoffwechsel, Niere 713
big big gastrin 446
–, gastrin (G-34) 446
–, renin (Pro renin) (endokrine Funktion der Niere) 420
Biguanide, Glucose-Utilisation 229
Bilanz, s. Energie- bzw. Stickstoffbilanz
Bildentwerfung, Auge 118
Bildung und Resorption des Liquor 586–588
Bilirubin 482
–, Ausscheidung 461
–, Bindung an Albumin 461
–, conjugiertes, unconjugiertes 461
–, direktes 461
–, Harn 721
–, indirektes 461
–, Plasmaspiegel 461
Bilirubin-Glucuronid 461
–, Farbe der Galle 461
Bilirubinstoffwechsel 461
–, enterohepatischer Kreislauf, UDPGA 461, 482
–, Leberzelle 461
Biliverdin 482
–, binäres System, Codierung 26
–, binary digit, bit 26
Bindegewebe, Flüssigkeitsraum 10
Bindungsenergie, energiereiche Phosphatverbindungen 261
Bindungsproteine, Chromagranin 199
binoculäres Sehen 130
biologische Auswertung (Bioassay), s. einzelne Substanzen (z. B. Insulin)
– Oxydation 262–263
– Rhythmen 210
– „Transducer" 73
Biot-Atmung 666
Biotin 297
–, Mangel 297
–, Wirkungen 297
biphasisches Aktionspotential, Nerv 39
bipolare Ableitung, EEG 164
– –, EKG 525–529
– –, Brustwandableitung, EKG 527
– Zellen, Retina 114/115
– –, Elektroretinogramm 127
Bishydroxy-Cumarin 516
bit, Regelkreis 26

bitter, Geschmacksempfindung 158
–, Geschmacksschwelle 159
black-out, positives g 608
Blase, s. Harnblase
Blasengalle 462
–, feste Bestandteile 462
–, pH 462
–, Wassergehalt 462
Blähungen, chronische Obstipation 466
Blässe, Hautreizung, Querschnittsläsion 182
–, Kinetosen 152
Blastocyste 415
blastogener Faktor, Amplifikations-System 498
Bleiaufnahme, Knochen 365
Bleirohr-Rigidität 188
Bleisalze, primäre Geschmacksempfindung 160
Bleivergiftung 365
–, „Detoxifizierungs-"Mechanismus, Knochen 365
–, Porphyrie 482
Blickfeld 130
blinder Fleck, Gesichtsfeld 130
– –, Retina 116
Blindheit, Empfindung 133
–, Fixationsblindheit 129
–, Nystagmus 151-152
–, Pupillenreflex 133
blind loop-Syndrom 466
–, Symptome 466
Blinzelbewegungen, Auge 118
„blockierende", Antikörper 504
Blood Urea Nitrogen, s. Harnstoff-Stickstoff
blue baby, hypoxische Hypoxie 670
– –, Rechts-Links-Shunt 675
blue bloater, Emphysem 675
Blut, s. auch bei den einzelnen Bestandteilen 471–502
–, Anionenverteilung 652
–, CO_2 652/653
–, CO_2-Transport 653
–, Faktoren 506–511
–, Gasgehalt 646
–, geformte Elemente 471–485
–, gelöster Sauerstoff 646
–, Hämoglobin 480–484
–, Kationenverteilung 652
–, Ketonspiegel 280
–, pH 726
–, –, Ersticken 678
–, –, bei Salzsäuresekretion 444
–, Plasma 466, 485/486
–, –, Elektrolytzusammensetzung 13
–, Puffer 651
–, reduzierende Substanzen 266
–, Sauerstoffgehalt 646, 647, 696/697
Blutansammlung, untere Körperregion
Blutbildung, s. Erythropoiese
– Blutdruck, Arbeit 610
–, –, Beeinflussung 566
–, –, Niere, Reninsekretion 422

–, –, Normalwerte 567
–, –, Sinnesmodalität 82
–, arterieller 564
–, –, Altersabhängigkeit 566
–, –, Hypertonie 621
–, Arteriolen 564
–, Arteriolendurchmesser 561
–, Auswirkung der Schwerkraft 564
–, Beeinflussung durch intracraniellen Druck 594
–, – durch inspiratorische Neurone 578
–, – durch Vasopression 215
–, Capillaren 567
–, diastolischer 564
–, –, Gefäßsystem 485
–, Druckabfall 565
–, drucksensible Neurone, Mittelhirn 167
–, ECF-Volumen 724
–, Filtrationsdruck, Capillaren 567
–, Formatio reticularis 161
–, Herzfrequenz 576
–, Hypokapnie 678
–, Hypothermie 225
–, Kontrolle, Medulla oblongata 206
–, Kreislaufumstellung, Arbeit 610
–, limbisches System 226
–, Lungenkreislauf 641
–, mittlerer 564
–, –, Arterien 563
–, –, Berechnung 545
–, –, Lungenkreislauf 641
–, –, Pulsdruck 546
–, –, Pulswellengeschwindigkeit 545
–, „neurogene" Hypertension 581
–, Nierengefäße 689
–, Pressen 582
–, Prostaglandine 291
–, Pulsdruck 561
–, Querschnittsläsion 181
–, Schock 616
–, systolische(r) 564
–, – Erhöhung (Thyreotoxikose) 624
–, –, Gefäßsystem 542
–, –, Herz, Ventrikel 461
–, Unterschiede, Kreislauf 563
–, Valsalvascher Versuch 582/583
–, Venen 570
–, –, Kopf 563, 571
–, –, Messung 571/572
–, Wirkung, Prostaglandine 622
–, zentraler Venendruck 570
Blutdruckabfall, Aktivierung renaler Vasoconstricoren 689
–, Amplitude 317
–, Angiotensinbildung 575
–, GFR 692
–, Herzfrequenz 584
–, mechanischer Ileus 456
–, Nierenarterien, Reninsekretion 360–361
–, Ohnmacht 619
–, renales Gefäßsystem 689
Blutdruckamplitude, Adrenalin 421

Blutdruckanstieg, Angiotensin II 390
–, ARS-Aktivität 167
–, Ersticken 678
–, Herzfrequenz 210, 584
–, Hypothalamus-Reizung 210
Blutdruckkurve, Arteria brachialis 564
–, Fläche, mittlerer Blutdruck 564
Blutdruckmessung 565
–, auskultatorische 565
–, –, Durchführung 565
–, –, Meßfehler 566
–, blutige 565
–, endständige 565
–, palpatorische 566
–, Wanddruck 565
Blutdruckpulsationen, Barorecepteren 580
Blutdruckregelung, adrenerges Nervensystem 204
–, Widerstandsgefäße 575
Blutdruckschwankungen, Atmung 578
–, cyclische 578
–, Hautreize, Querschnittsläsion 181
–, Kinetosen 152
blutdrucksenkende Substanzen, Niere 423
Blutdrucksenkung, Prostaglandine 291
Blutdruckstabilisierung, Baroreceptoren 580
blutdrucksteigernde Pharmaka, Pulmonalarterien Druck 644
Blutdruckwellen 578
„Blutdruckzügler", s. auch Baroreceptoren
–, Aktivität 579
–, –, Blutdruck 579
–, Durchschneidung, Folgen 581
Bluterkrankheit, s. Hämophilie
Blutfarbstoff, s. Hämoglobin
–, Harn 721
Blutflüssigkeit 485–493
Blutgefäße, s. auch bei Gefäß- und bei den einzelnen Gefäßen
–, Anatomie 556
–, autonome Effekte 203
–, Autoregulation 573
–, Druck-Volumenbeziehung 562
–, Durchmesser 557
–, Gehirn, chemische Einflüsse 594
–, Innervation 575/576
–, Niere, Innervation 688
–, Typen 557
–, –, Anteil am Blutvolumen 557
–, –, Gesamtquerschnitt 557
–, Zentralstrom 561
Blutgerinnung, s. auch Gerinnung
–, Antithrombin III 516
–, Fibrinopeptide A/B 513
–, ionisiertes Calcium 366
–, Schema 515
–, Störungen 519–520
–, System 513
–, Untersuchungsmethoden 520/521

Sachverzeichnis

Blutgerinnungsfaktoren 514
Blutgeschwindigkeit, Kreislauf 563
–, Lungenkreislauf 642
Blutgruppen 506–511
–, AB0-System 506–510
–, Agglutinogene 481
–, A_1-Agglutinogen 508
–, A_2-Agglutinogen 508
–, Bestimmung 511 (Coombs-Test)
–, –, Kreuz-Test 511
–, Darmbakterien 507
–, Faktoren 506–11
–, Genotypen 510
–, Phänotypen 510
–, Schema 587, 214
–, Vererbung 509/510
Blut-Hirn-Schranke 589
–, Areale, außerhalb der 589, 590
–, Aufbau 585
–, Bestimmung des ECF-Volumens 11
–, CO_2-Permeabilität 659
–, Entwicklung 590
–, Epiphyse 426
–, Funktion 591
–, Harnstoff 715
–, klinische Bedeutung 589
–, Säugling, Thyroxinwirkung 307/308
–, Tumoren des ZNS 591
Blut-Kammerwaser-Schranke 137
Blutkonserven, 2, 3 DPG 650
–, Stabilisatoren 517
Blutkörperchen, rote, s. Erythrocyten 478
–, weiße, s. Leukocyten 473
Blutkörperchen-Senkungsgeschwindigkeit (BSG) 479, 491
–, Schema 587
Blut-Liquor-Schranke 591
–, Aufbau 585
–, CO_2-Permeabilität 659
Blutplättchen, s. Thrombocyten
Blutreservoir, pulmonales 642
–, Splanchnicus Gebiet 599
Blutspeicher 599
Blutströmung 556
–, s. auch Durchblutung, Kreislauf, Zirkulation
–, Beeinflussung *in vivo* 561
–, beschleunigte, systolische Geräusche 547
–, Capillaren 567
–, Coronargefäße 597, 598
–, diskontinuierliche 563
–, Durchblutungsgröße 558
–, Entstehung 556
–, Geschwindigkeit, Kreislauf 563
–, –, kritische 560
–, –, Venen 570
–, Herzcyclus 542–544
–, Messung, blutige 558
–, –, elektromagnetische 558
–, –, indirekte 559
–, Nierenmark, Aufrechterhaltung des osmotischen Gradienten 702
–, phasische 563

–, Regulation 556
–, turbulente, auskultatorische Blutdruckmessung 565
–, Widerstand, Entstehung 556
Bluttemperatur, Kopf, Sinnesmodalität 82
Blutungen, Vitamin K-Mangel 297
Blutungszeit 521
Blutverlust 612–615
–, akuter Flüssigkeitsgleichgewicht 725
–, Aldosteronsekretion 359, 362
–, Angiotensin II 613
–, Auswirkung 612
–, – auf Catecholaminsekretion 319
–, Dehydratation 613
–, Erythropoeinbildung 423
–, Erythropoetin 614
–, hypovolämischer Schock 615
–, irreversibler Schock 614
–, irreversibles Versagen der Kompensation 614/615
–, kompensatorische Reaktionen 612–614
–, „lower nephron"-Nephrose 629, 688
–, Reninsekretion 422
–, Reticulocyten 614
–, Schilddrüsenfunktion 198
–, Vasoconstriction 612
–, Wirkung auf Blutdruck 614
Blutverteilung 561
Blutviskosität, Abhängigkeit von Gefäßdurchmesser 560
–, Beeinflussung 561
–, Strömungswiderstand 556, 560
–, Turbulenz 566
Blutvolumen 9, 10, 471
–, Anteil, Capillaren 567
–, –, Niere 687, 689
–, Bestimmung 10
–, endsystolisches Ventrikel-Blutvolumen 9, 543
–, gesamtes 9
–, gespeichertes, Regulation durch Venensystem 575
–, Lunge, Liegen 642
–, Vasoconstrictoren-Tonus 580
–, Ventrikelfüllung 597
–, Vermehrung, zentraler Venendruck 572
–, Verteilung, Gefäße 561, 563
–, –, Ruhe 563
–, warmer Schock 618
–, Widerstandsverlustschock 616
Blutzellen 351
–, Cortisolausscheidung 351
–, Entwicklung 6
–, Glucocorticoidwirkung 352
–, Normalwerte 474
–, rote, s. Erythrocyten
–, weiße, s. Leukocyten
Blutzucker 265
–, s. auch Glucose
–, Aufrechterhaltung 272
–, EEG 164
–, Erhöhung, gastrointestinale Hormone 445

–, Normalwert 265
–, Phäochromocytom 624
Blutzuckerdifferenz, arterio-venöse, Sinnesmodalität 329
B-Lymphocyten (Bursa fabricii) 477
–, Bursa 495
–, Gruppen 499/500
–, Immunglobuline 499
–, Oberflächenstruktur 494
–, Plasmazellen 495
–, Stimulierung 499
Bogengang 139, 140
–, Anordnung im Raum 140
–, calorische Reizung 152
–, häutige 141
–, horizontaler, Fenestration 151
–, Receptoren 141
–, Sinnesorgan 82
–, vestibuläre Funktion 151–153
Bohr-Effekt, Oxyhämoglobin Dissoziationskurve 648
Bohrsche Formel, Berechnung des totalen Totraumes 640
Bombencalorimeter 256
Bombesin (As-Sequenz) 447
Booster-Injektion, Immunisierung 504
Bowmansche Kapsel
–, Flüssigkeitsdruck, Beeinflussung der GFR 693
–, –, effektiver Filtrationsdruck 692
–, Glomerulum 685
Brachia conjunctiva 188
– pontis 188
Bradykardie 529
–, Bezold-Jarisch-Effekt 660
–, Blutdruckanstieg 577
–, Furcht 583
–, Ohnmacht 619
–, Schwerelosigkeit 608
–, Vasodilatation 611
Bradykinin 574
–, Abbau 574, 601
–, Bildung 574
–, Capillarpermeabilität 567
–, exogener Pankreasteil 442
–, Inaktivierung, Lunge 645
–, Pankreasdurchblutung 458
–, Speicheldrüsen 442
–, Struktur 574
braunes Fett 286
– –, Wärmeproduktion 222
Brechkraft, optisches System 119
Brechmittel 207
Brechreflex, Afferenzen 206
–, Auslösung 206/207
–, Chemoreceptor-Trigger-Zone 207
– emotionelle Reize 207
–, Komponenten 206/207
Brechung, Lichtstrahlen 118/119
Brechungsametropie 121/122
Brechungsfehler, Auge 121/122
Brechungswinkel, Optik 118
Brechzentrum, Afferenzen, Verbindungen 206/207
–, Lokalisation 206

Brennebene, Bildentwerfung im Auge 118/119
Brennweite, zusammengesetztes optisches System 118
Brennwert, calorischer Nahrungsstoffe 256
Brenztraubensäure, Eintritt in Mitochondrien 268
–, Gehirn 591–593
–, Herzmuskel 61
–, Kohlenhydratstoffwechsel 266
–, RQ 257
Brenztraubensäure-Bildung anaerobe Energieproduktion 268
Bretyliumtosylat 265
Brillantkresylblau-Färbung, Reticulocyten 479
Brocasches Diagonalband 226
–, Sprachzentrum 250
Brodmann-Areal 17 133, 140
– 41 128
–, Cortex 248/249
Brom, Spurenelement 295
–, Verteilungsvolumen 10, 11
Bromsulfalein-Test, Leberfunktionsprüfung 462
Bronchialarterien, physiologischer Shunt 642
Bronchien, Atmung 632
–, Erweiterung, Prostaglandin 291
–, Reizung, Husten 663
Bronchienverschluß, surfactant 637
Bronchiolen, Atmung 632
Bronchioli respiratorii, Atmung 632
Bronchiolus terminalis 633
Bronchokonstriktion, alveolarer P, Abfall 644
Bronchopneumonie, O_2-Toxizität 677
Bronchusverschluß, Atelektase 674
–, Pulmonalgefäßverengung 644
Bronzediabetes 439
Bronzeverfärbung, Haut, Morbus ADDISON 439
Brücke, Durchschneidung, Atmung 656
–, REM-Schlafentstehung 171
Brückescher Muskel, Auge 114
Brummen, Angriffsreaktion 230
Brunnersche Drüsen, Duodenum 434
Brunst 407
Brustatmung 665
Brustdrüse 409
–, Dijod-Tyrosinbildung 300
–, Entwicklung 418
–, hormonelle Beeinflussung 418
–, myoepitheliale Zellen, Oxytocinwirkung 217
–, Pigmentierung 409
–, Sekretion und Ausschüttung von Milch 418
–, S IgA 500
–, Tumoren 419
Brustwandableitung, bipolare, EKG s. EKG 526/527
–, plenthoracale, EKG 527

Bruton-Typ, Agammaglobulimämie 496
Brutverhalten 229
BSG (Westergren) 479
BTPS, Gasvolumina 630
Buchstabenklassifikation, Nervenfasern 43
bulbär, s. Medulla oblongata
Bulbus, Auge 114, 116
–, –, Bewegungen 135
– duodeni 453
– olfactorius 155
– –, Leitungsbahnen 155
„Bulk Flow" 14
BUN 715
Burdach 101
Bursa-abhängige, Lymphocyten
Bursa-Fabricii 477, 483
„burst activity", ARS-Reizung 168
– –, EEG 165
Bürstensaum, proximaler Tubulus 686
–, – –, Carboanhydrase 707
–, Schleimhautzellen, Darm 434
Butanol-extrahierbares Jod (BEI) 302
Butazolidin, Hemmung der Harnsäurerückresorption, Tubulusapparat 696
Buttersäure, Ketose, Diabetes mellitus 323
–, Riechschwelle 156
b-Welle, ERG 127

C (s. auch K und Z)

Caerulein, Gastrin und CCK-Wirkung 450
Caeruloplasmin 490
–, Morbus WILSON 187
Caesium, Aufnahme in den Knochen 365
Caisson-Krankheit 680
Calciferol 367
Calcifikation, Knochen 365
Calcitonin 371–373
–, Calcitoninsekretion 372
–, cAMP 270
–, Plasmaspiegel 372
–, Schilddrüse 299
–, Sekretion 372
–, Speciesabhängigkeit 372
–, Struktur 371
–, Wirkungen, Serum-Calcium und Magnesium 372
Calcium, Beeinflussung der Gastrinsekretion 445
–, Catecholaminsekretion, NNM 316
–, Denervationshypersensitivität 79, 80
–, Herzkontraktion 553
–, Hypercalciämie, EKG 540
–, –, Thyroxin 307
–, Hypokapnie 679
–, ionisiertes, Plasmacalcium 366
–, Insulinsekretion 328

–, maximale Resorption, Darmabschnitte 432
–, Plasmaspiegel 366
–, –, Beeinflussung 371
–, –, Calcitonin 371
–, –, diffusibles, nicht-diffusibles 366
–, –, Digitalis-Empfindlichkeit 541
–, –, Einfluß auf Phosphat 369
–, –, EKG 540
–, –, Normalwert 371
–, –, Parathormon 371
–, –, primärer Hyperaldosteronismus 358
–, –, Regulation 724
–, positiv inotrope Wirkung, Digitalis 553
–, postextrasystolische Potenzierung 553
–, Regulation des Vitamin D-Stoffwechsels 367
–, täglicher Bedarf 294
–, Thrombocyten 484–485
–, tubuläres Transportmaximum Parathormon 370
–, Wirkung auf neuromusculäre Verbindung 78
Calciumbedarf 295
–, Calciumresorption 437
Calciumbilanz 368
Calciumbilirubinat-Steine, Galle 463
Calciumchlorid, H$^+$-Quelle 726
–, diuretische Wirkung 714
Calciumgehalt, Harn 722
–, Infusionslösungen 733
–, Speichel 441
Calciumionen,Skeletmuskel 501
calciummobilisierende(r) Faktor, Carcinome 365
– Wirkung, Parathormon 370
Calciummobilisierung, Querschnittläsion 181
Calciumpool, Knochen 371
Calcium-Proteinat, intercelluläre Kittsubstanz, Capillaren 509
Calciumresorption 437
–, aktiver Transport 437
–, Beeinflussung 437
–, Darm 367
–, gestörte, Osteoporose 40
–, Menge 437
–, Parathormon 370–371
–, STH 378
Calciumretention HCS 416
Calcium-Rigor 540
Calciumsalze, primäre Geschmacksempfindung 159
Calciumstoffwechsel 366, 367
–, hormonelle Beeinflussung 373
–, Parathormon und Vitamin D 368
–, Regulation 367
Calciumverteilung, Organismus 366
–, Plasma 366
Calciumzufuhr, Therapie der Tetanie 369
Calor, Entzündung 612

Calorie(n) 255
–, kleine Calorie 255
–, Leistungscalorien 293
–, Erhaltungsumsatz-Calorien 293
–, Umrechnung in Joule 295
Calorienbedarf, täglicher 295
Calorienverteilung, Ernährung 293
Calorienzufuhr, Abhängigkeit von Arbeit 260
–, Ernährung 293
–, minimale 260
–, Wachstum 260
calorigene Wirkung, Adrenalin 333
– –, Catecholamine 341
– –, Glucagon 332
– –, Schilddrüsenhormone 305
Calorimeterbombe 256
Calorimetrie 255–256
–, direkte 255–256
–, indirekte 256
–, –, offenes System 259
calorische(r) Bedarf, Regelung des Appetits 260
– Brennwert, Nahrungsstoffe 256
– –, Sauerstoff 256
– Erfordernisse, Nahrung 260
– Nystagmus 136
– Reizung, Bogengangapparat 152
Camera silenta 144
cAMP, s. cyclisches Adenosin 3: S' Monophosphat 61, 263
Canaliculi, Schilddrüsenzellen 298
Canalis semicircularis 138, 298
capilläres Kurzschlußgefäß 556
Capillare(n) 556–558
–, aktive 568
–, Anteil am Blutvolumen in Ruhe 563
–, Aufbau, Unterschiede in Organsystemen 558
–, Charakteristika 557
–, Druckgradienten 567
–, Durchmesser 557
–, endokrine Organe 299
–, Endothelzellen, Fensterung 557
–, –, Kittsubstanz 567
–, Funktion 567
–, Gehirn, Permeabilität 589
–, Gesamt-Capillaroberfläche 557
–, glomeruläre 687
–, –, Blutdruck 689
–, inaktive 568
–, Lebercapillaren, Porengröße 573
–, Lunge 641
–, Niere, Blutvolumen 687
–, Gesamtoberfläche 687
–, Passagezeit 567
–, peritubuläre, Niere, Blutdruck 689
–, Pinocytose 567
–, Poren 567
–, präcapillärer Sphincter 556
–, Stoffaustausch 567
–, Strömung 567
–, transcapilärer Austausch 567
–, Wandspannung 562

–, Wirkung von Kininen 575
Capillarbett, Schema 557
Capillarblut, Hämatokrit 561
Capillarconstriction 557
–, mechanische Reizung 568
Capillardilatation 557
–, Ursachen 568
Capillardruck 567
–, Interstitialflüssigkeitsvolumen 569
–, Lunge 642
–, Messung, Methoden 567
Capillarendothelien, Lipoproteinlipase 289
Capillarpermeabilität, anaphylaktischer Schock 618
–, erhöhte Entzündung 611
–, Erhöhung, Ursachen 568
–, Gehirncapillaren 573
–, GFR 692
–, Interstitialflüssigkeitsvolumen 569
–, Skeletmuskel 557
–, Steigerung, Lymphagoga 568
Capillarwand 557
–, Filtrationsdruck 22
–, Permeabilität 22
–, –, Makromoleküle 22
–, Poren 22
Capillarzirkulation 567
–, Meßmethoden 567
Capsula interna 175
–, Läsionen, Decortications-Starre 185
Carbamino-CO$_2$, Bicarbonatpuffer 726
Carbamino-Gruppen, Anteil am Gesamt-CO$_2$ 730
Carbamino-Hämoglobin, Abhängigkeit von P$_{CO_2}$ 653
Carbamino-Verbindungen, CO$_2$-Transport 653
–, Plasmaproteine 653
Carboanhydrase, Aufbau 651
–, CO$_2$-Gehalt, Erythrocyten 652, 653
–, HCl-Sekretion, Magen 444
–, Hemmung 651
–, Kohlensäure-Bicarbonatpuffer 651
–, Molekulargewicht 651
–, proximaler Tubulus, Bürstensaum 707
–, Tubulusapparat, Niere 707
–, Vorkommen 651
Carboanhydrase-Hemmer, diuretische Wirkung 713
–, Na$^+$-Ausscheidung 710
–, renale Säuresekretion 706, 708
Carboanhydrase-Spiegel, tubuläre H$^+$-Sekretion 709
Carbonatgruppen, Anteil am Gesamt-CO$_2$ 730
Carboxy-Hb 676
Carboxypeptidase 430
–, Pankreas 433
Carcinoid-Tumoren, Kinine 575
Carcinom(e), calciummobilisierender Faktor, Osteoporose 365
–, Sexualhormone 419

Sachverzeichnis

Cardia, Magen 443
Cardiac-Index 550
Cardio-, s. Kardio-
Caries, Fluorprophylaxe 365
–, Speichel 441
Carotidenabklemmung, Baroreceptoren 581
Carotinämie, Hypothyreose 307, 311
Carotiskörperchen 657, 658
–, Aufbau 658
–, Chemoreceptoren, Beeinflussung respiratorischer Aktivität 657, 658
–, Durchblutung 658
–, Innervation 658
–, Lokalisation 657
–, Sauerstoffbedarf-Deckung 659
–, Sinnesorgan 83
Carotispuls, Herzaktion 543
–, Venenpuls 546
Carotissinus, Adaptation 85, 86
–, Baroreceptoren 579
–, –, Atmung 664
–, Einfluß auf Vasopressinsekretion 216
–, Perfusion 580
–, Stimulierung, Vorhof-Arrhythmien 534
Carotissinusnerv 658
–, Baroreceptoren 579
–, Impulsfrequenzänderung, P_{O_2} und P_{CO_2} 658
Carotissinus-Regelkreis, Konstanterhaltung des Blutdrucks 204
Carotissinussynkope 620
Carotissinuswand, Sinnesorgan 82
Carpopedalspasmen, Hypokapnie 679
Carrier-Kopplung, H^+-Na^+-Transport, Tubuluszellen 706
Catecholamine 198/199
–, s. auch Adrenalin, Noradrenalin
–, Abbau 200 ff., 339
–, –, MAO- und COMT-Blocker 204
–, ACTH-Sekretion 354
–, bei Asphyxie, Hypoxie 341
–, ATP-Bindung 341
–, Bindung im NNM 339
–, Biosynthese 198–199
–, Blutspiegel, Energieumsatz 257
–, bei Blutverlust 341
–, calorigene Wirkung, Glucocorticoide 350
–, cAMP 263
–, „Entspeicherung", Reserpin 199
–, glomeruläre Filtrationsrate 689
–, Glomerulum-Capillardruck 689
–, Glomusgewebe 657, 658
–, Halbwertzeit 339
–, inotrope Wirkung 553
–, kardiovasculäre Anpassung 575
–, Magensekretion 451
–, Nervensystem 307
–, neuroendokrine Kontrolle, Hypothalamus 210
–, NNM 338–340

–, Plasmaspiegel, Adrenalektomie 338, 339
–, Alpha- und Beta-Receptoren 340
–, Reninsekretion 423
–, Stoffwechsel 199
–, Stoffwechselrate 308
–, Stoffwechselwirkung 340
–, Thyroxin-Stoffwechselsteigerung 306
–, Venoconstriction 575
–, Wiederaufnahme, adrenerge Nervenendigungen 200
–, Wirkung auf Fettgewebe 289
–, zirkulierende, Abbau 200
Catecholaminausscheidung 339
Catecholaminempfindlichkeit, Gefäßmuskulatur, Glucocorticoide 350
–, Gehirn, Thyroxin 307
Catecholaminsekretion, Blutverlust 613
–, Ersticken 678
–, Hypoglykämie 325, 340
–, Kälte 341
–, sympathisches Vasodilatatorensystem 583
–, Wirkung auf Insulin 325
Catecholaminwirkung, Adenyl-Cyclase 340
–, Einteilung 339
Catechol-O-methyltransferase 200, 237
Cauda equina, Tumoren, Harnblasendenervation 719
Caveolen converting enzyme 645
CBG = Corticosteroid-bindendes Globulin 346
CBG-Bindungskapazität 346
CBG-gebundenes Cortisol, Gleichgewicht mit freiem Cortisol 346, 347
CCK, Aminosäuresequenz 447
–, Cholagogon-Effekt 448
–, Cholecystokinin-Pankreozymin 448
–, Einfluß auf Pankreas 448
–, Lokalisation 446
C_{Cr} = Creatinin-Clearance 691
celluläre Abwehr 494
– Immunität, Amplifikation 497
– Immunreaktion 497
– Proteine, Plasma 491
– Struktur und Funktion 4 ff.
– –, Thymus 477, 495
– Transplantationsroutine 498
Cellulose, Faeces 465
–, Nahrungsrückstände 465
Centriolen 3, 8
Centrumneurone, „on"-receptives Feld 126
Centrumzellen, „off"-receptives Feld 126
cephale Einflüsse auf Magensekretion 450
– Phase, Magensaftsekretion 450
Cephalin 284
cerebellare(r) Ataxie 194
– Cortex, Golgi-Zellen 191
– –, Korb-Zellen 190

– Lernprozeß, Erleichterung durch Pharmaka 248
–, Nystagmus 136
– Pürkinje-Zellen 190
– Stern-Zellen 190
Cerebellum, s. Kleinhirn
cerebrale Durchblutung, Hypokapnie 679
– Hemisphäre, Händigkeit 250
– Ischämie, irreversibler Schock 615
– „Salzverlust" 217
– Stoffwechselrate, O_2 595
– Zirkulation 585–605
Cerebralthrombosen, Arteriosklerose, Cholesterin 291
Cerebroside 284
Cerebrospinal-Flüssigkeit, ECF-Volumen, s. auch Liquor cerebrospinalis 10
Cerumen, Schwerhörigkeit 149
Cervicalganglien, Sympathicus 196
Cervicalschleim, Uterus, cyclische Veränderungen 406
CGP = chorionic growth hormone prolactin 416
–, Synthese 346
Cheilose, Vitamin B_2-Mangel 296
Chelat-Bildner 540
Chemipallidektomie, Morbus PARKINSON 188
chemische(r) Energie, Impulse in Sinnesorganen 81
– Gradient 13
– Kontrolle, Atmung 657, 658
– Übertragung, synaptische Aktivität 71
– Umsetzungen, Richtungsregler 269
Chemoreceptoren 83
–, Beeinflussung respiratorischer Aktivität 657, 658
–, Geruch 154
–, Geschmack 154
–, Glomusgewebe 657, 658
–, Herz 660
–, Hirnstamm 659
–, Lunge 660
–, „Mayer-Wellen" 578
–, periphere, arterielle 657, 658
–, –, –, Afferenzen zum Vasomotorenzentrum 578
–, Reize, erster Atemzug 665
–, Reizung, Pharmaka 659
–, Trigger-Zone, Brechreflex 207
–, zentrale 659
–, –, erhöhte CO_2-Empfindlichkeit, Höhenakklimatisation 672
Chemoreceptoren-Stimulierung, Blutverlust 613
Chemoreflex, coronarer 581
–, pulmonaler 582
chemosensitive Areale, Hirnstamm 659
chemotaktische(r) Faktor, Amplifikationssystem 498
–, Wirksamkeit, Complementaktivierung 501
Chemotaxis 475

Chenodesoxycholsäure 460
Cheyne-Stokessche Atmung 666
Chiari-Frommel-Syndrom 418
–, Lactation 418
Chiasma opticum 115
Chinidin 78
–, Myokardkontraktilität 553
Chinin, Geschmack 159
Chininsulfat, primäre Geschmacksempfindung 159
Chlor-Schmerzkomponente beim Riechen 157
Chloramphenicol, Proteinsynthese 281
Chlorat, Thyreostatica 313
Chlorid, maximale Resorption, Darmabschnitt 432
–, – Sekretion, Darmabschnitte 432
–, Rückresorption 710, 712
Chloridausscheidung 712
–, HCO^--Plasmaspiegel 728
–, Niere 710–712
Chloridgehalt, Harn 722
–, Infusionslösungen 733
–, Schweiß 722
Chloridplasmaspiegel, renale Kompensation, respiratorische Acidose 728
Chloridstoffwechsel, Niere 713
Chloridverschiebung, CO_2-Transport 653
–, Magenscheimhaut 445
Chlorid-Verteilungsvolumen, $^{36}Cl^-$, $^{38}Cl^-$ 10
Chloroform, primäre Geschmacksempfindung 160
–, Riechschwelle 156
Chloroquin, Proteinsynthese 281
Chlorosondamin 205
Clorothiazide, diuretische Wirkung 714
p-Chlorphenylalanin, Schlaf 172
–, Serotin-Entspeicherung im Gehirn 234
Chlorpromazin, Histamingehalt des Gehirns 240
Chlorpropamid 329
Chlortetracyclin, Hormonwirkung 281
C_{H_2O} = freie Wasserclearance 706
Cholagoga 426
–, Cholecystokinin-Freisetzung 462
–, Effekt 426
Cholangiographie, intravenöse 462
Cholangiole, intralobulärE Δ^-7, 24-Cholastadienol 271
Cholecystektomie, Auswirkungen 462
Cholecystographie 462
–, Caerulein 450
Cholecystokinin 448
–, Gallenblasenkontraktion 462
Pankreozymin 448
–, Struktur 447
Choleretika 459

Cholesterin, ACTH-Wirkung 344
–, Arteriosklerose 291
–, Galle 460
–, Plasmaspiegel 290
–, –, Beeinflussung 290
–, –, Oestrogenabhängigkeit 410
–, –, Schilddrüsenhormone 305, 306
–, Resorption 290, 436
–, Testosteronsynthese 399
–, Veresterung, Cholesterinresorption 436
–, Vorkommen 290
Cholesterinabbau 290
–, Steigerung, Thyroxinsynthese 308
Cholesterinbindung 285
Cholesteringehalt, Galle, Beeinflussung 460
–, Nebenniere 345, 346
Cholesterinlöslichkeit, Galle 463
Cholesterinsteine, Galle 463
Cholesterinstoffwechsel 290
–, Diabetes mellitus 324
–, Schilddrüsenhormone 308
Cholesterinsynthese 290
–, Steigerung, Thyroxin 309
Cholesterintransport, Lymphsystem 569
Cholicalciferol 369
Cholin 72, 296
Cholinacetylase 72
–, cholinerge Neurone 298
–, Verteilung im ZNS 238
Cholinacetyltransferase 72
cholinerge(s) Aktivität, autonomes Nervensystem 202
– Herznerven, Wirkungen 576
– Impulse, Gamma-Receptoren 203
–, glatter Muskel 79
– Nervenendigungen, glatter Muskel 78
– –, Herzmuskel 78
– Neurone 71/72
– –, synaptische Endigungen 198
– –, Vorkommen 201
– sympathisches Vasodilatatorensystem, NNM-Sekretion 201, 211, 576, 609
–, – –, Hypothalamus 222
– System, Funktionen 202, 203
Cholinesterase 72
–, echte 72
–, Pseudocholinesterase 72
–, spezifische 72
–, unspezifische 72
Cholinesterase-Hemmer 205
Cholsäure 460
–, bakterielle Umwandlung, Darm 460
Chordotomie, anterolaterale, Schmerz 102, 106
Chorea 187
Chorion-Gonadotropin, humanes 415
Chorion-Mammotropin 419
chorionic „growth-hormone prolactin" 416
Choroidea 114

Christmas-Faktor 514
chromaffines Gewebe 337
Chromatin 5
chromatin-negativ 388
chromatin-positiv 388
Chromogranin 199
chromophobe Zellen, HVL 375
chromosomale(s) Geschlecht 386
– Störungen, abnorme Geschlechtsdifferenzierung 391
Chromosomen 5
–, Autosomen 386
– DNA, genetische Information 277
–, Geschlechtschromosomen 386
–, –, Anomalien 391
–, Karyotyp 387
–, Mosaik 391
–, somatische 386
–, X-Chromosomen, Duchennesche Muskeldystrophie 135
–, –, Farbenblindheit 134
–, –, Hämophilie 135
–, X-, Y-Chromosom 386
Chromosomenmuster, Mensch 387
Chromosomensatz, diploider 5
–, haploider 5
Chromosomenstörungen 391
Chromosomenuntersuchung 387
Chronaxie 36
–, Nerv 31
–, schnelleitender Nerv 36
–, Skeletmuskel 49
chronic granulomatosus disease, Erkrankung, defekte Phagocytose 477
chronotroper Effekt, Auslösung der psychischen Stimuli 610
– –, gesteigerte Aktivität, adrenerge Nervenfaser 610
– –, Herz 550
– –, sympathicus 550, 557
– –, verminderte Vagotonie 610
Chvostesches Zeichen, Hypokapnie 679
– –, Tetanie 369
Chylomicronen 285
–, Diabetes mellitus 323
–, Fettresorption 435
–, Fettverdauung 434
Chylomicronenbildung, Glucocorticoide 436
Chylothorax, Lungenkollaps 675
Chymodenin, gastrointestinale Hormone 449
Chymotrypsin 433
Chymotrypsinogene 430, 457
Chymus, Dünndarm 454
–, Gastrointestinaltrakt, Sekretion gastrointestinaler Hormone 445–450
–, Transportzeit im Darm 464
Ciliarkörper, Auge 114
–, –, Jodtransport 299
Ciliarmuskel 120
Cilien 8
–, oberer Respirationstrakt, Funktion 632, 633
C_1-Inaktivator 489

C3b-Inaktivator, Complementaktivierung 502
C_{In} = Inulinclearance 691
Circadian-Rhythmus 221
–, ACTH, Sekretion 354
–, Fibrinolyse 518
– –, Glucocorticoidsekretion 354–355
– –, Körpertemperatur 204
–, Melatonin 425
Citronensäurecyclus 267
–, ATP-Produktion 267
–, CO_2 267
–, Co-Enzym A 267
–, GABA-Stoffwechsel 239
–, Haupteintrittstelle 267
–, Kohlenhydratstoffwechsel 266/267
–, Mitochondrien 269
–, Oxalessigsäure 266/267
–, Sauerstoff 267
–, Skeletmuskel 54
–, Übertragung von H-Atompaaren 267
Citrullin 273
–, Harnstoffcyclus 276
C_1s-Komponente, C'l-Esterase-Inhibitor 489
Claudicatio intermittens 107
Claustrum 186
Clearance 691
–, Creatininclearance 691
–, frei, Wasserclearance 706
–, Inulinclearance 691
–, Osmoclearance 706
–, PAH-Clearance 98, 688
–, transtubulärer Austausch 694
–, Tuschecleareance, RES 449
CLIP = corticotropin like intermediate lobe peptide, MSH-Wirkung 383
Clitoris 389
Clostridium Welchii, Colon 465
clottable factor, Thrombocyten 485
CL-Transport 70
$CMRO_2$ = cerebrale Metabolismusrate für O_2 595
CO, s. Kohlenmonoxyd
–, Diffusionskapazität 645
Co-A = Coenzym-A 261
Coaggulopathien 519
Coarctation, Aorta 624
–, –, Hochdruck 622
Cocain, Einfluß auf Nervenleitung 44
Cochlea 139
„cochlear microphonics" 147
cochleare Mikrophon-Potentiale 147
Cochlearis-Kerne 140
Code, genetischer, Triplets 279
Codierung, binäres System 26
– der Sinnesinformation 86
Codone, mRNA 279
Coecum 463
Cöliakie 456
–, intestinale Resorption 456
Coelomepithel 389
Co-Enzym A 261

–, Aufbau 262
–, Reaktionen 261
–, Reaktionsschema 262
–, reduziertes 261
Co-Enzym I und II 262
Co-Enzym Q 263
Co-Enzymbildung, Hexosemonophosphat-Shunt 250
Co-Enzyme 261
–, Atmungskette 263
–, Nichtspezifität 262
–, Wasserstoff-Acceptoren 263
Cofaktoren, Ionen 262
Coffein, diuretische Wirkung 714
–, Hemmung des cAMP-Abbaus 264
–, Lernprozeß 248
–, Magensaftsekretion 451
–, positiv inotrope Wirkung 579
–, primäre Geschmacksempfindung 159
Cognition 226
Coitus, Oxytocinausschüttung 217
Colchicin, Gichttherapie 282
–, Mikrotubuli 8
–, Mitosespindel 8
–, Proteinsynthese 281
Colektomie, Auswirkungen 332
Collagenase, Lysosomen 8
Collagensynthese, Vitamin-C 297
Collagenumsatzrate 274
Colliculi inferiores, Hörbahn 140
Colloid, Schilddrüse 298
colloidosmotisch, s. kolloidosmotisch
Colloidpinocytose, Schilddrüse, TSH 301
Colon 463–467
–, Antiperistaltik 455
–, Aufbau 463
–, Funktion 463, 464
–, Histamin 465
–, Länge 453
–, Motilität 454
–, Passagezeit 464
–,Resorption 464–466
–, –, Ammoniak 465
–, Schleimhaut 463
–, Sekretion 463, 464
–, „slow wave" 464
–, Tyramin 465
–, Volumenlaxantien 465
Columna posterior 102
Comedonen 470
Commissura, Riechbahn 155
Commotio cerebri, ARS-Aktivität 155
Compartments, Körperflüssigkeiten 9
–, –, Flüssigkeitsgleichgewicht 725
–, –, Flüssigkeits-Pufferkonzentrationen 734
–, –, Natriumgehalt 23
–, –, Substanzverschiebungen 12–17
Complementaktivierung, alternate pathway 501
–, anaphylatoxische Wirksamkeit 501
–, C3B-Inaktivator 502

Sachverzeichnis

–, chemotaktische Wirksamkeit 501
–, Gamma-Kette 500
–, kininartige Wirksamkeit 501
–, Kininsystem, Beta$_1$H 475
–, Mediatoren 501
–, Phagocytose 475
–, Properdin-System 501
–, Schema 502
Complementfaktoren physikochemischer Eigenschaften 501
–, System, cytolytische Einheit 501
Compliance, dynamische 638
–, –, Komponenten 638
–, Lungen, Thorax 635, 636
–, statische 635–636
–, –, Normalwerte 636
–, Verminderung, hypoxische Hypoxie 670
Compound B, F 242
COMT = Catechol-O-methyl-Transferase 200/201
–, Verteilung im Organismus 200
COMT-Blocker 204
Conation 226
Conchae nasales 154
„conditioned avoidance reflex", s. Fluchtreflex, bedingter 244
conditioniert, Conditionierung, s. konditioniert, Konditionierung
Conditionierung, s. auch bedingte Reflexe
„conjoint"-Synapsen 66, 71
conjugiertes Bilirubin 461
Conjunctiva 114
Conn-Syndrom 359, 622
„constant field" Gleichung, Goldmansche 21
contractile Reizbeantwortung, Skeletmuskel 49ff.
Contractilität, Myokard 553
Contractilitätszunahme, Myokard 550
Contrecoup-Verletzung 589
Conus pulmonalis, Aktivierung, Herzaktion 524
converting enzyme, Angiotensin II-Bildung 336
– – in Caveolen des Endothels gelegen 645
–, –, Umwandlungen von Angiotensin I in Angiotensin II 645
Cook-Lösungen 733
Coombs-Test 505
–, direkter, indirekter 512
Cornea 114
–, Astigmatismus 122
Cornealreflex 118
Coronararterien 596/597
Coronardurchblutung, Aortendruck 5, 598
–, chemische Einflüsse 598
–, nervöse Einflüsse 598
–, NNM-Catecholamine 342
–, Verminderung 599
coronarer Chemoreflex 581
– Gefäßverschluß, Myokardinfarkt 537
Coronargefäße, Aufbau 596

–, Autoregulation 598
–, Bezold-Jarisch-Effekt 660
–, Blutverlust 612
–, Druckgradienten 597
–, Strömung 597
–, subendokardiale 598
–, sympathische Impulse 576
Coronarkreislauf 596–598
–, physiologischer Shunt 642
–, Schema 597
Coronarthrombus, Myokardinfarkt 537
Cor pulmonale Emphysem 675
Corpus albicans 404
– amygdaloideum 186
– callosum 226, 246
– ciliare 114
– geniculatum laterale, Sehbahn 116
– – mediale, Hörbahn 140
– haemorrhagicum 404
– luteum 404
– – graviditatis 415
– Luysi 186
– mamillare 207
– restiforme 188
– subthalamicum, Schädigung, Ballismus 187
Corrigan-Puls 545
Cortex, s. auch Neocortex
–, Atemregulation 657
–, Brodmannsche Areale 249
–, cerebellarer Golgi-Zellen 191
–, – Korb-Zellen 190
–, – Purkinje-Zellen 190
–, – Stern-Zellen 190
–, corticale Neurone, ARS 167
–, elektrische Aktivität Registrierung 163
–, entorhinalis 226
–, evozierte Potentiale 163
–, extrapyramidale Komponenten 184, 185
–, exzitatorische Aktivität, GABA 239
–, frontaler, Augenbewegungen 177
–, hemmende Areale, Dehnungsreflexe 182
–, Hörrinde, s. dort
–, Hypoxie-Empfindlichkeit 595
–, innere Schichten, initiale negative Welle 163
–, intercorticale Transferierung, Lernen 246
–, limbischer, s. auch limbisches System 155, 156
–, –, Afferenzen zum Vasomotorenzentrum 578
–, Lokalisation spezifischer Sinnesareale 163
–, motorischer 175–78
–, –, Acetylcholin 238
–, –, Brodmannsche Areale 162, 176
–, –, Einfluß sensorischer Areale 177
–, Neocortex, Hemmung des Sexualverhalten 227
–, –, neuronale Verbindungen 167

–, –, Schichten 165
–, occipitaler, Augenbewegungen 177
–, optische Stellreflexe 184
–, parietalis, s. Schläfenlappen
–, periamygdaloideus 155
–, piriformis, Läsionen, sexuelle Aktivität 211, 328
–, Placierungsreaktion 185
–, prämotorischer, Funktion 176
–, –, gegensinnige Bewegungen 176
– praepiriformis 155
–, Prostaglandine 241
–, pyriformis, s. piriformis
–, räumliche Lage, Integration 152
–, Registrierung von Potentialen 163
–, Reizantwort, primäres evoziertes Potential 163
–, „reverberating activity" 169
–, Rückkopplung, Basalganglien 186
–, –, Kleinhirn 194
–, Ruheaktivität, ARS 167
–, sekundäre Hyperalgesie 107
–, sensomotorischer 102
–, sensorischer, Einfluß auf motorische Areale 177
–, –, Körperbewegung 177–78
–, Suppressorareale, Dehnungsreflexe 185
–, sychronisierte Aktivität, thalamische Projektionsfasern 166
–, Tiefensibilität 104
–, Verbindungen zu den Basalganglien 186
–, visueller 128
–, „Volumen"-Kontrolle, Sinnesorgane 172
–, Wahrnehmung vestibulärer Impulse 151, 152
Cortexreizung, arousal 167
corticale Areale, Associationsareale
– evozierte Potentiale 163
– Läsionen, EEG 169
– –, Effekte 103
– –, Effekt auf Sensibilität 103
– –, Stereognosis 113
– Projektionsflächen, Geruch 154
– –, Geschmack 157–160
– –, motorische Funktionen 175
– –, Sensibilität 101
– Repräsentation 102
– Schmerzwahrnehmung 105
corticofugale Fasern, arousal 167
Corticosteron, Bindung 346
–, Halbwertzeit 346
–, NNR 346
–, –, Synthese 343
–, relative Wirksamkeit 342, 344
–, Sekretionsrate 359
Corticosteronstoffwechsel 348
cortico-strio-retikuläres System, Körperstellung 174
Corticotropin, s. ACTH
Corticotropin-like intermediate lobe protein 383

corticotropin-relasing factor (CRF) 218, 219
cortisches Organ 140
– –, Generatorpotential 84
– –, membrana tectoria 146
Cortisol, Abbau 348
–, Bindung 346
–, CGB-gebundenes 346
–, freies 346
–, –, ACTH-Sekretion 351
–, Halbwertzeit 346
–, Harnausscheidung 348
–, Na$^+$-Rückresorption 711
–, NNR 341
–, relative Wirksamkeit 344
–, Rückkopplungsmechanismus 346
–, Sekretionsrate 342
–, Verteilung im Plasma 348
–, Wirkung auf Blutzucker 352
Cortisol/Corticosteron-Verhältnis 344
–, Nebennierenrinde 344
Cortisolgleichgewicht 346
Cortisolpsychose 352
Cortisolstoffwechsel 346, 347
–, Leber 345
–, entero-hepatischer Kreislauf 348
Cortison, Bildung, Abbau 346
–, intracelluläre Glucose-Phosphorylierung 326
–, relative Wirksamkeit 342
C_{osm} = Osmol-Clearance 706
Cowpersche Drüsen 398
Cozymase 55
C_{PAH} = PAH-Clearance 698
CPD-Puffer, 2, 3 DPG 650
CPK (Creatin-Phospho-Kinase), Myokardinfarkt 537
C-reaktives Protein 489
Creatin 276
–, aktive Rückresorption, Nierentubuli 695
Creatinin 276
–, Bildung aus Creatinphosphat 273
–, Harn-Plasmaverhältnis 685
–, proteinarme Ernährung 283
–, tubulärer Transport 691
–, Urämie 173
Creatininclearance 691
–, endogene 691
Creatiningehalt, Harn 722
–, Schweiß 722
Creatininstoffwechsel, Niere 713
Creatinphosphat 261, 276
–, ATP-Synthese 276
–, Bildung, Skeletmuskel 276
–, Muskelkontraktion 276
–, Skeletmuskel 276
Creatinurie, Ursachen 276
Cremaster-Reflex 99
Cretinismus 311
–, Wachstum 381
CRF = corticotropin releasing factor 219
Crista ampullaris 140
– –, Reizung, Beschleunigung 151
Cristae, Mitochondrien 6

CrP = Creatinphosphat 261
^{31}Cr-Verteilungsvolumen 10
Crush-Syndrom 10
–, Myoglobinpräcipitation 616
–, Muskelzertrümmerung 616
–, Nierenschädigung 616
–, traumatischer Schock 616
–, Weichteilzertrümmerung 616
CS = konditionierter Stimulus 616
CTP = Cytidin-Triphosphat 261
Culmen, Kleinhirn 189
Cupula 141
–, Deviation, Beschleunigung 141
–, Haarzellen 140
–, Nervus vestibularis 151
–, Stützzellen 141
Curare 77, 198
–, Endplattenmembran 77
current sink, Nerv 38
CUSHING, Morbus CUSHING 385
Cushing-Syndrom 338, 352, 362, 385
–, Aldosteron 623
– –, Diabetes mellitus 336
–, Glucocorticoidhypersekretion 622
–, Glucosetoleranz 336
–, Hochdruck 623
–, Glucose Toleranz 336
–, Mineralcorticoidwirkung 330
–, Osteoporose 365
–, Symptome 385
– –, Ursachen 352
CVR = cerebraler vasculärer Widerstand 593
c-Welle, ERG 127
–, Venenpuls 546
Cyanid, Carboanhydrase-Hemmung 651
–, Chemoreceptorenreizung 659
Cyanidvergiftung, historische Hypoxie 676
–, Therapie 676
Cyanidwirkung, chemosensitive Areale, Hirnstamm 659
Cyanmethämoglobin 676
Cyanocobalamin = Vitamin B$_{12}$ 297, 451
–, Methylgruppen Synthese 274
Cyanose 670
–, Methämoglobinämie 481
–, Rechts-links-Shunt 675
–, Spannungspneumathorax 674
–, Vorkommen 670
Cyclamat 160
cyclisches Adenosin-3', 5'- Monophosphat = cAMP 198, 202, 215, 245, 263, 265, 270
– –, Abbau 175
– –, Abhängigkeit von Hormonen 270
– –, Bildung, Adenylcyclase 263
– –, Calcitoninsekretion 272
– –, Catecholamine 264
– –, Coffein 264
– –, distaler Tubulus 700
– –, Glucagon 270
– –, Glykogenstoffwechsel 270
– –, Harn 265

– –, Histomin 264
– –, Hormonwirkung 65, 214, 264, 281
– –, inotrope Wirkung, Herz 353
– –, Insulinsekretion 328
– –, Knochenresorptions-Steigerung 372
– –, Leber-Glucagon 331
– –, LH-Wirkung auf Progesteron-Sekretion 265, 411
– –, Magnesium 264
– –, MSH 246
– –, Neurotransmitter 265
– –, Parathormonwirkung 265, 371
– –, Phosphorylase 270
– –, Progesteronsekretion 411
– –, Prostaglandine 291
– –, Receptorprotein 264
– –, Reninsekretion 423
– –, sekundärer Überträgerstoff 270
– –, Stimulierung der Enzymsynthese 281
– –, Strukturformel 263
– –, Theophyllin 264
– –, TSH-Wirkung 302
– –, Vassopressin-ADH 215, 265
– –, Vermittlung von Hormonwirkungen 263, 264, 281
– –, Wirkung Proteinkinasen 264
– GMP 265
– Phänomene, Hypothese 212
Cyclooxygenese 292
Cyclopentanoperhydrophenanthren-Kern 341
Cyclus, s. Menstruationscyclus
–, Beeinflussung durch intrauterine Fremdkörper 413
–, Entstehung 413
–, Rhodopsin, Iodopsin 123
Cystein 273
Cysten, supraselläre 384
Cysternen, perinucläre 6
Cystin 373
cystin-konjugierte gallensäure Salze 459
Cystinurie 721
Cystometrie 717
Cystometrogram 717, 718
Cytidintriphosphat 261
Cytochrom (A, a$_3$, b, c, c$_1$) 261/263
Cytochrom c 482
–, CO-Wirkung 676
–, eisenhaltige Porphyringruppe 262
Cytochromoxydase, Hemmung durch Cyanid 655
cytolytische Einheit, Complementsystem 501
Cytophilie, γ-Kette 500
Cytoplasma 4
Cytosin 276
–, DNA 277
Cytotropie, Anaphylatoxiesystem 502
–, ε-Kette 500
Cytotrophoblast 415

C-Zellen, Schilddrüse, Calcitonin 371

D

Dactinomycin, Proteinsynthese 281
Dämmerungssehen 117
Dahliengewächse, Inulin 691
Dalmatinerhund, Harnsäureausscheidung 282
Darm, s. bei den einzelnen Abschnitten, s. auch Intestinum
–, Albuminabbau 495
–, aktiver Transport von Substanzen 432
–, autonome Effekte 202, 203
–, Calciumresorption 367
–, Innervation, Peristaltik 454
–, Länge verschiedener Darmabschnitte 453
–, Lipase 430
–, maximale Glucoseresorption 431, 271
–, Mucosazelle, Fettresorption 435
–, Natriumresorption, aktiver Transport 436
–, paralytischer Ileus 456
–, Passagehindernis, Eingeweideschmerz 109
–, Peristaltik 455
–, Proteintransport, Lymphsystem 568
–, Überdehnung, Hemmung der Darmperistaltik 454
– –, mechanischer Ileus 456
–, Verteilung der Fettresorption 435
–, Vitamin D-Wirkung 371
–, Wandaufbau 442
Darmabschnitte, maximale Resorption von Substanzen 440
–, – Sekretion von Substanzen 432
Darmbakterien 465
–, blind loop-Syndrom 466
–, Blutgruppen 506–511
–, Darmgase 405
–, organische Säuren 465
–, Progoitrin-Aktivator 314
–, Strahlenschädigung 466
–, Vitaminsynthese 465
–, Vitaminverbrauch 466
Darmepithel, Glucosetransport 431
Darmfistel, Flüssigkeitsgleichgewicht 704
Darmflora, Entwicklung 465
Darmfunktion, Störungen 456
Darmgase 442, 465
Darmglucagon 449
Darminhalt, Eindickung 463
–, Osmolalität 436
Darmkolik 456
Darmlymphe, Proteingehalt 493
Darmmucosa, S IgA 500, 434
Darmmuskulatur, glatte Muskulatur 63

Darmperistaltik, glatter Muskel, Acetylcholin 63–64
Darmresektion, Malabsorption 456
Darmsaft, Elektrolyte 458
–, Enzymgehalt 455
Darmschleimhaut, aktiver Transport 432
–, Glucosetransport, Beeinflussung durch Phlorrhizin 695
–, Verdauungsenzyme 430
Darmsekret, Verlust, Behandlung, Infusionslösungen 733
Darmverletzungen, paralytischer Ileus 456
Darmzotten, Capillaren 558
Darrow-Lösungen 733
Darrow-Yannet-Diagramm, Flüssigkeitsgleichgewicht 724
Dauerakkomodation 130
Dauerreiz, Agonist und Antagonist, statische Ausführung der Arbeit 608
Dauerreiz, Adaptation 82
–, unterschwelliger, Wirkung auf Membranpotential 33
DC-Komponente, Elektroretinogramm 127
DDD, Hemmung der Steroidsynthese 345
DEA-Dehydroepiandrosteron 342
Decamethonium 205
Deceleration, Kreislaufwirkung 607
–, Labyrinth 151
Decerebration 182
–, tonische Halsreflexe 183, 184
–, Stellreflexe 184
Deciduom 417
Declive, Kleinhirn 189
Decortication, Auswirkungen 184, 185
–, Hüpf- und Plazierungsreaktion 185
Decorticationsstarre 183
–, phasische Haltungsreflexe 184
Decubitalgeschwüre, Querschnittsläsion 181
Decussatio pyramidum 175
Defäkation 466
–, Förderung 3
–, Massenbewegungen, Colon 464
–, Reflexvorgang 466
Defektcoagulopathien 519
Defekte, Phagocytose, Erkrankungen 476
„Defence", muskuläre 109
Defibrillatoren, Kammerflimmern 536
Defibrillierung 536
definitiver Harn 685
Deflationsreceptoren, Atemregulation 663, 657
–, Lunge, Typ 1-Receptor 663
–, Tachypnoe bei Lungenembolie 644
Degeneration, hydrope hyaline, Beta-Zellen, Pankreas 329
–, Nerv, Wallersche 32

Sachverzeichnis

–, sensibler Nerv, Pacinische Körperchen 83, 84
Dehnung, Dehnungsreflex 86
–, glatter Muskel 63
–, Hohlorgane, Eingeweideschmerz 108, 109
–, Magen, Beeinflussung durch Gastrinsekretion 445
–, Skeletmuskel, Golgisches Sehnenorgan 46, 97
–, –, inverser Dehnungsreflex 95
–, –, Klonus 98
–, –, Muskelspindel 92
–, –, Spastizität 97
Dehnungsdruck/Wandspannung, Laplacesche Beziehung 562
Dehnungsreceptoren, s. auch unter Baroreceptoren
–, Harnblase, Reflexkontraktion 719
–, Lunge 581, 657
–, Skeletmuskel, Hüpfreaktion 180
–, Vorhöfe, Herz, Vasopressinsekretion 216
Dehnungsreflex 86
–, bahnende Region 179
–, Hemmung 182
–, –, corticale, Suppressor Areale 185
–, –, Nucleus caudatus 187
–, inverser 95
–, Konus 98
–, Kleinhirn 194
–, Muskelzuckung 49
–, Reflexzeit 93
–, Regulation, Kleinhirn 192
–, Spastizität 97
–, supraspinale Regulation 182, 196
–, Thyroxin 307
Dehydration 11, 702
–, Blutverlust 612, 613
–, diabetische Acidose 223
–, Durchfall 467
–, Durst 613
–, Flüssigkeitsgleichgewicht 214
–, Formen 724
–, Glucosurie 320
–, Ursachen 725
Dehydration, s. Dehydratation
7-Dehydrocholesterin 367
Dehydroepiandrosteron, NNR 344, 348, 401
–, Placenta 416
–, Sekretionsrate 342
–, Sulfatkonjugation 344
Dehydrogenasen, Plasma 491
–, 3-Beta-Dehydrogenase 343
–, 3-Beta-Dehydrogenasemangel 345
Deitersche(r) Kern 141
– Zellen 140
„déjà vu"-Phänomen s. auch Epilepsie
–, δ-Kette, H-Ketten, Eigenschaften 500
–, Gedächtnis 247
Dekompression, explosive 681
–, –, Luftembolie 681

–, stufenweise 680
Dekompressionskrankheit 659
–, Therapie 168
Dekompressionszeit 681
delayed hypersensitivity 484
–, –, Lymphknoten 478
Delta-Wellen EEG 164
–, EKG 537
–, ERG 127
Delta-Zellen, Pankreas 315
Demarkationspotential, Nerv 39
Dendrit(en) 31, 66, 71
–, Aktivität, EEG-Synchronisation 165
–, apicale 67
–, Elektroencephalogramm 165
–, evoziertes Potential 163
–, fluktuierende Dipole, EEG 165
–, Receptormembran 71
dendritische Zone 32
Denervations-Hypersensivität 79
–, Drüsen 79
–, Entstehung 79
–, „Release"-Phänomen 80
–, spinaler Schock 179
Denervierung, Darm 573
–, funktionelle, Herz-Lungen-Präparation 552
–, Harnblase 697
–, Skeletmuskel 54, 57
Denervierungseffekt, sensibilisierender 178
Depolarisation, Herzmuskelfaser 60, 523
–, Muskelfaser 46, 47
–, Myokard, Kontraktionswelle 542
–, Nerv 33
–, Schrittmachergewebe, Herz 62
–, verzögerte, Myokardinfarkt 538
Depolarisationsblocker 78
Depolarisationsrate, Nerv 29
Depotfett 285
Depressionen, Reserpin 234
depressorische Substanzen, s. Blutdruck
Dermatitis, Vitaminmangel 297, 296
Dermatom 110
Dermatomregel 105
Dermographismus 600
– albus 600
– ruber 600
Desafferenzierung, Harnblase 719
Desaminierung 274–275
–, Glykogen 271
–, oxydative, Aminosäuren 275
Descensus testis 402
Desipramin 237
desmosomaler Verfindingstyp 67
Desmosomen 59
–, Herzmuskel 63
–, Leberzelle 458
Desorientiertheit, allgemeine Hypoxie 670
–, Urämie 715
Desoxycholsäure 460
–, Darm 460
Desoxycorticosteron, NNR 343, 344

–, relative Wirksamkeit 344
Desoxycorticosteronacetat. Mineralocorticoid-Therapie 358
11-Desoxycortisol 345
Desoxygenation, Hämoglobin 647
Desoxyribonuclease 8, 430
–, Lysosomen 8
Desoxyribonucleinsäure, s. DNA 277, 516
Desquamation, Schleimhautzellen, Proteingehalt der Faeces 433
–, –, Lipasefreisetzung 434
Desynchronisation, EEG 162, 166
–, –, konditionierter α-Block 244
Detrusor, Harnblase, Innervation 717
–, –, Miktion 717
Deuteranomalie 133
Deuteranopie 144
Deviation, konjugierte, Augen 177
Dextran, Plasmaexpander 600
–, Schocktherapie 619
dezentralisierte Harnblase 719
Dezibel 143
–, Beziehung zur Phonscala 143
DFP = Diisopropylfluorphosphat 204
DHEA = Dehydroepiandrosteron 342
DHT = (Dehydrotestosteron) 401
Diabetes, Bronze-Diabetes 439
– insipidus 217, 318, 681
– –, Hypophysektomie 356
– –, osmotische Diurese 705
– –, Symptome 217
– –, Ursachen 217
– –,Wasserausscheidung, Niere 698
– mellitus 318–328
– –, Acetonuric 720
– –, Acidose 323
– –, Calorienverlust im Harn 298, 319
– –, Cholesterinspiegel 290
– –, Cholesterinstoffwechsel 324
– –, Creatinurie 276
– –, Energieversorgung, Zelle 320
– –, Entstehung 335
– –, Erblichkeit 335
– –, experimenteller 324
– –, Fettstoffwechsel 323
– –, Formen 335
– –, Fructosebehandlung 273
– –, Glucagon 332
– –, Glucocorticoide 350
– –, Glucokinase, Glucoseeintritt, Leberzelle 266
– –, Glucosetoleranz 318
– –, glucostatische Funktion Leber 319
– –, Glucosurie 271, 700
– –, Herzmuskelstoffwechsel 61
– –, Hunger 212
– –, hyperosmolares Koma 334
– –, hypophysärer 330
– –, Hypophysektomie 384
– –, Infektionskrankheiten 321

–, Insulinbedarf 335
–, Insulin-Halbwertzeit 317
–, insulinresistenter, Cushing-Syndrom 352
–, Insulinstoffwechsel 335–336
–, Insulinsubstitution 325
–, intestinale Zuckerresorption 431
–, intracellulärer Glucosemangel 331
–, juvenile Hypoglykämie 335
–, Ketoacidose, Ernährungsabhängigkeit 323
–, –, Speciesabhängigkeit 324
–, ketoacidotisches Koma 325
–, Ketose 288, 323
–, Koma 324
–, –, Formen 323, 324
–, Komplikationen 336
–, Konstitutionsabhängigkeit 336
–, metahypophysärer 330
–, Milchsäure-Acidose, Koma 323
–, Muskelarbeit 321
–, negative Stickstoffbilanz 322
–, NNR-Glucocorticoide 321
–, osmotische Diurese 319
–, Pankreatektomie 333
–, Polyurie, osmotische Diurese 705
–, Praediabetes 335
–, Prädisposition 335
–, Proteinstoffwechsel 321
–, Retina 116
–, Stoffwechselstörungen 318, 322
–, Symptome 318
–, Therapie, Einstellung 335
–, Thyroxin-Diabetes 333
–, Typen 335
–, Vibrationsempfindung 112
diabetische Acidose 323
– Ketoacidose, Schock 618
– Ketose 288
diabetogene Pharmaka 329
– Wirkung, STH 378
Diät, s. Ernährung
Diäthylstilboestrol 410
Diagonalband 155
Dialyse 715
Diaminoxydase 240
Diamox, diuretische Wirkung 714
–, Therapie der Höhenkrankheit 672
Diapedese, hämorrhagische 519
–, Granulocyten 473
Diarrhoe 467
–, Flüssigkeitsgleichgewicht 725
–, Na$^+$-Verlust, ECF-Volumenverminderung 723, 724
–, Schock 618
–, Vitamin A-Intoxikation 295
Diastole, s. Herzcyclus
Diastolendauer 544
diastolische(r) Blutdruck 564
–, Gefäßsystem 542
–, Herz, Ventrikel 61
–, Lungenkreislauf 641
–, Entdehnung, Arterien 556
– Herzgeräusche 547–548

Sachverzeichnis

Diazoxid, Insulinsekretion 329
Dichloroisoproterenol 205
Dickdarm, Anatomie 463
–, Funktion, Störungen 466
–, Natriumresorption, aktive 436
–, Proteinverdauung 433
–, Wasserverschiebung 436
Dicumarol® 516
Diencephalon, Aldesteronsekretion, Streß 360
–, Magensaftsekretion 451
differente Elektrode, EKG 525
Differenzierung, Effektor-Zellen 497
–, helper-Zellen 497
–, Killer-Zellen 497, 498
–, memory-Zellen 497
–, suppressor-Zellen 497
diffuse sekundäre Reizantwort 163, 164
– – –, Entstehung 163
– – –, Lokalisation 163
– – –, thalamische Projektion 163
Diffusion 13
–, alveolare 644
–, Capillaren 567
–, D-Aminosäureresorption 433
–, geförderte 16
–, –, Glucoseaufnahme, Zelle 328
–, Lunge 629–645
–, nicht-ionale 16
–, –, NH_3-Sekretion, Niere 708
–, passive, Cl^--Rückresorption 712
–, –, Tubuli 694
–, Resorption von Monosacchariden 431
–, – von Nahrungsstoffen 429
–, trägergeförderte 16
–, –, Monosaccharidresorption 431
Diffusionsflux 19
Diffusionskapazität, CO_2 695
–, O_2 644
–, –, Bestimmung 645
Diffusionsrate, Atemgase 629
–, gelöste Substanzen 13
Diffusionsstörungen, Lunge 678
DiGeorge-Syndrom, kongenitale Thymus-Aplasie 496
digitale Übertragungsart, binäres System 534
Digitalis, AV-Überleitungszeit 534
–, Entladungsfrequenz, Schrittmachergewebe 524, 534
–, herzwirksames Glycosid, s. auch unter Quabain
–, positiv inotrope Wirkung, Herz 553
Digitalisempfindlichkeit, Plasmaelektrolytspiegel 541
Diglyceride, Fettverdauung 435
Dihydrocortisol, Cortisolstoffwechsel 346
Dihydro-Nicotinamid-adenindinucleotid (NADH) 262
Dihydro-Nicotinamid-adenin-dinucleotid-phosphat (NADPH) 262

Dihydrotachysterin 368
Dihydrotachysterol 368
Dihydroxyacetonphosphat, Fructosestoffwechsel 272
1,25-Dihydroxycholecalciferol 364, 367
3,4-Dihydroxymandelsäure 201
Dihydroxytestosteron (= DHT) 401
Diisopropylfluorphosphat (DFP) 204
Dijodtyrosin 300
–, Brustdrüse 300
–, Kondensierung 300
dikrote Erhebung, Pulskurve 545
Dilatator pupillae 120
Dimethylglycin, maximale Resorption, Darmabschnitt 432
Dinitrophenol, oxydative Phosphorylierung 308
–, Salzsekretion 444
–, tubuläre Sekretion 698
Dioestrus, Uterus 64, 394
Diodrast®, renaler Plasmafluß 688
–, tubuläre Sekretion 698
Dioptrie 119
Dipalmitin-Lecithin Lipoprotein, Surfactant 637
Dipeptidase 430
–, intestinale 433
2,3-Diphosphoglycerat, siehe 2,3-DPG 306, 648
Diplopie 131, 146
Dipole, Neurone, EEG 165
„direkte(s)" Bilirubin 461
– Hemmung 70
– –, Neurone 67
– –, Synapse 70
Disaccharidase, Kohlenhydratverdauung 431
–, Darm 454
Disaccharidasemangel, Symptome 434
Disaccharide, Nahrung 429
–, Spaltung 431
Disci, Receptorsysteme, Auge 116
Diskrimination 112, 127
–, Geschmack 159
–, Intensitätsdiskriminierung 87
–, Riechen 156
–, Sehen, „on"- und „off"-Central-Feld 126
–, Tonhöhen 142
–, Zweipunktdiskriminierung 112
diskriminative Konditionierung, bedingter Reflex 243
disparate Netzhautpunkte 101
D-isomere Aminosäuren 274
Dissescher Raum, Leber 459
Dissoziationskonstante, Puffer, Berechnung 651
Dissoziationskurve, Hämoglobin 647
–, Myoglobin 650
Distanzgeräusch, Aortenklappeninsuffizienz 548
Dithionit, Met-Hb.Reduzierung 676
Diurese 703, 704

–, Harnstoffausscheidung 704
–, osmotische 704, 713
–, –, Glucosurie 320
–, –, Natriumgleichgewicht 362, 705
–, –, Ursachen 713
–, Schwerelosigkeit 608
–, Wasserdiurese 704
Diuretica, Beeinflussung der Elektrolytausscheidung 713, 714
–, Wirkungsmechanismus 714
Divergenz, präganglionäre Neurone, autonomes Nervensystem 196
–, Synapsen 67
Diverticulose, Jejunum, Malabsorption 422
DJT, s. Dijodtyrosin
DNA = Desoxyribonucleinsäure 5, 276, 277
–, Aufbau 276
–, Doppelhelix 277
–, Funktion 277
–, genetische Information 277
–, Matrize für Reduplikation 278
–, Mitochondrien 6
–, Mitose 277
–, Reduplikation 277
–, RNA-Synthese 277
–, –, Parathormon 371
–, Struktur 277
DNA-Polymerase, Hemmung 281
–, Mitose 277
DNA-Transkription, Aldosteronwirkung 357
D/N Quotient, Diabetes mellitus 321
D_2O Verteilungsvolumen 10
DOCA = Desoxycorticosteronacetat 358
„Dominanz", cerebrale 250
„dominierende Hemisphäre" 250
Dondersscher Druck 631
Donnan-Effekt 13
–, Cl^--Verschiebung, Erythrocyten 653
–, Glomerulumfiltrat 692
Dopa 199
–, Morbus PARKINSON 187, 188
–, REM-Schlaf 171
Dopamin, Abbau 233, 237
–, adrenerge Nervenendigungen, granulierte Vesiceln 198
–, Basalganglien 186, 237
–, Biosynthese 199
–, Hypothalamus 209
–, Morbus PARKINSON 187, 188, 237
–, Neurosekretion 233
–, Retina 126
–, Stoffwechsel 238
–, ZNS 232, 233, 237
Dopamin-β-Hydroxylase 199
Dopamin, Typ I-Zellen 658
–, ZNS 238
dopaminerge Beeinflussung der STH-Sekretion 379
– Neurone 238
– –, Prolactinsekretion 238
Doppelbilder 137
–, Schielen 137

Doppelhelix-Struktur, DNA 277
Douglas-Sack-Methode 259
2,3-DPG 306, 648
–, Bildung 648
–, fetale Hämoglobin 482
–, Hämoglobin 480
DPN, DPNH = NAD^+, NADH
Drehbeschleunigung, Reizantwort 151
Drinker-Tankrespirator 682
„drive reduction"-Theorie, Motivation 232
dromotrope Effekte, Herz 551
Druck 104
–, s. auch unter Blutdruck, Filtrationsdruck, Flüssigkeitsdruck, hydrostatischer Druck, onkotischer Druck, osmotischer Druck, Pulsdruck
–, Definition 558
–, Dondersscher 631
–, Einfluß auf Nervenleitung 44
–, intraoculärer 137
–, intrapleuraler 609
–, intrapulmonaler 630
–, intravesicaler, Harnblasenfüllung 717
–, Receptorpotential 84
–, sensible Fasern 101
–, Sinnesmodalität 82
Druckanstieg, venöser, backward failure 620
Druckatmung, negative 572
–, positive, zentraler Venendruck 572
Druckbeatmung 682
Druckempfindung, Stereognosie 101, 113
Druckinfusion, isotone Salzlösung 619
–, Schocktherapie 619
Druckreceptoren, s. Baroreceptoren 104
–, Adaptation 85
–, Eingeweide 109
Druck/Volumenbeziehung, Blutgefäße 558
–, dynamische, Atmung 638
Druckwelle, Puls arterieller 545
Drumstick 388
Drüsen, s. bei den einzelnen exkretorischen oder inkretorischen Drüsen sowie Hormondrüsen, mucöse, seröse Drüsen
–, Denervations-Hypersensitivität 79
Duchennesche Muskeldystrophie 135
Ductus alveolaris, Atmung 632
– arteriosus Botalli, fetaler Kreislauf 603
– – –, –, offener 602
– – –, –, Gefäßgeräusche 547–548
– choledochus 459
– cysticus 459
– –, Spiralklappen 459
– ejaculatorius 396
– hepaticus 459
– Santorini, Pankreas 456

Sachverzeichnis

– thoracicus, Lymphe, Proteingehalt 493
– thyreoglossus 298
– venosus, fetaler Kreislauf 602
– Wirsungi, Pankreas 456
Dünndarm 453–456
–, Aufbau 453, 454
–, distaler Teil, Cholesterinresorption 436
–, Einteilung 453
–, enterochromaffine Zellen 454
–, Enzymsekretion, Regulation 455
–, Fettresorption 434
–, Funktionsstörungen, tropische Sprue 456
–, Länge 453
–, Lipasefreisetzung, desquamierte Epithelzellen 434
–, Lymphknoten 453
–, mechanischer Verschluß 456
–, Motilität 454
–, Mucosastruktur 454
–, Natriumdiffusion 436
–, Passagezeit 464
–, Proteinverdauung 433
–, proximaler Teil, Calciumresorption 437
–, – –, Eisenresorption 437
–, – –, Fettresorption 435
–, resorptive Oberfläche 454
–, segmentweise Kontraktion 454
–, „slow wave" 454
–, Tonus, Gastrin 435
–, tubuläre Drüsen 454
–, Vitamin B_{12}-Resorption 451, 457
–, Vitaminresorption 436
–, Wasserverschiebungen 436
Dünndarminhalt, Stase, blind loop-Syndrom 466
–,–, paralytischer Ileus 456
Dünndarmresektion, Darmfunktion 455
–, Peristaltik 454
Dünndarmschleimhaut, Falten 454
–, Lipase 434
–, zellen, Fettresorption 434
–, –, Kohlenhydratverdauung 429
–, Zotten 454
Dulcin 160
Dumping-Syndrom, Früh-Dumping-Syndrom 452
–, Spät-Dumping-Syndrom 335
–, –, Gastrektomie 452
Dunkeladaptation 125
–, Komponenten 125
Dunkelstrom 124
Duodenalgeschwür, s. Ulcus pepticum
Duodenalschleimhaut, Cholecystokininsekretion 462
–, enterogastrischer Reflex 450
–, „Enterogastron" 449
–, gastrointestinale Hormone 445–450
–, Sekretin und Pankreozyminfreisetzung 456
–, Verdauungsenzyme 430

Duodeninhalt, pH 433
–, Rückfluß in den Magen 443
Duodenum, acinotubuläre Drüsen 454
–, Aminosäureresorption 433
–, Bulbus 453
–, Dehnung, enterogastrischer Reflex 450
–, Fettverdauung 436
–, Glucagongehalt 331
–, Länge 453
–, Magenentleerung 443
–, Resorption von Kohlenhydraten 431
Dura mater, Sinus, venöser Druck 571
Durchblutung, Carotiskörperchen 658
–, cerebrale 591–595
–, –, Hypokapnie 678
–, –, regionale 593
–, –, Messung 558–559
–, Extremitäten, Messung 559
–, Knochen 364
–, –, Mark 689
–, –, Messung 558
–, –, regionale, Arbeit 610
–, Schilddrüse 298
–, Uterus 601
–, Verteilung 585
Durchblutungsbehinderung, statische Ausführungsform der Arbeit 608
Durchblutungsgröße und O_2-Aufnahme, Gelius 595, 596
– –, Gesamtkörper 559
– –, Haut 600, 601
– –, Herzmuskel 596–598
– –, Leber 599
– –, Niere 688–691
– –, übriger Körper 558
Durchblutungsrate, s. Durchblutung
Durchblutungssteigerung, Aufwärmen des Muskels 609
Durchblutungsverminderung, Muskel, Arbeits-Rhabdomyolyse 609
Durchbruchsblutung 409
Durchfall 467
–, Dehydration 467
–, Hypovolämie 467
–, Kaliumsubstitution 467
–, Symptome 467
Durst 213
–, Angiotensin II-Wirkung 613
–, auslösende Mechanismen 213–214
–, Blutverlust 612
–, Dehydratation 613
–, Flüssigkeitsgleichgewicht 725
–, Hypothalamus 213, 216
–, pharyngaler Dosierungsmechanismus 214
–, Pharynx-Schleimhaut 214
–, Tonizität der ECF 723
, Wasseraufnahme, cholinerges System 214

Durstgefühl, Ausschaltung, Folgen 214
Durstzentrum, Hypothalamus 213
dynamische Ausführungsform, Arbeit 608, 609
– Refraktion 114, 120
Dysbarismus 680
–, explosive Dekompression 681
Dysfibrinogenämie 519
Dysmenorrhoe 414
Dysmetrie, Kleinhirnläsion 194
Dyspnoe 666
–, Caisson-Krankheit 680
–, Herzinsuffizienz 559
–, Hydrothorax 675
– –, Linksherz-Insuffizienz 620
–, Lungenödem 620
–, Objektivierbarkeit 666
–, Ursachen 666

E

E 605 78
early receptor potential, Stäbchen, Zapfen 124
Ebullismus, explosive Dekompression 671, 681
Ecdyson 281
ECF = Extracellulärflüssigkeit 723
–, Anaphylaxiesystem 502
–, Anionenzusammensetzung, Beeinflussung durch H^+ 725
–, Bestimmung, Mannit und Saccharose 11
–, extravasculärer Anteil 9
–, Flüssigkeitsgleichgewicht, Störungen 724
–, Homoiostase 685, 723–734
–, ionale Zusammensetzung 12, 724
–, Osmolalität, Regulation 723–725
–, pH 24
–, –, Regulation 725
–, Puffer 726
–, Tonizität 723
ECF-Volumen 11
–, Abnahme, Durst 214
–, –, Kompensationsmechanismus 723
–, –, Ursachen 723
–, Mineralocorticoide 358
–, Natrium 710
–, Regulation 723–734
–, Vasopressinsekretion 215, 723
–, Vermehrung, Renin-Aldosteron-Mechanismus, renaler Salzverlust 216
ECG = Elektrocorticogramm 164
Edecrin, diuretische Wirkung 714
Edelgasgehalt, Luft 629
EDTA = Äthylendiamintetraessigsäure 698
–, tubuläre Sekretion 698
Edwards-Syndrom 391
EEG, s. Elektroencephalogram
EEG high pressure nervous syndrom 680

Effekte corticaler Läsionen 103
effektiver Filtrationsdruck, Niere 692
– renaler Plasmafluß 688
Effektmechanismus humoraler Abwehr 500
–, Immunreaktion 497
effektorische Neurone 33
Effektorzellen, Differenzierung 497
efferente(r) Leitungen, viscerale Erfolgsorgane 196
– Nerven 44
– –, Niere 688
– Schenkel der Immunreaktion 497
EGF, epidermal growth factor 377
–, Wachstumsfaktor 377
Eidotter, Cholagogon 462
–, Cholesterin 290
Eigengrau, Sehen 121
Eigenreflex, s. Reflexe
einfaches optisches System 118
Einfallswinkel, Optik 118–119
Eingeweide, s. auch Gastrointestinal-Trakt
–, Akromegalie 377
–, efferente Leitungen 196
–, Kollateralganglien 197
–, Schmerz 82, 107–109
–, –, Beckenschmerzlinie 108
–, –, Entzündungszeichen der Bauchorgane 109
–, –, Konvergenz, fortgeleiteter Schmerz 110
–, –, Leitungsbahnen 109
–, –, Muskelspasmus, Leitungsbahnen 109
–, –, Receptoren 108, 109
–, –, Thorax-Schmerzlinie 109
–, Substanz P 240
Einklemmungssyndrom, Medulla oblongata 589
Einlauf, Wasserintoxikation 464
Einschleichen, s. Akkommodation, Nerv 36
Einthovensche(s) Ableitungen, EKG 526
– Beziehung 527
– Dreieck 525, 529
– –, mittlerer QRS-Vektor 529
– Gleichung 526
Einzelzuckung, glatter Muskel, „multiunit"-Typ 65
–, Skeletmuskel 47
–, –, Superposition 53
Eisbärleber, Vitamin A-Intoxikation 295
Eisen, Bedarf 295
–, dreiwertiges, Eisenresorption 437
–, Erythropoiese 438
–, Funktionseisen 439
–, maximale Resorption, Darmabschnitt 432
–, parenterale Verabreichung 438
–, Plasmaspiegel 438
–, Speicherkrankheiten 439
–, Tagesbedarf 294
–, Transport, Blut 439

Eisen
–, Überladung des Organismus 438
–, Verteilungsvolumen, ^{55}Fe, ^{59}Fe 10
–, Wertigkeit, Hämoglobin 647
–, zweiwertiges, Eisenresorption 437
Eisenbedarf, Eisenresorption 437
Eisengleichgewicht 438
Eisenmangel, Gastrektomie 452
Eisenmangelanämie 482
–, Gastrektomie 452
Eisenresorption 437
–, aktiver Transport 437
–, Beeinflussung 437
–, Magen 406
–, resorbierte Menge, Eisenbedarf 437
Eisenspeicher 439
–, Eisenresorption 438
eisenspeichernde Proteine 438
Eisenstoffwechsel 439
–, Mucosablock 438
Eisenverlust 439
–, täglicher, Frau 437
–, –, Mann 437
Eisenzufuhr, resorbierte Menge 437
–, tägliche 437
Eisenbahn-Nystagmus 146
eiserne Lunge 682
Eiter 476
Eiweiß, s. auch Protein
–, biologische Wertigkeit 293
–, Calciumresorption 437
–, calorischer Brennwert 256
–, Harn 720
–, Magnesiumresorption 437
Eiweißausscheidung, Nierenerkrankungen 714
Eiweißbruchstücke, Duodenalschleimhaut, Magenmotilität 451
–, –, Magensaftsekretion 450
eiweißgebundenes Jod 302
Eiweißmangel 283–284
Eiweißsynthese 278–280
–, Adenylatbildung 279
–, aktivierte Aminosäure 278
–, Eiweißverluste, normale 274
–, pathologische 274
Eiweißkörper, s. Eiweiß, Protein
Eizelle, Überlebenszeit 406
Ejakulation 399
–, Sphincter internus urethrae 718
–, taktile Reize, Querschnittsläsion 181
EJP = excitatorisches junktionales Potential 79
EKG, s. Elektrokardiogramm 522–541
ektopische(r) Erregungsbildung, Herz 533
– Fokus, Herz, Rhythmusstörungen 531
Elastase 433
Elastance-Reziprokwert der statischen Compliance 636

elastische (r, s) Fasern, Lungenparenchym, Compliance 636
– Gewebe, Arterien 556
– Widerstand, Atmung 638
Elastizität, Gefäßwand, Pulswellengeschwindigkeit 545
elektrische(r) Anästhesie 169
– Äquivalente 12
– Gradient 13, 17
– Herzachse 529
– Phänomene, Axon 38
– –, Hörvorgang 146–148
– –, Kleinhirn 195
– –, Nerven 31–45
– –, Receptoren 81
– –, Sehen, s. ERG
– Reizantwort, glatter Muskel 79
Elektrocoagulation, Morbus PARKINSON 188
Elektrocorticogramm 164
Elektrode, differente, EKG 525
– indifferente, EKG 525
Elektroencephalogramm 164–170
–, Alpha-Block 165
–, Alpha-Rhythmus, Speciesunterschiede 164
–, Anwendung 169, 170
–, arousal 166
–, Bewußtseinslage, Wachzustand 165–170
–, bipolare Ableitung 164
–, „burst activity" 169
–, Cushing Syndrom 352
–, Dendriten 71
–, Desynchronisation 166
–, EEG-Hypersynchronie, bedingter Reflex 245
–, Einflüsse auf 165
–, Entstehung 164
–, –, Dipole 165
–, Epilepsie 169
–, Glucocorticoide 351
–, Kleinhirn 194
–, Konditionierung 244
–, Rekrutierungsphänomen 168
–, „reverberating activity" 169
–, Rhythmen 164
–, –, Altersabhängigkeit 164
–, –, Blutzucker 164
–, –, Glucocorticoide 164
–, –, Körpertemperatur 164
–, –, P_{CO_2} 164
–, Schlaf 170–172
–, –, langsame Wellen 164
–, –, paradoxer Schlaf 171
–, –, regionäre Unterschiede 164
–, –, Schlafspindeln 165
–, spikes Epilepsie 170
–, Synchronisationsmechanismen 165
–, –, Schlaf 165
–, unipolare Ableitung 164
–, Wellen 162
elektrogene Natriumpumpe 20
Elektroimmunodiffusion 516
Elektrokardiogramm 522–541
–, Achsenabweichung, QRS-Vektor 529
–, Aktionspotential, Herzmuskel 523

–, augmented Extremitätenableitung 526
–, Bezeichnung der Schwankungen 525
–, bipolare Ableitungen 525
–, Brustwandableitungen 526
–, Delta-Welle 526
–, Einthovensche(s) Ableitungen 526
–, – Dreieck 525
–, Elektrolytveränderungen 529
–, Glucocorticoide 350
–, Goldberger-Ableitungen 526
–, Herzaktion 543
–, Herzerkrankungen 537–540
–, Herzinfarkt 537–540
–, Herzrotation 528
–, Herzvektor 529
–, Hyperkaliämie 540
–, Hypokaliämie 540
–, indifferente Elektrode 525
–, Intervalle 525
–, PR-Intervall, Glucocorticoide 350
–, myokardinale Ischämie 537
–, Nehbsche Ableitung 327
–, normales 527
–, Oesophagusableitungen 526–527
–, plenothoracale Brustwandableitungen 527
–, Schema 525
–, Standardextremitäten-Ableitungen 526, 527
–, Standardlokalisationen 526
–, Systemerkrankungen 537–541
–, unipolare Ableitung 525
–, –, Extremitätenableitung 526
–, V-Ableitungen 526
–, Vektorkardiogramm 529, 530
–, Venenpuls 546
–, Volumenleiter 525
–, Wilson-Ableitungen 526
–, WPW-Syndrom 536
–, Zacken 525
–, –, Amplituden 526
Elektrolytausscheidung, Diuretica 713
Elektrolyte, s. bei den einzelnen Elektrolyten
–, Altersabhängigkeit, Normalwerte 681
–, Konzentrationsabnahme im Blut, s. auch Hypo…ämie
–, Konzentrationserhöhung im Blut, s. auch Hyper…ämie
Elektrolythaushalt 378, 683–734
–, Störungen, Herzinsuffizienz 621
Elektrolytkonzentrationen, Körperflüssigkeiten 12
–, Verdauungssäfte 457
Elektrolytresorption, Colon 464
Elektrolytveränderungen, Elektrokardiogramm 540
–, Korrektur 734
–, –, Infusionslösungen 733
Elektrolytverlust, Durchfall 467
–, osmotische Diurese 704
Elektrolytverschiebungen, Osmolalität 723

elektromagnetische Energie, Impulse in Sinnesorganen 81
– Strömungsmessung 558
Elektromyographie 57
Elektronystagmogramm ENG 127
Elektrooculogramm EOG 127
Elektrophorese, Plasmaproteine 491
–, –, Immunelektrophorese 505
–, –, Überwanderungselektrophorese 506
Elektroretinogramm 127
–, early receptor potential 124, 125
–, Komponenten 115, 127, 128
–, pathologisches 127
–, Wellen (a, b, c, d,) 127
Elektroschlaf 169
Elektroschock 615
–, retrograde Amnesie 247
– Hyperpolarisation 71
– Potentiale 36
Elektrounfälle, Kammerflimmern 536
Elephantiasis, Filariose 570
Embden-Meyerhof-Abbauweg 266
Embolie 520
–, Luftembolie 571, 680
–, Lungenembolie 520, 644
Embryologie, Fortpflanzungsapparat 389
–, Genitale 389
–, Hypophyse 375
Embryonalsegment 110
Emeiocytose, s. auch Exocytose 17
–, HVL-Hormone 375
–, Inselzellen 315
–, Substanzverschiebungen zwischen Compartments 12
Emetica 207
EMG = Elektromyogramm
Eminentia mediana 208
– –, ACTH-Sekretion 359
– –, humorale Stimulierung 353
– –, Dopamin 237
– –, dopaminerge Neurone 237
– –, Histamin 240
– –, Hypothalamus 207, 208
– –, Läsionen, Auswirkungen 379
– –, releasing factors 217, 218, 310
Emission, Ejaculation 399
emmetropes Auge 121
emotionelle (r, s) Reaktionen, Verhalten 211
– Reize, ACTH, Hypothalamus 212, 216
– –, Brechreflex 207
– –, Catecholamine, Hypothalamus 211
– –, Oxytocinausschüttung 217
– Verhalten, Wut und Plazidität 230
– Zustand, afferente Impulse 231
–, –, Energieumsatz 257
Emotionen 230

Sachverzeichnis

–, Atmung 663
–, Beeinflussung durch Neocortex 277
–, Blutdruckanstieg, Auslösung 578
–, corticofugale Fasern, arousal 167
–, diffuse sekundäre Reizantwort 163, 164
–, Hypothalamus und limbisches System 226, 227
–, Körpertemperatur 220
–, Magensaftsekretion 451
–, Menstruationscyclus 413
–, Nachentladungen, limbisches System 227
–, neurophysiologische Grundlagen 226–242
–, physische Manifestation 226
–, sympathisches Vasodilatatorensystem 583
–, Tachykardie 529, 576
–, –, Auslösung 578
–, vasovagale Synkope 619
–, Vassopressinsekretion 215
Empfindlichkeitskurve, spektrale, Auge 124, 134
Empfindung, Arten 86
–, Bewußtwerden 226
Empfindungsstärke 87
–, Hören 142
–, Rekrutierung sensorischer Einheiten 87
Emphysen 631, 675
–, Atemarbeit 638
–, hypoxische Hypoxie 670
–, nicht-obstruktives 675
–, obstruktives 675
–, respiratorische Acidose 732
–, statische Compliance 635, 636
–, Symptome 675
–, Typen 675
Emulgierung, Fette, gallensaure Salze 434
Encephalisation 174
–, sexuelles Verhalten 227
–, Speciesabhängigkeit 174
Encephalisationsgrad, spinaler Schock 179
Encephalitis lethargica, Morbus PARKINSON 188
–, Wutanfälle 230
enchondrane Knochenbildung 364
„Encodierung", Gedächtnis 247
Enddarm 463–467
–, Reflexkontraktion, Stuhldrang 466
enddiastolischer(s) Druck, Stauungsschock 617
–, –, Volumen 617
– Ventrikelvolumen, Herzmuskel 551
–, Vordehnung, Ventrikelleistung 551
endemischer Kropf 312
Endknöpfe, Synapse 67
endocochleare Potentiale 146–148
–, Bestandpotential 146
–, Na^+, K^+ 147

endokrine(s) Funktionen, s. auch bei den einzelnen Hormondrüsen und Hormonen
– –, Anpassung, Formatio reticularis 164
– –, Epiphyse 424–425
– –, Niere, Erythropoietin 420–424
– –, Pankreas 315–337
– Organe 255, 420–425
– –, Capillaren 556–558
– –, Gonaden 386–387
– –, Hoden 399
– –, Hypophyse 374–385
– –, Nebenniere 337
– –, neuroendokrine Regulation 298ff.
– –, Pankreas 315–337
– –, Schilddrüse 298–315
– –, Überfunktion, s. Hyper…ismus 420
– –, Unterfunktion, s. Hypo…ismus 419
– System, Aufgaben 255
– –, Sekretion von Hormonen 255
– –, Temperaturregulation 223
Endolymphe 135
–, endocochleare Potentiale 146
–, Trägheit 147
–, Zusammensetzung 147
Endolymphsack 139
Endometrium, cyclische Veränderungen 405
–, Histologie 405
endoplasmatische(s) Reticulum 3, 6
– –, agranuläres 5
– –, –, Triglyceridbildung 435
– –, Cysternen 3
– –, granuläres 3, 5
– Hypertrophie, Leberzellen 462
– –, –, Lipoproteinbildung 435
– –, Ribosomen 3
– –, Schilddrüse 299
Endophine 111, 233, 241
Endothel
–, Gehirncapillaren 585
–, Glomerulumcapillaren 685
Endothelporen, Schilddrüse 298
Endothelzellen, Capillaren 557
–, Lymphgefäße, intercelluläre Verbindungen 558
–, Plasminogen-Aktivator 517
Endotolin 225
Endotoxinschock 618
End-Oxydation 263
Endplatte, s. motorische Endplatte
Endplatten-Membran, Falten 75
Endplatten-Potential 75
–, Miniatur- 76
–, Summation 75
Endstrombahn 556
endsystolisches Ventrikel-Blutvolumen 543
Energie, chemische, Impulse in Sinnesorganen 81
–, elektromagnetische, Impulse in Sinnesorganen 81

–, freigesetzte, Katabolismus, Formen 255
–, gespeicherte, Energiefreisetzung 255
–, kinetische, Blutdruck 565
–, mechanische, Impulse in Sinnesorganen 81
–, potentielle, Blutdruck 565
–, thermische, Impulse in Sinnesorganen 81
Energieaufwand, Atemarbeit 638
Energiebedarf 555
Energiebilanz 260
–, negative 260
–, positive 260
Energieformen, Arbeit 255
–, gespeicherte Energie 255
Energiefreisetzung 255
–, Körper 255
Energiegleichgewicht 254–297
–, Nahrungsaufnahme 212
Energieproduktion, Körper 268–269
–, Messung 255
Energiequellen, Gehirn 596
–, Herzmuskel 61
–, Nerv 42
–, Skeletmuskel 54
Energiespeicher, endogene 260
Energiespeicherung 255
Energieübertragung 261
Energieumsatz 255–260
–, Arbeit 257
–, Assimilation 257
–, Beeinflussung 257–258
–, Bestimmung 258
–, –, basale Bedingungen 257
–, –, Grundumsatzbedingungen 259
–, Leistungsumsatz, Bestimmung 259
–, Verdauung 257
–, Verteilung auf Energieformen 255
energiearme Phosphatverbindungen 261
energiereiche Phosphatverbindungen 261
– Verbindungen, Energiespeicherung 255
„Engramme" 247
Enkephaline 111, 233, 241
Enovid® 412
Enteritis, Biotinmangel 297
–, Pantothensäuremangel 296
– enterochormaffine Zellen, Dünndarm 454
– –, Serotonin 232
enterogastrischer Reflex 450
enterohepatischer Kreislauf, Bilirubin 482
– –, Cortisolstoffwechsel 347
– –, Galle 459
– –, gallensaure Salze 434
– –, Glucocorticoide 398
– –, Steroidhormone 462
Enterokinase 430
–, Aktivierung von Pankreasenzymen 457
Entgiftungsfunktionen, Leber 458

–, agranuläres endoplasmatisches Reticulum 4, 6
Enthirnung 182
Enthirnungsstarre 182
–, Bedeutung 183
–, Entstehung 182
–, Haltung 182
–, Mensch 183
„Entkopplung", oxydative Phosphorylierung, Thyroxin 308
Entladungszone, Neuronennetz 75
entwicklungsabhängige Proteine, α-1-Fetoprotein 488
– –, β-onkofetales Antigen 488
– –, Fetoprotein 488
– –, Fetuin 488
– –, karzino-embryonales Antigen 488
Entwicklungsstörungen, Galaktosämie 272
–, Geschlechtsdifferenzierung 391
–, Schilddrüsenhormone 307
Entzündung 611, 612
–, Glucocorticoide 353
–, Kinine 574
–, lokale Reaktion 353
–, Lysosomenabbau, Glucocorticoide 353
–, Rötungszone, primäre Hyperalgesie 107
Entzündungszeichen (Rubor, Tumor, Calor) 612
–, Bauchorgane 108
Entzugsblutung 408
Enuresis nocturna 172
enzymatische Reaktionen, Aktivierung des Enzyms 280
– –, Co-Enzyme 280
– –, Enzyminducer 280
– –, Enzyminhibitoren 280
– –, Enzymsyntheserate 280
– –, Geschwindigkeit 280
– –, Substratabhängigkeit 280
– –, Substratinduktion 280
Enzym(e) aminosäureaktivierendes 278, 489
–, Inhibitoren 489–490
–, Atmungskette, Mitochondrien 6
–, converting enzyme, Angiotensin II-Bildung 420
–, Katalyse von Oxydation und Reduktion 262
–, Lysosomen 7
–, Plasmaproteine 487
–, Plasminogen 489
–, Spezifität 262
–, Verdauungsenzyme 430
Enzymgehalt, Intestinalsaft 455
Enzyminduktion 280
Enzyminhibitor 280
Enzymmangel-Syndrom, NNR 344–345
Enzymmuster, Plasma 491
Enzymsynthese, cAMP 281
–, Genaktivierung 281
–, Hormonwirkung 281
Enzymtransport, Lymphsystem 568
Eosinopenie, Glucocorticoide 353
–, Streß 351

eosinophil-chemotaktische Faktoren, Phagocytose 475
eosinophile Granulocyten 475
– –, ACTH-Testung 352
– –, Streß, Adrenalektomie 353
EPF = Exophthalmus produzierender Faktor 312
Ephedrin 205
Epiandrosteron 370, 400
Epididymis 396
Epiglottis, Geschmacksknospen 157
epikritische Sensibilität = Oberflächensensibilität, feine 97
Epilepsie, EEG 169
–, Pyridoxinbehandlung 239
–, Schläfenlappen-Epilepsie, Aura, „déjà vu" 247
–, Therapie, Mineralocorticoide 351
Epinephrin, s. Adrenalin
Epineurium 42
Epiphyse 424–425
–, Aufbau 424
–, Blut-Hirn-Schranke 591
–, Funktion 425
–, Lokalisation 424
–, Melatonin 234, 382, 425
–, Noradrenalin 236
Epiphysen, Röhrenknochen 364
Epiphysenplatte 364
–, Knochenwachstum 364
Epiphysenschluß, Längenwachstum, Knochen 365
Epithalamus 161
Epithel, Harnblase 717
–, Respirationstrakt, Schutzfunktion 633, 634
Epithelzellen, abgeschilferte, Fettgehalt der Faeces 434
–, alveolare, surfactant-Bildung 637
ERF = Erythropoietischer Faktor 312
epsilon-Amino-Capronsäure 518
EPSP = excitatorisches postsynaptisches Potential 69
–, ARS, Anästhetica 167
ERA = evoked response audometry, sudiometry 150
Erbmerkmale 5
Erbrechen 206
–, Afferenzen 206
–, Alkalose 670
–, Atmung 664
–, Brechzentrum 207
–, Höhenkrankheit 672
–, hypothalamische Erkrankungen 210
–, Ketose 288
–, Kinetose 152
–, mechanischer Ileus 456
–, Mechanismus 206
–, medullärer Reflex 206
–, metabolische Alkalose 732
Erektion 399
–, taktile Reize, Querschnittsläsion 181
Erfahrung, Decortication 185

ERG = Elektroretinogramm 127
Ergastoplasma 6
Ergothionin, Samenflüssigkeit 398
„ergotropes" Nervensystem 202
Erhaltungsumsatz-Calorien 293
Erholungswärme, Nerv 42
–, Skeletmuskel 55
Erholungsprozesse, Nerv 42
Erkennen 226
ERLANGER und GASSER, Klassifikation der Nervenfasern 42, 43
Ermüdung 669
–, Faktoren 669
–, latentes Schielen 147
–, muskuläre, Myasthenia gravis 78
–, statisches Ausführungsformen der Arbeit 608
Ermüdungskontraktur 56
Ernährung 293–297
–, Calorienbedarf 294
–, Calorienverteilung 293
–, Calorienzufuhr 293
–, Cholesterinspiegel 291
–, essentielle Aminosäuren 263, 273, 283
–, Faeces, Zusammensetzung 464
–, fettreiche, Cholecystektomie 462
–, Harn-pH 722
–, jodreiche, Beeinflussung der ^{131}J-Aufnahme 313
–, Kaliumbedarf 295
–, kochsalzarme, Aldosteronsekretion 359
–, Kohlenhydrat-Arten 429
–, –, Diabetes mellitus 329
–, kohlenhydratarme, fettreiche, Ketose 289
–, kohlenhydratreiche, Glucosurie 720
–, –, insulininduziertes Wachstum 322
–, Mineralbedarf 295
–, Na$^+$-Aufnahme, Aldosteronsekretion 711
–, Na$^+$-Ausscheidung 710
–, Nahrungsbestandteile, Tagesbedarf 294
–, –, –, Alters-, Gewichts-, Größen-, Geschlechtsabhängigkeit 294
–, natriumarme, Reninsekretion 422, 423
–, Natriumbedarf 295
–, notwendige Nahrungsbestandteile 293
–, optimale 293
–, oxalatreiche, Oxalaturie 721
–, proteinarme, Creatinurie 283
–, proteinreiche, Calciumresorption 367
–, –, Nierendurchblutung 690
–, –, STH-Sekretion 379
–, Proteinurie 720
–, Resorption 429–439
–, Spurenelemente 295
–, Unterernährung, gestörte Darmfunktion 455
–, Verdauung 429–439
–, Vitamine 295

Ernährungsplanung 293
Ernährungszustand, diabetische Ketoacidose 323
Eröffnungsperiode, Geburt 604
ERPF = effektiver renaler Plasma-Fluß 688
erregbares Gewebe, Muskel 46ff.
–, –, Nerv 25
Erregbarkeit, s. unter Nerv, Muskel, Sinnesorgane, Receptoren 551
Erregung, erregungsdämpfende Pharmaka 78
–, Herzfrequenz 584
–, HMV 550
–, Hypoxie 670
–, Magenentleerung 443
–, Tachykardie 576
Erregungsausbreitung, Herz 524–525
–, –, Ventrikel, Dauer 524
–, –, Vorhöfe, Dauer 524
Erregungsbildung, Herz 522
–, –, ektopische 533
–, –, ionale Grundlagen 40
Erregungskontraktions-Kopplung, Muskel, glatter 63
– –, quergestreifter 46
Erregungsleitung, Herz 522
–, –, autonome Rhythmizität 531
–, –, beschleunigte AV-Überleitung 336
–, –, Geschwindigkeit 524
–, –, Beeinflussung 550
–, –, ionale Grundlagen 40
–, sensorische Neurone, Substanz P 240
–, sympathisches Ganglion, Blockierung 205
Erregungsübertragung, chemische, autonomes Nervensystem 198
–, –, Synapsen 64
–, conjoint-Synapsen 71
–, elektrische Synapsen 71
–, neuromuskuläre 66
–, synaptische 66
–, –, ZNS 232
Erregungszustände, zentrale 100
Erschlaffungszentrum, Muskel 51
Erste Hilfe, ABC-Schema 659
Ersticken 678
–, Symptome 678
Ertrinken 678
Erwachsener, Abwehrsysteme 495
–, maximale Herzfrequenz, Arbeit 610
Erwärmungszentrum 229
–, Pyrogene 612
Erythroblastosis fetalis 510
Erythrocyten 478–484
–, Altersabhängigkeit, Normalwerte 679
–, Charakteristika 479
–, Carboanhydrase 651
–, Cl$^-$-Gehalt, venöses Blut 653
–, CO$_2$-Transport 653
–, Deformierung in Capillaren 556
–, Durchmesser 479
–, Entwicklung 472
–, Geschlechtsabhängigkeit 479
–, Glucocorticoide 353

–, Glucoseaufnahme, Insulinabhängigkeit 319
–, Größe, venöses Blut 653
–, Hämoglobingehalt des Einzelerythrocyten 479
–, Höhenakklimatisation 673
–, Insulinaufnahme 319
–, Lebensdauer 479
–, markierte, Bestimmung des Erythrocytenvolumens 10
–, mittlerer Hämoglobingehalt des Einzelerythrocyten 470
–, Natrium-Kalium-ATPase 20
–, Normalwerte 474
–, Osmolalität, CO$_2$-Transport 654
–, osmotische Resistenz 480
–, Thyroxinbindung 303
–, Zentralstrom 561
Erythrocytenausscheidung, Nierenerkrankungen 721
Erythrocytenvolumen 10, 479
–, Bestimmung 10
–, Flüssigkeitsgleichgewicht 725
Erythrocytopoiese, s. Erythropoiese 479
Erythrokinase 517
Erythropoiese 472
–, Beeinflussung 425
–, Eisenresorption 438
–, Erythropietin 423
–, Hypophysenextrakt 424
–, Urämie 715
–, Vitamin B$_{12}$ 451
Erythropoietin 479, 489
–, Abbau, Leber 424
–, Blutverlust 614
–, Halbwertzeit 424
–, Höhenakklimatisation 675
–, Molekulargewicht 423
–, Niere 423
–, Stimulierung der Enzymsynthese 281
Erythropoietin-Antikörper, Anämie 423
Erythropoietinbildung, REF 423
Erythropoietinmechanismus 303, 423
erythropoietinsensitive Stammzellen, Knochenmark 423
Erythropoietin-Wirkung 425
–, Latenzperiode 424
erythropoietische Reaktion, Hypoxie, Nebenniereninsuffizienz 353
„escape"-Phänomen, Natriumausscheidung, Mineralocorticoide 711
Escherichia coli, Colon 465
Eserin 78, 205
Essen, ACTH-Sekretion 355
essentielle Aminosäuren 283
– Fettsäuren 293
Essigsäure, aktivierte 261
–, Geschmack 159
Essigsäurederivate, Schilddrüsenhormone 305, 404
Ethacrynsäure, diuretische Wirkung 714
–, Natriumpumpe 20

Sachverzeichnis

–, sensitive Pumpe, Niere
Euler-Liljestrand-Mechanismus, Gefäßverengung in der Lunge 644
Eunuchoidismus 394, 403
Euphorie, Cushing-Syndrom 352
Eupnoe 665
Euthyreoidismus 312
–, TBG-Spiegeländerung 304
Evans blue, Plasmavolumen 16
„evoked potentials" 163
Evolution 3
–, limbischer Cortex 226
evozierte corticale Potentiale 163, 165
– – –, Konditionierung 244–245
– – –, primäre 163, 164
Exaltolid 156
excitatorische(s) Impulse, motorische Neurone 100
– junctionale Potentiale, glatter Muskel 79
– postsynaptisches Potential 69, 70
– – –, depolarisierende Reizantwort 68, 69
– – –, ionale Basis 70
– – –, Summation 75
– – –, Zeitkonstante 68
– präsynaptische Zelle 66
– Übertragersubstanz, Acetylcholin 71, 72
Exocytose 9, 17
–, Pankreasenzyme 16
exokriner Anteil, Pankreas 456–458
Exophthalmus 310, 311
exophthalmus-produzierender Faktor (EPF) 312
experimentelle Neurose 249–250
– –, Lobektomie 251
explosive Dekompression 681
– –, Luftembolie 681
– –, Todesursachen 681
Exspiration, s. Atmung
–, Herzfrequenzverlangsamung 584
exspiratorische(s) Neurone, Charakteristika 656
– Pause, Eupnoe 665
– Reservevolumen 634
Exteroceptoren 82
–, Haut, Orientierung im Raum 152
–, Körper-Körper-Stellreflexe 180
–, Körper-Kopf-Stellreflexe 180
Extinktion, bedingte Reflexe 243
Extracellulärflüssigkeit, s. ECF
extrafusale Fasern, Muskel 92
extrapyramidales System 178–188
– –, Aufbau 178
– –, Basalganglien 186–188
– –, corticale Komponenten 184, 185
– –, Körperstellung 174
– –, Läsion, spastische Lähmung 174
– –, Medulla oblongata, Funktion 182–184
– –, Mittelhirnkomponenten 184

– –, Muskeltonus 56
– – –, Reflextonus 97
Extrasystole, s. Herz-Erregungsbildungssystem
Extremitätenableitung, augmented Extremitätenableitung, EKG 526
–, bipolar, Berechnung des Herzvektors 528, 529
–, Standard-Extremitätenableitungen, EKG 527
–, unipolare, EKG 526
Extremitätenlymphe, Proteingehalt 493
Extremitätenmuskulatur, distale, Spastizität, Area 4 185
–, proximale, Spastizität, Area 4s 185

F

Facilitation = Bahnung
Faeces 464
–, acholische 465
–, Farbe 465
–, Fettgehalt 436
– –, Fehlen von Galle 462
–, Geruch 465
–, Natriumausscheidung 295
–, pH 465
–, Proteingehalt 439
–, Steatorrhoe 455
–, Tagesmenge 463
–, Zusammensetzung 464
Fähraeus-Lindquist-Effekt 561
Faktor(en), Blutfaktorensysteme 506–511
–, Blutgerinnung (I–XIII) 514
–, XII, Kallikreinaktivator 514, 574
– XIII 514
–, mitogene 378
Fallen, vestibuläre Zielreaktion 184
Fanconi-Syndrom 274
–, Aminoacidurie 274
Farbanomalie 134
Farbanopie 134
Farbe, Charakteristica 133
–, Komplementärfarbe 134
–, Primärfarben 133
–, Sättigung 134
Farbenblindheit 134
–, Anomalie 134
–, Anopie 134
–, Erblichkeit 135
–, Nachweis 134
Farbsehen 133
–, Dichromate 134
–, Monochromate 134
–, „off"-Impuls 134
–, „on"-Impuls 134
–, Retina, Codierungsprozeß 134
– –, Mechanismen 133
–, Theorien 133
–, Trichromate 133
–, Zapfensystem 134
Farbtafeltest 133

Fasciculation, Skeletmuskel 56
Fasciculus cuneatus (BURDACH) 101
– gracilis (GOLL) 101
– longitudinalis medialis 141
Fasern, Musekl 46, 47
–, Nerv, Aα-Fasern 43
–, –, Aβ-Fasern 43
–, –, Aγ-Fasern 43
–, –, Aδ-Fasern 43
–, –, B-Fasern 43
–, –, C-Fasern 43
–, – –, Berührungsimpulse 104
–, –, Ia-Fasern 43
–, –, Ib-Fasern 43
–, –, II-Fasern 43
–, – –, Berührungs- und Druckimpulse 104
–, –, III-Fasern 43
–, – –, Temperaturempfindung 105
–, –, IV-Fasern 43
–, –, serotoninerge, Raphe-Kerne, Schlaf 172
Faserproteine, Verdauung 433
Fasten, Hypophysektomie 383
–, Insulin/Glucagonkoeffizient 332
–, negatives Stickstoffgleichgewicht 283
–, STH-Sekretion 379
^{55}Fe, ^{59}Fe, s. Eisen
Fechnersches Gesetz 87
„feed-forward inhibition" 75
Feld, receptives, Retina 126
Feminisierung, testiculäre 390, 392
Fenestration, Schwerhörigkeit 151
Ferguson-Reflex 604
Fermente, s. Enzyme
Ferritin, Eisenstoffwechsel 437
fetale(r, s) Atmung 603
– –, Umstellung bei Geburt 603, 604
– Hämoglobin 480
– –, 2, 3 DPG 650
– Kreislauf 602
– –, Schema 602
– –, Veränderung bei Geburt 603, 604
– Nebennierenrinde 338
– Zirkulation 601–605
Fett, s. auch Lipid
Fett, braunes 286
– –, Wärmeproduktion 221
–, calorischer Brennwert 256
–, Cholagogon 462
–, Duodenalschleimhaut, Enterogastron 450
–, Duodenum, Hemmung der Magenfunktion 451
–, Emulgierung, Fettverdauung 434
– –, Gallensalze 460
– –, Micellen 434
–, Entstehung aus Glucose 289
–, Gastrointestinaltrakt, Sekretion gastrointestinaler Hormone 445–450

–, Hemmung der Magenentleerung 450
–, – der Magensaftproduktion 450
–, Kohlenhydratstoffwechsel 266
–, Nahrungsbestandteil 295
–, neutrale, Plasmacholesterinspiegel 291
–, RQ 256
–, spezifisch dynamische Wirkung 257
–, tierisches, Cholesterin 291
–, Überführung in Kreislauf 290
–, Umwandlung in Glucose 267
–, – in Kohlenhydrat und Protein 267
–, ungesättigtes, Plasmacholesterinspiegel 291
Fettansatz 295
Fettdepot, durchschnittliches Ausmaß 286
–, individuelle Variation 286
fettfreies Körpergewebe, Wassergehalt 11
Fettgewebe, autonome Effekte 203
–, Diabetes mellitus, Stoffwechselstörungen 322
–, hormonsensitive Lipase 289
–, Insulinwirkung 323
–, Lipase, hormonelle Beeinflussung 289, 290
–, Überführung von Fett in den Kreislauf 290
–, Umwandlung von Glucose in Fettsäuren 289
Fettleibigkeit, Altersdiabetes 335
–, Beeinflussung der STH-Sekretion 380
–, STH-Reaktion 380
Fettmobilisierungsfaktor, HVL-Hormone 218
Fettoxydation 286–287
–, Citronensäurecyclus 267
fettreiche Nahrung, Ulcus-Therapie 453
– –, Verweildauer im Magen 450
Fettresorption, biochemische Reaktionen 435
–, Darm, Glucocorticoide 351
–, Mucosa-Zelle 435
–, Ort 435, 434
–, Störungen, Vitaminmangelerscheinungen 436
Fettsäuren 284, 289
–, Abbau 286
–, aktivierte 286, 287
–, Beta-Oxydation, Fettsäureoxydation 286
–, Bindung 285
–, Cholesterinresorption 436
–, Energiequelle, Muskelkontraktion 54
–, essentielle 291
–, –, Mangelsymptome 295
–, freie (FFS) 285, 434
–, –, Beeinflussung durch Hormone 289, 290
–, –, Blutzuckerspiegel 322
–, –, Bindung im Kreislauf 289

Fettsäuren, freie (FFS)
–, –, Energiequellen 289
–, freie (FFS), Halbwertzeit 289
–, –, Insulin 322
–, –, Mobilisierung, Adrenalin 333
–, –, –, autonome Nervenimpulse 289
–, –, –, Catecholamine 340
–, –, –, Hemmung durch Prostaglandine 293
–, –, –, STH 378, 334
–, –, Plasmaspiegel, STH 378
–, –, Stoffwechsel 289
–, Galle 460
–, gesättigte 280
–, Herzmuskel 61
–, langkettige, Transport in Lymphsystem 569
–, natürlich vorkommende 284
–, Oxydation, Energieertrag 287
–, Resorption 285
–, –, Abhängigkeit von Kettenlänge 434
–, –, Diabetes mellitus 323
–, ungesättigte 284
–, –, Synthese im Körper 295
–, unveresterte 434
–, Wiederveresterung, Gallensalze 460
fettspaltende Verdauungsenzyme 430
Fettstoffwechsel 285–293
–, Beeinflussung durch STH 378
–, β-Liprotein 435
–, Chylomikronen 435
–, Diabetes mellitus 321, 323
–, Hormonwirkungen 323
Fettsucht, hypothalamische 212, 219, 220
Fettsynthese 288
Fettverdauung, Duodenum 434
–, Glycerokinase 435
–, Mizellen 434
–, Pankratektomie 434
–, Schema 434
Fettverteilung, Cushing-Syndrom 352
Fettzelle, Glucoseeintrittsrate 272
Fettzufuhr, Resorption fettlöslicher Vitamine 295
Fetuin, Entwicklungsabhängigkeit, Proteine 488
Fetus, Abwehrsysteme 503
–, fetales Hämoglobin, 2, 3 DPG 650
–, Geburtsvorgang, Kreislauf 604
–, Herzfrequenz 605
–, Rh-Inkompatibilität 510, 511
–, Sauerstofftransport 602
FF = Filtrationsfraktion 693
–, Blutverlust 612
FFS = Fettsäuren, freie 285
FGF (= fibroblast growth factor), Wachstumsfaktoren 377
Fibrae arcuatae externae 190
Fibrillation, Skelettmuskel 56
Fibrillen, Muskelfaser 46–48
Fibrinogen 514, 517, 518
–, Aufbau 514
–, endogene, exogene 517, 518

–, Einflüsse 517
–, Halbwertzeit 486
–, Inhibitoren 518
–, Störungen 519, 520
Fibrinolyse 518
Fibrinolysin = Plasmin 537
fibrinolytische Lunge 645
– System 517–518
Fibrinopeptide 517
–, A und B, Blutgerinnung 513
Fibrinplattenmethode 87
Fibrin-stabilisierender Faktor = FSF 514
Fibroblast growth factor (FGF), Wachstumsfaktoren 377
Fibroblastenaktivität, Hemmung Glucocorticoide 353
Fibrose der Alveolarwand, Berylliose 645
–, Sarkoidose 645
Ficksches Prinzip 548
– –, Blutströmungsmessung 558
– –, HMV-Bestimmung 548–550
– –, Kety-Methode 591–593
– –, Nierendurchblutung 688
Fieber 224
–, Aethiocholanon 348
–, Endotoxin 225
–, Entzündung 612
–, Grundumsatz 260
–, Herzfrequenzerhöhung 584
–, Hyperpnoe 665
–, Insulinbedarf, Diabetes mellitus 336
–, Pyrogene 612
–, renale Vasoconstriction 689
–, STH-Sekretion 379
–, Tachykardie 529
–, Ursachen 224
–, Verstellung der Temperaturregulationszentren 224
Fiebertachykardie 524
Fiebertherapie 225
Fila olfactoria 155
Filamente, Centriolen 8
–, intersynaptische, s. Synapse
–, Muskelfibrillen 46–48
Filariose, Oedembildung 569
Filtration 641
–, Capillaren 568
–, glomeruläre 691
–, –, Mechanismen 692
Filtrationsdruck, Beeinflussung der GFR 693
–, Capillaren, hydrostatischer Druck 22
–, effektiver, Beeinflussung 692
–, –, Nierenglomerula 692
–, Erhöhung, Ursachen 569
Filtrationsfraktion (FF) 693
Filtrationsrate, Capillaren 567
–, glomeruläre 698
Filum terminale, Tumoren, Harnblasendenervation 719
Finger, av-Anastomosen 558
–, Cyanose 670
„firing level" 35, 37
– –, Schrittmacherzellen, Herz 523
Fissura calcarina 116

–, Projektion der Retina 135
– lateralis, Hörbahn 140
– Sylvii, zweite sensorische Projektionsfläche 103
Fixationsblindheit 129, 136
Fixationsmuskeln, Beeinflussung durch Kleinhirn 194
Fixieren, Akkommodation 119, 122
–, Augenbewegungen 135
–, Naheinstellungsreaktion 120, 121
–, Nystagmus 151, 152
Flaschenneuron 70
„flash back" Gedächtnis, Schläfenlappenreizung 246
Flatulenz, Disaccharidase-Mangel 431
Flatus 442
Flavoprotein-Cytochromsystem 263, 267
–, ATP-Bildung 267
–, NADH-Bildung 268
–, Wasserstofftransport 263
Flavoproteine 263
Flexura hepatica, Colon 463
– lienalis, Colon 463
Fliegen, explosive Dekompression 681
Flimmern, Herzmuskel 61
Flimmerstrom, Cilien, Respirationstrakt, Geschwindigkeit 634
Flocculus 192
Flöhe, adäquater Reiz 100
Flotationseinheiten, Lipoproteine 285
„Flower-spray"-Endigungen, Gehen 92
–, Muskelspindel 92
Fluchtreflex 98
–, Bedeutung 98
–, bedingter 244
–, Fraktionierung 99
–, gekreuzter Streckreflex 98
–, Irradiation 98
–, Lokalzeichen 99
–, Nachentladung 99
–, Querschnittsläsion 181
–, Rekrutierung motorischer Neurone 98
„Flucht"-System, „avoidance" 232
„Fluent"-Aphasie 249, 250
Fluor, Aufnahme in den Knochen 365
–, mottled teeth 365
–, Tagesbedarf 365
–, Zahnkaries 365
9-α-Fluorcortisol, relative Wirksamkeit 344
Fluorprophylaxe, Zahnkaries 365
Flüssigkeit, transcelluläre 137
Flüssigkeitscompartments, Flüssigkeitsgleichgewicht 725
–, Größe 9
–, Pufferkonzentrationen 734
Flüssigkeitsgleichgewicht, Beziehung zu H^+-Gleichgewicht 725
–, Verminderung, Osmolalität 23

Flüssigkeitsverschiebungen, Capillaren 567
Folgebewegungen 136
–, glatte Augenbewegungen 136
Folia I–IV, Kleinhirn, Funktion 194
Folium, Kleinhirn 189, 192
Follikel, Ovar, atretischer 404
–, –, Graafscher 404
–, –, Primordialfollikel 403
–, Schilddrüse 300
follikel-stimulierendes Hormon (FSH) 218, 374, 394, 412–414
– –, neuroendokrine Kontrolle, Hypothalamus 210
– –, releasing factor (FSHRF) 218
Folsäure 297
–, Darmbakterien 465
–, Erythropoiese 479
–, Mangel 297
–, –, tropische Sprue 456
–, Methylgruppensynthese 274
–, Wirkungen 297
Foramen ovale, fetaler Kreislauf 602
–, offenes 604
Formatio reticularis 161
–, s. auch ARS
–, absteigende Teile 161
–, Anpassung endokriner Leistungen 161
–, ARS 161
–, Atmung 161
–, Aufbau bedingter Reflexe 161
–, aufsteigende Teile 161
–, Bahnungsgebiet für Dehnungsreflexe 182
–, Blutdruck 161
–, Brechzentrum 206, 207
–, bulbärer Anteil, Einfluß auf sensorische Leitungen 172
–, Einfluß auf Motorik 178
–, hemmende Areale, Dehnungsreflexe 187
–, Herzfrequenz 147
–, Hörbahn 140
–, Medulla oblongata, Atemzentrum 656
–, Modulation von Sinnesinformationen 147
–, pontiner Anteil, REM-Schlaf 157
–, Reizung, EEG-Desynchronisation 153
–, Schädigung, Hyperventilation 679
–, Streß, ACTH-Sekretion 355
–, Vasomotorenzentrum 577
–, vegetative Funktionen 161
Fornix 207, 226
–, Hypothalamus 209
fortgeleiteter Schmerz 76, 109
Fortpflanzungsapparat 388, 389
–, Embryologie 388, 389
–, männlicher 396
–, weiblicher 403

Sachverzeichnis

Fortpflanzungsgeschwindigkeit, s. Nerv
Fortsatzapparat, Dendriten 59
"forward failure", Gewebeperfusion 620
–, Herzinsuffizienz 620
–, HMV 620
Fovea centralis, Aufbau 115, 116
– –, Farbsehen 133
– –, foveales Sehen 133
– –, Retina 116
Frank-Starlingsches Herzgesetz 551
Frauen, costaler Atmungstyp 666
freie Fettsäuren, s. Fettsäuren
– , Wasserclearance 706
Fremdgasmethode, Diffusionskapazität 645
Fremdkörper, Bronchialsystem 633, 634
–, intrauterine 413
–, Teilchengröße, Schutzmechanismen des Respirationstraktes 633
Fremdreflex = polysynaptischer Reflex
"Frequenzband", Hören 148
Friedmann-Test, Schwangerschaftstest 416
frontales Augenfeld 177
Frontallappen, s. Stirnlappen
Frosch, Skeletmuskelzelle, Ionenverteilung 18
–, –, Permeabilitätskoeffizienten 18
Froschhaut, Wasserdurchlässigkeit, Vasopressinwirkung 215
Fruchtwasser 604
–, transcelluläre Flüssigkeit 492
Fruchtwasserembolie 519
Fructose 265
–, Darmresorption 272
–, Insulin 691
–, Insulinabhängigkeit 272
–, Kohlenhydratverdauung 431
–, Samenblase 401
–, Stimulierung der Insulinsekretion 328
–, Strukturformel 265
Fructose-6-diphosphatase 269
–, Aktivitätssteigerung, Diabetes mellitus 323
Fructoseabbau, Energieproduktion 268
Fructoseresorption, Insulinabhängigkeit 432
Fructoserückresorption, Niere 695
Fructosestoffwechsel 272
Fructosurie 720
Früchte, Nahrung, Alkaliquellen 726
Früh-Dumpingsyndron, Gastrektomie 452
frühe Diastole 543
Frühkindheit, Wirkung von Sexualhormonen auf Verhalten im Erwachsenenalter 229
FSF = Fibrin-stabilisierender Faktor 514

FSH = Follikel-stimulierendes Hormon 218, 219, 374
–, Untereinheitenstruktur 376
FSHRF = FSH-releasing factor 218, 219, 233, 413
Fühlen 226
Fühlschwelle Hören 142
Fundus, Magen 443
Fundusdrüsen, Magen, Salzsäuresekretion 444
Furcht 230
–, autonome Reaktionen 230
–, Beeinflussung der Magenfunktion 451
–, Bedeutung und klinische Korrelate 231
–, Herzfrequenzverlangsamung 584
–, Hypothalamus 210
–, Manifestationen 230
–, Nucleus amygdalae 352
Furosemid, diuretische Wirkung 714
–, Kaliumausscheidung 712
fusiomotorische Neurone = gammamotorische Neurone
Fusionierung, Sehen 131
Fusionsfrequenz, kritische 130
–, Skeletmuskel 53
Fußarterien, Blutdruck 565

G

γ, s. Gamma
g, g-Anzug 608
–, g-Einheitenschwerkraftwirkung 608
–, negatives 608
–, –, Gehirndurchblutung 593, 595
–, –, Kreislaufwirkung 608
–, positives 608
–, –, Gehirndurchblutung 593–595
–, Toleranz 608
GABA = Gamma-Amino-Buttersäure 165, 233, 238, 239
–, Abbau 239
–, exzitatorische Aktivität 239
–, Krämpfe 239
–, präsynaptische Hemmung 74, 239
–, Schlaf-EEG 239
–, Stoffwechsel 239
–, Synthese 239
–, ZNS 233, 234, 238, 239
–, –, O_2-Beatmung 677
Gähnen 664
Galaktorrhoe 418
Galaktosämie 272
–, Therapie 272
Galaktose 265
–, Darmresorption 272
–, Glykolipidbildung 272
–, Insulinabhängigkeit 273, 326
–, Kohlenhydratverdauung 431
–, Resorption 431
–, Stoffwechsel 272
–, Strukturformel 265

–, Umwandlung in Glucose 273
Galaktose-Rückresorption, Niere 695
Galaktose-Verteilungsvolumen, Insulin 326
Galaktosurie 720
Galle, Abflußbehinderung, Cholesterinspiegel 291
–, anorganische Salze 460
–, Ansäuerung, Gallenblase 462
–, Austreibung, Regulation 462
–, autonome Effekte 203
–, Blasengalle 462
–, Cholesterinresorption 436
–, Elektrolyte 457
–, enterohepatischer Kreislauf 459
–, Farbe 465
–, Fehlen, Fettgehalt der Faeces 461
–, Gallengänge, Verschluß, Blutspiegel, Cholesterin, Phosphatase 462
–, Lebergalle 462
–, –, Verdauung 429
–, Sekretion, Leber 458
–, –, Sekretin 458
–, –, –, Steroidhormone 462
–, Tagesproduktion 459
–, Vitaminresorption 295
–, Wassergehalt 462
–, Zusammensetzung 459
Gallenblase, Funktion 462
–, Kontraktion/CCK 462
–, –, gastrointestinale Hormone 448
–, Mucosa 459
Gallenpigmente 459
–, Harn 721
Gallensäuren 459, 460
–, gallensaure Salze 459
–, – –, Bestimmung der Kreislaufgeschwindigkeit 560
–, – –, choleretische Wirkung 460
–, – – –, Cholesterinlöslichkeit, Galle 463
–, – –, enterohepatischer Kreislauf 434
–, – –, Fettemulgierung 434
–, – – , Hydrolyse, blind loop-Syndrom 466
–, –, –, hydrotroper Effekt 460
–, – –, konjugierte, Fettverdauung 434
–, – –, maximale Resorption, Darmabschnitt 432
–, – –, Micellen 460
–, – –, Wirkungen 460
Gallensteine 462
Gallenwege 458
–, Aufbau 459
–, extrahepatische 459
–, –, Verschluß, Zusammensetzung der Galle 462
–, intrahepatische 458
–, –, Verschluß, Zusammensetzung der Galle 462
Gallesystem 458–463
galvanischer Nystagmus 136
Gametogenese 386
–, Gonaden 386

Gamma-Aminobuttersäure, s. GABA 74, 239
–, Stoffwechsel 239
–, ZNS 233, 238
Gamma-Fetoprotein, Entwicklung abhängiger Proteine 488
Gamma-Globulin, s. Globulin, Immunglobulin
–, Halbwertszeit 486
–, Hyperthyreose 311
–, Pool 486
Gamma-Kette, Complementaktivierung 500
–, Cytophilie 500
–, H-Ketten 500
gamma-motorisches System (LEKSELL) 94
– –, Angst 95
– –, Enthirnungsstarre 182
– –, Haltungskontrolle 179
– –, Hautreizung 95
– –, Kleinhirnreizung 194
– –, Klonus 98
– –, Kontrolle 95
– –, Reflextonus-Skeletmuskel 56, 97
– –, Reizung 95
Gamma-Receptoren 203, 204
Gänsehaut 222
–, Temperaturregulation 223
Ganglien, autonome, s. Sympathicus, Parasympathicus
Ganglienblocker 205
Ganglienzelle, s. Synapse
Ganglienzellschicht, Retina, Erregungsmuster 126
Ganglion cervicalis inferius, medium, superius 197
– ciliare 197
– coeliacum 197
– mesentericum inferior, superior 197
– opticum 197
– sphenopalatinum 197
– spirale 140
– stellatum 197
– submaxillare 197
– vestibulare 141
gap junction 5, 67
– –, Zellverbindung 59
Gartnerscher Gang 389
Gas(e), s. unter den einzelnen Bezeichnungen (z. B. Sauerstoff, Stickstoff ...)
–, Atemgase, s. Atmung
–, Blutgase, s. Blut
–, Darmgase, s. Darm
Gasanalyse 730
Gasbrand, hyperbarische Oxygenation 677
Gasbrandbazillus, Colon 465
Gasmaskenatmung 666
Gastransport, s. bei den einzelnen Organsystemen (z. B. Lunge ...) 646–654
Gastrektomie, Eisenmangel-Anämie 452
–, Früh-Dumpingsyndrom 452
–, Spät-Dumpingsyndrom 452
–, Vitamin B_{12}-Mangel 451

Gastric inhibitory peptide (GIP) 449
– – –, Beeinflussung der Säuresekretion 445
Gastrin I, II 446
– 14 (minigastrin) 446
– 34 (big gastrin) 446
–, Achalasie 448
–, Aminosäuresequenz 447
–, Acetylcholin 450
–, Beeinflussung der Säuresekretion 445
–, big big gastrin 446
–, cAMP 265
–, Freisetzung 450
–, Insulinsekretion 329
–, Lokalisation 446
–, Struktur 447
–, Wirkungen 446–448
–, –, Zollinger-Ellison-Syndrom
Gastrinome, peptide Geschwüre 452
Gastrinsekretion, Steigerung, Hemmung 445
gastrische Einflüsse, Magensaftsekretion 451
– Phase, Magensaftsekretion 451
gastroilischer Reflex, Nervus Vagus 464
gastrointestinale Gewebshormone 440, 445–450
– –, Bildungsort 445–450
– –, Sekretions-Stimulus 445–450
– –, viscerale Mechanismen 440
– –, Wirkungen 445–450
– Peptide, AS-Sequenz 447
Gastrointestinalstörungen, Hypervitaminose A 295
–, Hypervitaminose K 295
Gastrointestinaltrakt, Blutungen, Ammoniakbildung 465
–, Colon 463–467
–, Dehnung, Hemmung des Appetits 213
–, Dickdarm 463–467
–, Enddarm 463–467
–, Funktionen 429–467
–, Glucocorticoide, Wirkung 351
–, Lipide, Verdauung und Resorption 434
–, Lokalisation der gastrointestinalen Hormone 446
–, Magen 442–453
–, Motilität 440–467
–, Mund 441, 442
–, nervöse Versorgung 440
–, Nucleinsäuren, Verdauung und Resorption 434
–, oberer Teil Sekretion von gastrointestinalen Hormonen 445–450
–, Oesophagus 441, 442
–, Proteinresorption 433
–, –, Säuglinge 274
–, Proteinverdauung 433
–, –, Resorption 429–432
–, –, Vitamine, Mineralstoffe und Wasser 436
–, Sekretion 440–467

–, Verdauung 429–439
–, Verdauungsenzyme 430
Gasvolumina, ATPS/BTPS/STPD 630
–, Standardbedingungen 630
GBG (Gonadensteroid, bindendes Hormon, Ovarialhormone 408
Gc-Clobulin 490
Geburt, Atmungsumstellung-, Kreislaufumstellung 603, 604
–, Dauer 604
–, placentare Transfusion 604
–, Reflexe 604
Geburtsauslösung 417
Geburtshelferstellung, Tetanie 369
Geburtsmechanismus 416, 417
Geburtsrisiko, perinatale kardiovaskuläre Situation von Mutter und Kind 604
Gedächtnis 246
–, Antibiotika-Wirkung 248
–, biochemische Veränderung 247
–, déjà vu-Phänomen 247
–, Elektroschocktherapie 247
–, Encodierung 247
–, Engramme 247
–, Gehirnerschütterung 247
–, Hippocampus 247
–, Hyperthyreose 311
–, Komparatorschaltung 246
–, Kurzzeitgedächtnis 246
–, –, bilaterale Hippocampusschädigung 251
–, Langzeitgedächtnis 246
–, Proteinsynthese 247
–, RNA 247, 248
–, Schläfenlappen 246
–, Tierversuche, Planarien 247
Gefäße, s. Blutgefäße, Arterien, Capillaren, Venen, Kreislauf
–, Kaliberänderungen, Beeinflussung von Strömung und Widerstand 560, 561
–, vasculäre Reaktionsfähigkeit, Glucocorticoide 350
Gefäßerkrankungen
–, Retina 115
Gefäßgeräusche 547–548
Gefäßmuskulatur, Catecholaminempfindlichkeit, Glucocorticoide 350
–, Lähmung durch Toxine 618
Gefäßradius, Pulswellengeschwindigkeit 545
–, Turbulenz 559
Gefäßreflexe, Integration 576
Gefäßspasmen, Denervationshypersensitivität 80
Gefäßsystem, Endstrombahn 556
–, Druck/Strömungsbeziehung 601
Gefäßverengung, Blutströmungsgeschwindigkeit 565
–, Lunge, Euler-Liljestrand-Mechanismus 644
Gefäßverletzung, Serotoninfreisetzung, Vasoconstriction 512, 574
Gefäßverschlußkrankheit, Schmerzen 107

Gefäßwand, Elastizität, Pulswellengeschwindigkeit 545
–, Haften der Granulocyten 474
–, Wanddicke, Pulswellengeschwindigkeit 545
Gefäßwiderstand, Beeinflussung 560, 561
–, cerebraler 593
–, Niere, Nierenperfusion 690
geförderte Diffusion, s. Diffusion 13, 16
Gefrierpunktserniedrigung 12
Gegenelektrode, indifferente, Registrierung von Aktionspotentialen 40
Gegenstromanordnung, Wirkungsmechanismus 701, 703
Gegenstromaustausch, Nephron, Schema 701
–, Niere, Vasa recta 702
–, Vasopressin-ADH 704
Gegenstrommultiplikation, Niere, Henlesche Schleife 701, 702
Gegenstromprinzip 701
Gegenstromsysteme, Organismus, Vorkommen 703
Gehen 184
–, cerebellare Ataxie 194
–, flower-spray-Endigung 92
–, Hinken, intermittierendes 107
–, Körpermechanik 58
–, Morbus PARKINSON 187, 188
Gehirn, s. auch bei den einzelnen Anteilen
–, Abgabe von Substanzen 595
–, ATP und GABA-Gehalt, Sauerstoffbeatmung 677
–, Aufnahme von Substanzen 595
–, Auswirkungen von Hypoglykämie 596
–, Blut-Hirn-Schranke, Blut-Liquor-Schranke, s. Blut
–, Catecholamingehalt, MAO-Blocker 204
–, Chemie 232–241
–, Durchblutungsgröße und O_2-Aufnahme 586
–, ECF-Volumen 588
–, elektrische Aktivität 161
–, Energiequellen 596
–, Entwicklung, Androgeneinfluß 390
–, FFS-Oxydation 289
–, Gehalt an GABA- und γ anderen Transmittern 234
–, Glucoseaufnahme, Insulinabhängigkeit 319
–, Harnstoffübertritt 590
–, Hypoxie, generalisierte 670
–, Insulinaufnahme 319
–, Liquor cerebrospinalis, s. Liquor
–, Monoaminooxydase 201
–, Na-K-ATPase 20
–, RQ 257, 596
–, Sauerstoffaufnahme 586
–, –, lokale Unterschiede 595–596
–, Sauerstoffbedarf 595–596
–, Sauerstoffverbrauch 596
–, Stoffwechsel 595

–, –, Thyroxin 307
–, Überträgersubstanzen 234
–, Wiederbelebungszeit 595
Gehirnerschütterung, retrograde Amnesie 247
Gehirnkreislauf 586
–, arterielle Versorgung 585
–, Capillarpermeabilität 567, 589
–, Durchblutung 586, 591
–, –, Autoregulation 595
–, –, Beeinflussung 594
–, –, Kompensation der Schwerkraftwirkung 606
–, –, lokale 593
–, –, Messung 591
–, –, normale 592, 593
–, –, Regulation 593–595
–, vasomotorische Nerven 594
–, Gehirngefäße 573
–, –, Blutverlust 612
–, –, chemische Beeinflussung 594
–, –, Innervation 585
–, seitenkreuzende Blutversorgung 585
Gehirnschwellung, Wasserintoxikation 704
Gehirnstoffwechsel, Glutaminsäure 596
Gehirntrauma, Cheyne-Stokessche Atmung 666
Gehirntumoren, Blut-Hirn-Schranke 591
–, Hemisphärektomie 250
Gehör, s. auch Hören und Ohr 142–151
–, Beantwortung akustischer Reize 142, 143
–, elektrische Phänomene 146–148
–, Hörschwelle 144
–, Receptorzellen 140
–, Reizung des Cortischen Organs 146
–, Sinnesmodalität 82
–, sympanische Reflexe 145
Gehörgang, äußerer 138
Gehörknöchelchen 139
–, Funktion 144
–, Leitung 145
gekreuzter Streckreflex 98
Gelassenheit 230, 231
Gelatinase, Magen 433
Gelatine, Plasmaexpander 619
–, Schocktherapie 619
Gelbkörper, Corpus luteum 404
Gelbsucht, s. Ikterus 461
Gelenke, Bewegung, Beeinflussung der Atmung 663
–, Lage der Körperteile im Raum 104
–, Nervenendigungen, Sinnesorgan 82
–, Receptoren, Druckreceptoren 104
–, Uratablagerung, Gicht 282
Gelenkflüssigkeit, transcelluläre Flüssigkeit 492
Gelenkkapsel, Poprioceptoren, Orientierung im Raum 152

Sachverzeichnis

Gelenkschmerzen, Caisson-Krankheit 680
Gelenklage, Sinnesmodalität 82
Gelfiltration, Plasmaproteine 112
gelöste Substanzen, aktiver Transport 16
gemeinsame motorische Endstrecke 100
gemischte Nerven, s. auch Nerv
– –, Eigenschaften 42
Gen 5, 277
generative Zellen, Zellteilung 5
Generatorpotential 84
–, Adaptation 85
–, Entstehung 84
genetische(r, s) Information, DNA 277
– –, Purin-, Pyrimidinbasen, Reihenfolge 277
– –, RNA 277
– –, Code 279
– –, Translationsfehler 281
– –, Triplets 279
– Geschlecht 386
Genitale, äußeres, Differenzierung 389
–, –, –, Androgene 390
–, Embryologie 389
–, inneres, Embryologie 388
Genitalentwicklung, Veränderungen, pränatale Androgeneinwirkung 229
Genitalgänge, primordiale 289
Genitalleiste 388
Genitalreizung, Ovulation, reflektorische 229
–, Oxytocinausschüttung 217
Genotypus 509
Geräusche, Gefäßgeräusche 547, 548
–, Herzgeräusche 547, 548
–, Hintergrundgeräusche, Maskierung 144
Gerinnung, Blutgerinnung 512–521
–, –, Cholesterinspiegel 290, 291
–, –, Einflüsse 517
–, –, endogener Mechanismus 514
–, –, exogener Mechanismus 515
–, –, Hämostase 512
–, –, Mechanismen 514
–, –, Normalwerte 682
Gerinnungsfaktoren, λ Antigen 513
–, antihämophiler(s) Faktor B 514
–, – Globulin 514
–, Halbwertszeit 514
–, hochmolekulares Kininogen 514
–, Mangelsyndrome 520
–, Molekulargewicht 514
gerinnungshemmende Mechanismen 516
–, Präkallikrein 514
– –, TF, tissue factor 513
Gerinnungshemmung, in vitro 517
–, in vivo 516
Gerinnungskomponente, Hämostase 513

–, roter Thrombus 512
Gerinnungssystem 513–516
–, Faktoren 514
–, HMWK 513
–, Störungen 519
Gerinnungszeit 521
Geruch, s. auch Riechen 154–157
–, Bulbus olfactorius 155
–, corticale Projektionsfläche 154, 155
–, Diskriminierung 156
–, Glucocorticoide 350
–, nervöse Leitungen 155
–, Receptoren 154–157
–, Schmerzkomponente 157
–, Sinnesmodalität 82
–, Telereceptoren 154
–, thalamische Verbindungen 154
Geruchswahrnehmung 156
Gesamtblutvolumen 9
Gesamtkörper, Durchblutungsgröße und O_2-Aufnahme 586
Gesamtkörperwasser 9, 11
–, Abhängigkeit, Alter 11
–, –, Geschlecht 11
–, Bestimmung 11
Gesamtquerschnitt, Blutgefäßtypen 557
Gesamtspannung, Herzmuskel 53
–, Skeletmuskel 53
Geschlecht, s. auch Genitale
–, chromosomales 386
–, genetisches 386
Geschlechtsabhängigkeit, Atmung 666
–, Blutzellennormalwerte 474
–, Energieumsatz 257
–, Erythrocyten 477
–, Geruchswahrnehmung 156
–, GFR 692
–, Gonadotropine 386
–, Grundumsatz 259
–, STH-Reaktion 379
–, täglicher Nahrungsbedarf 294
–, Tm_G 695
–, Totalkapazität, Lunge 634
–, Vitalkapazität, Lunge 634
Geschlechtschromosomen 386
Geschlechtsdeterminierung 390
–, genetische 386
Geschlechtsdifferenzierung 391
–, abnorme 391
–, –, chromosomale Störungen 391
–, Entwicklungsstörungen 391
Geschlechtsentwicklung 386
Geschlechtshöcker 389
Geschlechtshormone, s. Sexualhormone 229
–, Applikation in der Frühkindheit, sexuelles Verhaltens 229
–, intrauterine Einwirkung, männliches Verhalten 229
–, Sekretion, Vorkommen 386
–, Wirkungen auf glatten Muskel 63
Geschlechtskontrolle, Sport 388
Geschlechtsmerkmale, sekundäre, männliche 401

–, –, weibliche 409
–, –, STH 377
Geschlechtsreife, vorzeitige, Kleinwuchs 391
Geschlechtswülste 389
Geschmack 157–160
–, adäquate Reize 158
–, auslösende Substanzen 159, 160
–, bitter 158, 159
–, corticale Projektionsfläche 154, 158
–, Diskriminierung 159
–, Geruchsempfindung 160
–, Hautsensibilitätsprojektion 158
–, Impulsauslösung, Sinnesorgane 82
–, Konsistenz der Speisen 160
–, Kontrastphänomene 160
–, Leitungsbahnen 158
–, Modalität 159
–, –, primäre, Kombination 160
–, Qualitäten 159
–, Receptoren 157–160
–, –, Speichel 441
–, Reizantwort 159
–, salzig 158, 159
–, sauer 158, 159
–, Schmackhaftigkeit 160
–, Schmerzkomponente 160
–, Schwelle 159
–, Sinnesmodalität 82
–, süß 158–160
–, Temperatur 160
–, thalamische Verbindungen 154
–, wäßrig 159
–, Wahrnehmung 158
geschmacksaktive Proteine 160
Geschmacksempfindung, genetische Unterschiede 160
–, Glucocorticoide 350
–, primäre, Entstehung 159
Geschmacksknospen 157
–, destilliertes Wasser 159
–, funktionelle Differenzierung 159
–, Haarzellen 158
–, Stützzellen 157
Geschmackslokalisationen, Zunge 157
Geschmacksmodifikation, Miraculin 160
Geschmacksnachwirkung 160
Geschmackspore 157
Geschwür, Aspirin 452
–, Barrière-Effekt 452
–, Gastrinen 452
–, peptisches, s. Ulcus pepticum 452
–, Ulcus-Therapie 452
–, Zollinger-Ellison-Syndrom 452
Gesetz, Bell-Magendiesches 91
–, cerebrale „Dominanz" 250
–, Fechnersches 87
–, Frank-Starlingsches 551
–, Hagen-Poiseuillesches 560
–, Laplacesches 562
–, Monro-Kellie 594
–, spezifische Sinnesenergie (J. MÜLLER) 86

Gesicht, corticale Repräsentation 175
Gesichtsfeld 130
–, Ausfälle 132
–, Bestimmung 130
–, binoculäres 130
–, blinder Fleck 130
–, Skotom 130
–, zentrales 130
Gesichtssinn, s. Auge 82, 114
Gestagene 411
–, Ovarialhormone 411
Gestalt, Erkennung 129
Gestik, Morbus PARKINSON 187
Gewebe, aktives, Autoregulation der Durchblutung 573
–, –, Capillardruck 569
–, –, Flüssigkeitsabstrom 568
–, –, Volumenzunahme 569
–, Partialdrucke 641
–, Sauerstoffaufnahme 648
–, Sauerstoffpartialdruck, Muskel 667
–, Sauerstoffversorgung 646
–, Typen 506–511
–, Wärmeleitfähigkeit 222
Gewebeaktivatoren, Plasminogen 517
Gewebedruck, kritischer Verschlußdruck 561
Gewebedurchblutung, Anstrengungssynkope 620
Gewebehormone 64
–, gastrointestinale 445–450
–, –, Calcitoninsekretion 372
–, s. auch Bradykinin, Histamin, Kallidin, Kallikrein, Kinine, Gewebsthrombokinase
Gewebeperfusion, forward failure 620
Gewebethromboplastin 514
Gewebeunverträglichkeit 498
Gewebeverletzung, Aktivierung von Plasmakallikrein 574
–, Schmerzentstehung, Kinine 575
–, Vasodilatation 574
Gewebsflüssigkeitsumsatz, Lymphkreislauf 568
Gewicht, Körpergewicht, Konstanterhaltung 293
–, –, täglicher Nahrungsbedarf 294
Gewichtsabnahme 293
–, Diabetes mellitus 320
–, Hungern 285
–, Hyperthyreose 311
–, hypothalamische Erkrankung 260
–, Schilddrüsenhormone 307
Gewöhnung, s. Habituation
GFR, s. glomeruläre Filtrationsrate
Gicht 7
–, primäre 282
–, –, Formen 282
–, sekundäre 282
–, –, Formen 282
Gichttherapie 282
–, Hemmung der Harnsäurerückresorption, Nierentubuli 696

GIF, Formel 219
Gigantismus 377, 385
GIP (gastric inhibitory peptide) 329, 449
–, Aminosäuresequenz 447
–, Beeinflussung der Säuresekretion 445
–, Lokalisation 446
GKW, s. Gesamtkörperwasser
Glandula parotis, s. Speicheldrüsen
– pinealis, s. Epiphyse
– sublingualis, s. Speicheldrüsen
– submandibularis, s. Speicheldrüsen
– submaxillaris, s. Speicheldrüsen
– suprarenalis, s. Nebenniere
– thyreoidea, s. Schilddrüse
Glans penis 389
Glanzstreifen 58
glatter Muskel, s. Muskel 46
– –, multiunit-Typ 65
Glatzenbildung, adrenogenitales Syndrom 349
Glaukom 147
Gleichgewicht, s. Labyrinth
Gleichgewichtsbahn 141
GLI, Darmhormon 450
Glia 45
–, Acetylcholinesterase 238
–, Membranpotential 45
–, scavanger cells 45
Gliazellen, Chemoreceptoren, Typ II-Zellen 658
Globalinsuffizienz, respiratorische 673
Globinkomponente, Hämoglobin 480
Globin-Zink-Insulin 320
Globulin(e) 491
–, Alpha$_1$-Globulin 488
–, Alpha$_2$-Globulin 489
–, –, Angiotensinogen 420
–, –, Erythropoietinbildung 424
–, –, Kiminogene 574
–, Beta-Globulin 486
–, –, Eisentransport 438
–, corticoisteroid-bindendes 346
–, Gamma-Globulin 486
–, –, maximale Resorption, Darmabschnitt 432
–, Gamma-1-A-Globulin 489
–, Gamma-1-G-Globulin 489
–, Gamma-1-M-Globulin 489
–, Inducer 17
–, Plasmaglobuline, Filtrierbarkeit, Niere 692
–, thyroxinbindendes 302
Globulinbildung 486, 487
Globulinbindung, Lipide 285
–, Plasmacalcium 366
Globus pallidus 186
Glockencardiometer, Herzvolumenmessung 552
glomeruläre Filtration, Niere s. Niere
– Filtrationsrate, STH 384
Glomerulonephritis, akute, Natriumretention 715
–, Hämaturie 721
–, Proteinurie 720

glomerulo-tubuläre Balance, s. Niere
Glomerulum(a), Niere, s. Niere
–, olfactoria 155
Glomerulumfiltrat, Zusammensetzung 722
Glomusgewebe 658
–, Aufbau 658
–, Nervenfasern, Leitungsgeschwindigkeit 658
Glossitis, Vitamin B$_2$-Mangel 296
Glottis, Atmung 632
Glottis-Oedem 503
Glottis-Verschluß, Husten 663
–, Pressen 664
–, Schluckreflex 442
Glucagon 315, 330–333
–, Aminosäuresequenz 447
–, Blutspiegel, Normalwert 332
–, calorigene Wirkung 331
–, – –, Glucocorticoide 350
–, cAMP 215, 265, 270
–, Diabetes mellitus 320
–, FFS 332
–, gastrointestinales Gewebshormon 449
–, Halbwertzeit 331
–, Hormon der Energiefreisetzung 332
–, Hungern 332
–, Insulinsekretion 329
–, Leber-Adenyl-Cyclase 331
–, Lokalisation 446
–, positiv inotrope Wirkung, Herz 553
–, Serektion 331
–, –, Beeinflussung 331
–, –, Gastrointestinaltrakt 331
–, –, Hemmung 331
–, –, Inselzellen 315
–, –, Regulation 331
–, –, Stimmulierung 331
–, Speciesabhängigkeit 330
–, Vorkommen 331
–, Wirkungen 331, 332
glucagonfreies Insulin 320
Glucagon-Insulinverhältnis 332
glucagon-like immunoreactive factor 450
Glucagonmangel, Symptome 315
Glucagonstoffwechsel 331
Glucagonüberschuß 315
Glucoamylase 436
Glucocorticoidbindung 346
Glucocorticoide 281, 342, 344 f.
–, ACTH-Sekretion 351
–, antiallergische Wirkung 353
–, antiinflammatorische Wirkung 353
–, antiinsulinäre Wirkung 349
–, anti-Vitamin D-Wirkung 353, 368
–, Ausscheidung 346–348
–, chromosomal gesteuerte Proteinsynthese 349
–, Blutzellen 352, 353
–, Chylomikronenbildung 435
–, diabetogene Wirkung 334
–, EEG 165
–, enterohepatischer Kreislauf 348

–, FFS 289
–, gastrointestiale Wirkungen 351
–, GFR 712
–, Glucose-Phosphorylierung 334
–, Herzwirkungen 350
–, Histaminfreisetzung 353
–, Infektionskrankheiten 353
–, Intermediärstoffwechsel 349
–, Jodausscheidung 289
–, Kininfreisetzung 353, 574
–, Krampfschwelle 351
–, Leberstoffwechselrate 348
–, lymphatische Organe 352
–, Magenschleim 444
–, mentale Symptome 352
–, Natriumausscheidung 712
–, Natriumrückresorption 711
–, Nervensystem 351
–, NNR 337
–, Pathologie 351–352
–, permissive Wirkung 350
–, Pharmakologie 351–352
–, physiologische Wirkungen 349–353
–, Plasmaspiegel 355
–, Rückkopplungsmechanismus 355, 356
–, Skeletmuskelwirkungen 350
–, Stimulierung der Enzymsynthese 281
–, Streßsituation 289
–, Thymusatrophie 393
–, vasculäre Reaktionsfähigkeit 350
–, Vasopressinabbau 350
–, Wasserhaushalt 350
–, Widerstandsfähigkeit gegen Streß 353
–, Wirkung auf Ca^{++}-Stoffwechsel 373
–, Wirkungsmechanismus 349
Glucocorticoidhypersekretion 362
Cushing-Syndrom 622
Glucocorticoidmangel, Symptome 350
Glucocorticoidsekretion, Circadianrhythmus 354, 355
–, Regulation 353–356
Glucocorticoidstoffwechsel 346
Glucocorticoidtherapie, Anwendung 353
–, Langzeittherapie, Komplikationen 355–356
Glucocorticoidüberschuß, Cushing-Syndrom 352
Glucokinase 266
Gluconeogenese 267
–, Diabetes mellitus 321
–, – –, Leber 318
–, Glucocorticoide 349
glucoplastische Aminosäuren 275
Glucose, s. auch Blutzucker 265, 429
–, 1,4-alpha-glycosidische Bindungen 429
–, Bestimmungsmethoden, enzymatisch, Reduktionsproben 265
–, Bindung aus Galaktose 272
–, Blutzucker, Adrenalin 340
–, –, arterielles Blut 265

–, –, Beeinflussung 271
–, –, Energieproduktion 269
–, –, Glucocorticoide 349
–, –, Glucoseabgabe, Leber 271
–, –, Homoiostase 271, 315
–, –, –, Insulinmangel 320
–, –, Hyperthyreose 307
–, –, hypoglykämische Symptome 325
–, –, Insulinsekretion 328
–, –, Nüchternwert 265
–, –, Venenblut 265
–, blutzuckersenkende Substanzen 329
–, Capillarpermeabilität 568
–, diuretische Wirkung 705, 714
–, Energiequellen, Gehirn 596
–, Fettbildung 266, 267, 289
–, –, Diabetes mellitus 323
–, Geschmacksempfindung, primäre 159
–, Geschmacksschwelle 159
–, Gluconeogenese 267
–, Harn 720
–, Harn-Plasmaverhältnis 685
–, Hypoglykämie, Insulinüberschuß 325
–, –, Nebenwirkungen 320
–, intracelluläre, Auswirkung von Mangel 321–323
–, –, Phosphorylierung 326
–, –, proteinsparender Effekt 271, 321
–, Kohlenhydratverdauung 431
–, Natriumresorption, Darm 432
–, Nierenschwelle 271, 695
–, Strukturformel 265
–, Verteilungsvolumen, Insulin 326
Glucoseabbau 266
–, direkter oxydativer Abbau 266, 267
–, Embden-Meyerhof-Abbauweg 266
–, Energieproduktion 269
Glucoseabgabe, Leber, Insulin 327
–, –, STH 378
Glucoseaufnahme, Leber, Insulin 327
Glucosebedarf, Gluconeogenese, Protein und Glycerin 272
–, Glykogen 272
Glucoseeintritt, Zelle 266
–, –, Diabetes mellitus 318
–, –, geförderte Diffusion 328
–, –, Insulinwirkung 328
–, Muskel- und Fettzelle 272
Glucosefieber, NNR-Insuffizienz 350
Glucosefiltration, Niere 271
Glucosefreisetzung, Leber, Diabetes mellitus 318
Glucoseinfusion, Beta-Zellerschöpfung 329
–, hypertone Hyperhydratation 724
Glucosemangel, intracellulärer 321–323
–, Ursachen 288

Sachverzeichnis

–, Wirkungen 321–323
Glucoseoxydasemethode 265
Glucoseoxydation, FFS, Diabetes mellitus 323
Glucose-6-Phosphat, Glucoseeintritt, Zelle 266
Glucose-6-Phosphatase 266, 269
–, Aktivitätssteigerung, Diabetes mellitus 321
–, Leber 270, 314
Glucoseresorption 429–432
–, Darm, maximale 274, 432
–, Niere 271, 695
–, –, aktiver Transport 695
–, –, Insulin 695
–, –, Phlorrhizin 695
–, –, tubuläres Transportmaximum 271, 695
Glucosestoffwechsel, Niere 271, 712
–, Störungen, Diabetes mellitus 300
–, –, Ketose 288
Glucosetoleranz 318, 319
–, Akromegalie 385
–, Cushing-Syndrom 334
–, Hepatektomie 319
–, Hypokaliämie, primärer Hyperaldosteronismus 358
Glucosetoleranzkurve 318
–, diabetische, 17-OH-Corticoide 334
–, Lebererkrankungen 335
Glucosetoleranztest, oraler 318–319
Glucosetransport, aktiver, Gehirn 590
–, Darmschleimhaut, Phlorrizin 695
–, Niere 695
–, Zelle 328
–, –, Spezifität 328
Glucoseutilisation 416
–, Biguanide 329
–, Diabetes mellitus 318
–, Muskelarbeit 321
–, Sattheitszentrum 212
Glucosezufuhr, orale, Glucagonsekretion 331
–, –, Insulinsekretion 328, 329
Glucosezufuhrrate 271
Glucostat(en), Hypothalamus 212, 213
–, –, Appetitregulation 212, 213, 260
–, –, Hunger 210
–, Leber 271
–, –, Diabetes mellitus 319
Glucosurie 271, 720
–, alimentäre 271
–, Diabetes mellitus 318
–, Hyperglykämie 319
–, physiologische 720
–, renale 271
–, –, Ursachen 271
Glucuronide, Steroidabbau 346–348, 461
–, tubuläre Sekretion 698
Glucuronsäurebindung, Cortisolabbau 346

Glucuronyltransferase 461
–, Cortisonstoffwechsel 346
–, Leberzelle 461
Glutamat (= Glutaminsäuren) 233
Glutamatdehydrogenase 492
Glutamin 273
–, Ammoniakfreisetzung 275
Glutaminabgabe 595
Glutaminase, NH$_3$-Bildung, Tubuluszellen 708
Glutamindecarboxylase, GABA-Stoffwechsel 239
Glutaminsäure 273
–, Ammoniakaufnahme 275, 707
–, depolarisierende Wirkung 240
–, Entgiftungsfunktion im Gehirnstoffwechsel 596
–, Gehirnstoffwechsel 595
–, Harnsäuresynthese 282
Glutaminsäureaufnahme, Gehirn 595
Glutaminsäuredesaminierung, Tubuluszellen, NH$_3$-Bildung 708
Glutathion-Insulin-Transhydrogenase 318
Gluten, Cöliakie 456
Glutenenteropathie 456
Glutenhydrolyse, intestinale Resorptionsstörungen 456
Glyceraldehyd = Glycerinaldehyd, Fructosestoffwechsel 272
Glycerin, Fettresorption 435
–, Kohlenhydratstoffwechsel 266
–, primäre Geschmacksempfindung 159
–, RQ 256
–, Triglyceridhydrolyse 286
–, Umwandlung biologischer Grundstoffe 267
Glycerokinase, Fettresorption 435
–, Fettverdauung 435
–, Vorkommen 435
Glycin 273
–, Creatinbildung 276
–, Harnsäuresynthese 282
–, hemmende synaptische Übertragersubstanz 72
–, ZNS 233
glycin-konjugierte gallensaure Salze 459
Glykocholsäure 460
Glykogen, Energieproduktion 268
–, Kohlenhydratstoffwechsel 266
–, Leber 266, 272
–, Struktur 429
–, Vorkommen 266
Glykogenabbau 270
–, Hormonwirkung 269
–, Phosphorylase 269
Glykogenbildung 270
Glykogeneffekt auf Desaminierung 271
Glykogenentspeicherung, Diabetes mellitus 321
Glykogenese 266
–, Glucocorticoide 349
Glykogengehalt, Herz, Erregungsleitungssystem 522
–, Leber, Entgiftungsfunktion 271

–, Insulin 321
–, –, Lebererkrankungen 271
–, Skeletmuskel 321
Glykogenolyse 270
–, Catecholamine 341
–, Clucosurie 271
Glykogenspeicherkrankheiten 8
Glykogenstoffwechsel 270
–, cAMP 270
Glykolipide, Bildung aus Galaktose 272
Glykolyse 266
–, aerobe 269, 267, 521
–, –, ATP-Produktion 268
-, –, HCl-Sekretion, Magen 450
–, anaerobe 268
–, –, Milchsäure 268
–, –, Sauerstoffschuld 668
–, ATP-Produktion 267
–, Mitochondrien 269
–, Skeletmuskel 54
Glykolyseblock, anaerobe Bedingungen 268
Glykosidase, Lysosomen 8
Glykoside, Digitalis-, Strophantuss. unter Ouabain bzw. Digitalis
GMP, cyklisches 198, 202
Goitrin 314
Goldberger-Ableitungen, EKG 526
Goldblatt-Hochdruck 423
–, Verengung einer oder beider Nierenarterien 622
Goldmansche constant-field-Gleichung 21
Goldthioglucose, Hypothalamusspeicherung, Fettsucht 213
Golgi-Komplex 3, 6
–, Lysosomen 6
–, Sekretgranula 6, 8
Golgische(s) Flaschenneuron 70
–, Sehnenorgan 96, 97
–, –, Klonus 98
–, –, Rückkopplungskreis, Muskelspannung 88
–, Zellen, Kleinhirn 190, 191
Goll, Hinterstrang 101
Gomori-Färbung, HHL-Nervenendigungen, Herringsche Körper 217
Gonaden 386–419
–, Entwicklung 388
–, Funktion 386
–, indifferente 389
–, primitive, Mark und Rinde 388, 389
–, primordiale 389
–, –, Relaxin 412
Gonadenatrophie, Hämochromatose 439
–, Hypophysektomie 385
Gonadendysgenesie 390
–, Kleinwuchs 382
Gonadenhormon, s. Androgene, Östrogene, Gestagene
–, sexuelles Verhalten 227
Gonadensteroidbindendes Globulin (GBG), Ovarialhormone 408
Genadoliberin (LRH) 219

Gonadotropin(e) 394
–, Geschlechtsabhängigkeit 386
–, Halbwertzeit 396
–, hypophysäre 394
–, Menopause 394
–, placentare (HCG) 415
–, –, PMS (pregnant mare's serum) 415
Gonadotropinsekretion, Jahreszeitenabhängigkeit 220
–, Noradrenalin, Hypothalamus 236
Gonadotropinwirkungen, Gonaden 386
GOT (Glutaminsäure-oxalat-Transaminase), Myokardinfarkt 492
Gower-2-Hämoglobin 482
Graafscher Follikel 404
graft rejection 498
– versus host rejection 498
Grandmal-Epilepsie, EEG 169
granuläres endoplasmatisches Reticulum 6
granulierter Zylinder, Harnsediment 721
Granulocyten 473
– basophile 475
–, Glucocorticoide 353
–, endogene Pyrogene 225
– eosinophile 475
–, –, Glucocorticoide 353
–, –, Plasminogen 517
–, Entwicklung 472, 473
–, –, Knochenmark 473
–, –, Reifungsphase 473
–, Funktion 475
–, Lebensdauer 474
–, –, mitotische Phase 473
–, Mobilisierung von Gefäßwand 475
– neutrophile 473
–, –, Verteilung 474
–, Normalwerte 474
–, polymorphkernige Entwicklung 472
–, Stoffwechsel
–, Verweildauer im Blut 473
Granulocytopoiese, Regelung 473
Granulom, subcutanes, Glucocorticoidtestung 353
Granulomer, Thrombocyten 484
Granulosa-Zellen 404
Grammäquivalent 12
Grammcalorie 255
Gramm-Molekulargewicht = Mol 12
Gravidität, s. Schwangerschaft
Gravindex 416
Gravitation, s. Schwerkraft, g
Greifreflex 184
Grenzstrang, Sympathicus 196
Größenabhängigkeit, täglicher Nahrungsbedarf 295
Grundschwelle, Nerv 36
Grundumsatz 258–260
–, Abweichungen 260
–, Altersabhängigkeit 260
–, Beeinflussung 260
–, Geschlechtsabhängigkeit 260

Sachverzeichnis

Grundumsatz
–, Hyperthyreose, Hypothyreose 311
–, Körperoberfläche 259
–, Körpertemperatur 260
–, Normalwerte 259
–, Schilddrüse 310
–, Speciesabhängigkeit 259
–, Sympathicuswirkungen 331
Grundumsatzbedingungen 259
Grundumsatzbestimmung 258
–, Arbeitsphysiologie 259
Grundumsatzkurve 258
GTP = Guanosintriphosphat 261
GU = Grundumsatz 258
Guanethidin 205
–, Hyperthyreose 308
Guanin 277
–, DNA 277
Guaninbindung 281
Guanosintriphosphat (GTP) 261
Guanylat-Cyclase 265
Gubernaculum testis 389
Guillain-Barré-Syndrom, Glucocorticoide 353
Guthrie-Test, Phenylketonurie 721
Gynaekomastie 418
Gyrektomie, Schmerzlinderung 106
Gyrus cinguli 226
– dentatus 226
– frontalis superior, Läsionen, Miktion 719
– hippocampi 226
– –, Riechen 154–157
– postcentralis 158
– –, Körperbewegungen 177
– –, Läsionen, Berührungsempfindung 104
– –, Reizung 103
– –, Sensibilität 93
– –, Zellanordnung 94
– praecentralis 175
– –, Hemmung von Dehnungsreflexen 185
– subcallosus 226

H

H^+ s. unter Wasserstoff-Ion
Haarausfall, Hypervitaminose A 295
–, Pantothensäuremangel 296
Haarfollikel, Berührungsreceptoren 104
Haarveränderung, Hypothyreose 310
Haarwuchs, Cushing-Syndrom 352
–, Pubertät 401
Haarzellen, Cupula, Macula 141
–, Geschmacksreceptoren 157
Ohr, äußerer, innere 140
–, Schnecke, cochleare Mikrophonpotentiale 147
Habenula 226
Habituation 244
–, Einfluß auf diffuse sekundäre Reizantwort 163, 164

Häm, Abbau 482
Hämagglutination, Formen 504
Hämanteil, Hämoglobin 480
Hämakonzentration 617
Hämatokrit 10
–, Blutverlust 614
–, Blutviskosität 561
–, Blutvolumen 10
–, Flüssigkeitsgleichgewicht 725
–, Normalwert 474
–, Schock, Verbrennung 617
–, venöses Blut 653
Haematopoiese, s. Blut, Erythrocytopoiese
–, extramedulläre 478
Hämatopoietin = Erythropoietin 479
Hämaturie 721
Hämochromatose 439
Hämocytoblast, RES 444
hämodynamische Myokardischämie 537
Hämoglobin (Hb), s. auch Myoglobin 480–484
–, A 481
–, A_2 481
–, Abbau 482
–, abnormes 483
–, Affinität für CO 676
–, –, für O_2 648
–, Aminosäuresequenz 483
–, Aufbau 647
–, CO-Hb, Normalwerte 676
–, Erblichkeit, abnorme Formen 483
–, fetales, 2,3 DPG 650
–, –, Hämoglobin F 482, 603
–, –, HbF-Bildung, postnatale 603
–, Filtrierbarkeit 692
–, HbS, Gene 483
–, Molekulargewicht 647
–, Normalwerte 474
–, Oxygenation, Desoxygenation (Reduction) 647
–, Reaktionen 481
–, reduziertes, Farbe 670
–, –, Konzentration, Cyanose 670
–, Sauerstoffbindungsfähigkeit 647
–, Sauerstoffgehalt, Vollsättigung 647
–, Sauerstofftitrationskurve 651
–, Spektralkurven 481
–, Struktur 482
–, Synthese 482
–, –, Steigerung, Erythropoietin 423
–, Typen 480
Hämoglobin-Dissoziationskurve 647
–, Beeinflussung durch CO-Hb 676
–, HbF 603
Hämoglobingehalt, Erythrocyten 480
Hämoglobinpuffer, Blut 651
–, –, Kapazität 652
Hämoglobinsättigung, arterielles, venöses Blut 646, 647
–, Lungenkreislauf 647

Hämoglobinskala, Säure-Blasennomogramm 730
Hämoglobinurie 721
Hämokonzentration, Plasmaverlust 617
–, Verbrennungsschock 617
Hämolyse 480
–, Ertrinken, Süßwasser 678
–, Hämoglobinurie 721
hämolytische Anämie, Ikterus 461
Hämopexin 488
Hämophilie 519
Hämopoietin = Hämatopoietin
hämorrhagische Erkrankungen 520
Hämosiderin, Eisenspeicher 438
Hämostase 512, 513
–, Gerinnung 512
–, Mechanismus 512
–, Prostacyclin 513
–, Thrombocyten 512
–, Vasoconstriction 512
Hämothorax 675
–, Lungenkollaps 674
„Händigkeit", cerebrale Hemisphäre 250
Hängebauch, Cushing-Syndrom 352
Hagemann-Faktor, Blutgerinnung 514
–, Kallikrein-Aktivator 574
Hagen-Poiseuillesches Gesetz 560
Halbseitenblindheit 132
Halbseitenläsion, Rückenmark, Sensibilitätsstörung 92
Halbwertszeit(en), ACTH 354
–, Albumin 486
–, Aldosteron 348
–, Androgene 370
–, Angiotensin II 421
–, Catecholamine 339
–, Erythropoietin 424
–, Fibrinogen 487
–, Gamma-Globulin 486
–, Gerinnungsfaktoren 513
–, Glucagon 339
–, Glucocorticoide 347
–, Gonadotropine 395
–, IgA 487
–, IgD 487
–, IgE 487
–, IgG 487
–, IgM 487
–, Insulin 318
–, Parathormon 369
–, Plasmaproteine 486
–, Progesteron 411
–, Renin 420
–, STH 377
–, Thyroxin 302
–, TSH 309
–, Vasopressin ADH 215
Haldane-Effekt, Hb-Puffer 652
Halluzinationen, pharmakologische Auslösung 232
–, – –, LSD 234
Halluzinogene 234
–, Atropinderivate 238
Halogene, primäre Geschmacksempfindung 159

Halsreflex, tonischer 180, 183
Halsstellreflex 180, 184
Haltungskontrolle 152, 179
Haltungsreflex 180, 195
–, Hüpf-, Plazierungsreaktion 185
–, phasische, Decorticationsstarre 185
–, Receptoren 180
–, Reflexzentren 180
–, Typen 183
Hammer, Gehörknöchelchen, Funktion 139, 145
Hand, corticale Repräsentation 102, 103, 175
Handflächen, arteriovenöse Anastomosen 558
haploider Chromosomensatz 5
Haptene 494
–, Radio-Immuno-Assay 507
–, Speichel 441
Haptoglobin 482
Harn 717–722
–, Abflußbehinderung, Ursachen, Folgen 719
–, abnorme Zusammensetzung, Konkrementbildung 719
–, alkalischer, NH_4^+-Gehalt 708
–, –, Triplephosphat 721
–, ansäuernde Substanzen, diuretische Wirkung 714
–, Ansäuerung 706
–, Antidiurese, spezifisches Gewicht 701
–, cAMP-Ausscheidung 265
–, definitiver 685
–, –, maximale Osmolalität 701
–, limitierendes pH 706
–, Na^+-Gehalt 357, 711
–, Natrium-Kaliumquotient, NNR-Steroide 344
–, normale Bestandteile 685, 719, 722
–, pathologische Bestandteile, Ursachen 722
–, Phosphatpuffer 651
–, P_{O_2} 691
–, postprandiale Alkaliflut 722
–, Primärharn, s. Niere
–, spezifisches Gewicht 722
–, Tagesmenge 722
–, Untersuchungsmethoden 720
Harnacidität, maximale 726
Harnausscheidung, Aldosteron 348
–, Cortisol 348
–, Creatin 274
–, Creatinin 276
–, Glucose, Tm_G 695
–, Harnsäure 277
–, Höhenakklimatisation 672
–, konjugierte Derivate, Steroidabbau 348
–, Natrium 295
–, Parathormone 369
–, Phosphat 370
–, Stickstoff 263
–, Urogastron 451
–, Uropepsinogen 444
Harnbestandteile, pathologische 720, 721

Sachverzeichnis

Harnblase 717–722
–, Abflußbehinderung, Miktionsstörung 719
–, afferente Schmerzfasern 717
–, Aufbau 717
–, autonome Effekte 203
–, Cystometrie 717
–, Dehnungsreceptoren, Reflexkontraktion 718
–, Denervation 719
–, Desafferenzierung 719
–, dezentralisierte 719
–, Dilatation, Megacolon 719
–, Entleerung 717, 718
–, Epithel 717
–, Füllung, glatte Muskulatur 65
–, –, intravesicaler Druckanstieg 717
–, –, Wandspannung 65
–, Hypertrophie, Denervation 719
–, –, Querschnittsläsion, Rückenmark 182, 719
–, Hypotonie und Überdehnung, Desafferenzierung 719
–, Innervation 717
–, Kontraktion, Hypothalamus 194
–, Laplacesches Gesetz, Wandspannung 562
–, Muskulatur, Spontanaktivität 719
–, Plastizität 717
–, spastische neurogene, Infektion 719
–, Wandfibrose, Querschnittsläsion 181
Harnentleerung 717, 718
–, glatter Muskel 65
–, Hautreizung, Querschnittsläsion 182
–, reflektorische Kontrolle 65, 717, 718
–, Restharn, Mann, Frau 719
Harnfluß, maximaler, Wasserdiurese 705
–, Harnstoffausscheidung 704
–, peristaltische Wellen, Ureteren 717
Harngries 719
Harnkonzentration, Beeinflussung 215, 703
–, Beziehung zu GFR 704
–, Diabetes insipidus 705
Harnosmolalität 722
–, Antidiurese 701
–, Bestimmung 701
–, Diabetes insipidus 701, 705
–, Vasopression-ADH 701
Harn-pH 722
–, Änderung, Ursache, Folgen 709
–, Beeinflussung 722
–, HCO^--Plasmakonzentration 709
–, Nierenerkrankungen 715
–, Schwankungsbereich 709
Harnreflex, Ureteren, Ventilwirkung 717
Harnsäure 277, 282
–, Abbau 262

–, Ausscheidung, Dalmatiner Hund 282
–, –, primäre Gicht 282
–, –, Harn 282
–, –, Thyroxin 307
–, Blutspiegel, Normalwert 282
–, Konzentration, Harn 722
–, Oxydation, Allontoin 282
–, Produktion primäre Gicht 282
–, Rückresorption, aktive, Nierentubuli 695
–, –, –, Nierentubuli, Hemmung 282, 696
–, Stoffwechsel 262
–, –, Niere 713
–, Synthese, Glutaminsäure 282
–, –, 5-Prpp 282
–, Xanthinoxydase 282
Harnsand 719
Harnsediment 721
–, celluläres 721
Harnsteine 719
Harnstoff, Blut-Hirn-Schranke 715
–, Harnplasmaverhältnis 685
–, Konzentrierungsfähigkeit, Niere 704
–, primäre Geschmacksempfindung 159
–, Wasserrückresorption, Sammelrohre 704
Harnstoffausscheidung 703
–, Diurese 704
Harnstoffbildung 276
–, Leber 458
Harnstoffclearance, endogene 276
–, maximale 644
Harnstoffcyclus 276
–, Aminosäurestoffwechsel 294
Harnstoffdiffusion, Gehirn 596
–, Liquor 590
–, Muskel 590
–, Rückenmark 590
–, Tubulusapparat 704
Harnstoffgehalt, Harn 722
Harnstoffinfusion, Folgen 715
–, osmotische Diurese 705
Harnstoffpermeabilität, Sammelrohre 704
–, Vasopressin-ADH 704
Harnstoff-Stickstoff, Plasmaspiegel, Lebererkrankung 276
–, STH 378
–, Urämie 715
Harnstoff-Stoffwechselniere 713, 722
Harnsulfate, Gruppen 274
Harnvolumen, Diabetes insipidus 698
–, maximale Vasopressinwirkung 698
–, Miktionsreflex 718
–, Tagesrhythmus 227
Harnwege, Infektion, Steinbildung, Querschnittsläsion 181
Hartmann-Lösung 733
Hassalsche-Körperchen, Thymus 477
Hauptebene, zusammengesetzte optische Systeme 118

Hauptsprachgebiet 142
Hauptzellen, Magen 443
–, –, Pepsinogensekretion 444
–, –, Verdauungsenzyme 430
–, –, Parathyroidea 368
Haustren, Colon 463
Haut, autonome Effekte 203
–, Durchblutung 586, 600
–, Regulation 599
–, Empfindlichkeit, punktförmige Lokalisation 103
–, Exteroceptoren, Orientierung im Raum 152
–, Juckpunkte 112
–, O_2-Aufnahme 586
–, Pigmentierung, Hämochromatose 439
–, Quaddelbildung 600
–, Reaktionen auf Verletzung 600
–, Rötung 600
–, Tiefen- und viscerale Sensibilität 101
–, triple response 600
–, Wasserverdampfung 223
Hautcreme, oestrogenhaltige 409
Hautfarbe, CO-Vergiftung 676
–, Durchblutung 601
–, Hypopituitarismus 382
–, Melanophoren und Iridophoren 382
–, Veränderungen, Reflexe 382
–, Wirkung von ACTH 282
–, – von MSH 382
Hautgefäße, CO_2-Wirkung 573
–, Dilatation, Temperaturregulation 222
–, glatte Muskulatur 62
–, Hyperventilation 578
–, Vasokonstriktion, Temperaturregulation 222
–, Verengung, Cyanose 670
Hautläsionen, Mangel essentieller Fettsäuren 291
Hautnerven, Axonreflex, Vasodilatation 576
Hautreize, autonome Reflexe, Querschnittsläsionen 182
–, erster Atemzug 665
–, Fluchreflex 98
–, gammamotorisches System 94/95
–, Harnentleerung, Querschnittsläsion 182
–, Reflexirritation, Querschnittsläsion 182
–, Stuhlentleerung, Querschnittsläsion 182
Hautsensibilität 83, 101
Hautsinne, Arten 83
Hauttemperatur 222
–, Regulation 205, 223
Hautveränderung, Cushing-Syndrom 352
–, Hyperthyreose 312
–, Myxoedem 310
Hautzirkulation 599–601
HCG = Human chorionic gonadotropin 415
HCS = human chorionic somatomammotropin 416

HCS = HPC 416
HDL-Lipoproteine 285
Headsche Zonen 110
heavy chains, Immunglobuline 499
„Hecheln" Wärmeabgabe 223
Hefe, s. Vitamin B-Komplex
Helicotrema, Ohr 139
Helium, anästhetische Wirkung 680
–, Gehalt, Luft 629
–, Residualkapazitätsbestimmung 125
Helladaptation 125
helle Zellen, Schilddrüse, Calcitonin 346
„helper"-Zellen, Differenzierung 497
Hemeralopie, Nachtblindheit 125
Hemianopsie 132
–, bitemperale, Akromegalie 385
–, heteronyme 132
–, homonyme 132
–, Quadranten-Hemianpsie 133
Hemiballismus 187
Hemicellulose, Nahrungsrückstände 465
Hemiplegie 185
Hemisphäre, dominierende 250
–, „Händigkeit" 250
–, „kategoriale" 250
–, „repräsentationale" 232
Hemisphärektomie, Gehirntumor 250
Hemmung, afferente 75
–, Arten 68
–, autogene, inverse Dehnungsreflexe 96
–, direkte 70, 73
–, –, Ausbreitung 100
–, efferente, Hören 149
–, –, Riechen 156
–, Glycin 72
–, hemmende synaptische Übertragersubstanz, Glycin 44, 72
–, indirekte, Formen 73
–, innere, äußere, bedingte Reflexe 243
–, kompetitiv, Jodtransport 313
–, laterale 127
–, negative Rückkopplung 75
–, postsynaptische 70, 73
–, –, Strychnin 72
–, präsynaptische 74
–, –, Ausbreitung 100
–, –, Neurosekretion 233
–, –, Picrotoxin 74
–, „renshaw-Zelle" 75
–, Vorwärtskopplungshemmung 75
–, zentrale Schmerzhemmung 111
–, ZNS 74
Hemmungssysteme, Aufbau 74
Hemmungszentren, Hirnstamm, Miktionsreflex 718
Hemmungszustände, zentrale 100
Henderson-Hasselbalchsche-Gleichung 650, 727
Henlesche Schleife, s. Niere, Tubulus
Hensensche Zellen, Innenohr 127

Heparin 516
–, Aktivierung der Lipoproteinlipase 286
–, Toleranztest 476
Heparin-Antagonist, Thrombocyten-Faktor 485
Heparin-Cofaktor 516
Heparingehalt, Granulocyten 475
Heparinneutralisation, Protamin 516
Hepatitis, Gallenpigmentausscheidung, Harn 721
–, infektiöse, Kohlenhydrattherapie 271
hepatocelluläre Erkrankungen, Gallenzusammensetzung 462
Hepatomegalie, Herzinsuffizienz 620
hereditäres Angiooedem 575
Hering-Breuer-Reflex 656, 663
„Hering-Traube-Wellen" 578
Hermaphroditismus 391
–, wahrer 391
Herringsche Körper, HHL 217
Herz, Angina pectoris 107
–, Anteil am Blutvolumn 563
–, Auswurfleistung, arterieller Blutdruck 566/567
–, autonome Effekte 202/203
–, Beeinflussung durch NNM-Catecholamine 339
–, β-Receptor 553
–, Cardiacindex 550
–, Chemoreceptoren 660
–, Coronarkreislauf 596–598
–, Druck, diastolischer, Ventrikel 61
–, Druckleistung, Ventrikel 61
–, EKG, s. unter Elektrokardiogramm
–, Energiebedarf 555
–, Extrasystole, s. Herzrhythmus
–, Förderung der venösen Strömung 569
–, Frank-Starlingsches Gesetz 551
–, Frequenz, Blutdruckabfall 584
–, –, Blutdruckanstieg 584
–, Gewicht, Training 555
–, Glucagonwirkung 331
–, Glycerokinase 435
–, „high-output failure" 312
–, Muskelarbeit 554
–, Pumpleistung 542–555
–, –, Entstehung der Blutströmung 556
–, –, venöse Zirkulation 570
–, –, vermindert, kardiogener Schock 616
–, Receptoren, links-ventrikuläre 581
–, Reizleitungssystem, s. Herzerregungsleistungssystem
–, Sauerstoffaufnahme 598
–, Sauerstoffverbrauch 554
–, –, Abhängigkeit 554
–, Schlagvolumen, Arbeit 610
–, Stoffwechsel, Schilddrüsenhormone 304
–, Training 555

–, Ursache der Herztätigkeit 522–541
–, Venenpuls 546
–, Ventrikelspannung 552
–, Volumen, enddiastolisches, Schlagvolumen 61
–, –, –, Schockform 617
–, Vordehnung 551
–, Vorhöfe, Dehnungsreceptoren, Vasopressinsekretion 216
Herzachse, elektrische, s. Elektrokardiogramm, EKG
Herzarbeit, Berechnung 544
Herzarrhythmien, s. Herzrhythmus
Herzbeschleunigungszentrum 576
–, inspiratorische Stimulierung 531
Herzblock, Formen 532
–, I. Grad 532
–, II. Grad 532
–, III. Grad 531/532
–, kompletter, inkompletter 531
–, Schenkelblock 532
–, Venenpuls 570
Herzchirurgie, hyperbarische, Oxygenation 677
Herzcyclus (Herzmechanik) 542–544
–, Dauer, Systole-Diastole 544
–, –, Abhängigkeit von Herzfrequenz 544
–, Diastole, Blutströmungsgeschwindigkeit 563
–, –, Dauer 544
–, –, –, Herzfrequenz 544
–, –, –, Vorhofarrhythmie 533
–, –, dritter Herzton 547
–, –, frühe 543
–, –, isometrische Ventrikelerschlaffung 542
–, –, –, Öffnen der AV-Klappe 543
–, –, –, Ventrikeldruck 543
–, –, Herzstillstand, Hyperkaliämie 540
–, –, späte 542
–, –, –, Herzklopfen 548
–, –, ventriculäre, artriale 522, 543
–, –, Verlängerung, Acidose 541
–, –, Kontraktionsfolge 522
–, –, Systole, atriale 522, 542
–, –, ventriculäre 522, 543
–, –, –, Acidose 541
–, –, –, Blutströmungsgeschwindigkeit 563
–, –, –, Herzstillstand, Hyperkalcämie 540
–, –, –, Kraft, Beeinflussung 576
–, –, –, späte, Aortendruck 543
–, –, –, Vorhofdruck 546, 543
–, –, –, Venenpuls 543
–, –, Ventilebene, Ventrikelkontraktion 542
–, –, ventriculäre, Auswurfphase 543
–, –, Ventrikelkontraktion, isometrische 542
–, –, Isovolumetrische 542
–, zeitliche Abstimmung der Kontraktion 543
Herzerkrankungen, HMV 550

–, Hyperthyreose 312
–, –, thyreotoxische Kardiopathie 312
–, Herzdilatation, Laplacesches Gesetz 562
Herzerregungsbildungs- und -Leitungssystem 62, 522
–, Aufbau 522
–, AV-Knoten, Aktionspotential 523
–, –, Aufbau 522
–, –, Eigenfrequenz 531
–, –, Erregungsausbreitung 524
–, –, Nervenendigungen 78
–, –, Rhythmus 531
–, –, Sympathicusreizung 523
–, –, Verzögerung 524
–, –, Depolarisationsablauf, s. Elektrokardiogramm (EKG) 525
–, ektopischer Fokus, ektopische Erregungsbildung 533
–, elektrische Aktivität 522–541
–, Entwicklung 522
–, Erregungsausbreitung 522–525
–, –, Geschwindigkeit 524
–, –, –, AV-Verzögerung 524
–, Erregungsentstehung 522–525
–, Hissches Bündel, Aufbau Aktionspotential 522
–, – –, Erregung, ektopische Reize 536
–, – –, Erregungsleitungsgeschwindigkeit 524
–, –, Nervenendigungen 78
–, – –, Schenkel 522
–, – –, Schenkelblock 333, 532
–, indioventriculärer Rhythmus 531
–, Purkinjesches System 522
–, Schrittmacher 522
–, Sinusknoten 522
–, Ventrikelmyokard, Erregungsausbreitung 524
Herzfrequenz, Adrenalin 339
–, Anpassung des HMV 550
–, Bainbridge-Reflex 584
–, Baroreceptoren 584
–, Beeinflussung 577, 584
–, Erhöhung, Adrenalin 584
–, –, Fieber 584
–, –, Erregung 584
–, –, Schmerzreize 584
–, –, Thyroxin 584
–, –, Wut 584
–, Ersticken 678
–, fetale 605
–, Formatio reticularis 577
–, Herzlungenpräparation 552
–, Herztöne 547
–, Hypothermie 225
–, Hypoxie 584
–, Inspiration 584
–, irreversibler Schock 615
–, Körpertemperatur 583
–, Kontrolle 550, 583
–, Medulla oblongata 206
–, maximale 544
–, Altersabhängigkeit 610
–, Muskelarbeit 555, 586, 610
–, Myokontraktilität 523, 553

–, Noradrenalin 339, 584
–, Normalwerte, Altersabhängigkeit 605
–, PR-Intervall, EKG 525, 546
–, Ruhe 529
–, Sauerstoffverbrauch 555
–, Schlaf 529
–, Stabilisierung, Baroreceptoren 580
–, Training 555, 611
–, Vagus-, Sympathicusausschaltung 576
–, venöser Rückfluß 570
–, Verlangsamung 584
–, –, Baroreceptoren 584
–, –, Exspiration 584
–, –, Furcht 584
–, –, Kummer 584
–, –, Schädelinnendruck, erhöhter 584
–, –, Schmerzfasern, N.V. 584
Herzgeräusche 547, 548
–, Entstehung 547
–, Fortleitung 547
–, systolische, diastolische 548
–, bei Anämie 560
Herzgewicht, Training 555
Herzglycoside, Wirkung auf Na-K-Pumpe 20
Herzgröße, Training 611
Herzhemmungszentrum, Medulla oblongata 531, 577
Herzhypertrophie, essentielle Hypertonie 623
Herzinfarkt, s. Myokardinfarkt
Herzinsuffizienz 620, 621
–, Aldosteronsekretion 621
–, Aldosteronzufuhr, Auswirkungen 716
–, biochemische 621
–, Cheyne-Stokessche Atmung 666
–, Dyspnoe 666
–, –, Atemarbeit 638
–, Filtrationsfraktion, Niere 693
–, Gynäcomastie 419
–, Hydrothorax 675
–, Leber- und Gehirnschädigung, ischaemische Hypoxie 676
–, mechanische 621
–, Mineralocorticoide 358, 620, 621
–, Myokardkontraktilität 553
–, Natriumausscheidung, Retention 621, 715
–, Nykturie 620
–, Ödembildung 569
–, Orthopnoe, Ursache 642
–, Pathogenese, Pathophysiologie 620, 621
–, Reninplasmaspiegel 621
–, sekundärer Hyperaldosteronismus 423, 361
–, mit Stauung 620, 621
–, Symptome 620
–, verzögerter Vasopressinabbau 216
–, Vorhofarrhythmien 533
–, zentraler Venendruck 572
Herzkammern, s. Ventrikel

Sachverzeichnis

Herzklappen, Aortenklappen 542
–, –, Beschleunigungsarbeit, pathologische Veränderung 545
–, –, Insuffizienz, Distanzgeräusche 548
–, –, –, Herzgeräusch 547
–, –, –, Puls 545
–, –, Stenose, Herzgeräusch 547
–, –, –, Puls 545
–, Fehler, Ödembildung 569
–, Insuffizienz 547
–, Schluß der Mitralklappen 543
–, – der Semilunarklappen 543
–, Stenose 547
–, zeitlicher Unterschied, Aorten-Pulmonalklappenschluß 542, 543
Herzklopfen 545
Herzkraft, Anpassung 550, 551–554
–, Aortenwiderstand 552
–, Vordehnung 551
Herzkreislaufzentrum, Einfluß auf Atmung 664
Herzlage, Einfluß, auf EKG 529
–, Körperbautypen 529
–, Querlage, Pykniker 529
–, –, Schwangerschaft 529
–, Steiltyp, Astheniker 529
Herzleistungsindex, s. Kardialindex = cardiac index 550
Herzlungenmaschine, hyaline Membranerkrankung 637
Herzlungenpräparation, Aortenwiderstand 552
Herzmassage, äußere Technik 536
–, Kammerflimmern 536
–, offene 511
Herzminutenvolumen (HMV, Herzzeitvolumen) 548–555
–, Adrenalin 340
–, Arbeit 610, 550
–, Beeinflussung 550
–, Bestimmungsmethoden 548
–, forward failure 620
–, Hypokapnie 679
–, Körperoberfläche 550
–, primärer Hyperaldosteronismus 667
–, Regulation 550
–, Schwerarbeit, maximale Erhöhung 669
–, Steigerung, Thyroxin 307
–, Verteilung, Organsystem,e 586
Herzmuskel, s. auch Muskel, Herzmuskel sowie Myokard 41, 58 ff.
–, auxotonische Kontraktion 551
–, Druckleistung 61
–, Durchblutung 586
–, Eigenschaften 523
–, erhöhter, chromotrope Effekte 610
–, –, inotrope Effekte 610
–, Fasern, Aktionspotential 523
–, –, Ruhepotential 523
–, irreversibler Schock 615
–, isometrische Kontraktion 551
–, isotonische Kontraktion 551
–, Ionenpermeabilität 523

–, kardiogener Schock 617
–, Nervenendigungen 78
–, Nicht-Tetanisierbarkeit 544
–, parasympathische Versorgung 523
–, Refraktärperiode 544
–, Sauerstoffaufnahme 586
–, Sauerstoffverbrauch, Herzlungenpräparat 552
–, Schädigung, Caisson-Krankheit 680
–, Spannungslängenrelation 551
–, Stauungsschock 617
–, Stoffwechsel 61 ff.
–, sympathische Versorgung 576
–, vermindertes Adam-Stokes-Syndrom 619
–, vulnerable Phase 61
–, Widerstandsverlustschock 616
Herzkatheter, HMV-Bestimmung 548
Herzmuskel 586
Herznerven 576
–, adrenerge 576
–, –, coronare Durchblutung 598
–, cholinerge 578
–, Regulationsmechanismen, nervöse 576
–, sympathische, Wirkungen 576
–, vagale 576
–, –, Daueraktivität 576
Herzrhythmus, s. auch Herzblock, Herzfrequenz 529
–, Arrhythmien 529–531
–, –, HMV 550
–, –, hypothalamische Reizung 531
–, –, Kammerarrhythmien 535, 536
–, –, Hyperkaliämie 540
–, –, respiratorische 529
–, –, Vorhofarrhythmien 533
–, –, –, Flattern, Flimmern 534
–, –, Einfluß auf Myokardkontraktilität 553
–, Extrasystole(n), atriale 533
–, –, Auslösung, NNM-Catecholamine 338, 339
–, –, AV-Extrasystole 533
–, –, Differenzierung, atriale, ventrikuläre 535
–, –, nodale 533
–, –, ventrikuläre 535
–, –, –, kompensatorische Pause 535
–, –, –, Folgen 535–536
–, –, –, Myokardkontraktilität 553
–, indioventrikulärer Rhythmus, Kammerrhythmus 531
–, Rhythmusstörungen 529, 531
–, Sinusrhythmus, normaler 529
–, Tachykardie, Formen 534
–, –, paroxysmale Kammerflimmern 534
–, Wenckebachsche Periode 532
–, WPW-Syndrom 536
Herzstillstand, diastolischer Hyperkaliämie 540
–, systolischer, Hypercalcämie 540

Herztamponade, Herzinsuffizienz 621
Herztod, plötzlicher 620
Herztön(e) 547
–, dritter, Dauer 547
–, erster, Entstehung, Dauer 547
–, gespaltene 547
–, zweiter, Entstehung, Dauer 547
–, –, frühdiastolische Extrasystolen 536, 547
–, –, gespaltener 500
Herzvektor, s. auch Elektrokardiogramm (EKG) 528
–, Berechnung 529
–, Vektorkardiographie, s. Elektrokardiographie 529
Herzversagen 620, 621
–, akutes, Lungenoedem 642
–, Kammerflimmern 620
–, Luftembolie 620
–, Symptomatik 620
Heterophorie, Schielen 120
Hexamethonium 205
Hexokinase 266, 269
Hexosaminausscheidung, Thyroxin 306
Hexosemonophosphat-shunt 266
–, Co-Enzymbildung 268
–, Steroidhormon-Synthese 269
Hexosen, Endprodukte, Kohlenhydratverdauung 349
–, Polymere, Nahrungskohlenhydrate 265
–, Resorption, Darm 272
–, Stoffwechsel 272
HHL = Hypophysenhinterlappen 374
5-HIAA = 5-Hydroxyindol-Essigsäure 234
–, Ausscheidung 234
Hibernation, s. auch unter Temperatur, Winterschlaf 225
–, Wiederbelebungszeit, Gehirn 595
„High output failure", Herzinsuffizienz 620
–, Thyreotoxicose 312
high-pressure hervous-syndrome 680
Hilfsstrahl, Bildentwerfung, Auge 118
Hinterkammer, Auge 114
Hinterstränge, Rückenmark, Berührungsempfindung 104
–, –, proprioceptive Impulse 104
–, –, Schichtung 102
–, –, Vibrationsempfindung 112
–, –, Zerstörung 103
Hinterwurzel, C-Fasern, Schmerz 105
HIOMT (Hydrocy-indol-O-methyl-Transferase), Melatoninbildung 425
Hippocampus 226, 247
–, evozierte Potentiale, Sinnesreize 245
–, „iterative discharge" 297
–, limbische Kreisschaltung 242
–, Potentiale, EEG 166
–, Riechen 154–157

–, Schädigung, bilaterale, Kurzzeitgedächtnis 250
Hippursaure-Derivate, tubuläre Sekretion 698
Hirn, s. auch unter Gehirn, Cortex cerebral
–, Prostaglandin 291
Hirngefäße, CO_2-Wirkung 573
–, Hyperventilation 578
–, Innervation 575
Hirnödem 588
Hirnrinde, s. unter Cortex sowie einzelnen Lappen (z. B. Stirnlappen)
–, Hemmung durch rückläufige Kollateralen 74
Hirnsand, Epiphyse 424
Hirnschwellung 588
Hirnstamm, Chemoreceptoren 659
–, Durchschneidung 182
–, Formatio reticularis, ARS 161
–, hemmende Regionen, Dehnungsreflexe 182
–, Lernprozesse 242
–, Miktionsreflex 718
–, ventrale Oberfläche, Chemoreceptoren, Atmung 659
Hirntod, Nullinien-EEG 595
Hirntrauma, Biotische Atmung 666
Hirschsprungsche Erkrankung 332
Hirsutismus 326, 414
–, adrenogenitales Syndrom 349
–, Akromegalie 385
Hisches Bündel, s. unter Herz-Erregungsleitungs-System 240, 529
Histamin, Antigen-Antikörperreaktion 502
–, cAMP 269
–, Capillardilatation 575
–, Capillarpermeabilität 567
–, Colon 465
–, Darmbakterien 465
–, Entzündung 612
–, HCl-Sekretion, Magen 444
–, Hypophyse, HVL, HHL 222
–, Jucken 111
–, Lunge 240, 645
–, Mastzellen 240
–, Neurosekretion 233
–, Puls 545–547
–, Quaddelbildung, Haut 600
–, Schmerzreceptoren 105/106
–, Stoffwechsel 240
–, synaptische Übertragersubstanz 72
–, Synthese 240
–, Thrombocyten 484, 485
–, Venoconstriction 575
–, ZNS 240
Histaminase 240
–, Transport, Lymphe 568
Histaminfreisetzung, Allergie 353
–, allergische Reaktion, Hemmung durch Glucocorticoide 353
–, anaphylaktischer Schock 618
–, Anaphylaxie-System 502
–, Beeinflussung 445
–, Entzündung 611

Histamingehalt, Granulocyten 475
–, Kontraktion der Lungengefäße 644
–, Magenschleimhaut 450
–, Receptoren 445
–, ZNS 240
Histidin 273
Histiocyten, RES 444
Histokompatibilität, s. Immuntoleranz
histotoxische Hypoxie 670, 676
Hitzeempfindlichkeit 311
Hitzeempfindung 105
Hitzewallung, Klimakterium 414
Hitzschlag 225, 618
–, Natriumverlust, ECF-Volumen 723, 724
H-Ketten ($\alpha, \gamma, \varepsilon, \delta, \mu$) 500
–, Opsonisation 501
HLA-System 511
HMG = human menopausal Gonadotropin;
HMV, s. Herzminutenvolumen
Hochdruck, s. auch Hypertension
–, adrenogenitales Syndrom mit Hypertension 345
–, Aortenisthmusstenose 624
–, arterielle 621, 624
–, Baroreceptoren 579
–, Cushing-Syndrom 352
–, Erhöhung des diastolischen Druckes 622
–, experimenteller 621
–, fixierter 623
–, Goldblatt-Hochdruck 423
–, Grenzwerte, Alter 566
–, intermittierender 623
–, labiler 623
–, maligner 623
–, Mineralocorticoide 358
–, „neurogener" 581, 622
–, Phäochromocytom 624
–, Polycythämie 624
–, renaler, Fehlen blutdrucksenkender Substanzen, Prostaglandine 423
–, –, Reninaldosteron 621, 622, 623
–, Retina 116
–, Ursachen 622
–, –, Aortenisthmusstenose 624
–, –, Bartler's-Syndrom 423
–, –, Contraction der Aorta 622
–, –, Cushing-Syndrom 623
–, –, Kaolininjektion 621
Hochdrucksystem, großer Kreislauf, Verteilung des Blutvolumen 563, 621
hochmolekulares Kininogen 513
Hoden 396
–, endokrine Funktion 399
–, Entstehung 388
–, Funktionsanomalien 402
–, –, Regulation 402
–, Thyroxinwirkung 285
Höhenakklimatisation 672
–, Erythropoiese 479
Höhenanpassung, Kompensationsmechanismen 672

Höhenaufenthalt, Auswirkungen 671, 672
–, Cheyne-Stokessche Atmung 666
–, –, 2,3 DPG 650
–, Druckkabine 614
–, hypoxische Hypoxie 670
–, Lungenoedem 672
–, O_2-Atmung 672
–,respiratorische Alkalose 732
–, Zusammensetzung der Alveolarluft 671
Höhenkrankheit, Therapie 672
höhere Funktionen, Nervensystem 242–252
–, –, Untersuchungsmethoden 242
Hörbahn 140
–, Colliculi inferiores 140
–, Corpora geniculata medialia 140
–, Fissura lateralis 140
–, Formatio reticularis 140
–, Hörrinde 148
–, sekundäre Neurone 148
–, zentrale 140
Hören, Absolutschwelle 142
–, Aktionspotentiale 147
–, Assoziationsfelder 140
–, Audiometrie 149
–, cerebrale Mechanismen 148–149
–, Fühlschwelle 142
–, Gehörknöchelchenleitung 145
–, Hemmungsmechanismen, efferente 149
–, Hörfläche 142
–, Knochenleitung, Luftleitung 145
–, Lautstärke, Phonskala 143
–, „Maskierungs"-Effekt 144
–, Neurone, Medulla oblongata 148
–, ossikuläre Leitung 145
–, primäre Projektionsfelder 140
–, „Salventheorie" 148
–, Schallfrequenzen 144
–, Schall-Lokalisation 149
–, Schallübertragung 144
–, Schmerzschwelle 140
–, Schwingungsübertragung 144
–, sekundäre Neurone, Spezifität 148
–, Stärkeregelung 149
–, Stimmgabeltests (Rinne, Weber, Schwabach) 150
–, Taubheit 149
–, tonale Spezifität 148
–, Tonhöhendiskrimination 144
–, Volumenkontrolle 149
–, Wanderwellen, Hörtheorie 145, 146
Hörrinde 140/148
–, Repräsentation der Tonhöhen 148
–, Schall-Lokalisation 149
–, tonales Muster 148
–, Tonfolgen 148
–, Zerstörung, Taubheit 149

Hörschwelle, Hörschwellenkurve 142
–, Schalldruckmessung 142
Hogben-Test 416
Homocystein 273
Homoiostase, Regelvorgänge 25
homoiotherme Organismen 220, 225
homosexuelles Verhalten 229
Homozentrizitätsprinzip 118
Homunculus, Kleinhirn 193
–, motorischer 175
–, sensorischer 103
Horizontalzellen, Elektroretinogramm 127
–, Retina 114
Hormon(e) s. unter den einzelnen nachstehend angeführten Bezeichnungen
–, Abwehr 499, 500
–, Adrenalin
–, adrenocorticotropes (ACTH)
–, Amplifikationssystem 499
–, Androgene
–, antidiuretisches, s. Vasopressin-ADH
–, cAmP 265
–, Catecholamine
–, Choriongonadotropine
–, Chymodenin 449
–, Corpus luteum Hormon, s. Gestagene
–, Einflüsse auf das Wachstum 445
–, Follikelhormon, s. Oestrogene
–, follikelstimulierendes (FSH)
–, gastrointestinale 445
–, Gelbkörperhormon, s. Gestagene
–, gestagene Ovarialhormone
–, Gewebehormone
–, Glucagon
–, Glucocorticoide
–, Gonadotropine
–, HPETE, Release-Reaktion 484
–, HPNS 680
–, Hypothalamushormone
–, Insulin
–, interstitialzellen-stimulierendes (ICSH)
–, Intestinale 329
–, lactogenes
Lokalisation, gastrointestinale 446
–, Luteinisierungshormon (LH)
–, luteotropes (LTH)
–, melanocytenstimulierendes (MSH)
–, Mineralocorticoide
–, Neurohormone
–, Noradrenalin
–, oestrogene Ovarialhormone
–, Oxytocin
–, Parathormon
–, Polypeptidhormone
–, Progesteron
–, Prolactin
–, Releasing-Faktor
–, Somatotropin (STH)
–, Thyreoidee stimulierendes (TSH)
–, Thyroxin

–, „trope"
–, Vasopressin-ADH
–, Wachstumshormon
Hormonaustausch, Mutter-Fetus 416
Hormonfreisetzung, Exocytose 16
hormon-sensitive Lipase, Fettgewebe 289
Hormonwirkung, Adenylcyclase, Spezifität 263, 269
–, cAMP 270
–, intracelluläre „messenger" 281
–, Stimulierung der Enzymsynthese 281
Horizontalzellen, Retina 117
Hornhaut, Astigmatismus 122
–, Epithelläsionen, Vitamin A 796
–, Narbenbildung 122
Horopter, binoculäres Sehen 131
„hot flashes", Klimakterium 394
HPL = human placental lactagen 416
HS-Co-A = reduziertes Co-Enzym A 261, 262, 267
5-HT = S-Hydroxy-Tryptamin 234
Hühner-Retina, Jodopsin 124
Hüpfreaktion 180, 185
human chorionic gonadotropin = HCG 415
–, Untereinheiten 415
human leucocyte antigen = HLA 511
human menopausal gonadotropin (HMG) s. unter FSH
human placental lactogen 416
humorale spezifische Abwehr 494
Hunger, s. auch unter Appetit 212
–, afferente Mechanismen, Hypothalamus 212
–, Blutzuckerspiegel 283
–, glucostatische Hypothese 212
–, Hypothalamus 211
–, Kontraktionen, Magen 443
–, limbisches System 213
–, Selbst-Stimulierungsrate 231
Hungergefühl, Hungerkontraktionen 443
–, Hungerperistalik, Förderung des Appetits 213
Hungern (Nahrungs-Karenz), Acetonurie 720
–, Creatinurie 276
–, Diabetes mellitus 321
–, Energiequelle, Ketonkörper 323
–, Energiespeicher 255
–, Gewichtsabnahme, maximale 285
–, Gicht, sekundäre 282
–, Glucagon 332
–, Glucokinase, Leberzelle 266
–, Glykogengehalt, Herzmuskel 352
–, Grundumsatz 242
–, Ketose 285
–, Mobilisierung der Fettdepots 286
–, Neutralfettabbau 286
–, NNR-Hormone 334

Sachverzeichnis

–, NNR-Insuffizienz 334, 349
–, Proteinabbau 283
–, Stickstoffbilanz 283
–, Temperaturregulation 223
Hungerödem, Hypoproteinämie 491
Husten 206, 663
–, Luftstrom, Geschwindigkeit 663
–, medullärer Reflex 206
–, O_2-Atmung 677
Hustenreflex, Auslösung 206, 633
Hustensynkope 620
HVL = Hypophysenvorderlappen 374
hyaline Degeneration, Beta-Zellen, Pankreas 307, 329
– Membranerkrankung (hyaline membrane disease), Lunge 637
– –, O_2-Beatmung 677
– Zylinder, Harnsediment 721
Hyalomer, Thrombocyten 484
Hyaluronidase, Samenflüssigkeit 398
Hyaluronsäure, Capillaren 509
Hydergin, Erbrechen 209
Hydralazin, Nierendurchblutung 690
Hydrocephalus, communizierender 588
– externus 588
– internus 588
Hydrocortison 342
21-beta-Hydrogenasemangel, AGS 345
Δ-4-Hydrogenasespiegel, Leber, Geschlechtsabhängigkeit 347
Hydrolasen, saure, Lysosomen 8
hydrope Degeneration, Beta-Zellen, Pankreas 329
Hydrops fetalis, Rh-Inkompatibilität 510
hydrostatischer Druck, Interstitialflüssigkeit 567
Hydrothorax 675
–, Lungenkollaps 675
hydrotroper Effekt, Gallensalze 460
Hydroxyapatit 22
–, Knochen 364
Beta-Hydroxybuttersäure 288
–, aktive Rückresorption, Niere 695
–, Ketose, H^+-Quelle 726
–, RQ 257
Hydroxybutyrat-Dehydrogenase 492
Hydroxycalciferol 367
17-Hydroxycorticosteroide 218
–, freie 218
18-Hydroxycorticosteron, NNR 218, 344
16-Hydroxydehydroepiandrosteron (16-OH-DHEA) 416
5-Hydroxyindolessigsäure, Serotoninabbau 234
– tubuläre Sekretion 698
Hydroxy-indol-O-methyltransferase, Melatoninbildung 425

17-alpha-Hydroxylase, NNR-Steroidsynthese 343
–, Mangel, NNR-Steroidsynthese 345
11-beta-Hydroxylase, NNR-Steroidsynthese 345
–, Mangel, AGS 345
21-beta-Hydroxylase, NNR-Steroidsynthese 343
3-Hydroxyprolin 273
4-Hydroxyprolin 273
–, Ausscheidung, STH 378
–, Resorption 433
5-Hydroxytryptamin, 5-HT, Serotonin 234
–, Inaktivierung, Lunge 645
–, Überträgersubstanz, Retina 128
Hyperämie, reaktive 600
Hyperaldosteronismus, Blutdruckreaktion, Hochdruck 622
–, –, Pressen 582
–, Escape-Phänomen-Na^+-Ausscheidung 359
–, primärer 359, 607, 623
–, –, Aldosteronzufuhr, Auswirkungen 716
–, –, HMV 607
–, Hochdruck 623
–, –, orthostatische Hypotension 607
–, –, baroreceptorische Reflexe 607
–, sekundärer 362
–, –, Na^+-Rückresorption 715
–, –, Reninsekretion 423
–, –, Ursachen 358
Hyperalgesie, Typen 107
–, primäre, Rötungszone 107
–, –, Eingeweideschmerz 109
–, sekundäre 107
–, zentrale Schmerzhemmung 111
hyperbarische Oxygenation 677
–, CO-Vergiftung 676
Hypercalciämie, EKG, s. auch Calcium 540
–, Thyroxin 307
Hypercholesterinämie 291
–, Thyroxinbehandlung 314
Hypercoagulabilität 577
hyperergische Verhaltensweise 503
Hyperglykämie s. auch Blutzucker
–, Cushing-Syndrom 352
–, Diabetes mellitus 318
–, Nebenwirkungen 298
Hyperhydratation, Formen 724
–, Ursachen 725
Hyperkaliämie, s. auch Kalium
–, Symptome 540
Hyperkapnie, Gefäßtonus 578
–, Myokardkontrakt 553
–, O_2-Therapie 676
–, Pneumothorax 674
–, respiratorische Insuffizienz 673
–, Symptome 661
–, vasoconstrictorische Wirkung 573
hyperkinetische Störungen, Basalganglien 187

Hypermetamorphose, temporale Lobektomie 251
Hypermetropie 122
–, Dauerakkommodation 130
Hypernatriämie, s. unter Natrium
Hyperopie 121
hyperosmolales Koma, Diabetes mellitus 324
Hyperparathyreodismus 369
–, primärer 369
–, sekundärer 371
–, Therapie mit Dehydrotachysterol 368
Hyperphagie, Hyperthyreose 311
–, hypothalamische Störungen 213
–, limbisches System 217
Hyperphydration s. Hyperhydratation
Hyperplasie, Lipid- der NN 345
Hyperpnoe 665
–, Arbeit 668
–, Höhenakklimatisation 672
Hyperpolarisation, IPSP 70
–, Membranpotential, glatter Muskel 64
–, motorische Neurone, spinaler Schock 180
–, Nach-Hyperpolarisation, Nerv 73, 35
Hypersensitivität, Denervation 80
Hypersexualität 229
–, Läsion, Nuclei amygdalae 251
–, temporale Lobektomie 250
Hypersynchronie, EEG, bedingte Reflexe 245
Hypertension (s. auch Hochdruck) 621
–, allgemeine Hypoxie 670
–, Alter, Grenzwerte 566
–, essentielle 622
–, Noradrenalin 339
–, pulmonale 621
Hyperthermie, hypothalamische Störungen 225
–, konstitutionelle 221
Hyperthyreoidismus 311
–, thyroxinbindende Proteine 302
Hyperthyreose 311
–, Aufnahme, radioaktives Jod, Schilddrüse 313
–, Hunger 212
–, Körpertemperatur 221
–, Merseburger Trias 311
–, PBI, BEI 303
–, Symptome, Ursache 311
–, verkürzte Reflexzeit 307
hypertone De-, Hyperhydratation 724
– Flüssigkeit, Wasserdiurese 704
– Lösungen 15
Hypertonie, s. auch Hochdruck
–, arterieller Blutdruck 621
–, essentielle 623
–, –, Pulmonalarteriendruck 644
–, –, Stadien 623
–, –, Herzinsuffizienz 621
Hypertrophie, Beta-Zellen, Pankreas 329
–, Harnblase 719
–, Schilddrüse, TSH 302

Hyperventilation 665
–, Atemanhalten 663
–, Auswirkung, Blutgefäße 578
–, EEG 164
–, Harn-pH 722
–, P_{CO_2}-Erhöhung 661
–, respiratorische Alkalose 732
–, RQ 257
–, Schlucken 442
–, Schock 664
–, Tetanie 366
Hypervitaminosen, A, D, K, s. unter Vitamine 295
hypocalcämische Tetanie 369
Hypocalciämie, s. Calcium
Hypoglykämie, Auswirkung auf Gehirn 596
–, Catecholaminsekretion 325, 340
–, funktionelle 335
–, Insulinüberschuß 325
–, langandauernde Veränderungen 325
–, Magenfunktion, Sekretion 451
–, Magensaftsekretion 451
–, NNM-Sekretion 325
–, NNR-Sekretion 325
–, Reninsekretion 423
–, STH-Sekretion 379
–, symptomatische, Ursachen 335
–, Symptome 335
–, Verhinderung 272
–, Wirkung auf Gehirn 596
Hypoglykämietherapie 325
hypoglykämische(s) Koma 325
– Zustände 335
Hypogonadismus, hypothalamische Störungen 220
–, männlicher 403
Hypokaliämie, s. Kalium
–, EKG 540
hypokaliämische Nephropathie, primärer Hyperaldosteronismus 359
Hypokapnie 678
–, Auswirkung auf cerebrale Gefäße 679
–, Emphysem 675
–, posthyperventilatorische Apnoe 679
hypokinetische Störungen, Basalganglien 187
Hypomotilität, Granulocyten 477
Hyponatriämie, s. Natrium
Hypoparathyreoidismus 368
hypophysäre(r, s) Diabetes 330
– Pfortadersystem, HVL 208, 375
Hypophyse 374, 385
–, α-Lipotropin 375
–, α-MSH 374
–, β-Lipotropin 375
–, β-MSH 374
–, Embryologie 375
–, EPF 290
–, Gefäße, portale, Primärplexus 208
–, Histologie 375
–, Hormonsekretion, Hormonarten 386
–, Hypothalamus 207, 208

Hypophyse
–, Melanotonin 382
–, Ovarrückkoppelung 413
–, Störungen der Funktion 383
Hypophysektomie, Aldosteronanstieg, Streß 362
–, Folgen 385
–, Insulin-Antagonisten 317
–, Insulinempfindlichkeit 383
–, Nebenniere 337, 354
–, Schilddrüse 301
–, Wachstum 376
–, Wasserhaushalt 384
Hypophysenextrakt, erythropoietische Wirkung 424
Hypophysenhinterlappen 374
–, Aufbau 375
–, Blut-Hirn-Schranke 585
–, efferente Nervenfasern 209
–, HHL-Hormone 214, 374
–, –, einzelne Hormone, s. bei Oxytocin, Vasopressin-ADH
–, –, Entstehungsort 218
–, –, Kontrolle der Funktion 214
–, Histamin 240
–, Innervation 375
–, Läsionen, Diabetes insipidus 217
–, Mastzellen, Histamin 240
–, Phylogenese 208
Hypophysenhormone, isolierter Ausfall 385
–, Melanotropin, α-MSH, β-MSH 382
–, Übersicht 374
Hypophyseninsuffizienz 383
–, partielle 384
–, Ursachen 384
–, Veränderungen anderer endokriner Organe 383
Hypophysenstiel 209
Hypophysenüberfunktion 385
Hypophysenvorderlappen 374
–, acidophile Adenome 384
–, arterielle Versorgung 208
–, Aufbau 375
–, funktionelle Zelldifferenzierung 375
–, Histamin 240
–, hormonsezernierende Zellen, Typen 375
–, Hormonsynthese 375
–, HVL-Hormone 218, 374, 376
einzelne Hormone, s. unter adrenocorticotropes Hormon (ACTH), follikelstimulierendes Hormon (FSH), Luteinisierungshormon (LH), Luteotropes Hormon (LTH), Thyreoideastimulierendes Hormon (TSH), Wachstumshormon (STH)
–, –, Bedeutung, klinische Auswirkung 220
–, –, Eintritt in Blutgefäße 375
–, –, Fettmobilisierungsfaktor 218
–, –, Hypophysengonadotropine 394
–, –, –, Austestung 395
–, –, –, Chemie 395

–, –, –, Wirkungen 394
–, –, hypothalamische Kontrolle 218
–, –, Kontrolle, Sekretion 218
–, –, Releasing, Hemmfaktoren, Neurosekretion 233
–, –, Sekretgranula 6, 8
–, –, Spezifität 376
–, –, „trope" Hormone 218
–, –, Untereinheiten, Struktur 376
–, Infarzierung 384
–, Jodaufnahme 278
–, neurale Verbindungen 208, 218, 375
–, Reserve 384
–, Thyroxinwirkung 306
–, Tumoren, Einteilung 384
–, Zelltypen 375
Hypophysenzwischenlappen 374, 382
–, Aufbau 375
–, Entwicklung 375
–, HZL-Hormone 374, 382
Hypopituitarismus 382
–, Hautfarbe 382
–, NNR-Atrophie 354
–, Reaktionsfähigkeit der NNR auf ACTH 354
Hypoproteinämie 491
–, Beeinflussung der GFR 635
–, Eiweißverlust, Harn 714
–, gestörte Darmfunktion 455
Hypotension 607
–, Bezold-Jarisch-Effekt 660
–, diabetische Acidose 323
–, „Mayer-Wellen" 578
–, orthostatische 620
–, –, Miktionssynkope 620
–, –, primärer Hyperaldosteronismus 607
Hypothalamus 207ff.
–, ACTH-Sekretionssteigerung, Streß 355
–, adrenerge Fasern 209
–, Afferenzen, Einflüsse 209, 210
–, Appetitzentrum 212
–, Atemregulation 657, 663
–, Aufbau 207
–, autonome Funktionen 211
–, Bahnungsareal, Miktionsreflex 718
–, cephale Phase, Magensaftsekretion 450
–, cyclische Phänomene 212
–, Durstzentrum 213
–, efferente Verbindungen 209
–, Eminentia mediana 208
–, Emotionen 211
–, Erkrankungen 220
–, Erwärmungszentren 224
–, Fettsucht, hypothalamische 212
, Funktion, integrierende Zentren 211
–, Furcht und Wut 213
–, Gefäßverbindungen, HVL 208, 209
–, Glucoseaufnahme, Diabetes mellitus 321
–, Gonadotropinsekretion FRAU 402

–, Hauptverbindungen 209
–, hypophysärer Portalkreislauf 208
–, Hypophyse 208
–, Insulinabhängigkeit 213
–, Kerne 207
–, Kontrolle der Aldosteronsekretion, Streß 360
–, – des HHL 214
–, – des HVL 218
–, –, Pubertätsbeginn 393
–, –, Läsionen, Schlaf 211
–, –, Sexualverhalten 228
–, –, TSH 210
–, limbische Kreisschaltung 242
–, männlicher Androgenwirkung, Frühkind 229
–, nervöse Verbindungen, HHL 208
–, NNM-Sekretion 195
–, Noradrenalin 236
–, Nuclei supraoptici, Vasopressin-ADH-sekretion 214
–, oestrogenempfindliche Strukturen 228
–, Osmoreceptoren, Vasopressinsekretion 215
–, parasympathisches Zentrum 211
–, Regulationsmechanismen 210
–, Reizung, kardiale Arrhythmie 529, 531
–, –, Symptome 211
–, realeasing factors, einzelne releasing factors s. unter corticotropin-releasing-factor (CRF), follicle-stimulating-hormone-releasing-factor (FSHRF), luteinizing-hormone-releasing-factor (LRF), growth-hormone-inhibiting-factor (GIF), prolactin-inhibiting-factor (PIF), somatotropin-releasing-factor (SRF), thyrotropin-releasing,factor (TRF)
–, – –, Sekretionsorte 218
–, – –, sezernierende Neurone 218
–, Schlaf 211
–, Sexualverhalten, Mann 228
–, Substanz P 240
–, Sympathicuszentren 211
–, temperaturempfindliche Zellen 210, 224
–, Temperaturregulation 219
–, testosteronempfindliche Strukturen 229
–, TRF 310
–, Verbindungen zum limbischen System 210
–, Verhaltensreaktionen 211
–, viscerale Reflexmechanismen 211
–, weiblicher, Fehlen von Androgenen 229
–, Wirkung von Äthylalkohol 713
Hypothalamuszellen, Sinnesorgane 82
–, –, Glucostaten, Osmoreceptoren 82

Hypothermie 225
–, Anwendung, Chirurgie 225
–, künstliche 225
Hypothyreoidismus, s. auch Schilddrüse, Thyroxin
–, Kleinwuchs 381
–, thyroxinbindende Proteine 302
Hypothyreose 310
–, BEI, PBI 302
–, Erwachsene, Ursachen 310
–, Gynaekomastie 418
–, [131]J-Aufnahme, Schilddrüse 313
–, Kretinismus 312
–, Milchsekretion 307
–, Pubertätsbeginn 393
–, Symptome 310
–, Verlängerung der Reflexzeit 307
hypothyreotes Syndrom, Erwachsener 310
hypotone De-, Hyperhydratation 724
– Lösungen 16
Hypotonie, Blutdruck, s. Blutdruck
–, muskuläre, s. Tonus
Hypoventilation 665
–, hypoxische Hypoxie 670
Hypovitaminosen, s. auch unter Vitamine 295
Hypovolämie, diabetische Acidose 323
–, Durchfall 332, 467
–, NNR-Insuffizienz 349
hypovolämischer Schock 616
Hypoxämie, respiratorische Insuffizienz 673
Hypoxie 670–678
–, Adrenalin-Noradrenalin-Sekretionsverhältnis, NNM 341
–, anämische 675, 679
–, arterielle O_2-Sättigung 672
–, Atemzentrum 657
–, Blutzuckersteigerung 578
–, coronare Durchblutung 598
–, CO_2-Wirkungskurve 662
–, Einfluß auf Vasomotorenzentrum 578
–, Einteilung 670
–, Empfindlichkeit, Gehirn 595
–, Emphysem 675
–, Erythropoiese 479
–, Erythropoietinbildung 423
–, erythropoietische Reaktion, NN-Insuffizienz 353
–, explosive Dekompression 681
–, generalisierte Formen 670
–, Herzinsuffizienz 621
–, Herzfrequenz 584
–, Herzfrequenzerhöhung 584
–, histotoxische 670, 676
–, hypoxische 670, 671
–, –, Ursachen 670, 673
–, ischämische 670, 676
–, Myokardkontraktilität 553
–, Pneumothorax 674
–, Rechts-links-Shunt 675
–, REF-Bildung 424
–, renale Vasoconstriction 689
–, respiratorische 671

Sachverzeichnis

–, Sauerstofftherapie 676
–, Stagnationshypoxie 670
–, Stoffwechsel, Herzmuskel 61
–, Symptome, O$_2$-Atmung in großen Höhen 672
–, vasoconstriktorische Wirkung 574
–, Vasomotorenzentrum, Hochdruck 622
–, Ventilations-Perfusionsverhältnis 642
–, Wirkung auf Ventilation 606
–, zirkulatorische 662, 670
hypoxische Symptome, Luftatmung, subatmosphärischer Druck 671
Hysteresis-Schleife, dynamische Compliance 638
Hz = Hertz
HZL = Hypophysenzwischenlappen 348, 374
H-Zone, Skeletmuskel 47

I

I-Band, Skeletmuskel 47
ICF = intracelluläre Flüssigkeit 9
ICSH = interstitielle Zellen stimulierendes Hormon 201, 218, 374
idioventrikulärer Rhythmus 531
IgA, IgD, IgE, IgG, IgM 487
–, Aufbau 499
–, Halbwertszeit 486
IgG, Isohämagglutinine 507
IgG$_1$-Opsanisation 476
IgG$_3$-Opsanisation 476
IgM, Isohämagglutinine 507
–, Opsonisation 476
IJP = inhibitorisches junktionales Potential 79
Ikterus 461
–, Bilirubinausscheidung, Harn 721
–, Verschlußikterus, fettlösliche Vitamine 295
ILA = Insulin like activity, Plasma 330
Ileocöcal-Klappe 453
Ileostomie 332
Ileum 453
–, Aminosäureresorption 433
–, Fettresorptionen 435
–, Kohlenhydratresorption 431
–, Vitamin B$_{12}$-Resorption, Pinocytose 436, 452
Ileus, adynamischer 456
–, mechanischer 456
Iminosäuren 273
–, Bildung 275
Immobilisierung, Schilddrüsenfunktion 316
–, Stickstoffbilanz 282
Immundiffusion 505
–, radiale 505
Immunelektrophorese 505
Immunglobuline 487
–, Aufbau 499
–, Ig 489, 499, 500
–, Placentaschranke 503

–, sekretorische 489, 500
–, –, Darm 434
–, –, Respirationstrakt 634
–, variable Stelle 500
Immunisierung, aktive 504
–, passive 504
Immunität 494
–, celluläre 487
–, humorale 493
immunkompetente Zellen 494
Immunmechanismen 493–506
Immunoassay, Schwangerschaftstest 415
Immunocyten 494
Immunogen 494, 497
Immunologie, Labormethoden 504–506
immunologische Spezifität 495
Immunosupression, Transplantation 498
Immunparalyse 595
Immunpräzipitation 504
Immunreaktion als Teil eines komplexen Regelsystem 497–504
–, Amplifikations-Mechanismus 497
–, Effektormechanismen 497
–, Immunogen 497
Immunsystem, Antideterminante 495
–, antigene Determinante 495
–, Entwicklung 503
–, Immuntoleranz 495, 595
–, natürliche 495
Impfung 504
Implantation, Schwangerschaft 415
Impressionsfraktur, Schädel 588
Impuls, Summation 75
Impulsbildung, Membranpotential 21
Impulsfrequenz, inhärente, Schrittmachergewebe, Herz 62
–, –, –, –, Vagusreizung 523
Impulspropagation, myelinisierter Nerv 38, 39
–, nicht-myelinisierter Nerv 38
inborn error of metabolism, NNR-Steroidsynthese 345
–, Phenylketonurie 200
„Incisur", Pulskurve 545
Incompatibilität, immunologische 498
–, Rhesus- 510
indifferente Elektrode, EKG 525
Indifferenzzone, Umgebungstemperatur 224
Indikatorverdünnungsmethode, Blutströmungsmessung 559
–, HMV-Bestimmung 548–550
„indirektes" Bilirubin 461
indirekte Calorimetrie 256
– Hemmung, Synapse 73
Indol, Darmbakterien 465
Indolen, Äther-Schwefelsäuren 274
Indomethacin, Hemmung der Cyclooxygenase 292
Inducer, Pinocytose 17
–, vermehrte Enzymaktivität 280

Induktorsubstanz, embryonaler Hoden 389
Infarkt, Herzinfarkt, EKG 536–540
Infektionen, Endotoxinschock 618
–, Glucocorticoide 353
Infektionskrankheiten, Diabetes mellitus 322
–, Schock 618
Inflationsreceptoren, Lunge, Atmung 657
Influenzavirus, Abwehr 493
Information, Regelkreis 26
Informationsfluß, Regelkreis 26
Infundibulum 208
Infusionslösungen, Säure-Basen-, Elektrolytstörungen 733
„Inhibin", FSH-Sekretion 402
inhibiting factors, Neurosekretion 233
– hormone, Hypothalamus 233
inhibitorische Impulse, motorische Neurone 100
– junctionale Potentiale 79
– Leitungssysteme, posttetanische Potenzierung 76
– postsynaptische Potentiale, ionale Basis 70
– – –, Zeitkonstante 68
– Überträgersubstanz 72
Initialsegment, Axon 71
Initialwert, Nerv 42
–, Skeletmuskel 56
„inkomplette" Antikörper 504
Innenohr 139
–, Schwerhörigkeit 149
–, Schwingungsübertragung 144
innere Hemmung, bedingte Reflexe 243
Innervation, s. bei den einzelnen Organen
–, reziproke, Atemmuskulatur 655
–, –, Dehnungsreflex 95
–, Skeletmuskel, Einfluß auf Muskeltyp 57
Inositriphosphat 261
inotrope Effekte, Herz 550
– –, –, Auslösung der psychischen Stimuli 610
– –, –, Catecholamine 553
– –, –, erhöhtes HMV 610
– –, –, gesteigerte Aktivität adrenerger Nervenfasern 610
– –, –, sympathische Herznerven 576
– Pharmaka, Myokardkontraktilität 553
– –, vergrößertes Schlagvolumen 610
– –, Verminderung des endsystolischen Volumens 610
Insektizide, Hemmung der Acetylcholinesterase 78
Inselzellen 315
–, Pankreas, Glucosetransport 326
–, –, Typen 315
Inselzellstruktur 315
Inspiration, s. Atmung
Instinktverhalten, neurophysiologische Grundlagen 226–242

Insulin 315–318
–, A-, B-Kette 317
–, Aminosäureeinbau in Protein 321
–, anabole Wirkung 321
–, Anti-Insulin-Antikörper 315
–, Aufnahme, Gewebe 318
–, Beta-Zellgranula 315
–, blutzuckersenkende Wirkung, Dauer 320
–, Charakteristika verschiedener Präparate 320
–, C-Peptid 317
–, endogenes 319
–, exogenes 319
–, –, Wirkung, Beta-Zellsekretion 330
–, Fettspeicherung 323
–, gestörte Blutzuckerhomoiostase 320
–, Glucagon, Verhältnis 332
–, Glucagonfreies 320
–, Glucocorticoide, anti-insulinäre Wirkung 349
–, Glucokinase, Leber 266
–, Glucose-Rückresorption, Niere 695
–, Hormon der Energiespeicherung 332
–, hormonsensitive Lipase 323
–, immunologische Bestimmung 330
–, Inaktivierungssysteme, Arten 318
–, kristallines, Zinkinsulin 320
–, Leber-Gluthathion-Insulin-Transhydrogenase 318
–, Lipoproteinlipase, Aktivierung 323
–, Membranpotential-Erhöhung 320
–, Monosaccharidtransport, Zellmembran 326
–, Speciesabhängigkeit 315
–, Stimulierung der Enzymsynthese 281
–, Struktur 315–317
–, Wachstum 380, 382
–, Wirkungsmechanismus 281
–, Zinkaggregate 315
Insulinabbau 318
Insulinabhängigkeit, Fructose 273
–, Galaktose 272
Insulin-Antagonisten 317
Insulinase 318
Insulinbedarf, Diabetes mellitus, Beeinflussung 336
–, Pankreatektomie 333
Insulinbehandlung, Hypokaliämie 302
Insulinbestimmungsmethoden 330
Insulinbindung, Zirkulation 316
Insulin-Empfindlichkeit, Abnahme, STH-Behandlung 334
–, Hypophysektomie 383
Insulinfreisetzung, Glucose 326
Insulin-Glukagonverhältnis 332
Insulinhalbwertszeit 317
insulin-like activity (ILA) 330

784 Sachverzeichnis

Insulinmangel 318–328
–, Fettstoffwechselstörung 323
–, Glucosestoffwechselstörung 324
–, Stoffwechselgleichgewicht 324
–, Symptome 315
Insulinpolymere, Beta-Zellen 315
Insulinpräparate, Insulin lente, NPH-Insulin 320
–, langwirksame 320
–, Protamin-Zink-Insulin 320
Insulinsekretion, Beeinflussung 327
–, Blutzuckerspiegel 326
–, Catecholaminwirkung 325
–, Gastrin 448
–, gastrointestinale Gewebshormone 327, 445
–, Regulation 327
–, Stickstoffgleichgewicht 282
–, vagale Stimulierung 328
Insulinstoffwechsel 317
Insulinsubstitution, Diabetes mellitus 325
Insulinsynthese, Glucose 326, 328
Insulintherapie, Hypoglykämie 335
Insulintransport 316
Insulinüberschuß, Hypoglykämie 325
–, Kompensation 325
–, Wirkungen, Symptome 325
Insulinwirkungen 318–328
–, cAMP 327
–, Catecholaminsekretion 325
–, Fettgewebe 323
–, FFS 289
–, Galaktoseverteilungsvolumen 326
–, Glucoseaufnahme, Gewebe 319
–, Glucoseverteilungsvolumen 326
–, Hemmung der Insulin-Antagonisten 318
–, Kalium 320
–, Zellmembran 327
Intensitätsdiskriminierung, Sinnesorgane 87
Intensitätsunterschiede, Leitungssysteme 103
Intensitätszeitkurve, s. auch Chronaxie 36
Intentionstremor 194
Inter-α-Trypsininhibitor 490
„intercalated disc" Herzmuskel 52
intercelluläre Kittsubstanz, Capillarendothelzellen 557
– Verbindungen 5
Interferon 493
–, Entzündung 612
–, Freisetzung bei Virusinfektionen 612
–, Virusvermehrung 612
Intermediärstoffwechsel 261–297
Intermedin, Hypophyse, β-MSH 374
intermittierendes Hinken 107
Internodium, s. Nerv
Interoceptoren 82
Interstitialflüssigkeit 9. 10, 567–570
–, Elektrolytzusammensetzung 13

–, hydrostatischer Druck 567
–, Osmolalität, Oedembildung 569
–, Volumen 10, 596
–, –, Beeinflussung 569
–, –, Bestimmung 10
–, –, Vermehrung, Ursachen 569
interstitialzellen-stimulierendes Hormon (ICSH) 218, 374
interstitieller Nierendruck 688
interstruktureller Raum, Mitochondrien 6
Intestinaldrüsen, enterochromaffine Zellen 454
intestinale Kolik 109
– Motilität 454
– Phase, Magensaftsekretion 451
– Schock 466
Intestinalmucosa, Fettresorption 290
–, Umsatzrate 274
Intestinum, s. auch Darm
Intima, Venen, Venenklappen 558
Intoxikation, Wasserintoxikation 704
intraabdomineller Druck, Atemcyclus 632
–, –, Harnaustreibung 718
–, –, venöser Kreislauf 570
intracelluläre Puffer 652
–, –, Na$^+$, K$^+$-Freisetzung 652
–, –, respiratorische Acidose und Alkalose 652
Intracellulärflüssigkeit (ICF) 10
–, Bestimmung 10
–, Elektrolytzusammensetzung 13
–, H$^+$-Konzentration 725
–, Volumen 12
intracranieller Druck, Blutdruck 594
–, cerebrale Durchblutung 594
–, –, Herzfrequenz 578
–, –, Vasomotorenzentrum 578
intrafusale Fasern, Muskelspindel 92
intramembranöse Knochenbildung 364
intraoculärer Druck 137
intrapericardialer Druck, Ventrikelfüllung 552
intrapleuraler Druck Mediastinaldruck 631
–, Pneumothorax 674
intrapulmonaler Druck 630, 635
intraspinale Tumoren 102
intrastruktureller Raum, Mitochondrien = intramembranöser Raum 7
intrathorakaler Druck, negativer, Lymphzirkulation 569
– –, Ventrikelfüllung 551
intrauterine Fremdkörper 413
Intrauterinpessar IUP 413
intravenöse Injektion, Venenspasmus 558
„intrinsic factor", Magenschleimhaut 451
– –, Produktion, Magen 451
Inulin, Messung der GFR 691
–, radioaktiv markiertes 691
Inulinclearance 691

Inulinverteilungsvolumen, Bestimmung des ECF-Volumens 10
inverser(s) Dehnungsreflex 95
– Trijodthyronin 299, 305
ionale Bewegung, CL-Transport 70
– Einflüsse, glatter Muskel 64
– Grundlagen, Generatorpotential 85
– Vorgänge, Receptoren 83
Ionen, Co-Faktoren 262
–, Einflüsse 19
–, Grundlage von Erregungsbildung und -leitung 40
–, hydratisierte, Größe 18
–, Permeabilitätskoeffizienten, Zellmembran 18
–, Ruhe-Membranpotential 40
Ionenflüsse, Herzmuskel 523
–, Nervenaktionspotential 41
–, Nervenzellmembran 19
–, Skeletmuskel 47
Ionenkonzentration, Skeletmuskelzelle, Frosch 18
Ionenpermeabilität, Herzmuskel 60
–, motorische Endplatte 76
Ionenverteilung, Zellmembran 17
IPSP = inhibitorisches postsynaptisches Potential 69
Iridophoren 382
Iris 114, 120
–, Denervationshypersensitivität 79
Irradiation, Eingeweideschmerz 110
–, Fluchtreflex 98
irreversibler Schock 614
Ischämie, Muskelschmerz 106
–, Myokard, EKG 538
–, Ohnmacht 619
–, Tiefenschmerz 106
ischämische Hypoxie 670, 676
Ishihara-Tafeln 134
isoelektrische Strecke, EKG, ST-Segment 525
Isohämagglutinine, Anti-A-, Anti-B- 507
–, Immunogene 494
Isoleucin 273
Isomaltase 431
Δ5-Δ4-isomerase, NNR-Steroidsynthese 343
Isomere, L-Isomere, Aminosäuren 274
isometrische(s) Kontraktion, Herzmuskel 551
–, –, Skeletmuskel 47
– Training, Schwerelosigkeit 608
– Ventrikelerschlaffung 543
– Ventrikelkontraktion 543
Isophonen, Bestimmung 144
Isoprenoideinheiten, Cholerinsynthese 290
Isoproterenol 205
Isorenin 422
Isosthenurie 714, 722
isotone De-, Hyperhydratation 724
– Lösungen 15

isotonische Kontraktion, Herzmuskel 551
– –, Skeletmuskel 47
Isotope 300
–, radioaktive, Halbwertszeiten 386
isovolumetrische Ventrikelkontraktion 542
„iterative discharge" 247
ITP = Inosintriphosphat 261
IUP = Intrauterinpessar 413

J

J, s. Jod, Jodid
James-Bündel 537
Jejunum 453
–, Aminosäureresorption 433
Jendrassikscher Handgriff, Dehnungsreflexe 95
Jod, Anreicherung, Magenschleimhaut 442
–, –, Speicheldrüsen 442
–, Aufnahme, HVL 300
–, –, NNR 300
–, –, Schilddrüse, Bestimmung 300
–, –, –, ^{131}J, Beeinflussung 313
–, –, Stimulierung, TSH 302
–, –, tägliche, minimale 299, 312
–, –, T/S-Verhältnis 299
–, Ausscheidung 299
–, –, Glucocorticoide 310
–, Bedarf, Nahrung 295
–, Bindung, Thyroxin, Blockierung 300
–, –, Hemmung 312
–, Gehalt, Schilddrüse 299
–, Hemmung, Schilddrüsenfunktion 313
–, Konzentration, Schilddrüse 299
–, Konzentrationsmechanismen, extrathyreoidale 300
–, Mangel 312
–, –, Kretinismus, jodiertes Salz 311
–, –, Kropf 312
–, Oxydation, Schilddrüse 300
–, –, Hemmung 319
–, Perfusions-Scan, Lunge, ^{131}J 643
–, Plasmaspiegel 299
–, Pool 313
–, Resorption 299
–, Sekretion, Darm 432
–, Stoffwechsel 299
–, Thyroxinsynthese 300
–, Transport, aktiver, Hemmung, Ouabain 300, 313
–, –, –, Stimulierung, TSH 300
–, –, Ciliarkörper 300
–, –, elektrischer Gradient 300
–, –, kompetitive Hemmung 300
–, –, Magenmucosa 300
–, –, Placenta 300
–, –, Plexus choroideus 300
–, –, Speicheldrüse 300
–, Überdosierung, Kropfentstehung 314

Sachverzeichnis

–, Verlust, täglicher 300
–, Verteilungsvolumen (^{131}J) 10, 300
jodhaltige Substanzen, Erhöhung des PBI 302
Jodid, s. Jod
Jodid-„Einfang"-Mechanismus, Schilddrüse 300
jodiertes Salz, „Vollsalz" 312
Jodination 300
Jodisotope (^{125}J, ^{131}J, ^{132}J), Halbwertszeit 300
Jodoform, Riechschwelle 156
Jodopsin 124
„Jodpumpe" 300
jodreiche Kost, Wirkung 312
Jodtyrosindehalogenasen, Schilddrüse 301
joining protein, Immunglobuline 500
Joule-Einheit, Energie 295
–, Umrechnung 255
Jucken, Entstehung, Juckpulver 112
–, „Juck"-Punkte, Verteilung 112
Juckreiz, Caisson-Krankheit 680
Jugularvenenpuls, Herzreaktion 543
juxtaglomeruläre(r) Apparat, Niere 422, 686
– –, –, idiopathische Hyperplasie 423
– –, –, Macula densa 422
– Theorie, Autoregulation, Nierendurchblutung 690
– Zellen, Reninbildung 360, 361, 422
– –, Sekretgranula 8
– –, verminderte Salzausscheidung, Nierennerven 690
Juxtallocortex 226

K (s. auch C)

K$^+$, s. Kalium
Kachexie, Hypophyseninsuffizienz 384
Kälte, Auftreten von Cyanose 670
–, Auswirkung auf Hautgefäße 601
–, Catecholaminsekretion 340
–, Förderung des Appetits 213
–, glatter Muskel 64
–, Hemmung von Hb-O$_2$-Dissoziation, Cyanose 670
–, Kälterezeptoren, Haut 224
–, labiler Hochdruck 623
–, Reflexantworten, Temperaturregulation 223
–, Sinnesmodalitäten 82
–, Stimulierung der TSH-Sekretion 309, 310
–, Temperaturregelung 223
–, Thyroxinsekretion 307
Kälteempfindlichkeit, gesteigerte, Hypothyreose 310
Kälteempfindung, sensible Leitungsbahnen 101
Kältepunkte 105

–, Zahl 105
Kälterezeptoren 105
–, Adaptation 85
–, Haut, Temperaturregulation, Hypothalamus 210
–, paradoxe Kälteempfindung 96
–, Temperatur, erregungsauslösende 105
Kältetoleranz, Hypophysektomie 383
Kältezittern, Temperaturregulation 223
Kalium, Aktionspotential 41
–, aktive Rückresorption, Nierentubuli 695
–, – –, proximaler Tubulus 712
–, Beeinflussung der H$^+$-Sekretion 712
–, Bestimmung der Gesamtmenge 23
–, Denervationshypersensitivität 79
–, Endolymphe 146
–, Ernährung 295
–, Gesamtkörper 23
– –, Osmolalität 23
–, Hyperkaliämie, Insulinbehandlung 320
–, –, Wirkung auf Aldosteronsekretion 359
–, Insulinwirkung 320
–, maximale Sekretion, Darmabschnitte 432
–, Muskelschmerz 107
–, NN-Insuffizienz 358
–, Plasmaspiegel, Anstieg, Adrenalin 340
–, –, Digitalispfindlichkeit 541
–, Substitution, Durchfall 467
–, Thrombocyten 484
–, vasodilatatorische Wirkung 575
Kaliumausscheidung 712
–, Beeinflussung durch Na$^+$-Konzentration 712
–, diabetische Acidose 323
–, Glucocorticoide 352
–, Hemmung, Quecksilberdiuretica 713
–, STH 378
–, Tagesrhytmus 227
–, Thyroxin 307
Kaliumeintritt, Zelle, Insulin 320
Kaliumerniedrigung, Insulinsekretion 320
Kaliumfreisetzung, intracelluläre Puffer 652
Kaliumgehalt, Beeinflussung der tubulären H$^+$-Sekretion 709
–, Harn 722
–, Infusionslösung 733
–, Muskel-, Hirnzelle, Aldosteron 387
–, Schweiß 719
Kaliumgleichgewicht 712
Kaliumionenkonzentration, Arbeits-Rhabdomyolyse 609
Kaliumkonzentration, ECF 540
–, erhöhte, EKG 540
–, –, Symptome der Hyperkaliämie 727

–, Osmolalität 723
Kaliumleitfähigkeit, Nervenmembranen 40
Kaliummangel, Auswirkung 727
–, Behandlung, Infusionslösungen 733
Kalium-Natriumaustausch, distaler Tubulus, Aldosteron 712
Kaliumpermeabilität, Änderung, IPSP 70
–, glatter Muskel 57
–, Herzmuskel 523
–, –, Schrittmachergewebe 62
–, –, –, Acetylcholin 523
–, –, Sinusknoten, Noradrenalin 523
–, –, –, Präpotential 523
Kaliumretention, HCS 416
–, Spironolacton 713
–, Triamteren 713
Kaliumsekretion, Beeinflussung 712
–, Carboanhydrasehemmer 713
–, Colon 464
–, distaler Tubulus 712
–, – –, Austausch mit Na$^+$ 710
–, Sekretionsmechanismen, Adaptation 712
Kaliumspiegel, Diabetes mellitus 323
Kaliumstoffwechsel, Niere 713
–, Säure-Basengleichgewicht 727
Kaliumüberschuß, Auswirkungen 727
Kaliumverarmung, Cushing-Syndrom 352
Kaliumverlust, Aldosteronzufuhr, Hyperaldosteronismus 358, 716
–, Durchfall 332
–, renale Säuresekretion 709
Kaliumverteilung, Flüssigkeitskompartments 22
–, Körper 22
Kallidin 574
Kallikrein 442, 574
–, Aktivatoren 574
–, Pankreas 424
–, Speichelsekretion 442
Kallikreininhibitoren 575
–, kongenitales Fehlen 574
–, Kreislauf 574
Kammerflimmern, s. auch Herzrhythmus 535
–, Asphyxie 678
–, Herztod 620
–, Ursachen 535
Kammerwasser 147
–, ECF-Volumen 11
–, interaocularer Druck 137
–, transzellulärer Fluß 492
–, Zusammensetzung 147
Kampfreaktion 230
Kanamycin, Proteinsynthese 281
Kanonenwelle, Venenpuls 547
Kaolininjektion, Hochdruck 621
Kapazitätsgefäße, Venen 563
Kardia, reflektorische Achalasie 448
–, Erschlaffung 443
kardiale Arrhythmien 529–537

Kardinalpunkte, zusammengesetzte optische Systeme 119
kardiogener Schock 617
– –, coronarer Chemoreflex 581
kardioinhibitorische Zentren 576
Kardiometer, Glockenkardiometer (BELL) 552
kardiovaskuläre(s) Homoistase 606–625
– –, Arbeit 667
– Regulationsmechanismen, Autoregulation 573
– –, Blutspeicherung 573
– –, Capillaren 573
– –, Herzauswurfleistung und Frequenz 573
– –, lokale 573
– –, Receptoren 579
– System, Regulationsmechanismus 573
Kardioversion, Kammerflimmern 536
Karyotyp 387
Karzinoembryonales Antigen 488
Kastration, Selbststimulierungsrate 231
–, sexuelles Verhalten 228
Katabolismus 255
–, letzte gemeinsame Strecke 261
–, Nahrungsmittel, freigesetzte Energie 255
Katakroter Schenkel, Pulskurve 545
„kategoriale" Hemisphäre 250
katelektrotonische Potentiale, Neurone 36
Katelektrotonus, Reizkathode 34
Kathepsine 8
Kathodenstrahloszillograph 34
kathodische Reizung 36
Kationen, Glomerulumfiltrat 692
–, primäre Geschmacksempfindung 159
Kationenausscheidung, Acidose 652
Kationenverteilung, Blut 652
Kauen 441
–, corticale Repräsentation 176
–, limbisches System 227
–, Reflex, medullärer 206
Kauern, Zusammenkauern, Furcht und Wut 230
Kaulquappe, Thyroxin 308
Keiffer-Huber-Reflex, Wehenauslösung 604
Keimzelle 277
Keith-Flack-Knoten, s. Sinusknoten
Keloidbildung, Glucocorticoide 353
Kennzeit = Chronaxie, Nerv 36
Kephalinzeit 521
Kern, Zellkern 5
Kerne, efferente Kontrollmechanismen 162
Kernhülle, Poren 3
Kernikterus 511, 590
Kernmembran 6
Kernsackregion, Muskelspindel 92
Kernstruktur 5

Kerntemperatur 220
–, Fieber 224
ketoacidotisches Koma, Diabetes mellitus 323
ketogene Aminosäuren 275
–, Wirkung, STH 378
Ketonkörper 288
–, aktive Rückresorption, Niere 695
–, Ausnutzung, Diabetes mellitus 323
–, Bildung 288
–, –, Diabetes mellitus 323
–, Blutspiegel, Normalwert 288
–, Energiequelle 288
–, –, Hunger 323
–, Gehirn 594
–, Harn 720
–, Herz 58
–, Leber 458
–, primäre Geschmacksempfindung 159
–, Stoffwechsel 288
Ketonsäuren 275
Ketose 288
–, Acidose 288
–, antiketogene Wirkung der Kohlenhydrate 289
–, Diabetes mellitus 289, 323
–, Ernährung 289
–, Hunger 283
–, intracellulärer Kohlenhydratmangel 289
–, Ketonkörper, H$^+$-Quelle 720
17-Ketosteroidausscheidung, Geschlechtsabhängigkeit 348
–, Pubertät 381
–, Tagesausscheidung 348
17-Ketosteroidbildung 400
17-Ketosteroide 341, 348, 400, 414
–, Cortisolstoffwechsel 347
11-Oxy-17-Ketosteroide 348, 401
Kettenkonformation, Proteine 273
Kety-Methode 591
–, methodische Grenzen 592
Killer-Zellen 497, 498
Kilocalorie 255
Kilojoule, Umrechnungsschlüssel 295
Kind, Abwehrsysteme 503
–, Atmung, Frequenz, Tiefe 665
–, Cöliakie 456
–, Creatinurie 276
–, Cretinismus 311
–, EEG 164
–, Erbrechen, Ketose 289
–, Frühkindheit, Sexualhormone, Beeinflussung, sexuelles Verhalten 229
–, Grundumsatz 260
–, Herzfrequenz 605
–, hyaline Membranerkrankung 637
–, Kleinkind, gastrocholischer Reflex 466
–, Kwashiorkor 283
–, Rachitis 367
–, REM-Schlaf, Dauer 171
–, systolische Geräusche 548

–, täglicher Nahrungsbedarf 294
–, Temperaturregulation 220
–, Thyroxin, positive Stickstoffbilanz 307
–, ungesättigte Fettsäuren, Nahrungsbestandteile 295
–, Vitaminbedarf, erhöhter 295
Kindheit, Wachstumsperiode 380
kinetische Energie 565
Kinetosen 192
–, Labyrinth 152
–, Symptome 152
kininartige Wirksamkeit, Komplementaktivierung 501
Kininasen, Bradykininabbau 574
Kininbildung, Axonreflex 600
Kinine 574
–, Antigen-Antikörperreaktion 502
–, Entzündung 611
–, Jucken 111
–, Kininase II 574
–, Muskelschmerz 107
–, Pankreatitis 457
–, Senkung der Reizschwelle von Nervenfasern 97
–, Wirkungen 574
–, – auf Schmerzreceptoren 106
–, Kininfreisetzung, Entzündung 611
–, Hemmung, 353
–, Glucocorticoide 574
Kininogene 574
Kininsystem, Phagocytase 475
Kirchhoffscher Satz, EKG 527
kJ, Umrechnungsschlüssel 295
Klärfaktor = Lipoproteinlipase 286
–, Heparin 516
–, Insulin 325
Klangfarbe 142
Klappen, Lymphgefäße 558
–, venöse 558
Klappenfehler, Herz, s. Herzklappen
Klappeninsuffizienz, Herzinsuffizienz 621
Klappenton, Herz 547
„Klappmesser"-Effekt, Spastizität 97
Kleidung, Körpertemperatur 222
–, Wärmetransport, Abhängigkeit 222
Kleinhirn 188–195
–, afferente Verbindungen 190
–, Archicerebellum 188
–, Aufbau 188
–, Bewegungskoordination 179, 194
–, cerebellare Ataxie 194
–, – Comparator-Rückkopplungsschaltung 195
–, Dehnungsreflex 144
–, Dysmetrie 194
–, efferente Verbindungen 190
–, Einfluß auf Motorik 194
–, elektrischer Grundrhythmus 195
–, Folium 188
–, Funktion 192

–, Grundlage der cerebralen Kontrolle 194
–, Hemisphären 188
–, hemmende Areale, Dehnungsreflex 183
–, Homunculus 193
–, Intensionstremor 194
–, Kerne 190
–, Kinetose 192
–, Koordinierung der Muskelaktivität 174
–, Lappen, Funktion 188
–, Larsellsche Numeration 189
–, Lobuli 188
–, Neocerebellum 189
–, Oberflächenstruktur 188
–, proprioceptive Projektion peripherer Receptorgebiete 193
–, Prostaglandine 241
–, Reizung Muskeltonus 194
–, Rückkopplungsverbindung 195
–, scandierende Sprache 194
–, Steuerung der Bewegung 194
–, Struktur 188
–, Tiefensensibilität 104
–, Uvula, Funktion 192
–, visuelle, akustische Impulse 192
–, Vorwärtskopplungshemmung 75
–, Wurm 188
–, „Zeitgeber" für Motorik 195
Kleinhirnläsionen 194
–, Adiadochokinese 194
–, Koordinationsstörungen 175
–, motorische Symptome 194
–, Symptome 194
–, Tonusverlust 194
–, Vorbeizeigen 194
–, „Zeitgeber"-Funktion 195
–, Zerfall der Bewegung 195
Kleinhirnreizung, gamma-motorisches System 194
–, Spastizität 194
Kleinhirnrinde, Läsionen, Kompensation 194
–, laterale, sakkadenartige Bewegungen 195
–, Potentiale, rhythmische Fluktuation, EEG 166
–, Schichten 190
–, Verbindungen 190
Kleinkind, s. Kind
Kletterfasern, Kleinhirn 191
Kletterzellen 67
Klima, Beeinflussung des Grundumsatzes 260
–, Energieumsatz 257
–, Privatklima 222
Klimakterium 394
–, virile 365
Klinefelter-Syndrom 388, 391
–, Karyotypen 391
Klonselektion, Antikörperbildung 495
–, Immunglobulin-Bildung 495
Klonus 56, 98
Klüver-Bucy-Tiere, temporale Lobektomie 251
Klysmen 464
Knoblauchgeruch 156

Knochen 364–373
–, Aufnahme von Mineralstoffen 365
–, calciummobilisierende Wirkung, Parathormone 370
–, Calciumpool 371
–, Durchblutung 364
–, Hydroxyapatit 23
–, Knochenstruktur 364
–, Kristallgerüst 22
–, Längenwachstum 364
–, –, –, STH 377
–, maligne Degeneration, radioaktive Substanzen 365
–, Mineralanteil 364
–, Vitamin D-Wirkung 367
Knochenalter, Epiphysenschluß 365
Knochenbildung 364
–, enchondrale 364
–, intramembranöse 364
Knochencalcium, mobilisierbares, nicht-mobilisierbares 366
Knochenentkalkung, Schwerelosigkeit 608
Kochenerkrankungen, metabolische 365
Knochenleitung, Hören 145
Knochenmark 471
–, Entwicklung der Granulocyten 473
–, Erythrocytenbildung, Erythropoetin 423
–, gelbes 471
–, pluripotente Stammzellen 472
–, primär lympatisches Organ 473
–, rotes 471
–, Stoffwechsel, Thyroxin 307
–, unipotente Stammzellen 472
Knochenmarkierung, Tetracycline 2
Knochenmarksmetaplasie, sekundäre Gicht 282
Knochenmarkspunktion, Erythropoiese 480
Knochenreifung, Thyreocalcitonin 373
Knochenresorption 365
–, Hemmung, Thyreocalcitonin 372
–, Osteroporose 365
Knochenschädigung, radioaktive Elemente 365
Knochenstoffwechsel 365
Knochenveränderung, Cushing-Syndrom 352
Knorpelbildung, STH 377
Knoten, Herz, s. auch Schrittmachergewebe 62
–, Atrioventricularknoten, Herz 522
–, Sinusknoten, Herz 522
Knotenpunkte, zusammengesetztes optisches System 119
Kobalt, REF-Bildung 424
–, Spurenelemente 295
–, Vitamin B$_{12}$ 451
Kochsalz, s. Salz
–, Geschmack 159
Kochsalzlösung, isotone 733

Sachverzeichnis

Kochprobe, Eiweiß, Harn 720
Körnerschicht, innere, Retina, DC-Komponente 128
Körnerzellen 155
–, Kleinhirn 188
Körper, übriger, Durchblutungsgröße und O_2-Aufnahme 586
Körperbau, weiblicher, Oestrogene 409
–, Typen, Herzlage 529
Körperbehaarung, sekundäre Geschlechtsmerkmale 401
Körperbewegung(en) 58, 174–195
–, Anpassung, Kleinhirn 194
–, Ausschaltung des Pyramidenbahnsystems 177
–, Einfluß der Wahrnehmung 178
–, – verschiedener Rindenareale 177
–, Glattheit 174
–, Integrationsebenen 179
–, Kontrolle 177
–, Präzision 174
–, sensorischer Cortex 177
–, Willkürbewegung, Pyramidenbahnsystem 177
Körperflüssigkeit(en), Compartments 9
–, –, Größe 9
–, Elektrolytkonzentration 13
–, Substanzverschiebungen zwischen Compartments 12
–, Volumina, Bestimmung 10
–, Zusammensetzung 13
Körpergewicht, Energieumsatz 257
–, konstanterhaltung 293
Körpergröße, Energieumsatz 257
Körperhaltung, Anpassung, Kleinhirn 194
–, Enthirnungsstarre 182
–, Kontrolle 179
–, unilaterale Labyrinthektomie 152
Körper-Körper-Stellreflex 180, 184
Körper-Kopf-Stellreflex 174, 184
Körperkreislauf, s. Kreislauf 471
Körperlage, Anpassung, vestibulare Funktion 152
–, Einfluß der Basalganglien 187
Körpermechanik 58
Körperoberfläche, Beeinflussung des Grundumsatzes 260
–, Berechnung 260
–, Energieumsatz 257
–, GFR 691
–, HMV 550
Körperplethysmographie, s. Plethysmographie
Körperregion, Gyrus postcentralis 102
Körperruhe, tonische Aktivität, sympathische Herznerven 578
Körperstellung, Anpassung, konvergierende Einflüsse auf motorische Neurone 174
–, Kontrolle 174–195
–, Stellreflex 184

–, Wiederherstellung, Stellreflex 184
Körpertemperatur, s. auch Temperatur 219
–, EEG 164
–, Herzfrequenz 583
–, Hyperthyreose 221
–, Myxoedem 221
–, Privatklima 222
Kohlendioxyd, Beeinflussung der Ventilation 661
–, Blut 653
–, Blut-Hirn-Schranke 590
–, Capillarpermeabilität 567
–, cerebrale Durchblutung 594
–, Citronensäurecyclus 267
–, Diffusionskapazität 654
–, gelöstes, Anteil am Gesamt-CO_2 730
–, –, HCO^--Puffer 726
–, Gesamt-CO_2, gasanalytische Bestimmung 730
–, –, Bestimmung 730
–, –, Plasmafraktionen 730
– –, wahres Plasma 727
–, Tagesausscheidung 654
–, vasodilatatorische Wirkung 573
–, ventilatorische Antwort 661
Kohlendioxydabgabe, Gewebe, Ruhe 654
–, Ruhe 629
Kohlendioxydanhäufung, arbeitender Muskel 669
Kohlendioxydantrieb, Atemzentrum 662
Kohlendioxydausscheidung, Arbeit 668
–, Lunge, metabolische Acidose 728
–, Ruhe 654
Kohlendioxydbildung, Stoffwechsel, H^+-Quelle 726
Kohlendioxyddiffusion, alveolocapillare Membran 633
–, Ventilationssteigerung, Abhängigkeit von P_{O_2} 662
–, Veränderungen, metabolische Säure-Basenstörung 727
–, –, Respirationsstörungen, Auswirkung auf HCO^--Puffer 727
–, –, respiratorische Säuren-Basenstörung 727
Kohlendioxyd-Dissotiationskurve 654
Kohlendioxydgehalt, arterielles Blut 654
–, – –, Ventilations-Perfusions-Imbalance 673
–, Erythrocyten 653
–, Luft 629
Kohlendioxydlöslichkeit 652
–, Löslichkeitskoeffizient 727
Kohlendioxydnarkose 661
Kohlendioxydpartialdruck, Abnahme, respiratorische Alkalose 727
–, alveolarer, Atemminutenvolumen 661
–, Alveolarluft 645
–, –, Höhenaufenthalt 672

–, Anstieg, lokale Durchblutungssteigerung, Muskel 609
–, arterieller 646
–, –, Arbeit 668
–, –, Harn-pH 708
–, –, H^+-Sekretion, Tubuluszellen 727
–, –, Liquor 659
–, –, Oxyhämoglobin-Dissotiationskurve 647
–, respiratorische Aktivität 658
–, Bicarbonatpuffer 726
–, Druckgradienten 646
–, EEG 164
–, Erhöhung, respiratorische Acidose 727
–, Impulsfrequenzänderung, Carotissinusnerv 658
–, intracellulärer, Beeinflussung der tubulären H^+-Sekretion 708
–, respiratorische Kompensation, metabolische Alkalose 729
–, Säure-Basen-Gleichgewichtsstörungen 732
–, Schwankungen, arterielles Blut, Ventilationssteigerung bei Arbeit 668
–, vasodilatatorische Stoffwechseländerung 573
–, Vasomotorenzentrum 578
–, venöses Blut 646
Kohlendioxydpermeabilität, Blut-Hirn-Schranke 659
–, Blut-Liquor-Schranke 659
Kohlendioxydretention, Hyperkapnie 678
Kohlendioxydrückdiffusion, Bicarbonatpuffer, Harn 707
Kohlendioxyd-Titrationslinie, Säure-Basennomogram 730
Kohlendioxydtransport 652
–, Blut 653
–, gebunden 646
–, gelöst 646
–, Kapazität, Blut 640
Kohlendioxydwirkungskurve, Auswirkung von H^+ 662
–, Beeinflussung durch O_2 662
–, Stoffwechsellage 662
–, Verschiebung bei Höhenakklimatisation 672
Kohlenhydratabbau, Skeletmuskel 54
Kohlenhydrate, antiketogene Wirkung 289
–, calorischer Brennwert 256
–, Duodenum, Hemmung der Magenfunktion 451
–, Herzmuskel 60
–, Nahrung, Arten 429
–, Nahrungsbestandteil 265, 293
–, Oxydation, Citronensäurecyclus 267
–, Resorption 431
–, RQ 256
–, spezifisch dynamische Wirkung 257
–, Umwandlung in Fett und Protein 267

Kohlenhydraternährung, Beta-Zell-erschöpfung, Diabetes 329
Kohlenhydratmangel, intracellulärer, Ketose 289
kohlenhydratreiche Nahrung, Verweildauern im Magen 450
Kohlenhydratreserven, Nervenzelle 325
Kohlenhydratresorption, aktiver Transport 431
–, Diffusion 431
–, Thyroxin 307
–, Übersicht 431
Kohlenhydratspeicherung, Leber 458
Kohlenhydratstoffwechsel 265–273
–, Adrenalin 333
–, direkter oxydativer Abbau 260
–, Embden-Meyerhof-Abbau 266
–, endokrine Regulationsmechanismen 333
–, Energieproduktion 268
–, gerichtete Reaktionen 269
–, Hexosemonophosphat-Shunt 266
–, NNR, Glucocorticoide 334
–, Regulation, Pankreas 315–337
–, Richtungsregler 269
–, Schilddrüsenhormone 306, 308, 333
–, STH 334, 378
–, Störungen, Symptomatik 335
Kohlenhydratutilisation, Bildung von Fett 289
Kohlenhydratverdauung 429–438
–, Alpha-Grenzdextrin 429
–, Endprodukte 429
–, Glucoseresorption 429–433
–, Übersicht 429
Kohlenmonoxyd, Diffusionskapazität 645
Kohlenmonoxydbildung, Beeinflussung 676
Kohlenmonoxyd-Hämoglobin 481
–, Auftreten von Symptomen 676
–, Normalwerte 676
Kohlenmonoxydvergiftung 675
–, –, Carotiskörperchen 658
–, chronische, Symptome 676
–, hyperbarische Oxygenation 677
–, Therapie 676
Kohlenmonoxyd-Verteilungsvolumen 10
Kohlensäure, Anteil am Gesamt-CO_2 730
Kohlensäure-Bicarbonatpuffer 726
–, Blut 651
–, ECF 726
–, Mechanismus 651
Kohlkropf 314
Kohlrauschscher Knick 125
Kokken, apathogene, Colon 465
Kolik, intestinale 109, 456
Kollagen, „Release Reaktion" 484
kollagene Fasern 364
Kollaps, Lunge 674
Kollapsvolumen 634

kollaterale Ganglien, Sympathicus 196
Kolloid, HZL 375
kollidosmotischer Druck, s. onkotischer Druck 22
Koma, Diabetes mellitus 318, 324
–, hyperglykämisches 323
–, Hyperkapnie 661
–, hyperosmolares, Diabetes mellitus 324
–, hypoglykämisches 325
–, ketoacidotisches, Diabetes mellitus 323
–, Läsionen des ARS 167
–, Milchsäure-Acidose, Diabetes mellitus 324
–, Mittelhirnläsionen 166
–, O_2-Atmung 677
–, Urämie 715
–, Wasserintoxikation 704
Komparatorschaltung, Gedächtnis 246
kompensatorische Pause, ventrikuläre Extrasystole 535
–, Vorhofextrasystole 534
kompetitive Hemmung, Jodidtransport 313
Komplement 501
–, Antigen-Antikörperreaktion 502
„komplementäre" Hemisphäre 250
Komplementärfarben 133
Komplementbindungsreaktion 502
Komponenten, ERG 127
konditionierter Stimulus, bedingter Reflex 243
Konditionierung 100
–, bedingter Reflex 243
–, Decortication 185
–, diskriminative, bedingte Reflexe 243
–, EEG-„arousal" 245
–, sexuelles Verhalten 227
Konformation, Proteine 273
kongenitale(r) hämolytischer Ikterus 486
– Störungen, s. bei den einzelnen Organen
konjungierte Derivate, Steroidabbau 346–348
– Deviation, Augen, Cortex 177
Konkremente, Abflußbehinderung, Harnblase 719
Kontaktschalen 122
kontraktile Reizbeantwortung, Herzmuskel 60
Kontraktilität, Betaadrenerge Receptoren 63
–, cAMP 61
Kontraktion, auxotone, Skeletmuskel 52
–, Herzmuskel, Dauer 60, 542
–, –, Druck und Strömungsänderung 543
–, –, zeitliche Abstimmung 544
–, isometrische, Skeletmuskel 52
–, isotonische, Skeletmuskel 52
–, –, vorgedehnter Muskel 551

–, peristaltische, Dünndarm 454
–, Skeletmuskel, Arbeitsleistung 52
–, –, Registrierungsanordnung 52
–, –, Summation 53
Kontraktionsgeschwindigkeit, Skeletmuskel 50
Kontraktionshemmung, Beta-Effekt 63
Kontraktionskraft, Herzmuskel, Dehnungszustand 551
Kontraktionsleistung, Herz, Schock 617
Kontraktionstypen, Skeletmuskulatur 52
Kontraktionszustand, Muskel, glatter 63
Kontraktur, Beuger, Querschnittsläsionen 181
–, Ermüdungskontraktur 56
–, Formen 52
Kontrast, Simultansehen 133
–, Sukzessivsehen 133
kontrazeptive Wirkung, Gestagene 412
Kontrollsystem, peripher-motorisch 96
Konvektion, Wärmeabgabe 222
Konvergenz, ARS 161
–, fortgeleiteter Schmerz 109
–, Gehörnerv 140
–, motorische Neurone, Funktion 174
–, Naheinstellungsreaktion, Auge 122
–, Stäbchen der Retina 114
–, Synapsen 67
Konvergenzbewegung 136
Konzentration, s. Aufmerksamkeit
Konzentrationseinheiten, gelöste Stoffe 12
Konzentrierungsfähigkeit, Harn, Nierenkrankung 714
Konzentrationsgradient 13, 19
–, Membran 17
Konzeption, Ovulation 406
Kopf, Parasympathicus 198
–, sympathische Leitungen 196
–, venöser Druck 571
Kopfarterien, Blutdruck 564
Kopfbewegung, Kleinhirn 193
Kopfdrehung, tonischer Halsreflex 180
Kopfschmerzen, allgemeine Hypoxie 670
–, Höhenkrankheit 672
–, Hyperkapnie 661
–, hypothalamische Erkrankungen 220
Kopfstellung, s. Stellreflexe
Kopftemperatur, temperaturempfindliche Zellen, Hypothalamus 221
Kopfverletzungen, Schutzfunktion des Liquor 588
Koproporphyrin, Harn, physiologische Ausscheidung 721
Kopulation, Reflex 227
Kopulationsstellung, vaginale Reizung, Querschnittsläsion 181

Korbzellen 67
–, Kleinhirn 189–191
–, Korea-Fieber 618
Korotkowsche Geräusche, auskultatorische Blutdruckmessung 565
Korrekturbewegung, Nystagmus 136
korrespondierende Netzhautpunkte 131
Krämpfe, Hypoglykämie 325
–, Pyridoxinmangel 239
–, Sauerstoffatmung 677
–, Urämie 715
–, Vitamin B_6-Mangel 296
–, Wasserintoxikation 704
Krampfschwelle, Erhöhung, Mineralcorticoide 351
–, Herabsetzung, Glucocorticoide 352
Krankheit, Erhöhung des Vitaminbedarfes 295
Kratzen, Angriffsreaktion 230
Kratzreflex 100
Krause-Endkolben, Sinnesorgane 82
Krebscyclus 276
Krebs-Henseleit-Cyclus 276
Kreisbewegung, Herzerregung, Vorhof, Flimmern 533
Kreislauf, s. auch unter Blutströmung, Zirkulation
–, akustische Phänomene 547
–, Arbeit, Umstellung 667
–, Arterien 563
–, Arteriolen 563
–, Auswirkung der Schwerkraft 606, 607
–, Autoregulation der Nierendurchblutung 690
–, Beschleunigungsreaktion 607
–, biophysikalische Grundlagen 558–563
–, Blutdruckunterschiede 563
–, Blutströmung 556
–, Blutströmungsgeschwindigkeit 559, 563
–, Capillaren 567
–, –, aktive und inaktive 568
–, –, cerebraler 585
–, –, Regulation 593
–, Coronarkreislauf 596
–, Drucküberlastung, Herzinsuffizienz 621
–, Durchblutung, Druck und Widerstand 558
–, Einfluß inspiratorischer Neurone 664
–, enterohepatischer Bilirubinstoffwechsel 461
–, –, Galle 459
–, –, gallensaure Salze 434
–, –, Steroidstoffwechsel 346, 462
–, fetaler 602
–, –, Umstellung bei Geburt 603
–, Geburtsvorgang 604
–, Geschwindigkeitsunterschiede 563
–, großer 471
–, –, unterschiedliche Durchströmung 556

–, Hagen-Poiseuillesches Gesetz 560
–, Haut 599
–, kleiner 471
–, Körperflüssigkeiten 471–521
–, Körperkreislauf 471
–, Kompensation der Schwerkraftwirkung 606–608
–, kritischer Verschlußdruck 561
–, laminare Strömung 559
–, Laplacesches Gesetz 562
–, lokale Regulationsmechanismen 573
–, Lunge 471, 641
–, lymphatischer, Lymphströmung 556
–, nervöse Regulation 575
–, – – –, Blutmobilisierung, Splanchnicus-Gebiet 575
–, Niere 688–691, 702
–, peripherer Widerstand, Adrenalin 339
–, physikalische Grundlagen 559
–, placentärer 601–605
–, portaler, s. Portalkreislauf
–, Regulationsmechanismus 574–584
–, Schockformen 617
–, Schwerelosigkeit 608
–, spezielle Körperregionen 585–605
–, Splanchnicus-Gebiet 598
–, Stehen 606
–, Übersicht 474
–, uteriner 607
–, Vasoconstrictoren 575
–, venöser 570
–, –, Druck 570
–, –, Muskelpumpe 570
–, –, Strömung 570
–, –, Thoraxpumpe 570
–, Veränderung bei Muskelarbeit 608
–, Viscosität und Widerstand 560
–, Volumenüberlastung, Herzinsuffizienz 621
Kreislaufanpassung, Blutverlust 612
Kreislaufgeschwindigkeit, Bestimmung 560
Kreislaufschema 556
Kreislaufumstellung, Muskelarbeit 608–611
Kreislaufversagen, NN-Insuffizienz 358
Kreislaufzeit 560
–, verlängerte Rechtsherz-Insuffizienz 620
–, Verkürzung, Thyrotoxin 307
Kretinismus 311
–, Wachstum 381
Kreuz-Test, Blutgruppen 508, 511
–, Vollbluttransfusionen 509
Kritikfähigkeit, allgemeine Hypoxie 670
kritische Dämpfung, Trommelfell 144
– –, Verschlußdruck-Kreislauf 561
– Fusionsfrequenz 130

Sachverzeichnis

Krötenblase, Wasserdurchlässigkeit, Vasopressinwirkung 215
Kropf, Jodmangelkropf 295
Kropfbildung, TSH-Stimulierung der Schilddrüse 302
Kropfmilch, Test, Prolactinwirkung 395
Kryptorchismus 402
künstliche Beatmung 681
Kugelzellanämie 480
Kummer, Herzfrequenzverlangsamung 584
Kupfer, Basalganglien 187
–, Bedarf 295
Kupfersulfat, Erbrechen 207
Kupffersche Sternzellen 475
Kupperman-Test, Schwangerschaftstest 416
Kurvatur kleine und große, Magen 443
Kurzatmigkeit 666
Kurzsichtigkeit 121
Kurzzeitgedächtnis 246
Kussmaulsche Atmung 667
– –, diabetische Acidose 323
– –, metabolische Acidose 660
KWASHIORKOR, „protein calorie deficiency disease" 283
Kymographion 259
Kyphoskoliose, hypoxische Hypoxie 670

L

Labferment, Magen 433
Labia majora, minora 389
Labyrinth 139
–, häufiges 139
–, –, Otolithenorgan 141
–, knöchernes 139
Labyrinthektomie 152
–, bilaterale 152
–, –, Symptome 153
–, unilaterale 152
–, –, Kompensation 153
–, –, Symptome 153
Labyrinthreflexe, tonische 183, 180
Labyrinthreizung, Bewegungskrankheit 192
Labyrinthstellreflexe 180, 184
Lactase 430, 431
Lactasemangel 431
Lactat, tubuläre Sekretion 698
Lactatdehydrogenase, Plasma 491
Lactatgehalt, Infusionslösungen 733
Lactation 418
–, Akromgalie 385
–, Aufrechterhaltung 418
–, Beginn nach Entbindung 418
Lactoferrin, Phagocytose 476
lactogenes Hormon (LTH, lactotropes Hormon) 374
– –, Placenta (HPL) 416
Lactose 429
–, Intoleranz 431
–, primäre Geschmacksempfindung 159

–, Steigerung der Calciumresorption 437
Lactosespaltende Verdauungsenzyme 430
Lactosurie 720
Lähmung, Caisson-Krankheit 680
–, Querschnittlähmung 181
–, schlaffe 58, 97
–, –, periphere motorische Läsion 174
–, spastische 97
–, –, zentrale motorische Läsion 174
Längenspannungsrelation Herz, Sympaticusreizung 553
Lärmschallwellen 142
–, Zahnbehandlung, zentrale Hemmung 110/111
Läsion, Nervenläsion, s. Nerv
Läsionen, corticale 103
Laki-Lorand-Faktor 514
Lamina cribosa ossis ethmoidalis 154
– propria, Magen 443
– reticularis 140
laminare Strömung 559
L-Aminosäure-Decarboxylase, aromatische 199
– –, Histaminabbau 240
Lanatosid C, Erbrechen 207
Langerhanssche Insel, Glucagon 315
– –, Insulin 315
– –, Pankreas 315
„Langsame" Muskeln 50, 57
– Wellen, Magen 443
Langzeitgedächtnis 246
Laplacesches Gesetz 562
–, Alveolen 562, 637
–, Harnblase 562, 718
–, Herzdilatation 562
–, myogene Theorie der Autoregulation 573
Laron-Zwergwuchs 382
Laryngospasmus, Tetanie 369
–, Wasseraspiration 678
Larynx-Muskulatur, Atmung 632
–, Lähmung, inspiratorischer Stridor 632
Lasix, diuretische Wirkung 714
late receptor potential, Stäbchen, Zapfen 115
latentes Schielen 137
Latenz, elektrische Reizantwort, glatter Muskel 79
Latenzperiode, Nerv 34
laterale Hemmung 127
Lateralisation, Stimmgabeltest, Hören 150
LATS = long acting thyroid stimulator 311
Laufen, Kleinhirnläsion 192
Lautstärke, Aktionspotentiale, Nervus acusticus, Frequenz 148
–, Bestimmung 144
–, Maßeinheit 143
–, Schall 142–143
–, subjektive, Messung 143
–, –, Schalldruck 144
–, Tonhöhenwahrnehmung 148

Lautstärkenunterschied, Schallokalisation 149
Laxantien, Volumen Laxantien 465
LCAT 286
LDL-Lipoproteine 285, 286
L-Dopa Prolactinsekretion 396
lean body tissue 11
Lebensdauer, Erythrocyten 479
lebenswichtige Zentren, Medulla oblongata 206
Leber 458–463
–, Adenylcyclase, Stimulierung durch Glucagon 331
–, Albuminsynthese 486
–, Aldosteron, Abbau 348
–, Ammoniak, Harnstoffbildung 276
–, Angiotensionogenbildung 420
–, ATP-Gehalt, O_2-Beatmung 677
–, Aufbau 459
–, autonome Effekte 231
–, Autoregulation der Blutgefäße 573
–, Catecholamin, Abbau 200
–, Cholesterinabbau 290
–, Cholesterinsynthese 290
–, CGB-Synthese 346
–, COMT 200/201
–, Cortisolstoffwechsel 347
–, Creatinbildung 276
–, Delta-4-Hydrogenase, Geschlechtsabhängigkeit 348
–, Diabetes mellitus 318
–, diabetogene Glucocorticoidwirkung 334
–, Durchblutungsgröße und O_2-Aufnahme 586
–, Entgiftungsfunktion, Glykogengehalt 271
–, Erythropoietinabbau 424
–, Fettsäurebildung aus Glucose 289
–, Glucokinase, Insulin 266
–, Glucoseabbau, STH 378
–, Glucoseabgabe, Hemmung durch Blutzucker 271
–, Glucoseaufnahme, Insulinabhängigkeit 319
–, Glucose-6-Phosphatase 266
–, –, Hemmung durch Insulin 319
–, Glucosetoleranztest 335
–, Glucuronyltransferase 346
–, Gluthathion-Insulin-Transhydrogenase 318
–, Glycerokinase 435
–, Glykogen 266
–, Glykogengehalt, Insulin 321
–, –, Thyroxin 307
–, Gynaekomastie 418
–, Hämochromatose 439
–, Harnstoffbildung 276
–, Hepatektomie, Glucosetoleranz 319
–, Ikterusentstehung 461
–, Insulinabbau 318
–, Insulinaufnahme 319
–, Insulinwirkung 319
–, Ketonkörperbildung 288
–, Kreislauf 556

–, Monoaminooxydase 200
–, O_2-Aufnahme 586
–, Phenylalaninhydroxylase 199
–, Phoysphorylase, Aktivierung, Adrenalin 333
–, Proteintransport, Lymphsystem 568
–, Proteinsynthese 486
–, –, Schilddrüsenhormonstoffwechsel 304
–, Sinusoide, Proteinpermeabilität 599
–, –, Purin- und Pyrimidinsynthese 276
–, Somatomedin 377
–, spezifisch dynamische Wirkung 257
–, STH-Abbau 377
–, Stoffwechselrate, Glucocorticoide 348
–, Struktur 459
–, Sulfatkonjugation, Cortisolstoffwechsel 348
–, Thyreotoxicose, Lebererkrankung 313
–, TSH, Abbau 310
–, Überführung von Fett in den Kreislauf 289
–, Vasopressinabbau 215
–, –, Glucocorticoide 350
–, Verminderung der Glucocorticoide, Streß 348
–, Vitamin D, Stoffwechsel 367
–, Widerstandsfähigkeit, Glykogengehalt 271
–, Wirkung von Glukagon 331
Lebercapillaren 558
–, Porengröße 567
Lebercirrhose, Aldosteronzufuhr, Auswirkungen 716
–, Angiotensin II 420
–, Gynäkomastie 418
–, Ödembildung 569
–, sekundärer Hyperaldosteronismus 423, 361
–, Vasopressinabbau 215
Leberdurchblutung 586, 599
–, anaphylaktischer Schock 618
–, BSP-Ausscheidung 462
–, Schock 599
Leberfunktion 458
–, Ammoniakvergiftung 465
–, Diabetes mellitus 321
–, Gluconeogenese 271–272
–, Glykogenwirkung 271
–, 17-Ketosteroidbildung 400
– Kohlenhydratstoffwechsel 265–273
–, Oestrogenstoffwechsel 407
–, Progesteronstoffwechsel 410
–, Pseudocholinesterase 72
–, Testosteronstoffwechsel 400
Leberfunktionsprüfung, Bromsulfaleintest 462
Lebergalle 460
–, feste Bestandteile 462
–, pH 462
–, Wassergehalt 460
Leberglucostat 270
–, Diabetes mellitus 319

Leberlymphe 493
Leberschädigung, Blutharnstoffstickstoff-Spiegel 275
–, Enzymmuster 491
–, ischämische Hypoxie, Herzinsuffizienz 676
Lebervenen, Blutdruck 599
–, Sphincter 599
Lebervergrößerung, Herzinsuffizienz 620
Leberzelle, Aufbau 438
–, Bilirubinstoffwechsel 461
–, Glucuronyltransferase 461
–, UDP, UDPGA 461
Lecithin 284
–, Cholesterinlöslichkeit, Galle 463
–, Dipalmitin-Lecithin-Lipoprotein, surfactant 637
–, Galle 460
Lecithin-Cholesterin, Acyltransferase 286
lecithinspaltende Verdauungsenzyme 430
Lecken, limbisches System 227
Legalsche Probe, Ketonkörper, Harn 720
Leih-Antikörper 503, 504
Leistungscalorien 293
Leistungsumsatz, Bestimmung 259
Leitfähigkeit, Nervenmembran, für Ionen, Bestimmung 41
Leitung, Wärmeabgabe 219
–, Volumenleiter 40
Leistungsbahnen, efferente, viscerale Erfolgsorgane 196
–, Eingeweideschmerz 109
–, Muskelspasmus, Eingeweideschmerz 109
–, vestibuläre 141
Leistungsgeschwindigkeit, Aδ-Fasern, Schmerz 105
–, C-Fasern, Schmerz 105
–, Glomusgewebe, Nervenfasern 658
–, Herz 524
–, Nerv 31–45
–, präganglionäre Neurone, autonomes Nervensystem 196
–, sensible II-Fasern 104
Leistungsschwerhörigkeit 149
Leistungssysteme, besondere 103
–, Funktion 103
–, Intensitätsunterschiede 103
–, sensible Funktionsweise 103
Lemniscus medialis 158
– –, Geschmacksbahn 158
– –, Tiefensensibilität 104
Lemniscussystem, sensorisches, synaptische Verzögerung 158, 101
Lernen 242
–, bedingte Reflexe 100
–, –, lokalisierte arousal 166
–, Conditionierung 100
–, Decortication 185
–, intercorticale Transferierung 246
–, niedere Tiere 242
–, pharmakologische Beeinflussung 248

–, tierexperimentelle Untersuchungsmethoden 242
„Lernperiode", erhöhter RNA-Umsatz 248
Lethargie, Urämie 715
Leuchtdichte 125
Leuchtgas, Co-Vergiftung 675
Leucin 274
Leukämie, Bence-Jones-Protein, Harn 720
–, sekundäre Gicht 282
Leukocyten 473
–, Differentialzählung, Normalwerte 474
–, Drumstick 388
–, HLA-System 511
–, Jugendformen 473
–, Kininwirkung 574–575
–, Morphologie 472
–, Normalwerte 474
–, Phagocytose 17
–, polymorphkernige 473
–, sekundäre Gicht 282
Leukocytenausscheidung, Nierenerkrankungen 714
Leukocytenemigration, Gastrointestinaltrakt 474
Leukocytose 475
–, Entzündung 612
Leukocyturie 721
–, physiologische 721
Leydigsche Zwischenzellen 390, 394, 396, 400
LH-Adenylcyclase 411
–, cAMP 215, 246
– Luteinisierungshormon 201
–, Stimulierung der Enzymsynthese 281
LH-releasing factor 413
LH-Untereinheiten, Struktur 376
LIBERINE 219
Libido 401
–, Ovarektomie 220
–, Sexualhormone 228
Licht, Auslösung von Aktionspotensialen 81, 122
–, Melatoninsynthese 425
–, sichtbares, Wellenlängenbereich 118
–, Wirkungsmechanismus auf Rhodopsin 123
Lichtreflex, konsensueller 122
–, Pupille 122
Lieberkühnsche Krypten, Dünndarm 454
Liegenblutvolumen in Lunge 642
–, Orthopnoe 666, 620
–, Renin, Plasmaspiegel 423
–, Verminderung der Vitalkapazität 587
Ligamentumspirale, Cortisches Organ 146
light chains, Immunglobuline 499
Lignin, Nahrungsrückstände 465
limbischer(s) Cortex,
 s. limbisches System
– System 155, 226
– –, afferente Verbindungen 227
– –, Atemregulation 657, 663
– –, Aufbau 226

–, autonome Effekte 227
–, cephale Phase der Magensaftsekretion 450
–, Circadianrhythmus 332
–, dopaminerge Neurone 238
–, efferente Verbindungen 227
–, Funktionen 227
–, Furcht und Wut 230
–, Hauptverbindungen 227
–, Hemmung durch rückläufige Kollateralen 74
–, Hunger 212
–, Korrelation zwischen Struktur und Funktion 227
–, Kreisschaltung 227
–, Läsionen, Stimulierung des sexuellen Verhaltens 229
–, Mittelhirn 210
–, –, Kreisschaltung 242
–, Motivation 231
–, mütterliches Verhalten 229
–, Nachentladungen 227
–, Nahrungsaufnahme 227
–, neocorticale Verbindungen 227
–, Riechen 226
–, Sexualverhalten 227
–, Verbindungen zum Hypothalamus 209
–, Vorderhirn 209
–, Wut und Furcht 230
Limbus, corticales Organ 146
limitierendes pH, Harn 706
Linearbeschleuniger, Reizantwort 151
–, Sinnesmodalität 82
Lingula, Kleinhirn 189
Links-Insuffizienz, Dyspnoe 620
–, Orthopnoe 620
Links-Verschiebung, Leukocyten 475
Linolensäure 291
Linolsäure 291
Linse 114
–, Akkommodation 119
–, Astigmatismus 122
–, konkave, Strahlengang 119
–, konvexe, Strahlengang 119
–, sphärische 119
Lipämie 286
–, Diabetes mellitus 323
Lipase, Aktivierung, Gallensalze 460
–, Darm 430
–, desquamierte Epithelzellen, Dünndarm 434
–, Dünndarmschleimhaut 434
–, Fettgewebe, Stimulierung 289
–, hormonsensitive, Fettgewebe 289
–, –, Insulin 323
–, Lipoproteinlipase, Insulin 323
–, Magensaft 34, 444
–, Pankreas 430, 434, 457
–, Transport im Lymphsystem 568
Lipidabbau, Diabetes mellitus 323
Lipide, s. auch Fett
–, Lipoproteine, s. auch LDL, VLDL, HDL 285
–, Neutralität 286

–, NNR-Zellen 337
–, Plasmalipide 285–286
–, –, Einteilung 285
–, –, Normalwerte 285
–, Strukturlipide 286
–, Transport im Serum 285
–, Verdauung und Resorption 434
–, Zelle 286
Lipidlöslichkeit, Blut-Hirn-Schranke 590
–, Capillarpermeabilität 567
–, Riechen 156
Lipidproteinkomplex 285
Lipidresorption 434–436
Lipidstoffwechsel 284–293
–, Leber 458
–, Schilddrüsenhormone 307
Lipidtröpfchen 3
Lipidverdauung 434–436
Lipoidhyperplasie der NN 390
Lipolyse, Prostaglandine 291
Lipoprotein 487, 490
–, Chylomikronenbildung, Fettresorption 435
–, –, Diabetes mellitus 323
–, Dipalmitin-Lecithin, surfactant 637
–, Einteilung 285
–, high density (HDL) 285
–, Insulin-Antagonist 317
–, low density (LDL) 285
–, Normalwerte 285
–, Transportfunktion 487
–, Thyroxin 308
–, very low density (VLDL) 285
Lipoproteinlipase 286, 516
–, Capillarendothelien 289
–, Cyanose 670
–, Fettzellen, Wirkung 290
–, Insulin 373
–, Hautsinnesorgane 82, 83
Lipotropin, Beeinflussung von Pigmentierung 383
Lipoxinase 292
Liquor cerebrospinalis 586
– –, arterielles P_{CO_2} 659
– –, – P_{CO_2}, Atmungskontrolle 659
– –, Bildung und Resorption 588, 586–588
– –, ECF des Gehirns 588
– –, Funktion 588
– –, Harnstoffübertritt 590
– –, Hypothyreose 603
– –, Schutzfunktion 588
– –, transcelluläre Flüssigkeit 492
– –, Zirkulation 588
– –, Zusammensetzung 586
– –, Vergleich mit Endolymphe 147
Liquordruck 588
–, Erhöhung, biotische Atmung 666
–, Liquorresorption 588
Liquoruntersuchung 589
– isomere Aminosäuren 273
Litocholsäure 460
Lobektomie, frontale, Zeiterinnerung 250
–, praefrontale 251

Sachverzeichnis

–, temporale, Hypermetamorphose 251
–, Klüver-Bucy-Tiere 251
Lobelin, Atemanregung 659
Lobotomie, Persönlichkeitsveränderung 251
–, präfrontale, Schmerz 106
–, Schmerzzustände 251
Lobulus ansiformes, Funktion 192
– paramedianes, Funktion 144
Lobus centralis, Kleinhirn 189
– flocculonodularis 189
– –, Funktion 192–195
– –, Gleichgewichtsbahn 141
– –, Läsionen 194
– frontalis, s. auch Stirnlappen 250
– parietalis, s. Scheitellappen
– pyramidalis, Schilddrüse 298
– simplex, Kleinhirn 192
– temporalis, s. auch Schläfenlappen 246, 251
local response, Nerv 37
Locke-Lösung 15
Locus caeruleus 187
lösliche RNS (sRNS) 278
Löslichkeit, Atemgase 629
Löslichkeitsprodukt, Calcification, Knochen 365
Lösungen, hypertone 15
–, hypotone 16
–, ideale 15
–, Infusionslösungen 723
–, isotone 15
–, Normalität 12
–, Tonizität 15
Lösungsmittel-„Sog" 14
Lokalanästhesie, Bauchoperationen 108
–, fortgeleiteter Schmerz 110
lokale Durchblutung, Aufrechterhaltung, Autoregulation 573
Lokalisation, taktile Reize, detaillierte 103, 104
Lokalzeichen, Fluchtreflex 99
Lokomotion, Einfluß der Basalganglien 187
long acting thyroid stimulator (LATS) 311
longitudinales Bündel, dorsales, Schütz 209
Longitudinalsystem, Herzmuskel 52
„low resistance" Schock 618
„lower nephron"-Nephrose, Hypotension 688
–, Anurie, interstitieller Nierendruck 688
Lown-Ganong-Levine-Syndrom 537
LRF = luteinising-hormone, releasing-factor 218, 219
–, Neurosekretion 233
LRH 219
LSD = Lysergsäure- diaethylamid 234
LTH = luteotropes Hormon 374
Luft, Alveolarluft, Zusammensetzung 640–641
–, Staubteilchengehalt 634

–, Temperaturausgleich, Atemwege 632, 633
–, Wasserdampfsättigung 629
–, –, Atemwege 632
–, Zusammensetzung 629
Luftatmung, subatmosphärischer Druck, hypoxische Symptome 672
Luftembolie 571, 680
–, Explosionen 681
–, Folgen 571
–, Herztod 620
–, tödliche Luftmenge 571
Luftfeuchtigkeit, Schweiß 223
Luftleitung, Hören 145
Luftkrankheit, Labyrinth 192
Luftwege, Atmung 632
–, Funktion 632–633
–, Irritation, Reflexantwort 663
–, Obstruktion, hypoxische Hypoxie 670
–, Schutzfunktion gegen Fremdkörper 633
Lugolsche Lösung, PBI-Erhöhung 313
Lumbalpunktion 589
Lumirhodopsin 123
Lunge, Acinus
–, alveolare Oberflächenspannung 636, 637
–, –, –, Ventilation 640
–, alveolocapillare Membran, Aufbau 633
–, anatomischer Totraum 634
–, Anteil am Blutvolumen in Ruhe 563
–, Atemarbeit 638
–, autonome Effekte 203
–, Blutvolumen, Liegen 642
–, Co-Ausscheidung, metabolische Acidose 728
–, Compliance 635–638
–, –, Faktoren 635
–, converting enzyme, Angiotesin-II-Bildung 420
–, Deflation, reflektorische Inspiration 663
–, Dehnungsreceptoren 581
–, dynamische Compliance 638
–, – Druckvolumenbeziehung 638
–, – Gewebeelastizität 637, 638
–, – Oberflächenspannungselastizität 636
–, Elastizitätsverlust, Emphysem 675
–, funktionelle Residualkapazität 634
–, hyaline Membranerkrankung 637
–, Inflations- und Deflationsreceptoren, Beeinflussung der Atmung 663
–, Inspirationskapazität 634
–, intrapulmonaler Druck 630
–, Irritationsreceptoren 663
–, Kollapsvolumen 634
–, Kopplung mit Thorax 630
–, Luftwege 632
–, Lymphgefäße 641
–, Lymphknoten, Funktion 634

–, Makrophagen, Entfernung von Fremdkörpern 634
–, Minimalvolumen 634
–, Prostaglandine 291
–, Relaxationsdruck-Kurve 637
–, Relaxationsvolumen 631
–, Residualvolumen 634
–, –, Einteilung 634
–, Resistance 638
–, Retraktionsvolumen 634
–, 1-Sekundenkapazität 635
–, Stoffwechselfunktion 645
–, Totalkapazität 634
–, Totraum 634
–, Ventilations-Perfusions-Imbalance 673
–, Vitalkapazität 634
–, Volumenzunahme, Inspirationshemmung 656
Lungenabschnitte, Ventilations/Perfusions-Verhältnis 642
Lungencapillaren 641
–, Druck 642
–, –, Messung 642
–, Erweiterung, Diffusionskapazität 645
–, Hb.-Sättigung 647
–, Passagezeit 642
Lungendehnung, Receptoren, Adaptation 82, 85
–, Sinnesmodalität 82
Lungendurchblutung, Arbeit 644, 667
–, Sympathicusreizung 643
–, Überprüfung 643
–, Untersuchung 643
Lungenembolie 644
–, Deflationsreceptoren 663
–, Serotoninfreisetzung, Thrombocyten 644
–, Symptome 644
–, Tachypnoe 644
–, Typ D-Receptoren 663
Lungenemphysem 631
s. auch Emphysem
–, α-Antitrypsin 490
Lungenfibrose, hypoxische Hypoxie 670
–, statische Compliance 635, 636
Lungenfunktion 629–645
–, Diffusion 629–645
–, Perfusion 629–645
–, Untersuchung 635
–, Ventilation 629–645
Lungengefäße, Aufbau 641
–, Bezold-Jarisch-Effekt 660
–, Blutvolumen 642
–, Erweiterung, Acetylcholin 644
–, –, Adenosin 644
–, –, Prostaglandine E_1 644
–, fibrotische Veränderungen, Mitralstenose 663
–, Kontraktion, Angiotensin II 644
–, –, Histein 644
–, –, Prostaglandine $F_2\alpha$ 644
–, –, Serotonin 644
–, Nervenversorgung 644
–, –, vesoaktive Substanzen 644
–, Weite, Beeinflussung 643, 644

Lungengewebswiderstand, Erhöhung, hypoxische Hypoxie 670
Lungen-Hirn-Zirkulationszeit, Cheyne-Stokessche Atmung 666
Lungenkapazitäten 634
Lungenkreislauf 471, 641–644
–, Anatomie 641
–, Blutgeschwindigkeit 642
–, Druckgradient 642
–, Durchflußrate 641
–, Geburt 603
–, Niederdrucksystem 641
–, physiologischer Shunt 642
Lungenkollaps 674
–, Pneumothorax 631
Lungenödem, cervicale Vagotomie 632
–, Dyspnoe 620
–, Herzinsuffizienz 620
–, Höhenaufenthalt 672
–, O_2-Toxicität 677
–, Ursachen 642
–, Vagotomie 637
Lungenschädigung, Dysbarismus 680
Lungenstauung, cervicale Vagotomie 632
–, hypoxische Hypoxie 670
–, Lungenödem 642
–, statische Compliance 635
–, Typ 3-Receptoren 663
–, Ursachen 642
Lungentuberkulose, Pneumothorax 674
Lungenvolumen 634
–, intrapulmonaler Druck 635
Lungenzug, elastischer 631
Lupus erythematodes disseminatus, Glucocorticoide 353
Luteazellen 404
Luteinisierungshormon (LH) 201, 374, 394, 412
–, neuroendokrine Kontrolle, Hypothalamus 210
–, Wirkungsmechanismen 281
luteinizing hormone releasing factor (LRF) 219
Luteolyse 414
luteotropes Hormon (LTH) 201, 218, 219
Lymphabfluß, Störungen, Oedembildung 569
Lymphagoga 568
lymphatisches(s) Drainage Oedembildung 569
– Organe, Glucocorticoide 352, 477
– System, Funktionen 352
Lymphe 472, 492
–, Bestimmung des ECF-Volumen 11
–, Chylomikronen, Fettresorption 435
–, Chylothorax 675
–, Lipidgehalt, Adrenalektomie 436
–, Produktionsrate 569
–, Proteingehalt 492
Lymphfollikel, Colon 469

Lymphgefäße 471
–, Aufbau 557
–, Klappen 558
–, Lunge 641
–, Niere 688
–, –, Konzentrierungsfähigkeit 568
Lymphknoten 495
–, Dünndarm 453
–, Funktion 495
–, Glucocorticoide 351
–, Lunge, Funktion 634
Lymphkreislauf 568
Lymphoblast 472
s. auch B und T-Lymphocyten 477–478
Lymphocyten 474, 477–478
–, Bildungsort 473
–, B-Lymphocyten 477
–, Glucocorticoide 351
– große 477
–, Immunogen 494
–, kleine 477
–, Normalwerte 474
–, sekundäre lymphatische Organe 472
–, T-Lymphocyten 477
–, transforming factor 498
Lymphocytopoiese 472
Lymphokine 498
Lymphopenie, Glucocorticoide 353
Lymphströmung 556
–, Interstitialflüssigkeitsvolumen 569
Lysergsäure-Diäthylamid (LSD) 234
Lysezeit, Fibrinolyse 513
Lysin 274
Lysine 504
Lysolecithin 430, 457
Lysosomen 3, 7
–, Enzyme 6, 7
–, Golgi-Komplex 6
–, Granulocyten 475
–, Schilddrüsenzelle 301
Lysosomenabbau, Entzündung, Hemmung durch Glucocorticoide 353
Lysozyme 493, 476
Lysyl-Bradykinin 574

M = Mol

Macula densa, Haarzellen 141
– –, Labyrinth 141
–, –, Linearbeschleunigung 152
–, –, Niere 686
–, –, juxtaglomerulärer Apparat 422
–, –, Receptorfunktion 152
–, –, Reizantwort, Reflexe 152
–, –, Reninsekretion 422
–, –, Stützzellen 141
Maddox-Wing-Test 1
Magen 442-453
–, Aufbau 443
–, autonome Effekte 203
–, Belegzellen, Salzsäure 443

–, cholinerge Innervation 417
–, Dehnung, gastrocolischer Reflex 466
–, Eisenresorption 437
–, Eiweißverdauung 433
–, Entleerung 443
–, Funktionen 451
–, Gefäßversorgung 443
–, Gelatinase 433
–, Glucagongehalt 331
–, Hauptzellen, Verdauungsenzyme 453
–, Histamin, cAMP 445
–, Hungerkontraktionen 443
–, Hungerperistaltik, Förderung des Appetits 213
–, Innervation 453
–, intramurale Reflexverbindungen 417
–, Labferment 435
–, Motilität 443
–, –, Gastrin 446, 447
–, –, Regulation 443
–, Pepsinogensekretion 444, 433
–, Peristaltik 500
–, Proteinverdauung 433
–, receptive Relaxation 443
–, Rennin 433
–, RQ 257
–, Salzsäure, Pepsinogenaktivierung 433
–, –, Sekretion 444
–, –, –, Mechanismus 445
–, –, Verdauung 429
–, Schleimhaut, Aufbau 443
–, –, Sekretion gastrointestinaler Hormone 445–450
–, Schleimsekretion 444
–, Stoffwechsel 444
–, Verweildauer der Nahrung 450
–, Wasserverschiebungen 436
Magencarcinom, Magensäuresekretion 452
Magendrüsen 443
Magenentleerung, autonome Reflexe 450
–, Hemmung 450
–, hormonale Rückkopplung 450
–, Regulation 450
Magenfüllung 443
Magengeschwür, s. Ulcus pepticum
Magengrübchen 443
Mageninhalt, Durchmischung 443
–, portionenweise Entleerung 443
–, Schichtung 443
Magenmotilität, gastrointestinale Hormone 450
Magenmucosa, Jodtransport 300
Magensäure-produzierende Zellen, Carboanhydrase 651
Magensäuresekretion, Gastrin 451
–, gastrointestinale Hormone 445–450
–, Glucocorticoide 351
–, peptisches Geschwür 452
–, Regulation 451
Magensaft, Lipase 434
–, Natriumrückresorption, Aldosteron 357
–, pH 726

–, Reduktion des Eisens, Eisenresorption 437
–, Sekretion 444
–, –, Beeinflussung 450
–, –, cephale Einflüsse 450
–, –, emotionale Einflüsse 451
–, –, gastrische Einflüsse 451
–, –, Hypoglykämie 451
–, –, intestinale Einflüsse 451
–, –, Phasen 450
–, –, Regulation 450
–, –, Riechen 457
–, Tagesmenge 444
–, Verlust, Behandlung, Infusionslösungen 713
–, Zusammensetzung 444
Magenschleim, Zusammensetzung, Glucocorticoide 450
Magenschleimhaut, Histamingehalt 445
–, Jodanreicherung 442
–, Mucosa-Atrophie, Vitamin B_{12}-Mangel 452
Magnesium, cAMP 297
–, Digitalisempfindlichkeit 541
–, Gehalt, Harn 722
–, Infusionslösungen 733
–, neuromuskuläre Verbindung 78
–, Plasmaspiegel, Regulation 725
–, Resorption 437
–, Spurenelement 295
Magnesiumpemolin, Lernen 248
Magnesiumsalze, primäre Geschmacksempfindung 159
Magnesiumsulfat, Cholagogon 462
Magnetreaktion 181
–, Spinaltier 181
major cross-match 512
α_2-Makroglobulin 490
Makroglobulinämie, Waldenström 489
Makroglossie, Kretinismus 311
Makromoleküle, Transport 16
Makrophagen, Lunge 634
–, RES 486
Makrosmaten 466, 154
Malabsorption, „blind loop"-Syndrom 455
Malaria tropica, Sichelzellanaemie 483
Malatdehydrogenase, decarboxylierende 269
maligner Hochdruck 623
Mallory-Anilinblaufärbung, Inselzellen, Pankreas 315
Mallscher Raum, Leber 459
Maltase 432
–, Isomaltase 400
Maltose 433
–, primäre Geschmacksempfindung 159
Maltose-spaltende Verdauungsenzyme 430
Maltotriose 429
Maltotriose-spaltende Verdauungsenzyme 430
Mammacarcinom, Adrenalektomie 349
Mammotropin 374

Mandelsäure, 3-Methoxy-4-hydroxy 201
Mangan, Spurenelement 295
Mann, abdomineller Atmungstyp 665
Mannit, Bestimmung des ECF-Volumens 11
–, diuretische Wirkung 714
–, Stimulierung der Insulinsekretion 328
Mannitol, osmotische Diurese 705
–, Verteilungsvolumen 10, 11
MAO = Monoaminooxydase 200, 201
–, Histaminabbau 240
–, Steuerung, Hebung der Stimmungslage 237
MAO-Hemmer, REM-Schlaf 172
Markdurchblutung, Niere, Salzausscheidung 690
–, –, Vasopressin 703
Markpyramiden, Niere, Harnstoffhaushalt 713
–, –, juxtamedulläre Nephrone 686
–, –, Osmolalitätsgradient 703
–, –, Wasserrückresorption, Sammelrohr 701
„Maskierungs"-Effekt, Hören 229
Maskulinisierung 144
–, Androgenhypersekretion 362
Massenreflex(e) 100
–, Harn- und Stuhlentleerung 182
–, Miktionsauslösung 719
–, Querschnittsläsion 181
–, Symptomatik 181
Massenbewegungen, Colon 463
Masseter-Reflex 92
Mastektomie, Ödembildung 569
Mastzellen 516
–, Histamin 240
Mastzell-Granulainhalt, Anaphylaxie-System 503
Matrize, DNA 278
Max-Merkel-Zellen 83
maximal voluntary Ventilation = AGW 635
Maximalspannung, Skeletmuskel 53
„Mayer-Wellen", Auslösung 578
Mecamylanin 205
Mechanik, Körper 58
mechanische(r) Eigenschaften, Herzmuskel 61ff.
– Energie, Sinnesorgane 81
– Illeus 456
– Reizung, Capillarconstriction 568
Mechanorezeptoren, Lunge, Aktivierung, Pneumothorax 674
Mechloräthamin, Proteinsynthese 281
mediales Längsbündel, Gleichgewichtssinn 142
Mediastinaldruck, elastischer Lungenzug 631
–, subatmosphärischer, venöse Zirkulation 570
Mediastinalverschiebung, Lungenkollaps 674

Sachverzeichnis

–, Pneumothorax 674
Mediator, Receptorfunktion, 85
Mediatoren der Entzündungsreaktionen, Complementaktivierung 501
Medulla oblongata, akustische Impulse 148
– –, Atemzentrum 656
– –, autonome Reflexe 206
– –, – Zentren 206
– –, Chemoreceptoren, respiratorische Aktivität 657, 658
– –, extrapyramidales System 182
– –, Formatio reticularis 161
– –, – –, Atemzentrum 656
– –, Kontrolle der Atmung 206
– –, – des Blutdruckes 206
– –, – der Herzfrequenz 206
– –, lebenswichtige Zentren 206
– –, Nucleus cochlearis 140
– –, Vasomotorenzentrum 577
– –, ventrale Oberfläche, Sinnesorgan 75
medulläre Zentren, afferente Fasern 206
–, –, visceraleffektorische Komponente 206
Medulloblastom, Kleinhirn 192
Meerwasser, Ertrinken 678
Megacaryoblast 472
Megacaryocyten 484, 472
–, Speicherung, Lunge 645
Megacolon, aganglionäres 467
–, congenitales 467
Megajoule, Umrechnungsschlüssel 295
Megaloblastenanämie, Vitamin B₁₂ 451
Megaloureter, Megacolon 467
Meiose 5, 277, 286
–, Frau 379
–, Mann 386
Meissner-Körperchen, Sinnesorgan 82
Meissnerscher Plexus, s. Plexus submucosus
Melanocyten 382
Melanocyten-stimulierendes Hormon (MSH) 374, 382
– –, Wirkungen beim Menschen 374, 382
Melanophoren 382
–, Melatoninwirkung 425
Melanotropin 382
–, Hypophyse 382
Melatonin 382
–, Entstehung aus Serotonin 239
–, Epiphyse 425
–, Hypophyse 382
Melatoninsynthese, Lichtabhängigkeit 425
Membran, Plasmamembran, Struktur 4
Membrana basilaris 140
– tectoria 140
– tympani secundaria 140
Membranpermeabilität, Leitfähigkeit 18
Membranpolarisation, passive-Änderung 36, 37

Membranpotential 19
–, Änderungen 21
–, –, Impulsbildung 21
–, Einfluß 22
–, Entstehung 22
–, Erhöhung, Insulin 320
–, Glia 45
–, Größe 21
–, Herzmuskel 60
–, Hormonwirkung 63, 64
–, Hyperpolarisation, spinale 179 motorische Neurone, Schock
–, Konstanterhaltung 21
–, Muskel, glatter, Oszillationen 63
–, –, –, Beeinflussung 64
–, –, rhytmische Entladung, Herzgewebe 523
–, Ruhe 16–20, 30
–, –, glatter Muskel, visceraler 62, 63
–, –, Myokardinfarkt 4
–, Schilddrüse 300
–, Schrittmachergewebe, Herz 62
–, Tubuluszellen, Niere 694
–, Uterus, Progesteron 411
–, Wirkung unterschwelliger Reize 36
Membranschwelle, Nerv, 35, 37
s. auch „Zündschwelle"
Memory-cells, Differenzierung 497
Menarche 392
Menopause 386/394
–, „männliche" 394
–, Osteoporose 365
–, sexuelles Verhalten 227
Menorrhagic 414
Menses, s. Menstruationsblutung
Menstruation 405
–, Energieumsatz 247
–, Fibrinolyse 519
Menstruationsblutung 450
–, Blutverlust 450
Menstruationscyclus 3
–, Emotionen 414
–, endokrine Veränderungen 414
–, Oestruscyclus 407
–, Ovarialcyclus 403
–, Störungen 414
–, Temperaturschwankungen 221
–, Thyroxin 307
–, Tranquilizer 413
–, uteriner Cyclus 405
–, – –, proliferative Phase 405
–, – –, sekretorische Phase 405
–, Uterusdurchblutung 601
–, vaginaler Cyclus 406
–, Wiederauftreten nach Entbindung 418
Menstruationskrämpfe 414
mentale Leistungen, Noradrenalin 237
–, Störungen, chronische CO-Vergiftung 676
- Symptome, Hypothyreose 310
Menthol, Schmerzkomponente beim Riechen 157
Meraluid, diuretische Wirkung 714

Mercaptane, Acylderivate 201
–, Methylmercaptan, Riechschwelle 156
–, Propylmercaptan, Riechschwelle 156
Merseburger Trias 311
Mesaxon 31
Mescalin, Histamingehalt des Gehirns 240
Mesenterium, Autoregulation der Blutgefäße 573
–, Baroreceptoren 582
–, Gastrointestinaltrakt 440
–, Receptoren, Druckreceptoren 104
Mesonephros, Hoden 389
Messenger, intracelluläre, Freisetzung, Hormonwirkung 281
Messenger-RNA, s. mRNA 277
metabolische Acidose 278
– –, Diabetes mellitus 323
– –, renale Kompensation 728
– –, respiratorische Kompensation 728
– Alkalose 728, 729
– –, Knochenkrankheiten 365
– –, Theorie der Autoregulation 573
Metabolismus 295
Metabolismusrate, cerebrale, für O₂ 255, 295
Metaboliten, vasodilatorische,-Gefäßmuskulatur 568
metahypophysärer Diabetes 330
Metamorphose, Amphibien, Thyroxin 308
–, viscöse, Thrombocyten 512, 491
Metamyelocyt 205
Metarteriolen 566
–, capillares Kurzschlußgefäß 566
–, glatte Muskulatur, aktives Gewebe 566
Meteorismus, chronische Obstirpation 431
–, Disaccharidasemangel 431
Methämoglobin 481
–, Hautfarbe 670
–, Struktur 481
Methämoglobinbindung, Cyanidvergiftung 676
Methämoglobinreduktase 481
Methan, Darmgase 465
Methimazol 313
Methionin 273
–, Creatinbildung 276
Methoxamin 205
Methyldonatoren 274
α-Methyldopa 205
Methylenblau, Met-Hb-Reduzierung 676
Methylgruppen, biologisch labile 274
α-Methyl-p-Tyrosin 205
Methyltestosteron, TBG-Beeinflussung 303, 304
Methylxanthine, Hemmung des cAMP-Abbaus 264
Metrorrhagie 414
Metyrapon, Hemmung der Steroidsynthese 346

Mevalonsäure, Cholerinsynthese 290
micelläre Lösung, Galle 463
Micellen, Eisenresorption 437
–, Fettverdauung 434
–, gallensalze 460
Microglia 45
MIF (migration inhibition factor) 476
Migräne, Entstehung 575
Migrationshemmfaktor (Amplifikationssystem) 498
–, Stimulierung des T-Lymphocyt 476
Mikroelektroden, Registrierung von Membranpotentialen 34
Mikroelektrodentechnik, synaptische Aktivität 68
Mikroelektrophorese, Überträgersubstanzen im ZNS 232
Mikrofilamente 8
Mikrophonpotentiale, cochleare 147
–, Nervus acusticus 147
Mikropunktionsuntersuchungen, Niere 694
Mikrosmaten 154
Mikrosomen 9
–, Fettsäuresynthese 288
–, Schilddrüsenzelle 301
Mikrotubuli 8
Mikrovilli, Bürstensaum, proximaler Tubulus 685
–, Riechschleimhaut 154–155
–, Schilddrüsenzellen 298
Miktion 717
–, corticale Beeinflussung 718
– bei leerer Harnblase 718
–, Unterbrechung 718
–, Unterdrückung 718
–, willkürliche Einleitung 717
Miktionsauslösung, Massenreflex, Paraplegiker 719
Miktionsreflex 718
–, Abflußbehinderung 719
–, afferente Schenkel 718
–, Auslösung, Harnvolumen 718
–, efferente Schenkel 718
–, neurale Läsionen, Typen 719
–, Störungen 719
–, willkürliche Kontrolle, Rückenmarkläsion 719
Miktionssynkope, orthostatische Hypotension 620
–, Reflex-Bradykardie 620
Milch 418, 478
–, Antikörpergehalt 433
–, Milchaustreibungsreflex, Auslösung 417
–, –, Oxytocin 217
–, –, Prolactin 396
–, –, Thyroxin 307
– milk ejection 217
–, Muttermilch, Zusammensetzung 745
Milchsäure, Acidose, Diabetes mellitus 324
–, anaerobe Glycolyse 286
–, Blutspiegel, Adrenalin 338, 271
–, Gehirn 594

Milchsäure
-, Glucoseabbau, Skeletmuskel 270
-, Herzmuskel 62
-, Kohlenhydratstoffwechsel 266
-, NADH 268
-, Oxydation, calorigene Adrenalinwirkung 333
-, Skeletmuskel 55
-, -, Diffusion 54
-, Stimulierung der Atmung 668 Arbeitsende
-, vasodilatorische Wirkung 573
Milchsäurebildung, Arbeit, H^+-Quelle 726
-, Schock 612
Milchsäurespiegel, Muskelarbeit 667
Milchzucker 429
Milz 486
-, Abbau, Erythrocyten 487
-, -, Thrombocyten 484-485
-, autonome Effekte 202-203
-, Blutspeicher 599
-, extramedulläre Haematopoiese 478
-, RES
-, Thyroxinwirkung 307
Mimik, Morbus PARKINSON 187
Mineralcorticoide 342, 357
-, Abbau, Herzinsuffizienz 621
-, ECF-Volumen 358
-, Erhöhung der Krampfschwelle 351
-, GFR 711
-, Hypersekretion, Syndrome 362
-, Mangel, Auswirkungen 358
- -, Natrium-, Kaliumstoffwechsel 357, 358
-, Natriumausscheidung, escape-Phänomen 358
-, Natrium-retinierende Wirkung 357
-, NNR 337
-, Regulation des Natriumhaushaltes 362
-, Überschuß, Symptome 358
-, Wirkungen 357
Mineralocorticoidtherapie 358 Escape-Phänomen, Na^+-Ausscheidung 711
Mineralocorticoidwirkung, Cushing-Syndrom 352
Mineralstoffe, Aufnahme in den Knochen 365
-, Aufrechterhaltung der Gesundheit 295
-, Bedarf 295
-, Mangel, Symptome 295
-, Resorption 436
„Miniatur" EJP, glatter Muskel 74
„Miniatur"-Endplattenpotentiale 78
Minigastrin (G 14) 446
Minimalvolumen, Lunge 634
Minimum separabile 130
minor cross-match 512
Miraculin, Geschmack 160

Mischblut, Ursachen 694
Mitochondrien 6, 3
-, Citronensäurecyclus 269
-, Cristae 6
-, DNA, zweites genetisches System 7
-, Elektrolytgehalt, Parathormon 308
-, Entkopplung, oxydative Phosphorylierung, Thyroxin 286
-, Fettsäureoxydation 288
-, Fettsäuresynthese 288
-, Glycolyse 268
-, interstruktureller Raum 6
-, Monoaminooxydase 200
-, Struktur 7
Mitogenfaktoren 378
Mitose 5
-, DNA 278
Mitosespindel, Colchicin 8
mitotische Phase der Granulocyten, Entwicklung 473
Mitralklappe, s. Herzklappen
-, Insuffizienz, Herzgeräusch 547
-, Stenose, Herzgeräusch 547
-, -, Lungencapillardruck 642
Mitralzellen 155
Mittelhirn, extrapyramidales System 184
-, Formatio reticularis 161
-, Läsionen, Parkinsonsche Erkrankung 187
-, prätectale Region, Sehbahn 126
-, Stellreflexe 184
-, Tegmentumläsion, Koma 166
Mittelhirnreflexe 184
Mittelhirn-Tier, Präparation 184
-, -, Streckmuskelstarre 184
Mittelohr 138
-, Schwerhörigkeit 149
Mittelohrmuskeln, tympanischer Reflex 145
Mittelschmerz 404
MJ, Umrechnungsschlüssel 295
MJT, s. Monojodtyrosin
M-Linie, Skeletmuskel 47, 48
MNS-System, Blutgruppen 510
Modalitäten, Geschmack 159
Modiolus 140
Modulation, sensorischer Impulse 172-173
Mol 12
Molekulargewicht, s. auch bei den einzelnen Substanzen
-, Carboanhydrase 651
-, Erythropoietin 423
-, Gerinnungsfaktoren 513
-, Hämoglobin 647
-, Plasmaproteine 468
-, Relaxin 412
-, TSH 310
Monellin, Geschmack 160
Mongolismus 391
Monoaminooxydase (MAO) 200, 237
-, Blocker 204
-, Denervationshypersensitivität 79
-, Psychoenergizer 234
-, rot-grün Unterscheidungsfähigkeit 128

-, Serotoninabbau 234
-, Verteilung im Organismus 200, 201
Monoblast 472
Monochromasie 135
Monocyten 473, 475
-, Entwicklung 475
-, Normalwerte 475
Monoglyceride, Pankreaslipase 439
-, Resorption 439
Monoglycerid-spaltende Verdauungsenzyme 430
Monojodtyrosin 300
Monoklonale Immundefekte (Störung der Entwicklung des Immunsystems 496
Mononucleotid 276
monophasisches Aktionspotential, Nerv 39
Monosaccharide, D-Isomere 265
-, Harn 720
-, Kohlenhydrate, Nahrung 429
-, physiologische 263
-, Transportmechanismen, Niere 695
monosynaptischer Reflex 92
Monro-Kellie-Gesetz Gehirndurchblutung 594
Morbus BASEDOW 311
- CUSHING 385
-, haemolyticus neonatorum 510
- PARKINSON 187, 188
- -, Dopamin 238
- -, Elektrocoagulation 188
- -, Symptome 187, 188
- -, Therapie 188
- -, Werlhof 478
- WILSON 187
Morphin, Erbrechen 191
-, hypoxische Hypoxie 670
-, primäre Geschmacksempfindung 159
-, Vasopressinsekretion 215
Moschus, Riechschwelle 156
Motilität, Dünndarm 454
-, Gastrointestinaltrakt 440-467
-, intestinale 454
-, Magen 443
„motion sickness", Bewegungskrankheit 242
Motivation 231-232
-, diffuse sekundäre Reizantwort 163
-, „drive reduction"-Theorie 232
-, Selbst-Stimulierungsexperimente 231
Montoneuron, s. Neuron oder motorische Vorderhornzelle
Motorik, Integration, visuelle und akustische Impulse, Kleinhirn 192
-, Integrationsebenen 179
-, Kleinhirneinfluß 177
-, stufenweise Integration 176
-, Willkürmotorik, Kleinhirn 194
- -, Steigerung, Temperaturregulation 223
motorische(r) Aphasie 249
- Cortex 175-178

-, Körperhaltung, Kleinhirn 194
- Einheit 57
- Endplatte 76
- -, Endplattenpotential 49, 77
- -, Membranreceptor 77
- -, Palisaden 76
- -, Pathologie 78
- -, Permeabilitätsänderung 77
- Endstrecke, gemeinsame 174
- Funktionen, corticale Repräsentation 176
- Läsion, zentrale, periphere 174
- Neuron, Aufbau 31-32
- Region, supplementäre, Sulcus cinguli 176
- Störungen, Decortication 185
-, Systeme 174
- Vorderhornzellen 67
mottled teeth, Fluor 365
mRNA 278
-, Anlagerung an Ribosomen 280
-, Bildung 278
-, Codone 279
-, Lebensdauer 280
-, Proteinsynthese 280
-, Stimulierung, Aldosteron 357
-, Synthese, Erythropoietinwirkung 423
-, Verhinderung der ribosomalen Bildung 281
MSH = Melanocytenstimulierendes Hormon 382
-, ACTH-Aktivität 382
-, alpha-MSH 382
-, beta-MSH 374
-, -, Speciesabhängigkeit 382
-, Wirkungen beim Menschen 382
MSH-Wirkung, CLIPC = corticotropin like intermediate lobe peptide 383
Mucin, Speichel 441
mucöse Drüsen, extrahepatische Gallenwege 459
- Speicheldrüse 441
Mucosa, s. auch Schleimhaut 459
- Gallenblase 458, 459, 460
-, Magen, Glucocorticoidwirkung 351
Mucosablock, Eisenstoffwechsel 438
Mucosazellen, Dünndarm, Fettresorption 434
-, -, Struktur 454
-, -, Umsatzrate 454
-, -, Zellverbindungsstellen 454
Müdigkeit, s. Ermüdung
Müllerscher Gang 389
- Muskel, Auge 114
„multi-unit"-Typ, glatter Muskel 62, 63
Mund 441, 442
Mundboden, Senkung, Saugen 441
Mundspeichel, Ptyalin 429
Mund-zu-Mund-Beatmung 681
Muscarin 198
Muscularis mucosae, Gastrointestinaltrakt 440
Musculus(i)

Sachverzeichnis

- bulbocavernosus, Restharnentleerung beim Mann 781
- ciliaris 114
- –, Akkommodation 120, 121
- –, circuläre Fasern 120, 121
- –, radiale Fasern 114, 120
- detrusor vesicae, Harnblasenentleerung 717
- intercostales externi 632
- – interni 632
- levator palpebrae superioris 117
- obliquus inferior 117
- – superior 117
- rectus externus 135
- – inferior 135
- – internus 135
- – lateralis 135
- – medialis 135
- – superior 135
- scaleni, accessorische Atemmuskeln 632
- sphincter ani externus 466
- – – externus, Erschlaffung, Reflexkontraktion, Enddarm 466
- – – internus 466
- stapedius 415
- sternocleidomastoideus, accessorische Atemmuskeln 632
- tensor tympani 139, 145
Muskel(n) 46
–, Akkomodations-Auge 114
–, aktiver, Stoffwechselanstieg 669
–, Arbeit 52
–, Atemmuskulatur 632
–, Auge 135, 136, 118
–, –, äußere, Wirkung 135
–, Dauerleistung, Myoglobingehalt 51, 650
–, Erregungskontraktions-Kopplung 51
–, Exspirationsmuskel 632
–, Fibrillen 47, 48
–, Filamente, Anordnung 48
–, glatte(r) 62, 46
–, –, Acetylcholin 64
–, –, Adrenalin 63
–, –, Aktionspotential 63
–, –, Arteriolen 556
–, –, –, Innervation 556
–, –, Autoregulation, Gefäßmuskel 573
–, –, –, Nierendurchblutung 690
–, –, av-Anastomosen 559
–, –, Darm, Hemmung, paralytischer Ileus 456
–, –, Darmmotilität 454
–, –, Dehnung 63
–, –, Denervationshypersensitivität 79
–, –, Denervierung 79
–, –, Eingeweidehohlorgane, autonome Innervation 202
–, –, elektrische Aktivität 63, 79
–, –, Endigung postganglionärer Neurone, Sympathicus 197, 198
–, –, Filamente, Anordnung 62
–, –, Gallenwege, extrahepatische 459, 717
–, –, Harnblase 65
–, –, Kontraktion, Lymphabfluß 568
–, –, Länge-Spannungsbeziehung 65
–, –, Lungengefäße 641
–, –, mechanische Aktivität 62
–, –, „multi-unit"-Typ 62, 65
–, –, myoneurale Verbindung 66
–, –, Nerven, Sympathicus, Parasympathicus 64
–, –, Nervenendigungen 78
–, –, –, Aufbau 78
–, –, Noradrenalin 63
–, –, Plastizität 65
–, –, α-, β-Receptoren 64
–, –, Repolarisation 63
–, –, „tight junction" 62, 79
–, –, Tonus 63
–, –, Typen 62
–, –, Ureteren 717
–, –, Uterus 64
–, –, Venen 558
–, –, Verdauungsrohr 440
–, –, visceraler 63
–, –, –, Wirkung von Kininen 574
–, Harnstoffübertritt 590
–, Herzmuskel, s. auch Myokard und Herz 46, 58
–, –, Aktionspotential, EKG 60, 61, 529
–, –, Depolarisation 60
–, –, Desmosomen 59
–, –, Durchblutung 586
–, –, Eigenschaften 523
–, –, elektrisches Verhalten 60
–, –, enddiastolisches Volumen 61
–, –, Energiequellen 61
–, –, Flimmern 61
–, –, Gesamtspannung 61
–, –, Glanzstreifen 58, 59
–, –, Ionenpermeabilität 60
–, –, kontraktile Reizbeantwortung 60
–, –, Kontraktionsdauer 61
–, –, Länge-Spannungsbeziehung 61
–, –, Longitudinalsystem 52
–, –, mechanische Eigenschaften 61
–, –, Morphologie 59
–, –, myoneurale Verbindung 66
–, –, Nervenendigungen 78
–, –, Nicht-Tetanisierbarkeit 61
–, –, Präpotential 62
–, –, Querstreifung 58
–, –, Refraktärperiode 61
–, –, Repolarisation 60
–, –, Ruhe-Länge 61
–, –, Ruhe-Membranpotential 60
–, –, Ruhepotential 60
–, –, Sarkomer 59
–, –, Sauerstoffaufnahme 58
–, –, Schrittmachergewebe 62
–, –, Schrittmacherpotential 62
–, –, Stoffwechsel, Diabetes 61, 62
–, –, –, Hypoxie 60
–, –, Syncytium, funktionelles 59
–, –, systolischer, diastolischer Ventrikeldruck 61
–, –, T-System 58, 59
–, –, Vordehnung 61
–, Inspirationsmuskeln 632
–, Muskelschmerz, Kinine 107
–, Proteine 47
–, quergestreifter, s. Muskel, Herzmuskel, Skeletmuskel
–, somatische 44
–, Skeletmuskel 47 ff.
–, –, A-Band 47, 48
–, –, Abstufung der Muskelaktivität 57
–, –, Actin 47, 48
–, –, Äquilibriumlänge 353
–, –, Äquilibriumpotential 18, 49
–, –, Aktionspotential 49
–, –, aktive Spannung 53
–, –, Aktivierung 51
–, –, Aktivierungswärme 56
–, –, antiinsulinäre Wirkung, STH 378
–, –, Arbeit, s. Muskelarbeit
–, –, arbeitender Gewebs-P_{O_2} 669
–, –, –, Sauerstoffextraktion 669
–, –, ATP, ADP, ATPase, Calcium 51, 54, 55
–, –, Aufbau 46, 47
–, –, Autoregulation 573
–, –, auxotone Kontraktion 52
–, –, av-Anastomosen 557
–, –, Calciumverschiebung, sarcoplasmatisches Reticulum 50–51
–, –, Capillarpermeabilität 568
–, –, Chronaxie 49
–, –, contractile Reizbeantwortung 49
–, –, Creatinphosphat 54, 55, 276
–, –, Cushing-Syndrom 352
–, –, Cysternen 50
–, –, Dauerkontraktion 53
–, –, Dauerspannung 53
–, –, Dehnung, inversiver Dehnungsreflex 45, 96
–, –, –, Klonus 98
–, –, –, Muskelspindel 94
–, –, –, Spastizität 97
–, –, Dehnungsreceptoren, Hüpfreaktion 180
–, –, Denervationseffekt 56
–, –, Denervationshypersensitivität 97
–, –, Diabetes mellitus, Stoffwechselstörungen 23
–, –, Durchblutung 581
–, –, –, Arbeit 608–611
–, –, Eigenschaften in vivo 56
–, –, elektrische Eigenschaften 49
–, –, – und mechanische Reizbeantwortung 50
–, –, Energiequellen 54–, –, Entstehung der Kontraktion 50, 51
–, –, Erholungsperiode, FFS 55
–, –, Erholungswärme 56
–, –, extrafusale Fasern 92
–, –, Fasciculation 56
–, –, Fehlen von Spontanaktivität 57
–, –, Fibrillation 56
–, –, Fusionsfrequenz 53
–, –, Gesamtspannung 58, 53
–, –, Glucocorticoide 350
–, –, Glucoseaufnahme, Insulinabhängigkeit 319
–, –, Glykogen 260
–, –, Glykogengehalt, Insulin 321
–, –, H-Zone 47
–, –, I-Band 47
–, –, Initialwärme 47, 56
–, –, inkompletter Tetanus 53
–, –, Ionenfluxe 49
–, –, Ionenverteilung 49
–, –, isometrische Kontraktion 52, 255
–, –, isotonische Kontraktion 52
–, –, Kohlenhydratabbau 54
–, –, kompletter Tetanus 53
–, –, Kontraktion, molekulare Grundlagen 51, 59
–, –, –, Verhalten der Filamente 50
–, –, –, Wärmeproduktion 17
–, –, Kontraktionsgeschwindigkeit 54
–, –, Kontraktionstypen 52
–, –, Kontraktur 56
–, –, Konvergenz, motorische Neurone 174
–, –, Koordination, Kleinhirn 194
–, –, Länge, Aufrechterhaltung 94
–, –, Länge-Spannungsbeziehung 54
–, –, „langsame" 50
–, –, Milchsäure 54, 55
–, –, M-Linie 47, 48
–, –, Morphologie 46
–, –, myoneurale Verbindung 66
–, –, Myosin 47
–, –, Nachpolarisation 44
–, –, passive Spannung 53
–, –, Phosphorylasen, Aktivierung durch Adrenalin 33
–, –, Proprioceptoren, Atemanregung 663
–, –, –, Müdigkeitsgefühl 669
–, –, Pseudo-H-Zone 48
–, –, Querstreifung 47
–, –, Receptoren, Druckreceptoren 104
–, –, Reflextonus 97
–, –, Refraktärzeit 44
–, –, Reizung, direkte elektrische, Fluchtreflex 94
–, –, Rekrutierung motorischer Einheiten 57
–, –, Relaxationswärme 56
–, –, „rote" und „weiße" 57
–, –, Ruhelänge 54
–, –, Ruptur 53
–, –, Sarkomer 47
–, –, sarcoplasmatisches Reticulum 48, 50
–, –, sarcotubuläres System 47, 48
–, –, Sauerstoffaufnahme 586
–, –, Sauerstoffschuld 55, 610
–, –, Schädigung, Enzymmuster 491
–, –, Schlottern, Temperaturregulation 223
–, –, „schnelle" 50

Muskel(n), Skeletmuskel
–, –, Schwellenunterschiede der Fasern 49
–, –, Spannung 53
–, –, Spasmen 369
–, –, Spastizität, Enthirnungsstarre 182
–, –, Stärke, Kraft 58
–, –, Starre 56
–, –, Summation der Kontraktionen 53
–, –, tetanische Kontraktion, Tetanus 53
–, –, Tonus 97, 56
–, –, –, Verlängerungs-Reaktion 97
–, –, „Treppe" 53
–, –, Triaden 48
–, –, Tropomyosin 47
–, –, T-System 49
–, –, Typen beim Menschen 57
–, –, Vasodilatation 576
–, –, –, Adrenalin 339
–, –, –, sympathisches Vasodilatatorensystem 583
–, –, Verkürzungswärme 56
–, –, Vordehnung 54
–, –, –, isotonische Kontraktion 551
–, –, Wärmeproduktion 55
–, –, wechselnde Aktivität 87
–, –, Z-Linie 47
–, –, Zuckung 49
–, Typen 46
–, – Kontraktion 52
Muskelabbau, Creatinurie 276
muskuläre Dystrophie, Vitamin E-Mangel 297
– –, periphere motorische Läsion 174
Muskelarbeit, Anpassung der Nahrungsaufnahme 213
–, Energieumsatz 611
–, Glucoseutilisation 321
–, HMV 550
–, Insulinbedarf, Diabetes mellitus 335
–, Kreislaufanpassung 608–611
–, Lymphabstrom 609
–, Sauerstoffschuld 668
–, Struktur-Veränderungen 669
–, Temperaturregulation 611
–, Vasopressinsekretion 215
Muskelatrophie 56
Muskeldauerleistung, Sauerstoffschuld 668
Muskeldehnung, Sinnesmodalität 82
Muskeldurchblutung, initialer Anstieg 60
–, lokale Reflexmechanismen 609
Muskeldystrophie 492
Muskeleigenreflex 92
Muskelfaser(n) 46
–, Depolarisation 49
–, Filamente 47, 48
Muskelkontraktion, ADP 261
–, Blutversorgung 609
–, Creatinphosphat 276
–, Ionenverteilung 50

–, ionisiertes Calcium 366
–, sarkoplasmatisches Reticulum 48, 50
Muskellähmung 58
Muskelpumpe, Interstitialflüssigkeitsvolumen 570
–, Kreislaufanpassung, langes Stehen 607
–, venöse Zirkulation 570
Muskelreizung, Fluchtreflex 98
Muskelrelaxierung 78
Muskelschmerz bei verschiedenen Arbeitsformen 669
–, intermittierendes Hinken 167
–, P-Faktor 107
Muskelschwäche, primärer Hyperaldosteronismus 359
–, Pyramidenbahnsystem 177
Muskelspannung, Regelung, Golgisches Sehnenorgan 96, 97
Muskelspasmus, Eingeweideschmerz 109
Muskelspindeln 92
–, Adaptation 85, 86
–, Alpha-gamma-Kopplung 95
–, Aufbau 91
–, bewußte Empfindung 104
–, Dehnungsempfindlichkeit 94
–, Dehnungsgeschwindigkeit 94
–, Dehnungsreflex 92
–, efferente gammamotorische Entladung 94
–, Erregbarkeit, zentrale Kontrolle 173
–, Generatorpotential 84
–, Ia-Fasern 95
–, intrafusale Fasern 92
–, Kernsackregion 92
–, motorischnervöse Versorgung 92
–, Nervenendigungen 92
–, postsynaptische Hemmung 73
–, Reaktion, dynamisch-phasische Vorgänge 93
–, Reflexzeit 93
–, Reizung 94
–, Rückkopplungssystem 94
–, Sinnesorgan 82
–, Tremor 94
–, zentrale Verbindungen 93
Muskelsteifheit, Ursachen 669
Muskelton, Herz 547
Muskeltonus, Hypotonie, Pyramidenbahnsystem 177
–, Kleinhirnreizung 194
–, REM-Schlaf 165
Muskelverletzung, traumatischer Schock 616
Muskelzelle
–, Glucoseeintrittsrate 270
–, Ionenkonzentrationen, Frosch 18
–, Natrium-, Kaliumgehalt, Aldosteron 357
–, Permeabilitätskoeffizienten, Frosch 18
Muskelzertrümmerung, Crush-Syndrom 616
Muskelzuckung 49
Muskelzuckungen, O_2-Atmung 677

–, Urämie 715
Muskulatur, distale Extremitätenmuskulatur, Area 4, 185
–, glatte, Verdauungsmechanismen 440
–, proximale Extremitätenmuskulatur, Spastizität, Area 4s 185
–, Tonus, Grundumsatz 260
mutagene Stoffe 277
Mutationen 277
–, Auslösung 278
Muscarin, Acetylcholin 204
–, Wirkung auf viscerale Erfolgsorgane 202, 203
muscarinartige Substanzen 204
– Wirkungen 204
Mutter, Geburtsvorgang, Kreislauf 604–605
–, mütterliches Verhalten 229
Mutterkornalkaloide 205
Myasthenia gravis 78, 445
Myelin 31
–, Isolatorfunktion 38
Myelinbildung, Glia 45
myelinisierter Nerv, Impulspropagation 34
Myelinscheide 31
Myeloblast 472
Myelocyten, Normalwerte 474
Myelographie, Kontrastmittel, PBI-Erhöhung 302, 303
Myelom, multiples, Bence-Jones-Protein, Harn 489
Myelotomie, Schmerzlinderung 106
myenterischer Reflex, Peristaltik 454
– –, Substanz P 240
myoepitheliale Zellen, Oxytocinwirkung auf 217
Myofilamente, s. Muskelmaogene Theorie der Autoregulation 573
– – –, Nierendurchblutung 573, 690
Myoglobin 482, 650
–, Aufbau 650
–, Crush-Syndrom 616
–, Dissoziationskurve 650
–, Herzmuskel 60
–, Molekulargewicht 650
–, Sauerstoffbindung 650
Myokard, s. auch Muskel, Herzmuskel 58
–, Aktionspotentiale, EKG 525
–, autonome Rhythmizität 529, 531
–, Autoregulation der Blutgefäße 573
–, Beeinflussung durch NNM-Catecholamine 339
–, Chemoreceptoren 582
–, Dehnung 551
–, Erregungskontraktionskopplung, s. Erregungskontraktionskopplung
–, irreversibler Schock 615
–, Spannung, Sauerstoffverbrauch 555
–, Ventrikel, Aktivierung 524
Myokardinfarkt 537–540

–, akuter, EKG-Veränderungen 496
–, coronare Chemoreceptoren 581
–, Diagnose 537
–, EKG 539
–, –, frühes Bild 539
–, –, spätes Bild 539
–, Enzymmuster 541
–, essentielle Hypertonie 623
–, extracellulärer Stromfluß, EKG 538
–, Herzinsuffizienz 621
–, Kammerflimmern 536
–, kardiogener Schock 612
–, Nehbsche Ableitungen 527
–, Serumenzyme (CPK, GOT, LDH) 275
–, Ursachen 537
Myokardischämie, EKG 537
–, hämodynamische 537
,yokardkontraktilität, Einfluß auf Starlingsche Kurve 535
–, Sauerstoffverbrauch 555
–, Steigerung, Ursachen 535
Myokardverlust, Myokardkontraktilität 554
„myoneural junction" = neuromuskuläre Verbindung 66
– –, Überträgersubstanz 72
Myopathien 276
–, creatinurie 276
–, thyreotoxische 306
Myopie 121
–, Achsenmyopie 121
Myosin 47
–, ATPase-Eigenschaft 51
Myosinfilamente 47
Myotonia congenita Thomsen 37, 78
Myxoödem 306, 310
–, hypophysäres 310
–, Körpertemperatur 220
–, TSH-Halbwertzeit 309

N

N, s. Stickstoff
Na, s. Natrium
Nachbilder, negative 133
–, positive 133
Nachdehnung, Muskel 551
Nachentladung, motorische Vorderhornzellen, Fluchtreflex 98
Nachgeburt 604
Nachhalleffekt, neuronale Verbindungen des Cortex 248
Nachholbewegung, Nystagmus 136
Nachpolarisation, Skeletmuskel 49
Nachpotential, Nerv, negatives 35
–, –, positives 35
Nachtblindheit, Dunkeladaptation 125, 296
NAD = Nicotinamid-adenin-dinucleotid 262
–, NNR-Steroid, Synthese 343
–, Phosphoglycerinsäurebildung 268

Sachverzeichnis

NADH = Dihydro-nicotinamid-adenin-dinucleotid 262
–, Bildung 268
–, Milchsäure 268
NADP$^+$ = Nicotinamid-adenin-dinucleotid-phosphat 262
NADPH = Dihydro-nicotinamid-dinucleotid-phosphat 262
–, NNR-Steroid, Synthese 343
–, Schilddrüsenhormonsynthese TSH 301
Nagelbett, Capillarenuntersuchung 567
–, Cyanose 670
Naheinstellungsreaktion, Auge 122
Nahpunkt, Altersabhängigkeit 120
–, Bestimmung 120
Nahrung, Alkaliquellen 726
–, Eiweißaufnahme, Harnstoffausscheidung 704
–, kohlehydratreiche, Glucosurie 271
–, Magen, Gastrinfreisetzung 451
–, reflektorische Speichelsekretion 442
–, spezifisch-dynamische Wirkung, Wärmeproduktion 221
–, verminderte Cholesterinaufnahme, Plasmacholesterinspiegel 290
Nahrungsaufnahme, Anpassungsvorgänge 213
–, HMV 550
–, Mund, reflkektorische Magensaftsekretion 450
–, Noradrenalin 237
–, Steuerung 260
–, Verhalten, limbisches System 227
–, Wärmeproduktion 221
Nahrungsbestandteile, Tagesbedarf 294
Nahrungseiweiß, H$^+$-Quelle 726
–, Wertigkeit 293
Nahrungskarenz, Verhinderung der Hypoglykämie 271
Nahrungsmittel, Katabolismus, freigesetzte Energie 255
–, Resorption 429
–, Verbrennung, Calorimeter 255, 256
–, Verdauung 429–439
Nahrungsmittelallergie, Resorption ungespaltener Proteine 434
Nahrungsrückstände 465
Nahrungsstoffe, calorischer Brennwert 256
–, spezifisch-dynamische Wirkung, Energieumsatz 257
–, Verbrennung, Calorimetrie 256
Nahrungszufuhr, Wachstum 380
Narkose 73, 78
–, Äther-, ARS 167
–, explosive Dekompression 681
–, Narcotica, Sinnesreceptoren 84
Nase, Atmung 632
–, Riechfunktion 154–157
Nasenschleimhaut, Reflexe 157
–, Schwellung, O$_2$-Atmung 677

Natrium, Äquilibriumpotential, Nerv 41
–, Aktionspotential 41
–, aktive(r) Rückresorption, Nierentubuli 696
–, – Transport 16
–, – –, Aminosäuren 433
–, angebot, Tubulus, K$^+$-Sekretion 713
–, Aufnahme, Nahrung, Aldosteronsekretion 357
–, austauschbares 22
–, Baroreceptoren 582
–, Darmlumen, Glucoseresorption 432
–, Ernährung 295
–, Gehalt, Harn 722
–, –, Schweiß 722
–, Gesamtkörper-Na$^+$, Bestimmung 22
–, –, Osmolalität 12, 22
–, Harn-Plasmaverhältnis 685
–, Hypernatriämie, cerebrale Störung 214–216
–, Hyponatriämie, Aldosteronsekretion 359
–, –, Reninsekretion 423
–, –, Vasopressinsekretion 215
–, Konzentration, ECF 540
–, Leitfähigkeit, Nervenmembran 40
–, maximale Resorption, Darmabschnitte 432
–, NN-Insuffizienz 358
–, Permeabilität, Herzmuskel 523
–, Plasmaspiegel, EKG 540
–, Verlust, metabolische Acidose 729
–, Verteilung im Körper 23
Natriumausscheidung 295, 710–712
–, Aldosteron 360, 711
–, Angiotensin 360
–, Aufstehen 724
–, Carboanhydrasehemmer 712
–, diabetische Acidose 323
–, GFR 710
–, glomerulotubuläre Balance 711
–, Mineralocorticoide „Escape"-Phänomen 358
–, NNR-Hormone 711
–, renale H$^+$-Sekretion 712
–, Renin 360
–, STH 378
–, Tagesrhythmus 227
Natriumbelastung, Henlesche Schleife, osmotische Diurese 704
–, Na$^+$-Rückresorption, proximaler Tubulus 713
Natriumbicarbonat, s. Bicarbonat
Natriumchlorid, Geschmacksschwelle 159
–, Infusion, osmotische Diurese 705
–, Lösung, Druckinfusion, Schock 619
Natriumdiffusion, Darm 436
–, Vasa recta 702

Natriumfreisetzung, intracelluläre Puffer 652
Natriumgehalt, ECF-Volumen 724
–, Infusionslösungen 733
–, Körperflüssigkeitscompartments 9
–, Muskel-, Hirnzelle, Aldosteron 357
Natriumgleichgewicht 710
–, ECF-Volumen 724
–, Erhaltung 362
–, Kontrollmechanismus 724
Natrium-Kalium-ATPase 20, 147, 436
–, Hemmung, Diuretica 713
Natrium-Kaliumaustausch, distaler Tubulus 712
–, – –, Aldosteron 711
Natrium-Kaliumpumpe 20
–, IPSP 69
–, Tubuluszellen 706
–, Zellvolumen 22
Natriumkonzentration, distaler Tubulus, K$^+$-Ausscheidung 712
–, Generatorpotential 84
–, glatter Muskel 62
–, Osmolalität 703
Natriumlectatlösung, isotone 733
Natriummangel, Angiotensin II-Wirkung 421
Natriumpermeabilität, Acetylcholin 72
–, Herzmuskel 58
Natriumresorption 436
–, Darm, aktiver Transport 436
Natriumretention, Herzinsuffizienz 621
–, Mineralocorticoide 358
–, Nierenerkrankungen 714
–, Ursachen 615
Natriumrückresorption 711
–, Aldosteron 357
–, Austausch gegen K$^+$ und H$^+$ 712
–, gemeinsam mit Cl$^-$ 711
–, Glucocorticoide 711
–, henlesche Schleife 702
–, Harn-pH 708
–, Lokalisation im Tubulus 696
–, Na$^+$-Menge im Primärharn 710, 711
–, Nierentubuli, Beeinflussung 724
–, sekundärer Hyperaldosteronismus 716
–, Störung, renales Salzverlust-Syndrom 715
Natriumspiegel, Blut, Diabetes mellitus 323
Natriumstoffwechsel, Baroreceptoren 582
–, Niere 713
–, Nierenerkrankungen 715
Natriumtransport, Henlesche Schleife 700
–, Macula densa, Reninsekretion 423
–, Tubuszelle 706

Natriumverlust, Ammoniumchlorid 713
–, ECF-Volumen 724
–, osmotische Diurese 705
^{24}Na-Verteilungsvolumen 16
Nausea, s. Kinetosen
N-Bilanz, s. Stickstoffbilanz
Nebenhoden 396
Nebenniere, ACTH-Reaktionsfähigkeit 354
–, Ascorbinsäuregehalt 345
–, Aufbau 337
–, Auswirkung von Hypophysektomie 338, 351
–, Cholesteringehalt 345
–, Lipidhyperplasie, Pseudohermaphroditismus 390, 392
–, Regeneration 338
–, Sekretion, Speciesunterschiede 344
–, Waterhouse-Friedrichsen-Syndrom 619
Nebennierenatrophie, idiopathische 334
Nebennierenglucocorticoid, Thymus 477
Nebenniereninsuffizienz, Flüssigkeitsgleichgewicht 725
–, Hunger 334
–, Kompensation durch Salzzufuhr 358
–, Na$^+$-Verlust, ECF-Volumen 724
–, Pantothensäuremangel 296
–, Riechen 156
–, Schock 619
–, Symptome 358
–, Waterhouse-Friedrichsen-Syndrom 619
Nebennierenmark (NNM) 337–341
–, Adrenalin-Noradrenalin-Verhältnis 341
–, autonome Effekte 202
–, Blutversorgung 337
–, Hormone 338
–, Hypothalamus 213
–, PNMT 199
–, Sekretion, Regulation 340
Nebennierenmarkhormone, s. auch Adrenalin und Noradrenalin
–, ACTH-Wirkung 344
–, Androgene 341, 348
–, –, Oestrogenwirkungen 349
–, –, Wachstum bei Mädchen 381
–, Ascorbinsäuregehalt 345
–, Biosynthese und Struktur 338
–, Kompensation der Hypoglykämie 325
–, Magenfunktion 451
–, Notfallsituation 340
–, Stoffwechsel 338
–, Wirkungen 339
Nebennierenrinde, Atropin 354
–, –, Hypophysektomie 383
–, –, Hypopituitarismus 354
–, Aufbau 337
–, Blutversorgung 337
–, Erkrankungen, Plasma-Elektrolytkonzentrationen 358

Nebennierenrinde, fetale 338
–, Geschlechtshormonsekretion 342
–, Glucocorticoide 342, 350
–, Heparinwirkung 516
–, Hyperplasie, virilisierende 390
–, Hypertrophie, ACTH 338
–, Jodaufnahme 299
–, Mineralcorticoide 342
–, Oestrogene 344
–, Phylogenese 338
–, Rindenzonen, Verteilung der Hormonsynthese 337
–, Sekretionsrate 342
–, –, Hypoglykämie 325
–, –, Tagesrhythmus 227
–, Steroidsynthese, Pathologie 344
–, –, pharmakologische Beeinflussung 345
–, STH 378
–, Streß 354
–, Syndrome 362
Nebennierenrinden-Glucocorticoide, s. auch Glucocorticoide
–, Diabetes mellitus 321
–, Gichttherapie 282
–, Kohlenhydratstoffwechsel 334
Nebennierenrinden-Hormone, s. auch bei den einzelnen Hormonen
–, Ausscheidung 346
–, Biosynthese 343
–, Circadianrhythmus 354
–, Cortisol-Corticosteronverhältnis 344
–, Enzymhemmung durch Pharmaka, Steroidsynthese 345
–, Enzymmangelsyndrome 344
–, Glucocorticoide, s. Glucocorticoide
–, Hunger 334
–, Hypophysektomie 354
–, Klassifikation 341
–, konjugierte Derivate 346
–, Magenfunktion 450
–, Mineralocorticoide, s. Mineralocorticoide, Aldosteron
–, Na^+-Ausscheidung 711
–, Na^+-Rückresorption 711
–, negative Stoffwechselbilanz 283
–, relative Wirksamkeit 344
–, Sekretionsraten 342
–, Stoffwechsel 346
–, Struktur 342
–, synthetische Steroide 344
–, Thymus 495
–, Transport 346
–, tubuläre H^+-Sekretion 708
Nebenschilddrüse, s. Parathyroidea
Nebensprachgebiet 142
Nebenzellen, Magen 444
–, –, Schleimsekretion 444
„Negative feedback inhibition" 75
„negatives g" 608
–, Gehirndurchblutung 593
negatives(s) Reinforcement, bedingte Reflexe 243
– Rückkopplungshemmung 75
– Rückkopplungsschaltung, corticale 244

Nehbsche Ableitung, EKG 527
Nekrose, postpartale, Hypophyse 384
Nelson Syndrom 385
Neocortex, s. auch Cortex 226
–, Beeinflussung der Atmung 663
–, funktioneller Aufbau 248
–, höhere Funktionen des Nervensystems 248–252
–, neuronale Verbindungen 248
Neomycin-Proteinsynthese 281
Neophrektomie 715
–, partielle Beeinflussung der GFR 693
Neostigmin 205
Nephropathie, hypokaliämische, Hyperaldosteronismus 358
Nephrone(e), Aufbau 685
–, –, Gefäßversorgung 687
–, Entstehung 685
–, –, juxtamedulläre 685
–, –, Gefäßversorgung 685
–, –, Na^+-Rückresorption 710
–, pH 708
–, unterschiedliche Aktivität 692
–, Verlust, Isosthenurie 714
Nephrose, Aldosteronzufuhr, Auswirkungen 716
–, CBG-Synthese 346
–, Eiweißverlust, Harn 714
–, Flüssigkeitsgleichgewicht 725
–, Hydrothorax 675
–, Na^+-Retention 715
–, Oedembildung 569
–, Proteinurie 720
–, sekundärer Hyperaldosteronismus 361, 423
–, thyroxinbindende Proteine 302
–, verzögerter Vasopressinabbau 215
Nernst-Gleichung 19
Nerv(en) 31–45
–, afferente 44
–, Aktionspotential, Registrierelektrode 39
–, autonome, Kontaktstellung, glatte Muskel 66
–, axoplasmatischer Transport 32
–, current sink 38
–, – source 40
–, Demarkationspotential 39
–, Durchschneidungsversuche 43
–, Endigung, Catecholaminaufnahme 200
–, –, Catecholaminsynthese 199
–, –, freie Sinnesorgane 82
–, –, glatte Muskel 79
–, –, –, adrenerge Neurone 79
–, –, Herzmuskel 78
–, Energiequellen und Stoffwechsel 42
–, Entwicklung, NGF 377
–, Erholungswärme 42
–, Erregbarkeit 37
–, –, subnormale Periode 37
–, –, supernormale Periode 37
–, Erregbarkeitscyclus 37
–, Erregungsleitung, Myelin 38
–, Fasern, Aα; Aβ; Aγ; Aδ; B, C 43

–, –, Aδ-Fasern, Buchstabenklassifikation (ERLANGER und GASSER) 43
–, –, –, Schmerzleitung 105
–, –, –, –, Leitungsgeschwindigkeit 105
–, –, –, schneller Schmerz 105
–, –, –, Temperaturempfindung 105
–, –, –, viscerale Sensibilität 108
–, –, Aγ-Fasern, gammamotorisches System 92
–, –, Ia; Ib; II, III; IV-Fasern 43
–, –, C-Fasern, Jucken 111
–, –, langsamer Schmerz 105
–, –, postganglionäre Neurone 196
–, –, Schmerzleitung 105
–, –, –, Leitungsgeschwindigkeit 105
–, –, Einteilung 43
–, –, Empfindlichkeit 44
–, –, funktionelle Einteilung 44
–, –, Leitungsgeschwindigkeit 42
–, –, nicht-myelinisierte Chemoreceptoren 658
–, –, Typen 43
–, –, –, absolute Refraktärperiode 37, 43
–, –, –, Einfluß von Hypoxie 44
–, –, –, Empfindlichkeit gegen Anästhetica 44
–, –, –, Faserdurchmesser 43
–, –, –, Funktion 43
–, –, –, Leitungsgeschwindigkeit 44
–, –, –, Spitzenpotentialdauer 43
–, –, –, Zahlenklassifikation 43
–, –, Funktionen, ionisiertes Calcium 366
–, Gehörnerv, Konvergenz 140
–, gemischte, Eigenschaften 42
–, Glia 45
–, Initialwärme 42
–, Leitungsgeschwindigkeit 34
–, local response 37
–, motorische(r) Degeneration, Denervationshypersensitivität 79
–, – Durchschneidung 97
–, – – Denervationshypersensitivität 79
–, –, intermittierende Impulse, Atembewegung 656
–, – –, nicht-myelinisiertes Ende 77
–, – – periphere Läsionen, Skeletmuskel 56, 58
–, – – Spinalnerven, Skeletmuskel 56
–, myelinisierte 23
–, nicht-myelinisierte 31
–, periphere 42
–, Potentialänderungen 34
–, Proteinsynthese 32
–, purinerge 204
–, rebound 37
–, Reizartefact 34
–, Reizschwelle 42
–, Rheobase 36
–, Schwellenintensität 36

–, Reizung, Chronaxie 36
–, –, Grundschwelle 36
–, –, Kennzeit 36
–, –, Latenzperiode 34
–, –, Nutzzeit 36
–, –, Reizeffekt 36
–, –, Reizelektroden 34
–, –, Reizintensität 36
–, Ruhewärmeproduktion 42
–, sensibles Aktionspotential 84
–, – –, II-Fasern, Leitungsgeschwindigkeit 104
–, – Generatorpotential 84
–, Sinnesnerven, Aktionspotential 86
–, –, Leitungsgeschwindigkeit 44
–, somatische 44
–, Strickersche Gefäßnerven 91
–, Stromabfluß 38
–, Summenaktionspotential 42
–, viscerale 44
–, Wachstumsfaktor 377
–, Wallersche Degeneration 32
–, Zeitschwelle 36
–, Zellmembran, Ionenflux 19
Nervengase 78, 204
Nervenplexus, Darm, Fehlen bei Megacolon 467
–, Gastrointestinaltrakt 440
Nervenschwerhörigkeit 149
Nervensystem, autonomes 196
–, –, Homoiostase 206
–, –, Integrationsebenen 206
–, –, Reflexbogen 196
–, –, Reflexe 206
–, –, „ergotropes" 202
–, –, Glucocorticoidwirkung 351
–, –, höhere Funktionen 242–252
–, –, Hypoglykämie 325
–, –, Integrationsebenen 178
–, –, Organisation 242
–, –, Schilddrüsenhormone 307
–, –, Stimulierung, NNM-Catecholamine 339
–, –, trophotropes 202
–, –, prä-, postganglionäre Neurone, Übertragersubstanzen 71
–, –, vegetatives 196
–, Zentren, s. zentrales Nervensystem, ZNS
Nervenzellen 29–45
–, Erregung 33
–, Erregungsleitung 33
–, Kohlenhydratreserven 325
–, Natrium-Kaliumgehalt, Aldosteron 357
–, RNA-Umsatz, Lernprozeß 248
Nervenzellmembran, Aktionspotential 40
nervöse Einflüsse, coronare Durchblutung 598
Nervus(i) abducens, Auge 117
– acusticus, Aktionspotential 147
– –, efferente Fasern 140
– –, „Salventheorie" 148
– –, tuning-Kurve 147
– cardiaci, adrenerge Impulse 523
– –, Membranpotential, Herzmuskel 523

Sachverzeichnis

- cochlearis 138
- conarii, Epiphyse 425
- erigentes 399
- facialis, Geschmack 158
- -, Mittelohrmuskulatur 139
- glossopharyngeus, Geschmack 158
- hypogastrici, Harnblase 717
- oculomotorius, Auge 117
- opticus 115
- pelvices 197
- -, Harnblase 717
- petrosi, HVL 208
- pudendi, Harnblase 717
- splanchnici 197, 456
- trigeminus, Nasenschleimhaut 157
- -, Schmerzfasern, Niesen 206
- trochlearis, Auge 117
- vagus 197
- -, Geschmack 157
- -, linker, AV-Knoten 522
- -, Magen 443, 450
- -, rechter, Sinusknoten 522
- vestibularis, Labyrinth 141

Nesselausschlag, Glucocorticoide 353
Netzhautbild, Auge 121
Netzhautgefäße 125
Netzhautpunkte, disparate 131
-, korrespondierende 131
Neugeborenes, Atemfrequenz 665
-, Atemzugvolumen 665
-, Bakteriengehalt, Colon 465
-, Blut-Hirn-Schranke 590
-, diabetische, Mutter 335
-, erster Atemzug 665
-, Reflexe 683
-, STH-Sekretion 379
neorale Kontrolle, NNM-Sekretion 340
- -, Sexualverhalten 228
-, Läsionen, Miktionsstörung 718
Neuritis, Vitamin B_1-Mangel 296
Neuroeffectorzellen 32
neuroendokrine Kontrolle, Hypothalamus 210
- -, Regulation 219
„neurogener" Hochdruck 581
Neuroglia 45
-, HHL 375
Neurohormone 224, 233
neuromusculäre Erregungsübertragung 76
- -, Hypocalcaemie 369
- -, Pharmakologie 78
- -, Störungen 78
- -, Verbindungen 66, 69
- -, Endplattenpotential 77
- -, gap junction 67
- -, Membranpotential 77
- -, motorische Endplatte 76
- -, Palisaden 76
- -, posttetanische Potenzierungen 76
- -, reziproke 67
- -, Seriensynapsen 67
Neuron(e) 31, 33
-, absolute Refraktärperiode 37
-, adrenerge 73, 201

-, -, Verteilung 201
-, afferente, medulläre Zentren 206
-, -, Reflexbogen 91
-, -, Reizung, Reflexirradiation 181
-, Aktionspotential, Ursachen 38
-, Aktivität, visueller Cortex 128
-, anelektrische Potentiale 36
-, antidrome Leitungen 39
-, auditive 33
-, Axon 31
-, Axonhügel 31
-, Axontelodendrien 31, 33
-, biochemische Veränderung, Gedächtnis 242
-, bipolare 32
-, biphasisches Aktionspotential 39
-, cholinerge 71
-, -, postganglionäre, pharmakologische Beeinflussung 205
-, -, präganglionäre, pharmakologische Beeinflussung 205
-, -, synaptische Endigungen 198
-, -, Verteilung 201
-, corticale 32
-, tiefe, Depolarisation 163
-, Dendriten 31
-, elektrische Reizantwort 167
-, Funktion 71
-, dendritische Zonen 32
-, depolarisierende, Glutaminsäure 239
-, dopaminerge 238
-, drucksensible, Mittelhirn, „arousal" 166
-, effectorische 33
-, efferente, gammamotorische, Enthirnungsstarre 182
-, -, Reflexbogen 91
-, Endknöpfe 31
-, Entladungsfrequenz, Prostaglandine 241
-, Erregbarkeit 33, 37
-, Erregungsleitung 33
-, exspiratorische, Charakteristika 656
-, „firing level" 35, 37
-, Golgisches „Flaschenneuron" 70
-, Größe 32
-, Impulse 33
-, Impulspropagation 38
-, Intialsegment 71
-, -, antiirome Leitung 39, 71
-, inspiratorische, Beeinflussung des Kreislaufs 664
-, -, Charakteristika 656
-, -, Daueraktivität 656
-, katelektrotonische Potentiale 36
-, K^+-Permeabilität 40
-, lokale(r) Reizantwort 36
-, - Stromfluß 38
-, Mesaxon 31
-, monophasisches Aktionspotential 39
-, motorische 33
-, -, afferente Impulse 99

-, -, Aufbau 31
-, -, Beeinflussung 174
-, -, Entladungsmuster, motorische Aktivität 174
-, -, excitatorische Impulse 100
-, -, extrapyramidales System 174
-, -, gemeinsame motorische Endstrecke 97, 100
-, -, gesteigerte Erregbarkeit, Enthirnungsstarre 182
-, -, Hyperpolarisation, spinaler Schock 179
-, -, inhibitorische Impulse 100
-, -, Kleinhirn 174
-, -, konvergierende Einflüsse 174
-, -, Nachentladung 98
-, -, Rekrutierung 98
-, -, Pyramidenbahnsystem 174
-, -, synaptische Endknöpfe 100
-, Myelin 31
-, Nachdepolarisation 35
-, Nachhyperpolarisation 35
-, Na^+-Permeabilität 40
-, negative(s) Nachpotential 36
-, - Rückkopplungshemmung 75
-, Neuronennetz 75
-, -, Formatio reticularis 161
-, -, Schaltungsmöglichkeiten 68
-, olfactorische 33
-, orthodrome Leitung 39
-, overshoot 35
-, periphere, efferente 32
-, positives Nachpotential 35
-, postganglionäre autonomes Nervensystem 196
-, -, sympathische, pharmakologische Beeinflussung 205
-, -, -, Kollateralganglien 196
-, -, -, Stimulierung 205
-, -, -, Übertragersubstanzen 198
-, postsynaptische Hemmung 70
-, präganglionäre, autonomes Nervensystem 196
-, -, sympathisches 196
-, -, Ranvierscher Knoten, Schnürring 31
-, receptive Felder 32
-, receptorische 33
-, Refraktärperiode 37
-, -, relative 37
-, Reizschwelle 37
-, saltatorische Erregungsleitung 38
-, sensible, annulospirale Endigung 92
-, -, flower-spray Endigung 92
-, spinothalamische, Konvergenz 110
-, Spitzenpotential 35
-, synaptisch sezernierte Substanzen 233
-, „tight junction" 71
-, Tintenfisch, Riesenaxon 34
-, tonisch aktive, apneustisches Zentrum 656
-, Volumenleiter, gegenseitige Beeinflussung 165
-, Wirksubstanzen 220
-, zentrale, efferente 32

-, Zündschwelle 35, 37
-, Zwischenneurone 32
Neuronkette 75
Neuronennetz, Entladungszone 75
-, „unterschwellige Randzone" 75
Neurophysine 217
Neurose, experimentelle, PAWLOW 250
-, Hyperventilation, Hypokapnie 678
Neurosekretion 218
Neurosyphilis, Pupillenreflex 122
Neurotransmitter, cAMP 265
Neutralfett 285
-, Abbau 285
Neutralprotamin-Hagedorninsulin 320
Neutralschwefel 274
Neutrophilie, Granulocyten 474
-, -, Glucocorticoide 351
Nexus 5
NGF = nerv growth factor 377
Niacin 296
-, Auge 129
-, Mangelsymptome, Pellagra 296
-, Tagesbedarf 294
-, Wirkung 296
nicht-immunogenes Antigen 494
nicht-ionale Diffusion 16
nicht-obstruktives Emphysem 675
Nicotin 205
-, Acetylcholin 205
-, coronarer Chemoreflex 581
-, Injektion, Coronar-, Lungengefäße 660
-, Lernprozeß 248
-, primäre Geschmacksempfindung 159
-, Reizung der Chemoreceptoren 659
-, Vasopressinsekretion 215
-, Wirkung auf autonome Ganglien 205
Nicotinamid-adenin-dinucleotid (NAD^+) 262
Nicotinamid-adenin-dinucleotidphosphat (NAP^+) 262
Nicotinamidnucleotide, Nomenklatur 262
nicotinartige Wirkung, Acetylcholin 205
nicotinempfindliche Receptoren 198
Nicotinsäure, Fibrinolyse 518
Niederdrucksystem, s. Kreislauf, Lunge
-, Verteilung des Blutvolumens 563
Niere 683–734
-, Aldosteron, Abbau 348
-, Anatomie, funktionelle 685
-, Ansäuerung des Harnes 706
-, ATP-Gehalt 677
-, Ausscheidungsfunktion 703–713
-, Autoregulation der Blutgefäße 573
-, av-Anastomosen 558
-, av-O_2-Differenz 691
-, Bicarbonatausscheidung 706

Niere
–, Blutdruck, Bereich der Autoregulation 690
–, blutdrucksenkende Substanzen 423
–, Blutgefäße 686
–, Blutverluste 613
–, Blutverteilung 689
–, Catecholaminausscheidung 339
–, Chloridausscheidung 712
–, COMT 200
–, Denervation, Funktion 690
–, Drosselung der artierellen Versorgung 621
–, Durchblutung 586, 688
–, endokrine Funktion 420
–, – –, Angiotensin III 420
–, – –, Angiotensinaren 421
–, – –, Erythropoietin 423
–, – –, Prorenin (big renin) 420
–, – –, – –, Renin 420
–, Erkrankungen, Acidose 715
–, –, Aldosteronwirkung 716
–, –, Na-Stoffwechsel 715
–, –, Glomerulumpermeabilität 692
–, –, Symptome 714
–, essentielle Fettsäuren 291
–, experimenteller Hochdruck 621
–, Filtration 691
–, Filtrationsdruck, effektiver 692
–, Gefäß, Druck 689
–, –, Innervation 688
–, Gefäßversorgung 686
–, Gegenstrommultiplikation, Austausch 701
–, glomeruläre Filtrationsrate (GFR) 691
–, – –, Absinken, Harnkonzentration 705
–, – –, Beeinflussung 693
–, – –, Bestimmung 691
–, – –, Blutdruckabfall 692
–, – –, Blutverlust 613
–, – –, Catecholamine 689
–, – –, Filtrationsdruck 692
–, – –, Geschlechtsabhängigkeit 692
–, – –, GFR/RPF-Verhältnis 693
–, – –, Glucocorticoide 351, 711
–, – –, Harnkonzentration 705
–, – –, HCO$_3$-Rückresorption 709
–, – –, interstitieller Nierendruck 688
–, – –, Körperoberfläche 682
–, – –, Mineralocorticoide 711
–, – –, Natriumausscheidung 710
–, – –, Natriumgleichgewicht 362
–, – –, Natriumrückresorption 711
–, – –, Nierenarteriendruck 690
–, – –, NNR-Insuffizienz 351
–, – –, normale 692
–, – –, Reninfreisetzung 690
–, glomerulotubuläre Balance, Mechanismus 711
–, – –, Natriumausscheidung 711
–, – –, Wasserrückresorption 699
–, Glomerulum, Aufbau 685

–, –, Capillaren, Blutdruck 692
–, –, –, –, effektiver Filtrationsdruck 692
–, –, –, Blutdruckänderung, Einfluß auf GFR 693
–, –, –, Catecholamine 689
–, –, –, Endothel 685
–, –, –, Gesamtfläche 686
–, –, –, Innvervation 688
–, –, effektiver Filtrationsdruck 692
–, –, Filter, Permeabilität 692
–, –, –, Permeabilitätserhöhung, GFR 693
–, –, –, Poren 692
–, –, –, Verkleinerung der Fläche, GFR 693
–, –, Filtrat, Donnan-Effekt 692
–, –, –, Kationen-Anionenverteilung 692
–, –, –, Phosphatkonzentration 707
–, –, –, Parathormon 370
–, –, –, Tagesmenge 722
–, –, –, Zusammensetzung 722
–, –, juxtaglomerulärer Apparat 686
–, –, Primärharnbildung 685
–, –, Ultrastruktur 686
–, Glucosefiltration 695
–, Glucoserückresorption 271
–, Glycerokinase 435
–, Harnbildung 685
–, Harnkonzentrierung, Lymphsystem 568
–, Harnstoffausscheidung 709
–, Henlesche Schleife, s. unter Niere, Tubulus
–, Hochdruck 421, 621
–, Homöostase der ECF 724
–, H$^+$-Sekretion, Einfluß von K$^+$ 727
–, Innervation 688
–, Insulinaufnahme 318
–, interstitieller Drucke 688
–, Ischaemische Hypoxie 676
–, Jodfiltration, Rückresorption 300
–, juxtaglomeruläre(r) Apparat 686, 422
–, –, Zellen, Reninbildung 361, 422
–, Kaliumausscheidung 712
–, –, Adaptation 712
–, Kapsel 688
–, Kompensation, respiratorische Acidose, Alkalose 727
–, Kompression, Hochdruck 727
–, Kreislauf 688–691
–, künstliche, Hämodialyse 715
–, Lymphgefäße 688
–, –, Konzentrierungsfähigkeit 703, 714
–, Maclua densa 686
–, Markpyramiden, Osmolalität 700
–, Mikropunktion 694
–, Monoaminooxydase 200
–, Natriumausscheidung 710

–, Nephron(e) 685
–, –, Zahl 685
–, –, Nerven 688
–, –, Einfluß auf renale Funktionen 690
–, –, Netzwerk peritubuläres 687
–, –, NH$_3$-Sektretion 707
–, –, Permeabilität, Glomerulumcapillaren 692
–, –, Pectocyten 686
–, –, Primärharnbildung 685
–, –, renaler Plasmafluß, effektiver 688
–, –, Sammelrohr, s. auch Niere, Tubulus
–, –, ADH-Wirkung 214
–, –, Aufbau 686
–, –, Harnstoffdiffusion 702
–, –, H-Sekretion 706
–, –, Na-Rückresorption 711
–, –, NH$_3$-Sekretion 707
–, –, Osmolalität der Flüssigkeit 699
–, –, Phosphatpuffer 734
–, –, Wasserrückresorption 700
–, Sauerstoffaufnahme 586
–, Sauerstoffverbrauch 690
–, Schwelle, Glucose 695
–, TSH-Abbau 310
–, tubuläre Acidose 715
–, Tubulus(i) 694
–, –, aktiver rückresorpierte Substanzen 695
–, –, – Transport 686
–, –, – –, Hemmung 696
–, –, Carboanhydrase 707
–, –, Chloridausscheidung 710–712
–, –, Creatinintransport 691
–, –, distaler 686
–, –, –, ADH-Wirkung 214
–, –, –, Aldosteronwirkung 357, 711
–, –, –, Harnstoffdiffusion 704
–, –, –, juxtaglomeruläre Zellen 422
–, –, –, Kaliumsekretion 712
–, –, –, Macula densa 686
–, –, –, Membranpotential 694
–, –, –, NH$_3$-Sekretion 707
–, –, –, pH 708
–, –, –, Phosphatpuffer 707
–, –, –, Vasopressinmangel 701
–, –, –, Vasopressinwirkung 700
–, –, –, Wasserrückdiffusion 700
–, –, Funktion 694
–, –, Diuretica 714
–, –, Gesamtoberfläche 687
–, –, Glucoserückresorption 271
–, –, Phlorrhizin 695
–, –, Harnstoffdiffusion 704
–, –, HCO$_3$-Rückresorption, Beeinflussung 728
–, –, Henlesche Schleife, absteigender Schenkel, Aufbau 686
–, –, – –, absteigender Schenkel, Harnstoffdiffusion 704
–, –, – –, absteigender Schenkel, Wasserrückresorption 702

–, –, – –, aufsteigender Schenkel, Aufbau 685
–, –, – –, aufsteigender Schenkel, Na$^+$-Rückresorption 700
–, –, – –, aufsteigender Schenkel, Na$^+$-Rückresorption, Vasopressin-ADH 702
–, –, – –, aufsteigender Schenkel, Osmolalität der Flüssigkeit 703
–, –, – –, aufsteigender Schenkel, Wasserundurchlässigkeit 700
–, –, – –, Gegenstrommultiplikatoren 701
–, –, – –, juxtaglomerulärer Apparat 686
–, –, – –, Osmolalitätsgradient 700
–, –, – –, Wasserrückresorption 700
–, –, H$^+$-Sekretion 706
–, –, Natriumausscheidung 710, 711
–, –, NH$_3$-Sekretion 707
–, –, passive Diffusion 694
–, –, Permeabilität, Glucocorticoide 350
–, –, Potentialdifferenzen 694
–, –, proximaler 685
–, –, –, aktive Rückresorption 695/711
–, –, –, Aldosteronwirkung 711
–, –, –, Bürstensaum, Carboanhydrase 707
–, –, –, Glucoserückresorption 695
–, –, –, HCO$_3$-Puffer 707
–, –, –, Membranpotential 694
–, –, –, NH$_3$-Sekretion 707
–, –, –, pH 708
–, –, –, Proteinrückresorption 721
–, –, –, Wasserrückdiffusion 699
–, –, –, Rückresorption 685/694
–, –, Sekretion 685, 694
–, –, –, H$^+$, Einflüsse 708
–, –, –, Phosphat, Parathormon 370
–, –, sezernierte Substanzen, gegenseitige Beeinflussung 698
–, –, Steroidausscheidung 694
–, –, Störungen, Aminoacidurie 274
–, –, Transportmaximum 694
–, –, Tubulusflüssigkeit, Osmolalität, proximaler, distaler Tubulus 699
–, –, Tubuluszelle, Carboanhydrase 659
–, –, Carrier-Kopplung, H$^+$-Na$^+$-Transport 706
–, –, H$^+$-Sekretionsmechanismus 706
–, –, Membranpotential 694
–, –, Na-K-Pumpe 706
NH$_3$-Freisetzung 275
–, Nierennerven 688, 690
–, Vasoconstriction 689
–, Vasodilatation 690
–, Vasopressin, Wirkung, Abbau 214
–, Verdünnungsfähigkeit, Konzentrierung 714

Sachverzeichnis

–, Versagen, maligner Hochdruck 623
–, Vitamin D, Stoffwechsel 367
–, Wasserausscheidung 698–701
–, –, Wasserverschiebung 711
–, Zirkulation 688–691
Nierenarterie, Blutdruckabfall, Reninsekretion 361
Nierenarterienstenose, Aldosteronsekretion 361
–, Hochdruck 423
–, Reninsekretion 422
–, Nierenbecken 686
–, Verengung, Goldblatt-Hochdruck 622
Nierendurchblutung, Anteil am Blutvolumen 688
–, –Autoregulation, einzelne Glomerula 691
–, –, Theorien 690
–, Beeinflussung 690
–, Bestimmung 688
–, Herzinsuffizienz 621
–, Regulation 689
Nierengefäße, Blutdruck 689
–, Vase recta, Gegenstromaustausch 702
Nierenmarkdurchblutung 689
Nierennerven, Reizung, Vasoconstriction 689
–, Salzausscheidung 690
Nierenoedeme, Beeinflussung der GFR 693
Nierenrinde, Durchblutung 689
–, –, Autoregulation 690
–, O$_2$-Verbrauch 690
Nierenschädigung, Crush-Syndrom 616
Nierenschwelle, Glucose 271
–, –, Unterschiede zwischen einzelnen Nephronen 695
Nierensteine, Hyperparathyreodismus 369
Nierentransplationen, Nierenfunktion 690
Nierenversagen, Hypervitaminose D 297
–, maliger Hochdruck 623
Niesen 664
–, medulläre Reflexe 206
–, Reflexauslösung 157
–, Schmerzfasern, Nase 157
Nitrat, Thyreostatica 313
Nitrite, Therapie der Cyanidvergiftung 676
NItrobenzol n-propyl-4-alkoxy-3-amino 145
NN, s. Nebenniere
NNM, s. Nebennierenmark
NNR, s. Nebennierenrinde
Nociception 83
nociceptive Reize, Fluchtreflex 98
Nociceptoren 83
nodale Extrasystole 533
Nodulus, Kleinhirn 189
Nomogramm(e), Körperoberfläche, Grundumsatz 158
–, Säure-Basennomogramme 730, 731
„Nondisjunction" 391

„non-fluent"-Aphasie 249
Non-Proteinnitrogen, s. Rest-N
Noradrenalin, s. auch Catecholamine 198, 199, 205, 338, 339
–, Abbau 200
–, Adrenalinverhältnis, NNM 341
–, arousal 166
–, Aufnahme in adrenerge Nervenendigungen 198
–, Bildung 198
–, –, Blockierung 205
–, –, falsche Transmitter 204, 205
–, Denervationshypersensitivität 79
–, Fetthydrolysesteigerung 289, 290
–, freies, Gehirnsynapsen, Stimmungslage 237
–, Freisetzung, adrenerge Nervenendigung 198
–, –, pharmakologische Beeinflussung 204, 205
–, –, Thrombocyten 484
–, –, Verhinderung 205
–, glatter Muskel 63
–, –, –, „multi-unit" Typ 65
–, Granula, Nervenendigung, glatter Muskel 78
–, graue Substanz, Rückenmark 181
–, Hemmung der Magensekretion 453
–, Herzfrequenz 583
–, Herzfrequenzerhöhung 584
–, Hypothalamus 209, 219
–, –, Hemmung der Vasopressinsekretion 237
–, Infusion, Wirkungen 339
–, Injektion, Hypothalamus, Hyperphagie 213
–, Kaliumpermeabilität, Sinusknoten 523
–, Konzentration, Gehirn, REM-Schlaf 172
–, Kreislaufwirkungen 575
–, mentale Leistungen 257
–, Nahrungsaufnahme 237
–, Neurosekretion 233
–, NNM 339, 337
–, Plasmaspiegel 202, 339
–, Gonadotropinsekretion 233
–, Release Reaction 484
–, Rückenmark, spinaler Schock 181
–, Sekretion, Regulation 340, 341
–, Sekretionsort 233
–, Sekretionssteigerung, Temperaturregulation 224
–, Speicherung, Beeinflussung 205
–, Stoffwechsel 198–201
–, synaptische Überträgersubstanz 71, 72
–, –, ZNS 233, 237
–, –, ZNS, Rückenmark Hemmung autonomer Funktionen 181
–, Thrombocyten 484, 485
–, Transportmechanismus 198
–, Verteilung im Gehirn 234
–, Wärmeproduktion 221

–, Wirkung auf Baroreceptoren 580
–, Zirbeldrüse 234
–, ZNS 233, 236
Nor-Epinephrine, s. Noradrenalin
Norlutin 412
Normalität 12
Normetanephrin 201
Normoblast 472
Notfallsreaktion, s. auch Streß 167
–, adrenerges System 187
–, NNM 341
Novobiocin, Hormonwirkung 281
NPN = Non-Protein-Nitrogen 715
NREM-Schlaf 171
–, GABA 239
–, Schlafwandler, Bettnässer 172
NSILA = non-suppressible insulin-like activity 377
N-Terminale Aminosäuren 279
Nucleasen 454
–, Pankreas 434
Nucleinsäure 276
–, Verdauung, Resorption 258, 434, 277
Nucleinsäure-spaltende, Verdauungsenzyme 430
Nucleinsäureumsatz, sekundäre Gicht 282
Nucleolus 613
Nucleoprotein 272
Nucleoside 276, 277
Nucleotide, Aufbau 276
Nucleotidketten, Reihenfolge der Basen, genetische Information 277
Nucleus(i) amygdalae 155, 209, 413
– –, ACTH-Sekretion 355
– –, bilaterale Läsionen, Hypersexualität 251
– –, Läsion, Aggression 231
– –, Ausbleiben der Furchtreaktion 230
– –, Hyperphagie 213
– –, Hypersexualität 229
– –, verstärkte sexuelle Aktivität 228
– –, limbische Kreisschaltung 242
– –, Reizung, Nahrungsaufnahme 227
– –, Wutanfälle 231
–, arcuatus, Dopamin 238
–, Hypothalamus, releasing factors 218, 219
–, caudatus 186
– –, Degeneration, Chorea 187
– –, dopaminerge Neurone 238
–, cochlearis, Hören 140, 148
–, dentatus 190
–, dorsomedialis, Hypothalamus 207
–, emboliformis 190
–, fasciculi cuneati 101
– – gracilis 101
–, fasfigii 190
–, globus 190
–, intercalatus, Hypothalamus 207

– interpeduncularis, dopaminerge Neurone 238
– fenticularis 157, 186
–, Läsionen, Athetose 186
– paraventricularis, Hypothalamus 207
–, Noradrenalin 209
–, Verbindung zum HL 208
– periventricularis, Hypothalamus 207
– praeopticus lateralis, Hypothalamus 207
–, mediatis, Hypothalamus 207
– ruber 186
–, Kopfhaltung 171
– solitarius, Geschmack 158
– subthalamicus (Luzs) 186
– supraopticus, Blut-Hirn-Schranke 590
–, Hypothalamus 207
–, Läsionen, Diabetes insipidus 217
–, Noradrenalin 209
–, Verbindung zu HHL 208
– thalamicus anterior 207
– ventromedialis, Hypothalamus 207
–, –, Sattheitszentrum 212
– vestibulares, Motorik 175
– vestibularis 141
Nullinie EEG 595
Nutzeffekt 255, 36
Nykturie, Herzinsuffizienz 620
–, Nierenerkrankungen 714
Nystagmus 136, 151–152, 184
–, calorischer 136
–, cerebellarer 136
–, Eisenbahn 134
–, galvanischer 136
–, optokinetischer 136
–, oscillatorischer 129
–, physiologischer 129, 136
–, rotatorischer, postrotatorischer 151
–, vestibulärer 136
–, Winkelbeschleuniger 136

O

O, s. Sauerstoff
Oberfläche, s. Körperoberfläche
Oberflächensensibilität 106
Oberflächenspannung, alveolare 636, 637
–, –, Compliance 637
Oberflächenstruktur, antigene Determinanten 494
Obex, Reizung, Vasomotorenzentrum 577
Obstipation 466
obstruktives Emphysem 675
Occlusion 68, 75, 76
–, Fluchtreflex 98
–, „Fraktionierung" 99
–, Reflexe 91, 92
–, zentrale Schmerzhemmung 111
oculokardialer Reflex, Vorhofarrhytmien 534

Oculomotoriuskern, Pupillarreflexe 122
Ocytocin = Oxytocin 233
Oedem(e), Aldosterontherapie 716
–, Beinoedeme 569
–, Entstehung 520, 569, 716
–, generalisiertes, Flüssigkeitsgleichgewicht 725
–, –, Hydrothorax 675
–, gestörte Darmfunktion 455
–, Hyperaldosteronismus 358
–, Herzinsuffizienz mit Stauung 620
–, Knöcheloedeme, Varizen 570
–, Nierenerkrankungen 714
–, Plasmaproteine 487
–, Vasopressinsekretion 215
Ölsäure 284
Oesophagus 441, 442
–, Peristaltik 440, 445
–, –, Schlucken 442
Oesophagusableitungen, EKG 526, 527
Oesophagusdruckm Messung, dynamische Compliance 638, 631
Oestradiol, NNR 326
17β-Oestradiol 407
Oestriol 44
Oestrogen(e) 218, 386, 407, 410
–, Ätherschwefelsäure-Bildung 274
–, antidiabetische Wirkung 331
–, Einfluß auf CBG-Synthese 346
–, – auf Ovulationshemmer 412
–, – von STH Sekretion 380
–, enterohepatischer Kreislauf 408
–, erythropoietische Wirkung 424
–, glatter Muskel, Oxytocinempfindlichkeit 217
–, – –, Uterus 64
–, Harnausscheidung 408
– NNR 349
–, pflanzliche 410
–, placentäre 415
–, Plasmacholesterinspiegel 290
–, Plasmaproteine 487
–, REF 424
–, sexuelles Verhaltens 228
–, – –, Stimulierung bei männlichen Tieren 228
–, Stimulierung der Enzymsynthese 281
–, synthetische 410
–, TBG-Beeinflussung 304
–, Wachstum 381
–, Wirkungsmechanismus 281, 349, 410
Oestrogenbehandlung, Auswirkung auf thyroxinbindende Proteine 303
Oestrogen-empfindliche Strukturen, Hypothalamus 229
Oestrogensekretion 408
Oestrogen-sezernierende NNR-Tumoren 362
Oestrogenspiegel 490
Oestrogenstoffwechsel 407
Oestrogensynthese 407

Oestrogenwirkungen, Brustdrüse 409
–, Cholesterin 410
–, Coronargefäßerkrankung 410
–, endokrine Organe 409
–, Epiphysenplatte 409
–, Lebererkrankung 410
–, Salz- und Wasserretention 410
–, Verhalten 409
–, Weibliches Genitale 408
Oestron 407
Oestrus 228, 229
–, Uterus 62, 64
Oestruscyclus 228, 229
–, Abnormit't, Androgenwirkung in Frühkindheit 229
„off"-Centrumzellen, receptives Feld, Sehen 126
OGF 377
16OH-DMEA 416
Ohmsches Gesetz, Kreislauf 558
Ohnmacht 619
–, Blutdruckabfall 619
–, Bradykardie 619
–, cerebrale Ischämie 619
–, generalisierte Vasodilatation 619
–, orthostatische Hypotension 607, 570
Ohr, s. auch Hören, Gehör, Schall 138–151
–, äußeres(r) 138
–, –, Bewegung bei Tieren 138
–, – Gehörgang 138
–, inneres 139
–, –, Basilarmembran 139
–, –, Bogengänge 140–141
–, –, cortisches Organ 140
–, –, Endo-, Perilymphe 139
–, –, Ganglion spinale 140
–, –, Helicotrema 139
–, –, Labyrinth 139
–, –, Lamina reticularis 140
–, –, Membrana tectoria 140
–, –, Pfeiler, cortisches Organ 140
–, –, Reissnersche Membran 138
–, –, Scala media, tympani vestibuli 139
–, –, Schnecke 139
–, Mittelohr 138
–, –, Gehörknöchelchen 139
–, –, Musculus stapedius 139
–, –, – tensor tympani 139
–, –, ovales Fenster 138
–, –, rundes Fenster 138, 140
–, –, Trommelfell 139
–, –, Tuba Eustachii 138
–, Sinnesorgan 81, 82
–, vestibuläre Funktion 151–153
Ohrengeräusche, O₂-Atmung 677
Ohrläppchen, arteriovenöse Anastomosen 558
–, Cyanose 670
–, Hautsinnesorgane 82, 83
Ohrspeicheldrüse, s. Speicheldrüsen
Oktapeptide, HHL-Hormone 214/215
olfactorische(s) Glomerula 155
– Membran, Riechstäbchen 154
–, Sinnesorgan 81, 82

– Neurone 31, 32
– System, Adaption 157
– –, Geruch 154–157
Oligodendroglia 45
Oligomenorrhoe 414
Oligophrenie, Phenylpyruvat 200
Oligurie 715
OLive, Nervus acusticus, efferente Fasern 140
olivocochleares Bündel 140
– –, Hemmungsmechanismen, Hören 149
Omniphagie 227
–, Nuclei amygdalae, Läsion 213
„on"-Areal 126
„on"-Centrumzellen, receptives Feld, Sehen 126
„on"-,„off"-Areale, lineare Anordnung 128
onkotischer Druck 22
– –, Capillaren 567
– –, Interstitialflüssigkeitsvolumen 569
– –, Plasmaproteine 487
– –, –, Beeinflussung der GFR 693
– –, –, effektiver Filtrationsdruck 692
Oocyt 404
„operant conditioning", bedingter Reflex 244
Operationsstreß, Fibrinolyse 518
Ophtalmoskop 115
Opsin, Vitamin A, Auge 122
–, Opsonisation, H-Ketten 501
gG₁ 476
–, sG₃ 476
–, sgM 476
–, Phagocytose 476
–, Phagosomen 476
Optik, Brechung von Lichtstrahlen 118/119
optische(s) Achse, Bildentwerfung Auge 114, 118
– Stellreflexe 180, 184
– System, Brechkraft 118/119
– –, einfaches 118
– –, zusammengesetztes 118
optokinetischer Nystagmus 136
Ora serrata, Retina 114, 120
orale blutzuckersenkende Mittel 329
– Temperatur 220
Organe, lymphetische, primär 477, 473
– –, sekundär 477
– subformicale 214
organische Nicht-Proteinsubstanzen 262
Orientierung im Raum 152
– –, bilaterale Labyrinthektomie 153
– –, exteroceptive, proprioceptive Komponenten 152
– –, vestibuläre Komponenten 152
– –, visuelle Komponente 152
Orientierungsreflex, EEG-Veränderungen 244

Ornithin, Harnstoffcyclus 273, 276
orthodrome Leitung, Nerv 39
Orthopnoe 620, 666
–, Aufstehen 620
–, Herzinsuffizienz 620, 642
–, Liegen 620
Orthostase, s. auch Stehen
–, Aldosteronsekretion 362
orthostatische Albuminurie 714
– Hypotension 607
– Synkope 619
Osm = Osmol 12
osmolale Konzentration 12
– –, Plasma 16
Osmolalität 12
–, Beeinflussung durch Niere 707
–, Darminhalt 436
–, ECF, Regulation 723–734
–, Gesamtkörper, K⁺, Na⁺ 21, 22/23
–, Harn 701, 722
–, Hyperosmolalität, Hyperglykämie 319
–, Infusionslösungen 733
–, Schweiß 722
Osmolalitätsgradient, Markpyramiden, Niere 703
Osmolarität 12
Osmolclearance (Cosm) 12
Osmoreceptoren, supraoptische Neurone, Hypothalamus, Durst 210, 213
–, Vasopressin-ADH 195
Osmose, semipermeable Membran 15
osmotische(r, s) Diurese 724
– –, Glucosurie 320
– Druck 15
– –, effektiver 15
– –, Erhöhung, Durst 214
– –, Plasma 16
– –, –, Durstmechanismus 723
– –, –, Vasopressionsekretion 723
– Druckgradient, GFR 692
– Gleichgewicht 23
– –, Flüssigkeitscompartments 15
– Regulation, Resistenz, Erythrocyten 479
– –, Vasopressinsekretion 215
ossiculäre Leitung, Hören 145
Ossifikation, s. Knochenbildung
Osteoblasten, Calcifikation, Knochen 364
Osteoid, Pinocytose, Osteoklasten 17
Osteoklasten, Enzymmuster 364, 365, 492
–, Knochenresorption 372, 345
–, Stimulierung, Parathormon 370/371
Osteomalcie 365
Osteoporose 365
–, Cushing-Syndrom 352
–, Thyroxin 307
Osteosklerose 365
Ostitis cystica fibrosa, Hyperparatheoidismus 369
oszillatorischer „Nystagmus" 129
Otolitheorgan 141

Otosklerose, Schwerhörigkeit 151
Ouabain, s. auch Strophantus und Digitalisglykoside
–, aktiver Jodtransport, Hemmung 300
–, Wirkung auf Na-K-Pumpe 20
ovales Fenster, Funktion 139, 144
Ovar(ien) 403
–, Entstehung 388
–, Hemmwirkung auf Melatonin 393
–, Hormonsekretion 386
–, Riechvermögen 156
Ovaragenesie 391
Ovarektomie, glatter Muskel, Uterus 64
–, sexuelles Verhalten 228
Ovarfunktion 412
–, nervöse Kontrolle 413
–, Störungen 414
Ovarhormone 407, 408
–, gestagene 411
–, Hypophysenrückkopplung 413
–, oestrogene 407
Ovarsyndrom, polycychisches 414
Ovartumoren 390
–, Virilisierende 390
Ovarialcyclus 403
Overshoot, Aktionspotential 35
Ovulation 404
–, Auslösung 413
–, Basaltemperatur 221
–, jahreszeitliche Abhängigkeit 220
–, Konzeptionsfähigkeit 406
–, neuroendokriner Reflex, Reflexovulation, Hypothalamus 210, 229, 413
–, Riechen 156
–, sexuelles Verhalten 228
–, Spontanovulation 228
–, Tranquilizer 413
Ovulationshemmer 412
–, Blutgerinnung 517
–, orale, Angiotensinogen 624
–, –, Hochdruck 624
–, –, Plasmaproteine 490
Oxaat, Hemmung der Calciumresorption 437
Oxalationen, Verschlechterung der Eisenresorption 437
Oxalessigsäure, Citronensäurecyclus 267
Oxydation 262
–, biologische 262
–, Kopplung mit Phosphorylierung 263
oxydative(r) Abbau, direkter, Glucose 266
– Mitochondrien 6
– Phosphorylierung 7, 263
– –, Kopplung mit Oxydation 263, 647
Oxygenation
–, Hämoglobin 647, 481
–, hyperbarische 676
–, –, CO-Vergiftung 676
Oxyhämoglobin 481
–, Dissoziationskurve 647
–, –, arbeitender Muskel 669

–, Pufferkapazität 652
oxyphile Zellen, Parathyroidea 368
Oxytocin 200, 233, 374, 411
–, Brustdrüse 217
–, Cyanidvergiftung 676
–, Freisetzung, Coitus 217
–, Milchaustreibung 217
–, Myoglobin, s. Muskel
–, neuroendokrine Kontrolle, Hypothalamus 210
–, Neurosekretion 233
–, Spermientransport 217
–, Strukturformel 214
–, Uteruskontraktionen 217
–, Wehen, Auslösung 217, 417

P

P, s. Partialdruck
Paarungsverhalten, Lernvorgänge 229
PABA = Paraaminobenzoësäure 313
Pacinische Körperchen, Adaptation 85, 86
–, Druckreceptoren 104
–, Sinnesorgan 81, 82
Pätau-Syndrom 391
PAF, Anaphylatoxie 520
PAH = Paraaminohippursäure 688
Paläocerebellum 189
Palisaden, motorische Endplatte 76
pallidohypothalamische Fasern 209
– –, Appetit 210
Palmarerythem, Lebererkrankungen 410
Palmitinsäure 284
palpatorische Blutdruckmessung 566
Panhypopituitarismus, Kleinwuchs 381
–, Pubertät 367
Pankreas, alveoläre Drüsen 456
–, Aufbau 456
–, autonome Effekte 203
–, Ausführungsgänge, akzessorische 456
–, Beta-Zellerschöpfung 329
–, Durchblutung, Bradykinin 458
–, endokrine(r) Anteil, Glucagon 305, 309
–, – Funktion 315–337
–, – –, Konstanterhaltung des Blutzuckerspiegels 315
–, Enzyme, Blut, Pankreatitis 457
–, –, Exocytose 16
–, –, Sekretion 456, 457
–,exokriner Anteil 456–458
–, – –, Bradykininfreisetzung 574
–, glucagonbildende Alpha-Zellen 315
–, Inselzellen, Hormonspeicherung 315
–, –, Sekretion 315
–, –, Struktur 315

–, –, Typen 315
–, insulinbildende Beta-Zellen 315
–, Insulingehalt, exogenes Insulin 330
–, Kallikrein 574
–, Kallikreinaktivator 574
–, Lagebeziehungen 456
–, Langerhansche Inseln 315
–, Nekrose 457
–, Regulation des Kohlenhydratstoffwechsels 315–337
–, Schädigung, Enzymmuster 491
–, Veränderung, Hämochromatose 439
–, Verdauungsenzyme 430
–, Zellen, agranuläre Delta-Zellen 315
–, –, Beta-Zellen, Aufbau 315
Pankreasadenom, Zollinger-Ellison-Syndrom 452
Pankreas-α-Amylase 429, 430
Pankreas-Carboxypeptidase 433
Pankreaserkrankungen, Mangel fettlöslicher Vitamine 295
Pankreasinsuffizienz, Symptome 434
Pankreaslipase 434, 430
–, Resorption fettlöslicher Vitamine 295
Pankreasnucleasen 434
Pankreasreserve 330
–, reduzierte, Beta-Zellerschöpfung 329
Pankreassaft, Cholesterinresorption 436
–, Eisenresorption 437
–, Elektrolyte 457
–, pH 726
–, Proteinverdauung 433
–, Sekretion, Gastrin 445, 450
–, –, gastrointestinale Hormone 445–450
–, –, Regulation 457
–, –, Steuerung 457
–, Tagesmenge 456
–, Zusammensetzung 456, 457
Pankreassekretion, bedingte Reflexe 457
Pankreatektomie, Diabetes, mellitus 333
–, Insulinbedarf 333
–, Insulinmangel 318
Pankreatitis 457
–, akute, Entstehung 457
–, Hypotension, Entstehung 579
–, Lysolecithin 457
Pankreozymin, CCK-PZ gastrointestinales Hormon 448
–, Insulinsekretion 329
–, Struktur 447
–, Wirkungen 458
Pantethein 262
Pantothensäure 296
–, Mangelsymptome 296
–, Wirkung 296
Panumsche Areale 132
Papez-Kreis 227
Papilla(e) circumvallatae 187
– –, Lokalisation 157

– duodeni, Mündung des Ductus choledochus 459
– – filiformes 157
– –, Zunge 157
– – fungiformes 157
– –, Lokalisation 156
– vateri, Pankreas 456
Papillarmuskel, Repolarisation, U-Welle 526
Papillenoedem, Netzhaut, maligner Hochdruck 623
Paraaminobenzoësäure 314
Paraaminohippursäure, Aldosteronausscheidung-Beeinflussung 698
–, Clearance 698, 688
–, –, Abhängigkeit von Plasmakonzentration 698
–, Extraktionsrate 688
–, renale(r) Durchblutungsmenge 559
–, – Plasmafluß 688
–, Sekretion, Tubulusapparat 697
paradoxe(r) Kälteempfindung 96
– Schlaf 165
Paraesthesien, Caisson-Krankheit 680
–, Hypokapnie 678
Paraflocculus, Funktion 192
parafolliculäre Zellen, Schilddrüse, Thyreocalcitonin 371
Paraganglien, Lokalisation 337
Paralyse 160
Paralysis agitans, Morbus PARKINSON 187, 188
paralytischer Ileus 456
Paraplegie 181
Paraplegiker, Auslösung des Miktionsreflexes 719
–, Behandlung 181
–, Fluchtreflexe 98
–, Massenreflex 100
Parasympathicolytica, Herzfrequenz 576
Parasympathicus 198
–, Beckeneingeweide 198
–, cranialer Ursprung 198
–, hemmende Wirkung, Herz 550
–, Hemmung des Sphincter ani internus 466
–, Innervation des HVL 208
–, Kopf 198
–, Miktionsreflex 718
–, oberes Abdomen 198
–, postganglionäre Endigungen, Übertragersubstanz 198
–, Reizung, Längen-Spannungskurve, Herz 553
–, –, Myokardkontraktilität 553
–, –, Speichel 429
–, sacraler Ursprung 197, 198
–, Thorax 198
–, Wirkung, glatter Muskel 63
parasympathische(r) Innvervation, Harnblase 717
–, Harntrakt, Fehlen bei Megacolon 467
–, Herz 523
–, Magen 443

parasympathische(r) Innvervation
–, postganglionäre Neurone, Überträgersubstanz 71
– Teil, autonomes Nervensystem 196
– Zentren, Hypothalamus 207
Parathion 205
Parathormon 369
–, Ausscheidung, Harn 369
–, Calcium- und Phosphathaushalt 370
–, cAMP 265, 371
–, Chemie, Stoffwechsel 369
–, Halbwertszeit 369
–, phosphaturische Wirkung 370
–, Regulation des Ca^{++}-Spiegels 724
–, Rückkopplungsmechanismen 371
–, Speciesabhängigkeit 369
–, Stimulierung der Enzymsynthese 281
–, Stoffwechsel, Pro-Parathormon 369
–, Wirkung auf Phosphatausscheidung 370
–, – auf Vitamin D 370
–, –, Osteoklasten 371
–, Wirkungsmechanismus 281, 371
Parathyreoidea 368–371
–, Extrakte, Wirkungen 369
–, Hauptzellen 368
–, Hyperparathyreoidismus 369
–, Hypertrophie, sekundärer Hyperparathyreoidismus 371
–, Lokalisation und Aufbau 368
–, oxyphile Zellen 368
–, Sekretion, Regulation 371
Parathyreoidektomie 368–369
–, Auswirkung auf Calcium und Phosphat 369
–, Symptome 368
parathyreoprive Tetanie 342
paraventrikuläre Neurone, Bildung der HHL-Hormone 217
– Kerne, Hypothalamus, Durstzentrum 213
Parese 174
Parfum, Geruch 156
Parietallappen, s. Scheitellappen
Parkinson-ähnliche Symptome, chronische CO-Vergiftung 676
Parkinsonismus, Dopamin 238
Parkinsonsche Erkrankung 187, 188
paroxysmale Tachykardie 533, 536
–, –, atriale 533
–, –, James-Bündel 537
–, –, nodale 533
–, –, ventrikuläre 533
–, –, Lown-Ganong-Levine-Syndrom 537
– Vorhoftachykardie mit Block 534
Pars ciliaris retinae 114
– convoluta, proximaler Tubulus 686
– distalis, Hypophyse 207

– recta, proximaler Tubulus 687
– tuberalis, Hypophyse 192
Partellarsehnenreflex 92
–, Jendrassikscher Handgriff 95
Partialdruck, Atemgase 629
–, –, Blut 641
Partialdruckgradienten, O_2 und CO_2, s. bei Sauerstoff und Kohlendioxyd 646
Partialinsuffizienz, respiratorische 673
partielle Thromboplastinzeit 521
PAWLOW, bedingter Reflex 243
–, experimentelle Neurose 250–251
PBI (protein bound iodine) 302
–, Hyperthyreose 303
–, Hypothyreose 303
–, Normalwert 302
Pedunculus cerebellaris 188
–, mamillaris, Hypothalamus 209
Pellagra, Niacin-Mangel 296
Penicillin, Ausscheidung, Hemmung durch Probenecid 698
–, Blut-Liquor-Schranke 591
–, tubuläre Sekretion 698
Pendelbewegungen, Dünndarm, Frequenz 454
Pentolinium 205
Pentosen, Resorption 431
Pentosurie 720
Pepsin (I, II, III) 430, 433
–, pH-Optimum 433
Pepsinogen 433
–, Arten 433
–, Hauptzellen, Magen 444
–, Magensaft 444
Pepsinogenaktivierung, Salzsäure 433
Pepsinogensekretion, Gastrin 444–446
–, Glucocorticoide 351
–, Magen 443, 444
–, –, Acetylcholin 450
Peptidase, Aminopeptidase 430
–, Carboxypeptidase 430
–, Darm 454
–, Dipeptidase 430
–, intestinale, Aminopeptidase 433
–, –, Dipeptidase 433
–, Pankreas, Carboxypeptidase 433
Peptidbindungen, Pepsinhydrolyse 433
–, Puromyeinwirkung 281
Peptide und Amminosäure (AS), Beeinflussung, Gastrointestinaltrakt 445
–, gastrointestinale, AS-Sequenz 447
– und Proteine (Radio-Immuno-Assay) 507
–, vasodilatatorische 574
– im ZNS (Enkephalin, Endorphin) 241
Peptidhormone, s. bei den einzelnen Gewebshormonen
Peptidketten 273

peptidspaltende Verdauungsenzyme 430
peptisches Ulcus, s. Ulcus pepticum 452
Perception, Empfindungen, corticale Läsion 103
Perchlorat, Jodtransport, kompetitive Hemmung 300
–, Thyreostatica 313
–, Thyreotoxikosebehandlung 314
Perfusion, I^{131} 643
–, pulmonale 629–645
–, ungleichförmige 642
Perfusionsdruck, effektiver, Blutströmung 558
Perfusion-Ventilationsimbalance 673
Perfusion-Ventilationsverhältnis, Lunge 642
Perikardialflüssigkeit 492
Perilymphe 139
–, endocochleare Potentiale 147
–, transcellulärer Fluß 147
–, Zusammensetzung 147
Perimetrie 130
perinatale-karchiovasculäre Situation 604
perineale Muskeln, Miktion 718
perinucleäre Cysternen 3, 6
periodische Atmungsformen 666
periphere(r) motorische Läsion 174
– – Neurone 174
– Nerven, Säuger 42
– Widerstand, Arteriolen 556
– –, Herz-Lungenpräparation 552
periportales Feld 459
perisinusoidaler Raum, Leber 459
Peristaltik, Antiperistaltik, Vorkommen 455
–, Darm 454
–, Magen 443
–, myenterischer Reflex 454
–, Vorkommen 454
peristaltische(r) Kontraktionen, Dünndarm 454
–, Geschwindigkeit 454
–, Ureteren 717
–, Stürme 455
– –, Colon 464
– Wellen, Colon 464
– –, Magen 443
peritoneale Reizung, paralytischer Ileus 452
– –, Peritoneum, Flüssigkeit 492
peritubuläre(s) Netzwerk, Niere 687
periventrikuläres System, Hypothalamus 209
Perjodat, Thyreostatica 313
Permeabilität, Gehirncapillaren 589
Pernieabilitätskoeffizienten, Skeletmuskelzelle Frosch 18
–, Zellmembran 4, 17
permissive Wirkung, Glucocorticoide 64, 350
perniziöse Anämie 451
– –, Vitamin B_{12}-Mangel 297

Peroxydasegehalt, Granulocyten 516
Peroxysomen 8
Persönlichkeitsveränderungen, Glucocorticoide 351
–, Lobotomie 251, 333
Perspiratio insensibilis 223
Petit mal, Epilepsie, EEG 170
Peyersche Plaques 453, 478
P-Faktor, Mittelschmerz 107
Pfauchen, Angriffsreaktion 230
Pfefferminz, Schmerzkomponente beim Riechen 157
Pfefferminzöl, Riechschwelle 156
pflanzliche Steroide, Resorption 436
Pflügersches Gesetz, s. Beschreibung von Kat- und Anelektrotonus
Pfortadersystem, s. Darm
–, hypophysäres 208, 354
–, Niere 686
PgA, PgE, PgF, Prostaglandine 291
pH 29, 726
–, Änderung, Harn, Folgen 709
–, –, Nephron 708
–, arterielles Blut, Arbeit 668
–, – PO_2 661
–, Berechnung 651
–, Bestimmung, Beurteilung des Säure-Basengleichgewichts 730
–, ECF 9, 24
–, –, Schwankungsbreite 726
–, Einfluß auf Oxy-Hb-Dissoziationskurve 648
–, Harn, s. auch Harn-pH
–, –, Beeinflussung durch HCO_3-Plasmaspiegel 709, 710
–, Körperflüssigkeiten 726
–, Konstanterhaltung 24
–, limitierendes, Harn 706
–, Liquor cerebrospinalis, Atmungskontrolle 659
–, Säure-Basengleichgewichtsstörungen 732
–, Tubulusflüssigkeit, Beeinflussung der NH_4-Bildung 708
–, venöses Blut 654
–, Veränderungen, metabolische Säure-Basenstörungen 728
–, –, respiratorische Säure-Basenstörungen 727
pH-Abfall, lokale Gefäßverengungen 644
–, vasodilatatorisches Stoffwechseländerung 609
Phaeochromocytom 333, 622
– Hochdruck 624
phagocytäre Vacuolen 7
Phagocytose 8, 17
–, Bacterizide 476
–, Complementaktivität 475
–, Defekte 476
–, eosinophile Faktoren 475
–, Granulocyten 475
–, Invagination 16
–, Lactoferrin 476
–, Lysozym 476
–, Opsonisation 476

Sachverzeichnis

–, Phagosomen 476
–, schematische Darstellung 476
–, Substanzverschiebung zwischen Compartments 12
Phallus 389
„Phantomschmerz" 87
Pharmaka, blutzuckersenkende 329
–, diabetogene 329
–, Lernprozeß 248
–, neuromusculäre Erregungsübertragung 78
–, NNR-Steroidsynthese 345
–, positive Beeinflussung, Lernprozeß 248
–, Prolactinsekretion 396
–, Psychotomimetica 232
–, rectale Verabreichung 464
–, synaptische Übertragung 78
–, Wirkung(en), Entladungsfrequenz, Schrittmachergewebe 524
–, –, vasopressorischer irreversibler Schock 615
–, –, Verhalten 232
pharyngealer Dosierungsmechanismus Durst 214
Pharynx, Atmung 633
–, Geschmacksknospen 157
–, Schlucken 442
phasische Receptoren 85
– Reflexe 179
Phenformin 329
Phenole, Bildung von Ätherschwefelsäuren 274
Phenolrot, tubuläre Sekretion 698
Phenothiazin, Morbus PARKINSON 187
Phenoxybenzamin 205
Phentolamin 205
Phenyläthanolamin-N-Methyl-Transferase (PNMT) 199, 338
–, Adrenalinbildung 338
Phenylalanin 273
–, Catecholaminsynthese 199
–, Peptidbindung, Pepsinhydrolyse 433
–, Stoffwechsel 199, 200
–, –, Störung, angeborene 200
Phenylalaninhydroxylase 199
–, Phenylketonurie 200
Phenylbiguanid, pulmonaler Chemoreflex 582
Phenylbutazon, Hemmung, Harnsäurerückresorption Tubulus 696
–, –, tubuläre Sekretion 698
Phenylephrin 203
Phenylketonurie 200, 721
Phenylpyruvat-Oligophrenie 200
Phenyltetrazol, Lernprozeß 248
Phenylthiocarbamid 160
Phlorrhizin, Glucoserückresorption, Niere 695
–, Glucosetransport, Darmschleimhaut 695
–, intestinale Zuckerresorption 431
Phlorrhizin-Diabetes 695
Phobien, Cortex, Stirnlappen 251

Phonokardiogramm, Herzaktion 543
Phonskala 143, 144
Phosphat, aktive Rückresorption, Nierentubuli 695
–, – –, Schweiß 722
–, Gehalt, Harn 722
–, Hemmung der Calciumresorption 437
–, Ionen, Eisenresorption 437
–, Plasmaspiegel, Parathormon 370
–, –, Thyreocalcitonin 372
Phosphatase 7, 8
–, alkalische, Galle 460
–, –, Knochen 365
–, –, Osteoblasten 365
–, –, Plasma 491
–, saure Osteoklasten 365
Phosphatidsäure 284
Phosphatidyl-Inositol 284
Phosphatidyl-Serin 284
Phosphatkonzentration, Glomerulumfiltrat 707
Phosphatpuffer, Harn 707
–, intracellulärer 652
–, Plasma 651
–, Vorkommen 651
Phosphatstoffwechsel, Parathormon und Vitamin D 261
Phosphaturie 721
–, physiologische 721
phosphatvermittelnde Wirkung, Parathormon 370
Phosphatverbindungen, energiearme 261
– –, energiereiche 261
– –, Nettoproduktion, Glucoseabbau 267
Phosphatverteilung, Gehirn 268
Phosphodiesterase, Abbau von cAMP 254
Phosphoenol-Brenztraubensäure, ATP-Bildung 260
Phosphofructokinase 266, 269
Phosphoglyceraldehyd 272
–, ATP-Bildung 268, 266
Phospholipase 292
Phospholipide 284, 285
–, Bindung 284
–, hydrophober (lipophiler) Teil 4
–, lipophiler (hydropher) Teil 4
–, Phospholipid-Proteindoppelschicht, Zellmembran 3
–, polare Gruppen 4
Phosphorbilanz, STH 378
5-Phosphoribosyl-Pyrophosphat, Harnsäuresynthese 282
Phosphorübertritt, Gehirn 590
Phosphorylase (a, b) 269, 270
–, Aktivierung 270
–, cAMP 270
–, inaktive Dephosphor-Phosphorylase 270
–, Kohlenhydratstoffwechsel 266
–, Leber, Glucagon, cAMP 270
–, Lysosomen 7
–, Muskel, Leber, Aktivierung durch Adrenalin 333
–, Organspezifität 270, 288

Phosphorylcholin, Samenflüssigkeit 398
Phosphorylierung, oxydative, ADP-Abhängigkeit 263
–, –, Entkoppelung, Thyroxin 308–309
–, –, –, Ursachen 309
–, –, –, Mitochondrien 268
photochemische Reaktionen 123
photopische(s) Diskrimination 127
– Empfindlichkeitskurve 124
– Sehen 117, 124
– Sichtbarkeitskurve 124
Photopsin 124
photoreceptorische Mechanismen, Auge 122
– –, Vitaminmangel 125
photosensitive(s) Pigment, Stäbchen 122
– Substanzen, Auge 122
Phrenicuslähmung, Atmung 632
physiko-chemische Eigenschaften der Complementfaktoren 501
physiologische(r, s) Nystagmus 129, 134
– Kochsalzlösung, s. isotone NaCl-Lösung
– Shunt 642
– –, Hb-Sättigung 647
– –, Lungenkreislauf 642
Physostigmin = Prostigmin = Eserin 205, 78
–, Lernprozeß 248
Phytinsäure, Eisenresorption 437
Picrotoxin, Hemmung präsynaptische 74
–, Lernprozeß 248
piezoelektrischer Effekt, cochleare Mikrophonpotentiale 147
PIF (Prolactin-inhibitory-Factor) Neurosekretion 219, 233
Pigment, photosensitives, Retina, Stäbchen, Zapfen 116, 122
Pigmentepithel, Retina, c-Welle 115, 114
Pigmentgranula 8
Pigmentierung, Beeinflussung durch ACTH 382
–, Lipoprotein 383
Pigmentveränderungen, MSH-Wirkungen, Erkrankungen 382
Piloerektion, Hypothalamusreizung 211
pinkpuffer, Emphysem 675
Pinocytose 17
–, Capillarwand 567
–, Darmresorption, Protein 433
–, Inducer 17
–, Kolloid, Schilddrüsenzellen 16
–, Resorption, Nahrungsstoffen 429
–, –, ungespaltener Proteine 433
–, –, Vitamin B$_{12}$ 436
–, Schilddrüsenzelle 301
–, Substanzverschiebung zwischen Compartments 12
–, tubuläre Rückresorption 694
–, „umgekehrte" 16
pinocytotische Vacuole 16

Pinselzellen 155
Pituicyten, HHL 375
PJ-Intervalle, EKG, WPW-Syndrom 651
–, beschleunigte AV-Überleitung 537
pK, Berechnung
–, H$_2$CO$_3$/HCO$_3^-$-Puffer 726
P-Komponenten (PI, PII, PIII), ERG 127
Placenta 415, 601–602
–, Aufbau 602
–, Gasaustausch 603
–, Hormone 416
–, Insuffizienz 86
–, Jodtransport 300
–, lactogenes Hormon 416
–, Lösung 604
–, –, vorzeitige 519
–, Reninbildung 420
–, Schranke, fetale Abwehr 503
–, –, Immungobuline 503
placentare Transfusion 604
– Zirkulation 599–601
Placidität 230
Placierungsreaktion 180, 185
Plättchen, s. auch Blutplättchen, Thrombocyten
Plättchenaggregation, reversible 513
Plättchenfaktoren, Blutgerinnung 484
Planarien, Versuche über Gedächtnis 247
Plasma, s. auch unter Blut, Serum, einzelne Bestandteile 486
–, Aminopeptidase, Spaltung von Lysylbradykinin 574
–, arterielles pH 726
–, Carboanhydrase 651
–, Cortisolverteilung 346
–, CO$_2$-Transport 652, 653
–, Gefrierpunkt 14
–, H$_2$CO$_3$/HCO$_3^-$-Puffer 726
–, Ionenverteilung 540
–, Lipid-Proteinkomplex 285, 286
–, onkotischer Druck 15
–, osmolale Konzentration 15
–, – – –, De-Hyperhydratation 724
–, Osmolalität, Wirkung auf Vasopressinsekretion 215
–, osmotischer Druck 215
–, – – –, Kontrolle der Vasopressinsekretion 704
–, – – –, Sinnesmodalität 704
–, Pepsinogen 444
–, thromboplastin antecedent 514
– component 514
–, venöses, pH 726
–, wahres 726
–, –, Gesamt-CO$_2$ 726
Plasmalbumin, Filtrierbarkeit, Niere 691
Plasmacholesterinspiegel, Blutgerinnung 291
–, Schilddrüsenhormone 305
Plasmaelektrolytkonzentration, NNR-Erkrankungen 358

Plasmaexpander, Dextran 619
–, Gelatine 619
–, Polyvinylpyrrolidon (PVP) 619
–, Schocktherapie 619
Plasmafaktor, Anti-Insulinase 318
Plasmaglobuline, s. auch Globuline, Immunglobuline, Plasmaprotein
–, Filtrierbarkeit, Niere 692
Plasmainfusion, Schocktherapie 619
Plasmakallikrein 574
Plasmalipide 285
Plasmamembran 4
–, Poren, Semipermeabilität 4
–, Proteine 4
–, –, integrale 4
–, –, periphere 4
–, Sandwich-Anordnung 2
Plasmaosmolalität, Aufrechterhaltung der Vasopressinsekretion 215
–, Normalwert 215
Plasma-pH 725, 726
Plasmaproteine 486
–, Affinität zu Schilddrüsenhormon 302
–, akute Phase, Proteine 490
–, Bildung 486
–, Bindungskapazität, Schilddrüsenhormon 302
–, Blutverlust 612
–, celluläre Proteine 491
–, Einteilung 486
–, Fraktionen 488–490
–, Funktion 487–490
–, Halbwertszeit 486
–, Harn 720
–, Hypoproteinämie 491
–, Konzentration 486, 488–490
–, Molekulargewicht 488–490
–, Lipide 4
–, onkotischer Druck, Beeinflussung der GFR 693
–, Osmolalität 15
–, Pathophysiologie 488–490
–, Proteinaseinhibitoren 487
–, Puffer, Blut 652
–, Trennung der Komponenten 491
–, Umsatzrate 487
–, Untersuchungsmethoden 491
–, Verminderung, Oedembildung 569
„plasma skimming" 561
Plasmathromboplastinantecedent (PTA, FXI) 514
Plasmathromboplastincomponent (PTG, FIX) 514
Plasmaultrafiltrat 685
–, spezifisches Gewicht 701
Plasmaverlust, Hämokonzentration 617
–, bypovolämischer Schock 616
–, Korea-Fieber 618
–, Rocky Mountain-Fieber 618
–, Verbrennungsschock 616, 617
Plasmavolumen 10, 471
–, Abnahme, langes Stehen 607
–, Bestimmung 10
–, –, Evans blue (T 1824) 10

–, ^{131}J-Albumin 10
–, NN-Insuffizienz 358
–, Normalisierung, Blutverlust 614
Plasmazellen 486
–, B-Lymphocyten 495
–, Gamma-Globulinsynthese 487
Plasmin 517
–, Wirkung, Plasminogen 517
Plasminogen 517
–, Aktivatoren 517
–, –, Thrombocyten 484–485
–, eosinophile Granulocyten 475
Plastizität, glatter Muskel 65
–, Harnblase 717
Plazentahormone, CGP 416
–, HLS 416
–, plazentare Einheit, DMEA 416
–, 16-OH-DHEA 516
plenothoracale Brustwandableitung, EKG 527
Plethysmographie, Durchblutungsmessung 559
–, Ganzkörper-, dynamische Compliance 638
–, Herzvolumen, Herz-Lungenpräparation 552
–, Rheoplethysmographie, Rheoangiographie 559
–, venöse Verschlußplethysmographie 559
Pleura visceralis, Atmung 630
Pleuraerguß 675
Pleuraflüssigkeit, transzelluläre Flüssigkeit 492
Pleuraspalt, Flüssigkeitsansammlung 675
Pleuritis, hypoxische Hypoxie 670
Plexus caroticus 197
– choroideus, Jodtransport 300
– coeliacus, Mageninnervation 443
– myentericus 440
–, –, Achalasie 448
–, –, Peristaltik, Dünndarm 454
–, –, peristaltische Stürme, Colon 464
– –, Serotonin 233, 455
– submucosus 440
–, –, Peristaltik 454
„Plummer"-Vorbereitung, Strumektomie, Hyperthyreose 314
pluripotente Stammzelle 472
Plutonium, Aufnahme in den Knochen 365
PMS (= Pregnant mare Serum) 415
Pneumocyten, granulierte, Surfactantbildung 637
Pneumoencephalographie 589
Pneumonie, hypoxische Hypoxie 670
–, sekundäre Gicht 282
Pneumotachographie, Strömungsvolumen, Atmung 638
pneumotaktisches Zentrum 656
Pneumothorax, Formen 674
–, hypoxische Hypoxie 670, 671
–, Lungenkollaps 631
–, Resorption 674
–, Symptome 674

PNMT (Phenylaethanolamin-N-Methyl-Transferase), Adrenalinbildung 338, 448
P$_{O_2}$, s. Sauerstoffpartialdruck
Podocyten 686
–, Pseudopodien 686
poikilotherme Organismen 220
Polarisation, s. Nervenmembran
Poliomyelitis, bulbäre, Respiratoratmung 682
Polkörperchen 386
polycystisches Ovarsyndrom 414
Polydipsie, Diabetes insipidus 217
–, – mellitus 318
–, Hyperglykämie 319
polyklonale Immundefekte 496
Polypeptide, Spaltungen, Verdauungsenzyme 493
Polypeptidhormone, Inaktivierung, Leber 459
Polyphagie, Diabetes mellitus 318
Polyribosomen 6, 280
Polysaccharide, Kohlenhydrate, Nahrung 429
–, primäre Geschmacksempfindung 158
Polysomen 280
polysynaptische Reflexe 98
Polycythämie 479
–, Cyanoseneigung 670
–, Emphysem 675
–, Erhöhung des peripheren Widerstandes 561, 624
–, Hochdruck 624
–, Höhenakklimatisation 673
–, sekundäre Gicht 282
Polyurie, Diabetes insipidus 217/318
–, Hyperglykämie 319
–, Nierenerkrankungen 714
–, primärer Hyperaldosteronismus 358
Polyvinylpyrrolidon, Plasmaexpander 619
–, Schocktherapie 619
Pool, Aminosäuren 274
Poren, Capillaren 567
–, Endothel, Schilddrüse 298
–, Glomerulumfilter 692
–, Plasmamembran 4
Porphobilinogen 482
Porphyrie 482
Porphyrine 482
Poryphrinhämoglobin 647
Porphyrinurie 482, 721
portal …, s. Vena portae
Portalgefäße, hypophysäre 208
„positives g" 608
–, Gehirndurchblutung 593
positives(r) Reinforcement, bedingte Reflexe 243
positiver Venenpulse 546
postcapillare Venolen, Konstriktion, Interstitialflüssigkeit 569
postextrasystolische Potenzierung, Herz 553
postganglionäre Endigungen, Parasympathicus, Übertragersubstanzen 198

–, Sympathicus, Übertragersubstanzen 198
– Neurone, autonomes Nervensystem 194
posthyperventilatorische Apnoe 667
postprandiale Alkaliflut 722
–, HCl-Sekretion 444
postrotatorischer Nystagmus 151
postsynaptische(s) Hemmung 70
–, Agonist, Antagonist 74
–, Hemmungsneurone 70
–, motorische Vorderhornzelle 74
–, Muskelspindel 74
–, Rückenmark 74
– Neuron, Aktionspotential Entstehung 70
–, Refraktärperiode 73
– Potential, exzitatorisches 68, 69
–, inhibitorisches 69
– Nervenzelle 67
–, Einflüsse 66
–, teilweise Depolarisation 68
–, – Hyperpolarisation 68
–, Zahl der Endknöpfe 67
Posttetanische Potenzierung 76
Potentialänderungen, depolarisierende 35, 36, 37
–, Kleinhirn 195
–, hyperpolarisierende 35
–, Nerven 31–45
–, –, Registrierung 34
–, sensorische Neurone, Substanz P 240
Potentiale, anelektrotonische, Neurone 36
–, cochleare Mikrophon-Potentiale 147
–, elektrotonische 36
–, endocochleare 146
–, evozierte, Änderung bei Konditionierung 244-245
–, Generator, Geschmack 158
–, katelektrotonische, Neurone 36
Potentialdifferenz, Zellmembran 17
Potenzierung, posettanische 76
Practolol 205
Prä-Albumin 488
–, thyroxinbindendes 302
präcapillare Sphincteren 556
– –, Dilatation, irreversibler Schock 615
– –, Constriction, Interstitialflüssigkeitsvolumen 569
– –, Erschlaffung, aktives Gewebe 568
präcordiale Ableitungen, EKG 526
Prädiabetes 335
präfrontale Lobektomie 250
– Lobotomie 251
präganglionäre Neurone, autonomes Nervensystem, Divergenz 196
–, –, – Übertragersubstanz 196, 198
Prägnosticon 416
Präkollikrein 514
Prälumithodopsin 123

Sachverzeichnis

prämenstruelles Syndrom 410
prämotorischer Cortex, Funktion 176
Präpotential, Herz 62
–, Schrittmacherzellen, Herz 523
–, Sinusknoten 523
präsynaptische Entladungen, Entladungszone 76
– –, unterschwellige Randzone 75
– Hemmung 74
– –, Gamma-Amino-Buttersäure 74, 239
– Nervenzelle 74, 239
– Verzögerung 93
prätectale Region, konsensueller Lichtreflex 122
Prävertebralganglien, s. Ganglien
Precursor, inaktive Enzymvorstufe 280
Prednisolon 344
–, relative Wirksamkeit 339
Pregnandiol 411
Pregnant mare's Serum 415
Pregnenolon 400
–, NNR-Steroide 343
17-OH-Pregnenolon 342
Presbyakusis 144
Presbyopie 122
Preßatmung, Baroreceptoren 582
–, zentraler Venendruck 571
Pressen, Atmung 664
–, Ventrikelfüllung 551
Pressoreceptoren, s. Baroreceptoren
pressosensible Neurone, Mittelhirn, „arousal" 167
pressorische(s) Areal, Vasomotorenzentrum 577
– Substanzen, s. Blutdruck
Preßwehen 604
primäres(r) evoziertes Potential 163
– Hyperaldosteronismus 358, 582
– Hyperparathyreoidismus 369
– Lymphatische Organe 473
Primärfarben 133
Primärfollikel 404
Primärharn 685
–, Volumen 692
Primärplexus, hypophysäres Pfortadersystem 208
Primärstruktur, Proteine 273
Prinodolol 205
PR-Intervall, EKG (PQ-Intervall) 525
–, Frequenzabhängigkeit 525
Proaccelerin (F. V) 514
–, Thrombocyten 484–485
Probenecid, Gichttherapie 282
–, Hemmung der Harnsäurerückresorption 696
–, – der tubulären Sekretion 698
Procain, Verhinderung des coronaren Chemoreflexes 581
Procainamid, Myokardkontraktilität 553
Procarboxypeptidase 430
–, Aktivierung 457
Processus ciliaris 114, 120, 137
Proconvertin (F. VII) 514
Produktionsleukocytose 475

Proerythroblasten 472
–, Stimulierung, Erythropoietin 423
Profibrinolysin = Plasminogen
Progesteron 218, 386, 400, 411–412
–, Ausscheidung, Mann, Frau 411
–, glatter Muskel, Uterus 62, 64
–, NNR 344
–, Oxytocinempfindlichkeit des Uterus 217
–, placentäres 415
–, Stimulierung der Enzymsynthese 201
–, Wirkungsmechanismus 281, 349
17-OH-Progesteron, NNR-Steroid, Synthese 342, 343
Progesteronderivate, 20-alpha, 20-beta-OH-Derivate 411
–, synthetische 412
Progesteronsekretion 410
Progesteronstoffwechsel 410
Progesteronsynthese 414
Progesteronwirkungen 411
–, Atmung 412
Prognathie 385
Progoitrin 314
Progoitrinaktivatoren, Darmbakterien 314
progressive septische Granulomatose 477
Proinsulin 316
Projektion der Sinneswahrnehmung 86
Projektionsfelder, corticale, Geruch 154
–, –, Geschmack 154, 159
–, –, Hören 140
–, –, Körperregionen 175, 176
–, –, primäre, EEG-Desynchronisation 166
–, –, –, Registrierung der Aktivität 163
Projektionskerne, unspezifische 162
Prolactin 201, 374, 394, 395
–, Corpus luteum 411
–, FFS 289
–, Hemmungsfaktor (PIF) 218
–, mütterliches Verhalten 229
–, neuroendokrine Kontrolle, Hypothalamus 210
–, Regulation, Sekretion 396
–, Somatotropin 395
–, Struktur 395
prolactin inhibitory factor (PIF) 219
Prolactinaustestung 395
Prolactinsekretion, dopaminerge Neurone 238
–, Kontrolle 413
Prolactinwirkung 200, 201, 394
Prolin 273
–, Resorption 433
Prolymphocyt 472
Promonocyt 472
Promyelocyt 472
Propagation von Aktionspotentialen, Nerv 37

Propanolol 205
–, Hyperthyreose 308
Proparathormon 369
Properdin 501
Propionsäurederivate, Schilddrüsenhormone 304
proprioceptive Afferenzen, Atemregulation 657
– –, Kleinhirn 193
– –, –, Projektion 194
Proprioceptoren 82
–, Afferenzen zum Atemzentrum 663
–, distale Beuger, Magnetreaktion 180
–, Eingeweide 109
–, Gelenkkapsel, Orientierung im Raum 152
–, Hals, tonische Halsreflexe 180, 183, 184
–, Hyperpnoe, Arbeit 669
–, Muskulatur, Müdigkeitsgefühl 669
Propylthiouracil 313
–, TSH-Sekretion 390
Prorenin 420
Prostacyclin 292
–, Haemostase 513
–, Synthese 292
Prostaglandine 41, 291, 399
–, Abbau 293
–, Abortus 293
–, Blutdruck 293
–, blutdrucksenkende, Niere 621, 622
–, cAMP 270
– E_1 644
– $F_{2\alpha}$ 644
–, Geburtseinleitung 293
–, Inaktivierung, Lunge 645
–, Lipolyse 293
–, Neurosekretion 233
–, Niere 423
–, renale, Fehlen, renaler Hochdruck 423
–, Samenflüssigkeit 241
–, Überträgersubstanz, ZNS 232
–, Veränderung der Neuronenaktivität 241
–, Vorkommen und Wirkung 291
–, ZNS 291, 241
Prostata 398
–, Enzymmuster 491
Prostatahypertrophie, Abflußbehinderung, Harn 719
Prostigmin 78, 205
Protamin, Heparinneutralisation 516
Protamin-Zinkinsulin 320
Protanomalie 133
Protanopie 134
Protease, alkalische, HVL-Granula 375
–, Inhibitoren, Trasylol 518
Protein(e) 364
–, s. auch Eiweiß
–, akute Phase 488
–, Aminosäureeinbau, Insulin 321
–, eisenspeichernde 438

–, Gastrointestinaltrakt, gastrointestinale Hormone 445–450
–, geschmacksaktive 160
–, Gluconeogenese 271
–, hochwertiges, Nahrung 293
–, H^+-Quellen 726
–, Kettenkonformation 273
–, Kohlenhydratstoffwechsel 266
–, Konformation 274
–, minderwertiges, Nahrung 293
–, Muskel 46–86
–, pflanzliche 293
–, Pinocytose 17
–, Plasmaprotein 486
–, –, Affinität und Bindungskapazität, Schilddrüsenhormone 302
–, proteinsparender Effekt, Glucose 271
–, RQ 256
–, Rücktransport, Lymphsystem 569
–, spezifisch-dynamische Wirkung 257
–, Struktur, Primär-, Sekundär-, Tertiär-, Quartär- 273
–, Tagesbedarf 293, 294
–, tierische, optimale Ernährung 293, 295
–, Transport 16
–, Umsatzrate 274
–, Umwandlung in Kohlenhydrate und Fette 267
–, ungespaltene, Resorption 433
–, Untereinheiten 273
–, Wertigkeit des Nahrungseiweiß 293
Proteinabbau, Cushing-Syndrom 352
–, Diabetes mellitus 321
–, Glucocorticoide 350
Proteinaseinhibitoren 487
–, Respirationstrakt 634
Proteinaufnahme, Nahrung, Harnstoffausscheidung 704
Proteinausscheidung 282
protein-bound Jodine 302
Proteinbruchstücke, Cholagoga 462
protein-calorie-deficiency disease (KWASHIORKOR) 283
Proteinderivate, Ausscheidung, Proteinzufuhr 283
Proteingehalt, Lymphe 492, 493
–, Synovialflüssigkeit 492
–, transcelluläre Flüssigkeit 492
Proteinkinasen, cAMP 264
Proteinmangel 283–284
Proteinmatrix, Knochen 367
Proteinpermeabilität, Leber-Sinusoide 599
Proteinpuffer, intracelluläre Puffer 652
proteinreiche Ernährung, Nierendurchblutung 690
–, Nahrung, Verweildauer im Magen 443
Proteinresorption 433
–, Säuglinge, Gastrointestinaltrakt 274
Proteinrückresorption, proximale Tubuli 694

Proteinsekretion, Schleimhautzellen-Abschilferung, Tagesmenge 454
proteinspaltende Verdauungsenzyme 430
Proteinstoffwechsel 273–285
–, Störung, Diabetes mellitus 321, 323, 378
Proteinsynthese 279–280
–, Antibiotica 280
–, chromosomalgesteuerte, Glucocorticoide 349
–, Diabetes mellitus 321
–, Enzyminduktion 280
–, Gedächtnis 246
–, Leber 458
–, Mitochondrien 3, 6
–, mRNA 278
–, Nerv 31, 32, 33
–, Ribosomen 279
–, –, STH 378
–, schematische Darstellung 280
–, Translation 278
Proteinurie 714, 720
–, Permeabilität der Glomerulumcapillaren 692
Proteinverdauung 433
Proteinzufuhr, Gesamtstickstoffausscheidung 283
–, Harnvolumen 382
proteolytische Enzyme, Sekretgranula 490/9
Prothrombin 514
–, Umwandlungsfaktor 492, 514
Prothrombinsynthese, Vitamin K 297
Prothrombinzeit = PTZ 521
Protodiastole, Dauer 543
Provera 412
proximaler Tubulus, Niere, Aufbau 686
PR-Zeit, Herzblock I. Grades 532
P-Schleife, Vektor-Kardiographie 529, 530
Pseudocholinesterase 489
–, Verteilung im ZNS 238
Pseudocyese 417
Pseudohermaphroditismus 362
–, männlicher 392
–, weiblicher 392
–, –, Androgene 348
Pseudo-H-Zone, Skeletmuskel 48, 72
Pseudopodien, Glomerulumepithelzellen 685, 686
Pseudo-Pubertas praecus 348, 362, 394
– –, NNR, Androgene 348
Pseudoschwangerschaft 417
Psilocybin 234
psychische(r) Reize, Stimulierung der TSH-Sekretion 309
– Stimuli, chronotroper Effekt 610
– –, inotroper Effekt 614
– Zustand, Grundumsatz 260
Psychoenergizer 232
–, Monoaminooxydasehemmer 234

psychomotorische Anfälle, EEG 170
Psychosen, Hypernatriämie, Ausschaltung des Durstgefühls 214
–, pharmakologische Auslösung 232
–, toxische, Cushing-Syndrom 352
Psychotomimetica 232
–, Tryptaminderivate 334
PTA = Plasma-Thromboplastin-Antecedent 514
PTC = Phenylthiocarbamid, Süßstoff 160
PTC = Plasma-Thromboplastin-Komponent 514
Ptyalin, Speichel 441
–, Stärkeverdauung 429, 430
PTZ = Prothrombinzeit 521
Pubertät 392
–, Atemfrequenz 665
–, Beginn 393
–, EEG 164
–, Epiphyse 425
–, Epiphysenschluß 365
–, fehlende 394
–, 17-Ketosteroidausscheidung 381
–, Striae 352
–, Thymus 495
–, Thymusinvolution 495
–, verzögerte 394
–, vorzeitige 394
–, Wachstumsperiode 380
Pubertätsalter 393
Pubertas praecox (s. auch Pseudo-), hypothalamische Störungen 393, 220
Puffer 24
–, Blut 650–652
–, ECF 726
–, Hauptreaktionen 652
–, Henderson, Hasselbalchsche Gleichung 652
–, intracelluläre 652
–, Konzentrationen, Flüssigkeitscompartments 734
Pufferanionen, Blut 652
–, Blutspiegel, Acidose 652
Pufferbasen, Normalwerte 732
Pufferbasengehalt, Säure-Basennomogramme 732
Pufferkapazität 24
–, pK 651
–, Säure-Basennomogramme 731
Pufferung, Harn, H+-Ionen 706
Pulmonalarteriendruck, Beeinflussung 644
–, Herzaktion 543
Pulmonalarterientrichter, Erregungsausbreitung 524
Pulmonalarterienverschluß, surfactant 637–642
pulmonale(r, s) Blutreservoir 642
– Chemoreflex 582
– Erkrankungen, Vasopressin-ADH, Hypersekretion 217
– Hypertension 621–624
– –, Emphysem 675
– –, Lungenoedem, Höhenaufenthalt 672

– Perfusion 641–644
– „Salzverlust" 216, 217
– Symptome, O_2-Toxizität 677
– Ventilation 629–645
Pulmonalklappen, s. Herzklappen
–, Insuffizienz, Herzgeräusche 547
–, Stenose, Herzgeräusch 547
Puls, arterieller 545
–, –, Amplitude 546
–, –, Anstiegsteilheit 546
–, –, Corrigan Puls 545
–, –, fadenförmiger 546
–, –, Rhythmus 546
–, –, schnellender 546
–, –, Unregelmäßigkeiten, frühdiastolische Extrasystolen 536
–, –, Unterdrückbarkeit 546
–, venöser 546, 570
–, –, negativer (physiologischer) 546
–, –, positiver (pathologischer) 546
–, Wasserhammerpuls 545
Pulsdruck 546
–, Aldosteronsekretion 724
–, Capillaren 567
–, peripherer 545
–, zentraler 545
Pulsfrequenz 546
Pulskurve 545
–, anakroter Schenkel 545
–, dikrote Erhebung 545
–, „Incisur" 545
–, katakroter Schenkel 545
Pulsqualitäten 546
Pulsus celer 546
– durus 546
– frequens 546
– irregularis 546
– magnus 546
– mollis 546
– parvus 546
– rarus 546
– regularis 546
– tardus 546
Pulswelle, Fortpflanzungsgeschwindigkeit 545
–, –, Altersabhängigkeit 545
–, –, herznahe Gefäße 545
–, –, periphere Gefäße 545
Pumpe, Na-K, elektrogene 20
Pumpleistung, Herz 542–555
„punishment"-System, Motivation 244
punktweise Lokalisation 103
Pupille 114
–, denervierte, Denervationshypersensitivität 79
–, konsensueller Lichtreflex 122
–, Lichtreflex 122
Pupillenerweiterung, Furcht und Wut 230
–, Hypothalamusreizung 211
Pupillenreflex 122
Pupillenverengung, Naheinstellungsreaktion 122
Purinabbau, Harnsäure-Bildung 282
Purinbasen, Resorption, aktiver Transport 434

Purine 276–277
–, Ausscheidung 277
–, Resorption 277
–, Stoffwechsel 277
–, Synthese 277
–, Triphosphatderivate 261
purinerge Nerven 204
Purkinje-Fasern, Herz, Aktionspotentiale 522, 524
–, –, Erregungsleitungsgeschwindigkeit 524
Purkinje-Zellen 100
–, Hemmung 75
–, Kleinhirn 188
Puromycin, Beeinflussung der STH-Wirkung 378
–, Hemmung der calorigenen Wirkung, Thyroxin 308
–, Insulinsekretionssteigerung, Glucose 327
–, Progesteronsekretion 411
–, Proteinsynthese 281
Purpura 520
Putamen 186
–, dopaminerge Neurone 238
PVP (Polyvinylpyrrolidon), Plasmaexpander 619
P-Wellen, AV-Extrasystolen 533
Pyelonephritis, Abflußbehinderung, Harn 719
Pygmäen, SFM-Abhängigkeit 382
Pykniker, EKG-Querlage 529
Pylorus 443
–, Schleimsekretion 444
–, Sphincter 443
Pyramidenbahn 175–178
–, Einfluß auf Dehnungsreflexe 177
–, Funktion 177–178
–, Läsion 177
–, –, Muskelschwäche 174
–, motorischer Cortex 175–178
–, Spastizität 177
–, Willküraktivität 174
Pyramidenseitenstrang 175
Pyramidenvorderstrang 175
Pyramis, Funktion 194
–, Kleinhirn 189–192
Pyridin, Riechschwelle 156
Pyridoxalphosphat 333
Pyridoxin = Vitamin B_6 296
–, Co-Faktor für GABA-Bildung 239
–, Erythropoiese 479
–, Mangel, GABA-Gehalt, Gehirn 239
–, –, Symptome 239
Pyrimidin 276, 277
–, Ausscheidung 277
–, Resorption, Darm 277
–, Stoffwechsel 276
–, Synthese 277
Pyrimidinbasen, Resorption, aktiver Transport 434
–, Triphosphatderivate 261
Pyrogene 225
–, bakterielle, renale Vasodilatation 690
–, endogene 225
–, Entzündung 612

Sachverzeichnis

–, Erwärmungszentrum 612
–, exogene 225
–, Fieber 224
–, renale Vasodilatation 690
Pyruvalkinase 269, 612
P-Zacke, EKG 525
–, Vorhofextrasystole 534

Q

Q 10, Temperaturabhängigkeit 20
QRS-Komplex, Aktionspotential, EKG 60, 526
–, Hyperkaliämie 540
–, Schenkelblock 532, 533
–, ventrikuläre Arrhythmien 535
–, WPW-Syndrom 536
QRS-Schleife, Vektorkardiographie 529, 530
QRS-Vektor, mittlerer Lage 529
QRST-Komplex, Vorhofextrasystole 533
QS-Komplex, Myokardinfarkt 539
QT-Intervall 525
–, Hypercalciämie 540
Quaddelbildung, „Substanz" 600
Quadrantenheminopsie, s. auch Hemianopsie 133
Qualität, Sinne 81
Qualitäten, s. auch Modalitäten, Geschmacksqualitäten 158
Quantität, Sinne 81
Quartärstruktur, Proteine 273
quartäre N-Verbindungen, Hemmung der Acetylcholinesterase 78
Quecksilberdiuretica 713
–, Beeinflussung von BEI und PBI 302
–, Hemmung der tubulären Sekretion 689
Quecksilbersalze, organische, diuretische Wirkung 714
Querlage, s. Herzlage
Querschnittslähmung, Rückenmark, Reflexe 181
Querschnittsläsion, Rückenmark, Atmung 632
–, –, autonome Reflexe 181
–, –, Einfluß des Niveaus 181
–, –, Komplikationen 181
–, –, Massenreflex, Harn- und Stuhlentleerung 181, 182
–, –, Reizung afferenter Leitungen, Reflexirradiation 181
–, –, Sexualreflexe 181
Querstreifung, Skeletmuskel 42
Quick-Test = PTZ
Q-Zacken, Myokardinfarkt 539, 540

R

R = respiratorisches Austauschverhältnis 257
Rachitis 593
–, Vitamin D-Mangel 297, 367
radiale Immunodiffusion 505

Radialispuls, Herzaktion 543
radioaktive(s) Isotope, s. bei den einzelnen Isotopen und Tabellenanhang
– Substanzen, Aufnahmen in Knochen 365
– Jod, Aufnahme 312
– jodmarkiertes Albumin, Plasmavolumen 10
Radio-Immuno-Assay 506, 507
–, Haptene 507
–, Peptide und Proteine 507
Radiojod-Therapie 313
Radium, Aufnahme in Knochen 365
räumliche(s) Lage, Gesamtbild, corticale Integration 152
– Sehen 132
– –, monoculäre Faktoren 132
– Wahrnehmung 132
Rami communicantes albi 196
– – grisei 196
Randzoneneffekt, unterschwelliger, fortgeleiteter Schmerz 110
–, –, sekundäre Hyperalgesie 107
Randzonenphänomen, Reflex 92
Ranvierscher Knoten 31
– Schnürring 31
Raphe-Kerne, Schlaf 172
Raphe testis 389
Rasse, Einfluß auf Grundumsatz 260
Rathkesche Tatsache 375
– –, dorsaler Anteil, HZL 375
– –, Hypophyse 208
– –, supracelluläre Cysten 384
Rauchen, Atemwiderstand 666
–, CO-Hb-Bildung 676
Rauschen, Regelkreis 27
Reabsorptionslacunen, Colloidpinocytose, Schilddrüse 299
reaktive Hyperämie 600
Reanimation, s. künstliche Beatmung
Rebound, Nerv 37
–, Schilddrüsenhormonbehandlung 314
recent (= Kurzzeit-Gedächtnis) 246
receptive Felder 87, 126
Receptoren, Adaptation 85
–, adrenerges Nervensystem 203
–, Aktionspotentialentstehung 84
Alpha-Receptoren, Blocker 205
–, –, –, Therapie, irreversibler Schock 615
–, –, glatter Muskel 62, 65
–, –, pharmakologische Beeinflussung 204, 205
–, –, Stimulierung 205
–, –, Wirkungen 204
–, Berührung 104
–, –, Adaptation 105
–, –, Lokalisation 104
–, Beta-Receptoren, glatter Muskel 64
–, –, Herz 553
–, Chemoreceptoren 83, 107, 659
–, Geruch 154–157
–, Geschmack 157–160

–, Dehnungsreceptoren, Harnblase, Reflexkontraktion 718
–, Druck, s. auch Baroreceptoren 104
–, –, Druckempfindung 112
–, –, Pacinische Körperchen 104
–, elektrische Vorgänge 83
–, Exteroreceptoren 82
–, Generatorpotential 84
–, Intensitätsunterschiede, Empfindung 103
–, Interoceptoren 82
– intrarenale, Reninsekretion 422
–, ionale Vorgänge 83–87
–, Kältereceptoren 105
–, kardiovasculäre Regulation 579–583
–, Kreislaufanpassung, Stehen 607
–, linker Ventrikel 581
–, Lungenirritationsreceptoren 663
–, nicotinempfindliche 198
–, Nociceptoren 82
–, Permeabilitätsänderung, Na$^+$ 85
–, phasische 85
–, P$_{O_2}$-Receptoren 658
–, Proprioceptoren 82
–, pulmonale Dehnungsreceptoren 582
–, punktweise Repräsentation, Kleinhirn 194
Receptorfunktion, Macula 152
receptorische(s) Feld
– Neurone 33, 87
Receptorpotential 84
–, Elektroretinogramm 127
–, Muskelspindel 93
–, Riechen 156
Receptorproteine, B-Lymphocyten 495
–, cAMP 495,
Receptorsystem, Auge 116
–, Lebervergrößerung 620
–, Oedeme 620
–, verlängerte Kreislaufzeit 620
Receptorzellen, Gehör 140
–, neuroendokrine 264
–, Retina 114, 115
–, Sinnesorgane, Einteilung 82
–, spezifische, Hormonwirkung, Adenylcyclase 181, 265
–, –, Geruch 154
–, –, Temperatur 105, 224
–, –, adäquater Reize 105
–, tonische 86
–, „Vermittler"-Substanzen 85
–, Vibrations- 108
–, viscerale 108
–, Vorhof-Dehnungsreceptoren 581
–, Wärme 105
Rechts-Herzversagen, Emphysem 675
–, Symptome 675
Rechts-Links-Shunt 675
recruitment, s. Rekrutierung
rectale Applikation, Pharmaka 464

–, Temperatur, Körpertemperatur 220
Rectum 463–467
–, Dehnung, Hemmung, Sphincter ani int. 466
–, –, Stuhldrang 466
–, –, Symptome, chronische Obstipation 466
–, Reflexentleerung, Querschnittsläsion 181
–, Resorption 464–466
Reduktion 262
Reduktionsproben, Monosaccharide, Harn 720
Reduktionsteilung 5, 277
Redundanz, Regelkreis 27
Reduplikation, Chromosomen 5
REF = renaler erythropoietischer Faktor 424
–, Erythropoietinbildung 423
reflektorische Kontrolle, Blasenentleerung 718
Reflex(e) 83–91
–, Achillessehnenreflex 92
–, adäquater Reiz 100
–, Ausweichreflex 231
–, autonome 206
–, –, Hautreizung, Querschnittsläsion 182
–, –, Magenleerung 443
–, –, medulläre 206
–, Axonreflex, s. unter Axonreflex 243, 244
–, bedingter 100
–, –, s. auch unter Konditionierung
–, –, Decortikation 185
–, –, EEG-Hypersynchronie 245
–, –, Entstehung, Formatioreticularis 162
–, –, Erlernen, lokalisierte arousal 166
–, –, Verdauung 450, 458
–, –, Wut 230
–, Bezold-Jarisch-Reflex 581
–, Chemoreflex, coronarer 581
–, –, pulmunaler 582
–, Dehnungsreflex 92
–, inverser 95
–, Kleinhirn 194
–, Pyramidenbahnsystem 177
–, Reizschwelle, Haltungskontrolle 178
–, reziproke Innervation 95
–, spastische Lähmung 174
–, supraspinale Regulation 182
–, enterogastrischer 450
–, Erregbarkeit, gesteigerte 181
–, Fehlen, periphere motorische Lähmung 174
–, Fluchtreflex 98
–, gastroilischer, Vagus 464
–, Gefäßreflexe, Integration 576
–, Geruchsreflex 155
–, Greifreflex 184
–, Haltungsreflexe 179
–, Hüpfreaktion 185
–, Placierungsreaktion 185
–, Hautfarbenänderung 382
–, Hering-Breuer-Reflex 663, 656

Hirnstammreflexe, bahnende 182
–, Hyperaktivität, Rückemarksläsion 179
–, Irradiation, Querschnittsläsion 182
–, Irratation, Luftwege 663
–, konditionierter 100
–, Kratzreflex 100
–, Labyrinthreflexe, tonische 183
–, Lichtreflex, Pupille 122
–, Macularreflex, Labyrinth 152
–, Massenreflex, Miktionsauslösung 719
–, –, Querschnittsläsion 181
–, Masseterreflex 92
–, medullärer, Erbrechen, Würgen 206
–, –, Husten, Niesen 206
–, –, Kauen, Saugen, Schlucken 206
–, Miktionsreflex 718
–, Milchaustreibungsreflex 217
–, Mittelhirnreflexe 184
–, monosynaptischer 91, 92
–, Muskeleigenreflex 92
–, myenterischer 454
–, –, Substanz P 240
–, Nasenschleimhaut 157
–, neoroendokrine 203
–, –, Ovulation 228
–, Occlusion 92
–, oculokardialer Reflex 534
–, Orientierungsreflex, EEG-Veränderungen 244
–, Patellarsehnenreflex 92
–, phasische 179
–, polysynaptische 98
–, –, Bauchdeckenreflex 99
–, –, Cremasterreflex 99
–, –, Fluchtreflex 98
–, –, viscerale Komponenten 99
–, –, Widerhallkreisschaltung 98, 122, 184
–, Pupillenreflexe 122, 184
–, Randzonenphänomene 92
–, Reizantwort, Querschnittsläsion 181
–, Schnüffeln 157
–, Sexualreflexe, Querschnittsläsion 181
–, spinale(r) Defäkation 466
–, – Integration 179
–, – Miktion 717
–, – Schock 179
–, –, sympathische Vasoconstrictoren 577
–, statische 179
–, Stellreflexe 180, 184
–, Summation, räumliche, zeitliche 92
–, tonische Halsreflexe 183, 184
, Tricepssehnenreflex 92
–, tympanischer 145
–, unbedingter 100
–, unkonditionierter 100
–, Verdauungsmechanismen 440
–, viscerale, Hypothalamus 194
–, –, respiratorische Komponenten 663
–, visuelle 116

–, vitaler Schutzreflex, Schmerz 105
–, „withdrawal"-Reflex 98
Reflexbogen 91
–, Aufbau, Funktion 91
–, autonomes Nervensystem 196
Reflex-Bradykardie, Miktionssynkope 620
Reflexovulation, Hypothalamus 210
Reflexspasmus, Eingeweideschmerz 109
Reflextonus 56, 97
–, Reflexzentren, Rückenmark 97
Reflexzeit 93
–, Muskelspindel 95
–, Reizstärke 99
–, Thyroxin 308
Reflexzentrum 91
Refraktärperiode, Herz 544
–, Herzfrequenz 544
–, Nerv 37
–, –, absolute 37
–, –, relative 37
–, Skeletmuskel 49
Refraktion, dynamische 120
–, –, Konvexlinse 118
–, statische 119, 121
Regelblutung, s. Menstruation
Regelstrecke 25
Regelung, s. Rückkopplung
Regelvorgänge, Homoiostase 25
Regelzentren, viscerale Funktion 108
Registrierung, Aktionspotentiale 39
–, Skeletmuskelkontraktion 46, 47, 52 Regulation, Polactin-Sekretion 396
Regulationsmechanismen, hypothalamische 210
Regurgitation, Herzklappeninsuffizienz 547
–, Vorhofsystole 542
Reifungsphasen, Granulocyten 473
Reinforcement, bedingter Reflex 243
R-Einheiten, Widerstand 558
–, Gefäßwiderstand, Gehirn 558
Reisekrankheit 192
Reissnersche Membran 139
Reiz(e), adäquater, Geschmack 158
–, –, Reflex 99
–, –, Riechen 154–157
–, –, Schmerzreceptoren 107
–, –, Sinnesorgane 81, 82
–, –, Temperaturreceptoren 105
–, anodischer 37
–, calorischer, Bogengang 152
, elektrischer, Cortex, arousal 167
–, exogener, erster Atemzug 665
–, Gyrus postcentralis 42, 102, 103
–, Haut, autonome Reflexe, Querschnittsläsion 182
–, –, Reflexirradiation 181
–, hochfrequenter, Jucken 112

–, Lichtreiz, bewegter 126
–, –, kreisförmiger 126
–, lineare Berührungsreize 100
–, maximaler, Nerv 42
–, mechanischer, Capillarconstriction 568
–, Muskelreizung, elektrische, Fluchtreflex 99
–, –, repetitive 53
–, Muskelspindel 92
–, niederfrequente, Jucken 111
–, nociceptive, Fluchtreflex 98
–, proprioceptive, Kleinhirnprojektion 194
–, rhythmische, Vibrationsempfindung 112
–, schmerzhafter 105
–, Schwellenintensität, Nerv 42
–, Sinnesreize, Alpha-Block 165
–, submaximaler, Nerv 43
–, supramaximaler, Nerv 42
–, taktile, Alarmreaktion 104
–, –, Kleinhirnprojektion 193
–, –, räumliche Anordnung 104
–, –, Sexualreflexe, Querschnittsläsion 181
–, –, zeitliche Folge 104
–, unterschwellige, Nerv 42
–, –, Wirkung auf Membranpotential 36–38
–, vaginale, Kopulationsstellung, Querschnittsläsion 181
Reizanode, Nervenreizung 34, 35
Reizantwort 84
–, akustische 140
–, depolarisierende, EPSP 68, 69
–, diffuse, sekundäre 162
–, Drehbeschleunigung 151
–, elektrische, glatter Muskel 79
–, –, Neuron, Dendriten 165
–, –, Skeletmuskelfaser 50
–, Geruchsreize 156
–, Geschmack 159
–, Linearbeschleunigung 151
–, Macula 152
–, mechanische, Skeletmuskel 50
–, Querschnittsläsion, Rückenmark 181
–, reflektorische, Fluchtreflex, Lokalzeichen 99
–, Retina 126
Reizartefakt, Nerv 34
Reizelektroden, Nervenreizung 34, 35
Reizfolgeströme, cochleare Mikrophonpotentiale 147
Reizgröße, Aktionspotential-Frequenz 85
Reizintensität 87
–, Empfindungsqualität 105
–, Fluchtreflex 98
–, Impulsfrequenz 87
–, Nervenreizung 36
–, Reflexzeit 93
–, Rekrutierung sensorischer Einheiten 87
Reizkathode, Nervenreizung 34, 35
Reizleitungssystem, s. unter Herzerregungs-Leitungssystem

Reizorgan, Erfolgsantwort, autonomes Nervensystem 202
Reizschwelle 42
–, Veränderung 37
–, Senkung, Kinine 107
Reizstärke, s. Reizintensität
Reizung, Schmerzfasern, N. tigeminus 584
–, sensorische Areale 103
Reizzeit-Intensitätskurve 36
Rekonvaleszenz, Nahrungsaufnahme 213
–, Stickstoffgleichgewicht 283
–, Wachstum 380
Rekrutierung, motorische Einheiten 57
–, –, Fluchtreflex 98
–, sensorische Einheiten 87
Rekrutierungsphänomen, ARS-Reizung 168
–, EEG 164
„Release"-Phänomen 80
„Release"-Reaktion, ADP 484
–, Arachidonsäure 484
–, HPETE 484
–, Kollagen 484
–, Noradrenalin 484
–, Thrombin 484
–, Thrombocyten 484
Releasing Factors 218, 219
–, Rückkopplung, Hormonspiegel 219
„Releasors" 218, 219
Relaxationsdruckkurve, Atemarbeit 637
–, Lunge 635
Relaxationsvolumen, Lunge 631
Relaxationswärme, Skeletmuskel 56
Relaxin (uterine relaxing factor) 386, 412
–, Molekulargewicht 412
REM-Schlaf 171
–, Dauer 171
–, Entstehung 171
–, Gesamtschlafdauer, Anteil 171
–, Schlaftiefe 171
–, Verhinderung, Folgen 171
remote (= Langzeit-Gedächtnis) 246
renal s. auch unter Niere 423
renaler erythropietischer Faktor 423
– Hochdruck 624
– Plasmafluß 688
– –, effektiver 688
– –, tatsächlicher 689
– Salzverlustsyndrom 715
Renin, Aldosteronmechanismus 217
–, Aldosteronsekretion 360
–, Angiotensinmechanismus 420
–, –, Aldosteronsekretion 358
–, –, Autoregulation, Nierendurchblutung 690
–, Bildung 301, 360
–, Freisetzung, Dehnung, Vasa afferentia 690
–, –, Regulation 422
–, Halbwertzeit 420

Sachverzeichnis

–, Hochdruck 423
–, Niere 420
–, Placenta 416
–, Plasmaspiegel 423
–, –, Herzinsuffizienz 621
–, –, Ursachen der Erhöhung 362
–, Sekretion, Beeinflussung 422, 423
–, Substrat 420
Reningranula 9
Rennin, Magen 433
–, –, Sekretion 444
„Renshaw-Zelle" 75
Reptilase, Blutgerinnung 516
Repolarisation 53
–, –, Hyperkaliämie 540
–, –, Ischämie 537
–, –, Myokardinfarkt 537
–, Muskel, glatter 63
–, Nerv 31
–, –, Ionenverschiebung 41
–, –, Nachrepolarisation 75
Repräsentation, corticale, motorische Funktion 102, 176
„repräsentationale" Hemisphäre 250
RES (Reticulo-endotheliales System), Aufbau 485–493
–, Abwehrleistungen 487
–, Blutzellenabbau 478
–, Funktion 487
Reserpin 199, 205, 234
–, Depressionen 236
–, Histamingehalt, Gehirn 240
–, Hyperthyreose 308
–, Sehvorgang 126
Reserve, anaerobe 54
Reservevolumen, exspiratorisches 634
–, –, Bergsteigeratmung 665
–, inspiratorisches 634
Residualkapazität, funktionelle 634
–, –, Zunahme, Alter 666
Residualvolumen 634
Resistance, Bestimmung, Ganzkörperplethysmograph 638
–, Lunge 638
–, oszillatorische, Atemwiderstand 638
Resonanzfläche, Trommelfell 144
Resorption
–, Calcium 437
–, Cholesterin 436
–, Eisen 437
–, Gastrointestinaltrakt 429–439
–, Glucose 429–432
–, Kohlenhydrate 429
–, Lipide 434–436
–, Magnesium 437
–, maximale, Darmabschnitte 432
–, Mechanismen 429, 432
–, Mineralstoffe 436
–, Natrium 437
–, Nucleinsäuren 434
–, Proteine 433
–, –, ungespalten 433
–, Sterine 436
–, Vitamine 436
–, Wasser 436

Resorptionsrate, maximale, Glucose, Darm 272
–, –, –, Niere 271
Resorptionsstörungen 456
Resorptionsvacuolen (-Lacunen), Schilddrüse 298
Respiration, s. auch unter Atmung
–, Beeinflussung des RQ 257
–, Ventrikelauswurfleistung 544
–, Wärmeabgabe 219
Respirationscalorimeter 256
Respirationstrakt, Proteinaseninhibitoren 634
–, respiratorische Immunglobuline 634
–, Schutzfunktionen 633, 634
–, SIgA 500
Respiratoren 682
respiratorische(r, es) Acidose, Alkalose 727
– Arrhythmie, Herz 529, 531
– Austauschverhältnis 257
– Gaswechsel, Energieumsatz, Bestimmung 258–259
– Globalinsuffizienz 673
– Größen, Bestimmung 629
– Hypoxie 670–678
– Kompensation, metabolische Acidose 728
– –, – –,Einfluß auf renale Kompensation 729
– –, – Alkalose 729
– Partialinsuffizienz 673
– Quotient, Bestimmung 256
– – bei acidose, Alkalose 257
– – bei Arbeit 257
– –, Einfluß metabolischer Faktoren 256, 257
– –, respiratorischer Faktoren 257
– –, einzelne Organe 257
– –, Fett, Kohlenhydrat, Eiweiß 256
– –, Gehirn 257
– –, Hyperventilation 257
– –, Magen 257, 441
– –, Muskelarbeit 668
– –, Sauerstoffschuld 668
– –, verschiedene Substanzen 257
– Regulationsmechanismen, Arbeit 667
– Schwankungen, Venendruck, Venenpuls 546
– –, arterieller Blutdruck 578
Restharn 719
Rest-N 715
Reststickstoff 715
–, Urämie 715
Rete testis 389, 396
reticuläres System, s. auch unter ARS
– –, aktivierendes 161
– –, arousal, corticofugale Fasern 167
– –, –, generalisierte 166
– –, –, lokalisierte 166
– –, aufsteigendes 161
– –, corticale Einflüsse 167
– –, „Volumen"-Kontrolle, Sinnesorgane 172

Reticulocyt(en) 472
–, Blutverlust 612
reticuloendotheliales System, s. unter RES
Reticulum, endoplasmatisches 6
–, sarcoplasmatisches 6
–, –, Muskel 62
Reticulumzellen 444
Retina 114
–, amacrine Zellen 114, 115, 117
–, Aufbau 114, 115
–, Axone der Ganglienzellen 114
–, bipolare Zellen 113, 114, 115
–, Codierungsprozeß, Farbsehen 134
–, Gefäße, O_2-Beatmung 677
–, Ganglienzellen 115
–, –, Erregungsmuster 126, 128
–, Horizontalzellen 117
–, Huhn, Iodopsin 124
–, neuroendokriner Reflexmechanismus, Hautfarbe 382
–, Pigmentepithel, c-Welle, ERG 114, 127
–, Projektion, Fissura calcarina 132
–, Receptoren 116
–, Sehschärfe, relative 117
–, Stäbchen 115
–, Stäbchen-Zapfenverteilung 115, 117
–, Synapsenschicht 115
–, synaptische Überträgersubstanzen 128
–, – Verbindungen 122, 123
–, Versorgung 115
–, Zapfen 124
Retinal 122
– Isomerase 123
Retinen 122
retinohypothalamische Fasern 209
Retinol 122
Retinepathia pigmentosa 116
Retraktionsfaktor, Thrombocyten 485
Retraktionsvolumen, Lunge 634
Retraktocym 485
retrograde Amnesie 247
retrolentale Fibroplasie, O_2-Beatmung 677
„reverberating activity", EEG 169
– circuit 98
Reverberation 68
–, s. auch unter Nachhalleffekt 248
„reward"-System 232
Reynoldsche Zahl, Turbulenz 559
reziproke Innervation, Atemmuskeln 655
– –, Dehnungsreflex 95
– Verbindungen 67
Rh-, s. auch unter Blutgruppen
Rh-Faktor 510
–, Inkompatibilität 510, 511
Rheoangiographie, Durchblutungsmessung 559
Rheobase, Nerv 36
Rheoplethysmographie, Durchblutungsmessung 559
Rhesussystem, s. Blutgruppen

Rhinencephalon 155
–, s. limbischer Cortex 226
Rhodopsin 122
–, Absorptionsmaximum 124
–, Cyclus 123, 125
–, Wirkung von Licht 122
Rh-System, Blutgruppen 510, 511
Rhythmen, limbisches System 226
–, Regulation 226
Rhythmizität, autonome, Erregungsleitungssystem 531
–, –, Myokard 62, 531
Rhythmus, Alpha-Rhythmus, EEG 164
–, –, –, Speciesunterschiede 164
–, AV-Knoten 531
–, Grundrhythmus, Kleinhirn 195
–, idioventrikulärer, Herz 531
Rhythmusstörungen, Herz, s. Herzrhythmus 531
Riboflavin = Vitamin B_2 263, 296
–, Tagesbedarf 294
Ribonuclease 430
–, Lysosomen 7
Ribonucleinsäure 6, 277
–, s. auch unter RNA
–, Funktion 278
–, Gedächtnis 226
–, Struktur 278
–, Typen 280
ribosomale RNA 278
Ribosomen 6, 279, 280
–, Aggregation 280
–, Aufbau 280
–, Gleiten, Proteinsynthese 280
–, mRNA-Anlagerung 278
–, Proteinsynthese, Aldosteron 357
–, –, STH 378
–, Untereinheiten (50 S, 30 S) 6, 279
Richtungsregler chemischer Umsetzungen 269, 270
Richtungsstrahlen, Bildentwerfung, Auge 118
Riechbahn 155
Riechen, adäquater Reiz 156
–, Adaptation 157
–, geruchswirksame Moleküle 156
–, Geschlechtsabhängigkeit 156
–, Hemmungsbahnen 156
–, Hypothesen 156
–, limbisches System 155
–, Receptoren, Empfindlichkeit 154
–, Richtungswahrnehmung 156
–, Schnüffeln 156, 157
–, sexuelle Funktion 156
Riechhärchen 154
Riechreceptoren, Axone 155
Riechschleimhaut 154, 155
–, Aufbau 154
–, Receptorneurone 154
–, Stützzellen 154
Riechschwelle 156
Riechstäbchen 154
–, terminale Membranverschmelzung 154
Riesenneuron, Tintenfisch 34

Rigidität 56
–, Bleirohrrigidität 188
–, Eingeweideschmerz 109
–, Morbus PARKINSON 187, 188
–, Zahnradrigidität 97, 188
Rigor mortis 56
Rinden-Blindheit 133
Ringer-Lactalösung, Infusion 733
Ringer-Lösung 733
Rinne, Stimmgabeltest 149, 150
Riva-Rocci-Manschette, auskultatorische Blutdruckmessung 565
RNA 6
–, dynamisches Gleichgewicht mit Aminosäurepool 277
–, Gedächtnis 246
–, genetische Information 246
–, lösliche RNA (sRNA) 278
–, Messenger-RNA (mRNA) 278
–, mRNA, Synthese, Parathormonwirkung 371
–, –, Vitamin D-Wirkung 367
–, Polymerase, mRNA 278
–, Polymerisation Verbindung 281
–, ribosomale 278
–, soluble RNA (sRNA) 278
–, Synthese 277
–, –, Stoffwechselsteigerung, Thyroxin 309
–, Transfer-RNA (tRNA) 378
Rocky Mountain-Fieber 618
Röhrensehen 133
Röntgenkontrastmittel, jodhaltige, PBI-Erhöhung 302
Röntgenstrahlen, Mutationen 377
Rötungszone, Entzündung, primäre Hyperalgesie 107
–, Verletzung, primäre Hyperalgesie 107
Rohrzucker 429
–, Geschmacksschwelle 159
Rotation, Bulbus 135
rotatorischer Nystagmus 151, 136
rote Blutkörperchen s. Erythrocyten
„rote" Muskeln 57, 688
Thombus, Gerinnungskomponente 513
RPF = renaler Plasmafluß 688
RQ, s. unter respiratorischer Quotient
–, Magenschleimhaut 414
Rubor, Entzündung 612
Rückenmark, extrapyramidale Funktion 178
–, graue Substanz, Noradrenalin 181
–, –, –, Serotonin 181
–, Harnstoffübertritt 590
–, Hinterstränge 101
–, postsynaptische Hemmung 73
–, Prostaglandine 241
–, sacraler Teil, Miktionsreflex 719
–, Seitenhorn, präganglionäre Neurone, autonome 196
–, spinaler Ursprung, Sympathicus 196
–, Tumoren, Symptome 102
Rückenmarksläsion, Denervationshypersensitivität 80

–, Fuchsreflex 98
–, Harnblase 719
–, Komplikationen 181
–, Spastizität 97
–, spinaler Schock 179
Rückenmarkstier, Fluchtreflexe 98
Rückkopplung, Aldosteronsekretion 361
–, Calcium-Parathormon 371
–, Cheyne-Stokessche Atmung 666
–, Cortisol 346
–, Glucocorticoide, ACTH 354
–, Insulinsekretion, Blutzuckerspiegel 328
–, Muskelspindel 94
–, Ovar, Hypophyse 413
–, Prinzip 25
–, releasing factors, Hormonspiegel 49
–, Renin-Aldosteronsekretion 423
–, Schock 615
–, Sensoren 25
–, TSH-Thyroxin 310
Rückresorption, tubuläre 685, 694
–, –, s. Niere und bei einzelnen Substanzen
Rülpsen 442
Ruffini-Endorgan, Sinnesorgan 83
Ruheaktivität, Retina 126
Ruhe-HMV 533
Ruhelänge, glatter Muskel 63
–, Herzmuskel 62
Ruhemembranpotential 34, 18
–, glatter Muskel, visceraler Typ 62, 63
–, ionale Grundlage 40
–, Myokard 523, 59
–, –, Hyperaliämie 540
–, Myokardinfarkt 537
–, Nerv 31
–, Skeletmuskel 49
–, Wirkung, extracelluläre NA$^+$-Abnahme 40
Ruhetonus, Skeletmuskel 54, 56
Ruheumsatz, s. Grundumsatz
Ruhewärme, Nerv 42
–, Skeletmuskel 54
rundes Fenster 139
– –, Funktion 140
„Runt"-disease, Thymektomie 478
Ruptur, Skeletmuskel 144
R-Zacke, s. EKG

S

S = Löslichkeitskoeffizient für CO_2 727
Saccaden 136
saccadenartige Bewegungen, cerebellare Kontrollfunktion 195
Saccharase 431
Saccharin 160
–, Geschmack 157–160
–, Geschmacksschwelle 159
Saccharose 266

–, Bestimmung des ECF-Volumens 11
–, Mannit, ECF 11
–, primäre Geschmacksempfindung 159
Saccharoseraum 10
Saccharose-spaltende Verdauungsenzyme 430
Sacculus, Ohr 139
–, –, Otolithenorgan 141
Sachs-Tay, lysosomale Speicherkrankheit 8
Säuglinge, braunes Fett 286
–, EEG 164
–, Proteine, Pinocytose 17
–, Proteinresorption, Gastrointestinaltrakt 274
–, REM-Schlafdauer 171
–, Resorption, ungespaltener Proteine 433
–, Retardierung der Entwicklung, Thyroxinmangel 307
–, täglicher Nahrungsbedarf 294
–, Thyroxinwirkung, Nervensystem 307
Säure, Gastrinsekretion 445
Säureanionen, Filtration, metabolische Acidose 729
Säure-Basengleichgewicht 727–734
–, Beurteilung 729
–, –, Singer-Hastings-Nomogramm 731
–, Kaliumstoffwechsel 727
–, Parameter 729
–, Störungen 732, 727–729
–, –, Korrektur 734
–, –, Infusionslösungen 733
–, –, renale Kompensation 727
–, –, respiratorische Kompensation 729
Säure-Basennomogramme 731, 732
–, Siggaard-Anderson-Nomogramm 730, 731
Säurebelastung, Wirkung des H_2CO_3/HCO^--Puffer 728
Säuresekretion, Magen, Beeinflussung durch Histamin 445
–, –, Stimulation 445
–, –, Aktionspotential 523
Salicylate, Gichttherapie 282
–, nicht-ionale Diffusion, Niere 708
–, TBPA 304
Salicylsäureprobe, Eiweiß, Harn 720
Salt loosing nephritis 715
saltatorische Erregungsleitung, Nerv 38
„Salventheorie", Nervus acusticus 148
Salz, ansäuerndes, H$^+$-Quelle 726
–, jodiertes 312
–, Vollsalz 312
Salzausscheidung, Nierennerven 690
Salzfieber 229

salzig, Geschmacksempfindung 158
–, Geschmacksschwelle 159
Salzlösungen, isotone Druckfusion 619
Salzretension, Ödembildung 569
Salzsäure, Doudenalschleimhaut, Enterogastron 450
–, Geschmacksschwelle 159
–, Magen, baktericider Effekt 451
–, –, Pepsinogenaktivierung 433
–, –, Verdauung 429
Salzsäuresekretion, Magen 444
–, –, Acetylcholin 450
–, –, Gastrin 446, 447
–, –, postprandiale Alkaliflut 445
–, –, Regulation 450
Salzverlust, adrenogenitales Syndrom mit Salzverlust 345
–, cerebraler 217
–, pulmonaler 217
–, Syndrom, renales 715
Samen 400
Samenblasen 396, 398
Samenflüssigkeit 398
–, Prostaglandine 241, 291
–, Zusammensetzung 398
Sammelrohr, s. Niere
Sarkoidose, Diffusionskapazität für O$_2$ 645
–, –, Verminderung 645
–, Fibrose der Alveolarwand 645
Sarkome, osteogene radioaktive Substanzen 365
Sarkomer 47
–, Herzmuskel 58
–, –, Erregungsleitungssystem, Herz 58
sarkoplasmatisches Reticulum 6
– –, glatter Muskel 62
– –, Skeletmuskel 47, 58
– –, Zisterne 50
sarkotubuläres System, Skeletmuskel 48
Sattheitszentrum, Glucoseutilisation 212, 213
–, Hypothalamus 213
sauer, Geschmack 158
–, Geschmacksschwelle 159
Sauerstoff, Blut-Hirn-Schranke 589
–, calorischer Brennwert 256
–, – –, Stoffwechsellage 256
–, Capillarpermeabilität 568
–, Diffusionskapazität 644
–, –, Bestimmung 645
–, –, Lunge, Berylliase 645
–, –, –, Sarkoidose 645
Dissoziationskurve, HbF 603
–, Gehirndurchblutung 595
–, gelöster, Blut 646
–, –, Carotiskörperchen 658
–, Reaktion mit Hb 647
–, Reizwirkung 677
–, Single-breath-Methode 639
–, Wirkung auf CO_2-Wirkungskurve 662
Sauerstoffaffinität Hb 647
Sauerstoffangebot, lokales, aktives Gewebe 669

Sachverzeichnis

Sauerstoffatmung, Atemanhalten 663
–, Atmosphärendruck, Symptome 677
– beim Gesunden 677
–, große Höhen, hypoxische Symptome 672
–, hyperbarische Oxygenation, maximale O_2-Drucke 677
–, supraatmosphärischer Druck, Symptome 677
–, Umgebungsdruck, erreichbare Höhe 671
–, –, alveolarer PO_2 671
–, Ventilationssteigerung bei Arbeit 668
Sauerstoffaufnahme, Arbeit 668
–, ATP, Gehirn 677
–, Gewebe 647
–, –, Arbeit 649
–, –, Ruhe 648
–, Herz 598
–, –, Muskelarbeit 554
–, Höhenaufenthalt 671
–, maximale 669
–, Ruhe 629, 645
–, surfactant 637
Sauerstoffbedarf, Citronensäurecyclus 267
–, Erhöhung, Hyperpnoe 665
–, Gehirn 595
Sauerstoffbindung, Hämoglobin Bindungsfähigkeit 647
–, Myoglobin 650
Sauerstoffdiffusion, alveolocapillare Membran 633
Sauerstoffextraktion, arbeitender Muskel 669
Sauerstoffgehalt, Blut 646
–, Hämoglobin, Vollsättigung 647
–, Inspirationsluft, Atemminutenvolumen 661
–, Luft 629
Sauerstoffmangel, Atmung 661
–, Hypoxie 670
Sauerstoffpartialdruck, Alveolarluft 644
–, arbeitender Muskel 669
–, arterieller 646
–, –, Arbeit 668
–, Cheyne-Stokessche Atmung 666
–, Druckgradienten 646
–, Harn 691
–, Lungencapillaren, Arbeit 668
–, PCO_2-Ventilationssteigerung 662
–, pH, arterielles Blut 662
–, Receptoren 656
–, respiratorische Aktivität 657
–, venöser 646
–, Verminderung, Bewußtseinsverlust 671
–, –, hypoxische Hypoxie 670
–, –, lokale Durchblutungssteigerung 609
–, –, vasodilatorische Stoffwechseländerung 573
Sauerstoffsättigung, Hämoglobin, Pufferkapazität 652
Sauerstoffschuld 668

–, Atmung 668
–, Muskelarbeit 52, 54, 609
Sauerstofftherapie 676
–, Hyperkapnie, Gefahren 676
–, Lungenoedem, Höhenaufenthalt 672
–, Rechts-Links-Shunt 675
Sauerstofftitrationskurve, Hämoglobin 651
Sauerstofftoxizität 677
–, hyperbarische Oxydation 677
Sauerstofftransport 646
–, Fetus 602–605
–, gebunden 646
–, gelöst 646
–, Hämoglobin 647
–, Lungencapillaren 589
Sauerstoffutilisation, Arbeit 667
Sauerstoffverbrauch, Basalganglien 186
–, Energieumsatz, Bestimmung 259
–, Gefühl der Anstrengung bei Arbeit 669
–, Gehirn 595
–, –, mentale Minderleistung 596
–, Herz 555
–, Herzmuskel, Herz-Lungenpräparat 552
–, indirekte Calorimetrie 256
–, Korrektur 258
–, Messung 259
–, Niere 690
Saugatmung, zentraler Venendruck 572
Saugen 441
–, Medullärer Reflex 206
–, Milchaustreibungsreflex 217
Saugpneumothorax 674
sauer Hydrolasen, Lysosomen 8
– Phosphatase 365
Scala media 139, 140
– tympani 139
– vestibuli 139
scandierende Sprache 194
scavanger cells, Glia 45
Schädelinnendruck, erhöhter Herzfrequenzverlangsamung 584
schärfstes Sehen 115
Schall 142–144
–, Frequenz 142
–, Intentität 143
–, Lautstärke 142
–, Leistung 143
–, Tonhöhe 142
–, –, Frequenzabhängigkeit 142
–, Übertragung, Hören 144
Schalldruck, Lautstärke, subjektive 143
–, Messung 143
–, Wechselschalldruck 144
Schallgeschwindigkeit 142
–, Temperatur- und Druck-Abhängigkeit 142
Schallokalisation 149
–, Hörrinde 148–149
Schallstärke 143
–, Maßeinheit 143
Schallwellen 142
–, Amplitude 142

–, Charakteristika 142
–, Grundfrequenz 142
–, Klangfarbe 142
–, Lärm 142
–, Leitungsgeschwindigkeit, Luft 142
–, –, Wasser 142
–, musikalischer Ton 142
–, Obertöne 142
–, Phasenunterschied, Lokalisation 149
–, reiner Ton 142
Scheidenzelle, motorische Endplatte 77
Scheinschwangerschaft 417
Scheinwut 230
Scheitellappen 250
Schema, Blut-Hirn-Schranke 587
–, Blut-Liquor-Schranke 587
Schenkelblock, Herz 532, 533
Schielamblyopie 132
Schielen 132
–, Begleitschielen 137
–, concomitierendes 137
–, Doppelbilder 137
–, Korrektur 136
–, latentes 137
–, Lähmungsschielen 137
Schilddrüse 298–315
–, s. unter Thyreoidea, Jod, Thyroxin, Trijodthyronin
–, Acini 298
–, aktive 298
–, Aufbau 298
–, Aufnahme radioaktives Jod 312
–, Calcitonin 298, 371
–, Colloid 298
–, congenitale Störungen 311
–, Durchblutung 298
–, –, TSH 301
–, endoplasmatisches Reticulum 299
–, Entfernung, Symptome 298
–, Entstehung 298
–, Follikel 298
–, Funktion 298
–, –, Bestimmung, radioaktives Jod 312
–, –, Blutgerinnung 517
–, –, Pathophysiologie 310–312
–, Funktionsprüfung 300
–, Histologie 298, 299
–, Hormonsekretion 298–301
–, Hypertrophie, TSH 301
–, Hypophysektomie 301
–, inaktive 299
–, Jodaufnahme 300
–, Jodideinfangmechanismus 300
–, jodierte Verbindungen, Korrelation 301
–, Jodkonzentration 299, 300
–, Lappen 298
–, Lobuspyramidalis 298
–, organisch gebundenes Jod 300
–, Resorptionslacunen 299
–, Steuerung 298
–, TSH 301, 310
–, Thyreocalcitonin 298
–, Thyreoglobulin 299
–, Thyreoglobulinsynthese 299

–, Thyreostatica 313, 314
–, Überaktivität, Symptome 298
Schilddrüsenantikörper, LATS 311
Schilddrüsenbehandlung, Rebound 314
Schilddrüsencarcinom, Radiojodtherapie 313
Schilddrüsenfunktion, Blutgerinnung 517
Schilddrüsengewebe, Vorkommen 298
Schilddrüsenhormone 298–315
–, Abbau 304
–, Amphibienmetamorphose 308
–, Behandlung, Hemmung der TSH-Sekretion 314
–, –, suppressive Dosen 307
–, Beeinflussung 309, 310
–, –, Regulation 310
–, –, TSH 310
–, –, Streß 310
–, –, vasoaktive Hormone 309
–, Bindung an Plasmaweißkörper 302
–, calorigene Wirkung 307
–, Calorigenese Folgewirkungen 307
–, Catecholamine 308
–, Chemie 298
–, 2,3 DPG 649
–, Erhaltungsdosen 307
–, exogene, Stoffwechselwirkung 314
–, extrathyreoidale Erkrankungen 314
–, Fettsäureanaloge, selektive Organwirkung 307
–, isomere 300
–, Kohlenhydratstoffwechsel 307
–, Lipidstoffwechsel 285
–, Milchsekretion 307
–, Reifung 308
–, Sauerstoffaufnahme 306
–, Sauerstoffverbrauch, Herz 555
–, Sekretion 302
–, Stoffwechsel 302
–, Synthese 300
–, Transport 302
–, Wachstum 308, 381
–, Wirkungen 305
–, –, Cholesterinstoffwechsel 308
–, –, Entwicklung 308
–, –, Kohlenhydratstoffwechsel 307
–, –, Nervensystem 307
–, –, peripherer Nerv 307
–, –, Wachstum 308
–, Wirkungsmechanismus 308, 309
Schilddrüsenisthmus 298
Schilddrüsenpräparate, Erhaltungsdosen 307
Schilddrüsenzelle, Colloidaufnahme, Pinocytose 301
–, Funktion 300
–, Jodstoffwechsel 299
–, Lysosomen, Colloidspaltung 301

Schilddrüsenzelle
–, Mikrosomen, Jodtyrosindehalogenasen 301
–, Proteasen 301
–, Ruhemembranpotential 300
–, Thyroxinfreisetzung und Ausscheidung 298, 299
–, Ultrastruktur 299
Schläfenlappen 246, 251
–, Gedächtnis 246
–, Körperbewegungen 177
–, Läsionen, Berührungsempfindung 104
–, –, Sterognosie 113
–, Reizung, arousal 166
Schlaf, ACTH-Sekretion 355
–, Catecholaminsekretion 340
–, Hypothalamus 213
–, Hypoxie allgemeine 670
–, Cheyne-Stokessche Atmung 666
–, CO_2-Antwort, Atmung 659
–, Elektroschlaf 169
–, Entstehung, Serotonin 234
–, Glucocorticoidspiegel 355
–, Herzfrequenz 536
–, HMV 548
–, Körpertemperatur 219, 220
–, NREM-Schlaf, GABA 239
–, paradoxer Schlaf, Schlaf-EEG 171
–, Raphe-Kern 172
–, Reflextonus 97
–, REM-Schlaf 171
–, –, Altersabhängigkeit 171
–, –, Fehlen von, Folgen 171
–, –, Schlafdauer 171
–, Serotonin 172
–, STH-Sekretion 379
Schlaf-EEG 165
–, langsame Wellen 165
–, NREM-Schlaf 171
–, Schlafspindeln 165
–, REM-Schlaf 171
–, –, Träumen 171
schlaffe Lähmung 97
Schlaffheit, Muskel 97
–, –, Pyramidenbahn-System 177
Schlaflosigkeit, Höhenkrankheit 672
Schlafmenge, Altersabhängigkeit 171
Schlaftiefe, REM-Schlaf 165
Schlafwachrhythmus 210
Schlafwandeln 172
Schlafzentrum, Zusammenhänge mit Hypothalamus 211
Schlagvolumen, Beeinflussung 560
–, HMV 548
–, –, Anpassung 550
–, inotrope Effekte 610
–, Muskelarbeit 554
–, Myokardkontraktilität 553
–, peripherer Widerstand 552
–, Puls 545
–, Regulation 550
–, Training 611
–, Vordehnung 553
–, Widerstandssteigerung, Herz-Lungenpräparat 552

–, Brunnersche Drüsen, Duodenum 454
–, Epithel des Respirationstraktes 633
Schleimproduktion, Colon 463
–, Magen 443
–, –, Schutzfunktion 444
Schleimhaut, s. auch Mucosa
–, Cyanose 670
–, Pharynx, Durst 214
–, Wasserverdampfung 223
Schleimhautabstrich, Sexchromosom 388
Schleimhautzellen, Dünndarm, Aminosäure-Abspaltung 433
–, –, Aufbau 454
–, –, Kohlenhydratverdauung 429
–, SIgA 500
Schlemmscher Kanal 120, 137
Schlottern, Temperaturregulation 223
Schluckauf 664
Schlucken 442
–, Atmung 664
–, corticale Repräsentation 176
–, Larynxmuskulatur 632
–, medulärer Reflex 206
–, – –, Auslösung 206
–, Oesophagustransport 442
Schmackhaftigkeit 160
Schmerz 105–107
–, abdomineller 109
–, Arten 105–107
–, Atmung 663
–, Ausstrahlung 110
–, Blutdruckanstieg, Auslösung 577
–, Cortex, Stirnlappen 251
–, corticale Wahrnehmung 105
–, Eingeweideschmerz 109
–, –, autonome Effekte 108
–, –, fortgeleiteter Schmerz 109, 110
–, –, intestinale Kolik 109
–, –, Irradiation 110
–, –, Muskelspasmus 106, 109
–, –, primäre Hyperalgesie 107
–, –, Rigidität 109
–, –, Symptome 109
–, emotionelle Komponente 106
–, „erster" Schmerz 105
–, fortgeleiteter 76, 109, 110
–, –, Bahnungstheorie 110
–, –, Dermatom 110
–, –, Entstehung 109–110
–, –, Konvergenz 110
–, –, Lokalisation 111
–, Hyperalgesie 107
–, ischämischer 106
–, Kinine 574
–, krampfartiger, intestinale Kolik 456
–, langdauernder, Vasodilatation 578
–, „langsamer" 105
–, Leitungssystem 105
–, Muskelschmerz 107
–, Nervenfasern 43
–, neurochirurgische Beeinflussung 106

–, präfrontale Lobotomie 106
–, „schneller" 105
–, sensible Leitungen 92, 105
–, Sinnenmodalität 81
–, subcorticale Wahrnehmung 105, 199
–, Thalamussyndrom 106
–, Tiefenschmerz 106
–, –, Ischämie 106
–, –, Muskelspasmen 106
–, –, Symptome 106
–, Vasopressinsekretion 215, 216
–, zentrale Schmerzhemmung 111
–, „zweiter" 105
Schmerzempfindlichkeit, allgemeine Hypoxie 670
Schmerzempfindung, zweite sensorische Projektionsfläche 103
Schmerzfasern, Jucken 112
–, Leitungsgeschwindigkeit 104
–, Niesen 157, 206
Schmerzinnervation, Eingeweide 108
Schmerzlinie, Thorax- und Beckenschmerzlinie 108
Schmerzreceptoren 105, 106, 109
–, adäquater Reiz 106
–, Adaptation 85
–, Eingeweide 109
–, erregende Substanzen 107
Schmerzreize, Herzfrequenzerhöhung 584
Schmerzwellenkurve, Hören 143
Schmerzwahrnehmung 105, 106
Schmerzzustände, Lobotomie 251
Schnappatmung 667
–, Biotsche Atmung 666
–, rhythmische, Durchschneidungsversuche 656
Schnecke 139
–, Aktionspotentiale, Entstehung 147, 148
–, cochleare Mikrophonpotentiale 147
–, Wanderwellen 145, 146
Schneckenbasis 139
–, hohe Töne 146
Schneckenspitze, tiefe Töne 146
„schnelle" Muskeln 50, 57
Schnorchelatmung 640
Schnüffeln 156, 157
Schock 615–620
–, anaphylaktischer 618
–, –, allergische Reaktion 618
–, –, Capillarpermeabilitätssteigerung 618
–, –, Histaminfreisetzung 618
–, –, Antigen-Antikörperreaktion 504
–, Arten 615–620
–, chirurgischer 616
–, cutane Vasodilatation 601
–, ECF-Volumenverminderung 723
–, elektrischer 565
–, Endotoxinschock 618
–, explosive Dekompression 681
–, Formen, Kreislauf 617
–, hämorrhagischer 616
–, Hyperventilation 664

–, hypovolämischer 612, 616
–, –, ätiologische Einteilung 616
–, –, Blutverlust 615
–, –, Plasmaverlust 615
–, –, Symptome 616
–, –, traumatischer Schock 616
–, –, Typen 616
–, –, Verbrennungsschock 616
–, Infektionskrankheiten 618
–, intestinaler 466
–, irreversibler 614, 615
–, –, Blutverlust 614
–, –, Herzfrequenz 615
–, –, HMV 615
–, –, peripherer Widerstand 615
–, –, Ursachen 615
–, –, vasopressomische Pharmaka 615
–, kalter 616
–, kardiogener 617, 618
–, –, Behandlung 619
–, –, coronarer Chemoreflex 581
–, –, eingeschränkte myokardiale, Kontraktionsleistung 617
–, –, HMV 617
–, –, Lagerung des Patienten 619
–, Leberdurchblutung 599
–, low-resistance-Schock 618
–, Mischformen, waterhouse Friderichsen-Syndrom 619
–, Puls 545
–, Rückkopplungsmechanismen 615
–, spinaler 179, 615
–, –, Harnblase 719
–, Stauungsschock 617
–, Stoffwechselkrankheiten 618
–, traumatischer 616
–, –, Crush-Syndrom 616
–, –, hypovolämischer Schock 616
–, –, schwere Muskelverletzungen 616
–, –, – Skeletverletzungen 616
–, Verbrennungsschock 616, 617
–, warmer 618
–, Widerstandsverlustschock 618
–, Wundschock 616
–, zentraler Venendruck 570
„Schock-Blocks", Schocktherapie 619
Schockniere, Crush-Syndrom 616
Schocktherapie 619
–, Dextron 619
–, Gelatine 619
–, Plasmaexpander 619
–, Polyvinylpyrolidon 619
–, Serum-Albumie 619
Schranke, Blut-Hirn-Schranke 589
–, Blut-Kammerwasserschranke 147
–, Blut-Liquor-Schranke 591
–, Placentarschranke 601
„Schrittmacher", Antrum, Magen 443
–, Herz 522
–, –, Hierarchie 531
–, Kaltblüterherz, Eigenfrequenz 531

Sachverzeichnis

Schrittmachergewebe, Entladungsfrequenz, Beeinflussung 523, 524
–, Herzmuskel 54
–, Zündschwelle 62
Schrittmacherpotential 62, 523
–, Muskel, glatter 62
–, Sinusknoten, Sympathicusstimulierung 523
–, –, Vagusstimulierung 523
Schüttelfrost, Temperaturregulation 224
Schützsches Bündel 209
Schulter, corticale Repräsentation 176
Schuppendermatitis, Hypervitaminose A 295
Schutzinstinktmechanismen, Furcht und Wut 230
Schwabach, Stimmgabeltest 150
Schwangerschaft 415
–, assoziierte Prokine 488
–, – –, Protein der akuten Phase 488
–, Atemtyp 666
–, Befruchtung 415
–, Blutgerinnung 514
–, CBG-Synthese 346
–, Creatinurie 276
–, Dauer 416
–, Energieumsatz 255
–, endokrine Veränderungen 415
–, EKG 529
–, HMV 548
–, Hormonausscheidung 415
–, Hormonspiegel 415
–, Hypophyse 384
–, –, postpartale Nekrose 384
–, Implantation 415
–, Insulinbedarf, Diabetes mellitus 336
–, Plasmaproteine 491
–, Oxytocin 217, 417
–, Proteinurie 720
–, Pseudoschwangerschaft 417
–, Relaxinsekretion, Ovarien 386
–, Rh-Inkompatibilität 510, 511
–, spezifisch, Protein, -assoziierte Proteine 488
–, Striae 352
–, Test 416
–, thyroxinbindende Proteine 302
–, Uterusdurchblutung 601
–, Uterusvolumen 605
–, Vitaminbedarf 294, 295
–, Wechselbeginn 417
Schwannsche Zellen 31
–, Glia 45
Schwarz, Farbempfindung 133
Schwarzwasserfieber, Hämoglobinurie 721
Schwefelwasserstoff, Darmgase 465
Schweiß, Kinetosen 152
–, Luftfeuchtigkeit 223
–, Natriumausscheidung 295
–, Natriumrückresorption, Aldosteron 357
–, Osmolalität 722
–, Tagesmenge 722

–, Zusammensetzung 719
Schweißausbruch, Furcht und Wut 230
–, mechanischer Ileus 456
–, Querschnittsläsion 181
Schweißbildung 222, 223
Schweißdrüsen, Bradykininfreisetzung 574
–, cholinerge Neurone 203
–, Denervationshypersensitivität 79
Schweißsekretion, Temperaturregulation 223
Schweißverdunstung, Wärmeabgabe bei Arbeit 611
Schweißverlust, Harnfarbe 722
Schweizer Typ, Agammaglobulinämie 496
Schwelle, s. Erregbarkeit, Nerv, Muskel, Receptoren, Sinnesorgane, erregbares Gewebe, Reiz
–, Hörschwelle 142
Schwerelosigkeit, Auswirkungen auf den Kreislauf 608
–, Inaktivitäts-Atrophie kardiovasculärer Reflexapparat 608
–, orthostatische Hypotension 607
–, Symptome 608
schweres Wasser, Gesamtkörperwasser 11
Schwerhörigkeit 149
–, Audiometrie 149, 150
–, Cerumen 149
–, Fenestration 151
–, Innenohrschwerhörigkeit 149
–, Leitungsschwerhörigkeit 149
–, –, Otosklerose 151
–, Nervenschwerhörigkeit 149
–, Stimmgabetest 150
–, Streptomycin 149
Schwerkraft (g) 607
–, Blutdruck 607
–, Gehirndurchblutung 593, 595
–, Interstitialflüssigkeit 568
–, Labyrinthstellreflexe 180
–, Restharnentleerung, Frau 718
–, tonische Halsreflexe, Enthirnungsstarre 183, 184
–, Venendruck 570
Schwerkrafttoleranz 608
Schwerkraftwirkung, Kreislauf 606–608
–, –, Kompensation 606–608
Schwindel, Hypokapnie 679
–, Hypoxie 670
–, Kinetosen, Labyrinth 152
–, O$_2$-Atmung 677
–, Vitamin A-Intoxikation 295
Scintillationszählgerät, Plasmavolumen 10
Sclerawulst 120
Scopolamin 204
Scotom 130
–, hermianopisches 132
scotopische(s) Empfindlichkeitskurve 124
– Sichtbarkeitskurve 124
– Sehen 116, 120
Scotopsin 122/123
Scrotum 389

SCUBA-Ausrüstung, Tauchen 679
Sediment, Harn 721
Sedimentationskonstante, Svedberg-Einheit 6
–, –, 60S, 40S-Einheit 6
Seekrankheit 192
Segelklappen, s. Herzklappen
Segmentationsbewegungen, Colon 464
–, Dünndarm 454
Sehbahn 115, 116
–, Aufbau 114, 115
–, Erregungsübertragung 126–129
–, Läsionen 132
–, Neuronenaktivität, visueller Cortex 128
Sehen, Assoziationsfelder 133
–, binoculäres 130
–, efferente Hemmung, Retina 172
–, Farbsehen 133
–, Fixationsblindheit 129
– foveales 133
–, Gesichtsfeld 130
–, Netzhautbild, Lage der Objekte 121
–, Orientierung im Raum 152
– photopisches 117, 124
–, photoreceptorische Mechanismen 122
–, primäres Projektfeld 115, 133
–, Röhrensehen 133
–, scotopisches 117, 124
Sehleistung 129
–, physiologischer Nystagmus 129
Sehen, Proprioceptoren, Atmung 663
Sehnenorgan, Golgisches 96, 97
Sehproben, Snellensche Tafeln 130
Sehpurpur 122
–, Ausbleichung 122, 123
Sehschärfe 129
Sehstrahlung 115
Seitenhorn, Rückenmark, Serotonin 274
Sekretgranula 6, 8
Sekretin, Aminosäuresequenz 447
–, gastrointestinales Hormon 449
–, Insulinsekretion 329
–, Lokalisation 446
–, Struktur 161
–, Wirkungen 449
–, –, Pankreassaft 456, 458
Sekretion, s. bei den einzelnen Organsystemen und Substanzen
–, Gastrointestinaltrakt 440–467
–, –, maximale, Darmabschnitte 432
–, tubuläre 685, 694
sekretorische Antikörper 500
– Immunglobuline 495
– –, Darm 434
sekundäre(r) Hyperaldosteronismus 362
– –, Reninsekretion 423
– Hyperparathyroidismus 371
– lymphatische Gewebe, Lymphknoten 478

– – Organe 477
Sekundärstruktur, Proteine 273
1-Sekundenkapazität 635
Selbst-Stimulierungsexperimente 231, 232
–, Mensch 231
Semilunarklappen, s. Herzklappen
semipermeable Membran, Osmose 4, 14
Senkung, Blutsenkungsgeschwindigkeit 479
Sensibilität, corticale Läsionen 103
–, – –, Repräsentation 102
–, Leitungsbahnen 101
–, –, Berührungsempfindung 101
–, –, Druckempfindung 101
–, –, Funktion 103
–, –, Schmerzempfindung 102
–, –, Temperatursinn 101
–, Oberflächensensibilität 106
–, Projektionsfläche, zweite sensorische 103
–, Temperaturempfindung 105
–, Tiefensensibilität 101
–, Thalamusverbindungen 102
–, Vibrationssensibilität 104
–, viscerale 101ff.
sensomotorischer Cortex, 102
sensorische Aphasie 249
– Areale, Reizung 103
– –, Einheit 87
– –, Rekrutierung 87
– –, Überlappung 87
– Homunculus 102
– Impulse, Modulation 172, 173
– Mechanismen, somatische 108
– –, viscerale 108
– Modalitäten 81
– Projektionsflächen 103
– –, punktweise Lokalisation 103
– –, zweite 103
– –, –, Funktion 103
– Relaiskerne, spezifische 102
Septum interatriale, Sinusknoten 522
– interventrikulare, Erregungsausbreitung, Myokard 524
Septumaktivierung, Herz 524
Septumkerne, Gehirn 226
Seriensynapsen 67
Serin 273
seröse Speicheldrüsen 441
Serosa, Gastrointestinaltrakt 440
Seromucoid, α_1-Seromucoid 488
Serotonin 236
–, Abbau 234
–, ACTH-Sekretion 353
–, Anaphylaxiesystem 502
–, Bildung 234
–, Capillarpermeabilität 568
–, Deflationsreceptoren 663
–, enterochromaffine Zellen 232
–, – –, Dünndarm 454
–, Entzündung 611
–, Gehirn 234
–, graue Substanz 181
–, Kontraktion der Lungengefäße 644
–, Melatoninbildung 425

Serotonin
-, Phenylketonurie 200
-, Plexus myentericus 232
-, pulmonaler Chemoreflex 663
-, Rückenmark, autonome Funktionen 181
-, -, spinaler Schock 181
-, Schlaf 172, 234
-, synaptische Überträgersubstanz 72
-, - -, absteigendes Fasersystem 236
-, - -, Erwärmungszentren 224
-, - -, Nervenplexus, Darm 455
-, - -, ZNS 233
-, Thrombocyten 232, 484, 485
-, Venoconstriction 574
-, ZNS 232
Serotoninabbauprodukte, tubuläre Sekretion 698
Serotonin-Antagonist 234
Serotoninentspeicherung, Gehirn, p-Chlorphenylalanin 234
-, Reserpin 234
Serotinfreisetzung, Entzündung 611
-, Hämostase 512
-, lokale Vasoconstriction 573
sertolische Stützzellen, Hoden 397
Serum 486
-, s. Blut, Plasma
Serum-Albumin, Schocktherapie 619
Serumenzyme, Myokardinfarkt 537
Serumkrankheit, Glucocorticoide 353
Serumspiegel 486
Sexchromatin 388
Sexualcyclus, Entstehung 413
-, Oestrogen, sexuelles Verhalten 228
Sexualfunktion, Hypothalamus, Acetylcholingehalt 238
Sexualhormone 218, 386
-, s. auch Geschlechtshormone 229
-, aggressives Verhalten 230
-, Carcinome 419
-, Gonaden 386
-, NNR 337, 338
-, sexueller Antrieb 227, 228
-, Wirkung in der Frühkindheit 229
Sexualität Hypersexualität, Nuclei amygdale 251
-, -, temporale Lobektomie 251
-, Perioden, Frau 228, 229
-, Querschnittsläsion 181
Sexualhormone, autonome Effekte 203
Sexualreflexe Querschnittsläsion 181
Sexualverhalten 227-229, 409
-, Androgenwirkung 381
-, -, Frühkindheit 229
-, Encephalisation 177
-, endokrine Funktionen 227, 228
-, Gefangenschaft 228

-, Hemmung, Läsionen des Neocortex 228
-, heterosexuelles Verhalten 228
-, homosexuelles Verhalten 228
-, Hypophysen-Ovarialcyclus 229
-, Hypothalamus 211
-, Konditionierung 227
-, Lernvorgänge 227
-, männliches 223
-, Menopause 229
-, -, Menschen 228
-, nervöse Kontrolle, Frau 228
-, - -, Mann 228
-, Oestrogene 409
-, Sexualhormone, Frühkindheit 229
-, Stimulierung, limbische Läsionen 229
-, weibliches, Cyclus 228, 229
sexuelle Frühreife 394
- Reize, Oxytoxinausschüttung 217
SF-Einheiten 285
Sham-Rage 230
Sheehan-Syndrom 384
Shunt, pathologischer, hypoxische Hypoxie 670, 673
-, -, Lunge 643
-, physiologischer 642
-, -, Lunge 642
-, Rechts-Links-Shunt 675
-, -, Symptome 675
-, -, Ventilationsperfusionsimbalance 674
-, venoarterieller 675
Shunt = Volumen, Lungenerkrankungen 674
Sichelzellanämie 483
Sichtbarkeitskurve, photopisch 124
-, scotopische 124
Siderophilin 489
-, Eisentransport im Blut 438
-, Transferrin 437
SIF-Zellen, Noradrenalin 202
SIgA, Darm 434
Siggaard-Anderson-Nomogramm 730, 731
Sigma-Effekt-Blutviskosität 561
signal/noise-ratio ARS 167
Signal/Störung-Quotient ARS 167
Simmondsche Kachexie 384
- -, Hypopituiarismus 384
Singer-Hastings-Nomogramm 731
single-breath-Methode, Diffusionskapazität 645
-, Totraumbestimmung 639
Singultus 664
Sinks, Dendriten, EEG 165
Sinn(e) 81, 82
-, Gesichts- 114ff.
-, Haut- 82, 83
-, -, synthetische Sinnesleistung 112
-, Modulation sensorischer Impulse 172
-, Qualität 81
-, Quantität 81
-, spezielle 82

-, spezifische Reizung, EEG, Desynchronisation 166
-, -, Stereognosis 113
-, -, Vibrationsempfindung 112
-, -, Zweipunktdiskriminierung 112
-, Viscerale 82
-, -, Geruch und Geschmack 154
Sinnesareale, spezifische Lokalisation 163
Sinnesenergie, spezifische 86
Sinnesinformation, Codierung 86
-, Modulation, Formatio reticularis 161
Sinnesmodalitäten 82
Sinnesnerven, Aktionspotential 86
Sinnesorgane 81, 82
-, adäquater Stimulus 81
-, ARS 161
-, Empfindungsstärke 87
-, Impulsentstehung 81-87
-, Klassifikation 81, 82
-, Projektion 86
-, Receptoren 81
-, -, adäquater Reiz 81
-, -, Einteilung 82
-, -, Schwelle 81
-, Receptorzellen 82
-, Reflexbogen 91
-, Reizstärke 87
-, sensorische Modalitäten 81
-, Volumenkontrolle 172
-, wahrgenommene Energieformen 81
Sinoatrialknoten, Herz 522
Sinus durae matris venöser Druck 571
-, venosus, Erregungsbildung, Kaltblüterherz 531
Sinusarrhythmie, atemabhängige Herzfrequenzänderung 531
-, Ursache 531
Sinusknoten, Herz, s. auch Herzerregungsbildungssystem 522
-, -, Aufbau 522
-, -, Depolarisation, Vorhof, Extrasystole 533
-, -, Eigenfrequenz 531
-, -, Erregungsleitungsgeschwindigkeit 524
-, -, Frequenz der Impulsbildung 522
-, -, Nervenendigungen am Herzmuskel 78
-, -, Präpotential 523
-, -, Rhythmusstörungen 531
Sinusoide, HVL 375
Sinusrhythmus, Herz 529
Sitzen, Knöcheloedeme 569
Skatol, Darmbakterien 465
Skelet, s. Knochen
Skeletmuskel, s. Muskel, Skeletmuskel 47-58
-, Durchblutungsgröße, O_2-Aufnahme 586
Skeletverletzungen, traumatischer Schock 616
Sklera 114
Skorbut, Vitamin C-Mangel 297
„slow wave", Colon 464

-, -, Dünndarm 454
- -, Magen 443
small intensely fluorescent cells (SIF) 202
- motor nerve system 92
Snellensche Sehprobentafel 130
Sojabohnen, pflanzliche Steroide 436
Sollwert 25
soluble-RNA (sRNA) 278
Solvent drag 14
- -, Resorption von Nahrungsstoffen 429
somatische Nerven 44
Somatomedine 377
-, Epiphysenplattenbreite 364
-, Molekulargewicht 377
-, Wachstumsfaktor 377
-, Wirkungen 377
-, Somatostatin 219, 329
-, Aminosäuresequenz 447
-, gastrointestinale Hormone 449
-, Lokalisation 446
-, Speicheldrüsen 442
-, Wachstumshemmung 379
somatotropes Hormon, s. STH 218, 219
Somatotropin 218, 374
-, s. STH
-, releasing Factor 218, 219, 379
-, Wirkung auf Ca^{2+}-Stoffwechsel 373
Somnambulismus 172
Somnolenz 220
Sonartechnik, Strömungsmessung 559
Spät-Dumping-Syndrom 335
Spannung, glatter Muskel 65
-, Skeletmuskel 53
-, -, passive 56
Spannungs-Längen-Relation, Herzmuskel 551
Spannungspneumothorax 674
Spasmus, Muskel-, Eingeweideschmerz 109
-, -, Reflex-, Eingeweideschmerz 109
-, -, Tetanie 369
-, Gefäß-, Hypertonie 623
spastische Lähmung 97
- -, zentrale motorische Läsion 174
- neurogene Harnblase 719
Spastizität 56
-, Dehnungsreflex 95, 96
-, -, inverser 96
-, distale Extremitäten Area 4 185
-, Enthirnungsstarre 182
-, Klappmessereffekt 97
-, Kleinhirnreizung 194
-, proximale Extremitäten Area 4s 185
-, Pyramidenbahnsystem 177
-, spectrale Empfindlichkeitskurve, scotopische, photopische 124
Speciesabhängigkeit, Stoffwechselumsatz 259
-, STH 377
-, TSH 309

Sachverzeichnis

Speichel 441
–, Amylase 441
–, antibakterielle Wirkung 441
–, Calciumgehalt 441
–, Haptene 441
–, Jodgehalt 442
–, Natriumrückresorption, Aldosteron 357
–, Normalwerte 682
–, Parasympathicusreizung 442
–, Ptyalin 429
–, Sympathicusreizung 442
–, Tagesmenge 441
–, Vasodilatation 442
–, Verdauungsenzyme 430
–, Xerostomie 441
–, Zusammensetzung 441
Speicheldrüsen 441
–, autonome Effekte 203
–, Bradykininfreisetzung 574
–, Jodtransport 300
–, Kallikreinaktivator 574
–, nervöse Versorgung 442
–, paarige 441
–, Pankreas 456
–, SIgA 500
–, Somatostatin 442
–, Typen 441
Speichelsekretion, bedingte Reflexe 442
–, Brechreflex 206
–, corticale Repräsentation 176
–, Kallikrein 442
–, reflektorische 442
–, Regulation 441, 442
–, Riechen 157
Speisesoda, Alkaliquelle 726
Spektralkurven, Hämoglobin 481
Spermatid 397
Spermatocyt 386, 396, 397
–, primäre, sekundäre 396, 397
Spermatogenese 396
–, Temperatureinfluß 397
Spermatogonien 396
Spermien (Spermatozoen) 397
–, Beweglichkeit 399
–, Chromosomen 386
–, Transport, Oxytocin 217
spezielle Sinne 82
spezifische(s) celluläre Abwehr 493
– – –, Lymphocyten 477
– Cholinesterase 72
– dynamische Wirkung, Nahrungsstoffe, Energieumsatz 257
– – –, Ursachen 257
– Gewicht, Harn 701
– –, Plasma-Ultrafiltrat 701
– Sinnesenergie 86
Sphärocytose, hereditäre 480
Sphincter externus urethrae 717
– – –, Innervation 717
– – –, Miktion 717
– internus urethrae 717
– – –, Ejaculation 718
– – –, Innervation 717
– oddi, Erschlaffung, bedingter Reflex 458
– –, Pankreas 456
– pupillae 120

– pylori, Funktion 443
Sphingomyeline 284
Sphygmomanometer, auskulatatorische Blutdruckmessung 565
Spike, s. auch Aktionspotential
Spikes, EEG, Epilepsie 170
spinale(r) Integration, Reflexe 180
– Läsionen, Berührungsempfindlichkeit 104
– Präparation 181
– Schock 615
– –, Harnblase 719
– –, Reflexe 181
– –, Rückenmarksläsion 179–182
– –, Ursache 179
Spinalreflexe, s. Reflexe
Spinaltier 181
Spiralarterien, Uterus 405
Spiralklappen, Ductus cysticus 459
spirographische Kurve 258–259
Spirometer 258
–, Bestimmung respiratorischer Größen 630
Spironolakton, diuretische Wirkung 713, 714
–, Kaliumretention 713
–, Natriumausscheidung, salzarme Diät 713
Spitzenpotential, s. Aktionspotential
Splanchnicus, NNM-Sekretion 337
Splanchnicus-Gefäßgebiet, Blutkreislauf 598, 599
–, Blutmobilisierung, Vasoconstriction 575
„splay", Glucoseschwelle, Niere 695
„split brain"-Präparation, Lernen 246
Spontanaktivität, Harnblasenmuskulatur 719
–, Herzmuskel 62
–, Muskel, glatter 62
–, Skeletmuskel 57
Spontanpneumothorax 674
Sprache 249
Sprachaudiometrie 150
–, Hauptsprachgebiet, Hören 142
–, hypothyreote Veränderungen 310
–, Nebensprachgebiet, Hören 142
–, Projektion 249
–, scandierende 194
–, Sprechvorgang, Speichel 441
Sprachstörungen 249
Sprue, Folsäuremangel 297
–, nicht-tropische 456
–, tropische, Dünndarm 456
–, Vitamin B_{12}-Mangel 451
Spucken, Angriffsreaktion 230
Spurenelemente 295
Squalen, Cholesterinsynthese 290
SRF = Somatotropin-releasing-factor 379
sRNA = soluble RNA 278
SRS-A, Anaphylaxiesystem 502
Stabilisationsblocker 78
Stäbchen, Retina 115

–, –, Adaptation 125
–, –, Aufbau 114, 115
–, –, Empfindlichkeitsschelle 118
–, –, Kernregion 122
–, Pigment 119
Stärke, Nahrungsmittel-Polysaccharid 429
–, –, Verdauung 430
–, –, –, Speichel 429
Stagnationshypoxie 670
Stammzellen, pheripotente, KM 472
–, unipotente, KM 472
Standardbedingungen, Gasvolumina 630
Standard-Bicarbonat 730
–, Normalwert 732
–, Säure-Basennomogramme 731
Standardcalorie 255
Standard-Extremitätenableitungen, EKG 527
Stannius-Ligaturen 531
Staphylokinase 517
Starlingsches Herzgesetz 551
Starre, Decorticationsstarre 185
–, Mittelhirn 185
–, Skeletmuskel, Streckmuskelstarre, Mittelhirnpräparation 184
Statine 219
statische Ausführungsform, Arbeit 608
– Reflexe 179
– Refraktion 119, 121
Statolithen 141
Staubteilchengehalt, Luft 634
Stauungsschock 617
–, enddiastolischer(s) Druck 617
–, – Volumen 617
–, HMV 617
Stearinsäure 284
Steatorrhoe 434
–, Darmfunktion 455
–, blind loop-Syndrom 466
–, intestinale Resorption 434
Stehen, s. auch Orthostase
–, Aldosteron-Sekretion 358–360
–, Anpassung, Kreislauf 606
–, Aufstehen, HMV 550
–, –, kardiovaskuläres System 606
–, Baroreceptorfunktionsprüfung 582
–, Beinoedeme 569
–, Blutdruck, untere Extremität 606
–, Herzfrequenz 606
–, Hüpfreaktion 185
–, langdauerndes, Kreislauf 607
–, Natriumausscheidung 724
–, Nierendurchblutung 690
–, orthostatische Albuminurie 714
–, Placierungsreaktion 185
–, Spinal-Tier, positive Unterstützungsreaktion 181
– Venendruck 569
– venöser Rückfluß 570
– Ventilations/Perfusionsverhältnis 642
Steigbügel, Ohr 139
–, –, Funktion 144

–, –, Steigbügelplatte, Wanderwellen 145
Steigerung der Baroreceptoraktivität 584
Stein-Leventhal-Syndrom 414
Stellglied 25
Stellgröße, Regelkreis 25
Stellreflexe 95, 180, 184
–, auslösender Reiz 180
–, Halsstellreflexe 184
–, Körper-Körper-Stellreflexe 180, 184
–, Körper-Kopf-Stellreflexe 180, 184
–, Kopfstellreflexe 152
–, labyrinthäre 180, 184
–, optische 180, 184
–, Receptoren 180
–, Reflexantwort 180
–, Reflexkette 184
–, Reflexzentrum 180
Stereognosie 113
–, corticale Läsionen 113
–, Störungen 112
–, Zweipunktdiskrimierung 112
Sterine, Resorption 436
Stern-Zellen, cerebellaren Cortex 190
Sterine, Resorption 436
Steroide 284
–, α, β-Substituenten 342
–, C 19-Steroide 341–343
–, C 21-Steroide 341–343
–, –, Einteilung 342–343
–, Glucuronide 461
–, 17-Ketosteroide 341
–, Nomenklatur und Isomerie 341
–, pflanzliche, Hemmung der Cholesterinresorption 436
–, –, Resorption 436
–, Vitamin D 367 –
Steroidhormone, anabole, Stickstoffgleichgewicht 283
–, enterohepatischer Kreislauf 459
–, katabole, Stickstoffgleichgewicht 283
–, NNR 337, 343, 344
–, rectale Applikation 464
–, Stoffwechsel, Leber 458
–, Synthese, Hexosephosphat-Shunt 268
–, –, NNR 344
–, –, –, pharmakologische Beeinflussung 345
–, synthetische 344
–, –, Stoffwechsel 344
–, tubuläre Sekretion 698
–, Wirkungsmechanismus 349
Steroidring, Cholesterinsynthese 290
Steroidsynthese 6
STH 218, 374
–, Abbau 377
–, anabole Wirkung 378
–, antiinsulinäre Wirkung 317, 334
–, Beta-Zellerschöpfung 329
–, biologische Austestung 364
–, Calciumstoffwechsel 368, 373
–, diabetogene Wirkung 334, 378

STH, diabetogene Wirkung
-, - -, Speciesunterschiede 334
-, Elektrolythaushalt 378
-, Fettstoffwechsel 378
-, FFS-Mobilisierung 289, 334
-, Glucosephosphorylierung 334
-, Halbwertszeit 377
-, hypothalamische Kontrolle 210, 379
-, intracelluläre Glucosephosphorylierung 326
-, ketogene Wirkung 378
-, Kohlenhydratstoffwechsel 334, 378
-, Molekulargewicht 376
-, Plasmaspiegel 377
-, Proteinstoffwechsel 379
-, Sekretion, Stimulierung 379
-, Sekretionsbeeinflussung, Fettleibigkeit 380
-, Sekretionshemmung, hohen STH-Spiegel 380
-, -, Oestrogen 380
-, Sekretionsstimulation, dopaminerge Neurone 380
-, Speciesspezifität 377
-, Stimulierung der Enzymsynthese 281
-, Stoffwechsel 377
-, Tagesproduktion, Erwachsener 377
-, Tibia-Test 364
-, Wachstum 377
-, Wirkungsmechanismus 281
STH-Behandlung, Folgen 378
STH-Mangel, angeborener, Kleinwuchs 382
-, isolierter 379
STH-Sekretion, Altersabhängigkeit 379
-, basale 379
STH-Wirkungen, Stoffwechsel 378
-, -, Potenzierung durch Thyroxin 308
STHRF, Neurosekretion 233
Stickoxydul, cerebrale Durchblutung 559, 591
Stickstoffausscheidung 282
Stickstoffbilanz, negative, Diabetes mellitus 322
-, -, essentielle Aminosäuren 283
-, -, Querschnittsläsion 181
-, -, Ursachen 282
-, positive, Thyroxin, Kinder 307
-, -, Ursachen 283
Stickstoff-Gasblasen, Dekompressionskrankheit 680
Stickstoff-Gasgehalt, Luft 629
-, „single breath"-Methode, Totraumbestimmung 639
Stickstoffgleichgewicht, s. Stickstoffbilanz 282
Stickstoff-Lost, Proteinsynthese 281
Stickstoffnarkose 679
Stickstoffretention, HCS 416
Stiernacken, Cushing-Syndrom 352
Stillen, Ovulation 418

Stillingsche pseudo-isochromatische Tafeln 134
Stillperiode, Vitaminbedarf 295
Stimmgabeltest, Lateralisation 150
-, Rinne, Weber, Schwabach 150
Stimmungslage, freies Noradrenalin, Gehirnsynapsen 237
-, Hebung, MAO-Hemmer 237
-, Psychoenergizer 232
Stimmulierung, T-Lymphocyten, MIF 498
Stimulus, erster 499
-, zweiter 504
Stirn, corticale Repräsentation 176
Stirnlappen 250
-, Läsionen, sexuelles Verhalten 228
-, -, Schlaf 165
Störungen, Immunsystem 496
-, menoklonale Immundefekte 496
-, polyklonale Immundefekte 496
Stoffwechsel 254-297
-, ACTH 354
-, allgemeiner Stoffwechselplan 261
-, Aminosäuren 274
-, Aminosäurepool 275
-, Basalganglien 186
-, Catecholamine 199
-, Cholesterinspiegel, Thyroxin 308
-, Cholesterinstoffwechsel 290
-, -, Diabetes mellitus 324
-, CO_2-Bildung 726
-, Fettstoffwechsel 285
-, -, Diabetes mellitus 324
-, GABA 239
-, Gehirn 595
-, Glucocorticoide 346
-, Granulocyten 475
-, Harnsäurestoffwechsel 282
-, Herzmuskel 62
-, Hyperventilation 665
-, Hypothermie 225
-, Hypoventilation 665
-, Insulin 318
-, Insulinmangel 325
-, Intermediärstoffwechsel 260-297
-, -, irreversible Reaktionen 269
-, -, NNM-Hormone 350, 351
-, -, reversible Reaktionen 275
-, Knochenstoffwechsel 365
-, Kohlenhydratstoffwechsel 265-273
-, -, endokrine Regulation 333-335
-, Lipidstoffwechsel 285
-, Magen 444
-, Nerv 31, 42
-, NNR-Steroide 346-348
-, Proteinstoffwechsel 273
-, -, Diabetes mellitus 323
-, Regulation 269
-, Richtungsregler 269
-, -, Kohlenhydratstoffwechsel 269

-, RQ 257
-, Schilddrüsenhormone 300, 304
-, -, Stickstoffausscheidung 306
-, Umwandlung von Grundbausteinen 261
-, Zwischenstoffwechsel 254-297
Stoffwechselanstieg, arbeitender Muskel 669
Stoffwechselfunktion der Lunge 645
Stoffwechselhemmung, Na-K-Pumpe 20
Stoffwechsellage CO_2 Wirkungskurve 662
Stoffwechselplan 255
Stoffwechselpool, gemeinsamer 261
Stoffwechselrate 255-260
-, Atemminutenvolumen 657
-, Beeinflussung 257-258
-, Glucocorticoide, Leber 348
-, NNM Catecholamine 338
-, Speciesabhängigkeit 259
-, Thyroxin-Dejodinasespiegel 304
-, Verhältnis zwischen Gewicht und Oberfläche 260
-, Wirkungen der NaK-Pumpe 22
Stoffwechselstörungen, angeborene, Monosaccharidausscheidung 720
-, -, Phenylalanin 200
-, Diabetes mellitus 321
-, Galaktosämie 272
-, Herzinsuffizienz 621
-, Schock 618
-, Verbrennungsschock 616, 617
Stoffwechselwärme, vasodilatatorische Wirkung 573
STPD, Gasvolumina 630
Strabismus 132, 136
Strahlengang, ebene Grenzfläche 118
-, einfaches optisches System 118
-, sphärische Linsen 119
-, zusammengesetztes optisches System 118
Strahlenkrankheit, Erbrechen 207
Strahlenschäden, Darmbakterien 465
-, Resistenz, Darmflora 466
Strahlung, Wärmeabgabe 219, 222
Stratum basale, Uterus 405
- funktionale, Uterus 405
- granulosum, Kleinhirn 190, 191
- moleculare, Kleinhirn 190, 191
Streckreflex, gekreuzter 98
Streptokinase 517
Streptomycia-Proteinsynthese 281
-, Schwerhörigkeit 149
Streß 351
-, ACTH 351, 354
-, adrenerges Nervensystem 204
-, Aldosteronsekretionssteigerung 353
-, bekannter, Noradrenalinsekretion 341
-, emotioneller, Nucleus amygdalae, ACTH-Sekretion 355

-, Eosinopenie 353
-, Fibrinolyse 519
-, Formatio reticularis, ACTH-Sekretion 355
-, Glucocorticoide 355
-, -, Leber 348
-, Glucosurie 720
-, Jodausscheidung 320
-, Magensaftsekretion 450
-, Prolactinsekretion 395
-, Reaktion der NNR 355
-, Schilddrüsenfunktion 310
-, STH-Sekretion 379
-, Thyroxinsekretion 310
-, TSH-Sekretion 310
-, Ulcus 450
-, Vasoconstriction, Schilddrüse 310
-, Vasopressinsekretion 295
Streßempfindlichkeit, Glucocorticoide 351
-, Hypophysektomie 383
Stressoren 355
Stria medullaris 226
- olfactoria 155
- - medialis 155
- supracallosae 226
- terminalis 226
- -, Hypothalamus 209
- vascularis, Cortisches Organ 146
Striae, Cushing-Syndrom 352
-, Pubertät 352
-, Schwangerschaft 352
Striatum 186
Strickersche Gefäßnerven 91
Stridor inspiratorischer Lähmung der Larynxmuskulatur 632
Strömung, Definition 558
-, effektiver Perfusionsdruck 558
-, laminäre 559
-, stromlinienförmige 559
Strömungsgeschwindigkeit, Beeinflussung 559
-, Kreislauf 559
-, Turbulenz 559
Strömungsgesetze, physikalische, Kreislauf 559
Strömungswiderstand 558
-, Aortenisthmusstenose 624
-, Atmung 638
-, Beschleunigungsarbeit, Herz 544
Stromflußaxon 38
Strom-sink, Dendriten 71
Strom-source, Dendriten 71
Strontium, Aufnahme, Knochen 365
-, maximale Sekretion, Darmabschnitte 432
Strophantusglykoside s. unter Ouabain
Struktur-, Proteine 273
Strukturlipide 286
Struma, endemische 312
-, Gefäßgeräusche 547
-, Jodmangelstruma 312
Strumektomie 314
Strumigene 314
-, Gemüse 314

Sachverzeichnis

Strychnin 72
–, Einfluß auf Hemmung 239
–, Lernprozeß 248
–, synaptische Übertragung 71, 72
Strychninhydrochlorid, Geschmacksschwelle 159
Strychninwirkung, ARS 239
ST-Strecke, EKG 525
–, –, Hebung, Myokardinfarkt 538
Stuart-Prower-Faktor F.X 514
„Stürme", peristaltische 455
Stützzellen, Cupula 141
–, Geschmacksknospen 157
–, Glomusgewebe 657
–, Macula 141
–, Magenschleimhaut 443
–, Riechschleimhaut 154, 155
Stuhl, s. Faeces
Stuhlentleerung, Hautreize, Querschnittsläsion 181, 182
Subarachnoidealraum, Ohr 139
subatmosphärischer Druck, Atmung 671
– –, –, hypoxische Symptome 662
– –, Thorax, Blutströmung 556
subcorticale Schmerzwahrnehmung 105
Subcutis, Receptoren, Berührungs- und Druckreceptoren 104
–, –, Temperatur 105
–, Reizung, Fluchtreflex 98
–, Veränderung, Cushing-Syndrom 352
subfornicales Organ 214
– –, Angiotensin II Wirkung 613
Submucosa, Gastrointestinaltrakt 440
Suboccipital-Punktion 589
Substantia gelatinasa 111
– granulofilamentosa 479
– nigra 186
– –, dopaminerge Neurone 238
– –, Morbus PARKINSON 187, 188
– –, Substanz P 240
– perforata anterior 155
Substanz H, Capillarpermeabilität 568
–, Hämostase 512
–, Quaddelbildung, Haut 600
Substanz P 240
–, Aminosäuresequenz 447
–, Darm 455
–, Eingeweide 240
–, gastrointestinales Hormon 449
–, Lokalisation 446
–, Megacolon 467
–, Neurosekretion 233
–, synaptische Übertragersubstanz 72
–, –, myenterischer Reflex 240
–, – –, Nervenplexus Darm 455
–, – –, Retina 128
–, ZNS 236, 240
Substanzen, gelöste, Einheiten zur Messung 12
substernale Schmerzen, O_2-Atmung 677
Substratinduktion 280
Succinat, Schutz gegen O_2-Toxicität 677

Succinyl-bis-Cholin 78
Sucrose-Verteilungsvolumen 10
Suczessivkontrast, Sehen 133
süß, Geschmacksempfindung 133
–, Geschmacksschwelle 159
Süßstoffe 160
Süßwasser, Ertrinken 678
Sulcus cinguli, supplementäre motorische Region 176
Sulfanilharnstoff-Derivate 229
–, Wirkungsmechanismus 329
Sulfat, maximale Resorption, Darmabschnitt 432
–, Verteilungsvolumen 10
Sulfatasen, Lysosomen 8
Sulfatgehalt, Harn 722
Sulfatgruppen, Proteinabbau, H^+-Quellen 726
Sulfatkonjugation, Cortisolausscheidung 349
Sulfationsfaktor 377
Sulfatschwefel 377
Sulfid, Carboanhydrase-Hemmung 651
Sulfonamide, Carboanhydrase-Hemmung 651
–, Schädigung der Darmflora 465
–, thyreostatische Wirkung 314
Sulfophthalein-Farbstoffe, tubuläre Sekretion 698
Summation, Endplattenpotential 77
–, Impulse 75
–, Kontraktionen, Skeletmuskel 53
–, räumliche 75
–, –, EPSP 69
–, –, IPSP 69, 70
–, Reflexe 91, 92
–, Reizstärke 69
–, zeitliche 69
–, –, EPSP 68
–, –, IPSP 69, 70
Summenaktionspotential, Nerv 42
„superfemale" 391
Superposition, Einzelzuckungen, Skeletmuskel 53
supplementäre motorische Region, Sulcus cinguli 176
Suppositorien 464
supraatmosphärischer Druck, Atmung 679–681
supraoptische Neurone, HHL-Hormone 218
suprasellläre Cysten 384
Suppressorareale, Cortex, Dehnungsreflexe 185
Suppressorstreifen 185
Suppressorzellen, Differenzierung 497
Surfactant 636, 637
–, Alveolen 636, 637
–, hyaline Membranerkrankung 637
–, Mangel, Atelektasen 674
–, Synthese, Lunge 645
Svedberg-Einheit 6, 405, 605
Swan-Ganz-Catheter, Messung des Lungencapillardrucks 642
Sympathektomie, Blutgefäße 576

–, Denervationhypersensitivität 81–87
–, Eingeweideschmerz 159, 166
Sympathicolytica 205
–, Nierendurchblutung 690
Sympathicus, autonomes Nervensystem 196
–, Denervierung, Catecholaminempfindlichkeit 202
–, Ganglien, Blockierung, Pharmaka 205
–, –, Cervical- 196
–, –, Grenzstrang 196
–, –, Kollateral- 196
–, –, paravertebrale 196
–, Innervation, Blutgefäße 575–576
–, –, Epiphyse 425
–, –, Harnblase 717
–, –, Herz 522
–, –, HVL 208
–, –, Magen 443
–, –, Niere 688
–, –, Sphincter ani internus 466
–, –, Streß 352
–, –, Venen 557
–, Leitungssysteme, afferente Komponenten 207
–, – mit Blutgefäßen 198
–, –, Kopfsympathicus 197
–, –, spinaler Ursprung 196
–, – in Spinalnerven 197
–, Neuron, postganglionäres 198
–, –, –, Synapse „en passant" 79
–, –, –, Übertragersubstanz, Noradrenalin 72, 198
–, –, präganglionäres 196
–, –, Übertragersubstanz, Acetylcholin 202
–, pharmakologische Beeinflussung 204
–, –, –, Sympathicolytica 204, 205
–, –, –, Sympathicomimetica 204
–, Reizung, Herzwirkung, AV-Knoten 524
–, –, –, Myokardkontraktilität 553
–, –, –, positive 550
–, –, –, Sinusknoten 523
–, –, –, glatter Muskel 65
–, –, –, Hypoglykämie 325
–, –, –, Ileocoecalklappe 464
–, –, –, Lungendurchblutung 644
–, –, –, Reninsekretion 423
–, –, –, Speichelsekretion 441
–, –, venöser Rückstrom 554
–, –, Wirkung auf HMV 550
–, Zentrum, Hypothalamus 211
symphatische(s) Affinität 205
– Nervensystem, Reninsekretion 423
– –, Vasodilatatorensystem 202, 576, 583
Synapsen, Aktionspotential, Entstehung 38
–, Anatomie, Funktion 67
–, autonomes Nervensystem 196
–, –, prä-, postganglionäre Neurone 71
–, Bahnung 68
–, „conjoint" 66, 71

–, Divergenz, Konvergenz 68
–, „Einbahn"-Leitung 73
–, elektrische Erscheinungen 68
–, „en passant", Sympathicus, glatter Muskel 79
–, Erregungsübertragung 66
–, –, Anästhetica 167
–, Hemmung, Arten 68, 73
–, –, direkte 70, 73
–, –, Glycin 72
–, –, indirekte 73
–, –, post-, präsynaptische 66
–, Hyperpolarisation, lokale 70
–, hypoxideempfindlichkeit 73
–, ionale Basis, EPSP und IPSP 70
–, Mikroelektrodentechnik 68
–, „myoneural junction" 66
–, neuromuskuläre Übertragersubstanz 71, 72
–, Occlusion 68, 75
–, pharmakologische Beeinflussung 73
–, postsynaptische(s) Aktionspotential, Entstehung 70
–, – Hemmung 70
–, –, Potential, exzitatorisches, inhibitorisches 68, 69
–, Retina, Übertragersubstanzen 128
–, Summation, räumliche, zeitliche 69, 75
–, synaptische Verbindungen, Formen 67
–, – –, intersynaptische Filamente 59
–, – –, synaptische(r) Knöpfe 67
–, – – – Spalt 67
–, – Verzögerung 93
–, – –, polysynaptische Reflexe 98
–, Übertragersubstanzen 71–73, 233
–, synaptische Bläschen, Acetylcholin 72
–, –, – Granula, Catecholamine 67
–, ZNS 72, 232, 241
Synapsenzeit, minimale 93
Synchronisation, Dendritenaktivität, EEG 165
–, motorische Entladungen, Skeletmuskel 56
Synchronisationsmechanismen 168–169
Syncytiotrophoblast 415
Syncytium, Herzmuskel 52, 53
Syndrom, Adams-Stokes- 532
–, adrenogenitales 362
–, –, mit Salzverlust 362
–, blind loop- 466
–, Conn- 358, 361
–, Crush-, Schock 616
–, Crushing- 351–352, 362, 385
–, Edwards- 391
–, Fanconi, Aminoacidurie 374
–, bei gestörter NN-Funktion 362
–, Guillain-Barré- 353
–, Kinefelter- 391
–, Malabsorptions- 455
–, Nelson- 385

Syndrom, Pätau- 391
–, polycytische Ovar- 414
–, renales Salzverlust 715
–, – –, tubuläre Acidose 715
–, Sheehan- 384
–, Stein-Leventhal- 414
–, Turner- 391
–, Waterhouse-Friedrichsen- 536, 619
–, Wolff-Parkinson-White- 490
–, Zollinger-Ellison- 452
Synergisten Koordination, Kleinhirn 195
Synkope 619
–, Anstrengungs- 620
–, carotissinus- 620
–, Husten- 620
–, Miktions- 620
–, orthostatische 619
–, vasovagale 619
–, –, Emotionen 619
Synovialflüssigkeit, Zusammensetzung 492
Synthese, Arachidonsäure 292
„synthetische" Sinne 103
– Steroide 112
Syphilis, Neurosyphilis, Pupillenreflex 122
System, retikuläres, aktivierendes, s. auch ARS, retikuläres System, aufsteigendes retikuläres System
Systole, s. Herzcyclus
Systolendauer 544
systolischer Blutdruck, s. Blutdruck
– Dehnung, Blutgefäße 556
– Herzgeräusche, s. Herzgeräusche
S-Zacke, s. EKG

T

T_3 300
–, inverses 300
T_4 300
T_{1824}, Verteilungsvolumen 10
Tabes dorsalis, Harnblasendesafferenzierung 719
Tachykardie 529
–, Arbeit 576
–, Emotionen 583–584
–, Hyperkaliämie 541
–, Hypoxie 689
–, paroxysmale 533, 536
–, -, AV-Überleitung 536
Tachypnoe 665
–, Lungenembolie 644
Taenia coli 463
Tagesrhythmus, s. auch Circadian-Rhythmus
Tag-Nacht-Cyclus 212
Tagesschwankung, Temperatur 221
taktile Reize, s. unter Reize
Tangentenschirm, Gesichtsfeld 130
Tankrespirator, Drinker-Tankrespirator 682
Tastempfindung, Stereognosis 113
Taubheit, Formen der Schwerhörigkeit 149

–, Stimmgabeltest 150
–, Zerstörung der Hörrinde 149
Tauchen 679
–, ligh-presure nervous-syndrome 680
–, Labyrinthfunktion 151, 152
–, Luftembolie 680
–, reflektorische Anpassung, Paraflocculus 192
Taurin-konjugierte gallensaure Salze 459
Taurocholsäure 460
Tachypnoe, Atmung 644
–, Lungenembolie 644
Tay-Sachs-Krankheit 8
TBG = Thyroxin-bindendes Globulin 302
–, kongenitale Störungen 303
–, Oestrogen 303, 304
–, Spiegel, Schilddrüsenfunktion 304
–, Thyroxinbindung, Hemmung 304
TBPA = Thyroxin-bindendes Praealbumin 302
–, Beeinflussung 304
Tegmentum, Motivation 231
Teleceptoren 82
–, Geruch 154
Temperatur 220
–, Kältereceptoren 105
–, Körpertemperatur, Arbeit 668, 221
–, –, Basaltemperatur 221
–, –, emotionelle Erregung 221
–, –, Grundumsatz 260
–, –, Hauttemperatur 222
–, –, Kerntemperatur 220
–, –, konstitutionelle Hyperthermie 221
–, –, normale 220
–, –, orale 220
–, –, rectale 221
–, –, Temperaturregelmechanismen 223
–, –, Schwankungen, Menstruationscyclus 221
–, –, Stoffwechselrate 257
–, –, Umgebungstemperatur 220
–, –, Wärmeabgabe 222
–, –, Wärmeproduktion 222
–, Nervenfasern 43
–, Oxy-Hb-Dissoziationskurve 647
Temperatur, Schrittmachergewebe 523
–, Wärmereceptoren 105
Temperaturabhängigkeit Q10 20
Temperaturänderung, Temperaturreceptoren 105
Temperaturanstieg, arbeitender Muskel 573
–, vasodilatatorische Wirkung 573
Temperaturempfindung 105
–, sensible Fasern, Leitungsbahnen 101, 105
Temperaturimpulse 102
Temperaturreceptoren 105
–, Eingeweide 109
–, Haut 224

–, Hypothalamus 210
Temperaturregulation 219
–, afferente Leitungen 224
–, braunes Fett 222
–, Catecholamine 224
–, endokrine Mechanismen 223
–, Hautdurchblutung 599
–, Hypothalamus 210
–, Kälte aktivierte Mechanismen 224
–, Kinder 221
–, Muskelarbeit 611
–, reflektorische 220
–, Schilddrüsenhormone 307
–, somatische Mechanismen 223
–, Störungen, hypothalamische Erkrankungen 220
–, Verhaltensänderung 223
–, Wärme aktivierte Mechanismen 223
–, Winterschlaf 224
–, Zentren, Hypothalamus, Erwärmungsabkühlungszentren 224
Temperaturrhythmus, Circadianz 221
Temperaturunterschiede, Körperteile 221, 220
Temporallappen, s. Schläfenlappen
–, Hypermetamorphose, temporale Lobektomie 251
–, Klüver-Bucy-Tiere 251
tertiäre N-Verbindungen, Hemmung der Acetylcholinesterase 78
Tertiärstruktur, Proteine 273
Testes, s. Hoden
testikuläre Feminisierung 390, 392
Testmahlzeit, Passagezeit, Darm 464
Testmethoden, biologische, s. bei den einzelnen Hormonen
–, Blutgerinnung 520, 521
–, Blutgruppen 506
Testmethoden, immunologische, Plasmaeiweißkörper 491
–, Radioummunoassay 506
Testosteron 386, 399, 400
–, -empfindliche Strukturen, Hypothalamus 229
–, exogenes 401
–, NNR 341
–, Plasmaspiegel 400
–, positive Stickstoffbilanz 283
–, Sekretion 400
–, sexuelles Verhalten 227
–, Stoffwechsel 400
–, Synthese 399
–, Transport 400
–, Wirkungen 400
–, –, anabole 401
Tetanie 369
–, Bereitschaft, Plasmaelektrolyte 366
–, hypocalcämische 369
–, Hypokapnie 679
–, latente 369
–, primärer Hyperaldosteronismus 358
–, Therapie 369

–, Zeichen, Symptome der Tetanie 369
Tetanus, glatter 53
–, –, Muskel, „multi-unit"-Typ 62, 65
–, kompletter, inkompletter 53
–, Nicht-Tetanisierbarkeit, Herzmuskel 61 544
–, Toxin, synaptische Erregungsübertragung 72
Tetraäthylammonium 205
TETRAC 304
–, relative Wirksamkeit 305
Tetracycline, Proteinsynthese 281
Tetrahydrocortisol, Cortisolabbau 346, 347
Tetrahydrocortison-Glucuronid, Cortisolstoffwechsel 347
Tetrajodphenolphthalein, Cholecystographie 462
Tetrajodthyreoessigsäure, Wirkung 305
Tetrajodthyronin 299
Tetraplegie 181
Tetraplegiker, Behandlung 181
TF = tissue factor 513
thalamo-hypothalamische Fasern 209
Thalamotomie, Schmerzlinderung 106
Thalamus, Acetylcholin 238
–, Anteile 163
–, afferente Leitungen, Sensibilität 101, 102
–, dorsaler und ventraler 161, 162
–, Durchtrennung, oberhalb 184
–, EEG 170
–, EEG-Synchronisation, Schlaf 165
–, Geruchssinn 154
–, Geschmacksbahn 158
–, Geschmackssinn 154
–, Kerne 161–162
–, –, hintere, Thalamussyndrom 106
–, –, vordere, limbisches System 227
–, –, Schmerz 106
–, Repräsentation der Körperregionen 102, 103
–, „reverberating acitivty" 169
–, Schmerz 106
–, sekundäre Hyperalgesie 107
–, spezifische Relaiskerne, EEG-Desynchronisation 166
–, Strahlung 106
–, Syndrom 106
–, Tiefensensibilität 104
–, unspezifische Projektionskerne 162
–, – –, EEG-Desynchronisation 166
–, – –, Schlaf 211
–, – –, Projektion, diffuse sekundäre Reizantwort 162
THAM-Pufferlösung, Acidosekorrektur 733
Thaumatin, Geschmack 134, 160
Theca interna 404

Sachverzeichnis

Theophyllin, diuretische Wirkung 714
–, Hemmung des cAMP-Abbaus 264
–, positiv inotrope Wirkung 553
Thermodynamik, Gesetze 260
Thermogenese, zitterfreie, braunes Fett 222
Thermoreceptoren 83
Thermoregulation, Kreislaufanpassung, Kinine 575
–, Mechanismen 223
Thetarhythmus, EEG 164
Thiamin 296
–, Tagesbedarf 234
Thiazide, diuretische Wirkung 714
–, Glucosetoleranz 320
–, Kaliumausscheidung 712
Thiocarbamide, Behandlung der Hyperthyreose 313
–, Hemmung der Jodidoxydation 313
Thiocyanat, Hemmung des Jodtransports 313
–, Verteilungsvolumen 10, 11
Thioester 261
Thioharnstoffderivate 313
Thiomerin, diuretische Wirkung 714
Thiosulfat-Verteilungsvolumen 10
Thiouracil 313
–, T/S-Verhältnis 300
Thorakocentese, Hydrothorax 675
Thorax, Compliance 635
–, Form, Emphysem 631, 675
–, Pumpe, venöser Kreislauf 570
–, Schmerzlinie 108
–, Stellung, inspiratorische, expiratorische 632
–, Veränderungen, Alter 665
–, Wand, Relaxationsdruckkurve 637
THO-Verteilungsvolumen 10
Threonin 273
thrombasthenische Purpura 520
Thrombin 514
–, Antagonisten s. Antithrombine
–, „release"-Reaktion 484
–, Synergist, Thrombocytenfaktor 485
–, Wirkung auf Fibrinogen 513
thrombocytäre Komponente, Hämostase 512
Thrombocyten 484–485
–, Aggregation, Auslösung 484
–, –, Thromboxan A_2 484
–, Aufbau 484
–, Entwicklung 472
–, Faktoren 485
–, Glucocorticoide 351
–, Granulomer 484
–, Hämostase 512
–, Hyalomer 485
–, Normalwerte 474
–, „Release"-Reaktion 484
–, Serotoninfreisetzung, lokale Vasoconstriction 574
–, Störungen 520
–, –, Lungenembolie 644

Thrombocytopenie = Thrombopenie 353, 520
thrombocytopenische Purpura 520
Thrombocytopoiese 472, 484
Thrombokinase, Thrombocyten 514
Thromboplastin 514
Thrombopoietin 485
Thrombose 520
Thromboseneigung, Gehirngefäße, Hypertonie 623
Thrombosthenin 485
Thromboxan A_2 292
–, Thrombocyten-Aggregation 484
–, Synthetase 292
Thrombus, muraler 520
Thrombus, roter 512
–, weißer 512
Thymektomie 477
–, „runt" disease 478
Thymin 277
–, DNA 276, 277
Thymoltrübung 491
Thymus 495
–, Aufbau und Funktion 477
–, Glucocorticoide 352
–, spezifische celluläre Abwehr 493
Thymus-abhängige Lymphocyten 477
Thymusaplasie, kongenitale 496
Thymushormone 478
–, Bedeutung 478
Thymushyperplasie, Autoimmun-Erkrankungen 495
Thymustransplantation 478
Thyreocalcitonin s. Calcitonin
Thyreoglobin 299
–, Synthese, TSH 302
–, Thyroxinbindung 300
Thyreoidea, s. Schilddrüse
Thyreoidea-stimulierendes Hormon 218, 301, 310, 374
– –, Hypothalamusläsionen 310
– –, –, neuroendokrine Kontrolle, Hypothalamus 210, 310
–, –, Thyreostatika 313
Thyreoidektomie, STH-Sekretion 381
Thyreostatika 313, 314
–, Goitrin 314
–, TSH-Sekretion 313
–, T/S-Verhältnis 300, 313
Thyreotoxicose 311
–, Creatinurie 276
–, Hochdruck 624
–, TSH-Halbwertzeit 309
thyreotoxische Kardiopathie 312
– Lebererkrankung 313
– Myopathie 306
Thyreotropin, s. TSH 218
thyreotropin-releasing-factor 219, 310
Thyroxin, s. auch Schilddrüsenhormon 218, 300
–, Abbau, Gewebe 304
–, Atmungsketten, Stimulierung 309
–, Ausscheidung, Harn 304

–, Beta-Zellerschöpfung 330
–, Bildung, Auswirkungen 300, 304
–, –, Schilddrüsencolloid 300
–, –, Erythrocyten 303
–, Bildungsmechanismen 300
–, Bindung, Plasmaeiweißkörper 302
–, –, –, Hemmung 304
–, –, Thyreoglobulin 301
–, Blutspiegel, Energieumsatz 257
–, Catecholamine 308
–, Dejodierung, Gewebe 304
–, Derivate 305
–, –, relative Wirksamkeit 305
–, D-Thyroxin 300
–, –, relative Wirksamkeit 305
Diabetes 330
–, diabetogener Effekt 333
–, Entkopplung der Phosphorylierung 307
–, freies, Gleichgewicht mit gebundenem 303
–, gewebegebundenes 303
–, Halbwertszeit 303
–, Herzfrequenz 583
–, HMV-Steigerung 307
–, Jodbindung 299
–, Kohlenhydratstoffwechsel 333
–, Kreislaufzeit, Verkürzung 307
–, L-Thyroxin, relative Wirksamkeit 305
–, Mangel, Anämie 307
–, Menstruationscyclus 307
–, permissive Wirkung auf STH 381
–, Plasmacholesterin 291
–, Plasmaspiegel 302
–, Potenzierung der Catecholaminwirkung 308
–, Potenzierung der Somatotropinwirkung 309
–, Proteinabbau 306
–, Sekretion 300–301
–, –, Stimulierung durch TSH 301
–, –, Streß 310
–, Steigerung der Sauerstoffaufnahme 306
–, Stimulierung der Enzymsynthese 281
–, Stoffwechsel 304
–, Stoffwechselsteigerung, Catecholamine 307
–, –, Latenzzeit, Dauer 306
–, –, Synthese 300
–, –, Stimulierung durch TSH 302
–, –, Thermogenese 221, 307
–, TSH, Rückkopplung 288
–, Vasodilatation, Haut 307
–, Vitaminmangelsymptome 307
–, Verteilung, freies/gebundenes 303
–, Verteilungsvolumen 303
–, Wachstum 308, 380
–, Wirkung, adrenerges Nervensystem 308
–, –, freie Fettsäuren 289
–, –, Gehirn 307
–, –, Herzfrequenzerhöhung 584
–, –, Hypophyse 310

–, –, Hypothalamus 310
–, –, Reflexe 307
–, –, Stoffwechsel, RNA-Synthese 309
–, Wirkungsmechanismus 289
Thyroxin-bindendes Globulin 303, 448
– –, Oestrogenabhängigkeit 303, 304
– Praealbumin 302, 303
– Protein, Affinität, Kapazität 303
Thyroxin-Dejodinasespiegel, Stoffwechselrate 304
Thyroxin-Essigsäurederivate 305
Thyroxin-Propionsäurederivate
Tibia-Test, STH-Ausstellung 364
tidal volume, s. Atemvolumen
Tiefenempfindung 83
Tiefenrausch 680
Tiefenschmerz 83, 106
–, Circulus vitiosus 106
Tiefensensibilität 101
–, bewußte Empfindung 104
–, Vibrationsempfindung 112
Tiefenwahrnehmung 120, 131
Tiffeneau-Test 635
tight junction 5
–, –, glatter Muskel 62
– –, Herzmuskel 60
– –, Muscosazelle, Dünndarm 454
– –, Neurone 72
timed vital capacity 582
Tissue-factor (=TF) 513
titrierbare Acidität, Tubulus 707
– –, Wasserstoffionenpufferung 706
T-Lymphocyten 498
–, Oberflächenstruktur 494
–, Thymus 495
T-lymphopoietische Stammfelle 472
Tm = Transportmaximum
Tolbutamid 329
Toleranz, Immuntoleranz 495
Toluidinblau, Heparinneutralisation 516
Ton (Töne) Klangfarbe 142
–, musikalische 142
–, Obertöne 142
–, reiner 142
–, tonales Muster, Hörrinde 149
Tonfolge, Wahrnehmung, Hörrinde 149
Tonhöhe, Lokalisation Schnecke 146
–, Wahrnehmung, Frequenz 148
–, –, Lautstärke 148
–, –, Tondauer 148
Tonhöhediskrimination 144
– Labyrinthreflexe 180, 183
– Magenkontraktionen 443
Tonizität, ECF 723
–, Lösungen 14–17
Tonometer, intraculärer Druck 137
Tonus, Muskeltonus 56, 63
–, –, extrapyramidales System 97

Tonus, Muskeltonus
-, -, gammamotorisches System 97
-, -, glatter Muskel 62
-, -, Kleinhirn 194
-, -, Pyramidenbahnläsion 174
-, -, -, REM-Schlaf 171
-, -, Skeletmuskel 56
-, -, -, normaler Tonus 97
-, -, -, Reflextonus 97
-, -, -, -, Aufrechterhaltung, Anpassung 96
-, -, Verlängerungsreaktion 96
Tonusänderungen, Darm 464
Tonusprüfung 97
Totalkapazität, Lunge, Geschlechtsabhängigkeit 634
Totenstarre 56
Totraum 634, 639
-, anatomischer 639
-, funktioneller (physiologischer) 639
-, -, Emphysem 675
-, -, Lungenerkrankungen 643
-, Schnorchelatmung 640
-, totaler 639
Totraumbestimmung 639, 640
-, Lähmung der Gefäßmuskulatur 618
Toxine, Mechanismen 618
TPN = Triphosphopyridinnucleotid 262
T$_3$-PROP, T$_4$-PROP 305
-, relative Wirksamkeit 305
TQ-Senkung, EKG-Registrierung 538
Trabeculare arachnoideae, Gehirn 588
Trachea, Atmung 632
-, Reizung, Husten 663
Tractotomie, Schmerzlinderung 106
Tractus corticospinalis 175
– geniculocalcarius 115
– hypothalamohypophyseus 208, 209
– –, Läsionen, Diabetes insipidus 217
– mamillotegmentalis, Hypothalamus 209
– mamillothalamicus, Visq d'Azur 209, 227
– olfactorius 155
– olivocerebellaris 190
– opticus 115
– paraventriculohypophyseus 193
– pontocerebellaris 190
– solitarius 158
– –, Geschmack 157
– spinocerebellaris 190
– spinothalamicus 101
– –, Berührungsempfindung 104
– –, Schichtung 102
– – lateralis, antero- 101
– – –, Schmerz 101
– – ventralis, arousal-Reaktion 104
– – –, Durchtrennung 104
– supraopticohypophyseus 209
– tectocerebellaris 190, 192

– vestibulocerebellaris 190
– vestibulospinalis anterior, lateralis 142
– –, Bahnung, Dehnungsreflexe 182
trägergeförderte Diffusion 16
– –, Monosaccharidresorption 431
Trägermoleküle, trägergeförderte Diffusion 16
Tränendrüse 118
–, autonome Effekte 203
Tränenfluß, Schmerzfasern, Nase 157
Tränenkanal 118
Träumen 171
Training 611
–, arteriovenöse O$_2$-Sättigungsdifferenz 611
–, Herzfrequenz 611
–, Herzgröße 611
–, Schlagvolumen 611
–, endsystolisches Ventrikelvolumen 555
–, –, –, Herzgewicht, -Volumen 554
–, Skeletmuskel, Sauerstoffschuld 55
Tranquilizer 232
–, Bewegungskrankheit 192
–, Komplikationen, Morbus PARKINSON 187, 188
–, Menstruationscyclus 413
–, Ovulationshemmer 413
–, Prolactin-STH-Sekretion 396
–, rectale Applikation 464
–, Tiefenrausch 157
Transaminasen 275, 492
–, Aktivitätssteigerung, Diabetes mellitus 321
–, Serum, Glutamat-Oxalacetat-transaminase (GOT) 275
Transaminierung 274, 275
transcapillarer-Austausch 567
Transcellulärflüssigkeit 9, 11
Transcortin 4, 88
–, Glucocorticoidbindung 346
Transducer, biologischer 73
Transfer Factor, Amplifikationssystem 498
– RNA = tRNA 277, 278
Transferierung, intercorticale, Lernen 246
Transferrin, Eisentransport im Blut 438, 487, 489
–, Sättigung 438
Transfusionsreaktionen 508
Transkription, mRNA 277
Translation 278
Transmitter, s. Überträger
–, ZNS 233
Transpiration, s. Schweiß
Transplantatabstoßung 498
Transplantation 498
–, HLA-System 511
–, Thymus 495
Transplantationsroutine, celluläre Immunreaktionen 498
Transport aktiver, ATP 261
– –, Calciumresorption 432, 367

– –, Catecholamine 199
– –, Darmschleimhaut 433
– –, Eisenresorption 437
– –, Hexosen, Natriumtransport 431, 432
– –, Natriumresorption 436
– –, Jod 296
– –, L-Aminosäureresorption 433
– –, Kohlenhydrate 431
– –, Resorption von Nahrungsstoffen 429
– –, Resorption von Purin- und Pyrimidinbasen 434
– –, Tubuli, Niere 695
– –, –, Glucoserückresorption 271, 695
– –, axoplasmatischer, Nerv 32
– –, nicht-jonisierte Verbindungen 16
– –, Protein, große Moleküle 16
– –, Zellmembran 17
Transportfunktion, Plasmaproteine 487
Transportmaximum, s. verschiedene Substanzen, Organsysteme
– –, Calcium 370
– –, Glucose 271, 695
– –, HCO$^-$, Niere 709
– –, PAH 697
Transportvorgänge, Plasmamembran 4, 5
transtubulärer Austausch, Clearance 694
transcelluläre Flüssigkeiten 492
– –, Fruchtwasser 492
– –, Gelenkflüssigkeit 492
– –, Kammerwasser 492
– –, Liquor cerebrospinals 492
– –, Perikardioflüssigkeit 492
– –, Perilymphe 492
– –, Peritonealflüssigkeit 492
– –, Pluralflüssigkeit 492
– –, Proteingehalt 492
Traube-Hering-Wellen 578
Traurigkeit, Einfluß auf Magenfunktion 451
Tremor, Hyperthyreose 311
–, Intensionstremor 194
–, Läsionen der Basalganglien 188
–, Mobus PARKINSON 187
–, Muskelspindel 94
Tremorin, Histamingehalt des Gehirns 240
Treppe, Skeletmuskel 53
TRF 218, 310
–, cAMP 265
–, Neurosekretion 233
–, Strukturformel 219
TRH, Thyroliberin 219
TRIAC 304
–, relative Wirksamkeit 305
Triaden, Skeletmuskel 48
Triamteren, diuretische Wirkung 713, 714
–, Kaliumretention 713
Tricarbonsäurecyclus 267
Tricepssehnenreflex 92
Tricuspidalklappe, s. Herz-Klappen
Tricuspidalklappeninsuffizienz, Herzgeräusch 547

–, Venenpuls 546
Tricuspidalklappenstenose, Herzgeräusch 547
Triglyceride 285, 289
–, Bindung 285
–, Hydrolyse 286
–, maximale Resorption, Darmabschnitte 432
–, Plasma, Diabetes mellitus 323
–, Synthese, Diabetes mellitus 323
Trijodthyronin 300
–, Abbau im Gewebe 304
–, Bindungskapazität 303
–, Halbwertszeit 302
–, inverses 300
–, –, Cholesterinspiegel 308
–, relative Wirksamkeit 305
Trimethaphan 205
Trinken, Acetylcholin, Hypothalamus 238
–, Wasserdiurese 704
Triphosphopyridinnucleotid 262
triple response, Haut 600
Triplephosphat, Harnsediment 721
Triplets, genetischer Code 279
–, Zuordnung zu Aminosäuren 279
Trisoien, Autosomen 391
TRIS-Pufferlösung 733
Tritanopie 134
Tritiumoxyd, Gesamtkörperwasserbestimmung 11
tRNA = transfer RNA 279
–, Anticodone 279
–, Anzahl 279
–, Lebensdauer 280
–, Proteinsynthese 280
Trommelfellbewegungen 139
Trommelfellfunktion 144
–, kritische Dämpfung 144
–, Resonanzfläche 144
trope(r) Einfluß auf Pankreas, CCK 448
– Hormone 218
Trophoblast 415
trophotropes Nervensystem 202
tropische Sprue, Dünndarmfunktionsstörung 456
Tropomyosin 47
Troponin, Erschlaffungsprotein 47
Trousseausches Zeichen, Tetanie 369
Trypsin 430, 433
–, Bradykininfreisetzung 601
Trypsinogen 430, 457
–, Aktivierung 457
Tryptamin 234
Tryptaminderivate, Psychomimetica 234
Tryptophan 273
–, Serotoninbildung 234
T-Schleife, Vektorkardiographie 529, 530
TSH = Thyreoidea-stimulierendes Hormon 218, 309, 374
–, Abbau 310
–, aktiver Jodtransport, Stimulierung 300
–, Antikörperbildung 309

Sachverzeichnis

–, cAMP 265
–, Halbwertszeit 309
–, Molekulargewicht 309
–, Schilddrüse 301
–, –, Durchblutungssteigerung 301
–, –, Colloidpinocytose 301
–, –, Hypertrophie, Kropf 302
–, –, Thyroxinsekretion 301
–, –, Thyroxinsynthese 300
–, –, TSH-Thyreoglobulinsynthese 302
–, Sekretion, Hemmung 310
–, –, nervöse Steuerung 309, 310
–, –, Regulation, Schilddrüsenhormon 310
–, –, Streß 310
–, Speciesunterschiede 309
–, Stimulierung der Jodaufnahme 300
–, Struktur 309
–, Untereinheiten 309
–, Wirkung über cAMP 301–302
T-System, Herzmuskel 58, 59
–, Skeletmuskel 47, 48
T/S-Verhältnis, Schilddrüse 300
–, Thyreostatica 313
Tuba Eustachii, Schlucken 138
Tuber cinereum 208
–, Kleinhirn 189
–, –, Funktion 192
Tuberculum intercolumnare Blut-Hirn-Schranke 590
– olfactorium 226
Tuberkulinreaktion 498
Tuberkulose, intestinale, Malabsorption 422
tubulär, s. unter Niere
Tubuli seminiferi 397
– –, Dysgenesie 391
Tubulusniere, s. unter Niere
Tumore, ACTH-sezernierende 352, 358
–, Aldosteron-sezernierende 336
–, Androgen-abhängige 419
–, Androgen-sezernierende 403
–, Entzündung 612
–, Gehirn, Blut-Hirn-Schranke 591
–, Glucocorticoid-sezernierende 382
–, immunologische Abwehr 498
–, Insulin-sezernierende 335
–, NNM Tumor, Phäochromocytom, Hochdruck 624
–, NNR-Tumoren, feminisierende 349
–, –, maskulinisierende 348
–, Oestrogen-abhängige 419
–, Oestrogen-sezernierende 362
–, Ovarialtumoren 414
–, Parathormon-sezernierende, Hyperparathyreoidismus 369
–, Rückenmark, intraspinale 102
Tunica albuginea, Hoden 389
„tuning"-Kurve, Abstimmungskurve 147
–, N. acusticus 147
Turbulenz, Strömung, Reynoldsche Zahl 560
Turner-Syndrom, Symptome 391

Tusche-Clearance, RES 444
T-Welle(n), EKG 525
– –, Hyperkaliämie 340
– –, inverse, Hypokaliämie 540
– –, Myokardischämie 537
– –, –, Veränderungen, Ursachen 538
Typ- J-Receptoren, Lunge, Deflationsreceptoren 663
–, Lungenembolie 663
–, Lungenstauung 663
Typ I-Zellen, Dopamin 658
–, Hypoxie 658
Typ II-Zellen, Gliazellen 658
Tyramin 205
–, Colon 465
–, Darmbakterien 464
Tyrosin 273, 300
–, Catecholaminbiosynthese 199
–, Hydroxylase 199
–, jodiertes, Jodtyrosindehalogenasen 301
–, Noradrenalinbildung 338
–, Peptidbindung, Pepsinhydrolyse 433

U

Übelkeit, CO-Vergiftung 676
–, Höhenkrankheit 672
–, Kinetosen 152
Überfüllungsincontinenz, Harnblase 719
Überfunktion, Hormondrüsen, s. die betreffende Hormondrüse sowie Hyper...: z.B. Hyperthyreose
Überlaufblase, spinaler Schock 719
„Überträger"-Funktion, cAMP, Hormonwirkungen 263
Überträgersubstanzen, chemische, Erregung von Schmerzrezeptoren 107
–, primäre, sekundäre 263
–, neuromusculäre, Skeletmuskel, motorische Endplatte 76
–, synaptische 67, 72, 232
–, –, Acetylcholin 71, 72
–, –, autonomes Nervensystem 198
–, –, exzitatorische 71
–, –, –, spinaler Schock 179, 180
–, –, Gamma-Amino-Buttersäure 238
–, –, inhibitorische, Glycin 70, 72
–, –, –, Hemmungsmechanismus, Hören 149
–, synaptische, Noradrenalin 72
–, präsynaptische Hemmung 232
–, –, Retina 128
–, –, Sekretion 234
–, –, Substanz P 73
–, –, ZNS 72
Überwärmungsschock, s. auch Hitzschlag 618
Überwanderungselektrophorese 506
UDP-Leberzellen 461

UDPGA, Leberzellen 461
UDP-Glucuronyltransferase-Mangel, Typ II 462
Ulcus pepticum 452
– –, Glucorticoide 450
– –, Magen, Streß 450
– –, Magensäuresekretion 453
– –, Therapie 452
– – ventriculi 452
– –, Vagotomie 453
ultimo-branchiale Körperchen, Schilddrüse, Thyreocalcitonin 371
Ultrafiltrat, Plasma 685
Ultrastruktur, Zelle 3
Ultrazentrifuge, Lipoproteine 285
–, Plasmaproteine 486
Umgebungstemperatur, HMV 550
Indifferenzzone 224
Umsatz, Energieumsatz, s. auch Grundumsatz, Stoffwechsel 225
Umsatzrate, Mucosazell-Desquamation, Darm 454
–, Plasmaproteine 487
Umsatzsteigerung, Verbrennungsschock 617
unconjugiertes Bilirubin 461
Uncus 226
unipolare Ableitung(en) EEG 164
– –, EKG 525, 526
– –, – Brustwandableitungen 526
– –, –, Extremitätenableitungen 526
unipotente Stammzellen 472
– –, FSH 376
– –, HCG (α, β) 415
– –, LH 376
„unit membrane" s. Plasmamembran 4
„univalente" Antikörper 504
unkonditionierter Stimulus, bedingter Reflex 243
unspezifische Projektionskerne, Thalamus 162
Untereinheitenstruktur, TSH 376
Unterfunktion, Hormondrüsen, s. bei den betreffenden Hormondrüsen sowie unter Hypo..., z.B. Hypothyreose
Unterscheidungsschwelle, Zweipunktdiskriminierung 112
„unterschwellige Randzone", Neuronennetz 75
Unterstützungsreaktion, negative Spinaltier 180
–, positive, Spinaltier 181
Urämie 715
–, Abflußbehinderung, Harn 719
–, Behandlung 715
–, Blutverlust 612
–, Cheyne-Stokessche Atmung 666
–, Erbrechen 206
–, Erythropoiese 479
–, Nierenerkrankungen 714
–, Symptome 715
Uracil 277
–, RNA 279
Uraablagerung, Gewebe, Gicht 282
–, Harn 719

Uraturie 721
Ureteren, Aufbau, Funktion 717
–, Obstruktion, GFR 693
–, Peristaltik 717
–, Ventilmechanismus 717
Urethra, Innervation 717
URF = uterine relaxing factor 412
Uridindiphosphogalaktose (UDP-Gal) 273
–, Galaktosestoffwechsel 272
Uridinphosphoglucuronsäure (= UDPGA), Bilirubinstoffwechsel 461
Uridintriphosphat (UTP) 261
Urobilinogen(e) 461
–, physiologische Ausscheidung Harn 721
Urogastron 451
Urogenitalspalt 389
Urographie, Kontrastmittel, PBI-Erhöhung 302
Urokollikrein, Reninsekretion 423
Urokinase, Fibrinolyse 517
Urometer, Bestimmung der Harnosmolalität 701
Uropepsinogen 444
US-unkonditionierter Stimulus 243
Uterus, glatter Muskel 62
–, intrauterine(r) Druck 604
–, – Fremdkörper 413
–, Kontraktion, Oxytocin 217
–, Membranpotential, Progesteron 411
–, Oxytocinempfindlichkeit, Oestrogene, Progesteron 217
–, Thyroxinwirkung 306
–, uteriner Cyclus 405
–, Volumen, Schwangerschaft 605
–, Vorwehen 604
–, Zirkulation 599
UTP = Uridintriphosphat 261
Utriculus 139
–, Otolithenorgan 141
–, Sinnesorgan 81, 82
Uvula, Kleinhirn 189
U-Welle, EKG 526
–, –, Hypokaliämie 540

V

V-Ableitung, EKG 526
Vacuole phagoytäre 7
–, pinocytotische 17
vagale Gastrinsekretion 455
Vaginalblutung 403
Vaginalcyclus 406
Vagotomie, cervicale 632
–, Lungenoedem, Surfactant 637
–, verminderte, cleronotrope Effekte 610
–, Ulcustherapie 452
Vagus, s. auch Parasympathicus
–, funktionelle Hypoglykämie 335
–, Herz 576
–, Kern, dorsaler motorischer, Herzhemmung 576

Vagus, Kern
–, –, Einfluß auf Vorhof-Arrhythmien 533
–, Magenentleerung 443
–, Reizung, AV-Block 523, 534
–, –, Darmsaftsekretion 454
–, –, Inspirationshemmung 656
–, –, Insulinsekretion 328
–, –, Magensekretion 450
–, –, Pankreassekretion 458
–, –, Schrittmacherpotential, Sinusknoten 523
–, sensibler, Atemzentrum 656, 664
–, –, Baroreceptoren, Aortenbogen 579
–, –, Brechzentrum 206
–, –, Inflations-, Deflationsreceptoren 531, 657
Val 12
Valin 273
Vasula, Preßversuch, primärer Hyperaldosteronismus 582
–, Versuch, Baroreceptoren, Blutdruck 582
–, –, zentraler Venendruck 572
Vanillinmandelsäure (VMS) 200, 201
–, Catecholaminabbau 339
Varicositäten, Nervenendigungen, glatter Muskel 79
Varizen 570
Vasa recta, Niere, Gegenstromaustauscher 87, 702
– –, –, Na$^+$-Diffusion 702
– –, –, Wasserdiffusion 702
Vas afferens, Niere, Dehnungsgrad, Renin, Freisetzung 690
– –, –, Druck 689
– –, – juxtaglomeruläre Zellen 422
– deferens 396
Vasculitis, generalisierte, Korea-Fieber 618
–, –, Rocky Mountain-Fieber 618
–, Infektionskrankheiten, Schock 618
vasoactive intestinal peptide (VIP) 449
vasoaktive Substanzen, Weite der Lungengefäße 644
Vasoconstriction 573
–, Angiotensin II 421
–, Blutmobilisierung, Splanchnicusgebiet 575
–, Blutverlust, Sofortreaktion 612
–, lokale, Hämostase 512
Vasoconstrictoren, adrenerge 575
–, Endstrombahn 556
–, Gehirndurchblutung 591
–, Hämostase 512
–, Kreislauf 574
–, Niere 688
–, Tonus, Abnahme, aktive Gewebe 568
–, –, Vasomotorenzentrum 577
vasoconstrictorische Komponente, Aufwärmen des Muskels 609
– –, Bradykinin 611
– –, generalisierte, Ohnmacht 619

–, –, Hämostase 512
–, –, lokale, Entzündung 611
–, –, penale, Pyrogene 690
–, –, verminderte, Arbeitsrhabomyolyse 609
–, –, warmer Schock 618
Vasodilatation 573
–, Auslösung 575
–, Haut, Thyroxin 306
–, lokale 573
–, primäre Hyperalgesie 107
–, Speicheldrüsensekretion 441
–, sympathisches Vasodilatatorensystem 201, 576, 583
–, Widerstandsverlustschock 616
Vasodilatatorensystem, cholinergsympathisches 211
vasodilatatorische Metaboliten, aktives Gewebe 568
– –, lokale Regulation der Zirkulation 573, 578, 609
Vasomotorenzentrum 577
–, Afferenzen 577
–, Einfluß auf Atmung 664
–, Hypokapnie 679
–, pressorisches, depressorisches Areal 577
–, Stimulierung, Verminderung der Nierendurchblutung 689
–, –, Wirkungen 577
Vasopressin-ADH 374
–, Abbau, Glucocorticoide 350
–, –, Leber, Niere 214, 216
–, Arginin- 214
–, Blutspiegel 216
–, Blutverlust 215, 216, 596
–, cAMP 215, 263
–, Halbwertszeit 215
–, Harnstoff 215
–, –, Sammelrohre 215, 704
–, klinische Bedeutung 216
–, Lysin- 214
–, Mangel, Diabetes insipidus 217, 215, 701
–, Neurosekretion 233
–, –, Kontrolle, Hypothalamus 210
–, Niere, distaler Tubulus, Sammelrohr 699
–, –, Gegenstrommechanismus 701–703
–, –, Henlesche Schleife, aufsteigender Schenkel 702
–, Markdurchblutung 702
–, NNR-Sekretion 354
–, osmotische Diurese 704
–, Sekretion, Beeinflussung 216
–, –, Blutverlust 215
–, –, ECF-Volumen 217, 723
–, –, Hemmung, Noradrenalin,-Hypothalamus 236
–, –, Ursachen 714
–, –, Hypersekretion, Wasserintoxikation 217
–, –, pulmonale Erkrankungen 217
–, –, Hyponatriämie 216
–, –, Kontrolle 214, 215
–, –, osmotischer Druck, Plasma 704

–, –, osmotische Regulation 215, 723
–, –, Plasmaosmolalität 215
–, –, Tonizität der ECF 723
–, –, Wasserretention 216
–, Sekretionsort 215
–, Speicherung, HHL 215
–, Spiegel, Plasma 216
–, Überschuß, Wasserintoxikation 704
–, Volumen der ECF 217
–, Wasserausscheidung, Niere 698–701
–, Wasserdiurese 704
–, Wirkung, distaler Tubulus 700
–, Wirkungsmechanismus 215
–, ZNS 233
vasovagale Synkope 619
Vaterschaftsausschließung 510
vegetativ, s. autonom
vegetative(e, es) Funktionen, Formatio reticularis 161
– innervierte Erfolgsorgane, Reaktionsweise 203
– Insuffizienz, primäre orthostatische Hypotension 607
– Nervensystem 196
– –, NGF 189
Vektor, EKG, mittlerer QRS-Vektor 529
Vektorkardiographie, Vektorkardiogramm 529, 530
Vena(e) cava, Charakteristica 577
– – superior, Mündung, Sinusknoten 522
–, Wandspannung 562
–, portale, Blutdruck 599
–, FFS, Fettresorption 434
–, renalis, Druck 689
– Thebesii, Herz 597
Venen, Anteil am Blutvolumen 557
–, Aufbau 556, 557
–, Blutströmungsgeschwindigkeit 570
–, Dilatation 575
–, Kapazitätsgefäße 563
–, varicöse 570
–, Wand, Receptoren 75
Venendruck 570
–, Erhöhung, Ursachen 569
–, Halsvenen 572
–, Kopf 571
–, Luftembolie 511
–, peripherer, Messung 571
–, Schockformen 617
–, Schwerkraft 564
–, Venenerkrankungen 570
–, zentraler 576
–, –, Messung 571
–, –, Schätzung 572
–, –, Verminderung 572
Venenkatheter, Messung, zentraler Venendruck
Venenklappen 558
–, varicöse Venen 570
Venenkollaps, zentraler Venendruck 572
Venenpuls 546, 570
–, a-, c-, x-, v-Wellen 546, 570

–, Jugularvenenpuls 546
–, negativer (physiologischer) 546
–, positiver (pathologischer) 546
Venenspasmus nach i.v. Injektion 588
Venentonus, Anpassung 558
–, reflektorische Änderung, Receptoren 580
Venoconstriction 558, 573, 575
–, Blutverlust 612
–, Sofortreaktion 612
Venodilatation 573
venöses(e, r) Blut, Erythrocytenvolumen 653
– –, Hämatokrit 653
– –, Hb-Sättigung 646
– –, pH 597
– –, Partialdrucke, Gase 641, 646
– –, Sauerstoffgehalt 648
– Kreislauf, Druck-, Strömungsverhältnisse 570
– –, Muskelpumpe 570
– –, Thoraxpumpe 570
– Plasma, pH 726
– Rückstrom, Anpassung, Arbeit 610
– –, Herztätigkeit 570
– –, HMV 554
– –, Stehen 570
– –, Ventrikelfüllung 551
– Strömung, Strömungsmaxima 570
– Verschlußplethysmographie 559
Venolen 558
–, Constriction, Ödembildung 569
–, Niere, Blutdruck 689
–, Spasmus, irreversibler Schock 615
Ventilation 629–645
–, alveoläre 634, 635, 640
–, Anstieg, Arbeit 669
–, –, –, Sauerstoffatmung 668
–, –, Auslösung 656
–, –, Hypoxie 670
–, –, PCO$_2$ 661
–, Einfluß auf [HCO$_3^-$] 728
–, ungleichförmig 643
Ventilationskoeffizient 634
–, Altersabhängigkeit 666
–, Bergsteigeratmung 665
Ventilations-Perfusionsimbalance 673
–, Emphysem 675
–, hypoxische Hypoxie 670, 673
Ventilations-Perfusionsverhältnis, normales, gestörtes 642, 643
Ventilations-Scan, Lunge, ^{133}Xe 643
Ventilationsstörungen, Diagnostik 643
–, Hyperkapnie 678
ventilatorisches System, Relaxationsdruckkurve 637
Ventilebene, Verschiebung, Herzaktion 543
–, Vorhofdruck 546
Ventrikel, s. auch Herz
–, Arbeit, Komponenten 544

Sachverzeichnis

–, Achsenabweichung, QRS-Vektor 529
–, Auswurfphase 542
–, Baroreceptoren, Atmung 664
–, Dehnung, Herzfrequenz 581
–, Depolarisation, QRS-Komplex-EKG 525
–, Druck, systolisch, diastolisch 543, 597
–, Eigenrhythmus, Herzblock 531
–, ektopische Foci, Vorhoferregung 533
–, Erregungsbildung, Stanniusligatur II 531
–, Flimmern, Asystolie 535
–, –, Hyper-Kaliaemie 540
–, Füllung, frühe, späte Diastole 544
–, –, Geschwindigkeit, Herzfrequenz 543, 544
–, –, Vorhofsystole 542
–, Kontraktion, AV-Klappenschluß 542
–, –, C-Welle, Venenpuls 546
–, –, isomerische Anspannungszeit 542
–, linker, Receptoren 581
–, –, Stauung, Lungenstauung 642
–, Muskelfasern, Aktionspotentiale 523
–, –, Aktivierung des Myokards 523
–, –, Endigung adrenerger Fasern 79
–, –, Erregungsleitungs-Geschwindigkeit 524
–, paroxysmale Kammertachykardien 536
–, Repolarisation, ST-Segment, T-Zacke 525
–, Schlagvolumen 543
–, Septum, Defekt, Herzgeräusch 548
–, –, Infarkte, Herzblock 532
–, Spannung, Sauerstoffverbrauch, Herz 553
–, Systole 542
–, Phasen 542
–, –, R-Zacke, EKG 542
–, Volumen 543
–, –, enddiastolisches, Vordehnung 551
–, –, endsystolisches 543
–, –, –, Training 555
ventriculär(e, es) Arrhythmien 535
– Extrasystole 533, 534
–, –, Sinusrhythmus 535
– Tachykardie, Folgen 536
Veratrininjektion, coronarer Chemoreflex 581
–, Coronarlungengefäße, Folgen 660
–, pulmonaler Chemoreflex 582
Verbindungstyp, desunosomaler 67
–, Hämokonzentration 617
–, hypovolämischer Schock 616
Verbrennungsschock 516, 517
–, Plasmaverlust 616, 617

Verdampfung, Abhängigkeit von Luftfeuchtigkeit 223
Verdauung 429–437
–, Endprodukte 261
–, Energieumsatz 257
–, gastrointestinale Hormone 440
–, Gastrointestinaltrakt 429–439
–, Kohlenhydrate 429–432
–, Lipide 434
–, Motorik, glatte Muskulatur 440
–, –, viscerale Reflexe 440
–, Nucleinsäuren 276, 433
–, Steuerung 440
Verdauungsenzyme 430
–, α-Dextrinase 430
–, glucoamylase 430
–, Schleimhautzellen, Dünndarm 454
Verdauungstrakt, Wandaufbau 440
–, Wanddehnung, Peristaltik 454
Verdünnungsfähigkeit, Harn, Nierenerkrankungen 714
Vererbung, Diabetes mellitus 335
Vergiftung, CO 675
–, Cyanid 676
Verhalten, „arousal", Konditionierung 245
–, Hypothalamus 210, 211
–, mütterliches 229
–, pharmakologische Beeinflussung 232
–, – –, Psychoenergizer, Tranquilizer 232
–, sexuelles 229
–, synaptische Überträgersubstanzen, ZNS 232
–, Temperaturregulation 223
–, ZNS 232
Verkehrsunfälle, traumatischer Schock 616
Verkürzungswärme, Skeletmuskel 56
„Verlängerungs"-Reaktion, Muskeltonus 97
Verlangsamung, Herzfrequenz 584
Verletzung, Capillardilatation 568
–, Rötungszone, primäre Hyperalgesie 107
Verminderung, Baroreceptoraktivität, Herzfrequenzerhöhung 584
Verschmelzungsfrequenz, Skeletmuskel 53
Verstopfung, s. Obstipation
Verteilungsleukocytose 475
Verteilungsvolumina 10
–, Körperflüssigkeit 9
Vertigo, Labyrinth 152
Verwirrtheit, high-pressure nervous syndrome 680
Verzögerung, synaptische 69
–, zentrale, Schock 93
Vesiceln, granulierte, adrenerge Neurone 198
vestibulärer(e, es) Apparat 151–153
–, Funktion 151–153

–, Augenbewegungen 135
–, Bogengänge, Winkelbeschleunigung 152
–, Haltungsanpassung 152
–, Kinetosen 152
–, Kleinhirn 192
–, Labyrinthektomie 152, 153
–, Leitungsbahnen 141, 151
–, Macula, Linearbeschleunigung 152
–, Orientierung im Raum 152
–, Stellreflex 152
– Nystagmus 136, 151
– Zielreaktion 184
Vestibularkerne, bahnende Areale, Dehnungsreflexe 183
Vestibularnerv 141
Vestibulum 138
Vibrationsempfindung 104, 112
–, Tiefensensibilität 112
Vibrationsreceptoren 84
Vicq d'Azursches Bündel 209, 227
Villi, Dünndarmschleimhaut 454
VIP (= vasoactive intestinal peptide) 449
–, Aminosäuresequenz 447
–, Lokalisation 446
VIPome, Darmtumoren 449
Virusvermehrung, Interferon 612
Virusinfektionen, Interferonfreisetzung 612
visceraler(e, es), glatter Muskel 62, 63
– Komponenten, polysynaptischer Reflex 99
– Nerven 44
– Reflexe 440
–, Hypothalamus 211
– Regulation, afferente Leitungen 108
–, efferente Leitungen 196
–, zentrale 206
– Sensibilität 101
– Sinne 81, 82
viscöser Widerstand, Atmung 638
Viskosität, s. bei den einzelnen Flüssigkeiten
visuelle(r, s) Agnosie 250
– Cortex 115, 116
–, „einfache", „komplexe" Zellen 128
–, Neurone, Ganglienzellen 126
– Erregung, Entstehung 124
– Impulse, motorische Integration, Kleinhirn 192
– Reflexe 116
Visus 130
Vitalkapazität 634
–, Geschlechtsabhängigkeit 634
–, Lageabhängigkeit 642
Vitamin(e) 295–297
–, Bedarf, Erhöhung, Ursachen 295–297
–, Speciesabhängigkeit 295
–, thyreotoxische Lebererkrankung 313
–, Darmbakterien 465
–, fettlösliche, Mangel, Ursachen 295

–, –, Resorption 436
–, Hefe 296
–, Hypervitaminosen 295
–, Mangel, Auge 125
–, –, Darmfunktion 455
–, –, Thyroxin 307
–, –, Vibrationsempfindung 112
–, Resorption, Darmabschnitt 436
–, Tagesbedarf, Übersicht 294
–, Vorkommen 296, 297
–, wasserlösliche 295
–, –, Resorption 436
Vitamin A 296
–, Hypervitaminose 295
–, Intoxikation, Symptome 295
–, Iodopsinbildung 124
–, Mangelsymptome 296
–, Rhodopsinbildung 122, 125
–, Tagesbedarf 295
–, Thyroxin 307
–, Vergiftung 8
Vitamin A_1 122
–, Aldehyd 122
–, Alkohol 296
Vitamin B, Komplex 295
–, Pyridoxin 239
Vitamin B_1, Wirkung, Mangelsymptome 296
Vitamin B_2, Wirkung, Mangelsymptome 296
Vitamin B_6, Wirkung, Mangelsymptome 246
Vitamin B_{12} 297, 451
–, Erythropoiese 479
–, intrinsic factor 451
–, Mangel 297, 951
–, Resorption, Darm 436, 451, 452
–, Thyroxin 307
–, Verbrauch, „blind loop"-Syndrom 466
Vitamin C 297
Vitamin D 297, 367
–, Antivitamin D-Wirkung, Glucocorticoide 353
–, Beeinflussung durch Parathormon 370
–, Calcium- und Phosphathaushalt 368
–, Calciumresorption 437
–, 1,25-Dihydroxy-Cholecalciferol 367
–, Hypervitaminose, Symptome 295
–, Intoxikation, Therapie 368
–, Mangel 297, 367
–, pflanzliches 367
–, Stoffwechsel 367
–, –, Ca-Spiegel 368
–, Tagesbedarf 293
–, Therapie der Tetanie 369
–, tierisches 367
Vitamin E, Wirkung, Mangel 297
Vitamin K 297
–, Darmbakterien 465
–, Mangel 297
–, Gerinnungsfaktoren 514
–, Hypervitaminose 295
–, Wirkungen 297
VLDL-Lipoproteine 285

VMS = Vanillimandelsäure 200–201
–, Catecholaminabbau 339
Vocalisation, corticale Repräsentation 176
Vollbluttransfusionen, Kreuz-Test 509
–, Schocktherapie 619
Vollhardscher Wasserversuch 722
Vollmondgesicht, Cushing-Syndrom 352, 385
„Vollsalz" 312
„Voltage clamp"-Technik, Membranleitfähigkeit 41
Volumenarbeit, Herz 544
Volumen-Druckbeziehung, Atmung 637, 638
„Volumenkontrolle", Hören 149
Volumenlaxantien 465
Volumenleiter 40
–, EEG 165
–, EEG 525
Volumina, s. unter Lungen, den betreffenden Flüssigkeiten, Gasen, Organen
von-Willebrand-Jürgens-Syndrom 519
Vorbeizeigen, Kleinhirnläsion 194
Vordehnung, Herzmuskel 61, 597
–, –, Schlagvolumen 551
–, – Skeletmuskel 53
Vorderhirnbündel, Hypothalamus, Appetitzentrum 212
–, mediales 209, 226
–, –, Reizung, Erektionen 228
Vorderhornzelle, motorische 67
–, –, postsynaptische Hemmung 73
–, –, „Renshaw-Zelle" 75
Vorderkammer, Auge 114
Vorhöfe, s. auch Herz
Vorhof, Aktivierung, EKG 534, 546
–, Arrhythmie(n) 534
–, –, Folgen 534
–, Dehnungsreceptoren 581
–, –, Atmung 664
–, –, Sinnesorgane 81, 82
–, –, Druck 543, 546
–, –, Ventrikelsystole 542–543, 547
–, Erregung, retrograde, AV-Extrasystole 532
–, Extrasystole 534
–, –, kompensatorische Pause 533
–, –, Sinusrhythmus 535
–, Flattern 533, 534
–, Flimmern 533, 534
–, –, multiple ektopische Foci 533
–, Muskelfasern, Aktionspotential 533
–, –, Erregungsleitung 522, 524
–, –, Schrittmacher, Kaltblüterherz, Stanniusligatur I 531
–, Septumdefekt, Herzgeräusch 543, 548
–, –, Rechts-Links-Shunt 675
–, –, a-Welle, Venenpuls 546
–, Systole 522
–, –, P-Welle, EKG 542

–, –, Regurgitation 542
–, Tachykardie 533, 534
–, – mit AV-Block 534
–, Ventrikelverbindung, WPW-Syndrom 536
Vorwärtskopplungshemmung 75
Vorwehen 604
„vulnerable Phase", Herzmuskel 61
v-Welle, Venenpuls 546

W

Wachstum 376–382
–, Adrogene 381
–, Anpassung der Nahrungsaufnahme 213
–, Beeinflussung, Androgene 381
–, hormonale 380
–, Insulin 381
–, WNR-HOrmone 381
–, Schilddrüsenhormone 381
–, Calorienzufuhr 260
–, Faktoren 377
–, –, EGF 377
–, –, DGF 377
–, –, NGF 377
–, –, NSILA 377
–, –, Somatomedin 377
–, –, Sulfationsfaktor 377
–, – genetische und exogene Faktoren 380
–, Hemmer 379
–, –, ateleote Zwerge 382
–, –, Gonadendysgenesie 382
–, –, Laron-Zwergwuchs 382
–, Hormon, s. STH
–, Insulin 322
–, Insulin-induziertes, Kohlenhydraternährung 322
–, –, intrauterines STH 380
–, –, Thyroxin 354
–, Kleinwuchs, Ursachen 382
–, Körper- und Genitalwachstum 380
–, konstutionell vermindert 382
–, Längenwachstum, Knochen 364
–, Oestrogene 381
–, Perioden 380
–, –, positive Stickstoffbilanz 283
–, –, Schilddrüsenhormon, Thyroxin 304, 308
–, –, Somatomedin 377
–, Stillstand, essentielle Fettsäuren 291
–, Störungen, Galaktosämie 272
–, übersteigertes, Rekonvaleszenz 380
–, wachstumshemmender Faktor, Epiphyse 425
–, Zwergwuchs 381
Wachzentrum, Zusammenhänge mit Hypothalamus 211
Wachzustand, ARS 161
Wärme 101
–, Abgabe, Bekleidung 220
–, –, Formen 220, 222
–, –, –, Umgebungstemperatur 223

–, –, Hautdurchblutung 599
–, –, Ventilationssteigerung, Arbeit 667
–, Appetithemmung 213
–, Austausch, Gegenstromsystem, Extremitäten 701, 702
–, calorische Reizung, Bogengangapparat 152
–, Empfindung, sensible Leitungsbahnen 101
–, Energie, Einheit, Calorie 255
–, Energiefreisetzung 255
–, Erholungswärme, Nerv 42
–, Initial-Wärme, Nerv 42
–, Leitfähigkeit, Gewebe 222
–, Leitung, Temperaturempfindung 105
–, Produktion 221
–, –, braunes Fett 222
–, –, endokrine Einflüsse 222
–, –, Körper 219
–, –, Nerv 42
–, –, Skeletmuskel 56
–, Punkte, Zahl 105
–, Receptoren 105
–, Reflexantworten, Temperaturregulation 223
–, Schmerz 101
–, Schmerzreceptoren 106
–, Sinnesmodalität 82
–, Sinnesreceptoren 82
–, temperaturempfindliche Zellen, Hypothalamus 222, 224
„wäßrig", Geschmacksempfindung 159
Wahnvorstellungen, Lobotomie 251
Wallersche Degeneration 32
Wanderwellen, Aktionspotentiale, Cochlea 147
–, Innenohr 145
Wandspannung-Dehnungsdruck, Laplacesche Beziehung 562
Wandstärke, Blutgefäße, Typen 557
warmer Schock, Blutvolumen 618
– –, Vasodilatation 618
Wasser, Blut-Hirn-Schranke 589
–, diuretische Wirkung 714
–, Gesamtkörperwasser 11
–, Geschmack 157–160
Wasserausscheidung, ECF-Volumen 723
–, Glucocorticoide 350
–, Niere 698–701
–, Vasopressin-ADH 698
Wasserbelastung, Glucocorticoide 350
–, Wasserausscheidung 724
–, Wasserbilanz, freie Wasserclearance 706
Wasserbildung, Flavoprotein-Cytochromsystem 263
Wasserclearance, freie C_{H_2O} 706
Wasserdampfpartialdruck 629
–, Alveolarluft, Höhenaufenthalt 671
Wasserdampfsättigung, Luft 629
Wasserdiffusion, Vasa recta 702
Wasserdiurese 704, 713

–, maximaler Harnfluß 705
–, Unterschied, osmotische Diurese 704
–, Vasopressin-ADH 704
Wassergehalt, fettfreies Körpergewebe 11
Wasserhammerpuls 545
Wasserhaushalt 683–734
–, Baroreceptoren 582
–, Hypophysektomie 384
–, Niere 713
Wasserintoxikation 216, 704, 724
–, Einläufe 464
–, NNR-Insuffizienz 351
–, Symptome 704
–, Vasopressinhypersekretion 215, 217
Wasserpermeabilität, distaler Tubulus und Sammelrohr, Vasopressin-ADH 700
Wasserresorption, Darm 406
–, Dickdarm 436, 463
Wasserretention, Mineralocorticoide 358
–, Oedembildung 569
–, Oestrogene 410
–, Vasopressinsekretion 215, 216
Wasserrückresorption, Abschnitte des Nephron 699
–, Gesamtmenge, maximale Diurese 700
–, glomerulotubuläre Balance 711
–, Sammelrohr, Markpyramiden 700
Wasserstoffacceptoren, Co-Enzyme 263
Wasserstoffdarmgase 465
Wasserstoffion(en), Ausscheidung, Niere, NH_3-Sekretion 707
–, Cholagogon 462
–, Entstehung, Tubuluszellen, Niere 706
–, Gastrointestinaltrakt, Sekretin gastrointestinaler Hormone 449
–, Gleichgewicht 725–727
–, –, Beziehung, Flüssigkeitsgleichgewicht 725
–, Konzentration, Atmung 657
–, –, Belegzellen Magen 444
–, –, CO_2-Wirkungskurve 662
–, –, Duodenum, Magenmotilität 450
–, –, ECF-Anionen 725
–, –, ECF-Kalium 727
–, –, Körperflüssigkeiten 726
–, –, Regulation 726
–, primäre Geschmacksempfindung 159
–, Pufferung, Harn 706
–, Quellen 726
–, Reaktion mit Bicarbonat, Niere 707
–, – Phosphat, Niere 707
–, – Puffern im Harn 729
–, Resorption, Darmabschnitte 432
–, Sekretion, Belegzellen, Magen 444
–, –, Darmabschnitte 432
–, –, Niere, Aldosteron 709

Sachverzeichnis

–, –, –, arterielles P_{CO_2} 727
–, –, –, Einflüsse 706, 708
–, –, HCO_3^--Rückresorption 707, 727
–, –, –, K^+-Wirkung 727
–, –, –, Mechanismus 705
–, –, –, Na^+-Ausscheidung 710, 712
–, –, –, proximaler/distaler Tubulus 708
–, –, –, Pufferung der Wasserstoffionen 706
–, –, –, respiratorische Alkalose 708
–, –, –, respiratorische, metabolische Acidose 727, 729
–, –, Tubuluszellen 706
Wasserstoffperoxyd, Elektronenaccepton 300
Wasserstoffübertragung, Atmungskette 273
Wasserverdampfung, Haut, Wärmeabgabe 223
Wasserverlust, freie Wasserclearance 706
–, osmotische Diurese 704
Wasserverschiebungen, Darm-Interstitium 436
Waterhouse-Friedrichsen-Syndrom 619
–, Mischformen des Schocks 619
–, NN Insuffizienz 619
WEBER, Stimmgabeltest 150
„weeping", Verbrennungs-Schock 617
Wehen 604
Wehenauslösung, Oxytocin 217
Wehenbeginn, Steuerung 217
Weichteilcalcifikation, Hypervitaminose D 295
Weichteilzertrümmerungen, Crush-Syndrom 616
weiß, Farbempfindung 133
weiße Blutkörperchen, s. Leukocyten 473
„Weiße" Muskeln 57
„Weitsichtigkeit" 121
Weizen Protein, gluten, Cöliakie 456
Welle(n), Blutdruckwellen 578
–, EEG 165
–, EKG, P-, Q-, R-, S-, T-Welle 525
–, –, Delta-Wellen 537
–, ERG, a-, b-, c-, d-Welle 127, 145
–, Schallwellen, s. Schall
–, Venenpuls, a-, c-, x-, v-Welle 546
–, –, Riesen-a-Welle, Herzblock 546
Weltmann Labilitätsprobe 491
Wenckebachsche Periode 532
Wertigkeit, Nahrungseiweiß 293
Westergren, BSG 479
Westphal-Edingersche Kerne, Augenreflexe 122
„Widerhall"-Effekt, Kreisschaltungen 98
Widerhallwirkung 100

Widerstand, Atmung, elastischer 638
–, –, Strömungswiderstand 638
–, –, viscöser Widerstand 638
–, –, Blutströmung, Blutviscosität 560
–, –, Messungen 558
–, –, R-Einheiten 558
–, Definition 558
–, peripherer 610
–, –, arterieller Blutdruck 566
– –, irreversibler Schock 615
–, –, Schockformen 617
–, –, Schlagvolumen 550
Widerstands-Gefäße, Arterien und Arteriolen 563
Widerstandsverlustschock 618
–, Blutvolumen 616
–, Endotoxinschock 618
–, Hitzschlag 618
–, HMV 616
–, Vasodilatation 616
Wiederbelebungszeit, Gehirn 595
Willkürbewegung, Einleitung, Dosierung, Pyramidenbahnsystem 177, 178
–, Pyramidenbahnsystem 176
Wilson-Ableitungen, EKG 526
Wilsonsche Krankheit 187, 490
Winkelbeschleunigung, Nystagmus 136
–, Sinnesmodalität 82
Winterschläfer, Temperaturregulation, Körpertemperatur 220, 224
Wirkung, MSH 382
–, permissive 64
Wirkungsgrad, Skeletmuskel 55
withdrawal-Reflex, Fluchtreflex 98
Wolff-Parkinson-White-Syndrom 536
Wolffscher Gang 389
Wollfadentest, Farbblindheit 134
Wortblindheit 249
Worttaubheit 249
WPW-Syndrom 536
Würgen, Atmung 664
–, Larynxmuskulatur 632
–, medullärer Reflex 206
Wundheilung, Cushing-Syndrom 352
–, Faktor XIII 514
Wundschock 616
Wut (Wutreaktion) 230
–, Anfälle, hypothalamische Erkrankungen 220
–, Auslösung, corticale Reize 230
–, –, erleichterte, diencephale Läsionen 231
–, bedingte Reflexe 231
–, Herzfrequenzerhöhung 584
–, Hypothalamus 210
–, klinische Korrelate 231
–, Manifestationen, autonome, motorische 230
–, Scheinwut (sham rage) 230

X

Xantin 277
–, diuretische Wirkung 714
–, Harnsäurestoffwechsel 282
–, positiv inotrope Wirkung, Herz 553
Xanthinoxydase, Harnsäure 282
–, Hemmung 282
Xanthinurie 721
X-Chromosom(en) 386
–, Barrsches Körperchen 388
–, Duchennesche Muskeldystrophie 135
–, Farbenblindheit 134
–, Hämophilie 135
–, Morphologie 387
Xenon-Anästhesie 680
[133]Xenon-Methode, Lungendurchblutung 643
–, Ventilationsstörungen 643
Xeropthalmie, Epithelschaden Cornea, Vitamin A 296
Xerostomie, Speichel 441
Xylose, insulingeförderte Diffusion 328
–, Rückresorption, Niere 695
X-Zone, NNR 338

Y

Y-Chromosom 386
–, Morphologie 387
Young-Helmholtzsche Theorie 133, 134

Z

Z, s. auch C
Zahlenklassifikation, sensorische Neurone 43
Zahncaries, Fluorprophylaxe 365
„Zahnrad"-Phänomen, Rigor 97
Zahnschmelzentfärbung 365
Zapfen, Retina s. auch Auge
–, –, Aufbau 115, 116
–, –, Adaptation 125
–, –, Empfindlichkeitsschwelle 118
–, –, Fovea centralis 115, 116
–, –, photosensitive chemische Verbindungen 122
–, –, Typen, spektrale Empfindlichkeitskurve 134
Zapfenpigmente, Typen 124
Zehen, corticale Repräsentation 176
„Zeitgeber", Kleinhirn 195
Zeitgefühl, allgemeine Hypoxie 670
Zeitkonstante, postsynaptisches Potential, exzitatorisches 68
–, – –, inhibitorisches 69
zeitliche Summation, Bahnung 76
Zeitschwelle, Nerv 32
Zellantigene 511

Zelle(n), Aminosäuretransport, Insulin 321
–, Anschwellen, Wasserintoxikation 704
–, chromosomales Geschlecht 386
–, enterochromaffine, Dünndarm 454
–, helle, Schilddrüse, Thyreocalcitonin 371
–, intercelluläre Kittsubstanz, Calcium 366
–, – Verbindungen 5
–, – –, adhärenter Typ 5
–, – –, gap junction 5
–, – –, Nexus 5
–, – –, tight junction 5
–, intracellulärer Glucosemangel 321–322
–, Kaliumeintritt, Insulin 320
–, männliche, weibliche 386
–, praesynaptische 66
–, postsynaptische 66
–, Ultrastruktur 3
Zellbestandteile, Separation 9
Zellhypertrophie 8
Zellkern 5
Zell-Lipide 286
Zellmembran s. auch Plasmamembran 4, 17
–, Adenylcyclase 264, 270
–, Insulinwirkung 328
–, Ionenverteilung 17
–, Phospholipide 285
–, Transport 16
Zellorganellen 3, 4
Zellschädigung, Serumenzyme 275
Zellstoffwechsel 253–297
Zellteilung 5
–, generative Zellen 5
Zellverbindungsstellen, s. gap junction, tight junction, Desmosomen
Zellvolumen, Aufrechterhaltung, Na-K-Pumpe 22
Zement, Kittsubstanz, Capillar-Endothelzellen 567
zentrale(r) Erregungs-, Hemmungszustände 100
– motorische Läsion, Typen 174
– Venendruck 570
–, Verzögerung, Reflexe 93
Zentralnervensystem, Acetylcholin 238
–, Amine 237
–, Dopamin 237
–, Gamma-Aminobuttersäure 233, 237, 239
–, Histamin 240
–, Hyperkapnie 678
–, Noradrenalin 236
–, O_2-Toxicität 677
–, posttetanische Potenzierung 76
–, präsynaptische Hemmung 74
–, Prostaglandine 241, 291
–, Psychopharmaca, Verhalten 232
–, Serotonin 232
–, Substanz P 240
–, Synapsen, Übertragersubstanzen 232

Zentralstrom, laminare Strömung, Blut 561
Zink, Beta-Zellen 315
–, Carboanhydrase 651
–, Spurenelement 295
Zink-Insulinpräparate 320
Zirbeldrüse, s. Epiphyse
Zirkulation, s. Blutströmung, Durchblutung, Kreislauf
zirkulatorische Hypoxie 670
Zisterne, sarkophasmatisches Reticulum 50
zitterfreie Thermogenese, braunes Fett, Wärmeproduktion 222
zittern, high-pressive nervous syndrome 680
–, motorische Aktivität, Wärmeregulation 224
ZNS, s. Zentralnervensystem
Zollinger-Ellison-Syndrom 452
Zona fasciculata, NNR 337
– glomerulosa, NNR 337

– –, –, Regeneration 339
– reticularis, NNR 337
Zonula ciliaris Zinnii, Auge 114
Zonulafasern, Akkommodation 119
Zorn, Magenfunktion 451
Zotten, Dünndarm 454
–, –, Bewegungen, rhythmische 454
–, –, –, Villikinin 454
Zottenpumpe, Chylus 454
Zucker, Darm, Sekretion gastrointestinaler Hormone 412
–, Geschmack 159
–, Resorption, Darm 432
Zuckerkrankheit, s. Diabetes mellitus
Zuckung, s. Muskel
„Zünd"-Schwelle, Aktionspotential 36, 37
Zunge, corticale Repräsentation 176

–, Geschmacksknospen 157
–, Makroglossie, Kretinismus 311
–, Schlucken 442
Zweipunktdiskriminierung 112
„Zweiter Übertrager", cAMP 263
Zwerchfell, Atmung 637
Zwerge, ateleote 382
Zwergganglienzellen, Retina 115
Zwergwuchs, Gonadendysgenesie 382
–, hypophysärer 381
–, hypothyreoter 381
–, Laron- 382
Zwischenhirn, Hypothalamus 207
Zwischenlappenhormone, Hypophyse 382
Zwischenneuron(e) 32, 68
–, Fluchtreflex, Nachentladung 99
–, hemmendes 70
–, –, inverser Dehnungsreflex 95
–, –, postsynaptische Hemmung 74

–, –, reziproke Innvervation, Dehnungsreflex 95
–, –, Übertragersubstanz 72
–, polysynaptischer Reflex 98
–, Pyramidenbahnsystem 175
Zwischenstoffwechsel 261–297
Zwölffingerdarmgeschwür, s. Ulcus pepticum
Zygote 5, 277, 386
Zylinder, Harnsediment 714
–, –, hyaline und granulierte 721
Zylinderlinsen, Astigmatismus 122
Zylindrurie 721
Zymogengranula, Magen, Pepsinogensekretion 444
–, Pankreas, Verdauungsenzyme 457
–, Speicheldrüse 441
Zymosterin 271
Z-Linie, Querstreifung, Skeletmuskel 47, 48

Titel des Lehrbuches: **Ganong:**
Lehrbuch der Medizinischen Physiologie
4. Auflage

Was können wir bei der nächsten Auflage besser machen?

Zur inhaltlichen und formalen Verbesserung unserer Lehrbücher bitten wir um Ihre Mithilfe. Wir würden uns deshalb freuen, wenn Sie uns die nachstehenden Fragen beantworten könnten.

1. Finden Sie ein Kapitel besonders gut dargestellt? Wenn ja, welches und warum? ....
....
....

2. Welches Kapitel hat Ihnen am wenigsten gefallen. Warum? ....
....
....

3. Bringen Sie bitte dort ein X an, wo Sie es für angebracht halten.

	Vorteilhaft	Angemessen	Nicht angemessen
Preis des Buches	....	....	....
Umfang	....	....	....
Aufmachung	....	....	....
Abbildungen	....	....	....
Tabellen und Schemata	....	....	....
Register	....	....	....

	Sehr wenige	Wenige	Viele	Sehr viele
Druckfehler	....	....	....	....
Sachfehler	....	....	....	....

4. Spezielle Vorschläge zur Verbesserung dieses Textes (u. a. auch zur Vermeidung von Druck- und Sachfehlern) ....
....
....
....
....
....
....

bitte wenden!

5. Bitte teilen Sie uns mit, auf welchen Fachgebieten Ihrer Meinung nach moderne Lehrbücher fehlen. Dazu folgende kurze Charakterisierung unserer eigenen Werke:

Fragensammlungen	= Examensfragen zur Vorbereitung auf Prüfungen
Basistexte	= vermitteln nach der neuen Approbationsordnung das für das Examen wichtige Stoffgebiet
Kurzlehrbücher	= zur Vertiefung des Basiswissens gedacht; für den sorgfältigen Studenten
Lehrbücher	= Umfassende Darstellungen eines Fachgebietes; zum Nachschlagen spezieller Informationen

Fachgebiet	Fragensammlungen	Basistexte	Kurzlehrbücher	Lehrbücher
....	....	....	....	....
....	....	....	....	....
....	....	....	....	....
....	....	....	....	....
....	....	....	....	....
....	....	....	....	....
....	....	....	....	....
....	....	....	....	....
....	....	....	....	....

Bei Rücksendung werden Sie automatisch in unsere Adressenliste aufgenommen.

Name ....
Adresse ....
....
Fachstudium ....
Semester ....
Ärztliche Vorprüfung ....
Datum/Unterschrift ....

Wir danken Ihnen für die Beantwortung der Fragen und bitten um Einsendung des Blattes an:

Frau M. Kalow
Springer-Verlag
Neuenheimer Landstraße 28
6900 Heidelberg 1

Springer Lehrbücher

Medizin

Eine Auswahl

Für die ärztliche Vorprüfung

Bachmann: **Biologie für Mediziner.** 1976. DM 38,–

v. Ferber: **Soziologie für Mediziner.** 1975. DM 43,70

Forssmann/Heym: **Grundriß der Neuroanatomie.** 2. Auflage 1975. (HT 139). DM 18,80. Basistext

Grundriß der Neurophysiologie. Hrsg. Schmidt. 4. Auflage. 1977. (HT 96). DM 24,80. Basistext

Grundriß der Sinnesphysiologie. Hrsg. Schmidt. 3. Auflage. 1977. (HT 136). DM 24,80. Basistext

Harten: **Physik für Mediziner.** 3. Auflage. 1977. DM 42,–

Knoche: **Lehrbuch der Histologie.** 1979. DM 76,–

Latscha/Klein: **Chemie für Mediziner.** 4. Auflage. 1977. (HT 171*). DM 18,80. Basistext

Lehrbuch der gesamten Anatomie des Menschen. Hrsg. Schiebler. 1977. DM 58,–

Medizinische Psychologie. Hrsg. v. Kerekjarto. 2. Auflage. 1976. (HT 149). DM 19,80. Basistext

Physiologie des Menschen. Hrsg. Schmidt/Thews. 19. Auflage. 1977. Gebunden DM 89,–

Physiologische Chemie. von Harper/Löffler/Petrides/Weiss. 1975. DM 88,–

Wolf: **Kompendium der medizinischen Terminologie.** 1974. DM 23,80

Für den ersten Abschnitt der ärztlichen Prüfung

Allgemeine klinische Untersuchungen. Hrsg. Savić. 1978. DM 48,–

Allgemeine Pathologie. Bleyl u. Mitarb. 2. Auflage. 1976. (HT 163*). DM 19,80. Basistext

Anschütz: **Die körperliche Untersuchung.** 3. Auflage. 1978. (HT 94). DM 21,80

Biomathematik für Mediziner. Hrsg. Kollegium Biomathematik. 2. Auflage. 1976. (HT 164*). DM 19,80. Basistext

Bühlmann/Froesch: **Pathophysiologie.** 3. Auflage. 1976. (HT 101). DM 19,80. Basistext

Experimentelle und klinische Immunologie. Bier et al. 1979. DM 58,–

Fischer/Homberger: **Geschichte der Medizin.** 2. Auflage. 1977. (HT 165). DM 19,80. Basistext

Fuhrmann/Vogel: **Genetische Familienberatung.** 2. Auflage. 1975. (HT 42). DM 19,80

Jawetz/Melnick/Adelberg: **Medizinische Mikrobiologie.** 4. Auflage. 1977. DM 58,–

Kursus: **Radiologie und Strahlenschutz.** Red.: Becker/Kuhn/Wenz/Willich. 2. Auflage. 1976. (HT 112). DM 19,80. Basistext

Lehrbuch der Allgemeinen Pathologie und Pathologischen Anatomie. Hrsg. Eder/Gedigk. 30. Auflage. 1977. DM 96,–

Medizinische Mikrobiologie. I. Virologie. Hrsg. Klein. Bearb. Falke. 2. Auflage. 1977. (HT 178). DM 16,80. Basistext

Meyers/Jawetz/Goldfien: **Lehrbuch der Pharmakologie.** 1975. DM 68,–

Radiologie. Hrsg. Hundeshagen. 1978. DM 58,–

Rick: **Klinische Chemie und Mikroskopie.** 5. Auflage. 1977. DM 26,–

Wellhöner: **Allgemeine und systematische Pharmakologie und Toxikologie.** 2. Auflage. 1976. (HT 169*). DM 24,80. Basistext

Zum Winkel: **Nuklearmedizin.** 1975. (HT 167). DM 24,80

Für den zweiten Abschnitt der ärztlichen Prüfung

Allgemeine und spezielle Chirurgie. Hrsg. Allgöwer. 3. Auflage. 1976. DM 48,–

E. Bleuler: **Lehrbuch der Psychiatrie.** 14. Auflage. 1979. DM 98,–

Boenninghaus: **Hals-Nasen-Ohrenheilkunde für Medizinstudenten.** 4. Auflage. 1977. (HT 76). DM 18,80. Basistext

**Springer-Verlag
Berlin
Heidelberg
New York**

Dubin: **Schnell-Interpretation des EKG.** 2. Auflage. 1977. DM 38,-

Greither: **Dermatologie und Venerologie.** 3. Auflage. 1978. (HT 113) DM 16,80. Basistext

Hallen: **Klinische Neurologie.** 2. Auflage. 1975. (HT 118). DM 19,80. Basistext

Heberer/Köle/Tscherne: **Chirurgie.** 2. Auflage 1979. (HT 191*). DM 39,- Basistext

Idelberger: **Lehrbuch der Orthopädie.** 3. Auflage. 1978. DM 48,-

Kinderheilkunde. Hrsg. von Harnack. 4. Auflage. 1977. DM 39,-

Knörr/Beller/Lauritzen: **Lehrbuch der Gynäkologie.** 1972. DM 44,-

Preisänderungen vorbehalten

HT = Heidelberger Taschenbücher

* = Begleittext zum Gegenstandskatalog

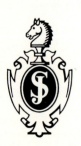

Springer-Verlag
Berlin
Heidelberg
New York

Leydhecker: **Grundriß der Augenheilkunde.** 19. Auflage. 1976. DM 48,-

Nasemann/Sauerbrey: **Lehrbuch der Hautkrankheiten und venerischen Infektionen.** 3. Auflage. 1979. DM 48,-

Piper: **Innere Medizin.** 1974. (HT 122). DM 19,80. Basistext

Poeck: **Neurologie.** 5. Auflage. 1978. DM 48,-

Schulte/Tölle: **Psychiatrie.** 4. Auflage. 1977. DM 42,-

Unfallchirurgie. Von Burri et al. 2. Auflage. 1976. (HT 145). DM 19,80. Basistext

Für den dritten Abschnitt der ärztlichen Prüfung

Bässler/Fekl/Lang: **Grundbegriffe der Ernährungslehre.** 3. Auflage. 1979. (HT 119). DM 24,80. Basistext

Curran: **Farbatlas der Histopathologie.** 3. Auflage. 1975. DM 64,-

Curran/Jones: **Farbatlas der makroskopischen Pathologie.** 1976. DM 78,-

Habermann/Löffler: **Spezielle Pharmakologie und Arzneitherapie.** 3. Auflage. 1979. (HT 166). DM 26,80. Basistext

Lehrbuch der Anaesthesiologie, Reanimation und Intensivtherapie. Hrsg. Benzer/Frey/Hügin/Mayrhofer. 4. Auflage. 1977. DM 168,-

Mellerowicz/Meller: **Training.** 3. Auflage. 1978. (HT 111). DM 18,80

Notfallmedizin. Hrsg. Ahnefeld/Bergmann/Burri/Dick/Halmágyi/Rügheimer. 1976. (Klinische Anästhesiologie und Intensivtherapie, Band 10). DM 53,-

Scheurlen: **Systematische Differentialdiagnose innerer Krankheiten.** 1977. (HT 188*). DM 19,80

Examens-Fragen

zur Überprüfung und Erweiterung Ihrer Kenntnisse

Examens-Fragen Physik für Mediziner. 1978. DM 22,-

Examens-Fragen Physiologie. 1977. DM 19,80

Examens-Fragen Chemie für Mediziner. 1977. DM 16,-

Examens-Fragen Physiologische Chemie. 1979. DM 26,80

Examens-Fragen Anatomie. 1973. DM 16,-

Examens-Fragen Pathologie. 1976. DM 16,-

Examens-Fragen Biomathematik. 1975. DM 18,-

Examens-Fragen Klinische Chemie. 1977. DM 18,-

Examens-Fragen Pharmakologie und Toxikologie. 1976. DM 19,80

Examens-Fragen Innere Medizin. 1977. DM 18,-

Examens-Fragen Kinderheilkunde. 1978. DM 18,-

Examens-Fragen Dermatologie. 1979. DM 24,-

Examens-Fragen Chirurgie. 1978. DM 28,-

Examens-Fragen Gynäkologie und Geburtshilfe. 1979. DM 18,-

Examens-Fragen Neurologie. 1978. DM 18,-

Examens-Fragen Psychiatrie. Vergriffen. Neuauflage in Vorbereitung

Examens-Fragen Arbeitsmedizin. Vergriffen. Neuauflage in Vorbereitung

Examens-Fragen Rechtsmedizin. 1976. DM 18,-

Examens-Fragen Anaesthesiologie-Reanimation-Intensivbehandlung. 1974. DM 14,-